# Dermatology

# 皮肤病学（简装版）

（第4版）

## 注 意

第4版
第1卷

# Dermatology
# 皮肤病学（简装版）


原著主编 Jean L. Bolognia　Julie V. Schaffer　Lorenzo Cerroni

原著编委 Jeffrey P. Callen　Edward W. Cowen　George J. Hruza
Joseph L. Jorizzo　Harvey Lui　Luis Requena
Thomas Schwarz　Antonio Torrelo

主　　译 朱学骏　王宝玺　孙建方　项蕾红

副 主 译（按姓氏笔画排序）
于　波　于建斌　王　刚　孙　青　李　明　李　航
张福仁　陆前进　郑　捷　晋红中　徐金华　高兴华
陶　娟　常建民　蒋　献　鲁　严　赖　维



北京大学医学出版社

PIFUBINGXUE ( JIANZHUANGBAN ) ( DI 4 BAN )

**图书在版编目（CIP）数据**

皮肤病学（简装版）（第4版）/（美）博洛尼亚（Bolognia）原著；朱学骏等主译．—北京：北京大学医学出版社，2019.11（2025.1重印）

书名原文：Dermatology

ISBN 978-7-5659-2059-2

Ⅰ．①皮…　Ⅱ．①博…②朱…　Ⅲ．①皮肤病学　Ⅳ．①R75

中国版本图书馆CIP数据核字（2019）第203371号

北京市版权局著作权合同登记号：图字：01-2019-4859

ELSEVIER
Elsevier（Singapore）Pte Ltd.
3 Killiney Road，#08-01 Winsland House I，Singapore 239519
Tel:（65）6349-0200；Fax:（65）6733-1817



**皮肤病学（简装版）（第4版）**

主　　译：朱学骏　王宝玺　孙建方　项蕾红
出版发行：北京大学医学出版社
地　　址：（100191）北京市海淀区学院路38号　北京大学医学部院内
电　　话：发行部 010-82802230；图书邮购 010-82802495
网　　址：http://www.pumpress.com.cn
E-mail：booksale@bjmu.edu.cn
印　　刷：北京金康利印刷有限公司
经　　销：新华书店
责任编辑：王智敏　**责任校对**：靳新强　**责任印制**：李　啸
开　　本：710 mm×1000 mm　1/16　**印张**：193.25　**字数**：6100千字
版　　次：2019年11月第1版　2025年1月第3次印刷
书　　号：ISBN 978-7-5659-2059-2
定　　价：990.00元

# 译者名单

（按姓氏笔画排序）

## 北京大学第一医院

王　澍　王乐一　王向熙　王若珺　王明悦　朱学骏　仲少敏　闫钇岑
那　君　孙婧茹　杨淑霞　李　航　李若瑜　李育蓉　李倩茜　吴　艳
邹雪可　汪　旸　张悦昕　陈　曦　林志淼　林萍萍　周毅辉　赵作涛
赵春霞　赵嘉惠　高嘉雯　涂　平　陶　荣　常　远

## 北京大学第三医院

马　川　王　媛　刘子莲　陈诗翔　郑丹枫　曹　源

## 北京大学深圳医院

于　波　钟伟龙　简杏玲　窦　侠

## 北京医院

李子媛　陈珊珊　高小曼　郭　姣　常建民

## 中国医学科学院北京协和医院

马东来　王　涛　王中帅　王文明　王诗琪　左亚刚　巩慧子　朱　腾
乔　菊　刘　洁　刘　薇　刘兆睿　刘跃华　杨　光　李　军　李思哲
吴　超　张　舒　张时宇　郑和义　晋红中　钱玥彤　高祎濛　渠　涛
曾跃平

## 中国医学科学院皮肤病医院

王小坡　王白鹤　王逸飞　甘　璐　石浩泽　朱小美　关　杨　孙建方
杨仙鸿　李　光　宋　昊　宋琳毅　张　韡　陈　佳　陈　浩　荆　可
俞婉婷　姜祎群　耿　怡　徐秀莲　徐聪聪　高　萌　董正邦　曾学思
熊竟舒　缪秋菊

## 中国医学科学院整形外科医院

王宝玺　闫　言　李　莉　张晓峰　赵惠娟

## 中南大学湘雅医院、二医院、三医院

丁　澍　龙　海　刘　昱　李亚萍　李芳芳　邱湘宁　张　庆　张桂英
张　鹏　张　静　陆前进　陈明亮　武瑞芳　罗双艳　罗帅寒天　罗钟玲
周　英　施　为　唐　言　粟　娟　鲁建云　廖洁月　谭丽娜　谭怡忻

**中国医科大学附属第一医院**

安　倩　吴　剑　邱　里　张　岚　徐宏慧　徐学刚　高兴华　翟金龙

**中山大学附属第三医院**

张　杰　夏　悦　韩　乐　谢　阳　赖　维

**复旦大学附属华山医院**

马　英　王　轩　王上上　王林林　王轶伦　王倩倩　乐　艳　邢小雪
朱　敏　朱沁媛　朱奕琦　乔朱卉　任　捷　刘　晔　刘子琪　刘文杰
孙雯佳　杨奕雯　杨勤萍　肖　青　应佳昳　张成锋　张楠雪　陈　力
陈琴怡　范逍遥　项蕾红　赵　俊　赵　颖　胡瑞铭　姜　敏　徐中奕
徐金华　陶　莉　黄淳韵　盛友渔

**复旦大学附属中山医院**

申　晨　朱鹭冰　杨　骥　李　明　姜　莹　高　地

**上海交通大学医学院附属瑞金医院**

元慧杰　史晏绮　吴冠儒　邹雅茹　沈　佳　周生儒　郑　捷　潘　萌

**南京医科大学第一附属医院**

王大光　尹志强　尹　智　吉　杰　刘　娟　许　阳　孙蔚凌　苏忠兰
苏　婷　张承中　张美华　范卫新　岳学状　周炳荣　骆　丹　夏济平
黄贺群　鲁　严　熊喜喜

**四川大学华西医院**

王　莲　王　琳　王婷婷　王嘉玥　冉　昕　庄凯文　刘宏杰　闫　薇
杨倩怡　李　桐　李晓雪　李　薇　汪　盛　张　然　陈小玫　易　勤
胡念芳　蒋　献　温蓬飞　解　瑶　黎静宜　薛　丽　薛斯亮

**空军军医大学西京医院**

马翠玲　王　刚　王　莉　王　雷　石　琼　田阳子　付　萌　朱冠男
刘　玲　刘荣荣　杨　枫　李　凯　李春英　张金娥　张荣利　屈欢欢
郝军峰　徐　薇　高继鑫　高　琳　赖绮雯　廖文俊　薛小文

**华中科技大学同济医学院协和医院**

申　晨　朱今巾　朱　里　安湘杰　杨　井　李　延　张亚敏　周诺娅
陶　娟　董励耘

**郑州大学第一附属医院**

于建斌　李小红　张江安

**山东大学齐鲁医院**

于晓静　王晓杰　孙　青　李　颖　赵心童　郝雅楠　钟　华　徐永豪
臧　箫

**山东第一医科大学皮肤病医院 / 山东省皮肤病性病防治研究所**

王红蕾　王金良　王　娜　刘华绪　刘　红　孙勇虎　杨　青　杨宝琦
张朝霞　张福仁　陈声利　陈明飞　岳振华　薛晓彤

**中国人民解放军战略支援部队特色医学中心**

米　霞

# 原著者名单

The editors would like to acknowledge and offer grateful thanks for the input of all previous editions' contributors, without whom this new edition would not have been possible.

**M. Abdel Rahim Abdallah MD**
Professor
Department of Dermatology, Venereology and Andrology
Ain Shams University
Faculty of Medicine;
Professor, Board Member Cutis "The Skin Clinic"
Cairo, Egypt

**Mahmoud M. A. Abdallah MD PhD**
Professor
Department of Dermatology, Venereology and Andrology
Ain Shams University
Faculty of Medicine;
Professor, Board Member Phototherapy and Laser Cutis "The Skin Clinic"
Cairo, Egypt

**Marwa Abdallah MD**
Professor
Department of Dermatology and Venereology
Ain Shams University
Faculty of Medicine;
Professor, Board Member Pigmentary, Phototherapy and Laser Cutis "The Skin Clinic"
Cairo, Egypt

**Tasuku Akiyama PhD**
Assistant Professor
Miami Itch Center
Department of Dermatology
University of Miami
Miami, FL, USA

**Afsaneh Alavi MD MSc FRCPC**
Assistant Professor of Medicine (Dermatology)
University of Toronto
Women's College Hospital
Toronto, ON, Canada

**Carl M. Allen DDS MSD**
Professor Emeritus
The Ohio State University
Columbus, OH, USA;
Staff Oral Pathologist
Central Ohio Skin & Cancer, Inc.
Westerville, OH, USA

**Masayuki Amagai MD PhD**
Professor and Chair
Department of Dermatology
Keio University School of Medicine
Tokyo, Japan

**Christina M. Ambros-Rudolph MD**
Private Practice
Graz, Austria

**R. Rox Anderson MD**
Professor
Dermatology
Harvard Medical School;
Director
Wellman Center for Photomedicine
Massachusetts General Hospital;
Professor
Harvard–Massachusetts Institute of Technology Division of Health Sciences and Technology
Boston, MA, USA

**Richard J. Antaya MD**
Professor
Departments of Dermatology and Pediatrics
Yale School of Medicine
New Haven, CT, USA

**Zsolt B. Argenyi MD**
Professor
Department of Pathology and Dermatology
University of Washington
Seattle, WA, USA

**Giuseppe Argenziano MD PhD**
Professor
Dermatology Unit
Second University of Naples
Naples, Italy

**Meral J. Arin MD**
Assistant Professor
Department of Dermatology
University of Cologne
Cologne, Germany

**Anna Asplund PhD**
Doctor of Pathology
Department of Genetics and Pathology
Uppsala University Hospital
Uppsala, Sweden

**Mathew M. Avram MD JD**
Associate Professor
Department of Dermatology
Harvard Medical School;
Director
Dermatology Laser and Cosmetic Center
Massachusetts General Hospital
Boston, MA, USA

**Marc R. Avram MD**
Clinical Professor of Dermatology
Weill Cornell Medical School
New York, NY, USA

**Robert Bacigalupi MD**
Procedural Dermatology Fellow
Department of Dermatology
Mount Sinai School of Medicine
New York, NY, USA

**Christopher Baker MBBS FACD**
Clinical Associate Professor
Department of Medicine
University of Melbourne
St. Vincent's Hospital
Melbourne, VIC, Australia

**Samuel J. Balin MD PhD**
Department of Dermatology
University of California, Los Angeles
Los Angeles, CA, USA

**Raymond L. Barnhill MD MSc**
Professor
Department of Pathology
Institut Curie
Paris, France

**Terry L. Barrett MD**
Clinical Professor
Department of Dermatology and Pathology
UTSW Medical Center
Dallas, TX, USA

**Eulalia Baselga MD**
Director
Pediatric Dermatology Division
Hospital de la Santa Creu i Sant Pau;
Associate Professor
Universidad Autónoma de Barcelona
Barcelona, Spain

**Prof Dr med Jürgen Bauer**
Senior Physician
Department of Dermatology
University of Tübingen
Tübingen, Germany

**Susan J. Bayliss MD**
Professor of Dermatology and Pediatrics
Division of Dermatology
Department of Internal Medicine
Washington University
School of Medicine
St. Louis, MO, USA

**Katie Beleznay MD FRCPC**
Clinical Instructor
Department of Dermatology and Skin Science
University of British Columbia
Vancouver, BC, Canada

**Philippe Bernard MD PhD**
Professor and Chair
Robert Debré Hospital
Department of Dermatology
Reims University Hospital
Reims, France

**Jeffrey D. Bernhard MD FRCP Edin**
Professor Emeritus
University of Massachusetts Medical School
Boston, MA, USA

**Lucas S. Blanton MD**
Assistant Professor
Department of Internal Medicine – Infectious Diseases
University of Texas Medical Branch
Galveston, TX, USA

**Jean L. Bolognia MD**
Professor of Dermatology
Department of Dermatology
Yale School of Medicine
New Haven, CT, USA

**Luca Borradori MD**
Professor and Chair
Department of Dermatology
Inselspital, Bern University Hospital, and University of Bern
Bern, Switzerland

**Francisco G. Bravo MD**
Associate Professor Pathology
Universidad Peruana Cayetano Heredia
Lima, Peru

**Alanna F. Bree MD**
Pediatric Dermatologist
A Children's House for Pediatric Dermatology;
Executive Director
A Children's House for the Soul
Houston, TX, USA

**David G. Brodland MD**
Assistant Professor
Department of Dermatology;
Assistant Professor
Department of Otolaryngology;
Assistant Professor
Department of Plastic Surgery
University of Pittsburgh
Pittsburgh, PA, USA

**Fiona Browne BA MBBS BAO MRCP**
Department of Dermatology
Our Lady's Children's Hospital Crumlin
Dublin, Ireland

**Isaac Brownell MD PhD**
Investigator
Dermatology Branch
National Cancer Institute
National Institutes of Health
Bethesda, MD, USA

**Leena Bruckner-Tuderman MD PhD**
Professor
Department of Dermatology
Medical Center – University of Freiburg
Faculty of Medicine
University of Freiburg
Freiburg, Germany

**Craig G. Burkhart MD MPH**
Clinical Professor
Department of Medicine
College of Medicine
University of Toledo
Toledo, OH, USA;
Clinical Assistant Professor
Department of Medicine
Ohio University of Osteopathic Medicine
Athens, OH, USA

**Craig N. Burkhart MS MD**
Clinical Associate Professor
Department of Dermatology
The University of North Carolina at Chapel Hill
Chapel Hill, NC, USA

**Nigel P. Burrows MBBS MD FRCP**
Consultant Dermatologist
Department of Dermatology
Addenbrookes Hospital
Cambridge University Hospitals NHS Foundation Trust
Cambridge, UK

**Barbara K. Burton MD**
Professor of Pediatrics
Northwestern University Medical School
Division of Genetics
Children's Memorial Hospital
Chicago, IL, USA

**Jeffrey P. Callen MD FACP**
Professor of Medicine (Dermatology)
Chief, Division of Dermatology
University of Louisville
Louisville, KY, USA

**Francisco M. Camacho MD PhD**
Head-Professor
Medical-Surgical Dermatology
School of Medicine
University of Seville
Seville, Spain

**Charles Camisa MD**
Director and Founder
Psoriasis Treatment Center
Riverchase Dermatology
Naples, FL, USA;
Associate Clinical Professor
Department of Dermatology and Cutaneous Surgery
University of South Florida
Tampa, FL, USA

**Alexandra Cameli Carley MD**
Department of Dermatology
Aurora Health Center
Grafton, WI, USA

**Alastair Carruthers MA BM BCh FRCP(Lon) FRCPC**
Clinical Professor
Department of Dermatology and Skin Science
University of British Columbia
Vancouver, BC, Canada

**Jean Carruthers MD FRCSC FRC (OPHTH)**
Clinical Professor
Department of Ophthalmology
University of British Columbia
Vancouver, BC, Canada

**Todd V. Cartee MD**
Assistant Professor
Department of Dermatology
Penn State Hershey Medical Center
Hershey, PA, USA

**Lorenzo Cerroni MD**
Associate Professor of Dermatology
Director, Research Unit Dermatopathology
Department of Dermatology
Medical University of Graz
Graz, Austria

**Roy K. W. Chan MBBS FRCP FAMS**
Senior Consultant and Medical Advisor
National Skin Centre Singapore;
Clinical Professor
Yong Loo Lin School of Medicine
National University of Singapore
Singapore

**Mary Wu Chang MD**
Clinical Professor
Dermatology and Pediatrics
School of Medicine
University of Connecticut
Farmington, CT, USA;
Pediatric Dermatology of New England
Hartford Dermatology, PC
West Hartford, CT, USA

**Mark A. Chastain MD**
Clinical Assistant Professor
Department of Dermatology
Emory University
Atlanta, GA, USA

**Martin T. W. Chio MBChB FRCP FAMS**
Senior Consultant
National Skin Centre Singapore;
Adjunct Assistant Professor
Duke–NUS Graduate Medical School
Singapore

**Angela M. Christiano PhD**
Professor
Departments of Genetics and Development and Dermatology
Columbia University
New York, NY, USA

**Anna S. Clayton MD**
Assistant Professor
Medicine/Division of Dermatology
Vanderbilt University Medical Center
Nashville, TN, USA

**Clay J. Cockerell MD**
Clinical Professor
Department of Dermatology and Pathology
University of Texas Southwestern Medical Center;
Cockerell Dermatopathology
Dallas, TX, USA

**Bernard A. Cohen MD**
Professor of Pediatrics and Dermatology
Division of Pediatric Dermatology
Johns Hopkins Children's Center
Baltimore, MD, USA

**David E. Cohen MD MPH**
Charles and Dorothea Harris Professor of Dermatology
The Ronald O Perelman Department of Dermatology
School of Medicine
New York University
New York, NY, USA

**John P. Cole MD**
Medical Director, Cole Hair Transplant Group
Alpharetta, GA, USA

**Oscar R. Colegio MD PhD**
Associate Professor of Dermatology, Pathology and Surgery
Yale School of Medicine
New Haven, CT, USA

**Kyle M. Coleman MD**
Private Practice
New Orleans, LA, USA

**William P. Coleman III MD**
Clinical Professor of Dermatology, and Adjunct Professor of Surgery (Plastic Surgery)
Tulane University Health Sciences Center
New Orleans, LA, USA

**M. Kari Connolly MD**
Professor of Dermatology and Medicine
Department of Dermatology
University of California, San Francisco
San Francisco, CA, USA

**Susan M. Cooper MD FRCP MRCGP MBChB**
Consultant Dermatologist
Department of Dermatology
Oxford University Hospitals Trust
Oxford, UK

**Edward W. Cowen MD MHSc**
Director, American Board of Dermatology
Newton, MA, USA;
Fellow, American Academy of Dermatology
Schaumburg, IL, USA;
Senior Clinician and Head, Dermatology Consultation Service
Dermatology Branch, National Institute of Arthritis and Musculoskeletal and Skin Diseases
National Institutes of Health
Bethesda, MD, USA

**Thomas G. Cropley MD FAAD**
Professor
Department of Dermatology
University of Virginia
Charlottesville, VA, USA

**Ashley R. Curtis MD**
Dermatology Associates of Atlanta
Atlanta, GA, USA

**Thomas N. Darling MD PhD**
Professor and Chair
Department of Dermatology
Uniformed Services University of the Health Sciences
Bethesda, MD, USA

**Mark D. P. Davis MD**
Professor and Chair
Department of Dermatology
Mayo Clinic
Rochester, MN, USA

**David de Berker MD**
ASWCS Skin Cancer Lead Consultant Dermatologist and Senior Clinical Lecturer
Bristol Dermatology Centre
Bristol Royal Infirmary
Bristol, UK

**Vincent A. DeLeo MD**
Professor
Department of Dermatology
Icahn School of Medicine at Mt. Sinai
New York, NY, USA

**Gina M. DeStefano PhD MPhil BS**
Department of Genetics and Development
Columbia University
New York, NY, USA

**Michael Detmar MD**
Professor
Institute of Pharmaceutical Sciences
ETH Zurich
Zurich, Switzerland

**Jennifer Divine MD**
Procedural Dermatology Fellow
Department of Dermatology and Mohs Surgery
Vanderbilt University Medical Center
Nashville, TN, USA

**Christopher Downing MD**
Department of Dermatology
University of Texas Health Science Center at Houston
Houston, TX, USA

**Zoe Diana Draelos MD**
Consulting Professor
Department of Dermatology
School of Medicine
Duke University
Durham, NC, USA

**Karynne O. Duncan MD**
Clinical Instructor
Department of Dermatology
Yale School of Medicine
New Haven, CT, USA;
Private Practice
Saint Helena, CA, USA

**Jan P. Dutz MD FRCPC**
Professor
Department of Dermatology and Skin Science
University of British Columbia;
Senior Scientist
Child and Family Research Institute
Vancouver, BC, Canada

**Laila El Shabrawi-Caelen MD**
Department of Dermatology and Venereology
Medical University of Graz
Graz, Austria

**Boni E. Elewski MD**
Chair of Dermatology
James Elder Professor of Dermatology
Department of Dermatology
University of Alabama at Birmingham
Birmingham, AL, USA

**Peter M. Elias MD**
Professor of Dermatology, Emeritus
University of California, San Francisco
Staff Physician, Dermatology Service
VA Medical Center
San Francisco, CA, USA

**Dirk M. Elston MD**
Professor and Chairman
Department of Dermatology and Dermatologic Surgery
Medical University of SC
Charleston, SC, USA

**Sabine A. Eming MD**
Professor of Dermatology
Department of Dermatology
University of Cologne
Cologne, Germany

**Agustín España MD**
Full Professor
Chairman
Department of Dermatology
University Clinic of Navarra
Pamplona, Navarra, Spain

**Janet A. Fairley MD**
Professor and Head of Dermatology
Department of Dermatology
University of Iowa Hospitals and Clinics
Iowa City, IA, USA

**Kenneth R. Feingold MD**
Professor of Medicine and Dermatology
University of California, San Francisco
San Francisco, CA, USA

**Jo-David Fine MD MPH FRCP**
Professor of Medicine (Dermatology) and Pediatrics
Vanderbilt University School of Medicine
Nashville, TN, USA

**Alan B. Fleischer Jr. MD**
Medical Director
US Medical Affairs
AbbVie, Inc.
North Chicago, IL, USA

**Franklin P. Flowers MD**
Professor Emeritus
Department of Dermatology
University of Florida;
Chief, Dermatology
Malcolm Randall VA Hospital
Gainesville, FL, USA

**Timothy C. Flynn MD**
Clinical Professor
Department of Dermatology
University of North Carolina
at Chapel Hill
Chapel Hill, NC, USA;
Medical Director
Cary Skin Center
Cary, NC, USA

**Lindy P. Fox MD**
Associate Professor of Clinical Dermatology
Director
Hospital Consultation Service
University of California, San Francisco
San Francisco, CA, USA

**Matthew Fox MD**
Assistant Professor
Department of Dermatology
Dell Medical School
University of Texas at Austin
Austin, TX, USA

**Jorge Frank MD PhD**
Department of Dermatology, Venereology and Allergology
University Medical Center Göttingen
Göttingen, Germany

**Thomas J. Franz MD**
Executive Medical Director
Clinical Dermatology
PRACS Institute, Ltd.
Portland, OR, USA

**Lars E. French MD**
Professor and Chairman
Department of Dermatology
Zurich University Hospital
Zurich, Switzerland

**Ilona J. Frieden MD**
Professor of Dermatology and Pediatrics
Chief, Division of Pediatric Dermatology
Vice-Chair Dermatology
School of Medicine
Unversity of California, San Francisco
San Francisco, CA, USA

**Peter O. Fritsch MD**
Professor Emeritus
Department of Dermatology, Venereology and Allergology
Medical University of Innsbruck
Innsbruck, Austria

**Claus Garbe MD**
Professor of Dermatology
Department of Dermatology
University Hospital Tübingen
Tübingen, Germany

**Maria C. Garzon MD**
Professor of Dermatology and Pediatrics at CUMC
Columbia University;
Director, Pediatric Dermatology
NY-Presbyterian Morgan Stanley Children's Hospital
New York, NY, USA

**Marco Gattorno MD**
Department of Pediatrics
G. Gaslini Children's Hospital
Genoa, Italy

**Josep Genebriera de Lamo MD**
Dermatologist
North Florida Dermatology
Jacksonville, FL, USA

**Kamran Ghoreschi MD**
Professor of Dermatology
Department of Dermatology
Eberhard Karls University Tübingen
Tübingen, Germany

**Mitchel P. Goldman MD**
Volunteer Clinical Professor
Department of Dermatology
University of California, San Diego;
Medical Director
Cosmetic Laser Dermatology and West Dermatology
San Diego, CA, USA

**Charya B. Goldsmith MD**
Assistant Professor of Dermatology
Staff Dermatologist
Department of Dermatology
College of Medicine
University of Florida
Gainesville, FL, USA

**Harald P. Gollnick MD**
Professor
Dermatology and Venereology
Otto-von-Guericke University
Magdeburg, Germany

**Warren T. Goodman MD**
Medical Director of Dermatopathology
Department of Pathology
Regions Hospital/HealthPartners
St. Paul, MN, USA;
Adjunct Assistant Professor
Departments of Dermatology and Laboratory Medicine and Pathology
University of Minnesota
Minneapolis, MN, USA

**Clive E. H. Grattan MA MD FRCP**
Consultant Dermatologist
St John's Institute of Dermatology
Guy's Hospital
London, UK

**Richard W. Groves MD MBBS FRCP**
Head of Clinical Immunodermatology
St. John's Institute of Dermatology
Guy's Hospital
London, UK

**Daniela Guzman-Sanchez MD**
Professor of Dermatology
School of Medicine
Universidad de Guadalajara
Guadalajara, Jalisco, Mexico

**Ariela Hafner MD**
Head, Chronic Wound Clinic
Department of Dermatology
Tel Aviv Sourasky Medical Center
Tel Aviv, Israel

**Anita N. Haggstrom MD**
Associate Professor
Departments of Dermatology and Pediatrics
Indiana University
Indianapolis, IN, USA

**John L. M. Hawk BSc MD FRCP Hon FACD**
Emeritus Professor of Dermatological Photobiology
St John's Institute of Dermatology
St Thomas' Hospital
London, UK

**Roderick J. Hay DM FRCP FRCPath**
Professor of Cutaneous Infection
Department of Dermatology
Kings College Hospital
London, UK

**Yolanda Helfrich MD**
Assistant Professor
Department of Dermatology
University of Michigan Medical School
Ann Arbor, MI, USA

**Ángela Hernández-Martín MD**
Dermatologist
Department of Dermatology
Hospital Infantil Niño Jesus
Madrid, Spain

**Warren R. Heymann MD**
Head, Division of Dermatology
Professor of Medicine and Pediatrics
Cooper Medical School of Rowan University
Camden, NJ, USA;
Clinical Professor
Department of Dermatology
Perelman School of Medicine
University of Pennsylvania
Philadelphia, PA, USA

**Whitney A. High MD JD MEng**
Associate Professor
Department of Dermatology and Pathology
School of Medicine
University of Colorado
Denver, CO, USA

**Satoshi Hirakawa MD PhD**
Associate Professor
Department of Dermatology
School of Medicine
Hamamatsu University
Hamamatsu, Japan

**Chad M. Hivnor MD**
Staff Dermatologist
San Antonio Uniformed Services Health Education Consortium
Lackland Air Force Base
San Antonio, TX, USA

**Daniel Hohl MD**
Professor of Medicine
Service de Dermatologie du CHUV
Hôpital de Beaumont
Lausanne, Switzerland

**Herbert Hönigsmann MD**
Professor of Dermatology
Emeritus Chairman
Department of Dermatology
Medical University of Vienna
Vienna, Austria

**Wolfram Hötzenecker MD PhD**
Department of Dermatology
University Hospital Zürich
Zürich, Switzerland

**Renee M. Howard MD**
Professor of Dermatology
University of California, San Francisco
San Francisco, CA, USA;
Director of Dermatology
Benioff Children's Hospital Oakland
Oakland, CA, USA

**George J. Hruza MD MBA**
Adjunct Professor of Dermatology
Department of Dermatology
School of Medicine
St. Louis University
St. Louis, MO, USA

**Jennifer L. Hsiao MD**
Assistant Clinical Professor
Department of Dermatology
University of California, Los Angeles
Los Angeles, CA, USA

**Lauren C. Hughey MD**
Clinical Associate Professor
Department of Dermatology
University of Alabama at Birmingham
Birmingham, AL, USA

**Christopher M. Hull MD**
Associate Professor
Department of Dermatology
School of Medicine
University of Utah
Salt Lake City, UT, USA

**Katherine Marchiony Hunt MD**
Department of Dermatology
University of Alabama at Birmingham
Birmingham, AL, USA

**Alan D. Irvine MD FRCPI**
Consultant Dermatologist
Department of Paediatric Dermatology
Our Lady's Children's Hospital Crumlin;
Principal Investigator
National Children's Research Centre
Our Lady's Children's Hospital Crumlin;
Professor
Department of Clinical Medicine
Trinity College Dublin
Dublin, Ireland

**Peter H. Itin MD**
Certified Dermatologist
Professor
Department of Dermatology
University Hospital of Basel
Basel, Switzerland

**J. Mark Jackson MD**
Clinical Professor of Medicine and Dermatology
Division of Dermatology
University of Louisville
Louisville, KY, USA

**Scott M. Jackson MD**
Clinical Assistant Professor
Department of Dermatology
Health Sciences Center
Louisiana State University
New Orleans, LA, USA

**Heidi T. Jacobe MD**
Assistant Professor
Department of Dermatology
The University of Texas
Southwestern Medical Center
Dallas, TX, USA

**Derek H. Jones MD**
Founder and Director
Skin Care and Laser Physicians of Beverly Hills;
Clinical Associate Professor
Department of Dermatology
University of California, Los Angeles
Los Angeles, CA, USA

**Joseph L. Jorizzo MD**
Professor and Former (Founding) Chair
Department of Dermatology
Wake Forest University
School of Medicine
Winston-Salem, NC, USA;
Professor of Clinical Dermatology
Department of Dermatology
Weill Cornell Medical College
New York, NY, USA

**Steven Kaddu MBChB MD**
Professor of Dermatology
Department of Dermatology and Venereology
Medical University of Graz
Graz, Austria

**Hideko Kamino MD**
Associate Professor
Dermatopathology Section
School of Medicine
New York University
New York, NY, USA

**Sewon Kang MD MPH**
Noxell Professor & Chairman
Department of Dermatology
Johns Hopkins School of Medicine
Baltimore, MD, USA

**Sarah Kasprowicz MD**
Medical Dermatology Associates of Chicago
Chicago, IL, USA

**Sharon A. Keene MD**
President and Medical Director
Physician's Hair Institute
Tucson, AZ, USA

**Kristen M. Kelly MD**
Professor
Departments of Dermatology and Surgery
University of California, Irvine
Irvine, CA, USA

**Robert Kelly MBBS FACD**
Head of Clinical Dermatology
Department of Dermatology
St. Vincent's Hospital
Melbourne, VIC, Australia

**Reinhard Kirnbauer MD**
Associate Professor
Department of Dermatology
Division of Immunology, Allergy and Infectious Diseases (DIAID)
Medical University of Vienna, General Hospital
Vienna, Austria

**Robert S. Kirsner MD PhD**
Chair and Harvey Blank Professor
Senior Clinical Research Fellow
Department of Dermatology and Cutaneous Surgery
Miller School of Medicine
University of Miami
Miami, FL, USA

**Sandra R. Knowles BScPhm**
Pharmacist, Department of Pharmacy
Sunnybrook Health Sciences Centre
Toronto, ON, Canada

**Christine J. Ko MD**
Professor of Dermatology and Pathology
Yale School of Medicine
New Haven, CT, USA

**Peter J. Koch PhD**
Professor of Dermatology
Cell & Developmental Biology
Ophthalmology
University of Colorado Anschutz Medical Center
Aurora, CO, USA

**Hong Yi Koh MBBS MRCP MMed (Int Med)**
Consultant
Department of Dermatology
Singapore General Hospital
Singapore

**John Y. M. Koo MD**
Psoriasis Treatment Center
Professor
Department of Dermatology
Medical Center
University of California, San Francisco
San Francisco, CA, USA

**Veselina Korcheva MD**
Assistant Professor of Dermatology
Department of Dermatology
Oregon Health Sciences University
Portland, OR, USA

**Tamara Koss MD**
Instructor in Clinical Dermatology
Columbia University
New York, NY, USA

**Maranke I. Koster PhD**
Associate Professor
Department of Dermatology
University of Colorado at Denver
Aurora, CO, USA

**Daniela Kroshinsky MD MPH**
Assistant Professor
Department of Dermatology
Massachusetts General Hospital
Harvard Medical School
Boston, MA, USA

**Monique G. Kumar MD MPhil**
Assistant Professor of Dermatology
University of Florida College of Medicine
Florida Center for Pediatric Dermatology
Orlando, FL, USA

**Heinz H. Kutzner Priv.-Doz. Dr. med.**
Co-Director
Dermatopathologie
Dermatopathologie Friedrichshafen
Friedrichshafen, Germany

**Charlene Lam MD MPH**
Assistant Professor
Department of Dermatology
Penn State Hershey Medical Center
Hershey, PA, USA

**Kathryn Serowka Lane MD**
Procedural Dermatology Fellow
Department of Dermatology
University of California, Irvine
Irvine, CA, USA

**Estefanía Lang MD**
Porphyrins Laboratory
Department of Dermatology
Heinreich-Heine-University
Dusseldorf, Germany

**Lela A. Lee MD**
Clinical Professor
Department of Dermatology and Medicine
School of Medicine
University of Colorado
Denver, CO, USA

**Franz J. Legat MD**
Associate Professor
Department of Dermatology
Medical University Graz
Graz, Austria

**Kristin M. Leiferman MD**
Professor of Dermatology
Department of Dermatology
University of Utah
Salt Lake City, UT, USA

**Petra Lenz MD FCAP**
Clinical Monitoring Research Program
Leidos Biomedical Research, Inc.
Frederick National Laboratory for Cancer Research
Frederick, MD, USA

**Jack L. Lesher Jr. MD**
Professor Emeritus
Section of Dermatology
Department of Medicine
Medical College of Georgia
Georgia Health Sciences University
Augusta, GA, USA

**Kieron S. Leslie MB BS DTM&H FRCP**
Professor of Dermatology
Department of Dermatology
School of Medicine
University of California, San Francisco
San Francisco, CA, USA

**Henry W. Lim MD**
Chairman and C.S. Livingood Chair
Department of Dermatology
Henry Ford Hospital
Senior Vice President for Academic Affairs
Henry Ford Health System
Detroit, MI, USA

**Eleni Linos MD DrPH**
Assistant Professor of Dermatology
University of California, San Francisco
San Francisco, CA, USA

**Peter A. Lio MD**
Assistant Clinical Professor
Dermatology and Pediatrics
Feinberg School of Medicine
Northwestern University
Medical Dermatology Associates of Chicago
Chicago, IL, USA

**Dan Lipsker MD PhD**
Professor
Department of Dermatology
Faculté de Médecine
Université de Strasbourg
Clinique Dermatologique
Hôpitaux Universitaires
Strasbourg, France

**Cynthia A. Loomis MD PhD**
Assistant Professor of Dermatology and Cell Biology
Department of Pathology
School of Medicine
New York University
New York, NY, USA

**Harvey Lui MD FRCPC**
Professor and Chairman
Department of Dermatology and Skin Science
University of British Columbia
Vancouver, BC, Canada

**Su Luo MD**
Staff Dermatologist
Dermatologic Surgery Unit Director
Department of Dermatology
Lahey Hospital and Medical Center
Burlington, MA, USA

**Joakim Lundeberg PhD**
Professor of Molecular Biology
Royal Institute of Technology
Department of Gene Technology
AlbaNova University Center
Stockholm, Sweden

**Catherine Maari MD FRCPC**
Clinical Assistant Professor
Division of Dermatology
University of Montreal
Montreal, QC, Canada

**Salma Machan MD**
Associate of Dermatology
Department of Dermatology
Fundación Jiménez Díaz
Madrid, Spain

**Priya Mahindra Nayyar MD**
Private Practice
Tampa, FL, USA

**Mary P. Maiberger MD**
Chief of Dermatology
Department of Dermatology
Veterans Affairs Medical Center;
Associate Professor of Dermatology
Department of Dermatology
Howard University Medical School;
Assistant Clinical Professor
Department of Dermatology
George Washington University Medical School
Washington, DC, USA

**Anthony J. Mancini MD FAAP FAAD**
Head, Division of Dermatology
Ann & Robert H. Lurie Children's Hospital of Chicago;
Professor of Pediatrics and Dermatology
Feinberg School of Medicine
Northwestern University
Chicago, IL, USA

**James G. Marks Jr. MD**
Professor
Department of Dermatology
Penn State Milton S. Hershey Medical Center
Hershey, PA, USA

**José M. Mascaro Jr. MD**
Associate Professor
Department of Dermatology
Hospital Clinic and Barcelona University Medical School
Barcelona, Spain

**William Trent Massengale MD**
Clinical Associate Professor
Department of Dermatology
Health Science Center
Louisiana State University
New Orleans, LA, USA

**Cesare Massone MD**
Director
Dermatology Unit
Galliera Hospital
Genoa, Italy

**Maeve A. McAleer MB BCh BAO MRCP**
Dermatologist
Department of Pediatric Dermatology
Our Lady's Children's Hospital Crumlin;
Research Fellow
National Children's Research Centre and Trinity College Dublin
Dublin, Ireland

**Timothy H. McCalmont MD**
Professor of Pathology and Dermatology
Department of Dermatopathology
University of California, San Francisco
San Francisco, CA, USA

**R. Carol McConnell MD**
Private Practice
Greensboro, NC, USA

**Thomas W. McGovern MD**
Private Practice of Dermatology/Mohs Surgery
Fort Wayne Dermatology Consultants
Teaching Faculty
Family Practice Residency
Fort Wayne Medical Education Program
Fort Wayne, IN, USA

**Erin McMeniman BSc MBBS MPH FRACGP FACD**
Department of Dermatology
Princess Alexandra Hospital
Dermatology Research Centre
School of Medicine
University of Queensland
Brisbane, QLD, Australia

**Amy J. McMichael MD**
Professor and Chair
Department of Dermatology
Wake Forest School of Medicine
Winston-Salem, NC, USA

**Kristin K. McNamara DDS MS**
Assistant Professor
Oral and Maxillofacial Pathology and Radiology
The Ohio State University
Columbus, OH, USA

**Jennifer M. McNiff MD**
Professor
Department of Dermatology and Pathology
Yale School of Medicine
New Haven, CT, USA

**Jemima E. Mellerio BSc MD FRCP**
Consultant Dermatologist and Honorary Professor of Paediatric Dermatology
St. John's Institute of Dermatology
Guy's and St. Thomas' NHS Foundation Trust and Great Ormond Street Hospital for Children NHS Foundation Trust
London, UK

**Natalia Mendoza MD MS**
Dermatologist
Pariser Dermatology Specialists
Virginia Beach, VA, USA

**Gopinathan K. Menon PhD**
California Academy of Sciences
Golden Gate Park
San Francisco, CA, USA

**Dieter Metze MD**
Associate Professor
Director of Dermatopathology Unit
Muenster, Germany

**Jami L. Miller MD**
Assistant Professor
Division of Dermatology
Department of Internal Medicine
Vanderbilt University Medical Center
Nashville, TN, USA

**Eric A. Millican MD**
Assistant Professor
Department of Dermatology
University of Utah
Salt Lake City, UT, USA

**Yoshiko Mizukawa MD**
Assistant Professor
Department of Dermatology
Kyorin University School of Medicine
Tokyo, Japan

**Vered Molho-Pessach MD**
Senior Pediatric Dermatologist
Department of Dermatology
Hadassah-Hebrew University Medical Center
Jerusalem, Israel

**Ana María Molina-Ruiz MD PhD**
Assistant Professor
Department of Dermatology
Fundación Jiménez Díaz
Universidad Autónoma de Madrid
Madrid, Spain

**Gary D. Monheit MD**
Private Practice
Total Skin and Beauty Dermatology;
Clinical Professor
Department of Dermatology and Ophthalmology
University of Alabama at Birmingham
Birmingham, AL, USA

**Dean S. Morrell MD**
Clinical Professor
Department of Dermatology
University of North Carolina at Chapel Hill
Chapel Hill, NC, USA

**Samuel L. Moschella MD FACP**
Clinical Professor
Harvard Medical School;
Senior Consultant
Lahey Clinic Foundation
Burlington, MA, USA

**Celia Moss MB BS MA DM FRCP MRCPCH**
Consultant Dermatologist
Department of Paediatric Dermatology
Birmingham Children's Hospital;
Honorary Professor
College of Medical and Dental Sciences
University of Birmingham
Birmingham, UK

**Christen M. Mowad MD**
Professor
Department of Dermatology
Geisinger Medical Center
Danville, PA, USA

**Frank O. Nestlé MD**
Mary Dunhill Professor of Cutaneous Medicine and Immunotherapy
Department of Dermatology
King's College London
London, UK

**Síona Ní Raghallaigh MB BAO BCh MRCPI MD**
Consultant Dermatologist
Department of Dermatology
Beaumont Hospital
Dublin, Ireland

**Rosemary L. Nixon BSc (Hons) MB BS MPH FACD FAFOEM**
Director
Occupational Dermatology Research and Education Centre
Skin and Cancer Foundation
Melbourne, VIC, Australia;
Associate Professor
Department of Medicine
University of Melbourne
Carlton, VIC, Australia;
Adjunct Clinical Associate Professor
Department of Medicine
Monash University
Clayton, VIC, Australia

**Lucero Noguera-Morel MD**
Attending Physician
Department of Dermatology
Hospital Universitario Infantil Niño Jesús
Madrid, Spain

**Paula E. North MD PhD**
Professor and Chief of Pediatric Pathology
Department of Pathology
Medical College of Wisconsin
Milwaukee, WI, USA

**Julia R. Nunley MD**
Professor, Program Director
Department of Dermatology
Virginia Commonwealth Univcrsity
Richmond, VA, USA

**Alexander Nyström MS PhD**
Group Leader
Department of Dermatology
Medical Center – University of Freiburg
Faculty of Medicine
University of Freiburg
Freiburg, Germany

**Grace Obeid MD**
Dermatologist
Department of Dermatology
Sacré Cœur University Hospital
Baabda, Lebanon

**Vinzenz Oji MD**
Assistant Professor of Dermatology
Department of Dermatology
University Hospital Münster
Münster, Germany

**Suzanne Olbricht MD**
Dermatologist-in-Chief
Department of Dermatology
Beth Israel Deaconess Medical Center;
Associate Professor
Department of Dermatology
Harvard Medical School
Boston, MA, USA

**Grainne M. O'Regan MB MBA PhD**
Consultant Dermatologist
Our Lady's Children's Hospital
Dublin, Ireland

**Seth J. Orlow MD PhD**
Chairman and Weinberg Professor of Pediatric Dermatology
The Ronald O. Perelman Department of Dermatology
New York University School of Medicine
New York, NY, USA

**Jean-Paul Ortonne MD**
Professor
Department of Dermatology
Nice University
Nice, France

**Edel A. O'Toole MB PhD FRCP(UK) FRCPI**
Professor of Molecular Dermatology
Centre for Cutaneous Research
Blizard Institute
Barts and the London School of Medicine and Dentistry
London, UK

**Amy S. Paller MS MD**
Walter J. Hamlin Professor and Chair
Department of Dermatology
Professor of Pediatrics
Northwestern University
Feinberg School of Medicine
Chicago, IL, USA

**Paola Pasquali MD**
Department of Dermatology
Pius Hospital de Valls
Valls, Spain

**Thierry Passeron MD PhD**
Professor
Université Côte D'Azur
Centre Hospitalier Universitaire Nice
Department of Dermatology
Nice, France

**James W. Patterson MD**
Professor Emeritus of Pathology
Department of Pathology
University of Virginia Health System
Charlottesville, VA, USA

**Margot S. Peters MD**
Professor of Dermatology and Laboratory Medicine and Pathology
Department of Dermatology
Mayo Clinic
Rochester, MN, USA

**Warren W. Piette MD**
Chair
Division of Dermatology
Department of Internal Medicine
John H. Stroger Jr. Hospital of Cook County;
Professor
Department of Dermatology
Rush University Medical Center
Chicago, IL, USA

**Laura B. Pincus MD**
Assistant Professor of Dermatology and Pathology
Department of Dermatology and Pathology
University of California, San Francisco
San Francisco, CA, USA

**Bianca Maria Piraccini MD PhD**
Professor of Dermatology
Department of Dermatology
University of Bologna
Bologna, Italy

**Mark R. Pittelkow MD**
Professor and Chair
Departments of Dermatology and Biochemistry and Molecular Biology
Mayo Clinic Arizona
Scottsdale, AZ, USA

**Gerd Plewig med. Dr. h.c.mult. FRCP**
Professor of Dermatology
Department of Dermatology
Ludwig-Maximilian University
Munich, Germany

**Pamela A. Poblete-Gutiérrez MD PhD**
Department of Dermatology
Ziekenhuis Oost-Limburg (ZOL) Genk
Genk, Belgium

**Sheldon V. Pollack MD FRCPC**
Associate Professor of Medicine
Division of Dermatology
University of Toronto
Toronto, ON, Canada

**Fredrik Pontén MD PhD**
Professor of Pathology
Human Protein Atlas
Department of Immunology, Genetics and Pathology
Uppsala University
Uppsala, Sweden

**Frank C. Powell FRCPI FRCPEdin FAAD**
Professor
Department of Dermatology
Charles Institute of Dermatology
University College Dublin
Dublin, Ireland

**Julie Powell MD FRCPC**
Director, Pediatric Dermatology
Clinical Professor
Division of Dermatology
Department of Pediatrics
CHU Sainte-Justine
University of Montreal
Montreal, QC, Canada

**Mark R. Prausnitz PhD**
Regents' Professor
School of Chemical and Biomolecular Engineering
Georgia Institute of Technology
Atlanta, GA, USA

**Christina Prins MD**
Department of Dermatology
University Hospitals of Geneva
Geneva, Switzerland

**John Pui MD**
Associate Chairman of Pathology
Beaumont Farmington Hills Hospital
Farmington Hills, MI, USA

**Jennifer Quist MD**
Dermatology Center Mainz
Mainz, Germany

**Sven R. Quist PhD MD MSc MPharm MBA**
Otto-von-Guericke University Magdeburg
Magdeburg;
Dermatology Center Mainz
Mainz, Germany

**Abrar A. Qureshi MD MPH**
Vice-Chair
Department of Dermatology,
Assistant Professor
Harvard Medical School;
Co-Director
Center for Skin and Related Musculoskeletal Diseases;
Associate Epidemiologist
Channing Laboratory;
Director
Clinical Research Program
Brigham and Women's Hospital
Boston, MA, USA

**Ben G. Raimer MD**
Professor
Department of Pediatrics
Senior Vice President for Health Policy and Legislative Affairs
University of Texas Medical Branch
Galveston, TX, USA

**Sharon S. Raimer MD**
Professor
Departments of Dermatology and Pediatrics
Director of Pediatric Dermatology
University of Texas Medical Branch
Galveston, TX, USA

**Lauren Raimer-Goodman MD**
Clinical Assistant Professor
Department of Pediatrics
University of Texas Medical Branch
Galveston, TX, USA

**Marcia Ramos-e-Silva MD PhD**
Chair and Professor
Sector of Dermatology
Federal University of Rio de Janeiro
Rio de Janeiro, Brazil

**Ronald P. Rapini MD**
Chernosky Distinguished Professor and Chair
Department of Dermatology
University of Texas Medical School and MD Anderson Cancer Center
Houston, TX, USA

**Désirée Ratner MD**
Director, Comprehensive Skin Cancer Center
Department of Dermatology
Mount Sinai Beth Israel Medical Center;
Director of Dermatologic Surgery
Mount Sinai Beth Israel and St. Luke's and Roosevelt Hospitals
Mount Sinai Health System;
Professor of Dermatology
Department of Dermatology
Icahn School of Medicine
New York, NY, USA

**Annette C. Reboli MD**
Interim Dean
Professor of Medicine
Cooper Medical School of Rowan University
Camden, NJ, USA

**Vijaya B. Reddy MD MBA**
Professor
Department of Pathology
Rush Medical College
Chicago, IL, USA

**Norbert Reider MD**
Professor of Dermatology
Department of Dermatology, Venereology and Allergology
Medical University of Innsbruck
Innsbruck, Austria

**Amy Reisenauer MD**
Hawaii Permanente Medical Group
Wailuku, HI, USA

**George T. Reizner MD**
Professor of Dermatology
Department of Dermatology
University of Wisconsin
Madison, WI, USA

**Celia Requena MD**
Dermatologist
Department of Dermatology
Instituto Valenciano de Oncología
Valencia, Spain

**Luis Requena MD PhD**
Chairman, Department of Dermatology
Fundación Jiménez Díaz de Madrid;
Professor of Dermatology
Universidad Autónoma de Madrid
Madrid, Spain

**Jean Revuz MD PhD**
Professor of Dermatology
Department of Dermatology
Henri Mondor Hospital
Créteil, France

**Maria Cristina Ribeiro de Castro MD Msc**
Dermatologist, Sector of Dermatology
Federal University of Rio de Janeiro
Rio de Janeiro, Brazil

**Phoebe Rich MD**
Adjunct Professor of Dermatology
Oregon Health and Science University
Portland, OR, USA

**Gabriele Richard MD FACMG**
Chief Medical Officer
GeneDx
Gaithersburg, MD, USA

**Shawn W. Richards MB BS FACD**
Medical Director
Skin and Cancer Foundation Australia
Sydney, NSW, Australia

**Vincent Richer MD FRCPC**
Clinical Instructor
Department of Dermatology and Skin Science
University of British Columbia
Vancouver, BC, Canada

**Bertrand Richert MD PhD**
Chair
Professor of Dermatology
Department of Dermatology
Brugmann, St Pierre and Queen Fabiola Children's University Hospitals
Université Libre de Bruxelles
Brussels, Belgium

**Darrell S. Rigel MD**
Clinical Professor of Dermatology
New York University Medical Center
New York, NY, USA

**Franziska Ringpfeil MD**
Director
Ringpfeil Advanced Dermatology
Assistant Professor of Dermatology
Sidney Kimmel Medical College at Thomas Jefferson University
Philadelphia, PA, USA

**Martin Röcken MD**
Professor and Chairman
Department of Dermatology
Eberhard Karls University Tübingen
Tübingen, Germany

**Nicole E. Rogers MD FAAD**
Hair Restoration of the South
Metairie, LA, USA

**Thomas E. Rohrer MD**
Clinical Associate Professor
Department of Dermatology
Brown University Alpert School of Medicine
Providence, RI, USA

**Franco Rongioletti MD**
Full Professor and Chairman
Unit of Dermatology
University of Cagliari
Cagliari, Italy

**Dennis R. Roop PhD**
Professor of Dermatology
Director, Gates Center for Regenerative Medicine and Stem Cell Biology
Department of Dermatology
University of Colorado Denver
Aurora, CO, USA

**Cheryl F. Rosen MD FRCPC**
Head
Division of Dermatology
Toronto Western Hospital and University Health Network Hospitals;
Professor
Department of Medicine
University of Toronto
Toronto, ON, Canada

**Misha A. Rosenbach MD**
Associate Professor
Departments of Dermatology and Internal Medicine
Director, Inpatient Dermatology
Director, Sarcoidosis Clinic
Perelman School of Medicine
University of Pennsylvania
Philadelphia, PA, USA

**Thomas M. Rünger MD PhD**
Professor of Dermatology, Pathology, and Laboratory Medicine
Department of Dermatology
Boston University School of Medicine
Boston, MA, USA

**Sarbjit S. Saini MD**
Associate Professor
Department of Medicine
School of Medicine
Johns Hopkins University
Baltimore, MD, USA

**Fernanda H. Sakamoto MD PhD**
Assistant Professor
Department of Dermatology
Harvard Medical School;
Assistant in Research
Wellman Center for Photomedicine
Massachusetts General Hospital
Boston, MA, USA

**Miguel Sanchez MD**
Associate Professor of Clinical Dermatology
Department of Dermatology
New York University Medical Center
New York, NY, USA

**Jean-Hilaire Saurat Prof MD**
Swiss Center for Human Applied Toxicology
University of Geneva
Geneva, Switzerland

**Stephanie Saxton-Daniels MD**
Staff Dermatologist
San Antonio Uniformed Services Health Education Consortium
San Antonio, TX, USA

**Courtney R. Schadt MD**
Assistant Professor
Department of Medicine
Division of Dermatology
University of Louisville
Louisville, KY, USA

**Stephanie McLeish Schaefer MD**
Staff Dermatologist
San Antonio Uniformed Services Health Education Consortium
San Antonio, TX, USA

**Julie V. Schaffer MD**
Associate Professor of Dermatology and Pediatrics
Director of Pediatric Dermatology
Department of Dermatology
School of Medicine
New York University
New York, NY, USA

**Martin Schaller MD**
Professor of Dermatology
Department of Dermatology
Eberhard Karls University
Tübingen, Germany

**Matthias Schmuth MD**
Professor and Chair
Department of Dermatology
Medical University Innsbruck
Innsbruck, Austria

**Thomas Schwarz MD**
Professor and Chairman
Department of Dermatology
Christian-Albrechts-University Kiel
Kiel, Germany

**Kathryn Schwarzenberger MD**
Professor of Dermatology
Department of Dermatology
Oregon Health and Sciences University
Portland, OR, USA

**Ayelet Shani-Adir MD**
Pediatric Dermatologist
Department of Pediatrics
Carmel Medical Center
Haifa, Israel

**Lori E. Shapiro MD FRCPC**
Staff Physician
Department of Dermatology and Clinical Pharmacology
Drug Safety Clinic
Sunnybrook Health Sciences Centre
Toronto, ON, Canada

**Neil H. Shear BASc MD FRCPC FACP**
Professor and Chief of Dermatology
Medicine (Dermatology, Clinical Pharmacology)
University of Toronto;
Dermatologist-in-Chief
Department of Dermatology
Sunnybrook Health Sciences Centre
Toronto, ON, Canada

**Tetsuo Shiohara MD PhD**
Professor
Department of Dermatology
Kyorin University School of Medicine
Tokyo, Japan

**Kanade Shinkai MD PhD**
Associate Professor of Clinical Dermatology
University of California, San Francisco
San Francisco, CA, USA

**Robert Sidbury MD MPH**
Professor, Department of Pediatrics
Chief, Division of Dermatology
Seattle Children's Hospital
University of Washington
School of Medicine
Seattle, WA, USA

**Rodney D. Sinclair MBBS MD FACD**
Chairman
Department of Dermatology
Epworth Hospital;
Professor of Medicine
Department of Medicine
University of Melbourne;
Director
Research and Clinical Trials
Sinclair Dermatology
Melbourne, VIC, Australia

**Michael L. Smith MD**
Adjunct Associate Professor
Department of Medicine/ Dermatology
Vanderbilt University Medical Center
Nashville, TN, USA

**Bruce R. Smoller MD**
Professor and Chair
Department of Pathology and Laboratory Medicine
Professor, Department of Dermatology
University of Rochester
School of Medicine and Dentistry
Rochester, NY, USA

**Bryan D. Sofen MD**
Fellow, Micrographic Surgery
Dermatologic Oncology
Department of Dermatology
UCSF Medical Center
San Francisco, CA, USA

**Lacy L. Sommer MD**
Assistant Professor of Medicine
Department of Medicine
Division of Dermatology
Cooper Medical School of Rowan University
Camden, NJ, USA

**Richard D. Sontheimer MD**
Professor
Department of Dermatology
University of Utah
School of Medicine
Salt Lake City, UT, USA

**Olivier Sorg PhD**
Department of Human Protein Science
University of Geneva
Geneva, Switzerland

**H. Peter Soyer MD FACD**
Dermatology Research Centre
School of Medicine
The University of Queensland
Translational Research Institute
Dermatology Outpatients Department
Princess Alexandra Hospital
Brisbane, QLD, Australia

**Leonard C. Sperling MD**
Professor and Chair
Department of Dermatology
Uniformed Services University of the Health Sciences
Bethesda, MD, USA;
Consultant Dermatopathologist
HCT Dermatopathology Services
Baltimore, MD, USA

**Eli Sprecher MD PhD**
Chair
Department of Dermatology
Tel Aviv Medical Center
Tel Aviv, Israel

**Karan Sra MD**
Dermatologist
Houston Skin Associates
Houston, TX, USA

**Angelika Stary MD PhD**
University Professor
Medical Director
Outpatients' Centre for Infectious Venerodermatological Diseases
Vienna, Austria

**Georg Stary MD**
Associate Professor
Department of Dermatology
Medical University of Vienna
Vienna, Austria

**Matthew Steadmon MD**
Staff Physician
Department of Dermatology
North Florida/South Georgia VA Hospital
Gainesville, FL, USA

**Mary Seabury Stone MD**
Professor
Departments of Dermatology and Pathology
University of Iowa Carver
College of Medicine
Iowa City, IA, USA

**Dowling B. Stough MD**
Clinical Assistant Professor of Dermatology
University of Arkansas Medical Sciences
Little Rock, AR, USA

**Erik J. Stratman MD**
Chairman
Department of Dermatology
Marshfield Clinic
Marshfield, WI, USA;
Clinical Associate Professor
Department of Dermatology
University of Wisconsin
Madison, WI, USA

**Virginia P. Sybert MD**
Clinical Professor
Division of Medical Genetics
Department of Medicine
University of Washington
Seattle, WA, USA

**Suat Hoon Tan MBBS MMed (Int Med) DipRCPath (DMT) MBA**
Director
National Skin Centre, Singapore
Clinical Associate Professor
Yong Loo Lin School of Medicine
National University of Singapore;
Adjunct Associate Professor
Lee Kong Chian School of Medicine
Nanyang Technological University/
Imperial College London;
Adjunct Associate Professor
Duke-NUS Graduate Medical School
Singapore
Singapore

**Mark Boon Yang Tang MBBS MMed FRCP (UK) FAMS**
Visiting Consultant
National Skin Centre, Singapore
Singapore

**Hong Liang Tey MBBS FRCP(Edin) FAMS**
Senior Consultant
National Skin Centre, Singapore
Assistant Professor
Lee Kong Chian School of Medicine
Nanyang Technological University
Singapore

**Michael D. Tharp MD**
Professor and Chair
Department of Dermatology
Rush Univesity Medical Center
Chicago, IL, USA

**Diane M. Thiboutot MD**
Professor of Dermatology
Department of Dermatology
College of Medicine
Pennsylvania State University
Hershey, PA, USA

**Carlo Francesco Tomasini MD**
Professor of Dermatology and Consultant Dermatopathologist
Dermatologic Clinic
IRCCS Policlinico San Matteo
University of Pavia
Pavia, Italy

**Antonella Tosti MD**
Professor of Clinical Dermatology
Department of Dermatology and Cutaneous Surgery
University of Miami
Miami, FL, USA

**Christie R. Travelute MD**
Professor
Department of Dermatology
Penn State Milton S. Hershey Medical Center
Hershey, PA, USA

**Ada Trindade de Almeida MD**
Physician
Dermatologic Clinic
Hospital do Servidor Público Municipal de São Paulo
São Paulo, Brazil

**Jui-Chen Tsai PhD**
Professor
School of Pharmacy, Institute of Clinical Pharmacy and Pharmaceutical Sciences
College of Medicine, National Cheng Kung University
Tainan, Taiwan

**Hensin Tsao MD PhD**
Professor of Dermatology
Department of Dermatology
Harvard Medical School
Clinical Director, MGH Melanoma & Pigmented Lesion Center
Director MGH Melanoma Genetics Program
Massachusetts General Hospital
Boston, MA, USA

**Stephen K. Tyring MD PhD MBA**
Clinical Professor
Dermatology
University of Texas Health Science Center;
Medical Director
Dermatology
Center for Clinical Studies
Houston, TX, USA

**Jouni Uitto MD PhD**
Professor and Chair
Department of Dermatology and Cutaneous Biology
Sidney Kimmel Medical College at Thomas Jefferson University
Philadelphia, PA, USA

**Laurence Valeyrie-Allanore MD**
Associate Professor
Department of Dermatology
Reference Center for Auto-immune and Toxic Bulls Diseases
Henri Mondor Hospital
Créteil, France

**Peter C. M. van de Kerkhof MD PhD**
Professor and Chairman
Department of Dermatology
Nijmegen Medical Centre
Radboud University
Nijmegen, The Netherlands

**Travis W. Vandergriff MD**
Assistant Professor
Departments of Dermatology and Pathology
Southwestern Medical Center
University of Texas
Dallas, TX, USA

**Michael J. Veness MD MMed FRANZCR**
Westead Cancer Care Centre
Department of Radiation Oncology
Westmead Hospital
University of Sydney
Westmead, NSW, Australia

**Allison T. Vidimos RPh MD FAAD FACMS**
Chair
Department of Dermatology
Cleveland Clinic Foundation;
Professor of Medicine
Cleveland Clinic Lerner College of Medicine
Case Western Reserve University
Cleveland, OH, USA

**Ruth Ann Vleugels MD MPH**
Director, Autoimmune Skin Disease Program
Vice-Chair, Department of Dermatology
Brigham and Women's Hospital
Associate Professor, Harvard Medical School
Boston, MA, USA

**David H. Walker MD**
Professor
Department of Pathology
University of Texas Medical Branch;
Executive Director
Center for Biodefense and Emerging Infectious Diseases
University of Texas Medical Branch
Galveston, TX, USA

**Karolyn A. Wanat MD**
Clinical Assistant Professor
Department of Dermatology and Pathology
University of Iowa
Iowa City, IA, USA

**Etienne Wang PhD MBBS MA MPhil FAMS (Dermatology)**
Consultant
National Skin Center, Singapore;
Graduate Student
Department of Dermatology
Columbia University
New York, NY, USA

**Elke Weisshaar MD**
Consultant Dermatologist
Department of Social Medicine
Occupational and Environmental Dermatology
University Hospital of Heidelberg
Heidelberg, Germany

**Robert A. Weiss MD**
Associate Professor
School of Medicine
Johns Hopkins University;
Director
MD Laser Skin and Vein Institute
Hunt Valley, MD, USA

**Victoria P. Werth MD**
Professor
Department of Dermatology
University of Pennsylvania;
Chief
Department of Dermatology
Corporal Michael J. Crescenz VAMC (Philadelphia)
Philadelphia, PA, USA

**Naissan O. Wesley MD**
Clinical Instructor
Department of Medicine
Division of Dermatology
David Geffen School of Medicine
University of California, Los Angeles;
Dermatologist/Dermatologic Surgeon
Skin Care and Laser Physicians of Beverly Hills
Los Angeles, CA, USA

**David A. Wetter MD**
Professor of Dermatology
Department of Dermatology
Mayo Clinic
Rochester, MN, USA

**Clifton R. White Jr. MD**
Professor of Dermatology and Pathology
Department of Dermatology
Oregon Health and Science University
Portland, OR, USA

**Kevin P. White MD**
Department of Dermatology
Oregon Health and Science University
Portland, OR, USA

**Sean Whittaker MD FRCP**
Professor
St. Johns Institute of Dermatology
Guys and St Thomas NHS Foundation Trust;
Professor of Cutaneous Oncology
Division of Genetics and Molecular Medicine
Faculty of Life Sciences and Medicine
Kings College London;
Co-lead GRIID Clinical Academic Group
Kings Health Partners
London, UK

**S. Mark Wilkinson MD FRCP**
Consultant
Department of Dermatology
Leeds Teaching Hospitals NHS Trust
Leeds, UK

**Rein Willemze MD PhD**
Professor and Chair
Department of Dermatology
Leiden University Medical Center
Leiden, The Netherlands

**Harry L. Winfield MD**
Clinical Assistant Professor
Department of Dermatology
Case Western Reserve School of Medicine
MetroHealth Medical Center
Cleveland, OH, USA

**Fenella Wojnarowska MD FRCP**
Emeritus Professor of Dermatology
Churchill Hospital
Oxford, UK

**Stephen E. Wolverton MD**
Theodore Arlook Professor of Clinical Dermatology
Department of Dermatology
Indiana University School of Medicine;
Chief of Dermatology
Roudebush VA Medical Center
Indianapolis, IN, USA

**Gary S. Wood MD**
Professor and Chair
Department of Dermatology
University of Wisconsin
Madison, WI, USA

**Kim B. Yancey MD**
Professor and Chair
Department of Dermatology
Southwestern Medical Center
University of Texas
Dallas, TX, USA

**Gil Yosipovitch MD**
Director, Miami Itch Center
Department of Dermatology and Cutaneous Surgery
Miller School of Medicine
University of Miami
Miami, FL, USA

**Christopher B. Zachary MBBS FRCP**
Professor and Chair
Department of Dermatology
University of California, Irvine
Irvine, CA, USA

**Andrea L. Zaenglein MD**
Professor of Dermatology and Pediatrics
Departments of Dermatology and Pediatrics
Hershey Medical Center
Penn State University
Hershey, PA, USA

**Iris Zalaudek MD**
Research Director
Dermatology and Venereology
Medical University of Graz
Graz, Austria

**John J. Zone MD**
Professor and Chairman
Department of Dermatology
University of Utah
Salt Lake City, UT, USA

# 译者前言

## 第4版译者前言

以 Jean L. Bolognia 教授为首主编的《皮肤病学》以其内容的完整性、先进性及实用性而载誉世界。我们在 2009 年翻译出版了本书的第 2 版，得到同道们的一致好评，成为案头最为常用的皮肤病学参考书。

事隔十年，我国皮肤科医师翘首以待的第 4 版中译本与读者见面了。这是全国近二十家医学院校的皮肤科同仁，在繁忙的临床工作之余，利用宝贵的业余时间，经过两年的不懈努力，完成的一项浩繁的系统工程。为了保证翻译质量，我们严格坚持译、校、审三个层次的把关工作。

与第 2 版相比，第 4 版增加了皮肤病理的篇幅，强调临床与病理的结合；诸多章节对内容做了更新，特别是在发病机制及生物治疗方面，这些更新反映了近年来皮肤病学的进展；增加了模式图及流程图，使本书更为流畅，更具逻辑性及可读性。

受原书版权授权限制，书中有十幅图和表不能采用中文翻译。为了最大程度保证全书内容的完整性，我们将其以英文形式呈现，并在这些图表下做了相关版权说明。

本书将以两种形式呈现给读者——上下卷的精装本及 5 卷的简装本。书后附中英文索引。

衷心感谢参与本书翻译、并做出贡献的各位同仁。衷心感谢北京大学医学出版社以王智敏编辑为首的各位编辑夜以继日的辛勤工作。相信本书的出版将对提高我国皮肤科学的水平，与国际接轨发挥积极作用。

**朱学骏**

2019.8.31

## 第2版译者前言

这是一部好书！这是一部皮肤科医生应该认真阅读的书！

2004 年，我在旧金山参加美国皮肤病学会（AAD）年会时，见到了这部出版不久的皮肤科学专著，立即为其新颖的编写方式所吸引，爱不释手，当即毫不迟疑地买了一套。在我细读这部书后，感到这部书有以下特点：第一，本书是为临床医师量身定做的，十分实用。例如，本书的开卷篇就是临床与病理的鉴别诊断，根据皮肤损害的基本形态学特点和病理特点，对纷繁众多的皮肤疾病作了归纳整理；本书强调治疗，共以 37 章的篇幅，分药物治疗、物理治疗、外科及美容外科四部分对各种治疗手段作了详细的介绍；第二，将基础与临床的内容很好地结合了起来。本书一改教科书传统的分总论及各论的写法，将总论有关皮肤生理学、解剖学、生物学、遗传学等内容，分解到有关章节，使基础理论与临床实践密切结合，读来不再觉得枯燥；第三，即便是纯基础理论，作者也尽量将复杂的理论融入到临床，深入浅出，循循诱导。如“分子生物学”一章，作者就是从黑素瘤切入，从床旁到实验室，一步步深入的；第四，图文并茂，全书有许多彩色模式图及表格，阅来使人赏心悦目。尤其值得一提的是对许多重要疾病，有诊断及治疗的流程图，使复杂问题简单化，一目了然；第五，内容全，重点突出。对每一个疾病都有全面的讲述，在讲述前，先有一个要点，概括了本病的特点，使读者从一开始能抓住本病的特点！令我惊讶的是，当我在校阅第十八章时，竟发现有“辣椒灼伤”（或称“湖南手部综合征”），在中国北部有芸香科植物白藓，及关于中国猕猴桃及毒漆树的描述，可见内容之详尽；第六，内容新，反映进展。总之，面对这样一部高水平的专著，我萌生了将此书翻译成中文的想法。但望着这厚厚的、沉甸甸的上、下两卷书，一想到繁重的工作量，不由得望而生畏。

直到 2008 年年底在孙建方教授的办公室，我惊喜地注意到他的书桌上放着本书的第二版。原来他也正兴致勃勃地在阅读本书！其实，何止孙建方教授！这部书在 2003 年问世后，很快就获得了广泛的好评，风靡世界，一版再版，目前，这部著作已成为皮肤科医师必备的专业参考书。然而，在我国，由于语言上的障碍及高昂的价格，只有少数人能接触到本书。为了使国内同道能阅读到这样一部优秀的著作，当我将翻译本书的想法与孙教授交流后，立即得到了他的响应，真是一拍即合。决定继 2004 年翻译 Mckee 的《皮肤病理学》之后，再次携手，合作翻译 Bolognia 等主编的这部《皮肤病学》。考虑到这部书有上下两卷，共 160 章，翻译起来是个巨大工程，我们邀请了王宝玺教授、项蕾红教授共同出任主译，并请李明教授、陆前进教授、王刚教授及李航教授担任副主译。

在北京大学医学出版社从 Elsevier 出版集团购得版权后，我们于 2009 年 2 月起组织了以北京大学第一医院、中国医学科学院皮肤病研究所等以医学院校为主的 30 家医院的同仁们联手翻译本书。质量是本书的生命！从一开始，我们就严把本书的翻译质量，翻译工作力求做到“信、达、雅”。并层层把关：初译完成后，先由本单位组织自校及互校；然后送主译及副主译审校，发现质量不合格的，则送回原翻译单位返修或重新组织翻译。审校合格后，送出版社。出版社组织了英语水平很高的四位编辑进行认真的校阅与编辑，这过程中又有十余章被退回，作了重大的订正。最后是校对小样。这样历时一年半，到 2010 年 8 月才最后完成翻译，定稿。即便作了各种努力，但相信错误之处仍难以避免，希望读者能不吝批评指正。如发现错误，请发电子邮件至责任编辑王智敏（wzmamy@126.com），我们将不胜感激，并将在认真核对后，在中国皮肤科医师的网站 www.cda.net.cn 上发出勘误表。

本书自 2003 年首次出版后，2008 年出版了第 2 版，中文版是本书第 2 版的翻译本。十分荣幸，Bolognia 教授亲自为本书的中文版撰写了序言，还将于 2010 年 11 月亲临我国，出席本书中文版隆重的首发式。当前，科学技术的发展极为迅速，相信不久该书会出第 3 版、第 4 版……我认为，本书将带给我国皮肤科界一本高水平、内容翔实、写作手法新颖、反映了当前国际皮肤科学最高水准的参考书；带给我国皮肤科界从临床出发，开展科学研究，使基础密切服务于临床实践的思路；引导临床医生在日常平凡的临床实践中，通过细致的观察、深入的调查研究，得出看似平凡，但又很不平凡的结论。这在我审校“变应性接触性皮炎”及“植物引起的皮肤病”这两章时体会尤其深刻。只要脚踏实地去做学问，从一点一滴做起，在平凡的工作中是能做出不平凡的业绩的。这对我国广大从事日常繁忙医疗工作的皮肤科医生，格外具有启发性。希望本书的出版能对我国正在蓬勃发展的皮肤科学助上一臂之力。

深深感谢参加本书翻译的两百余位皮肤科同仁，感谢众多参加初校的资深教授，感谢作为主译及副主译的教授们，感谢他（她）们在繁忙的工作之余，利用宝贵的业余时间完成了繁重的任务，使本书在保证质量的前提下得以尽快出版发行。感谢北京大学医学出版社的陆银道社长，他总能以敏锐的眼光捕捉到好的“猎物”，并组织了王智敏、曹霞、冯智勇、高瑾四位编辑组成的精干团队，一丝不苟，兢兢业业，夜以继日，努力工作。要特别感谢北京大学第一医院我的同事、在读的研究生及进修医生们，补漏、拾遗、改错、校对……越到后期，活儿越多，越是琐碎，但他（她）们总是毫无怨言，默默无闻地工作着。众志成城，使这本书能以高质量奉献给读者。总之，今天呈现在各位面前的中译本，是集体劳动的结晶！

**朱学骏**

北京大学第一医院皮肤科学教授

2010 年 8 月 31 日

# 原著前言

皮肤病学的实践是基于对临床疾病的视觉观察，并得益于不断发展的模式和图像。皮肤病学科的领域，从鉴别诊断到各个疾病的病谱表现，都依赖于图像。因此，可视化在我们将新信息整合到已有框架中起着至关重要的作用，这些框架就如同存储医学知识的硬盘。

新版《皮肤病学》非常强调视觉学习。体现为本书使用示意图阐述皮肤生物学和皮肤外科学的原则，此外，还用流程图为常见的临床问题提供一种既有逻辑性又具实用性的方法。大部分基础科学知识都整合并贯穿于全书，并作为各部分（section）的介绍性章节呈现。这一版更加强调与临床病理学的相关性，在疾病的临床图像之后显示关键组织学特征的显微图像。本书包含大量表格，以提供鉴别诊断和治疗干预的“阶梯”方法。最后，不同部分用不同的颜色编码，方便读者快捷地找到所需信息。

本书的终极目标是永远不让它停留在书架上，而是每周甚至每天都在使用。我们希望它就像您的一位同事，尽管不是言语交流，但很容易接近，并拥有必要的专业知识，以提供简洁、最新、准确和实用的信息。我们也希望信息的组织是直观的，因此可以快速检索。实现这一目标需要本书作者们的时间和精力，他们无私地与来自世界各地成千上万的患者分享他们的知识和经验，我们感谢他们。

JB，JVS，and LC
2017

# 献　词

## 献词

谨以此书献给我们的家人，尤其是 Dennis Cooper 博士、Andrew Schaffer 和 Ricarda Cerroni，他们对我们这个项目的工作给予了持久的忍耐和支持，无意中也成为了团队的成员。同时将此书献给 Elsevier 的工作人员，是他们让此书最终得以面世。

## 致谢

我们衷心感谢所有与我们分享他们专业知识的作者们，他们付出了巨大的努力，将最新的教育素材呈现给读者。此外，我们要感谢 Joanne Scott 和 Glenys Norquay 多年跟进本项目并做出宝贵贡献。团队成员 Trinity Hutton（开发）、Joanna Souch（制作）、Lesley Frazier（插图）和 Susan Stuart（制作）的专业知识确保了本书的高质量。我们还要感谢 Russell Gabbedy，他参与了第 1 版的工作，后来又参与第 3 版和第 4 版。

## 前版编者

我们衷心感谢所有既往版本的编者的付出，使得这个新版本得以完成，他们是：

Warren R. Heymann，第 3 版
Thomas D. Horn，第 1 版和第 2 版
Anthony J. Mancini，第 1 ～ 3 版
José M. Mascaro，第 1 版
James W. Patterson，第 3 版
Ronald P. Rapini，第 1 版和第 2 版
Martin Röcken，第 3 版
Stuart J. Salasche，第 1 版和第 2 版
Jean-Hilaire Saurat，第 1 版
Georg Stingl，第 1 版和第 2 版
Mary S. Stone，第 2 版

# 图和表

照片是本书的一个关键组成部分，我们感谢 Kalman Watsky 博士，M. Joyce Rico 博士和已故的小 Louis A. Fragola 博士的贡献。

以下图像来源于 Yale Residents' Slide Collection：

Fig. 0.5，0.7，0.9C，0.9F，0.9H，0.10，1.11A，1.12，7.7C，e7.3，8.5B，8.7B，8.10，8.16，8.17A，8.17C，8.18A，8.18B，e8.5，9.2A，9.2B，9.3C，9.3D，9.6A，9.6D，9.13A，e9.8，10.1，10.2，10.7，e10.1，11.5B，11.7B，11.8，11.9B，11.9C，11.10A，11.12，11.13A，11.13C，11.15A，11.15B，11.15C，11.16A，11.17，11.21A，11.21B，11.24A，12.6B，12.11，12.14（inset A），e12.5A，13.3（insets B & I），14.7，14.10，14.19，17.11B，17.11C，17.11D，18.1A，18.1C，19.1A，19.1B，19.1C，19.1D，19.2A，19.5A，19.6，20.1B，20.1C，20.1E，20.2，20.3A，20.7A，20.7B，20.8，20.9A，20.11A，20.11B，20.14A，20.14B，e20.3，21.1B，21.2，21.3C，21.7B，21.8，21.10A，21.10B，21.12，21.13，21.25A，e21.1A，e21.1B，e21.7，e21.8，22.1C，22.6A，23.5B，23.5C，23.8B，23.11A，23.11B，24.3B，24.3C，24.6A，24.6B，24.7B，24.7C，24.17B，24.17C，24.17D，25.3A，26.8，26.10D，26.10E，26.12，e26.1，27.4A，27.4B，27.4C，27.11B，29.8B，30.2C，30.6C，30.18，e30.3，e30.7，31.2A，31.2B，31.2C，31.3A，31.10，e31.2，e31.5，32.2A，32.4A，32.4C，32.9，32.10A，32.19B，33.1，33.10，34.4A，34.4B，34.16，36.9，37.9C，37.12，37.14B，38.3B，38.5D，38.15B，38.15C，39.8，e39.2，41.5A，41.5B，41.5D，41.5E，41.5F，41.5G，41.8B，41.9B，41.11A，41.12，41.13，41.15，41.16，42.2A，42.2B，42.6，42.9B，43.8，e43.1，e43.2，e43.3C，44.5A，44.8B，e44.5，45.1A，46.15C，47.6，47.7，47.8B，47.9A，e47.3，48.1，49.3A，49.7，e49.2，50.5C，50.9C，50.9D，e50.6，51.8A，51.9A，51.12B，51.12D，e51.2，e52.1A，53.31，57.10A，57.10B，57.12C，57.14A，57.14B，57.14C，58.3C，58.3D，58.8B，58.15，e58.2B，e58.7A，e58.7B，e58.7C，e58.8，59.2B，59.2D，59.12，59.14，59.15，59.16，60.4B，e61.2，e61.4，62.6A，62.6C，62.7C，62.10A，62.12，62.13，e62.2A，63.2，63.16C，64.4，64.19B，64.22，66.17，66.19A，66.19E，66.19F，66.20，66.21，66.22，66.23A，66.24，66.28，66.29，66.30A，66.30B，e66.4，e66.8，67.4，67.7B，67.10，67.10（inset），67.20B，e67.2A，69.14A，69.14D，69.27，e69.5，70.6，70.7，e70.2，71.2，71.19A，72.1（inset ii），Table 72.1（insets），e72.1，73.13A，73.15A，74.7A，74.7B，74.11A，74.11B，74.11C，74.14，74.18，74.21，74.28，74.34，e74.2A，e74.2C，e74.7，75.13，75.14，75.16B，75.17，75.18，75.19，75.21A，75.21B，75.21C，75.23A，75.24，76.5，76.6，77.4，77.5B，77.6E，77.8，77.12A，77.12C，77.12D，77.12E，77.12F，77.15A，77.15C，77.20F，77.24A，77.33A，77.33B，77.33D，77.33E，e77.7，80.6A，80.8A，80.8B，80.8C，80.15A，80.15C，80.15E，80.15F，e80.5，81.10A，81.10C，82.5B，82.7A，82.7C，82.7D，82.7E，82.8A，82.8B，82.8C，82.9A，82.9B，82.9C，82.13，82.22A，82.22C，83.4B，84.1，84.3A，84.3D，84.5，84.12，84.15A，85.5，85.18，87.24C，e87.2B，e87.7E，88.8B，88.17，91.1A，91.1D，91.1F，91.7B，91.15，e91.1，92.2，92.3A，92.11，93.2A，93.2C，93.2D，93.3C，93.4，93.8B，93.18C，e93.4，e93.7，e93.8，e93.10，94.1，94.3B，96.4A，96.4B，96.6，96.8，97.6B，e97.4，98.1B，98.1D，98.9，99.5C，e99.2，101.9B，103.4A，103.9，103.10C，e103.6B，104.3A，104.12A，104.18B，104.18E，e104.11A，105.4，105.5E，105.6，105.7A，105.9，105.14，105.15B，105.18，105.20B，106.13，106.14，106.16，108.5C，108.6，108.9B，108.9C，108.10B，108.16B，109.3B，109.8A，109.8E，109.11A，110.2，110.7，110.13B，110.16B，110.26，111.2，111.4A，111.6，111.12，111.15，111.18A，111.21A，111.24A，111.26，111.30，111.34，111.36，111.37，e111.1，e111.2，e111.3B，112.1B，112.5A，112.7，112.8A，112.28A，113.8，e113.5，114.13A，114.19，115.17A，116.1，116.20，116.22，116.24，

117.9，e117.1，118.6B，118.6C，118.8，e118.3，121.1A，122.2C，122.4B，122.4C，127.6D，128.2，128.3，128.7B，134.6。

以下图像来源于 NYU Slide Collection：

9.6E，10.5，10.8，10.9，11.9A，11.13B，e11.1，13.2B，16.7，18.13，24.2B，25.5，29.8C，29.8D，30.7A，38.8，44.9B，e44.1，e44.3A，48.4A，57.11A，57.11C，64.18A，67.3A，67.5A，67.5B，e69.2，70.13，72.6，74.19C，74.23，74.29A，76.8A，76.8B，81.9A，81.9B，82.11，87.2B，87.3B，e87.7C，93.15A，93.15B，101.16B，116.2，116.10，116.17，116.32，130.5A。

以下图像来源于 USC Residents' Slide Collection：

e6.2A，44.16，46.9，e52.1B，62.5D，62.6D，74.33，75.6A，e75.3，77.22A，77.22B，77.23A，77.27A，77.27B，77.29A，77.29B，84.3B，84.3C，e104.4C，111.29A，114.16，130.2。

以下图像来源于 SUNY Stony Brook Residents' Slide Collection：

66.19C。

以下图表来源于书籍 Dermatology Essentials：

0.1，0.9，Table 0.4，6.2，12.1，12.3，12.14，13.3，e13.5，Table 13.3，21.4，e21.2，e21.3，eTable 21.3，24.16，Table 24.8，26.1，29.12，Table 29.8，32.4B，35.2，Table 35.1，Table 35.2，36.1，Table 37.6，38.1，42.1，43.2，Table 43.6，Table 43.8，Table 45.4，51.2，52.2，Table 53.1，66.4，69.1，70.15，70.16，70.17，Table 70.9，e74.1，Table 74.3，Table 74.13，75.1，Table 75.4，Table 78.3，Table 78.6，80.14，81.2，87.1，101.1，105.8，e108.12，Table 108.9，111.1，112.25，117.1。

# 使用指南

## 卷、章和颜色编码

《皮肤病学》分为5卷。本书分为22个部分，由以下彩色编码标注：

### 第1卷

| | |
|---|---|
| 第1部分 | 基础科学概述 |
| 第2部分 | 瘙痒 |
| 第3部分 | 丘疹鳞屑性及湿疹性皮肤病 |
| 第4部分 | 荨麻疹、红斑和紫癜 |
| 第5部分 | 水疱大疱性疾病 |

### 第2卷

| | |
|---|---|
| 第6部分 | 附属器疾病 |
| 第7部分 | 风湿性皮肤病 |
| 第8部分 | 代谢性及系统性疾病 |
| 第9部分 | 遗传性皮肤病 |
| 第10部分 | 色素性疾病 |

### 第3卷

| | |
|---|---|
| 第11部分 | 毛发、甲与黏膜 |
| 第12部分 | 感染性、寄生虫性和虫咬性疾病 |
| 第13部分 | 物理性皮肤病 |
| 第14部分 | 朗格汉斯细胞和巨噬细胞疾病 |

### 第4卷

| | |
|---|---|
| 第15部分 | 萎缩和真皮结缔组织疾病 |
| 第16部分 | 皮下脂肪疾病 |
| 第17部分 | 血管性疾病 |
| 第18部分 | 皮肤肿瘤 |

### 第5卷

| | |
|---|---|
| 第19部分 | 药物治疗 |
| 第20部分 | 物理治疗方法 |
| 第21部分 | 外科 |
| 第22部分 | 美容外科 |

### 基础科学章节

在本书中，基础科学章节在每页翻口上角用下面的皮肤生物学符号突出强调：

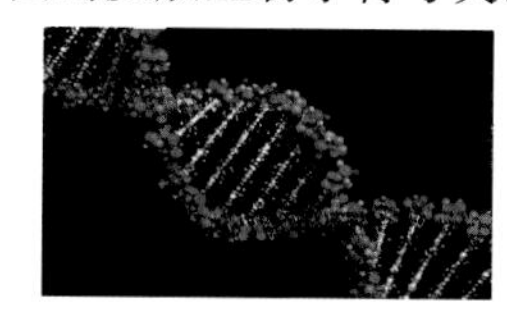

### 治疗阶梯

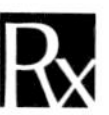

治疗阶梯根据循证医学的证据级别进行标准化。

**循证支持的要点：**

（1）前瞻性对照试验

（2）回顾性研究或大样本的病例系列研究

（3）小样本的病例系列研究或个案报道

# 目录

## 第 5 卷

### 第 19 部分　药物治疗



### 第 20 部分　物理治疗方法



### 第 21 部分　外科



### 第 22 部分　美容外科

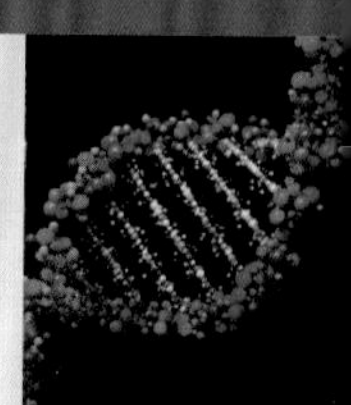

# 第 0 章　皮肤病学基本原则

Whitney A. High, Carlo Francesco Tomasini, Giuseppe Argenziano, Iris Zalaudek

## 临床皮肤病学简介

皮肤是人体最大的器官。成年人平均体表面积为 1.75 $m^2$。皮肤内包含大量附属器，包括毛囊、甲、腺体及专门的感官结构，起到保护、平衡及传递感觉的作用。皮肤病学（dermatology）是在宏观层面研究皮肤、邻近黏膜（口腔和生殖器）及皮肤附属器的学科，而皮肤病理学（dermatopathology）则是在微观层面研究上述结构的学科，二者紧密联系，相辅相成。

大量研究表明皮肤科医生是最高效的皮肤病诊断专家[1-2]。这种极强的敏锐性反映了皮肤科医生识别皮损分布模式和结构、形态与颜色上的细微差别及判读相关组织病理学结果的经验。本章节将不仅介绍皮肤病学中用到的分类体系、描述术语和诊断工具，还会着重强调研究皮肤的其他方法，包括皮肤镜及皮肤病理学，体现了宏观与微观之间的临床病理联系。

### 病因学基础

所有学习皮肤病学的医学生，不论是初学者或高级学者，都应具有基本的概念框架，在此基础上才能构建上千种皮肤病——可以形象地将之比喻为一棵树，包括树干、树杈、分枝、细枝和末端的树叶（图 0.1）。除了记忆数千种树叶，沿其分枝的逻辑性和渐进性追溯将提供更全面和复杂的鉴别诊断。

### 炎症与肿瘤

在皮肤病分类中早期和主要的“分叉点”就是简单地界定皮损是“肿瘤”（良性或恶性）还是“炎症”（感染性或非感染性）（图 0.1）。然而，有经验的皮肤科医生知道必须多方面考虑可能的诊断，才能缩小鉴别诊断的范围，因为疾病之间可能存在相互重叠或模仿。以最常见的皮肤 T 细胞淋巴瘤“蕈样肉芽肿”为例，它是一种克隆性淋巴细胞增生性疾病（“肿瘤”），但临床表现却与炎症性疾病相似（图 0.2），尤其是早期皮损。反过来，结节病是一种炎症性疾病，但它可能模仿肿瘤表现为孤立的浸润性斑块或结节（图 0.3）。

### 形态学

对于工程师或材料科学家而言，“形态学”（morphology）这个词指物质的结构和外观而不考虑功能。皮肤病学也是类似的，形态学指皮损的大致外形，不包括病因或潜在的病理生理学。举例来说，不管是带状疱疹等感染性疾病或者大疱性类天疱疮等免疫疾病引起的水疱性皮损都称之为“水疱”（图 0.4）。因此，对形态学术语的恰当使用有助于在宏观外形基础上建立皮肤病分类的结构性框架[3]。

从本质上来说，形态学术语就是皮肤科医生或其他医务人员之间沟通交流并描述（describe）皮损的一种“母语”。因此，它们是词汇中关键的元素。如果没

皮肤病分类体系

真菌
原生动物
恶性
细菌
良性
丘疹鳞屑性及湿疹性皮肤病
病毒
代谢和中毒/创伤
荨麻疹和红斑
感染
肿瘤
非感染
其他
自身免疫性结缔组织病
炎症
遗传性皮肤病及发育异常
自身免疫性大疱性皮肤病
皮肤病

**图 0.1　皮肤病分类体系。**皮肤病“树干”分出主要的病因“树枝”，包括炎症、肿瘤和其他。分枝逐渐变细并且进一步分类，比如炎症可以进一步分为感染和非感染。树枝的末端是丛生的树叶，代表具体的皮肤病

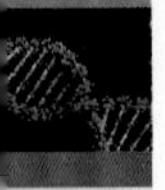



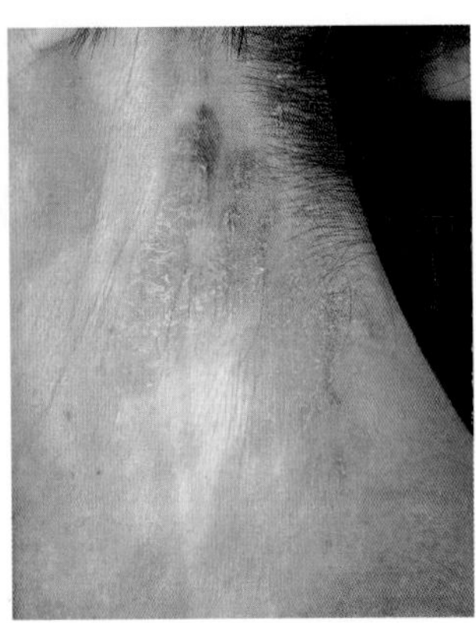

**图 0.2 蕈样肉芽肿。**最常见的皮肤T细胞淋巴瘤蕈样肉芽肿是一种肿瘤性多克隆淋巴细胞增殖性疾病，但在临床上却类似炎症性疾病（Courtesy，Lorenzo Cerroni，MD.）

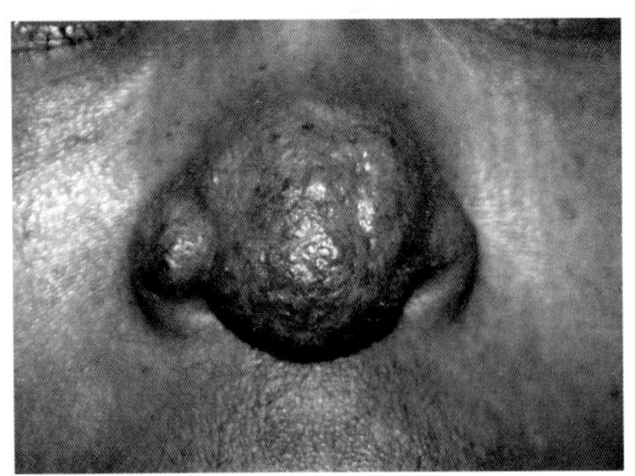

**图 0.3 结节病。**是一种病因不明的炎症性疾病，多见于美国南部的非裔美国人，但结节病可模仿肿瘤表现为丘疹结节或浸润性斑块

有对于形态学知识的基础学习，就不可能以一致的方式来描述皮损。所以，学习皮肤病学的入门步骤之一就是学习与专业密切相关的形态学定义。

上述术语中包括原发性（primary）形态学术语（表 0.1），指皮损最具有特征性、代表性或原始的外观（例如，丘疹），以及继发性（secondary）形态学术语（表 0.2），它们可以增强甚至是代替原发性形态学术语。继发性形态学术语常常会反映病程中出现的外在因素或暂时的变化（例如，“鳞屑”“痂”）。

在皮损活检或组织学检查时一定要考虑到继发性改变。有经验的医生活检时往往会选取成熟但是“新鲜”的皮损而不是鳞屑、抓痕或苔藓化等继发性皮损，从而获得预期的原发性病理表现。这就使皮肤病理医生可以根据皮损原始的状态来评估其病理特点而不被潜在的混杂因素影响。

最后，皮肤是一种三维结构，就像绘制地图的制图师一样，皮肤科医生会使用一些特定的术语来描述个别的皮损。包括平顶的（扁平苔藓）、圆顶的、疣状的、脐凹状的、丝状的和有蒂的。

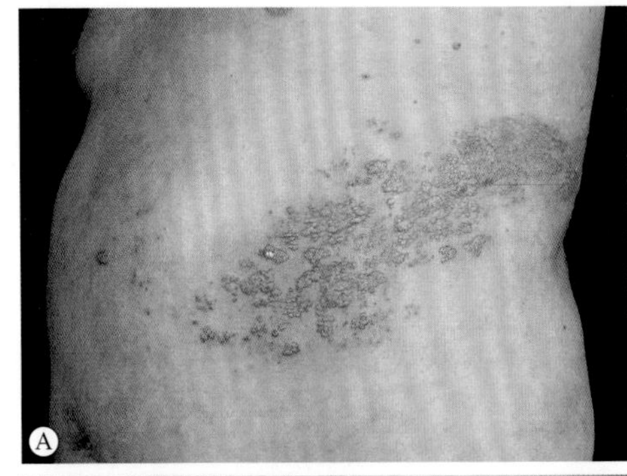

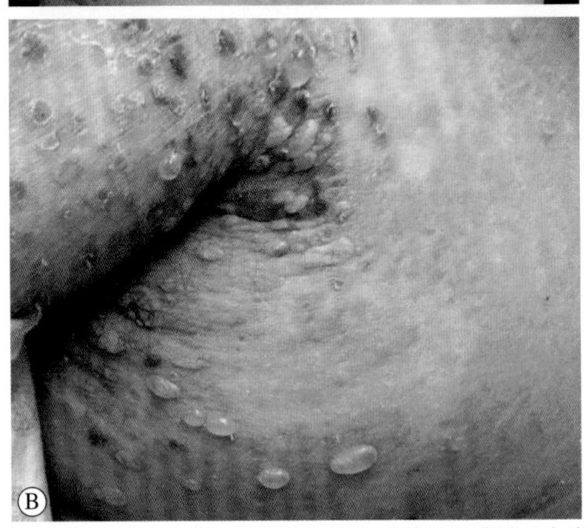

**图 0.4 带状疱疹（感染性疾病）和大疱性类天疱疮（自身免疫性大疱性皮肤病）。**尽管病因不同，带状疱疹（A）和大疱性类天疱疮（B）在形态学上表现相似，即皮肤水疱和大疱（A，Courtesy，Lorenzo Cerroni，MD.）

## 触诊与评估质地变化

任何关于形态学的描述都应该包括质地的变化，皮损触诊可以提供重要的诊断线索。触诊在皮肤病学中有重要意义。首先，触诊可以区分不同的原发皮损。例如，斑疹和丘疹，或斑片和斑块之间关键的区别是斑疹和斑片不高于皮面，无法触摸到。另一方面，丘疹和斑块是可触及的（表 0.3）。其次，触诊可以帮助检查或评估一些不可见、看起来不明显或不特异的病情发展过程。例如，硬斑病是一种导致真皮中胶原硬化的自身免疫性结缔组织病，可以使皮肤变得非常坚硬，但视诊只能发现无特异性的色素沉着。这同样适用于其他胶原纤维性疾病，如肾源性系统性纤维化和系统性硬化。萎缩也是如此，不管是表皮、真皮或皮下的萎缩，都可以成为诊断线索（图 0.5）。最后，紫癜常常有可触及性和不可触及的类型，两者常常提示不同的潜在病因（例如与斑状紫癜相比，小血管血管炎的可触及紫癜更均匀一致）。可以通过触诊获得的有

表 0.1 原发皮损——形态学术语

| 名称 | 临床特征 | （图） | 皮损举例 | 体征或疾病 |
|---|---|---|---|---|
| 斑疹<br>（macule） | • 扁平（不可触及）、局限、与周围皮肤颜色不同<br>• 直径小于 1 cm<br>• 通常为色素减少或色素增加，也可以是其他颜色（如粉色、红色、蓝紫色） | 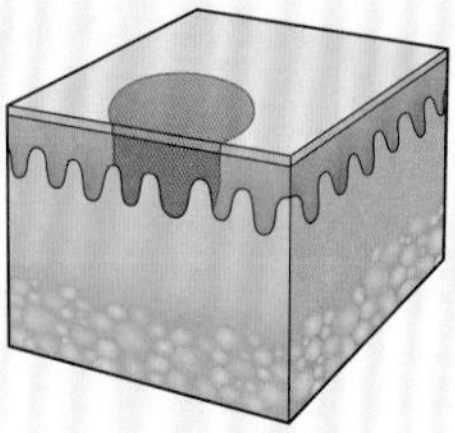 | 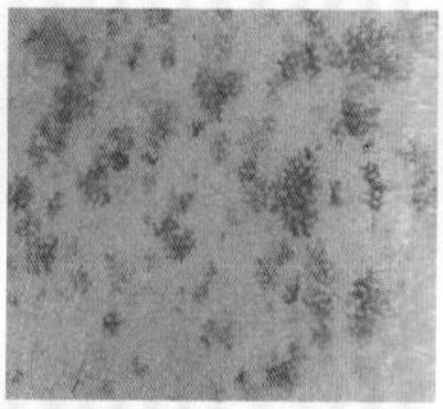 日光性黑子 | • 雀斑<br>• 雀斑痣<br>• 特发性点滴状色素减少症<br>• 瘀斑<br>• 病毒疹的扁平皮损 |
| 斑片<br>（patch） | • 扁平（不可触及）、局限、与周围皮肤颜色不同<br>• 直径大于 1 cm<br>• 通常为色素减少或色素增加，也可以是其他颜色（如蓝色、蓝紫色） | 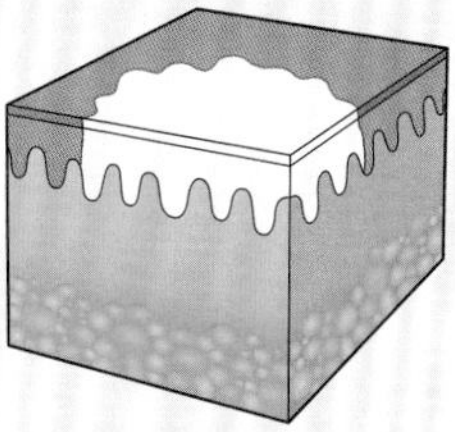 | 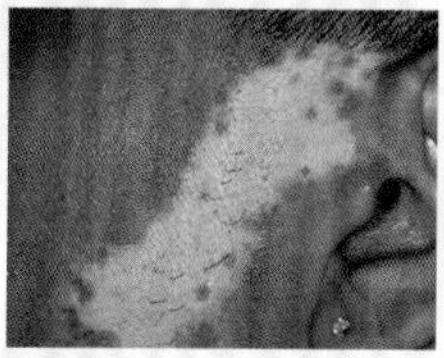 白癜风 | • 白癜风<br>• 黄褐斑<br>• 真皮黑素细胞增多症（蒙古斑）<br>• 咖啡斑<br>• 无色素痣<br>• 日光性紫癜 |
| 丘疹<br>（papule） | • 隆起（可触及）、局限<br>• 直径小于 1 cm<br>• 表皮增厚和（或）真皮内细胞或沉积物<br>• 可有继发改变（如鳞屑、痂）<br>• 平顶（苔藓样）、圆顶、脐凹或疣状 | 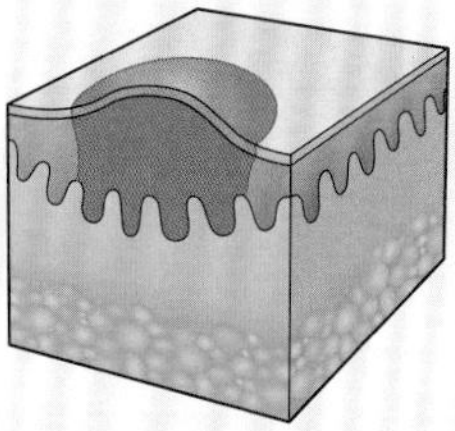 | 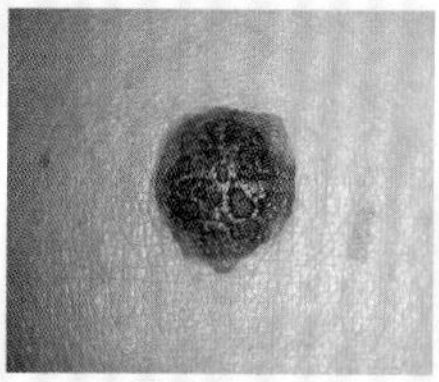 脂溢性角化病 | • 脂溢性角化病<br>• 樱桃状血管瘤<br>• 混合痣或皮内痣<br>• 疣<br>• 传染性软疣<br>• 光泽苔藓<br>• 病毒疹的隆起皮损<br>• 小血管血管炎 |
| 斑块<br>（plaque） | • 隆起（可触及）、局限<br>• 直径大于 1 cm<br>• 表皮增厚和（或）真皮内细胞或沉积物<br>• 可有继发改变（如鳞屑、痂）<br>• 有时斑块可触及但不高出皮面，比如硬斑病 | 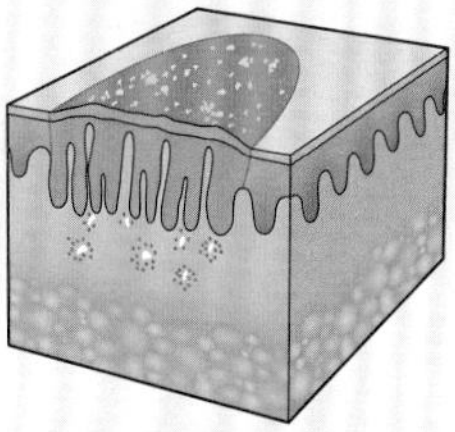 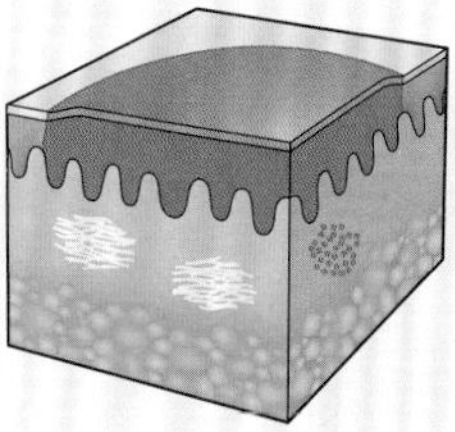 | 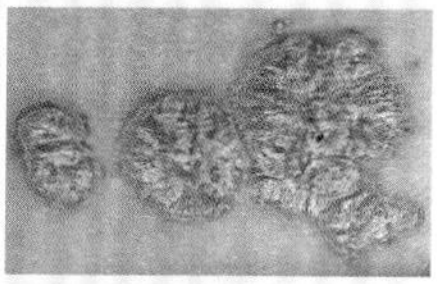 银屑病 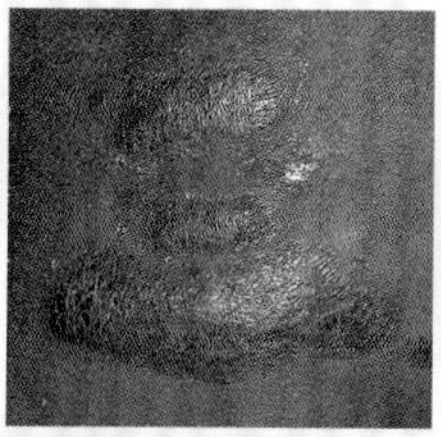<br>结节病 | **表皮为主**<br>• 银屑病<br>• 慢性单纯性苔藓<br>• 钱币状湿疹<br>**真皮**<br>• 环状肉芽肿<br>• 结节病<br>• 增生性瘢痕，瘢痕疙瘩<br>• 硬斑病<br>• 硬化性苔藓 |
| 结节<br>（nodule） | • 可触及、局限<br>• 比丘疹大，直径常大于 1 cm<br>• 真皮和（或）皮下组织受累<br>• 外生性或位于皮下 | 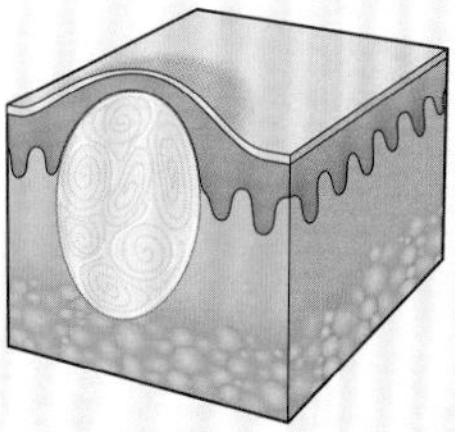 | 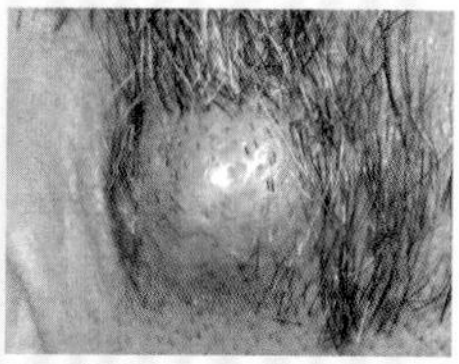 表皮样囊肿 | • 表皮样囊肿或外毛根鞘囊肿<br>• 脂肪瘤<br>• 转移瘤<br>• 神经纤维瘤<br>• 脂膜炎，如结节性红斑<br>• 皮肤淋巴瘤 |

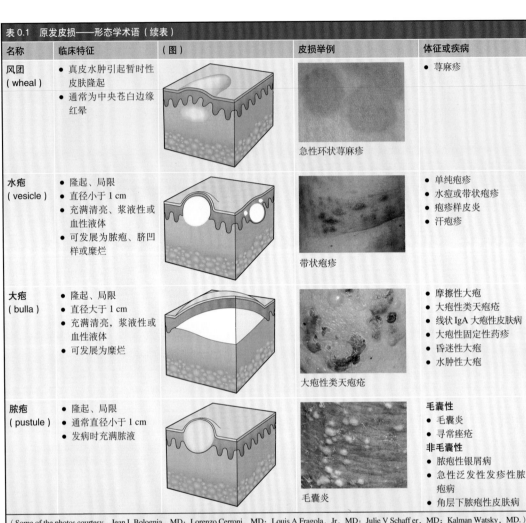

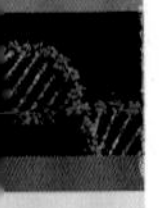



**表 0.1　原发皮损——形态学术语（续表）**

| 名称 | 临床特征 | （图） | 皮损举例 | 体征或疾病 |
|---|---|---|---|---|
| 风团<br>(wheal) | • 真皮水肿引起暂时性皮肤隆起<br>• 通常为中央苍白边缘红晕 | | 急性环状荨麻疹 | • 荨麻疹 |
| 水疱<br>(vesicle) | • 隆起、局限<br>• 直径小于 1 cm<br>• 充满清亮、浆液性或血性液体<br>• 可发展为脓疱、脐凹样或糜烂 | | 带状疱疹 | • 单纯疱疹<br>• 水痘或带状疱疹<br>• 疱疹样皮炎<br>• 汗疱疹 |
| 大疱<br>(bulla) | • 隆起、局限<br>• 直径大于 1 cm<br>• 充满清亮，浆液性或血性液体<br>• 可发展为糜烂 | | 大疱性类天疱疮 | • 摩擦性大疱<br>• 大疱性类天疱疮<br>• 线状 IgA 大疱性皮肤病<br>• 大疱性固定性药疹<br>• 昏迷性大疱<br>• 水肿性大疱 |
| 脓疱<br>(pustule) | • 隆起、局限<br>• 通常直径小于 1 cm<br>• 发病时充满脓液 | | 毛囊炎 | **毛囊性**<br>• 毛囊炎<br>• 寻常痤疮<br>**非毛囊性**<br>• 脓疱性银屑病<br>• 急性泛发性发疹性脓疱病<br>• 角层下脓疱性皮肤病 |

(Some of the photos courtesy, Jean L Bolognia, MD; Lorenzo Cerroni, MD; Louis A Fragola, Jr, MD; Julie V Schaff er, MD; Kalman Watsky, MD.)

**表 0.2　继发皮损——形态学术语**

| 特征 | 描述 | | 疾病 |
|---|---|---|---|
| 痂<br>(crust) | • 皮肤表面干燥的血清、血或脓<br>• 可有细菌（通常为金黄色葡萄球菌） | 手部皮炎继发感染 | • 湿疹 / 皮炎（多种类型）<br>• 脓疱病<br>• 单纯性疱疹，水痘或带状疱疹的后期表现<br>• 多形红斑 |
| 鳞屑<br>(scale) | • 角化过度<br>• 增殖加快或剥离延迟引起的角质聚集 | 银屑病 | • 银屑病［银白色（云母状）鳞屑］<br>• 癣（领圈状脱屑）<br>• 离心性环状红斑（示踪性鳞屑）<br>• 花斑糠疹（癣）［粉状（糠秕状）鳞屑］<br>• 光线性角化病（颗粒状鳞屑）<br>• 玫瑰糠疹（周围领圈状鳞屑和中央的鳞屑） |

| 表 0.2 继发皮损——形态学术语（续表） | | | |
|---|---|---|---|
| 特征 | 描述 | | 疾病 |
| 裂隙<br>( fissure ) | • 皮肤线状裂口<br>• 常常疼痛<br>• 由严重干燥、皮肤增厚和弹性消失引起 | 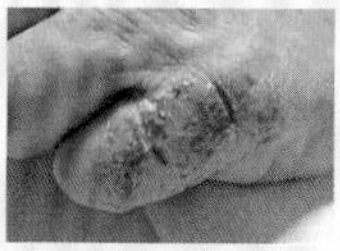 手部皮炎 | • 口角炎<br>• 手部皮炎<br>• 脂溢性银屑病（臀间褶皱）。<br>• 刺激性唇炎 |
| 抓痕<br>( excoriation ) | • 对全部或部分表皮的外源性伤害<br>• 可以是线状或点状 | 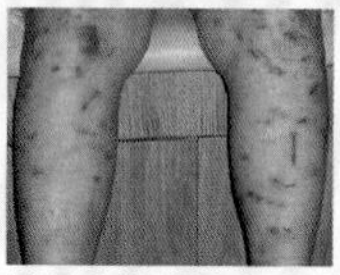 神经官能症性表皮剥脱 | • 瘙痒的继发性改变，包括节肢动物叮咬和特应性皮炎<br>• 神经官能症性表皮剥脱<br>• 人工痤疮 |
| 糜烂<br>( erosion ) | • 表皮部分缺失 | 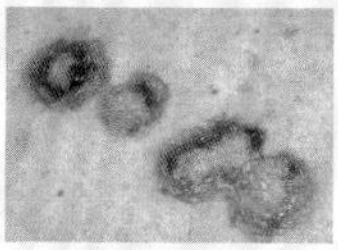 落叶型天疱疮 | • 脓疱病<br>• 摩擦<br>• 创伤<br>• 寻常型和落叶型天疱疮 |
| 溃疡<br>( ulcer ) | • 表皮全层缺失<br>• 真皮和皮下组织也可缺失<br>• 需要描述大小、形状、深度以及边界，基底部和周围组织的特征 | 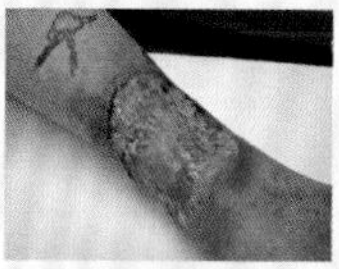 坏疽性脓皮病 | • 淤积性溃疡<br>• 坏疽性脓皮病<br>• 臁疮<br>• 神经性溃疡 |
| 梗死<br>( infarct ) | • 组织缺血<br>• 颜色从灰白色、紫色至黑色不等 | 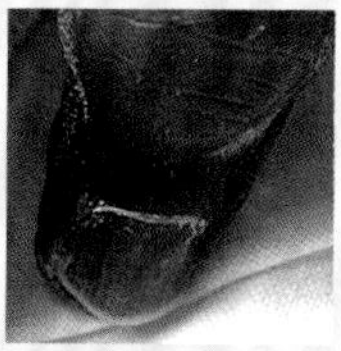 抗磷脂综合征 | • 可由血管损伤（如动脉粥样硬化，钙化），血栓形成，血管炎，栓子（感染性或非感染性），或血管痉挛引起（见表 0.5） |
| 萎缩<br>( atrophy ) | • 表皮萎缩-表皮变薄导致皮肤表面褶皱发亮<br>• 真皮萎缩-真皮胶原和（或）弹性蛋白缺失导致凹陷（见表 0.3） | 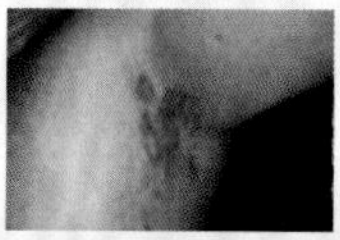 外用强效糖皮质激素继发的条纹 | • 硬化性苔藓<br>• 皮肤异色病<br>• 条纹<br>• 皮肤松弛<br>• 灶性皮肤发育不全（Goltz 综合征） |
| 苔藓样变<br>( lichenification ) | • 皮纹加深，反映了表皮增厚（棘层增厚）<br>• 通常由摩擦引起 | 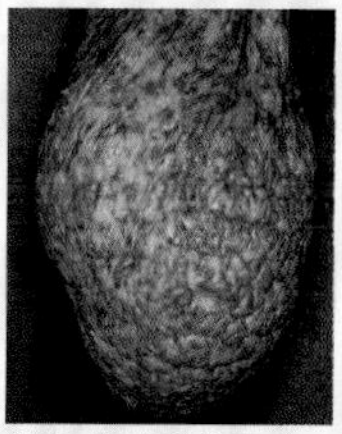 慢性单纯性苔藓 | • 慢性单纯性苔藓，单独发生或叠加于瘙痒性皮损上，如特应性皮炎 |

（Some of the photos courtesy，Louis A Fragola，Jr，MD；Jeff rey P Callen，MD；Luis Requena，MD.）

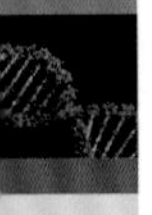



表 0.3 触诊在皮损诊断中的应用

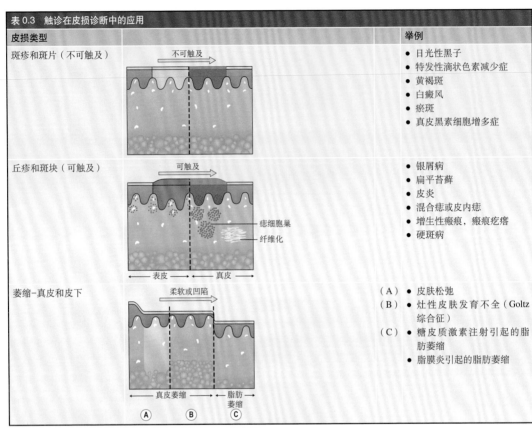

| 皮损类型 | | 举例 |
|---|---|---|
| 斑疹和斑片（不可触及） | 不可触及 | • 日光性黑子<br>• 特发性滴状色素减少症<br>• 黄褐斑<br>• 白癜风<br>• 瘀斑<br>• 真皮黑素细胞增多症 |
| 丘疹和斑块（可触及） | 可触及<br>痣细胞巢<br>纤维化<br>表皮 真皮 | • 银屑病<br>• 扁平苔藓<br>• 皮炎<br>• 混合痣或皮内痣<br>• 增生性瘢痕，瘢痕疙瘩<br>• 硬斑病 |
| 萎缩–真皮和皮下 | 柔软或凹陷<br>真皮萎缩 脂肪萎缩<br>Ⓐ Ⓑ Ⓒ | （A）• 皮肤松弛<br>（B）• 灶性皮肤发育不全（Goltz 综合征）<br>（C）• 糖皮质激素注射引起的脂肪萎缩<br>• 脂膜炎引起的脂肪萎缩 |

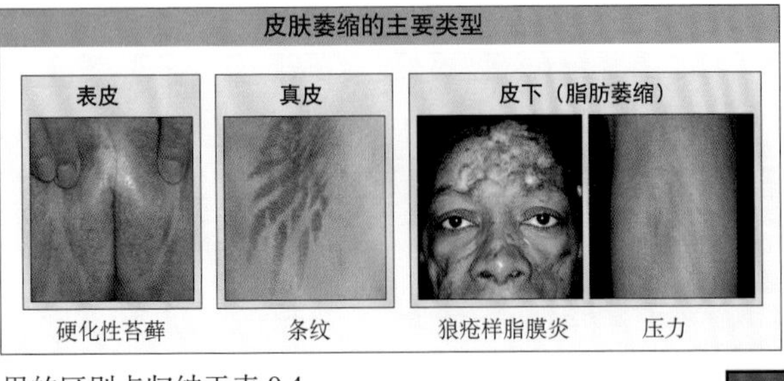


**图 0.5 皮肤萎缩的主要类型**（Photos courtesy，Jean L Bolognia，MD.）

用的区别点归纳于表 0.4。

## 颜色

皮损的颜色可以提供有关疾病本质的重要线索。有时我们对颜色的感知可能会被触诊改变（表 0.4）。很多皮肤病都会有红色至紫色的外观，所以明确红斑能否变白很重要（压之褪色），这说明皮损的颜色是源于血管扩张，如果是红细胞外溢进入组织（紫癜）则压之不褪色。外源性因素导致皮肤颜色改变并不少见，比如外用药、口服药或掺入其他成分等可以与皮肤颜色改变相关。表 0.5 列出了

表 0.4 皮损的触诊

- 柔软（如皮内痣）、质韧（如皮肤纤维瘤）和坚硬（如皮肤钙质沉着症，皮肤骨瘤）
- 可压缩的（如静脉湖）和不可压缩的（纤维性丘疹）
- 疼痛的（如发炎的表皮样包含囊肿，血管脂肪瘤，平滑肌瘤）和无痛的
- 可变白的（如血管扩张引起的红斑）和不可变白的（如紫癜）
- 粗糙的与光滑的
- 可活动的和与皮下结构固定的
- 真皮和皮下
- 温度：正常、升高、降低
- 其他，如震颤、搏动

**表 0.5　颜色——临床诊断的线索**

| 颜色 | 对应的疾病 | 颜色 | 对应的疾病 |
|---|---|---|---|
| 红斑（粉红色至红棕色，由皮肤分型决定）<br>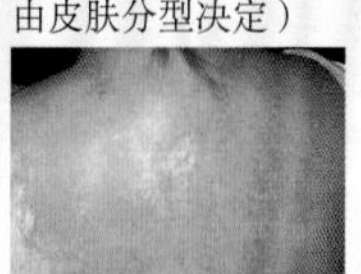<br>麻疹样（发疹型）药疹 | • 皮炎<br>• 银屑病<br>• 麻疹样药疹<br>• 病毒疹<br>• 任何原因引起的血管扩张 | 紫色<br>（紫罗兰色）<br>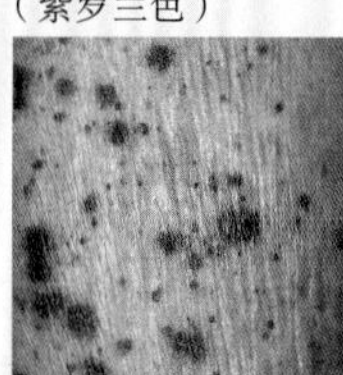<br>皮肤小血管血管炎的可触及紫癜 | • 紫癜，不可触及（如日光性紫癜）<br>• 紫癜，可触及（如小血管血管炎）<br>• 血管肿瘤（如血管角化瘤、血管肉瘤）<br>• 扁平苔藓<br>• 皮肤淋巴瘤<br>• 坏疽性脓皮病-边界<br>• 硬斑病-边界（淡紫色） |
| 黑色<br>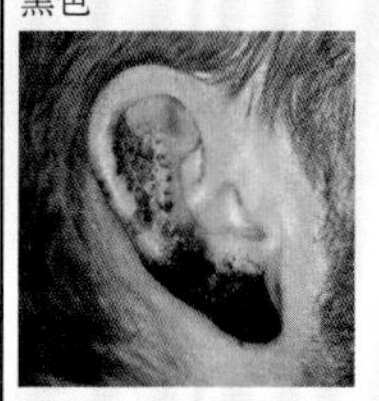<br>被左旋咪唑污染的可卡因引起的血管病变继发的坏死 | • 皮肤坏死<br>　- 血管炎（肉芽肿病伴多血管炎）<br>　- 血栓形成（如 DIC、单克隆冷球蛋白血症）<br>　- 栓子（如坏死性臁疮）<br>　- 血管痉挛（如严重雷诺现象）<br>　- 血管病变（如动脉粥样硬化、钙化）<br>• 焦痂（如炭疽）<br>• 皮肤黑色素瘤<br>• 外伤性文身（如沥青） | 白色<br>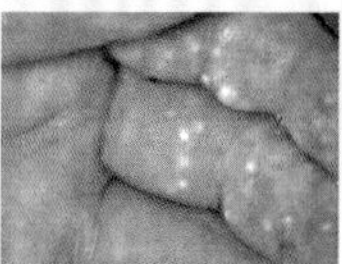<br>皮肤钙质沉着症<br>（系统性硬化病） | • 黑素细胞缺失或黑素生成障碍（如白癜风、斑驳病、OCA1A）<br>• 瘢痕（如盘状红斑狼疮的瘢痕）<br>• 血管痉挛（如雷诺现象、贫血痣）<br>• 沉积物（如皮肤钙质沉着症、痛风石）<br>• 角质层浸渍-黏膜表面（如白斑） |
| 蓝色<br>（真皮蓝绿色）<br>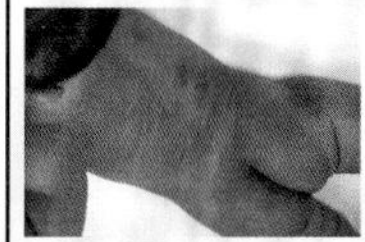<br>真皮黑素细胞增多症 | • 真皮黑素细胞增多症（如蒙古斑、太田痣）<br>• 真皮黑素细胞瘤（如蓝痣）<br>• 发绀<br>• 瘀斑<br>• 静脉淤血（如静脉畸形）<br>• 药物 / 沉积物（如米诺环素、外伤性文身） | 绿色<br>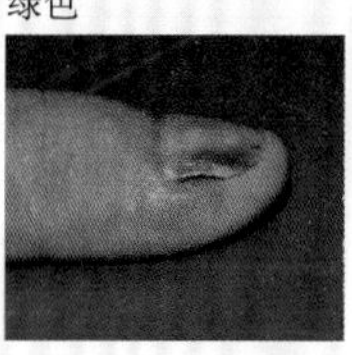<br>甲剥离及继发假单胞菌感染 | • 假单胞菌感染<br>• 文身<br>• 绿色瘤<br>• 铜沉积引起的绿头发 |
| 棕色<br>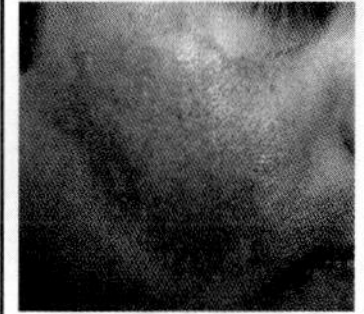<br>黄褐斑 | • 色素性皮损<br>　- 黑子<br>　- 脂溢性角化病<br>　- 交界性、混合性和先天性黑素细胞痣<br>　- 咖啡斑<br>　- 皮肤纤维瘤<br>　- 黑色素瘤<br>　- 色型性 AKs、Bowen 病<br>• 炎症后色素沉着<br>　- 表皮（见第 67 章）<br>• 黄褐斑<br>• 植物-日光性皮炎<br>• 药物诱发的色素沉着（如环磷酰胺）<br>• 代谢性（如 Addison 病、血色素沉积症） | 橙红色（鲑鱼色）<br>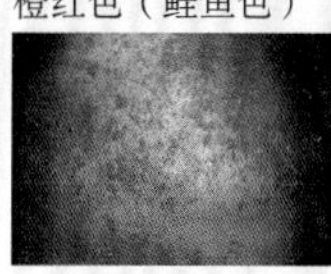<br>毛发红糠疹及正常皮岛 | • 毛发红糠疹<br>• 蕈样肉芽肿（有时） |
| 灰色<br>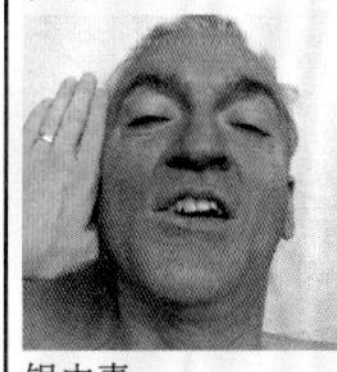<br>银中毒 | • 炎症后色素沉着<br>　- 真皮（如持久性色素异常性红斑，见第 67 章）<br>• 药物 / 沉积物（如银质沉着病、金质沉着病）<br>• 混合黑素细胞痣<br>• 参见蓝色（上文） | 黄色<br>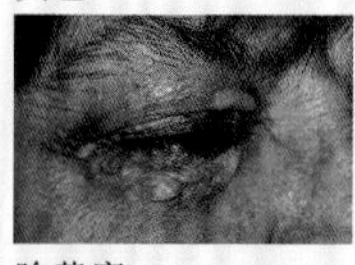<br>睑黄瘤 | • 日光性弹性组织变性<br>• 胡萝卜素黄皮病<br>• 黄瘤（如睑黄瘤、发疹性黄瘤）<br>• 黄色肉芽肿<br>• 伴皮脂腺分化的附属器肿瘤和增生<br>• 脂质渐进性坏死<br>• 毛细血管炎（黄棕色背景）<br>• 沉积物 / 药物［如痛风石、奎纳克林（米帕林，一种抗疟药）］ |

AKs，光线性角化病；DIC，弥散性血管内凝血；OCA1A，眼皮肤白化病 1A 型（Some of the photos courtesy，Jean L Bolognia，MD；Ronald Rapini，MD；Julie V Schaff er，MD；Kalman Watsky，MD.）

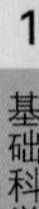



常见的皮损颜色以及相关的疾病。

## 人群中肤色的差异

许多种族和民族的描述词常出现在通俗词汇中，包括非洲人、非裔美国人、亚洲人、中东人、北欧人、南欧人、印第安人、太平洋岛民和西班牙裔，来描述具有相似皮肤特征和传统的个体。然而即使在同一种族或民族群体中，皮肤色素沉着的程度也不同。有时"肤色"这个词用来描述所有比白人（高加索人）皮肤颜色深的皮肤色调[4]。然而这个词不仅包含皮肤颜色，还有皮肤对紫外线照射的反应，可以通过菲氏量表（Fitzpatrick Scale）来评估（Ⅰ～Ⅵ型皮肤，表 0.6）。肤色也包含了其他共同特征，比如发色、发质以及皮肤对刺激的某些反应模式。皮肤病学的实践需要具有对于不同肤色的个体之间临床特征（如红色调）的差异有深刻的理解。

皮肤颜色的不同是由表皮黑素细胞和角质形成细胞内黑素的数量和分布不同导致的[5]，并不是黑素细胞数目不同（第 65 章）。此外，真黑素（棕黑色）和褐黑素（黄红色）的比例也影响皮肤颜色，在有雀斑和红头发的人群中褐黑素占主导地位。暴露于紫外线照射也会显著影响黑素生成（晒黑）。

皮肤颜色会明显影响某些皮肤病的患病率。肤色较深的人更容易出现纵行黑甲症的多发条纹（第 71 章）[6-7]、口腔黏膜色素沉着[8]、持续炎症后色素沉着（第 67 章）和明显的色素分界线[9]（Futcher 线或 Voigt 线，图 67.12）。目前关于深肤色人种炎症后色素减退[10]更多见还是只是临床上看起来更明显仍有争论。此外，盘状红斑狼疮和瘢痕疙瘩在深肤色和非裔患者中也更常见，但这些疾病与黑素细胞功能的关系尚不明确。

皮肤的生理学特性也有差别。黑皮肤比白皮肤的角质层更致密且层数更多。此外，肤色较深的人接受等量的日光照射可以产生更少的维生素 $D_3$，我们猜测这可能是早期白人进化过程中离开赤道移民的驱动力[11]。

表 0.6　菲氏量表（Fitzpatrick Scale）皮肤分型

| 皮肤类型 | 肤色 | 对紫外线照射的反映 |
| --- | --- | --- |
| Ⅰ | 白色 | 总是晒伤，不会晒黑 |
| Ⅱ | 白色 | 容易晒伤，很难晒黑 |
| Ⅲ | 米色 | 轻度晒伤，逐渐晒黑 |
| Ⅳ | 棕色 | 很少晒伤，容易晒黑 |
| Ⅴ | 暗棕色 | 极少晒伤，极易晒黑 |
| Ⅵ | 黑色 | 从不晒伤，极易晒黑 |

深色皮肤上的红斑（红色）是很难识别的，记住这一点很关键。红斑是由血管扩张和（或）真皮内血流增加引起的，如果表皮颜色很深，氧合血红蛋白的红色调就常常不明显。因此，传统意义上描述为红色（如蜂窝织炎）或紫红色（如扁平苔藓）的皮肤病在深色皮肤上可能表现更加轻微（图 0.6）[12]。依靠红斑的发展的诊断方法如评估过敏性接触性皮炎的斑贴试验，在深色皮肤上的判读更具有挑战性。最后，当皮肤颜色较深时发绀（提示氧合血红蛋白偏低的蓝色调和一种临界临床征象）也很难识别。

## 布局和分布

在认真考虑皮损的形态和颜色之后，皮肤科医生必须分析两个密切相关的特性——皮损的布局和分布，从而获得正确的诊断。比如肘膝部的瘙痒性易破小水疱可能提示疱疹样皮炎，而局限于一个皮节的红斑基础上的群集水疱则提示带状疱疹（图 0.7）或带状疱疹样单纯疱疹。

### 布局

皮损布局或排列可以提供重要的诊断线索。包括环形（如体癣、环状肉芽肿，第 19 章），匐形（如皮

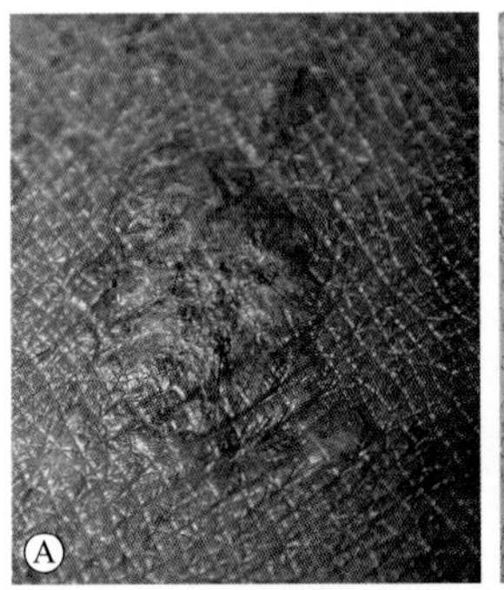


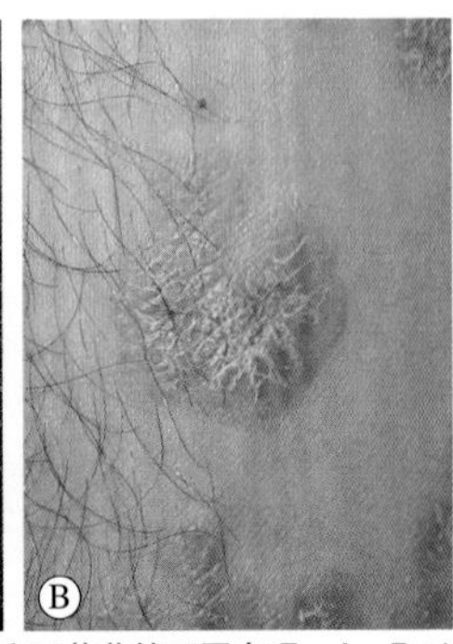


**图 0.6　在深肤色和浅肤色皮肤上扁平苔藓的不同表现。** A、B 示浅色皮肤上紫红色的色调在深色皮肤上显得暗淡并且皮损表现为棕黑色。Wickham 纹（网状白色条纹模式）在 B 中更容易看到

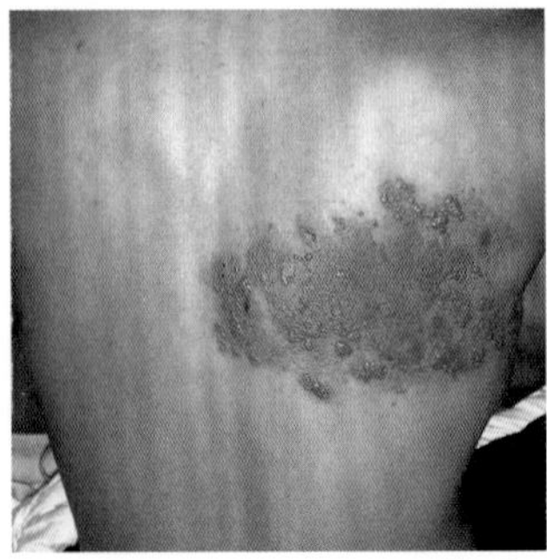

**图 0.7　带状疱疹的皮节模式。** 注意中间分界线

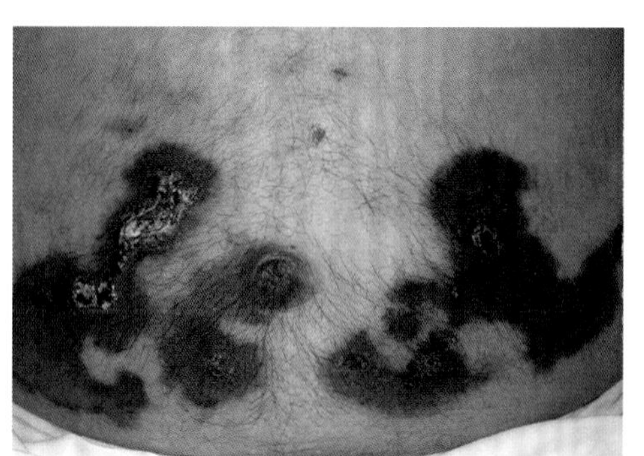

**图 0.8　暴发性紫癜和钙超敏反应继发的皮肤坏死**。注意紫癜的不规则形状（Courtesy，Amanda Tauscher，MD.）

肤幼虫移行症），群集性（如毛平滑肌瘤、疱疹性水疱），网状（如火激红斑），网状交叉形［如暴发性紫癜和钙超敏反应引起的紫癜（图 0.8），第 22 章］。后者的模式反映了皮肤脉管系统的阻塞[13]。

观察皮损是否为线状也十分重要（图 0.9）。皮损可能会沿 Blaschko 线分布，反映了胚胎发育时的模式（图 62.1）[14]；或者皮损局限于一个皮节内，代表受单一脊神经支配的皮肤区域（图 80.14）。不管皮损是沿着 Blaschko 线分布（如表皮痣）还是在一个皮节内分布［如带状疱疹（图 0.7）］，常常会有一个中间分界线。除这两种模式外，表现为线状分布的皮损可以由创伤导致的 Köebner 现象［一种同形反应（表 0.7）］引起，比如白癜风、扁平苔藓（图 0.10）和银屑病，或是由创伤引起的自身接种，如寻常疣或扁平疣。线状皮损在植物（如毒葛）引起的急性过敏性接触性皮炎中也很常见，是由植物的枝叶轻擦过皮肤所致。由一些感染性物质引起的丘疹结节也可以呈孢子丝菌病样沿淋巴血管线状排列（第 77 章）。

由外源性刺激引发的皮损有时可以有比较独特或“奇怪”的外形，比如过敏性或刺激性接触性皮炎（图 0.11），意外或人为的外伤（第 90 章），甚至是传统的医学操作（如“杯形”或“硬币形”，第 133 章）。

**表 0.7　常出现 Köebner 现象（同形反应）的临床疾病**

- 银屑病
- 白癜风
- 扁平苔藓
- 光泽苔藓
- 皮肤小血管血管炎
- Still 病

这需要与自体接种、假 Köebner 现象以及 Wolf 同位反应区别，前两者见于疣和软体动物，后者是指第二个皮肤病与之前已经痊愈的另一种不相关的皮肤病发生在相同部位（如在已治愈的带状疱疹的部位出现的环状肉芽肿）

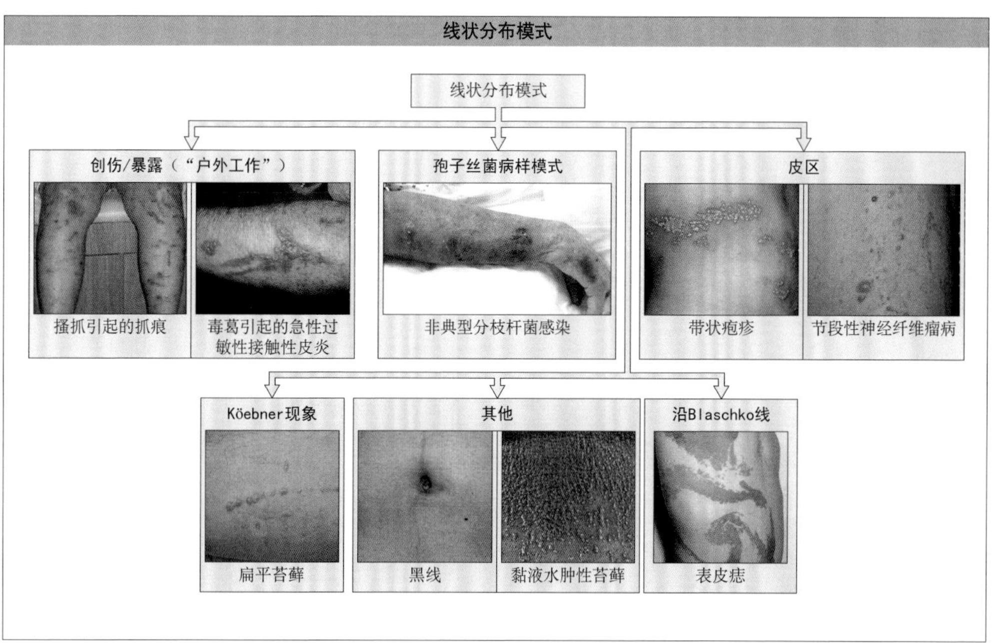


**图 0.9　线状分布模式**（Some of the photographs courtesy，Jean L Bolognia，MD；Edward Cowen，MD；Louis A Fragola，Jr，MD；Joyce Rico，MD；Kathryn Schwarzenberger，MD.）

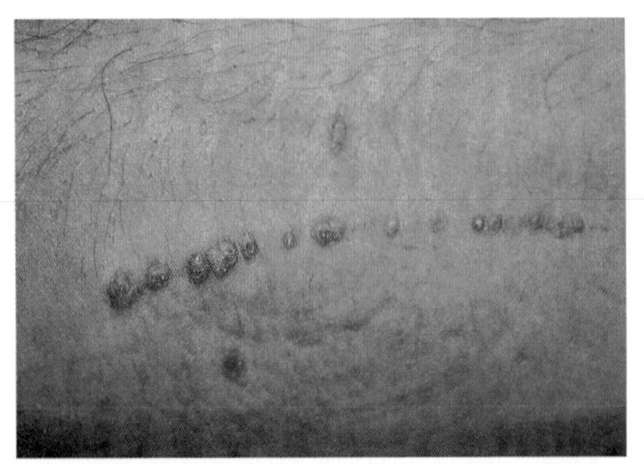

**图 0.10 继发于创伤的扁平苔藓的 Köebner 现象（同形反应）**。皮损呈线状布局

## 分布

回顾病史并寻找皮损的解剖分布模式也很有帮助。例如，银屑病的斑块好发于伸侧（如肘和膝），而特应性皮炎的苔藓化斑块则好发于较大儿童和成人身体的屈侧（如肘窝和腘窝，表 0.8）。然而银屑病有“反转型”，皮损主要可出现在身体的褶皱处，即分布于屈侧，这就使诊断变得更加复杂（第 8 章）。

Langer 分裂线是一种与生俱来的皮肤张力线，常用于外科手术切口的定位（图 142.3）。玫瑰糠疹和持久性色素异常性红斑的椭圆形皮损的长轴都沿着这条分裂线分布，并且这种模式在躯干后部最为明显。

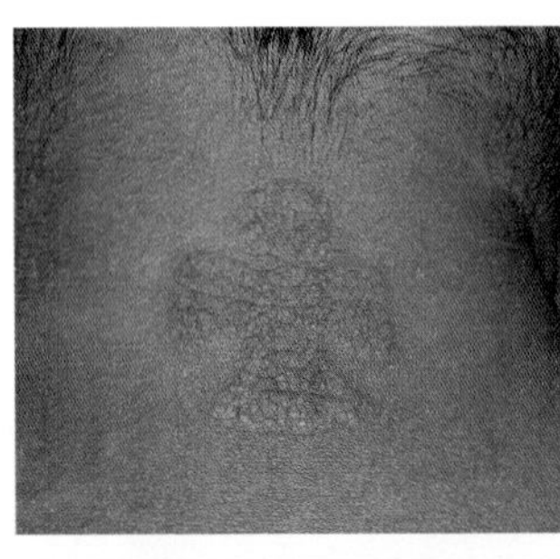

**图 0.11 使用对苯二胺（黑指甲花）文身引发的过敏性接触性皮炎**。皮损的形态明显提示外源性刺激/病因（Courtesy, Colby Evans, MD.）

| 表 0.8 主要分布模式 |
|---|
| 播散，局限和单发 |
| 单侧和双侧 |
| 对称和不对称 |
| 曝光部位和非曝光部位 |
| 屈侧和伸侧 |
| 擦烂/主要身体褶皱部位 |
| 肢端（手、足、耳、鼻） |
| 掌跖 |
| 脂溢区 |
| 牙周 |
| 黏膜（口腔、肛门生殖器） |
| “线状”——也是一种分布模式，图 0.9 |
| 通常分布模式代表一种最小抵抗单位（见正文） |

脂溢性分布模式包括头颈部和躯干上部，反映了上述区域皮脂腺丰富。脂溢性皮炎、寻常痤疮和花斑癣都是好发于这些部位的皮肤病。“光分布”一词描述的是曝光部位明显加重的皮损，日光性皮肤病包括多形性日光疹、光毒性药物反应（如多西环素）和亚急性皮肤型红斑狼疮等。值得注意的是，有时一种疾病都可具有多种分布模式，例如，皮肌炎的皮损可同时分布于曝光部位和身体伸侧（如肘、膝）。

除了炎症性皮损的颜色不同，深肤色个体也会更容易患某些皮肤病（见“颜色”部分）并具有特定的反应和分布模式[19]。上述反应模式包括丘疹性湿疹及特应性皮炎和花斑癣的毛囊性分布，以及脂溢性皮炎和面部二期梅毒的环状皮损。反转型玫瑰糠疹的皮损主要发生于腋窝和腹股沟而不是躯干，是深色皮肤多见的模式。尽管对于这些现象目前没有明确的解释，但了解这些现象很重要[19]。

有时这些分布模式可以由最小抵抗单位现象来解释，即某些解剖部位比其他部位更容易患特定的疾病[20]。比如四肢沿淋巴管分布的皮肤感染和皮肤移植部位的乏脂性湿疹。

## 增强检查——Wood 灯和皮肤镜

Wood 灯发出的光主要为 UVA，波长峰值为 365 nm。它最常用于协助诊断色素性疾病和感染性疾病（表 0.9）[21-22]。Wood 灯检查需要在暗室中进行，距离皮肤表面 4 ～ 5 英寸照射需要检查的区域。在靶皮肤吸收 UVA 照射之后，局部会有能量损失，因此在可见范围内的辐射会有更长的波长（更少的能量）。皮肤镜稍后在本章详细讨论。

## 病程

对于包括皮肤科的所有疾病来说，病史的重点就是病程。我们应该询问患者疾病的持续时间以及病情严重程度或皮损分布的变化。有些皮肤病在时间上会有从头部起病发展至全身的过程，如麻疹和毛发红糠疹，而后者的病程更长。

皮肤是可以直接观察到的，患者提供的信息可以直接和体格检查相对比，这是皮肤科医生的优势。皮肤科医生常常可以根据经验通过观察来判断皮损是急性、亚急性或慢性。标志性皮损包括鳞屑（不要与痂混淆）以及完整的紧张性大疱都有助于诊断，前者代表角化不全，需要 2 周才能形成，后者则很少超过 1

**表 0.9　皮肤 Wood 灯检查**

| 皮损 / 感染 / 定植 | 荧光颜色 / 临床意义 |
|---|---|
| **色素性疾病** | |
| 白癜风 | 白垩色至暗青白色（由于表皮黑素减少或消失所以观察到真皮胶原的荧光） |
| 灰斑病 | 色素减退增强 |
| 色素沉着由于： | |
| • 表皮黑素 | 棕色增强 |
| • 真皮黑素 | 皮损与周围皮肤颜色差异变小 |
| **细菌感染 / 定植** | |
| 铜绿假单胞菌 | 绿色 |
| 微小棒状杆菌 | 珊瑚红色 |
| 痤疮丙酸杆菌 | 橘红色（粉刺内） |
| **真菌感染** | |
| 马拉色菌引起的花斑糠疹（癣） | 黄白色、黄绿色、金色、铜橙色 |
| 小孢子菌引起的头癣 | 蓝绿色至黄绿色 |
| 许兰毛癣菌引起的黄癣 | 蓝白色 |

周。苔藓化（即皮肤增厚，皮肤纹路加深）需要几周甚至几个月才能形成。因此，一旦发现苔藓化，即使患者自己认为疾病很急，皮损也不会在短期内形成。

对于一名既往健康的患者来说，有些皮肤病的临床表现通常是急性的，包括特发性荨麻疹、麻疹样药疹、病毒疹、急性过敏性或刺激性接触性皮炎和玫瑰糠疹等。但这并不说明这些疾病必须立即或紧急处理，而是它们的急性病程可以帮助皮肤科医生与肿瘤和慢性皮肤病相鉴别。值得注意的是，有时一些比较严重的潜在的致命性皮肤病，尤其是早期往往会模仿一些更常见或不那么严重的疾病。

最后，尽管皮肤科急症不常见，但是有一些疾病确实发展很迅速，尤其是表现为皮疹伴发热的疾病，我们必须迅速识别并立即治疗。上述疾病包括 Stevens-Johnson 综合征、中毒性表皮坏死松解症、川崎病、脑膜炎球菌败血症（包括暴发性紫癜）、落基山斑疹热、坏死性筋膜炎以及有皮肤表现的心内膜炎。针对伴发热和皮疹的严重的皮肤科急症的处理流程总结于图 0.12。

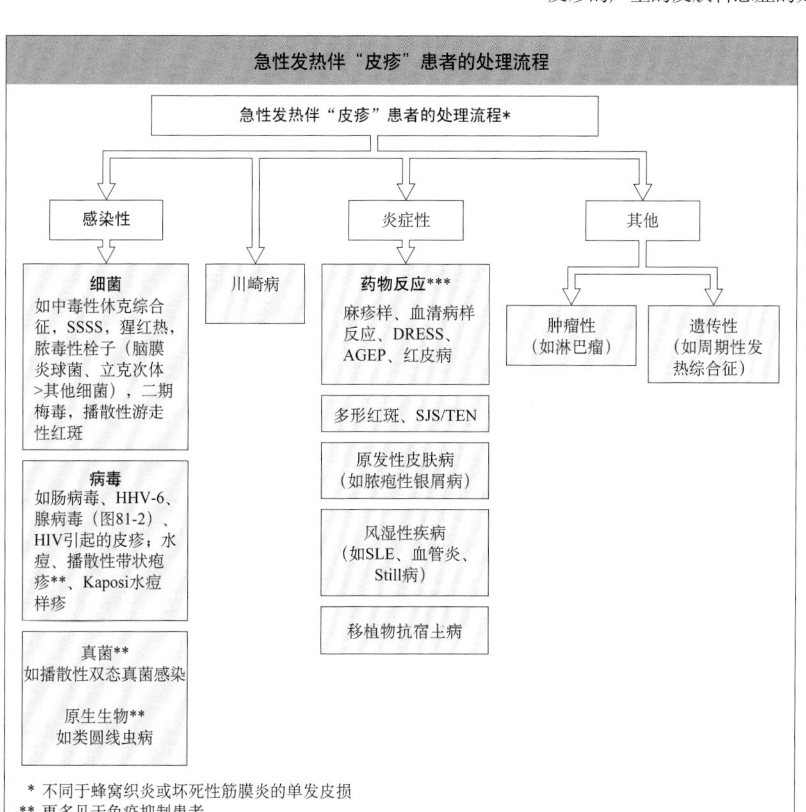


**图 0.12　急性发热伴“皮疹”患者的处理流程。**AGEP，急性泛发性发疹性脓疱病；DRESS，伴嗜酸性细胞增多及系统症状的药物反应［也称药物诱发的超敏反应综合征（DIHS）］；HHV，人类疱疹病毒；HIV，人类免疫缺陷病毒；SJS，Stevens-Johnson 综合征；SLE，系统性红斑狼疮；SSSS，葡萄球菌烫伤样皮肤综合征；TEN，中毒性表皮坏死松解症

本章节的后两部分分别聚焦于皮肤病理学和皮肤镜的基本原则，但我们要记住这里讨论的所有的诊断技术（临床检查、组织学检查、皮肤镜检查）都是相辅相成的。换句话说，这些技术结合起来可以达到临床病理的结合甚至增强作用。因此，如果单独使用任何一项技术而不结合其他技术，可能会产生混淆甚至导致误诊。

## 皮肤病理学在临床病理中的作用

皮肤病理学是在显微镜下对皮肤进行观察研究的科学，与临床皮肤病学关系最为密切，当然其他学科疾病的临床和病理结合也非常重要[23]。然而，这种联系不仅仅是因为学科交叉，还在于皮肤病学和皮肤病理学都在很大程度上依赖于细致的观察和模式的识别。临床皮肤病学代表皮肤病理学的“宏观检查”，就像对于其他系统来说临床检查相当于组织病理学检查的宏观表现。

有经验的医生在检查皮损时就可以预测可能出现的病理表现［如临床看到鳞屑时推测角化过度和（或）角化不全，或看到紫癜时推断真皮内出血］。因此，皮肤科医生在做皮肤活检时往往会考虑很多鉴别诊断。有经验的皮肤科医生看到病理报告上详细的镜下描述时就可以利用临床病理的联系得出最终诊断。同样，通过图片也可能做出病理诊断。

### 皮肤活检

比起其他学科，皮肤组织很容易获取。因此皮肤病理学检查是皮肤病学不可或缺的组成部分。需要做皮肤活检的原因很多，包括：

- 诊断不明
- 寻找疗效差的原因
- 除外疾病的进展或转化
- 研究临床上无法做出诊断的症状表现

除了皮肤活检的基本原理，想要获得合适的组织，不仅要熟悉操作流程，更关键的是需要事先考虑并且精确执行各个操作步骤，使诊断价值最大化。因为皮肤活检只是在多个或较大皮损中获取一小块组织，有时不能完全代表疾病整体的情况。技术操作不规范或标本处理不当都会影响皮肤活检的诊断结果，因此，临床医生必须了解组织病理检查的原则。

### 位置选择

通常来说，进行皮肤活检的第一步是选择单纯的原发皮损。除非活检的目的就是辨别影响原发皮损的病变，一般在选择活检时要避开继发皮损，比如摩擦过或受过外伤的皮损（如苔藓化、抓痕）或其他叠加的皮损（如痂和脓疱）。

活检时要选择成熟的“新鲜”皮损。合适的标本是获得具有诊断价值病理结果的前提。未成熟的皮损可能缺乏特征性病理改变，而陈旧性皮损则会被继发改变相混淆。当然基本原则也有例外，比如皮肤小血管炎就需要选取早期皮损（＜ 24 h），自身免疫性大疱性疾病也要取早期皮损，尤其是做直接免疫荧光检查时。

尽管原则上要在原发皮损中央进行取材，但也有例外，尤其是大疱（图 29.12）和溃疡或者是与未受累区域相比病理改变轻微的皮损。比如皮肤萎缩，取材部位应该包括受累区域及未受累处皮肤，并且要纵向切开，这样才能发现它们之间轻微的差别（第 99 章）。而溃疡下方的血管的非特异性炎症可能会被误认为原发性血管炎，但如果活检标本包括周围正常组织时就会发现在距离溃疡数毫米以外的地方并没有“血管炎”。因此活检部位的选取往往会受到病理知识的影响。

### 活检技术的选择

皮肤活检的方法很多（第 146 章），但最常用的包括：浅表削刮活检、深部削刮活检（“碟形手术”）、刮除活检、环钻活检和切除活检（图 0.13）。为了得到最佳的结果，我们选择活检技术时需要考虑能够获取有病理改变的皮肤及皮下组织，同时还要考虑美观。如果怀疑存在脂膜炎，削刮就不能提供能支持诊断的合适组织（表 0.10）。同样地，对于良性外生性皮损，比如疣或皮赘，将皮损切除并缝合不仅不够经济便捷还影响美观。由于镊子（挤压）及将活检标本放置于纱布上（干燥）造成的人工改变都会影响皮肤病理医生对疾病做出准确判断；皮肤淋巴瘤和 Merkel 细胞癌的细胞最容易受人工因素的影响。

- **浅表削刮活检（superficial shave biopsy）**：最常用于怀疑病理改变主要位于表皮的疾病（例如光线性角化病、原位鳞状细胞癌、脂溢性角化病），或者有去除良性外生性皮损的需求（例如皮内痣）。如果怀疑病理改变位于真皮中下部（例如盘状红斑狼疮），浅表刮除活检就不能提供有助于诊断的线索。
- **深部削刮活检（deep shave/saucerization biopsy）**：与浅表削刮类似，但由于刀片与皮肤表面的角度更大，所以取材更深，包括表皮及真皮浅中层（图 0.13B）。如果怀疑黑色素瘤以外的皮肤肿瘤（如基底细胞癌和鳞状细胞癌），常常选用深部削刮术取材。有证据表明只要操作得当，深部削刮活检的诊断价值等同于切除活检[25]。

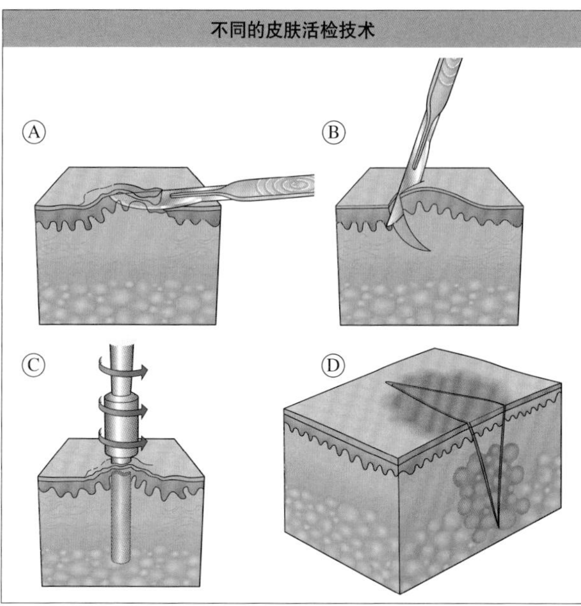


图 0.13　**不同的皮肤活检技术**。皮损的大小、形态、深度和位置，以及临床鉴别诊断都会影响活检技术类型的选择。A. 浅表削刮活检。B. 深部削刮活检（碟形手术）。C. 环钻活检。D. 切除活检。更多详细内容参见正文和第 146 章（Courtesy，Suzanne Olbricht，MD.）

**表 0.10　皮肤活检操作指导（基于诊断）**

| 炎症性疾病 | | | | |
|---|---|---|---|---|
| **疾病（推断）** | **活检的位置和时机** | **适合的活检方法** | **注意事项或可能出现的问题** | **相关辅助检查** |
| **血管炎** | • 早期皮损的中央<br>• 优选膝盖以上的部位，为了避免伤口愈合困难或静脉高压的背景特征影响诊断 | 环钻或切开活检（取决于受累血管的大小） | 坏死或溃疡的皮损可能缺乏诊断价值 | 直接免疫荧光（早期皮损，24 h 内） |
| **网状青斑** | • 网状静脉丛内苍白区域的中央<br>• 与升小动脉的位置一致（图 106.1） | 环钻或切开活检 | 静脉丛的标本或过于表浅的标本会导致错误的阴性结果 | |
| **自身免疫性结缔组织病** | • 发育充分的皮损<br>• DLE 要选炎症部位而不是瘢痕 | 一般选择环钻，除非怀疑脂膜炎 | • DLE 非炎症性的瘢痕区域通常没有诊断价值<br>• 急性 LE 的病理改变轻微 | 皮损处直接免疫荧光 |
| **脂膜炎** | 小叶性脂膜炎（如狼疮性脂膜炎）选择早期新发皮损；间隔性脂膜炎（如结节性脂膜炎）选择发育充分的皮损 | 切开活检，标本要够大够深（必须包括皮下脂肪） | • 没有取到足够脂肪组织<br>• 晚期皮损病理表现不具有特异性 | • 新鲜组织培养和（或）PCR（如果怀疑感染）<br>• 直接免疫荧光（如果怀疑血管炎） |
| **自身免疫性疱病** | • 选择水肿性丘疹/斑块或新发水疱<br>• 如果只有大疱，取大疱的边缘以及边缘炎症性皮肤 | 环钻活检（如 4 mm）或碟形手术：水肿性丘疹/斑块，完整小水疱，或完整水疱/大疱的边缘以及周围炎性皮肤 | • 在伴有再上皮化的晚期大疱处取材会导致误诊<br>• 晚期，化脓、结痂或溃疡的皮损可能没有诊断价值 | 皮损旁皮肤（图 29.12）或附近皮肤（如果是疱疹样皮炎）的直接免疫荧光 |
| **脱发** | • 活跃的进展边缘<br>• 毛囊周围炎症区域 | • 与毛囊方向平行，4～6 mm 环钻<br>• 包括皮下脂肪 | 瘢痕区病理表现只有晚期纤维化 | 水平和垂直剖开活检<br>直接免疫荧光 |

表 0.10 皮肤活检操作指导（基于诊断）（续表）

| 炎症性疾病 | | | | |
|---|---|---|---|---|
| 疾病（推断） | 活检的位置和时机 | 适合的活检方法 | 注意事项或可能出现的问题 | 相关辅助检查 |
| 感染性疾病 | • 优选成熟皮损<br>• 如果是溃疡，要包括炎症边缘 | • 环钻或切开活检（深部感染） | • 病理检查可能看不到病原体<br>• 可能需要新鲜组织培养和（或）PCR | 免疫组化、新鲜组织培养和（或）PCR |
| 溃疡性皮肤病 | 溃疡的活跃边缘或溃疡发生前的早期皮损（如坏疽性脓皮病） | 环钻或切开活检 | 避免在溃疡中央活检，病理改变不特异而且其下方的血管炎等继发改变会干扰诊断 | 免疫组化、新鲜组织培养和（或）PCR（如果怀疑感染） |
| 色素性疾病 | 皮损边缘及正常皮肤做对照 | 环钻活检，很少用切开活检 | 病理改变轻微，需要结合临床 | 可能需要特殊染色或免疫组化 |
| 荨麻疹 | 皮损边缘及正常皮肤做对照 | 环钻活检 | 小口径环钻活检标本可能会导致错误的阳性结果，因为胶原束收缩可能会模仿间质水肿 | 直接免疫荧光（如果怀疑荨麻疹性血管炎） |

| 肿瘤性疾病 | | |
|---|---|---|
| 疾病 | 适合的活检方法 * | 注意事项 |
| 黑素细胞肿瘤 | 切除活检（怀疑黑色素瘤时建议使用）<br>碟形手术获得完整皮损<br>如果主要的鉴别诊断是脂溢性角化病和恶性雀斑样痣，只要皮损深部没有硬化可以表面削刮活检<br>也可选择其他方法，取决于环境及怀疑程度 | 局部环钻活检或浅表削刮活检不能代表疾病整体 |
| 表皮肿瘤 | 环钻、碟形手术或切除活检 | 局部环钻活检或浅表削刮活检不能代表整体病变也无法评估是否侵入真皮 |
| 真皮肿瘤 | 环钻或切除活检 | 局部环钻活检或浅表削刮活检不能代表整体病变 |
| 真皮深部或皮下肿瘤 | 切除或切开活检，取决于皮损大小 | 局部环钻活检或浅表削刮活检不能代表整体病变 |
| 皮肤淋巴瘤或皮肤白血病 | 环钻或切除活检<br>如果主要的鉴别诊断是斑片期蕈样肉芽肿和副银屑病，可以采用宽碟形手术 | 局部环钻活检或浅表削刮活检不能代表整体病变<br>如果用小口径环钻钻取有淋巴细胞浸润的标本后用镊子夹取标本并放在纱布上，常常会造成人工现象，尤其是挤压和（或）干燥 |

* 有时受限于患者的对外形美观的要求或不接受手术等而不能手术完整切除皮损，可能会影响诊断的准确性，如果患者接受这种结果，可以考虑其他活检方法甚至是局部环钻活检。

** 不要用镊子夹取活检标本，标本要立即放入福尔马林溶液。

DLE，盘状红斑狼疮；h，小时；LE，红斑狼疮；PCR，聚合酶链反应（Table created with the assistance of Dr Stefano Titli.）

- **刮除活检**（curettage）：用于清除局限于表皮的皮损，但获取的标本组织细碎且缺乏极性。因此，刮除术不适用于诊断，也不适合用于怀疑黑色素瘤的色素性皮损或病因不明的肿瘤。
- **环钻活检**（punch biopsy）：适用于怀疑病理改变位于真皮内且小样本就可以代表整体的疾病。常用环钻的直径介于 1.5 ～ 8.0 mm 之间，炎症性疾病最常用的环钻尺寸是 4.0 mm。目前对环钻活检获取的样本的合理性存在疑问，即使是以“堆叠”的方式进行活检获取的组织，是否足够用于诊断评估浸润较深的肿瘤或脂膜炎仍存在争议。有研究表明环钻活检获取的黑色素瘤皮损的部分样本可能会导致错误的诊断或分期，因此不应该采用环钻活检[26]。
- **切除活检**（incisional/excisional biopsy）：指使用标准外科技术及外科手术刀切除部分皮损（切开）或肉眼可见的全部皮损（切除）（第 146 章，图 0.13D）。切开活检常常用于检查皮下脂肪（如脂膜炎），而全部切除活检通常可以获取怀疑黑色素瘤的色素性疾病的完整组织用于检查。

不同的皮肤病适合的活检技术总结于表 0.10。

## 标本处理

活检获得的皮肤标本必须小心处理。例如，环钻活检时钳子对标本施加的过多的侧向压力会导致细胞浸润模式改变，尤其是淋巴瘤和 Merkel 细胞癌，导致所谓的“挤压”人工现象。这种类型的人工现象会降低活检的诊断价值。如果标本没有放入福尔马林溶液中而是放在纱布上时，这两种类型的细胞也容易因干燥而被破坏。

对于常规病理检查，组织标本常放置于 10% 中性缓冲的福尔马林溶液（NBF）内，要求固定液是组织本身体积的 10～20 倍。如果用于微生物培养，标本必须放置于装有少量非抑菌盐水的无菌容器中而不是 10%NBF。对于直接免疫荧光（DIF）检查，标本必须立即冷冻并且放置于生理盐水中（不超过 24～48 小时）或专门的转运媒介（Michel 溶液）。近期，蜂蜜被认为是一种用于 DIF 研究的良好的转运媒介[26a]。电镜检查则需要将标本固定于溶有多聚甲醛和戊二醛的二甲砷酸的缓冲介质内。

为了获得最准确的病理结果，在送检活检标本时必须同时附有临床信息，包括患者的性别和年龄、皮损分布、相关体格检查以及相关鉴别诊断。既往的治疗经过如果可能影响病理结果也必须告知病理医生。任何特殊的说明或要求都应该详细标明（如在黑素细胞性肿物上用笔标出怀疑的区域或者在皮肤萎缩处纵向切开查找细微差别）。图片和临床照片都很有帮助，尤其对于疑难病例。

## 模式分析及炎症性皮肤病分类

组织病理诊断的模式分析学说最早由 Hermann Pinkus 医生提出，后来由 A Bernard Ackerman 医生[27-28]进一步建立完善，是炎症性皮肤病分类的主要方法（图 0.14）。

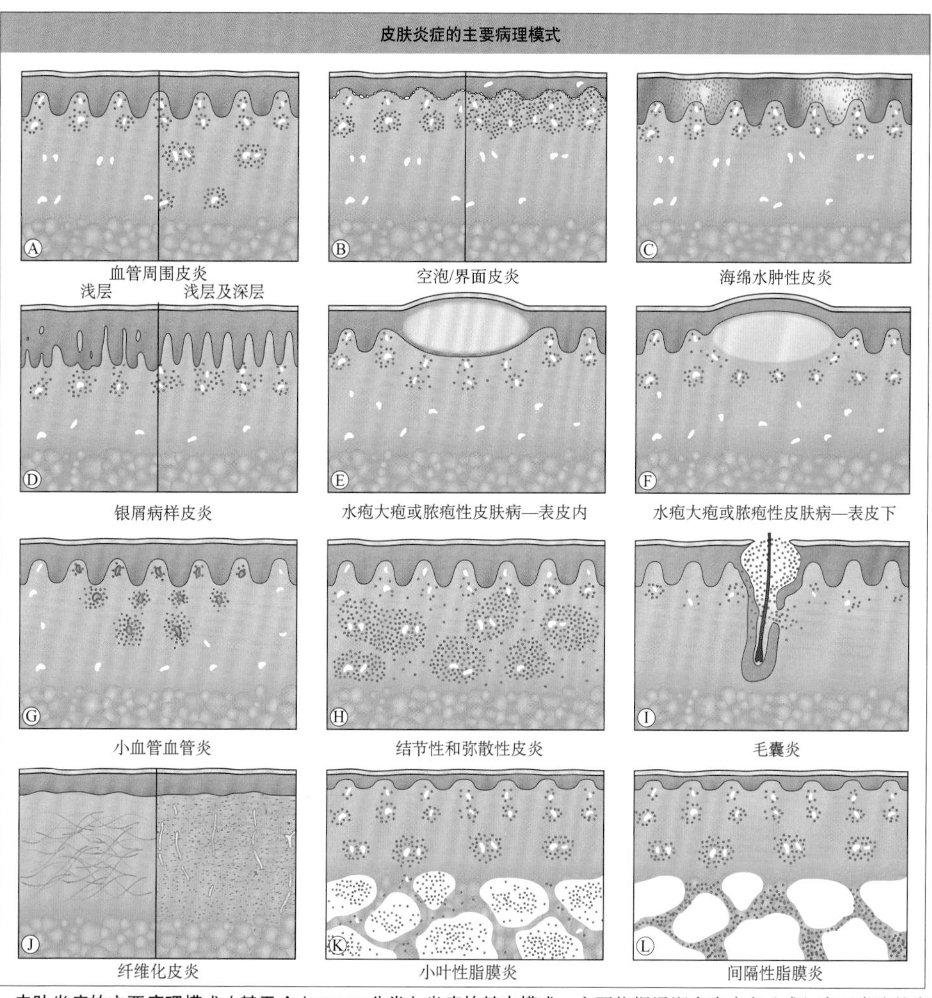


**图 0.14 皮肤炎症的主要病理模式（基于 Ackerman 分类）炎症的基本模式。**主要依据浸润在真皮和（或）皮下脂肪的炎症细胞的分布形式（如结节性或血管周围性）。同时也反映了炎症过程本身的特点（如脓疱性）、血管的损伤（如血管炎）、毛囊受累（如毛囊炎）、真皮和（或）皮下异常纤维组织以及水疱和大疱的形成（Adapted from Ackerman AB. Histologic Diagnosis of Inflammatory Skin Diseases：A Method by Pattern Analysis. Philadelphia：Lea & Febiger，1978.）

模式的数量及描述方法可能因检查者而有所不同，但核心的原则是相同的——首先确定主要模式，然后通过其他病理特点进一步对疾病进行分类直至得到最终诊断。

模式分析的算法是可重复的，并将主观性最小化。但这种方法有两个重要的缺陷，即这种算法的基础是人工疾病分类而且不能包含每一种可能的模式。尽管模式分析可以缩小鉴别诊断的范围，但最终诊断仍需要临床联系和（或）实验室辅助检查，影像或基因测试等[29]。

另外，皮肤病的组织病理学表现也会因病程而有所不同。病理结果可能会受到之前的治疗以及摩擦、搔抓或感染等继发损害的影响。最后，模式分析不仅适用于炎症性皮肤病，也可用于肿瘤性疾病。

## 十种模式

在过去的数十年间，在模式分析的基础上出现了不同的分类方法。在所有的分类方法中，模式的数量从 9 到 28 种不等，甚至更多，我们在这一章将介绍 10 种主要模式。

### 血管周围炎

这种模式的主要特征是炎症浸润主要存在于真皮血管周围（图 0.15）。传统意义上，血管周围炎分为“浅层”和“浅层及深层”两种，尽管这种分类有一定的诊断价值，但重叠也很常见。炎症性皮肤病根据疾病严重程度及病程（急性或慢性）等因素呈病谱样改变。

血管周围炎模式建立后（图 0.14A），下一步需要：①判断是否有相关的表皮改变；②识别浸润的炎症细胞（如淋巴细胞，中性粒细胞，嗜酸性粒细胞，浆细胞）。但有一些疾病找不到表皮改变，比如深部回形红斑（第 19 章），炎症性疾病的早期或消退期表皮改变也很细微。为了进一步明确诊断，需要寻找轻微的**海绵水肿**（表皮细胞间水肿）、轻微的**角化不全**（角质层内异常保留的细胞核）、真表皮交界处轻微的**界面**和**空泡化改变**或渗出的红细胞。

### 界面皮炎

这种模式的特点是真皮-表皮连接处的炎症和（或）退行性改变（图 0.14B）。这种模式根据形态学可进一步分为**空泡型**（基底层角质形成细胞退行性改变，炎症浸润较少或没有；图 0.16）和**苔藓样型**（淋巴细胞直接参与破坏基底层细胞；图 0.17），但这两型可以重叠。

即使镜下有苔藓样改变（如固定性药疹），临床上也不一定有扁平苔藓样的皮损，记住这点很重要。而且苔藓样炎症也可能和良性或恶性肿瘤相关，比如苔藓样角化病和黑色素瘤，此时苔藓样炎症代表一种对肿瘤的免疫反应。

### 海绵水肿性皮炎

海绵水肿（细胞间水肿）是一种非特异的形态学改变，见于许多皮肤病。表现为角质形成细胞间隙变宽，细胞间桥拉长（图 0.14C）。轻度海绵水肿可能仅仅是显微病灶，严重时也可形成肉眼可见的水疱或表皮内大疱。海绵水肿常常伴有**细胞外渗**，即炎症细胞从血管迁移入表皮。

海绵水肿性皮炎可以进一步分为急性、亚急性和慢性。在急性海绵水肿型皮炎中，海绵水肿常常很严重，有时可以出现表皮内微小水疱（图 0.18）。亚急性海绵水肿性皮炎表面常出现鳞屑，病理表现为角化不全。慢性海绵水肿性皮炎中很难发现海绵水肿，取而代之的是**棘层肥厚**（表皮增厚）。如果海绵水肿性皮炎伴有某种特定类型炎症细胞为主的浸润，比如嗜酸性粒细胞或中性粒细胞，可能与过敏或感染相关。

需要记住许多临床上有湿疹样特征的疾病镜下都可能有海绵水肿，比如过敏性接触性皮炎、特应性皮

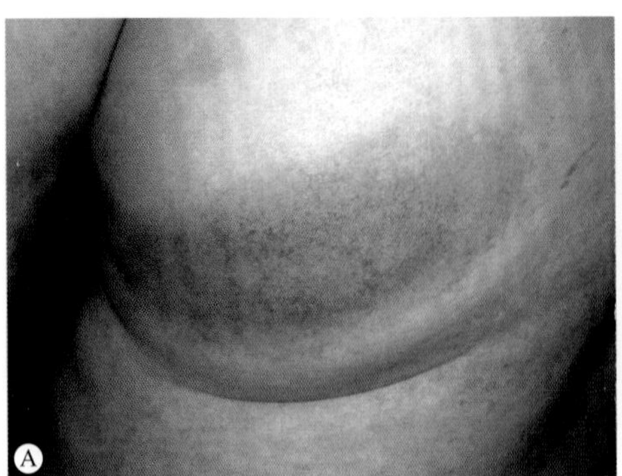


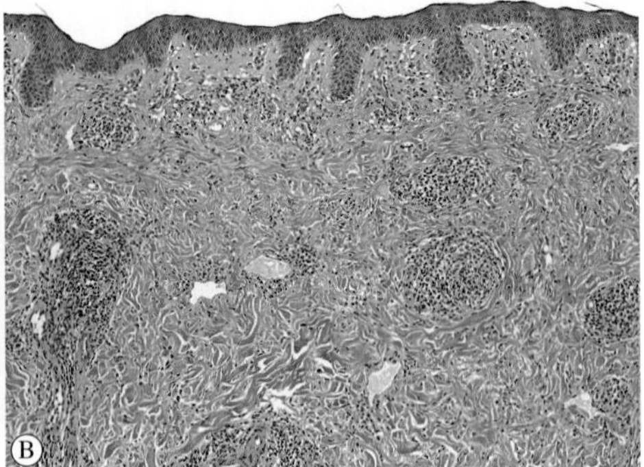


**图 0.15　血管周围炎**。A. 游走性红斑。B. 淋巴细胞为主的血管周围炎症浸润（B，Courtesy，Lorenzo Cerroni，MD.）

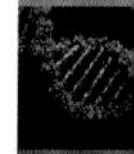

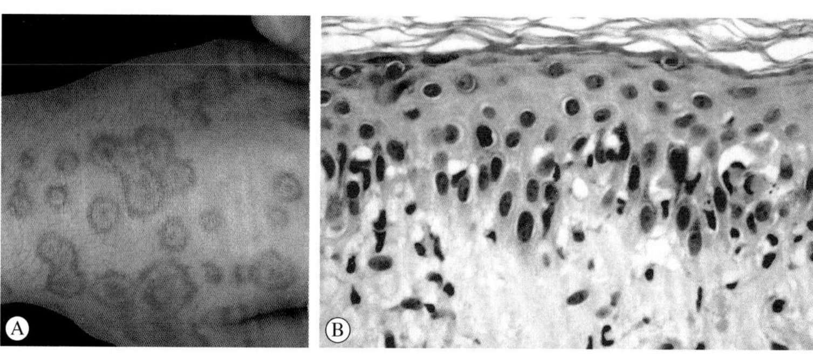

**图 0.16 界面皮炎，空泡型**。A. 多形红斑有靶样皮损。B. 真皮–表皮连接处空泡化伴有淋巴细胞外渗和数个坏死的角质形成细胞

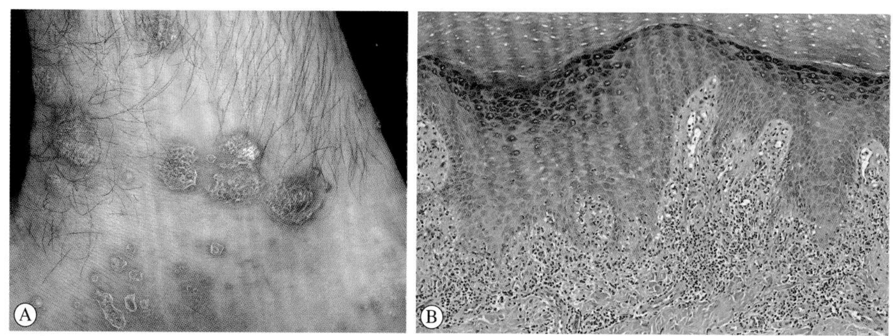

**图 0.17 界面皮炎，苔藓样型**。A. 扁平苔藓。B. 淋巴细胞带状浸润使真皮–表皮连接模糊不清以及锯齿状表皮增生和颗粒层增厚（Courtesy，Lorenzo Cerroni，MD.）

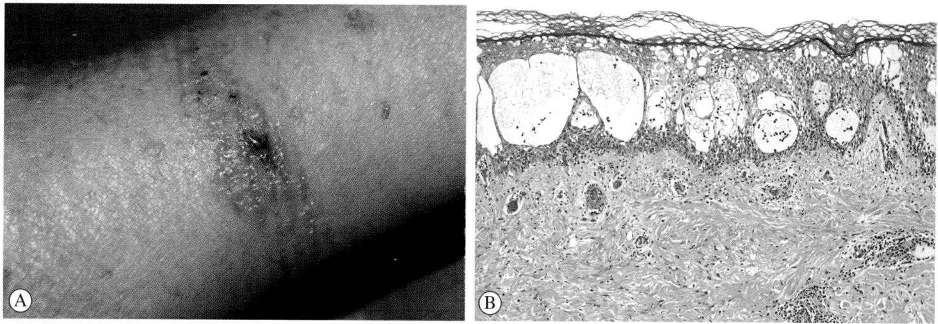

**图 0.18 海绵水肿性皮炎**。A. 暴露于毒葛引起的急性过敏性接触性皮炎；注意氧化树脂的区域呈黑色。B. 细胞间水肿和表皮内水疱形成。表皮和真皮内都能看到淋巴细胞（B，Courtesy，Lorenzo Cerroni，MD.）

炎、钱币状湿疹和脂溢性皮炎，所以这种病理模式并不具有特异性。海绵水肿也可能是其他病理模式中反应性的表皮改变（图 0.14）。

### 银屑病样皮炎

“银屑病样”模式是指一种规律的**表皮增生**（表皮突延长；图 0.14D）模式，见于银屑病和一些其他的慢性疾病。具有这种模式的疾病在临床上常表现为覆有鳞屑的增厚的丘疹和斑块（图 0.19）。银屑病样皮炎可以进一步分为仅有银屑病样改变或合并其他病理模式的疾病（银屑病样增生合并苔藓样改变；银屑病样增生合并海绵水肿）。

**假上皮瘤样增生**是指一种类似银屑病但是不规则的表皮和（或）附属器增生。它可能与多种皮肤刺激因素相关，比如长期摩擦或搔抓（如慢性单纯性苔藓，结节性痒疹），也可以出现在炎症、肿瘤或感染性皮肤病中（如肥厚型红斑狼疮、卤化物皮炎、着色芽生菌病）。

和海绵水肿性皮炎一样，银屑病样皮炎也是一个病理概念，不是特定的临床诊断，皮肤科医生看到银屑病样皮炎时需要考虑一系列具有这种共同组织病理表现的疾病。

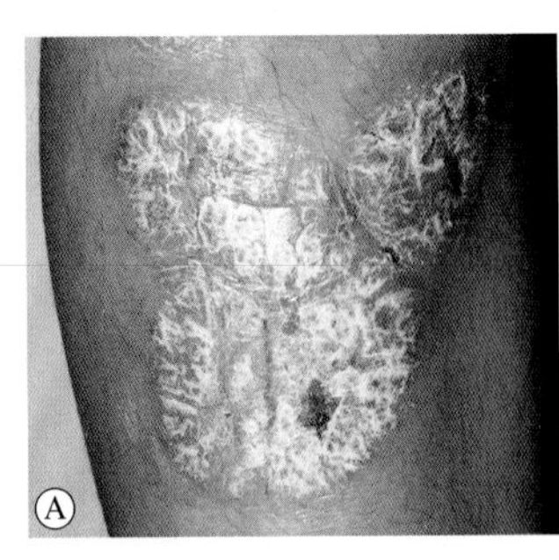


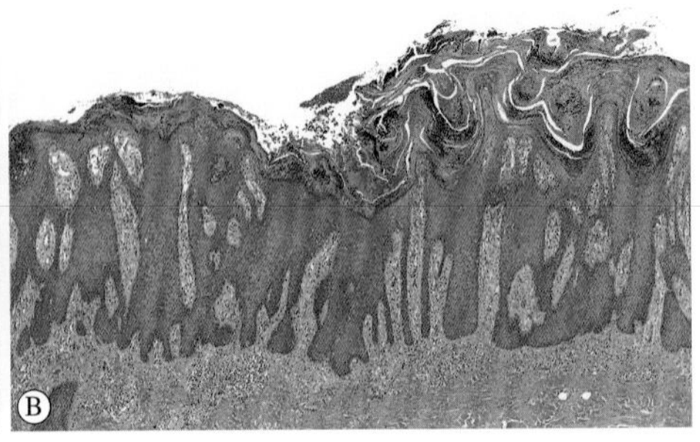


**图 0.19　银屑病样皮炎模式**。A. 寻常型银屑病的斑块及银白色鳞屑。B. 规则的表皮增生和真皮乳头延长，乳头上方表皮变薄，显著的融合性角化不全。角化不全代表肉眼可见的鳞屑的病理关联（A，Courtesy，Julie V Schaffer，MD；B，Courtesy，Lorenzo Cerroni，MD.）

### 水疱性或脓疱性皮肤病

#### 表皮内水疱（图 0-14E）

前文已提及海绵水肿引起表皮内水疱的概念，但其他不同机制的疾病也可以导致表皮内水疱和大疱的形成（如棘层松解、气球样变性、严重基底层空泡化、表皮下水肿）。**棘层松解**是指由于**桥粒**（细胞间连接）破坏引起角质形成细胞间的黏附丧失，导致表皮内水疱和大疱的形成（图 0.20）。

尽管棘层松解可以发生在表皮的任何层面，但通常根据水疱的位置可以推断潜在疾病。表皮浅层（角层下）的棘层松解最可能是落叶型天疱疮，而表皮深层的棘层松解则更可能是寻常型天疱疮。**气球样变性**是指由一些细胞毒因素（如疱疹病毒感染，药物反应）引起的细胞内水肿，表现为棘层角质形成细胞胞质丰富且淡染。严重的气球样变可导致角质形成细胞破裂，从而引起网状变性和表皮坏死。

很多感染性和非感染性皮肤病都可以形成脓疱（表皮内中性粒细胞聚集）。早期脓疱的中性粒细胞散在分布于表皮下层，随着病情的进展中性粒细胞聚集于表皮浅层和（或）角层下（图 0.21）。脓疱消退时，

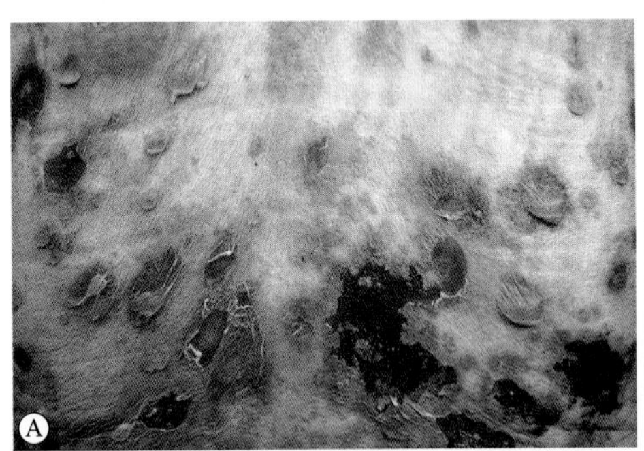


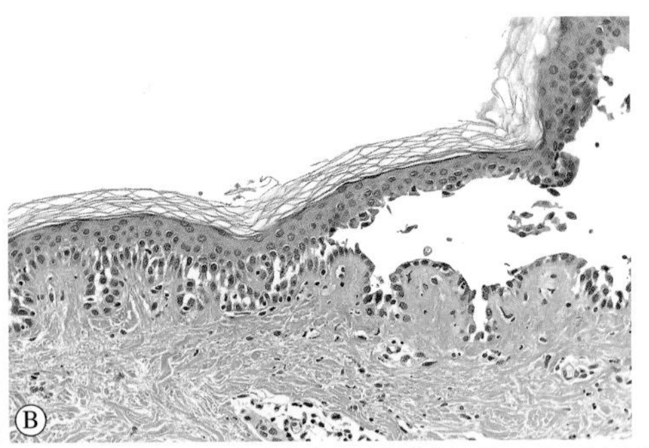


**图 0.20　表皮内大疱性皮肤病，棘层松解型**。A. 寻常型天疱疮的松弛水疱和糜烂。注意大疱内脓液的位置。B. 表皮下层的角质形成细胞失去细胞间黏附互相分离，形成表皮内水疱。（B，Courtesy，Lorenzo Cerroni，MD.）

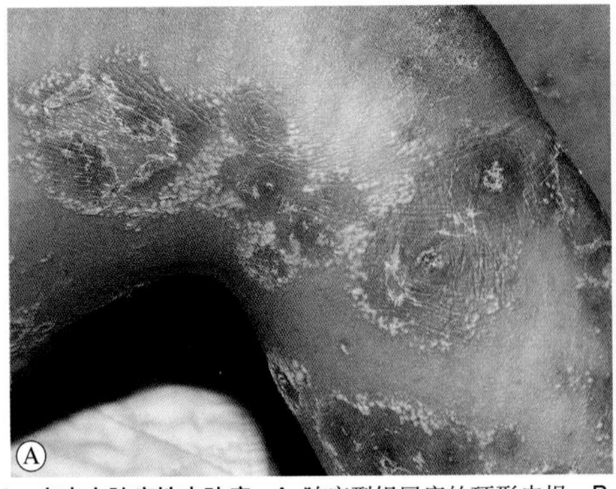


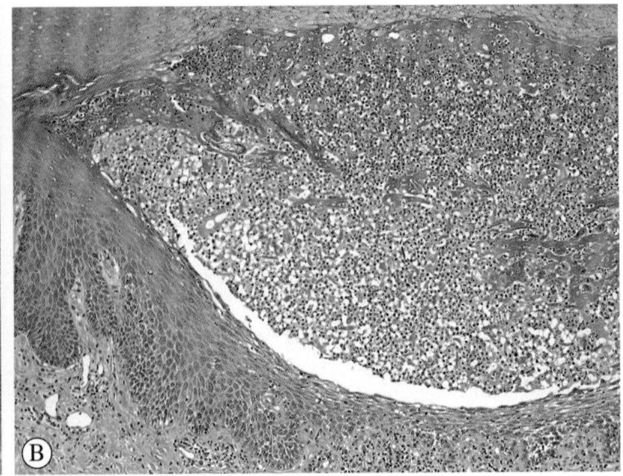


**图 0.21　表皮内脓疱性皮肤病**。A. 脓疱型银屑病的环形皮损。B. 角质层下方大量中性粒细胞聚集（A，Courtesy，Julie V Schaffer，MD；B，Courtesy，Lorenzo Cerroni，MD.）

可能会在角质层的鳞屑-痂中发现中性粒细胞或其残余部分。

在大疱性和脓疱性皮肤病中，自身免疫性或非自身免疫性机制（角层下脓疱病和IgA天疱疮）可能难以区分。直接和间接免疫荧光检查可用于明确疾病。

表皮下水疱（图0.14F）

此亚型中水疱或大疱在真皮-表皮连接处或黏膜的黏膜层和黏膜下层之间形成（图0.22）。这种裂隙可以由自身抗体靶向攻击真表皮连接处的特定成分引起（如大疱性类天疱疮和线状IgA大疱性皮病中的XVII型胶原），也可以由炎症性或毒性/代谢性刺激引起（如大疱性蜂窝织炎或迟发性皮肤卟啉病）。

表皮下水疱内的炎症细胞数量不等，对应的鉴别诊断也不同。例如迟发性皮肤卟啉症等疾病的典型改变中炎症很少，而大部分大疱性类天疱疮则含有大量的炎细胞，尤其是嗜酸性粒细胞。

因为各种大疱性疾病之间病理表现有重叠，所以最终的诊断必须依靠更多的信息，包括直接和间接免疫荧光、ELISA，当然还有临床病理联系。

**血管炎/假性血管炎**

**血管炎**是指血管被炎症破坏并最终导致纤维素沉积和（或）血栓形成（图0.14G）。血管炎的组织病理学分类需要依据受累血管大小（小、中或大血管；第24章）和导致病变的主要炎症细胞类型（中性粒细胞、淋巴细胞、嗜酸性粒细胞和组织细胞）。

最常见的皮肤血管炎模式是**白细胞碎裂性血管炎**（图0.23），由中性粒细胞介导，主要影响毛细血管后微静脉。白细胞碎裂性血管炎早期表现为循环免疫复合物沉积于血管壁内或周围并募集中性粒细胞；进一步导致**白细胞碎裂**（核破碎）和血管破坏，最后导致纤维素沉积。一些由白细胞碎裂性血管炎介导的慢性病如持久性隆起性红斑，可能会形成向心性纤维化。

**淋巴细胞性血管炎**这个概念比较少用，甚至一些学者认为这种说法有争议。但这个词可以用来描述由淋巴细胞介导的可能有血管壁纤维素样坏死的炎症过程。目前推测淋巴细胞性血管炎可能是冻疮、Sneddon综合征和急性痘疮样苔藓样糠疹（PLEVA）的发病机制，尽管后者缺乏纤维素样坏死（表24.2）。

**肉芽肿性血管炎**表现为血管壁内或周围有组织细胞浸润，合并纤维蛋白和（或）退行性变及坏死。与淋巴细胞性血管炎相类似，肉芽肿性血管炎见于少部分疾病，包括肉芽肿性多血管炎（旧称Wegener肉芽

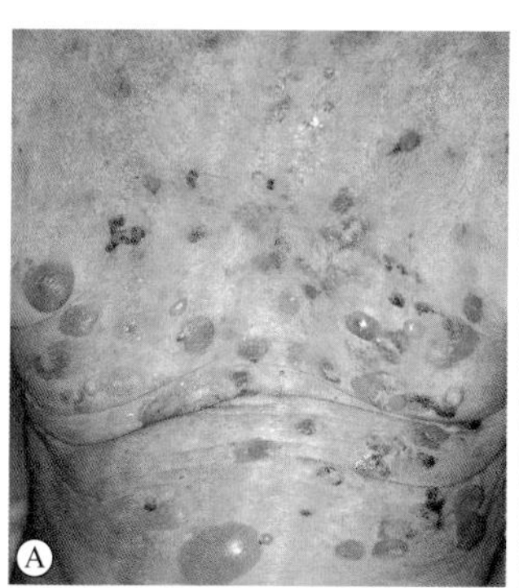


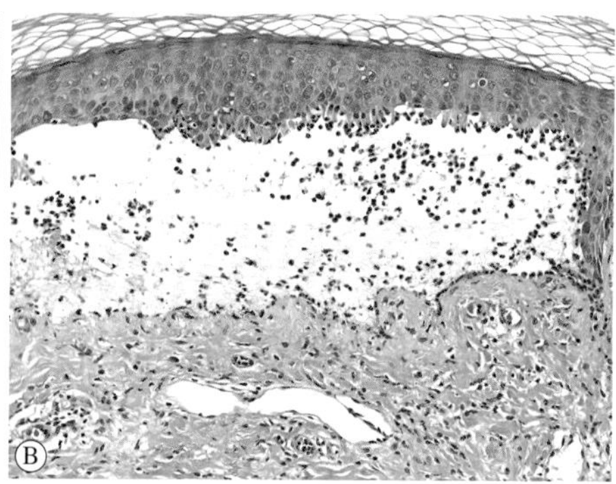


**图0.22 表皮下大疱性皮肤病**。A.大疱性类天疱疮的紧张大疱。B.表皮下大疱，疱腔内大量嗜酸性粒细胞（B，Courtesy，Lorenzo Cerroni，MD.）

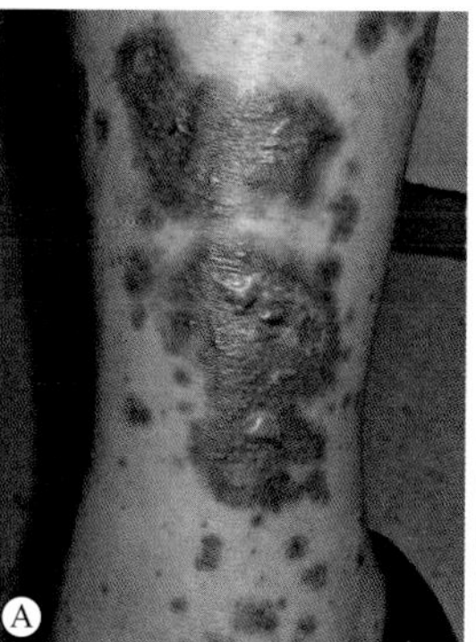


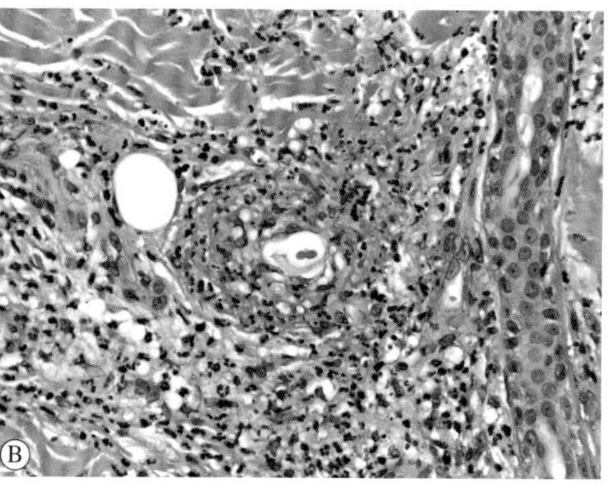


**图0.23 皮肤小血管血管炎**。A.下肢可触及的炎症性紫癜。B.血管周围和间质内中性粒细胞浸润伴有核尘。还能看到血管壁内和周围的纤维蛋白以及红细胞外溢（B，Courtesy，Lorenzo Cerroni，MD.）

肿）、嗜酸性肉芽肿性多血管炎（Churg-Strauss 综合征）和颞动脉炎。有时肉芽肿性血管炎也代表一些其他类型血管炎的终末阶段，如白细胞碎裂性血管炎或淋巴细胞性血管炎。

**中等血管皮肤血管炎**是指真皮-表皮连接处和（或）皮下脂肪间隔处血管的血管炎（图 0.24）。对于皮肤病理医生来说，结节性多动脉炎是这一分类中最常见的类型。颞动脉炎是一种累及大血管的血管炎，但是对于颞动脉炎皮肤科医生很少活检。

**假性血管炎**指一类异质性、非炎症性疾病，广义上属于**非炎症性紫癜**（导致出血的疾病）和**闭塞性血管病**（造成血管闭塞的疾病）（第 22 和 23 章）。许多闭塞性血管病是由栓子、血栓、血管痉挛、血管创伤继发的内膜增生或非炎症性血管壁损伤引起的。后者包括钙化、胆固醇栓子和淀粉样沉积。

### 结节性和弥散性皮炎

结节性皮炎在一定程度上与血管周围皮炎类似，但炎症浸润的范围更大并且融合成一个或多个真皮内结节（图 0.14H）。结节进一步扩大可以占据整个真皮层，形成弥散性模式（图 0.25）。

结节性和弥散性皮炎模式可以根据主要的炎症细胞类型进一步分类。以**组织细胞**浸润为主的模式称为**肉芽肿**。在**异物肉芽肿**中组织细胞形成特征性的多核形式，也就是所谓的异物巨细胞。其他两种多核巨细胞类型分别为**朗格汉斯型**和 **Touton 型**。没有任何一种巨细胞可以与某种疾病一一对应，但一种或多种上述多核细胞大量出现可能是一些疾病的特征（比如幼年黄色肉芽肿中特征性的 Touton 巨细胞）。

根据细胞成分以及其他特征，肉芽肿可以分为 4 种主要的病理类型（图 0.26）：

- **结核样肉芽肿（图 0.26A）**：由大量包括多核巨细胞在内的上皮样组织细胞组成，周围有致密的淋巴细胞和浆细胞浸润。也可见到有马蹄形核的**朗格汉斯型**多核巨细胞。这类肉芽肿与皮肤感染（如结核分枝杆菌）有关，也可见于面部播散性粟粒状狼疮。
- **结节病样肉芽肿（图 0.26B）**：由大量上皮样组织细胞构成，周围稀疏淋巴细胞或浆细胞浸润（即“裸结节”）。尽管可以见到多核巨细胞，但没有特定的细胞类型与结节病样肉芽肿相对应。
- **栅栏状（渐进性坏死性）肉芽肿（图 0.26C）**：由围绕中央着色深浅不一的变性胶原的栅栏状上皮样组织细胞构成。需要注意不是所有的栅栏样肉芽肿都有典型的栅栏样结构，事实上，

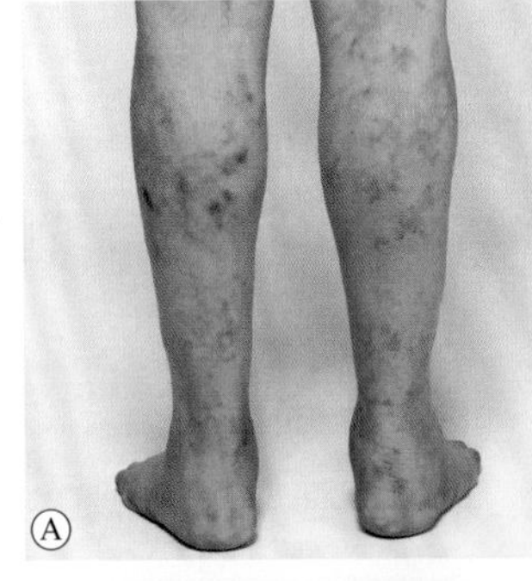


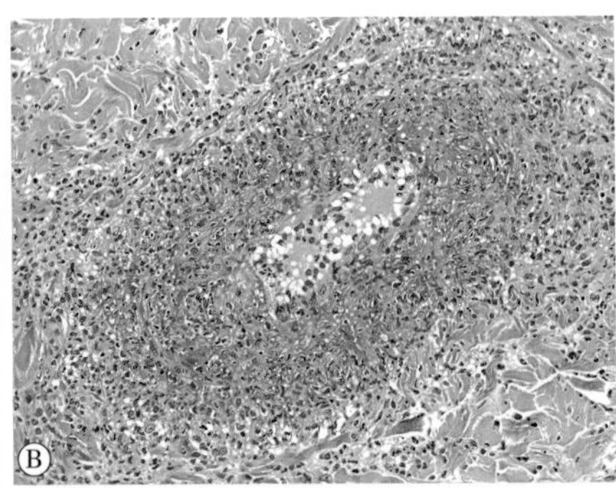


**图 0.24　中等血管血管炎**。A. 皮肤结节性多动脉炎的结节和网状青斑。B. 被炎症破坏的皮下小动脉，可见致密的炎症浸润，包括淋巴细胞、组织细胞和中性粒细胞，其间可见出血（A，Courtesy，David Wetter，MD；B，Courtesy，Lorenzo Cerroni，MD.）

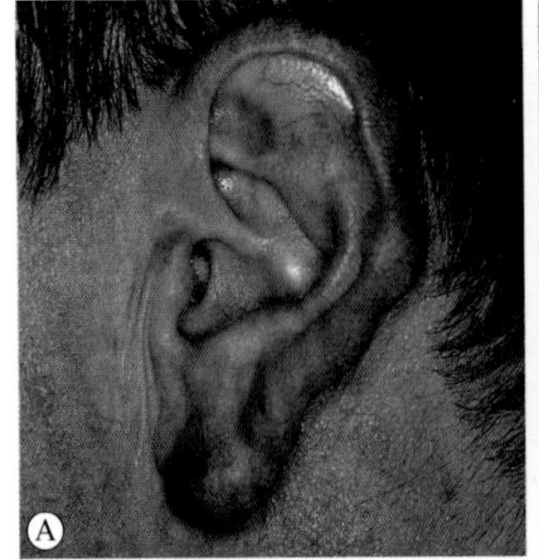


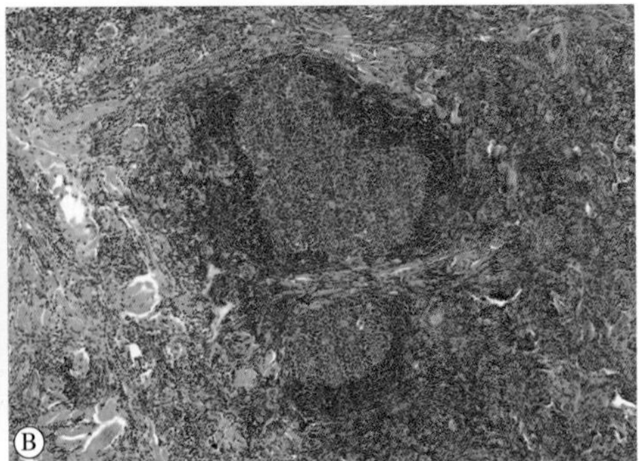


**图 0.25　结节性和弥散性皮炎，淋巴细胞性**。A. 皮肤淋巴样增生。耳垂是好发部位。B. 真皮内致密淋巴细胞浸润，可见淋巴滤泡及生发中心（B，Courtesy，James Patterson，MD.）

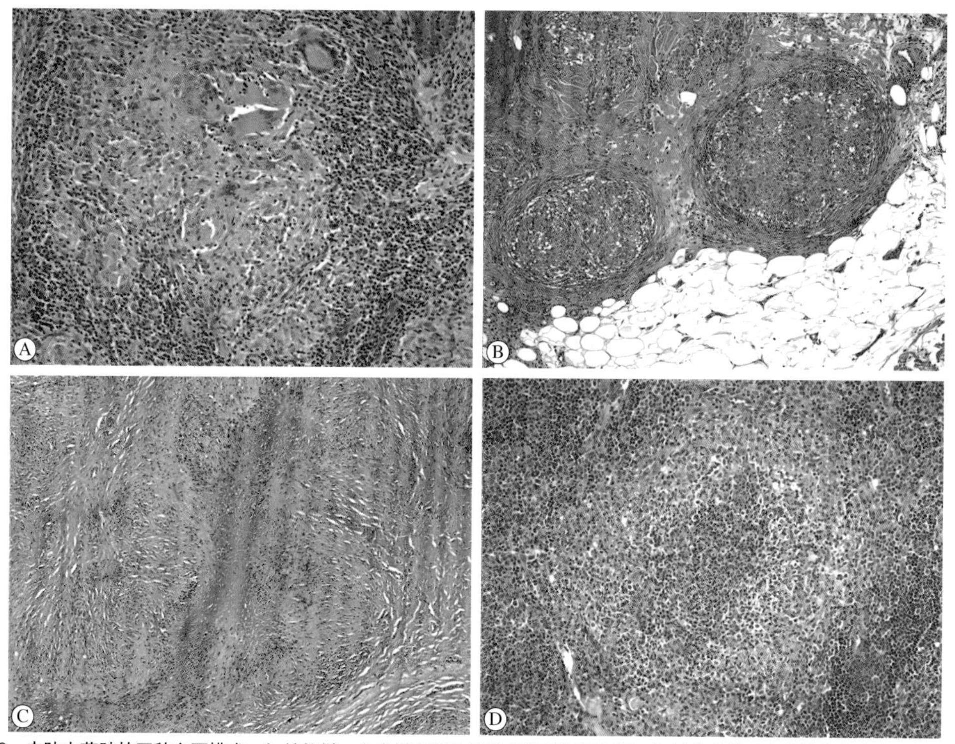

图 0.26 **皮肤肉芽肿的四种主要模式**。A. 结核样：上皮样肉芽肿周围有淋巴细胞浸润。B. 结节病样：上皮样肉芽肿周围少量淋巴细胞浸润。C. 栅栏状：肉芽肿中央胶原变性。D. 化脓性：肉芽肿内有致密中性粒细胞浸润（A-D，Courtesy，James Patterson，MD.）

组织细胞也可以在胶原束之间呈间质性分布（**间质性肉芽肿**）。

- **化脓性肉芽肿（图 0.26D）**：由大量上皮样组织细胞构成，上皮样组织细胞内可见中性粒细胞，有时上皮样组织细胞之间或周围也可出现中性粒细胞。化脓性肉芽肿可能由感染性因素或外源性物质引起。

所有的肉芽肿性浸润，尤其是结核样、结节病样和化脓性肉芽肿，均需通过特殊染色、免疫组化染色、组织培养、PCR 和（或）偏振光显微镜除外由感染和异物引起的肉芽肿。

主要由组织细胞构成的结节性和弥散性浸润模式可以进一步分为**朗格汉斯细胞**和**非朗格汉斯细胞组织细胞增生症**（第 91 章）。在朗格汉斯细胞组织细胞增生症中，主要浸润的细胞有肾形（豌豆形）核以及特征性免疫组化染色模式（S100 ＋、CD207 ＋和 CD1a ＋）。非朗格汉斯组织细胞则有一系列细胞学特点（空泡样、纺锤形、泡沫样、扇贝形、嗜酸性），包括多种多核巨细胞（Touton 型、朗格汉斯型、异物型）。有时组织细胞和巨细胞的胞质可呈均质的毛玻璃样。这些细胞免疫组化染色通常为 S100 －、CD1a －和 CD68 ＋（一种组织细胞的非特异标记）。非朗格汉斯细胞不同的组织病理学特点可能与它们在肉芽肿中发挥不同的生理学功能有关[30]。

**黄色瘤**由载脂巨噬细胞（lipophages）（富含脂质的泡沫细胞）在真皮内聚集形成（第 92 章）。皮损的颜色（黄色）可能是因为真皮内的脂质（图 0.27）。皮肤黄色瘤有很多类型，包括泛发性丘疹（**发疹性黄瘤**）、结节（**结节性黄瘤**或**腱黄瘤**）和斑块（**睑黄瘤**、**掌黄瘤**）。

### 毛囊炎和毛囊周围炎

毛囊炎（一个毛囊的炎症）是指毛囊壁或毛囊内有炎细胞浸润（图 0.14I）。毛囊周围炎是指毛囊附近的真皮有类似细胞浸润。毛囊炎可以由感染（细菌、真菌、病毒、蠕形螨）、药物、堵塞或其他不明原因（如嗜酸性毛囊炎）引起。

毛囊炎（和毛囊周围炎）的分类依据炎细胞类型（淋巴细胞、中性粒细胞或嗜酸性粒细胞）、潜在的病

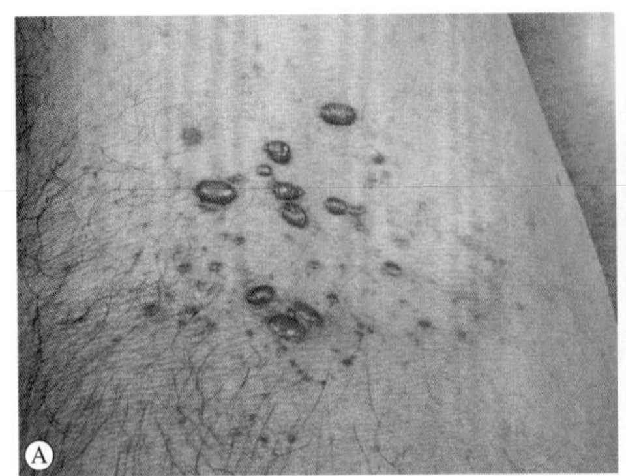

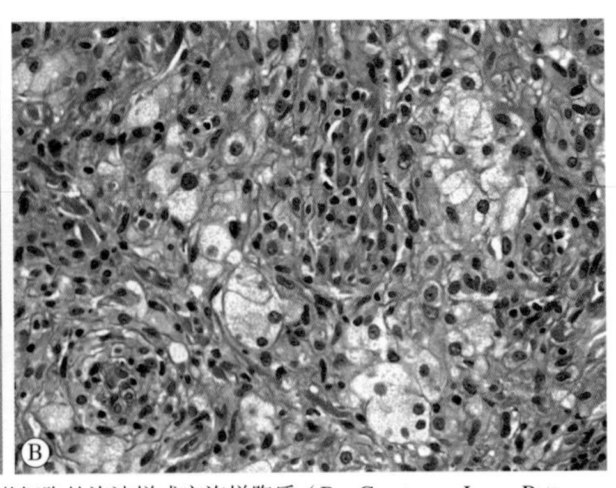

**图 0.27 黄色瘤**。A. 黄红色发疹性黄瘤。B. 真皮内可见含脂质巨噬细胞的泡沫样或空泡样胞质（B，Courtesy，James Patterson，MD.）

理改变的本质（如皮肤癣菌感染）、病程（急性或慢性）和毛囊受累的部位。如果炎症很严重和（或）毛囊球部的表皮干细胞受到不可逆性损伤，则会造成永久性“瘢痕性脱发”（图 0.28）。

### 纤维化 / 硬化

纤维化是指胶原生成异常导致的一系列病谱性疾病，主要与外伤或结缔组织病相关（图 0.14J）。在组织病理学上，这种模式包括：①真皮（有时累及皮下）内出现异常纤维组织伴成纤维细胞增多及不易发现的胶原增加（**纤维化**）；②异常增宽，均质、红染的胶原纤维间混有少量成纤维细胞（**硬化**）。前者见于肾源性系统性纤维化，后者见于硬斑病（图 0.29）或系统性硬化病。这两种模式代表了病谱的两端并且可以重叠出现。

### 脂膜炎

脂膜炎是指皮下组织的炎症（图 0.14K、L），包括很多疾病（第 100 章）。对于临床医生和皮肤病理医生来说脂膜炎的诊断比较困难，因为它的临床表现不特异，组织病理改变也没有特异性且会随时间而改变。由于皮损窄且外观表浅，加之操作时钳子的过度挤压，活检标本往往不够深或不完整，从而进一步增加了明确诊断的难度。

脂膜炎分类的关键性的第一步就是确定细胞浸润的主要部位（图 0.30 和 0.31），是脂肪小叶还是小叶间隔受累。第二步，评估是否合并血管炎，如果有血管炎则需要明确受累血管的大小和类型。

对脂膜炎来说，明确炎症浸润的类型和程度以及脂肪坏死模式的特征很关键。以最常见的脂膜炎结节性红斑为例，疾病早期主要是急性炎症细胞（尤其是中性粒细胞）浸润，但在疾病的晚期则变成慢性炎症细胞（淋巴细胞、组织细胞和浆细胞；图 0.30）为主的浸润。如果发现单核细胞，则需要评估细胞是否有异型性，因为皮下脂膜炎样 T 细胞淋巴瘤可以模仿脂膜炎的炎症性表现。还需要注意脂肪坏死的特征，比如狼疮性脂膜炎的玻璃样变，胰腺性脂膜炎嗜碱性皂化（图 0.31）或脂肪皮肤硬化症的假性脂膜变性。

和肉芽肿性浸润一样，脂膜炎也需要特殊染色和

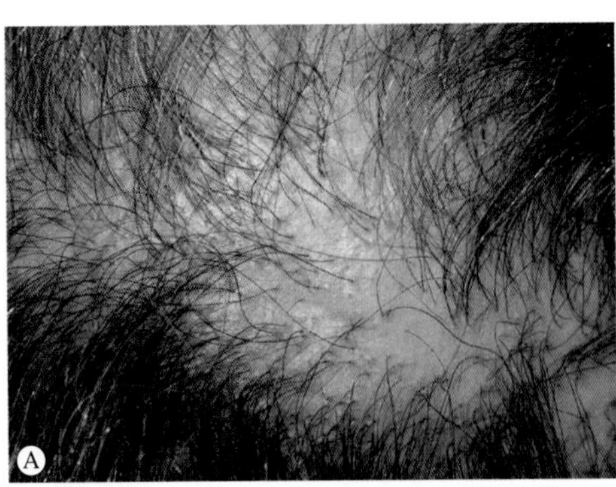

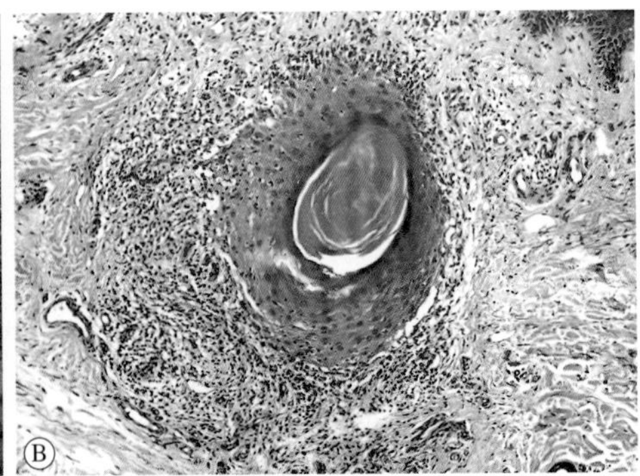

**图 0.28 瘢痕性脱发**。A. 毛发扁平苔藓的瘢痕性脱发，毛囊周围炎症性环状紫红色斑。B. 毛囊周围带状淋巴细胞浸润，伴表皮外毛根鞘基底层空泡样变

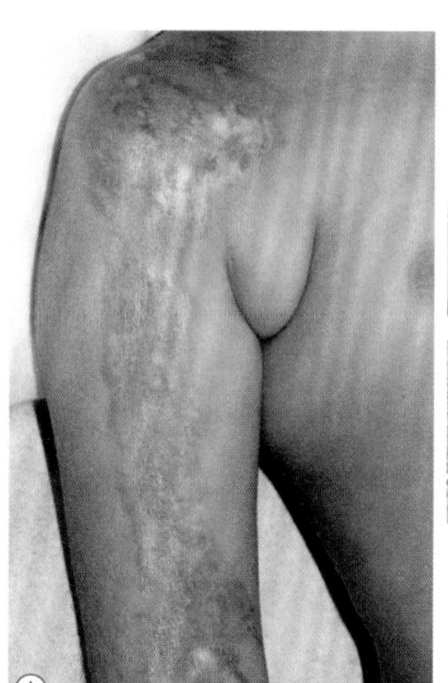
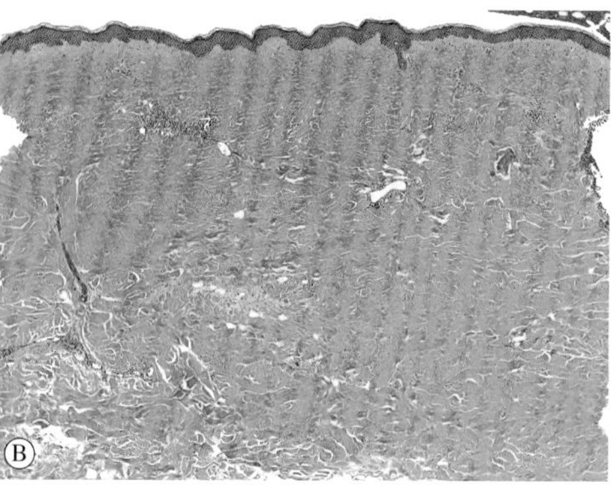

**图 0.29 硬化**。A. 上肢的线状硬斑病。B. 胶原束增宽、透明样变，附属器消失，少量炎症细胞浸润（A，Courtesy，Julie V Schaffer，MD；B，Courtesy，Lorenzo Cerroni，MD.）

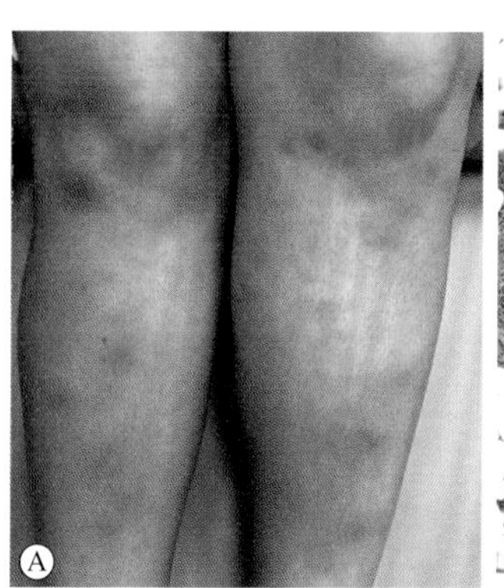
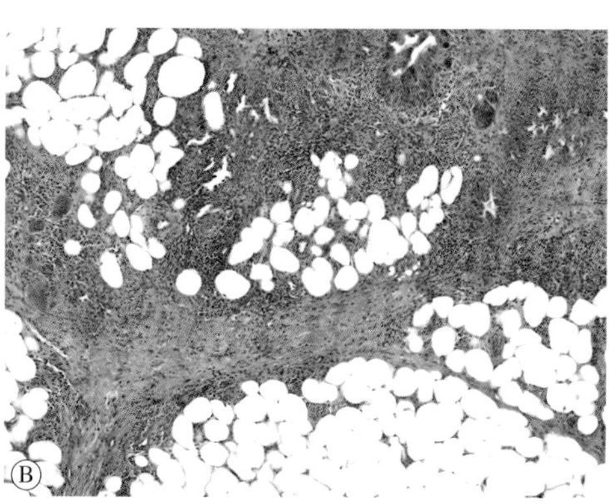

**图 0.30 间隔性脂膜炎**。A. 结节性红斑胫前多发的粉红色至紫红色结节及消退期淤青样改变。B. 以间隔性肉芽肿性浸润为主，可见 Miescher 肉芽肿形成（A，Courtesy，Julie V Schaffer，MD；B，Courtesy，James Patterson，MD.）

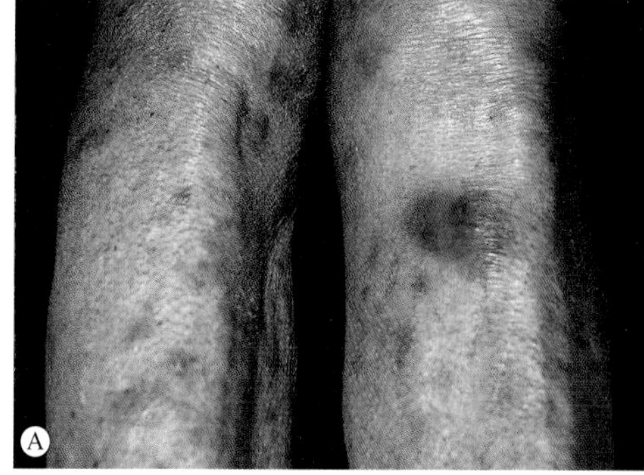
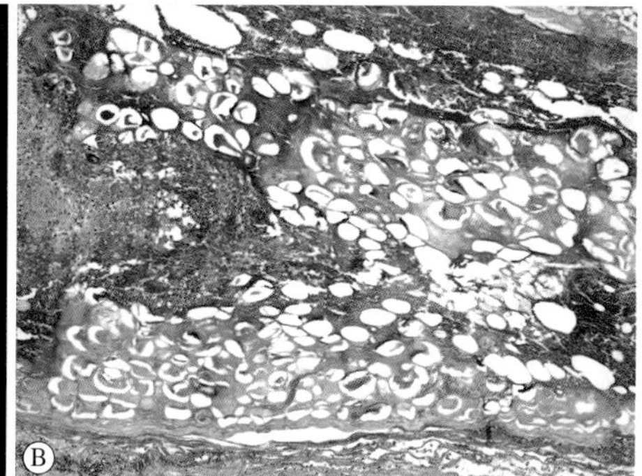

**图 0-31 小叶性脂膜炎**。A. 胰腺性脂膜炎。B. 化脓性小叶性脂膜炎，脂肪酶引起的特征性脂肪坏死（A，Courtesy，Kenneth Greer，MD；B，Courtesy，James Patterson，MD.）

偏振光显微镜来排除感染和异物。

## 隐形皮肤病

有时某种皮肤病缺乏能够立即识别的病理模式，我们称之为"隐形皮肤病"（表 0.11）。站在皮肤病理医生的角度来看，这些疾病可能有其临床表现，但病理检查几乎没有异常（镜下表现与正常皮肤无明显差异）[31]。

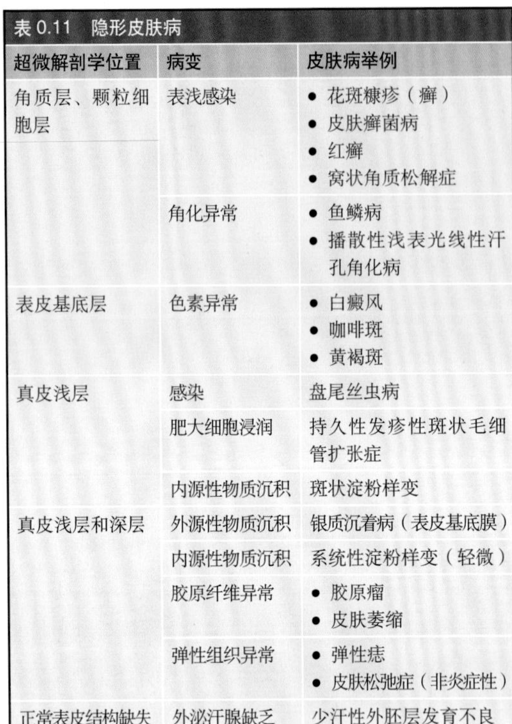

表 0.11 隐形皮肤病

| 超微解剖学位置 | 病变 | 皮肤病举例 |
|---|---|---|
| 角质层、颗粒细胞层 | 表浅感染 | • 花斑糠疹（癣）<br>• 皮肤癣菌病<br>• 红癣<br>• 窝状角质松解症 |
| | 角化异常 | • 鱼鳞病<br>• 播散性浅表光线性汗孔角化病 |
| 表皮基底层 | 色素异常 | • 白癜风<br>• 咖啡斑<br>• 黄褐斑 |
| 真皮浅层 | 感染 | 盘尾丝虫病 |
| | 肥大细胞浸润 | 持久性发疹性斑状毛细管扩张症 |
| | 内源性物质沉积 | 斑状淀粉样变 |
| 真皮浅层和深层 | 外源性物质沉积 | 银质沉着病（表皮基底膜） |
| | 内源性物质沉积 | 系统性淀粉样变（轻微） |
| | 胶原纤维异常 | • 胶原瘤<br>• 皮肤萎缩 |
| | 弹性组织异常 | • 弹性痣<br>• 皮肤松弛症（非炎症性） |
| 正常表皮结构缺失 | 外泌汗腺缺乏 | 少汗性外胚层发育不良 |

这些“隐形皮肤病”包括：①病理改变轻微且需要特殊染色的疾病（如没有明显纤维化或硬化的弹力纤维或胶原纤维的病变）（图 0.32）；②病理改变呈灶状，需要连续多次切片才能发现病理改变的疾病（如结节性多动脉炎）；③需要准确的临床信息和临床病理相结合才能得出诊断的疾病（如白癜风，黑变病，持久性发疹性斑状毛细血管扩张症）。

由于“隐形皮肤病”的病理改变轻微，所以需要仔细的分析。这就需要逐层（角质层、表皮、真皮乳头、真皮网状层、皮下组织、附属器）寻找诊断线索并结合特殊染色和免疫组化染色。表面上看起来隐形的皮肤病可能是由于活检部位选择不当或是组织标本处理不当造成的，要记住这一点。

## 皮肤内物质沉积

有时与正常皮肤组织不同的外源性或代谢性物质会沉积在皮肤内，这些物质可以通过病理检查发现。一部分患者体内可以发现异常内源性物质沉积，比如痛风石中的尿酸或是潜在的浆细胞病引起的轻链淀粉样蛋白沉积，有时也可以发现外源性物质人为或意外注射入皮肤内（如美容填充物质、文身色素）。这些物质可以在真皮和（或）皮下脂肪内聚集。一些物质沉积可能会局限于皮肤附属器，比如银质沉着病患者体内的银。偏振光或暗视野显微镜（光线以非垂直的角度射入组织）可能有助于鉴定外源性物质。

一些物质沉积会形成肉芽肿性炎症反应（第 94 章），而有些物质却完全不引起任何反应。沉积物可以通过显微镜检查发现，但有些物质可能在标本处理过程中消失（如硅沉着病），仅遗留特征性的“空隙”来提示临床上可能曾有物质沉积。根据对沉积物性质的推断，特殊染色有助于准确诊断。

## 组织学染色

皮肤病理学的标准染色是**苏木精和伊红**，即“HE”染色。这种染色可以产生固定的模式，即嗜碱性结构（细胞核和表皮颗粒层）被苏木精染成蓝紫色，嗜酸性结构（细胞质、胶原、肌肉、神经和纤维蛋白）被伊红染成粉红色。

单用 HE 染色就可以对很多皮肤病做出组织病理学诊断，有些疾病则需要加用特殊染色来得出诊断[32]。比如弹力纤维，除非有紫外线照射或钙质沉积引起明显的改变，否则 HE 染色是不着色的，需要加用 Verhoeff-van Gieson 等特殊染色来明确这些纤维蛋白的病变（如皮肤松弛症；图 0.32）。同样，特殊染色也可以识别感染性物质，比如 Brown-Brenn 染色（改良的革兰染色）可以使细菌着色，过碘酸希夫（PAS）或 Grocott 六胺银染色可以使真菌着色，Ziehl-Neelsen 或 Fite 染色可以使分枝杆菌着色（图 0.32）。还有一些特殊染色可以确定浸润的细胞类型，比如吉姆萨或氯乙酸酯酶可以使肥大细胞着色。表 0.12 列出了更多皮肤病理学常用的组织化学（“特殊”）染色。

## 免疫组织化学检查

**免疫组织化学**（immunohistochemistry，IHC）是指使用免疫技术识别 HE 染色看不到的细胞抗原（蛋白）。它利用了生物体内抗体特异性结合抗原的原则。有很多方法可以观察到这种抗原-抗体反应，最常用的是将抗体与一种酶结合，当它们与组织中特定的抗原结合后，这种酶就可以催化显色反应。基于之前的免疫过氧化物酶技术，目前使用的酶通常是过氧化物酶。

虽然 IHC 最常用于诊断肿瘤中的细胞谱系，但也可以用来评估肿瘤的生物学行为和鉴定常规 HE 染色不可见或不明显的特殊病原体（图 0.33）[33-34]。IHC 也是一种可以明确生物体内特殊生物标记和蛋白分布与位置的研究工具。近年来，IHC 开始用于证实特殊

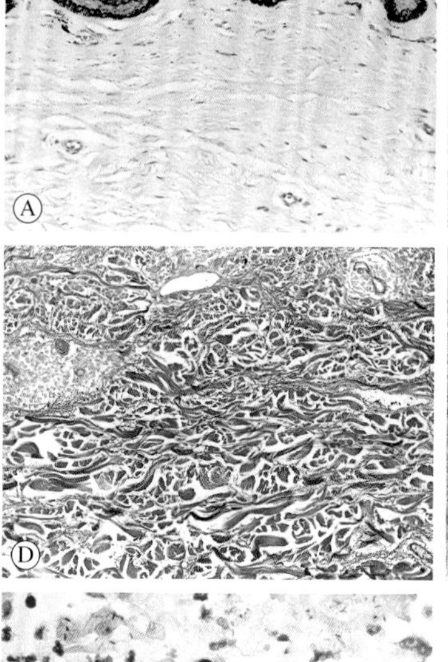
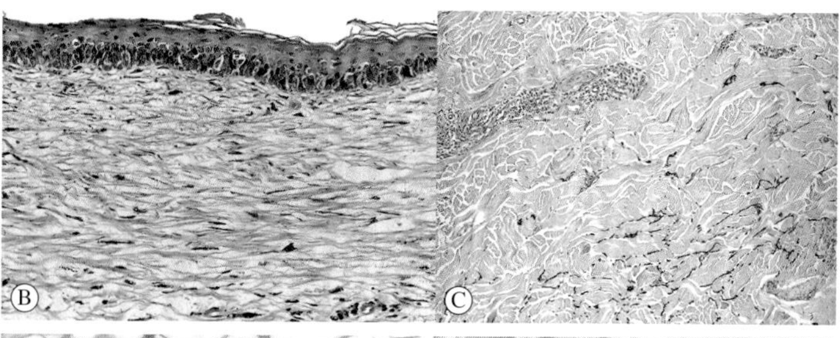
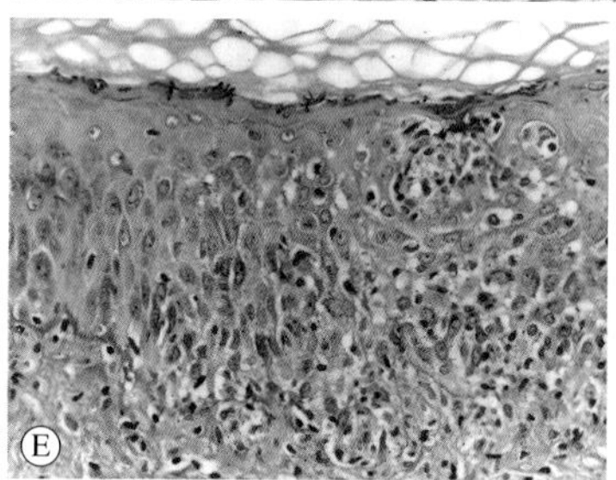
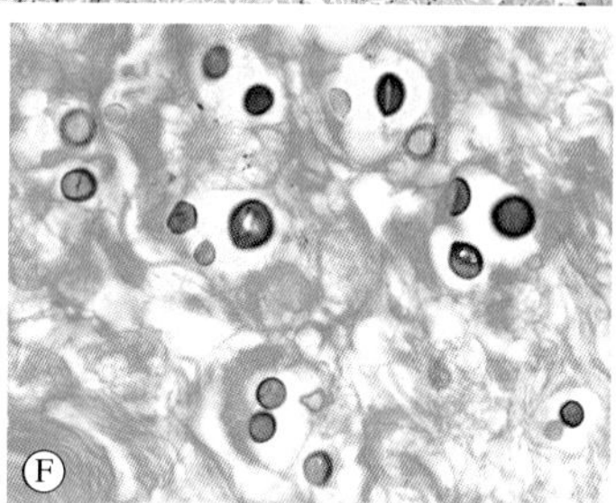
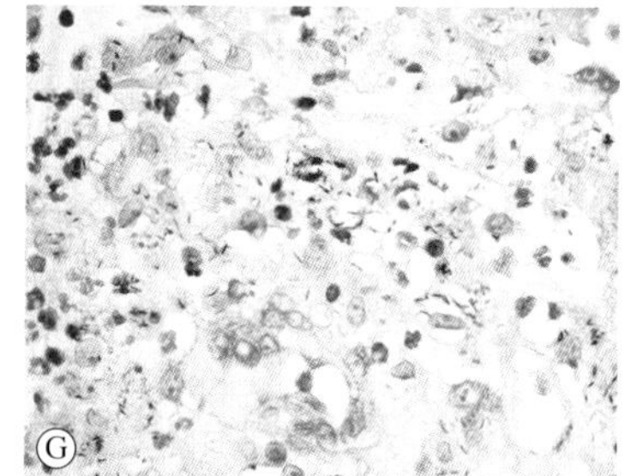

**图 0.32 组织化学染色范例**。通常组织化学染色可以显示 H&E 染色不易观察到的结构和物质（如色素、结缔组织、微生物）。A. 生殖器黑变病：表皮基底层黑素增加（黑色），Fontana-Masson 染色。B. 紫癜：真皮内巨噬细胞内的铁（含铁血黄素）（蓝色），普鲁士蓝染色（Perls 铁染色）。C. 皮肤松弛症：真皮内弹力纤维几乎消失（左上），与右下正常弹力纤维对比（黑色），地衣红弹力纤维染色。D. 网状红斑性黏蛋白沉积症：真皮内黏蛋白增加（蓝色），胶体铁染色。E. 皮肤癣菌病：角质层内真菌菌丝（紫红色），PAS 染色（注意基底膜带也着色）。F. 真皮内新型隐球菌酵母相（黑色），Grocott 六胺银染色。G. 皮肤结核：肉芽肿性浸润内可见分枝杆菌（紫红色），Fite 染色（改良的抗酸染色）（A –F，Courtesy，Lorenzo Cerroni，MD；G，Courtesy，Karen Warschaw，MD.）

**表 0.12 皮肤病理学常用特殊染色**

| 染料 | 着色结构 | 颜色 | 应用 |
|---|---|---|---|
| 阿辛蓝（pH2.5） | 酸性黏多糖 | 淡蓝色 | 黏蛋白（表 46.1）<br>红斑狼疮 |
| 阿辛蓝（pH0.5） | 硫酸黏多糖<br>（肝素，硫酸软骨素） | 蓝色 | 乳房外 Paget 病<br>黏蛋白沉积症 |
| 氯乙酸酯酶（Leder） | 髓细胞和肥大细胞 | 红色 | 嗜中性皮病<br>恶性髓系肿瘤<br>肥大细胞增多症 |
| 胶体铁 | 酸性黏多糖 | 蓝色 | 黏蛋白<br>红斑狼疮<br>乳房外 Paget 病 |
| 刚果红 | 淀粉样物质 | 红色，偏振时为绿色 | 淀粉样变，皮肤或系统性 |
| 结晶紫 | 酸性黏多糖和淀粉样物质 | 蓝色背景中变成紫色 | 黏蛋白<br>淀粉样变 |
| 菲特-法拉科（Fite-Faraco） | 麻风分枝杆菌<br>结核分枝杆菌<br>MOTT（非结核分枝杆菌） | 红色 | 麻风（Hansen 病）<br>皮肤结核<br>非典型分枝杆菌病 |

表 0.12 皮肤病理学常用特殊染色（续表）

| 染料 | 着色结构 | 颜色 | 应用 |
|---|---|---|---|
| 韦塔纳–麦森（Fontana-Masson）（嗜银染色） | 黑色素 | 黑色 | 区分铁和黑色素<br>药物诱发的颜色改变（如米诺环素）<br>评估白癜风 |
| 吉姆萨 | 细胞核，微生物 | 蓝色 | 利什曼病<br>组织胞浆菌病<br>腹股沟肉芽肿 |
| | 肥大细胞颗粒 | 紫色 | 荨麻疹<br>肥大细胞增多症 |
| Grocott 六胺银 | 真菌细胞壁 | 黑色 | 真菌感染 |
| 革兰（Brown-Brenn） | 革兰氏阳性菌 | 蓝色 | 细菌感染 |
| | 革兰氏阴性菌 | 红色 | 细菌感染 |
| Masson 三色 | 平滑肌 | 粉红色 | 区别平滑肌瘤和皮肤纤维瘤及神经肿瘤 |
| | 胶原 | 蓝色 / 绿色 | 评估真皮胶原特征，如穿通性疾病 |
| 黏蛋白胭脂红 | 上皮黏蛋白（酸性或中性黏多糖） | 红色 | 通常用于唾液黏蛋白（如腺癌、Paget 病）和隐球菌荚膜 |
| 髓过氧化物酶 | 未成熟髓细胞 | 橙色 | 白血病浸润（髓系白血病） |
| 地衣红（酸性地衣红–吉姆萨） | 胶原 | 粉红色 | 弹性组织疾病（如 PXE、皮肤松弛症） |
| | 弹性纤维 | 暗褐色 | |
| | 肌肉和神经 | 黄色 | |
| Pagoda | 淀粉样物质 | 橙色 | 淀粉样变 |
| 过碘酸希夫（PAS） | 糖原，真菌细胞壁，中性黏多糖，纤维蛋白，基底膜，许多透明细胞肿瘤 | 红色 | 真菌感染<br>盘状红斑狼疮（增厚的基底膜带）<br>迟发型皮肤卟啉病（增厚的血管壁） |
| Perls 铁（普鲁士蓝） | 含铁血黄素<br>三价铁 | 蓝色 | 识别色素中的铁 |
| 苏丹黑 | 脂肪（冰冻切片或福尔马林固定的未处理组织） | 黑色 | 黄色瘤<br>贮积病（如 Fabry 病） |
| 苏丹橙 | 脂肪（冰冻切片或福尔马林固定的未处理组织） | 橙色 | 黄色瘤<br>贮积病 |
| 硫磺素 T | 淀粉样物质 | 荧光显微镜下黄绿色荧光 | 淀粉样变 |
| 金胺 O | 抗酸杆菌 | 荧光显微镜下黄红色荧光 | 分枝杆菌感染 |
| 甲苯胺蓝 | 酸性黏多糖和肥大细胞颗粒 | 紫色 | 肥大细胞增多症 |
| Verhoeff-van Gieson 或 Weigert | 胶原 | 粉色至红色 | 弹性组织疾病（如 PXE、皮肤松弛症、真皮中层弹性纤维溶解、获得性皮肤松弛症） |
| | 弹力组织 | 黑色 | |
| | 肌肉和神经 | 黄色 | |
| von Kossa | 钙盐 | 黑色 | 钙质沉积症<br>PXE（草酸盐可能不着色）<br>钙超敏反应 |
| Warthin-Starr（改良的 Steiner） | 细菌 | 黑色 | 腹股沟肉芽肿<br>梅毒（及其他螺旋体疾病）<br>鼻硬结病<br>杆菌性血管瘤病 |
| Ziehl-Neelsen | 抗酸杆菌 | 红色 | 分枝杆菌感染 |

括号中为其他名称。
其中一些特殊染色正在被免疫组化（IHC）染色替代，比如亲脂素免疫组化染色可替代苏丹黑或苏丹橙染色。PXE，弹性假黄色瘤

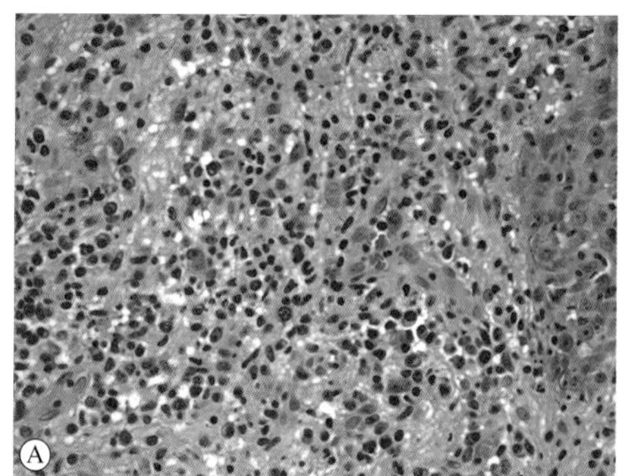

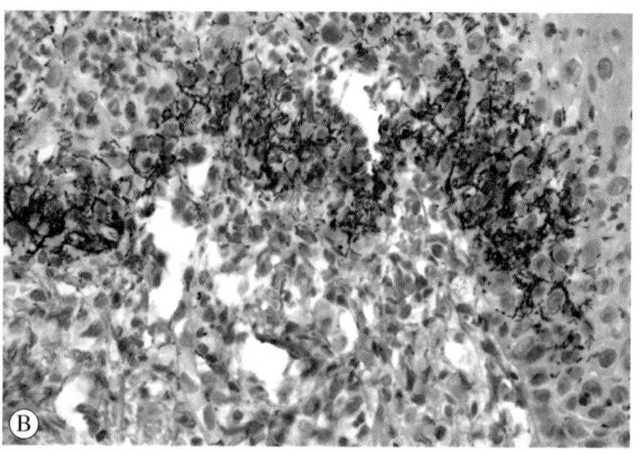

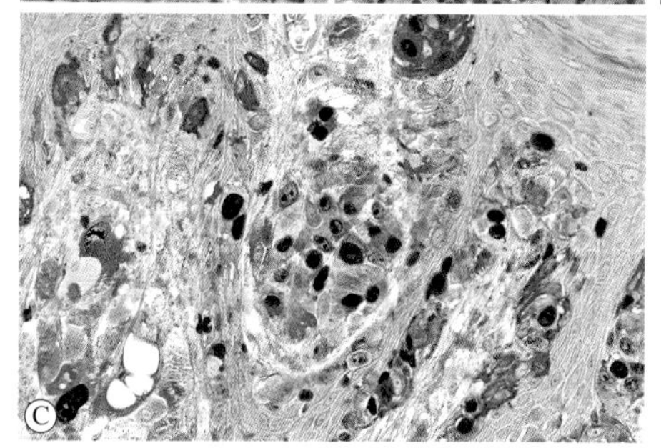

**图 0.33 免疫组化染色应用范例**。A. 真皮内淋巴细胞和浆细胞浸润（HE 染色）。B. 相同区域内使用识别螺旋体抗原的抗体染色发现大量病原体（棕色）确诊梅毒。C. 结合两种不同颜色的染料突出黑素细胞（Meland-A，红色），增殖指数升高（Ki-67，棕色）（A、B，Courtesy，James Patterson，MD；C，Courtesy，Whitney A High，MD.）

药物的靶抗原（如阿仑单抗的靶抗原 CD52）。

理性、合理使用 IHC 对皮肤病理检查有非常重要的诊断价值，但如果盲目或过度使用则会导致误诊以及经济损失。使用 IHC 时需要考虑以下重要的因素：①某种细胞类型几乎没有特异性抗体，则需要使用一组抗体进行检查从而避免得出不成熟、不全面或错误的结论；②要提前思考鉴别诊断才能选出合适的抗体；③没有任何一种抗体可以明确区分肿瘤的良恶性（尽管通常增殖指数升高或某种蛋白的异常表达支持恶性诊断）。

皮肤病理学最常用的抗体，其对应的抗原以及阳性时提示的疾病参见表 0.13。当你在本书其他部分看

**表 0.13 皮肤病理学最常用的免疫组化（IHC）染色**

| 标记物 | 定义 / 主要表达细胞 | 注释 |
|---|---|---|
| **诊断表皮肿瘤的标记物** | | |
| 亲脂素 | 标记细胞内多房状脂质沉积 | 诊断皮脂腺分化的肿瘤 |
| Bcl2 | 一种癌基因生成的抗凋亡蛋白<br>表皮基底层（和淋巴样细胞；见下文） | 区分基底细胞癌（弥漫着色）和毛发上皮瘤（最外层 / 基底层着色） |
| Ber-EP4 | 细胞黏附中的跨膜糖蛋白<br>广泛分布于上皮细胞中 | 区别基底细胞癌（＋）和其他表皮基底样肿瘤（－） |
| CEA（癌胚抗原） | 在从胃肠道至皮肤附属器等多种上皮细胞中表达 | 强调表皮肿瘤的导管分化<br>鉴别良恶性附属器肿瘤 |
| CK5/6 | 中等大小的碱性角蛋白<br>复层鳞状上皮的基底层和外泌汗腺及顶泌汗腺管腔的肌上皮细胞 | 梭形细胞鳞状细胞癌<br>肌上皮瘤 |
| CK20 | 低分子量细胞角蛋白<br>单层上皮和 Merkel 细胞 | Merkel 细胞癌最特异标记物（尤其是结合 TTF1 染色阴性时）<br>不同类型腺癌的皮肤转移 |
| EMA（上皮基底膜抗原） | 高分子量跨膜糖蛋白<br>多种上皮细胞 | 强调外泌汗腺和顶泌汗腺的管腔分化（良性和恶性）<br>大部分皮脂腺染色阳性<br>神经束膜细胞 |

| 表 0.13　皮肤病理学最常用的免疫组化（IHC）染色（续表） | | |
|---|---|---|
| 标记物 | 定义 / 主要表达细胞 | 注释 |
| GCDFP-15（巨囊性病液状蛋白 -15） | 顶泌汗腺、外泌汗腺（可变的）、小涎腺、支气管腺、乳房化生上皮、皮肤良性汗腺肿瘤和下颌下腺浆液细胞表达的糖蛋白 | 转移的乳腺癌<br>伴顶泌汗腺分化的汗腺肿瘤 |
| MNF-116 | 与一部分细胞角蛋白表位相同（CK5、6、8、17，可能还有 CK19） | 梭形细胞鳞状细胞癌<br>附属器癌和未分化癌 |
| p63 | 与 p53 同源的转录因子<br>表皮基底层和皮肤附属器及肌上皮细胞 | 肌上皮肿瘤<br>区别原发皮肤腺癌（＋）和内脏腺癌皮肤转移（－） |
| 泛角蛋白 AE1/AE3 | 高低分子量混合的细胞角蛋白 | 筛查表皮来源的肿瘤<br>鳞状细胞癌阳性 |
| **黑素细胞及神经来源肿瘤标记物** | | |
| S100 | 低分子量钙结合蛋白家族<br>神经嵴来源的细胞（黑素细胞、施万细胞、胶质细胞）、软骨细胞、脂肪细胞、巨噬细胞、朗格汉斯细胞、树突状细胞<br>部分乳腺上皮细胞 | 黑素细胞痣和黑色素瘤<br>梭形细胞 / 促结缔组织增生性黑素瘤最敏感的标记物<br>恶性外周神经鞘瘤和透明细胞肉瘤（柔软部分为黑色素瘤） |
| Melan-A（MART-1） | 黑素体基质蛋白 pmel17/gp100 的功能蛋白<br>T 细胞识别的黑素细胞（和黑色素瘤细胞）抗原 | 黑素细胞痣和黑色素瘤<br>日光损伤皮肤内含黑素小体的角质形成细胞<br>皮肤 PEComas |
| HMB45 | 黑素前体和黑素小体（pmel17/gp100）中的糖蛋白<br>合成黑素的黑素细胞 | 黑素细胞痣和黑色素瘤（特异性高）<br>良性肿瘤中真皮表浅部位显色<br>含黑素小体的角质形成细胞<br>皮肤 PEComas |
| MITF（小眼畸形转录因子） | 黑素细胞中调节部分黑素生成酶（包括酪氨酸酶）的转录因子<br>胚胎形成时黑素细胞发育的关键调控因子 | 黑素细胞痣和黑色素瘤细胞的胞核显色<br>大部分（80% ～ 100%）黑色素瘤染色阳性，包括促结缔组织增生型（约 50%）在内的所有亚型<br>含黑素的角质形成细胞不显色有助于区分日光性黑子和恶性雀斑样痣<br>非黑素细胞梭形细胞瘤阳性但特异性低 |
| 酪氨酸酶 | 黑色素生物合成初始步骤需要的酶<br>黑素细胞 | 敏感性和特异性高（97% ～ 100%）<br>临床后期及转移瘤中敏感度降低<br>一少部分（约 6%）促结缔组织增生性黑色素瘤阳性 |
| SOX10 | 黑素细胞中表达的转录因子<br>神经嵴细胞存活及增殖的必备条件<br>调控 MITF 表达 | 原发和转移的黑色素瘤中敏感性高（97% ～ 100%）<br>包括促结缔组织增生性黑色素瘤在内的所有黑色素瘤亚型均表达（80% ～ 100%）<br>外周神经鞘瘤和透明细胞肉瘤阳性<br>查找前哨淋巴结的微转移 |
| BRAF V600E | BRAF ＝ MAPK 通路中丝氨酸 / 苏氨酸蛋白激酶<br>V600E ＝ BRAF 基因突变导致 BRAF 蛋白 600 位点的缬氨酸（V）被谷氨酸（E）替代<br>皮肤黑色素瘤中（约 50%）可检测到 BRAF V600E（少数为 V600K 或 V600D）这种错义突变导致激酶活化 | IHC 染色敏感性低于 PCR<br>BRAF V600E 阳性则可以使用 BRAF V600E 和 MAPK 通路的靶向抑制剂治疗（第 113 章）<br>朗格汉斯细胞组织细胞增生症 |
| P75 | 神经营养素（NT）家族成员的共同受体<br>与细胞凋亡有关<br>神经鞘分化的标记 | 当 S100 染色不明显或阴性时有助于诊断促结缔组织增生性和嗜神经性黑色素瘤 |
| PNL2 | 抗固色剂的不典型黑素细胞抗原 | 对黑素细胞痣和黑色素瘤有高敏感性和高特异性<br>皮内痣（高达 100%）和原发及转移黑色素瘤（75% ～ 100%）阳性，除了促结缔组织增生性黑色素瘤（总是阴性）<br>透明细胞肉瘤、PEComas 和黑素细胞神经鞘瘤可阳性 |

表 0.13 皮肤病理学最常用的免疫组化（IHC）染色（续表）

| 标记物 | 定义 / 主要表达细胞 | 注释 |
|---|---|---|
| pHH3（磷组蛋白 H3） | 核心组蛋白<br>标记有丝分裂并与凋亡细胞区分 | 准确识别肿瘤内有丝分裂 |
| **神经内分泌肿瘤标记物** | | |
| 嗜铬粒蛋白 | 神经内分泌细胞颗粒和交感神经 | Merkel 细胞癌<br>伴神经内分泌分化的分泌黏液的汗腺癌 |
| CK20（见上文） | 低分子量细胞角蛋白<br>单层上皮和 Merkel 细胞 | Merkel 细胞癌最特异标记物（尤其是结合 TTF1 染色阴性时）<br>不同类型腺癌的皮肤转移<br>亲表皮性转移，如继发性乳房外佩吉特病 |
| 神经丝 | 神经元和轴突的中间丝 | Merkel 细胞癌<br>神经瘤和神经纤维瘤 |
| 突触素 | 神经元和神经内分泌细胞中的突触前小泡的糖蛋白 | Merkel 细胞癌<br>神经肿瘤<br>伴神经内分泌分化的分泌黏液的汗腺癌 |
| TTF-1（甲状腺转录因子 -1） | 甲状腺和肺上皮表达 | 甲状腺癌<br>小细胞肺癌、内脏神经内分泌肿瘤<br>大部分 Merkel 细胞癌阴性 |
| **间叶性肿瘤标记物** | | |
| 钙调蛋白结合蛋白 | 调节肌肉和非肌肉收缩的肌动蛋白和原肌球蛋白结合蛋白 | 平滑肌肿瘤 |
| 钙调理蛋白 | 调节平滑肌肌球蛋白 ATP 酶活性的钙结合蛋白 | 平滑肌分化的肿瘤（良性和恶性） |
| CD99 | 白细胞迁移和 T 细胞黏附的细胞表面糖蛋白<br>大部分造血细胞 | Ewing 肉瘤，外周神经外胚层瘤<br>非典型性纤维黄瘤、皮肤纤维瘤（强阳性）、DFSP（弱阳性）<br>部分造血组织肿瘤 |
| 结蛋白 | 主要由横纹肌和平滑肌细胞表达的中间丝 | 平滑肌和横纹肌细胞瘤（良性和恶性） |
| XIII a 因子 | 人凝血因子 XIII<br>真皮树突细胞和单核 / 巨噬细胞 | 皮肤纤维瘤（DFs）<br>非朗格汉斯细胞组织细胞增生症<br>DFSP 阴性 |
| 平滑肌肌动蛋白 | 血管周围平滑肌和立毛肌<br>肌成纤维细胞 | 良性和恶性平滑肌肿瘤<br>肌成纤维细胞肿瘤和假性肿瘤<br>肌上皮肿瘤 |
| 波形蛋白 | 间质细胞中间丝 | 所有间质细胞 / 肿瘤<br>肉瘤样（梭形细胞）癌 |
| **血管来源肿瘤标记物** | | |
| CD31 | 血小板-内皮细胞黏附分子 -1（PECAM-1）<br>内皮细胞敏感性高但特异性低 | 良性和恶性血管肿瘤<br>组织细胞 |
| CD34 | 细胞间黏附表面糖蛋白<br>内皮细胞敏感性高但特异性低 | 良性和恶性血管肿瘤<br>DFSP（DFs 阴性）<br>很多皮肤梭形细胞肿瘤（特异性低） |
| 淋巴管（D2-40） | 黏蛋白型跨膜糖蛋白<br>淋巴（不是血管）上皮特异性表达 | Kaposi 肉瘤、淋巴管瘤、淋巴分化的血管肉瘤、神经鞘瘤<br>区别原发皮肤癌（＋）和内脏癌皮肤转移（－） |
| c-MYC | 原癌基因<br>查找与 *MYC* 易位相关的 MYC 蛋白表达 | 血管肉瘤（尤其是放疗后）<br>部分皮肤弥漫性大细胞 B 细胞淋巴瘤 |

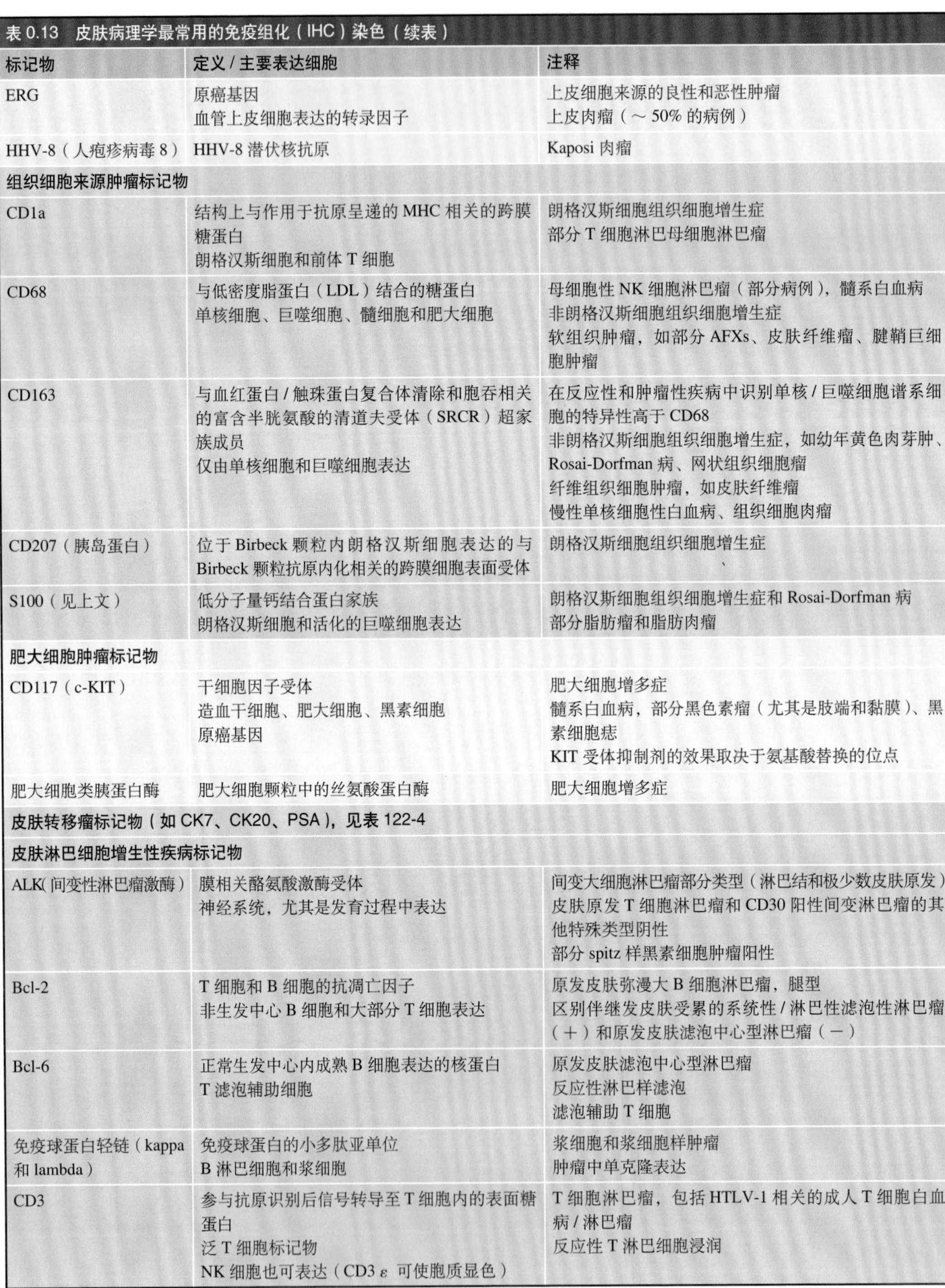

表 0.13 皮肤病理学最常用的免疫组化（IHC）染色（续表）

| 标记物 | 定义 / 主要表达细胞 | 注释 |
|---|---|---|
| ERG | 原癌基因<br>血管上皮细胞表达的转录因子 | 上皮细胞来源的良性和恶性肿瘤<br>上皮肉瘤（～50% 的病例） |
| HHV-8（人疱疹病毒 8） | HHV-8 潜伏核抗原 | Kaposi 肉瘤 |
| **组织细胞来源肿瘤标记物** | | |
| CD1a | 结构上与作用于抗原呈递的 MHC 相关的跨膜糖蛋白<br>朗格汉斯细胞和前体 T 细胞 | 朗格汉斯细胞组织细胞增生症<br>部分 T 细胞淋巴母细胞淋巴瘤 |
| CD68 | 与低密度脂蛋白（LDL）结合的糖蛋白<br>单核细胞、巨噬细胞、髓细胞和肥大细胞 | 母细胞性 NK 细胞淋巴瘤（部分病例），髓系白血病<br>非朗格汉斯细胞组织细胞增生症<br>软组织肿瘤，如部分 AFXs、皮肤纤维瘤、腱鞘巨细胞肿瘤 |
| CD163 | 与血红蛋白 / 触珠蛋白复合体清除和胞吞相关的富含半胱氨酸的清道夫受体（SRCR）超家族成员<br>仅由单核细胞和巨噬细胞表达 | 在反应性和肿瘤性疾病中识别单核 / 巨噬细胞谱系细胞的特异性高于 CD68<br>非朗格汉斯细胞组织细胞增生症，如幼年黄色肉芽肿、Rosai-Dorfman 病、网状组织细胞瘤<br>纤维组织细胞肿瘤，如皮肤纤维瘤<br>慢性单核细胞性白血病、组织细胞肉瘤 |
| CD207（胰岛蛋白） | 位于 Birbeck 颗粒内朗格汉斯细胞表达的与 Birbeck 颗粒抗原内化相关的跨膜细胞表面受体 | 朗格汉斯细胞组织细胞增生症 |
| S100（见上文） | 低分子量钙结合蛋白家族<br>朗格汉斯细胞和活化的巨噬细胞表达 | 朗格汉斯细胞组织细胞增生症和 Rosai-Dorfman 病<br>部分脂肪瘤和脂肪肉瘤 |
| **肥大细胞肿瘤标记物** | | |
| CD117（c-KIT） | 干细胞因子受体<br>造血干细胞、肥大细胞、黑素细胞<br>原癌基因 | 肥大细胞增多症<br>髓系白血病，部分黑色素瘤（尤其是肢端和黏膜）、黑素细胞痣<br>KIT 受体抑制剂的效果取决于氨基酸替换的位点 |
| 肥大细胞类胰蛋白酶 | 肥大细胞颗粒中的丝氨酸蛋白酶 | 肥大细胞增多症 |
| **皮肤转移瘤标记物（如 CK7、CK20、PSA），见表 122-4** | | |
| **皮肤淋巴细胞增生性疾病标记物** | | |
| ALK(间变性淋巴瘤激酶） | 膜相关酪氨酸激酶受体<br>神经系统，尤其是发育过程中表达 | 间变大细胞淋巴瘤部分类型（淋巴结和极少数皮肤原发）<br>皮肤原发 T 细胞淋巴瘤和 CD30 阳性间变淋巴瘤的其他特殊类型阴性<br>部分 spitz 样黑素细胞肿瘤阳性 |
| Bcl-2 | T 细胞和 B 细胞的抗凋亡因子<br>非生发中心 B 细胞和大部分 T 细胞表达 | 原发皮肤弥漫大 B 细胞淋巴瘤，腿型<br>区别伴继发皮肤受累的系统性 / 淋巴性滤泡性淋巴瘤（+）和原发皮肤滤泡中心型淋巴瘤（－） |
| Bcl-6 | 正常生发中心内成熟 B 细胞表达的核蛋白<br>T 滤泡辅助细胞 | 原发皮肤滤泡中心型淋巴瘤<br>反应性淋巴样滤泡<br>滤泡辅助 T 细胞 |
| 免疫球蛋白轻链（kappa 和 lambda） | 免疫球蛋白的小多肽亚单位<br>B 淋巴细胞和浆细胞 | 浆细胞和浆细胞样肿瘤<br>肿瘤中单克隆表达 |
| CD3 | 参与抗原识别后信号转导至 T 细胞内的表面糖蛋白<br>泛 T 细胞标记物<br>NK 细胞也可表达（CD3 $\varepsilon$ 可使胞质显色） | T 细胞淋巴瘤，包括 HTLV-1 相关的成人 T 细胞白血病 / 淋巴瘤<br>反应性 T 淋巴细胞浸润 |

表 0.13　皮肤病理学最常用的免疫组化（IHC）染色（续表）

| 标记物 | 定义 / 主要表达细胞 | 注释 |
|---|---|---|
| CD4 | 参与 T 细胞活化的跨膜糖蛋白（受 MHC Ⅱ限制）<br>T 辅助细胞、单核细胞、粒细胞、巨噬细胞、朗格汉斯细胞、nTreg 和 iTreg 细胞表达 | 大部分 T 细胞淋巴瘤，包括蕈样肉芽肿<br>母细胞性浆细胞样树突状细胞肿瘤 |
| CD5 | 跨膜糖蛋白<br>成熟 T 细胞、胸腺细胞和部分成熟 B 细胞表达 | T 细胞淋巴瘤、B 细胞慢性淋巴细胞性白血病 / 小淋巴细胞性淋巴瘤、套细胞淋巴瘤<br>反应性 T 淋巴细胞浸润 |
| CD8 | 参与 T 细胞活化的跨膜糖蛋白（受 MHC Ⅰ限制）<br>细胞毒性 T 细胞、NK 细胞、胸腺细胞表达 | 原发皮肤 CD8$^+$亲表皮性细胞毒性 T 细胞淋巴瘤<br>皮下脂膜炎样 T 细胞淋巴瘤<br>个别 CTCLs 表型变异（如蕈样肉芽肿） |
| CD10/CALLA（急性淋巴母细胞性白血病共同抗原） | 膜相关金属肽链内切酶<br>前体 B 细胞和生发中心细胞表达<br>滤泡辅助 T 细胞也表达 | 滤泡中心淋巴瘤（系统性和原发皮肤）<br>B 淋巴母细胞白血病 / 淋巴瘤<br>（大部分非典型性纤维黄瘤阳性但不特异） |
| CD15（Lewis X） | 结合选择素的黏附因子的膜蛋白组分<br>单核细胞和粒细胞表达<br>正常淋巴细胞不表达 | 经典霍奇金病（R-S 细胞表达）<br>急性髓系白血病 |
| CD20 | B 细胞表达的非糖基化磷蛋白<br>作用于 B 细胞活化和增殖 | 不同类型皮肤 B 细胞淋巴瘤（系统性和原发皮肤）<br>反应性 B 淋巴细胞浸润 |
| CD21 | C3d 补体片段受体和 B 细胞及上皮细胞内的 EBV<br>滤泡树突状细胞和套区及边缘区 B 细胞表达 | 滤泡树突状细胞肿瘤<br>反应性和肿瘤性淋巴滤泡中的滤泡树突状细胞 |
| CD30 | 肿瘤坏死因子（TNF）受体家族成员<br>活化的 T 细胞和 B 细胞表达 | 间变大 T 细胞淋巴瘤，淋巴瘤样丘疹病，霍奇金淋巴瘤<br>一些其他类型 CTCLs 的部分肿瘤细胞也可阳性（如蕈样肉芽肿）<br>非肿瘤性皮肤病中的 T 细胞（如疱疹病毒感染、痘病毒感染） |
| CD45（白细胞共同抗原） | 白细胞表面高分子量糖蛋白家族（酪氨酸磷酸酶）<br>T 细胞和 B 细胞同时表达 | 淋巴细胞阳性（良性和恶性，T 细胞和 B 细胞） |
| CD56 | 神经细胞黏附分子<br>神经细胞、NK 细胞、部分 CD3$^+$细胞毒性 T 细胞、部分 CD4$^+$ T 细胞和单核细胞 | 结外 NK/T 细胞淋巴瘤，鼻型<br>母细胞性浆细胞样树突状细胞瘤<br>骨髓瘤、部分髓系白血病、神经肿瘤 |
| CD79a | B 细胞膜内免疫球蛋白相关的表面糖蛋白，参与抗原结合后信号转导<br>前 B 细胞阶段前出现<br>未成熟和成熟 B 细胞、浆细胞表达 | B 细胞淋巴瘤（CD20 阴性时可以阳性）<br>浆细胞肿瘤<br>反应性 B 淋巴细胞浸润 |
| CD123 | 树突状细胞标记物，包括浆细胞样树突状细胞 | 母细胞性浆细胞样树突状细胞瘤<br>红斑狼疮和其他疾病中的浆细胞样树突状细胞阳性 |
| CD138 | 细胞间及细胞-基质间黏附的表面糖蛋白<br>浆细胞、浆细胞样细胞、活化的 T 细胞和 B 细胞 | 边缘区 B 细胞淋巴瘤、浆细胞瘤、骨髓瘤、浆母细胞淋巴瘤<br>反应性浆细胞阳性 |
| 细胞周期蛋白 D1（PRAD1；bcl-1） | 由于细胞周期蛋白 D1/bcl-1 基因位点易位至 IgH 启动子导致细胞周期蛋白表达增加 | 套细胞淋巴瘤 |
| EBER-1（EB 病毒早期核蛋白 1）（原位杂交） | 被 EBV 感染的细胞 | EBV 相关皮肤淋巴增殖性疾病，如种痘样水疱病、移植后淋巴瘤、结外 NK/T 细胞淋巴瘤（鼻型）、霍奇金病 |
| 颗粒酶 B | 活化的细胞毒性 T 细胞特异性表达的丝氨酸蛋白酶 | 良性和恶性淋巴样增殖中的细胞毒性淋巴细胞 |
| MUM1（多发性骨髓瘤癌基因） | 转录因子中干扰素调节因子家族成员<br>浆细胞、晚期 B 细胞、活化的 T 细胞 | CD30$^+$淋巴增生性疾病，间变性 CD30$^+$淋巴瘤<br>皮肤弥漫大 B 细胞淋巴瘤，腿型强阳性 |

| 表 0.13 皮肤病理学最常用的免疫组化（IHC）染色（续表） | | |
|---|---|---|
| **标记物** | **定义 / 主要表达细胞** | **注释** |
| 髓过氧化物酶 | 中性粒细胞和单核细胞中富含的溶酶体蛋白 | 髓系白血病 |
| PD-1（细胞凋亡蛋白 1） | CD28 家族成员<br>这种受体和它的两个配体组成了下调免疫反应的检查点<br>主要由活化的 T 细胞表达 | 滤泡辅助 T 细胞阳性<br>血管免疫母细胞性 T 细胞淋巴瘤<br>原发皮肤 $CD4^+$小 / 中 T 细胞增殖性疾病<br>蕈样肉芽肿、Sézary 综合征<br>成人 T 细胞白血病 / 淋巴瘤 |
| 穿孔素 | 贮存于胞质颗粒内的细胞溶解蛋白，由细胞毒性 T 细胞释放 | 良性和恶性淋巴样增殖中的细胞毒性淋巴细胞 |
| TCR-beta（βF1） | T 细胞受体 beta 链 | alpha/beta 表型 CTCLs<br>大部分反应性 T 淋巴细胞阳性 |
| TCR-gamma | T 细胞受体 gamma 链 | gamma/delta 表型 CTCLs<br>仅少部分反应性 T 淋巴细胞阳性 |
| TdT（末端脱氧核糖核苷酸转移酶） | 未成熟前 B 细胞和前 T 细胞 | 淋巴母细胞性淋巴瘤 / 白血病<br>母细胞性浆细胞样树状突细胞肿瘤（可变阳性） |
| TIA-1 | 识别 $CD8^+$细胞毒性淋巴瘤的颗粒相关 RNA 结合蛋白 | 良性和恶性淋巴样增殖中的细胞毒性淋巴细胞 |
| **微生物** | | |
| 单纯疱疹病毒（HSV） | 病毒包膜和中心的糖蛋白 | HSV-1 或 2 感染 |
| 水痘-带状疱疹病毒（VZV） | VZV 糖蛋白 1 | 水痘或带状疱疹 |
| EB 病毒（EBV） | *BNLF* 编码的 EBV 膜蛋白 | 参见 EBER-1 淋巴细胞增生性疾病 |
| 巨细胞病毒（CMV） | 感染细胞内 CMV 复制即刻早期和早期表达的糖蛋白 | CMV 感染 |
| 人疱疹病毒 8（HHV-8） | HHV-8 潜伏相关核蛋白 | Kaposi 肉瘤、原发性渗出性淋巴瘤、Castleman 病 |
| BCG | 抗卡介苗 | 分枝杆菌感染 |
| 苍白密螺旋体 | 所有苍白密螺旋体抗原特异性显色 | 梅毒 |
| 巴尔通体 | 汉氏巴尔通体、五日热巴尔通体 | 杆菌性血管瘤病、猫抓病、秘鲁疣 |
| **增殖标记物和有丝分裂标记物** | | |
| Ki-67 | 细胞周期相关核蛋白的原型抗原<br>细胞周期中处于活跃期的增殖细胞表达，静止期（G0）不表达 | 评估增殖活性 |
| MIB-1 | Ki-67 抗原基因重组片段肽 | |

AFX，非典型纤维黄瘤；CD，分化簇；CK，细胞角蛋白；MAPK，促分裂原活化的蛋白激酶；MART-1，T 细胞识别的黑色素瘤抗原；Melan-A，黑素细胞抗原；PEC，血管周上皮样细胞；PCR，聚合酶链反应；DFSP，隆突性皮肤纤维肉瘤；PEC，血管周上皮样细胞；MHC，主要组织相容性复合物；NK，自然杀伤；CTCLs，皮肤 T 淋巴细胞；EBV，Epstein-Barr 病毒

到这些疾病时，需要注意它们的 IHC 表现。

（王中帅译　李　军校　晋红中　王宝玺审）

## 皮肤镜应用介绍

在前面的两个部分中，我们回顾了皮肤科的临床和皮肤病理学基本概念，并着重强调了临床与皮肤病理学之间的联系，现在我们来介绍一种应用日益广泛的辅助检查方法——皮肤镜（dermoscopy，dermatoscopy）。皮肤镜是一种无创检查手段，使得人们可以观察到肉眼不可见的多种结构特征，从而将宏观的临床皮肤病学与微观的皮肤病理学联系起来。这种从“亚宏观”层面观察颜色与结构（图 0.34 ～ 0.39）的方法为临床诊疗提供了新的诊断要点，可用于黑色素瘤以及其他良、恶性肿瘤的鉴别诊断，包括黑色素

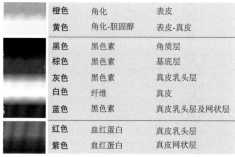

| | | |
|---|---|---|
| 橙色 | 角化 | 表皮 |
| 黄色 | 角化-胆固醇 | 表皮-真皮 |
| 黑色 | 黑色素 | 角质层 |
| 棕色 | 黑色素 | 基底层 |
| 灰色 | 黑色素 | 真皮乳头层 |
| 白色 | 纤维 | 真皮 |
| 蓝色 | 黑色素 | 真皮乳头层及网状层 |
| 红色 | 血红蛋白 | 真皮乳头层 |
| 紫色 | 血红蛋白 | 真皮网状层 |

**图 0.34　角化性、黑色素细胞性及血管性肿瘤的皮肤镜颜色**

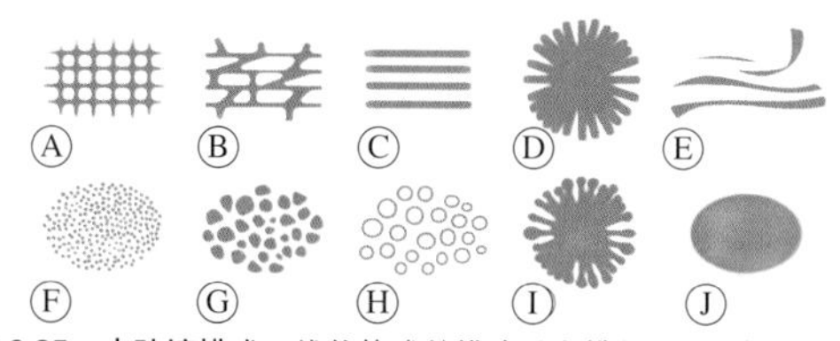


**图 0.35　皮肤镜模式。**线状构成的模式（上排）：A. 网状；B. 分支状；C. 平行；D. 放射状；E. 弯曲线。其他元素构成的模式（下排）：F. 点状模式；G. 块状模式；H. 环状模式；I. 伪足模式；J. 无结构模式（缺少明确的可辨认结构）。有时可见多种模式组合，如果存在多种模式，其可能呈对称排列或非对称排列

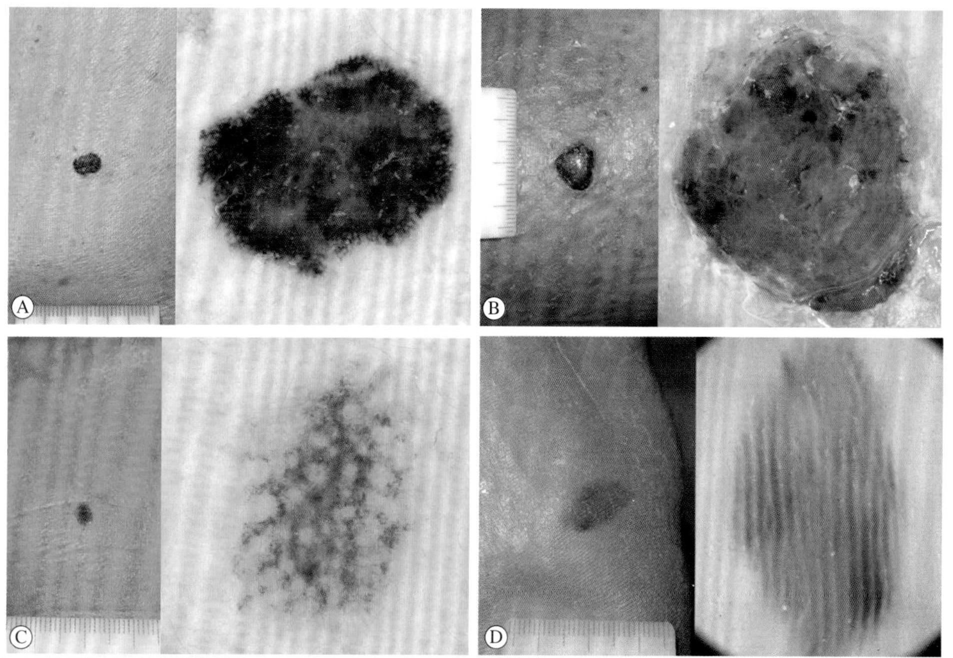


**图 0.36　四种最常见的黑色素瘤模式。**A. 小的浅表型黑色素瘤的皮肤镜特征为不对称的颜色和结构，不典型网和蓝白结构。B. 大而厚的黑色素瘤可见大片蓝白幕和少量不规则黑色球 / 区域，蓝色与黑色同时存在（如本例）是诊断结节性黑色素瘤的高度特异性表现。C. 小的面部原位黑色素瘤（恶性雀斑样痣）特征为毛囊周围的灰色颗粒。D. 掌跖原位黑色素瘤特征表现为皮嵴平行模式

细胞性和非黑色素细胞性肿瘤[35-37]。

皮肤镜技术通常会在皮肤表面覆盖一层液体或凝胶，然后用手持式、立体显微镜（也称皮肤镜）、照相机或数字成像系统观察皮损。皮肤镜的放大倍数从 6× 到 40× 甚至 100× 不等。

常用的皮肤镜为 10× 放大倍数，足够用于皮肤肿瘤的常规检查。皮损表面的液体或凝胶消除了表面反射，使角质层变得透明，从而表皮、真皮-表皮连接处及真皮浅层的色素结构更易观察。此外，通过这个过程可以更好地观察到浅层血管丛内血管的大小和形状（图 0.40 ～ 0.42）[38]。最近，偏振光手持式皮肤镜的应用也可以使得角质层变得透明，从而不需要液体介质即可观察表皮下结构。

目前皮肤镜已经得到越来越多皮肤科医生的使用，成为皮肤科医生的“听诊器”，皮肤镜不仅有助于色素性和非色素性皮肤肿瘤的诊断，也可以提高一部分非色素疾病的诊断准确性。例如，皮肤镜有助于疥疮的诊断因为其可见提示病理形态学的“喷气飞机尾迹征”（图 0.43A）[39]。此外，皮肤镜辅助诊断的皮肤感染性疾病包括虱病、阴虱病、潜蚤病、掌黑癣和传染性软

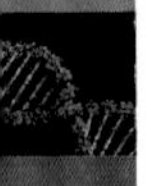



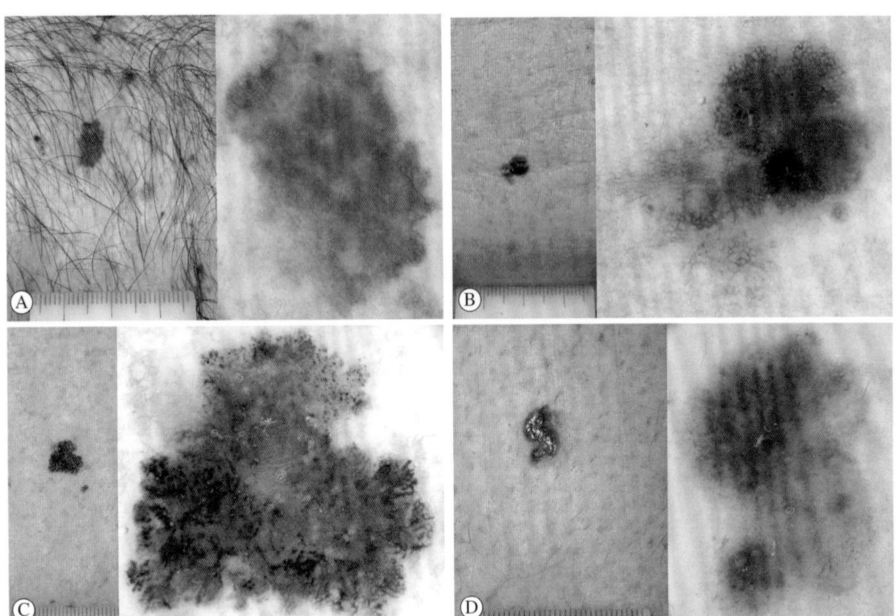

**图 0.37　4 例厚度渐增的浅表黑色素瘤**。A. 原位黑色素瘤皮肤镜下特征为不对称的颜色和结构，不典型网，蓝白结构混杂点状血管。B. 0.5 mm 厚的黑色素瘤主要表现为不典型色素网和蓝白结构。C. 0.8 mm 厚的黑色素瘤特征为多种黑色素瘤特异性诊断标准，包括不对称的色素和结构，不规则点和小球，蓝白结构以及周围不规则条纹。D. 1.3 mm 厚的黑色素瘤特征为蓝白幕和不典型血管模式，两者都是肿瘤厚度增加的表现，也可见残留的非典型色素网和不规则棕色小球

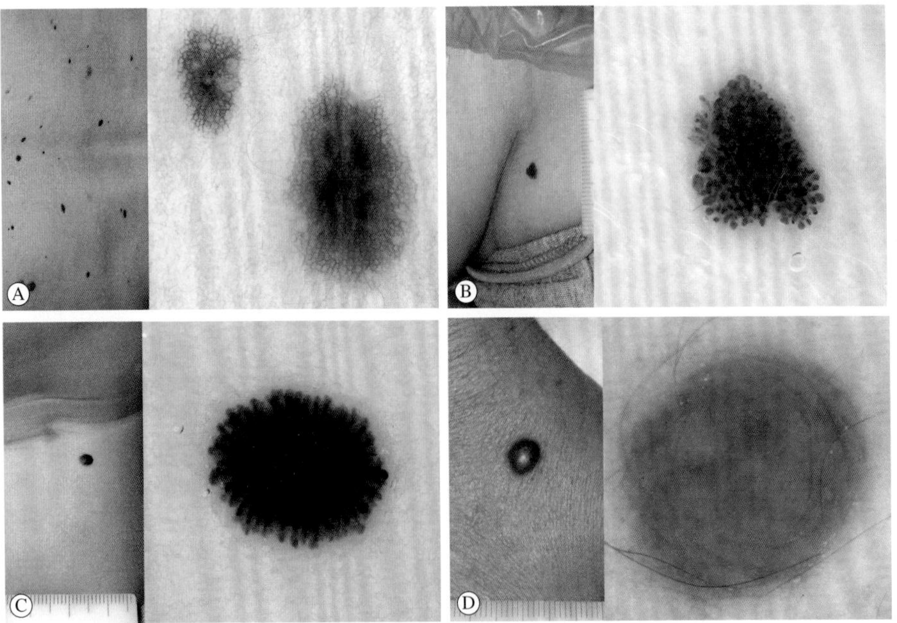

**图 0.38　四种最常见的黑色素样痣——临床及皮肤镜发现**。A. 两处典型的获得性色素痣，皮肤镜下可见网状模式。B. 小的先天性色痣，皮肤镜下可见球状模式。C. Reed 痣（色素性梭形细胞痣）皮肤镜下特征为典型的星爆样模式（对称深色小斑片，周围规则线条分布）。D. 蓝痣，皮肤镜下见典型的均质蓝色结构

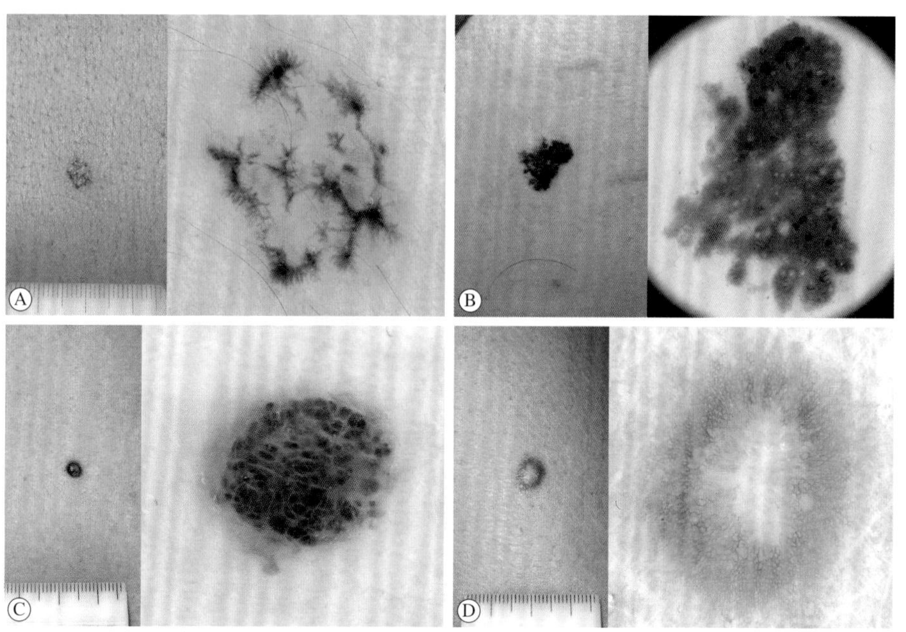

图 0.39 四种常见的非黑素细胞性色素性肿瘤——临床及皮肤镜发现。A. 色素型基底细胞癌可见典型的枫叶状结构（灰褐色岛）和蓝灰色小球。B. 脂溢性角化可见粟粒样囊肿（白色亮点 / 小球）和粉刺样开口（黑色靶样球）。C. 血管角皮瘤可见红蓝腔，呈边界清晰的圆形结构。D. 皮肤纤维瘤表现为典型的中央白色斑片周围细网状结构

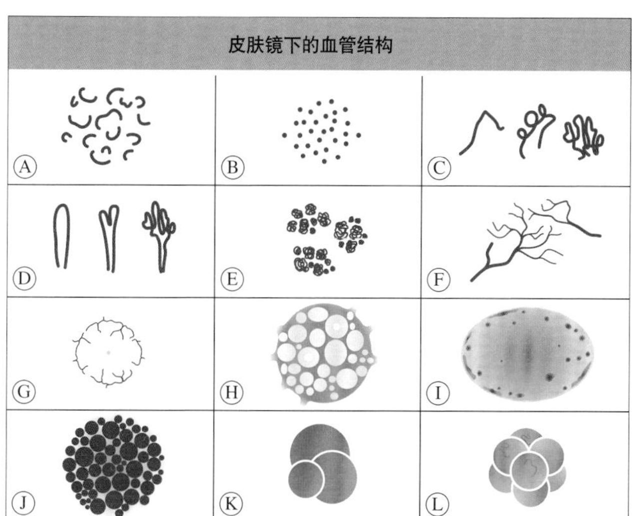


图 0.40 皮肤镜下的血管结构。（定义及诊断意义见表 0.16）。A. 逗号样血管，真皮和先天性色痣特征。B. 点状血管，常见于黑色素瘤和 Spitz 痣。C. 线状-不规则血管，黑色素瘤特征。D. 发夹样血管，多见于角化性肿瘤，例如脂溢性角化和鳞状细胞癌。E. 肾小球样血管，见于 Bowen 病。F. 树枝状血管，基底细胞癌特征。G. 花冠样血管，常见于皮脂腺增生。H. 草莓征，面部日光性角化特征。I. 红色背景下的多个血痂，浅表型基底细胞癌特征。J. 红色腔，特异性见于血管瘤。K. 红色均质区域间有白线，最常见于化脓性肉芽肿。L. 乳红色区域，黑色素瘤特征

疣（见图 0.42D）。对两种常见的炎症性皮肤病——银屑病和扁平苔藓来说，皮肤镜的应用可以看到其特异性的亚宏观结构，包括银屑病中的“红点”模式和扁平苔藓中的“白色条纹”模式（图 0.43B、C）。头皮银屑病和脂溢性皮炎可通过皮肤镜进行鉴别诊断，头皮银屑病最显著的特征为红点和球状、扭曲红色袢状、肾小球样血管，而脂溢性皮炎的特征为分支状血管和不典型红色血管，无结构区域伴非特异性血管模式，无红色点或球状血管。在近期的一篇皮肤镜相关的综述中列出了超过 35 种不同的炎症性及感染性皮肤病[40]。一项最新的皮肤镜应用是毛发镜，即用于观察头皮的皮肤镜，有助于毛发及头皮疾病的鉴别诊断[41]（图 0.43D；见图 69.7）。

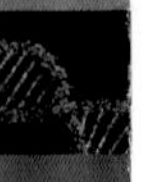



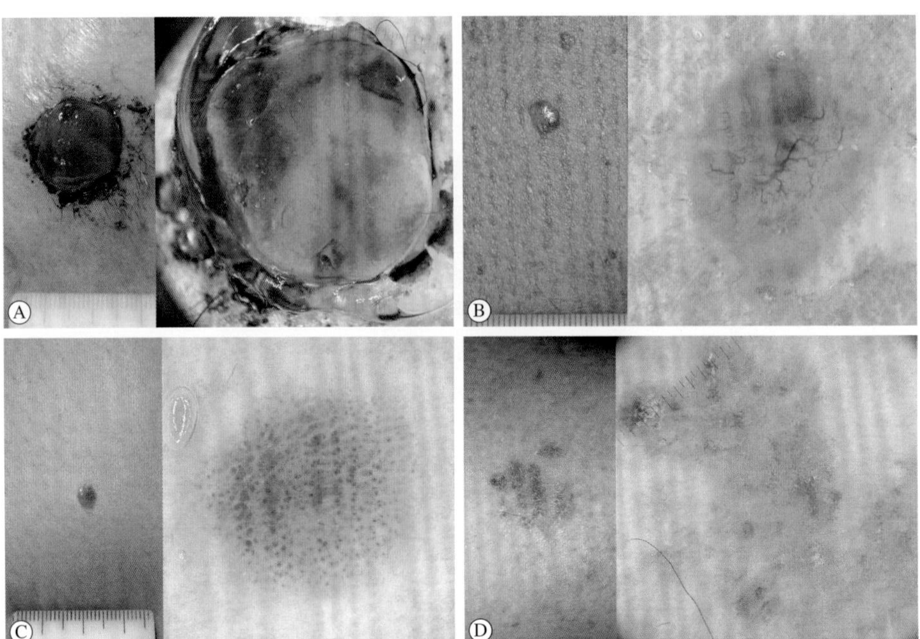

**图 0.41　四种非色素性皮肤肿瘤——临床及皮肤镜发现**。A. 无色素性黑色素瘤，特征为多形态血管结构及乳红色背景。B. 结节状基底细胞癌，显著的分支样血管和蓝灰色小球。C. Spitz 痣，可见点状血管和典型的网状脱色区。D. Bowen 病，簇集点状 / 肾小球样血管；以上表现结合浅表鳞屑高度提示该诊断

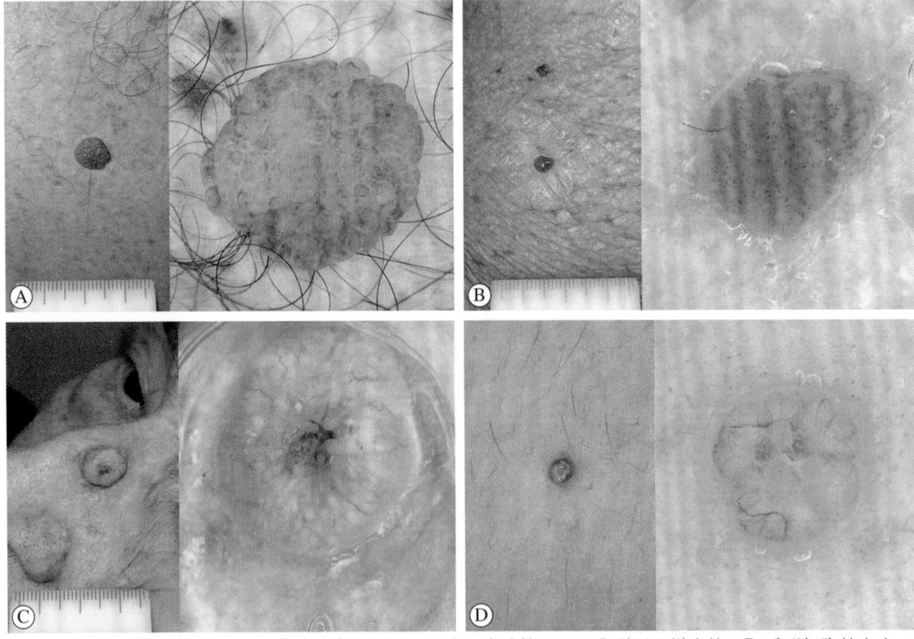

**图 0.42　四种非色素性皮肤病——临床及皮肤镜发现**。A. 皮内痣，皮肤镜下可见典型逗号样血管。B. 透明细胞棘皮瘤，可见点状血管线状排列似串珠状。C. 高分化鳞状细胞癌，可见白色角质物，白色环和团块，以及多形态血管。D. 传染性软疣，可见白色背景上周边分布分支状血管，中央可见特征性无定型黄色团块

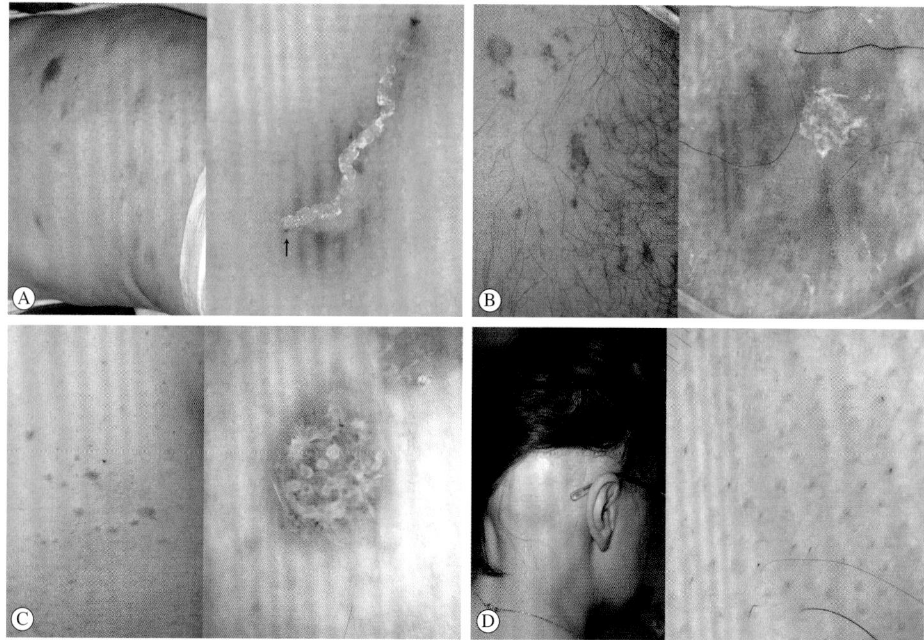

**图 0.43 四种非肿瘤性皮肤病——临床及皮肤镜发现**。A. 一名 6 个月大的男孩，患有疥疮，皮肤镜下可见特征性“喷气飞机尾迹征”，对应前方的部分虫体（箭头）及其后方的隧道。B. 斑块型银屑病，皮肤镜下可见规则分布的点状血管。C. 扁平苔藓与银屑病的皮肤镜表现有明显不同，前者可见点状血管分布于特征性白线和团块边缘，与口腔黏膜扁平苔藓中的 Wickham 纹非常相似。D. 斑秃，皮肤镜下可见典型的毛囊周围黄点征

就黑色素瘤而言，皮肤镜的观察目的是尽可能多地识别早期病变，同时减少良性肿瘤不必要的切除。在过去的几年中，三项 meta 分析及两项随机试验已经明确证实皮肤镜相比裸眼观察可以提高黑色素瘤的早期诊断率[42-46]。在一项基于临床背景的皮肤镜研究中，meta 分析示皮肤镜诊断皮肤肿瘤（相较裸眼观察）的相对比值比为 15.6（$P = 0.016$）。在裸眼观察组和皮肤镜观察组中黑色素瘤的平均诊断敏感性分别为 74% 和 90%。而且随着敏感性的提高（提高 16%），特异性并无下降，提示黑色素瘤诊断准确率的提高并不伴有更多不必要良性病变的切除[46]。一项随机研究发现将肉眼观察与皮肤镜检查结合起来可使得患者皮损活检率显著降低（9% 比 15.6%；$P = 0.013$）[44]。总之，皮肤镜的应用使得黑色素瘤的切除率明显增加，而良性色素性皮损的切除率显著降低[47-48]。

模式分析法是最常用且可信度高的用于鉴别诊断色素性皮肤肿瘤的方法，通常基于“两步法”，首先识别肿瘤为黑素细胞来源还是非黑素细胞来源（第一步；表 0.14），然后分别依据特征判断其是良性色素痣还是恶性黑色素瘤（第二步；表 0.15 和表 0.16）[35]。近期出现的判定黑色素瘤的简化皮肤镜分析方法包括 ABCD 法、Menzies 法和 7 分列表法[35]（表 0.17 ～ 0.19）。

在一次实质性的“皮肤镜专家共识网络会议”中[35]，40 名专家能够准确地将超过 95% 的黑色素性皮损和超过 90% 的非黑色素性皮损进行分类，通过使用模式分析法得到了最好的诊断效果。其他的方法（ABCD 法、Menzies 法和 7 分列表法）也能达到相似的准确性但特异性要比模式分析法低 10%。模式分析法的良好结果是可以预期的，因为这种将多形态的图片归类的方法可能最接近人的大脑思维，也与临床皮肤病学和皮肤病理学中应用的模式分析法相似（见前文）。也即，对于给定的皮损全貌有一个主观印象，并可以将其整合为内化知识基础，这就是主观的专家意见，而简化的算法目的是使非专家不要漏诊黑色素瘤，所以特异性稍低也可以接受。

这项实质性的共识研究结果显示，3 分法（不对称、不典型网和蓝白结构）对鉴别黑色素瘤和良性色素性皮肤肿瘤有重要意义（表 0.20）。用皮肤镜三分法作为筛查标准，对于先前没有太多使用皮肤镜经验的全科医生来说，也能比裸眼观察更好地识别皮肤肿瘤

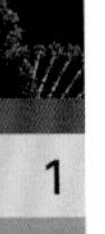



**表 0.14 模式分析：第一步，判定是黑色素细胞来源还是非黑色素细胞来源**

| 皮肤镜标准 | 定义 | 诊断意义 |
|---|---|---|
| 色素网–假性色素网 † | 指黄褐色背景下的棕色交织的网状结构。在面部皮肤独特的色素网，称为假性色素网，典型表现为围绕毛囊开口形成的大小均一的圆形网格 | 黑素细胞性损害 |
| 簇集状小球 | 多发、成簇、大小不一的棕色和灰黑色圆形至椭圆形结构；应与多发蓝灰色小球相鉴别 | 黑素细胞性损害 |
| 条纹 | 过去被描述为伪足状和放射状，现合并为同一名词，它们是球状的并常在皮损周围呈扭曲或指状放射，偶尔可见于网状结构，颜色从黄褐色至黑色不等 | 黑素细胞性损害 |
| 均质化蓝色色素沉着 ‡ | 无结构的蓝色色素，无色素网或其他特征 | 黑素细胞性损害 |
| 平行条纹 | 见于掌跖及黏膜的黑素源性皮损。掌跖部位，色素与皮沟或皮嵴走行相同，很少与其垂直 | 黑素细胞性损害 |
| 多发粟粒样囊肿 | 多发、大小不一的白色或黄色圆形结构 | 脂溢性角化病 |
| 粉刺样开口 | 棕黄色或棕黑色的圆形至椭圆形边界清晰的毛囊口角栓，当其形状不规则时也称为不规则隐窝 | 脂溢性角化病 |
| 浅棕色指纹样结构 | 浅棕色的指纹样排列的精细网状结构 | 脂溢性角化病 |
| 脑回状结构 | 脑回状排列的棕黑色沟 | 脂溢性角化病 |
| 树枝状血管<br>叶状结构 | 与树杈相似的分支型血管扩张<br>棕色至灰蓝色树叶样排列结构，为不相连的深色巢或岛，不形成色素网，通常不临近色素融合区域 | 基底细胞癌 * |
| 大的蓝灰色卵圆巢 | 边界清晰的融合或几乎融合的深色卵圆形或长形区域，比小球结构大，与色素性肿瘤主体并不紧密相连 | 基底细胞癌 * |
| 多发蓝灰色小球 | 多发小球（不是点），应与多发蓝灰色点相鉴别（噬黑素细胞） | 基底细胞癌 * |
| 轮辐状区域 | 边界清晰的放射状突起，常为黄褐色，有时蓝色或灰色，中央轴颜色更深（深褐色、黑色或蓝色） | 基底细胞癌 * |
| 溃疡 § | 表皮缺失，常伴有凝血块，无外伤史 | 基底细胞癌 * |
| 红蓝腔 | 边界较清晰的圆形或椭圆形红色、红蓝色或暗红色至黑色区域 | 血管性皮损 |
| 红蓝至红黑色均质区域 | 无结构的红蓝至红黑色均质区域 | 血管性皮损 |
| 上述标准均不存在 | 无上述标准表现 | 黑素细胞性损害 |

† 特例 1：色素网或假性色素网也可见于日光性黑子，罕见于脂溢性角化病或色素性日光性角化症。纤细的、环状色素网也常见于皮肤纤维瘤或者副乳头（诊断皮肤纤维瘤或副乳头线索：中央白色斑片）。
‡ 特例 2：均质蓝色色素沉着（蓝痣的皮肤镜特征）也可见于（不常见）某些血管瘤和基底细胞癌，且可见于（常见）真皮内恶性黑色素瘤转移。
§ 特例 3：溃疡也可少见于侵袭性恶性黑色素瘤。
* 为诊断基底细胞癌，必须缺少色素网的阴性特征，且存在一项或多项列举的阳性特征

**表 0.15 模式分析：第二步，鉴别诊断色素痣和恶性黑色素瘤**

| 皮肤镜标准 | 定义 | 诊断意义 |
|---|---|---|
| **整体特征** | | |
| 网状模式 | 皮损大部分呈现色素网 | 色素痣 |
| 球状模式 | 多发、大小不等、圆形至椭圆形结构，不同程度棕色和灰黑色 | 色素痣 |
| 鹅卵石样模式 | 大的、紧密聚集的，有些成角的球状结构，类似鹅卵石 | 皮内痣 |
| 均质模式 | 弥漫性、棕色、蓝灰色至灰黑色色素，无明确局部特征 | 色素痣（蓝痣） |
| 星爆状模式 | 皮损边缘分布的色素性放射状条纹 | Spitz/Reed 痣 |
| 平行模式 | 掌跖部位，色素与皮沟或皮嵴走行相同，很少与其垂直 | 掌跖色素痣 / 黑色素瘤（见下） |
| 多形态模式 | 上述三种或更多模式的组合 | 黑色素瘤 |
| 非特异模式 | 缺少上述结构的色素性皮损 | 可能为黑色素瘤 |
| **局部特征** | | |
| 色素网 | 典型色素网：浅至深棕色网，有小的均匀分布的网孔及细的网线规则分布，周边稀疏 | 良性色素细胞性皮损 |
| | 不典型色素网：黑色、棕色或灰色网，不规则的网孔和粗线 | 黑色素瘤 |

表 0.15 模式分析：第二步，鉴别诊断色素痣和恶性黑色素瘤（续表）

| 皮肤镜标准 | 定义 | 诊断意义 |
|---|---|---|
| 点 / 球 | 黑色、棕色、圆形至椭圆、大小不等、规则或不规则分布 | 规则分布提示良性色素细胞性皮损，不规则分布提示黑色素瘤 |
| 条纹 | 过去被描述为伪足状和放射状，它们是球状的并常在皮损周围呈扭曲或指状放射，偶尔可见于网状结构，颜色从黄褐色至黑色不等 | 规则分布提示良性色素细胞性皮损（Spitz/Reed 痣），不规则分布提示黑色素瘤 |
| 蓝白幕 | 不规则无结构融合蓝色区域，上覆白色磨玻璃影，常不能占满整个皮损，通常与临床上皮损的突起部分相对应 | 黑色素瘤 |
| 退化结构 | 白色瘢痕样色素减退和（或）蓝色胡椒粉样颗粒，通常与临床皮损扁平部分对应 | 黑色素瘤 |
| 色素减退 | 皮损中色素分布较少的区域 | 非特异性 |
| 污斑 | 黑色、棕色和（或）灰色无结构区，皮损内呈对称或非对称分布 | 对称分布提示良性色素细胞性皮损，不对称分布提示黑色素瘤 |
| **部位相关特征** | | |
| 面部 | 典型假网状（圆形、网孔大小均一的色素网，对应之前的毛囊口） | 良性色素细胞性皮损 |
| | 环形-颗粒样结构（毛囊口周围多发蓝灰色点，呈现环形-颗粒样外观） | 黑色素瘤 |
| | 灰色假网状（毛囊口周围灰色色素，由环形-颗粒样结构融合而成） | 黑色素瘤 |
| | 棱形结构（毛囊口周围棕灰棕色色素沉着，呈长斜方形外观） | 黑色素瘤 |
| | 不对称色素毛囊（毛囊口周围的偏心性色素沉着） | 黑色素瘤 |
| 掌跖 | 皮沟平行模式（色素走行于浅表皮沟） | 掌跖痣 |
| | 网格样模式（色素走行与皮沟平行并且交叉） | 掌跖痣 |
| | 纤维素样模式（多发、纤细的色素纤维与皮沟及皮脊垂直） | 掌跖痣 |
| | 皮嵴平行模式（色素沿皮嵴走行） | 黑色素瘤 |

（Adapted from Argenziano G，Soyer HP，Chimenti S，et al. Dermoscopy of pigmented skin lesions：results of a consensus meeting via the Internet. J Am Acad Dermatol. 2003；48：679-93.）

表 0.16 多种皮肤肿瘤中的血管结构（参见图 0.40 ～ 0.42）

| 模式 | 定义 | 诊断意义 |
|---|---|---|
| 逗号样 | 轻微弯曲而不分叉的粗短血管 | 先天性色痣及皮内痣 |
| 点状 | 小的红点密集分布 | 黑色素细胞性皮损（常见于 Spitz 痣或者黑色素瘤） |
| 线状不规则 | 线状，形状、大小及分布均不规则的红色结构 | 黑色素瘤 |
| 发夹样 | 血管袢屈曲弯折呈发夹样，周围或有白晕 | 有白晕：角质性增生（脂溢性角化、鳞状细胞癌、角化棘皮瘤、疣）<br>无白晕：黑色素瘤 |
| 肾小球样 | 基于点状血管的变异型，簇集的弯曲毛细血管呈肾小球样外观 | Bowen 病 |
| 分支状 | 大直径的主干血管不规则分支成小的纤细毛细血管，颜色为亮红色，因其紧邻肿瘤表面下方，在皮肤镜下清晰可见 | 基底细胞癌 |
| 皇冠状 | 一组规则弯曲、几乎不分支的血管，沿皮损边缘分布 | 皮脂腺增生 |
| 草莓样 | 面部毛囊口周围粉至红色“假网状”结构，常混合纤细的波浪线状血管，毛囊口常充满黄色角栓 | 日光性角化病 |
| 螺旋状 | 线状血管沿中央轴扭曲 | 厚的黑色素瘤或黑色素瘤转移 |
| 乳红色 | 小球和（或）更大的模糊的乳红色区域，常对应皮损的突起部分 | 黑色素瘤 |
| 多形态 | 两种或两种以上不同血管类型的组合，最常见的是线状不规则血管和点状血管 | 恶性肿瘤，包括黑色素瘤、基底细胞癌、鳞状细胞癌 |

| 表 0.17 ABCD 法用于皮肤镜下鉴别诊断良性色素细胞性皮损及黑色素瘤 | | | |
|---|---|---|---|
| 皮肤镜标准 | 定义 | 得分 | 权重因子 |
| 不对称性 | 在 0、1、2 个垂直轴上，评估轮廓、颜色和结构的对称性 | 0 ～ 2 | ×1.3 |
| 边界 | 将皮损均分为 8 份，看色素模式在边缘突然中断还是逐渐变淡 | 0 ～ 8 | ×0.1 |
| 颜色 | 存在最多 6 种颜色（白色、红色、浅棕色、深棕色、蓝灰色和黑色） | 1 ～ 6 | ×0.5 |
| 皮肤镜结构 | 是否存在色素网、无结构（均质）区域、树枝状条纹、点和小球 | 1 ～ 5 | ×0.5 |

注：ABCD 法用于皮肤镜下鉴别诊断良性色素细胞性皮损及黑色素瘤。总分计算公式：（A 评分 ×1.3）+（B 评分 ×0.1）+（C 评分 ×0.5）+（D 评分 ×0.5）。总分＜ 4.75，提示良性色素细胞性皮损；4.75 ～ 5.45，可疑皮损（密切随访或建议切除）；＞ 5.45，高度怀疑黑色素瘤（Adapted from Argenziano G，Soyer HP，Chimenti S，et al. Dermoscopy of pigmented skin lesions：results of a consensus meeting via the Internet. J Am Acad Dermatol. 2003；48：679–93.）

| 表 0.18 Menzies 法用于皮肤镜下鉴别诊断良性色素细胞性皮损及黑色素瘤 | |
|---|---|
| 皮肤镜标准 | 定义 |
| **阴性特征** | |
| 对称模式 | 符合穿过皮损中心任意方向轴的对称，模式对称，而不要求形状对称 |
| 单一颜色 | 包括黑色、灰色、蓝色、深棕色、黄褐色和红色，白色并不作为一种颜色评分 |
| **阳性特征** | |
| 蓝白幕 | 不规则无结构融合蓝色区域，上覆白色磨玻璃影，常不能占满整个皮损且与红蓝腔无关联 |
| 多发棕色点 | 局灶性多发棕色（常为深棕色）点（非小球） |
| 伪足 | 球状并常在皮损周围呈弯曲放射，与肿瘤体或者色素网直接相连，一般不呈规则或对称分布。当其与肿瘤体相连时，他们必须与肿瘤边缘呈锐角或由线或曲线延伸产生；当其与色素网相连时，球的伪足宽度必须大于周围色素网任何部分的宽度，并至少是与其直接相连的色素网条纹的两倍宽 |
| 放射状条纹 | 皮损边缘的指状延伸，不呈规则或对称分布 |
| 瘢痕样色素减退 | 特有的白色不规则延伸区域（瘢痕），应与单纯色素减退相鉴别 |
| 外周黑色点 / 小球 | 在皮损边缘或靠近边缘处的黑点 / 球 |
| 多种（5 ～ 6 种）颜色 | 包括黑色、灰色、蓝色、深棕色、黄褐色和红色，白色并不作为一种颜色评分 |
| 多发蓝灰色点 | 多发蓝灰色点（非小球），常被描述为“胡椒粉样”颗粒模式 |
| 增宽的色素网 | 由变宽的不规则“条索”构成的色素网，常见局部增厚 |

注：Menzies 法用于皮肤镜下鉴别诊断良性色素性皮损及黑色素瘤。被判定为黑色素瘤的皮损必须不包括任何一项阴性特征并具有至少一项阳性特征（Adapted from Argenziano G，Soyer HP，Chimenti S，et al. Dermoscopy of pigmented skin lesions：results of a consensus meeting via the Internet. J Am Acad Dermatol. 2003；48：679–93.）

| 表 0.19 7 分列表法用于皮肤镜下鉴别诊断良性色素细胞性皮损及黑色素瘤 | | |
|---|---|---|
| 皮肤镜标准 | 定义 | 得分 |
| 1. 非典型色素网 | 皮损内可见超过 1 种类型的色素网（就颜色和网格线条粗细而言），在皮损内不规则分布 | 2 |
| 2. 蓝白幕 | 不规则无结构融合蓝色区域，上覆白色磨玻璃影，常不能占满整个皮损，通常与临床上皮损的突起部分相对应 | 2 |
| 3. 非典型血管模式 | 线状不规则或点状血管，模糊可见于退化结构中 | 2 |
| 4. 不规则条纹 | 棕色至黑色、球状或指状放射，在皮损周围不规则分布，偶可见连接于网状结构 | 1 |
| 5. 不规则点 / 小球 | 黑色、棕色、圆形至椭圆、大小不等，皮损内不规则分布 | 1 |
| 6. 不规则污斑 | 黑色、棕色和（或）灰色无结构区，皮损内呈非对称分布 | 1 |
| 7. 退化结构 | 白色瘢痕样色素减退和（或）蓝色胡椒粉样颗粒，通常与临床皮损扁平部分对应 | 1 |

注：7 分列表法用于皮肤镜下鉴别诊断良性色素细胞性皮损及黑色素瘤。将得分直接相加，总分 3 分及以上诊断黑色素瘤，少于 3 分提示为非黑色素瘤（Adapted from Argenziano G，Soyer HP，Chimenti S，et al. Dermoscopy of pigmented skin lesions：results of a consensus meeting via the Internet. J Am Acad Dermatol. 2003；48：679-93.）

表 0.20　3 分列表法皮肤镜诊断标准

| 标准 | 定义 |
| --- | --- |
| 不对称 | 颜色分布及皮肤镜下结构不对称 |
| 不典型色素网 * | 超过 1 种类型的色素网（就颜色和网格线条粗细而言），在皮损内不规则分布 |
| 蓝白结构 # | 存在任何形式蓝色和（或）白色 |

* 常见于早期黑色素瘤。
# 常可见于黑色素瘤和色素性基底细胞癌。
注：3 分列表法皮肤镜诊断标准。超过一种阳性特征及提示可疑黑色素瘤（Argenziano G，Puig S，Zalaudek I，et al. Dermoscopy improves accuracy of primary care physicians to triage lesions suggestive of skin cancer. J Clin Oncol. 2006；24：1877-82.）

（敏感性分别为 79% 和 54%），而且可以减少一部分不必要的专家会诊[45]。

进一步讲，熟练使用皮肤镜无疑有助于早期黑色素瘤、炎症性皮肤病以及其他皮肤肿瘤的鉴别诊断。接下来的十年间新的技术可能会对皮肤科领域带来巨大影响，包括共聚焦显微镜技术（见第 113 章）[49]。

# 总结

总而言之，本章简单介绍了皮肤镜检查的基本架构，强调了术语、形态、模式识别法和多种可加强临床-病理学联系及实践的方法。皮肤镜应用的最终目的和结果是提高诊断准确性，使患者得到更好的治疗。

（刘兆睿译　刘　洁校　晋红中　王宝玺审）

# 参考文献


1. Chen SC, Pennie ML, Kolm P, et al. Diagnosing and managing cutaneous pigmented lesions: primary care physicians versus dermatologists. J Gen Intern Med 2006;21:678–82.
2. Tran H, Chen K, Lim AC, et al. Assessing diagnostic skill in dermatology: a comparison between general practitioners and dermatologists. Australas J Dermatol 2005;46:230–4.
3. Nast A, Griffiths CE, Hay R, et al. The 2016 International League of Dermatological Societies' revised glossary for the description of cutaneous lesions. Br J Dermatol 2016;174:1351–8.
4. Taylor SC, Cook-Bolden F. Defining skin of color. Cutis 2002;69:435–7.
5. Thong HY, Jee SH, Sun CC, Boissy RE. The patterns of melanosome distribution in keratinocytes of human skin as one determining factor of skin colour. Br J Dermatol 2003;149:498–505.
6. Pappert AS, Scher RK, Cohen JL. Longitudinal pigmented nail bands. Dermatol Clin 1991;9:703–16.
7. Dominguez-Cherit J, Roldan-Marin R, Pichardo-Velazquez P, et al. Melanonychia, melanocytic hyperplasia, and nail melanoma in a Hispanic population. J Am Acad Dermatol 2008;59:785–91.
8. Meleti M, Vescovi P, Mooi WJ, et al. Pigmented lesions of the oral mucosa and perioral tissues: a flow-chart for the diagnosis and some recommendations for the management. Oral Surg Oral Med Oral Pathol Oral Radiol Endod 2008;105:606–16.
9. James WD, Carter JM, Rodman OG. Pigmentary demarcation lines: a population survey. J Am Acad Dermatol 1987;16:584–90.
10. Nordlund JJ, Abdel-Malek ZA. Mechanisms for post-inflammatory hyperpigmentation and hypopigmentation. Prog Clin Biol Res 1988;256:219–36.
11. Jablonski NG, Chaplin G. The evolution of human skin coloration. J Hum Evol 2000;39:57–106.
12. Ben-Gashir MA, Hay RJ. Reliance on erythema scores may mask severe atopic dermatitis in black children compared with their white counterparts. Br J Dermatol 2002;147:920–5.
13. Jones A, Walling H. Retiform purpura in plaques: a morphological approach to diagnosis. Clin Exp Dermatol 2007;32:596–602.
14. Bolognia JL, Orlow SJ, Glick SA. Lines of Blaschko. J Am Acad Dermatol 1994;1:157–90.
15. Boyd A, Nelder K. The isormorphic response of Koebner. Int J Dermatol 1990;29:401–10.
16. Weiss G, Shemer A, Trau A. The Koebner phenomenon: review of the literature. J Eur Acad Dermatol Venereol 2002;16:241–8.
17. Swerdlin A, Berkowitz C, Craft N. Cutaneous signs of child abuse. J Am Acad Dermatol 2007;57:371–92.
18. Chuh AA. Rash orientation in pityriasis rosea: a qualitative study. Eur J Dermatol 2002;12:253–6.
19. McLaurin CI. Unusual patterns of common dermatoses in blacks. Cutis 1983;32:352–5, 358–60.
20. Lo Schiavo A, Ruocco E, Russo T, et al. Locus minoris resistentiae: An old but still valid way of thinking in medicine. Clin Dermatol 2014;32:553–6.
21. Ruocco E, Baroni A, Donnarumma G, Ruocco V. Diagnostic procedures in dermatology. Clin Dermatol 2011;29:548–56.
22. Ponka D, Baddar F. Wood lamp examination. Can Fam Physician 2012;58:976.
23. Singh S, Grummer SE, Hancox JG, et al. The extent of dermatopathology education: a comparison of pathology and dermatology. J Am Acad Dermatol 2005;53:694–7.
24. Smoller DR, Hiatt KM. How to maximize information from a skin biopsy. In: Dermatopathology: The Basics. New York: Springer Science-Business Media; 2009. p. 37–61.
25. Pariser RJ, Divers A, Nassar A. The relationship between biopsy technique and uncertainty in the histopathologic diagnosis of melanoma. Dermatol Online J 1999;5:4.
26. Ng JC, Swain S, Dowling JP, et al. The impact of partial biopsy on histopathologic diagnosis of cutaneous melanoma: experience of an Australian tertiary referral service. Arch Dermatol 2010;146:234–9.
26a. Rao R, Jindal A, Bhogal B, Pai SB. Direct immunofluorescence microscopy of skin biopsy samples preserved in honey. J Am Acad Dermatol 2017;76:761–3.
27. Ackerman AB. Histologic Diagnosis of Inflammatory Skin Diseases: A Method by Pattern Analysis. Philadelphia: Lea & Febiger; 1978.
28. Ackerman AB, Boer A, Bennin B, et al. Histologic Diagnosis of Inflammatory Skin Diseases: An Algorithmic Method Based on Pattern Analysis. 3rd ed. New York: Ardor Scribendi; 2005.
29. Fung MA, Barr KL. Current knowledge in inflammatory dermatopathology. Dermatol Clin 2012;30:667–84.
30. Zelger BW, Sidoroff A, Orchard G, Cerio R. Non-Langerhans cell histiocytoses. A new unifying concept. Am J Dermatopathol 1996;18:460–504.
31. Requena L, Kutzner H. Invisible dermatoses. Pathologe 2002;23:54–64.
32. Logan ME, Zaim MT. Histologic stains in dermatopathology. J Am Acad Dermatol 1990;22:820–30.
33. Fuertes L, Santonja C, Kutzner H, Requena L. Immunohistochemistry in dermatopathology: a review of the most commonly used antibodies (Part I). Actas Dermosifiliogr 2013;104:99–127.
34. Fuertes L, Santonja C, Kutzner H, Requena L. Immunohistochemistry in Dermatopathology: a review of the most commonly used antibodies (Part II). Actas Dermosifiliogr 2013;104:181–203.
35. Argenziano G, Soyer HP, Chimenti S, et al. Dermoscopy of pigmented skin lesions: results of a consensus meeting via the Internet. J Am Acad Dermatol 2003;48:679–93.
36. Kittler H, Rosendahl C, Cameron A, Tschandl P. Dermatoscopy: An Algorithmic Method Based on Pattern Analysis. Vienna: Facultas; 2011.
37. Lallas A, Tzellos T, Kyrgidis A, et al. Accuracy of dermoscopic criteria for discriminating superficial from other subtypes of basal cell carcinoma. J Am Acad Dermatol 2014;70:303–11.
38. Zalaudek I, Kreusch J, Giacomel J, et al. How to diagnose nonpigmented skin tumors: a review of vascular structures seen with dermoscopy: part I. Melanocytic skin tumors. J Am Acad Dermatol 2010;63:361–74.
39. Dupuy A, Dehen L, Bourrat E, et al. Accuracy of standard dermoscopy for diagnosing scabies. J Am Acad Dermatol 2007;56:53–62.
40. Lallas A, Giacomel J, Argenziano G, et al. Dermoscopy in general dermatology: practical tips for the clinician. Br J Dermatol 2014;170:514–26.
41. Mubki T, Rudnicka L, Olszewska M, Shapiro J. Evaluation and diagnosis of the hair loss patient: part II. Trichoscopic and laboratory evaluations. J Am Acad Dermatol 2014;71:431.e1–e11.
42. Bafounta ML, Beauchet A, Aegerter P, Saiag P. Is dermoscopy (epiluminescence microscopy) useful for the diagnosis of melanoma? Results of a meta-analysis using techniques adapted to the evaluation of diagnostic tests. Arch Dermatol 2001;137:1343–50.
43. Kittler H, Pehamberger H, Wolff K, Binder M. Diagnostic accuracy of dermoscopy. Lancet Oncol 2002;3:159–65.
44. Carli P, de Giorgi V, Chiarugi A, et al. Addition of dermoscopy to conventional naked-eye examination in melanoma screening: a randomized study. J Am Acad Dermatol 2004;50:683–9.
45. Argenziano G, Puig S, Zalaudek I, et al. Dermoscopy improves accuracy of primary care physicians to triage lesions suggestive of skin cancer. J Clin Oncol 2006;24:1877–82.
46. Vestergaard ME, Macaskill P, Holt PE, Menzies SW. Dermoscopy compared with naked eye examination for the diagnosis of primary melanoma: a meta-analysis of studies performed in a clinical setting. Br J Dermatol 2008;159:669–76.
47. Menzies SW. Evidence-based dermoscopy. Dermatol Clin 2013;31:521–4.
48. Tromme I, Sacré L, Hammouch F, et al. Availability of digital dermoscopy in daily practice dramatically reduces the number of excised melanocytic lesions: results from an observational study. Br J Dermatol 2012;167:778–86.
49. Hofmann-Wellenhof R, Pellacani G, Malvehy J, Soyer HP, editors. Reflectance Confocal Microscopy for Skin Diseases. Berlin: Springer-Verlag; 2012.

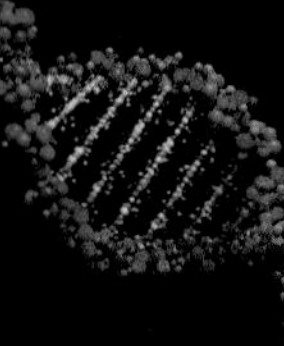

# 第1章 解剖学和生理学

Travis W. Vandergriff

**要点**

- 学习皮肤受损所致的疾病，是了解皮肤结构和功能关系的最佳途径。疾病能反映皮肤功能，而皮肤功能又可以阐释皮肤结构。
- 皮肤的主要功能是维持机体内环境稳定，保护DNA并确保其准确复制。
- 皮肤结构包括表皮和真皮，表皮作为屏障（防止内在成分的丢失和外界因素的损伤），真皮提供循环和营养支持。皮肤中其他细胞还具有免疫记忆和识别、损伤修复、体温调节和信息传递等功能。
- 皮肤受损后可引起皮肤屏障破坏、感染、自身免疫紊乱、癌症以及影响美观等。

## 引言

大多数皮肤解剖学和生理学的开篇为细胞组成、结构蛋白和细胞间质（ground substance）等内容。这将在以后相关章节里阐述（可根据索引参考相关章节），这里仅简单介绍皮肤功能。本书与传统的叙述模式不同，我们将首先介绍疾病，然后以皮肤的细胞和结构为基础，说明其功能。通过疾病来阐明皮肤的结构和功能，可以使皮肤科医生更容易分析一些临床案例：

- 一例来自非洲中部的眼-皮肤白化病的青年男性，在25岁之前出现多发鳞状细胞癌。
- 一例16岁的少汗性外胚叶发育不全男孩，在德克萨斯户外运动时中暑。
- 一例40岁女性服用苯妥英钠后，发生中毒性表皮松解坏死，并导致脱水和败血症。
- 一例接受肾移植的患者长时间户外工作后，在面部和前臂伸侧出现多发鳞状细胞癌。
- 一例既往体健的年轻男性，因水痘-带状疱疹病毒感染，在躯体一侧出现线状分布的群集水疱。

这些患者所患疾病至少阐述了4种皮肤功能：光防护、体温调节、屏障作用和免疫保护，每种功能都以皮肤的细胞和结构单位为基础。

## 结构和功能

### 皮肤结构的传统概念

#### 表皮

关于皮肤的结构和功能，与传统写法一致，我们将从正常的皮肤组织学开始阐述（图1.1）。机体各部位的皮肤在光学显微镜下，其解剖结构类似（图1.2）。但是特殊部位的皮肤，如手掌、足跖、外阴和头皮等，因不同部位皮肤的功能不同，结构也相应改变（图1.3）。

如图1.2所示，皮肤外层（表皮）细胞的基质较少。人类表皮包含4种主要细胞成分：角质形成细胞（第56章）、黑素细胞（第65章）、朗格汉斯细胞（第4章）和梅克尔细胞（第2章和第115章）[1]。

角质形成细胞（keratinocytes），作为表皮的主要细胞成分，来源于基底层的干细胞群，离开基底层后向上层移动并逐渐成熟，最终形成角质层（图1.4）。人表皮厚度平均50 μm，细胞的平面密度约为50 000个有核细胞/mm$^2$。一般情况下，角质形成细胞需要2周分化为无核细胞，再需2周时间通过角质层[2]。值得注意的是，角质形成细胞遇到损伤、炎症或疾病刺激后

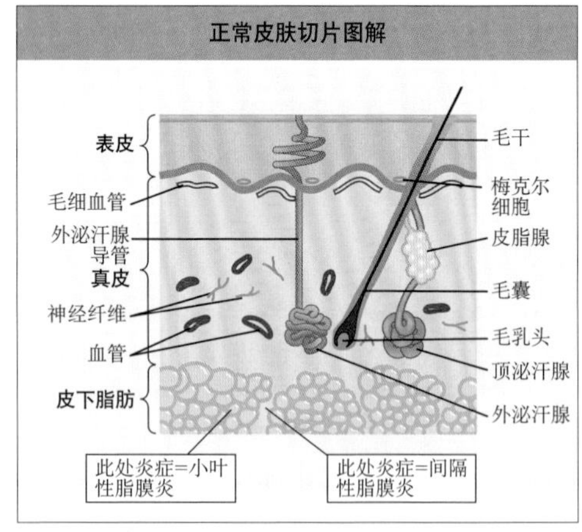


**图1.1 正常皮肤切片图解**。皮肤主要有3层：（1）表皮，作为屏障防止液体和电解质丢失，并阻止化学及微生物等外界不利因素（见图1.4）；（2）真皮，提供结构和营养支持（见图1.5）；（3）皮下脂肪。附属器结构，包括毛囊、皮脂腺、外泌汗腺、顶泌汗腺等，均存在于真皮中

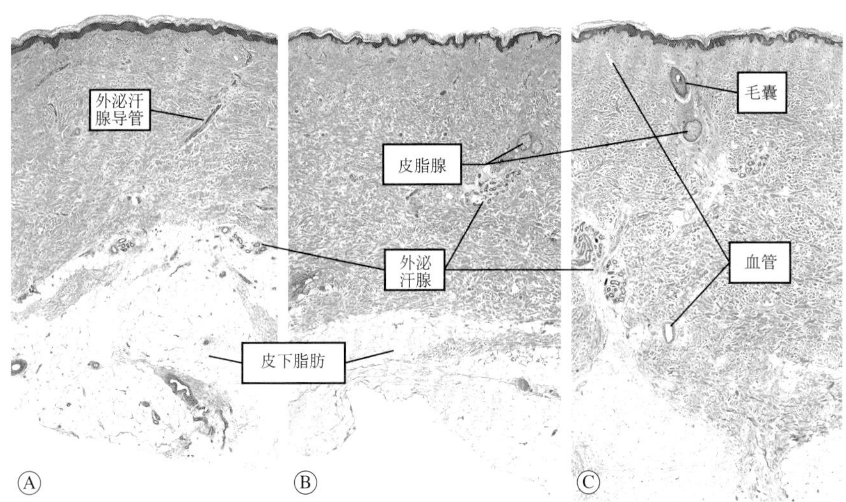


**图 1.2 正常皮肤三个不同解剖部位的组织病理学表现**。臂（A）、躯干（B）和背部（C）三处活检标本的对比显示：真皮厚度不断增加，但血管和附属器结构，如外泌汗腺等结构有一定相似性（Courtesy，Lorenzo Cerroni，MD）

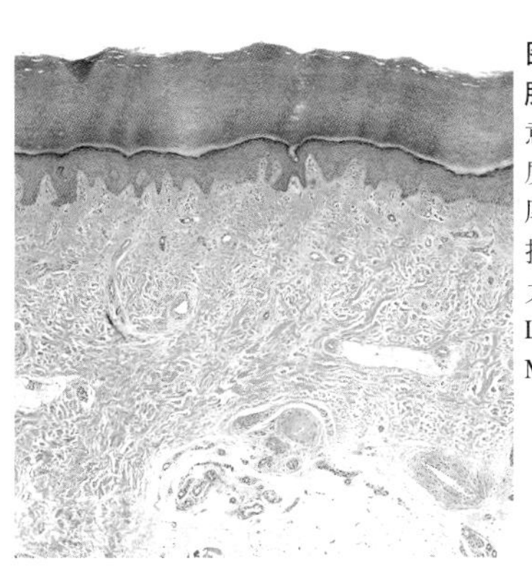

**图 1.3 正常跖部皮肤组织学特征**。注意与图1.2相比，角质层明显增厚。增厚的角质层可以保护皮肤不受机械压力损伤（Courtesy，Lorenzo Cerroni，MD.）

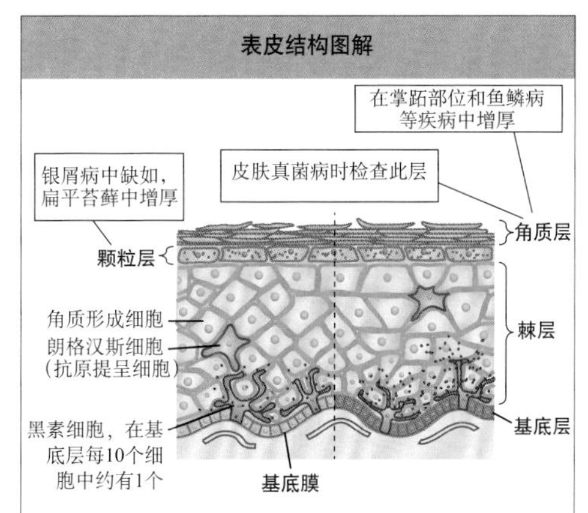


**图 1.4 表皮结构图解**。表皮从上到下分为：(1) 角质层；(2) 颗粒层；(3) 棘层；(4) 基底层。在基础条件下，角质形成细胞需要 2 周分化为无核细胞，再需 2 周时间通过角质层。基底膜带代表真皮-表皮连接处。表皮中其他的细胞成分包括：沿基底层排列的黑素细胞，通过黑素小体向周围的角质形成细胞提供黑素；朗格汉斯细胞，是一种抗原提呈细胞。左侧是有少量色素的皮肤，右侧是有较多色素的皮肤

可以大幅提升自身分化和成熟的能力（第 8 章）。

黑素细胞（melanocytes），在完整表皮组织切片中 DOPA 染色阳性（见图 65.6），具有产生和加工色素的能力。黑素可以吸收紫外线，在保护皮肤不受紫外线损伤中扮演主要角色[3]（第 86 章）。黑素细胞生成富含黑素的黑素小体，后者通过分泌和吞噬的形式被运送至附近的角质形成细胞，并定位于细胞核上[4]（见图 65.5）[4]。

朗格汉斯细胞（Langerhans cells），表皮中第三种主要细胞成分。这些细胞具有将复杂的抗原性物质分解为肽类的能力，而有些肽类具有免疫原性（见图 4.4）。被激活后，朗格汉斯细胞从皮肤游走至局部淋巴结，并在诱导和调节免疫过程中的抗原提呈中起重要作用（见图 4.14）。

梅克尔细胞（Merkel cells），位于表皮基底层。在胞质颗粒中，包含多种神经内分泌肽，其在常规组织切片中不能良好显示。在过去十几年中，关于梅克尔细胞的起源和病理学机制，取得了一些研究进展[1]（第 2 章和第 115 章）。

角质层是由分化的鳞状上皮细胞聚集而形成的半透明层状结构，承担着表皮最重要的功能。作为生理屏障，阻止外界环境化学渗透和微生物的侵入，亦可防止机体内部体液和溶质的丢失[5]（第 124 章）。

## 真皮

表皮下方富含血管的真皮组织，可以提供结构和营

养支持。真皮主要由纤维基质构成，后者由黏多糖聚集而成，富含胶原蛋白和弹性蛋白（图 1.5）（第 95 章）。真皮内的血管、神经和肥大细胞承担着提供营养、细胞再循环和皮肤感觉等功能。真皮内还有另外三种细胞：成纤维细胞、巨噬细胞和树突状细胞。在病理情况下，如急性炎症，真皮内细胞的种类和功能也会相应变化，同时还会有经血管迁移至组织的白细胞浸润。实际上，皮肤内浸润的细胞种类根据疾病种类而有所不同，可以为疾病诊断提供有用的组织病理学线索。

### 真皮−表皮连接

真皮与表皮之间的界面由多种特殊的黏附因子聚集而成，统称为基底膜带[6]（第 28 章）。此部位很重要，因为许多疾病是因组成基底膜带的成分基因缺陷所致，同时它也是自身免疫攻击的靶点之一。

## 通过皮肤病来认识皮肤功能和结构

我们已经介绍了本教材的学习框架，源于“认识皮肤功能，始于疾病”的理念。由此会有许多皮肤功能可能不被人们所认识。原因有二：一是没有与这些功能相关的疾病；二是这些疾病是致死性的。例如，没人能事先推测到色素失禁症对于男性而言是致命的，而杂合的女性患者若患该种 X 染色体相关疾病则能存活[7-8]。在子宫内出现严重凋亡，可能是男性胎儿致死的原因。

另外，两个偏见会影响我们。第一，有人认为医生应该做出单一诊断，这一观念常大相径庭。有时我们宁愿相信可能存在两个或更多的疾病，加上患者的易感性，共同导致疾病的发生。这些因素使疾病的临床表现变得不同。事实上，皮肤科医师已经注意到，银屑病患者出现的玫瑰糠疹，形态学特点完全不同；或用抗生素可明显改善特应性皮炎患者的病情，即便无明确感染存在。越来越多的证据表明，遗传因素和病原体可改变皮肤病的传统病程。我们可以见到有患者因隐匿性 HIV 感染，或使用免疫抑制剂，而导致免疫缺陷，可出现多发病毒疣和传染性软疣。因此，皮肤科医师还应关注隐藏在疾病背后的遗传、感染和环境因素，因为这些因素影响着皮肤病的临床表现和严重程度。

所有动植物都具有界膜，它可以限定内环境，同时阻止了外部环境的损伤。对于哺乳动物，这些起着“屏障”作用的膜主要位于三个器官：肺、胃肠道和皮肤（见第 124 章）。虽然概念上类似，但各个器官的屏障特点却大相径庭。肺和胃肠道的屏障位于机体内部，防止许多环境因素带来不良影响，同时促进而不是阻碍了气体、营养和废物的传递。相比而言，皮肤屏障除了可能促进紫外线合成维生素 $D_3$ 外[9]，对物质或能量穿透皮肤并无任何增强效应，目前尚未发现由于物质或能量穿透缺陷皮肤所致的疾病。然而，值得注意的是，现在生物医学科学家的研究正在颠覆皮肤的屏障功能，因为皮肤已成为基于透皮吸收的新型治疗靶点[5]（第 124 ～ 129 章）。除了将皮肤作为有效的给药途径外，科学家还计划将其打造成基因药物的免疫接种部位和基因驱动的皮肤工厂[10]。

## 皮肤具有保护 DNA 核心作用的功能

我们的叙述开始于最常见的问题：“皮肤的功能是什么？”下一个问题是：“皮肤要行使这些功能需要什么？”我们已经知道，皮肤的主要功能是维持内环境的稳定，保护 DNA 并保证 DNA 严格复制。DNA 的保

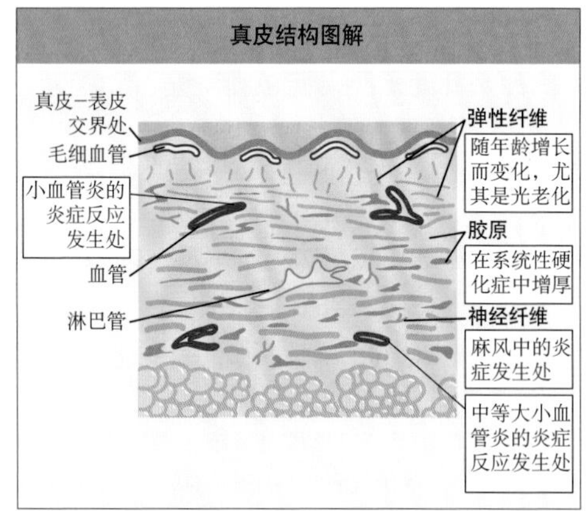


**图 1.5 真皮结构图解**。真皮的细胞外基质包括结构蛋白（胶原、弹性蛋白）和胶样物质（黏多糖）。同时还有血管作为营养和循环支持、淋巴管和神经纤维等。附属器结构见图 1.1，也存在于真皮中，但随躯体部位的差异有所变化。真皮中的其他细胞包括肥大细胞、成纤维细胞、巨噬细胞和真皮树突状细胞

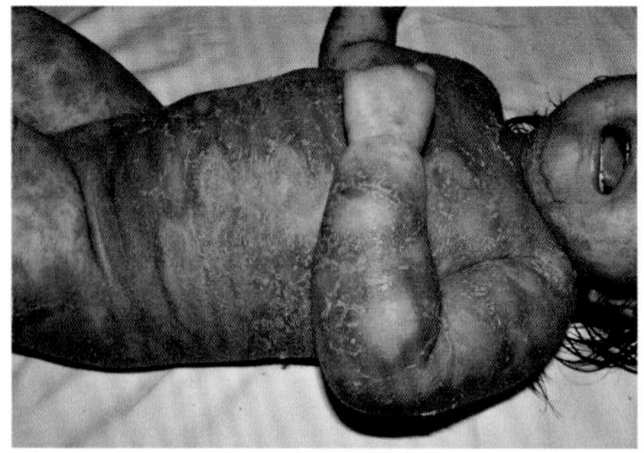

**图 1.6 一例患有严重脓疱型银屑病的婴儿**。脓疱为无菌性，表现为中性粒细胞聚集。皮肤中的无菌性中性粒细胞聚集最常见于脓疱型银屑病、脓疱型药物反应（急性泛发性发疹型脓疱病）和嗜中性粒细胞性皮病（第 26 章）（Courtesy，Antonio Torrelo，MD.）

存和复制是保持种群稳定所必需的，同时DNA不断变异，以适应新环境，进而出现物种的进化。例如，在热带地区，皮肤的色素沉着可以成功阻止紫外线诱导的叶酸降解，而在紫外线辐射较少的区域，浅肤色皮肤则有利于维生素D的生物合成[11]。

DNA的永久仓库位于生殖腺，对于各个部位来说，包括皮肤，DNA保护对于生物进化相当重要。DNA中心法由Reg Morrison的专著*The Spirit in the Gene: Humanity's Proud Illusion and the Laws of Nature*中提出，阐述了生物竞争可能遵循保护DNA的模式[12]，并发现人类DNA在三百年前就已经主导了地球上所有的生物。

### 通过皮肤患病认识皮肤功能

皮肤如何维持和行使保护及复制DNA的功能呢？实际上，这些功能并不是经过逻辑上推敲而得出，而是通过各种皮肤病而为我们所认识的。所以，我们的论述将从一系列皮肤疾患开始（表1.1）。

## 预防感染：皮肤是免疫器官

免疫识别系统包括先天性和获得性，使皮肤（和皮下组织）免受感染[13]（第4章）。获得性免疫的基础为循环中的淋巴细胞和抗体，它们都能特异性的产生和调节，以识别外来物质，主要是源于病原体的蛋白。最初的识别发生于哨兵树突状细胞（表皮的朗格汉斯细胞或真皮树突状细胞），这些细胞活化后具有吞噬各种大小颗粒的能力，并将这些复杂的蛋白分解成小的免疫原片断。同时，这些细胞的迁移能力也被激活，通过引流淋巴管从皮肤移动至局部淋巴结。这样，这些平时分布于皮肤的免疫细胞可迁移至一个远隔的部位，进行反应性淋巴细胞增殖。活化的辅助性T细胞在淋巴结内可帮助B细胞产生抗体，而辅助性T细胞和细胞毒性T细胞则优先出入皮肤。皮肤中的一组效应记忆T细胞在免疫应答中也起关键作用[14]。

**表1.1 皮肤功能和相关皮肤疾病**

| 功能 | 相关疾病 |
|---|---|
| 通过固有免疫和适应性免疫预防感染 | 真菌、细菌、病毒感染；自身免疫性疾病，癌症 |
| 维持屏障功能 | 感染、脱水 |
| 修复损伤 | 癌症、下肢溃疡 |
| 提供循环 | 梗死（栓塞形成、血管炎、血管闭塞和其他形式的闭塞） |
| 通讯功能 | 感觉神经疾病、瘙痒 |
| 提供营养 | 维生素D缺乏 |
| 调节温度 | 体温过低、体温过高 |
| 引起关注 | 光老化、白癜风、脱发 |

### 免疫失败：感染

感染的诊断和治疗是皮肤病学的重要组成部分（第74～83章）。慢性和复发性感染性皮肤病例说明，部分患者可能存在一定程度的抗感染能力缺陷。以下的每个例子，都与角质层的结构完整性密切相关。

#### 疣

角质层损伤破坏了皮肤的物理屏障，易引起病毒感染（第79章）。此外，创伤还可使感染因子侵入角质层下方的角质形成细胞，这些细胞虽然活力十足，但防御力较薄弱。角质层被破坏后，被感染的角质形成细胞行使免疫识别功能，发生细胞毒反应、破坏疣体并痊愈。当此功能缺陷时，慢性感染随即发生（图1.7）。有趣的是对于疣的治疗，调节免疫反应比物理破坏更值得信赖。另一方面，慢性和复发性疣常常给临床医生带来困扰，尤其是免疫抑制患者。此外，病毒的血清型与鳞状细胞癌和遗传性疣状表皮发育不良的发生密切相关[15]（第79章）。因为针对疣的保护性免疫常处于不稳定的平衡状态，因此在免疫反应性上一个小的转换可能导致多个部位的疣同时消除。与之相关的治疗方法主要有口服西咪替丁、局部应用咪喹莫特、接触性超敏反应诱导及皮损内注射念珠菌属或腮腺炎等回忆抗原[16]。

#### 皮肤癣菌病

皮肤癣菌感染的诊断和治疗是对皮肤科医师的考验（第77章）。由于血清中含有一种或多种因子（例如转铁蛋白）可以阻止癣菌生长，因此皮肤癣菌感染几乎仅限于血清难以到达的皮肤、毛发和甲[17]。另

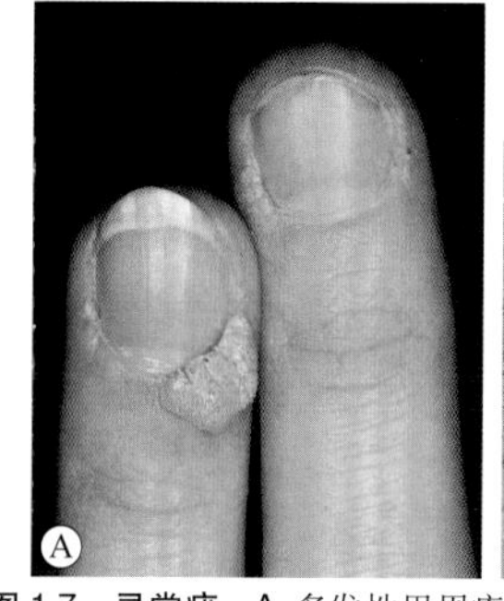


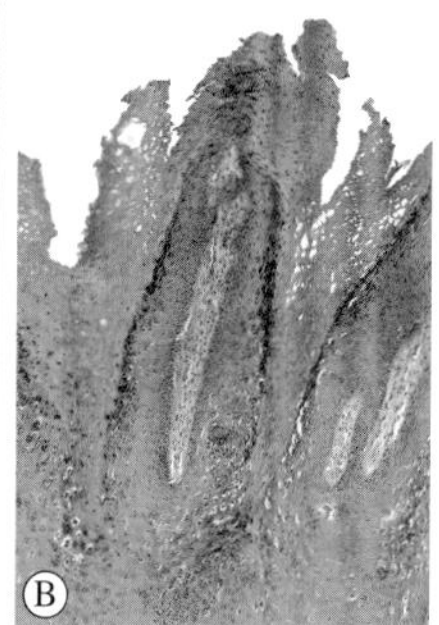


**图1.7 寻常疣** A.多发性甲周疣；B.乳头瘤样增生，角化过度，疣状表皮增生突出顶端柱状角化不全，表皮上层可见空泡化角质形成细胞（凹空细胞），是因细胞核收缩周围形成的空晕（A, Courtesy, Louis A Fragola, Jr, MD; B, Courtesy, Lorenzo Cerroni, MD.）

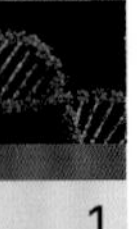



外，遗传因素可阻止机体感染癣菌，我们常会见到一个家族中有些成员会发生慢性感染，而其他成员即使暴露于真菌，也很少发生感染。另一方面，有些个体在干旱环境下对癣菌感染具有一定抵抗力，但当空气湿度增加或穿不透气的军鞋时，就会失去这种抵抗力[18]。很显然，皮肤癣菌感染的发生和抵抗之间存在着复杂的相互作用，包括遗传易感性、免疫反应和环境等因素。

### 机会性感染：人类免疫缺陷病毒（HIV）感染

在近35年的HIV感染流行中，人类的生物医学知识与日俱增（第78章）。最初，HIV可通过裂隙穿透生殖器和直肠的黏膜。HIV感染一旦发生，即使采用最强的治疗手段，病毒也不可能被完全清除。随着机体整体性免疫的最终丧失，患者便患上艾滋病（获得性免疫缺陷综合征，AIDS），从而证实有效的细胞免疫在保护机体免受其他感染，包括结核分枝杆菌、人源肺孢子虫、水痘带状疱疹病毒（图1.8）和单纯疱疹病毒等必不可少。皮肤细胞免疫保护效应的证据将在第78章阐述。

### 麻风（汉森病）

对于大多数暴露于麻风分枝杆菌的人来说，有效的免疫反应可以消灭麻风杆菌（第75章）。只有小部分个体可发展为慢性感染，根据患者细胞免疫力的不同，麻风可分为多种类型。麻风患者Th1/Th2的平衡尤为重要（第4章），每个患者的临床反应可据此分布在一个从结核样型麻风到瘤型麻风的谱系中[19]。重要的是，麻风病也印证了皮肤感觉与保护机体免受外伤的相关性，这部分将在下面章节叙述。

总之，疣、皮肤癣菌病、机会性感染如HIV感染和麻风病都说明了皮肤功能的重要性，从角质层提供结构屏障，到免疫识别和保护性免疫。

### 免疫错误：自身免疫

通过以上实例，我们已知免疫的基本任务是识别和消灭病原体。自身免疫是指免疫系统不能将自体抗原与病原体区分开，结果错误地将自体的组织识别为外来的危险信号，并将其破坏。自身免疫性疾病种类繁多，其中表皮基底膜和桥粒常是重要的靶点（图1.9）。另外，皮肤的细胞组分既可调节免疫，也是自身免疫的损伤靶点。表1.2列举了几种常见影响皮肤的自身免疫性疾病，每种疾病有不同的靶点。这些疾病有着独特的遗传因素和环境损伤促进其发展，这些因素将在以后的章节中介绍。

我们已知道这些疾病的分子靶点，也清楚免疫系统是如何抵御外来感染的。然而，我们还应进一步明确机体

**表1.2 常见的自身免疫性皮肤病**

| | 靶抗原 | 章节 |
|---|---|---|
| **已知自身抗原的疾病** | | |
| 落叶型天疱疮 | 桥粒芯蛋白1 | 29 |
| 寻常型天疱疮（图1.9A） | 桥粒芯蛋白3和1 | 29 |
| 大疱性类天疱疮（图1.9D） | XVII型胶原（BPAG2），BPAG1* | 30 |
| 获得性大疱表皮松解症 | VII型胶原 | 30 |
| 疱疹样皮炎 | 转谷氨酰胺酶-3 | 31 |
| **不确定或有多个自身抗原** | | |
| 亚急性皮肤红斑狼疮 | 未知，可能是SSA/Ro | 41 |
| 慢性皮肤红斑狼疮 | 未知 | 41 |
| 银屑病 | 未知 | 8 |

* 神经亚型为肌张力异常蛋白

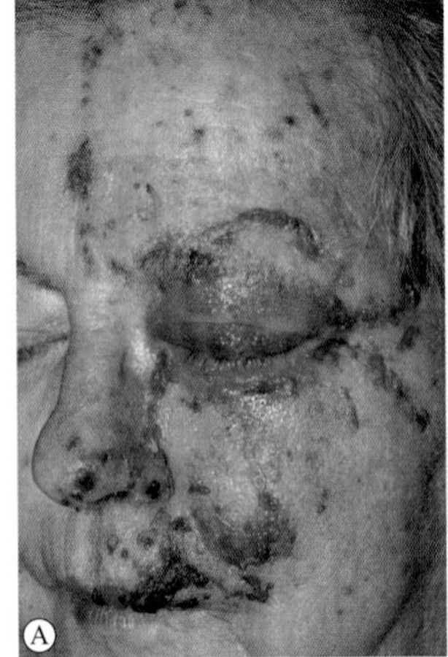
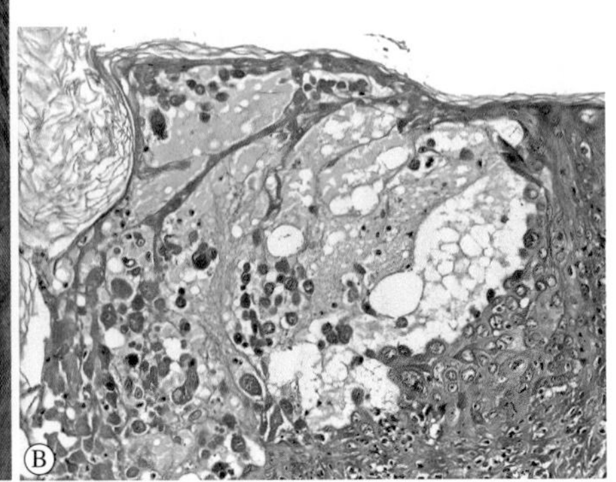

**图1.8 带状疱疹累及三叉神经眼支（V1）和上颌支（V2）。** A.红斑，以眼睑为重，左侧额部、鼻部、面颊和上唇可见出血性结痂。B.气球样变性、棘层松解和受感染的角质形成细胞坏死后继发表皮内水疱形成。除棘层松解、坏死性角质形成细胞和水疱内纤维蛋白外，注意在疱腔边缘处可见核大的角化不良细胞，可有一个或多个核（A，Courtesy，Kalman Watsky，MD；B，Courtesy，Lorenzo Cerroni，MD.）

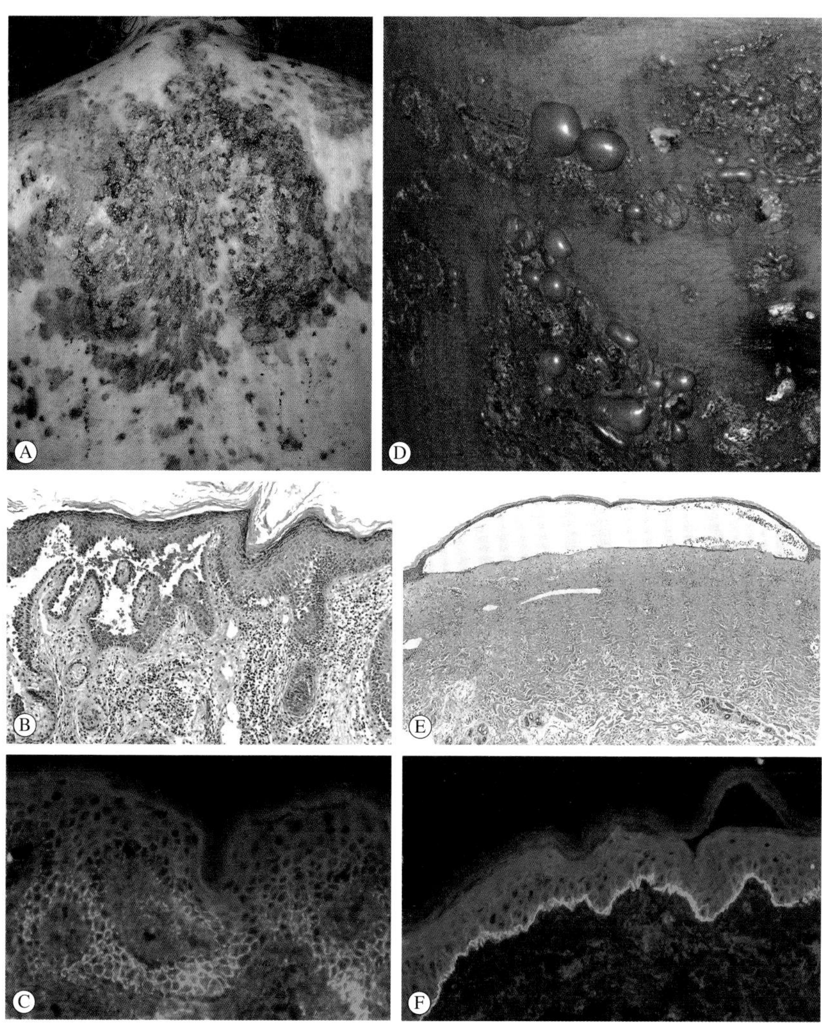


**图 1.9 寻常型天疱疮和大疱性类天疱疮。**A. 在寻常型天疱疮，水疱易破且存在时间短，导致可能出现广泛的结痂和糜烂。B. 因抗桥粒芯蛋白自身抗体破坏，致桥粒丢失，表皮内裂隙形成。注意，因基底细胞与基底膜带间保留有半桥粒，出现墓碑样外观。C. 直接免疫荧光（DIF）镜检（见图 29.17）显示表皮下部细胞间 IgG 沉积，呈“鸡丝”样模式排列。D. 在大疱性类天疱疮，可见多发紧张性水疱，疱内容物一般为血清，正如此患者所示。水疱较之天疱疮患者更为持久，但最终也会破裂，形成糜烂和结痂。E. 可见真表皮分离，疱腔内常可见嗜酸性粒细胞。F. DIF 镜检显示基底膜带 C3 呈线状分布（A，B，E，Courtesy，Lorenzo Cerroni，MD；C，F，Courtesy，Christine Ko，MD；D，Courtesy，Julie V Schaffer，MD.）

是如何错误地识别自身抗原，导致免疫反应，并将其损伤的。例如在寻常型天疱疮，自身抗体直接攻击细胞间的桥粒，造成表皮内棘层松解和广泛糜烂（见图 1.9）。同时，针对皮肤抗原的自身免疫也可能影响其他器官系统。如在大疱性类天疱疮伴发神经系统疾病的患者中，循环中抗基底膜抗体可以同时识别皮肤和大脑中的抗原[20]。

### 免疫失败：癌症

免疫反应还具有预防皮肤和淋巴组织中恶性肿瘤发生的功能[21]，尤其是皮肤鳞状细胞癌、梅克尔细胞癌和黑色素瘤。我们都知道在接受实体器官移植的免疫抑制状态的患者中，皮肤鳞状细胞癌是相对常见的并发症[22，22a]。许多黑色素瘤的治疗进展是建立在增强免疫反应基础上的（第 113 章）。

## 维持屏障：皮肤是保护器官

皮肤最显著的功能是维持屏障，以阻止体内体液、电解质和其他分子的丢失，同时阻止微生物、毒性物质和紫外线的穿透[23-24]（第 86 章）。角质层除具有紫外线防护作用外，还是维持皮肤屏障功能的关键。紫外线的防护还可以通过其他几种独立的机制，包括角质层散射、黑素吸收等。

### 阻止毒性物质侵入的功能缺陷

谈及屏障功能缺陷，应从角化异常性疾病的角质层缺陷谈起[25]，此类疾病使皮肤对化学渗透的抵御能力下降。此类缺陷的两种代表性疾病为表皮松解性鱼鳞病（以往叫表皮松解性角化过度，图 1.10）和 Darier 病（毛囊角化病）[25-26]。这些疾病的患者常反复发生细菌感染。在治疗和预防感染过程中，皮肤科和其他科室医师在几十年前就已经建议局部预防性外用抗菌制剂，以减少细菌的定植，同时可以去除相关气味。

Medansky 和 Woloshin[27] 在 1960 年的一篇文章中提出，毛囊角化病患者出现神经精神症状的较多，但没有哪种机制能揭示角蛋白功能和中枢神经系统功能的联系。六氯酚自 1944 年便是一种广泛应用的抗菌剂，几十年后人们发现该药物具有潜在的神经毒性，故于 20 世纪 70 年代被禁用[28]。自此以后，毛囊角化病患者出现神经精神症状的报道就越来越少，由此得出一个结论：六氯酚是毒性化学物质，可穿透功能缺陷的皮肤屏障。然而，也有学者提出了另一种解释，脑 SERCA2 的功能异常导致了神经精神症状的发生[28]。总之，角质层是化学物质穿透的屏障（见第 124 章），角化异常性疾病存在屏障缺陷。

## 脱水和感染防御的功能缺陷：中毒性表皮坏死松解症

表皮损伤最典型的表现发生于中毒性表皮坏死松解症（toxic epidermal necrolysis，TEN，第 20 章）患者。作为药物引起的疾病，TEN 患者的表皮角质形成细胞急速死亡，导致大面积表皮脱落，屏障功能随即彻底丧失（图 1.11）。TEN 的发生主要与磺胺类药物、抗惊厥药和非甾体抗炎药相关。TEN 死亡病例并不少见，死亡率决定于受累皮肤面积的大小。TEN 目前尚无特异性治疗。有证据表明药物诱发的大量角质形成细胞凋亡可能是 TEN 的发病基础[29]，抑制凋亡信号通路（例如使用环孢素等免疫调节剂）可能会提高存活率[29a]。然而，在此讨论的重点是，临床医生应意识到表皮及其功能丧失后引起的并发症。即使应用治疗烫伤的强有力措施来治疗 TEN，其并发症仍然常见，主要是严重的体液和电解质丢失，从而导致脱水和细菌、酵母菌的感染。

## 紫外线照射防护缺陷：白化病

紫外线的照射可诱导皮肤发生多种变化，从急性毒性反应到免疫抑制效应到致癌作用和光老化（第 86、87、107 及 108 章）。然而，皮肤科医师对紫外线的暴露及防护问题爱恨交加：许多皮肤病需要不同波长的紫外线治疗（第 134 章），而同时又普遍建议患者进行光防护以避免出现紫外线相关副作用（第 132 章）。除通过穿衣和局部应用含吸收紫外线或阻断分子的化学制剂外，皮肤本身亦可减少紫外线照射所致的损害。角质层由于其光学特性，可反射和散射光线，而穿透角质层的光线又可被黑素等分子吸收。另一个紫外线防护机制是抗氧化剂对活性氧自由基的清除效应和对 DNA 修复酶的损伤修复效应。

眼皮肤白化病（oculocutaneous albinism，OCA）表明皮肤中黑素具有重要的保护皮肤避免紫外线损伤的能力[3]。Ⅰ型 OCA 患者的酪氨酸酶活性降低或缺失，最终导致黑素合成障碍（图 1.12）。非洲撒哈拉以南地区的 OCA 患者伴有皮肤色素减少或缺失，日晒后也不会缓解，且该类患者皮肤日光性角化病和鳞状细胞癌的发病率极高[30]。同样，急性光毒性反应、光敏性疾病和过早的光老化（第 87 章）都是 OCA 患者的并发症。

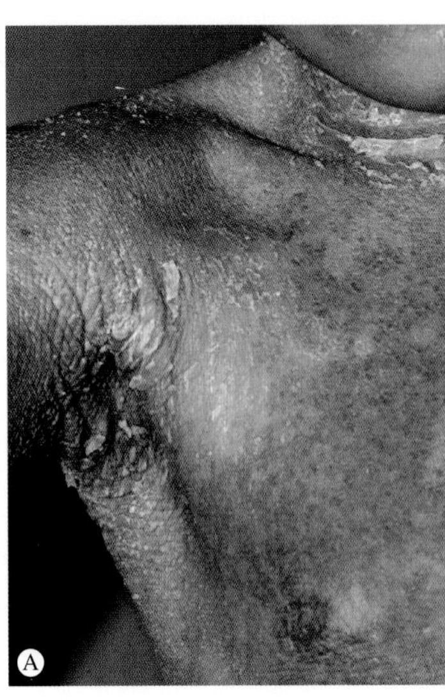


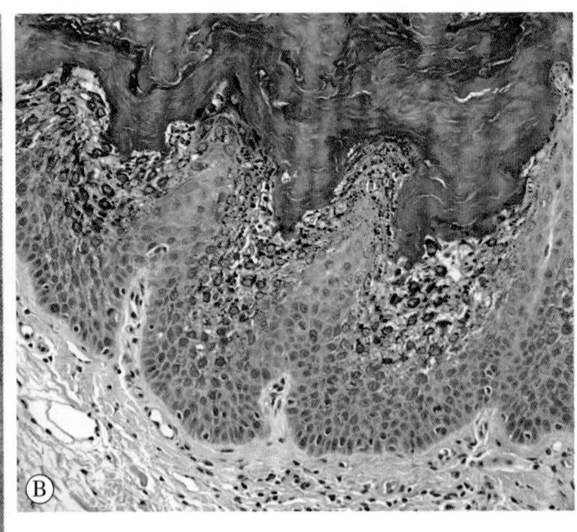


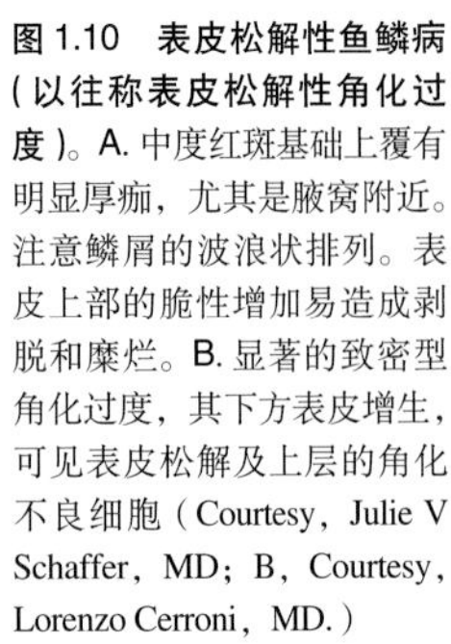
**图 1.10 表皮松解性鱼鳞病（以往称表皮松解性角化过度）。** A. 中度红斑基础上覆有明显厚痂，尤其是腋窝附近。注意鳞屑的波浪状排列。表皮上部的脆性增加易造成剥脱和糜烂。B. 显著的致密型角化过度，其下方表皮增生，可见表皮松解及上层的角化不良细胞（Courtesy，Julie V Schaffer，MD；B，Courtesy，Lorenzo Cerroni，MD.）

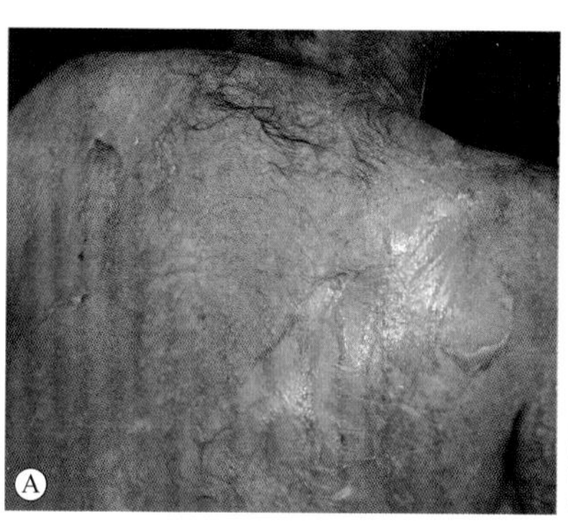

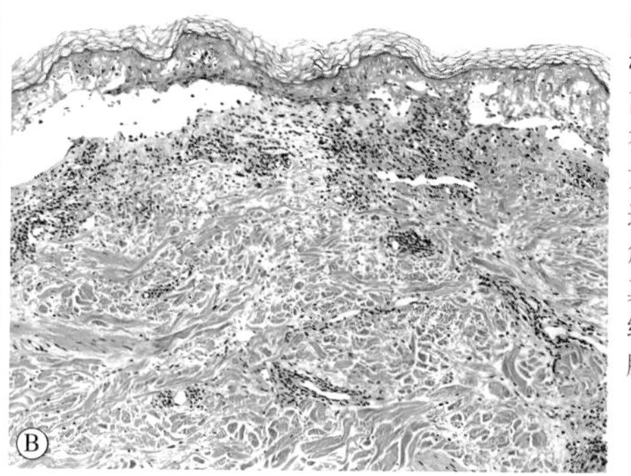

**图 1.11 中毒性表皮坏死松解症**。A. 坏死性表皮脱离造成大面积皮肤剥脱。在反光区域可直接看见下方真皮。B. 全层细胞坏死造成真表皮分离。正常的角质层提示急性病程。在真皮中可见淋巴细胞、组织细胞及少量嗜酸性粒细胞浸润

## 保持皮肤的完整性：修复机制

皮肤常见物理损伤，包括微小的钝性和锐性伤口，修复过程很难察觉。特殊类型的损伤如电磁辐射穿透性损伤，可致皮肤烧伤、免疫抑制、加速光老化和致癌作用。热损伤主要由热物体或热辐射（如火源等）过度加热皮肤造成（见下文体温调节部分）。损伤还可由于血供阻断所致。任何损伤都会伴随一定的修复过程，以去除外来有害物质或修复缺损。目前对于伤口愈合（wound healing）反应的研究已经较为深入（第 141 章），因为修复的不及时可导致残疾，且治疗费用昂贵。

### 创伤有效修复的功能缺陷

#### 伤口愈合延迟

伤口愈合的延迟或不完全常与糖尿病、外周动脉疾病和衰老有关。治疗老年人下肢慢性溃疡是皮肤科学和康复医学的重要组成部分（第 105 章）。对慢性皮肤溃疡问题的关注促使伤口愈合学会（www.woundheal.org）的诞生，该组织由临床和基础医学研究者、厂商代表和行政人员等组成。

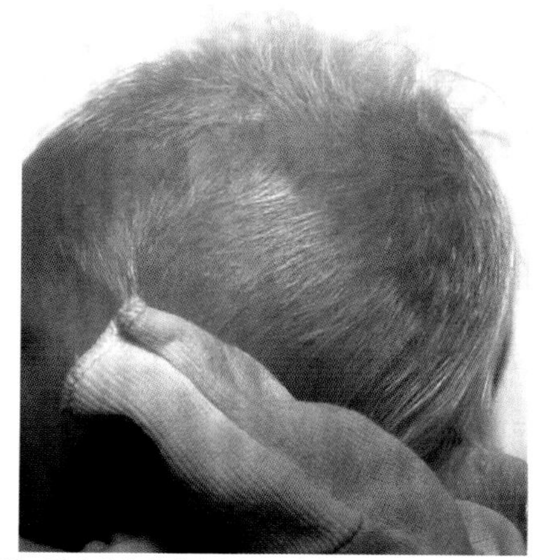

**图 1.12 眼皮肤白化病（OCA）患者的婴儿**。头皮毛发均为白色，OCA 患者紫外线诱发癌变的风险较高，尤其是皮肤鳞状细胞癌，还有眼部异常，如视力下降和眼球震颤

#### 瘢痕疙瘩

增生性瘢痕和瘢痕疙瘩的形成是皮肤在创伤后引起的过度增生反应，是遗传和环境因素共同作用的结果。可能是瘢痕疙瘩中成纤维细胞分泌的转化生长因子-β（transforming growth factor-β，TGF-β）活性过高所致[31]。初步研究表明 TGF-β 可为真皮组分过度生长提供有利环境，以形成增生性瘢痕和瘢痕疙瘩，但目前对伤口愈合机制的认识还处于初级阶段。

#### 着色性干皮病

着色性干皮病是因为皮肤受紫外线照射导致 DNA 受损伤后，不能被有效修复所致[32]。该病皮肤癌的高发病率提示紫外线照射所致的损伤是人类大多数皮肤癌的重要原因之一。因此，皮肤的主要功能之一是阻止紫外线的损伤。有两点需要注意：一是紫外线照射是危险的；二是 DNA 修复机制缺陷时，会很快发生皮肤癌。

## 提供循环：皮肤是营养器官

细胞和可溶性物质从皮肤转运到其他部位通过两个循环系统：一是双向流动的血液系统，二是单向流动的淋巴系统。后者使白细胞和细胞间液反流至引流淋巴结，并通过胸导管进入中心静脉系统。血液循环主要行使三种功能：营养支持、白细胞的转运和体温调节。虽然血液中氧和可溶性物质向间质的传递通过被动扩散的形式完成，但血液中细胞的迁移则在高度有序的调节中完成，主要包括信号的传递、黏附、迁移等过程，将在第 102 章中叙述。

血液系统由两类血管组成：营养血管（动脉、毛细血管、静脉）和参与体温调节的动静脉吻合支。后者包括广阔的皮下静脉丛，其内可容纳大量的血液，有助于经皮肤表面消散热量，还有动静脉吻合支，将

静脉丛与动脉直接连接。这些吻合支在受冷部位如手掌、足跖、唇、鼻、耳等，分布尤为丰富。

皮肤淋巴引流系统开始于具有盲端的微小真皮脉管，称为毛细淋巴管。毛细淋巴管可收集细胞和间质成分，直接将其输送至附近淋巴结。淋巴细胞、巨噬细胞和树突状细胞都可通过淋巴引流系统迁移出皮肤。Stoitzner 等[33]绘制的示意图阐述了朗格汉斯细胞从表皮迁移至引流淋巴管的全过程。

### 循环缺陷：动脉和静脉

#### 动脉血栓闭塞

血管闭塞最显著的表现形式是血栓导致的堵塞，可在数小时内产生病变。远端皮肤很快发生坏死，坏死程度主要依赖于闭塞血管的大小。非感染性胆固醇栓子引起的血管闭塞常与广泛的动脉硬化性心血管疾病相关。血管闭塞引起皮肤坏死说明皮肤完全依赖动脉循环。

#### 血管炎

皮肤的炎症主要集中在血管，根据受累血管大小形成病谱（图 1.13）。血管炎通常与自身免疫性结缔组织病相关，尤其是干燥综合征、类风湿性关节炎和红斑狼疮（第 24、41、45 章）。皮肤高度依赖于完整的循环，因此血管是皮肤结构中关键的成分。

#### 闭塞性血管病

另外一种由血管闭塞造成的疾病是因凝血异常或寒冷诱导的血液凝结所致（第 23 章）。凝血亢进造成的疾病包括抗磷脂抗体综合征和 V 因子 Leiden 突变造成活化的蛋白 C 抵抗等（第 105 章）。

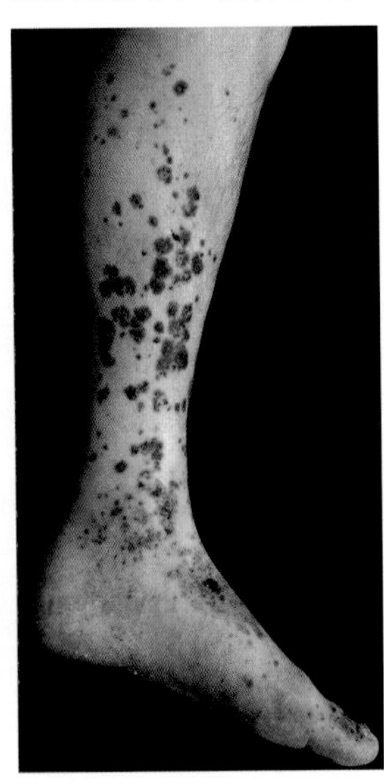

**图 1.13 皮肤小血管炎造成的下肢可触及性紫癜**。免疫复合物沉积在毛细血管后静脉，造成圆形的紫癜样斑片及丘疹（Courtesy，Lorenzo Cerrroni，MD.）

#### 静脉功能不全

虽然放在最后叙述，但静脉功能不全却是最常见的血管疾患，常由不完全的血管阻塞或瓣膜功能障碍引起，例如下肢静脉淤积性溃疡。

#### 循环障碍：淋巴管阻塞

淋巴管引流的阻塞见于某些皮肤炎症。这些炎症与反复的链球菌感染和葡萄球菌感染相关，可造成瘢痕形成、失去淋巴回流的功能，并导致远端水肿。随着感染转为慢性，可形成永久性水肿，并出现皮肤表面泛发型疣状变化，称为象皮肿（第 105 章）。同样，寄生虫感染引起的淋巴引流阻塞也可以导致淋巴管畸形（第 83 章）。Frey 和 Wenk[34]许多年前曾发现淋巴管的结扎会使皮肤储存的白细胞不能回流，也不能对进入皮肤的抗原行使正常的免疫功能。

## 内环境层面：皮肤是个通讯器官

皮肤的通讯通过以下三个机制完成：神经纤维介导的常规传导，细胞因子和激素介导的胞内信号传导（内分泌、旁分泌和自分泌效应），以及携带信号细胞的移动。这些机制的重要性和作用体现在许多皮肤病中。

皮肤是“有线”通讯器官，其传入和传出神经纤维随血管走行，在真皮中形成复杂的通讯网络。这个网络涵盖毛囊附属器（第 68 章）、血管和汗腺。所有的皮肤都有神经分布，以头皮和四肢远端最为密集。真皮中，粗大的神经纤维被髓鞘包绕，随着直径变小，许多神经纤维可游离。实际上，大多数神经纤维终结于真皮，虽然有证据表明少量神经可穿透基底膜到达表皮，以调节皮肤的免疫反应[35]。表皮内神经纤维数量减少或功能受损可导致神经方面的症状，包括灼烧感和瘙痒感等[36]。

神经控制血管紧张度，如出现面部潮红；神经亦可介导皮肤的热、冷、痒、触和痛觉（第 5、6 章）。感觉和神经功能障碍是经常发生的，如带状疱疹后神经痛、无法控制的瘙痒、神经综合征（如三叉神经营养综合征）以及出汗过多。利用皮内注射肉毒素可抑制胆碱能神经纤维的作用，其在皮肤科至少有两个用途：降低肌张力，去除面部皱纹，以达到美容效果；抑制出汗过多，治疗腋窝和手掌多汗症[37]（第 159 章）。

### 神经通讯的异常：过度敏感

瘙痒是皮肤病患者的主要问题（第 5、6 章）。适度瘙痒是有一些益处的，但过度瘙痒对个人和社会活动有害。尚未发现诱发过度瘙痒的结构异常。对于带状疱疹后神经痛（第 80 章）这种独特的疼痛性疾患，也并未发现任何结构缺陷。

### 神经通讯的异常：多汗

多汗症是一种出汗异常，常累及腋窝和掌跖部位。近期有证据表明过度出汗是神经功能异常所致，而非结构异常[37]。肉毒杆菌毒素的注射可有效缓解汗液的过度分泌（第 159 章）。

### 神经通讯的异常：敏感度降低

触觉和痛觉改变最常见于麻风[39]（第 75 章）和糖尿病[40]（第 105 章）患者的周围神经病变。类似问题还见于麻醉药品引起的麻木。感觉缺失导致患者识别功能的丧失，从而不能躲避可以造成皮肤外伤的刺激。对于麻风患者，超过数月或数年的损伤可逐渐导致组织的缺失。同样，长期糖尿病患者皮肤感觉的消失可导致足部承重部位的压力性溃疡。在上述两种情况下，严重的感觉障碍均会引起无法感知的外伤，进而形成溃疡和组织缺失。因此，麻风和糖尿病患者的皮肤出现感觉障碍，从而更易受到外伤性损害。

### 通过激素和细胞因子的通讯

#### 激素

激素间接影响皮肤的典型例子是促肾上腺皮质激素（ACTH）可通过促进肾上腺皮质激素的分泌产生系统效应，这种效应对银屑病（第 8 章）或特应性皮炎（第 12 章）等炎症性皮肤病会产生暂时的缓解。另一方面，由于激素分泌紊乱致病的典型疾病是嗜铬细胞瘤，该肿瘤分泌的儿茶酚胺类激素及其前体（去甲肾上腺素、肾上腺素、多巴胺）可引起患者血管收缩舒张紊乱。同样，库欣病的部分临床表现（脂肪分布改变、血管扩张、萎缩纹）也是皮质激素的过度分泌造成（第 53 章）。相反，艾迪生病患者（第 67 章）肾上腺皮质激素分泌的减少可促使 ACTH 分泌增加，从而导致患者出现色素沉着。

皮肤在钙代谢中也起着重要作用。表皮在紫外线照射下，活化 7- 脱氢胆固醇，将其转化为维生素 $D_3$[9]。然后，维生素 $D_3$ 移出皮肤，在肝和肾经过羟基化后转化为活性维生素 D（1,25- 二羟胆钙化醇，即 1,25- 二羟维生素 $D_3$，见图 51.11）。

#### 细胞因子

过去的 30 ～ 40 年中，人们发现角质形成细胞含有大量具有生物活性的细胞因子白介素 -1（IL-1）[41]，由此皮肤科学出现一个新兴领域。后来，在皮肤细胞中发现了一系列的生物调节因子，并发现角质形成细胞可产生 IL-1、IL-8、TGF-β[42]。皮肤细胞分泌的因子可行使多种重要的生理功能，例如 TGF-β 有利于创伤修复[43]。皮肤中的其他细胞，如朗格汉斯细胞可产生一个独特的与免疫功能密切相关的细胞因子和趋化因子谱系[44]。血管内皮细胞可产生 IL-1β、IL-6 和 IL-8[45]。在皮肤内由细胞因子介导的通讯是一个研究活跃的领域[42, 46-49]，细胞因子和细胞间的作用是相互的[50-51]。例如，肥大细胞可通过产生肿瘤坏死因子（TNF）调节皮肤免疫[52]，同时肥大细胞的功能也受其他细胞因子的调节[53]。揭示皮肤细胞间的复杂关系，它们自身分泌的激素（自分泌）、临近细胞分泌的激素（旁分泌）以及远隔部位细胞分泌的激素（内分泌）将引起下一代皮肤生物学家和皮肤药理学家的重视。

### 细胞通讯

最近，我们注意到皮肤的某些细胞在行使其正常功能时，可携带一定的信息迁移出皮肤，最终通过反馈信息影响皮肤的功能。这主要是指树突状细胞，其活化后移动至局部淋巴结，选择和活化初级和休眠的 T 细胞（第 4 章）。树突状细胞的活化、迁移和再增殖过程是一个研究范围很广的领域，随着新方法的出现，将对免疫调节的研究提供良好前景。

### 细胞因子和细胞通讯的缺陷

皮肤通讯中关于细胞因子和细胞转运功能的认识才刚刚起步，其功能缺陷将逐渐被人们所认识。在过去的 15 年中，随着对角质形成细胞生物学及其相关细胞因子理解的不断深入，对一些炎症性皮肤病的治疗已取得重大进展，尤其是银屑病。针对 TNF-α、IL-17 和 IL-23 水平异常的免疫生物制剂已成为银屑病重要的治疗方法。随着对细胞因子生物学的认识不断加深，新的靶向治疗方法将不断进步，丰富我们的治疗手段。

## 调节温度：皮肤是体温调节器官

体温调节是所有哺乳动物的特性之一，可保证机体始终保持适当的温度。对于人类，体温维持在 37℃（98 ～ 99°F）。因为环境温度常改变，故人类拥有复杂的体温调节系统，皮肤作为散热和隔离器官起着决定性的作用。皮肤体温调节主要通过汗液的蒸发冷却和血管的扩张、收缩来实现。

人类皮肤包含数百万外泌汗腺，几乎分布于所有皮肤表面，汗腺的总量相当于一个肾。在神经支配下，汗腺的分泌活性主要存在两种形式：一种是血浆样体液的超滤分泌；另一种是钠离子通过导管重吸收而产生低渗汗液。

### 体温调节功能缺陷：过热效应

温度过高可见于局部，亦可是全身性的，此时皮肤起到冷却作用以防止热损伤。皮肤的冷却作用见于以下两种情况：一是对整体温度过高的反应，常见于外源性热量进入皮肤，或肌肉收缩产生的能量提高了机体的核心体温；二是对局部长期过热的反应，见于皮肤某个部分因邻近物体的温度达到 45 ～ 50℃（113 ～ 122°F，第 88 章）而受热，并使机体的关键蛋白开始变性。后续的生理反应要降低温度以防止灼伤，需神经、循环和出汗的共同参与。局部热量消除可通过向四周的直接辐射，亦可通过传导或血液循环至其他部位。相比而言，整体热量的去除则通过皮肤表面的辐射和汗液的蒸发。

在本章开始就已有出汗散热功能障碍的案例，即少汗性外胚叶发育不良，属 X 染色体性联遗传，患者汗腺几乎完全缺如，同时伴有毛发稀疏和牙齿畸形等[54]（第 63 章）。此病说明了出汗的重要性，当出汗功能缺陷时，运动产生过多热量可导致死亡，尤其在周围环境温度较高时。在这样的患者中蒸发冷却是不起作用的，因为所有热量的散失均通过辐射，环境湿度对核心体温也不会产生影响。但另一方面，可通过相对简单的措施来提高热量的散失，以使这样的患者可以在炎热的天气下进行剧烈的户外运动，方法是在整个运动过程中反复向患者皮肤表面喷水，形成外源性“汗液”[54]。

### 热损伤作为治疗手段

产生局部热损伤亦有有利的方面，如沿用已久的电烙术就应用于皮肤疾病的治疗（第 140 章）。此外，热疗法已经被应用于一些感染性皮肤病，如孢子丝菌病和利什曼病。

## 体温调节功能缺陷：过冷效应

相比热损伤，机体暴露于冷环境下就需要热量支持来避免冷损伤。两种情况可能出现冷损伤：一是热量散失到温度较低的外环境，导致机体温度降低（体温过低）；二是局部持续暴露于低于冰点的温度下，直接导致局部冻伤（冻疮）。在温度极低的情况下，上述两种情况均可同时发生。

1996 年由 Jon Krakauer 在珠穆朗玛峰攀登灾难事故报告中描述了由于机体产生有限热量导致核心和局部体温过低的典型病例[55]。不幸的是，除通过血管收缩以减少热量散失，以及通过寒战（或运动）以增加机体产热外，皮肤再无任何内在机制，能起到对温度过低的防护作用。人们现以人工方式来应对过冷和过热造成的损伤，比如穿衣和遮蔽，能以此在极端温度的地理环境中生存。最有代表性的人群是攀登喜马拉雅山脉的登山队员和需要冲入火海的消防队员，他们只有穿上绝缘服，才能避免冷、热的损伤。

### 冷冻作为治疗手段

局部冷冻治疗作为一种治疗工具已经成功地应用了数十年（第 138 章）。

## 人际沟通：皮肤传递美感、吸引关注以及建立自信

皮肤的另一个重要功能是人们彼此间相互交流以满足自我和社会价值的需要。皮肤在人际交流、吸引关注、自我发展以及表达自我等方面均扮演重要角色。美，正如照片和绘画中所展示的，会吸引人的目光，甚至是强烈的关注。这具有遗传上的意义，因为较高的关注度可以提高 DNA 存在的概率，有利于种族的繁衍。虽然没有确切的数据，但是我们仍可断言人类追求魅力的欲望将保证 DNA 的选择性存在。

魅力超出触觉和味觉所能感知的距离，主要是通过视觉来体现的，因此，皮肤作为视觉的主要目标，自然就成为重中之重。言至于此，相信对于每个社会，外表和皮肤状况的重要性不言而喻。由于篇幅有限，我们没有足够的空间来进一步阐述美的物理特性，但我们可以断言，失去了这些美丽的特性后人们会有着更多烦恼，如痤疮、白癜风、脱发、老化及光老化患者，事实上，这种烦恼存在于几乎所有皮肤病患者。在过去的二十几年里，研究人员和临床医生越来越关注皮肤疾病对生活质量的影响。有许多关于慢性皮肤疾病（如银屑病、湿疹、色素性疾病等）影响患者生活质量的研究报道。皮肤科医生也更加关注慢性皮肤疾病对患者的心理影响，以便可以更好地治疗患者。

最后，对于人类来说皮肤也扮演着“画布”的角色，以便人们改变外表来彼此交流或展示自我。文身、宗教划痕以及耳洞等一直以来都是自我展示的一个方面。皮肤科医生可以通过各种干预方法来改变患者的皮肤外貌，以提高其外表的吸引力。许多皮肤科医生现在热衷于美容外科，如修复外表缺陷、将脂肪从一个部位移至另一个部位等。在过去的 25 年里，人们花费了大量的金钱来改善他们的外观（第 152 ～ 159 章）。其中皮肤科医生及其患者举足轻重。

## 感官吸引的缺陷

匀称、无瑕疵的皮肤被社会大多数人所青睐。而我们所关注的是各种类型的皮肤缺陷。这些缺陷的严重程度根据文化的不同而意义不同，所以，在一个文化环境下无吸引力的外表，在另外一个文化环境下可能完全不同。

### 色素性疾病

对于有色人种而言，色素性疾病显得更为明显，也更为重要。西方社会由于主体为欧洲移民，因此忽视了整个世界的色素问题。虽然皮肤科医生关注多种

色素性疾患，但有两种疾病占主导地位：白癜风（图1.14）（第66章）[56]和黄褐斑（第67章）。

无瑕的皮肤在特定文化背景下显得极为重要，如色素的改变可被误认为是麻风（第75章），或者认为是遗传的。在印度，因发现白癜风而使婚约失去效力的例子并不少见[57]。白癜风是由于自身免疫所介导的表皮黑素细胞破坏而造成的缺失，它不仅是重要的色素性疾病，与之相关的自身免疫现象可应用于黑色素瘤的治疗（第113章）。

同样，黄褐斑在西班牙裔美国人发病率较高，给患者带来了极度烦恼（第67章）[58]。把生活必需品的花费，用到这种看似不重要的问题上，并不少见。

### 毛发分布异常

21世纪的今天，毛发并不行使实际功能，因为体毛去除后不会带来任何生理上的损害。相比而言，毛发多少的变化给人所带来的心理影响不可低估，头发也是社会和性别特征的重要体现。毛发及其生长的生物学内容将在第68章阐述，更多的信息可以从其他参考文献中找到[59-60]。关于多毛的讨论将在第70章和其他章节讨论[61]。关于毛发，两种现象值得关注：一是过多的毛发长在错误的部位，二是该生长毛发的部位毛发稀疏。前者主要见于先天性或获得性多毛症，由于米诺地尔或环孢素治疗以及雄激素水平过高所致（第70章）。然而，由于文化的原因，绝大多数患者寻求去除过多的毛发。

头发不足（第69章）主要见于三种疾病：男性雄激素性脱发、女性型脱发[62]和斑秃（图1.15）。毛发移植已成为皮肤科医生喜欢选择一种治疗方法（第157章）。

### 不当的脂肪分布

除单侧面部萎缩和脂肪营养不良综合征外，完全的脂肪去除或脂肪移位都是基于心理需要，而不是因为皮肤或皮下组织的异常。移植脂肪已经相当普遍，皮肤科医生在此治疗中扮演着越来越重要的角色（第156章）[63]。

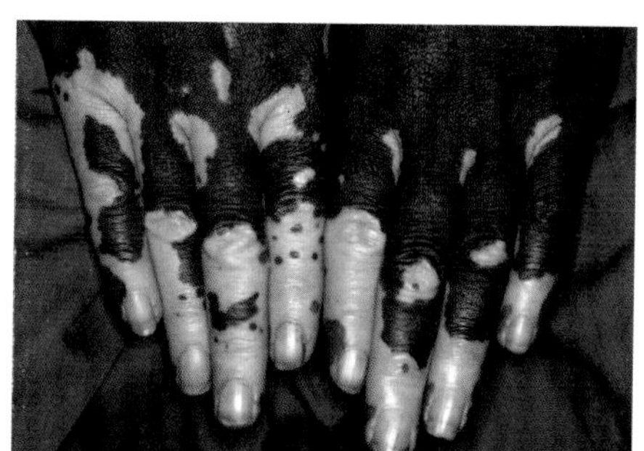

**图1.14　一例非洲裔美国男性白癜风患者**。肢端是常见的受累部位，且远端手指的复色常常具有一定挑战性，因为该部位缺少毛囊。白癜风和其他色素性疾病在肤色较深的人群中更为明显

### 下一步展望

我们将会详尽地阐述痤疮瘢痕的皮肤磨削术、皮肤年轻化治疗、睑成形术和抗老化技术。然而，我们要提出的是：由于外表原因所带来的焦虑情绪可以说是与生俱来的，这推动了美容皮肤科学的兴起，其重要的目标是减轻瘢痕、隐藏缺陷和预防光老化。

## 着眼于未来的重要推论

在这章总论介绍中，我们相信，应通过研究皮肤疾病来认识皮肤的结构和功能。将相关理论应用于诊治患者时，则更能证明这一论述的正确性：观察治疗后的疗效，也可以反映皮肤的结构和功能。比如，关于肿瘤发生的相关信号通路的研究，如RAS/RAF/MEK/ERK通路，发现40%～60%的皮肤黑色素瘤患者激活了BRAF V600E突变。BRAF V600E的靶向抑制剂可以诱导转移性黑色素瘤患者获得快速临床缓解，但是其下游野生型BRAF细胞信号的激活却可以促进增殖反应。比如角质形成细胞出现角化棘皮瘤和SCC[64-65]。单用BRAF V600E抑制剂常在治疗开始数月内出现耐药[66]，现在选择联合BRAF和MEK抑制剂治疗黑色素瘤，角化棘皮瘤和SCC的发生率也明显下降了。随着我们开展新的治疗手段，类似的发现会而不断涌现。除此之外，新技术，包括人工智能，可以帮助我们更加敏锐地发现皮肤变化。如果我们一直对所治疗的疾病充满好奇，那么我们对皮肤结构和功能的新发现也会无穷无尽。

### 致谢

作者感谢Paul R. Bergstresser，MD对本章上一版的编写贡献。

（刘　薇译　王　涛　马东来校　晋红中　王宝玺审）

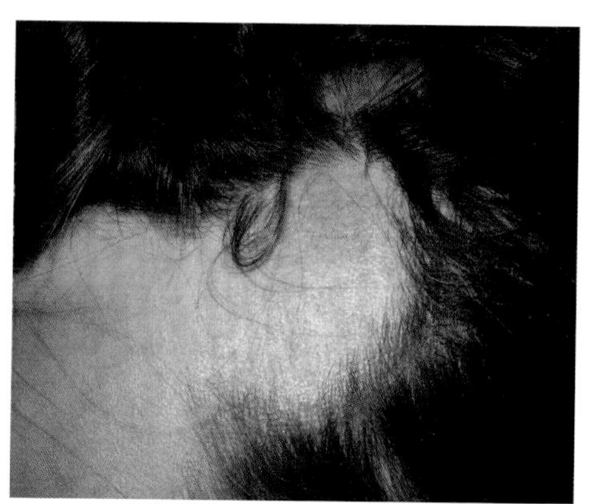

**图1.15　斑秃造成的境界清楚的脱发斑**。因斑秃等疾病造成的毛发脱失导致的社会压力不应被低估

# 参考文献


1. Asgari MM, Sokil MM, Warton EM, et al. Effect of host, tumor, diagnostic, and treatment variables on outcomes in a large cohort with Merkel cell carcinoma. JAMA Dermatol 2014;150:716–23.
2. Bergstresser PR, Taylor JR. Epidermal 'turnover time'–a new examination. Br J Dermatol 1977;96:503–9.
3. Albinism, Oculocutaneous, Type IA. Online Mendelian Inheritance in Man 2-5-2015. Web/URLs: <http://www.omim.org/entry/203100>.
4. Delevoye C. Melanin transfer: the keratinocytes are more than gluttons. J Invest Dermatol 2014;134:877–9.
5. van Smeden J, Janssens M, Boiten WA, et al. Intercellular skin barrier lipid composition and organization in Netherton syndrome patients. J Invest Dermatol 2014;134:1238–45.
6. Bruckner-Tuderman L, Has C. Disorders of the cutaneous basement membrane zone–the paradigm of epidermolysis bullosa. Matrix Biol 2014;33:29–34.
7. Incontinentia pigmenti. Online Mendelian Inheritance in Man 2-5-2015. <http://omim.org/entry/308300>.
8. Minic S, Trpinac D, Obradovic M. Incontinentia pigmenti diagnostic criteria update. Clin Genet 2014;85:536–42.
9. Kannan S, Lim HW. Photoprotection and vitamin D: a review. Photodermatol Photoimmunol Photomed 2014;30:137–45.
10. Pearson FE, McNeilly CL, Crichton ML, et al. Dry-coated live viral vector vaccines delivered by nanopatch microprojections retain long-term thermostability and induce transgene-specific T cell responses in mice. PLoS ONE 2013;8:e67888.
11. Jablonski NG, Chaplin G. Colloquium paper: human skin pigmentation as an adaptation to UV radiation. Proc Natl Acad Sci USA 2010;107(Suppl. 2):8962–8.
12. Morrison R. The Spirit in the Gene: Humanity's Proud Illusion and the Laws of Nature. New York: Cornell University Press; 1999.
13. Belkaid Y, Segre JA. Dialogue between skin microbiota and immunity. Science 2014;346:954–9.
14. Clark RA, Chong B, Mirchandani N, et al. The vast majority of CLA+ T cells are resident in normal skin. J Immunol 2006;176:4431–9.
15. Sri JC, Dubina MI, Kao GF, et al. Generalized verrucosis: a review of the associated diseases, evaluation, and treatments. J Am Acad Dermatol 2012;66:292–311.
16. Lynch MD, Cliffe J, Morris-Jones R. Management of cutaneous viral warts. BMJ 2014;348:g3339.
17. King R, Khan H, Foye J, et al. Transferrin, iron, and dermatophytes. I. Serum dematophyte inhibitory component definitively identified as unsaturated transferrin. J Lab Clin Med 1975;86:204–12.
18. Taplin D. Superficial mycoses. J Invest Dermatol 1976;67:177–81.
19. Geluk A. Biomarkers for leprosy: would you prefer T (cells)? Lepr Rev 2013;84:3–12.
20. Li L, Chen J, Wang B, et al. Sera from patients with bullous pemphigoid (BP) associated with neurological diseases recognized BP antigen 1 in the skin and brain. Br J Dermatol 2009;160:1343–5.
21. Hinrichs CS, Rosenberg SA. Exploiting the curative potential of adoptive T-cell therapy for cancer. Immunol Rev 2014;257:56–71.
22. Wisgerhof HC, Wolterbeek R, Haasnoot GW, et al. The risk of cancer is not increased in patients with multiple kidney transplantations. Transpl Immunol 2012;27:189–94.
22a. Garrett GL, Blanc PD, Boscardin J, et al. Incidence of and risk factors for skin cancer in organ transplant recipients in the United States. JAMA Dermatol 2017;153:296–303.
23. Menon GK, Cleary GW, Lane ME. The structure and function of the stratum corneum. Int J Pharm 2012;435:3–9.
24. Biniek K, Levi K, Dauskardt RH, Solar UV. radiation reduces the barrier function of human skin. Proc Natl Acad Sci USA 2012;109:17111–16.
25. Darier-White Disease. Online Mendelian Inheritance in Man 2-5-2015. Web/URLs: <http://omim.org/entry/124200>.
26. Epidermolytic hyperkeratosis; keratin 10. Online Mendelian Inheritance in Man 2-5-2015. Web/URLs: <http://omim.org/entry/148080>.
27. Medansky RS, Woloshin AA. Darier's disease. An evaluation of its neuropsychiatric component. Arch Dermatol 1961;84:482–4.
28. Shuman RM, Leech RW, Alvord EC Jr. Neurotoxicity of hexachlorophene in humans. II. A clinicopathological study of 46 premature infants. Arch Neurol 1975;32:320–5.
29. Schwartz RA. Toxic epidermal necrolysis. Cutis 1997;59:123–8.
29a. Zimmermann S, Sekula P, Venhoff M, et al. Systemic immunomodulating therapies for Stevens-Johnson syndrome and toxic epidermal necrolysis: A systematic review and meta-analysis. JAMA Dermatol 2017;153:514–22.
30. Lookingbill DP, Lookingbill GL, Leppard B. Actinic damage and skin cancer in albinos in northern Tanzania: findings in 164 patients enrolled in an outreach skin care program. J Am Acad Dermatol 1995;32:653–8.
31. Al-Attar A, Mess S, Thomassen JM, et al. Keloid pathogenesis and treatment. Plast Reconstr Surg 2006;117:286–300.
32. Xeroderma pigmentosum, complementation group A. Online Mendelian Inheritance in Man 2-5-2015. <http://omim.org/entry/278700>.
33. Stoitzner P, Pfaller K, Stossel H, et al. A close-up view of migrating Langerhans cells in the skin. J Invest Dermatol 2002;118:117–25.
34. Frey JR, Wenk P. Experimental studies on the pathogenesis of contact eczema in the guinea-pig. Int Arch Allergy Appl Immunol 1957;11:81–100.
35. Roosterman D, Goerge T, Schneider SW, et al. Neuronal control of skin function: the skin as a neuroimmunoendocrine organ. Physiol Rev 2006;86:1309–79.
36. Brenaut E, Marcorelles P, Genestet S, et al. Pruritus: an underrecognized symptom of small-fiber neuropathies. J Am Acad Dermatol 2015;72:328–32.
37. de Almeida AR, Montagner S. Botulinum toxin for axillary hyperhidrosis. Dermatol Clin 2014;32:495–504.
38. Philip A, Thakur R. Post herpetic neuralgia. J Palliat Med 2011;14:765–73.
39. de Freitas MR, Said G. Leprous neuropathy. Handb Clin Neurol 2013;115:499–514.
40. Ziegler D, Papanas N, Zhivov A, et al. Early detection of nerve fiber loss by corneal confocal microscopy and skin biopsy in recently diagnosed type 2 diabetes. Diabetes 2014;63:2454–63.
41. Gutowska-Owsiak D, Ogg GS. Cytokine regulation of the epidermal barrier. Clin Exp Allergy 2013;43:586–98.
42. Luger TA, Scholzen T, Grabbe S. The role of alpha-melanocyte-stimulating hormone in cutaneous biology. J Invest Dermatol Symp Proc 1997;2:87–93.
43. Wong VW, Gurtner GC, Longaker MT. Wound healing: a paradigm for regeneration. Mayo Clin Proc 2013;88:1022–31.
44. Takashima A, Bergstresser PR. Cytokine-mediated communication by keratinocytes and Langerhans cells with dendritic epidermal T cells. Semin Immunol 1996;8:333–9.
45. Scholzen T, Hartmeyer M, Fastrich M, et al. Ultraviolet light and interleukin-10 modulate expression of cytokines by transformed human dermal microvascular endothelial cells (HMEC-1). J Invest Dermatol 1998;111:50–6.
46. Schroder JM, Sticherling M, Henneicke HH, et al. IL-1 alpha or tumor necrosis factor-alpha stimulate release of three NAP-1/IL-8-related neutrophil chemotactic proteins in human dermal fibroblasts. J Immunol 1990;144:2223–32.
47. Szabowski A, Maas-Szabowski N, Andrecht S, et al. c-Jun and JunB antagonistically control cytokine-regulated mesenchymal-epidermal interaction in skin. Cell 2000;103:745–55.
48. Maas-Szabowski N, Stark HJ, Fusenig NE. Keratinocyte growth regulation in defined organotypic cultures through IL-1-induced keratinocyte growth factor expression in resting fibroblasts. J Invest Dermatol 2000;114:1075–84.
49. Mauviel A, Kahari VM, Kurkinen M, et al. Leukoregulin, a T-cell derived cytokine, upregulates stromelysin-1 gene expression in human dermal fibroblasts: evidence for the role of AP-1 in transcriptional activation. J Cell Biochem 1992;50:53–61.
50. Kothny-Wilkes G, Kulms D, Luger TA, et al. Interleukin-1 protects transformed keratinocytes from tumor necrosis factor-related apoptosis-inducing ligand- and CD95-induced apoptosis but not from ultraviolet radiation-induced apoptosis. J Biol Chem 1999;274:28916–21.
51. Kothny-Wilkes G, Kulms D, Poppelmann B, et al. Interleukin-1 protects transformed keratinocytes from tumor necrosis factor-related apoptosis-inducing ligand. J Biol Chem 1998;273:29247–53.
52. Biedermann T, Kneilling M, Mailhammer R, et al. Mast cells control neutrophil recruitment during T cell-mediated delayed-type hypersensitivity reactions through tumor necrosis factor and macrophage inflammatory protein 2. J Exp Med 2000;192:1441–52.
53. Grutzkau A, Henz BM, Kirchhof L, et al. alpha-Melanocyte stimulating hormone acts as a selective inducer of secretory functions in human mast cells. Biochem Biophys Res Commun 2000;278:14–19.
54. Ectodermal dysplasia-1. Online Mendelian Inheritance in Man 2-5-2015. Web/URLs: <http://omim.org/entry/305100>.
55. Krakauer J. Into Thin Air. A Personal Account of the Mount Everest Disaster. New York: Random House; 1997.
56. Taieb A. Vitiligo as an inflammatory skin disorder: a therapeutic perspective. Pigment Cell Melanoma Res 2012;25:9–13.
57. Mosher DB, Fitzpatrick TB, Ortonne JP, et al. Disorders of pigmentation. In: Fitzpatrick TB, Eisen AZ, Wolff K, et al., editors. Dermatology in General Medicine. New York: McGraw-Hill; 1987. p. 794–876.
58. Lieu JT, Pandya AG. Melasma. In: Jackson-Richards D, Pandya AG, editors. Dermatology Atlas for Skin of Color. New York: Springer; 2014. p. 27–31.
59. Buffoli B, Rinaldi F, Labanca M, et al. The human hair: from anatomy to physiology. Int J Dermatol 2014;53:331–41.
60. Cotsarelis G, Millar SE. Towards a molecular understanding of hair loss and its treatment. Trends Mol Med 2001;7:293–301.
61. DeUgarte CM, Woods KS, Bartolucci AA, et al. Degree of facial and body terminal hair growth in unselected black and white women: toward a populational definition of hirsutism. J Clin Endocrinol Metab 2006;91:1345–50.
62. Krausz A, Friedman AJ. Cutaneous hyperandrogenism: role of antiandrogen therapy in acne, hirsutism, and androgenetic alopecia. J Drugs Dermatol 2013;12:1297–300.
63. Starling J 3rd, Thosani MK, Coldiron BM. Determining the safety of office-based surgery: what 10 years of Florida data and 6 years of Alabama data reveal. Dermatol Surg 2012;38:171–7.
64. Heidorn SJ, Milagre C, Whittaker S, et al. Kinase-dead BRAF and oncogenic RAS cooperate to drive tumor progression through CRAF. Cell 2010;140:209–21.
65. Hatzivassiliou G, Song K, Yen I, et al. RAF inhibitors prime wild-type RAF to activate the MAPK pathway and enhance growth. Nature 2010;464:431–5.
66. Sanlorenzo M, Vujic I, Posch C, et al. Melanoma immunotherapy. Cancer Biol Ther 2014;15:665–74.

# 第 2 章 皮肤的发育与维持

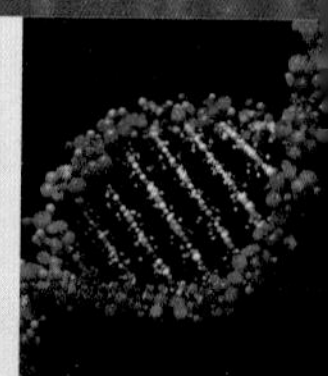

Isaac Brownell，Cynthia A. Loomis，Tamara Koss

## 引言

人类胚胎的发育是一个复杂的过程，涉及高度精细的细胞移动、增殖、死亡及分化。本章将重点关注引起皮肤形态发生、维持和退化的重大事件及其调控机制，讨论在皮肤发育中具有重要作用的基因突变所引起的皮肤异常病谱。通过对遗传性皮肤病中被干扰的通路与信号途径的认识，研发针对获得性及遗传性皮肤病患者的治疗措施。

## 皮肤胚胎的起源

皮肤由多种类型细胞组成，包括外胚层系（如角质形成细胞、黑素细胞、Merkel 细胞及神经元）和中胚层系（如成纤维细胞、造血细胞如朗格汉斯细胞、内皮细胞）。为了理解这些细胞的起源，首先要回顾胚胎形成的早期阶段。在受精之后，细胞立即开始快速分化，至第一周末，胚胎开始植入子宫壁。在第三周胚胎经历了原肠胚形成，这一复杂过程造成了三个胚胎生殖层的形成，即内胚层、中胚层、外胚层。

在胚胎形成的下一阶段，外胚层细胞形成表面外胚层或神经外胚层。表面外胚层细胞最终分化成为胚胎表皮的角质形成细胞，而神经外胚层细胞则在神经胚形成的过程中内陷以形成神经管。在神经管形成时，其背侧部分细胞分离形成神经嵴。黑素细胞是一类皮肤中重要的神经嵴起源细胞。尽管一度认为 Merkel 细胞是神经嵴来源，但目前已证实其起源于表皮系。真皮系附着于躯体一侧。面部及前额的真皮（以及其他间充质结构）起源于神经嵴，然而其他部位的真皮源自中胚层。了解皮肤胚层和谱系中不同类型细胞的起源有助于理解皮肤病的病理生理学，例如 Waardenburg 综合征，其颅面先天性畸形、听力受损及色素异常反映神经嵴细胞的迁移及生存被破坏。

皮肤及其特殊结构发育的关键事件概述如图 2.1 所示。

## 表皮的发育

在妊娠后覆盖在发育中胚胎的外胚层是一单层上皮（图 2.2A）。当表面外胚层细胞接受了成为表皮的指令时，开始了表皮发育的第一步[1]。尽管这一过程并未造成主要的形态学改变，但该过程的显著标志是基因表达方面的变化，这些变化引起了胚胎表皮的形成，胚胎表皮起初仅由一单层上皮构成（图 2.2B）。原始的角质形成细胞随后生成周皮细胞，周皮为一单细胞层，覆盖在发育中的表皮上直至角化细胞层形成（图 2.2C ～ F 和图 2.3A、B）。周皮被认为能跨胎儿皮肤交换物质、保护发育中的表皮免于形成上皮间黏附。

在推算胎龄（estimated gestational age，EGA）第 8 周左右，胚胎表皮开始分层[2]。与此同时，基本器官形成完成，骨髓开始发挥造血功能，这标志着从胚胎到胎儿的转变。值得注意的是，表皮分层需要 *TP63* 的表达。分层的第一阶段，在基底层与周皮之间形成中间细胞层（见图 2.2D 和 2.3B）。不同于出生后基底层上方角质形成细胞，中间层由活跃增殖的细胞构成。因此，其能延展以适应胚胎的快速生长，以及在其后数周生成更多的中间细胞层（见图 2.2E）。然而，经历终末分化的处于有丝分裂期后的角质形成细胞最终取代中间细胞层。

在妊娠中期，终末分化开始，这一过程导致成熟的角化上皮细胞形成。EGA 第 15 周左右，毛管内可见到早期角质化[3]，但直到 EGA 第 22 ～ 24 周，头、掌、跖部位的毛囊间表皮才首先开始角质化。这一过程开始于中间层的细胞永远地退出细胞周期且分化为棘层与颗粒层时（图 2.2F）。角化细胞层随后开始形成且在 EGA 第 24 ～ 26 周达到数层细胞厚度，由“死亡”的角质形成细胞（角化细胞）构成，这些细胞由蛋白质与脂质基质维系在一起（见第 56、124 章）。角化细胞体现了终末分化严密的调控过程，这是皮肤正常功能所需。在角质化时，周皮从下层表皮脱离，脱落入羊水中，剩余部分变为胎脂包绕新生儿。在妊娠晚期，透明角质、板层颗粒及角质层增加。到妊娠晚期中段，胎儿表皮形态学上类似于成人皮肤（图 2.2G 和 2.3C），但直到出生数周后才会获得全部的屏障功能。

### 临床关联

基因异常影响了表皮形态发生的各个阶段，引起

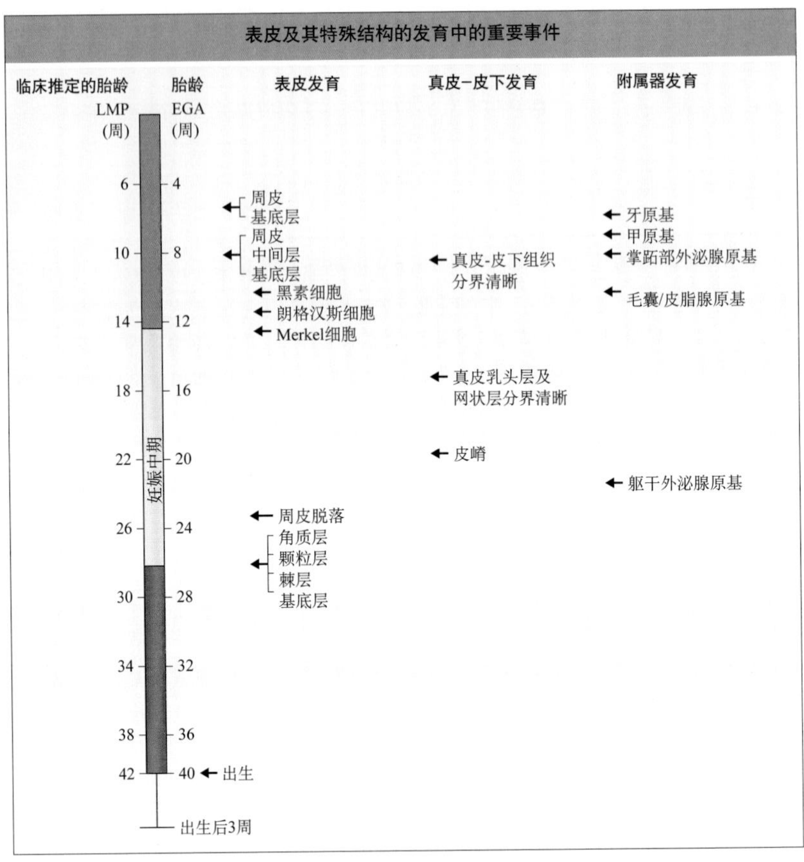


**图 2.1 表皮及其特殊结构的发育中的重要事件。**时间线以推算胎龄（estimated gestational age，EGA）定义的开始时间和妊娠持续时间［通过末次月经（last menstrual period，LMP）］来表示。除有特殊标注外均指背部皮肤

遗传性皮肤病。然而目前尚未在表面外胚层细胞接受成为表皮指令的表皮分化过程中发现显著异常。可能是显著表皮缺陷的胚胎不足以存活至妊娠早期之后。造成表皮和附属器异常的皮肤镶嵌状态常沿 Blaschko 线分布，这可能反映了表皮细胞在胚胎发育中的迁移途径。典型的例子有表皮痣（由于编码成纤维细胞生长因子受体、磷酸肌醇 -3- 激酶 α 亚基、Ras 家族成员、角蛋白 1 或角蛋白 10 基因发生合子后突变）和皮脂腺痣（由于 *HRAS* > *KRAS* 中显性合子后突变）（见第 62 章）。

一些遗传性疾病造成表皮分化和屏障功能形成异常。其中之一为“火棉胶婴儿”，出生时被紧密、有光泽、透亮的膜包裹，这些膜由畸形的角质层形成。在膜脱离后，大部分婴儿表现为板层状鱼鳞病或先天性鱼鳞病样红皮病，这是同一谱系的两种常染色体隐性鱼鳞病[4]。然而，部分患者在火棉胶样膜脱落后表现为外观完全正常的皮肤。这种所谓的“自愈性”火棉胶婴儿是一种随环境条件而定的动态表皮表型。所有这些结果可由同一组基因突变所致，这些基因所编码的蛋白质对表皮屏障形成十分重要，包括转谷氨酰胺酶 -1（一种交联脂质与角质细胞被膜的酶，*TGM1*），脂质加工酶（*ALOXE3*、*ALOX12B*），脂质转运体（*ABCA12*）（见第 57 章）。

*ABCA12* 的突变危害更大，所引起的丑角样鱼鳞病（harlequin ichthyosis，HI）是一种以基因突变引起表皮畸形为特点的十分严重的疾病。HI 患者出生时即有极其肥厚、盔甲样角化过度外壳，伴有严重的睑外翻与唇外翻以及鼻、耳不发育。HI 的极端表型突出了脂质转运到板层小体对于表皮形成与功能的重要性。

角质层异常不仅体现在鱼鳞病患儿，也发生在早产儿，尤其是 EGA 第 28 周前的胎儿。角质层的不成熟造成了屏障功能受损，导致感染、脱水、额外吸收外用药物及化学品的风险升高[5]。甚至健康足月儿出生后 3 周才具备完整的皮肤屏障功能。表 2.1 总结了早产儿与成人的皮肤结构特点。

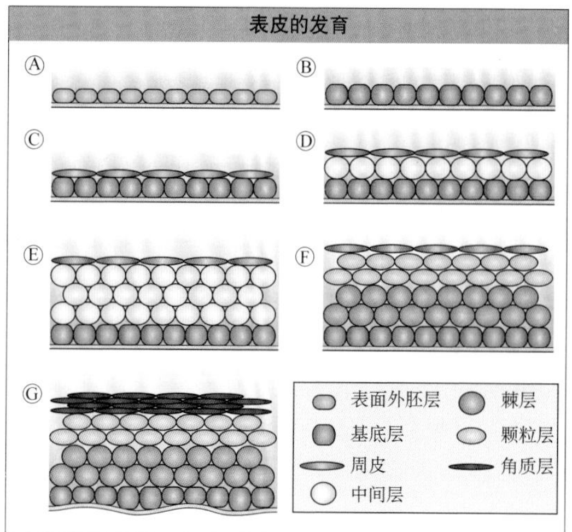


**图 2.2　表皮的发育。**A. 表皮发育自表面外胚层，最开始覆盖于发育中的胚胎的一单层上皮。B. 通过基因表达的改变，表面外胚层细胞接受表皮分化指令。C. 随后，表皮细胞产生周皮，周皮为一单层细胞，覆盖于发育中的表皮直到角化开始。D. 表皮开始分层，伴基底层与周皮之间高度增殖的中间层。E. 在数周后，中间层变成数层细胞。F. 中间层细胞最终退出细胞周期，并且分化为棘层和颗粒层角质形成细胞。G. 周皮被角质细胞层取代

## 表皮内特有细胞的发育

在胚胎发育早期，黑素细胞和朗格汉斯细胞这两类非角质形成细胞移入表皮。**黑素细胞**（melanocyte）源于沿神经管背侧形成的神经嵴。黑素细胞前体自神经管迁移至原始表皮下的间充质组织。其沿着特定的轨道先迁移至背外侧，后至腹侧，环绕躯干最终到腹中线，并且向前覆盖头面部，向远端至肢端。皮肤黑素细胞也可源自施万细胞或黑素细胞前体，通过独特的腹侧通路沿神经到皮肤[6]。

采用 HMB45 免疫染色和观察其树突状外观，可在 EGA 第 50 天左右于表皮内发现黑素细胞。在胚胎发育早期表皮黑素细胞密度较高（约 1000 细胞 /$mm^2$），而在表皮分层（EGA 第 80 ～ 90 天）及附属器开始发育时，黑素细胞密度进一步升高（约 3000 细胞 /$mm^2$）；在妊娠后期，黑素细胞密度降低至与成人相似（800 ～ 1500 细胞 /$mm^2$）。而表皮黑素开始产生于 EGA 第 3 ～ 4 个月，直到 EGA 第 5 个月才能见到黑素小体移入角质形成细胞。尽管在出生时所有黑素细胞都具有黑素产生功能，但在出生后头几个月才会出现皮肤色素增加；在深肤色类型的婴儿中这一过程更加明显。

在胚胎发育期，真皮全层也有活跃的黑素细胞。最终这些真皮黑素细胞中的大多数或者移入表皮，或者凋亡。到出生时，真皮内黑素细胞总体上消失，除了特定的解剖部位（头、颈、四肢伸侧和骶尾部）。这些部位也是真皮黑素细胞增多症和蓝痣最常见的发病部位（见第 112 章）。

**朗格汉斯细胞**（Langerhans cell）前体在妊娠早期出现在表皮内，在 EGA 第 40 天可检测到。根据其特征性树突状形态、表达 CD45、HLA-DR 和 CD1c，并

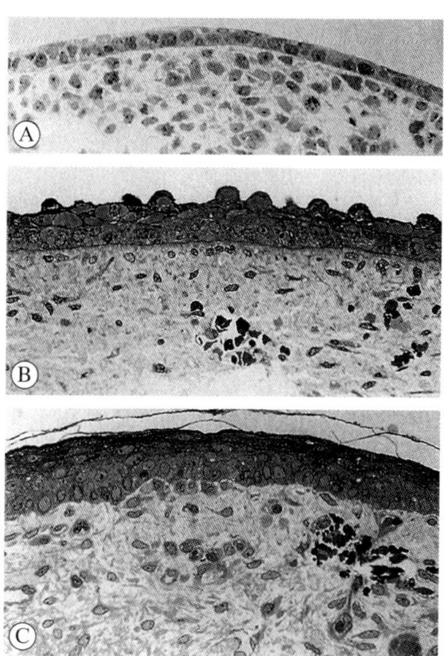


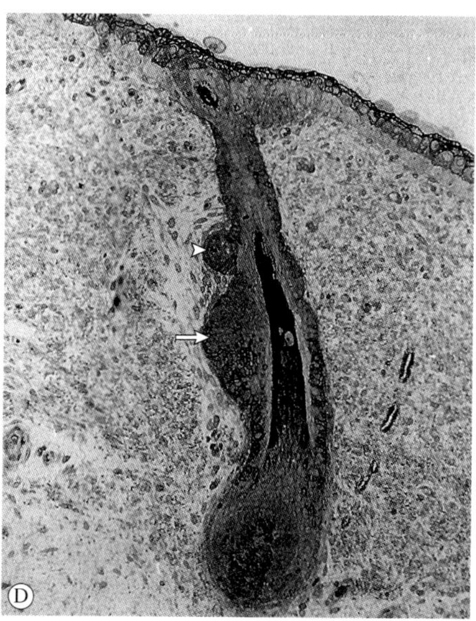


**图 2.3　皮肤的发育。**A. 推算胎龄第 36 天，胚胎表皮由两层细胞组成——浅部周皮层覆盖一基底层。B. 至第 72 天，基底层生出高度增生的中间细胞层。C. 在新生儿皮肤生出清楚的颗粒细胞层和角质层。D. 妊娠中期胎儿的毛栓早期毛囊。较浅的膨出构成发育中的皮脂腺（箭头指示处），然而较深的膨出为以后立毛肌的接入点及初始毛囊干细胞所在处（长箭头指示处）（Photomicrographs, courtesy，Dr Karen Holbrook，from Loomis CA，Koss T，Chu D. Fetal skin development. In：Eichenfi eld LF，Frieden IJ (eds). Textbook of Neonatal Dermatology，3rd edn. Elsevier，2014：2-5.）

| 表 2.1 早产儿、新生儿、成人皮肤特点的比较 | | | |
|---|---|---|---|
| | **早产儿** | **新生儿** | **成人** |
| 皮肤厚度 | 0.9 mm | 1.2 mm | 2.1 mm |
| 表皮表面 | 胎脂（凝胶状） | 胎脂 | 干燥 |
| 表皮厚度 | 20～25 μm | 40～50 μm | 约 50 μm |
| 角质层厚度 | 4～5 μm | 9～10 μm | 9～15 μm |
| | 5～6 层细胞 | ＞15 层细胞 | ＞15 层细胞 |
| 棘细胞糖原含量 | 大量 | 少许或无 | 少许或无 |
| 黑素细胞 | 大量细胞，较少成熟黑素小体 | 细胞数量类似于年轻成人；黑素生成量低 | 数量随年龄下降；黑素生成取决于皮肤类型与身体部位 |
| 真皮-表皮连接 | 所有已知成人抗原表达；桥粒较少、较小 | 结构特点与抗原类似于成人 | 黏附结构发育良好；大量抗原表达 |
| **真皮乳头** | | | |
| • 与真皮网状层的边界 | 存在但不显著 | 存在但不显著 | 显著 |
| • 胶原纤维束的尺寸 | 细小 | 细小 | 细小 |
| • 细胞密度 | 丰富 | 丰富 | 适度丰富 |
| **真皮网状层** | | | |
| • 与皮下组织的边界 | 显著 | 显著 | 显著 |
| • 胶原束尺寸 | 细小 | 细小到中等 | 粗大 |
| • 细胞密度 | 多量 | 适度多量 | 散在 |
| 弹力纤维 | 散在；细小伴不成熟结构 | 小伴不成熟结构；分布类似于成人 | 在真皮网状层粗大，在真皮乳头层小而不成熟；形成网状 |
| 真皮下方 | 发育良好的脂肪层 | 发育良好的脂肪层 | 发育良好的脂肪层 |

（Reproduced with permission from Schachner LA，Hansen RC (eds). Pediatric Dermatology，4 th edn. London：Mosby，2011.）

且具有高水平 ATP 酶活性可以辨别这些细胞。此外，在 EGA 第 13 周，细胞可以表达 CD1a、Langerin 和 Birbeck 颗粒。朗格汉斯细胞在妊娠早期胎儿皮肤中的密度仍然较低，妊娠晚期增多至一般成人水平。

**Merkel 细胞**（Merkel cells），是一种机械性刺激感受相关的高度神经支配的神经内分泌细胞，在妊娠早期最初在表皮中即可见到。EGA 第 8～12 周时首先在掌跖部位表皮发现这些细胞，而稍后出现在毛囊间皮肤。通过胞质内致密核心颗粒和表达细胞角蛋白 20、神经肽可识别 Merkel 细胞。在表皮基底层可以见到这些细胞，且常与神经纤维及附属器相关，在掌跖部位尤其致密。Merkel 细胞的发育起源长期存在争议，但遗传命运图谱研究表明，哺乳动物的 Merkel 细胞起源于表皮而不是神经嵴系[7]。

### 临床关联

部分遗传性色素性疾病是由基因缺陷引起，基因缺陷造成神经嵴起源的黑素细胞前体（成黑素细胞）异常迁移与增殖。斑驳病与 Waardenburg 综合征以前额中央、腹部中央和四肢皮肤的色素脱失斑片为特点。这种分布模式反映了黑素细胞前体未能成功存活、增殖或迁移到胚胎迁移通路远端。已发现许多导致这种表型的致病基因，转录因子的编码基因［如小眼畸形相关转录因子（microphthalmia-associated transcription factor，*MITF*）、*PAX3*、*SOX10*、*SNAI2*］和膜受体及其配体（如内皮素 3、内皮素 B 和 KIT 受体）[8]（见第 66 章）。正在发育的神经嵴中的普通成黑素细胞/神经节细胞前体存在内皮素 B 受体，这一发现解释了 Hirschsprung 病和色素异常与内皮素 B 受体或配体缺陷有关。

## 真皮和皮下组织发育

真皮间充质细胞的分化是一个复杂的过程，至今尚未完全明了。不同于表皮仅从外胚层发育而来，真皮的起源依部位不同而各不相同。如前述，面部及头皮前部真皮间充质（包括所覆盖的肌肉和骨骼）起源于神经外胚层，因此可以解释在神经内分泌疾病 Waardenburg 综合征出现面部畸形。另一方面，背部真皮间充质源自于胚胎体节的皮肌节，而目前认为躯干前部及肢体的真皮间充质起源于侧板中胚层。

据推测，真皮成纤维细胞在 EGA 第 6 ~ 8 周定位于发育中的表皮之下[9]。然而在此阶段，发育成真皮的细胞与发育成肌肉、骨骼成分的细胞之间并无明确的区别。尽管胚胎真皮细胞能合成胶原（如Ⅰ型、Ⅲ型和Ⅳ型胶原）和一些微纤维成分，这些蛋白质仍然不会聚合成复杂的纤维。值得注意的是此时的Ⅲ型胶原与Ⅰ型胶原比例是 3∶1，这与成年人真皮中的情况相反。

在 EGA 第 9 周前后真皮与其下方浓集的骨骼成分之间有了明确的区分。到 EGA 第 12 ~ 15 周时，基质组织和细胞形态学的不断变化将位于表皮下方的具有纤细波纹的真皮乳头层与深部更粗厚的真皮网状层区分开来。此时，成纤维细胞产生的胶原蛋白开始聚集成胶原纤维，而在妊娠中期、晚期继续在真皮网状层聚集。在 EGA 第 22 ~ 24 周左右，电子显微镜下可明确见到网状纤维。随着发育的完善，胶状、富含蛋白聚糖的、多细胞真皮逐渐转变为具有成年人特点的、更坚实、纤维化的乏细胞真皮。到了妊娠中期末，真皮创伤修复由非瘢痕形式转变为瘢痕形式。相较于成年时而言，出生时的真皮仍然薄嫩、具有更多细胞成分。

在妊娠前期结束前，真皮脉管系统的基本模式即可分辨清楚。然而，在子宫内时这一模式经历大量重塑，直到出生后仍未完全成熟。许多分子调控与血管生成调节与此有关，包括血管内皮生长因子（VEGF）家族和酪氨酸激酶受体 Tie-1 和 Tie-2 及其刺激性（Ang-1）和抑制性（Ang-2）血管生成素配体（见第 102 章）。

神经网络形成于妊娠前期的中后段，但在其后发育及出生后早期也经历了重要的重塑。皮肤神经和脉管遵循相似的模式紧随血管分化与分支[10]。在妊娠中期，皮下脂肪开始聚积并持续至妊娠晚期，届时纤维间隔形成并分隔出明确的脂肪小叶。

### 临床关联

编码真皮结构的蛋白（如胶原、弹力纤维）及其加工酶的基因突变引起 Ehlers-Danlos 综合征（以皮肤延展过度和易脆，伴伤口愈合不良为特点）各种亚型以及皮肤松弛症（以松弛、多余的皮肤为特点）。对细胞外机制发育十分重要的调节蛋白发生遗传缺陷将导致皮肤及其他器官的异常。例如，转移生长因子 -β（TGF-β）结合蛋白 -4（*LTBP-4*）基因突变导致伴有严重肺部、胃肠道和泌尿生殖系畸形的皮肤松弛症。LTBP-4 是一种控制 TGF-β 生物利用度的细胞外基质蛋白，其缺乏将导致多种组织中弹力纤维聚集缺陷。

另一以真皮发育异常为特点的疾病是 Goltz 综合征（局灶性真皮发育不良），一种沿 Blaschko 线分布的真皮萎缩伴脂肪疝、脂肪错构瘤及颅骨缺陷和黏膜乳头状瘤的 X 连锁显性遗传病。该病由 Wnt 信号通路中的效应器 *PORCN* 基因突变所引起[11]。可能是 PORCN 调节 Wnt 信号以控制表皮发育，这解释了真皮发育不良沿 Blaschko 线分布的原因。

## 真皮–表皮连接的发育

真皮–表皮连接（dermal-epidermal junction，DEJ）介导基底层角质形成细胞与真皮间的黏附连接并使皮肤抵抗外界剪切力（见第 28 章）。DEJ 从胚胎期简单的、一般的基底膜发育成妊娠中期胎儿的高度复杂的多层结构。

胚胎期 DEJ 由致密板与透明板组成，并且由常见于所有基底膜的分子（如Ⅳ型胶原、层粘连蛋白、硫酸乙酰肝素、蛋白聚糖）构成[12]。在 EGA 第 8 周胚胎–胎儿转化时，皮肤特定的 DEJ 成分开始出现，恰巧与表皮分层同时发生。到 EGA 第 12 周几乎所有成熟 DEJ 的特征性结构均各居其位（见第 28 章）。半桥粒、锚丝和锚原纤维由基底层角质形成细胞合成，含有Ⅶ型胶原的锚原纤维位于致密板下带；层粘连蛋白 -332 和大疱性类天疱疮抗原也出现表达。在发育过程中，扁平的胚胎 DEJ 获得表皮突和真皮乳头层，具有成人 DEJ 的特征。

### 临床关联

大疱性表皮松解症（epidermolysis bullosa，EB）是一组遗传病的统称，以皮肤机械性脆性增加致水疱形成为特点。EB 可由编码 DEJ 多种不同组分的基因突变而致[13]。受累的特定蛋白质以及其累及的深度决定了疾病的严重性、大疱形成的深度和皮肤外组织的受累情况（见第 32 章）。同理，许多自身免疫性水疱性疾病的病因与针对 DEJ 的特定组分的自身抗体相关（见第 29 ~ 31 章）。

# 皮肤附属器的发育

皮肤附属器包括外泌汗腺、顶泌汗腺、皮脂腺、毛发和甲。这些结构的正常发育有赖于早期真皮与表皮之间受到严格调控的信号与交互作用；任一组分的破坏或者其信号中断都将导致发育异常。尽管各种皮肤附属器具有不同的结构与功能，调控它们形成的发育过程却非常相似[14]（见图 68.1）。

## 毛囊的发育

从毛囊（hair follicle）的形成可以更好地理解在附属器发育过程中的遗传学与复杂的真皮-表皮间信号调控。毛囊的形成源自于真皮的信号，该信号直接作用于胚胎表皮，使其局部形成增厚，称之为基板（见图 68-2）[15]。基板首先在 EGA 第 10 ～ 11 周出现在头皮与面部，随后在骶尾部形成，再出现在腹侧。表皮基板引导其下方真皮细胞聚集形成原始的真皮乳头。真皮乳头随后控制基板的角质形成细胞增殖并向下延伸至真皮形成毛胚芽（图 2.4；见图 68.2）。到 EGA 第 12 ～ 14 周，发育中毛囊的基底部围绕原始真皮乳头形成毛栓（见图 2.4 和 68.2）。发育中毛囊的浅表部分有两处明显的膨出，其中相对浅表的膨出包含发育中的皮脂腺，而相对较深在的膨出是未来立毛肌的连接点和原始毛囊干细胞的位置（图 2.3D）。

毛囊在妊娠中期进一步成熟，形成 7 个同心圆样细胞层（由外至内）为外毛根鞘，内毛根鞘的 Henle 层、Huxley 层和小皮，毛干的小皮、皮质和髓质（见图 68.5）。到 EGA 第 18 ～ 21 周毛管完全形成，不久后毛干开始生长。毛发持续生长，直到 EGA 第 24 ～ 28 周其离开生长活跃阶段（生长期）进入短暂退化阶段（退行期），最后进入休止阶段（休止期）。而后毛囊再次进入生长期，开始第二次毛发周期；新的毛发生长并将第一组休止期的毛发推出（外生期）脱落进入羊水中（见图 68.4）。

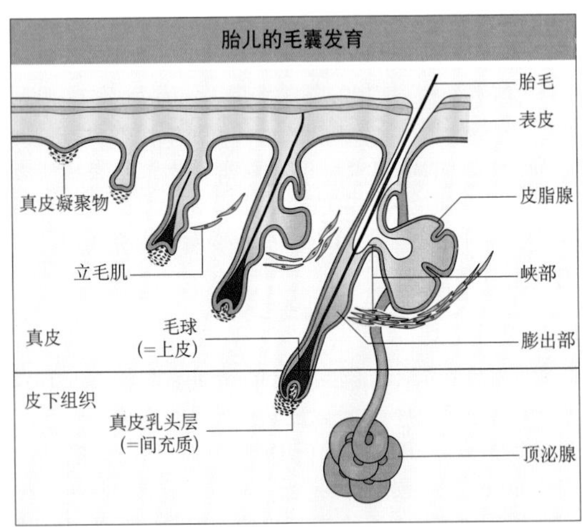


**图 2.4 胎儿的毛囊发育。**毛囊开始表现为一小的上皮增厚（基板）诱导真皮凝聚。两结构间相互作用的信号继而诱导一复杂的、多柱状、毛发形成结构及相关真皮乳头和皮脂腺、顶泌腺成型和生长

生长期、退行期、休止期组成的毛发周期持续终生，但是在出生后每一单独毛囊间毛发周期并不同步。第三个毛发周期开始于围产期，导致第二波细的胎毛毛囊脱落。大多数毛发在接下来的生长周期中变得更粗、更浓密，使得头皮、眉部出现毳毛及成人样终毛。

许多对于毛囊发育和生长周期有重要作用的基因已经被发现（见第 68 章）。音猬因子（sonic hedgehog，SHH）是一个由发育中的毛囊细胞分泌的信号分子，参与真皮乳头的成熟与毛囊基板向毛栓期转化的过程。SHH 在介导围产期毛发由休止期向生长期转化中似乎同样发挥了重要作用。Wnt 成员、骨形态发生蛋白（bone morphgenetic proteins，BMP）及成纤维细胞生长因子（FGF）家族信号分子在毛囊发育及生长周期中均发挥重要作用。目前还发现包括 HOXC3、FOXN1 在内的转化因子在毛囊分化中的作用。

皮脂腺与毛囊同步发育。EGA 第 13 ～ 16 周前后，在发育中的毛囊最浅表的膨出首先出现皮脂腺前体。皮脂腺外侧增生层产生脂肪生成细胞，这些细胞不断聚积脂质直到其分化终止，此时细胞分解并释放其产物到毛管上部，组成胎脂。在妊娠中期、晚期，母源性激素及由发育中的肾上腺“胎儿区”（出生后消失）产生的雄激素使得皮脂腺增生和皮脂生成增多。

## 甲发育

指甲（fingernail）的发育始于 EGA 第 8 ～ 10 周，在子宫内发育到第 5 个月完成。EGA 第 8 ～ 10 周，甲襞在指 / 趾端背侧划分了甲平面，其为将来甲床的矩形表面。在 EGA 第 11 周前后，位于指 / 趾端背侧的甲床皮肤首先开始角化；角化过程开始于远端，而后逐渐向近端甲襞发展。到 EGA 第 13 周，楔形的外胚层沿早期甲区近端斜向内陷入间充质中，形成近端甲襞。近端甲襞腹侧出现甲基质细胞前体，该细胞产生和分化为甲板。在妊娠第 4 个月近端甲襞下出现分化的甲板，向远端逐步生长至第 5 个月覆盖甲床。趾甲生长过程类似于指甲，但相对滞后 4 周左右。

### 外泌汗腺与顶泌汗腺的发育

如同毛发与甲，掌跖外泌汗腺（eccrine sweat gland）在妊娠早期开始发育，至妊娠中期发育完全。汗腺发育始于EGA第55～65天，在掌跖部位形成大的间充质组织膨出或衬垫（类似于其他哺乳动物的爪垫）。EGA第12～14周，从表皮开始形成相互平行的外胚层嵴覆于在这些衬垫之上。妊娠第5个月，这些嵴在指/趾端上形成曲线与螺纹以形成皮纹（指纹）。不同于其他大多数哺乳动物，人类胎儿的间充质衬垫在妊娠晚期退化。

在EGA第14～16周之间单个外泌腺前体开始沿着外胚层嵴以规律间隔发出胚芽。这些胚芽延长的细胞呈条索样排列延伸进入间充质衬垫。到EGA第16周在胚芽的终端部分开始形成腺样结构，分泌细胞与肌上皮细胞开始出现。同样是在EGA第16周，外泌导管真皮部完成了管腔化；这一过程的发生是通过最内层的外胚层细胞表面失去桥粒连接，而导管细胞与腺体壁保留这些桥粒连接而完成。而直到EGA第22周导管表皮部的管腔化才完成。

毛囊间外泌腺和顶泌腺（apocrine gland）在妊娠第5个月开始形成。顶泌腺和皮脂腺一样通常起源于毛囊上部，然而毛囊间外泌腺独立起源。在随后的数周内腺样细胞索延长，到EGA第7个月，可以见具有顶泌腺特点的透明细胞和分泌黏蛋白的暗细胞。在妊娠晚期，顶泌腺短暂激活，随后在新生儿期进入静息状态。与之相反的是，外泌汗腺在出生后成熟并开始发挥功能。

### 临床关联

外胚层发育不良是一大组异质性遗传病，具有两处或两处以上主要外胚层附属器的发育异常，包括毛发、牙齿、指甲、汗腺等；其他外胚层结构（如皮脂腺）也可受累[16]（见第63章）。少汗性外胚层发育不良（hypohidrotic ectodermal dysplasia，HED）是一种相对常见的外胚层发育不良，其累及汗腺（少汗症）、毛发（稀毛症）和牙（牙发育不全）。HED是由编码外胚层发育不良A（ectodysplasia A，EDA）信号通路基因突变所致，该基因对于汗腺、毛囊和牙形态发育的启动十分重要。潜在的突变也可发生于编码EDA配体、EDA受体（EDAR）或者EDAR相关疾病域（一种具有EDAR信号功能的细胞间转换蛋白质）的基因。发生于EDA的突变也可导致X连锁HED（XLHED），这一疾病在男性患者常全面受累，而在杂合子女性患者累及皮肤的区域常沿Blaschko线分布。由于本病潜在的缺陷发生在可溶性配体上，而且仅在附属器开始形成的短暂时期需要该配体，所以XLHED是蛋白质补充疗法的一个主要疾病。令人振奋的是，针对小鼠和狗的研究表明在出生前及新生儿期使用重组EDA蛋白治疗几乎可以完全纠正XLHED的表现[17-18]。使用重组EDA蛋白治疗XLHED婴儿的临床试验正在进行中。

除了附属器发育中所需要的基因发生突变之外，表皮发育必需基因突变也可以引起外胚层发育不良[19]。通常这类附属器异常是由发育中的表皮与真皮间信号交换紊乱所致。*TP63*是一种表皮形态发育所需的基因，其突变可引起严重的外胚层发育不良，包括睑缘粘连-外胚层发育不良-唇腭裂（ankyloblepharon-ectodermal dysplasia-cleft lip/palate，ACE）和先天性缺指/趾-外胚层发育不良-唇腭裂（ectrodactyly-ectodermal dysplasia-cleft lip/palate，ECC）综合征（见第63章）。发生于*TP63*相互独立区域的某些突变影响了p63蛋白质不同功能与类型，这可以解释ACE与EEC之间表型可以有所不同。

Wnt信号通路对于附属器发育十分重要，其遗传缺陷可引起从单纯性遗传性少毛症到牙-甲-皮肤发育不良和Schöpf-Schulz-Passarge综合征等疾病（见图55-6）[20]。基底细胞痣综合征（Gorlin综合征）由*PTCH*肿瘤抑制基因突变所引起，该基因突变导致SHH信号通路过度活化（见图107.8），而SHH信号通路在神经系统、前-后轴发育及毛囊形成中发挥重要作用[21]。这可以解释为什么这类疾病出现广泛发育异常，包括颅面和骨骼缺陷，髓母细胞瘤倾向、牙源性角化囊肿以及多发性基底细胞癌（BCCs）（见第108章）。

## 皮肤干细胞

干细胞出现在每个能自我更新的组织中，在其定居组织的维持与修复中发挥重要作用。这些成体干细胞有两种最典型的特点：①具有产生子代细胞分化以更新或修复组织的能力；②产生新的干细胞的能力（自我更新性）。表皮、真皮、附属器及黑素细胞由各自不同谱系的干细胞来维护。干细胞常定居于提供必要信号因子的保护性生态位微环境中。在稳态期，干细胞通常很少分裂，这一特点可保护它们以防在细胞周期中发生突变。然而在损伤之后，作为伤口愈合的一部分，干细胞可以更迅速地分裂。

干细胞的一个突出特点是能够在培养中无限繁殖。例如上皮基底细胞的一个亚群形成高度增殖的集落在

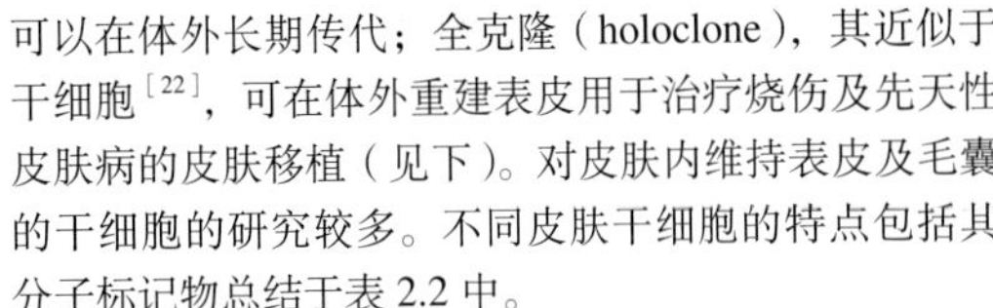

可以在体外长期传代；全克隆（holoclone），其近似于干细胞[22]，可在体外重建表皮用于治疗烧伤及先天性皮肤病的皮肤移植（见下）。对皮肤内维持表皮及毛囊的干细胞的研究较多。不同皮肤干细胞的特点包括其分子标记物总结于表 2.2 中。

## 表皮干细胞

人类表皮每 40 ～ 56 天自我更新一次[23]。这一不断周转的过程由定居于基底层的表皮干细胞介导[24]。干细胞构成表皮基底层的一小部分，尽管其确切位置与数量尚不明确。关于掌跖部位表皮干细胞位于表皮突顶部还是底部，现有证据相互矛盾，位于表皮突底部可以更多地抵抗外界环境的应力。同样地，有分层和随机两种相互矛盾的模型解释位于表皮基底层的增殖而未分化细胞的增殖方式（图 2.5）[22]。

## 毛囊干细胞

毛囊膨出部位于皮脂腺下方靠近立毛肌附着部位的外毛根鞘，内有毛囊干细胞（图 2.6）。膨出部是退行期毛囊不消退部分的最低部位，内含形态学上的未分化细胞[25]。毛囊膨出部具有缓慢的细胞周期，在培养时具有高度集落生成的潜能，且具有自我更新和多向分化能力。在体内，仅在毛囊再次进入生长期时它们才开始典型的增殖，生成毛囊下三分之二的部分。此外，毛囊膨出部和外泌导管的附属器干细胞提供了重要的外胚层储备，在创伤后表皮能够重建。

位于生长期毛囊底部的毛球区内有可以自我更新、快速分裂的集落形成性基质细胞，可生成毛干和内毛根鞘。这些细胞具有干细胞的特点，但是在退行期随着毛囊下部残余部分一起退化。将毛球细胞定义为短期扩增细胞还是定向祖细胞更合适目前仍有争议。

## 干细胞的可塑性

在内稳态条件下，表皮和毛囊干细胞仅促成其各自起源的组织。然而毛囊膨出部起源的细胞在出现损伤反应时也可促成毛囊间上皮的修复[25]。尽管大多数毛囊膨出部起源的细胞在愈合的表皮仅短暂存活，但膨出部细胞的一个亚群可转分化为长期存活的表皮干细胞[26]。同理，表皮干细胞在巨大伤口中央可促成新

**表 2.2　皮肤干细胞**

| 干细胞 | 定位 | 在稳态时组织再生 | 在损伤修复时组织再生 | 标记物 |
|---|---|---|---|---|
| 角质形成细胞 | | | | |
| 毛囊间上皮 | 基底层 | 毛囊间表皮 | 毛囊、皮脂腺、毛囊间表皮 | Delta 1、MCSP、整合素 $\alpha_6$* 和 $\beta_1$、LRIG 1；低水平 CD71 |
| 毛囊 ** | 膨出部 † | 毛囊 | 毛囊、皮脂腺、毛囊间表皮 | 角蛋白 15、整合素 $\alpha_6$ 和 $\beta_1$、CD200、PHLDA1、促卵泡激素抑释素、卷曲同源蛋白 1、LGR5；低水平 CD24、CD34‡、CD71、CD146、SOX9 |
| 皮脂腺 § | 在皮脂腺芽及其附近 | 皮脂腺 | 皮脂腺 | Blimp1 |
| Merkel 细胞 § | 有毛皮肤的触觉圆顶 | 毛囊间表皮 | 毛囊间表皮 | 整合素 $\alpha_6$*、角蛋白 17、CD200、GLI1、SOX3、ATOH1 |
| 黑素细胞 § | 毛囊膨出部下部及下方区域 ¶ | 毛基质及表皮黑素细胞 | 毛基质及表皮黑素细胞 | Pax3、TYRP2；KIT 酪氨酸酶、TYRP1 阴性 |
| 外泌腺内腔 § | 外泌导管基底层上方 | 外泌导管细胞 | 肢端表皮 | 角蛋白 15、18 和 19 |

* 也表达于基底层角质形成细胞。
** 其他定位于小鼠毛囊的干细胞群还包括在峡部中央的 LGR6- 阳性细胞、在上峡部的 LRIG1- 阳性细胞，以上两种细胞处于稳态时也有助于毛囊间表皮和皮脂腺。
† 皮脂腺下方的外毛根鞘内，处于或靠近立毛肌接入点。
‡ 在小鼠膨出部细胞上调。
§ 在小鼠中初步研究。
¶ 毛囊永久保留部最低部分。
ATOH1，无调同源物 1；CD24，参与细胞黏附和信号转导的糖蛋白；CD34，造血祖细胞及内皮细胞标记物；CD71，转铁蛋白受体；CD146，黑素细胞黏附分子 /MUC18/S-Endo-1 抗原；CD200，传递阴性免疫调节信号的跨膜糖蛋白质（可能与维持免疫耐受有关）；GLI1，GLI 家族锌指 1；LGR5/6，富含亮氨酸重复序列的 G 蛋白偶联受体 5/6；MCSP，黑色素瘤相关硫酸软骨素蛋白聚糖；PHLDA1，普列克底物蛋白同源样域家族 A 成员 1；SCA1，干细胞抗原 1；SOX2/9，Y 染色体性别决定区（sex determining region Y，SRY）框 2/9；TYRP，酪氨酸酶相关蛋白质

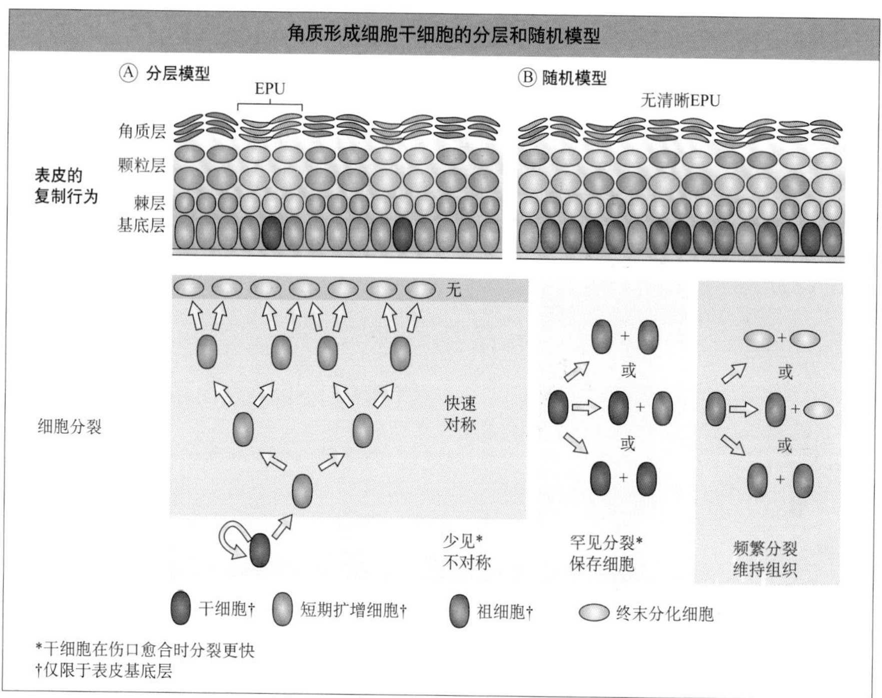


**图 2.5 角质形成细胞干细胞的分层模型和随机模型。**这两种模型用来解释表皮基底层干细胞及其他增殖细胞的行为。A. 在分层模型中，干细胞经过少见而不对称的分裂后，生成一个新的干细胞及一个子代短期扩增（transit amplifying，TA）细胞。不同于干细胞，TA 细胞频繁、对称分裂，生成两个 TA 细胞；在这一模型中，这些细胞构成了大部分基底角质形成细胞。在数轮分裂后，TA 细胞离开细胞周期，向基底层上移动，开始了角质形成细胞终末分化进程。每一表皮干细胞及其后代形成了一个垂直的逐渐分化细胞柱，被称为表皮增殖单元（epidermal proliferation unit，EPU）。B. 在随机模型中，表皮干细胞分裂罕见，常不对称，生成一个新的干细胞与一个定向的祖细胞；然而，偶尔发生对称分裂生成两个干细胞或两个祖细胞。在这一模型中，定向祖细胞组成了基底层的大部分，在基底层定向祖细胞频繁分裂以维持表皮，通过分裂形成一个新的祖细胞和一个离开基底层进入终末分化的细胞，或者两个以上的同类细胞。根据不同部位或外界刺激，两种干细胞模型可能同时发生在皮肤中，这一情况解释了为何现有实验证据同时支持两种模型。根据干细胞周期缓慢的特点，一个保留的 DNA 标签（如 5- 溴 -2- 脱氧尿嘧啶或氚化胸腺嘧啶）被用作体内干细胞的标记

生毛囊的形成[27]。

皮肤与皮下脂肪含有稀有细胞，这些细胞在三维培养并提供多种生长因子时可生成球样集落。这些球形细胞代表多能干细胞，可以直接生成多种类型的组织，目前正在探索利用这类细胞进行自体干细胞治疗。然而这些细胞在皮肤中原本的位置和功能仍不清楚。

与之相同，成年哺乳动物细胞也比以前认识的更加“灵活”，这些细胞有形成其他类型细胞的潜力。某些细胞，尤其是骨髓细胞，能将自己融入完全不同组织中（如皮肤、心脏）、接受常驻细胞的分化指令、为该组织形成后代。诱导多能干（induced pluripotent stem，iPS）细胞是被重新编程为胚胎干细胞样状态的体细胞（如成纤维细胞）[28]；他们在受刺激后可分化为包括角质形成细胞在内的多种类型的细胞。因此，包括不同类型皮肤细胞在内的成人细胞也有可能具有分化成为多能干细胞的能力。

## 遗传性皮肤病的干细胞治疗

干细胞已经被针对性应用于遗传性皮肤病的基因治疗策略（图 2.7）。虽然通过移植基因纠正干细胞的治疗方式具有在皮肤内持续合成蛋白质的优势，但也可能同时存在致瘤的风险，尤其是带有逆转录病毒载体。在一项队列研究中，用富含干细胞的表皮移植物纠正交界型 EB 患者的层粘连蛋白 -β3 缺陷皮肤，这一表皮移植物经体外逆转录病毒载体导入编码正常 *LAMB3* 的 cDNA。经历了持续数年的随访后证实这一治疗使得功能性层粘连蛋白 -332 正常表达，使治疗部

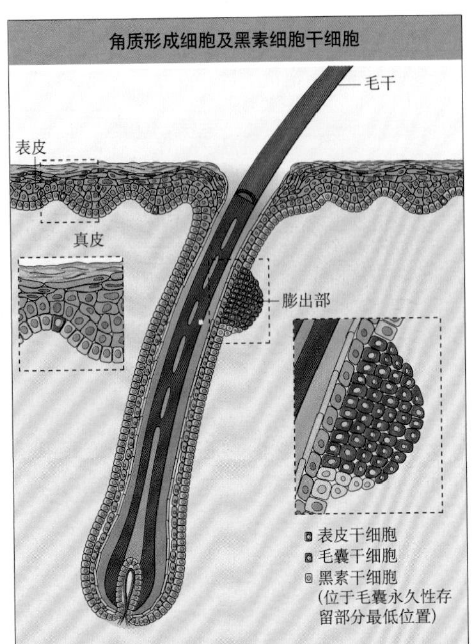


**图 2.6 角质形成细胞及黑素细胞干细胞**。注意膨出部与外毛根鞘相续

位水疱消失。还有研究使用骨髓源性干细胞移植系统性治疗严重的隐性营养不良型 EB（recessive dystrophic form of EB，RDEB），临床试验正在评估其实用性。在最初的报道中[29]，采用完全或部分骨髓清除之后进行骨髓移植，在皮肤中导入大部分供体细胞，增加了真皮-表皮连接部位Ⅶ型胶原的沉积，不同程度地减少了 RDEB 患儿的水疱。还有研究者尝试使用其他来源的干细胞治疗 EB，包括同种异体的间充质基质/干细胞和来源于自体回复突变的角质形成细胞的 iPS 细胞[30]。

## 遗传性皮肤病的基因诊断

许多遗传性皮肤病胎儿不能存活，或者在出生后有较高的发病率，甚至死亡率，因此产前诊断十分重要。20 世纪 80 年代早期，在 EGA 第 19 ～ 22 周可以在超声引导下进行胎儿皮肤活检，这是第一个遗传性皮肤病产前诊断技术。表皮松解性鱼鳞病和泛发严重的交界型 EB 是最早通过光镜或电镜观察胎儿皮肤活检标本行产前诊断的疾病。

**图 2.7 遗传性皮肤病干细胞疗法的策略**。A. 一种方法是自患者体内提取表皮干细胞后，在体外纠正遗传基因（如使用病毒载体），并将含有纠正后干细胞的皮片移植回患者体内。B. 基因治疗也可应用诱导多能干（iPS）细胞，iPS 细胞来自体细胞（如成纤维细胞）。将这些细胞的遗传缺陷采用同源重组加以纠正，然后分化成为角质形成细胞后移植给患者。C. 第三种策略是使用造血干细胞（hematopoietic stem cell，HSC）。在系统给药基础上（调整之后），同种异型的 HSC 细胞有能力归巢到病变部位的细胞（如至大疱性表皮松解症患者的损伤部位），产生分化的后代细胞并提供所需皮肤蛋白质（如Ⅶ型胶原）。D. 最后，治疗基因可以通过病毒或载体直接进入患者体内。载体一定要针对可向皮肤供应蛋白的干细胞，以获得永久的纠正（Courtesy，Maranke I Koster，PhD.）

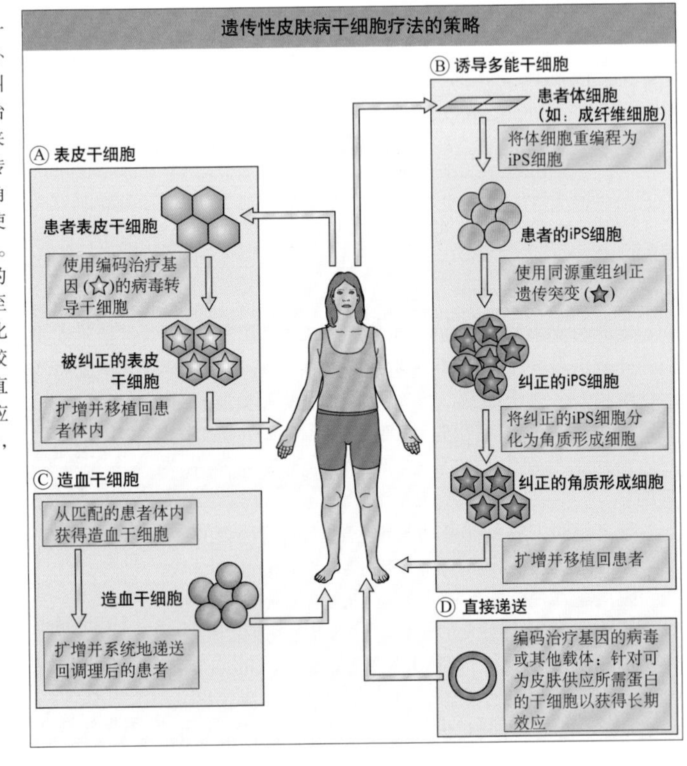

由于已经发现许多遗传性皮肤病的致病基因，采用绒毛活检术（末次月经后10～12周或EGA第8～10周）或者羊膜腔穿刺术（末次月经后14～16周或EGA第12～14周）取材的DNA测试已经很大程度上取代了胎儿皮肤活检，这些技术可以更早施行，也可以使母体与胎儿的风险更小。使用这些产前诊断方法之前必须先确定其家族成员的致病基因突变位点。

胚胎植入前遗传诊断可在胚胎植入和妊娠开始之前进行产前诊断。该技术需要体外受精。在胚泡期前（6～10个细胞），从胚胎提取1～2个细胞。使用PCR技术扩增细胞的DNA并且使用已知的家族突变进行分析；而后选用未受累的胚胎植入子宫。对于X连锁疾病，应用性别鉴定结合特定遗传分析选择特定性别的胚胎进行选择性转移。植入前遗传诊断可避免孕育患病胎儿。然而，相对于绒毛活检术或羊膜腔穿刺术，该技术有一些缺点，如较高花费、技术存在难点（如外来DNA污染）以及妊娠完成率低等。

## 皮肤发育在出生后的重要性

理解皮肤发育对于先天性皮肤病的正确诊断和治疗十分重要。然而，这些知识不仅在新生儿期十分有用，而且在生后发育的主要调控途径中也同样发挥作用。例如，贯穿PTCH和SMO的hedgehog信号途径在出生后毛发生长周期与毛囊发育中发挥重要作用。除了*PTCH*种系突变可造成基底细胞痣综合征，还有*PTCH*体细胞突变也是散发性BCC的病因。了解这一途径有助于了解SMO发育抑制剂（如维莫德吉）治疗局灶进展性和转移性BCC，以及解释这些药物所致脱发的原因。同理，明确在子宫内发育时调控血管生成和伤口愈合的机制将有助于开发新的肿瘤治疗药物及伤口护理新疗法。此外，阐明皮肤干细胞形成和维持机制将有助于设计可能的干细胞疗法，增进对皮肤胚胎学与干细胞生物学的了解可促进医学发展，拯救生命及提高生活质量。

（李思哲译　左亚刚校　晋红中审）

## 参考文献


1. Koster MI, Roop DR. Mechanisms regulating epithelial stratification. Annu Rev Cell Dev Biol 2007;23:93–113.
2. Holbrook KA. Structure and function of the developing human skin. In: Goldsmith LA, editor. Physiology, Biochemistry, and Molecular Biology of the Skin. New York: Oxford University Press; 1991. p. 63–110.
3. Holbrook KA, Odland GF. Structure of the human fetal hair canal and initial hair eruption. J Invest Dermatol 1978;71:385–90.
4. Akiyama M, Shimizu H. An update on molecular aspects of the non-syndromic ichthyoses. Exp Dermatol 2008;17:373–82.
5. Kalia YN, Nonato LB, Lund CH, et al. Development of skin barrier function in premature infants. J Invest Dermatol 1998;111:320–6.
6. Adameyko I, Lallemend F, Aquino JB, et al. Schwann cell precursors from nerve innervation are a cellular origin of melanocytes in skin. Cell 2009;139:366–79.
7. Van Keymeulen A, Mascre G, Youseff KK, et al. Epidermal progenitors give rise to Merkel cells during embryonic development and adult homeostasis. J Cell Biol 2009;187:91–100.
8. Dessinioti C, Stratigos AJ, Rigopoulos D, et al. A review of genetic disorders of hypopigmentation: lessons learned from the biology of melanocytes. Exp Dermatol 2009;18:741–9.
9. Smith LT, Holbrook KA. Development of dermal connective tissue in human embryonic and fetal skin. Scan Electron Microsc 1982;(Pt 4):1745–51.
10. Mukouyama YS, Shin D, Britsch S, et al. Sensory nerves determine the pattern of arterial differentiation and blood vessel branching in the skin. Cell 2002;109:693–705.
11. Wang X, Reid Sutton V, Omar Peraza-Llanes J, et al. Mutations in X-linked PORCN, a putative regulator of Wnt signaling, cause focal dermal hypoplasia. Nat Genet 2007;39:836–8.
12. Fine JD, Smith LT, Holbrook KA, et al. The appearance of four basement membrane zone antigens in developing human fetal skin. J Invest Dermatol 1984;83:66–9.
13. Uitto J, Richard G. Progress in epidermolysis bullosa: genetic classification and clinical implications. Am J Med Genet C Semin Med Genet 2004;131C:61–74.
14. Mikkola ML. Genetic basis of skin appendage development. Semin Cell Dev Biol 2007;18:225–36.
15. Millar SE. Molecular mechanisms regulating hair follicle development. J Invest Dermatol 2002;118:216–25.
16. Priolo M, Lagana C. Ectodermal dysplasias: a new clinical-genetic classification. J Med Genet 2001;38:579–85.
17. Casal ML, Lewis JR, Mauldin EA, et al. Significant correction of disease after postnatal administration of recombinant ectodysplasin A in canine X-linked ectodermal dysplasia. Am J Hum Genet 2007;81:1050–6.
18. Gaide O, Schneider P. Permanent correction of an inherited ectodermal dysplasia with recombinant EDA. Nat Med 2003;9:614–18.
19. Koster MI, Roop DR. p63 and epithelial appendage development. Differentiation 2004;72:364–70.
20. Shimomura Y, Agalliu D, Vonica A, et al. APCDD1 is a novel Wnt inhibitor mutated in hereditary hypotrichosis simplex. Nature 2010;464:1043–7.
21. High A, Zedan W. Basal cell nevus syndrome. Curr Opin Oncol 2005;17:160–6.
22. Alcolea MP, Jones PH. Lineage analysis of epidermal stem cells. Cold Spring Harb Perspect Med 2014;4:a015206.
23. Barrandon Y, Green H. Three clonal types of keratinocyte with different capacities for multiplication. Proc Natl Acad Sci USA 1987;84:2302–6.
24. Halprin KM. Epidermal "turnover time" – a re-examination. Br J Dermatol 1972;86:14–19.
25. Cotsarelis G. Epithelial stem cells: a folliculocentric view. J Invest Dermatol 2006;126:1459–68.
26. Brownell I, Guevara E, Bai CB, et al. Nerve-derived sonic hedgehog defines a niche for hair follicle stem cells capable of becoming epidermal stem cells. Cell Stem Cell 2011;8:552–65.
27. Ito M, Yang Z, Andl T, et al. Wnt-dependent de novo hair follicle regeneration in adult mouse skin after wounding. Nature 2007;447:316–20.
28. Zhao R, Daley GQ. From fibroblasts to iPS cells: induced pluripotency by defined factors. J Cell Biochem 2008;105:949–55.
29. Wagner JE, Ishida-Yamamoto A, McGrath JA, et al. Bone marrow transplantation for recessive dystrophic epidermolysis bullosa. N Engl J Med 2010;363:629–39.
30. Uitto J, Bruckner-Tuderman L, Christiano AM, et al. Progress toward Treatment and Cure of Epidermolysis Bullosa: Summary of the DEBRA International Research Symposium EB2015. J Invest Dermatol 2016;136:352–8.

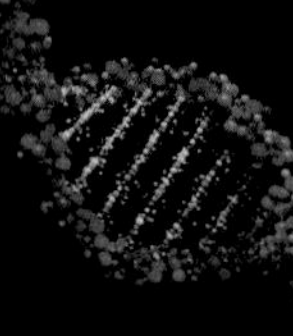

# 第 3 章　分子生物学

Thomas N. Darling

## 引言

分子生物学的进步改变了我们对皮肤生物学及皮肤疾病的认识。新的知识正在转化成可以改变皮肤病学临床实践的分子诊断检测新方法。目前分子学分析手段被应用于遗传性皮肤病[1]、皮肤感染[2]、黑色素瘤[3-4]、淋巴瘤[5]、遗传性[6]或自身免疫性疱病[7]的诊断中。为了审慎地应用这些检测技术，皮肤科医师亟需了解分子生物学的基本概念。分子生物学的知识也促进了新的靶向治疗的发展，只有了解疾病的分子基础，才能更好地应用这些治疗方法[8]。此外，分子分析也被应用于药物的疗效观测及药物副作用发生的评估[9]。

在本章中我们将阐述分子生物学的基本概念与方法，从而使皮肤科医师了解基础研究的进展以及分子生物学的应用对临床工作的影响。

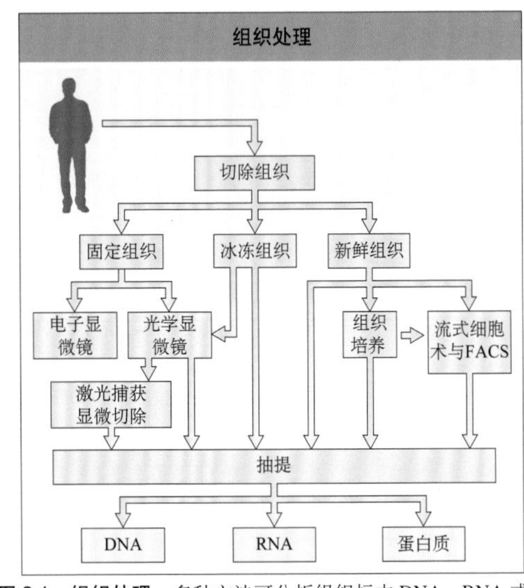


**图 3.1　组织处理**。多种方法可分析组织标本 DNA、RNA 或者蛋白质。FASC，荧光激活细胞分选

## 实验技术

### 组织处理

皮肤科医师经常会对患者进行组织病理检测，该过程主要包括标本取材、福尔马林固定、石蜡包埋、HE 染色。然而，对于分子分析而言，这只是组织处理的多个起点中的一个（图 3.1）。将标本固定于福尔马林（用于光学显微镜检测）或戊二醛（用于电镜检测）并且将标本分成多块，可以进行多种组织学方法的检测，包括常规染色、免疫组化或者原位杂交。这种方法的优势在于细胞形态稳定，结构保存良好。缺点在于细胞不再存活，并且固定步骤限定了研究方法只能是分析细胞的 DNA、RNA 和蛋白质。尽管如此，福尔马林固定及石蜡包埋组织的 DNA 的 PCR 技术应用正在逐步增加，尤其在感染性疾病及淋巴增殖性疾病的基因重排的检测中。

为了保存分子的活性，标本可以进行快速冰冻处理。与石蜡包埋组织相比较，冰冻组织的组织结构较差，但是可以更好地分析 DNA、RNA 和蛋白质。另外，也可以采用缓冲液和试剂直接处理标本，从而提取 DNA、RNA 和蛋白质。该途径的优点是提取的 DNA、RNA 和蛋白质均新鲜优质，缺点是提取的产物并不是来源于单一的细胞种群。

另一种方法是从新鲜组织中进行原代细胞培养。可以通过特定培养基和分选技术体外培养不同的目标细胞系（包括角质形成细胞、成纤维细胞、免疫细胞、内皮细胞）。细胞培养可以获得较组织中更多的细胞，从而可以使细胞处于不同的条件下。然而，体外培养可能改变细胞的基础特征，因此并不能完全代表细胞在体内的状态。

激光显微切割是从组织中获得单一种群细胞的一种方法（图 3.2）。激光显微切割是指在显微镜下采用激光技术从组织切片中选择获得多个细胞[10]。最大的优点在于能够获得已在显微镜下精确鉴定的纯种群细胞。缺点在于每个细胞都必须单独用激光捕获，因此分离出的细胞总量相对较低。当然，从这样纯的（极少）细胞中抽提 DNA、RNA 和蛋白质的方法有待进一步完善。

流式细胞术是一种在悬浮状态下分离和分析细胞的技术（图 3.3）[11]。细胞在流式细胞仪中可形成单细胞悬液，并逐一通过激光束和电子探测仪，从而检测细胞的多种参数。首先，细胞与荧光标记的可识别特定细胞表面分子的抗体共同孵育，从而可以通过细胞

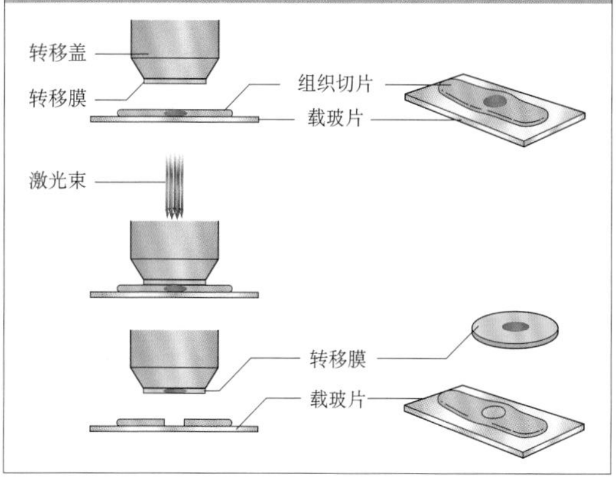

激光显微捕获切割

转移盖
转移膜
组织切片
载玻片
激光束
转移膜
载玻片

图 3.2 激光显微捕获切割（LCM）。LCM 用于从组织切片中选择性地获取多个细胞。一个被热塑性转移膜包裹的盖直接放置在组织切片上。操作者用显微镜目镜或者显示器确定目的细胞，然后脉冲发射一束低能量的红外激光熔化该细胞上面的热熔性转移膜。转移盖从切片上升起，从而使选取细胞从残留的组织切片上分离

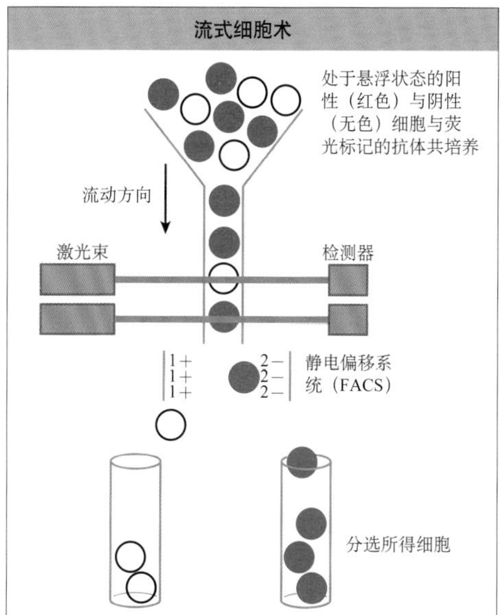


图 3.3 流式细胞术。处于悬浮状态的细胞与标记有荧光信号的抗体共同孵育，然后以单细胞液流通过激光束。检测器检测每个细胞的荧光强度。在流式活细胞分选中，单个细胞被分成带电液滴，带电液滴在通过静电偏转系统时，根据不同的标记被分入不同的收集器中。流式细胞术通常应用于皮肤 B 细胞或者 T 细胞淋巴瘤的评估中

表面的荧光对细胞进行分群。流式活细胞分选技术应用静电偏转，可以获得具有特定特征的纯种细胞。流式细胞术实现了快速测定细胞的多种特征。然而，应用于分析外周血与骨髓细胞之外的细胞时，该方法最大的缺点是要求细胞处于悬浮状态。近年来，通过联合流式细胞术的基本原理与元素质谱方法，可以检测单个细胞的 40 个或者更多的参数，即大量细胞技术法[11a]。

## 分析 DNA、RNA 和蛋白质的分子技术基础

分子生物学的概念是简单且统一的。总体上包括分子的提取、提取物扩增至可测定水平及检测。聚合酶链反应（polymerase chain reaction，PCR）是扩增 DNA 的

**表 3.1 聚合酶链反应（PCR）**

**目的**

- 从复杂的混合物中扩增一段特定的 DNA

**要求**

- 需要知道所关注基因的 DNA 序列（至少是末端）

**基础概念**

- 温度升高后，双链 DNA 能被熔解或松散成为单链（图 3.4 A）；当降温后如果核苷酸序列互补，单链复变为双链（杂交）*
- 在杂交过程中，互补的两条链互相结合，一条链的腺嘌呤（A）和另一条链上的胸腺嘧啶（T）结合，胞嘧啶（C）和互补链上的鸟嘌呤（G）结合，反之亦然
- 在 PCR 中，需设计短链寡核苷酸引物，目的是为和模板 DNA 中一段特定序列杂交

**方法概述（图 3.4）**

- 设计寡核苷酸引物和目的 DNA 每个末端的特定序列杂交。将这些引物加入一个反应小管，其混合物包括模板 DNA、热稳定的 DNA 聚合酶、核苷酸 dATP（A）、dTTP（T）、dGTP（G）、dCTP（C）和缓冲液
- 将反应小管置于一个在多个循环中控制反应温度的热循环仪器中
- 每个循环包括以下步骤：①变性；②引物复性或引物杂交；③引物延伸；④重复整个 PCR 的循环 30 ～ 40 次

**优点**

- PCR 简单快速
- 由于 PCR 产物呈指数增加，因此它在扩增很少量的 DNA 时极度敏感。每个循环后 PCR 量增加一倍。在 n 个循环后 PCR 产量将达到 $2^n$

**局限性 / 误差**

- 由于它高度的敏感性，实验室痕量 DNA 污染都能有可能误导结果
- PCR 引物能和目的序列相似、但不是完全相同的序列。这可以用热启动技术（阻止 DNA 聚合酶，使其直到第一个变性步骤之后才起作用）或者巢式 PCR（在 PCR 扩增后，用能和第一组引物之内的序列杂交的第二组引物重复 PCR）。巢式 PCR 中第二组引物只能和第一组引物扩增正确的 PCR 产物杂交
- DNA 聚合酶偶尔识别错误的核苷酸。对 PCR 测序来说，可采用具有校正酶活性的聚合酶。这也允许了可以扩增长度为 50 kb 的长片段 PCR 产物

**表 3.1　聚合酶链反应（PCR）（续表）**

**实验应用**

- 为了检测一个特定序列或者克隆这个序列扩增 DNA
- PCR 能用于放射性或荧光核苷酸标记 DNA
- PCR 能用于快速单倍体分析

**改进 / 备选方案**

- 定量 PCR——可通过 PCR 的多种方法对一个特定 DNA 片段的数量（拷贝数）定量检测。实时定量 PCR 是一种相对简单且高通量的方法，它使用特殊热循环仪器能够检测每个循环 PCR 产物（见图 3.6B）。DNA 水平越高，产物越早被探测到。这种技术可以用于检测癌症中基因的改变如基因扩增，对治疗后残留癌症进行定量，或对样品中的病原体定量。改进这种方法能鉴定基因多态性
- DNA 印迹（Southern blot）、原位杂交、比较基因组杂交技术

* 杂交实际上为数种分子生物学技术奠定了基础，比如两条链可以是 DNA：DNA（PCR、DNA 印迹），DNA：RNA（RNA 印迹、原位杂交），或 RNA：RNA

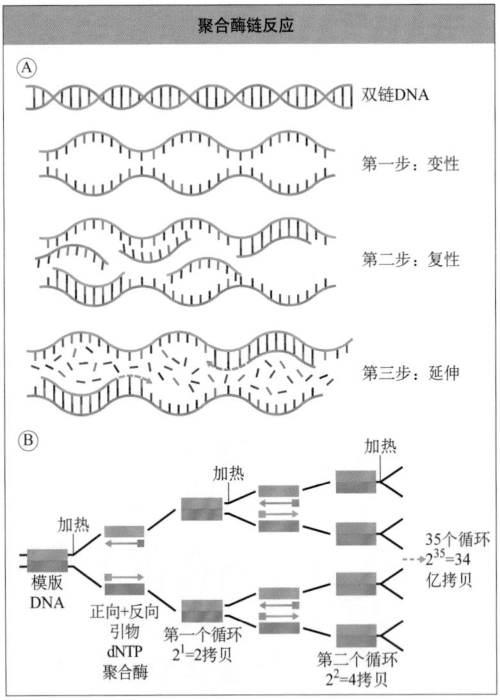

**图 3.4　聚合酶链反应**。A. 每个循环包括以下步骤：①变性：加热到＞90℃，使 DNA 双链分离；②引物复性或者引物杂交：降温至 50～65℃，使寡核苷酸引物与模板 DNA 结合；③引物延伸：DNA 聚合酶在最佳的温度下，从引物开始并向 3′ 端延伸，使核苷酸（A、G、C、T）按照与模板 DNA 互补开始增加；④重复整个循环 30～40 次。B. 每个循环使 PCR 产物增加一倍。在 n 个循环后 PCR 产物的总量增加到原始模板量的 $2^n$ 倍。dNTP，单脱氧核苷三磷酸

标准方法（表 3.1，图 3.4）[12]。根据引物设计的不同，PCR 扩增的 DNA 大小可以在 50～2000 个碱基对之间，并且可以通过含有紫外线下发光的染料进行检测。核酸顺序可通过自动荧光测序法测定（表 3.2，图 3.5）。该种方法由于简单且花费相对低被广泛应用。然而，该种方法正在被大规模平行测序又称二代测序所替代，后者可

**表 3.2　DNA 测序**

**目的**

- 测定一条 DNA 的序列或核苷酸（A、G、C、T）的顺序

**要求**

- 被测序的 DNA 片段可以为 PCR 产物或质粒中克隆的一段 DNA，但都必须纯化

**基础概念**

- 链终止是 DNA 测序的首选方法
- 链终止反应中，与测序混合物同型的 dATP、dCTP、dGTP 或 dTTP（相应为 ddATP、ddCTP、ddGTP 或 ddTTP）的混合体终止了 DNA 新链的延伸。当 DNA 多聚酶结合了核苷酸同型物而不是正确的核苷酸时，由于多聚酶不能继续连接下一个核苷酸，DNA 合成就被终止
- 凝胶电泳用于分离由链终止合成的不同大小的 DNA 片段。电流促使 DNA 片段通过凝胶；分子越小，受到凝胶的阻力越小，移动快于大分子 *

**方法概述（图 3.5）**

- 寡核苷酸引物与被测序的 DNA 杂交，DNA 多聚酶合成第二条互补链
- 第二条互补链的合成随机受到带荧光染料标记的核苷酸同型物（ddATP、ddGTP、ddCTP、ddTTP）的阻断，由于 4 种 ddNTP 中每一种都用不同颜色的荧光标记，含有这种终末核苷酸同型物的 DNA 片段就可以被识别
- DNA 片段在聚丙烯酰胺凝胶或毛细管中电泳
- 被不同荧光染料标记的核苷酸同型物终止，并且不同长度的 DNA 链穿过荧光探测器，显示出 DNA 序列的顺序

**优点**

- 荧光链终止方法能够通过自动分析结果快速测序大量 DNA

**局限性 / 误差**

- 普通测序每个流程只能测大约 500 个碱基
- 测富含 C + G 的区域有困难
- 对 DNA 质量要求高

**实验应用**

- 确定先前未知的序列
- 证实目的 DNA 片段定量或其他 DNA 片段的序列

**改进 / 备选方案**

- 焦磷酸测序
- 二代测序（大规模平行测序，见表 54.6）

* 在很多分子生物学技术中，采用凝胶电泳分离不同大小的 DNA、RNA 和蛋白质

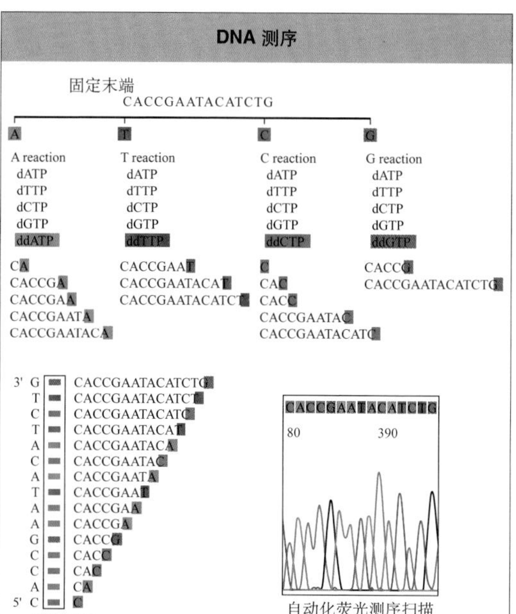


图 3.5　DNA 测序。一条寡核苷酸引物和准备测序的 DNA 杂交，DNA 多聚酶合成第二条互补链。第二条互补链的合成被荧光标记的核苷酸同型物（ddATP、ddGTP、ddCTP、ddTTP）的混合物随机阻断。由于 4 种 ddNTP 中每一种都用不同颜色的荧光标记，就可以识别含有这种终末核苷酸同型物的 DNA 片段。采用凝胶电泳分离不同大小的 DNA 片段。为不同荧光染料标记、且不同长度的 DNA 链通过荧光探测器，显示出 DNA 序列的顺序（详见表 3.2）

以实现同时对数百万 DNA 片段进行测序（表 54.6）[13]。

RNA 的纯化较简单，但与 DNA 相比，RNA 易降解。分析 RNA 的第一步是将其逆转成 DNA（表 3.3，图 3.6A）。逆转后的产物 cDNA 即可进行 PCR。通过改进 RT-PCR 技术也实现了对低水平 mRNA 的精确定量测定[14]。由于 PCR 产物的总量是通过扩增循环数来测定，因此该方法又叫实时定量 PCR（图 3.6B）。

蛋白质的总量稳定是合成和降解的平衡，该平衡可以在多个步骤中被调控，包括蛋白质的翻译效率、可影响蛋白质稳定性的翻译后修饰。Western blot 用于目的蛋白质水平的测定（表 3.4，图 3.7），由于该方法应用抗体检测蛋白质水平，也被称为免疫印迹。除了可以检测蛋白质的水平外，Western blot 同样可检测蛋白质的分子大小及其是否存在不同的形式[15]。ELISA（酶联免疫吸附试验）同样也是检测蛋白质的常用方法（表 3.4）[16]。与 Western blot 相较，ELISA 可以精确定量蛋白质水平，并且更廉价和操作简单。

**表 3.3　逆转录 PCR（RT-PCR）**

**目的**

- PCR 扩增 mRNA，首先将 mRNA 转化为 DNA（称为互补 DNA 或者 cDNA），然后 PCR 扩增 cDNA 上某个特定区域至可探测水平

**要求**

- 准备全血细胞 RNA（包括核糖体、tRNA、mRNA）或纯化的 RNA

**基础概念**

- 为了推动 RNA 的研究。许多研究 RNA 的技术首先用一种 RNA 依赖性 DNA 聚合酶，即反转录酶将 RNA 转化为 cDNA

**方法概述（图 3.6a）**

- 依据 RT 最初步骤 * 所用的引物，反转录酶可通过三种不同的方法将 mRNA 转化为 cDNA：①包含 6 个核苷酸（6-mer）的随机六聚体引物，包括 dA、dG、dC 和 dT 所有可能的序列组合（$4^6$ 种可能的组合）。这些随机六聚体将和样品 RNA 中相应的互补序列杂交。② Oligo dT 引物只包含脱氧胸苷（dT）核苷酸，和位于 mRNA 末端分子（聚腺苷酸尾，poly A 尾）的脱氧腺苷（dA）核苷酸互补链相杂交。③第三种选择中引物只和特定序列的 mRNA 杂交
- 在 mRNA 转化为 cDNA 后，加入能和特定序列杂交的引物，并按表 3.1 所述进行 PCR 扩增

**优点**

- 和 PCR 一样，RT-PCR 简单快捷
- RT-PCR 对探测低水平 mRNA 转录物极度敏感

**局限性 / 误差**

- 如果 RNA 样品被 DNA（含有所关注的基因）污染，即使目标基因及其相应的 mRNA 不存在，PCR 产物可能从 DNA 扩增而来。为了防止这种情况发生，RT-PCR 应设对照，一个有反转录酶，一个没有反转录酶
- RNA 很脆弱，在提取前后可能因 RNA 降解而缺乏特定的 mRNA 转录物。可以用凝胶电泳和（或）管家基因（所有细胞都表达的基因）RT-PCR 检验 RNA 的质量

**实验应用**

- mRNA 基因转录物可以用于后期克隆或者测序
- mRNA 基因转录物（代替基因）能用于分析基因突变

**改进 / 备选方案**

- 定量 RT-PCR——通过给定量 PCR 加上一个反转录的步骤（见表 3.1），可以对所关注基因的 mRNA 转录水平进行定量。这一点很重要，因为它使我们可以精确地检测比较不同类型或在不同条件下的细胞内 mRNA 转录物的数量
- 相应的，对含有很少量 mRNA 转录物的样品，在指数期之前需要更多 PCR 循环。因此，通过测定达到额定 PCR 产量（y 轴）所需的 PCR 循环数（x 轴），能对不同的 RNA 样品作精确的比较（图 3.6B）

**表 3.3 逆转录 PCR（RT-PCR）（续表）**

- 通过缜密的引物设计，定量 RT-PCR 可用于检测一个基因可变的剪切形式
- 其他检测 RNA 水平的方法包括数字 PCR 和 Northern blots，前者是将样品分解成单个核苷酸。

* 除 RNA 外，反应混合物中含有反转录酶、寡核苷酸引物、dNTPs 和缓冲液

**逆转录 PCR**

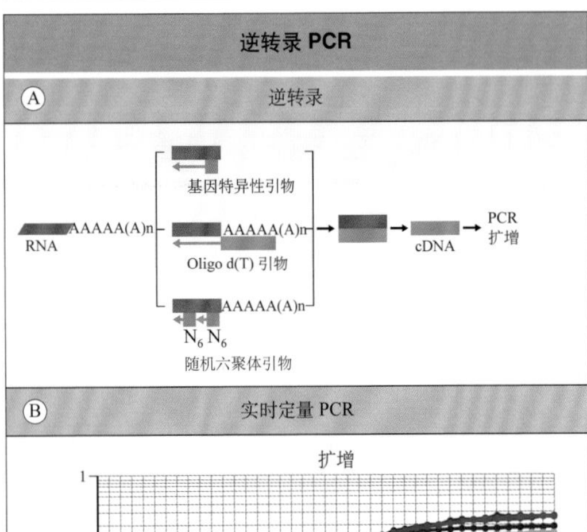


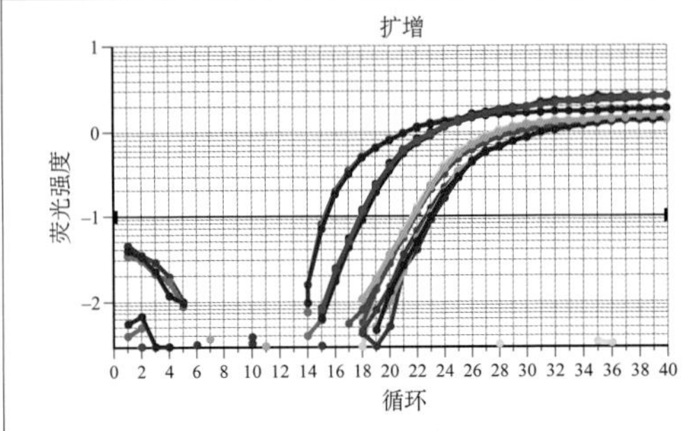


**图 3.6 逆转录 PCR**。A，依据反转录最初步骤所用的引物，反转录酶可通过三种不同的方法将 mRNA 转化为 cDNA：①随机六聚体引物；② oligo dT 引物；③基因特异引物（详见表 3.3）。在 mRNA 转化为 cDNA 后，加入能和特殊序列杂交的引物，并按表 3.1 所叙述方法进行 PCR 扩增。B. 实时 PCR 能够连续精确测量在每个循环后（x 轴）PCR 的产量（y 轴）。每个点线图代表在不同样品中 PCR 的产量。mRNA 基因转录物原始含量较多的样品经少数几个循环的实时 PCR 扩增后即显示出 PCR 产物指数式增长

## 组织中空间分布的检测

PCR、RT-PCR 与 Western blot 技术分别用于检测多种细胞中的 DNA、RNA 和蛋白质。但是在明确皮肤等存在多种细胞组织中细胞的性质以及其外观特征时，通常采用荧光原位杂交（fluorescence in situ hybridization，FISH）技术检测 DNA 和 RNA，用免疫组化检测蛋白质。FISH 基于杂交原理，但主要依赖与组织切片中待检测 DNA、RNA 互补的带有荧光标记的

**表 3.4 蛋白质印迹**

**目的**

- 蛋白质印迹能测定样品中蛋白质的分子大小和含量

**要求**

- 蛋白质印迹需要目的蛋白质的特异性抗体（即不能和其他蛋白质有交叉反应）

**基础概念**

- 多克隆抗体和蛋白质抗原的多个表位反应，此抗体源自给动物注射某种蛋白质后，从血清免疫球蛋白中分离的抗体
- 单克隆抗体只和蛋白质抗原的一个表位反应，此抗体来源于抗原免疫小鼠后，将小鼠反应性淋巴细胞与能无限制产生抗体的永生化骨髓瘤细胞系融合
- 二抗用来检测蛋白质或者结合蛋白质的一抗。这些检测抗体通过结合荧光探针而显影，或者与酶结合而显影（酶对底物的酶促反应产生光或颜色）

**方法概述（图 3.7）**

- 用聚丙烯酰胺凝胶分离溶解的蛋白质混合物，并通过电泳物转移到膜上。然后将膜浸入含抗体的缓冲液中。用显色法或发光法检测被结合的抗体

**优点**

- 蛋白质印迹是检测并定量混合物中蛋白质方法，简单且敏感
- 蛋白质印迹分析能够根据标准品判定特定蛋白质的分子量

**局限性 / 误差**

- 蛋白质在提取过程中会被降解。在提取缓冲液中加入蛋白酶抑制剂有助于防止降解
- 进行蛋白质印迹分析，必须具备能够识别变性蛋白质的高度特异性抗体
- 蛋白质印迹可能有非特异染色的高背景。为了纠正这个问题，可使用牛血清白蛋白或乳蛋白等阻断剂
- 分子量大的蛋白质很难从凝胶转移到膜上，分子量小的蛋白质又会从膜上穿透而不结合。可通过控制转移时间使转膜更加合适

**实验应用**

- 对特定的蛋白质进行检测、定量和鉴定
- 鉴定抗体对已知抗原的活性

**改进 / 备选方案**

- 斑点印迹（Dot blot）：将一滴蛋白质混合物置于纸膜上，然后像蛋白质印迹一样用抗体检测目的蛋白质。这个技术的缺点在于没有用凝胶电泳按分子量大小分离蛋白质，在与一定大小的蛋白质特异性结合后，无法与非特异的背景结合蛋白区分开
- 免疫沉淀（immunoprecipitation，IP）：在免疫沉淀中，将特异性抗体加入蛋白质混合物中，然后分离所得的抗体-蛋白质复合物。由于蛋白质在免疫沉淀中不是首先变性的，因此能够在更加天然的状态下被检测到
- IP-Western：可以先用一种抗体进行免疫沉淀，使蛋白质复合物沉淀。再用聚丙烯酰胺凝胶分离蛋白质复合物，然后

| 表 3.4 蛋白质印迹（续表） |
| --- |
| 进行蛋白质印迹来检测蛋白质复合物的结构<br>• 酶联免疫吸附试验（ELISA）：这是一种敏感且特异的蛋白质定量方法。已经包被在平板上的单克隆抗体捕获目的蛋白质，冲洗掉其他的蛋白质。然后使用比色或发光检测这些优化好的二抗，进而分析目的蛋白质<br>• 免疫组织化学：用于使蛋白质在细胞的位置可视化。目的蛋白质的抗体用于组织切片。蛋白质抗体可被二抗所识别，而二抗结合酶能与底物反应并产生色素颗粒沉积（见第 0 章） |

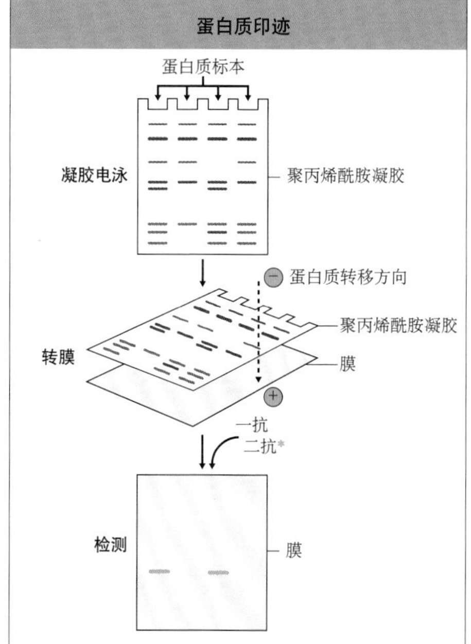


**图 3.7 蛋白质印迹**。用聚丙烯酰胺凝胶分离可溶解的蛋白质混合物，并将其电泳转移到膜上。然后将膜浸入含抗体的缓冲液中。用显色法或发光法检测被结合的抗体（二抗，* 号）

核酸探针（表 3.5，图 3.8）。探针可以与组织中靶序列杂交，并且可在荧光显微镜下观测[17]。

FISH 可用于检测癌细胞中的 DNA 片段的缺失和扩增。正常情况下每个细胞核内可观测到分别位于两条染色体上的荧光信号，但是在肿瘤细胞中可以出现提示 DNA 缺失的单个荧光信号，或者提示 DNA 扩增的三个或者多个荧光信号。FISH 的表达改变是以微量分析为基础的比较基因组杂交（comparative genomic hybridization，CGH）（图 113.28）。FISH 可实现组织切片中 4 个基因区域的探针检测，而阵列 CGH 分析可检测基因组中拷贝数的异常。与 FISH 相较，CGH 分析检测的是多数量的细胞，而非单个细胞核。换句话说，FISH 可检测出少量细胞中的基因异常，而这些改变可能在阵列 CGH 中被周围细胞所掩盖。阵列 CGH 分析与 FISH 可用于常规组织病理检测模棱两可的黑素细胞病变，软组织肿瘤及累及皮肤的髓系淋巴瘤。

| 表 3.5 荧光原位杂交（FISH） |
| --- |
| **目的** |
| • 检测组织切片中 DNA、RNA 特定片段的定位与表达水平 |
| **要求** |
| • 组织切片需要采用福尔马林固定、石蜡包埋处理或者新鲜冰冻组织<br>• 目标序列必须是已知的 |
| **基础概念** |
| • 带有荧光标记的核酸探针与组织切片中互补序列进行杂交<br>• 采用荧光显微镜观测荧光信号 |
| **方法概述（图 3.8）** |
| • 直接或者间接标记荧光染料的探针与目标序列互补<br>• 组织切片中的核酸先进行变性处理，然后将 FISH 探针与组织切片中的目标序列进行杂交<br>• 洗去未结合探针<br>• 在荧光显微镜下观察样本 |
| **优点** |
| • 可以识别 DNA 的特定异常，如基因缺失、扩增、转位<br>• 可以检测何种细胞表达特定基因 |
| **局限性 / 误差** |
| • 存在实验室间的与观察者间的差异<br>• 实验操作也可影响结果，如杂交不完全、非特异性杂交 |
| **实验应用** |
| • 检测肿瘤细胞中 DNA 拷贝数异常<br>• 检测组织中基因表达的空间模式 |
| **改进 / 备选方案** |
| • 单分子 RNA FISH<br>• 间期细胞 FISH 诊断染色体异常<br>• 光谱核型分析或多色原位荧光杂交检测基因转位或者大的缺失与重复<br>• 激光显微切割获取单细胞群，然后进行 PCR、RT-PCR<br>• 陈列比较基因组原位杂交（见第 113 章） |

**免疫组化**用于检测组织切片中蛋白质的表达。抗体加到组织切片上，与目标蛋白质相结合。结合抗体基于酶促反应来检测，该酶促反应使蛋白质存在的位置上产生有色的产物（见第 0 章）。免疫组化可用于检测组织中蛋白质的位置及其表达量，包括特定细胞系或者细胞状态分化、活化、增殖或凋亡的标记蛋白。

## 转录组学与蛋白质组学的检测

数种方法可定量分析几乎细胞全部基因的表达

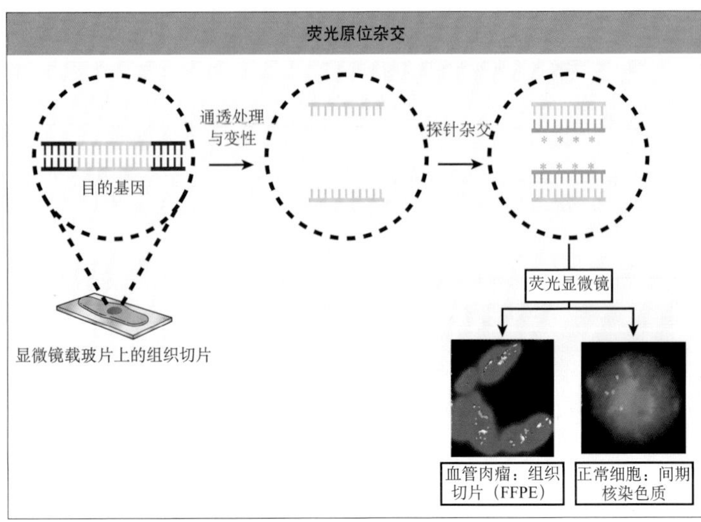


**图 3.8 荧光原位杂交（FISH）。**将组织切片置于载玻片上进行固定和通透处理。切片上的核酸（黄色）和带有荧光标记（星号）的探针（深粉色）进行变性处理，然后将探针加到切片上与互补的核酸进行杂交。未结合的探针被洗掉，然后在荧光显微镜下观测。正常情况下，在每个细胞核内可以观测到分别位于两条常染色体上的荧光信号，但是在肿瘤细胞中可以出现提示 DNA 缺失的单个荧光信号，或者提示 DNA 扩增的三个或者多个荧光信号。这里，经过福尔马林固定与石蜡包埋后，采用 MYC 分离信号探针（该探针含有两个侧翼序列，这些侧翼序列中含有已知的不同的基因断裂点）进行检测，发现正常的细胞核含有两个绿色荧光信号和两个深粉色荧光信号，分别位于两个不同的染色体上，然而取自血管肉瘤的组织切片则显示为多个散在的信号，而不是相互依附的两个信号的两个拷贝。FFPE，福尔马林固定、石蜡包埋

水平。例如，转录组测序技术（RNA-seq massively parallel sequencing）（见第 54 章）用于 RNA 标本的检测；它可以分析基因表达水平、基因剪接、非编码 RNA、microRNA、基因融合与突变[17a]。另一个方法是将被标记的 mRNA 样本与附在芯片、珠子或者玻片上的已知寡核苷酸或者 cDNA（代表数千种基因）相杂交（表 3.6，图 3.9）[18]。与特定基因的核酸片段杂交水平提示该基因转录的 mRNA 水平。另外，除了应

| 表 3.6 核酸阵列 |
|---|
| **目的** |
| • 在一次实验中了解上千个基因的 mRNA 表达 |
| **要求** |
| • 样品中全部 RNA 或 mRNA（需要量比 RT-PCR 大） |
| **基础概念** |
| • 与 DNA 杂交：除了同时检测大量不同的基因外，进行杂交的原理与 PCR 相同（在表 3.1 中描述）。使用基因芯片的方法，芯片表面几千个特殊位点上有化学合成的 DNA（图 3.9）。如果细胞表达了相应基因的 mRNA，由这些细胞内 mRNA 而合成的带有标记 cRNA 将和这些点结合，并产生和表达水平相应的信号强度 |
| **方法概述（图 3.9）** |
| • RNA 被反转录为 cDNA。生物素化核苷酸参与的 cDNA 体外转录，获得了生物素标记的 cRNA。标记的 cRNA 分子和芯片或小体上的小 DNA 片段杂交。用抗生物素蛋白链菌素-藻红蛋白对芯片染色，抗生物素蛋白链菌素和 cRNA 上的生物素结合，藻红蛋白产生荧光信号。通常，对两个样品如正常组织与肿瘤，或者治疗组与未治疗组的基因表达模式作比较<br>• 寡核苷酸阵列的应用。这种方法，直接以荧光或者放射性核苷酸标记 RNA，并和载玻片或膜上的寡核苷酸杂交。当使用放射性探针时，样品杂交到不同微点阵。如果相比较的 mRNA 样品用不同颜色的荧光探针标记，这两个样品就能同时在一个阵列杂交<br>• 扫描仪检测每个点的信号强度，电脑软件对两个样品作比较，以判定过表达还是低表达的基因 |
| **优点** |
| • 能在一次实验中对上千个基因进行快速的定量分析 |
| **局限性 / 误差** |
| • 表达水平低的基因可能检测不到<br>• 某些基因的 cRNA 可能在实验条件下不能杂交<br>• 必须用极高质量的 RNA |

| 表 3.6 核酸阵列（续表） |
| --- |
| **实验应用** |
| • 微点阵分析能用于分析基因表达的变化<br>• 基因表达的模式可用于群组样品 |
| **改进 / 备选方案** |
| • RNA 测序<br>• microRNA 阵列<br>• 比较基因组杂交，检测 DNA 拷贝数的不同<br>• SNP 分析评价基因变异的标记（见图 54.6）；连锁分析的应用，包括全基因组关联分析（GWAS）（见图 54.7） |

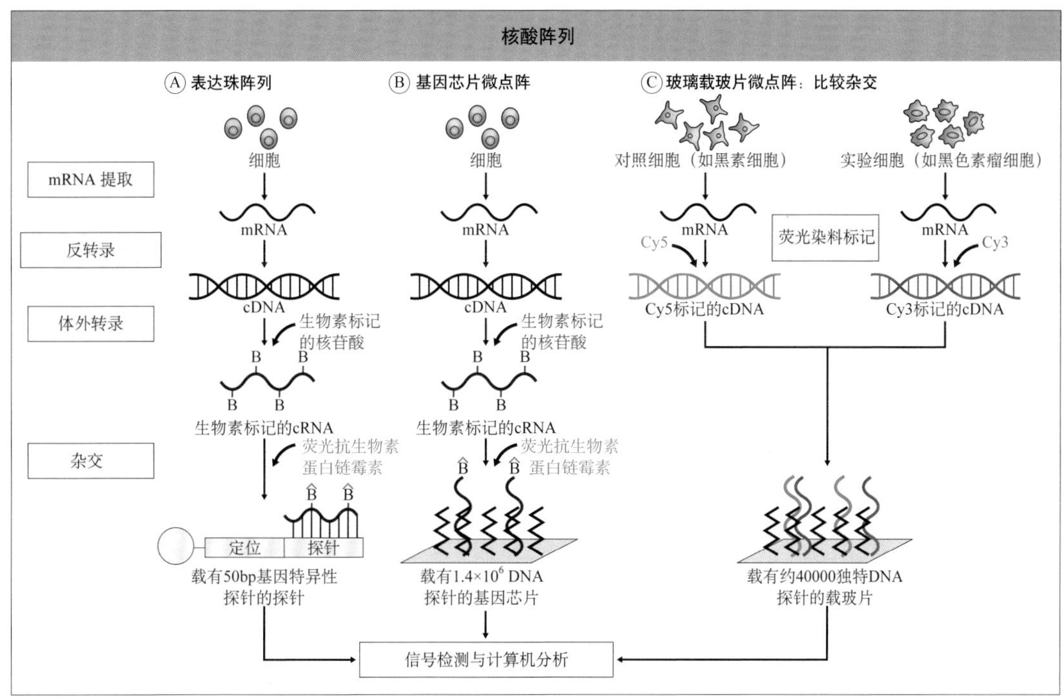


**图 3.9 核酸阵列**。A，在表达珠阵列中，RNA 从细胞中提取并反转录为总 cDNA（见图 3.6，表 3.3）。用生物素标记的核苷酸参与到 cDNA 体外转录中，获得生物素标记的 cRNA。标记的 cRNA 与约 50 碱基大小的目的探针进行杂交，这些探针通过其附加部分的核酸与不同小珠结合，从而使基因解码。加入荧光标记的抗生物素蛋白链菌素，然后和生物素紧密结合。在不同位置的荧光强度和 cRNA 的数量有关，cRNA 反映了特定基因 mRNA 的表达水平。常用于比较两个样品如正常组织与肿瘤，或治疗组与未治疗组的基因表达模式。B，在基因芯片微点阵中，带有标记 cRNA 与芯片表面上的化学合成的小 DNA 片段相杂交，芯片表面不同位置含有特异性序列。C，第三种方案中使用玻璃载玻片，两个样品分别用不同颜色的荧光探针（例如 Cy5、Cy3）标记，每个探针同时分别与其中一个样品的寡核苷酸阵列杂交（详见表 3.6）。点阵同样用于分析 DNA，而不是 RNA，包括单核苷酸多态性分析与比较基因组杂交（见第 54 章和第 113 章）

用本方法检查全套 mRNA（转录组学），通过改变该方法还可检测 microRNA 的差异表达或者基因组 DNA 拷贝数的改变。拷贝数的改变可通过 CGH 分析或者单核苷酸多态性（single nucleotide polymorphism，SNP）分析实现（图 54.6 和 113.28）[18a]。

蛋白质组学是指在特定的条件下了解细胞中表达的全部蛋白质。蛋白质组学的检测技术仍然在不断完善中。质谱法是将蛋白质离子化之后，检测其通过一个管道，到达另一端检测器所需的时间（飞行时间），从而实现对蛋白质性质进行分析（表 3.7，图 3.10）。在质谱法之前采用二维凝胶电泳或者毛细管电泳法对蛋白质进行分离。但是这种技术上存在较大困难并很

**表 3.7　质谱法与蛋白质组学**

| 目的 |
|---|
| • 改进的高通量分析技术使研究者能够对一个细胞在某个特定时间表达的复杂的细胞蛋白质混合物进行快速定量研究 |
| **要求** |
| • 从某个特定的细胞种群纯化出细胞蛋白质混合物，或者是来自于这些蛋白质的肽。在进行质谱之前要分离蛋白质和（或）肽链 |
| **基础概念** |
| • 质谱使肽带有正电荷（离子化），并检测正电子化的肽离子通过一个管道到达检测器所需的时间（飞行时间），能够非常精确地检测蛋白质、肽链的分子大小与质量 |
| **方法概述（图 3.10）** |
| • 在质谱分析之前，第一步是减少所要研究细胞蛋白质或肽混合物的复杂性。如用二维凝胶电泳和（或）液相层析柱法分离蛋白质 / 肽<br>• 质谱分析首先使用激光或者电喷离子化、纳升喷雾离子化的方法，将分离的蛋白质 / 肽电离为正电荷离子。根据带电离子的飞行时间，质谱法可以检测、记录和打印出每个肽的质量 / 电荷比率和这个肽的信号强度<br>• 质谱法仪器（串联质谱法）能用“离子陷阱”捕获某个特定的肽离子，然后将此肽粉碎为成分氨基酸再进行测序。生物信息学软件通过输入这些序列至蛋白质的数据库，可以迅速对蛋白质作出鉴定 |
| **优点** |
| • 质谱法极其敏感，并能检测到数量非常少的蛋白质 / 肽 |
| **局限性 / 误差** |
| • 需要进一步减少蛋白质 / 肽混合物的复杂性，提高高通量分离蛋白质 / 肽的技术<br>• 虽然质谱法能精确检测蛋白质 / 肽的质量，但是很难检测蛋白质 / 肽的数量，有待于开发更好的质谱法定量技术 |
| **实验应用** |
| • 质谱法可用于判定某个特定细胞种群中的全部蛋白质<br>• 由于质谱法分析的敏感性，有望成为一种敏感的诊断工具 |
| **改进 / 备选方案** |
| • 同位素标记应用于定量质谱法，包括同位素包被亲和标记（isotope-coded affinity tag，ICAT），细胞培养中氨基酸稳定同位素标记（stable isotope labeling by amino acid in cell culture，SILAC），串联质谱标签（tandem mass tags，TT），同位素标记相对和绝对定量技术（isobaric tags for relative and absolute quantification，iTRAQ）<br>• 非标记性定量蛋白质组学<br>• 抗体蛋白阵列与反相蛋白阵列 |

消耗时间，因此需要对质谱法技术进行不断优化以达到对蛋白质的高通量分析和定量。同位素标记蛋白质用作蛋白质定量的内参，另外非标记的鸟枪法也是一种高速度低花费的蛋白质检测方法[19]。反相蛋白质分析法是一种将全部蛋白匀浆置于玻片上与目标蛋白抗体相结合，从而对蛋白进行分析[20]。蛋白质组学可以为细胞生物和疾病状态提供大量的信息。

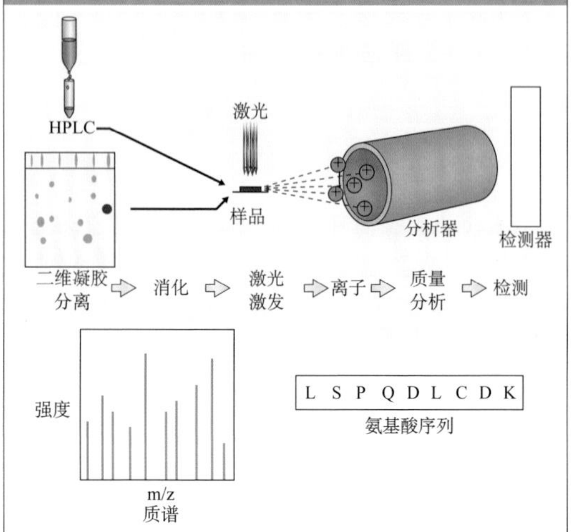

**图 3.10　质谱法与蛋白质组学**。第一步是减少要所研究细胞蛋白质或肽混合物的复杂性。双向凝胶电泳和（或）液相层析柱法是两种主要的分离蛋白质 / 肽的方法。下一步的质谱法分析技术用激光将分离的蛋白质 / 肽电离为带正电荷的离子。根据带电离子的飞行时间，质谱法可以检测、记录和打印出每个肽的质量 / 电荷比率和这个肽的信号强度

## 基因工程小鼠模型

转基因小鼠通常作为实验小鼠模型检测某种基因的体内功能[21-22]。通常采用显微注射方法将需要研究的基因注入小鼠的受精卵中，并使之随机结合入小鼠的基因组中，随着受精卵分裂，发育至小鼠，该基因则存在于小鼠的全部细胞中（表 3.8，图 3.11）。尽管该基因存在于每个细胞中，但通过只在特定细胞中表达的启动子 / 增强子，使基因限制或定向在特定

**表 3.8　转基因小鼠**

| 目的 |
|---|
| • 转基因小鼠模型使研究者能够在细胞、组织和动物整体水平研究转基因（目的基因）的效应。通过调控特定类型细胞的启动子 / 增强子调控区，外源基因能够在特定类型的细胞或组织中选择性表达 |
| **要求** |
| • 在动物模型中鉴定所要研究转入基因的生物学功能<br>• 调控区（启动子 / 增强子），促使特定组织能选择性地表达转入的基因，建立转基因小鼠所需的设备和技术 |

**表 3.8 转基因小鼠（续表）**

**基础概念**

- 在向小鼠受精卵细胞或单细胞胚胎内注射一个转入基因后，该基因随机整合入基因组（图 3.11）。当胚胎经历多次细胞分裂并发育为小鼠时，整合的转入基因将存在于小鼠体内各种细胞、组织和器官中。转入基因只在那些启动子 / 增强子调控区活跃的细胞和组织中表达。小鼠体内目的组织中表达转入基因而形成的任何表型都将有助于我们了解转入基因的生物学效应

**方法概述（图 3.11）**

- 构建一个转基因以供注射用，包含一个转入基因和一个调控区（启动子 / 增强子）
- 转基因显微注射入受精卵（单细胞期），通常在单个位点整合入基因组
- 将注射后的卵子植入一个受体母鼠内，该母鼠将生育雄性或雌性的杂合子"首建"小鼠。首建小鼠是指作为一个转基因的小鼠，转入基因只存在于其两条染色体中的一条（如只在 7 号染色体的一个拷贝上含有转入基因，而另一条 7 号染色体则不含这个基因）
- 首建小鼠和同品系正常无转基因小鼠进行繁殖。根据孟德尔遗传学规则，怀孕的小鼠将生育杂合子转基因小鼠和无转基因小鼠
- 为了得到在两条染色体上均含有外源基因（例如 7 号染色体的两条拷贝均含有外源基因）的纯合子转基因小鼠，需将两个杂合子转基因小鼠配对交配。纯合子转基因小鼠将有两倍的外源基因，导致纯合子转基因小鼠出现不同的表型和生物学效应

**优点**

- 转基因小鼠模型有助于我们了解已知或未知基因在特定组织中体内的生物学效应

**局限性 / 误差**

- 对转入基因在发育中定时表达的准确调控（在发育中启动或关闭转入基因）相对困难。最近转基因设计的进展，包括诱导型启动子，已经改进了对转入基因表达的调控
- 在小鼠组织中表达转入的人类基因的生物学效应可能与在人类组织中的生物学效应不同
- 转基因小鼠模型不能用于研究那些导致基因表达缺失的突变或基因删除的生物学效应，因为建立转基因小鼠的技术不能改变内源性基因，只是给每个细胞增加了一个新的转入基因

**实验应用**

- 疾病的转基因小鼠模型能用于检验新治疗方法的效果

**改进 / 备选方案**

- 通过使用可诱导和可控的启动子 / 增强子，可以达到对转基因表达更加精准控制（即在不同时间点的启动和关闭）
- 基于 RNA 的基因组编辑，如类转录激活因子效应物核酸酶（transcription activator-like effector nuclease，TALEN），CRISPR/Cas9 基因编辑技术
- "敲除"转基因小鼠模型（表 3.9）使研究者能够了解基因突变和删除导致特定蛋白质缺失的生物学效应

的组织或细胞中表达。启动子 / 增强子是基因的一部分，通常位于 5′ 端或其编码区上游，起着始动并调控

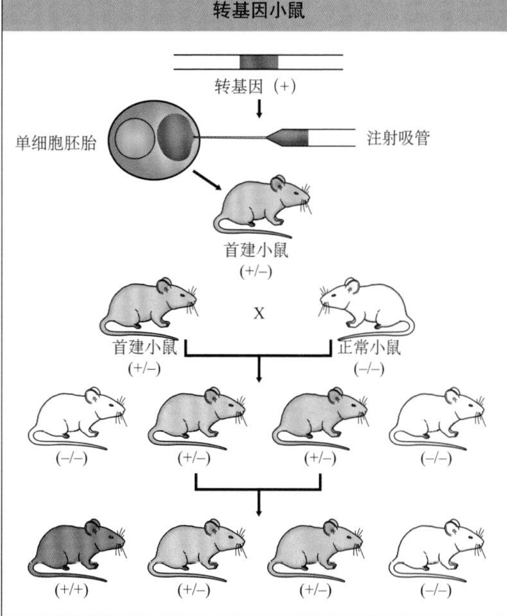


**图 3.11 转基因小鼠**。构建一个供注射用的转入基因，包括转入基因和一个调控区（启动子 / 增强子），采用基因显微注射入受精卵（单细胞期），通常在单个位点整合入基因组。将注射后的细胞植入一个受体母鼠，该母鼠将生育雄性或雌性的杂合子"首建"小鼠。首建小鼠和同品系正常无转基因小鼠进行繁殖

mRNA 表达水平的作用。例如启动子 / 增强子可确保黑色素生物合成中的酪氨酸酶基因仅在黑色素组织中表达。尽管所有的小鼠细胞中均含有这种新嵌入基因，但是由于黑素细胞特异性启动子 / 增强子的作用，基因只在黑素细胞中有表达。若要在角质形成细胞中表达某个基因如角蛋白启动子[21]，则需要设计一个在角质形成细胞中表达的启动子 / 增强子。

通过基因敲除小鼠来检测基因功能缺失的影响（表 3.9，图 3.12）[23]。目前可以做到选择性敲除或删

**表 3.9 敲除转基因小鼠**

**目的**

- 敲除转基因小鼠是指所有细胞（整体动物或靶组织）中两条正常的等位基因被修饰、突变或删除，这个基因不能产生蛋白质。因此，敲除转基因小鼠可使研究者获知某个特定基因不能表达时细胞或组织的变化

**要求**

- 小鼠胚胎干细胞（embryonic stem，ES 细胞）是全能的，它能够形成和重构小鼠所有组织和器官
- 靶向结构（targeting construct）是指能与 ES 细胞正常的内源基因杂交，并修饰或者删除目的基因并使其不能再表达功能蛋白质的缺陷型基因

**表 3.9　敲除转基因小鼠（续表）**

**基础概念**

- 在敲除的转基因小鼠体中，所有细胞（整体动物或靶组织）丢失特定的基因，该基因被“敲除”后不能表达任何功能蛋白质
- 目前已拥有能够在小鼠 ES 细胞的正常染色体中选择性靶向删除一个内源性基因的技术

**方法概述（图 3.12）**

- 构建一个包含目的基因部分序列的靶向性载体并导入 ES 细胞。这个靶向性载体能与该基因的一条内源性等位基因杂交，经过“同源重组”（homologous recombination）过程靶向性载体修饰或删除内源性基因，所以正常蛋白质不再产生。人们可以选择并分离包含这个缺陷型内源性基因的 ES 细胞
- 将含有“敲除”基因的 ES 细胞导入早期小鼠胚胎即胚泡中，之后植入受体母鼠。其后代将是嵌合子小鼠；所有的组织和器官，为包括睾丸和卵巢、正常细胞和缺少“敲除”基因等位基因的细胞的复合体
- 下一步将嵌合子小鼠和正常小鼠交配。根据嵌合状态的程度，某一比例的后代将是杂合的，包含一条正常等位基因和一条已被修饰或删除（敲除）的等位基因。如在转基因小鼠中所述交配过程（见表 3.8），所有后代的基因型都将遵循孟德尔遗传学规则
- 为了获得完整的“敲除”小鼠，两个杂合的小鼠进行交配。将有约 25% 后代在每个细胞和组织中不含正常的内源性基因

**优点**

- 该方法能获得在整个动物或靶组织的所有细胞中完全缺乏某基因产物的小鼠

**局限性 / 误差**

- 研究者必须确定没有正常基因的产物产生。很可能敲除基因的同源性重组过程所得基因编码的蛋白质依然具有生物学效应。这增加了解基因的生物学效应的困难

**实验应用**

- 不同于常规的转基因小鼠，敲除转基因小鼠使研究者能够研究该基因表达缺失引起的生物学效应。尤其有助于研究正常抑制癌症发生的基因（肿瘤抑制基因）；在小鼠体内将肿瘤抑制基因从所有细胞中敲除，即可研究癌症在不同组织中发生的机制

**改进 / 备选方案**

- 为了更加精确地模拟体内情况，现有技术能选择性只在一个器官或组织中删除目的基因。这使研究者能研究特定组织中基因缺失的效应，同时避免所有其他组织中缺失基因表达造成的并发症（图 3.13）
- 目前类似的技术也用于在生长发育过程中的特定时间删除目的基因。内源性基因在敲除小鼠体内正常表达，然后在胚胎发育期或出生后被删除。该基因被敲除后可能阻止胚胎的发育，从而研究这个基因的作用
- 靶向基因编辑技术：CRISPR/Cas9（图 3.14）

除一个特定细胞类型或者组织中的特定基因（如肿瘤抑制基因），而不是在小鼠所有细胞中敲除该基因（图 3.13）[23]。未来的研究可实现在发育的一个特定的时间点敲除特定组织中的基因[24]。与在小鼠所有细胞中

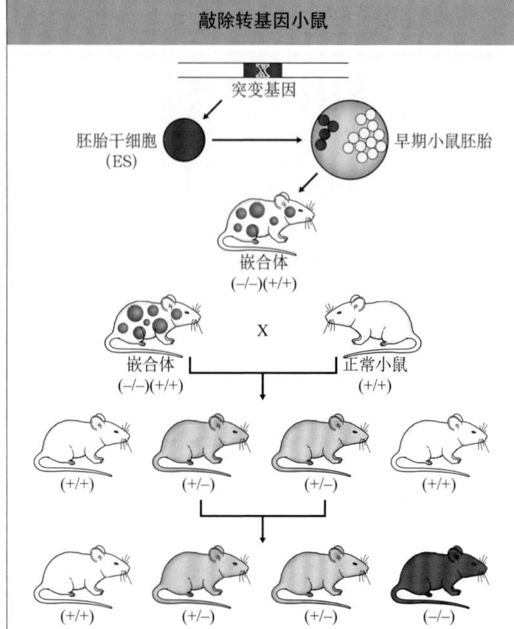


**图 3.12　敲除转基因小鼠**。构建一个包含所要研究基因部分序列的靶向性载体并将之导入细胞。这个靶向性载体能选择性和该基因的一条内源性等位基因杂交，修饰或删除内源性等位基因，导致正常蛋白质不再产生。将含有“敲除”基因的胚胎干细胞（ES）导入早期小鼠胚胎，胚胎之后被植入受体母鼠。其后代将是嵌合子小鼠。嵌合子小鼠和正常小鼠交配。两个杂合的小鼠进行交配将获得完整的敲除小鼠

敲除基因相比，这种选择性方法的一个优势是能够更加真实地模拟患者特定组织的基因敲除所引起的表型改变，如肿瘤发生。另一个优势是在所有小鼠细胞中敲除基因可能阻止小鼠的正常发育，而在小鼠发育完成后选择性基因敲除将避免这个问题。最后，对特异性靶组织进行选择性基因敲除，这样可使非靶组织因基因敲除所受到的影响降至极低，可以得到整体背景干扰少的动物模型。另外，三苯氧胺应用于 Cre 表达的暂时调控（图 3.13），“Tet- 开 / 关”系统可用于解决单个基因敲除引起的胚胎死亡问题。

## 皮肤病的基因治疗

基因治疗是未来治疗皮肤病的一个具有潜力的技术[25]。基因治疗是指通过对 DNA、RNA 的管理，从而纠正或者补偿靶组织中基因缺陷或者异常达到治疗目的（表 3.10）。这种方法可能直接应用于患者皮肤组织中，但是需要考虑安全性及生殖细胞基因改变的可能性。体外技术已经实现了对皮肤标本细胞的体外培

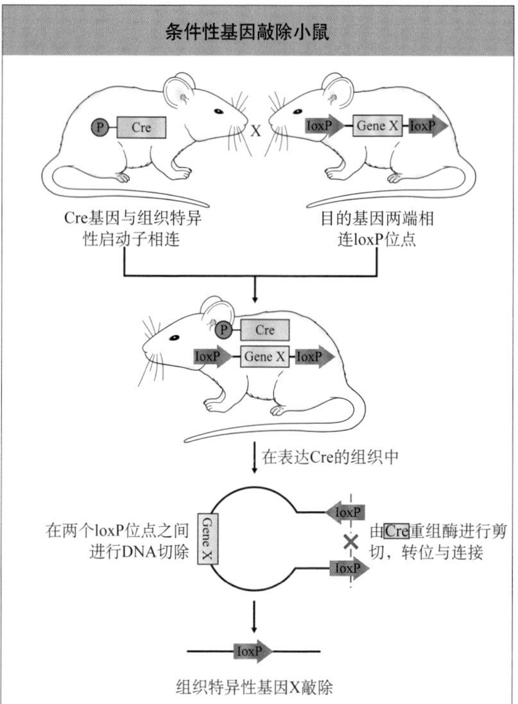


**图 3.13　条件性基因敲除小鼠**。采用 Cre-lox 系统构造条件性基因敲除小鼠，可实现在特定的器官或组织中选择性敲除基因。Cre 是一种位点特异性 DNA 重组酶，该酶可介导两个 loxP 位点的重组，导致剪切、转位与易位；这使两个 loxP 位点之间的基因片段的剪切（最终降解）。具有组织特异性启动子和 Cre 相连的转基因小鼠与靶基因两端带有 loxP 序列的转基因小鼠交配。可筛选出细胞中同时存在 Cre 重组酶基因和 loxP 序列的小鼠，从而目标基因仅在含有组织特异性启动子的细胞中敲除。在 Cre 重组酶上加上配体结合区域，例如三苯氧胺，可实现对 Cre 表达的暂时调控。根据 loxP 序列的位置方向，可实现靶基因的短暂的缺失、倒置或者易位

养，再经过处理后移植到患者皮肤（图 2.7）。

由于对干细胞的基因编辑有可能实现长期移植及稳定受益[26]，该方法也经常被选择。但是从成熟组织中获得的干细胞数量有限，因此基因治疗的另一个选择是诱导多能干细胞（iPS）（见第 2 章）。人体皮肤组织中的成纤维细胞经过多种转录因子处理后可以被诱导再分化成 iPS；这些 iPS 细胞具有多潜能并且在体外可以无限增殖[27]。取自患者体内 iPS 细胞可以经基因纠正并分化成所需要的细胞类型如角质形成细胞后再移植回患者体内（图 2.7）。

在基因治疗中有多种技术方法可用来操控基因。可以选择采用病毒或者非病毒的载体将该基因拷贝导

**表 3.10　皮肤基因治疗**

**目的**

- 皮肤基因治疗是在皮肤中导入、表达修正或敲除基因以达到治疗目的。能用这种途径治疗的疾病包括皮肤疾病和系统性疾病，利用皮肤作为一个载体，给予所需因子或物质

**要求**

- 当基因在角质形成细胞或其他皮肤细胞如成纤维细胞或黑素细胞中表达时，能够得到理想的治疗效果
- 载体能够将目的基因有效地导入细胞内。病毒载体和非病毒载体都可用于向靶细胞类型中递送目的基因。使用病毒载体时，将目的基因整合入已修饰病毒的遗传物质中，确保病毒能够有效感染靶细胞，但不再能致病，也不能扩散至其他细胞

**基础概念**

- 皮肤基因治疗是一个大有前途的新领域，将为治疗皮肤疾病和系统性疾病提供新的治疗方法
- 将基因导入皮肤主要有两种途径：直接体内途径和体外途径
- 通常使用病毒载体将基因递送到皮肤细胞中，包括反转录病毒载体、慢病毒载体和腺病毒载体。
- 确定递送目的基因到皮肤中的最佳载体和最佳途径时，需要考虑的问题包括：①为了取得治疗效果，多少数量的细胞（什么比例）需要含有基因？②为了取得疗效，基因将需要表达多久？③在有些情况下，短期或暂时的表达就足够；而在其他情况下，长期表达比较合适

**方法概述**

- 在将目的基因直接导入皮肤，通过直接注射或物理途径（如基因枪或者电穿孔）
- 在体外途径中，从供体获取角质形成细胞，经体外培养后，通常采用病毒载体将目的基因有效导入细胞。构建包含有遗传修饰的角质形成细胞的皮肤类似物或筏式培养物（连同包含有成纤维细胞的真皮部分），然后移植回供体适当的解剖部位
- 体内途径的主要优点是简单、直接。缺点是表达常常是暂时和短期的，因为角质形成细胞干细胞的选择性靶向作用一般并不适合于体内途径。另一个缺点是包含目的转入基因的细胞比例可能比希望的要少
- 相反，体外途径的优点是高比例的皮肤细胞可以获得目的基因，且能长期表达。在体外培养阶段，目的基因可以靶向进入角质形成细胞干细胞
- 缺点是比体内途径更加复杂，技术要求更高

**优点**

- 以基因作为治疗对象治疗皮肤与系统性疾病。随着我们对疾病发生分子基础的理解，基因治疗将会更加重要
- 在疾病动物模型中，可评估皮肤基因疗法对皮肤疾病和系统性疾病的疗效

**局限性 / 误差**

- 动物模型中显示，能够在高比例细胞中长期表达目的基因的皮肤基因疗法很难实现
- 由于机体对正常蛋白质免疫反应的发生，对隐性遗传皮肤疾病的皮肤基因疗法有很大困难
- 存在致癌基因的风险，尤其在逆转录病毒载体中

| 表 3.10　皮肤基因治疗（续表） |
| --- |
| **实验应用** |
| • 治疗遗传性皮肤疾病<br>• 如果充分了解疾病存在的分子基础，可治疗非遗传性皮肤疾病<br>• 细胞因子、激素和生长因子的系统性给药<br>• 基因免疫接种<br>• 自杀基因疗法（suicide gene therapy） |
| **改进 / 备选方案** |
| • 利用小干扰 RNA（siRNA），尤其在特异性靶向和沉默抑制突变基因的表达（见图 3.15）<br>• 利用基因疗法诱导多能干细胞（见图 2.7）<br>• 蛋白替代疗法<br>• 细胞疗法 |

入细胞内补偿缺失基因的功能。其中睡美人（Sleeping Beauty）是一种非病毒性剪切拼接的 DNA 转座子，它与单纯应用目的 DNA 相比可以提高基因的长期稳定表达。然而，由于 DNA 转座子随机插入在原癌基因附近之后被活化，因此 DNA 转座子存在基因插入突变的风险[28]。病毒载体也常用于导入 DNA，包括非活性的腺病毒载体和 gamma 逆转录病毒载体。与早期的逆转录病毒相比，该方法发生插入突变的风险较低[25]。然而，病毒载体同样也有缺点，包括免疫原性、广泛的亲嗜性和有限的 DNA 包装能力[29]。

通过修改内源性基因可能避免外源性插入基因的插入突变风险。目标基因修改的方法包括应用锌指结构、转录激活因子样效应物核酸酶（transcription activator-like effector nucleases，TALENs）、CRISPR/Cas9（图 3.14）[30]。这些核酸酶具有结合特定 DNA 序列的组件，从而导致双链 DNA 在特定位点发生断裂。双链 DNA 断裂可增加同源性修复的频率，可以转入具有同源臂的质粒用于修复基因。内源基因的修复为疾病的基因疗法提供了可能。

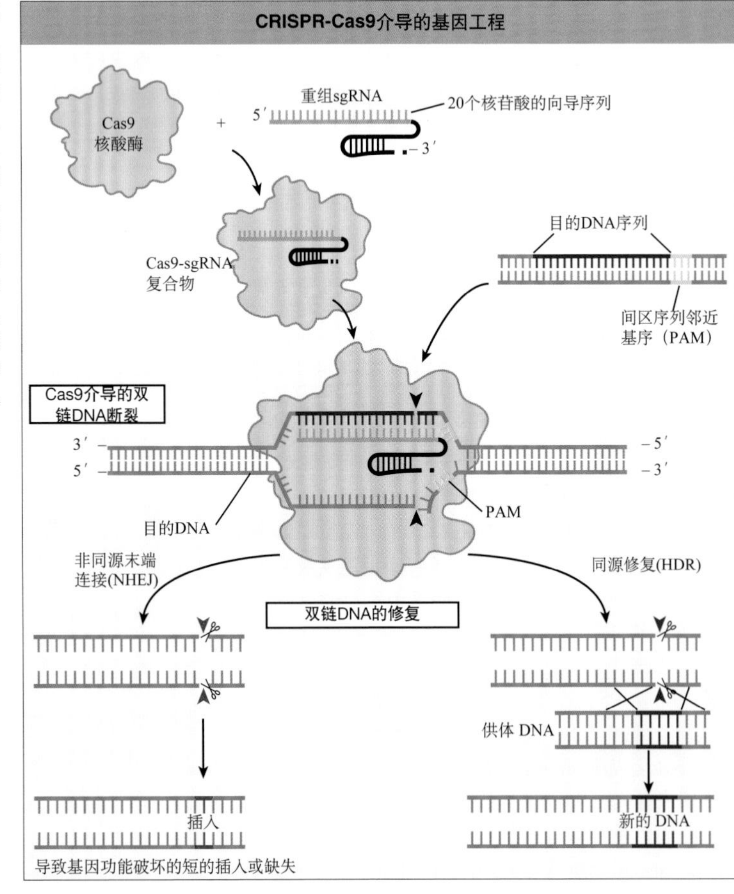


**图 3.14　CRISPR-Cas9 介导的基因工程**。单链向导 RNA（single-guide RNA，sgRNA）利用一段 20 个核酸序列与靶基因 DNA 结合，后者序列与间区序列邻近基序（protospacer adjacent motif，PAM）相邻。发夹结构可募集 Cas9，从而形成一个复合物，并与靶序列结合。Cas9 可催化剪切 PAM 上游 DNA 双链的 3 个核苷酸。双链 DNA 断裂后再由非同源末端连接（nonhomologous end joining，NHEJ）修复，该方法在靶位点上形成小片段的插入或缺失，从而导致基因功能丧失。在 DNA 修复模板的存在下，同源修复（homologous directed repair，HDR）在断裂位点插入外源基因

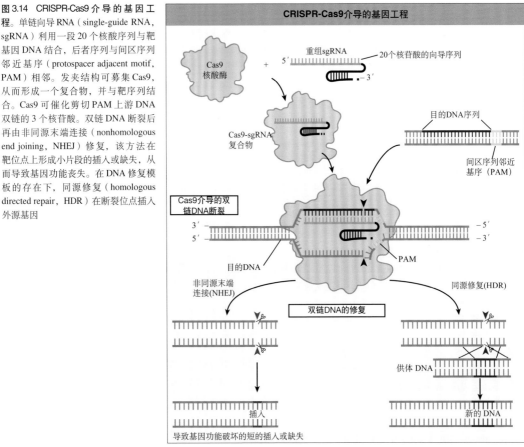

另一个治疗方法是降解目标mRNA。设计长21～23个核苷酸的双链RNA，使其与目的mRNA互补。这些合成的反义寡核苷酸（antisense oligodeoxynucleotides，AS-ODNs）导入细胞内可通过RNA诱导沉默复合体（RNA-induced silencing complex，RISC）的内源性蛋白质复合体诱发序列特异性mRNA的降解。核酶同样是基于短互补寡核苷酸靶向识别特异序列，但靶向性降解的催化剂来源于RNA酶，而不需要蛋白质的辅助。然而，AS-ODNs与核酶技术正在被人工合成载体所替代，这些人工合成载体可以实现小干扰RNA（siRNA）与microRNA（miRNA）的转运（图3.15）。这些人工合成的载体包括以脂质或者聚合物为基础的纳米分子，以及共价转运系统，如动态多聚物和GalNAc多聚物[29]。这些途径已在实验室获得成功，正在逐渐被应用于临床实验。

# 小结

在此章节中我们阐述了多种皮肤病学研究的技术。其中一些是新的，也有一些已经创立多年并且仍然在广泛应用。新技术的不断涌现并改变着研究的方法。技术进步使实验耗时更短，所需原材料更少，能在一次实验中检测成千上万个不同的基因或蛋白质，并且使以往耗时且需要人工一步步完成的实验自动化。在取得技术进步的同时，计算机和生物信息学也在日新月异地发展，其结果是推动科学研究高速增长。

我们在科学认知上的进步正逐步转化为对疾病诊断与处理的新进展。对皮肤病学而言，有望快速准确诊断疾病，并提供个性化预后的信息。特异性针对基因异常疾病的治疗方法已经被开发出来，并将继续发展。将来，治疗将会个体化，考虑个体的遗传构成及其疾病过程，未来的这些可能性令人振奋。

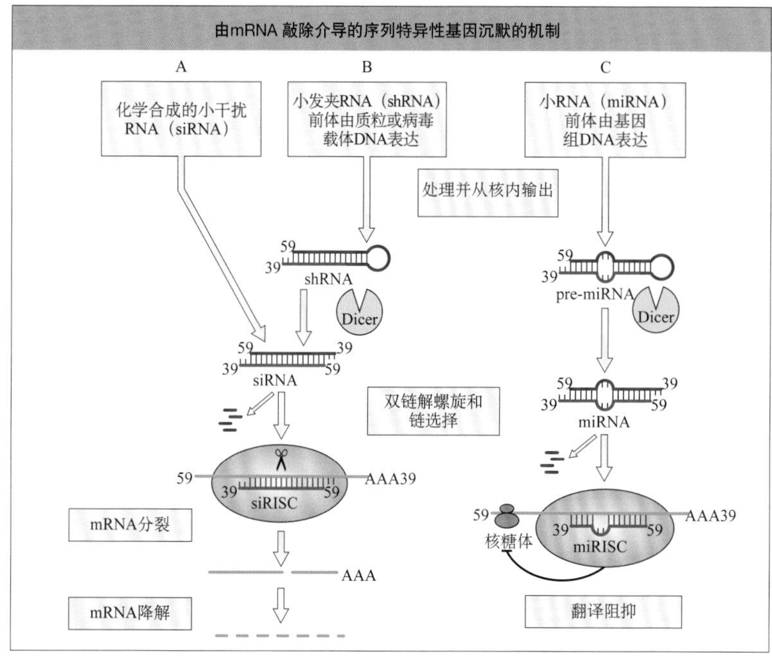


**图3.15 由mRNA敲除介导的序列特异性基因沉默的机制**。A，小干扰RNA（siRNA）展开，“引导”反义链结合RNA诱导沉默复合体（RISC），后者降解特定靶向mRNA序列；Dicer酶处理的小发夹RNA（shRNA；B）和小RNA前体（miRNA；C）能分别产生小干扰RNA（siRNA）和小RNA（miRNA）；C，内源性产生的小RNA调控成为第三种人类基因，与靶向mRNA的互补性更少；这聚集了RISC蛋白质，并抑制mRNA翻译（不是降低mRNA水平）

（王文明译　渠　涛校　晋红中审）

# 参考文献


1. Schaffer JV. Molecular diagnostics in genodermatoses. Semin Cutan Med Surg 2012;31:211–20.
2. Swick BL. Polymerase chain reaction-based molecular diagnostics of cutaneous infections in dermatopathology. Semin Cutan Med Surg 2012;31:241–6.
3. Carless MA, Griffiths LR. Cytogenetics of melanoma and nonmelanoma skin cancer. Adv Exp Med Biol 2014;810:160–81.
4. Griewank KG, Scolyer RA, Thompson JF, et al. Genetic alterations and personalized medicine in melanoma: progress and future prospects. J Natl Cancer Inst 2014;106:djt435.
5. Deonizio JM, Guitart J. The role of molecular analysis in cutaneous lymphomas. Semin Cutan Med Surg 2012;31:234–40.
6. Fine JD, Bruckner-Tuderman L, Eady RA, et al. Inherited epidermolysis bullosa: updated recommendations on diagnosis and classification. J Am Acad Dermatol 2014;70:1103–26.
7. Otten JV, Hashimoto T, Hertl M, et al. Molecular diagnosis in autoimmune skin blistering conditions.

Curr Mol Med 2014;14:69–95.
8. Miller DM, Flaherty KT, Tsao H. Current status and future directions of molecularly targeted therapies and immunotherapies for melanoma. Semin Cutan Med Surg 2014;33:60–7.
9. Rizzo AE, Maibach HI. Personalizing dermatology: the future of genomic expression profiling to individualize dermatologic therapy. J Dermatolog Treat 2012;23:161–7.
10. Legres LG, Janin A, Masselon C, Bertheau P. Beyond laser microdissection technology: follow the yellow brick road for cancer research. Am J Cancer Res. 2014;4:1–28.
11. Jahan-Tigh RR, Ryan C, Obermoser G, Schwarzenberger K. Flow cytometry. J Invest Dermatol 2012;132:e1.
11a. Spitzer MH, Nolan GP. Mass cytometry: single cells, many features. Cell 2016;165:780–91.
12. Garibyan L, Avashia N. Polymerase chain reaction. J Invest Dermatol 2013;133:e6.
13. Grada A, Weinbrecht K. Next-generation sequencing: methodology and application. J Invest Dermatol 2013;133:e11.
14. Bustin SA, Nolan T. Analysis of mRNA expression by real-time PCR. In: Saunders NA, Lee MA, editors. Real-time PCR: advanced technologies and applications. Norfolk, UK: Caister Academic Press; 2013. p. 51–88.
15. Nicholas MW, Nelson K. North, south, or east? Blotting techniques. J Invest Dermatol 2013;133:e10.
16. Gan SD, Patel KR. Enzyme immunoassay and enzyme-linked immunosorbent assay. J Invest Dermatol 2013;133:e12.
17. Chen AY, Chen A. Fluorescence in situ hybridization. J Invest Dermatol 2013;133:e8.
17a. Whitley SK, Horne WT, Kolls JK. Research techniques made simple: methodology and clinical applications of RNA sequencing. J Invest Dermatol 2016;136:e77–82.
18. Villaseñor-Park J, Ortega-Loayza AG. Microarray technique, analysis, and applications in dermatology. J Invest Dermatol 2013;133:e7.
18a. Szuhai K, Vermeer M. Microarray techniques to analyze copy-number alterations in genomic DNA: array comparative genomic hybridization and single-nucleotide polymorphism array. J Invest Dermatol 2015;135:e37.
19. Woods AG, Sokolowska I, Wetie AG, et al. Mass spectrometry for proteomics-based investigation. Adv Exp Med Biol 2014;806:1–32.
20. Solier C, Langen H. Antibody-based proteomics and biomarker research – current status and limitations. Proteomics 2014;14:774–83.
21. Schneider MR. Genetic mouse models for skin research: strategies and resources. Genesis 2012;50:652–64.
22. Avci P, Sadasivam M, Gupta A, et al. Animal models of skin disease for drug discovery. Expert Opin Drug Discov 2013;8:331–55.
23. Scharfenberger L, Hennerici T, Király G, et al. Transgenic mouse technology in skin biology: generation of complete or tissue-specific knockout mice. J Invest Dermatol 2014;134:e16.
24. Günschmann C, Chiticariu E, Garg B, et al. Transgenic mouse technology in skin biology: inducible gene knockout in mice. J Invest Dermatol 2014;134: e22.
25. Abdul-Wahab A, Qasim W, McGrath JA. Gene therapies for inherited skin disorders. Semin Cutan Med Surg 2014;33:83–90.
26. Therrien JP, Pfützner W, Vogel JC. An approach to achieve long-term expression in skin gene therapy. Toxicol Pathol 2008;36:104–11.
27. Dinella J, Koster MI, Koch PJ. Use of induced pluripotent stem cells in dermatological research. J Invest Dermatol 2014;134:e23.
28. Skipper KA, Andersen PR, Sharma N, Mikkelsen JG. DNA transposon-based gene vehicles – scenes from an evolutionary drive. J Biomed Sci 2013;20:92.
29. Yin H, Kanasty RL, Eltoukhy AA, et al. Non-viral vectors for gene-based therapy. Nat Rev Genet 2014;15: 541–55.
30. Gaj T, Gersbach CA, Barbas CF 3rd. ZFN, TALEN, and CRISPR/Cas-based methods for genome engineering. Trends Biotechnol 2013;31:397–405.

# 第 4 章　免疫学

Thomas Schwarz

**要点**

- 免疫的主要功能是抵抗有害生物，由较为原始、快速的固有免疫应答及具有高度进化的特异应答，即获得性免疫应答完成。
- 获得性免疫应答的特征是特异性及记忆积累，因此每次接触特定病原时，都会诱发更强的免疫应答。
- 获得性免疫应答的关键机制是抗原提呈，由此产生细胞免疫和体液免疫。其中细胞免疫主要由 T 细胞行使，而体液免疫由 B 细胞参与，B 细胞最终分化成为分泌抗体的浆细胞。
- 免疫应答并非总是保护性的，当引起严重组织损伤或针对自身抗原时，是有害的。
- 作为对外界环境的屏障器官，皮肤具有产生免疫应答的能力和必需的细胞成分。

## 引言

皮肤作为抵御外界环境的主要屏障，可视为一种防御器官，意即皮肤会持续面临微生物、化学及物理的损伤。在过去的四十年里，人们越来越认识到皮肤不仅作为机械屏障抵抗外界环境，更通过免疫系统发挥保护功能。相应地，皮肤也被赋予了产生免疫应答的能力，由此产生了一个新名词——皮肤相关淋巴组织（skin associated lymphoid tissues，SALT）[1]。

经典的免疫应答，也就是获得性免疫应答（adaptive immune response），其特点是由免疫记忆引起的特异性（特异性免疫）[2]。而固有免疫（innate immunity），是一种更为原始的防御系统，应答迅速但特异性较低。这两种免疫应答在皮肤中都可以产生。皮肤的获得性免疫应答并非总是保护性的，也可能是有害的，如超敏反应或自身免疫反应。许多皮肤病是由 T 细胞介导的，因此是由免疫介导的。正因为如此，许多皮肤病对系统或局部应用免疫抑制剂治疗敏感。

## 固有免疫应答

固有免疫应答（innate immune response）以缺乏免疫记忆为特征，与获得性免疫应答相比，其复杂性较低，在进化上发生较早[3]。然而，这些“原始”免疫应答的缺陷可能引起严重甚至致命的健康问题。固有免疫应答的基本组分包括中性粒细胞、嗜酸性粒细胞、天然杀伤细胞、肥大细胞、细胞因子、补体及抗菌肽等。固有免疫应答比获得性免疫应答更为迅速，且较少受到控制。

### 补体

补体系统在固有免疫应答中发挥着重要作用，包含至少 20 种由酶促放大级联反应激活的血清糖蛋白（见第 60 章）[4]。该级联反应可经由三种途径激活。经典途径由抗原–抗体复合物诱导，第二种途径由微生物细胞壁的细菌脂多糖诱导，第三种途径是最后发现的凝集素途径，由微生物碳水化合物与甘露糖结合蛋白相互作用诱导。三种途径都将激活核心成分补体 3（complement 3，C3），最终产生一系列免疫活性物质。例如，C3 的裂解产物 C3b 可结合于微生物表面，从而增强表达 C3b 受体的吞噬细胞对微生物的吞噬作用。另外，补体可结合于抗原–抗体免疫复合物，有助于表达补体受体的抗原提呈细胞定位免疫复合物。

C5a 是一个很强的中性粒细胞趋化因子。C3a、C4a 和 C5a 又称为过敏毒素，可诱导肥大细胞释放炎症介质，增加血管通透性，进而促进蛋白成分（如抗体）进入组织。C5b、C6、C7、C8 和 C9 共同组成膜攻击复合物（membrane-attack complex，MAC），使细胞膜穿孔，细胞死于渗透性溶解。人体细胞比病原微生物更能抵抗补体的杀伤作用，这是因为人体细胞表达补体受体 1（complement receptor type 1，CR1，CD35）、促衰变因子（decay-accelerating factor，DAF，CD55）及膜辅助蛋白（membrane cofactor protein，MCP，CD46），这些表面分子可抑制 C3 转化酶，进而阻断补体级联反应的进行。而 CD59 是一种可结合 C8 并阻止 C9 插入到细胞膜的蛋白质。

### Toll 样受体

固有免疫应答的职能之一是识别入侵机体的微生物，并引发宿主的防御反应。许多模式识别受体（pattern recognition receptors，PRRs）家族，可介导对病原相关分子模式（pathogen-associated molecular patterns，PAMPs）的应答，后者在微生物中保守存在。人类的 Toll 样受体（Toll-like receptors，TLRs，果蝇 Toll 受体的哺乳动物同源物）正是一种模式识别受体。现已鉴定出 10 种 TLRs[5]（图 4.1），具体如下：TLR2（与 TLR1 或 TLR6 相关），主要识别脂蛋白及糖肽；TLR4，识别脂多糖；TLR5，识别鞭毛蛋白（细菌鞭毛的一种组成成分）；TLR9，识别细菌 CpG DNA 序列。TLRs 还可能参与病毒成分的识别。

TLRs 与白介素 -1（interleukin-1，IL-1）受体的信号转导途径高度同源。通过与髓样分化因子 88（myeloid differentiation factor，MyD88）相互作用，IL-1 受体相关激酶（IL-1 receptor-associated kinase，IRAK）被招募，并最终激活转录因子 NF-κB（见图 4.1）。TLRs 的活化还可通过激活干扰素调节因子 3（interferonregulatory factor 3，IRF-3），引起干扰素（interferons，IFNs）释放。

树突状细胞表达几种类型的 TLRs。微生物成分激活的 TLRs 使树突状细胞成熟并迁移到淋巴结，树突状细胞在淋巴结向初始 T 细胞提呈病原性抗原，从而诱发获得性免疫应答。因此，TLRs 是沟通固有免疫系统和获得性免疫系统的桥梁[6]。这两大系统常常在皮肤内相互作用，且固有免疫系统是获得性免疫系统的一种潜在调节分子[7]。被固有免疫系统激活的皮肤树突状细胞不仅指导 T 细胞产生应答，还告诉它们在何处、如何应答。不同的 PAMPs 和危险信号使树突状细胞极化，赋予它们产生特定细胞因子和诱导 T 细胞分化为特定亚型的能力。许多危险因子由角质形成细胞提供，后者也表达 PRRs。此外，皮肤中表达的 TLRs 还可以通过上皮细胞直接控制病原体。

## 炎症小体

固有免疫复合物可以感知细胞内危险相关分子模式（danger-associated molecular patterns，DAMPs）或 PAMPs，

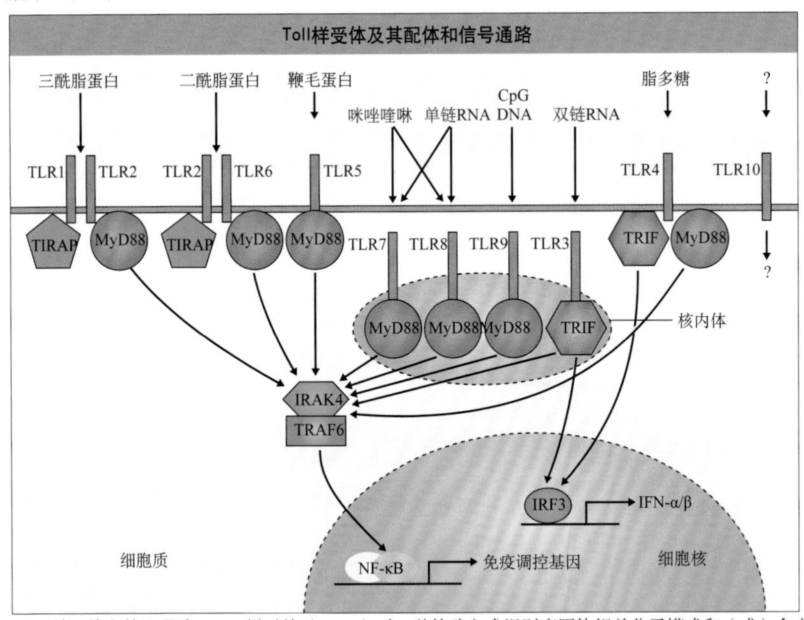


**图 4.1　Toll 样受体及其配体和信号通路**。Toll 样受体（TLRs）以一种特殊方式识别病原体相关分子模式和（或）合成化合物。TLR2/TLR1 二聚体识别三酰脂蛋白，TLR2/TLR6 二聚体与二酰脂蛋白相互作用。TLR5 识别鞭毛蛋白，TLR4 识别脂多糖（lipopolysaccharide，LPS）。这些 TLRs 位于细胞膜上，通过与配体相互反应内化。TLR3、TLR7、TLR 8 和 TLR 9 位于核内体和溶酶体的细胞间膜。TLR3 识别病毒双链 RNA（double-stranded RNA，dsRNA）；TLR7/TLR8 识别病毒单链 RNA（single-stranded，ssRNA）；TLR9 识别细菌和病毒去甲基化 DNA(CpG 基序）。TLR7 和 TLR8 也结合于合成化合物（咪唑喹啉）。除了 TLR3 以外的所有 TLRs 都能与 MyD88 结合，但是 TLR2 和 TLR6 需要 Toll- 白介素 -1 受体域相关受体蛋白（Toll-interleukin-1 receptor domain-containing adaptor protein，TIRAP）。MyD88 主要通过 IL-1 受体相关激酶 4（IL-1 receptor-associated kinase-4，IRAK-4）和肿瘤坏死因子受体活化因子 6（tumor necrosis factor receptor-activated factor-6，TRAF-6）激活核因子 κB（nuclear factor-κB，NF-κB），最终诱导编码免疫调控和促炎症分子的基因转录。TLR3 和 TLR4 通过 TIR 区域相关受体诱导干扰素 β（TIR-domain-containing adapter-inducing interferon-β，TRIF）发出信号。TRIF 通路经由干扰素调控因子 3（interferon regulatory factor-3，IRF3）诱导干扰素（interferons，IFNs）的产生。TLR10 的配体和信号通路目前尚未知（Adapted from Miller LS. Toll-like receptors in skin. Adv Dermatol. 2008;24:71-87 and from McInturff JE, Modlin RL, Kim J. The role of toll-like receptors in the pathogenesis and treatment of dermatological disease. J Invest Dermatol. 2005;125:1-8.）

与炎症小体（inflammasome）密切相关。目前确定的炎症小体有四种类型：Aim2（absent in melanoma 2）、含热蛋白结构域NLRP1（nucleotide-binding domain leucine-rich repeat-containing receptor 1，核苷酸结合结构域富含亮氨酸重复区受体1，又称为NALP）、NLRP3、NLRC4（Nod-like receptor CARD domain containing 4，含CARD域Nod样受体4）[8]。Aim2可以被来自病毒或细菌病原体的细胞内双链DNA激活，NLRP1可以被胞壁酰二肽激活，NLRC4可以被鞭毛蛋白激活。NLRP3可以被许多PAMPs或DAMPs激活，所以是最重要的炎症小体（图4.2）。炎

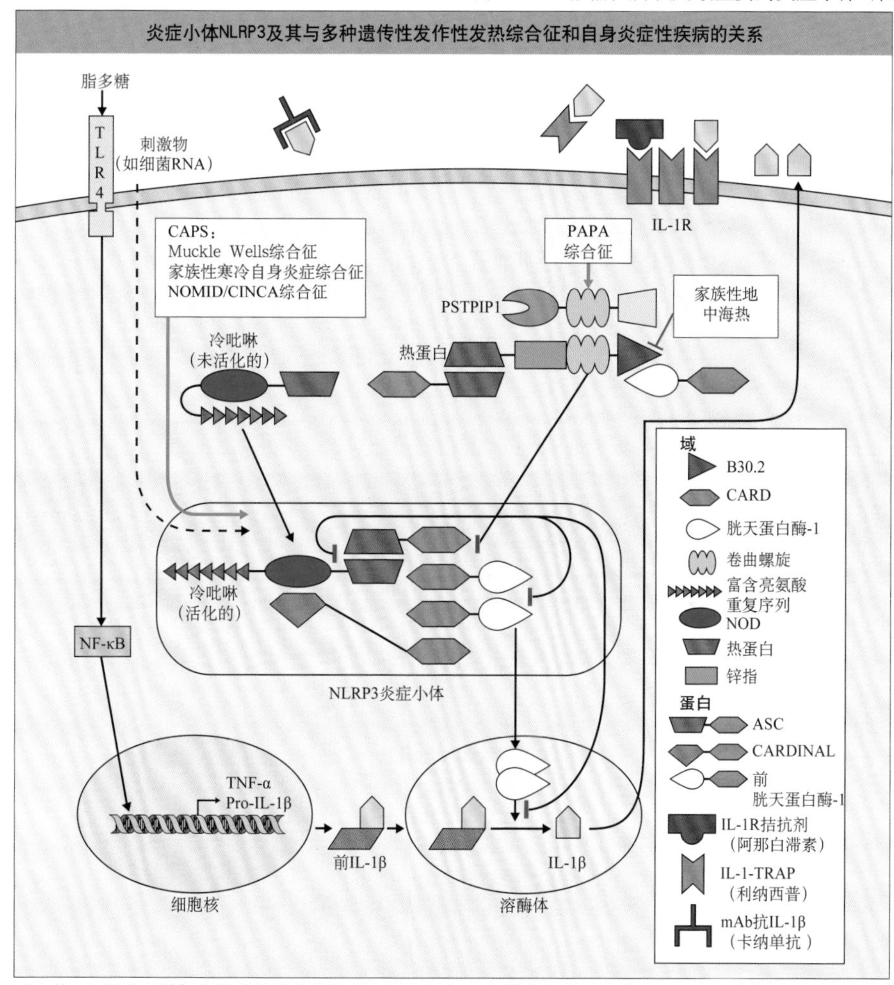


**图4.2　炎症小体NLRP3及其与多种遗传性发作性发热综合征和自身炎症性疾病的关系**。自动抑制的解除，冷吡啉与CARD凋亡相关斑点样蛋白（ASC）和NF-κB活化的CARD抑制剂配体（CARD-inhibitor of NF-kappa-B-activating ligand，CARDINAL）在炎症小体内相互作用，导致胱天蛋白酶-1的活化和成熟IL-1β的生成。热蛋白可以竞争性地与ASC或前胱天蛋白酶-1结合，进而阻止它们共同进入炎症小体NLRP3。蛋白质丝氨酸/苏氨酸磷酸酶相互作用蛋白1（proline-serine-threonine phosphatase-interacting protein 1，PSTPIP1）结合（或许是抑制）热蛋白，这种相互作用会由于*PSTPIP1*的突变被增强，形成PAPA综合征。CAPS，冷吡啉相关周期性综合征（cryopyrin-associatedperiodic syndromes）；CARD，胱天蛋白酶募集域（caspase-recruitment domain）；CINCA，慢性婴儿神经皮肤关节综合征（chronic infantile neurologic，cutaneous and articular syndrome）；IL-1R，白介素-1受体（interleukin-1 receptor）；NF-κB，核因子κB（nuclear factor-κB）；NLRP3，NOD样受体热蛋白域相关蛋白3（NOD-like receptor pyrin domain-containing protein 3）；NOD，核苷酸结合的寡聚域（nucleotide-binding oligomerization domain）；NOMID，新生儿多系统炎性疾病（neonatal-onset multisystem inflammatory disease）；PAPA，化脓性关节炎-坏疽性脓皮病-痤疮综合征（pyogenic arthritis，pyoderma gangrenosum and acne）；RIP2，受体相互作用蛋白2（receptor-interacting protein-2）；TLR，Toll样受体（Toll-like receptor）；TNF，肿瘤坏死因子（tumor necrosis factor）（Courtesy，Julie V Schaffer，MD.）

症小体被激活的最终结果是使前IL-1β裂解为活化的IL-1β，后者是一种强效的炎症介质。NLRPs是聚合炎症小体复合物中的一个大的支柱蛋白，可以结合ASC（apoptosis-associated speck-like protein containing Caspase recruitment domain，CARD，含胱天蛋白酶募集域的凋亡相关斑点样蛋白）。后者可以与胱天蛋白酶-1（caspase-1）相互作用，激活胱天蛋白酶-1。活化的胱天蛋白酶-1裂解并激活前IL-1β和前炎症细胞因子前IL-18。炎症小体的失调会引起一组称为冷吡啉相关周期性综合征（cryopyrin-associated periodic syndromes，CAPS）的遗传性自身炎症性疾病，后者与反复发作的发热、荨麻疹样皮损、关节炎和系统性炎症有关（见第45章）。这些疾病对IL-1阻滞性药物反应良好（见图4.2）。

## 抗菌肽

为了应对充斥着各种微生物的生存环境，植物和无脊椎动物产生了各种各样的高效抗菌蛋白。人类的上皮，包括表皮，作为一种固有防御的机制分泌这种抗菌肽。人β-防御素-2（human β-defensin-2，hBD-2）是第一个从人类皮肤（尤其从银屑病患者鳞屑中）分离得到的抗菌肽[9]。之后又陆续分离出一系列抗菌肽（表4.1）。除了抗细菌活性之外，有些抗菌肽还表现出抗真菌及可能的抗病毒活性。如最近发现的银屑素（psoriasin），可有效保护机体免受大肠杆菌的感染[10]，这些蛋白可保护皮肤免受细菌感染。很多抗菌肽可被细菌及细菌产物或前炎症细胞因子通过TLRs或其他机制诱导产生。这些抗菌肽在银屑病患者高表达，而在特应性皮炎患者低表达，可以解释为什么在银屑病患者中罕见重复感染，而特应性皮炎中易发生重复感染[9, 11]。然而，也有学者发现特应性皮炎患者皮肤抗菌肽的表达升高，可能反映出表皮屏障的破坏[12]。有研究证实紫外线（ultraviolet，UV）B照射可以诱导抗菌肽的表达，潜在解释了UVB缺失相关细菌感染，除了免疫抑制效应外，还有别的原因（见第86章）[13]。

β-防御素还可通过细胞因子受体（chemokine receptor，CCR）-6来趋化未成熟树突状细胞及记忆性

**表4.1 皮肤来源的抗菌肽**

| 名称 | 分子量（kD） | 细胞来源 | 抗菌活性 | | | 可诱导性（如被细菌、细胞因子） |
|---|---|---|---|---|---|---|
| | | | 细菌 | | 真菌 | |
| | | | 革兰阳性 | 革兰阴性 | | |
| 抗白细胞蛋白酶（antileukoprotease，ALP） | 11.7 | 角质形成细胞<br>呼吸道上皮细胞 | ++ | ++ | ++ | − |
| 人汗腺抗菌肽（dermcidin，DCD）-1 | 4.7 | 汗腺 | +++ | +++ | ++ | − |
| 人β防御素（human β-defensin，HBD）-2 | 4.3 | 角质形成细胞<br>呼吸道上皮细胞<br>肠道 | （+）* | +++ | ++ | + |
| HBD-3 | 5.2 | 角质形成细胞<br>呼吸道上皮细胞 | +++ | +++ | +++ | + |
| HBD-4 | 6.0 | 角质形成细胞<br>呼吸道上皮细胞（mRNA） | ++ | ++ | + | + |
| LL-37/杀菌肽（cathelicidin antimicrobial peptide，CAMP）/人阳离子杀菌肽18（human cationic antimicrobial peptide，hCAP18） | 4.5 | 角质形成细胞<br>呼吸道上皮细胞<br>泌尿生殖道<br>粒细胞 | ++ | ++ | ++ | + |
| 溶菌酶 | 14.7 | 角质形成细胞<br>呼吸道上皮细胞 | ++ | ++ | − | − |
| 银屑病素 | 11.4 | 角质形成细胞<br>皮脂腺细胞 | （+）* | ++† | （+）* | + |
| RNA酶7 | 14.5 | 角质形成细胞<br>呼吸道上皮细胞 | +++ | +++ | +++ | + |

* 高浓度时。
† 大肠杆菌，对其他菌需要高浓度。
在皮肤中，抗白细胞蛋白酶（antileukoprotease，ALP）也称SKALP，即皮肤来源的ALP

T 细胞，提示上皮固有防御与获得性免疫应答之间存在着另一联系[14]。抗菌肽 LL-37［也称 cathelicidin 抗菌肽（cathelicidinantimicrobial peptide，CAMP）］通过结合自身 DNA、形成激活 TLR9 的结构，进而诱导 IFN 的产生，调控银屑病中树突状细胞的活化[15]。

## 细胞因子

细胞因子包括了一大族异源性、低分子量的信使物质，它们在细胞间信息交流中起关键作用。几乎所有类型细胞均可分泌细胞因子，有自分泌、旁分泌或内分泌等形式。细胞因子可通过结合特定的细胞表面受体来发挥多种多样的生物活性[16]。虽然大部分细胞因子以可溶性形式存在，但也有部分细胞因子以膜结合形式存在，这给区分细胞因子及受体带来困难。细胞因子影响细胞增殖、分化和活化。每种细胞因子都表现出多种活性，因此无法对其作严格分类。

由白细胞（leukocytes）产生并优先作用于其他白细胞的细胞因子称为白介素（intcrlcukins，IL）。集落刺激因子（colony-stimulating factors，CSF）是指能够诱导造血祖细胞分化或增殖的介质，干扰素（IFNs）是指能够干扰病毒扩增的介质。趋化因子（chemokines）是指具有化学趋化活性的细胞因子，在白细胞迁徙中发挥关键作用。根据两个半胱氨酸（C）残基与另外一个氨基酸残基（X）的位置关系，将趋化因子分为两类：CXC（α-趋化因子）及 CC（β-趋化因子）[17]。能够募集白细胞的趋化因子称为炎症趋化因子，而趋化淋巴组织内细胞迁徙的称为淋巴趋化因子。

早期固有免疫应答过程由炎症性细胞因子（如 IL-1、IL-6、IL-8、TNF-α、炎症性化学因子等）和抗病毒细胞因子（如 IFN-α、IFN-β 等）调控。获得性免疫应答的诱导有赖于具有免疫调节活性的细胞因 子（如 IL-2、IL-4、IL-12、IL-13、IL-17、IL-22、IL-23、IFN-γ 等）的参与。然而，因为这些介质的功能是多重的，甚至有时是重叠的，要清晰划分出炎症性细胞因子和免疫调节性细胞因子是不可能的。根据细胞结构的相似性，一些细胞因子被分为家族，如 IL-6 家族［IL-6、IL-11、抑癌蛋白 M、白血病抑制因子（leukemia inhibitory factor，LIF）］，IL-10 家族（IL-10、IL-19、IL-20、IL-22、IL-24、IL-26）和 IL-12 家族（IL-12、IL-23、IL-27）。

## 巨噬细胞与中性粒细胞

巨噬细胞，源于血源性单核细胞的吞噬性细胞，携有通常不表达于脊椎动物细胞的糖类受体（如甘露糖）。通过这一识别途径，巨噬细胞可区分“外源”与“自体”分子。另外，巨噬细胞还表达抗体及补体受体，因此有利于吞噬被抗体或补体包裹的微生物[18]。被吞噬的微生物会暴露于一系列的细胞内毒性分子，包括超氧阴离子、羟自由基、次氯酸、一氧化氮、溶酶体以及抗菌阳离子蛋白。巨噬细胞还能向 T 细胞和 B 细胞提呈抗原。但是对 T 细胞的刺激能力远不及树突状细胞。

活化的巨噬细胞释放粒细胞集落刺激因子（granulocyte colony-stimulating factor，G-CSF）和粒细胞–巨噬细胞集落刺激因子（granulocyte-macrophage colony-stimulating factor，GM-CSF）。这两种细胞因子诱导骨髓中的髓样前体细胞分裂，产生成千上万的中性粒细胞进入循环。正常情况下，中性粒细胞在血流中循环，其中一些还会沿血管内皮滚动[19]。为了进入感染灶，中性粒细胞需依赖一个复杂的机制，包括前炎症介质、黏附分子、趋化剂及化学因子（见第 26 章）。被募集的中性粒细胞在吞噬溶酶体内通过氧依赖及氧非依赖两种机制来吞噬和杀伤外来微生物。氧依赖机制又称呼吸爆发（respiratory burst），包括产生过氧化氢、羟自由基以及单线态氧。氧非依赖机制包括高毒性阳离子蛋白和酶类，如髓过氧化物酶及溶酶体。被抗体或结合 Fc 受体和补体受体（分别为中性粒细胞和巨噬细胞）的补体成分包被的生物，将会更有效地被吞噬、杀灭。

ectosome 是由激活的（如被细菌）中性粒细胞的胞膜释放的囊泡[20]。它们携带细胞膜表面受体（如 CD15、L-选择素）、磷脂酰丝氨酸和颗粒蛋白（如 CD66b、CD87、MPO、弹性蛋白酶、蛋白酶 3、防御素、乳铁蛋白、胶原酶 I）。根据构成的不同，ectosome 可以诱导不同的反应，它的靶细胞包括内皮细胞、血小板、自然杀伤细胞和树突状细胞。

此外，中性粒细胞可以释放中性粒细胞细胞外捕集器（neutrophilic extracellular traps，NETs），进而发展为无核胞质体[20]。NETs 由结合于中性粒细胞来源的抗菌肽和蛋白质的胞外 DNA 链组成。由于 NETs 可以诱捕细菌、真菌和病毒，它们可以提供一些抗菌蛋白。另一方面，NETs 可以通过激活针对 NET 相关细胞核抗原的免疫应答而诱发自身免疫（见图 41.1）。NETs 的形成是否通过感染导致自身免疫性疾病的恶化尚不明确。

## 嗜酸性粒细胞

嗜酸性粒细胞的主要功能是保护机体免受寄生虫，

尤其是线虫的感染。机体感染寄生虫后，产生可包裹病原体的抗原特异性 IgE。嗜酸性粒细胞通过低亲和力受体（Fc ε R Ⅱ，CD23）结合 IgE 并被激活。较之巨噬细胞及中性粒细胞，嗜酸性粒细胞的吞噬能力较弱。嗜酸性粒细胞含有大颗粒，包括主要碱性蛋白、嗜酸性阳离子蛋白、嗜酸性粒细胞过氧化物酶、嗜酸粒细胞源性神经毒素（见第 25 章）。嗜酸性粒细胞激活后可释放这些毒性物质，与前列腺素、白三烯和许多细胞因子一起，杀死寄生虫[21]。嗜酸性粒细胞还在过敏反应中起着关键作用。

### 嗜碱性粒细胞和肥大细胞

嗜碱性粒细胞（见于血液中）和肥大细胞（位于组织中）具有相似的功能和形态学特点[22]。根据所含酶及所在组织的不同，肥大细胞至少可分为两种。黏膜肥大细胞只含有胰蛋白酶，而结缔组织肥大细胞既含有胰蛋白酶又含有胰凝乳蛋白酶（见第 118 章）。与肺、子宫和扁桃体不同的是，皮肤肥大细胞表达 C5a 受体（CD88），提示过敏毒素 C5a 可诱导皮肤肥大细胞应答，而不引起系统应答[23]。嗜碱性粒细胞和肥大细胞表达 IgE 高亲和力受体（Fc ε RI），可高效结合 IgE（见第 18 章）。

当特异性抗原结合于肥大细胞表面的 IgE 时，Fc ε RI 被激活，进而引起肥大细胞脱颗粒并释放已合成的介质，包括组胺及 5- 羟色胺。此外，还释放前列腺素、白三烯（$B_4$、$C_4$、$D_4$ 和 $E_4$），以及血小板激活因子等，这些介质可增加血管通透性、引起支气管收缩，诱导炎症反应（见第 18 章）。因此，嗜碱性粒细胞和肥大细胞在荨麻疹和血管性水肿等直接型的过敏反应中发挥着重要作用。有证据显示，肥大细胞参与接触性过敏反应。

### 自然杀伤细胞

自然杀伤（natural killer，NK）细胞的主要职能是清除病毒感染和恶变的细胞[24]。NK 细胞通过两种途径识别其靶细胞。其一是 NK 细胞表达能与 IgG 结合的 Fc 受体（Fc γ R Ⅲ，CD16），从而能附着并杀死被 IgG 包裹的靶细胞。该过程称为抗体依赖的细胞毒作用（antibody-dependent cellular cytotoxicity，ADCC）。

另一识别系统包括杀伤细胞激活受体和杀伤细胞抑制受体（killer-activating and killer-inhibitory receptors）。杀伤细胞激活受体能识别有核细胞表面的一组分子。为 NK 细胞提供信号，通过分泌穿孔素来杀死靶细胞，穿孔素可在细胞膜表面打孔并使颗粒酶被注入。颗粒酶通过激活凋亡的半胱天冬氨酸酶级联反应（apoptotic caspase cascade）来定位细胞。另外，NK 细胞表面携带能识别主要组织相容复合物（major histocompatibility complex，MHC）Ⅰ类分子的抑制受体（KIR）。KIR 关闭杀伤细胞信号，避免宿主自身溶解。肿瘤细胞和病毒常下调 MHC Ⅰ类分子表达，以逃避细胞毒性 T 细胞的识别。反常的是，这种机制使 NK 细胞对“MHC Ⅰ类分子低表达”细胞的识别更敏感。

## 获得性免疫应答

获得性免疫应答的特征是其特异性，以及每次接触相同抗原后免疫应答的增强，这种增强归功于“记忆”积累[2, 25]。产生获得性免疫应答的一个关键步骤是抗原提呈。

### 抗原提呈细胞

很多细胞可提呈抗原，取决于抗原首次接触免疫细胞的部位和方式。位于脾及淋巴结 T 细胞区的具有指状突起的树突状细胞（dendritic cells，DCs），是最强的抗原提呈细胞（antigen-presenting cells，APCs）。在表皮内，朗格汉斯细胞（Langerhans cells，LCs）是最重要的 APCs。因此，下面主要介绍 LCs。

#### 朗格汉斯细胞

朗格汉斯细胞最早由 Paul Langerhans[26]描述，认为是位于表皮中的 DCs[26]。由于细胞的树突状外观，Langerhans 认为这些细胞是神经来源的。一百多年后，已明确 LCs 起源于骨髓[27]。然而，20 世纪 90 年代发现 LCs 与神经纤维联系紧密，且神经可通过释放降钙素基因相关肽（calcitonin gene-related peptide，CGRP）等神经肽，来调节 LCs 的功能[28]。

##### 朗格汉斯细胞形态学

LCs 无法通过常规固定和组织染色予以识别；只能通过电镜和免疫组化分析。在超微结构上，LCs 含有称为 Birbeck 颗粒（Birbeck granule）的棒状细胞器（见图 91.5）。具有甘露糖结合特异性的 $Ca^{2+}$依赖凝集素，称为朗格素（langerin），与 Birbeck 颗粒有关且可诱导 Birbeck 颗粒的形成[29]。Birbeck 颗粒被认为产生于 langerin 抗原捕获作用，使抗原进入 Birbeck 颗粒并启动非经典抗原提呈途径。然而，Langerin 对 LCs 而言并不是绝对特异的，也可表达于一些特定类型的真皮 DC[30]。

活化的 LCs 伸长树突，刺入角质形成细胞的紧密连接并检测颗粒层下方的抗原[31]。这些刺入的树突捕获与 langerin/Birbeck 颗粒共同存在的抗原。通过形成新的紧密连接，角质形成细胞很快地关闭由刺入树突造成的缺口，进而在抗原摄入期间保持皮肤的完整性。

免疫组化染色上，人 LCs 可以通过三磷酸腺苷酶（adenosine triphosphatase，ATP 酶）染色来识别，这是一种膜结合的、福尔马林抵抗、巯基依赖的酶。除了 langerin（CD207），表达于人 LCs 的抗原分子还包括全造血系标记物 CD45、MHC Ⅱ 类抗原（HLA-DR）、CD1a、S100 蛋白以及波形蛋白（vimentin）。CD1a 是检测人 LCs 最有效的表面标志，因为在表皮中（不论是正常组织还是炎症组织），CD1a 均仅表达于 LCs 表面，而 HLA-DR 抗原在炎症皮肤中表达于角质形成细胞（表 4.2）。由于鼠类不表达 CD1a，故鼠类正常皮肤中的 LCs 常采用 MHC Ⅱ 类抗原染色来标记[32]（图 4.3）。此外，人 LCs 还表达高亲和力 IgE 受体（Fc ε RI）[33]，该受体既往认为只表达于肥大细胞和嗜碱性粒细胞。

鼠类 LCs 密度受很多因素影响，包括品系、年龄、性别及解剖部位。在尾区、（盲）囊（the pouch）和角膜基本不存在 LCs。人类的掌跖、外阴、颊黏膜 LCs 数量较少。此外，LCs 密度随着年龄增长而减少，在慢性 UV 暴露的皮肤中也减少[32]。

### 朗格汉斯细胞发生学

骨髓嵌合体实验（bone marrow chimera experiment）显示朗格汉斯细胞起源于骨髓，并由骨髓持续补充[27]。

表 4.2 人原位与迁移朗格汉斯细胞（Langerhans，LCs）与人 langerin⁻的真皮树突状细胞（dendritic cells，DCs）的表型标志

| | 原位 LC | 迁移 LC | Langerin⁻的真皮 DC |
|---|---|---|---|
| Birbeck 颗粒 | ++ | ++ | − |
| Langerin（CD207） | +++ | ++ | − |
| MHC Ⅱ类分子 | ++ | +++ | ++ |
| CD45 | + | + | + |
| CD1a | +++ | +++ | ++ |
| CD11c | + | + | + |
| CD11b | +/− | +/− | ++ |
| E- 钙黏蛋白 | ++ | + | − |
| 上皮细胞黏附分子（epithelial-cell adhesion molecule，EpCAM） | + | + | − |
| CCR6 | + | − | − |
| CCR7 | − | + | + |

CCR，CC- 趋化因子受体（Adapted from ref. 30.）

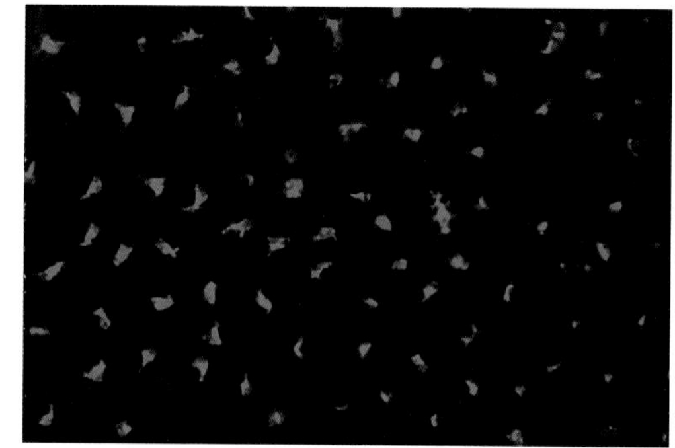

**图 4.3 朗格汉斯细胞表达 MHC Ⅱ类分子。**在鼠类表皮中，用抗 MHC Ⅱ类分子抗原（Ⅰ a 抗原）染色后可见大量的朗格汉斯细胞。请注意其树突状形态（Courtesy，N Romani，Department of Dermatology，University of Innsbruck.）

然而，根据一项更新的假说[30]，鼠 LCs 来源于放射线抵抗（radioresistant）的造血细胞前体细胞，后者在胚胎发育过程中定居于皮肤（图 4.4）。LCs 的形成有赖于转化生长因子 -β1（transforming growth factor-β1，TGF-β1）和巨噬细胞集落刺激因子受体（macrophage colony-stimulating factor receptor，M-CSFR）的配体（M-CSF，IL-34），该配体以自分泌方式提供。LCs 在稳态状态下很少，但较小的损伤后即可在局部增殖，并且不依赖于循环前体细胞。同类系骨髓细胞重构的小鼠经过致命照射，在移植后的最初 1 周内有一半的 LCs 消失，但在 3 周内会在局部增殖。UVB 照射后，UVB 不会影响真皮和毛囊，LCs 似乎会从毛囊中增殖[30]。通过产生不同的趋化因子，不同亚群的毛囊角质形成细胞可以促进（通过释放 CCL2 和 CCL20）或抑制（通过释放 CCL8）LCs 的增殖[34]。

如上所述，langerin 对于表皮 LCs 而言并不是独有的标记分子，也可以表达于真皮 DCs（图 4.4）[30]。langerin⁺的真皮 LCs 可以区分于对照射敏感的循环前体细胞，且不依赖 TGF-β1 和 M-CSFR 配体，但依赖 CC 趋化因子受体 2（CC-chemokine receptor 2，CCR2）、E-选择素和 P 选择素。以依赖 CCR7 的形式从表皮迁移到淋巴结的 LCs 在真皮内也可以被检测到，但可以通过表达 CD11b、上皮细胞黏附分子（epithelial-cell adhesion molecule，EpCAM）和 CD103 的不同来区分 langerin⁺的真皮 DCs（见图 4.4）。另外两种类型的 APCs 在真皮可以被发现，分别是 langerin⁻的真皮 DCs 和真皮巨噬细胞，且二者各自具备特定的表面标记分子表达模式。

由于仅有组织移植的研究，人类的情形比鼠更不清晰。原位 LCs、迁移 LCs 和 langerin⁻的真皮 DCs 之间表面标记分子表达的微小差别还尚未被描述（见表 4.2）。

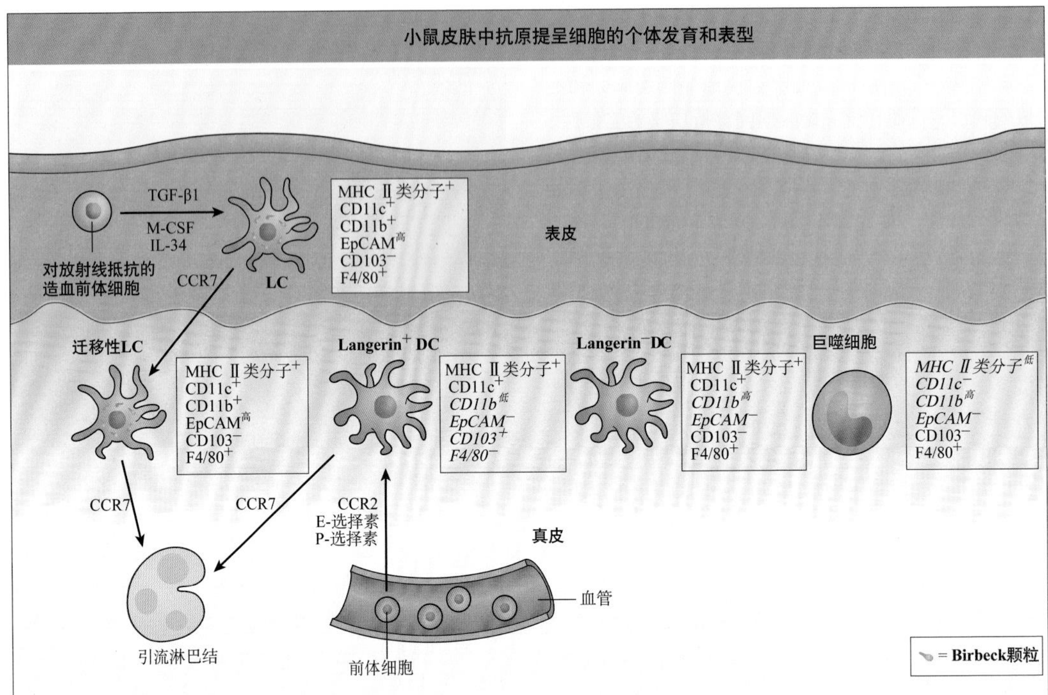


**图 4.4　小鼠皮肤中抗原提呈细胞的个体发育和表型**。皮肤中对放射线抵抗的造血前体细胞，在转化生长因子 -β1（transforming growth factor-β1，TGF-β1）、巨噬细胞集落刺激因子（macrophage colony-stimulating factor，M-CSF）和白细胞介素（interleukin，IL）-34 存在的情况下，发育为朗格汉斯细胞（LC）。LCs 以 CC- 趋化因子受体 7（CC-chemokine receptor 7，CCR7）依赖性方式迁移至引流淋巴结。真皮产生 langerin⁺真皮树突状细胞（DCs），其以 CCR2、E- 选择素和 P- 选择素依赖性方式区分于对放射敏感的循环前体细胞。迁移至淋巴结途中的 LCs 可以通过 CD11b、上皮细胞黏附分子（epithelial cell adhesion molecule，EpCAM）和 CD103 的表达差异与真皮 langerin⁺DCs 区分开来。在真皮内存在两种其他类型的 APCs——真皮 langerin⁻ DCs 和真皮巨噬细胞。二者各自具备特定的表面标记表达模式。斜体字处的标志物与 LCs 中的标志物不同（A dapted from Merad M, Ginhoux F, Collin M. Origin, homeostasis and function of Langerhans cells and other langerin expressing dendritic cells. Nat Rev Immunol. 2008;8:935-47.）

## 其他树突状细胞

DCs 为专职的 APCs，具有刺激初始 T 细胞，并引发初次免疫应答的能力[35]。在脾的指状突起 DCs 最早发现具有这一独特的能力。很明显，DC 系统的功能显然要复杂得多，许多问题尚有待解答。

DC 功能的复杂性表现为 DCs 可起源于多种类型的祖细胞，而不同功能表型的 DCs 也可以起源于同一类型的前体细胞[36]。此外，用于研究人和鼠类 DCs 的实验系统有所不同。因为研究鼠类的 DCs 通常从骨髓和脾取材，而研究人类的则通常仅取材自外周血。另外，许多表面标志 / 抗体存在于人类但不存在于鼠类，反之亦然。至于不同 DCs 之间是否具有不同的免疫功能，也存在争论[36]。

在功能上，有证据表明鼠脾来源 CD8α⁺DCs 诱导 Th1 应答，而 CD8α⁻ DCs 诱导 Th2 应答[37]。而在人类，淋巴样 / 浆细胞样 DCs 诱导 Th2 应答，而髓样 DCs 诱导 Th1 应答[38]。因此，髓样 DCs 称为 DC1，而淋巴样 / 浆细胞样 DCs 称为 DC2。通过免疫调节剂咪喹莫特（imiquimod）激活 TLR7，前者是一种咪唑喹啉（imidazoquinoline）（见图 4.1），促使髓样 DCs 表达穿孔素（perforin）和颗粒酶 B（granzyme B），浆细胞样 DCs 表达 TNF 相关凋亡诱导配体（TNF-related apoptosis-inducing ligand，TRAIL）。这使得肿瘤细胞被杀伤，提示髓样和浆细胞样 DCs 都直接参与咪喹莫特诱导的细胞癌的破坏[39]。

另一方面，免疫应答的结果也取决于抗原提呈时刺激 DC 的成熟状态。诱导 Th1 应答的关键取决于 IL-12 的存在。DCs 成熟过程中似乎在激活后立即产生 IL-12，并诱导在此时与之相遇的 T 细胞向 Th1 分化[40]。在随后的时间点，IL-12 产生减少，促进 Th2 应答。该过程也受固有免疫系统的严重影响（如被 TLRs 激活等，见上文）。

综上所述，决定引起Th1或Th2应答在DCs层面上的参数还有待于明确。另一方面，大家一致同意不成熟的DCs引起免疫耐受，这是由于T细胞活化不完全，最后成为调节型T淋巴细胞，后者可抑制免疫应答[41]。

## 抗原提呈

### 抗原提呈细胞：激活和迁移

为了启动致敏过程，必须由APCs向淋巴细胞提呈抗原。许多年来LCs被认为是皮肤中最重要的APC，LCs天然缺失（如鼠尾皮肤等）或LCs被消耗殆尽（如UV照射）的皮肤，则无法引起接触性致敏[42]。然而，用白喉毒素受体技术（如短期诱导消融等）完全敲除了LCs的转基因鼠，可诱导出较弱的接触性致敏，而不是完全不产生[43]；在应用相似模型的另一研究中，致敏反应甚至完全不受影响[44]。还有一种基因敲除小鼠模型，表皮LCs永久性结构性缺失[45]，实际发现致敏反应增强，提示LCs可能发挥某种调节功能。这一“LC范例”提示LCs在稳定非炎症状态下发挥提呈抗原时的耐受作用，炎症介质刺激下则为致敏作用。哪些活性是LCs的主要功能尚不确定，有越来越多的证据证明真皮DCs在抗原提呈中如果不比LCs更重要，至少和LCs一样重要。

皮肤APCs在皮肤内活跃地摄取抗原，但是对淋巴细胞的抗原提呈发生在区域淋巴结。炎症情况下，APCs激活后离开皮肤，迁移至引流淋巴结。在迁徙中，LCs发生表型及功能改变，发育为成熟DCs。比如，活化的DCs，参与抗原摄取及处理的相关分子（Birbeck颗粒、Fc受体）会下调[46]。此外，介导LCs与周围角质形成细胞粘连的E-钙黏蛋白表达也会下降，从而促进LCs的迁徙。

CD44是白细胞组织归巢相关的透明质酸受体，在LCs激活时上调。剪接变异体CD44v6可促进LCs与淋巴结的T细胞富集区相结合[47]。此外，迁徙的LCs表面能产生对基底膜有亲和力的整合素$\alpha_6\beta_1$和$\alpha_6\beta_4$[48]。并能释放基质金属蛋白酶-9（Ⅳ型胶原酶）等蛋白裂解酶，使LCs能穿过基底膜。其树突状突起变得更为明显，用以提呈抗原并激活T细胞的必需表面分子（如MHC Ⅰ类分子、MHC Ⅱ类分子、CD40、CD54、CD58、CD80、CD86等）的表达均上调。在该阶段，源自表皮的LCs与淋巴器官来源的DCs几乎无法区分[46]。在抗原提呈中发挥重要作用的其他皮肤APCs也会发生同样的表型和功能的改变。

### 向T细胞的抗原提呈

较之B细胞，T淋巴细胞不能识别可溶性抗原本身；但是T细胞受体（T-cell receptor，TCR）能识别APCs表面MHC分子结合的抗原肽段。CD4$^+$T细胞识别与MHC Ⅱ类分子结合的抗原，而大部分成为细胞毒性的CD8$^+$T细胞则主要识别与MHC Ⅰ类分子结合的抗原[25]（图4.5）。

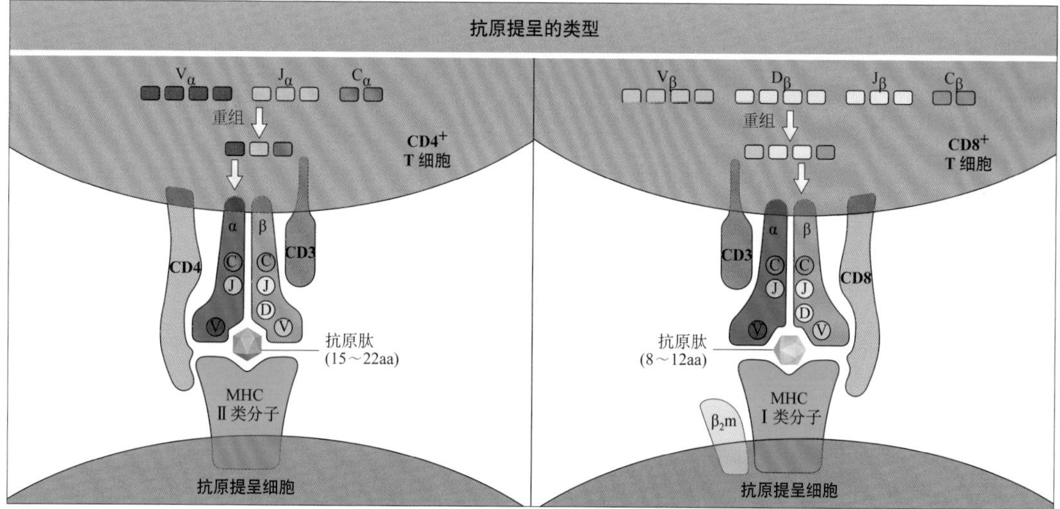


图4.5 **抗原提呈的类型**。抗原提呈细胞将抗原提呈给CD4$^+$或CD8$^+$T细胞与MHC Ⅱ或MHC Ⅰ类分子相关的受体。基因重排产生了T细胞受体的多样性。为图示清楚，α链的简化基因重排只显示在CD4$^+$T细胞，而β链的简化基因重排只显示在CD8$^+$T细胞。aa，氨基酸，$\beta_2$m，$\beta_2$-微球蛋白；V，可变区；D，多样区；J，连接区；C，恒定区（Adapted from Modlin RL. Lymphocytes. In: Freedberg IM, Eisen AZ, Wolf K, et al. (eds). Fitzpatrick's Dermatology in General Medicine, vol. 1. New York: McGraw-Hill, 1999;32:400-5.）

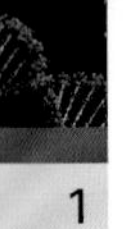



抗原可以通过两种方式“结合”于MHC分子。内源性的细胞内抗原（如病毒或肿瘤抗原），经细胞内处理途径与MHC Ⅰ类分子结合（图4.6）[49]。蛋白酶体降解细胞自身产生的胞质抗原。产生的肽段（含有8～12个氨基酸残基），以抗原处理相关转运蛋白（transporter associated with antigen processing，TAP）依赖模式输送入内质网（endoplasmic reticulum，ER），并结合于MHC Ⅰ类分子[50]。与MHC Ⅰ类分子-β2微球蛋白复合物结合后，再通过高尔基体输送至细胞表面。也可能存在一种替代通路，即外源性蛋白被吞噬，吞噬体结合于内质网。蛋白再重新输送出内质网，进入细胞质（机制尚不明确），并被蛋白酶体降解。降解的肽可通过TAP蛋白进入内源性蛋白的常规通路。由于大部分有核细胞表达MHC Ⅰ类分子，因此，在次级免疫应答中许多类别的细胞都可以作为MHC Ⅰ类分子限制性抗原提呈的APCs。

相反，MHC Ⅱ类分子依赖的抗原提呈则主要依赖于DCs、B细胞和单核/巨噬细胞。MHC Ⅱ类分子相关抗原主要提呈外源性抗原（图4.7），少数提呈内源性抗原[51]。外源性抗原经巨胞饮或微胞饮作用或受体介导的胞吞作用被摄取。受体介导的胞吞方式的例子是DEC-205受体（CD205），该受体可以介导抗原进入位于细胞深处、含有MHC Ⅱ类分子的内吞小泡中。经过这一独特的胞内靶向作用，经DEC-205受体摄取的抗原对T细胞的刺激作用要比经胞饮作用或其他受体摄取的抗原强500倍。蛋白质在内吞/溶酶体中最终被降解，产生长约15～22个氨基酸残基的肽段。这些肽段进入特殊胞内体，该胞内体含有在内质网内合成的MHC Ⅱ类分子[52]。

新合成的MHC Ⅱ类分子与一个恒定链结合，后者可以抑制空白MHC Ⅱ类分子的分解，并将MHC Ⅱ类分子复合物从内质网转运至特定的胞内体，正是在这一胞内体，MHC Ⅱ类分子与抗原肽段相互作用（图4.7）。在这个复合体内，恒定链被蛋白酶降解，留下一个称为Ⅱ类相关恒定肽（class Ⅱ -associated invariant peptide，CLIP）的小片段，后者结合于MHC Ⅱ类分子。在与抗原肽相互作用后，CLIP片段从复合物中释放。接着，载有抗原肽片段的MHC Ⅱ类分子表达于细胞表面，并被携有匹配TCR的T细胞识别。

经典的抗原提呈是：自身抗原或病原体性抗原由MHC Ⅰ类分子提呈给$CD8^+$ T细胞（见图4.6），而外源性抗原经由内吞摄取后装载于MHC Ⅱ类分子上

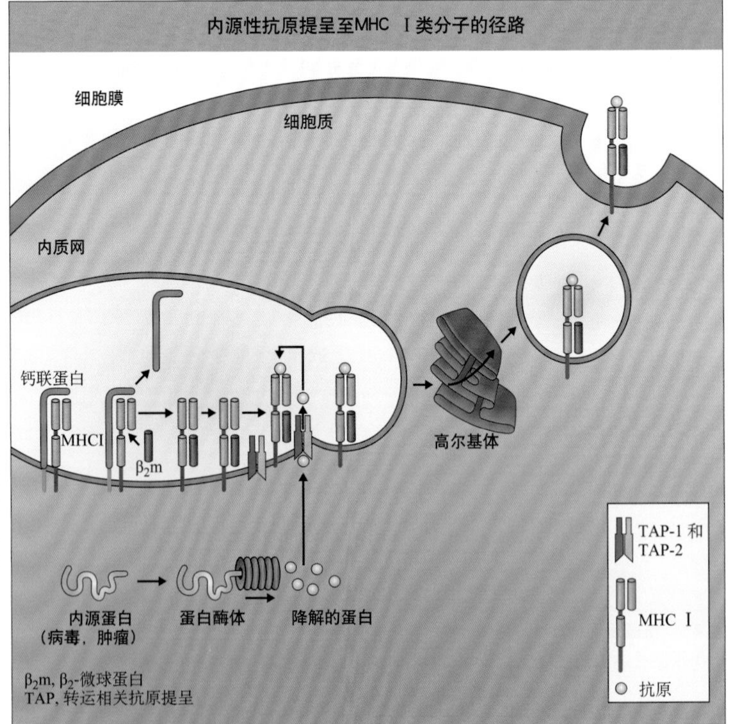


**图4.6 内源性抗原提呈至MHC Ⅰ类分子的径路**。新合成的MHC Ⅰ类分子依靠钙联蛋白保持稳定，当$\beta_2$微球蛋白（$\beta_2$-microglobulin，$\beta_2$m）与MHC Ⅰ类分子复合物结合，钙联蛋白就会分解。这个复合体与抗原处理相关转运体蛋白（transporter associated with antigen processing，TAP）相关联，以备结合相匹配的抗原肽。经溶酶体降解的内源性抗原肽通过TAP的运输进入内质网（endoplasmic reticulum，ER），在其中结合MHC Ⅰ类分子/$\beta_2$m复合体。最终，抗原肽/MHC Ⅰ类分子复合物通过高尔基体移行至细胞表面。图中未显示的另一个可能的途径是外源性抗原被吞噬后，吞噬体融合到ER，随后蛋白抗原从内质网转运到细胞质，并被蛋白酶体降解。降解的抗原肽通过TAP蛋白进入这个通路（Adapted from Parkin J, Cohen B. An overview of the immune system. Lancet. 2001；357：1777-89. With permission from Elsevier.）

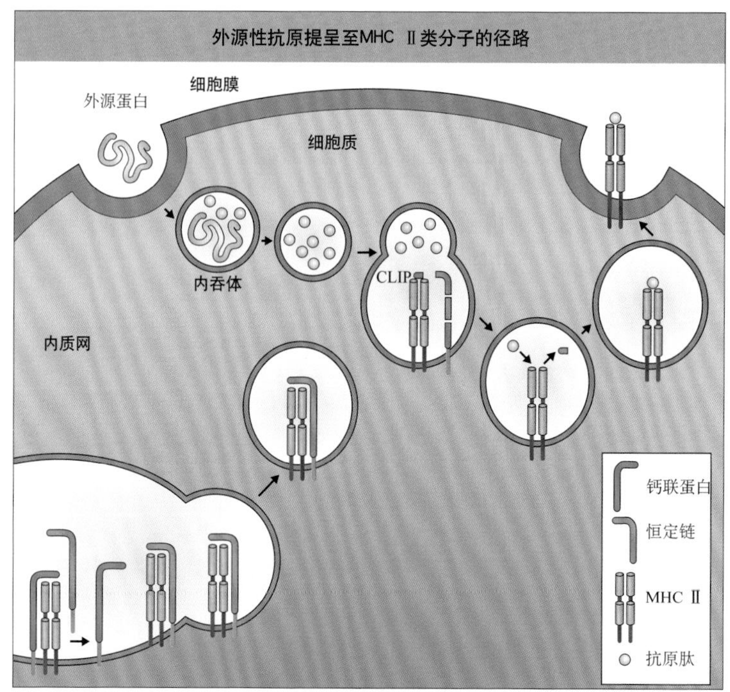


**图 4.7 外源性抗原提呈至 MHC Ⅱ类分子的径路**。外源性抗原通过内吞体摄入细胞内，并在内吞体内降解为肽段，其酸性增加。在内质网（endoplasmicreticulum，ER）中新合成的 MHC Ⅱ类分子与一种恒定链结合，它可防止空载的 MHC Ⅱ类分子分解。在装备过程中，钙联蛋白使复合物保持稳定。恒定链将 MHC Ⅱ类分子从 ER（经高尔基体）转运进入内体腔，在这里 MHC Ⅱ类复合物与抗原肽相遇。继而恒定链被降解，仅在 MHC Ⅱ类分子抗原结合槽中留下一个小片段（CLIP）。最终 CLIP 被抗原肽完全替代。抗原肽 / MHC Ⅱ类分子复合物输往细胞膜，并表达于细胞表面。CLIP，Ⅱ类分子相关恒定肽（Adapted from Parkin J，Cohen B. An overview of the immune system. Lancet. 2001；357：1777-89. With permission from Elsevier.）

提呈给 CD4$^+$ T 细胞（见图 4.7）。然而，越来越多证据表明，有些 DCs 也可以通过 MHC Ⅰ类分子途径提呈外源性抗原给 CD8$^+$细胞。这种机制称为交叉提呈（cross-presentation）[53]，使 DCs 既可以诱发耐受（对自身抗原），又可以诱发免疫（对外源性病原体）。

## T 细胞

T 细胞前体细胞不断地从骨髓迁徙至胸腺，并在胸腺中发育[54]。在胸腺中，T 细胞表面表达 α/βTCR，要接受复杂的筛选过程。B 细胞表面的抗体为抗原受体，能够识别原始形态抗原，与之比较，α/βTCR 只能识别由 APCs 处理抗原时生成的短肽段（见上文）。这些处理过的抗原通过细胞表面的 MHC 分子提呈给 TCR。因此，TCR 识别的氨基酸序列既来自 MHC 分子，又来自抗原肽。TCR 识别“自身”MHC 分子（具有高度多样性）和“外来”抗原肽段的结合体。T 细胞识别“自身”MHC 分子而不识别“自身”抗原肽，有助于产生免疫防御而又不形成不期待的自身免疫。这一要求是从胸腺中的阴性选择及阳性选择共同作用的复杂过程中获得的。

### T 细胞发育

胸腺皮质中 T 细胞的发育需要胸腺 DCs 上 MHC 复合物的参与。只有能够通过 TCR 识别 MHC 分子的 T 细胞，才能获得生存信号（阳性选择）。否则，T 细胞则凋亡[55]。在该阶段，95% 以上发育中的 T 细胞由于不起作用（如无法识别“自身”MHC 分子），而在胸腺内死亡[56]。此外，当一个 T 细胞表达的 TCR 对“自身”肽与“自身”MHC 分子复合物亲和力过高时，也会通过凋亡被清除，因为它可能是有害的。这一过程，称为阴性选择，发生在胸腺的髓质，有 DCs 和巨噬细胞参与，它们处理和提呈一系列“自身”抗原。阳性选择和阴性选择使最后存活的 T 细胞能够识别结合于“自身”MHC 分子的外来抗原（而不是“自身”抗原），从而有利于免疫防御，避免自我攻击[57]。

在胸腺的选择过程中，许多表面分子开启或关闭。CD3/TCR 复合物联同 CD4、CD8 分子，在这一过程中发挥作用。一般来说，CD4$^+$ T 细胞作为辅助性 T 细胞，识别 MHC Ⅱ类分子提呈的抗原，而 CD8$^+$ T 细胞常是细胞毒性的，识别 MHC Ⅰ类分子相关抗原（见图 4.5）。在胸腺内的发育早期，T 细胞同时表达 CD4 和 CD8[58]。通过表达适当的 TCR，这些未成熟的 T 细胞具有识别 MHC Ⅰ类和Ⅱ类分子相关抗原肽的能力，因为未成熟的 T 细胞依旧同时表达 CD4 和 CD8（双阳性阶段）。在成熟过程中，这两种表面标志之一会丢失，形成CD4或CD8单阳性T细胞。这些细胞分别仅识别与MHC Ⅱ类或MHC Ⅰ类分子相关的抗原肽。

## T细胞受体

获得性免疫应答的一个重要特征是识别特异性抗原。该特点在T细胞介导的应答中靠TCR实现，或在B细胞应答中由抗体实现。TCRs是由α/β（绝大部分T细胞）或γ/δ（< 10%的T细胞）异二聚体构成的跨膜蛋白[59]。γ/δT细胞的抗原识别不依赖经典的MHC分子，而是使用其他MHC分子（如CD1）选择性地提呈脂类和糖脂类等的特定抗原[60]。

### T细胞受体的多样性

免疫系统的一个惊人之处是针对任何可能的抗原均能提供特异性的受体。B细胞能够产生大约$10^{16}$种不同的抗体可变区，T细胞的TCR亦有相当数量的可变区。值得一提的是，如此多的蛋白质仅由不足400个基因编码。巨大的多样性由一种独特的重组过程实现，包括对可变区基因的剪切、拼接和修饰[61]。

TCR由四个基因片段组成：可变区（variable，V）、多样区（diversity，D）、连接区（joining，J）和恒定区（constant，C）（见图4.5）。较之TCRβ和TCRδ基因（二者位于染色体7），TCRα和TCRγ基因（二者位于染色体14）不包含D片段。各片段经核酸酶剪切、连接酶拼接后，形成编码受体分子的最终基因序列。巨大的多样性可以由基因组所有区域的多重性解释（如V≈70～80个基因，仅TCRα中的J≈60个基因），但对一个特异TCR的编码，只需由每种类型各取一个基因即可。

每个淋巴细胞使用V、D、J基因片段的不同组合，以构成其抗原受体的遗传编码。任何一个基因片段均可与另一基因片段中的任一个相结合，形成最终的VDJ区域，因此构成了巨大的多样性。此外，重组过程中拼接的不精确性可导致VDJ连接的轻微误差，而且，脱氧核苷酸转移酶还可以向拼接片段中插入额外的核苷酸。以上两种机制进一步增加了多样性。值得一提的是，这些细胞中只有很小一部分在一生中有机会行使功能，绝大部分细胞没有机会接触到相应的抗原就死亡了。

重组活化基因*RAG1*和*RAG2*[62]编码两种酶类，介导B细胞和T细胞可变区基因的重组，这两个基因的缺陷将导致重症联合免疫缺陷（见第60章）。受影响的个体不能产生有功能性抗原受体的淋巴细胞[63]。

### T细胞受体信号

TCRs与CD3复合物相关联，与抗原结合时后传递信号。CD3由CD3γ、CD3δ、两分子CD3ε和一个二硫键连锁CD3ζ链同型二聚体组成[64]。在TCR与肽-MHC复合物结合后，TCR发生交联。继而引起包含免疫受体酪氨酸激活模体（immunoreceptor tyrosine-based activation motif，ITAMs）的CD3复合物胞质尾区的酪氨酸发生磷酸化。$p56^{lck}$（亦结合于CD4和CD8的胞质尾区）、$p59^{fyn}$和ZAP-70[65]等激酶参与该磷酸化过程（图4.8）。这个过程最终引起编码细胞因子的基因转录激活，并导致细胞的增殖和分化。

## 共刺激信号

单独的TCR复合物信号不足以激活T细胞。需要共刺激信号的存在，T细胞才能产生抗原特异性克隆增殖[66]。因此，有效的T细胞免疫应答的产生必须暴露于至少两种刺激。第一信号是TCR与APCs提呈的肽-MHC复合物的相互作用，此信号决定了免疫应答的特异性。第二信号包括T细胞表面分子及细胞因子，它们决定了特异T细胞的克隆扩增，以及向效应T细胞和记忆性T细胞的分化。没有这些共刺激，单独的

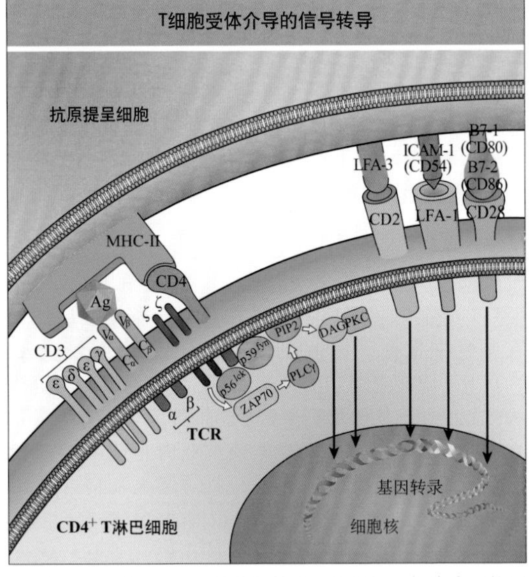


**图4.8 T细胞受体介导的信号转导**。抗原提呈细胞表面抗原肽/MHC分子复合物的提呈激活T细胞受体（T-cell receptor，TCR）后，引起复杂的信号转导级联反应。T细胞受体相关的信号转导主要由CD3复合体和ξ链介导。激活后这些分子的胞质尾区在蛋白激酶作用下发生磷酸化（$p56^{lck}$、$p59^{fyn}$、ZAP70）。引起下游信号转导，并最终引起特定基因的转录激活。另一种信号是由共刺激分子（CD2、LFA-1、CD28）提供。DAG，二脂酰甘油；PIP2，4,5-二磷酸磷脂酰肌醇；PKC，蛋白激酶C；PLC，磷脂酶C

抗原受体信号将引起细胞失能（无反应性）或细胞凋亡（图 4.9）。表 4.3 列出了由 APCs 和 T 细胞表达、在激活中起作用的主要受体及配体。

最相关的辅助分子是 B7-CD28 超家族，其包含以下受体：配体配对 -CD28/CTLA-4：CD80/CD86，ICOS：ICOS-L，和 PD-1：PD-L1/PD-L2[67]。目前研究最充分的 T 细胞的共刺激因子是 B7-1（CD80）和 B7-2（CD86）[68]。二者均由未成熟、静止的 APCs，通过多种 TCR 配体或细胞因子（如 TNF-α、IL-1 等）诱导。T 细胞的 CD28 受体识别 B7 分子，并传递激活信号，包括抗凋亡基因的表达和细胞因子如 IL-2 的产生（见图 4.8）。ICOS（inducible T-cell co-stimulator，可诱导性 T 细胞共刺激因子；CD278）和 ICOS-L（CD275）的相互作用诱导 IL-2 的减少，但是可以促进辅助 T 细胞分化并通过产生 IL-10、-4、-17、-21 和 INF-γ 发挥效应[67]。ICOS：ICOS-L 信号通路对 T 细胞依赖的 B 细胞免疫也很重要。

细胞毒性 T 淋巴细胞相关抗原 4［cytotoxic T lymphocyte-associated antigen 4，CTLA-4（CD152）］也结合 B7 分子，且亲和力更高。然而，与 CD28 不同的是，CTLA-4 和 B7 的交联下调 IL-2 的产生和细胞周期的进行，而阻断 CTLA-4 信号则可延长 T 细胞活化。因此认为 CTLA-4 是具有负性调节作用的 T 细胞相关共受体[69]。PD-L1（CD274）/PD-L2（CD273）通过 PD-1（programmed death-1，程序性死亡 -1；CD279）传递共抑制信号，进而抑制 T 细胞的增殖和细胞因子的产生。通过表达 CTLA-4、PD-L1 和 PD-L2，肿瘤细胞可以逃避免疫应答。因此使用抗体［如抗 CTLA-4（ipilimumab，易普利姆玛），抗 PD-1（nivolumab，纳武单抗；pembrolizumab，派姆单抗）］中和这些抑制性分子，证实对许多恶性肿瘤是一种有效的治疗方法，包括转移性恶性黑色素瘤（见第 128 章）。由于自身免疫现象，可以发生许多相关副作用，如结肠炎、肝炎、下垂体炎。这一超家族的另外两种抑制性成员，B7-H3 和 B7-H4，人类受体尚未明确。

**表 4.3　共刺激分子及其配体**

| 受体分子 | 表达细胞[†] | 协同受体分子 | 表达[†] |
|---|---|---|---|
| CD80（B7-1） | APC | CD28，CD152（CTLA-4） | T |
| CD86（B7-2） | APC | CD28，CD152（CTLA-4） | T |
| CD275（ICOS-L，B7H2，B7h，B7RP1） | APC | CD278（ICOS） | T |
| CD274（PD-L1，B7H1） | APC | CD279（PD-1） | T, B |
| CD273（PD-L2，B7DC） | APC | CD279（PD-1） | T, B |
| CD40 | APC，B | CD154（CD40L） | T |
| CD134（OX40） | T | CD252（OX40L） | APC，B |
| CD27 | APC，T | CD70（CD27L） | T，B |
| CDw137（4-1BB） | T，B | 4-1BBL | APC，B |
| CD265（RANK） | APC | CD254（RANKL，TRANCE） | APC，T |
| CD30 | T, B | CD153（CD30L） | T，B，APC |
| CD58（LFA-3） | APC | CD2 | T |

* 只包含重要的和已知配体的共刺激分子。

[†] 表达细胞只涉及 T 细胞（T）、B 细胞（B）和抗原提呈细胞（APC），包括树突状细胞和朗格汉斯细胞。

□ B7 家族　□ TNF 受体家族　□ 黏附分子

CTLA-4，细胞毒性 T 细胞相关抗原 4；ICOS，诱导性共刺激物；LFA-3，淋巴细胞功能抗原 -3；PD-L1，程序性死亡配体 -1；TNF，肿瘤坏死因子

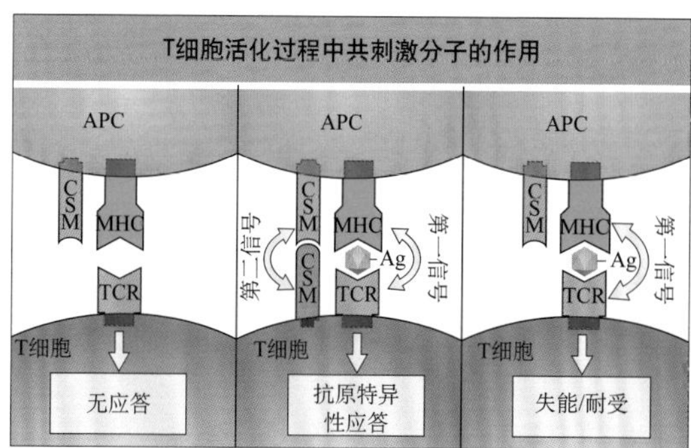


**图 4.9　T 细胞活化过程中共刺激分子的作用**。APC 将与 MHC 分子结合的抗原肽提呈给 T 细胞受体是 T 细胞活化所必需的第一信号。APC 和 T 细胞表面的共刺激分子相互作用是第二信号。只有具备了第一信号和第二信号才能诱导抗原特异性应答。如果没有第二信号，抗原的提呈就不能产生抗原特异性应答，而会分别诱导 T 细胞失能和耐受。APC，抗原提呈细胞；CSM，共刺激分子；MHC，主要组织相容性复合物；TCR，T 细胞受体

细胞因子本身，尤其是 IL-1、IL-6 及 TNF-α 等炎症介质，它们自身也提供共刺激信号，还能上调共刺激分子。所以，若遇到特异性抗原，T 细胞更像是被已经暴露于炎症环境的 APC 所激活。

## 克隆扩增

当 T 细胞识别与合适的 MHC 分子结合的特异抗原肽，并被共刺激信号激活后，就发生分裂和克隆扩增。记忆性 T 细胞的寿命较效应性 T 细胞要长，且

以表达表面分子CD45RO为特点，而初始T细胞表达CD45RA。人记忆性T细胞有两个功能不同的亚群。CCR7⁺记忆性细胞[中枢性记忆T细胞（central memory T cells，TCM）]表达淋巴结归巢受体，因此位于淋巴结内。这群细胞缺乏即刻效应功能；但能有效刺激DCs产生IL-12，并能够在二次刺激下分化为CCR7⁻效应细胞。相应的，CCR7⁻记忆细胞[效应性记忆细胞（effector memory T cells，TEM）]表达向炎症组织迁徙相关的受体，具有即刻效应能力[70]。

再次暴露于相应的特异性抗原时，记忆性T细胞的应答更加迅速。这些前体细胞绝大部分分化为效应细胞，受体表达上调并离开淋巴组织。器官特异性黏附分子引导这些细胞到达不同的部位，包括皮肤（见下文）[19, 70]。

人皮肤中的大部分T细胞位于真皮，仅有一小部分在表皮（占人正常皮肤中所有CD3⁺细胞的2%～3%）。大部分表皮T细胞表达α/β TCR，和CD4或CD8。此外，皮肤归巢T细胞表达CD2、CD5以及皮肤归巢受体CLA，且具有记忆细胞的表型CD45RO⁺/CD45RA⁻[71]。人皮肤中的T细胞大约是血液中（约200亿T细胞）的2倍。这些T细胞被称为定居记忆T细胞（resident memory T cells，TRM）。它们在主持针对初次遇到的抗原的防御中发挥重要作用，在这方面的作用比循环T细胞更有效[72]。当遇到抗原时，TRM扩增并清除病原体。相关炎症通过内皮细胞活化，引起血流中T细胞的非特异性募集；少量抗原特异性T细胞通过这种方式募集至皮肤中，也有助于对病原体的清除。此外，DCs携带抗原进入皮肤引流淋巴结，并呈递给TCM。使得迁移至皮肤的皮肤归巢TEM的数量增多，皮肤归巢TEM也参与抗原攻击的清除。

### T细胞的效应功能

已明确有两种主要的效应T细胞：CD4⁺辅助性T（T helper，Th）细胞和CD8⁺细胞毒性T（cytotoxic T，Tc）细胞。CD4⁺Th细胞识别结合于MHC Ⅱ类分子的外来抗原肽，并激活/调节细胞介导免疫应答中的重要成分，后者主要通过细胞因子的产生。CD4⁺Th细胞在B细胞的激活中也至关重要。CD8⁺Tc细胞在抗病毒及抗肿瘤应答中发挥着关键作用[73]。

#### 辅助性T细胞

CD4⁺辅助性T细胞，识别“它们的”与MHC Ⅱ类分子结合的抗原肽。最初根据细胞因子分泌模式的不同，Th细胞被分为几种类型[74]。初始前体Th细胞仅产生IL-2。随后，预激活前体细胞，被称为Th0细胞，可以分泌多种细胞因子（如IL-2、IFN-γ、TNF-β、IL-3、IL-4、IL-5、IL-6、IL-9、IL-10、IL-13、GM-CSF和TNF-α等）。在向Th1、Th2或Th17细胞分化的过程中，细胞因子分泌模式明显受限，而更具特异性（见下文），导致不同应答的产生。最近常被描述的Th9和Th22细胞可能代表另外的亚型。形态学上，尽管表面分子不同（尤其是趋化因子受体）曾经被描述，Th细胞的不同亚型细胞几乎不可区分[75]。

**Th1细胞**：典型的Th1细胞因子为IFN-γ、TNF-β及IL-2。Th1细胞以自分泌的方式产生IL-2，诱导CD4⁺细胞增殖，并影响细胞因子分化模式；然而，它也诱导CD8⁺ T细胞的分裂及细胞毒性，从而为CD8⁺ Tc细胞提供“帮助”。

IFN-γ是由Th1细胞分泌的主要细胞因子，可激活巨噬细胞杀灭细胞内的病原体（如分枝杆菌、真菌及原虫），并可诱导NK细胞的细胞毒性。因此，Th1细胞因子主要引起细胞介导的炎症应答，如结核或麻风的肉芽肿性损害。巨噬细胞经IFN-γ刺激后释放大量IL-12，后者是促使Th0细胞向Th1表型分化的主要细胞因子（图4.10）[76]。促进Th1分化的第二重要的细胞因子是IFN-α。

Th1应答对于宿主控制细胞内病原体的复制至关重要。此外，Th1细胞可以促进B细胞的同种型转换（isotype switch），产生补体结合抗体。有人认为Th1细胞的抗肿瘤反应代表肿瘤免疫治疗的一个潜在靶点。另一方面，Th1细胞也可能参与自身免疫性疾病，如类风湿性关节炎、多发性硬化、过敏性接触性皮炎，可能还有银屑病的发病。

**Th2细胞**：Th2细胞主要分泌IL-4、IL-5、IL-6和IL-10。这些细胞因子可促进非补体结合抗体的产生。IL-4诱导B细胞产生IgE，IL-5促进嗜酸性粒细胞的生长。因此，Th2应答通常与过敏性疾病相关。与IL-12在Th1应答中的作用相似，IL-4是促进Th2应答的关键细胞因子。此外，IL-4抑制Th1和Th17的分化（见图4.10）。然而，IL-4似乎对CD4⁺ T细胞和DCs也发挥相反的作用，由于IL-4可刺激DCs产生IL-12并矛盾地促进Th1应答[77]。IL-10是另一个Th2特征性细胞因子，也可以抑制Th1应答。

免疫应答总是倾向于Th1、Th2或Th17（见下文）中的一种模式。Th1/Th2的选择分化对有效的免疫应答至关重要，因此其通过一系列因子调控[78]。其中由抗原引起的细胞因子表型表达与平衡十分关键。例如，

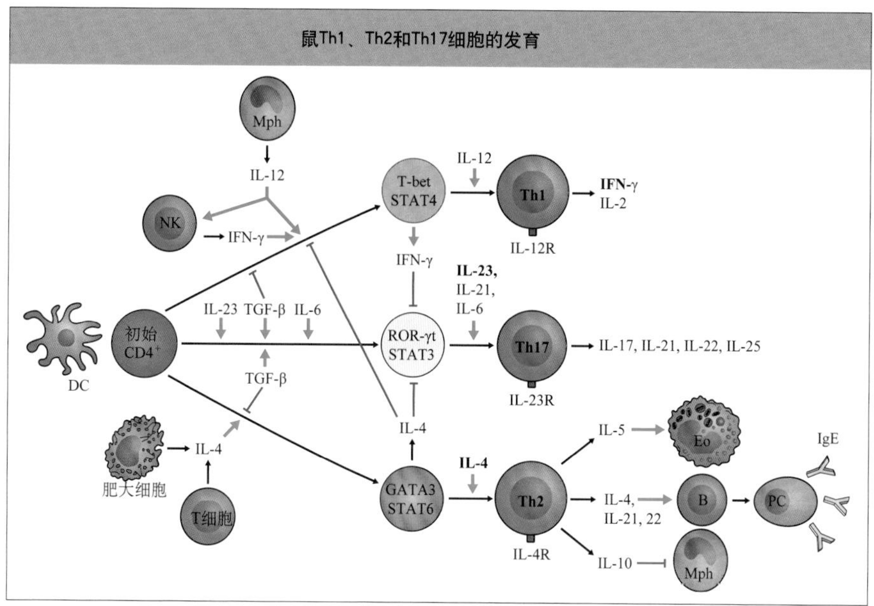


**图 4.10　鼠 Th1、Th2 和 Th17 细胞的发育**。Th1、Th2 和 Th17 细胞分化受到多种旁观者（bystander）细胞分泌的细胞因子影响，细胞因子有刺激（绿色箭头）和抑制（红色线条）的作用。树突状细胞（dendritic cell，DC）与初始 CD4⁺细胞在许多细胞因子环境中的相互作用诱导特定的 T 细胞转录因子（T-bet，STAT4，ROR-γt，STAT3，GATA3，STAT6），介导分化。Th1 细胞在 T 细胞介导的免疫反应中至关重要；Th2 细胞主要介导体液免疫反应，Th17 细胞参与慢性炎症和自身免疫反应。Eo，嗜酸性粒细胞；IL，白介素；IFN-γ，干扰素-γ；MC，肥大细胞；Mph，巨噬细胞；NK，自然杀伤细胞；PC，浆细胞；ROR-γt，维甲酸受体相关孤儿受体-γt；STAT3/4/6，信号转导及转录激活因子 3/4/6；TGF-β，转化生长因子-β（Adapted from Miossec P，et al. Interleukin-17 and type 17 helper T cells. N Engl J Med. 2009；361：888-98.）

IL-12 对 CD4⁺T 有很强的刺激作用，以产生 IFN-γ，促进 Th1 细胞的分化[79]。许多 TLR 信号和感染可强烈诱导 IL-12 分泌，促进 Th1 应答。其他针对 DCs 的 TLR 信号和早期 IL-4 的产生将促进 Th2 细胞的生成。其他影响 Th1/Th2 选择分化的因素包括抗原剂量、参与的 APCs[36]、分泌的细胞因子（由 APCs 或旁邻细胞）、宿主遗传背景以及共刺激分子的参与等。值得一提的是，免疫应答并非总是明显地偏向 Th1 或 Th2 的一极。

Th1 和 Th2 应答的保护作用有很大区别，在免疫病理上亦然。急性同种异体移植物排斥、过敏性接触性皮炎和多发性硬化症以显著的 Th1 应答为特征，在这些疾病的患者体内曾成功分离出 Th1 细胞克隆。另一方面，从特应性皮炎或系统性红斑狼疮患者体内分离出来的 T 细胞克隆常常具有 Th2 特征。

**Th3 细胞**：Th3 细胞是 CD4⁺Th 细胞的一种缺少特征的类型，主要分泌 TGF-β，促进 IgA 产生，且具有同时抑制 Th1 和 Th2 细胞的能力[80]。

**Th9 细胞**：响应于 TGF-β 和 IL-4，人和鼠 CD4⁺T 细胞都分泌 IL-9[81]。Th9 细胞，发育严重依赖于 IL-4 活化的转录因子 STAT6，在 T 细胞转移性结肠炎模型和实验性自身免疫性脑脊髓炎中诱导炎症。它们也与过敏性疾病有关，因为哮喘患者的肺中 IL-9 高表达，特应性儿童的 T 细胞表达更强。Th9 细胞也被认为在自身免疫中发挥作用。

**Th17 细胞**：生成 IL-17 但不生成 IFN-γ 或 IL-4（因此不适合分为 Th1-Th2 谱）的 CD4⁺T 细胞，被称为 Th17 细胞[82]。除了 IL-17A 之外，这些细胞还分泌 IL-17F、IL-21 和 IL-22。尽管异二聚体细胞因子 IL-12（由 p35 链和 p40 链组成）与 Th1 细胞的发育密切相关，但 IL-12 相关的细胞因子 IL-23（由 p19 链和相同的 p40 链组成）对产生 Th17 细胞是必不可少的。幼稚 T 细胞不表达 IL-23 受体。在小鼠中，TGF-β 和 IL-6 的结合诱导转录因子维甲酸受体相关孤儿受体-γt（retinoid acid receptor-related orphan receptor-γt，ROR-γt）的表达，其刺激 IL-17 基因的转录和 IL-23 受体的表达（见图 4.10）。值得注意的是，在没有 IL-6 的情况下，TGF-β 通过诱导叉头框转录因子（forkhead box

P3，FoxP3；见下文）促使初始T细胞成为调节性表型。IL-6和IL-23增强IL-17和IL-22的表达，并抑制IL-10和IFN-γ的产生，由此稳定Th17表型。IL-21也由成熟的Th17细胞大量产生并促进Th17细胞的分化[82]。在人T细胞中，TGF-β和IL-21，TGF-β和IL-6、IL-23，或IL-6和IL-21的结合，似乎通过诱导ROR-c的表达而参与Th17细胞的分化，ROR-c是鼠ROR-γt的人类似物。

Th17细胞响应于感染物，特别是细菌和真菌，而被快速诱导应答。由于编码信号转导和转录激活因子3（signal transducer and activator of transcription 3，STAT3）的基因突变而导致Th17应答缺陷的患者，STAT3是参与Th17细胞发育的另一转录因子（见图4.10），具有高免疫球蛋白E（hyper-IgE）综合征，并患有皮肤和肺的复发性白色念珠菌和金黄色葡萄球菌感染（见第60章）[83]。Th17应答在慢性炎症和介导自身免疫反应中具有重要作用。有证据表明Th17细胞参与类风湿性关节炎、银屑病、多发性硬化和炎性肠病[82]。遗传学研究已经将IL-23和IL-23受体基因的突变体与银屑病、银屑病关节炎的易感性联系起来[84]。由于IL-23增强IL-17的产生，IL-23的抑制是治疗干预的一个靶点。事实上，针对普通p40链的单克隆抗体（ustekinumab，优特克单抗），阻断IL-12和IL-23的信号传导，表明了对银屑病的有效治疗[85]，针对IL-23的p19链的guselkumab和tildrakizumab也一样；阻断IL-17A（ixekizumab；secukinumab，苏金单抗）或IL-17受体（brodalumab）的药物也同样适用（见图128.9）。

**Th22细胞**：以分泌IL-22和TNF-α为特征的人CD4⁺Th细胞亚群（不存在IFN-γ、IL-4或IL-17的情况下）被称为Th22细胞[86]。IL-22，是IL-10细胞因子家族的一员，与由包括角质形成细胞的非造血细胞表达的异二聚体受体结合。IL-22诱导抗菌肽（如S100蛋白、防御素等）、炎性趋化因子和包括IL-6等的细胞因子的表达。IL-22还通过诱导上皮细胞增殖和增强细胞存活参与组织修复。IL-22和Th22细胞似乎在银屑病中起重要作用，因为IL-22在银屑病斑块中高度表达，并且IL-22的中和阻止了银屑病小鼠模型皮损的发展[81]。

### 细胞毒性T细胞

细胞毒性T（cytotoxic T，Tc）细胞是$CD8^+$，识别MHC Ⅰ类分子相关的抗原肽，并直接溶解靶目标（如病毒感染的细胞或肿瘤细胞）。比如，病毒感染的细胞提呈来自胞内病毒蛋白并结合于MHC Ⅰ类分子的肽段，Tc细胞识别这些病毒肽-MHC复合物，并被激活以杀死感染的细胞。Tc细胞至少有三种杀伤路径[87]，其中两种为直接与靶细胞接触。第一个路径，Tc细胞向靶细胞的胞膜插入穿孔素；在细胞膜表面形成小孔，Tc细胞通过这些小孔向靶细胞内释放颗粒酶。颗粒酶可激活半胱氨酸蛋白酶，该蛋白水解酶可促使靶细胞凋亡。第二个路径，Tc细胞能通过表达同源死亡配体FasL（CD95L）激活位于靶细胞上的死亡受体Fas（CD95），激活的Fas诱导靶细胞的凋亡。第三个路径由细胞因子介导，包括TNF-α和IFN-γ，只要TCR被继续激活，这些细胞因子就会被释放。这些介导因子可以同时影响靶细胞和远隔细胞[87]。

初始$CD8^+$T细胞（Th0细胞）可以向Th1和Th2细胞分化[88]。类似于Th1和Th2细胞，Tc1和Tc2细胞也根据其细胞因子分泌模式的不同来区分。然而，它们的作用尚不明确。尽管有证据表明有些$CD8^+$T细胞具有抑制功能[89]，但是大多数$CD8^+$T分化为细胞毒性细胞亚型。

### 调节性T细胞

三十多年前，曾假设存在一种能抑制免疫应答的T细胞亚群。随后，这些细胞被命名为抑制性T细胞。支持这类细胞存在的最可靠证据是过继转移实验，显示其抑制作用的转移具有抗原特异性。然而，对这些假设细胞的表型及发挥抑制作用的分子机制却知之甚少。后来，“抑制性T细胞”这一名词几乎禁用，且整个抑制理论都遭到质疑。免疫失应答和外周耐受大多解释为被动机制，如克隆删除、克隆失能和免疫忽视[90]。

然而在光免疫学领域，抑制性T细胞的观念却一直在延续。接受了紫外线照射的小鼠，用接触性致敏原不但不能致敏，而且还诱导出抗原特异性耐受，因为以后给这些动物接触同一致敏原，不能引起致敏[42]（见第86章）。将发生了耐受动物的脾细胞转移给幼稚受体鼠可导致后者对同一致敏原失应答。根据所用鼠模型的不同（局部或系统性免疫抑制、过敏原种类及紫外线剂量等），不同的T细胞亚群参与了抑制功能的转移[91]。由于缺乏特异性的表面标志，至今这些细胞还没有能分离和克隆化；但过继转移实验明确提示活化的抑制作用存在。

人们对这一领域再次关注是基于对IL-10慢性激活人和鼠$CD4^+$T细胞的观察，IL-10可诱导低增殖力$CD4^+$T细胞克隆增殖，产生高水平IL-10、低水平IL-2，不分泌IL-4[92]。这些抗原特异性的T细胞克隆接触抗原后抑制了$CD4^+$T细胞的增殖，并能够阻止

SCID 小鼠 T 细胞介导结肠炎的发生。这一 CD4$^+$ T 细胞亚群命名为调节性 T 细胞 1（T regulatory cells 1，Tr1）。

另一 CD4$^+$调节性 T 细胞亚群（regulatory T cells，Tregs）以组成性表达 IL-2 受体（CD25）的 α 链为特征。CD4$^+$CD25$^+$ Tr 细胞产生于胸腺，并在外周再次接触抗原后被激活。胸腺切除小鼠不能产生 CD4$^+$ CD25$^+$ T 细胞，易发生自身免疫病[93]。而注入这些细胞可以阻止自身免疫现象的发生，提示 CD4$^+$ CD25$^+$细胞能够阻止自身免疫，因此具有免疫抑制作用。FoxP3 是一种转录因子，其遗传缺陷可导致人类（IPEX：免疫调节异常、多内分泌腺病、肠病、X- 连锁）及小鼠（Scurfy 系）的自身免疫及炎症综合征，该分子特异表达于自然产生的 CD4$^+$ CD25$^+$ Tregs[94]。通过反转录病毒导入法导入 *Foxp3* 基因可诱导初始 T 细胞向 Treg 表型转化。因此，*Foxp3* 基因是 Tregs 发育的关键调节基因。

天然 Tregs（natural Tregs，nTregs）是在胸腺生成的一种 T 细胞功能性成熟亚型[95]。这些 CD4$^+$CD25$^+$ T 细胞占鼠所有外周 CD4$^+$ T 细胞的约 10%。然而诱导性 Tregs（induced Tregs，iTregs）也可以由外周初始 T 细胞通过一些机制分化而来（图 4.11）。未成熟 DCs 可能参与人 iTregs 的生成。通过未成熟 DCs 的重复刺激，同源 CD4$^+$ T 细胞显示出：表达负调控分子 CTLA-4；失去产生 IFN-γ、IL-2 或 IL-4 的能力；分化为非增殖性、IL-10 生成性 T 细胞[41]。在共孵育实验中，这些 T 细胞可通过细胞接触依赖模式抑制抗原驱动的 Th1 细胞增殖。损伤的 APCs 也有同样的作用，因为紫外线损伤的 LCs 的迁徙可引起紫外线激化的 Tregs 的产生[96]。

总之，这些结果显示未成熟和成熟的 DCs 能够诱导不同类型的 T 细胞应答：①产生 IL-12 的成熟 DCs，诱导炎症性 Th1 细胞；②难以限定的“DC2s”，诱导 Th2 细胞；③未成熟的或损伤的 DCs，诱导分泌 IL-10 的 iTregs。这些观察为自身抗原外周耐受的持续控制理论提供了证据[97]。该理论认为，未成熟 T 细胞持续从常规更新的正常细胞中摄取蛋白。由于没有炎症信号存在，DCs 不会发育成熟，就会以未成熟状态进入区域淋巴结。表达于未成熟 DCs 的自身抗原，导致 Tregs 发育，然后迁徙到相应器官发挥抑制作用。在感染条件下，未成熟 DCs 摄取自身抗原，但会在 TLR 和炎症信号作用下发育成熟。在区域淋巴结中，成熟 DCs 促使初始 CD4$^+$或 CD8$^+$ T 细胞发育为效应 T 细胞。这些效应性 T 细胞再迁回原炎症灶，并遭遇 Tregs 已经呈现的抑制性效应。在正常和炎症性状态下，这一程序一般都能阻止自身免疫的发生。

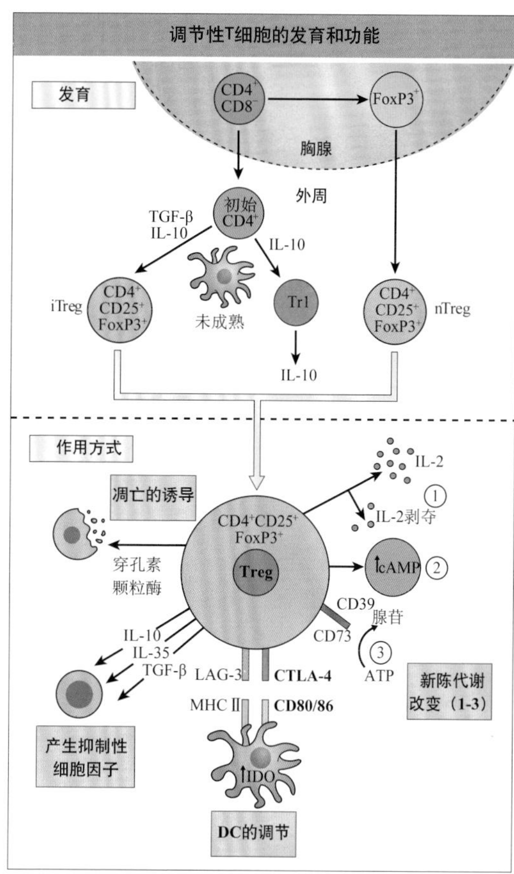


**图 4.11　调节性 T 细胞的发育和功能**。表达 CD4、CD25 和 FoxP3 的天然调节性 T 细胞（natural regulatory T cells，nTregs），由胸腺中的 CD4$^+$CD8$^-$ T 细胞发育而来。在外周，初始常规 CD4$^+$ T 细胞［在白介素（interleukin，IL）-10 和（或）转化生长因子 -β（transforming growth factor，TGF-β）］存在下可以发展为 FoxP3$^-$ 1 型调节性细胞（regulatory type 1，Tr1）或诱导性调节性 T 细胞（induced regulatory T cells，iTreg），它们表达 CD24、CD25 和 FoxP3。Tregs 以几种途径发挥其抑制功能。它们释放抑制性细胞因子（如 IL-10、IL-35、TGF-β），通过释放颗粒酶和穿孔素诱导靶效应 T 细胞凋亡，而且干扰靶 T 细胞的新陈代谢功能。后者可以通过以下方式实现：① IL-2 剥夺，引发细胞凋亡；②转移 cAMP 进入靶细胞，cAMP 抑制增殖和 IL-2 产生；③通过 CD39 和 CD73 将 ATP 转化成腺苷来增加细胞周围细胞毒素腺苷的水平，CD39 和 CD73 是表达于 Tregs 细胞膜的两种胞外核苷酸酶。Tregs 还通过细胞毒性 T 淋巴细胞相关抗原 -4（cytotoxic T-lyphocyte-associated antigen-4，CTLA-4）、淋巴细胞活化基因 -3（lymphotype-activation gene-3，LAG-3）分别与其 DCs 上的配体 CD80/CD86、MHC Ⅱ类分子相互作用调节树突状细胞（dendritic cell，DC）的成熟和功能，并诱导 DCs 中色氨酸降解酶吲哚胺 2,3- 双加氧酶（IDO）(Adapted from Workman CJ，Szymczak-Workman AL，Collison LW，et al. The development and function of regulatory T cells. Cell Mol Life Sci. 2009；66：2603-22 and from Sakaguchi S，et al. Regulatory T cells and immune tolerance. Cell. 2008；133：775-87.）

Tregs 可以通过几种途径发挥抑制功能[95]（见图 4.11）。它们释放抑制性细胞因子（如 IL-10、IL-35、TGFβ 等），并且可以通过穿孔素和颗粒酶诱导靶效应 T 细胞的凋亡。Tregs 也可以干扰靶 T 细胞的新陈代谢功能，主要通过剥夺 IL-2（导致凋亡），增加细胞内 cAMP 水平（抑制 T 细胞增殖和 IL-2 产生），和增加细胞周围腺苷水平（具有细胞毒性）。后者是由 ATP 与腺苷通过 CD39 和 CD73 的相互作用来实现的，CD39 和 CD73 是表达于 Tregs 表面的两种胞外核苷酸酶。此外，通过 Tregs 上的 CTLA-4、淋巴细胞活化基因 3（lymphocyte-activation gene 3，LAG3）分别与 APCs 上的 CD80/CD86、MHC Ⅱ类分子配体相互作用。负性调控 APCs 的成熟和功能。DCs 中的色氨酸代谢酶吲哚胺 2,3 加双氧酶（tryptophan-degrading enzyme indoleamine-2,3-dioxygenase-1，IDO）的诱导被认为是 Tregs 发挥抑制作用的另一机制。

### 自然杀伤 T 细胞

自然杀伤 T 细胞（natural killer T cells，NK T 细胞）是一种特殊的、兼有 T 细胞及 NK 细胞特征的胸腺和外周 T 细胞亚群[98]。它们表达 NK 细胞标志 NK1.1 和受 CD1d 约束的恒定 TCR。NK T 细胞表达大量、多种多样的细胞因子，包括 IFN-γ、IL-4 和 IL-10。因为它们出现于胸腺发生早期，故认为它们可能参与各种 T 细胞亚群的分化，尤其是 Th2 细胞。它们也可能在自身免疫调控中发挥作用，因为自身免疫病小鼠的 NKT 细胞在数量和功能上都存在缺陷。NK T 细胞似乎还参与紫外线诱导的免疫抑制，并下调对紫外线诱导肿瘤的免疫应答[99]。

### γ/δ T 细胞

一小部分 T 细胞的 TCR 由 γ 和 δ 蛋白链构成（而非 α 和 β 蛋白链）。正常情况下，皮肤中的绝大多数 T 细胞属于 α/β 型。然而，在某些感染性疾病如麻风和利什曼病，在皮肤浸润的 T 细胞中，γ/δ T 细胞几乎占三分之一。γ/δ T 细胞的具体作用尚不明确，但它们可能参与识别微生物病原体的非肽类组分[100]。

### 树突状表皮 T 细胞

在鼠类表皮中发现的 $CD3^+$ 淋巴细胞是树突状的，因此称为树突状表皮 T 细胞（dendritic epidermal T cells，DETCs）[101]。这些鼠 DETCs 表达多样性有限的 γ/δ 型 TCR。在早期胸腺细胞中发现相同构型的 TCR，提示胚胎胸腺细胞是 DETCs 的祖细胞。然而，这些细胞也可以在皮肤中成熟。但尽管做了广泛的研究，DETCs 的功能仍未完全阐明。据认为，DETCs 可以保护应激的角质形成细胞，并表现出 NK 细胞功能，还能下调 T 细胞应答。至今尚未在人类发现与啮齿类动物中相对等的 DETC。

### 固有淋巴细胞

固有淋巴细胞（innate lymphoid cells，ILC）是淋巴祖细胞来源的白细胞，缺乏 T 细胞和 B 细胞受体且不表达传统造血谱系标志[102]。ILC 的发育需要转录因子 Id2 和细胞因子 IL-7。根据细胞因子和转录因子的表达形式，ILC 可被分为三个亚群。ILC1 依赖转录因子 T-bet，并分泌 1 型细胞因子，如 IFN-γ 和 TNF-α，对细胞内病原体作出应答。ILC2 受转录因子 GATA3 和 ROR-α 的控制，并产生 2 型细胞因子（如 IL-5、IL-9 和 IL-13 等），对细胞外寄生虫感染作出应答。ILC3 受转录因子 ROR-γ 控制，并产生 IFN-γ、IL-17 和 IL-22。ILC 在生理和病理过程中的确切作用仍未明确，并且相当狡猾，因为他们代表的只是一小部分造血细胞，并且目前尚没有能够精确识别的特异性标志物。

ILC3 可能是银屑病导火索，因为在银屑病的循环血和皮肤内发现 $NKp44^+$ ILC3 的增加，后者释放 IL-17 和 IL-22。使用阿达木单抗成功治疗后，$NKp44^+$ ILC3 显著减少，也支持其潜在致病作用。

### 淋巴细胞募集

对淋巴细胞而言，主要的挑战是如何在正确的地点、正确的时间遇到抗原。初始淋巴细胞与其抗原的初次接触发生在淋巴器官中，而记忆性细胞与抗原的接触则发生在外周。初始 T 细胞持续地在外周血和淋巴器官之间循环[103]。表面分子 L- 选择素（CD62L）的表达使初始 T 细胞黏附于高内皮细胞小静脉，尤其是淋巴结内特化的毛细血管后微静脉的内皮，并在其上滚动。该小静脉表达一种趋化因子，称为次级淋巴组织趋化因子（secondary lymphoid-tissue chemokine，SLC/CCL21）[104]，该趋化因子通过与趋化因子受体 CCR7 相互作用而激活 T 细胞。随后，T 细胞通过细胞间黏附分子 1（intercellular adhesion molecule 1，ICAM-1，CD54）与淋巴细胞功能性抗原 1（lymphocyte functional antigen 1，LFA-1，CD11a）相互作用而紧密黏附于静脉内皮。最终，T 细胞通过高内皮细胞小静脉进入淋巴结，并聚集于富 T 细胞区。他们可通过输出淋巴管离开淋巴结，再回到血液循环。因为缺乏黏附分子及趋化因子受体特定结合的必要表达，初始 T 细胞无法从外周血进入淋巴结之外的组织，只能再回流到淋巴结。

T 细胞经提呈特异性抗原肽的 APCs 激活后，开始增殖并表达活化分子，发育为记忆性 T 细胞。在该过程中，它们开始表达新的表面分子，并得以离开血管进入淋巴结外组织[105]。记忆性 T 细胞的一个标志性特征是能够“记忆”淋巴结引流区域的解剖部位。通过表达特定的黏附分子，它们能够迁徙到宿主首次接触抗原的部位。因此，不同器官的引流淋巴结会产生不同的、“组织特异性”的记忆性 T 细胞。进入皮肤的记忆性 T 细胞表达皮肤淋巴细胞抗原（cutaneous lymphocyte antigen，CLA），而其他组织中的记忆性 T 细胞通常是 CLA 阴性的。CLA 是由 P- 选择素糖蛋白配体 1（P-selectin glycoprotein ligand 1，PSGL-1，CD162）经糖基化酶修饰而成[106]。CLA（由抗体 HECA-452 识别）的功能是使 T 细胞早期汇集于皮肤毛细血管后微静脉。该步骤随后引起 T 细胞减速、捕获和外渗。CLA 的内皮配体是 E- 选择素（E-selectin，CD62E），该分子持续低表达于皮肤微血管。但在炎症刺激下其表达会显著上调。尽管 CLA 和 E- 选择素的相互作用是重要的起始步骤，但对于移行并不足够。T 细胞的 LFA-1 和 β 选择素极晚期抗原 4（very late antigen 4，VLA-4）分别与内皮细胞的 ICAM-1（CD54）和 VCAM-1（CD106）相互作用使 T 细胞的黏附更加牢固，这对于 T 细胞从血液进入皮肤是必需的（见第 102 章）。

## B 细胞

B 细胞的主要功能是产生结合特定抗原的免疫球蛋白（抗体）。抗体还通过阻止外来微生物黏附于黏膜表面、激活补体和调理对细菌的吞噬作用等与固有免疫应答组分相互作用。免疫球蛋白是成熟 B 细胞的分泌产物。然而，在早期 B 细胞发育中，它们作为抗原特异性 B 细胞受体表达于细胞膜，相当于 T 细胞表面的 TCR。CD19、CD20 和 CD22 是目前用于检测 B 细胞的主要标记物。B 细胞激活后发生分裂并分化为浆细胞，后者分泌特异性抗体。

### 免疫球蛋白

免疫球蛋白由两个相同的重链和两个相同的轻链，经二硫键连接而成[107]（图 4.12）。各链的 N 末端包含可变区，可变区可通过三个高度可变的互补决定区（complementarity-determining regions，CDRs）结合抗原。重链和轻链的 C 末端构成恒定区。按照重链恒定区氨基酸序列将免疫球蛋白分为五类（IgG、IgA、IgM、IgD 和 IgE），根据轻链恒定区的不同分为 κ 或 λ 型。抗体的类型 / 亚型和滴度的形成是根据：抗原

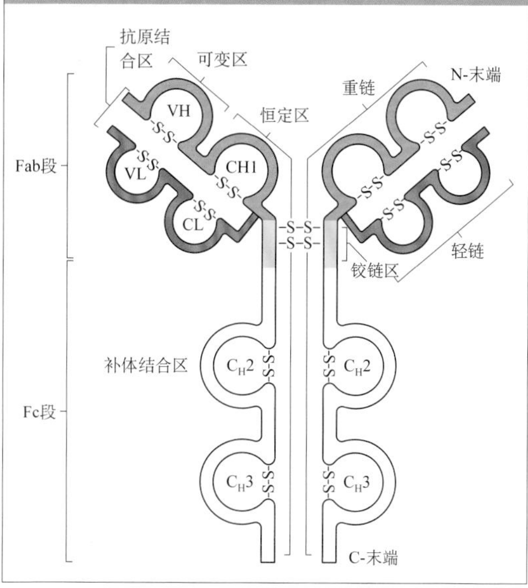


**图 4.12　典型的免疫球蛋白的结构**。免疫球蛋白的基本结构是由两条完全相同的轻链多肽和两条完全相同的重链多肽以二硫键连接而成。抗原结合位点位于 N- 末端

的理化性质；抗原作用部位、持续时间、重复次数及抗原暴露量；以及个体识别外来抗原的易感性等。

用木瓜蛋白酶消化免疫球蛋白可得到能够结合抗原（antigen-binding）的片段，称为 Fab 段，以及能随时间自发结晶（crystallize）的片段，称为 Fc 段。免疫球蛋白是二价的，因为木瓜蛋白酶裂解后所得 Fab 片段的量是 Fc 片段量的两倍。用胰蛋白酶消化所得的 Fab 片段是由二硫键连接的，因此称为 F（ab）片段。

抗体通过 CDRs 识别对应表位的空间构象。不需要抗原处理过程。与 TCR 情况类似，广泛的 V、D、J 区域基因重排赋予免疫球蛋白极大的多样性以适应各种抗原[61]（见上文 T 细胞受体多样性）。而且 B 细胞受体的多样性要远远超过 TCRs，因为在抗原刺激后，B 细胞分裂过程中还会发生进一步的基因重排，该过程称为体细胞高频突变（somatichypermutation）。

引发特定效应功能的任务由重链 Fc 片段执行。IgG 的 Fc 片段包括名为 $C_H1$、$C_H2$ 和 $C_H3$ 的结构域。$C_H2$ 结构域介导补体的激活，而 $C_H3$ 结构域介导与巨噬细胞和单核细胞的结合。IgG Fc 段与吞噬细胞表面的 Fcγ 受体结合而促进抗原–抗体复合物的吞噬。人 IgG Fc 受体有三种：FcγRI（CD64），高亲和力结

合单体IgG。Fc γ R Ⅱ（CD32）广泛分布于细胞表面，仅低亲和力结合IgG复合物。Fc γ R Ⅲ（CD16）表达于巨噬细胞、NK细胞和部分T细胞，既结合单体IgG，也结合IgG复合物。IgA只结合于Fc α R（CD89），而IgE可结合于三种表面分子：Fc ε R Ⅰ、Fc ε R Ⅱ（CD23）和IgE结合蛋白。

### 免疫球蛋白M

IgM是最大的免疫球蛋白，分子量高达900 Da。IgM分子是包含一条J链的五聚体（除了轻链和重链）。IgM是初次免疫应答中产生的主要抗体，结合抗原后能够引起有效的凝集反应，并激活经典补体途径。

### 免疫球蛋白G

IgG是含量最为丰富的免疫球蛋白，大约占血清总Ig量的75%，是次级免疫应答的主要免疫球蛋白。根据其恒定区的氨基酸序列，IgG可分为四个亚型（IgG1、IgG2、IgG3和IgG4）。不同亚型激活补体的能力不同。IgG1与IgG3能有效激活经典补体途径，IgG2能力较低，而IgG4不具备该能力。另外，IgG1和IgG3与单核细胞结合更为紧密，换言之更具有亲细胞性。大部分由抗体致病的自身免疫性皮肤病是由IgG介导的，最常见的是IgG4。

### 免疫球蛋白A

IgA是黏膜表面的主要免疫球蛋白，保护宿主免受微生物侵袭。IgA可通过替代途径（非经典途径）激活补体系统。IgA有两种亚型：IgA1和IgA2。IgA分子可由一条J链连接而成；这种二聚体最多见于分泌物中，而血清中，IgA主要以单体形式循环。IgA分子可参与自身免疫性大疱病的发病。

### 免疫球蛋白E

IgE是经典的过敏性抗体，介导即刻超敏反应和过敏反应。正常血清中IgE含量极低（10～70 μg/100 ml），但致敏所需抗体量亦极少。肥大细胞和嗜碱性粒细胞表达IgE Fc片段的高亲和力受体（Fc ε RI）。抗原、抗IgE抗体或其他物质，只要交联结合于肥大细胞表面的至少两个IgE分子就能诱导释放介质，如组胺、5-羟色胺、白三烯以及前列腺素等（见第18章）。另一IgE受体Fc ε R Ⅱ（CD23），结合亲和力较弱，表达于巨噬细胞、嗜酸性粒细胞、血小板以及特定亚型的T细胞和B细胞。巨噬细胞经Fc ε R Ⅱ刺激后吞噬活性及细胞毒性增强；分泌前列腺素、白三烯、溶酶体酶；并产生超氧化物。

过去，一直认为只有肥大细胞和嗜碱性粒细胞表达高亲和力受体Fc ε RI。然而，LCs[33]、真皮DCs、外周血DCs和特应性患者的单核细胞能通过高亲和力的Fc ε RI结合单体IgE[108]。无论定性还是定量，Fc ε RI都是特应性患者APCs表面关键的血清IgE结合分子，行使过敏原凝集分子的功能。通过Fc ε RI，APCs更有效地摄取、处理过敏原并提呈给T细胞。因此，Fc ε RI-IgE依赖的过敏原提呈可降低引起特应性患者过敏原特异性T细胞反应的阈值[104]。这可导致过敏原特异性IgE持续产生，甚至可能引起过敏原暴露的组织中发生T细胞介导的迟发型超敏反应。

### 免疫球蛋白D

IgD的作用一直以来都是神秘的。最近更多的证据认为IgD参与呼吸免疫防御[109]。IgD与嗜碱性粒细胞和肥大细胞结合，刺激抗微生物因子的产生。IgD也可能发挥促炎功能，因为周期热综合征（periodic fever syndrome；见表45.2）患者表现出高免疫球蛋白D。

## B细胞的活化

B细胞能够通过T细胞非依赖方式对某些抗原产生应答[110]。这种抗原有很多重复的表位（主要是多糖类），能够结合并交联多个B细胞受体，并激活B细胞直接分泌IgM。但是，这种应答由于缺乏生发中心形成、亲和力成熟、Ig类别转换及免疫记忆，仅能产生IgM，持续时间短且特异性差。

大多数B细胞应答的活化为T细胞依赖方式。B细胞通过其表面表达的特定IgM分子识别抗原，经内吞、处理，并再表达于B细胞表面的MHC Ⅱ类分子中。进而，B细胞可将抗原提呈给特异的T细胞。已接触抗原的T细胞分泌细胞因子（IL-2、IL-4、IL-5、IL-6、IFN-γ 等），它们作为B细胞的生长因子，引起B细胞增殖、同型转换，并成熟为浆细胞。通过T细胞表达的CD40配体（CD154）激活CD40（由B细胞表达），引起抗体同种型转换，由初始的IgM应答向IgG应答转换（图4.13）。一旦发生了从IgM向其他类型的转化，就会有一部分激活的细胞变成长期存活的记忆性细胞，这些细胞再次接触相同抗原时就能够快速产生抗体。编码CD40配体和CD40的基因突变，与称为高IgM综合征的原发性免疫缺陷有关，该病以IgG、IgA、IgE水平降低甚至缺失，而IgM水平升高为特征（见第60章）。

通过后续的抗原暴露，B细胞被位于淋巴结生发中心的滤泡DCs所激活。滤泡DCs表达Fc受体及补体受体，能够结合免疫复合物。与“传统的”DCs不同，滤泡DCs不能内吞和处理抗原。而是捕获抗原抗体复合物，提供完整的抗原与B细胞受体相互作

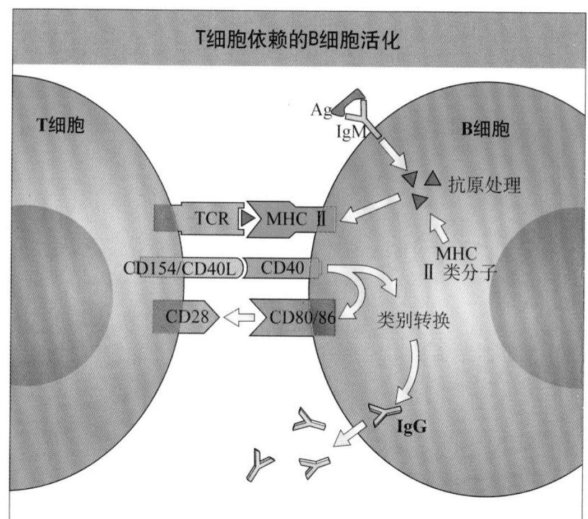


图 4.13　T 细胞依赖的 B 细胞活化。B 细胞提呈 MHC Ⅱ 类分子相关抗原给 CD4$^+$T 细胞，引起 CD154/CD40 配体表达上调，后者与 B 细胞表面的 CD40 相互作用。CD40-CD40 配体的相互作用可引起免疫球蛋白类别转换并且上调 CD80/86 表达，后者与 T 细胞表面 CD28 的相互作用。进一步促进 T 细胞的活化。Ag，抗原；CD40L，CD40 配体；Ig，免疫球蛋白；MHC Ⅱ，主要组织相容性复合物 Ⅱ

用。该相互作用刺激 B 细胞的活化和分化。另外，滤泡 DCs 可形成免疫复合物包被小体（immune complex-coated bodies，iccosomes），后者将由 B 细胞摄取。经过处理后，B 细胞提呈这些滤泡 DCs 来源的抗原给 T 细胞，因此获得了 T 细胞的协助[111]。

## 变应性接触性超敏反应

变应性接触性超敏反应（contact hypersensitivity，CHS）与皮肤科医生密切相关，因为它是变应性接触性皮炎的致病基础，后者是一种常见的炎症性皮肤病。此外，很多重要的基础免疫学发现都是以 CHS 为模型[112]。

### CHS 的诱导

大多数接触性变应原是低分子量化学物质，当进入皮肤后，必须与宿主蛋白结合才能形成完全抗原。这个过程称半抗原化（haptenization），这些低分子量变应原称半抗原。在未致敏宿主的表皮上涂上这些变应原后，皮肤中的 APCs 摄取半抗原，之后迁移至区域淋巴结，并将抗原提呈给初始 T 细胞（图 4.14）。以往认为这个过程只能由 LCs 来完成，但已经确认其他皮肤 APCs（如真皮 DCs）也可以提呈抗原，LCs 在皮肤中作为初始 APC 的作用目前仍在讨论中（见上文抗原提呈）。

在从皮肤迁出的过程中，APCs 从“静止”状态转换成“有活性”的功能状态。这个过程的启动是由于

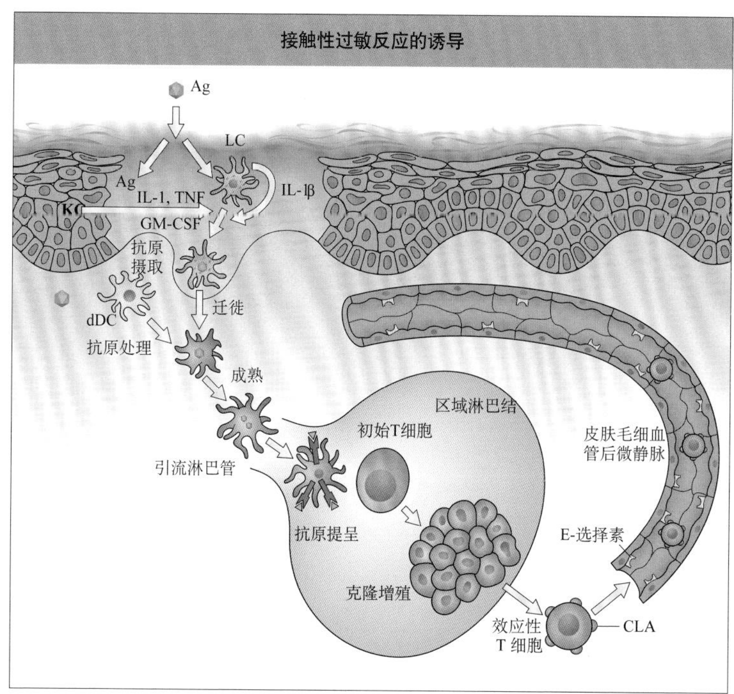


图 4.14　接触性过敏反应的诱导。接触过敏原（allergens，Ag）的作用引起角质形成细胞（keratinocytes，KCs）、朗格汉斯细胞（Langerhans，LCs）和皮肤其他细胞释放炎症因子。这些炎症因子反过来活化 LCs 和（或）真皮树突状细胞（dermal dendritic cells，dDCs），使之摄取抗原并迁移到区域淋巴结。在此过程中，它们发育为成熟的抗原提呈细胞。此外，抗原被加工并再表达于细胞表面，最终在区域淋巴结提呈给初始 T 细胞。通过抗原提呈，表达相应的 T 细胞受体的 T 细胞克隆增殖并成为效应 T 细胞，皮肤淋巴细胞抗原（cutaneous lymphocyte antigen，CLA）等特定表面分子的表达改变了这些细胞的迁移行为。效应 T 细胞再进入外周循环，以便再次遭遇抗原

半抗原作用于能分泌炎症因子的角质形成细胞；APCs上的TLRs的诱导和半抗原的直接作用也可能参与其中。另外，角质形成细胞内的炎症小体被接触致敏原激活，导致生物学活化的IL-1β 和 IL-18的释放。相应地，炎症小体缺乏的鼠（ASC-和NALP3-敲除鼠）表现出对接触致敏原的应答受损[113]。IL-1β 的诱导似乎具有半抗原特异性，因为使用刺激物和耐受抗原未观察到该现象。此外，其他细胞因子，包括趋化因子、TNF-α 和GM-CSF，都有助于APC的活化和迁徙。因此，半抗原本身，通过自己的能力就能诱导出特异的细胞因子模式，表明半抗原可作为激活APCs和诱导致敏的最初诱发者（见图4.14）。

半抗原在区域淋巴结内被APCs提呈，引起表达相应TCR的初始T细胞活化，并最终产生效应细胞。与由$CD4^+$T细胞介导的其他类型迟发型超敏反应不同，大多数由半抗原诱导的T细胞反应主要由$CD8^+$T细胞参与[112]。此外，抑制CHS反应的Tregs也被诱导。效应性T细胞与Tregs之间的平衡似乎取决于抗原的量，因为极低量的半抗原并不能致敏，反而引起耐受[89]。

## CHS的激发

在皮肤引流淋巴结中，已接触过抗原的T细胞表达皮肤归巢标记CLA，因此能进入皮肤[71]。当这些T细胞在皮肤内与APCs提呈的相关半抗原相遇后，T细胞被激活。然而，与致敏阶段不同的是，抗原可由其他细胞（如角质形成细胞、真皮肥大细胞以及巨噬细胞等）有效地提呈，至少能以MHC Ⅰ类分子限制性模式提呈抗原[112]。换言之，在应答早期半抗原作用部位浸润的炎症细胞均可能行使APCs的功能。

CHS反应最早期的组织病理学表现为肥大细胞脱颗粒、血管扩张、中性粒细胞以及随后的单核细胞及T细胞浸润（图4.15）。然而，过敏性接触性皮炎的病理生理学机制是明确T细胞依赖性的，因为在T细胞缺陷的小鼠不能启动CHS反应。另外，小量半抗原足以刺激半抗原特异性T细胞，却不足以诱发CHS反应。这提示CHS反应的诱发除了需要半抗原特异性识别外，还需要半抗原自身以剂量依赖的方式提供促炎症因子的刺激[114]。

## 角质形成细胞作为免疫靶点和始动者

除分泌大量的促炎和抗炎细胞因子外（如分别为IL-1和IL-10），角质形成细胞还可以表达免疫相关的表面分子。因此角质形成细胞不仅可以作为效应细胞，也可以作为免疫应答靶点。与其他有核细胞一样，角质形成细胞可表达MHC Ⅰ类分子，因此可以受到$CD8^+$Tc细胞攻击，特别是病毒感染后。MHC Ⅰ类分子限制性T细胞介导的细胞溶解似乎参与了CHS、扁平苔藓、固定性药疹、皮肤移植物抗宿主病（GVDH）以及单纯疱疹病毒感染。

正常情况下，角质形成细胞并不表达MHC Ⅱ类分子，但在炎症条件下可诱导表达[115]。角质形成细胞表达MHC Ⅱ类分子的主要诱导物是IFN-γ。相应

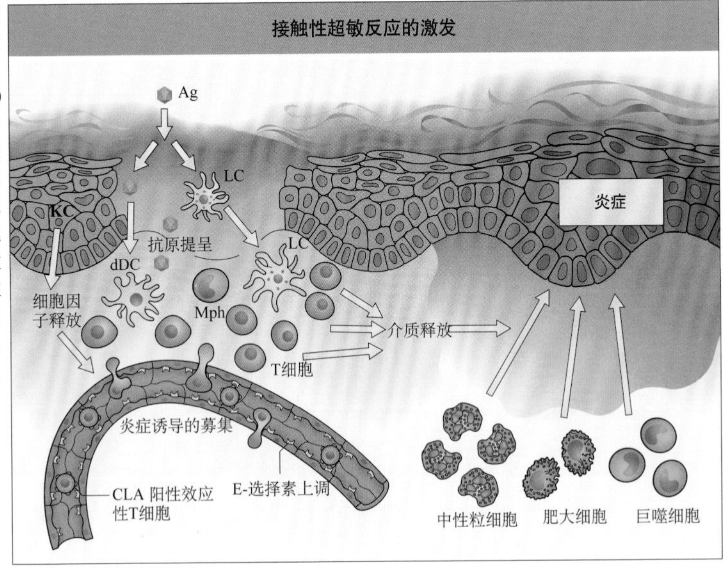


**图4.15 接触性超敏反应的激发。**接触性变应原（allergens，Ag）作用于一个已致敏个体会引起角质形成细胞（keratinocytes，KCs）和朗格汉斯细胞（Langerhans，LCs）分泌细胞因子。这些细胞因子诱导黏附分子的表达和上皮细胞的活化，最终可以趋化白细胞等向抗原接触位置移动。这些细胞中，LCs、真皮树突状细胞（dermal dendritic cells，dDCs）或浸润的巨噬细胞（macrophages，Mphs）通过抗原提呈将效应T细胞激活。抗原特异性T细胞的再次激活诱导T细胞细胞因子的释放。也吸引了其他炎症细胞，包括粒细胞和巨噬细胞，最终产生了接触性皮炎的临床表现。CLA，皮肤淋巴细胞抗原

地，在有显著淋巴细胞浸润时，常见角质形成细胞表达 MHC Ⅱ类分子。一些研究提示表达 MHC Ⅱ类分子的角质形成细胞能够诱导 $CD4^+$ T 细胞系增殖，但不诱导静息 T 细胞。然而，需要注意的是，尽管能够表达 MHC Ⅱ类分子，角质形成细胞并不能诱导初级 T 细胞应答，这也是和 APCs 的主要区别。

另一方面，如果过表达免疫相关分子，角质形成细胞也可能发挥病理作用。过表达 IFN-γ（一种不来源于角质形成细胞的细胞因子）的转基因鼠，其表皮基底层会出现自身免疫表现[116]。当 LCs 被角质形成细胞通过 CD40/CD40L 相互作用持续激活时也可以诱导自身免疫。表皮基底层过表达 CD40L 的转基因鼠，表皮 LCs 数目明显减少，这可能是 CD40 激活的 LCs 迁出所致[117]。这些小鼠会出现皮肤慢性炎症，随着时间的进展，可表现出系统性红斑狼疮样特征（如淋巴结病、抗核抗体阳性及蛋白尿等）。这些模型提示角质形成细胞不但可以作为免疫系统的靶点，在特定条件下也可以直接启动免疫应答过程。

（王诗琪译　刘　洁校　晋红中审）

# 参考文献


1. Streilein JW. Skin-associated lymphoid tissues (SALT): origins and functions. J Invest Dermatol 1983;80(Suppl.):12s–6s.
2. Parkin J, Cohen B. An overview of the immune system. Lancet 2001;357:1777–89.
3. Medzhitov R, Janeway C Jr. Innate immunity. N Engl J Med 2000;343:338–44.
4. Walport MJ. Complement. First of two parts. N Engl J Med 2001;344:1058–66.
5. Akira S, Takeda K. Toll-like receptor signalling. Nat Rev Immunol 2004;4:499–511.
6. Akira S, Takeda K, Kaisho T. Toll-like receptors: critical proteins linking innate and acquired immunity. Nat Immunol 2001;2:675–80.
7. McInturff JE, Modlin RL, Kim J. The role of toll-like receptors in the pathogenesis and treatment of dermatological disease. J Invest Dermatol 2005;125:1–8.
8. Contassot E, Beer HD, French LE. Interleukin-1, inflammasomes, autoinflammation and the skin. Swiss Med Wkly 2012;142:w13590.
9. Harder J, Schröder JM. Psoriatic scales: a promising source for the isolation of human skin-derived antimicrobial proteins. J Leukoc Biol 2005;77:476–86.
10. Gläser R, Harder J, Lange H, et al. Antimicrobial psoriasin (S100A7) protects human skin from *Escherichia coli* infection. Nat Immunol 2005;6:57–64.
11. Ong PY, Ohtake T, Brandt C, et al. Endogenous antimicrobial peptides and skin infections in atopic dermatitis. N Engl J Med 2002;347:1151–60.
12. Harder J, Dressel S, Wittersheim M, et al. Enhanced expression and secretion of antimicrobial peptides in atopic dermatitis and after superficial skin injury. J Invest Dermatol 2010;130:1355–64.
13. Gläser R, Navid F, Schuller W, et al. UV B radiation induces the expression of antimicrobial peptides in human keratinocytes in vitro and in vivo. J Allergy Clin Immunol 2009;123:1117–23.
14. Yang D, Chertov O, Bykovskaia SN, et al. Beta-defensins: linking innate and adaptive immunity through dendritic and T cell CCR6. Science 1999;286:525–8.
15. Lande R, Gregorio J, Facchinetti V, et al. Plasmacytoid dendritic cells sense self-DNA coupled with antimicrobial peptide. Nature 2007;449:564–9.
16. Thomson AW. The cytokine handbook. 2nd ed. London: Academic Press; 1996.
17. Cyster JG. Chemokines and cell migration in secondary lymphoid tissue. Science 1999;286:2098–102.
18. Aderem A, Underhill DM. Mechanisms of phagocytosis in macrophages. Annu Rev Immunol 1999;17:593–623.
19. von Andrian UH, Mackay CR. T-cell function and migration. Two sides of the same coin. N Engl J Med 2000;343:1020–34.
20. Nauseef WM, Borregaard N. Neutrophils at work. Nat Immunol 2014;15:602–11.
21. Robinson DS, Kay AB, Wardlaw AJ. Eosinophils. Clin Allergy Immunol 2002;16:43–75.
22. Abraham SN, Arock M. Mast cells and basophils in innate immunity. Semin Immunol 1998;10:373–81.
23. Fureder W, Agis H, Willheim M, et al. Differential expression of complement receptors on human basophils and mast cells. Evidence for mast cell heterogeneity and CD88/C5aR expression on skin mast cells. J Immunol 1995;155:3152–60.
24. Raulet DH. Development and tolerance of natural killer cells. Curr Opin Immunol 1999;11:129–34.
25. Delves PJ, Roitt IM. The immune system. First of two parts. N Engl J Med 2000;343:37–49.
26. Langerhans P. Über die Nerven der menschlichen Haut. Virchows Arch A Pathol Pathol Anat 1868;44: 325.
27. Katz SI, Tamaki K, Sachs DH. Epidermal Langerhans cells are derived from cells originating in bone marrow. Nature 1979;282:324–6.
28. Hosoi J, Murphy GF, Egan CL, et al. Regulation of Langerhans cell function by nerves containing calcitonin gene-related peptide. Nature 1993;363:159–63.
29. Valladeau J, Ravel O, Dezutter-Dambuyant C, et al. Langerin, a novel C-type lectin specific to Langerhans cells, is an endocytic receptor that induces the formation of Birbeck granules. Immunity 2000;12:71–81.
30. Merad M, Ginhoux F, Collin M. Origin, homeostasis and function of Langerhans cells and other langerin-expressing dendritic cells. Nat Rev Immunol 2008;8:935–47.
31. Kubo A, Nagao K, Yokouchi M, et al. External antigen uptake by Langerhans cells with reorganization of epidermal tight junction barriers. J Exp Med 2009;206:2937–46.
32. Stingl G, Maurer D, Hauser C, Wolff K. The epidermis: an immunologic microenvironment. In: Freedberg IM, Eisen AZ, Wolff K, et al., editors. Fitzpatrick's dermatology in general medicine, vol. 1. New York: McGraw-Hill; 1999. p. 343–70.
33. Wang B, Rieger A, Kilgus O, et al. Epidermal Langerhans cells from normal human skin bind monomeric IgE via Fc epsilon RI. J Exp Med 1992;175:1353–65.
34. Nagao K, Kobayashi T, Moro K, et al. Stress-induced production of chemokines by hair follicles regulates the trafficking of dendritic cells in skin. Nat Immunol 2012;13:744–52.
35. Banchereau J, Steinman RM. Dendritic cells and the control of immunity. Nature 1998;392:245–52.
36. Ardavin C, Martinez del Hoyo G, Martin P, et al. Origin and differentiation of dendritic cells. Trends Immunol 2001;22:691–700.
37. Maldonado-Lopez R, De Smedt T, Michel P, et al. CD8α+ and CD8α- subclasses of dendritic cells direct the development of distinct T helper cells in vivo. J Exp Med 1999;189:587–92.
38. Rissoan MC, Soumelis V, Kadowaki N, et al. Reciprocal control of T helper cell and dendritic cell differentiation. Science 1999;283:1183–6.
39. Stary G, Bangert C, Tauber M, et al. Tumoricidal activity of TLR7/8-activated inflammatory dendritic cells. J Exp Med 2007;204:1441–51.
40. Langenkamp A, Messi M, Lanzavecchia A, Sallusto F. Kinetics of dendritic cell activation: impact on priming of TH1, TH2 and nonpolarized T cells. Nat Immunol 2000;1:311–16.
41. Jonuleit H, Schmitt E, Schuler G, et al. Induction of interleukin 10-producing, nonproliferating CD4(+) T cells with regulatory properties by repetitive stimulation with allogeneic immature human dendritic cells. J Exp Med 2000;192:1213–22.
42. Toews GB, Bergstresser PR, Streilein JW. Epidermal Langerhans cell density determines whether contact hypersensitivity or unresponsiveness follows skin painting with DNFB. J Immunol 1980;124: 445–53.
43. Bennett CL, van Rijn E, Jung S, et al. Inducible ablation of mouse Langerhans cells diminishes but fails to abrogate contact hypersensitivity. J Cell Biol 2005;169:569–76.
44. Kissenpfennig A, Henri S, Dubois B, et al. Dynamics and function of Langerhans cells in vivo: dermal dendritic cells colonize lymph node areas distinct from slower migrating Langerhans cells. Immunity 2005;22:643–54.
45. Kaplan DH, Jenison MC, Saeland S, et al. Epidermal Langerhans cell-deficient mice develop enhanced contact hypersensitivity. Immunity 2005;23: 611–20.
46. Schuler G, Steinman RM. Murine epidermal Langerhans cells mature into potent immunostimulatory dendritic cells in vitro. J Exp Med 1985;161:526–46.
47. Weiss JM, Sleeman J, Renkl AC, et al. An essential role for CD44 variant isoforms in epidermal Langerhans cell and blood dendritic cell function. J Cell Biol 1997;137:1137–47.
48. Price AA, Cumberbatch M, Kimber I, Ager A. Alpha 6 integrins are required for Langerhans cell migration from the epidermis. J Exp Med 1997;186:1725–35.
49. Margulies DH. Interactions of TCRs with MHC-peptide complexes: a quantitative basis for mechanistic models. Curr Opin Immunol 1997;9:390–5.
50. Pamer E, Cresswell P. Mechanisms of MHC class I-restricted antigen processing. Annu Rev Immunol 1998;16:323–58.
51. Watts C. Capture and processing of exogenous antigens for presentation on MHC molecules. Annu Rev Immunol 1997;15:821–50.
52. Watts C. Antigen processing in the endocytic compartment. Curr Opin Immunol 2001;13:26–31.
53. Guermonprez P, Amigorena S. Pathways for antigen cross presentation. Springer Semin Immunopathol 2005;26:257–71.
54. Kruisbeek AM. Regulation of T cell development by the thymic microenvironment. Semin Immunol 1999;11:1–2.
55. Fink PJ, Bevan MJ. Positive selection of thymocytes. Adv Immunol 1995;59:99–133.
56. Anderson G, Moore NC, Owen JJT, Jenkinson EJ. Cellular interactions in thymocyte development. Annu Rev Immunol 1996;14:73–99.
57. Kruisbeek AM, Amsen D. Mechanisms underlying T-cell tolerance. Curr Opin Immunol 1996;8:233–44.
58. Ellmeier W, Sawada S, Littman DR. The regulation of CD4 and CD8 coreceptor gene expression during T cell development. Annu Rev Immunol 1999;17:523–54.
59. Garcia KC, Teyton L, Wilson IA. Structural basis of T cell recognition. Annu Rev Immunol 1999;17:369–97.
60. Born W, Cady C, Jones-Carson J, et al. Immunoregulatory functions of gamma delta T cells. Adv Immunol 1999;71:77–144.
61. Tonegawa S. Somatic generation of antibody diversity. Nature 1983;302:575–81.
62. Agrawal A, Schatz DG. RAG1 and RAG2 form a stable postcleavage synaptic complex with DNA containing

signal ends in V(D)J recombination. Cell 1997;89:43–53.
63. Schwarz K, Gauss GH, Ludwig L, et al. RAG mutations in human B cell-negative SCID. Science 1996;274:97–9.
64. Malissen B, Ardouin L, Lin SY, et al. Function of the CD3 subunits of the pre-TCR and TCR complexes during T cell development. Adv Immunol 1999;72:103–48.
65. van Leeuwen JE, Samelson LE. T cell antigen-receptor signal transduction. Curr Opin Immunol 1999;11:242–8.
66. Tamada K, Chen L. T lymphocyte costimulatory molecules in host defense and immunologic diseases. Ann Allergy Asthma Immunol 2000;85:164–75.
67. Leitner J, Grabmeier-Pfistershammer K, Steinberger P. Receptors and ligands implicated in human T cell costimulatory processes. Immunol Lett 2010;128:89–97.
68. Greenfield EA, Nguyen KA, Kuchroo VK. CD28/B7 costimulation: a review. Crit Rev Immunol 1998;18:389–418.
69. Salomon B, Bluestone JA. Complexities of CD28/B7: CTLA-4 costimulatory pathways in autoimmunity and transplantation. Annu Rev Immunol 2001;19:225–52.
70. Sallusto F, Lenig D, Förster R, et al. Two subsets of memory T lymphocytes with distinct homing potentials and effector functions. Nature 1999;401:708–12.
71. Robert C, Kupper TS. Inflammatory skin diseases, T cells, and immune surveillance. N Engl J Med 1999;341:1817–28.
72. Clark RA. Skin-resident T cells: the ups and downs of on site immunity. J Invest Dermatol 2010;130: 362–70.
73. Delves PJ, Roitt IM. The immune system. Second of two parts. N Engl J Med 2000;343:108–17.
74. Mosmann TR, Sad S. The expanding universe of T-cell subsets: Th1, Th2 and more. Immunol Today 1996;17:138–46.
75. Austrup F, Vestweber D, Borges E, et al. P- and E-selectin mediate recruitment of T-helper-1 but not T-helper-2 cells into inflamed tissues. Nature 1997;385:81–3.
76. Hsieh CS, Macatonia SE, Tripp CS, et al. Development of TH1 CD4+ T cells through IL-12 produced by Listeria-induced macrophages. Science 1993;260:547–9.
77. Biedermann T, Zimmermann S, Himmelreich H, et al. IL-4 instructs TH1 responses and resistance to Leishmania major in susceptible BALB/c mice. Nat Immunol 2001;2:1054–60.
78. O'Garra A, Arai N. The molecular basis of T helper 1 and T helper 2 cell differentiation. Trends Cell Biol 2000;10:542–50.
79. Trinchieri G. Interleukin-12: a cytokine at the interface of inflammation and immunity. Adv Immunol 1998;70:83–243.
80. Weiner HL. Induction and mechanism of action of transforming growth factor-beta-secreting Th3 regulatory cells. Immunol Rev 2001;182:207–14.
81. Cosmi L, Maggi L, Santarlasci V, et al. T helper cells plasticity in inflammation. Cytometry A 2014;85: 36–42.
82. Miossec P, Korn T, Kuchroo VK. Interleukin-17 and type 17 helper T cells. N Engl J Med 2009;361:888–98.
83. Milner JD, Brenchley JM, Laurence A, et al. Impaired T(H)17 cell differentiation in subjects with autosomal dominant hyper-IgE syndrome. Nature 2008;452:773–6.
84. Cargill M, Schrodi SJ, Chang M, et al. A large-scale genetic association study confirms IL12B and leads to the identification of IL23R as psoriasis-risk genes. Am J Hum Genet 2007;80:273–90.
85. Leonardi CL, Kimball AB, Papp KA, et al. Efficacy and safety of ustekinumab, a human interleukin-12/23 monoclonal antibody, in patients with psoriasis: 76-week results from a randomised, double-blind, placebo-controlled trial (PHOENIX 1). Lancet 2008;371:1665–74.
86. Eyerich S, Eyerich K, Pennino D, et al. Th22 cells represent a distinct human T cell subset involved in epidermal immunity and remodeling. J Clin Invest 2009;119:3573–85.
87. Andersen MH, Schrama D, Thor Straten P, Becker JC. Cytotoxic T cells. J Invest Dermatol 2006;126:32–41.
88. Mosmann TR, Li L, Sad S. Functions of CD8 T-cell subsets secreting different cytokine patterns. Semin Immunol 1997;9:87–92.
89. Steinbrink K, Sorg C, Macher E. Low zone tolerance to contact allergens in mice: a functional role for CD8+ T helper type 2 cells. J Exp Med 1996;183:759–68.
90. Miller JF, Basten A. Mechanisms of tolerance to self. Curr Opin Immunol 1996;8:815–21.
91. Beissert S, Schwarz A, Schwarz T. Regulatory T cells. J Invest Dermatol 2006;126:15–24.
92. Groux H, O'Garra A, Bigler M, et al. A CD4+ T-cell subset inhibits antigen-specific T-cell responses and prevents colitis. Nature 1997;389:737–42.
93. Sakaguchi S. Naturally arising CD4+ regulatory T cells for immunologic self-tolerance and negative control of immune responses. Annu Rev Immunol 2004;22:531–62.
94. Hori S, Nomura T, Sakaguchi S. Control of regulatory T cell development by the transcription factor Foxp3. Science 2003;299:1057–61.
95. Workman CJ, Szymczak-Workman AL, Collison LW, et al. The development and function of regulatory T cells. Cell Mol Life Sci 2009;66:2603–22.
96. Schwarz A, Maeda A, Kernebeck K, et al. Prevention of UV radiation-induced immunosuppression by IL-12 is dependent on DNA repair. J Exp Med 2005;201: 173–9.
97. Roncarolo MG, Levings MK, Traversari C. Differentiation of T regulatory cells by immature dendritic cells. J Exp Med 2001;193:F5–9.
98. Bendelac A, Rivera MN, Park SH, Roark JH. Mouse CD1-specific NK1 T cells: development, specificity, and function. Annu Rev Immunol 1997;15:535–62.
99. Moodycliffe AM, Nghiem D, Clydesdale G, Ullrich SE. Immune suppression and skin cancer development: regulation by NKT cells. Nat Immunol 2000;1:521–5.
100. Stenger S, Modlin RL. T cell mediated immunity to *Mycobacterium tuberculosis*. Curr Opin Microbiol 1999;2:89–93.
101. Payer E, Elbe A, Stingl G. Epidermal T lymphocytes – ontogeny, features and function. Springer Semin Immunopathol 1992;13:315–31.
102. Montaldo E, Vacca P, Moretta L, Mingari MC. Development of human natural killer cells and other innate lymphoid cells. Semin Immunol 2014;26:107–13.
103. Butcher EC, Picker LJ. Lymphocyte homing and homeostasis. Science 1996;272:60–6.
104. Campbell JJ, Bowman EP, Murphy K, et al. 6-C-kine (SLC), a lymphocyte adhesion-triggering chemokine expressed by high endothelium, is an agonist for the MIP-3β receptor CCR7. J Cell Biol 1998;141:1053–9.
105. Picker LJ, Kishimoto TK, Smith CW, et al. ELAM-1 is an adhesion molecule for skin-homing T cells. Nature 1991;349:796–9.
106. Fuhlbrigge RC, Kieffer JD, Armerding D, Kupper TS. Cutaneous lymphocyte antigen is a specialized form of PSGL-1 expressed on skin-homing T cells. Nature 1997;389:978–81.
107. Davies DR, Metzger H. Structural basis of antibody function. Annu Rev Immunol 1983;1:87–117.
108. Stingl G, Maurer D. IgE-mediated allergen presentation via Fc epsilon RI on antigen-presenting cells. Int Arch Allergy Immunol 1997;113:24–9.
109. Chen K, Xu W, Wilson M, et al. Immunoglobulin D enhances immune surveillance by activating antimicrobial, proinflammatory and B cell-stimulating programs in basophils. Nat Immunol 2009;10: 889–98.
110. Mond JJ, Vos Q, Lees A, Snapper CM. T cell independent antigens. Curr Opin Immunol 1995;7:349–54.
111. Tew JG, Wu J, Fakher M, et al. Follicular dendritic cells: beyond the necessity of T-cell help. Trends Immunol 2001;22:361–7.
112. Grabbe S, Schwarz T. Immunoregulatory mechanisms involved in elicitation of allergic contact hypersensitivity. Immunol Today 1998;19:37–44.
113. Watanabe H, Gaide O, Pétrilli V, et al. Activation of the IL-1beta-processing inflammasome is involved in contact hypersensitivity. J Invest Dermatol 2007;127:1956–63.
114. Grabbe S, Steinert M, Mahnke K, et al. Dissection of antigenic and irritative effects of epicutaneously applied haptens in mice. Evidence that not the antigenic component but nonspecific proinflammatory effects of haptens determine the concentration-dependent elicitation of allergic contact dermatitis. J Clin Invest 1996;98:1158–64.
115. Volc-Platzer B, Majdic O, Knapp W, et al. Evidence of HLA-DR antigen biosynthesis by human keratinocytes in disease. J Exp Med 1984;159:1784–9.
116. Seery JP, Carroll JM, Cattell V, Watt FM. Antinuclear autoantibodies and lupus nephritis in transgenic mice expressing interferon gamma in the epidermis. J Exp Med 1997;186:1451–9.
117. Mehling A, Loser K, Varga G, et al. Overexpression of CD40 ligand in murine epidermis results in chronic skin inflammation and systemic autoimmunity. J Exp Med 2001;194:615–28.

# 第 5 章　皮肤神经生理学

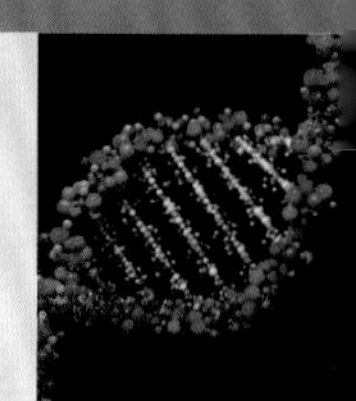

Gil Yosipovitch，Tasuku Akiyama

**要点**

- 瘙痒感受性 C 类神经元可分为对组胺及对刺毛黧豆应答的两亚类，进而激活不同的丘脑脊髓束神经元。
- 外周瘙痒介质包括组胺、蛋白酶、白介素 -31；中枢瘙痒介质包括阿片样物质、胃泌素释放肽、B 型钠尿肽。
- 慢性瘙痒和慢性疼痛之间存在着重叠，包括在多个脑部区域激活和相关的神经介质及受体方面，如神经生长因子、神经营养因子 4、瞬时受体电位（TRP）通道。
- 皮肤神经纤维和角质层之间存在着重要的关联，这可能是屏障功能损害相关瘙痒（如干皮病，特应性皮炎）的发病机制。
- 局部及系统联合用药降低瘙痒敏感性以拮抗相应的介质是很有希望的治疗策略。

## 引言

皮肤是一个感觉器官，富含密集的高度特异性的感觉**传入**神经，可传递疼痛、瘙痒、触觉、温度觉、振动觉、压力觉等（表 5.1）；同时也存在自主**传出**纤维。神经纤维分泌神经肽类如 P 物质、降钙素基因相关肽（calcitonin gene related peptide，CGRP）、神经生长因子（nerve growth factor，NGF）及其他神经营养因子，可发挥多种效应包含免疫调节效应。瘙痒（itch；pruritus）是许多皮肤疾病的主要症状。几乎所有的炎症性皮肤病都会引起瘙痒，这是患者往往不能忍受的症状。瘙痒也常发生于系统相关疾病（如肾衰竭，胆汁淤积，见第 6 章），精神类疾患（见第 7 章），及神经纤维的损伤[1-2]。瘙痒为一种多维度现象，具有感觉识别、认知、评估和激发等成分。大多数情况下，瘙痒是由于脑-皮肤轴系统相互作用的结果。

瘙痒和疼痛有许多相似性。两者都是不愉快的感觉经历，能够影响个人生活质量。但是二者引起的行为反应形式不同：疼痛引起退缩反射，而瘙痒引起搔抓反射[3]。尽管瘙痒是一种常见症状，是非常初级的感觉，几乎每个两条腿或四条腿的生物都会有此感受。为了揭示其发病机制以便能有效控制瘙痒，人们仍然进行着艰难的医学科学探索。

瘙痒与搔抓密不可分，在有些语言中，瘙痒与搔抓使用同一个词。瘙痒仅限于皮肤、气管黏膜和一些黏膜皮肤交界部位（如结合膜）。有意思的是，位于真皮网状层及皮下脂肪的神经似乎并不传导瘙痒。

## 瘙痒通路

瘙痒的神经生理学包括特殊的瘙痒介质及外周、中枢传导瘙痒的神经纤维[4-6]。直到 20 世纪中期，瘙痒作为一种完全独立于痛觉的概念才被广泛接受。新近的研究已清楚地发现了传递痒觉的组胺敏感及组胺不敏感的 C 神经纤维[7-8]。传导痒觉的 C 神经纤维传导速度慢（0.3 ～ 1.0 m/s）但支配区域广。

**组胺敏感**的 C 神经纤维，对热刺激及致痒刺激敏感，但对机械刺激不敏感。相反地，大部分 C 神经纤维对机械刺激和热刺激敏感，但是对组胺不敏感[9]。这些 C 神经纤维对瘙痒及温度同时敏感解释了瘙痒在温暖环境中加重的原因。然而，口服抗组胺药对大多数瘙痒无效说明了其他神经纤维也参与了对瘙痒的感

**表 5.1　支配皮肤的主要传入神经元**

| 神经纤维 | 直径 | 髓鞘形成 | 传导速度 | 刺激反应 |
|---|---|---|---|---|
| A-beta（Aβ） | 大 | + | ＞ 30 m/s | 轻微触摸<br>移动刺激 |
| A-delta（Aδ） | 小 | + | 2 ～ 30 m/s | 疼痛（伤害感受器）<br>瘙痒，刺毛黧豆敏感的‡<br>温度<br>机械性 |
| C | 小 | — | ＜ 2 m/s | 疼痛（伤害感受器）<br>瘙痒 *（组胺敏感的）†<br>瘙痒 *（刺毛黧豆敏感的）‡<br>温度†<br>机械性 |

* 约 5% 的 C 神经纤维传导瘙痒。
‡ 传导瘙痒伴有烧灼感；同时对机械刺激敏感。
† 单独的传导瘙痒及温度刺激的 C 神经纤维，对机械刺激不敏感

知中[10]。

事实上，另外一种**非组胺敏感**的C神经纤维平行传导瘙痒的通路，也在人类的外周神经系统及灵长类的丘脑脊髓束中发现[10-11]。这些神经纤维能够被局部的刺毛黧豆的毛刺（*Mucuna pruriens*）激活，当皮肤被摩擦、插入、注入时，会诱发一阵强烈的痒感，不产生组胺敏感轴反射[12]。刺毛黧豆的毛刺诱发的瘙痒通过释放黧豆酶，进而激活蛋白酶活化受体（PAR）-2及PAR-4[13]。刺毛黧豆敏感神经纤维传导一种灼热感伴痒感，同样对机械及其他刺激敏感。PAR-2受体在特应性皮炎患者的瘙痒介导中占有重要作用[14]（见第12章）。组胺不敏感、由黧豆刺激引起的多觉C神经纤维与慢性瘙痒也具有临床相关性。除了C神经纤维，A-delta神经纤维也主要参与了刺毛黧豆诱发瘙痒的快时相电位[15]。

其他非组胺敏感的C神经纤维对β-丙氨酸有反应，可激活不同的灵长类感觉神经元群体[16-17]。皮内注射β-丙氨酸诱发的瘙痒不会引起风团及潮红反应。MAS-相关G蛋白偶联受体D（MAS-related G protein-coupled receptor D，MrgprD）是一个β-丙氨酸受体，仅表达在这些C神经纤维上。在小鼠中，toll样受体7（toll-like receptor 7，TLR7）表达在C神经纤维上，对瘙痒而非疼痛有重要作用（尤其是非组胺致痒源引发的）；然而其在人类瘙痒中的作用仍有争议[18]。

已在动物模型上发现了许多神经介质及受体，但是他们在人类瘙痒病理生理中的作用仍有待探索[19-20]。小鼠脊髓中的胃泌素释放肽受体（gastrin-releasing peptide receptor，GRPR）-阳性神经元传导痒觉，而非痛觉，通过VGLUT2-介导的信号转导通路[21]。小鼠及灵长类动物中皮肤神经纤维过表达胃泌素释放肽及脊髓中过表达GPRP与慢性瘙痒有关[19-20, 22]。B型钠尿肽是一种瘙痒选择性神经肽，主要表达在脊髓背根神经元，在小鼠中的表达程度较大鼠及人类中更高[23-24]。P物质前体–前速激肽原A，对瘙痒及有害刺激有反应，也由鼠背角神经元的一个特殊群体表达[25]。

另外一个重要现象是人感知到的痒觉存在着很大的差别[26-30]。患者的描述有烧灼感、刺痒觉、虫爬感和挠痒感。这些差别在神经生理学和心理学方面的联系还不清楚。近期对瘙痒问卷调查所获得的信息能够帮助我们更好地理解不同特征的瘙痒及其在不同皮肤疾病中的特点[31]。

## 到达高级神经系统中枢的中央通路

瘙痒感受性C神经纤维与二级传导神经元的突触位于脊髓背角的灰质内（图5.1）。这些神经元在脊髓丘脑侧束中通过并上升至丘脑。近期在猫体内用细胞外记录发现一群特殊的层状体Ⅰ脊丘束神经元亚类，可通过离子透入法导入组胺而兴奋[32]。灵长类动物的神经生理学实验表明刺毛黧豆诱导的瘙痒可刺激一群脊髓丘脑束中非组胺介导瘙痒的神经元[11]。功能性MRI及正电子发射断层成像（PET）对人类研究所得到的结果显示组胺及刺毛黧豆激活大脑的不同区域，说明了脊髓上的瘙痒处理及应答的搔抓反应[33-37]。

在健康人中，组胺或刺毛黧豆诱发的瘙痒可引起

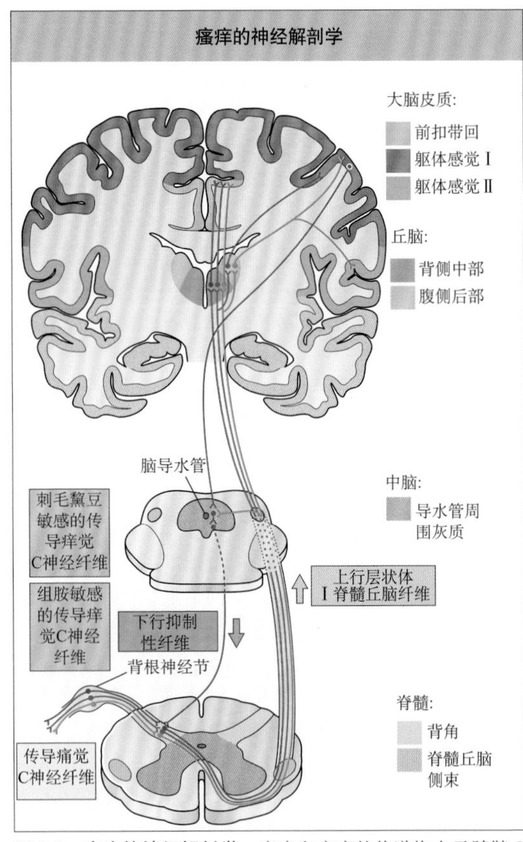


**图5.1　瘙痒的神经解剖学**。瘙痒和疼痛的传递均由无髓鞘C神经纤维激活位于脊髓背角的神经元层状体Ⅰ亚群进行。两类痒觉-C纤维神经元（分别对组胺和刺毛黧豆敏感）通过脊髓丘脑侧束通路传导，并投射到丘脑。瘙痒的信息加工过程激活多个大脑区域，与疼痛所涉及的区域相似（见表5.4）。伴随疼痛的刺激能减轻瘙痒程度，这可能是通过一种中脑导水管活化所产生的下行抑制机制。在小鼠模型上，胃泌素释放肽受体阳性的神经元在脊髓中传导瘙痒（非疼痛）；这些神经元在人类中的作用还未可知（Adapted from Yosipovitch G. Pruritus: an update. Curr Probl Dermatol. 2003; 15: 137-64.）

扣带回前、后部，楔叶，躯体感觉区Ⅰ、Ⅱ，缘上回，顶下小叶，岛叶-屏状核复合体的激活。相较于前述大多数区域，刺毛黧豆可激活更广泛的区域，包括岛叶皮层，屏状核，基底神经节，壳核，刺激对侧的丘脑核[33]。在一项研究中，特应性皮炎患者较普通人表现出更为活跃的扣带回后部和楔叶，处理综合任务的皮层区域，包含视觉空间影像，情景记忆检索，自我认知[38]。这些说明了特应性人群中的瘙痒的情感经历，其脑激活程度与瘙痒程度及病情严重性的相关性[38]。

在健康人群中，搔抓可抑制扣带回的活化并激活前额叶及小脑。小脑在瘙痒-搔抓循环中可能具有重要作用[39-40]。搔抓可抑制灵长类动物中组胺诱发的丘脑脊髓神经元活动，但不包括自发活动或疼痛激活的活动[41]。自我搔抓可激活大脑参与奖励机制过程的区域，包括纹状体和黑质体。当这些应答与搔抓带来的愉悦相关，该激活区域则和瘙痒环节产生进一步关联[42]。

多个脑部区域的活动意味着缺少独立的瘙痒中心，也可解释为痒觉的多样性。疼痛可表现出类似的脑活动形式，涉及多个相同的皮质区域[43-44]（见图 5.1）。

看见其他人搔抓会诱发痒感及搔抓冲动[45]。心理生理学表明特应性皮炎患者暴露于瘙痒相关的视觉线索里，瘙痒的感知会被强化[45]。近期研究通过功能性 MRI 表明“传染性瘙痒”激活瘙痒感知相关的神经区域，包括前岛叶、原发躯体感觉区、前额叶、运动前区皮质、纹状体[46, 46a]。然而，仍需更多的研究证实如下假说，瘙痒“传染”涉及相关皮质网络，如前额叶“镜像神经元”的加工处理。

### 痒觉感受器单位

去除表皮后痒觉消失，推测痒觉感受器单元主要位于该表皮层。光镜和超微结构研究人类皮肤可以发现表皮内存在着神经纤维，其“游离”的非特异性神经末梢延伸至颗粒层[47]。表皮中 C 神经纤维的亚类表达 Mrgprs，尤其是 MrgprX1，参与了氯喹诱发的瘙痒（见图 5.2F）[47]。一种内源性蛋白酶-组织蛋白酶 S（Cathepsin S），可以剪切并激活在小鼠中引起搔抓行为的 MrgprC11 及人类中的 MrgprX2[48]；进而激活 PAR-2/4 受体（图 5.2）。在小鼠中，表达 MrgprA3 的神经元将瘙痒特异性信息转达给脊髓[49]。

角质形成细胞表达一系列参与瘙痒的神经介质及受体（表 5.2）。包括阿片样物质、蛋白酶、P 物质、NGF、神经营养因子 4 及它们各自的受体，包括 μ- 及 κ - 阿片样受体、PAR-2、神经营养酪氨酸激酶受体 1 型［NTRK1（TRKA）］和瞬时受体电位钒离子通道（尤其是 TRPV1 和 TRPV3）。角质形成细胞也有类似于传导疼痛的 C 神经纤维上的 ATP 门离子通道和腺苷酸受体配体。这些同神经纤维结构的相似性说明角质形成细胞也参与了瘙痒的产生及传导上。PAR-2 受体认为参与到了特应性皮炎的瘙痒及介导了刺毛黧豆诱导的瘙痒（见上）。组织蛋白酶 S 也通过 PAR-2/4 受体及如前所述的 Mrgprs 诱导了瘙痒[50]。

表 5.2 瘙痒的主要介质：产生瘙痒、疼痛的相对效能

| 介质 | 瘙痒 | 疼痛 |
|---|---|---|
| **原发介质** | | |
| 组胺 | +++ * | + * |
| 类胰蛋白酶（蛋白酶） | +++ | + |
| 组织蛋白酶 S（蛋白酶） | +++ | ? |
| 白介素 -31 | +++ | ? |
| **继发介质** | | |
| 前列腺素 $E_{1,2}$ | + † | + |
| P 物质 ‡ | + | + |
| μ- 阿片样受体激动剂 | ++ | − |
| 神经生长因子（NGF） | + | ++ |
| 白介素 -2 | +++ | +/− |

* 浅部（表皮内）注射组胺引起瘙痒；深度真皮注射引起疼痛。
† 其他介质降低了瘙痒的阈值。
‡ 肥大细胞释放组胺产生的部分作用。
+/−，极弱或无效；+，弱效；++，中效；+++，高效；−，无效

## 瘙痒介质

外周和中枢的介质在瘙痒发生中起着重要作用，包括组胺、蛋白酶、P 物质、阿片样物质、NGF 和前列腺素。在炎症性皮肤病中，前炎症因子可产生瘙痒和其他炎症表现，特别是血管扩张引起的红斑及血管通透性增强引起的水肿。根据其所产生的反应（包括瘙痒），将主要介质的大致效能列于表 5.2 中。某些介质通过刺激肥大细胞释放组胺和类胰蛋白酶，间接引发瘙痒或增强前列腺素 $E_1$、$E_2$ 的作用。

### 组胺

组胺（histamine）是引起炎症反应体征和症状（包括瘙痒）的原型介质。在皮肤，组胺主要贮存在真皮层肥大细胞的颗粒中。组胺可通过一系列受体发挥作用，例如高亲和性 IgE 受体（Fc ε RI）、干细胞因子 KIT 受体和神经肽受体（如 P 物质、NGF）和补体 C5a。在 IgE 介导的急性荨麻疹，特异性抗原通过交联毗邻的

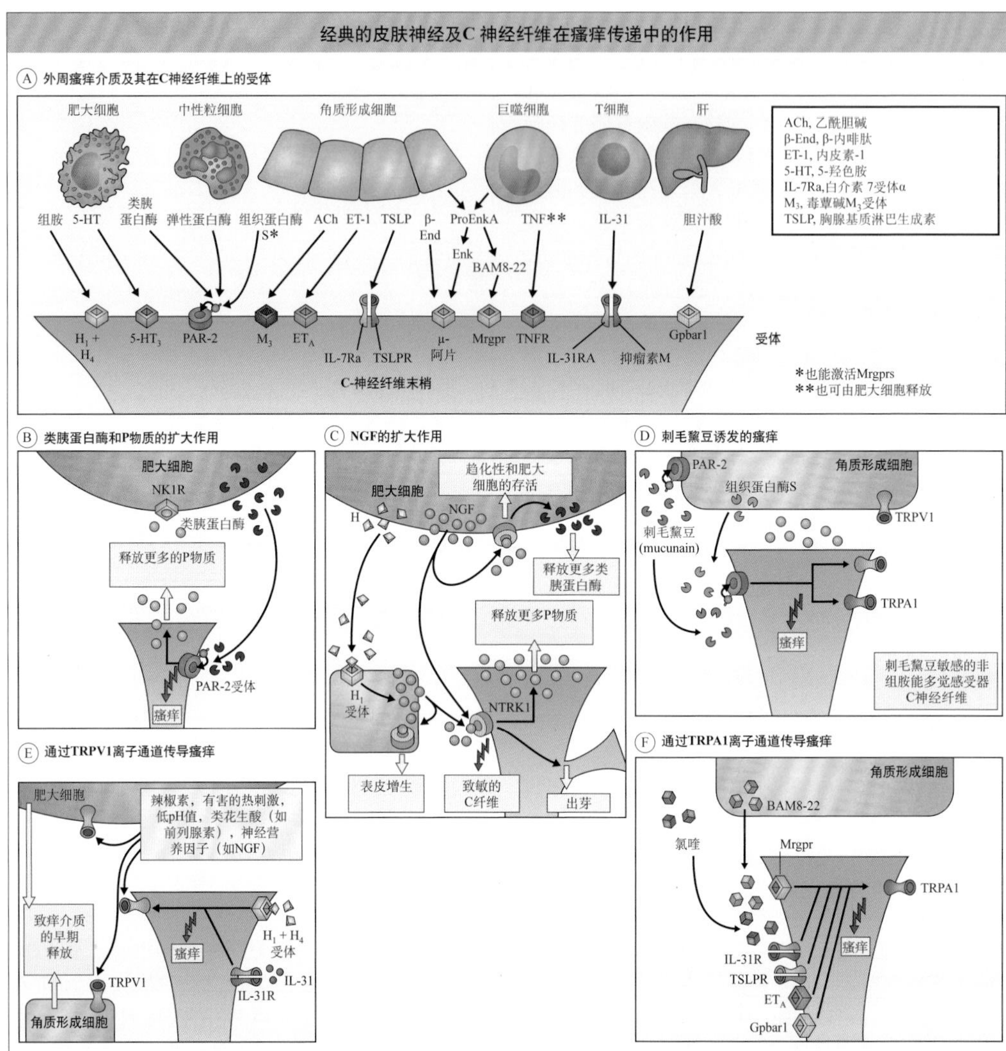


**图 5.2　经典的皮肤神经及 C 神经纤维在瘙痒传递中的作用。**一根典型的皮肤神经中包含两种类型的神经轴：①初级传入 Aβ，Aδ 和 C 纤维，其胞体在背根神经节；②交感神经节后纤维，其胞体在交感神经节。独立的 C 纤维（占总的 5%），能通过两条通路传导瘙痒刺激：①组胺诱导的瘙痒可通过机械刺激不敏感、辣椒素敏感的纤维经 TRPV1 传导；②刺毛黧豆诱导的瘙痒伴随着烧灼感，可通过同时对辣椒素及机械刺激敏感的多觉纤维传导。A. 外周瘙痒介质由免疫细胞、角质形成细胞、肝释放后，激活皮肤 C 纤维终端的痒觉受体。例如，激活的肥大细胞释放组胺，可通过对组胺敏感的 C 纤维上的 $H_1$ 和 $H_4$ 受体。蛋白酶，如类胰蛋白酶、弹性蛋白酶、组织蛋白酶 S 可剪切蛋白酶-激活受体 -2（PAR-2），暴露一个锚定的配体，从而“自发激活”。脑啡肽原 A（ProEnkA）可被剪切后形成脑啡肽（ENK）和牛肾上腺髓质 8 ~ 22 肽（BAM8-22）。B. PAR-2 的自我激活紧接着类胰蛋白酶的剪切，导致 C 纤维传导瘙痒，并同时释放 P 物质，通过神经激肽 -1 受体（NK1Rs）启动肥大细胞。C. 神经生长因子（NGF）由肥大细胞和角质形成细胞释放（NGF 的产生由组胺刺激）激活 C 纤维、肥大细胞及角质形成细胞上的神经营养酪氨酸激酶受体 1［NTRK1（TRKA）］。这会诱导 C 纤维的出芽，对刺毛黧豆诱导的瘙痒致敏，增加 P 物质的释放；肥大细胞趋化及存活，增加类胰蛋白酶的释放；促进表皮增生。D. 刺毛黧豆诱发的瘙痒发生在黧豆释放后，一种蛋白酶可激活 PAR-2，PAR-4 受体（后者还未在皮肤中发现）；这些受体也可被内源性蛋白酶激活，如组织蛋白酶 S，类胰蛋白酶。激活 PAR-2/4 致敏 TRPV1 和 TRPA1 通道，引起交叉反应和瘙痒传导。E. 激活 $H_1$/$H_4$ 受体及 IL-31R 异二聚体可通过 TRPV1 引起 C 纤维的膜去极化，这是组胺诱导瘙痒的必需过程。TRPV1 离子通道在 C 纤维、角质形成细胞及肥大细胞上，可被辣椒素、热刺激、低 pH 值，类花生酸及神经营养因子激活；尽管可引起瘙痒的初始传导及致痒介质的释放，但也可引起最终的去敏化，神经肽的清除，瘙痒的衰减。F. 表皮中的 C 纤维（包括对组胺有反应的）表达 MAS- 相关的 G 蛋白偶联受体（Mrgprs），可被氯喹，BAM8-22 和组织蛋白酶 S 激活。TRPA1 通过 Mrgprs 及其他痒觉受体参与瘙痒的传导，这些受体包括 IL-31R、胸腺基质淋巴生成素受体（TSLPR）异二聚体、内皮素 A 型受体（$ET_A$）、G 蛋白偶联胆汁酸受体 -1［Gpbar1（TGR5）］

受体上特异性 IgE 抗体释放组胺。在自身免疫性慢性荨麻疹，相似的交联反应通过循环 IgG 与表达在毗邻 Fcε RIs 的 α 链表位或少见的 IgE 自身抗体反应发生（见图 18.3）。组织学上，真皮层肥大细胞和无髓鞘神经元存在紧密联接（见图 5.2B、C、E）说明存在着免疫和神经系统间密切功能联系（“突触”样）的可能性。

组胺引起的瘙痒过程可被前列腺素 $E_1$、$E_2$ 增强。组胺是引起瘙痒主要介质的有力证据仅限于几种皮肤病，包括急性和慢性荨麻疹、肥大细胞增生症（如色素性荨麻疹）。$H_1$ 类抗组胺药治疗这类疾病效果显著。

对组胺 $H_4$ 受体的认识扩展了我们对组胺生理效能的认知。$H_4$ 受体表达在神经元及骨髓来源的细胞，如嗜酸性粒细胞、肥大细胞、树突细胞、单核细胞和 $CD8^+$ T 细胞。由此介导的趋化因子在炎症及特应性皮炎的瘙痒中占有重要作用。$H_4$ 拮抗剂正在研发中，可减轻环境引起的瘙痒。在动物的瘙痒模型中，$H_4$ 拮抗剂和其他作用于中枢性 $H_1$ 抗组胺药如苯海拉明具有联合作用[32-33]。

## 胃泌素释放肽

如上所述，老鼠中瘙痒特异的 GRPR- 阳性神经元已在脊髓背角发现[22]。尽管其命名主要根据调节胃肠功能而定，GRPRs 的 GRP 配体广泛表达于中枢神经系统中。外周神经元是否表达 GRP 仍有争议[54-56]。

## B 型钠尿肽

B 型钠尿肽［B-type natriuretic peptide B，BNP；或钠尿多肽 B（natriuretic polypeptide B）］是一个 32 位氨基酸的多肽，由心室分泌，调节血压及液体平衡。BNP 在一部分 C 神经纤维上表达并在瘙痒传导中具有一定功能[54-55]，可能推动了一个包括脊髓中 GRPR 表达的神经元参与的瘙痒循环。

## 蛋白酶

人类真皮中的肥大细胞可产生两种蛋白酶，类胰蛋白酶（tryptase）和糜蛋白酶（chymase）[14]。类胰蛋白酶由肥大细胞剪切 PAR-2 释放，PAR-2 是一种表达在 C 纤维终端的 G 蛋白偶联受体（见图 5.2B、D）。它暴露了一个铆钉的配体域，进而通过“自我活化”PAR-2，引起瘙痒传递。PAR-2 的激活导致局部神经肽的释放，包括 P 物质、降钙素基因相关肽，引发神经元性炎症[57]。皮肤中的激肽释放酶和组织蛋白酶 S 可通过类似的形式激活 PAR-2。另外，通过组织蛋白酶 S 剪切老鼠的 MrgprC11 或人类的 MrgprX2 可激活这些受体引发瘙痒[48]（见上）。

类胰蛋白酶水平在特应性皮炎患者的前臂非皮损中升高了四倍[14]，而 PAR-2 在湿疹表皮及皮损的皮肤神经纤维中明显升高，非皮损部位则相对较少。蛋白酶如组织蛋白酶 B 可在普通的过敏原中找到（如草花粉，屋尘螨）[58]，金黄色葡萄球菌可诱发蛋白酶的释放，这两种外源性因素都是已知可加重特应性皮炎和瘙痒的外源因素。

转基因小鼠过表达一种丝氨酸蛋白酶，介导严重瘙痒和搔抓（表 5.3）。在 Netherton 综合征中，丝氨酸蛋白酶抑制剂的缺乏导致表皮蛋白酶活性增加，引起瘙痒和特应性表现（见第 57 章）。这些观察表明蛋白酶及 C 神经纤维受体之间的关系在瘙痒及皮肤炎症中占有重要作用。

## 阿片样物质

中枢性瘙痒，涉及 CNS 中的瘙痒介质，可同时发生于皮肤和系统性疾病。内源性阿片样物质可通过中枢和外周阿片样受体调节瘙痒的感知，广泛性瘙痒可被 μ- 及 κ- 阿片样系统失衡引起。激活 μ- 及 κ- 阿片样受体可分别刺激和抑制瘙痒感知[59-60]。κ- 阿片样受体激动剂可作用于皮肤、脊髓、大脑以减少瘙痒[61-62]。

吗啡（morphine）和其他外源性及内源性的 μ- 阿片样受体激动剂一样，引起泛发性的瘙痒[1-2, 63-64]。真皮中注射吗啡可产生局部的瘙痒和红斑；该反应可部分地被 μ- 阿片样受体拮抗剂纳洛酮所抑制，但若在皮肤上预先外涂 $H_1$ 受体的抗组胺药多塞平，该反应可被彻底抑制[65]。相较于吗啡，更强效的 μ- 阿片样物质激动剂芬太尼，即使大剂量应用，也不能诱导肥大细胞脱颗粒。因此，阿片样物质可能通过两种机制诱发瘙痒：①皮肤肥大细胞脱颗粒[66]，②激活能直接产生中枢及外周致痒效应的 μ- 阿片样受体[67-69]。特别的是，吗啡引发的瘙痒可导致 μ- 阿片样异二聚体受体及胃泌素释放肽受体的激活；抑制后者可阻断阿片相关的瘙痒，但非镇痛，该观察和治疗相关[70]。

痛敏肽（nociceptin）是阿片样受体样 1（opioid receptor-like 1，ORL1）受体的内源性肽类配体，也可能与皮肤炎症、疼痛和瘙痒有关[71]。近期用小鼠模型研究显示，痛敏肽可与角质形成细胞表达的 ORL1 受体相互作用，产生白三烯 B4 而引发瘙痒。系统应用纳洛酮可以明显抑制痛敏肽诱发的搔抓[72]。

## P 物质

P 物质（substance P）是一种在外周神经及中枢神

表 5.3　小鼠瘙痒模型

| 模型 | 临床及实验室特征 | 发病机制 / 评价 |
|---|---|---|
| 过表达 PAR-2 的转基因小鼠 | 表皮增生伴鳞屑，瘙痒，搔抓 | |
| 过表达丝氨酸蛋白酶的转基因小鼠 | 瘙痒和搔抓 | |
| TRPV1- 缺陷小鼠和 Pirt- 缺陷小鼠 | 缺乏对致痒源的应答 | Pirt 在感知瘙痒和疼痛中（组胺源性和非组胺源性）占有重要作用，通过 TRPV-1 通道（也可以是 TRPV-1 非依赖的瘙痒） |
| Mrgpr- 缺陷小鼠和 TRPA1- 缺陷小鼠 | 缺乏对氯喹和 BAM8-22 的搔抓反应，但保留对组胺的反应 | Mrgprs 通常被氯喹和 BAM8-22 激活，因此 TRPA-1 缺陷小鼠缺乏反应说明该受体在此通路下游 |
| GRPR- 缺陷小鼠 | 缺乏对致痒源的搔抓反应，但保留对疼痛刺激的反应 | GRPR 表达在脊髓背根 |
| Bhlhb5- 缺陷小鼠 | 对致痒源的搔抓反应增强 | 选择性缺失在背角的调控瘙痒的相互抑制的神经元 |
| μ- 阿片样受体−缺陷小鼠 | 表皮变薄，表皮神经末端密度更高，干燥皮肤诱发的搔抓更少 | |
| 过表达白介素 -31 的转基因小鼠 | 瘙痒，搔抓，易剥脱的，脱毛 | |

Bhlhb5，基本的螺旋−环−螺旋家族成员 B5；GRPR，胃泌素释放肽受体；Mrgpr，Mas 相关的 G 蛋白偶联受体；PAR-2，蛋白酶激活受体 2；Pirt，磷酸肌醇−相互作用瞬时电位受体通道的调节子；TRPV1，瞬时电位辣椒素受体 1

经中广泛分布的神经肽，可使瘙痒加剧。特应性皮炎患者血清中的 P 物质浓度升高，其升高水平与疾病的严重程度相关［73］。皮内注射 P 物质可激发瘙痒和神经源性炎症反应，如红斑和风团。P 物质在 C 神经元的细胞体中合成，并传输到外周神经末梢，通过逆行性去极化释放出来，引起血管扩张和血管通透性增加。

尽管内源性释放的 P 物质不能使正常人皮肤中的肥大细胞脱颗粒，在生理浓度时也不会产生任何感觉［74-75］，但已经证明在神经纤维和肥大细胞之间通过 P 物质进行着直接的联系［76］。引起肥大细胞脱颗粒需要高浓度的 P 物质；而低浓度 P 物质能够特异性活化肥大细胞的神经激肽（NK-1）受体引起这些细胞致敏，肿瘤坏死因子（TNF）分泌增加［77］（见图 5.2B）。反过来，TNF 可敏化伤害感知性神经纤维末梢，产生神经元和肥大细胞之间的自发增强回路。P 物质在脊髓瘙痒的传导中具有重要作用［78-79］。

## 神经营养因子

神经营养因子（neurotrophins）是调节神经细胞生长和功能的因子。这个家族的成员包括原神经生长因子（nerve growth factor，NGF）和脑源性的神经营养因子（brain-derived neurotrophic factor，BDNF）及神经营养因子 3、4、5［80］。表皮 NGF 的水平升高和皮肤神经末梢的增生及神经肽（如 P 物质）的上调相关联［81］。NGF 能诱导神经纤维的芽殖，神经末梢致敏，背根神经节细胞轴突运输（见图 5.2C）［82］。

角质形成细胞表达高水平的 NGF。NGF 不仅为感觉神经元的存活和再生所必需，还能够调节这些神经元对外界刺激的反应性［83-84］。在特应性皮炎和银屑病患者中，皮肤肥大细胞、角质形成细胞、成纤维细胞中 NGF 的表达升高［85-86］。在过敏性皮肤病中，NGF 起着肥大细胞和角质形成细胞之间信号分子的作用。肥大细胞产生的组胺促使角质形成细胞产生更多的 NGF，后者可以促进肥大细胞浸润到炎症性皮损中［87-88］。其他神经营养因子，如神经营养因子 4 在特应性皮炎患者的角质形成细胞中的表达也是上调的［89］。

## 前列腺素

前列腺素（prostanoids）在皮肤中可加剧组胺诱发的皮肤瘙痒［90-91］。前列腺素是必需脂肪酸——花生四烯酸经环氧化酶 -1（COX-1）或环氧化酶 -2（COX-2）作用后的转化产物。注射到真皮的前列腺素 $E_1$（$PGE_1$）本身不是致痒物质，但可增强同部位注射组胺后的瘙痒［92］。$PGE_2$ 只能激活与组胺接触后持续性活化的瘙痒性神经元，对机械敏感的神经纤维对组胺和 $PGE_2$ 无反应。

$PGE_2$ 在特应性皮炎患者及健康人群中表现出直接的、低强度的致痒作用，不引起蛋白外溢。这意味着前列腺素的外周作用不仅仅通过组胺，还可能对神经纤维产生一种非特异效应而加重瘙痒。

尽管口服环氧化酶抑制剂阿司匹林不能减轻瘙痒［93］，但是局部外用阿司匹林可以减少慢性局限性瘙痒［94］。

其他类花生酸物质，包括白三烯和12-羟基廿碳四烯酸（12-HETE）在瘙痒发病机制中的作用还不清楚。白三烯 $B_4$ 在小鼠模型中能激发搔抓反应，并可能参与皮肤疾病相关的瘙痒[72, 95-97]。

## 激活瞬时电位受体的介质

激活瞬时受体电位（transient receptor potential，TRP）家族离子通道的神经介质也参与了瘙痒的感觉。TRPV1位于C神经纤维、真皮肥大细胞、树突细胞和角质形成细胞上（见图5.2E）[98]。此受体由辣椒素，内源性物质如大麻素类（如大麻素），前列腺素和多种神经营养因子，酸中毒及温度＞43℃（109℉）激活。它也可介导烧灼痛。机械不敏感痒觉C神经纤维通路可被辣椒素激活，说明其表达TRPV1。此外，实验诱导组胺介导的瘙痒需要TRPV1离子通道的参与[99]。刺激TRPV1阳性的神经纤维可导致多种瘙痒介质的释放，如白介素类和神经肽类。

TRPV3是一个温度感受器（＞33℃，91℉），在人类中表达于角质形成细胞和脊髓背根神经元上。在小鼠模型上，TRPV3的功能获得性的错义突变会导致慢性瘙痒、搔抓及特应性皮炎样表现[100]。相反地，C神经纤维上的TRPM8功能如冷觉感受器（＜28℃，82℉），可被薄荷醇和Icilin激活，提供"凉爽"感来减轻瘙痒。

TRPA1，一个多觉感受器，作为Mrgprs刺激后组胺非依赖性瘙痒的下游介质，表达在一部分表皮的C神经纤维上[101]。TRPA1可被薄荷醇直接激活，也可被瘙痒受体，如胸腺基质淋巴生成素（TSLP）的异二聚体受体激活。TSLP是由角质形成细胞分泌的细胞因子，在特应性皮炎的瘙痒中具有重要作用（见图5.2F）。

## 其他外周瘙痒介质

### 其他神经递质

皮内注射乙酰胆碱，一种自主神经系统重要的神经递质，能够诱导疼痛；然而在慢性瘙痒的患者中，它也能够诱导瘙痒。在瘙痒的小鼠模型中，活化毒蕈碱的受体3可诱发瘙痒[103]。去甲肾上腺素，一种儿茶酚胺类神经递质，介导脊髓瘙痒的紧张性抑制[104]。目前尚无资料表明肾上腺素和多巴胺与瘙痒有关。

### 肽酶

能表达神经肽的肥大细胞也能产生使神经肽降解的肽酶，例如血管紧张素转化酶（ACE）和神经内肽酶。药物如ACE抑制剂，能引起瘙痒而不产生红斑，这是通过抑制这些降解酶的活性而诱发瘙痒的。同样地，神经肽酶中的内皮素转换酶1（endothelin-converting enzyme 1，ECE-1）可以负调控内皮素1诱发的组胺非依赖性瘙痒。

### 其他瘙痒中的潜在介质

曾认为5-羟色胺是一种小鼠中的瘙痒诱导剂，然而它在人类中是一种很弱的致痒物。一氧化氮是另一种可以通过神经性炎症反应导致瘙痒的因子[106]。牛肾上腺髓质8-22肽（bovine adrenal medulla 8-22，BAM8-22），一种脑啡肽原A酶解切割后的产物，是Mrgprs的强效激动剂，能够诱发伴有刺痛感及烧灼感的瘙痒（见图5.2F）[107]。氯喹可通过激活表达在一种表皮C神经纤维上的Mrgprs来诱导瘙痒（见上）。

## 作为瘙痒介质和调节因子的免疫细胞

皮肤神经系统和皮肤免疫系统之间的相互作用在瘙痒诱导中具有重要作用[108]。皮肤感觉神经释放的神经肽（如P物质、CGRP、血管肠肽）能活化转录因子，并调节黏附分子和促炎症细胞因子的表达，调节免疫和炎症反应[57]。这些神经肽也能影响一些细胞，包括角质形成细胞、肥大细胞、真皮微血管内皮细胞和朗格汉斯细胞的增殖和分化、组织修复和抗原呈递的过程。这种相互作用是双向的，例如细胞因子和趋化因子也能通过受体激活作用调节初级传入神经的功能。

IL-2是由活化的T淋巴细胞产生，皮内注射能引起瘙痒[109]。癌症（Ⅳ期黑色素瘤）患者静脉给予大剂量IL-2可引起严重的广泛性瘙痒。另外，局部外用钙调磷酸酶抑制剂，可通过封闭IL-2的产生，从而减少瘙痒。抗组胺药或非甾体类抗炎药均不能减少IL-2诱发的瘙痒，后者是直接受体介导的还是通过肥大细胞或者内皮细胞间接介导的仍未可知。

IL-31由T辅助细胞2（Th2）产生，属于IL-6家族。它能通过调节感觉神经元来诱导瘙痒，但有平均2小时的延迟[110]。IL-31可以通过激活角质形成细胞上IL-31受体（IL-31R），进而激活皮肤C神经纤维来发挥其致痒效应。IL-31R是一个异二聚体，由抑癌蛋白M受体（OSMR）β蛋白及IL-31受体A构成，其在TRPV1⁺/TRPA1⁺皮肤C神经纤维及背根神经节上也有表达[111]。

无论是通过IL-31R还是OSMR（由OSMR的β蛋白及gp130亚单位构成的异二聚体）的信号转导，均能导致皮肤炎症，以及角质形成细胞的增生、分化、凋亡[112]。OSMRβ蛋白的编码基因突变与家族性原发局限型皮肤淀粉样变有关，该病是常染色体显性遗传，以慢性局限性瘙痒及搔抓引发角蛋白来源的淀粉样物质沉积于真皮为特点[113]。特应性皮炎、结节性痒疹、皮肤T细胞淋巴瘤（CTCL）患者皮肤中均有IL-31的高表达[114-116]。进展期CTCL患者血清中IL-31的表达与瘙痒严重程度有关，而特应性皮炎患者中没有此现象[117-118]。

胸腺基质淋巴生成素（thymic stromal lymphopoietin，TSLP）由角质形成细胞产生，促进Th2型应答。TSLP直接作用于TRPA1表达的神经元，引起小鼠的瘙痒[102]，TSLP在特应性皮炎皮损中表达升高[119]。IL-4和IL-13由Th2细胞产生，在特应性皮炎中通过激活JAK/STAT通路影响瘙痒。

TNF通过结合其受体，能激活伤害感知性神经末梢，但它在瘙痒中的作用仍未可知。尽管TNF抑制剂不能直接减少瘙痒，但是沙利度胺（具有TNF抑制作用）可以有效治疗结节性痒疹的瘙痒[120]。

## 慢性瘙痒

慢性瘙痒与各种不同类型的瘙痒有关，包括感知痒（起源于皮肤病）和神经性瘙痒（由神经系统疾病引起），系统性或精神性疾病[121]（见第6章）。它们都能明显影响患者的生活质量。慢性瘙痒和慢性疼痛具有一些相似性，包括外周和中枢的致敏作用[122]（表5.4，图5.3）。有趣的是，家族性慢性瘙痒和编码Ⅵ型胶原α链的基因杂合变异有关，Ⅵ型胶原在真皮[123]。

### 慢性瘙痒的外周致敏作用

慢性瘙痒患者皮肤中神经末梢密度增加。特应性皮炎患者的血清和受累皮肤中的神经营养因子水平增

**表5.4　慢性瘙痒和慢性疼痛的特点比较**

| | 慢性瘙痒 | 慢性疼痛 |
|---|---|---|
| 外周致敏作用 | C神经纤维外周致敏 | C神经纤维外周致敏 |
| 中枢致敏作用 | 触诱发痒<br>痒觉过敏 | 触诱发痛<br>痛觉过敏 |
| 神经介质 | 神经生长因子<br>神经营养因子4 | 神经生长因子<br>神经营养因子4 |
| 化学介质 | 组胺<br>刺毛黧豆<br>大多数阿片样物质可诱发瘙痒 | • 缓激肽<br>• 大多数阿片样物质可诱发疼痛 |
| 中枢神经系统激活区域 | • 前、后扣带回皮质<br>• 运动前区<br>• 楔前叶<br>• 缘上回<br>• 背外侧前叶<br>• 脑岛-屏状核复合体<br>• 躯体感觉皮质Ⅰ、Ⅱ | • 前扣带回皮质<br>• 运动前区<br>• 躯体感觉皮质Ⅰ、Ⅱ<br>• 背外侧前叶<br>• 脑岛-屏状核复合体 |

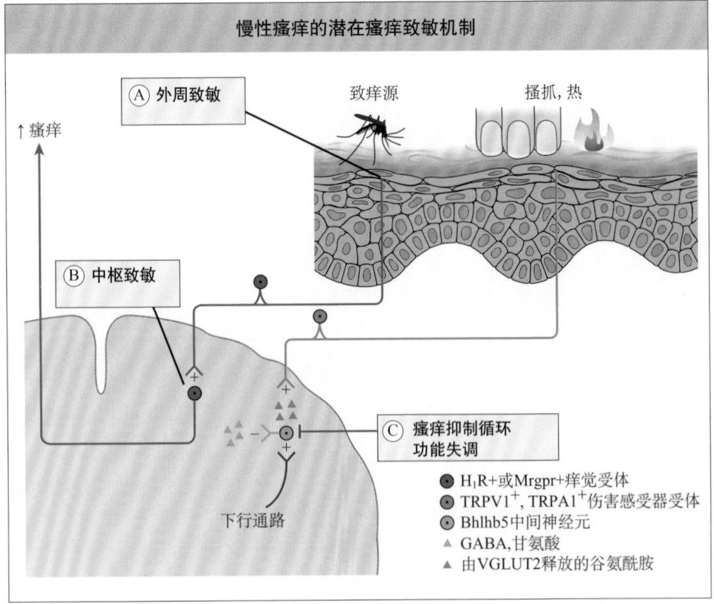


**图5.3　慢性瘙痒的潜在瘙痒致敏机制。** 慢性瘙痒中存在三种瘙痒致敏机制。A. C神经纤维上痒觉受体的外周致敏参与了慢性瘙痒，与神经营养因子水平升高有关，如神经生长因子（NGF；见图5.2C）。C纤维上PAR-2的激活通过增强对MAS-相关的G蛋白偶联受体（Mrgpr）激动剂的应答参与了瘙痒的致敏。B. 脊髓瘙痒传导神经元也参与了慢性瘙痒。与突触效能增强及参与信号转导的突触增多有关。C. 瘙痒抑制循环通常由囊泡膜谷氨酸转运体2（VGLUT2）-依赖的痒觉受体释放的谷氨酰胺及下行通路介导；导致了瘙痒-抑制Bhlhb5中间神经元的激活，释放GABA、甘氨酸和（或）强啡肽。这些中间神经元的功能下降导致瘙痒的抑制失调。$H_1R$，组胺$H_1$受体；TRPA1，瞬时电位锚定蛋白受体1；TRPV1，瞬时电位辣椒素受体1

加，包括 NGF 和神经营养因子 4[89]。在慢性局限性疼痛患者中这些神经营养因子也是增加的，并能使伤害感知性神经元致敏[80]。在人类，皮内注射 NGF 致敏非组胺源性瘙痒[124]，在慢性干燥皮肤的小鼠模型中，可见到非组胺源性的选择性致敏[125]。

## 慢性瘙痒的中枢致敏作用

慢性瘙痒使脊髓背角二级神经元发生致敏作用，引起瘙痒的敏感性增强（见图 5.1）。在小鼠的慢性瘙痒模型中，脊髓背角 STAT3- 依赖的反应性星形细胞胶质化，通过载脂蛋白 -2 信号转导通路增强瘙痒[126]。脊髓 TLR4 信号转导对脊髓星形细胞的激活和星形细胞胶质化相关的瘙痒具有重要作用[127]。

瘙痒敏感性增强有两种表现形式：**触诱发痒**（alloknesis）和**痒觉过敏**（hyperknesis）。在触诱发痒中，正常并不能诱发瘙痒的刺激（如触摸、轻度加温）能使瘙痒区域外围皮肤瘙痒[128]。这个现象和触诱发痛类似，轻微的机械刺激能引发疼痛。和触诱发痛一样，触诱发痒需要初级传入 C 神经纤维的兴奋，由低阈值机械性感受器 Aβ 有髓神经纤维所介导（见图 5.2）。触诱发痒是特应性皮炎常见而重要的特征，它可解释患者穿衣和脱衣时的瘙痒。痒觉过敏是指在炎症性区域周围，引发轻微瘙痒的普通刺激会使得痒感更加剧烈[128a]。与慢性疼痛的痛觉过敏类似。在小鼠，神经激肽 -1 受体表达的脊髓神经元在慢性瘙痒中具有重要作用，而胃泌素释放肽受体表达的脊髓神经元则和痒觉过敏，而非触诱发痒或进行中的瘙痒有关[129]。

在慢性瘙痒患者中，电刺激或者热刺激可被感知为瘙痒[130-132]。在慢性疼痛患者中可以观察到一种类似的现象，组胺电离子导入时产生的感觉是疼痛。这些发现说明疼痛引起的瘙痒抑制在慢性瘙痒患者存在有缺陷。这也可解释为搔抓可以加重瘙痒，导致越抓越痒的恶性循环。

## 皮肤屏障功能受损相关的瘙痒

瘙痒是干皮症患者的常见症状，它在冬季和寒冷天气以及湿度下降（特别在室内）时加重。在角质层损坏和皮肤屏障功能受损时，即使皮肤没有炎症，也可能引起瘙痒。环境因素的改变（如 pH 值、温度和湿度的改变）可以作为激活 C 神经纤维传递痒觉的促发因素。角质层细胞和神经纤维之间的交互联系可以解释屏障功能受损与瘙痒相关。近期研究显示角质层屏障受损后角质形成细胞释放出神经介质，神经纤维对这种损害产生反应，在表皮中长出分支。干皮症小鼠模型的中枢神经系统 *c-fos* 表达增多，反映出轴突受到了激活[134-135]。

在角质层偏碱性时，丝氨酸蛋白酶分泌增加，可通过激活 PAR-2 诱发瘙痒，这在皮肤屏障受损时常见。这说明环境因素，如增加角质层 pH 值可以诱发痒感[136]。相反地，细胞外环境呈低 pH 值时才诱发 C 伤害性感知器产生痛觉。

## 皮肤衰老和瘙痒

瘙痒是 65 岁以上老人最为常见的皮肤症状[137-138]。尽管皮肤干燥可能是最常见的诱因，但老年人的某些特发性瘙痒不伴有干皮症。其他可能的解释包括神经末梢出现年龄相关性的改变，疼痛性神经纤维传入功能缺陷，而使中枢抑制瘙痒的作用出现障碍。老年患者的另外一些皮肤改变也可能与瘙痒相关，如皮肤表面的脂质缺乏，及皮肤修复功能的减弱。

## 胆汁淤积性瘙痒

自毒素酶及其产物溶血磷脂酸（lysophosphatidic acid，LPA），一种神经元激活剂，在胆汁淤积性瘙痒中具有重要作用（见第 6 章）。在胆汁淤积性患者血清中自毒素的水平与瘙痒的严重程度相关[139]。另外，研究发现 G 蛋白偶联胆汁酸受体 -1（Gpbar1；TGR5）在小鼠胆汁淤积性瘙痒模型中具有一定作用。

# 瘙痒治疗

瘙痒明显影响患者的生活质量。急性瘙痒会导致易怒及注意力障碍，慢性瘙痒则会导致如抑郁和性欲减低等后遗症。

## 药物治疗

疼痛有许多有效的治疗药物，但瘙痒与之不同，没有万能的止痒药物。近来发现传递痒觉有关的特殊神经网络，必将推进这片相对尚未开发药物领域的发展[140a]。目前止痒药物的机制、用途、副作用已在表 5.5 中列出。尽管激素在炎症性皮肤病中有止痒作用，但本质不算止痒药物。

## 行为治疗

压力及精神因素在瘙痒中很重要[141]。有瘙痒的患者较无此症状患者有更大的精神压力[142]。有报道称特应性皮炎患者中的自主神经系统对瘙痒、搔抓和情绪压力的应答有碍[143]。多项研究表明行为治疗可降低瘙痒剧烈程度[144]。

**表 5.5 瘙痒的药物治疗。**局部外用的纳曲酮、阿司匹林及大麻类具有抗瘙痒效应，注射 A 型肉毒素曾被用于治疗瘙痒。未来的止痒药物可能会瞄准丝氨酸蛋白酶（如组织蛋白酶 S）、神经生长因子或神经营养因子 4

| 药物 | 机制 | 作用及效能 | 主要副作用 |
|---|---|---|---|
| **局部外用药物** | | | |
| 辣椒素（辣椒、胡椒的活性成分） | • 激活及继发去敏化 TRPV1，一种辣椒素 TRP 受体<br>• 引起 C 神经元的释放及去除神经肽的贮存（如 P 物质、CGRP、生长抑素）<br>• 延时作用可使应用部位的神经退化，导致表皮神经纤维密度可逆性减少 | • 主要用于局限性，慢性瘙痒性疾病，尤其是神经源性的<br>• 对照研究支持如下用法：<br>– 感觉异常性背痛<br>– 手臂瘙痒<br>– 血透相关的瘙痒<br>– 带状疱疹后神经痛，同时有经 FDA 批准的皮肤药贴 | 短暂的烧灼感，通常在连续使用几天后缓解，局部外用利多卡因或 EMLA 可帮助缓解 |
| 多塞平 | • 三环类抗抑郁药，同时伴有强效的抗组胺效果（$H_1$ 和 $H_2$）；也有抗胆碱效果 | • 在特应性皮炎患者中具有缓解瘙痒的作用 | • 约 25% 的患者中因经皮吸收有困倦作用<br>• 接触过敏性皮炎 |
| 薄荷醇 | • 激活 TRPM8 和 TRPA1，产生清凉感 | • 对照研究结果不一致<br>• 可能对冷水浴能缓解瘙痒的患者更有效 | • 皮肤激惹 |
| 普莫卡因 | • 麻醉（阻止神经冲动产生） | • 对组胺诱导的瘙痒和肾病终末期尿毒症相关瘙痒有益 | • 接触性过敏性皮炎（不常见） |
| 他克莫司<br>吡美莫司 | • 钙调磷酸酶抑制剂，可抑制多种前炎症因子产生（见第 128 章）<br>• 可能初始化激活，进而去敏化 TRPV1 | • 可减少特应性皮炎相关的瘙痒 | • 短暂的烧灼感 |
| “屏障修复”霜，其他保湿剂 | • 减少经皮的水分丢失，减少膨胀与干燥之间的不稳定状态<br>• 减少微小裂口以减少 C 神经纤维的暴露<br>• 酸化角质层以减少瘙痒，如碱性物（如香皂），可激活蛋白酶和增加脂质强度 | • 减少特应性皮炎患者的瘙痒 | 无 |
| 锶 | • 可抑制神经纤维上离子通道的拟钙剂 | • 4% 锶凝胶具有缓解刺毛黧豆诱导的瘙痒作用 | 未明 |
| 氯胺酮-阿米替林-利多卡因（10%—5%—5% 复合霜） | • 麻醉效应：靶点在外周神经的离子通道和 NMDA 受体 | • 可减少神经源性的瘙痒和其他形式的瘙痒，包括结节性痒疹 | • 轻微烧灼感<br>• 潜在的系统吸收 |
| **系统药物治疗** | | | |
| 抗组胺药（尤其是多塞平） | • 三环类抗抑郁药，同时伴有强效的抗组胺效果（$H_1$ 和 $H_2$）；也有抗胆碱效果；第一代抗组胺药，镇静类抗组胺药 | • 减少荨麻疹患者的风团形成及瘙痒 | • 镇静<br>• 抗胆碱效应<br>• 与 MAO 抑制剂的相互作用（多塞平） |
| 纳洛酮，纳曲酮 | • μ- 阿片类受体激动剂 * | • 对照试验示对胆汁及肾性瘙痒有效<br>• 对其他病因的重度瘙痒可能有效 | • 肝毒性<br>• 恶心、干呕<br>• 失眠<br>• 镇痛 |
| 纳呋拉啡 [†] | • κ - 阿片类受体激动剂 * | • 对照试验示对肾性瘙痒有效 | • 失眠 |
| 布托啡诺 | • κ - 阿片类受体激动剂和 μ- 阿片类受体拮抗剂 * | • 减轻硬膜外吗啡给药引起的瘙痒<br>• 可减少系统性疾病或其他炎症性皮肤病引起的严重瘙痒 [‡] | • 恶心 / 干呕<br>• 镇静<br>• 依赖（罕见） |

**表 5.5 瘙痒的药物治疗**。局部外用的纳曲酮、阿司匹林及大麻类具有抗瘙痒效应，注射 A 型肉毒素曾被用于治疗瘙痒。未来的止痒药物可能会瞄准丝氨酸蛋白酶（如组织蛋白酶 S）、神经生长因子或神经营养因子 4（**续表**）

| 药物 | 机制 | 作用及效能 | 主要副作用 |
|---|---|---|---|
| 米氮平 | • 5- 羟色胺和去甲肾上腺素反转激动剂，从而减少中枢瘙痒感知 | • 减少夜间瘙痒（低剂量，如 15 mg/ 晚） | • 镇静<br>• 体重增加 |
| 帕罗西汀 | • 选择性 5- 羟色胺再摄取抑制剂（SSRI） | • 对照研究示对系统疾病相关的瘙痒有益 | • 性功能障碍<br>• 镇静<br>• 失眠<br>• 体重增加 |
| 沙利度胺 | • 抑制神经传入通路（外周及中枢）<br>• 抑制 TNF 合成 | • 对结节性痒疹、光线性痒疹、老年性瘙痒可能有帮助 | • 致畸<br>• 外周神经炎 |
| 加巴喷丁，普瑞巴林 | • 神经递质 GABA 的结构类似物<br>• 抑制中枢性瘙痒通路 | • 对神经性瘙痒有益（如手臂瘙痒），烧伤后瘙痒，带状疱疹后遗神经痛 | • 外周水肿<br>• 镇静<br>• 腹痛 |
| 阿瑞匹坦 | • 神经激肽 -1 受体拮抗剂，可被 P 物质激活 | • 主要用于肿瘤患者的止吐治疗；有报道称可减轻特应性皮炎、Sezary 综合征及其他 CTCL 患者的瘙痒，也可减轻抗 EGFR 抗体或酪氨酸激酶抑制剂诱导的瘙痒 | • 乏力<br>• 打嗝 |

* 通过中枢系统抑制瘙痒。
† 目前在美国未上市。
‡ 目前可鼻腔内喷洒。
CGRP，降钙素基因相关多肽；EMLA，局麻药的混合物（利多卡因＋丙胺卡因）；FDA，美国食品药品管理局；MAO，单胺氧化酶；TRP，瞬时电位离子通道家族；CTCL，皮肤 T 细胞淋巴瘤；EGFR，表皮生长因子受体；GABA，γ- 氨基丁酸；NMDA，N- 甲基 -D- 天冬氨酸；TNF，肿瘤坏死因子

# 未来展望

关键是需要搞清“瘙痒状态”相关的特殊机制和介质。对瘙痒通路的进一步理解，希望可以促进靶向治疗的研发。

（孙婧茹译　赵春霞校　朱学骏审）

# 参考文献


1. Yosipovitch G, Bernhard JD. Clinical practice. Chronic pruritus. N Engl J Med 2013;368:1625–34.
2. Yosipovitch G, Greaves MW, Fleischer AB Jr, McGlone F, editors. Itch: basic mechanisms and therapy. New York: Marcel Dekker; 2004.
3. Yosipovitch G, Carstens E, McGlone F. Chronic itch and chronic pain: analogous mechanisms. Pain 2007;131:4–7.
4. Akiyama T, Carstens E. Neural processing of itch. Neuroscience 2013;10:697–714.
5. Bautista DM, Wilson SR, Hoon MA. Why we scratch an itch: the molecules, cells and circuits of itch. Nat Neurosci 2014;17:175–82.
6. Davidson S, Giesler G Jr. The multiple pathways for itch and their interactions with pain. Trends Neurosci 2010;33:550–8.
7. Schmelz M. Itch and pain. Neurosci Biobehav Rev 2010;34:171–6.
8. Handwerker HO, Schmelz M. Pain: itch without pain – a labeled line for itch sensation? Nat Rev Neurol 2009;5:640–1.
9. Johanek L, Meyer R, Hartke T, et al. Psychophysical and physiological evidence for parallel afferent pathways mediating the sensation of itch. J Neurosci 2007;27:7490–7.
10. Namer B, Carr R, Johanek LM, et al. Separate peripheral pathways for pruritus in man. J Neurophysiol 2008;100:2062–9.
11. Davidson S, Zhang X, Yoon CH, et al. The itch-producing agents histamine and cowhage activate separate populations of primate spinothalamic tract neurons. J Neurosci 2007;27:10007–14.
12. Shelley WB, Arthur RP. Mucunain, the active pruritogenic proteinase of cowhage. Science 1955;122:469–70.
13. Reddy VB, Iuga AO, Shimada SG, et al. Cowhage-evoked itch is mediated by a novel cysteine protease: a ligand of protease-activated receptors. J Neurosci 2008;28:4331–5.
14. Steinhoff M, Neisius U, Ikoma A, et al. Proteinase-activated receptor-2 mediates itch: a novel pathway for pruritus in human skin. J Neurosci 2003;23:6176–80.
15. Ringkamp M, Schepers RJ, Shimada SG, et al. A role for nociceptive, myelinated nerve fibers in itch sensation. J Neurosci 2011;31:14841–9.
16. Liu Q, Sikand P, Ma C, et al. Mechanisms of itch evoked by β-alanine. J Neurosci 2012;32:14532–7.
17. Wooten M, Weng HJ, Hartke TV, et al. Three functionally distinct classes of C-fibre nociceptors in primates. Nat Commun 2014;5:4122.
18. Liu T, Xu ZZ, Park CK, et al. Toll-like receptor 7 mediates pruritus. Nat Neurosci 2010;13:1460–2.
19. Sun YG, Zhao ZQ, Meng XL, et al. Cellular basis of itch sensation. Science 2009;325:1531–4.
20. Nattkemper LA, Zhao ZQ, Nichols AJ, et al. Overexpression of the gastrin-releasing peptide in cutaneous nerve fibers and its receptor in the spinal cord in primates with chronic itch. J Invest Dermatol 2013;133:2489–92.
21. Aresh B, Freitag FB, Perry S, et al. Spinal cord interneurons expressing the gastrin releasing peptide receptor convey itch through VGLUT2-mediated signaling. Pain 2017;158:945–61.
22. Sun YG, Chen ZF. A gastrin-releasing peptide receptor mediates the itch sensation in the spinal cord. Nature 2007;448:700–3.
23. Mishra SK, Hoon MA. The cells and circuitry for itch responses in mice. Science 2013;340:968–71.
24. Goswami SC, Thierry-Mieg D, Thierry-Mieg J, et al. Itch-associated peptides: RNA-Seq and bioinformatic analysis of natriuretic precursor peptide B and gastrin releasing peptide in dorsal root and trigeminal ganglia, and the spinal cord. Mol Pain 2014;10:44.
25. Gutierrez-Mecinas M, Bell AM, Marin A, et al. Preprotachykinin A (PPTA) is expressed by a distinct population of excitatory neurons in the mouse superficial spinal dorsal horn including cells that

respond to noxious and pruritic stimuli. Pain 2017;158:440–56.
26. Dawn A, Papoiu AD, Chan YH, et al. Itch characteristics in atopic dermatitis: results of a web-based questionnaire. Br J Dermatol 2009;160:642–4.
27. Yosipovitch G, Ansari N, Goon A, et al. Clinical characteristics of pruritus in chronic idiopathic urticaria. Br J Dermatol 2002;147:32–6.
28. Yosipovitch G, Goon AT, Wee J, et al. Itch characteristics in Chinese patients with atopic dermatitis using a new questionnaire for the assessment of pruritus. Int J Dermatol 2002;41: 212–16.
29. Darsow U, Scharein E, Simon D, et al. New aspects of itch pathophysiology: component analysis of atopic itch using the 'Eppendorf Itch Questionnaire. Int Arch Allergy Immunol 2001;124:326–31.
30. Yosipovitch G. Itch questionnaires as tools for itch evaluation. In: Yosipovitch G, Greaves MW, Fleischer AB Jr, McGlone F, editors. Itch: basic mechanisms and therapy. New York: Marcel Dekker; 2004. p. 169–82.
31. O'Neill JL, Chan YH, Rapp SR, et al. Differences in itch characteristics between psoriasis and atopic dermatitis patients: results of a web-based questionnaire. Acta Derm Venereol 2011;91:537–40.
32. Andrew D, Craig AD. Spinothalamic lamina I neurons selectively sensitive to histamine: a central neural pathway for itch. Nat Neurosci 2001;4:72–7.
33. Papoiu AD, Coghill RC, Kraft RA, et al. A tale of two itches. Common features and notable differences in brain activation evoked by cowhage and histamine induced itch. Neuroimage 2012;59:3611–23.
34. Hsieh JC, Hagermark O, Stahle-Backdahl M, et al. Urge to scratch represented in the human cerebral cortex during itch. J Neurophysiol 1994;72:3004–8.
35. Drzezga A, Darsow U, Treede RD, et al. Central activation by histamine-induced itch: analogies to pain processing: a correlational analysis of O-15 $H_2O$ positron emission tomography studies. Pain 2001;92:295–305.
36. McGlone F, Rukweid R, Howard M, Hitchcock D. Histamine-induced discriminative and affective responses revealed by functional MRI. In: Yosipovitch G, Greaves MW, Fleischer AB Jr, McGlone F, editors. Itch: basic mechanisms and therapy. New York: Marcel Decker; 2004. p. 51–61.
37. Darsow U, Drzezga A, Frisch M, et al. Processing of histamine-induced itch in the human cerebral cortex: a correlation analysis with dermal reactions. J Invest Dermatol 2000;115:1029–33.
38. Ishiuji Y, Coghill RC, Patel TS, et al. Distinct patterns of brain activity evoked by histamine-induced itch reveal an association with itch intensity and disease severity in atopic dermatitis. Br J Dermatol 2009;161:1072–80.
39. Yosipovitch G, Ishiuji Y, Patel TS, et al. The brain processing of scratching. J Invest Dermatol 2008;128:1806–11.
40. Vierow V, Fukuoka M, Ikoma A, et al. Cerebral representation of the relief of itch by scratching. J Neurophysiol 2009;102:3216–24.
41. Davidson S, Zhang X, Khasabov SG, et al. Relief of itch by scratching: state-dependent inhibition of primate spinothalamic tract neurons. Nat Neurosci 2009;12:544–6.
42. Papoiu AD, Nattkemper LA, Sanders KM, et al. Brain's reward circuits mediate itch relief. a functional MRI study of active scratching. PLoS ONE 2013;8:e82389.
43. Mochizuki H, Papoiu AD, Yosipovitch G. Brain processing of itch and scratching. In: Carstens E, Akiyama T, editors. Itch: mechanisms and treatment. Boca Raton (FL): CRC Press; 2014. p. 391–408.
44. Mochizuki H, Sadato N, Saito DN, et al. Neural correlates of perceptual difference between itching and pain: a human fMRI study. Neuroimage 2007;36:706–17. Erratum in: Neuroimage. 2008;39:911–12.
45. Papoiu AD, Wang H, Coghill RC, et al. Contagious itch in humans: a study of visual 'transmission' of itch in atopic dermatitis and healthy subjects. Br J Dermatol 2011;164:1299–303.
46. Holle H, Warne K, Seth AK, et al. Neural basis of contagious itch and why some people are more prone to it. Proc Natl Acad Sci USA 2012;109:19816–21.
46a. Schut C, Mochizuki H, Grossman SK, et al. Brain processing of contagious itch in patients with atopic dermatitis. Front Psychol 2017;8:1267.
47. Liu Q, Tang Z, Surdenikova L, et al. Sensory neuron-specific GPCR Mrgprs are itch receptors mediating chloroquine-induced pruritus. Cell 2009;139:1353–65.
48. Reddy VB, Sun S, Azimi E, et al. Redefining the concept of protease-activated receptors: cathepsin S evokes itch via activation of Mrgprs. Nat Commun 2015;6:7864.
49. Han L, Ma C, Liu Q, et al. A subpopulation of nociceptors specifically linked to itch. Nat Neurosci 2013;16:174–82.
50. Reddy VB, Shimada SG, Sikand P, et al. Cathepsin S elicits itch and signals via protease-activated receptors. J Invest Dermatol 2010;130:468–70.
51. Hide M, Francis DM, Grattan CE, et al. Autoantibodies against the high-affinity IgE receptor as a cause of histamine release in chronic urticaria. N Engl J Med 1993;328:1599–604.
52. Engelhardt H, Smits RA, Leurs R, et al. A new generation of anti-histamines: histamine H4 receptor antagonists on their way to the clinic. Curr Opin Drug Discov Devel 2009;12:628–43.
53. Huang JF, Thurmond RL. The new biology of histamine receptors. Curr Allergy Asthma Rep 2008;8:21–7.
54. Goswami SC, Thierry-Mieg D, Thierry-Mieg J, et al. Itch-associated peptides: RNA-Seq and bioinformatic analysis of natriuretic precursor peptide B and gastrin releasing peptide in dorsal root and trigeminal ganglia, and the spinal cord. Mol Pain 2014;10:44.
55. Liu XY, Wan L, Huo FQ, et al. B-type natriuretic peptide is neither itch-specific nor functions upstream of the GRP-GRPR signaling pathway. Mol Pain 2014;10:4.
56. Fleming MS, Ramos D, Han SB, et al. The majority of dorsal spinal cord gastrin releasing peptide is synthesized locally whereas neuromedin B is highly expressed in pain- and itch-sensing somatosensory neurons. Mol Pain 2012;8:52.
57. Luger TA. Neuromediators – a crucial component of the skin immune system. J Dermatol Sci 2002;30:87–93.
58. Grobe K, Poppelmann M, Becker WM, Petersen A. Properties of group I allergens from grass pollen and their relation to cathepsin B, a member of the C1 family of cysteine proteinases. Eur J Biochem 2002;269:2083–92.
59. Pan ZZ. mu-Opposing actions of the kappa-opioid receptor. Trends Pharmacol Sci 1998;19:94–8.
60. Umeuchi H, Togashi Y, Honda T, et al. Involvement of central mu-opioid system in the scratching behavior in mice, and the suppression of it by the activation of kappa-opioid system. Eur J Pharmacol 2003;477:29–35.
61. Papoiu AD, Kraft RA, Coghill RC, et al. Butorphanol suppression of histamine itch is mediated by nucleus accumbens and septal nuclei. A pharmacological fMRI study. J Invest Dermatol 2015;135:560–8.
62. Kardon AP, Polgár E, Hachisuka J, et al. Dynorphin acts as a neuromodulator to inhibit itch in the dorsal horn of the spinal cord. Neuron 2014;82:573–86.
63. Togashi Y, Umeuchi H, Okano K, et al. Antipruritic activity of the kappa-opioid receptor agonist, TRK-820. Eur J Pharmacol 2002;435:259–64.
64. Bigliardi PL, Tobin DJ, Gaveriaux-Ruff C, Bigliardi-Qi M. Opioids and the skin—where do we stand? Exp Dermatol 2009;18:424–30.
65. Heyer G, Dotzer M, Diepgen TL, Handwerker HO. Opiate and H1 antagonist effects on histamine induced pruritus and alloknesis. Pain 1997;73:239–43.
66. Fjellner B, Hagermark O. Potentiation of histamine-induced itch and flare responses in human skin by the enkephalin analogue FK-33-824, beta-endorphin and morphine. Arch Dermatol Res 1982;274:29–37.
67. Fjellner B, Hagermark O. The influence of the opiate antagonist naloxone on experimental pruritus. Acta Derm Venereol 1984;64:73–5.
68. Hagermark O. Peripheral and central mediators of itch. Skin Pharmacol 1992;5:1–8.
69. Bernstein JE, Swift R. Relief of intractable pruritus with naloxone. Arch Dermatol 1979;115:1366–7.
70. Liu XY, Liu ZC, Sun YG, et al. Unidirectional cross-activation of GRPR by MOR1D uncouples itch and analgesia induced by opioids. Cell 2011;147:447–58.
71. Meunier JC. Nociceptin/orphanin FQ and the opioid receptor-like ORL1 receptor. Eur J Pharmacol 1997;340:1–15.
72. Andoh T, Yageta Y, Takeshima H, Kuraishi Y. Intradermal nociceptin elicits itch-associated responses through leukotriene B(4) in mice. J Invest Dermatol 2004;123:196–201.
73. Toyoda M, Nakamura M, Makino T, et al. Nerve growth factor and substance P are useful plasma markers of disease activity in atopic dermatitis. Br J Dermatol 2002;147:71–9.
74. Schmelz M, Zeck S, Raithel M, Rukwied R. Mast cell tryptase in dermal neurogenic inflammation. Clin Exp Allergy 1999;29:695–702.
75. Weidner C, Klede M, Rukwied R, et al. Acute effects of substance P and calcitonin gene-related peptide in human skin – a microdialysis study. J Invest Dermatol 2000;115:1015–20.
76. Suzuki R, Furuno T, McKay DM, et al. Direct neurite-mast cell communication in vitro occurs via the neuropeptide substance P. J Immunol 1999;163:2410–15.
77. Cocchiara R, Lampiasi N, Albeggiani G, et al. Mast cell production of TNF-alpha induced by substance P evidence for a modulatory role of substance P-antagonists. J Neuroimmunol 1999;101:128–36.
78. Akiyama T, Tominaga M, Takamori K, et al. Roles of glutamate, substance P, and gastrin-releasing peptide as spinal neurotransmitters of histaminergic and nonhistaminergic itch. Pain 2014;155:80–92.
79. Akiyama T, Tominaga M, Davoodi A, et al. Roles for substance P and gastrin-releasing peptide as neurotransmitters released by primary afferent pruriceptors. J Neurophysiol 2013;109:742–8.
80. Mendell LM, Albers KM, Davis BM. Neurotrophins, nociceptors, and pain. Microsc Res Tech 1999;45:252–61.
81. Nockher WA. Neurotrophins in allergic diseases: from neuronal growth factors to intercellular signaling molecules. J Allergy Clin Immunol 2006;117:583–9.
82. Donnerer J, Schuligoi R, Amann R. Increased content and transport of substance P and calcitonin gene-related peptide in sensory nerves innervating inflamed tissue: evidence for a regulatory function of nerve growth factor in vivo. Neuroscience 1992;49:693–8.
83. Nakamura M, Toyoda M, Morohashi M. Pruritogenic mediators in psoriasis vulgaris: comparative evaluation of itch-associated cutaneous factors. Br J Dermatol 2003;149:718–30.
84. Raychaudhuri SP, Raychaudhuri SK. Role of NGF and neurogenic inflammation in the pathogenesis of psoriasis. Prog Brain Res 2004;146:433–7.
85. Groneberg DA, Serowka F, Peckenschneider N, et al. Gene expression and regulation of nerve growth factor in atopic dermatitis mast cells and the human mast cell line-1. J Neuroimmunol 2005;161:87–92.
86. Yamaguchi J, Aihara M, Kobayashi Y, et al. Quantitative analysis of nerve growth factor (NGF) in the atopic dermatitis and psoriasis horny layer and effect of treatment on NGF in atopic dermatitis. J Dermatol Sci 2009;53:48–54.
87. Kanda N, Watanabe S. Histamine enhances the production of granulocyte-macrophage colony-stimulating factor via protein kinase C(alpha) and extracellular signal-regulated kinase in human keratinocytes. J Invest Dermatol 2004;122:863–72.
88. Dou YC, Hagstromer L, Emtestam L, Johansson O. Increased nerve growth factor and its receptors in atopic dermatitis: an immunohistochemical study. Arch Dermatol Res 2006;298:31–7.
89. Grewe M, Vogelsang K, Ruzicka T, et al. Neurotrophin-4 production by human epidermal keratinocytes: increased expression in atopic dermatitis. J Invest Dermatol 2000;114:1108–12.
90. Hagermark O, Strandberg K, Hamberg M. Potentiation of itch and flare responses in human skin by prostaglandins E2 and H2 and a prostaglandin endoperoxide analog. J Invest Dermatol 1977;69:527–30.
91. Hagermark O, Strandberg K. Pruritogenic activity of prostaglandin E2. Acta Derm Venereol 1977;57:37–43.
92. Greaves MW, McDonald-Gibson W. Itch: role of prostaglandins. Br Med J 1973;3:608–9.
93. Daly BM, Shuster S. Effect of aspirin on pruritus. Br Med J (Clin Res Ed) 1986;293:907.
94. Yosipovitch G, Sugeng MW, Chan YH, et al. The effect of topically applied aspirin on localized circumscribed neurodermatitis. J Am Acad Dermatol 2001;45:910–13.
95. Andoh T, Haza S, Saito A, et al. Involvement of leukotriene B4 in spontaneous itch-related behaviour in NC mice with atopic dermatitis-like skin lesions. Exp Dermatol 2011;20:894–8.
96. Andoh T, Takayama Y, Kuraishi Y. Involvement of leukotriene B4 in dermatophyte-related itch in mice. Pharmacol Rep 2014;66:699–703.
97. Andoh T, Kuraishi Y. Lipid mediators and itch. In: Carstens E, Akiyama T, editors. Itch: mechanisms and treatment. Boca Raton (FL): CRC Press; 2014. p. 271–80.
98. Stander S, Moormann C, Schumacher M, et al. Expression of vanilloid receptor subtype 1 in cutaneous sensory nerve fibers, mast cells, and epithelial cells of appendage structures. Exp Dermatol 2004;13:129–39.
99. Imamachi N, Park GH, Lee H, et al. TRPV1-expressing

primary afferents generate behavioral responses to pruritogens via multiple mechanisms. Proc Natl Acad Sci USA 2009;106:11330–5.
100. Yoshioka T, Imura K, Asakawa M, et al. Impact of the Gly573Ser substitution in TRPV3 on the development of allergic and pruritic dermatitis in mice. J Invest Dermatol 2009;129:714–22.
101. Wilson SR, Gerhold KA, Bifolck-Fisher A, et al. TRPA1 is required for histamine-independent, Mas-related G protein-coupled receptor-mediated itch. Nat Neurosci 2011;14:595–602.
102. Wilson SR, Thé L, Batia LM, et al. The epithelial cell-derived atopic dermatitis cytokine TSLP activates neurons to induce itch. Cell 2013;155:285–95.
103. Miyamoto T, Nojima H, Kuraishi Y. Intradermal cholinergic agonists induce itch-associated response via M3 muscarinic acetylcholine receptors in mice. Jpn J Pharmacol 2002;88:351–4.
104. Gotoh Y, Andoh T, Kuraishi Y. Noradrenergic regulation of itch transmission in the spinal cord mediated by α-adrenoceptors. Neuropharmacology 2011;61:825–31.
105. Kido-Nakahara M, Buddenkotte J, Kempkes C, et al. Neural peptidase endothelin-converting enzyme 1 regulates endothelin 1-induced pruritus. J Clin Invest 2014;124:2683–95.
106. Andoh T, Kuraishi Y. Nitric oxide enhances substance P-induced itch-associated responses in mice. Br J Pharmacol 2003;138:202–8.
107. Sikand P, Dong X, Lamotte RH. BAM8-22 peptide produces itch and nociceptive sensations in humans independent of histamine release. J Neurosci 2011;31:7563–7.
108. Steinhoff M, Bienenstock J, Schmelz M, et al. Neurophysiological, neuroimmunological, and neuroendocrine basis of pruritus. J Invest Dermatol 2006;126:1705–10.
109. Wahlgren CF, Tengvall LM, Hagermark O, Scheynius A. Itch and inflammation induced by intradermally injected interleukin-2 in atopic dermatitis patients and healthy subjects. Arch Dermatol Res 1995;287:572–80.
110. Hawro T, Saluja R, Weller K, et al. Interleukin-31 does not induce immediate itch in atopic dermatitis patients and healthy controls after skin challenge. Allergy 2014;69:113–17.
111. Cevikbas F, Wang X, Akiyama T, et al. A sensory neuron-expressed IL-31 receptor mediates T helper cell-dependent itch: Involvement of TRPV1 and TRPA1. J Allergy Clin Immunol 2014;133:448–60.
112. Zhang Q, Putheti P, Zhou Q, et al. Structures and biological functions of IL-31 and IL-31 receptors. Cytokine Growth Factor Rev 2008;19:347–56.
113. Arita K, South AP, Hans-Filho G, et al. Oncostatin M receptor-beta mutations underlie familial primary localized cutaneous amyloidosis. Am J Hum Genet 2008;82:73–80.
114. Sonkoly E, Muller A, Lauerma AI, et al. IL-31: a new link between T cells and pruritus in atopic skin inflammation. J Allergy Clin Immunol 2006;117:411–17.
115. Neis MM, Peters B, Dreuw A, et al. Enhanced expression levels of IL-31 correlate with IL-4 and IL-13 in atopic and allergic contact dermatitis. J Allergy Clin Immunol 2006;118:930–7.
116. Nattkemper LA, Martinez-Escala ME, Gelman AB, et al. Cutaneous T-cell lymphoma and pruritus: the expression of IL-31 and its receptors in the skin. Acta Derm Venereol 2016;96:894–8.
117. Singer EM, Shin DB, Nattkemper LA, et al. IL-31 is produced by the malignant T-cell population in cutaneous T-Cell lymphoma and correlates with CTCL pruritus. J Invest Dermatol 2013;133:2783–5.
118. Sokołowska-Wojdyło M, Gleń J, Zabłotna M, et al. Association of distinct IL-31 polymorphisms with pruritus and severity of atopic dermatitis. J Eur Acad Dermatol Venereol 2013;27:662–4.
119. Luo Y, Zhou B, Zhao M, et al. Promoter demethylation contributes to TSLP overexpression in skin lesions of patients with atopic dermatitis. Clin Exp Dermatol 2014;39:48–53.
120. Maurer T, Poncelet A, Berger T. Thalidomide treatment for prurigo nodularis in human immunodeficiency virus-infected subjects: efficacy and risk of neuropathy. Arch Dermatol 2004;140:845–9.
121. Twycross R, Greaves MW, Handwerker H, et al. Itch: scratching more than the surface. QJM 2003;96:7–26.
122. Yosipovitch G, Carstens E, McGlone F. Chronic itch and chronic pain: Analogous mechanisms. Pain 2007;131:4–7.
123. Martinelli-Boneschi F, Colombi M, Castori M, et al. COL6A5 variants in familial neuropathic chronic itch. Brain 2017;140:155–67.
124. Rukwied RR, Main M, Weinkauf B, et al. NGF sensitizes nociceptors for cowhage- but not histamine-induced itch in human skin. J Invest Dermatol 2013;133:268–70.
125. Akiyama T, Carstens MI, Carstens E. Enhanced scratching evoked by PAR-2 agonist and 5-HT but not histamine in a mouse model of chronic dry skin itch. Pain 2010;151:378–83.
126. Shiratori-Hayashi M, Koga K, Tozaki-Saitoh H, et al. STAT3-dependent reactive astrogliosis in the spinal dorsal horn underlies chronic itch. Nat Med 2015;21:927–31.
127. Liu T, Han Q, Chen G, et al. Toll-like receptor 4 contributes to chronic itch, alloknesis, and spinal astrocyte activation in male mice. Pain 2016;157:806–17.
128. Schmelz M. Itch and pain. Dermatol Ther 2005;18:304–7.
128a. Andersen HH, Elberling J, Sølvsten H, et al. Nonhistaminergic and mechanical itch sensitization in atopic dermatitis. Pain 2017;158:1780–91.
129. Akiyama T, Nguyen T, Curtis E, et al. A central role for spinal dorsal horn neurons that express neurokinin-1 receptors in chronic itch. Pain 2015;156:1240–6.
130. Ikoma A, Handwerker H, Miyachi Y, Schmelz M. Electrically evoked itch in humans. Pain 2005;113:148–54.
131. Ikoma A, Fartasch M, Heyer G, et al. Painful stimuli evoke itch in patients with chronic pruritus: central sensitization for itch. Neurology 2004;62:212–17.
132. Ishiuji Y, Coghill RC, Patel TS, et al. Repetitive scratching and noxious heat do not inhibit histamine-induced itch in atopic dermatitis. Br J Dermatol 2008;158:78–83.
133. Binder A, Koroschetz J, Baron R. Disease mechanisms in neuropathic itch. Nat Clin Pract Neurol 2008;4:329–37.
134. Akiyama T, Merrill AW, Zanotto K, et al. Scratching behavior and Fos expression in superficial dorsal horn elicited by protease-activated receptor agonists and other itch mediators in mice. J Pharmacol Exp Ther 2009;329:945–51.
135. Nojima H, Carstens MI, Carstens E. c-fos expression in superficial dorsal horn of cervical spinal cord associated with spontaneous scratching in rats with dry skin. Neurosci Lett 2003;347:62–4.
136. Ali SM, Yosipovitch G. Skin pH: from basic science to basic skin care. Acta Derm Venereol 2013;93:261–7.
137. Valdes-Rodriguez R, Mollanazar NK, González-Muro J, et al. Itch prevalence and characteristics in a hispanic geriatric population: a comprehensive study using a standardized itch questionnaire. Acta Derm Venereol 2015;95:417–21.
138. Berger TG, Shive M, Harper GM. Pruritus in the older patient: a clinical review. JAMA 2013;310:2443–50.
139. Kremer AE, Bolier R, van Dijk R, et al. Advances in pathogenesis and management of pruritus in cholestasis. Dig Dis 2014;32:637–45.
140. Yosipovitch G. Pruritus: an update. Curr Probl Dermatol 2003;15:137–64.
140a. Stull C, Lavery MJ, Yosipovitch G. Advances in therapeutic strategies for the treatment of pruritus. Expert Opin Pharmacother 2016;17:671–87.
141. Tey HL, Wallengren J, Yosipovitch G. Psychosomatic factors in pruritus. Clin Dermatol 2013;31:31–40.
142. Yamamoto Y, Yamazaki S, Hayashino Y, et al. Association between frequency of pruritic symptoms and perceived psychological stress: a Japanese population-based study. Arch Dermatol 2009;145:1384–8.
143. Tran BW, Papoiu ADP, Russoniello C, et al. The effect of itch, scratching and mental stress on autonomic nervous system function in atopic dermatitis. Acta Derm Venereol 2010;90:354–61.
144. Kupfer J, Gieler U, Yosipovitch G. Psychological interventions in the treatment of chronic itch. Acta Derm Venereol 2016;96:157–61.

# 第6章 瘙痒和感觉异常

Franz J. Legat，Elke Weisshaar，Alan B. Fleischer Jr，Jeffrey D. Bernhard，Thomas G. Cropley

## 引言

瘙痒（pruritus）可定义为一种令人不快、能引起搔抓的感觉。瘙痒的生物学目的是引发搔抓，以驱除寄生虫或其他有害致痒源。瘙痒是最常见的皮肤症状。经常起源于原发皮肤的疾病，但也是约10%～25%患潜在系统性疾病人群的表现[1]。可引发系统性瘙痒的非皮肤疾病包括：肝病，肾病，甲状腺功能失调；淋巴瘤，髓系增生性肿瘤（如真红细胞增多症）和慢性淋巴细胞白血病；HIV或寄生虫感染；神经心理性疾患（见第7章）。

瘙痒尚无权威性的系统性分类[2-3]，2007年由国际瘙痒学会提出了临床瘙痒分类[4]。在此系统中，将瘙痒分为三大类：①累及病态（炎症性的）皮肤；②累及非病态（非炎症性的）皮肤；③表现为慢性继发性搔抓引起的皮损（如结节性痒疹）。初次评价后，根据瘙痒病因将其分为皮肤的、系统的、神经性的、心理性的、混合型的或其他/未知。这可帮助进一步规划对潜在疾病及瘙痒本身的检查及治疗（如果可能）。尽管我们目前对瘙痒的病理机制还未明确（见第5章），阻碍了治疗的进展，但近期研究为未来的有效治疗带来了希望[5]。

## 流行病学

据悉，所有人都在一生中的某些时刻经历过瘙痒，如昆虫叮咬（图6.1）。然而，鲜有研究统计瘙痒的患病率和发病率。一项德国的基于人群的横断面研究发现：在自我报告点、12个月、终身的慢性瘙痒发病率（≥6周）分别为13.5%、16%和22%[6]。在一项挪威的以人群为基础的横断面研究中，以自我报告的方式调查了皮肤病的发病率，瘙痒是成年人最突出的症状。9%女性和7.5%男性在过去数周内有过瘙痒[7]。表6.1总结了瘙痒在许多疾病中的发生率[7a]。

## 患者的评估

对于主诉瘙痒的患者而言，有条理的评估方法列于图6.2中。瘙痒是一种主观感觉，目前它的表现或严重程度尚不能客观评价。因此，详细的病史，包括患者的瘙痒感受，及全面的皮肤体检都对正确诊断及将其归为三种瘙痒中的具体类型具有重要作用（见上）。患者有特定皮肤问题的需据此进行治疗，然而没有原发皮肤疾病的（如缺乏或仅有继发的皮损），则需进一

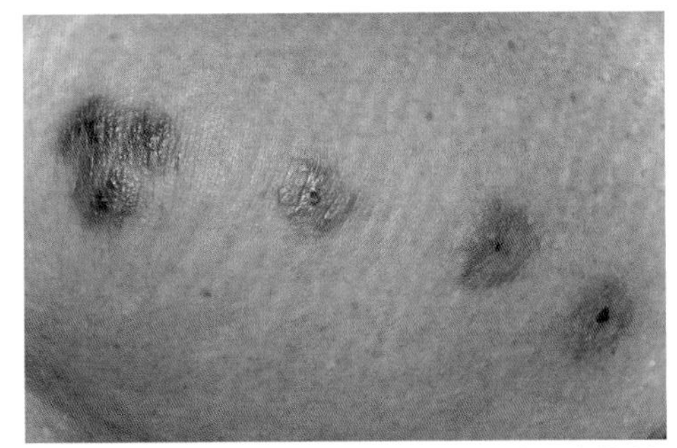

**图6.1 昆虫叮咬。**线状排列的瘙痒性丘疹伴有中央结痂提示“早餐，午餐和晚餐”征（Courtesy，Antonio Torrelo，MD.）

**表6.1 瘙痒在某些疾病中的发病率**

| 疾病 | 报道的瘙痒发病率 |
|---|---|
| 特应性皮炎 | 100%（诊断标准） |
| 扁平苔藓 | 约95% |
| 银屑病 | ≤85% |
| 终末期肾病（血液透析） | 25%～30%（之前60%～80%） |
| 原发性胆汁性肝硬化 | 80%（25%～70%表现出症状） |
| 丙型病毒性肝炎 | 15% |
| 原发皮肤T细胞淋巴瘤 | 60%～80%(总计)；>90%(Sézary综合征) |
| 真红细胞增多症 | 30%～50% |
| 霍奇金淋巴瘤 | 15%～30% |
| 非霍奇金淋巴瘤 | 2%～10% |
| 白血病 | <5% |
| 带状疱疹 | ≤60% |
| 带状疱疹后遗神经痛 | ≤30% |
| 妊娠 | 20% |

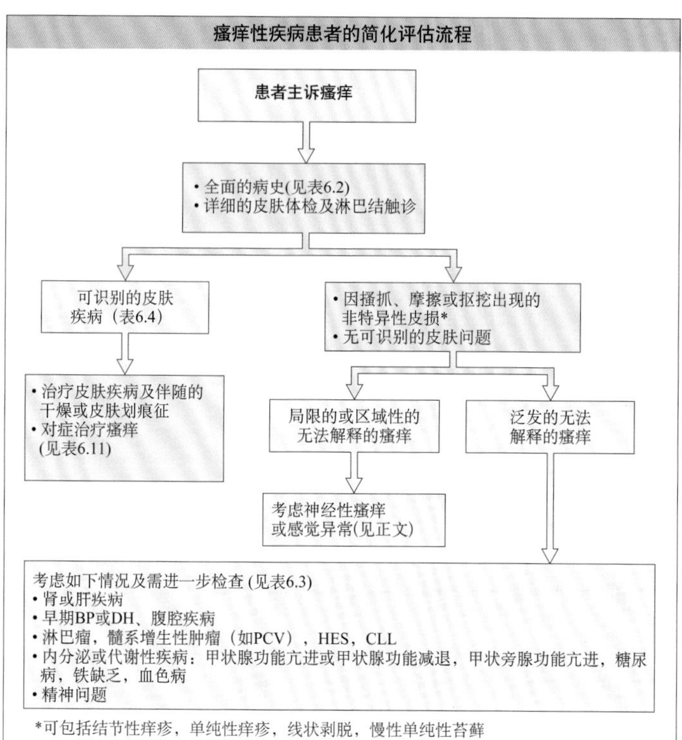


图 6.2　瘙痒性疾病患者的简化评估流程。BP，大疱性类天疱疮；CLL，慢性淋巴细胞白血病；DH，疱疹性皮炎；HES，高嗜酸性粒细胞综合征；PCV，真红细胞增多症

步的检查以明确瘙痒的原因。慢性瘙痒可以具有多种潜在因素，而暂无特殊临床表现的皮肤瘙痒，随时间推移，会逐渐表现出诊断的特征。因此，长期随访十分必要。

## 病史

准确的病史能为患者的疾病进程提供依据。除了患者的自发描述，询问起病时间、部位、持续时间和瘙痒的性质可以帮助确定其发病原因（表 6.2）。尽管慢性进行的泛发、且无皮损表现的瘙痒，让人怀疑潜在系统性疾病，但是，没有特定的临床特征对于预测系统性原因是可靠的。

## 体检

认真全面地检查皮肤、指甲、头皮、毛发、黏膜（如口唇，结膜）和肛门生殖器部位在首诊时是必要的。原发皮损及继发改变（如剥脱，结痂）的形态及分布需要仔细评估，尤其要注意干皮病、皮肤划痕征（图 6.3）及系统性疾病的皮肤体征（见第 53 章）。中上背部的损害提示原发皮肤疾病，因为此区域（“蝴蝶征”）是患者搔抓很难达到的（见图 6.5A）。然而，该部位可被一些“搔背”器械够到。

检查应包括周边主要淋巴结群的触诊（如颈部、锁骨上、腋窝、腹股沟），尤其是在没有明显原发炎症性皮肤病损害的地方。综合患者家庭医生的全面体检结果，可以揭示一些不明原因的瘙痒患者未曾诊断的皮肤外疾病（如淋巴瘤）。

## 实验室检查

在瘙痒病因未明的情况下，推荐做进一步的实验室检查和其他检查（如影像学）（表 6.3）。对怀疑疥疮或真菌感染者，作皮肤刮片的显微镜检查。对已有的皮损进行活检，即使无特异性，有时也能提供信息。皮损周边正常皮肤的直接免疫荧光或正常外观的皮肤（皮损附近）对于诊断特定的皮肤疾病，如大疱性类天疱疮或者疱疹样皮炎具有重要价值。

# 皮肤病引起的瘙痒

本章重点介绍皮肤病引起的瘙痒，瘙痒是这些病的重要特征。对这些皮肤病的详细论述及许多以瘙痒为特征的皮肤病（表 6.4）请参阅相关章节。

**表 6.2 瘙痒的描述性特征及病史补充**

**与瘙痒相关的问题**

- 何时发生？持续时间：几天，几周，几月，几年
- 从哪里开始？现在在哪里？部位：局限性或泛发性，单侧或双侧
- 如何开始的？发病：突然，逐渐，瘙痒前的病史
- 感觉如何？性质：刺痛感，虫爬感，烧灼感，针刺感
- 强度如何？严重程度：轻微的，中等的，严重的，影响正常活动或睡眠
- 多久发作一次？病程：间断的，连续的，循环的，夜间发作
- 什么情况下加重？诱发/加重因素：热，冷，水，空气，锻炼，工作，爱好
- 什么情况下好转？瘙痒缓解：冷，热，搔抓/摩擦/伤害，凉/热水澡
- 您认为的原因是什么？患者本人对瘙痒原因的推测

**病史补充**

- 皮肤护理，洗浴习惯，致敏物暴露
- 用药史（包括外用药）：处方药，非处方药，用药时间及与瘙痒发生的关系
- 尼古丁/酒精/毒品/禁药使用史
- 过敏史（已知及怀疑）：药物，吸入物，食物，接触物
- 特应性病史：特应性皮炎，过敏性鼻炎、结膜炎，哮喘
- 既往史及现病史：甲状腺，肝，或肾功能不全；其他系统性疾病；精神性疾病；或意外事故
- 家族史：过敏史，皮肤病，类似的瘙痒性疾病
- 家庭和个人接触史：宠物接触史
- 饮食习惯
- 性接触史
- 旅游史
- 医生或患者以前作出的诊断

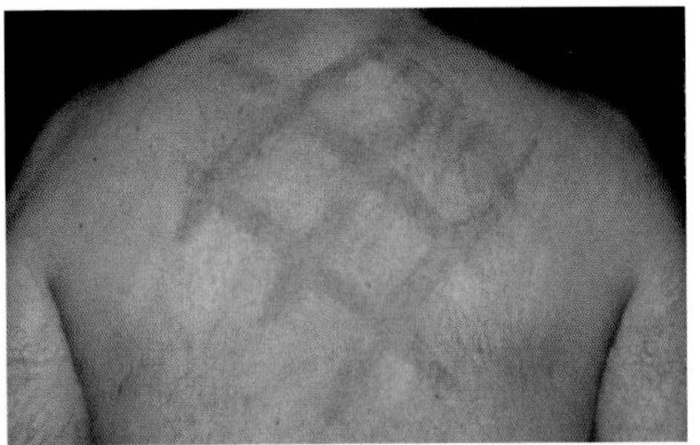

**图 6.3 皮肤划痕征。**皮肤搔抓后引起的线状排列的风团。所有瘙痒患者均应评估皮肤划痕征

## 炎症性皮肤病

### 荨麻疹

荨麻疹经常有剧烈瘙痒，可产生针刺感或刺痛感，特别是早期皮损和浅表性小风团[1]。组胺在荨麻疹的发病过程中起重要作用，$H_1$ 受体拮抗剂可以减轻或消除瘙痒感和风团[8]（见第 18 章）。

**表 6.3 原因未明的瘙痒患者需完善的实验室及影像学检查。**全面的体检在患者初诊时同样需要。在基本初筛之外的特殊检查需基于患者的病史、体格检查及瘙痒的严重程度进行选择。初筛的结果对于指导进一步评估具有帮助

**基础初步检查**

- 血常规（CBC）及分类和血小板计数
- 红细胞沉降率（ESR）和 C 反应蛋白（CRP）
- 肌酐，血尿素氮，电解质
- 肝酶，碱性磷酸酶，胆红素
- 乳酸脱氢酶（LDH）
- 快速血糖
- 促甲状腺生成素（TSH）± 游离甲状腺素

**可能补充的检查**

皮肤活检
- 常规病理（如有皮损）
- 直接免疫荧光 *

其他实验室检查
- 血清总 IgE 和（或）过敏原特异性 IgE
- 血清铁蛋白，铁，总铁结合力
- 血红蛋白 A1c
- 甲状旁腺功能（钙，磷酸盐，甲状旁腺素水平）
- 大便找虫卵/寄生虫和（或）便隐血
- 病毒性肝炎（包括乙型和丙型肝炎病毒）
- HIV 检测
- 抗组织谷氨酰胺转氨酶 ± 表皮谷氨酰胺转氨酶 IgA 抗体 **
- 抗 BP180 和抗 BP230 大疱性类天疱疮 IgG 抗体
- 抗线粒体和抗平滑肌抗体
- 血清类胰蛋白酶，组胺和（或）嗜铬蛋白 -A 水平
- 尿分析及沉渣检查
- 24 小时尿液 5- 羟吲哚乙酸（5-HIAA，一种 5- 羟色胺代谢物）和卟啉
- 血清蛋白电泳，血清免疫固定电泳

影像学检查
- 胸片或 CT
- 腹部和盆腔超声或 CT
- 淋巴结 B 超
- 脊髓 X 线或 MRI（对于节段性瘙痒）

其他检查
- 斑贴试验
- 针刺实验（主要过敏原或职业暴露过敏原）
- 年龄相关的癌症筛查（结合初步检查）
- 如怀疑羟乙基淀粉诱发的瘙痒，应取正常外观皮肤的活检放在电镜下检查

* 对评估类天疱疮或疱疹样皮炎，应分别取疱周皮肤或外观正常的皮肤（皮损附近）活检。
** 经常结合血清总 IgA 一起检查；如患者 IgA 缺乏，抗组织谷氨酰胺转氨酶 IgG 抗体需要同时检查

### 特应性皮炎

瘙痒是特应性皮炎的一个重要症状，“如果没有瘙痒病史，就不能诊断活动性特应性皮炎”[9]（见第 12 章）。痒感总是“突然来袭”，可以非常严重甚至影响

**表 6.4 伴瘙痒的皮肤病**

| 原因 | 皮肤病 |
|---|---|
| 炎症 | • 特应性皮炎<br>• 过敏性或接触性皮炎<br>• 脂溢性皮炎，尤其是头皮<br>• 静脉淤积性皮炎<br>• 银屑病<br>• 副银屑病<br>• 毛发红糠疹<br>• 扁平苔藓<br>• 荨麻疹，皮肤划痕征<br>• 肥大细胞增多症<br>• 丘疹性荨麻疹，荨麻疹性皮炎<br>• 药疹，如麻疹型<br>• 多形性日光疹，光线性痒疹，慢性光化性皮炎<br>• 大疱性疾病，如 DH、BP<br>• 妊娠多形疹（PEP）<br>• 嗜酸性毛囊炎<br>• 皮肌炎<br>• 色素性痒疹<br>• 硬化性苔藓<br>• 移植物抗宿主病 |
| 感染 / 蚊虫叮咬 | • 疥疮<br>• 虱病<br>• 节肢动物叮咬 |
| 感染 | • 细菌感染，如毛囊炎<br>• 病毒感染，如水痘<br>• 真菌感染，如炎症性癣病<br>• 寄生虫感染，如血吸虫尾蚴性皮炎 |
| 肿瘤 | • 皮肤 T 细胞淋巴瘤，如蕈样肉芽肿，Sézary 综合征 |
| 遗传性 / 痣样 | • Darier 病和 Hailey-Hailey 病<br>• 鱼鳞病，如 Netherton、Sjogren-Larsson 和皮肤剥脱综合征<br>• 营养不良型 EB 的痒疹亚型<br>• 卟啉症，如迟发性皮肤卟啉病和红细胞生成性原卟啉症<br>• 炎性线性疣状表皮痣（ILVEN）<br>• 巨大先天黑素痣，特别是体积大的皮损伴有神经分化 |
| 其他 | • 干皮病，干性湿疹<br>• 原发皮肤淀粉样变（斑状，苔藓状）<br>• 烧伤后瘙痒<br>• 瘢痕相关的瘙痒<br>• 纤维玻璃皮炎（见第 16 章） |

BP，大疱性类天疱疮；DH，疱疹样皮炎；EB，大疱性表皮松解症

生活质量[10]。通常，瘙痒是疾病反复的首要症状。在特应性皮炎患者中，瘙痒可由吸入物或食物中的过敏原引发，也可由许多非免疫性刺激引起，包括情绪压力、过热、出汗、接触粗糙织物或空气（空气动力，atmokinesis）[11]（图 6.4）。多数患儿在冬季症状加重，但也有患者在夏季加重[12]。

抗组胺药在特应性皮炎中疗效甚微，说明组胺很可能不是痒感的主要介质[13]。抗组胺药的主要益处可能是其镇静作用。其他在特应性皮炎的瘙痒中起作用的介质及受体包括：神经肽类［如 P 物质，降钙素基因相关肽（CGRP）］、神经营养因子［如神经生长因子（NGF）、artemin（引发热刺激-诱发的瘙痒）］、胸腺基质淋巴生成素、表皮阿片样受体（下调）、白介素（IL）-2、IL-31、内皮素 -1 和非大细胞类胰蛋白酶结合蛋白酶-激活受体（PAR-2）[14-20]（见第 5 章）。在特应性皮炎患者，表皮的神经增多及中枢敏化对于痒感增加及对疼痛的感知增加均有重要作用[20]。在近期的随机对照研究中，皮下注射抗 IL-31 受体 A 抗体 nemolizumab 可有效缓解特应性皮炎患者的瘙痒，并提高睡眠质量[21，21a]。

## 银屑病

尽管银屑病不是传统的瘙痒性疾病，但研究表明高达 85% 的银屑病患者诉有瘙痒，干燥、热、出汗、

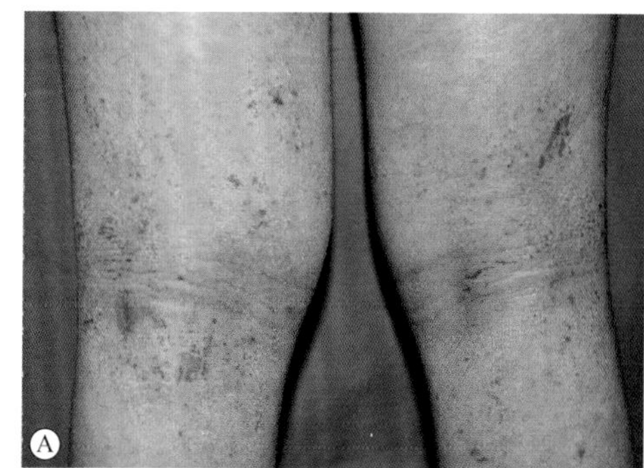

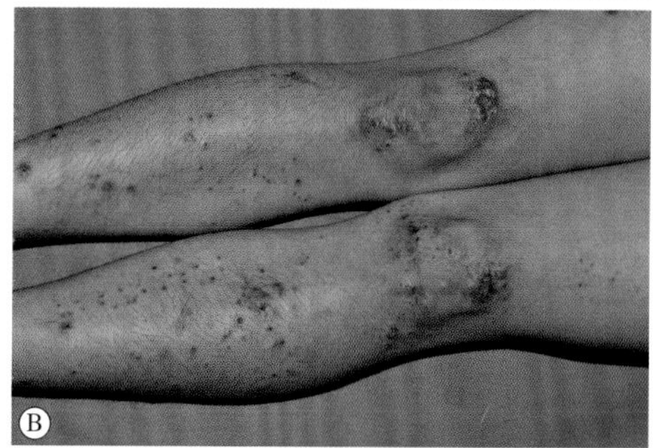

图 6.4 **特应性皮炎**。A. 腘窝部位的剥脱性湿疹样斑块，特应性皮炎经典的屈侧受累；B. 单纯性痒疹，结节性痒疹样皮损，三角型溃疡；后两者原发于膝盖（Courtesy，Antonio Torrelo，MD.）

情绪压力常是加重因素[22-24]。通常，背部、四肢、臀部、腹部是最常见的瘙痒部位，某研究表明住院患者最主要瘙痒部位是头皮[22]。泛发性瘙痒偶尔发生在斑块型银屑病、红皮病型及脓疱型银屑病。患者经常把瘙痒感描述为螯刺感、虫爬感和烧灼感，抗组胺药很少能有效缓解[1, 22]。许多瘙痒介质（如P物质、神经生长因子、IL-2）可出现在银屑病皮损中，提示瘙痒是一个复杂的多因素的病生理过程[25]。

### 感染

#### 疥疮

疥疮患者的瘙痒可以是局限性，也可以是泛发性的，可有烧灼感。瘙痒通常发生在第一次感染后的3～6周，然后可继发感染；许多家庭成员可同时受累（见第84章）。瘙痒是一种对虫体、虫卵和粪块的免疫应答[1]。

#### 虱病

原发感染部位（如头皮、腹股沟）的瘙痒是诊断头虱和阴虱的线索（见第84章）。全身性瘙痒是体虱的特点，但也可发生在其他类型[1]。

### 皮肤T细胞淋巴瘤（CTCL）

大于60%的皮肤T细胞淋巴瘤（cutaneous T cell lymphoma，CTCL）患者诉有瘙痒，终末期其程度和频率均有增加，尤其是Sézary综合征（＞90%患者）及亲毛囊型蕈样肉芽肿[26-27]。有报道描述一种Sézary综合征的变异类型，表现为全身的泛发性瘙痒，但没有临床皮肤损害。瘙痒很大程度上降低了CTCL患者的生活质量，增加了疾病的进展及死亡风险[29]。

近期证据表明IL-31在CTCL中是可疑的过敏介质，尤其是在疾病晚期，经组蛋白去乙酰化酶抑制剂和mogamulizumab（抗-CC-趋化因子受体-4抗体）治疗后，瘙痒感降低伴血清IL-31浓度下降[30-31]。CTCL重度瘙痒的治疗对策，包括加巴喷汀（900～2400 mg/天，分次服用）和（或）米氮平（7.5～15 mg/晚）以及阿片样拮抗剂（如纳曲酮50～150 mg/天）[32]。有报道称，阿瑞匹坦可缓解Sézary综合征和其他CTCL类型的瘙痒，提示NK1受体和P物质在CTCL相关瘙痒中的作用[32]。

## 瘙痒伴搔抓或摩擦引起的皮肤病

### 结节性痒疹

结节性痒疹是慢性反复集中搔抓或抠挖皮肤造成的。剧烈瘙痒的皮肤结节引起瘙痒-搔抓循环。结节性痒疹好发于成年人，尤其是中年女性，偶见于儿童和青少年，尤其是有特应性体质者。

皮损多发，特征性对称分布在四肢伸侧。上背部、腰骶部、臀部也可累及，但难以触及的中背部一般不受累（“蝴蝶征”）（图6.5A）。屈侧区域、面部、腹股沟通常不受累。

基本损害是坚实、圆顶状的丘疹结节，伴不同程度的中央鳞屑、结痂、糜烂或溃疡（图6.5A～C）。颜色从肤色到红色、棕褐色，色素沉着易见于皮肤色深者（见图6.5C）。皮损可发展成疣状或裂隙状表面，毗邻皮肤也可见到苔藓样变。当看到结痂，但未见清晰的丘疹结节样损害时，有时称为单纯性痒疹。

许多结节性痒疹患者的瘙痒是因为特应性皮炎、皮肤干燥、其他皮肤问题或系统疾病（如肝或肾功能不全、甲状腺功能亢进、淋巴瘤）引起。基础疾病还可以是心因性的，伴情感抑郁、强迫症、抑郁或其他精神问题导致反复搔抓。结节性痒疹的鉴别诊断包括穿通性疾病（如获得性穿通性皮肤病），结节性类天疱疮（图6.6），肥厚型扁平苔藓，肥厚型红斑狼疮，疥疮结节，持久性虫咬反应，痒疹型营养不良性表皮松解症和肿瘤（如多发性角化棘皮瘤或颗粒细胞瘤）。

组织学上，结节性痒疹的主要特点是显著的表皮增生及肥厚，致密的角化过度[33]。角质形成细胞无异型性，可见小片糜烂。真皮乳头纤维化伴垂直排列的胶原纤维，成纤维细胞和毛细血管增生，血管周围及间质可见混合类型的炎症浸润。

由于剧烈搔抓，结节性痒疹表现为肥厚及真皮的神经密度增加。尽管少有常规染色证据，全神经标记的免疫组化染色，如蛋白-基因产物9.5（PGP-9.5）可证实。相反，表皮的神经纤维减少。皮损部位的真皮神经纤维表达P物质、CGRP及NGF受体增加，伴显著的NGF免疫反应。真皮的神经增生及表皮的“小纤维神经病变”在结节性痒疹的瘙痒中具有病生理作用。

结节性痒疹治疗困难，需要多层次方法，依据疾病的病因和程度个体化治疗。需甄别及治疗潜在的可能性疾病（如特应性皮炎、慢性肾衰竭、胆汁淤积）。理论上讲，减少瘙痒可打破瘙痒-搔抓循环，最终促进皮疹的愈合；然而，实际难以做到，尤其是有心理问题的。外用止痒药（如薄荷脑、盐酸普鲁卡因、棕榈酰乙醇胺）及口服抗组胺药可帮助减轻瘙痒的程度。前者常作为反复搔抓的“替代”，镇静类抗组胺药有助于睡眠。

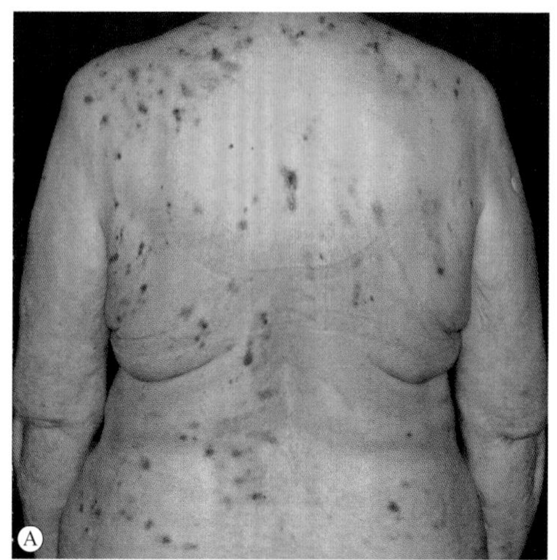

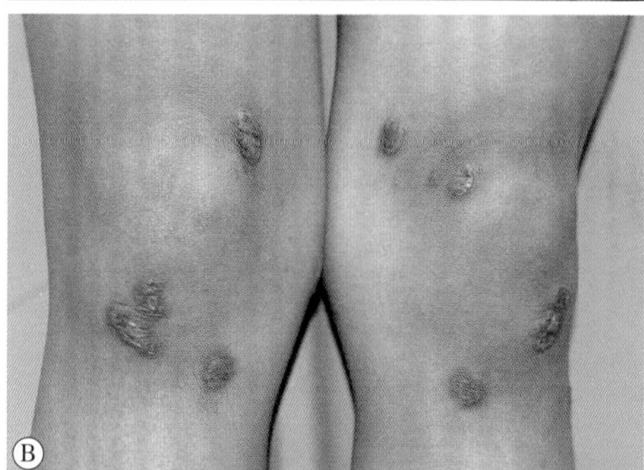

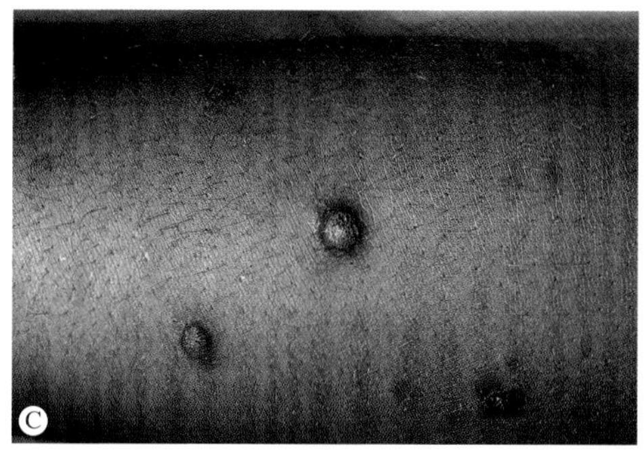

**图 6.5　结节性痒疹。**A. 背部许多糜烂的丘疹和结节。注意中背部的空白区（"蝴蝶征"）。B. 特应性皮炎患者不同时期的丘疹、结节和斑块。C. 坚实、有色素沉着的前臂伸侧的丘疹结节（B，Courtesy，Antonio Torrelo，MD；C，Courtesy，Ronald Rapini，MD.）

超强效激素封包、皮损内注射激素、光疗［如窄谱或广谱 UVB，光化学疗法（PUVA）］或激光治疗对皮损有效。其他有效的外用治疗包括辣椒素（0.025 ～ 0.3% 4 ～ 6 次 / 天，局部外用）、卡泊三醇和钙调磷酸酶抑制剂。

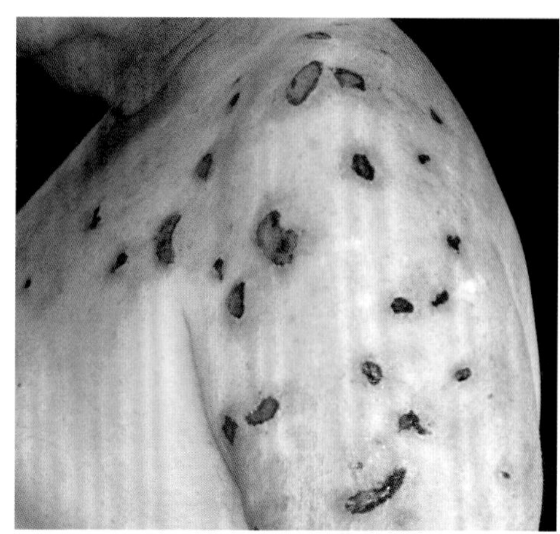

**图 6.6　结节性类天疱疮。**多发结痂的皮损和瘢痕。大疱性类天疱疮患者常有剧烈瘙痒，不一定有完整的水疱（Courtesy，Jeffrey P. Callen，MD.）

针对强迫行为的直接治疗是很重要的。选择性 5- 羟色胺再摄取抑制剂（SSRIs）及三环类抗抑郁药都有成功治疗的案例，尤其是有抑郁表现时。多塞平因具有抗组胺、镇静及抗抑郁成分而尤其有效。沙利度胺（50 ～ 200 mg/ 天）对反复结节性痒疹患者尤其有效[35]，尽管因致畸及外周神经病的副作用限制了其使用。据报道，加巴喷丁、普瑞巴林、神经激肽（NK-1）受体拮抗剂也有作用。μ- 阿片样物质拮抗剂（纳洛酮或纳曲酮）或 μ- 阿片样物质拮抗剂 / κ - 阿片样物质激动剂布托啡诺（鼻内）对病情顽固者可选用[37]。环孢素可能有效，尤其是对有特应性皮炎的患者，甲氨蝶呤成功治疗结节性痒疹也有报道。

## 慢性单纯性苔藓

慢性单纯性苔藓因慢性习惯性地摩擦或搔抓局部皮肤而引起皮肤肥厚，皮损较结节性痒疹大且薄。慢性单纯性苔藓最常见于成年人，很少见于儿童，当然特应性皮炎的苔藓样皮损是个例外。

慢性单纯性苔藓以境界清楚的斑块及皮纹加深（苔藓样变）、伴"皮革样"外观为特征，融合的丘疹，色素沉着及不同程度的红斑。皮损可单发或多发，好发于颈后、枕部头皮、肛门生殖器区域（如阴囊，女阴）、胫前、踝部手背部、足部和前臂（图 6.7）。诱因包括皮肤干燥、特应体质、银屑病、淤积性皮炎、焦虑、强迫症、局限性神经性瘙痒及系统性疾病相关的瘙痒。

临床鉴别诊断包括苔藓样淀粉样变和肥厚性扁平

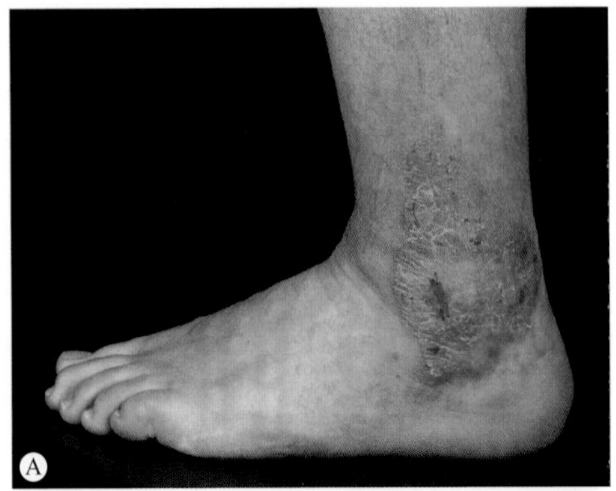


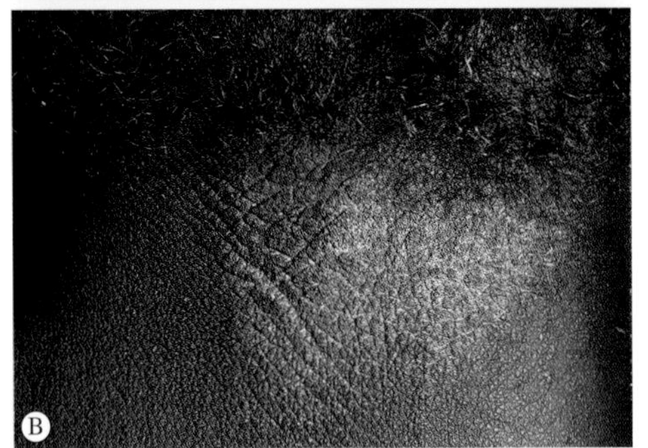


图 6.7 慢性单纯性苔藓。A. 年轻男性足踝部的粉色苔藓样斑块。B. 颈项部色素沉着斑块上皮肤纹理加深（B，Courtesy，Ronald Rapini，MD.）

苔藓，二者均表现为好发于胫前的瘙痒性斑块。念珠状红苔藓是一种条索状纤维化条带，同时具有瘙痒和疼痛。组织学特征类似于结节性痒疹（见上），伴有致密的角化过度、海绵水肿，伴长度不规则的表皮脚、颗粒层增厚、真皮乳头可见垂直方向的胶原纤维。

像结节性痒疹一样，慢性单纯性苔藓的瘙痒是自发性的，导致“瘙痒–摩擦 / 搔抓–瘙痒”循环经常使得其对治疗抵抗。潜在的瘙痒疾患也应同时诊断及治疗。

治疗策略和结节性痒疹类似（如上），主要的治疗策略为外用激素（± 封包）和皮损内注射激素。反复的水胶体敷料外用也有用。非正式自知力导向的心理疗法及局部止痒药物也有一定益处。局部外用用于治疗带状疱疹后遗神经痛的 5% 利多卡因或 8% 辣椒素贴，对易反复病例也有效[38]。

## 特殊部位的瘙痒

### 头皮瘙痒

皮肤病累及头皮（如脂溢性皮炎、银屑病、毛囊炎、毛发扁平苔藓、皮肌炎）可表现为该部位的局限性瘙痒。然而，头皮瘙痒也可发生于无客观改变的，最常见于有压力及疲劳的中年人[39]。在此情况下，外用激素或止痒药物治疗，效果并不一致[1]。

### 肛门生殖器瘙痒

#### 肛门瘙痒

1% ～ 5% 的人存在肛门及肛周的瘙痒，男：女比约为 4：1[40]。起病隐匿，在患者就医前，症状持续几周或几年。

肛周瘙痒可以是原发性（特发性）或者继发性。原发肛门瘙痒定义为在缺乏皮肤、肛门生殖器、或结肠问题情况下出现的瘙痒；占报道病例的 25% ～ 95%，取决于调查的系列。可能病因包括：过量摄入咖啡，个人卫生差和精神疾患。继发肛门瘙痒的病因包括：慢性腹泻、排便失禁 / 肛门渗漏、痔疮、肛裂、肛瘘、直肠脱垂、原发皮肤疾病（如银屑病、硬化性苔藓、脂溢性皮炎、过敏性接触性皮炎）、性传播疾病、其他感染、寄生虫感染、先前放疗和肿瘤（如肛门癌）[40]。肛门瘙痒（和外阴或阴囊瘙痒一样），也可以是神经源性的，因为腰椎间盘突出、腰椎骨折或骨赘引起腰骶神经的压迫或激惹。

体检表现为从外观正常的皮肤或轻度肛周红斑到严重激惹伴结痂、苔藓化和糜烂或溃疡。组织学上，常为非特异的慢性皮炎所见，但需除外特殊皮肤疾病（如硬化性苔藓）和肿瘤性疾病（如乳房外 Paget 病）。

评估包括完整病史、全套皮肤和系统体格检查、精神心理筛查。后者的重点考虑因素包括焦虑和抑郁，可能是肛门瘙痒的加重因素。斑贴试验需考虑，以除外过敏性接触性皮炎。结肠乙状结肠镜检查和（或）结肠镜检查是必需的，尤其在反复肛门瘙痒的患者，为探查从痔疮到癌症的病因[41]。在儿童，需考虑寄生虫感染可能。接受长期抗生素治疗的患者，如大便稀溏且 pH 值在 8 ～ 10 之间，建议行乳酸菌替代治疗。

继发性肛门瘙痒在潜在疾病治疗后通常好转，但是原发疾病的诊疗具有一定挑战性。轻症者在坐浴（同时使用收敛剂如红茶）、冷敷、卫生改善（使用湿巾、无香型厕纸或坐浴桶）后有所减轻。然后吸干、以吹风机吹干肛门及周围，避免摩擦或使用碱性香皂（见第 153 章）。外用氧化锌糊帮助皮肤避免进一步的激惹或摩擦。

弱效的激素类霜剂（6 或 7 类）在控制症状上有效。然而，疾病的严重程度越高或存在苔藓样变，则需要高强效的激素或长期使用，带来的皮肤萎缩风险也就越高。外用钙调磷酸酶抑制剂，与外用激素交替使用，对远期治疗是有帮助的。

### 外阴及阴囊瘙痒

这类常见病可能使人能力或者情绪紊乱，病因上，单纯精神源性的仅占 1% ～ 10% 的患者[1]。与肛门瘙痒相同，外阴或阴囊瘙痒患者常诉夜间症状加重，反复的摩擦或者搔抓导致苔藓样变。评估、鉴别诊断或者治疗选择类似于肛门瘙痒。

急性外阴或阴囊的瘙痒常常和感染有关，如念珠菌，但是过敏或刺激性接触性皮炎也需要考虑。该部位的慢性瘙痒可能由于皮肤病（如银屑病、特应性皮炎、硬化性苔藓、扁平苔藓）、恶性肿瘤（如乳房外 Paget 病、鳞状细胞癌）、或者萎缩性外阴阴道炎引起[42-43]。阴囊瘙痒继发于腰骶部神经病变也有报道[44]。总而言之，与治疗潜在性疾病一样，洗浴、如厕习惯等有关的刺激均需要重视。

## 瘙痒的其他类型

### 水源性瘙痒

水源性瘙痒（aquagenic pruritus）通常继发于系统性疾病（如真红细胞增多症）或其他皮肤病（如荨麻疹、皮肤划痕征；表 6.5），然而原发性（特发性）的水源性瘙痒相对罕见。水源性瘙痒表现为接触水 30 分钟内出现刺痛、针刺、烧灼或针扎的感觉，无论水的温度或盐度，持续 2 小时左右[1]。典型的症状开始于下肢，逐渐泛发，但头部、手掌、足掌和黏膜除外[45]；体检未见任何皮损。致病机制未明，有报道称真皮和表皮内有升高的乙酰胆碱、组胺、5- 羟色胺和前列腺素 $E_2$[1]。

传统水源性瘙痒的治疗为用洗浴苏打碱化浴水至 pH 为 8。窄谱或宽谱的 UVB 或 PUVA 治疗是有效的，PUVA 比宽谱 UVB 更有效。辣椒素软膏（0.025% ～ 0.1%）一天使用 3 ～ 6 次，连用 ≥ 4 周可减轻症状，但长期使用未必奏效[47]。口服赛庚啶、西咪替丁和考来烯胺收效甚微[45]。继发的水源性瘙痒，针对原发病的治疗可能有效，如针对皮肤划痕征的抗组胺药。

**表 6.5 水源性瘙痒症或刺痛感的鉴别诊断。** 有报道称一小部分患者与乳糖不耐受有关

| 就诊可见与疾病相关的特征皮损 |
|---|
| • 真红细胞增多症 *（肤色红润） |
| • 肥大细胞增多症（皮损、Darier 征阳性） |
| • 嗜酸性粒细胞增多综合征（> 50% 患者出现皮损） |
| • 血色病（弥漫性色素沉着） |
| **有荨麻疹病史和（或）刺激可诱发荨麻疹** |
| • 皮肤划痕征 |
| • 寒冷性荨麻疹 |
| • 胆碱能性荨麻疹（接触热水后） |
| • 水源性荨麻疹 |
| **缺少典型皮损（除抓痕外）** |
| • 霍奇金病 |
| • 骨髓增生异常综合征 |
| • 特发性血小板增多症 |
| • 睾酮诱发的红细胞增多症 |
| • 药物相关的（如抗疟药、苯丙胺、氯丙咪嗪） |
| • 老年性水源性瘙痒（干皮病可以很轻） |
| • 原发性（特发性）水源性瘙痒 |

* 阿司匹林剂量达到 300 ～ 500 mg，1 ～ 3 次 / 天可部分减轻；有报道称水源性瘙痒使用选择性 5- 羟色胺再摄取抑制剂（SSRIs）有减轻

### 瘢痕的瘙痒

瘢痕的重塑从 6 个月到 2 年。伤口愈合伴发瘙痒是常见的，通常随时间消退，但有时延长，尤其是肥厚性瘢痕或瘢痕疙瘩。未成熟的或异常的瘢痕最易因物理和化学的刺激出现瘙痒，如同神经再生一样。物理刺激包括瘢痕重塑期间神经末端受到的机械刺激。组胺、血管活性肽（如激肽）和前列腺素 $E_1/E_2$ 可产生“化学源性”瘙痒。神经的再生发生在所有的愈合伤口，不成熟或异常的瘢痕中不成比例的薄髓鞘或无髓鞘 C- 神经纤维会引起瘙痒感的增加。瘢痕疙瘩中小神经纤维的功能异常增加了小神经纤维病变的可能[48]。

治疗包括润肤剂、外用和局封的激素，硅胶贴。口服抗组胺药无明显效果。口服己酮可可碱可减轻巨大瘢痕疙瘩的疼痛和瘙痒（400 mg 2 ～ 3 次 / 天）[49]。

### 烧伤后瘙痒

将近 85% 的烧伤患者在恢复期伴有瘙痒，尤其是烧伤部位累及四肢者[50]。大部分瘙痒可逐渐减轻，但也可以持续数年。已知瘙痒的因素包括深度真皮烧灼、女性、心理压力[51-52]。吗啡治疗可减轻烧灼后的瘙痒感。润肤剂、外用麻药（如利多卡因 / 丙胺卡因）、按摩疗法、油水浴或胶体燕麦浴可能有益处[53]。在随机对照研究中，口服加巴喷丁比西替利嗪对烧灼后的瘙痒更为有效[54]。

### 纤维玻璃瘙痒

手工业或建筑业工人常能接触到玻璃丝，它能触

发瘙痒，有时缺乏可见皮损（见第16章）。手和其他非覆盖部位（如手臂、面部和躯干上部）的受累常见。临床上皮肤表现类似于疥疮、湿疹样皮炎、毛囊炎或荨麻疹。

## 系统性疾病的瘙痒

### 肾性瘙痒

瘙痒是进展性慢性（非急性）肾疾病患者常见的症状，尤其是需要透析者[7a, 55]。尽管“尿毒症性瘙痒”作为同义词，但它并不是继发于升高的尿素氮水平。

肾性瘙痒可局限或者泛发，其强度和分布随时间而变。皮肤的搔抓、摩擦或者抠挖可继发结节性痒疹或其他继发性皮损。肾性瘙痒可作为透析患者死亡率的独立预测因素，也和睡眠紊乱、抑郁和生活质量下降有关[56]。

肾性瘙痒的发生和性别、种族、透析持续时间或肾病病因无关[1]；在儿童中罕见，但和年龄无关[57]。一项2003年的国际研究及一项2013年的德国研究发现分别有约45%和25%～30%的血透患者经历瘙痒[7a, 58]；过去几十年瘙痒频率的降低反映了透析技术的进步，如高渗技术的应用替代了传统血透[59]。接受持续性非卧床腹膜透析（CAPD）的患者比血透患者出现瘙痒的概率稍小或基本一样[1]。接受一周三次血透的患者，通常瘙痒高峰出现于透析后2天的夜间，透析时相对高发，透析次日的发生率最低[56, 60]。

肾性瘙痒的病因未知。肥大细胞和组胺的作用是有争议的，血清中的组胺水平和瘙痒的严重程度并没有关系[61]。该发现与临床所见相符合，即大多数患者使用抗组胺药治疗无效。另一种可能解释是通过透析膜的复合物的缓慢积累引起肾性瘙痒[1]。

慢性肾衰竭患者常伴有甲状旁腺功能亢进，有报道称一些患者在甲状旁腺次全切除后，瘙痒得到明显缓解[1]。然而，尽管在透析伴有瘙痒的患者血清中钙离子、磷酸盐、甲状旁腺素（parathyroid hormone，PTH）升高，但是瘙痒程度和PTH之间没有明显相关性[62]。采用免疫组化法，未发现皮肤中PTH的存在，皮内注射PTH也不能引起瘙痒，尿毒症伴甲状旁腺功能亢进患者并不总有瘙痒。

尽管慢性肾病患者常见干燥、脱屑的皮肤（图6.8），瘙痒的程度并不与皮肤干燥、角质层水合作用、汗液分泌相关[63]。高达65%的血液透析患者患有周围神经病，瘙痒可能是神经病的一种表现。近期研究表明肾性瘙痒患者的真皮乳头中缺乏瘙痒–抑制CGRP-表达神经

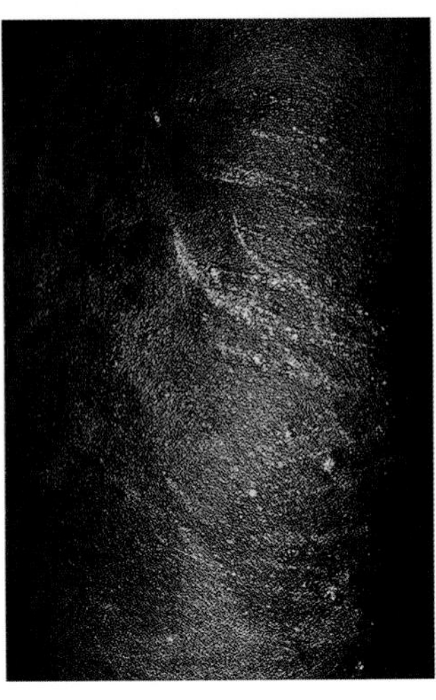

**图6.8　终末期肾病血液透析患者出现的干皮症和抓痕。**可见获得性穿孔性皮病的丘疹与抓痕（Courtesy，Jean L Bolognia，MD.）

元[64]。阿片样物质在肾衰竭患者中有积累，可能在瘙痒中具有一定作用。然而，阿片样物质的积累和病程长短无明显关系，也不会随血液透析而改变[1]。另外，肾性瘙痒可能与以促炎症型模式为特征的免疫学改变有关，血清中IL-31水平的升高也有报道[65]。有3例患者外用0.03%他克莫司软膏治疗7天，其瘙痒得到明显缓解；然而这些结果未能通过对照研究证实[66]。

肾性瘙痒的治疗具有挑战性，目前的有效治疗手段列于表6.6[67]。干皮病者需要认真的皮肤护理及外用润肤剂（见表6.11）。γ-亚麻油酸、普莫卡因、激素、他克莫司或辣椒素可能有帮助。抗组胺药仅有微弱作用，且以镇静作用为主[1]。

肾性瘙痒的患者，需评估血清PTH水平，如有高甲状旁腺素问题，则需同时治疗。透析质量也需要评估，以保证Kt/V（尿素清除率［K］乘以透析时间［t］，除以尿素分布容积［V］）≥1.2。如果瘙痒持续，可以在每次透析后试用加巴喷汀（100～300 mg口服）；低剂量的普瑞巴林可等效。光疗，尤其是广谱或者窄谱UVB，代表了一种替代或者辅助的疗法。μ-阿片样受体拮抗剂纳曲酮（25～100 mg/天口服），或者κ-阿片样受体激动剂纳呋拉啡（日本有售）是额外的选择，后者在多中心临床对照研究中已证实有效[68]。在难治性肾性瘙痒患者中，肾移植术通常可减轻瘙痒。

### 胆汁淤积性瘙痒

几乎任何肝病都有可能伴发瘙痒，最常见的有原发性胆汁性肝硬化、原发性硬化性胆管炎、梗阻性胆总管结石、胆管癌、胆汁淤积症（也可由药物引起）、慢性丙型肝炎和其他类型的病毒性肝炎[1]。上述情况

**表 6.6 肾性瘙痒治疗阶梯**。另外，透析质量（见文中）及甲状旁腺素（PTH）水平需要评估，如有甲状旁腺功能亢进则需治疗。昂丹司琼在对照研究中较安慰剂并无益处，抗组胺药仅有边际效应。据报道，针灸、Omega-3 脂肪酸补充剂和口服姜黄素也有益处，瘙痒的治疗干预总结在表 6.11

Rx

**外用治疗**

- 辣椒素（0.025% 每天 3 ～ 5 次）（2）
- γ- 亚麻酸（2.2% 每天 4 次）（1）
- 普莫卡因（1）
- 色甘酸钠（4% 霜剂每天 2 次）（1）

**系统治疗和光疗**

持续性中-重度瘙痒的一线治疗
- 加巴喷汀（100 ～ 300 mg po†）（1）
- 普瑞巴林（25 ～ 75 mg po†）（1）
- 宽谱或窄谱 UVB 光疗（1）

持续性中-重度瘙痒的二线治疗
- 纳曲酮（25 ～ 100 mg po 每日）
- 纳呋拉啡 *（2.5 ～ 5 mcg po 或 iv†）（1）

其他治疗
- 活性炭（6 g po 每日）（1）
- 孟鲁司特（10 mg po 每日）（1）
- 色甘酸钠（100 ～ 135 mg po 每日 3 ～ 4 次）（1）
- 沙利度胺（100 mg po 每日）（1）
- 酮替芬（1 ～ 2 mg po 每日）（2）
- 多塞平（10 ～ 20 mg po 每日）（1）
- 舍曲林（25 ～ 100 mg po 每日）（2）
- 己酮可可碱（600 mg iv†）（3）
- 利多卡因（200 mg iv 每日）（3）
- 促红细胞生成素（36 U/kg sc 一周 3 次）（3）
- 考来烯胺（4 ～ 16 g po 每日，分开剂量）（2）

† 通常透析后服用；有报道称加巴喷丁 / 普瑞巴林每日或隔日服用。
* κ - 阿片样受体激动剂；日本有售。
循证医学证据如下：（1）前瞻性对照研究；（2）回顾研究或大规模病例报道；（3）小规模病例报道或个案报道。iv，静脉注射；po，口服；sc，皮下

所致的瘙痒大多是全身性、迁移性，搔抓无法缓解。在手、足、衣服箍紧部位更加严重，夜间最为突出。瘙痒可以是慢性胆汁淤积症的早期症状之一，可在肝病其他表现出现前数年发生[1]。

胆汁淤积性瘙痒的确切病因尚不清楚。胆汁酸作用的假说已提出数十年。血清中升高的胆汁酸水平和瘙痒并不相关，有严重胆汁淤积症患者，肝细胞功能衰竭的进展往往会使瘙痒自发消失[69]。另一假说则提出中枢神经系统中的阿片样神经递质或神经调节对胆汁淤积性瘙痒有作用[70]。

近期研究证实溶血磷脂酸（lysophosphatidic acid，LPA），一种神经激动剂，和自毒素（autotaxin，ATX，溶血磷脂酶 D［lysophospholipase D］），是溶血磷脂酰胆碱产生 LPA 的关键酶，在胆汁淤积性瘙痒中具有重要作用[71]。和其他瘙痒介质不一样，胆汁淤积患者中 ATX 水平和瘙痒的严重程度不相关[69]。然而，肝肠循环中与 ATX 诱导表达有关的因素仍未确定[72-73]。

胆汁淤积性瘙痒的治疗要根据潜在的病因，包括去除胆结石、停用可疑药物、抗病毒治疗慢性丙型病毒性肝炎（如雷迪帕韦-索非布韦）± 利巴韦林和（或）干扰素。胆汁淤积性瘙痒治疗流程图总结如表 6.7[69, 73]。在妊娠期肝内胆汁淤积症中（见第 27 章），熊去氧胆酸（ursodeoxycholic acid，UDCA）可显著减轻瘙痒及血清胆汁酸水平，可能是由于肝胆分泌的增强，目前作为一线治疗[74]。尽管 UCDA 既往也用于其他胆汁淤积性疾病，瘙痒并没有作为研究的主要终点。其他胆汁淤积性瘙痒的一线推荐治疗方案是阴离子交换树脂考来烯胺，可在小肠内结合胆汁酸随粪便排出。利福平作为二线治疗选择，可作用于转录水平以减少 ATX 表达。最终，终末期肝衰竭的肝移植治疗可改善症状。

## 血液性瘙痒

许多血液系统疾病都存在严重瘙痒问题，尤其是嗜酸细胞增多综合征（见第 25 章）及骨髓增生异常肿瘤，如真红细胞增多症和少见的特发性血小板增多症。

### 铁缺乏症

铁缺乏症（iron deficiency）患者可伴有全身性或局限性瘙痒，尤其在肛周或外阴部位，在铁替代治疗后瘙痒会缓解[1, 75]。另外，铁缺乏症可能是真红细胞增多症、其他恶性肿瘤或系统性疾病的一种表现，而这些疾病本身可引起瘙痒。对铁缺乏症患者最重要的是需排除消化道出血。

### 真红细胞增多症

水源性瘙痒数年后可发展为真红细胞增多症，约有 30% ～ 50% 的真红细胞增多症（polycythemia vera）患者伴有瘙痒。因此，对所有水源性瘙痒症患者都应该考虑是否有真红细胞增多症（见上文）[8]。大约有 95% 的真红细胞增多症患者具有 *JAK2*（Janus kinase 2）基因的体细胞突变，导致其持续激活作为嗜碱性粒细胞的激动剂，可能是水源性瘙痒的致病机制。推测血细胞聚集可导致 5- 羟色胺和其他致痒源包括组胺的释放。真红细胞增多症的治疗首选口服阿司匹林（81 ～ 500 mg 每天 1 ～ 3 次；目前推荐每日低剂量），也能缓解瘙痒达 12 ～ 24 小时。其他治疗包括 UVB 或 PUVA 光疗（成功案例），SSRIs（小规模病例有效），

| 表 6.7　肝性或胆汁淤积性瘙痒的治疗选择。抗组胺药作用有限，主要有赖于其镇静效应，对照研究示加巴喷丁相较于安慰剂并没有明显的治疗优势。回肠胆汁转运抑制（如：GSK2330672）目前正在研究中，且一项随机对照试验示对原发性胆汁胆管炎有效。对于瘙痒的常用措施总结在表 6.11 | | |
|---|---|---|
| 1 线治疗 | 考来烯胺 * | • 4 ～ 16 g po qd<br>• 暂时性缓解<br>• 仅 FDA 批准适用于胆汁淤积性瘙痒 |
| ICP 的 1 线治疗 | 熊去氧胆酸 * | • 13 ～ 15 mg/kg 或 1 g po qd |
| 2 线治疗 | 利福平 * | • 300 ～ 600 mg po qd（取决于血清胆红素水平）<br>• 增加胆盐的肝代谢 |
| 3 线治疗 | 纳洛酮 * | • 0.2 μg/（kg · min）iv 推注，后 0.4 mg iv 输注（继续口服纳曲酮治疗）<br>• μ- 阿片样受体拮抗剂 |
| | 纳曲酮 * | • 25 mg po bid（第 1 天），后 50 mg po qd<br>• μ- 阿片样受体拮抗剂 |
| | 纳呋拉啡 * | • 2.5 ～ 5 μg po qd<br>• κ - 阿片样受体激动剂（日本） |
| 4 线治疗 | 舍曲林 * | • 50 ～ 100 mg po qd<br>• 选择性 5- 羟色胺再摄取抑制剂 |
| **其余治疗选择** | | |
| 光疗 | | • 尤其是广谱或窄谱 UVB<br>• 可和其他治疗联合治疗达到加和效应 |
| 亮光疗法（bright light therapy） | | • 10 000 lux 向眼睛反射，最多可 60 min bid |
| 纳美芬 * | | • 口服剂量逐渐累加：2 mg（第 1 天），5 mg（第 2 天），10 mg（第 3 天），然后 20 mg；后按需增加到最大 120 mg<br>• μ- 阿片样受体拮抗剂 |
| 布托啡诺鼻喷雾剂 | | • 1 ～ 2 mg（1 到 2 喷）qd<br>• κ - 阿片样受体激动剂和 μ- 阿片样受体拮抗剂 |
| 昂丹司琼 | | • 4 ～ 8 mg iv 或 4 ～ 24 mg po qd（对照研究中是等效的）<br>• 5-$HT_3$ 受体拮抗剂 |
| 帕罗西汀 | | • 10 ～ 20 mg po qd<br>• 选择性 5- 羟色胺再摄取抑制剂 |
| 屈大麻酚 | | • 5 mg po qn<br>• 大麻素 $B_1$ 受体激动剂 |
| 苯巴比妥 | | • 2 ～ 5 mg/kg po qd |
| 司坦唑醇 | | • 5 mg po qd |
| 丙泊酚 * | | • 10 ～ 15 mg iv（推注），1 mg/（kg · h）（输注） |
| 利多卡因 | | • 100 mg iv qd |
| 沙利度胺 | | • 100 mg po qd |
| **干预措施** | | |
| 鼻胆管引流 | | • 快速缓解瘙痒；可能合并症包括胆道炎和胰腺炎 |
| 其他方法去除推测的循环致痒物 | | • 血浆置换法，血浆分离和阴离子吸附<br>• 体外白蛋白透析［如：MARS（分子吸附再循环系统）］ |

* 临床对照试验证实有益。
ICP，妊娠肝内胆汁淤积症；iv，静脉内；po，口服（Modified from Kremer et al. Dig Dis. 2014；32：637-45.）

JAK 抑制剂鲁索替尼（ruxolitinib）（近期研究有效），肌内注射干扰素 - α（效果好），口服 $H_1$ 或 $H_2$ 受体拮抗剂（效果不一）[1, 8]。

## 瘙痒和恶性肿瘤

任何一种恶性肿瘤都会引起瘙痒，但是肿瘤与瘙痒之间的真正联系仍不明了。2014 年，由国际瘙痒学会[76]的一个小组定义了“副肿瘤性瘙痒”，“作为实体肿瘤或血液肿瘤的一种系统反应，既不因为局部的肿瘤细胞引起，也非肿瘤治疗引起”。他们注意到瘙痒随肿瘤的消退而消失，随疾病的复发而复发。

副肿瘤性瘙痒最常见于骨髓增生性肿瘤（如真性红细胞增多症＞特发性血小板减少症），霍奇金病和非霍奇金淋巴瘤[77]。一项人群队列研究发现慢性瘙痒但无皮肤表现患者（n = 8744；平均年龄，61 岁）具有 2 倍和 3.7 倍风险患有血液系统或者胆管肿瘤[78]。因此，持续的无法解释的瘙痒或传统治疗失败的瘙痒，可能需要评估是否有潜在的恶性肿瘤可能，评估包括全血细胞分析，肝功能，系统检查及体检[8, 76]。

副肿瘤性瘙痒可见于疾病的进展期，也可以是疾病的早期征象，早于诊断前数年出现。然而，瘙痒的程度和范围与肿瘤累及的范围不相关[1]。可能的机制包括肿瘤细胞坏死产生毒性产物进入循环系统，肿瘤可产生致痒的化学介质，针对肿瘤特异性抗原产生的过敏反应，蛋白分解活动增强和组胺释放。瘙痒也可以是引起胆道梗阻的恶性肿瘤（如胰头癌或胆管癌）或脑肿瘤（“中枢性”瘙痒）的一种并发症。此外，瘙痒可能因治疗而出现，如手术、放疗、化疗或肿瘤靶向治疗[76]。

### 霍奇金病

瘙痒与霍奇金病（Hodgkin disease）有明显的相关性，经典表现有夜间泛发性瘙痒，伴有寒战、大汗、发热[1]。严重、持续性全身性瘙痒提示预后不良，瘙痒症状的再次出现可能预示肿瘤的复发。有建议瘙痒应该加入霍奇金病 B 类系列症状中[1]。

霍奇金病的瘙痒原因包括嗜酸性粒细胞增多和组胺释放（来自于嗜碱性粒细胞），白细胞肽酶和缓激肽的释放。少数情况是淋巴瘤累及了肝。Reed-Sternberg 细胞可以产生 IL-5，引起嗜酸性粒细胞增多，但是嗜酸细胞数量和瘙痒的程度是否相关仍不清楚。治疗重点是淋巴瘤本身，外用皮质激素和口服米氮平（7.5 ～ 30 mg/ 天）对瘙痒可能有效。近期一项病例报道称霍奇金病相关的瘙痒使用阿瑞匹坦（aprepitant），一种 NK1 受体拮抗剂治疗有效[79]。

### 非霍奇金淋巴瘤

非霍奇金淋巴瘤（non-Hodgkin lymphoma）瘙痒症状相较于霍奇金病较少见。大约 10% 的非霍奇金淋巴瘤患者在病程中的某一阶段会出现瘙痒，通常随治疗成功而好转。

### 白血病

瘙痒非白血病患者的常见症状，但一旦发生，瘙痒通常是全身性的。慢性淋巴细胞白血病（chronic lymphocytic leukemia，CLL）和嗜酸性粒细胞增多综合征，包括嗜酸性粒细胞性白血病和其他血液恶性肿瘤（见第 25 章）是最常伴有瘙痒的。此外，CLL 患者对于昆虫叮咬反应强烈。皮肤白血病也可引起局限性症状，包括瘙痒[8]。

## 内分泌性瘙痒

### 甲状腺疾病

严重的全身性瘙痒可以是甲状腺功能亢进的一种表现。其原因不明，最可能的解释是甲状腺激素对皮肤的一种直接作用[1]。甲状腺功能低下的患者也可出现局限性或全身性瘙痒，但不常见，患者的皮肤常很干燥，出现乏脂性湿疹，伴瘙痒。

### 糖尿病

糖尿病患者可以有全身性瘙痒，但并不比非糖尿病患者更常见[80]。然而，局限性瘙痒，尤其是生殖器和肛周（见肛门瘙痒症）瘙痒在糖尿病女性患者更为常见，且与血糖控制不佳有关[80]。在某些患者，罹患念珠菌病与此相关。尽管瘙痒已被关注，但糖尿病神经病变的典型表现是疼痛和烧灼感或刺痛感[1]。

## HIV 感染和艾滋病相关瘙痒

有时瘙痒可作为艾滋病的初发症状。约半数艾滋病患者伴有诊断不明的瘙痒。然而，艾滋病感染者频繁出现瘙痒性皮肤病，如瘙痒性丘疹、嗜酸性毛囊炎、重度脂溢性皮炎、银屑病、疥疮、虫咬反应、药疹、干皮症和获得性鱼鳞病（见第 78 章）。卡波西肉瘤的皮损偶尔也出现瘙痒。HIV 感染者也出现其他原因的瘙痒，如慢性肾病、肝病和非霍奇金淋巴瘤[81]。

严重的、治疗抵抗的瘙痒在 HIV 感染者中相对常见，据观察，难治性瘙痒可能和升高的 HIV 病毒载量有关[82]。HIV 感染者中与瘙痒有关的免疫学指标包括：显著升高的 IgE 水平、外周血的高嗜酸性粒细胞、Th2 型细胞因子。

如发现潜在的皮肤病，应作针对性治疗（如上）。可对症给予外用激素及口服抗组胺药；抗组胺药中具有抗嗜酸性粒细胞功能的（如西替利嗪）更为有效。UVB 也是一种治疗选择，目前认为对 HIV 感染者是安全的[46]。尽管抗逆转录病毒治疗（antiretroviral therapy，ART）能够缓解严重的瘙痒性皮肤病，但当

ART 治疗（免疫重建综合征）开始后，一系列感染、炎症、肿瘤性皮肤问题会复发（见第 78 章）[81]。沙利度胺（100 ～ 300 mg/ 天）可用于治疗 HIV 感染者和艾滋病患者的瘙痒和结节性痒疹，它不是免疫抑制药物[8, 83]。

## 妊娠瘙痒

孕妇可出现多种原因的瘙痒症状[42]，将于第 27 章讨论。

## 药物性瘙痒

基本上，任何药物都能引起皮肤瘙痒的副作用[1]。瘙痒性药物反应主要表现为发疹性或荨麻疹性（见第 21 章）。然而，偶尔瘙痒也成为主要的临床表现（表 6.8）[84-85]。某些药物效应（如肝毒性）引起的瘙痒有一定潜伏期。最基本的治疗为停用可疑致敏药物，并按需给予对症支持止痒治疗（见表 6.11）。

## 精神性瘙痒

排除了其他原因后，应当考虑精神性瘙痒。精神性瘙痒的程度与情绪状态相平行，而且常常有夸大症状[8]。没有原发皮损，但可以见到继发皮损，从苔藓样变到表皮剥脱。尽管患者的睡眠模式不会被干扰，但是镇静类止痒药可用于治疗，因为仅有外用药物很少奏效。全身性瘙痒与焦虑、抑郁、其他精神类疾患（如寄生虫妄想症）相关（见第 7 章）。建议精神科医师会诊。

## 神经源性瘙痒和感觉异常

感觉异常定义为不愉快的异常感受，如刺痛、烧灼、麻木或瘙痒；可自发或由中枢或外周神经系统异常而诱发。感觉异常，包括瘙痒，通常局限于神经分布区域或累及任意区域。对中枢神经系统相关的感觉异常，定位比原因更为重要。换言之，大脑同一区域的卒中、肿瘤、多发硬化性斑块会产生相似的神经征象和症状[86]。

神经源性瘙痒最常因单根神经或一群神经的损伤、受压或激惹引起[4]。这些神经病变通常继发皮肤损害，因反复摩擦或搔抓受累神经支配的皮肤区域引起（图 6.9A）。偶尔，神经源性瘙痒可不伴有神经损伤，如内源性 μ- 阿片肽引起的瘙痒去抑制。

**表 6.8　引起瘙痒的常见药物[110-114]。瘙痒可发生于白介素 -2 治疗的直接效应**

| 病理机制 | 药物 |
|---|---|
| 胆汁淤积 | 氯丙嗪、依托红霉素、雌激素（包括口服避孕药）、卡托普利、磺胺类药物 |
| 肝毒性 | 对乙酰氨基酚、合成甾体类（包括睾酮）、异烟肼、米诺环素、阿莫西林-克拉维酸钾、氟烷、苯妥英钠、磺胺类药物 |
| 抑制皮脂分泌 / 干燥症 | β 受体阻滞剂、维甲酸类、他莫昔芬、白消安、氯贝丁酯 |
| 光毒性 | 8- 甲氧补骨脂素 |
| 神经性 | 曲马多、可待因、可卡因、吗啡 *, **、布托啡诺 *、芬太尼 *、甲基苯丙胺 |
| 5- 羟色胺信号转导通路增强 | 选择性 5- 羟色胺再摄取抑制剂（如舍曲林、氟西汀） |
| 缓激肽水平升高 † | 血管紧张素转换酶（angiotensin-converting enzyme，ACE）抑制剂 |
| 白三烯水平升高 | NSAIDS |
| 组胺类似物 | 倍他司汀 |
| MRGPR § 刺激 | 氯喹（瘙痒可泛发或局限于手足，或水源性的；最常见于非裔） |
| 因 CTLA-4 或 PD-1 的抑制而使 T 细胞激活 | 伊匹单抗、纳武单抗、派姆单抗 |
| EGFR 抑制 | 帕尼单抗、吉非替尼、西妥昔单抗、厄洛替尼 |
| 选择性 BRAF 或 MEK 抑制 | 维莫非尼、达拉非尼、曲美替尼、考比替尼 |
| 其他酪氨酸激酶抑制 | 索拉菲尼（尤其是头皮瘙痒）、伊马替尼、达沙替尼、尼罗替尼 |
| 沉积 | 羟乙基淀粉 |
| 特发性 | 可乐定、金制剂、锂剂、博来霉素 |

* 瘙痒最常见于鞘内 / 硬膜外系统用药。
** 也引发非免疫源性的肥大细胞释放组胺。
† 瘙痒可激发血管性水肿。
§ 表达在表皮 C 神经纤维的 MAS- 相关的 G 蛋白偶联受体。
CTLA-4、细胞毒 T 淋巴细胞-相关抗原 4；EGFR，表皮生长因子受体；PD-1，细胞程序性死亡蛋白 1

### 感觉性（单）神经病变伴瘙痒或感觉异常

感觉性（单）神经病变最常引起皮肤科医生注意的是感觉异常性背痛和肱桡瘙痒。少见的股异常痛、手异常痛或指异常痛需皮科医生评估（图 6.9）。继发性皮损，如有，包括表皮剥脱、结痂性丘疹、色素沉着、苔藓样变；这些表现局限于感觉异常部位，受一到几个感觉神经支配[87]。

外用辣椒素（0.025%～0.3%）3～6次每天，≥4～6周或外用8%辣椒素贴治疗有效。其余治疗包括外用麻醉类药物（如普莫卡因、利多卡因）、外用激素、口服加巴喷丁/普瑞巴林和针灸。在一项随机对照研究中示，皮内注射A型肉毒素相较于安慰剂，对感觉异常性背痛并无明显效果。其余考虑包括脊髓影像学检查；转诊到骨科或神经科会诊；治疗潜在诱因，如理疗、神经阻滞和手术解压。

## 感觉异常性背痛

感觉异常性背痛（notalgia paresthetica）是成人常见的一种疾患，主要表现为局限剧烈的上背部瘙痒，尤其是中肩胛缘，受胸部脊髓神经2～6（T2～T6；图6.9C）后支支配。偶尔患者主诉疼痛、异常痛或感觉过敏[88]。体检的特征性表现为因慢性摩擦受累区域出现的色素沉着斑片。组织学上可见真皮噬黑素细胞明显，常合并斑状淀粉样变。

大量证据表明感觉异常性背痛是一种感觉性神经病变。约60%的患者中存在受累皮节区域的脊髓退行性病变，说明脊神经受累的致病机制[88]。T2～T6的后支以直角穿过多裂竖脊肌，易被包埋或损伤。感觉异常性背痛可能是多发性内分泌瘤病2A型的一个表现（Sipple综合征；见第63章），尤其是初发于儿童期或青春期。

## 肱桡瘙痒症

桡背侧前臂皮神经的慢性感觉性神经病变以前臂及肘部的背外侧间断瘙痒或烧灼痛为特征；偶有更广泛的受累（如肩部和颈部；图6.9B）[89]。超过半数的患者有放射线证据表明退行性骨关节病变引起脊柱压迫其颈神经根[90]；鲜有报道证实有相关的脊髓肿瘤。累积日光损害是另一种发病诱因。另外，急性UV光暴露会恶化此病[1, 89]，居住在温带地区的患者通常在秋冬季会减轻。患者可能与冰外用引起缓解有关。

皮肤检查显示许多表皮剥脱、单纯性痒疹或结节性皮损，甚至可见局限在肱桡肌附近的瘢痕。评估需包括神经检查和颈髓影像学以除外脊髓病变或肿瘤。以上治疗之外，勤于防晒也有益处。

## 股异常痛

股异常痛（meralgia paresthetica）表现为麻木、烧

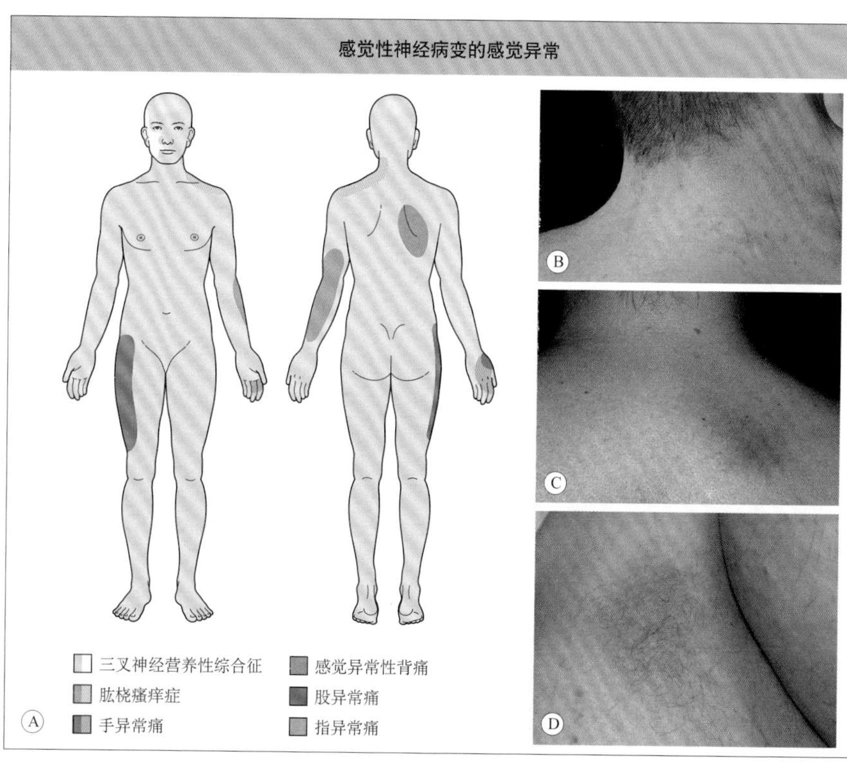


**图6.9 感觉性神经病变的感觉异常。** A.特定神经病变的感觉异常分布区域。名称来源于希腊文。如notos＝背，meros＝股，cheiron＝手，algos＝痛。深色阴影区域为更常见的受累部位。B.一名右颈椎关节病变的患者出现右颈部继发性皮损。C.经典的感觉异常性背痛伴有右上背部肩胛缘中线的色素沉着。D.股异常痛表现为大腿前部不连续的色素沉着和苔藓样变（A, Courtesy, Kary Duncan, MD；C, Courtesy, Lorenzo Cerroni, MD.）

灼痛、刺痛和（或）大腿前外侧的瘙痒（图 6.9D）[87]。触摸痛（allodynia）（对轻触觉的敏感性增强）是另一种表现，但皮肤的表现如色素沉着相较于感觉异常性背痛则很少见于此病。股异常痛发生在股外侧皮神经区域，通常因该神经穿过腹股沟韧带受压所致。诱因包括肥胖、怀孕、久坐、衣服过紧、携带过重钱包于裤子口袋。更少见的情况是腰椎放射性神经病变。

### 手异常痛

手异常痛（cheiralgia paresthetica）是桡神经浅表分支的感觉性单神经病变[87]。患者主诉手的桡背侧及近端拇指的麻木、刺痛或烧灼感（图 6.9A）。原因通常是创伤或压力，如过紧的腕表或手铐。

### 指异常痛

指异常痛（digitalgia paresthetica）是累及手指神经的感觉性神经病变，很少累及趾神经[87]。可能因为创伤或压力引起，如手提较重的塑料购物袋或足部长时间行军或爬山。

## 局限性感觉异常伴烧灼感或疼痛感

### 灼口综合征

灼口综合征（burning mouth syndrome，orodynia）的特点是口腔黏膜的烧灼样疼痛，但不伴临床可见的皮损。典型的疼痛是双侧性，常发生的部位是舌的前三分之二、上颚和下唇[91]。颊黏膜和口底很少受累。原发性的灼口综合征受累部位的组织学检查无明显改变，然而，继发性原因可能是确定的。

该病主要累及中老年人，女：男比例接近 7：1[92]。症状可持续数月到数年。基于病程模式的分类为：1 型（35%），睡醒时没症状，白天症状的严重程度随时间逐渐加强；2 型（55%），白天和夜间均有持续性的灼热感；3 型（10%），发作后有数天缓解期，无明显发作模式[92]。

灼口综合征的评估包括全面的体检，以除外继发性原因，尽管该病通常是特发性的。局部烧灼感或瘙痒可能是恶性肿瘤的首发症状（如口腔鳞状细胞癌）。文献报道的其他继发因素包括不合适的义齿、口腔念珠菌病、口腔干燥症、牙科治疗引起的接触性皮炎。应当回顾患者的所有用药史（处方和非处方的），是否具有引起口腔干燥的副作用。另外的促发因素还包括铁、锌、叶酸和维生素 $B_{12}$ 缺乏、2 型糖尿病、甲状腺功能低下和绝经状态[93]。最后，有研究显示与正常对照组相比较，灼口综合征患者中出现抑郁症和焦虑症者更为常见[92]。

潜在的病因需要及时被治疗，可能需要转诊到口腔科或者精神科进一步评估。在原发灼口综合征中，被报道过的有效治疗包括口服三环类抗抑郁药（如阿米替林、多塞平）、低剂量苯二氮䓬类和加巴喷丁，及外用的氯硝西泮[94]。抗抑郁药的剂量需从低开始，逐渐加量，以减小干燥综合征和镇静等副作用。一些病例报道显示外用抗真菌药物（尽管真菌培养是阴性的）、辣椒素、麻醉药如利多卡因或达克罗宁治疗有效；另外，包含多种成分的漱口水，包括麻醉药、制霉菌素、四环素、氢化可的松、苯海拉明和抗酸药 Maalox® 也有应用。认知性行为治疗和 α- 硫辛酸（600 mg qd）可有效缓解症状[95]。

### 头皮灼痛综合征

头皮灼痛综合征（burning scalp syndrome，scalp dysesthesia，头皮感觉异常）[96] 表现为头皮弥漫的烧灼痛、瘙痒、麻木或刺痛感，不伴有客观皮损。继发性的因素如脂溢性皮炎、毛囊炎、毛发扁平苔藓、过敏性或刺激性接触性皮炎、盘状红斑狼疮需除外，如有这些问题需及时治疗。头皮灼痛综合征通常和潜在的抑郁症和焦虑症有关。如其他感觉异常性疾病一样，可用加巴喷丁、三环类抗抑郁药和外用辣椒素治疗[96]。

### 感觉异常性肛门生殖器疼痛

最常见引起肛门疼痛的不是感觉异常，而是痔疮和肛裂。生殖器疼痛通常和创伤、感染（如衣原体、单纯性疱疹、念珠菌病）有关，以及（男性）睾丸扭转。由于慢性疼痛可以是恶性疾病的预兆，全面的体检十分有必要。然而，慢性反复性肛门生殖器疼痛者，体检不伴有客观异常的可能是感觉异常性肛门生殖器疼痛综合征（dysesthetic anogenital pain syndrome）（表 6.9）。外阴痛将于第 73 章讨论。需要注意的是，肛门

**表 6.9 感觉异常性肛门生殖器疼痛综合征**。外阴痛将于第 73 章讨论

| 综合征 | 临床病史 |
|---|---|
| Levator 肛门综合征 | 短暂间歇的烧灼痛或直肠会阴的里急后重感。坐位可加重或消失 |
| 痉挛性肛部疼痛 | 直肠周围区域的突发性刺痛，使睡眠中的患者惊醒 |
| 尾骨痛 | 间歇或持续痛，常有烧灼感，局限于尾骨 |
| 男性生殖器疼痛综合征 | 间歇的，持续的，或周期的疼痛，在伸入、射精、排尿或运动时候 |
| Koro 综合征 | 精神性问题，特征为急性焦虑、恐惧或死亡会加重，有不同程度的烧灼痛 |

生殖器瘙痒（见上）可同样代表一种感觉异常状态。

## 三叉神经痛和三叉神经营养综合征

三叉神经痛（trigeminal neuralgia，tic douloureux）的特征为反复发作的尖锐的疼痛感，放射至一个或多个三叉神经感觉分支支配区域，持续几秒到几分钟。疼痛通常是单侧的（通常是右侧）刺痛、烧灼感或冲击感。可以每天发作数次，也可以每个月仅发作数次。可能的诱因包括触碰、洗脸、刷牙、吃饭和说话等。皮肤和神经的体检通常必要；如有神经问题，需考虑潜在的肿瘤或多发性硬化的可能。

MRI 检查是必要的，以除外继发的三叉神经痛的原因（“疼痛性三叉神经病变”），如多发性硬化、创伤或肿瘤。在 80% ～ 90% 的三叉神经痛患者中，高分辨 MRI 和 MRA 可揭示三叉神经根被血管环的压迫（称为“经典”类型）。

三叉神经痛的一线治疗是药物。卡马西平是最有效的长期口服药物，可缓解 70% ～ 90% 的患者症状；其他治疗选择包括奥卡西平、拉莫三嗪和巴氯芬。肉毒素 A 注射治疗也有效[98]。反复发作者，手术干预如微血管去压迫和消融治疗（如 gamma 刀放射手术）也有应用。

三叉神经营养综合征（trigeminal trophic syndrome）是一个自发的面中部溃疡，典型的见于鼻翼[99-100]。患者的特征性表现是从一小块结痂性损害发展成新月形的溃疡，逐渐累积颊部和上唇（图 6.10）。自发损毁可能由于感觉异常伴感觉减退引起，两者均由三叉神经部分感觉支的损害引起。鼻尖部分，由前筛神经外侧鼻支管理，通常不受累（见第 142 章）。潜在的神经受累通常是医源性的，多由三叉神经痛的消融治疗引起；其余的原因包括卒中、带状疱疹、创伤和颅面部手术[100]。

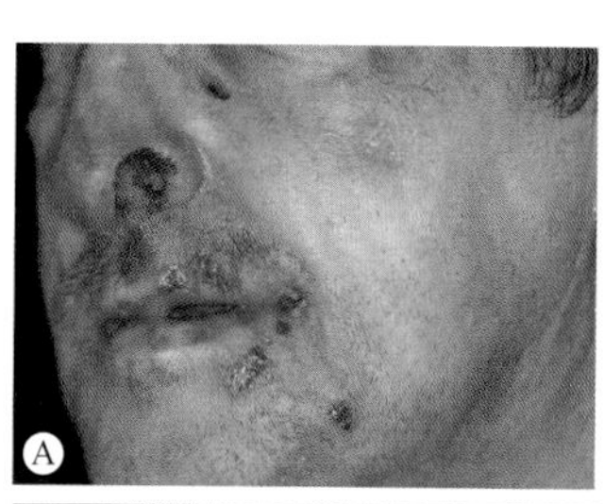

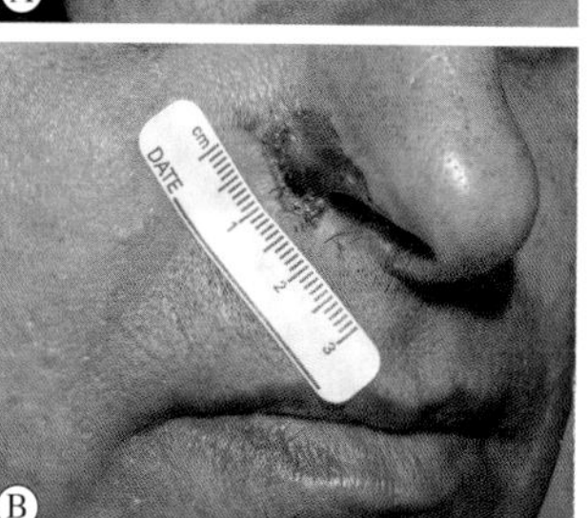


**图 6.10　三叉神经营养综合征。**A. 鼻翼部位的溃疡及血痂，伴糜烂、浅表溃疡，上唇、下巴和面颊的瘢痕。B. 局限于鼻翼和邻近面颊的溃疡（A, Courtesy, Lorenzo Cerroni, MD；B, Courtesy, A Edward Cowen, MD.）

非愈合的面部溃疡的鉴别诊断包括肿瘤（如基底细胞癌或鳞状细胞癌，鼻型 NK/T 细胞淋巴瘤）、感染（如慢性单纯性疱疹病毒、利什曼原虫、双相真菌），炎症性疾病（如肉芽肿性多血管炎、坏疽性脓皮病）、人工性疾病（见表 45.3）。三叉神经营养综合征的治疗具有挑战性。药物，如卡马西平、加巴喷丁、阿米替林和匹莫齐特作用有限。夜间戴保护套和患者教育是很重要的措施。最好的治疗是用带神经支配的皮瓣进行缺损修补[99-100]。

## 复杂性区域性疼痛综合征（交感反射性营养不良）

复杂性区域性疼痛综合征（complex regional pain syndrome，CRPS）又称为交感反射性营养不良（reflex sympathetic dystrophy），其特征表现为和常见的继发于创伤或其他原因不匹配的持续性区域性疼痛；一部分患者中有外周神经损伤的证据。上肢，尤其是手部（图 6.11），是最常受累的，下肢远端也可受累。局部损伤通过伤害感受性神经末梢引起复杂的信号级联反应，最后扩大了中枢系统的疼痛反应。疾病的发展历经几个阶段，可能由于自主神经系统失调所致[101]。

受累区域的体征和症状包括烧灼痛、痛觉过敏、触诱发痛、血管运动功能失调（如水肿、红斑、网状青斑和苍白病）、多毛症、多汗症、甲营养不良、运动功能失调和萎缩。怀疑 CRPS 的患者需转诊到神经科医生处做进一步评估和治疗。治疗可针对直接干扰自主神经系统，但通常作用有限[102]。

## 先天性痛觉不敏感及相关症状

先天性痛觉不敏感（congenital insensitivity to pain）

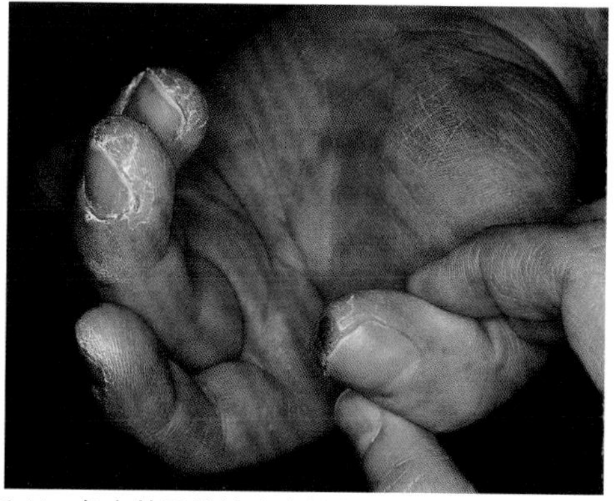

**图 6.11　复杂性区域性疼痛综合征伴鳞屑和手指的糜烂**（Courtesy, Kalman Watsky, MD.）

属于一类遗传性感觉和自主神经病变（hereditary sensory and autonomic neuropathies，HSAN），该类疾病中有神经发育或再生障碍[103]（见表 6.10）。

## 治疗

迄今为止，还没有特异的止痒药物能够缓解无论哪种病因引起的瘙痒。因此，瘙痒性疾病的个体化治疗十分必要[8, 103a]。通用的手段和特异的治疗可按患者的主诉而选择，具体将在下文讨论，总结如表 6.11。

### 通用疗法

患者教育和消除诱因很重要，包括穿柔软透气性好的衣服（如：不含羊毛或粗纤维），避免过度洗澡（温水浴或使用温和沐浴液淋浴），每日进行皮肤基础保湿护理，沐浴后立刻使用润肤乳，如有皮肤划痕征需即刻处理。老年患者尤其是有干皮病倾向的，限制沐浴频率为 1 ～ 2 次 / 周合适，使用一次性海绵洗浴有异味的区域，如腹股沟和臀部，可能有所帮助。患者可学习多种打断痒–抓循环的方法，如使用冷毛巾或轻柔按压，指甲剪短。有节制的运动，放松治疗，最大限度减少尘螨、热、压力和焦虑的暴露，可能有益。

### 外用治疗

许多具有止痒作用的外用制剂均有效，包括激素类、煤焦油类（如 5% 煤焦油溶液）和麻醉药（如普

表 6.10 先天性痛觉不敏感（congenital insensitivity to pain，CIP）及相关的遗传性感觉和自主神经性病变（hereditary sensory and autonomic neuropathies，HSANS）[103]。HSAN 的 I 型包含多种常染色体显性症状，从儿童期或者成年期起病；特征包括运动和感觉神经病变，感觉异常伴“闪电样”疼痛，可变的听力障碍和多汗症

CIP 的特征：
- 因咬口唇、舌头和颊黏膜引起的口部自残
- 咬手指导致的溃疡及最终断指
- 擦伤、创伤、烧伤、皮肤感染、关节移位和骨折伴伤痕和畸形
- 神经的免疫组化染色（如 PGP-9.5）显示几乎缺失全部的汗腺神经支配，血管和皮肤立毛肌

| HSAN 分型，疾病名 | 基因（遗传） | 蛋白 | 其他临床特征 |
|---|---|---|---|
| Ⅱ，Morvan 病 | *WNK1*，*FAM134B*，*KIF1A*（AR） | WNK 赖氨酸缺乏蛋白激酶 1，FAM134B，驱动蛋白家族成员 1A | • 反射减退，张力减退<br>• GI 运动障碍<br>• 肢端无汗症，周期性多汗症 |
| Ⅱ D，CIP | *SCN9A**（AR） | 钠离子电压门控通道 α 亚单位 9 | • 可变的听力障碍，嗅觉缺失症<br>• 可变的少汗症 |
| Ⅲ，家族性自主神经异常（Riley-Day 综合征） | *IKBKAP*（AR） | B 细胞中 κ 轻链多肽基因增强子抑制剂，复杂激酶相关蛋白 | • 德系犹太人<br>• 反射减退、张力减退<br>• 痛 / 温觉感知不良，肢端除外<br>• 无情感性眼泪<br>• 体位性低血压、周期性高血压<br>• 呕吐引起的皮肤淤血点<br>• 缺乏舌菌丝状乳头 |
| Ⅳ，CIP 伴无汗症 | *NTRK1*（AR） | 神经营养性受体酪氨酸激酶 1（高亲和力的 NGF 受体） | • 完全失去痛觉和温度觉（包括腹腔内的）<br>• 无汗症伴周期性发热<br>• 智力障碍<br>• 对金葡菌的易感性增强 |
| Ⅴ，CIP | *NGF*（AR） | 神经生长因子 | • 和Ⅳ一样，但是无汗及智力障碍可变 |
| Ⅵ | *DST*（AR） | 肌张力异常蛋白 | • 和Ⅲ相似 |
| Ⅶ，CIP 伴 GI 功能异常和多汗症 | *SCN11A**（AD） | 钠离子电压门控通道 α 亚单位 11 | • 腹泻、便秘<br>• 多汗症、瘙痒<br>• 肌力减弱 |
| Ⅷ，CIP | *PRDM12*（AR） | PR/SET 功能位点 12 | • 可变的出汗减少及流泪减少 |

* 功能获得性突变导致遗传性神经病变，表现为烧灼痛 / 周期痛，对（*SCN9A*）红斑肢痛症而言。
AD，常染色体显性；AR，常染色体阴性；FAM134B，家族伴相似序列 134，成员 B；PGP-9.5，蛋白基因产物 9.5

**表 6.11 瘙痒和感觉异常的治疗汇总**

**皮肤护理**

- 一天两次保湿霜或保湿乳护理
- ≤1天1次的温水浴（非热水浴），温和香皂洗浴或非香皂浴液，紧接着外用保湿乳；尤其是冬季，减少香皂使用在有异味部位，如腋下和肛门生殖器区域
- 避免羊毛或其他粗糙纤维纺织物
- 保持指甲剪短

**外用药物**

- 清凉剂/抗刺激剂：如薄荷脑、樟脑、辣椒素
- 麻醉药：如普莫卡因、利多卡因、丙胺卡因、聚多卡醇、棕榈酰乙醇胺
- 抗炎药：激素，钙调磷酸酶抑制剂

**系统用药**

- 抗组胺药：尤其是有皮肤划痕征或荨麻疹时；否则主要以镇静类作用为主；考虑使用多塞平（起始量为10～25 mg睡前服用）
- 神经调节剂：加巴喷丁、普瑞巴林
- 抗抑郁药：SSRIs（如氟西汀、帕罗西汀、舍曲林、文拉法辛），三环类（如阿米替林、多塞平），米氮平
- 阿片类受体拮抗剂/激动剂：如纳曲酮、布托啡诺鼻喷剂
- 其他：沙利度胺（尤其是结节性痒疹），阿瑞匹坦（NK1受体拮抗剂）

**物理疗法**

- 光疗：UVB（宽谱或窄谱），PUVA，UVA，UVA-1
- 针灸

**心理疗法**

- 行为矫正疗法，生物反馈
- 支持小组

NK1，神经激肽1；PUVA，补骨脂素加UVA；SSRI，选择性5-羟色胺再摄取抑制剂

莫卡因、聚多卡醇）及抗刺激剂（如薄荷脑、樟脑、辣椒素）。

外用麻醉药（如利多卡因/丙胺卡因）可降低疼痛和痒感，也可减轻刺痛感及感觉异常[104]。外用抗组胺药二甲茚定（dimethindene）（美国尚无）可减少瘙痒的严重程度，但在特应性皮炎中作用有限[105]。外用多塞平在特应性皮炎和其他湿疹类皮肤病中有止痒效果，包括慢性单纯性苔藓、钱币状湿疹、接触性皮炎[106]。然而，当大面积外用或应用于小儿身上，可能出现嗜睡的副作用。此外，如果瘙痒持续存在或皮炎继续发展，应考虑多塞平外用致过敏性接触性皮炎的可能；以后口服多塞平就有可能引起系统性接触性皮炎。外用复方色甘酸钠可减轻过敏源和组胺引起的瘙痒，但不阻碍风团的形成，说明该药机制不同于预防肥大细胞脱颗粒。

辣椒素是一种天然存在于茄科植物，尤其是红辣椒中的生物碱。辣椒素能增加神经肽类物质释放，其次能抑制神经肽类物质的重新积累。其中P物质是有效的血管扩张剂，可以通过间接效应使肥大细胞释放组胺。外用辣椒素可以成功治疗数种皮肤病，但是对特应性皮炎无效[107]。浓度范围为0.025%～0.3%，需要一天3～6次外用，以达到最大效果。虽然辣椒素可安全大面积外用于皮肤[108]，副作用包括刺痛、烧灼、疼痛、红斑及激惹，随用药而持续减低，辣椒素通常用于治疗局限性瘙痒。

外用他克莫司和吡美莫司均有抗炎及止痒作用[109]，已成功用于多种瘙痒性疾病包括特应性皮炎的治疗（见第128章）。使用部位出现烧灼感和红斑是最常见的不良反应。

## 系统治疗

具有止痒作用的药物都是通过中枢和与镇静相关的作用发挥效应。随着对瘙痒的生理病理的了解，针对特殊介质和通路的治疗逐渐出现，如NK1受体拮抗剂（如阿瑞匹坦、serlopitant）；kappa阿片类激动剂和（或）mu阿片类拮抗剂；和针对IL-31或其受体亚单位的抗体（如nemolizumab）[109a]。然而，安慰剂对于瘙痒患者也往往有效（如一项研究中66%有效）[8]，系统治疗在减少瘙痒初期主要依靠安慰剂机制，说明强大的瘙痒中枢调控。因此，安慰剂对照研究对于评估止痒药物的效能十分有必要。

## 物理疗法

UV光疗（宽谱和窄谱UVB、UVA、UVA-1、UVA/UVB、PUVA）对瘙痒性炎性皮肤病、色素性荨麻疹、肾性及胆源性瘙痒、瘙痒相关的HIV感染、水源性瘙痒、结节性痒疹有效[46]。

有报道经皮电神经刺激对不同类型的瘙痒有效，如老年性皮肤瘙痒。这种效果一部分可能是安慰剂效应，随着继续治疗而效果逐渐降低[8]。有报道针灸疗法也能成功治疗外阴瘙痒症、过敏性接触性皮炎、肾性瘙痒。据报道，针灸疗法可减轻实验性组胺诱发的瘙痒，但不影响最大的瘙痒强度和发病时间[8]。

## 心理疗法

瘙痒可被许多压力相关的介质，如组胺和神经肽，激发、延长或加剧。许多激发的心理躯体机制可以产生或加重瘙痒，如出汗、皮肤血流改变和搔抓等[1]。

需要注意的是，心理因素可减轻、也可加重瘙痒。

研究表明集体心理疗法、行为疗法、有节制的体育锻炼、支持的团队和生物反馈疗法有助于控制瘙痒和提高生活质量[1, 8]。

（孙婧茹译　邹雪可校　朱学骏审）

# 参考文献


1. Bernhard JD. Itch: mechanisms and management of pruritus. New York: McGraw-Hill; 1994.
2. Twycross R, Greaves MW, Handwerker H, et al. Itch: scratching more than the surface. QJM 2003;96:7–26.
3. Bernhard JD. Itch and pruritus: what are they, and how should itches be classified? Dermatol Ther 2005;18:288–91.
4. Ständer S, Weisshaar E, Mettang T, et al. Clinical classification of itch: a position paper of the International Forum for the Study of Itch. Acta Derm Venereol 2007;87:291–4.
5. Schmelz M. A neural pathway for itch. Nat Neurosci 2001;4:9–10.
6. Matterne U, Apfelbacher CJ, Loerbroks A, et al. Prevalence, correlates and characteristics of chronic pruritus: a population-based cross-sectional study. Acta Derm Venereol 2011;91:674–9.
7. Dalgard F, Svensson A, Holm JO, Sundby J. Self-reported skin morbidity among adults: associations with quality of life and general health in a Norwegian survey. J Investig Dermatol Symp Proc 2004;9:120–5.

7a. Weiss M, Mettang T, Tschulena U, et al. Prevalence of chronic itch and associated factors in haemodialysis patients: a representative cross-sectional study. Acta Derm Venereol 2015;95:816–21.

8. Fleischer AB. The Clinical Management of Itching. New York: Parthenon; 2000.
9. Hanifin JM, Rajka G. Diagnostic features of atopic dermatitis. Acta Derm Venereol Suppl (Stockh) 1980;92:44–7.
10. Thestrup-Pedersen K. Clinical aspects of atopic dermatitis. Clin Exp Dermatol 2000;25:535–43.
11. Wahlgren CF, Ekblom A, Hagermark O. Some aspects of the experimental induction and measurement of itch. Acta Derm Venereol 1989;69:185–9.
12. Kramer U, Weidinger S, Darsow U, et al. Seasonality in symptom severity influenced by temperature or grass pollen: results of a panel study in children with eczema. J Invest Dermatol 2005;124:514–23.
13. Greaves MW. Antihistamines in dermatology. Skin Pharmacol Physiol 2005;18:220–9.
14. Buddenkotte J, Steinhoff M. Pathophysiology and therapy of pruritus in allergic and atopic diseases. Allergy 2010;65:805–21.
15. Reitamo S, Ansel JC, Luger TA. Itch in atopic dermatitis. J Am Acad Dermatol 2001;45:S55–6.
16. Toyoda M, Nakamura M, Makino T, et al. Nerve growth factor and substance P are useful plasma markers of disease activity in atopic dermatitis. Br J Dermatol 2002;147:41–9.
17. Bigliardi-Qi M, Lipp B, Sumanovski LT, et al. Changes of epidermal mu-opiate receptor expression and nerve endings in chronic atopic dermatitis. Dermatology 2005;210:91–9.
18. Sonkoly E, Muller A, Lauerma AI, et al. IL-31: a new link between T cells and pruritus in atopic skin inflammation. J Allergy Clin Immunol 2006;117:411–17.
19. Ständer S, Steinhoff M. Pathophysiology of pruritus in atopic dermatitis: an overview. Exp Dermatol 2002;11:12–24.
20. Kido-Nakahara M, Furue M, Ulzii D, et al. Itch in atopic dermatitis. Immunol Allergy Clin N Am 2017;37:113–22.
21. Nemoto O, Furue M, Nakagawa H, et al. The first trial of CIM331, a humanized antihuman interleukin-31 receptor A antibody, in healthy volunteers and patients with atopic dermatitis to evaluate safety, tolerability and pharmacokinetics of a single dose in a randomized, double-blind, placebo-controlled study. Br J Dermatol 2016;174:296–304.

21a. Ruzicka T, Hanifin JM, Furue M, et al. Anti-interleukin-31 receptor A antibody for atopic dermatitis. N Engl J Med 2017;376:826–35.

22. Yosipovitch G, Goon A, Wee J, et al. The prevalence and clinical characteristics of pruritus among patients with extensive psoriasis. Br J Dermatol 2000;143:969–73.
23. Gupta MA, Gupta AK, Kirkby S, et al. Pruritus in psoriasis. A prospective study of some psychiatric and dermatologic correlates. Arch Dermatol 1988;124:1052–7.
24. Krueger G, Koo J, Lebwohl M, et al. The impact of psoriasis on quality of life. Arch Dermatol 2001;137:280–4.
25. Nakamura M, Toyada M, Morohashi M. Pruritogenic mediators in psoriasis vulgaris: comparative evaluation of itch-associated cutaneous factors. Br J Dermatol 2003;149:718–30.
26. Vij A, Duvic M. Prevalence and severity of pruritus in cutaneous T cell lymphoma. Int J Dermatol 2012;51:930–4.
27. Meyer N, Paul C, Misery L. Pruritus in cutaneous T-cell lymphomas: frequent, often severe and difficult to treat. Acta Derm Venereol 2010;90:12–17.
28. Henn A, Michel L, Fite C, et al. Sézary syndrome without erythroderma. J Am Acad Dermatol 2015;72:1003–9.
29. Nikolaou V, Papadavid E, Patsatsi A, et al. Prognostic indicators for mycosis fungoides in a Greek population. Br J Dermatol 2016;176:1321–30.
30. Singer EM, Shin DB, Nattkemper LA, et al. IL-31 is produced by the malignant T-cell population in cutaneous T-Cell lymphoma and correlates with CTCL pruritus. J Invest Dermatol 2013;133:2783–5.
31. Cedeno-Laurent F, Singer EM, Wysocka M, et al. Improved pruritus correlates with lower levels of IL-31 in CTCL patients under different therapeutic modalities. Clin Immunol 2015;158:1–7.
32. Duval A, Dubertret L. Aprepitant as an antiprutitic agent? N Engl J Med 2009;361:1415–16.
33. Weigelt N, Metze D, Ständer S. Prurigo nodularis: systematic analysis of 58 histological criteria in 136 patients. J Cutan Pathol 2010;37:578–86.
34. Raap U, Günther C. Pathogenesis of prurigo nodularis. Hautarzt 2014;65:691–6.
35. Chen M, Doherty SD, Hsu S. Innovative uses of thalidomide. Dermatol Clin 2010;28:577–86.
36. Ständer S, Siepmann D, Herrgott I, et al. Targeting the neurokinin receptor 1 with aprepitant: a novel antipruritic strategy. PLoS ONE 2010;5:e10968.
37. Dawn AG, Yosipovitch G. Butorphanol for treatment of intractable pruritus. J Am Acad Dermatol 2006;54:527–31.
38. Tey HL, Yosipovitch G. Targeted treatment of pruritus: a look into the future. Brit J Dermatol 2011;165:5–17.
39. Bin Saif GA, Ericson ME, Yosipovitch G. The itchy scalp – scratching for an explantation. Exp Dermatol 2011;20:959–68.
40. Zuccati G, Lotti T, Mastrolorenzo A, et al. Pruritus ani. Dermatol Ther 2005;18:355–62.
41. Dasan S, Neill SM, Donaldson DR, Scott HJ. Treatment of persistent pruritus ani in a combined colorectal and dermatological clinic. Br J Surg 1999;86:1337–40.
42. Weisshaar E, Diepgen TL, Luger TA, et al. Pruritus in pregnancy and childhood – do we really consider all relevant differential diagnoses? Eur J Dermatol 2005;15:320–31.
43. Weichert GE. An approach to the treatment of anogenital pruritus. Dermatol Ther 2004;17:129–33.
44. Cohen AD, Vander T, Medvendovsky E, et al. Neuropathic scrotal pruritus: anogenital pruritus is a symptom of lumbosacral radiculopathy. J Am Acad Dermatol 2005;52:61–6.
45. Du Peloux MH, Greaves MW. Aquagenic pruritus. Semin Dermatol 1995;14:313–16.
46. Rivard J, Lim HW. Ultraviolet phototherapy for pruritus. Dermatol Ther 2005;18:344–54.
47. Lotti T, Teofoli P, Tsampau D. Treatment of aquagenic pruritus with topical capsaicin cream. J Am Acad Dermatol 1994;30:232–5.
48. Lee SS, Yosipovitch G, Chan YH, Goh CL. Pruritus, pain, and small nerve fiber function in keloids: a controlled study. J Am Acad Dermatol 2004;51:1002–6.
49. Wong TW, Lee JY, Sheu HM, Chao SC. Relief of pain and itch associated with keloids on treatment with pentoxifylline. Br J Dermatol 1999;140:771–2.
50. Vitale M, Fields-Blache C, Luterman A. Severe itching in the patient with burns. J Burn Care Rehabil 1991;12:330–3.
51. Matheson JD, Clayton J, Muller MJ. The reduction of itch during burn wound healing. J Burn Care Rehabil 2001;22:76–81.
52. Van Loey NEE, Faber AW, Bremer M, et al. Itch after burns: a matter of body and mind? Acta Derm Venereol 2005;85:469.
53. Kopecky EA, Jacobson S, Hubley P, et al. Safety and pharmacokinetics of EMLA in the treatment of postburn pruritus in pediatric patients: a pilot study. J Burn Care Rehabil 2001;22:235–42.
54. Ahuja RB, Gupta R, Gupta G, Shrivastava P. A comparative analysis of cetirizine, gabapentin and their combination in the relief of post-burn pruritus. Burns 2011;37:203–7.
55. Mettang T. Pruritus in renal disease. In: Carstens E, Akiyama T, editors. Itch: Mechanisms and Treatment. Boca Raton (FL): CRC Press; 2014. p. 47–60.
56. Yosipovitch G, Zucker I, Boner G, et al. A questionnaire for the assessment of pruritus: validation in uremic patients. Acta Derm Venereol 2001;81:108–11.
57. Schwab M, Mikus G, Mettang T, et al. Arbeitsgemeinschaft für Pädiatrische Nephrologie. Urämischer Pruritus im Kindes- und Jugendalter. Monatszeitschrift Kinderheilkunde 1999;147:232.
58. Pisoni RL, Wikström B, Elder SJ, et al. Pruritus in haemodialysis patients: International results from the Dialysis Outcomes and Practice Patterns Study (DOPPS). Nephrol Dial Transplant 2006;21:3495–505.
59. Chen ZJ, Cao G, Tang WX, et al. A randomized controlled trial of high-permeability haemodialysis against conventional haemodialysis in the treatment of uraemic pruritus. Clin Exp Dermatol 2009;34:679–83.
60. Stahle-Backdahl M. Uremic pruritus. Clinical and experimental studies. Acta Derm Venereol Suppl (Stockh) 1989;145:1–38.
61. Weisshaar E, Dunker N, Domroese U, et al. Plasma serotonin and histamine levels in hemodialysis-related pruritus are not significantly influenced by 5-HT3 receptor blocker and antihistaminic therapy. Clin Nephrol 2003;59:124–9.
62. Noordzij M, Boeschoten EW, Bos WJ, et al; the NECOSAD Study Group. Disturbed mineral metabolism is associated with muscle and skin complaints in a prospective cohort of dialysis patients. Nephrol Dial Transplant 2007;22:2944–9.
63. Yosipovitch G, Reis J, Tur E, et al. Sweat secretion, stratum corneum hydration, small nerve function and pruritus in patients with advanced chronic renal failure. Br J Dermatol 1995;133:561–4.
64. Du T, Bar-Hen A, Bhatia JS, Wolpowitz D. Loss of papillary dermal calcitonin gene related peptide-expressing neurons significantly correlates with uremic pruritus. J Invest Dermatol 2016;136:2323–5.
65. Ko MJ, Peng YS, Chen HY, et al. Interleukin-31 is associated with uremic pruritus in patients receiving hemodialysis. J Am Acad Dermatol 2014;71:1151–9.
66. Duque MI, Yosipovitch G, Fleischer AB, et al. Lack of efficacy of tacrolimus ointment 0.1% for treatment of hemodialysis-related pruritus: a randomized, double-blind, vehicle-controlled study. J Am Acad Dermatol 2005;52:519–21.
67. Mettang T, Kremer AE. Uremic pruritus. Kidney Int 2015;87:685–91.
68. Kumagai H, Ebata T, Takamori K, et al. Effect of a novel kappa-receptor agonist, nalfurafine hydrochloride, on severe itch in 337 haemodialysis patients: a phase III, randomized, double-blind, placebo-controlled study. Nephrol Dial Transplant 2010;25:1251–7.
69. Kremer AE, Bolier R, van Dijk R, et al. Advances in pathogenesis and management of pruritus in cholestasis. Dig Dis 2014;32:637–45.
70. Bergasa NV, Mehlman JK, Jones EA. Pruritus and fatigue in primary biliary cirrhosis. Baillières Best Pract Res Clin Gastroenterol 2000;14:643–55.
71. Kremer AE, Martens JJ, Kulik W, et al. Lysophosphatidic

acid is a potential mediator of cholestatic pruritus. Gastroenterology 2010;139:1008–18.
72. Bergasa NV. The pruritus of cholestasis. J Hepatol 2005;43:1078–88.
73. Beuers U, Kremer AE, Bolier R, Oude Eferink RPJ. Pruritus in cholestasis: facts and fiction. Hepatology 2014;60:399–407.
74. Chappell LC, Gurung V, Seed PT, et al. Ursodeoxycholic acid versus placebo, and early term delivery versus expectant management, in women with intrahepatic cholestats of pregnancy: semifactorial randomised clinical trial. BMJ 2012;344:e3799.
75. Zylicz Z, Twycross R, Jones EA, editors. Pruritus in Advanced Disease. Oxford: Oxford University Press; 2004.
76. Weisshaar E, Weiss M, Mettang T, et al. Paraneoplastic itch: Expert position statement from the Special Interest Group (SIG) of the International Forum on the Study of Itch (IFSI). Acta Derm Vernerol 2015;95:261–5.
77. Mesa RA, Niblack J, Wadleigh M, et al. The burden of fatigue and quality of life in myeloproliferative disorders (MPDs). An international internet-based survey of 1179 MPD patients. Cancer 2007;109:68–76.
78. Fett N, Haynes K, Propert KJ, Margolis DJ. Five-year malignancy incidence in patients with chronic pruritus: A population-based cohort study aimed at limiting unnecessary screening practices. J Am Acad Dermatol 2014;70:651–8.
79. Villafranca JJ, Siles MG, Casanova M, et al. Paraneoplastic pruritus presenting with Hodgkin's lymphoma: a case report. J Med Case Rep 2014;8:300.
80. Neilly JB, Martin A, Simpson N, MacCuish AC. Pruritus in diabetes mellitus: investigation of prevalence and correlation with diabetes control. Diabetes Care 1986;9:273–5.
81. Singh F, Rudikoff D. HIV-associated pruritus: etiology and management. Am J Clin Dermatol 2003;4:177–88.
82. Milazzo F, Piconi S, Trabattoni D, et al. Intractable pruritus in HIV infection: immunologic characterization. Allergy 1999;54:266–72.
83. Radomsky CL, Levine N. Thalidomide. Dermatol Clin 2001;19:87–103.
84. Reich A, Ständer S, Szepietowski C. Drug-induced pruritus: a review. Acta Derm Venerol 2009;89:236–44.
85. Maleki K, Weisshaar E. Drug-induced pruritus. Hautarzt 2014;65:436–42.
86. Oaklander AL. Neuropathic itch. In: Carstens E, Akiyama T, editors. Itch: mechanisms and treatment. Boca Raton (FL): CRC Press; 2014. p. 89–118.
87. Massey EW. Sensory mononeuropathies. Sem Neurol 1998;18:177–83.
88. Savk O, Savk E. Investigation of spinal pathology in notalgia paresthetica. J Am Acad Dermatol 2005;52:1085–7.
89. Wallengren J, Sundler F. Brachioradial pruritus is associated with a reduction in cutaneous innervation that normalizes during the symptom-free remissions. J Am Acad Dermatol 2005;52:142–5.
90. Vein NK, Laurberg G. Brachioradial pruritus: A follow up of 76 patients. Acta Derm Venerol 2011;91:183–5.
91. Bergdahl J, Anneroth G. Burning mouth syndrome: literature review and model for research and management. J Oral Pathol Med 1993;22:433–8.
92. Muzyka BC, De Rossi SS. A review of burning mouth syndrome. Cutis 1999;64:29–35.
93. Drage LA, Rogers RS. Clinical assessment and outcome in 70 patients with complaints of burning or sore mouth symptoms. Mayo Clin Proc 1999;74:223–8.
94. Evans RW, Drage LA. Burning mouth syndrome. Headache 2005;45:1079–81.
95. Zakrzewska JM, Forssell H, Glenny AM. Interventions for the treatment of burning mouth syndrome. Cochrane Database Syst Rev 2005;(1):CD002779.
96. Hoss D, Segal S. Scalp dysesthesia. Arch Dermatol 1998;134:327–30.
97. Rovit RL, Murali R, Janetta PJ, editors. Trigeminal Neuralgia. Baltimore: Williams & Wilkinson; 1997.
98. Piovesan EJ, Teive HG, Kowacs PA, et al. An open study of botulinum-A toxin treatment of trigeminal neuralgia. J Neurol 2005;65:1306–8.
99. Kavanagh GM, Tidman MJ, McLaren KM, et al. The trigeminal trophic syndrome: an under-recognized complication. Clin Exp Dermatol 1996;21:299–301.
100. Sadeghi P, Papay FA, Vidimos AT. Trigeminal trophic syndrome – report of four cases and review of the literature. Dermatol Surg 2004;30:807–12.
101. Phelps GR, Wilentz S. Reflex sympathetic dystrophy. Int J Dermatol 2000;39:481–6.
102. Perez RS, Kwakkel G, Zuurmond WW, de Lange JJ. Treatment of reflex sympathetic dystrophy (CRPS type 1): a research synthesis of 21 randomized clinical trials. J Pain Symptom Manage 2001;21:511–26.
103. Bennett DLH, Woods CG. Painful and painless channelopathies. Lancet Neurol 2014;13:587–99.
103a. Weisshaar E, Szepietowski JC, Darsow U, et al. European guideline on chronic pruritus. Acta Derm Venereol 2012;92:563–81.
104. Weisshaar E, Heyer G, Forster C, et al. Antipruritic effect of antihistaminic and local anesthetic topical agents after iontophoretic histamine stimulation. Hautarzt 1996;47:355–60.
105. Weisshaar E, Forster C, Dotzer M, Heyer G. Experimentally induced pruritus and cutaneous reactions with topical antihistamine and local analgesics in atopic eczema. Skin Pharmacol 1997;10:183–90.
106. Drake LA, Millikan LE. The antipruritic effect of 5% doxepin cream in patients with eczematous dermatitis. Doxepin Study Group. Arch Dermatol 1995;131:1403–8.
107. Weisshaar E, Heyer G, Forster C, Handwerker HO. Effect of topical capsaicin on the cutaneous reactions and itching to histamine in atopic eczema compared to healthy skin. Arch Dermatol Res 1998;290:306–11.
108. Breneman DL, Cardone JS, Blumsack RF, et al. Topical capsaicin for treatment of hemodialysis-related pruritus. J Am Acad Dermatol 1992;26:91–4.
109. Ständer S, Schürmeyer-Horst F, Luger TA, Weisshaar E. Treatment of pruritic diseases with topical calcineurin inhibitors. Therap Clin Risk Manag 2006;2:213–18.
109a. Pereira MP, Stander S. Chronic pruritus: current and emerging treatment options. Drugs 2017;77:999–1007.
110. Lee HY, Lim KH, Ryu Y, Song Sy. Bleomycin-induced flagellate erythema: a case report and review of the literature. Oncol Lett 2014;8:933–5.
111. Fischer A, Rosen AC, Ensslin CJ, et al. Pruritus to anticancer agents targeting the EGRF, BRAF, and CTLA-4. Dermatol Ther 2013;26:135–48.
112. Ensslin CJ, Rosen AC, Wu S, Lacouture ME. Pruritus in patients treated with targeted therapies: systemic review and meta-analysis. J Am Acad Dermatol 2013;69:708–20.
113. Lacouture ME, Wochok JD, Yosipovitch G, et al. Ipilimumab in patients with cancer and the management of dermatologic adverse events. J Am Acad Dermatol 2014;71:161–9.
114. Liu Q, Tang Z, Surdenikova L, et al. Sensory neuron-specific GPCR Mrgprs are itch receptors mediating chloroquine-induced pruritus. Cell 2009;139:1353–65.

# 第7章　精神性皮肤病

Karynne O. Duncan，John Y. M. Koo

## 引言

“精神皮肤病学”是指在皮肤病学中任何有精神因素起重要作用的部分。在皮肤科临床，至少有三分之一的患者需要考虑相关的情绪和精神因素，才能取得有效的治疗[1-2]。

相当一部分精神性皮肤病患者拒绝到精神卫生科就诊，当你提出这样的建议时，有些患者甚至会变得很恼怒。通常，患者的精神问题越严重，往往越是坚决地拒绝接受他们所患疾病有精神因素，同时拒绝看心理医生。此时皮肤科医生会面临两种选择。第一种选择是试着寻找心理/精神疾病方面的原因。皮肤科医生需要熟悉一些诊断技能、治疗方法（药物和非药物的，包括药物的副作用），同时应了解在皮肤科临床中能达到的疗效是有限的。另一种选择是“忽略”患者所患疾病的心理因素，不去治疗基础性心理问题。作者认为这并非最佳选择。在皮肤科临床实践中，医生是可以学会如何有效地处理精神性皮肤病方面问题的。一般来说，即使皮肤科医生不能与心理医生合作进行全面治疗，也比根本不治疗要好得多。

本章首先介绍临床实用的精神性皮肤病分类方法，参见图7.1。该部分融入了美国精神病学协会颁布的第5版精神疾病诊断与统计手册（DSM-5™）的更新内容[3]。接着将讨论一些经过挑选的原发性和继发性精神性皮肤病，它们都是皮肤科临床实践中经常遇到的。内容将包括病情评估和治疗方案，包括药物性及非药物性治疗。瘙痒症和感觉障碍的内容涵盖于第6章中。

## 概述

精神性皮肤病有两种分类方法：①根据精神性皮肤病类型，或②根据潜在的精神性疾病性质，包括焦虑、抑郁、精神错乱和强迫症。第二种方法比较有用，因为精神病学知识可以帮助临床医生选择更适合的精神性药物（表7.1）。例如，如果潜在的精神性疾病性质为强迫症，那么选择性5-羟色胺再摄取抑制剂（SSRI，如氟西汀等）就是合理的[4]。

按照第一种分类方法，大多数精神性皮肤病患者可以归于以下四种类型（图7.1）：

- **原发性精神性疾病**，指患者无原发皮肤病，其所有的皮肤表现都是自我导致的，如寄生虫妄想。
- **继发性精神性疾病**，指患者出现的心理问题是由于皮肤病引起的。
- **精神性瘙痒症和感觉障碍**，指患者表现为纯粹的感觉症状，如瘙痒、灼烧感、刺痛感，没有可见的原发性皮肤损害或潜在用药情况（见第6章）。
- **神经官能症**，指原发性皮肤病（如特应性皮炎）因情绪因素（如焦虑）而加重。

## 原发性精神性疾病伴皮肤表现

### 寄生虫妄想症

**同义名：** ■寄生虫妄想症（delusional parasitosis, delusional infestation）■Ekbom综合征（Ekbom syndrome）

**要点**

- 坚定错误地认为躯体感染了寄生虫。
- 可以有叮咬、爬行和刺痛的感觉。
- 需要与实物诱发的蚁走感鉴别。
- 需要抗精神病药物治疗。

#### 引言

寄生虫妄想症（delusions of parasitosis）是一类躯体性妄想症（曾认为是单症状性疑病性精神病），隶属于广义的精神分裂症谱和其他精神障碍[3]。妄想症的定义为坚定不移地相信与证据不符的事物，躯体性妄想症则关注躯体功能和感觉。寄生虫妄想症患者坚定地相信自身感染了寄生虫，但缺乏任何感染的客观证据[5-6]。

#### 临床特征

寄生虫妄想症患者并不符合精神分裂症的诊断标准。然而，他们应满足DSM-5™关于妄想症的诊断标准，即：①妄想症状存在时间≥1个月；和②患者无

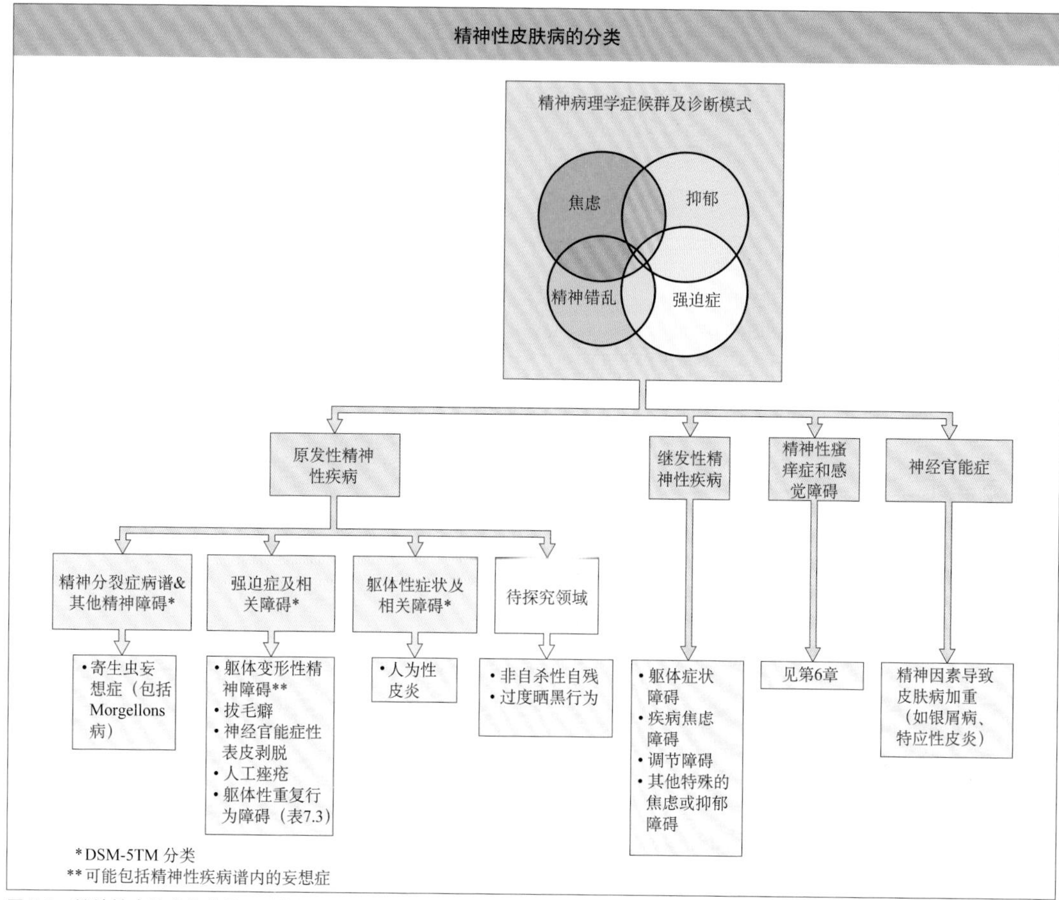


**图 7.1 精神性皮肤病的分类**。精神性皮肤病的定义可依据：①特定的精神性皮肤病类型和②潜在的精神性疾病性质。原发性精神性疾病，指患者无原发皮肤病，其所有的皮肤表现都是自我导致的。继发性精神性疾病，指患者出现的心理问题是由于皮肤病引起的。神经官能症，指原发性皮肤病（如银屑病）可因情绪因素而加重。患有精神性皮肤病的患者可具有焦虑、抑郁、精神错乱和强迫症这四种精神病征的一种或多种

实质性功能障碍或怪异行为；和③妄想与毒品、药物、健康状况或其他精神障碍无关。这种认知是“封闭性”的，比如，对于皮肤感染有狭隘的、具体的侧重点。患者可能会说别人认为他们的认知是非理性的（“事实洞察”），但是他们自身缺乏接受合理解释所必需的真实洞察力。

患有寄生虫妄想症的人通常有数月甚至数年的病史。他们接受了许多医生的评估，并试图通过诸如使用杀虫剂、灭虫器或者改变住所等方法根除他们所谓的“寄生虫”。患者通常会拿来一些皮肤碎屑、线头以及其他标本以证明想象中“寄生虫”的存在，这就是所谓的“火柴盒征兆”（图 7.2）。他们会声称皮肤有虫体爬行、叮咬或刺痛的感觉。

寄生虫妄想症的皮肤表现可有可无，包括表皮剥脱、苔藓样变、痒疹样结节和溃疡（图 7.2）。所有这些表现都是自我导致的，通常是由于患者在努力寻找“寄生虫”。

本病经常会产生共享性妄想，患者之间借此亲密交往，坚信自己的妄想。*Folie à deux*（二人狂）就是用来描述两人共有同样的妄想。有趣的是，许多人可同时陷于妄想之中，包括患者的父母和孩子[7]。

莫吉龙斯（Morgellons）病是一种具有争议性的疾病，它属于寄生虫妄想症的范畴[8]。这一疾病的特征是患者声称观察到“纤维组织”从皮肤渗出，且已在媒体和互联网经广泛的报道。多篇医学文献与疾病控制与预防中心的调查均支持将莫氏病归为寄

**表 7.1 精神病理学模式和皮肤科应用的精神类药物。**精神性皮肤病的治疗药物可基于潜在的精神性疾病性质进行选择。本表重点列出了皮肤科常用的精神类药物，并非最详尽的

| 精神病理学症候群 | 可能的药物治疗 | 评价和注意事项 |
|---|---|---|
| **焦虑** | | |
| • 过度焦虑和担忧<br>• 坐立不安；感到紧张或"濒临边缘"<br>• 易怒<br>• 疲劳感<br>• 注意力不集中或思维空白<br>• 肌肉紧张或感觉"震颤"<br>• 睡眠障碍<br>• 躯体症状，如头晕、出汗、心悸、腹痛 | **急性焦虑：苯二氮䓬类**<br>• 氯硝西泮（0.5 ～ 2 mg，每日一次或两次）<br>• 劳拉西泮（0.5 ～ 2 mg，每 6 ～ 8 小时一次） | • 由于药物依赖 / 成瘾风险，故治疗不超过 4 周<br>• 可能引发镇静效应<br>• 逐渐减量以避免戒断症状 |
| | **慢性焦虑：非苯二氮䓬类**–从小剂量开始，缓慢加量<br>• 阿扎哌隆类<br>– 丁螺环酮（15 mg/d，分三剂；每 2 ～ 3 日增加 5 mg/d，最多 60 mg/d）<br>• SSRIs（见下文）<br>• 三环类抗抑郁药（如多塞平，见下文）<br>• 5- 羟色胺–去甲肾上腺素再摄取抑制剂<br>– 文拉法辛缓释剂（37.5 ～ 75 mg/d，最多 225 mg/d） | • 起效常延迟 2 ～ 4 周<br>• 勿造成依赖 / 上瘾 |
| **抑郁** | | |
| • 抑郁情绪<br>• 缺乏快感<br>• 不明原因的体重减轻 / 增加或食欲改变<br>• 失眠或嗜睡<br>• 精神运动性躁动或迟滞<br>• 疲劳，缺乏精力<br>• 无望感，无价值感<br>• 过度内疚<br>• 注意力不集中，犹豫不决<br>• 自杀意念 / 计划<br>• 哭泣<br>• 全神贯注于身体状态 | • SSRIs- 以最小有效剂量开始，每周或每隔一周加量（可耐受）；如 6 ～ 8 周不起效，改为其他抗抑郁药<br>– 氟西汀（10 ～ 20 mg/d，最多 40 mg/d）<br>– 帕罗西汀（10 ～ 20 mg/d，最多 40 mg/d）<br>– 舍曲林（25 ～ 50 mg/d，最多 200 mg/d）<br>– 艾司西酞普兰（5 ～ 10 mg/d，最多 30 mg/d）<br>– 西酞普兰（10 ～ 20 mg/d，最多 40 mg/d） | • SSRIs 起效慢，通常为达到治疗剂量后 6 ～ 8 周<br>• SSRIs 可引起胃肠不适、性功能障碍<br>• 避免突然停药，可能引起烦躁、头晕、胃肠道反应<br>• 西酞普兰和艾司西酞普兰可引起剂量依赖性 QT 间期延长 |
| | • 三环类抗抑郁药（TCAs）<br>– 多塞平（瘙痒症的剂量通常为睡前 10 ～ 25 mg；抑郁症的初始剂量通常为睡前 10 ～ 25 mg，之后每 1 ～ 2 周增加一次，直至达到治疗剂量即睡前 25 ～ 150 mg，最多 300 mg/d 分剂服用） | • TCAs 可导致体重增加，心脏传导异常，体位性低血压和抗胆碱能性副作用<br>• 多塞平常引起镇静，尤其是在老年人和小孩中；此类人群应从小剂量（如 10 mg/d）开始 |
| **精神错乱** | | |
| • 妄想症是皮肤科医生最常见的<br>• 对错误的观念坚信不疑<br>• 妄想通常是"封闭性"的 | • 匹莫齐特（初始剂量 1 mg/d，每 1 ～ 2 周增加 1 mg/d 直到最佳效果，一般在 4 ～ 6 mg/d） | • 匹莫齐特必须逐渐减量，突然停药可导致戒断症状如运动障碍<br>• 匹莫齐特与 QT 间期延长、心脏毒性、锥体外系副作用（如迟发性运动障碍）和药物相互作用（如勿与大环内酯类、蛋白酶抑制剂、唑类抗真菌药、葡萄柚汁同服）有关<br>• 开始服用匹莫齐特前应进行心电图检查 |
| | • 非典型性（第二代）抗精神病药物<br>– 利培酮（1 ～ 2 mg/d，最多 4 mg/d）<br>– 奥氮平（5 ～ 10 mg/d，最多 20 mg/d）<br>– 阿立哌唑（10 ～ 15 mg/d） | • 非典型性抗精神病药物引起体重增加、代谢效应和其他副作用见表 7.2<br>• 由于与匹莫齐特相比，迟发性运动障碍和 QT 间期延长的风险较低，故越来越多地应用于寄生虫妄想症 |
| **强迫症（OCD）** | | |
| • 侵入性强迫观念和（或）行为（见正文）<br>• 不同程度的洞察力 | • SSRIs（从小剂量开始，每周或每隔一周加量直至治疗剂量）<br>– 氟西汀（20 mg/d，最多 40 ～ 80 mg/d）<br>– 帕罗西汀（20 mg/d，最多 40 ～ 60 mg/d）<br>– 舍曲林（50 mg/d，最多 200 mg/d）<br>– 氟伏沙明（50 mg/d，最多 200 ～ 300 mg/d）<br>– 艾司西酞普兰（10 mg/d，最多 20 ～ 40 mg/d）<br>– 西酞普兰（20 mg/d，最多 40 mg/d） | • OCD 通常需要更大剂量的 SSRIs，等待起效的时间更久（如 10 ～ 12 周）<br>• 一旦治疗起效，须持续治疗 1 ～ 2 年，再逐渐减量 |
| | • 三环类抗抑郁药<br>– 氯米帕明（50 mg/d，最多 100 ～ 250 mg/d） | • 氯米帕明较 SSRIs 副作用更不易耐受，包括心脏毒性和心律失常；当剂量≥ 150 mg/d 时应监测血压 |
| | • 5- 羟色胺–去甲肾上腺素再摄取抑制剂<br>– 文拉法辛（75 mg/d，最多 225 ～ 350 mg/d） | • 文拉法辛可能引起高血压，增加胃肠道出血的风险 |

SSRI，选择性 5- 羟色胺再摄取抑制剂

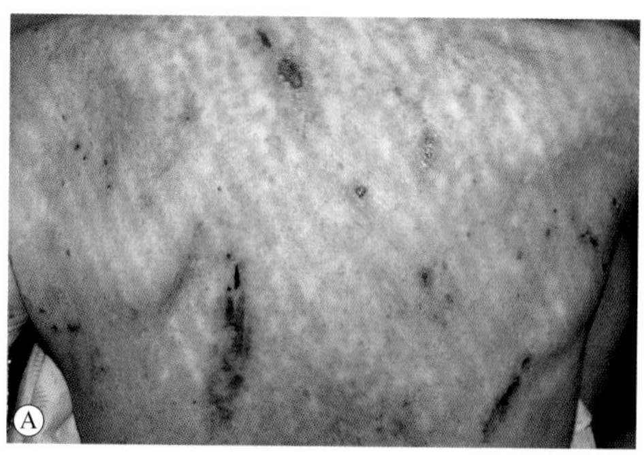
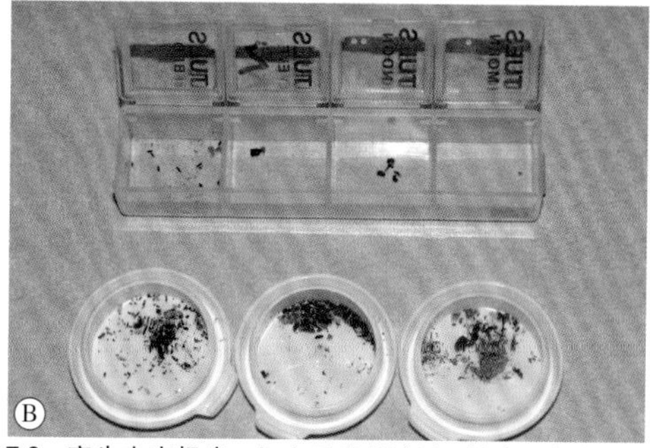
**图 7.2 寄生虫妄想症。**A. 由于患者试图“挖出”寄生虫引起的多处表皮剥脱和色素减退斑。B. 患者带来的所谓“寄生虫”标本（“火柴盒征兆”）（Courtesy，Kalman Watsky，MD.）

生虫妄想症[9]。

## 流行病学

平均发病年龄为 55 ～ 60 岁[10]。超过 50 岁的人群中，女性的发病率为男性的两倍；然而 50 岁以前男女发病率相当。年轻患者通常社会经济地位较低，可能有精神性药物滥用的病史，而年长患者通常具有较高的社会经济地位。

## 鉴别诊断

寄生虫妄想症不同于蚁走感，后者表现为触觉性幻觉，包括蠕动和叮咬的感觉。蚁走感患者并不坚信这种感觉是由于寄生虫引起的。蚁走感和（或）妄想症可由药物滥用引起，尤其是苯丙胺和可卡因（见第 89 章）。如上所述，由于毒品、药物、健康状况（比如真实的皮肤感染、神经系统障碍）或其他精神障碍（比如精神分裂症、抑郁症）引起的妄想患者不归入寄生虫妄想症之列。

## 治疗

治疗最大的挑战是让患者配合服用抗精神病药物。治疗的第一步是与患者建立良好的关系，与其认真讨论病情并作全面的检查。当与患者讨论诊断时，用一种尊重事实的态度与之沟通，避免使患者感到医生认为其有妄想意念。更为可行的方法是把抗精神病药物介绍成一种能有效控制蚁走感和焦虑的经验性药物，而不要使患者面对任何精神病问题。如果用一种客观而实际的方式介绍药物，可使患者易于接受药物治疗。

治疗寄生虫妄想症的首选药物是匹莫齐特（表 7.1 和 7.2）。由于美国食品和药品管理局（FDA）批准匹

**表 7.2 匹莫齐特和非典型抗精神病药物的副作用。**在老年痴呆患者中应用抗精神病药物与死亡风险增加有关。服用抗精神病药物的患者发生心脏猝死的风险也呈剂量依赖性增加，并且有奥氮平引起伴嗜酸性粒细胞增多和系统症状的药物反应（DRESS）的报道

| | 抗胆碱能效应 | 镇静 / 嗜睡 | QT 间期延长 | 催乳素水平升高 | 体重增加 | 代谢效应 * | 锥体外系效应 † |
|---|---|---|---|---|---|---|---|
| 匹莫齐特 | ++ | + | ++ | ++ | ++ | − | ++ |
| **非典型性抗精神病药物** | | | | | | | |
| 阿立哌唑 | − | ± | ± | − | − | − | + |
| 阿塞纳平 | − | + | ± | − | − | − | ± |
| 氯氮平 ‡ | ++ | ++ | ± | − | ++ | ++ | + |
| 伊潘立酮 | − | ± | + | − | + | − | − |
| 鲁拉西酮 | − | + | ± | − | − | − | + |
| 奥氮平 | + | ++ | ± | + | ++ | ++ | + |
| 喹硫平 | + | ++ | ± | − | ++ | + | − |
| 利培酮 § | − | + | ± | ++ | + | + | + |
| 齐拉西酮 | − | ± | + | + | − | − | + |

* 例如，胰岛素抵抗 /2 型糖尿病，高脂血症（尤其是高甘油三酯血症）。
† 帕金森症候群。
‡ 使用经验有限，致死性粒细胞缺乏症的发生率为 1%，同时癫痫发作和心肌炎的风险增加。
§ 另一种非典型性抗精神病药物，帕潘立酮，是利培酮主要的活性代谢产物。

莫齐特治疗的适应证是 Tourette 综合征，因此与患者讨论治疗时，医生需要向患者解释其没有患 Tourette 综合征和精神分裂症。已有多篇关于用非典型抗精神病药物（如利培酮、奥氮平、阿立哌唑）成功治疗寄生虫妄想症的报道，这些药物具有更安全的副作用[5]（表 7.1 和 7.2）。寄生虫妄想症患者通常能在治疗 2 ～ 6 个月后顺利减药。

## 强迫症（强迫观念与行为）及相关疾病的一般特征

许多情况下强迫症及相关疾病（obsessive-compulsive and related disorder）具有皮肤表现（图 7.1）。强迫观念（obsession）是一种反复出现、持续的、侵入性和本人不希望的思想、图像或冲动。强迫行为（compulsion）则是个体为了减少焦虑或苦恼，尤其是由强迫观念引起的，重复性行为或心理冲动。在所有这类疾病中，偏见和（或）行为导致社会、职业或其他功能领域的巨大压力或伤害。有些情况下表现为以身体为主的重复行为（如牵拉头发、抠抓皮肤），尽管多次试图停止或减少发生，但仍然在继续（表 7.3，图 7.3）。

**表 7.3 躯体性重复行为（BFRBs）及相关皮肤黏膜表现。** BFRBs 为慢性经过，根据不同的身体部位和行为类型，具有特征性的皮肤黏膜表现。这类行为存在于同一病谱中，从行为习惯到重复性行为障碍。尽管一再试图停止并导致功能受损（如社会性、职业性）或情绪失控、尴尬、羞耻等苦恼，后者仍继续

| 躯体性重复行为 | 相关皮肤黏膜表现 |
|---|---|
| 舔唇 | 刺激性接触性皮炎，继发细菌或酵母菌感染 |
| 舔唇或咬唇 | 多发糜烂或溃疡，复发性单纯疱疹 |
| 咀嚼或咬 | 颊纤维瘤，咬颊症（图 72.11） |
| 牵拉、抠挖或咬甲小皮（图 7.3） | 甲沟炎，甲表面不规则 |
| 啃咬指甲（咬甲癖）（图 7.3） | 甲沟炎，甲营养不良，甲下出血 |
| 拔甲（剥甲癖） | |
| 拇指习惯性抽动畸形（第 71 章） | 多发性 Beau 线伴明显的纵向中央凹陷 |
| 吮吸指头 | 皮肤浸渍，皮炎，继发细菌或酵母菌感染 |
| 挖鼻（鼻中隔穿孔） | 糜烂，继发细菌感染 |
| 拔毛癖 | 见正文 |
| 神经官能症性表皮剥脱 | 见正文 |

HSV，单纯疱疹病毒

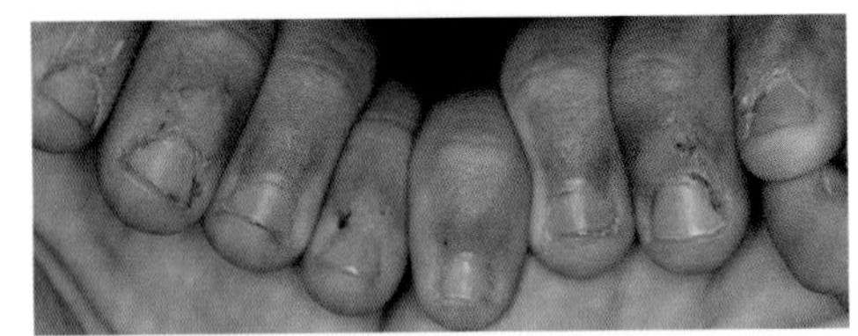

**图 7.3 躯体性重复行为。**啃甲后遗症（咬甲癖）和甲周倒刺（cuticle picking）

## 躯体变形性精神障碍

**同义名：** ■ 畸形恐怖（dysmorphophobia）

**要点**

- 高达 10% ～ 15% 的皮肤病患者可有此类障碍。
- 常于青春期后期或成年期早期发生。
- 对不存在的或轻度的外观缺陷存在偏见。
- 通常关注的部位是皮肤、头发、鼻子、乳房和外生殖器。
- 伴有强迫性或仪式主义的行为。

### 引言

皮肤科医生，特别是美容皮肤科及整形外科医生，可能会经常接受躯体变形性精神障碍（body dysmorphic disorder）患者的咨询，他们会为不存在的或轻微的外观缺陷而苦恼或存在偏见。

### 临床特征

躯体变形性精神障碍患者存在对自身躯体形象的基本感知障碍。他们过于担心自己的皮肤（如痤疮、皱纹、瘢痕）、头发（如稀疏、浓密）或鼻、嘴、乳房和生殖器等部位。这种偏见不但浪费时间，还造成巨大心理负担，最终导致社交孤僻和功能受损。此外，患者通常采取强迫性和仪式主义行为，例如在镜子前花费大量时间或重复检查是否有缺陷，自我洞察力不足。

### 流行病学

躯体变形性精神障碍在美国人中的发病率约为 2.5%（女）和 2%（男），但在就诊皮肤美容科的患者中高达 10% ～ 15%[3]。平均发病年龄为 20 岁左右，呈慢性病程。

### 治疗

躯体变形性精神障碍的病谱从强迫型（对缺陷的偏见）到妄想型（对外表存在执念）障碍，将之归类是很有用的。尽管有时无法明确类别，因为许多患者经常在妄想性和非妄想性思维之间来回波动。妄想型

躯体变形性精神障碍患者对自己的疾病没有自知力，表现更加过分，比如通过多次手术来纠正他们自认为的缺陷。对于美容整形医生而来，认识到这种疾病从而避免不必要的操作是很重要的。此外，这类患者经常对手术结果表示不满[12]。

强迫型躯体变形性精神障碍的一线治疗是选择性5-羟色胺再摄取抑制剂（SSRIs）。治疗真正的妄想症患者则选择抗精神病药物（表7.1和7.2）。

## 拔毛癖

**同义名：** ■习惯性拔毛（habitual hair pulling）■拔毛障碍（hair-pulling disorder）

### 要点

- 反复拔除自身毛发，常累及头发、眉毛和睫毛。
- 脱毛区域通常可见长短不等的毛发。
- 主要靠行为矫正疗法治疗。

### 引言

拔毛癖（trichotillomania）是一种以拔毛为特征的躯体性重复行为障碍。

### 临床特征

DSM-5™ 规定拔毛癖的诊断标准为：①反复拔毛导致脱发；②反复尝试减少或停止拔毛；③由于拔毛产生严重的心理负担或功能受损；④无潜在性疾病状况或其他精神问题可解释的毛发缺失[3]。在皮肤科临床实践中，其病谱可从疏忽、习惯性拉发到明显的强迫性行为。

最常见的拔毛部位是头皮、眉毛、睫毛和阴毛。拔毛通常发生在单独或有亲密家庭成员的情况下。它可以焦虑、厌烦情绪为前驱或伴随出现，部分患者诉之前有刺痛感。一部分患者通过拔毛带来满足、愉悦或解脱感，而另一部分患者则表现为潜意识行为[3]。拔毛可局限于一天当中的特定时间和地点，在丢弃拔除的毛发之前对其进行仪式性的处理。有些患者有食毛癖，会咀嚼并吞食拔除的毛发，进而形成毛石导致肠梗阻。偶尔，拔毛癖患者会对家庭成员、宠物、玩偶、羊毛衫或毛毯下手。

体格检查的典型表现为脱发区可见长短不等的毛发，而未受累区域的毛发正常（图7.4）；这种头发往往称作“不规则的参差不齐”（irregularly irregular），很可能是由于常用的拔毛手法造成的，即用手指绕起多根发束同时拔起。损害通常单发，但可以面积很大。

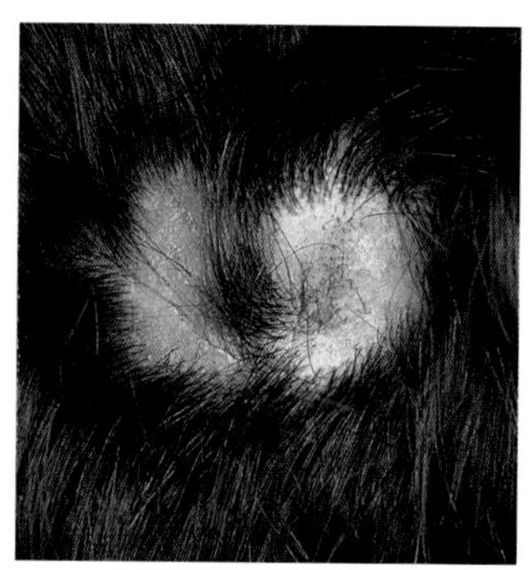

**图7.4 拔毛癖。**注意长短不等的毛发和小片的脱发区

顶部头皮是最常见的部位[3]。患者可能试图用化妆品、围巾、帽子或假发来掩盖脱发。

### 流行病学

在普通人群中青少年和成人的拔毛癖患病率约为1%～2%[3]。在成人中，女性与男性的患病比例高达10∶1，但在儿童中二者相等。拔毛的高峰期大约在青春期前后[13]。大部分患者还有其他躯体性重复行为，比如咬指甲或揪皮（表7.3）。在皮肤科临床实践中，拔毛癖常见于心理相对健全的患者。值得注意的是，在蹒跚学步的儿童和学龄前儿童中拔毛癖发生于男孩中较女孩更为常见，倾向于自行缓解，而在大龄儿童中则不会。

### 诊断和病理

许多患者承认有拔毛行为，但当诊断存在疑问时，皮肤镜和活检可能是有帮助的。特征性的镜下表现包括不规则断发、卷曲发、“V字征”（在同一毛囊的两根毛发在同一水平断裂），火焰发（波浪状毛发残余物）和毛囊出血[14]。另一种实用的检查是“毛发修剪区（clipped hair square）”，即一小部分受损的毛发用剪刀或剃刀修剪至头皮水平，短至不能拔出，这些毛发会均匀再生。

组织学表现包括变形的毛干（trichomalacia），空毛囊和色素性毛发管型（图7.5），它也可见于牵拉引起的脱发和其他导致毛囊损伤的情况。毛囊周围的炎性细胞通常稀疏或缺失。毛周出血有时见于早期皮损，而纤维化改变出现较晚。如果毛囊被破坏，通常该处仍能见到垂直的纤维束。

### 鉴别诊断

应与能导致局限性非瘢痕性脱发的其他疾病相鉴别，例如斑秃（见第69章）和头癣。本病无惊叹号发，无鳞屑，真菌培养阴性。

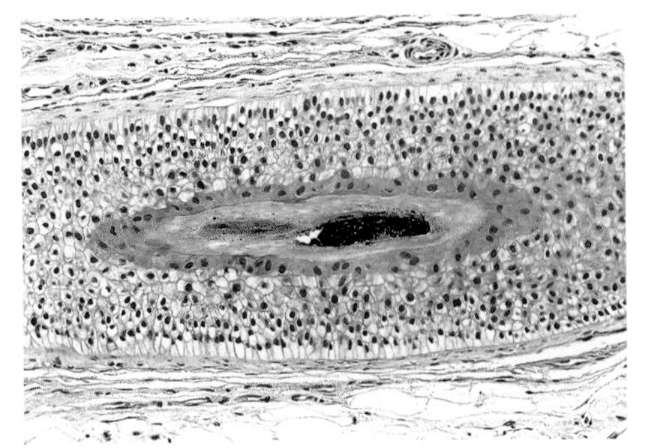

**图 7.5 拔毛癖的组织病理。**色素性毛发管型（Courtesy，Ronald P Rapini，MD.）

## 治疗

拔毛癖的预后和治疗取决于发病年龄和潜在的精神疾病程度。如上所述，学龄前儿童通常能摆脱这种习惯，治疗包括家长及患儿教育。青春期前到成年早期的发病往往预示这是需要更多干预的慢性复发性病程。成年后的发病多与精神疾病有关，需要转至精神科就诊。

行为矫正疗法（如习惯逆转训练、认知行为疗法）是治疗的基础[15a, 15b]。包括自我监督、教育患者每当感到有拔毛欲望时转而做一些其他的事情、放松疗法和正性强化治疗。此外，家庭和同龄人间的支持也是很有用的。抗抑郁药（特别是 SSRIs）已报道在一些研究中有效[15]。然而，两项随机对照试验未能显示抗抑郁药与安慰剂相比更有效，还有一些研究发现行为疗法比抗抑郁药更有效。在其他的随机对照研究中，奥氮平或 N- 乙酰半胱氨酸（一种谷氨酰胺类兴奋剂；1200 ～ 2400 mg/d）治疗拔毛癖较安慰剂更有效[16-17]。

# 神经官能症性表皮剥脱

**同义名：**■ 表皮剥脱障碍（dermatillomania）■ 神经性表皮剥脱（neurotic excoriations）■ 精神性表皮剥脱（psychogenic excoriations）■ 抠挖皮肤障碍（skin-picking disorder）

## 要点

- 反复地抠挖、摩擦或搔抓皮肤。
- 通常发生于面部、头皮、手背、前臂伸侧和上背部，但也可发生于任何容易接触到的部位。
- 常见于中年女性。

## 引言

根据 DSM-5™ 的分类，神经官能症性表皮剥脱（excoriation disorder）是一种以抠挖皮肤为表现的躯体性重复行为障碍。有些人会不经意但习惯性地抠挖一些偶发的皮损，如昆虫叮咬处、角质栓、粉刺或毛囊炎。其行为可以是发作性的或持续性的，当其可控并且不产生心理负担或精神问题时，可视为一种简单的习惯。相反，神经官能症性表皮剥脱患者是有意识的、反复地和难以控制欲望地去抠挖、搔抓或摩擦自身皮肤，从而导致特征性皮损。当手碰到不平整的皮肤，起初抠挖行为是不经意的，或者是习惯性的动作，以后发展成神经官能症性表皮剥脱。

## 临床特征

DSM-5™ 对神经官能症性表皮剥脱的诊断标准类似于拔毛癖，包括：①反复抠挖导致皮损；②反复尝试减少或停止抠挖皮肤；③由于抠挖皮肤产生严重的心理负担或功能受损；④无潜在性疾病状况或其他精神问题可解释该行为[3]。本病在精神方面的表现与拔毛癖相似（见上文）。

皮损可从先前已有的荨麻疹性丘疹、痤疮样丘疹或痂演变而来。通过反复抠挖或摩擦，最终成为线状、环状或椭圆形的表皮剥脱。皮损特征性分布在手背和前臂伸侧，以及头皮、面部、上臂外侧、上背部和臀部[18]。有些患者的皮损发生部位较为隐蔽，如臀部。

皮损大小从数毫米到数厘米不等。不同阶段的皮损可同时呈现，从小的浅表性糜烂到有肥厚边缘的深在性溃疡，再到色素减退或色素沉着的瘢痕。在头皮可见到断发及瘢痕性脱发区。陈旧性瘢痕提示慢性经过。

## 流行病学

在普通人群中，本病的发病率约为 1.5%。女性与男性的比例为 3∶1[3]。最常见于青春期前后发病，往往由皮肤病引起，如痤疮（见下文“人工性痤疮”）[3]。多为慢性病程，病情时轻时重，可达数年。神经官能症性表皮剥脱常见于患有强迫症的个体及其一级家庭成员中，许多患者有其他的躯体性重复行为（如拉扯毛发、啃咬指甲；见表 7.3）[19]。潜在性抑郁也可能存在。

## 鉴别诊断

躯体性重复行为，包括抠挖皮肤和拉扯毛发，不应与刻板性运动障碍相混淆，后者的特征是重复性的、貌似驱动的、明显无目的性的运动行为，通常始于儿童早期。刻板性运动障碍可发生于自闭症病谱中以及其他的神经发育性疾病中。

## 治疗

一旦排除了原发性瘙痒症（见第 6 章），且治疗了原有的皮肤病如毛囊炎，治疗的重点可放在瘙痒和心理疾病上。若瘙痒明显，外用含丙吗卡因或樟脑的止痒药物可能有效。冷敷能舒缓和水化皮肤，易于清除痂皮。抗组胺药如羟嗪能起到镇静和止痒作用。注射糖皮质激素和外用氟氢缩松（flurandrenolide）胶带可控制现有皮损的炎症，但不能阻止新皮损形成。

多塞平对于伴有抑郁症和焦虑症的本病患者可能有效。若为重度抑郁，应当采用抗抑郁剂量（通常为100 mg/d 及以上）进行治疗。然而，即便患者只能耐受 50 ～ 75 mg/d 多塞平（或 10 ～ 20 mg/d，针对老年人），其抗抑郁效果还是显著的。

由于强迫症症状与 5- 羟色胺介导的神经通路相关，应用 SSRIs 于患有神经官能症性表皮剥脱和强迫症的患者是有效的（表 7.1）。有报道显示行为矫正治疗、认知心理治疗和精神动力学治疗有效[20-21]。此外，在近期一项随机对照研究中，本病成年患者应用 N- 乙酰半胱氨酸（1200 ～ 3000 mg/d）较安慰剂更为有效[22-23, 23a]。可能的副作用包括胃肠道反应，如腹胀。

## 人工痤疮

**同义名：** ■ 青年女性表皮剥脱性痤疮（acne excoriée des jeune filles）

### 要点

- 神经官能性表皮剥脱的一种亚型。
- 常见于年轻女性。
- 对痤疮皮损进行习惯性的抠挖。

### 临床特征及流行病学

人工痤疮（acne excoriée）是神经官能症性表皮剥脱（见上文）的一种亚型，表现为患者在痤疮皮损部位进行抠挖。痤疮皮损往往很轻微，但伴随广泛的表皮剥脱，最终形成瘢痕（图 7.6）。人工性痤疮在年轻女性中最常见，又称为青年女性表皮剥脱性痤疮。

### 治疗

综合治疗应包括对痤疮（见第 36 章）的治疗和强迫症及其他引起本病的心理问题的治疗。即使是轻微的痤疮复发也能再次引起抠挖皮肤，除非相关精神疾病得以控制。

## 人为性皮炎

**同义名：** ■ 人工皮炎（factitial dermatitis）

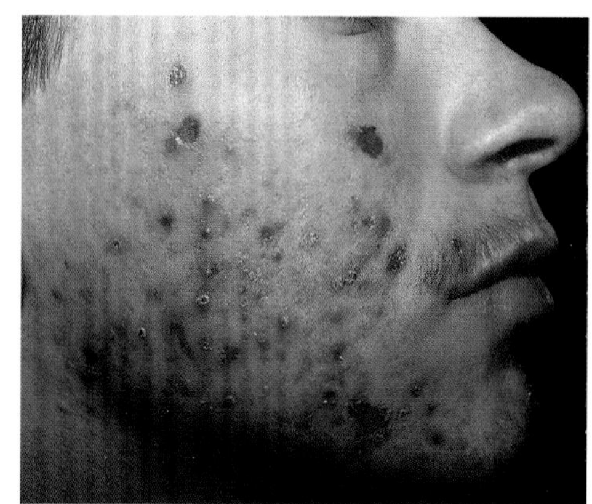

**图 7.6 人工痤疮。**患者反复抠挖痤疮皮损（Courtesy，Richard Odom，MD.）

### 要点

- 女性更常见。
- 动机通常是无意识的。
- 通过异物引起的自身皮肤损害。
- 皮损发生于双手易触及的部位。

### 引言

人为性皮炎（dermatitis artefacta）是一类人为性障碍，DSM-5™ 将其归为躯体化症状及相关性障碍[3]。患者通过损伤自身皮肤来满足某种心理需要，而这种行为通常是无意识的。部分患者是由于对某种应激性心理压力产生不适的反应从而自我伤害，绝大多数患者被临界性人格障碍所困扰[18]。由于缺少真诚的沟通和配合，本病常常难以诊断和治疗。“强迫他人的人为性障碍”（最早称为“Munchausen 综合征”）是一种类似的状况，患者为了满足自己无意识的心理需求，而对他人造成皮肤损伤。

### 临床特征

人为性皮炎的皮损可以模拟任何皮肤病。皮损可以是单个或多发，单侧或双侧的。通常发生于双手可触及的部位，但也可以借由某种辅助手段实现，如锐利器械雕刻、化学制品外用、异物注射、热烧灼和最近在互联网上发布的“盐冰游戏”[24-25]。皮损形态可表现为水疱、大疱、紫癜、皮下气肿、糜烂和溃疡。诊断线索之一是不规则形状，尤其是有棱角的边缘，提示是外源性方式造成的（图 7.7）。

### 病理学

根据造成皮损的方式不同，人为性皮炎的组织学

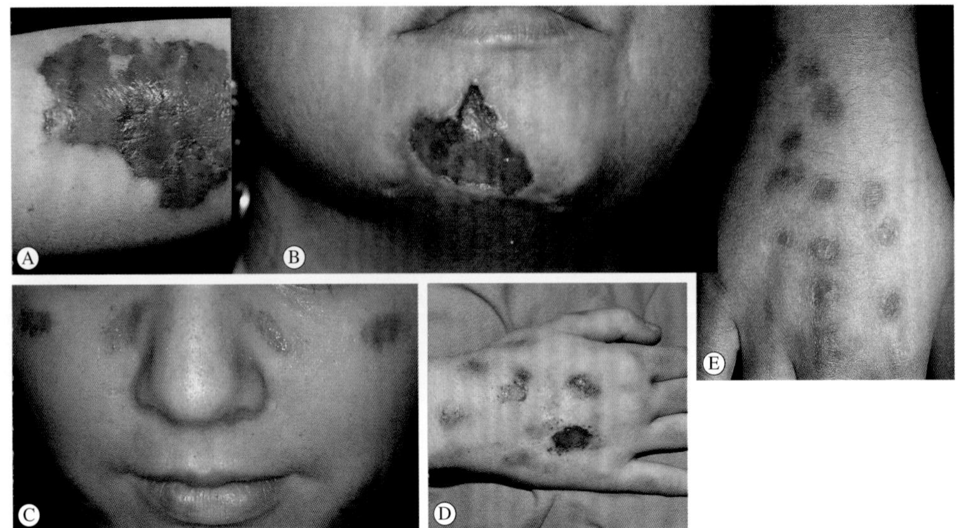


**图 7.7　人为性皮炎**。糜烂（A）和溃疡（B）的形状奇怪，边缘有棱角，可能由锐利工具造成。C. 青春期女孩面颊对称性糜烂面。D. 不同愈合阶段的糜烂面。E. 烟头烫伤后的瘢痕。这些患者均否认知晓皮损如何产生以及参与其中（B，Courtesy，Kalman Watsky，MD；D，Courtesy，Antonio Torrelo，MD；E，Courtesy，Ronald P Rapini，MD.）

改变有很大的差别。其表现不具有诊断意义，可包括糜烂、溃疡、表皮坏死伴多核角质形成细胞，角化过度，棘层不规则增厚，血管增生，神经纤维粗大（同"结节性痒疹"）和纤维化[26]（图 7.8）。有时可见偏光性外源性物质，伴不同程度的异物反应[27]。

## 流行病学

人为性皮炎少见，据报道女性和男性的发病比例为 8∶1。可发生于任何年龄，以青少年和年轻人最为常见。不少患者往往本人或亲近的家庭成员从事医疗保健工作。

## 鉴别诊断

除了原发性皮肤病，人为性皮炎还需与寄生虫妄想症、神经官能症性表皮剥脱和诈病相鉴别。诈病患者是有意识、有目的性对自身造成皮肤损伤。非自杀性自残（见下文）患者承认对自身皮肤的破坏行为。

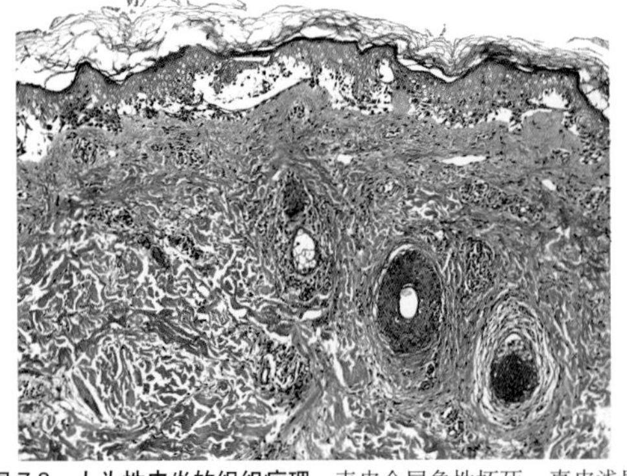

**图 7.8　人为性皮炎的组织病理**。表皮全层急性坏死，真皮浅层稀疏炎性细胞浸润（Courtesy，Lorenzo Cerroni，MD.）

## 治疗

先对皮损进行处理以促进愈合，需要排除原发性皮肤病的可能。是否应在初始时就让患者面对本病尚存在争议。鉴于疾病本身的特性，早期与患者建立良好的关系及创造和谐的环境，对之后随访过程中的心理治疗工作更为有利。如果患者出现了某种精神病表现，可以使用抗抑郁药、抗焦虑药或安定药（表 7.1）。若皮损只是由于短期的某种应激反应引起，患者无论是儿童还是成人预后都较好。大多数患者的病程是慢性的，其严重程度随着患者生活环境的不同而波动。

# 非自杀性自残

**同义名：** ■ "Cutting"

## 要点

- 通过割、刺、烧等方式进行重复性皮肤损伤。
- 对心理负担的非自杀性反应。

## 临床特征和流行病学

非自杀性自残（nonsuicidal self-injury）是身体反复受到浅表损伤，大都是通过切割、刺入或烧灼的方式。

患者并无自杀倾向，通常是为了减少消极情绪或解决人际困扰。皮损可由锋利的工具（如小刀、剃须刀、针）、香烟或橡皮擦造成。最常见的部位是前臂伸侧和大腿前部。大多数患者不寻求医疗援助，承认皮损是自己造成的[28]；瘢痕通常是本病唯一可见的迹象（图7.9）。大都于青春期早期发病，可持续数年。总体的女性与男性发病率约为1.5∶1[29]。虽然非自杀性自残与边缘化人格障碍有关，抑郁和焦虑在此类人群中更为常见。

### 治疗

初始治疗应关注患者的安全和任何相关的精神状况。治疗的基本原则包括明确患者的心理需求，并开展替代疗法以满足其需求。虽然与非自杀性自残相关的线上活动能减轻患者的社会隔离程度，从而有助于其康复，但仍存在强化、促进此类伤害行为的风险。

### 过度晒黑行为

越来越多的证据表明过度晒黑是会成瘾的[30-32]。它是一种冲动性、重复性的晒黑行为，可持续存在，导致心理社会功能障碍，甚至严重的致死性后果，如皮肤恶性黑色素瘤。

## 继发于皮肤问题的精神性疾病

继发性精神性疾病可能源于不同的皮肤问题，如危及生命的（恶性黑色素瘤）、损毁性的（斑秃、白癜风）、伴剧烈瘙痒或疼痛的（特应性皮炎、先天性大疱性表皮松解症），以及相对轻微，但对患者造成巨大心理负担的情况。这些精神性疾病包括躯体症状障碍，疾病焦虑障碍，调节障碍，和其他特殊的焦虑或抑郁障碍。值得注意的是，曾诊断为疑病症的患者现在归类为躯体症状障碍（75%）或疾病焦虑障碍（25%）。认知行为疗法与心理教育对于识别和改善此类不适反应是有效的，SSRIs类药物偶尔有效。

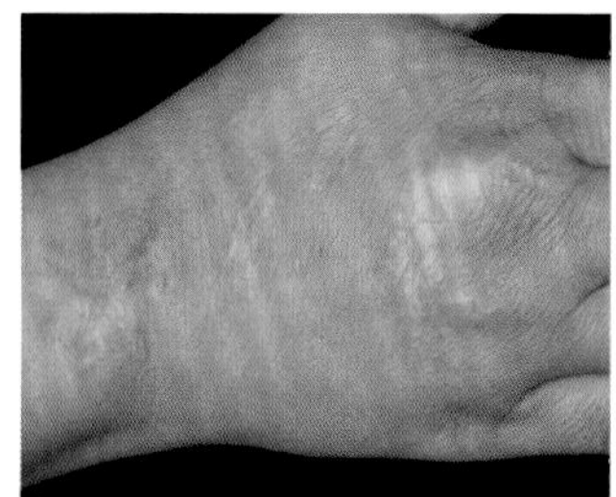

**图7.9　非自杀性自残。**这名青年女性使用剃须刀片反复切割自己的皮肤，造成手背及前臂的色素减退性瘢痕

### 躯体症状障碍

此类障碍涉及躯体症状，造成巨大心理负担，扰乱日常生活。对于症状本身和由此产生的健康影响，患者高估了其严重程度，持续性高度焦虑，为此投入了过度的时间和精力。这类患者很少感到安心，可能认为他们得到的医疗照护是不够的。例如，在原位恶性黑色素瘤切除术后，患者确信切口周围持续性的轻微痛痒代表疾病复发，从而产生严重的焦虑情绪，花费大量时间反复检查皮肤状况。

### 疾病焦虑障碍

此类障碍的特点是专注于罹患疾病的想法。躯体症状不存在或很轻微，但焦虑情绪很严重，其程度与实际健康状况不符。患者过度开展健康相关的行为，如每天进行皮肤自我检查以寻找皮肤癌证据，或表现为适应不良性逃避，如既往有恶性黑色素瘤病史，而不去皮肤科医生那里做推荐的皮肤检查。

## 治疗

如前所述，精神性皮肤病的治疗取决于精神性疾病的性质：焦虑、抑郁、精神错乱和（或）强迫症，表7.1列出了针对以上四种类型精神性疾病的治疗药物[33]。非药物治疗对精神性皮肤病也是有效的，他们在特殊情况下的应用已在本章提及。

（王乐一译　赵春霞校　朱学骏审）

## 参考文献


1. Savin J, Cotterill J. Psychocutaneous disorders. In: Champion RH, Burton JL, Ebling FJ, editors. Textbook of Dermatology. Oxford: Blackwell Scientific; 1992. p. 2479–96.
2. Gupta MA, Voorhees J. Psychosomatic dermatology: is it relevant? Arch Dermatol 1990;126:90–3.
3. American Psychiatric Association. Diagnostic and Statistical Manual of Mental Disorders (DSM-5™). 5th ed. Arlington: American Psychiatric Association; 2013.
4. Koo J. Psychotropic agents in dermatology. Dermatol Clin 1994;11:215–24.
5. Lee CS. Delusions of parasitosis. Dermatol Ther 2008;21:2–7.
6. Bishop EJ. Monosymptomatic hypochondriacal syndromes in dermatology. J Am Acad Dermatol 1983;9:152–8.
7. Ahmed H, Blakeway EA, Taylor RE, Bewley AP. Children with a mother with delusional infestation–implications for child protection and management. Pediatr Dermatol 2015;32:397–400.
8. Accordino RE, Engler D, Ginsburg IH, et al. Morgellons disease? Dermatol Ther 2008;21:8–12.
9. Pearson ML, Selby JV, Katz KA, et al.; for the Unexplained Dermopathy Study Team. Clinical, epidemiologic, histopathologic and molecular features of an unexplained dermopathy. PLoS ONE 2012;7:e29908.
10. Bailey CH, Andersen LK, Lowe GC, et al. A population-based study of the incidence of delusional infestation in Olmsted County, Minnesota, 1976–2010. Br J Dermatol 2014;170:1130–5.
11. Phillips KA, Dufresne RG Jr, Wilkel CS, et al. Rate of body dysmorphic disorder in dermatology patients. J Am Acad Dermatol 2000;42:436–41.

12. Cantor J. Cosmetic dermatology and physicians' ethical obligations: more than just hope in a jar. Semin Cutan Med Surg 2005;24:155–60.
13. Woods DW, Houghton DC. Diagnosis, evaluation, and management of trichotillomania. Psychiatr Clin North Am 2014;37:301–17.
14. Rakowska A, Slowinska M, Olszewska M, Rudnicka L. New trichoscopy findings in trichotillomania: flame hairs, V-sign, hook hairs, hair powder, tulip hairs. Acta Derm Venereol 2014;94:303–6.
15. Swedo SE, Leonard HL, Rapoport JL, et al. A double-blind comparison of clomipramine and desipramine in the treatment of trichotillomania. N Engl J Med 1989;321:497–501.
15a. Woods DW, Houghton DC. Evidence-based psychosocial treatment for pediatric body-focused repetitive behavior disorders. J Clin Child Adolesc Psychol 2016;45:227–40.
15b. Keuthen NJ, Tung ES, Reese HE, et al. Getting the word out: cognitive-behavioral therapy for trichotillomania (hair-pulling disorder) and excoriation (skin-picking) disorder. Ann Clin Psychiatry 2015;27: 10–15.
16. Van Ameringen M, Mancini C, Patterson B, et al. A randomized, double-blind, placebo-controlled trial of olanzapine in the treatment of trichotillomania. J Clin Psychiatry 2010;71:1336–43.
17. Grant JE, Odlaug BL, Kim SW. N-acetylcysteine, a glutamate modulator, in the treatment of trichotillomania: a double-blind, placebo-controlled study. Arch Gen Psychiatry 2009;66:756–63.
18. Koblenzer CS. Neurotic excoriations and dermatitis artefacta. Dermatol Clin 1996;14:447–55.
19. Snorrason I, Ricketts EJ, Flessner CA, et al. Skin-picking disorder is associated with other body-focused repetitive behaviors: findings from an internet study. Ann Clin Psychiatry 2012;24:292–9.
20. Fruensgaard K. Psychotherapeutic strategy and neurotic excoriations. Int J Dermatol 1991;30: 198–203.
21. Fruensgaard K. Psychotherapy and neurotic excoriations. Int J Dermatol 1991;30:262–5.
22. Grant JE, Odlaug BL, Chamberlain SR, et al. Skin picking disorder. Am J Psychiatry 2012;169:1143–9.
23. Grant JE, Chamberlain SR, Redden SA, et al. N-Acetylcysteine in the treatment of excoriation disorder: a randomized clinical trial. JAMA Psychiatry 2016;73:490–6.
23a. Oliver G, Dean O, Camfield D, et al. N-acetyl cysteine in the treatment of obsessive compulsive and related disorders: a systematic review. Clin Psychopharmacol Neurosci 2015;13:12–24.
24. Lyell A. Dermatitis artefacta and self-inflicted disease. Scott Med J 1972;17:187–96.
25. Zack JM, Fults M, Saxena H, Green B. Factitial dermatitis due to the "salt and ice challenge". Pediatr Dermatol 2014;31:252–4.
26. Amin SM, Y-lamos O, Martinez-Escala ME, et al. Epidermal necrosis with multinucleated keratinocytes: a possible diagnostic clue for dermatitis artefacta in children. J Eur Acad Dermatol Venereol 2016;30:e101–2.
27. Joe EK, Li VW, Magro CM, et al. Diagnostic clues to dermatitis artefacta. Cutis 1999;63:209–14.
28. Sneddon I, Sneddon J. Self-inflicted injury: a follow-up study of 43 patients. Br J Dermatol 1975;3:527–30.
29. Bresin K, Schoenleber M. Gender differences in the prevalence of nonsuicidal self-injury: A meta-analysis. Clin Psychol Rev 2015;38:55–64.
30. Petit A, Karila L, Chalmin F, Lejoyeux M. Phenomenology and psychopathology of excessive indoor tanning. Int J Dermatol 2014;53:664–72.
31. Ashrafioun L, Bonar EE. Tanning addiction and psychopathology: further evaluation of anxiety disorders and substance abuse. J Am Acad Dermatol 2014;70:473–80.
32. Petit A, Lejoyeux M, Reynaud M, Karila L. Excessive indoor tanning as a behavioral addiction: a literature review. Curr Pharm Des 2014;20:4070–5.
33. Lee CS, Accordino R, Howard J, et al. Psychopharmacology in dermatology. Dermatol Ther 2008;21:69–82.

# 第 8 章 银屑病

Peter C. M. van de Kerkhof, Frank O. Nestlé

## 要点

- 银屑病是在多基因遗传背景基础上，可由外伤、感染、药物、心理因素等诱发的一种慢性免疫性疾病。
- 病理生理学基础为 T 细胞多个亚群与树突状细胞、参与先天性免疫的中性粒细胞和角质形成细胞间的相互作用。
- 发现的易感基因表明先天性免疫和获得性免疫系统以及表皮分化在疾病中发挥重要作用。
- 银屑病最常见的皮损是边界清楚的鳞屑性红色斑块，偶尔可见无菌性脓疱。
- 最常受累的部位是头皮、肘和膝，然后是指甲、手、足和躯干（包括臀沟）。
- 典型的组织学表现包括棘层肥厚伴表皮突延长，颗粒层变薄，角化过度和角化不全，真皮血管扩张，血管周围淋巴细胞及少许中性粒细胞浸润，有时可见中性粒细胞在表皮内聚集。
- 银屑病性关节炎为其主要相关的系统性表现，主要是手足小关节的少发性、不对称性关节炎。中重度银屑病患者可能合并抑郁症、代谢综合征和心血管疾病。
- 局部治疗适用于局限性皮损。中重度银屑病可选用光疗、甲氨蝶呤、环孢素和靶向免疫调节剂（生物制剂），该药主要作用于免疫效应细胞和因子，可有效改善中重度银屑病的皮损。

## 引言

银屑病（psoriasis）是免疫介导的多基因遗传病[1]，多种环境因素如外伤、感染、药物等可诱发易感个体发病[1]。特征性临床表现为局限性或泛发的边界清楚的红色斑块，上覆云母状白色鳞屑。组织病理主要表现为角化过度、角化不全、棘层肥厚，真皮血管扩张充血，淋巴细胞为主的炎性浸润。

约 20% ～ 30% 的银屑病患者合并关节炎或在未来发展为银屑病性关节炎。此外，中重度银屑病患者发生代谢综合征和粥样硬化性心血管疾病的风险增加。该病也极大地影响了患者的生活质量[2]，问卷调查显示，银屑病患者认为目前的治疗虽然有效，但长期疗效不尽人意。

## 历史

希波克拉底及其学派（公元前 460—公元前 377 年）客观且精确地描述了许多皮肤病。在他们的分类中，干燥有鳞屑的皮损都归在“lopoi”之下，这组疾病可能包括银屑病和麻风。

公元前 129—公元前 99 年，盖伦首次采用“psora”（指脱屑的一种情况）一词来描述以眼睑、眼角和阴囊多鳞屑为特征的一种疾病。症状是瘙痒，伴脱屑。尽管称之为银屑病，但盖伦描述的很可能是一种湿疹。

直到 19 世纪，银屑病才被认为是与麻风完全不同的一种疾病。尽管 Robert Willan（1809）首次对银屑病进行了精确的描述，但是直到 30 年后（1841）才由 Hebra 决定性地将银屑病的临床特征与麻风区分开来。1879 年，Hernrich Koebner 描述了银屑病患者外伤后可出现银屑病皮损。

## 流行病学和遗传学

大多数的回顾性研究表明银屑病的患者数占世界总人口的 2%。但在美国和加拿大，患病率分别高达 4.6% 和 4.7%。相比而言，非洲人、非裔美国人、挪威拉普人和亚洲人的患病率在 0.4% ～ 0.7%。一个基于大样本的流行病学研究发现银屑病患者中，轻中度者占 73%，重度者占 27%[2]。在另一组大规模的银屑病调查中（n = 1728），79% 的患者有甲改变[3]。在不同的研究中，皮肤银屑病合并银屑病性关节炎的比率占到 5% ～ 30%[1]。

银屑病可在任何年龄发病，从婴儿到 80 岁老人均可发病。20 ～ 30 岁和 50 ～ 60 岁是发病的两个高峰期。约 75% 患者首次发病在 40 岁以前[4-6]，35% ～ 50% 患者首次发病在 20 岁以前。尽管女性起病时间早于男性，但疾病的自然病程类似——慢性伴间断性缓解。在一个流行病学调查中，39% 患者称所患银屑病可在

1 ～ 54 年内缓解[5]。

在欧洲，青少年银屑病的患病率约为 0.7%，每增加 0 ～ 9 岁，患病率随之增加 0.37% ～ 0.55%，至 10 ～ 19 岁，患病率高达 1.01% ～ 1.37%[4-7]。斑块型银屑病为儿童常见的银屑病类型，其次为点滴型银屑病。

## 遗传因素

一系列的调查表明，有家族史的银屑病患者占到整个银屑病患者的 35% ～ 90%。德国一项大规模的调查发现，若父母双方均患银屑病，则后代患银屑病的风险为 41%；若父母一方患病，则后代的患病风险为 14%；若一个兄弟姐妹患病，另外一个患病风险为 6%[8]。

同卵双生子和异卵双生子之间发病一致性研究是检验疾病遗传因素作用大小的另一种方法。在一篇回顾性综述中，141 对同卵双生子中，有 82 对银屑病发病情况一致，另 59 对发病情况不一致；155 对异卵双生子中，有 31 对银屑病发病情况一致，124 对不一致[9]。因此，同卵双生子发病风险是异卵双生子发病风险的 2 ～ 3 倍。在同卵双生子中，皮损的分布、严重程度和发病年龄都类似，而这些特征在异卵双生子之间则有所不同。该分析结果表明遗传因素在银屑病的临床病程中也起到一定的作用。

### HLA 研究

人类白细胞抗原（HLA）是人体细胞表面的抗原，其对应的染色体区域称为主要组织相容性复合体（MHC），位于 6 号染色体短臂上。与银屑病相关的是 HLA-Cw6，其使高加索人群罹患银屑病的相对风险度为 13，而对日本人则为 25。

HLA-Cw6 与银屑病的发病年龄强相关。在一项调查中，HLA-Cw6 在早发型银屑病患者中的携带率达 90%，晚发型银屑病为 50%，而在对照人群中只有 7%。HLA 特异性Ⅱ类抗原（DRB*0701/2）也与早发型银屑病有关，而且银屑病相关的 HLA 等位基因也经常是扩展的单倍体型：Cw6-B57-DRB1*0701-DQA1*0201-DQB1*0303。携带此单倍型的个体发生早发型银屑病的风险增加 26 倍[10]。因此，一些临床医师将发病早、家族史阳性和携带 HLA-Cw6 位点的银屑病命名为Ⅰ型银屑病；而将那些发病晚、无家族史和不携带 HLA-Cw6 位点的银屑病命名为Ⅱ型银屑病[11]。其他的 HLA 位点可能与不同类型的银屑病相关。例如，HLA-B27 是银屑病骶髂关节炎和反应性关节炎的一个标记物（见下文）。

### 全基因组关联分析

经典的连锁分析在不同的染色体上至少发现了 9 个银屑病易感基因（PSORS1 ～ 9）[12]。迄今，PSORS1（位于 6 号染色体长臂）认为是最主要的遗传区域，可解释 50% 的银屑病发病风险。PSORS1 包括以下基因：HLA-C（HLA-Cw6 位点位于此处，见上文）和角膜锁链蛋白（CDSN）。因为 PSORS1 高度的连锁不平衡（该区域的基因是作为一个整体进行传递的），使学者很难鉴别该区域的哪个或哪些基因与银屑病的发病机制相关。全基因组关联分析（GWAS）为银屑病的遗传基础提供了新的研究方向。GWAS 是对人类全基因组的成百上千个多核苷酸多肽性位点（SNPs）在数千个患者中进行分析[13]（见第 54 章）。表 8.1 总结了 GWAS 与其他方法发现的与银屑病相关的基因位点。

最近的 GWAS 研究发现的易感基因具有以下特点[14-15]：首先，大多数基因与免疫功能相关，更加证实了先天性免疫和获得性免疫系统在银屑病发病机制中的作用。与此相反，相对较少的编码皮肤特异性蛋白的基因发现与银屑病相关；其次，令人惊奇的是，迄今，并未发现这些基因间的交互作用（HLA-Cw6 和 ERAP-1 除外；见下文）；再次，这些易感基因所编码的蛋白在免疫及信号通路中具有一定作用，特别是与 TNF、NF-κB、IFN、IL-23/Th17 有关（表 8.1）[15-16]；最后，位于 MHC Ⅰ区域的编码氨基肽酶的 *ERAP* 基因与银屑病的风险位点 *HLA-Cw6* 存在协同交互作用，从而证实了 MHC 限制抗原及其通过 HLA-C 递呈在银屑病发病机制中的作用[15]。

### 功能基因组学研究

基因芯片技术的应用获得了系统的银屑病皮损表达基因谱[17-18]。现已发现超过 1300 个基因与正常皮肤相比呈现差异。这些基因包括已知的皮肤银屑病标记物，也包括至今尚未发现在皮肤上表达的基因。这些分析证实了（在基因组水平上）T 细胞和树突状细胞参与了银屑病的发病机制，同时这些基因也与粥样硬化和脂肪代谢有关。

另一个在银屑病皮损中异常表达的重要基因家族编码抑菌肽。这些抑菌肽在银屑病皮损中高表达，但是在特应性皮炎的皮损中表达水平较低[19]。

## 发病机制

因为银屑病主要累及毛囊间的表皮，所以长期以来认为银屑病是表皮疾病，其主要的生物化学或细胞

表 8.1 银屑病易感基因。PSORS1 = *HLA-C* 和 *CDSN*，PSORS2 = *CARD14*，PSORS3-9 位于区域：4q，1q21，3q21，19p13，1p，16q，4q31 ~ q34

| 分类 | 基因 | 途径 | 编码蛋白功能 | OR | 伴发疾病 |
|---|---|---|---|---|---|
| 表皮特异性 | *LCE3B/3C/3D* | 皮肤屏障形成 | KC 结构蛋白 | 1.26 | |
| | *KLF4* | 皮肤屏障形成<br>IL-17 信号 | 转录因子 | 1.12 | |
| | *ETSl* | 未知 | 转录因子 | 1.12 | |
| 先天性免疫 | *IL-28RA* | IFN 信号 | IL-29 受体亚基 | 1.21 | |
| | *IFIHl* | IFN 信号 | 先天性抗病毒受体 | 1.27 | |
| | *RNF114* | IFN 信号 | E3 泛素连接酶 | 1.16 | |
| | *ELMOI* | IFN 信号 | 参与 TLR- 介导的 IFN-α 信号 | 1.11 | |
| | *DDX58* | IFN 信号 | 先天性抗病毒受体 | 1.11 | |
| | *NOS2* | 炎症反应 | 诱导一氧化氮合酶 | 1.22 | |
| | *REL* | NF-κB 信号 | NF-κB 亚基 | 1.17 | RA |
| | *TNIP1* | NF-κB 信号 | TNF 诱导 NF-κB 活化的抑制剂 | 1.59 | |
| | *TNFAIP3* | NF-κB 信号 | TNF 诱导 NF-κB 活化的抑制剂 | 1.23 | |
| | *NFKBIA* | NF-κB 信号 | NF-κB 活化的抑制剂 | 1.16 | |
| | *FBXL19* | NF-κB 信号 | NF-κB 活化的假定抑制剂 | 1.16 | |
| | *CARDI4* | NF-κB 信号 | NF-κB 途径的催化剂 | 1.11 | |
| | *CARMI** | NF-κB 信号 | NF-κB 的转录激活因子 | 1.17 | |
| | *UBE2L3** | NF-κB 信号 | 泛素结合酶-共轭酶 | 1.13 | Cel，RA，Cro |
| 介于先天性和获得性免疫之间 | *TRAF31P3* | IL-23/IL-17 轴<br>NF-κB 信号 | IL-17 诱导 NF-κB 活化的调停 | 1.52 | |
| | *IL-12B* | IL-23/IL-17 轴 | IL-17/IL-23 共享亚基 | 1.58 | |
| | *IL-23A* | IL-23/IL-17 轴 | IL-23 特有亚基 | 1.39 | |
| | *TYK2* | IL-23/IL-17 轴<br>IFN 信号 | 与细胞因子受体相关的酪氨酸激酶 | 1.88 | |
| | *HLA-C* | 抗原提呈 | MHC Ⅰ类抗原 | 4.32 | |
| | *ERAPl* | 抗原提呈 | MHC Ⅰ类配体处理酶 | 1.2 | AS |
| 获得性免疫 | *IL-23R* | IL-23/IL-17 轴 | IL-23 受体复合物的特异性亚基 | 1.52 | AS，UC，Cro |
| | *STAT3** | IL-23/IL-17 轴 | 转录因子 | 1.15 | |
| | *IRF4** | IL-17 信号 | 转录因子 | 1.12 | |
| | *RUNX3* | T-bet 通路 | 转录因子 | 1.13 | AS，Cel |
| | *IL-4/IL-13* | IL-4/IL-13 信号 | IL-4 和 IL-13 细胞因子 | 1.18 | |
| | *TNFRSF9** | T 细胞分化 | 衔接分子 | 1.13 | |
| | *TAGAP* | T 细胞活化 | Rho GTP 酶激活蛋白 | 1.12 | RA |
| | *ZMIZl* | TGF-β 信号 | PIAS 蛋白家族 | 1.1 | MS |
| | *SOCSl* | Ⅱ型 IFN 信号 | 细胞因子信号抑制因子 | 1.13 | |
| 其他 | *PRDX5* | 细胞内氧化还原信号 | 抗氧化酶 | 1.09 | |
| | *B3GNT2* | 糖代谢 | 酶 | 1.12 | AS |
| | *MBD2** | 未知 | 转录抑制因子 | 1.12 | |
| | *ZC3H12C* | 未知 | RNase 功能的锌指蛋白 | 1.14 | |

AS，强直性脊柱炎；Cro，克罗恩病；Cel，乳糜泻；HLA，人类白细胞抗原；IFN，干扰素；IL，白介素；KC，角质形成细胞；LCE，迟化的角质化包膜；MHC，主要组织相容性复合体；MS，多发性硬化；OR，优势比；RA，类风湿关节炎；TLR，toll 样受体；TNF，肿瘤坏死因子；UC，溃疡性结肠炎（Modified from Di Meglio P，Villanova F，Nestle FO. Psoriasis. Cold Spring Harb Perspect Med. 2014；4：a015354.）

学缺陷都存在于角质形成细胞中。相应的，在 20 世纪 80 年代初期以前[20]，一些生化介质、酶和通路认为与银屑病的发病有关，这些物质包括环磷腺苷（cAMP）、花生四烯酸类、蛋白激酶 C、磷脂酶 C、多胺、转化生长因子 -α。尽管在 20 世纪 70 年代末[21]有报道称银屑病与免疫异常有关，但直到 T 细胞抑制剂环孢素发现可显著改善银屑病，人们对银屑病发病机制的认识才有了根本性地转变[22]。在过去的 30 年中，认为银屑病是 T 细胞主导的疾病[1]。人们对淋巴细胞亚型和参与趋化、归巢和炎性细胞活化的细胞因子做了大量研究，促进了新治疗方法的发展[1]。尽管有些学者认为银屑病是自身免疫性疾病，但至今为止尚未有真正确认的与银屑病相关的自身抗原。

## 免疫病理机制

### T 淋巴细胞和树突状细胞

银屑病与特定的 MHC 等位基因如 *HLA-Cw6* 以及编码氨基肽酶参与抗原递呈的 *ERAP1* 之间的关联，有力地证实了抗原提呈细胞及 T 细胞在发病机制中的作用。研究表明表皮和皮损中有特异性 T 细胞亚型存在（图 8.1）。而且，大量的可影响 T 细胞功能的化合物（如作用于 IL-2 受体、CD2、CD11a 和 CD4）可使银屑病的病情好转[23]。其他支持获得性免疫参与银屑病发病的证据是有争议的，因为造血干细胞移植可使银屑病皮损消退，但也可使皮损出现[24-25]。对皮损处 T 细胞分析得出结果是寡克隆的，这提示皮损处表达的 T 细胞亚型可识别特异性的抗原，这些抗原可为外源性的细菌或病毒，或者交叉反应性自身抗原，如角蛋白[26]。

银屑病动物模型也证实了 T 细胞的重要性。在一个将未受累的银屑病皮肤移植到免疫缺陷的小鼠身上而造成的异种移植模型中，供者的免疫细胞（表皮中的 T 细胞）可诱导小鼠产生完全的银屑病皮损[27]。在模型中，诱导银屑病皮损依赖于来自浆细胞样树突状细胞（pDCs）的 TNF-α 和 IFN-α[28-29]。这些证明在适合的致病环境中，T 细胞可诱导银屑病。

在人类，很多细胞共同参与银屑病皮损的发生和发展（见图 8.1）。大多数浸润表皮的 T 细胞是 $CD8^+$，而浸润真皮的 T 细胞是 $CD4^+$和 $CD8^+$的混合。这些细胞主要是表达 CLA（皮肤归巢受体）和趋化因子受体（CCR4）的记忆 T 细胞。该细胞通过表达的 $\alpha_1\beta_1$ 整合素（VLA-1）与基底膜Ⅳ型胶原的结合移入表皮，并参与了银屑病皮损的形成[30]。异常的 T 细胞也通过分泌促炎细胞因子和趋化因子参与银屑病的发病机制。这些包括 NK（T 细胞）、（γδ）T 细胞和先天性淋巴细胞（innate lymphoid cells，ILCs）[31-32]。

树突状细胞（DC）可同时出现在正常皮肤和银屑病皮损中，因其强大的免疫刺激能力，认为与银屑病发病机制有关。在银屑病皮损中，真皮内 DCs 数量增多，相较于正常皮肤的 DCs，其激活 T 细胞的能力增强[33]。DC 的形态和功能具有可塑性，可进一步演变为炎性 DCs，后者能产生诱导性一氧化氮合成酶（iNOS）和 TNF-α，简称为 DCs 产物 TNF/iNOS（TIP）[34]。银屑病皮损中 DC 信号的高表达和有效治疗后 DCs 的减少，证明 DCSs 参与了银屑病的发病[35]。

对银屑病患者和动物模型的研究表明，DC 的另一种形态 pDC 通过产生 IFN-α 参与了银屑病的发病[28]。来自角质形成细胞的自体 DNA 或 RNA 与抑菌肽 LL37 结合后可通过 pDCs 依赖的 Toll 样受体机制刺激 IFN-α 释放（见图 8.1）。上述过程影响了核酸的稳定性，从而成为银屑病的潜在始发点[36-37]。

表皮中出现中性粒细胞，无论是在 Kogoj 海绵状脓肿还是在 Munro 微脓肿中，都认为与银屑病有特异性联系。中性粒细胞的显著特征是最常出现在活动性皮损和皮损的边缘，但与 T 细胞不同的是，它并不是皮损固有的、一定具备的特征。尽管激活的中性粒细胞可与发病机制有关，但学者认为它们不是银屑病发病的主要原因。

斑块型银屑病新生血管增多。血管内皮生长因子高表达[38]，且银屑病小鼠模型经治疗后，上述因子的表达水平降低[39]。

### 细胞因子和趋化因子

银屑病认为是一种主要由 T 辅助性细胞亚群和其分泌的细胞因子参与的疾病[40]。可见到 Th1 细胞因子（IFN-γ 和 IL-2）的增加，而抗炎性细胞因子 IL-10 减少。根据动物实验和对皮损的研究结果，IL-2、IL-23 和 IL-15 可能和银屑病有关。乌斯奴单抗（Ustekinumab，针对 IL-12 和 IL-23 的人单克隆抗体）对银屑病有很好的治疗效果，提供了细胞因子参与发病的更多证据。学者认为 IL-23（由 DCs 产生）可刺激 Th17 细胞释放 IL-17 和 IL-22，导致角质形成细胞增殖和皮肤的炎症（见图 8.1）[41]。值得注意的是，IL-22 的循环水平与疾病严重程度相关。产生 IL-22 的 T 辅助细胞亚群（Th22）参与了银屑病的发病机制[42-43]。产生 IL-17 的 T 辅助细胞（Tc17）在 T 在银屑病表皮中可能具有细胞毒作用[44]。

IFN-γ 是由表皮中活化的 T 细胞和 NK T 细胞释放，它可激活 STAT 转录因子家族的一些成员，而后者可促使大量与银屑病相关的基因表达。IFN-γ 激活通路是银屑病的主要特征，可以解释一些表型改变，如血管扩张［通过产生可诱导性一氧化氮合成酶（iNOS）］和 T 细胞聚集（通过表达各种细胞因子）。

先天性免疫性细胞因子 IL-1、IL-6 和 TNF-α 在银屑病皮损中表达上调。TNF-α 是尤为相关的一种细胞因子，它的重要性通过抗 TNF-α 制剂可有效治疗银屑病得到体现（参见“治疗”一节）。

趋化因子是白细胞运输的重要介质，多个研究表明趋化因子和同源性受体的数量在银屑病皮损中可增加。CXCL8 认为是中性粒细胞浸润的一个重要介质。CCL17、CCL20、CCL27 和 CXCL9 ～ 11 在吸引 T 细胞至银屑病皮损处起一定作用。pDC 趋化因子和趋化

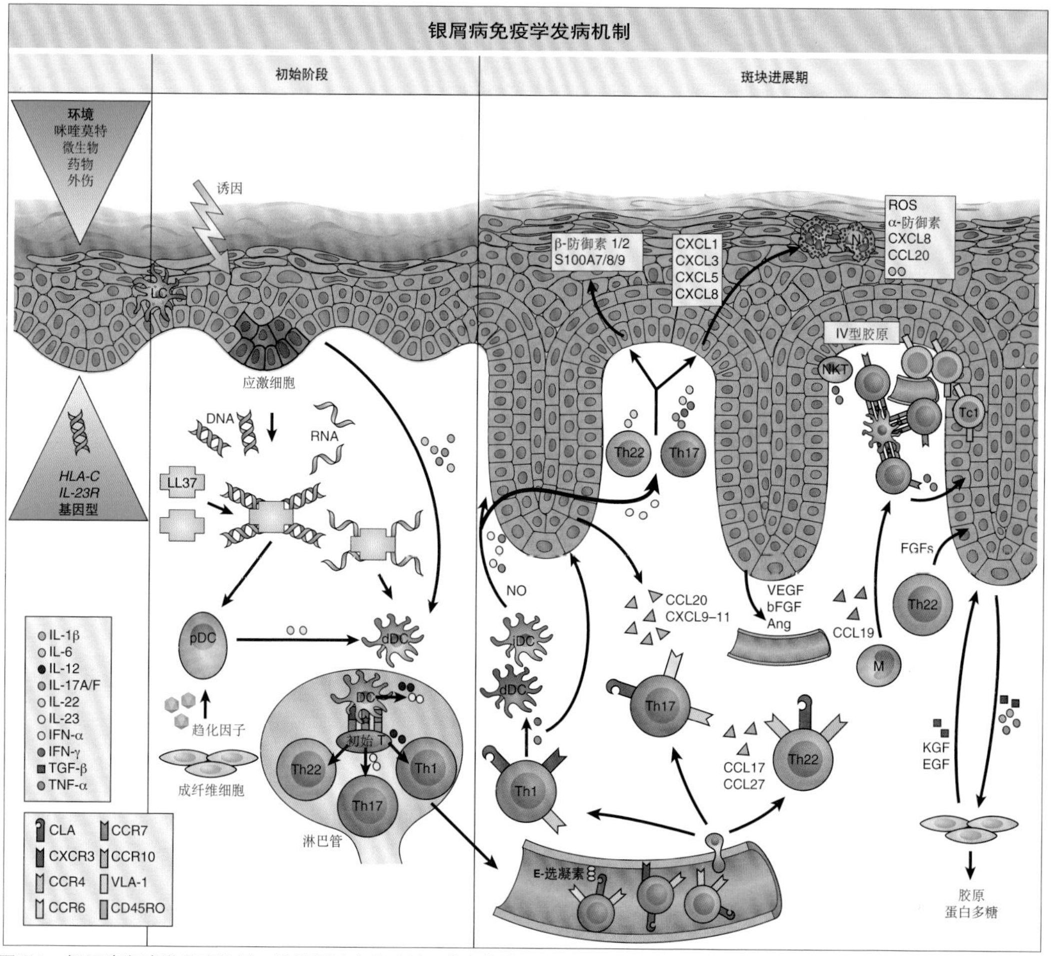

**图 8.1　银屑病免疫学发病机制**。携带银屑病易感基因的个体在环境因素刺激下发病。发病初始阶段，受到激发的角质形成细胞释放自体 DNA 和 RNA，其与抗菌肽 LL37 形成复合体，然后通过浆细胞样树突状细胞（pDCs，通过成纤维细胞释放趋化因子进入皮肤）诱导产生干扰素 -α（IFN-α），从而激活真皮的树突状细胞（dDCs）。角质形成细胞来源的白介素 -1β（IL-1β）、IL-6 和肿瘤坏死因子 -α（TNF-α）也参与了 dDCs 的激活。活化的 dDCs 移至皮肤引流淋巴结并将一种未知的抗原（来源于自身或者是微生物）呈递给未分化的 T 淋巴细胞，通过不同类型细胞因子的分泌，如来自 DCs 的 IL-12 和 IL-2，诱导其分化为 T 辅助 1（Th1）、Th17 和 Th22 细胞。在角质细胞来源的趋化因子 CCL20、CXCL9-11、CCL17 和 CCL27 的作用下，Th1 细胞［表达皮肤淋巴细胞抗原（CLA）、CXC 趋化因子受体 3（CXCR3）和 CC 趋化因子受体 4（CCR4）］、Th17 细胞（表达 CLA、CCR4、CCR6）和 Th22 细胞（表达 CLA、CCR4、CCR10）经淋巴管和血管移入银屑病皮损中；上述机制最终导致了银屑病斑块的形成。Th1 细胞释放的 IFN-γ 和 TNF-α 作用于角质形成细胞和 dDCs，从而进一步加重了炎症反应。Th17 细胞分泌的 IL-17A 和 IL-17F（也可分泌 IFN-γ 和 IL-22）可刺激角质形成细胞增殖，也可促进 β- 防御素 1/2、S100A7/8/9 和中性粒细胞趋化因子 CXCL1、CXCL3、CXCL5 和 CXCL8 的释放。中性粒细胞（N）移入角质层后，释放活性氧（ROS）和具有抗菌活性的 α- 防御素，也释放 CXCL8、IL-6 和 CCL20。Th22 细胞分泌的 IL22，可诱导角质形成细胞来源的 T 细胞募集趋化因子的进一步释放。此外，炎性 DCs（iDCs）可释放 IL-23、一氧化氮（NO）自由基和 TNF-α，而自然杀伤细胞（NKT）细胞释放 TNF-α 和 IFN-γ。角质形成细胞也可释放血管内皮细胞生长因子（VEGF）、碱性成纤维细胞生长因子（bFGF）和血管生成素（Ang），从而刺激血管增生。随着 T 细胞的进一步激活，巨噬细胞（M）分泌的趋化因子 CCL19 可促进表达趋化因子 CCR7 的 Th 细胞和 DCs 在血管周围的聚集。在真-表皮连接处，表达超晚期抗原 -1（VLA-1）的记忆性 $CD8^{+}$ 毒性 T 细胞（Tc1）通过结合Ⅳ型胶原而进入表皮，并释放 Th1 和 Th17 细胞因子参与银屑病的发病。角质形成细胞可产生 TNF-α、IL-1β 和转化生长因子 -β（TGF-β），成纤维细胞反过来释放角质形成细胞生长因子（KGF）、表皮生长因子（EGF）和 TGF-β，两种细胞间的交叉反应参与细胞外基质（如胶原，蛋白多糖）的组织重建与沉积。LC，朗格汉斯细胞

素在银屑病皮损中高表达，且认为参与了 pDCs 向银屑病皮损中趋化的早期过程[45]。

### 先天性免疫和角质形成细胞的作用

皮肤中多种细胞参与先天性免疫反应。这些细胞包括 DCs、NK T 细胞、γδT 细胞、ILCs、中性粒细胞（见上文）和角质形成细胞。例如角质形成细胞表达抗微生物的蛋白如 β- 防御素 -2（hBD2）和分泌性白细胞蛋白酶抑制剂（SLPI），它们具有广谱的抗微生物活性。另外，受到刺激的角质形成细胞还可诱导表达其他许多抗微生物剂如 hBD2、LL37 和皮肤来源的抗白细胞蛋白酶 SKALP/ 弹力素[46]。除了这些效应性分子，角质形成细胞还表达 Toll 样受体（TLRs）和分泌性信号分子如 IL-1、IL-6、IL-8 和 TNF-α。有意思的是，抗微生物蛋白 hBD2 可通过 CCR6 而发挥趋化作用，并可与 TLR-4 结合。以上成分大多在银屑病皮损中高度表达，所以它们有可能参与炎症过程的产生和控制，但其确切的作用尚不清楚。

任何银屑病发病机制的模型都必须解释角质形成细胞明显增殖的原因。皮损处发现的细胞因子和趋化因子通常并不促进角质形成细胞分裂，例如 IFN-γ，一种重要的 Th1 细胞因子，本身是抗增殖的，但在皮损 T 细胞克隆的上清液中，该因子是促进角质形成细胞干细胞增殖的决定性因子[47]。

皮损处角质形成细胞表达 STAT-3，提示此转录因子可能对银屑病发病有重要作用。在一个转基因动物模型中，发现表皮表达 STAT-3（与 T 细胞合作）可诱发小鼠银屑病样皮损[48]。STAT-3 可诱导大量银屑病相关基因的上调，如基因 ICAM-1 和 TGF-α；后者可通过分泌回路刺激银屑病皮损中角质形成细胞的增殖。STAT-3 可被许多细胞因子如 IL-22、IL-6、IL-20 和 IFN-γ 激活，这可能反映了银屑病皮损发展过程中角质形成细胞的激活与免疫细胞之间的联系。

## 诱发因素

无论是外界的（直接作用于皮肤）还是系统本身的诱发因素，都可引发遗传易感个体出现银屑病皮损。

### 体外诱发因素

同形反应（Koebner 现象），即通过损伤皮肤来诱发银屑病皮损，可在约 25% 的银屑病患者中见到。个别患者可能在一段时间内“同形反应”阴性，后来又变为阳性。同形反应现象提示银屑病是一种全身性疾病，可以在皮肤局部诱发出来。银屑病皮损也可被其他形式的皮肤损伤诱发，如日晒、麻疹样药疹、病毒疹、外伤等。外伤后至出现银屑病皮损的潜伏期通常为 2～6 周。

### 系统性诱发因素

#### 感染

感染，尤其是细菌感染，可诱发或加重银屑病。高达 45% 的患者诱发因素为感染。链球菌感染，尤其是咽炎，是最常见的诱发因素。银屑病患者的扁桃体通过 CLA 和 IL23 受体的高表达参与了机体的免疫反应[49]。链球菌也可以从其他部位的感染灶分离出来，如牙脓肿、肛周蜂窝织炎和脓疱病。

#### HIV

HIV 感染也可以致使银屑病加重（见第 78 章）。

#### 内分泌因素

对泛发性脓疱性银屑病来说，低钙血症可为诱发因素。尽管活性维生素 $D_3$ 衍生物可改善银屑病，但维生素 $D_3$ 水平异常不会导致银屑病。怀孕可改变疾病的活动，一项调查中 50% 孕妇称银屑病皮损有改善，但孕妇也可发生脓疱性银屑病，有时也称为疱疹样脓疱病（见下文），有时可能与低钙血症有关。

#### 精神紧张

精神紧张是银屑病一个众所周知的系统性诱发因素，银屑病患者精神紧张后，体内激素水平随之反应性升高[50]。精神紧张可能为初发患者的诱发因素，也可为银屑病的复发因素。一个前瞻性的研究发现，银屑病皮损和瘙痒程度可在发生焦虑和擦伤应激事件后 4 周加重[51]。

#### 药物

几种药物可诱发银屑病，尤其是锂剂、干扰素（IFNs）、β 受体阻滞剂和抗疟药。糖皮质激素的快速减量可诱导脓疱性银屑病和斑块型银屑病的爆发。

#### 饮酒、吸烟和肥胖

肥胖、饮酒和吸烟都与银屑病有联系。一项研究表明，吸烟对银屑病的发病有影响，而肥胖可影响银屑病的预后。然而，其他研究指出，体重增加往往先于银屑病的发展。一些研究发现，在戒烟或减肥人群中，银屑病的患病率会随之回落。

## 临床特征

慢性斑块型银屑病（chronic plaque psoriasis）是寻常型银屑病中最常见的亚型，其特征为境界清晰的、红斑丘疹鳞屑性皮损。少数患者，皮损可几乎累及全身（**红皮病型银屑病**），或皮损为无数较小、广泛分布的丘疹和斑块（**点滴型银屑病**）；更少见的类型则为泛发性脓疱性银屑病或掌跖脓疱病，会出现明显的、肉眼可见的脓疱。

从临床角度看，可以认为银屑病是一种有不同皮肤表现的谱系疾病。在任何一个时间点上，某一个特定的个体上可同时存在几种不同类型的皮损。但这些皮损都有同样的重要特征：红斑、增厚和鳞屑。就像在"流行病学和遗传学"一节中提到的，银屑病个体间差异显著。例如，在慢性斑块型银屑病的患者中，Ⅰ型（HLA-Cw6$^{+}$）与Ⅱ型患者相比，其发病更早、分布广泛且易复发。

尽管皮损的大小差异可以从针尖大小丘疹到直径超过 20 cm，但皮损边缘通常为环形、椭圆形或多环形（后一种提示皮损是由数个小的皮损发展而成）。Koebner 现象导致银屑病样皮损，反映了创伤也是银屑病的病因。除了皮损具有境界清晰的特征外，银屑病皮损有时可被苍白的环包绕，称为 Woronoff 环。

银屑病的典型表现：红斑、增厚和鳞屑，分别对应组织学上靠近表皮的毛细血管扩张、表皮棘层肥厚和细胞浸润，以及异常角化。如果刮掉最浅层的银白色云母样鳞屑，可以看到点状出血为特征的湿润表面，这一发现称为 Auspitz 征，这是由于真皮乳头内血管扩张充血和乳头上部表皮变薄所致。

若疾病加重，银屑病皮损通常出现瘙痒。在原有银屑病斑块周围出现针尖大小的丘疹，提示疾病处于不稳定阶段。另外，进展中的银屑病皮损特征性表现为活动皮损边缘更重的红斑。炎性皮损可有轻微触痛。皮损的消退通常从中间开始，形成环状银屑病皮损（图 8.2）。

## 慢性斑块型银屑病

慢性斑块型银屑病（chronic plaque psoriasis）通常对称分布，为边缘清晰的、红斑鳞屑性斑块（图 8.3 和 8.4）。体表受累程度有较大差异，从有限的小面积到全身泛发。头皮、肘、膝、骶尾部及手足都是好发部位（图 8.5）。45% 的患者生殖器部位受累（图 8.6，见第 73 章）。同一部位的斑块可持续数月乃至数年。尽管本病为慢性病程，但可有完全缓解期，据报道大约 15% 患者可有 5 年或更长时间的缓解。

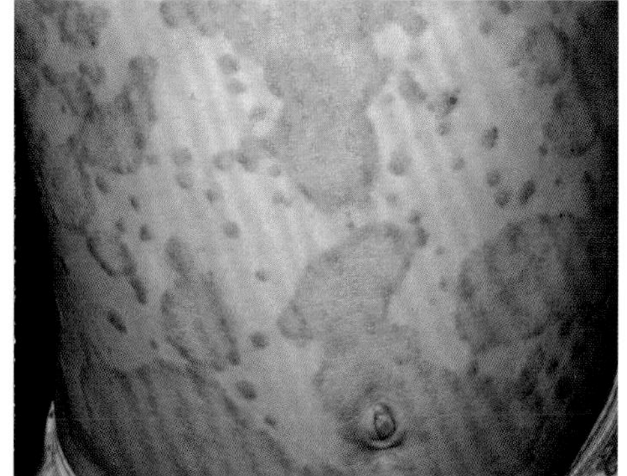

**图 8.2 中间开始消退出现的环状银屑病皮损**（Courtesy，Julie V Schaffer，MD.）

评价银屑病皮损的严重程度，仅仅根据皮损受累面积不能反映与红斑、浸润和鳞屑相关的单个皮损的严重程度。为此制定了银屑病面积和严重程度指数（Psoriasis Area and Severity Index，PASI）（表 8.2）。这是一个通过计算体表受累面积（四个解剖部位——头、上肢、躯干和下肢——分别评分）和红斑、浸润

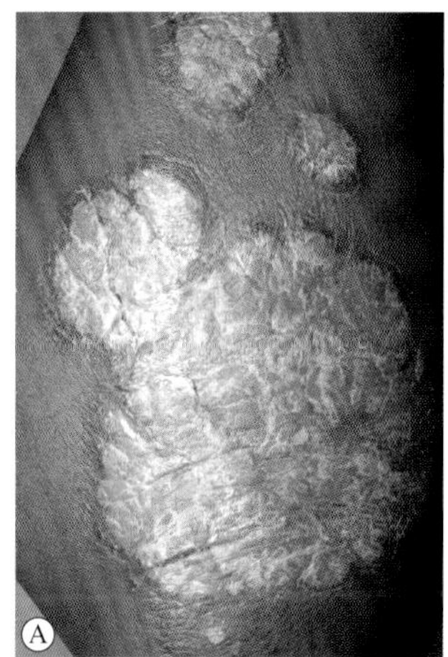

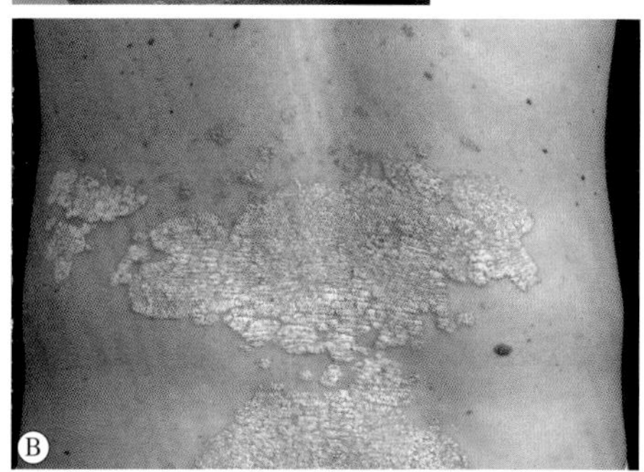

**图 8.3 银屑病斑块**。A. B. 注意其清晰的边界和银白色的鳞屑。这些斑块都在好发部位（B，Courtesy，Lorenzo Cerroni，MD.）

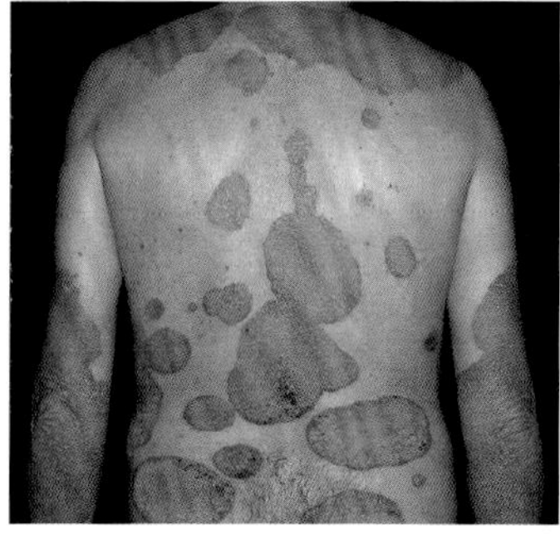

**图 8.4 多发性银屑病大斑块**。上肢肢端可见明显对称分布的斑块，部分患者有瘙痒和因为搔抓发生血痂（Courtesy，Luis Requena，MD.）

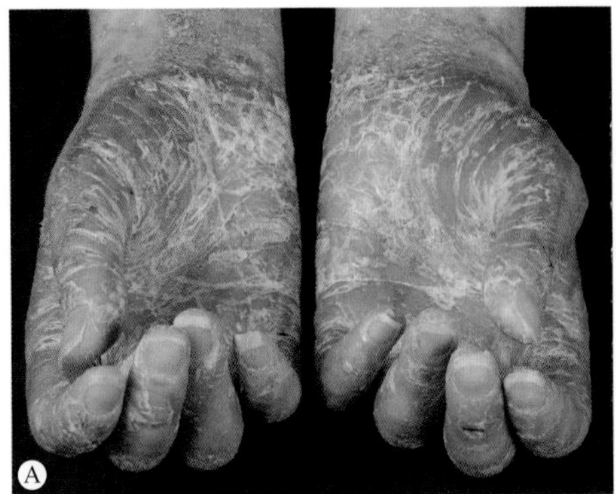

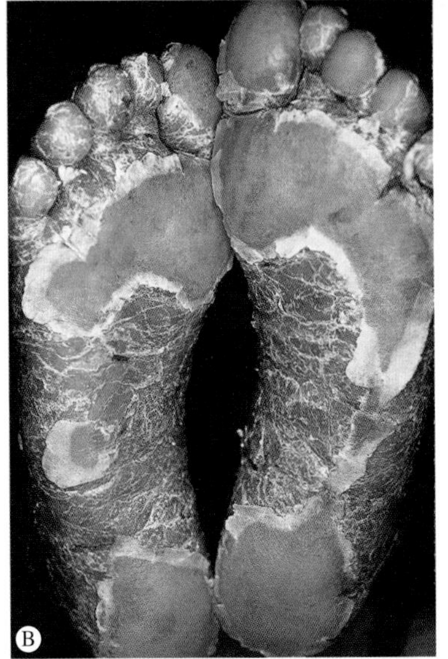

**图 8.5 掌跖银屑病**。手（A）足（B）部位的红斑鳞屑性斑块

及鳞屑情况的临床评分，PASI 计算方法相对麻烦，更常用于银屑病的临床研究。

## 点滴型银屑病

点滴型银屑病（guttate psoriasis）最常见于儿童和青少年，皮损往往继发于上呼吸道感染之后（图 8.7）。超过半数的患者出现血清抗链 O 水平升高，同时可检出抗脱氧核糖核酸酶 B 和链球菌酶，提示与近期链球菌感染有关（见前述）。

## 红皮病型银屑病

红皮病型银屑病（erythrodermic psoriasis）以泛发红斑和鳞屑为特征，起病可渐进也可急性。许多原因可引起红皮病（erythroderma）（见第 10 章），诊断红皮病型银屑病的线索是患者既往在典型部位有斑块状银屑病的皮损，特征性的甲改变和面部不受累。

## 脓疱性银屑病

### 泛发性脓疱性银屑病

泛发性脓疱性银屑病（generalized pustular psoriasis，GPP），组织学主要表现为中性粒细胞浸润，临床则以红斑和无菌性脓疱为特征（图 8.8）。GPP 较为少见，诱发因素包括妊娠、糖皮质激素（或其他系统治疗）的快速减量、低钠血症及感染，局限型病变可以由局部刺激所致。发生于妊娠期的 GPP 也称为**疱疹样脓疱病**（impetigo herpetiformis）。要注意几种遗传性自身免疫性疾病（例如 DIRA，DITRA，CARD14- 介导的脓疱性银屑病，ADAM17 缺失等）的临床表现与 GPP 相似（表 45.7）[52]。

GPP 可分为四种临床类型。

- **von Zumbusch 型**：发病急，皮损为泛发性红斑及脓疱（图 8.8），皮损有灼痛感，患者伴发热及周身不适。几天后脓疱会消退，进而发展为广泛的鳞屑。有时慢性斑块型银屑病出现脓疱，可以自愈。1901 年 von Zumbusch 最早报告的该型病例，10 年复发了 9 次。
- **环状**：发病以环状皮损为特征，在进展期，出现红斑、鳞屑和脓疱（图 8.9）。数小时或数天后皮损出现离心性扩大，中间皮损逐渐消退。
- **发疹型**：此类型表现为小脓疱的突然爆发，并

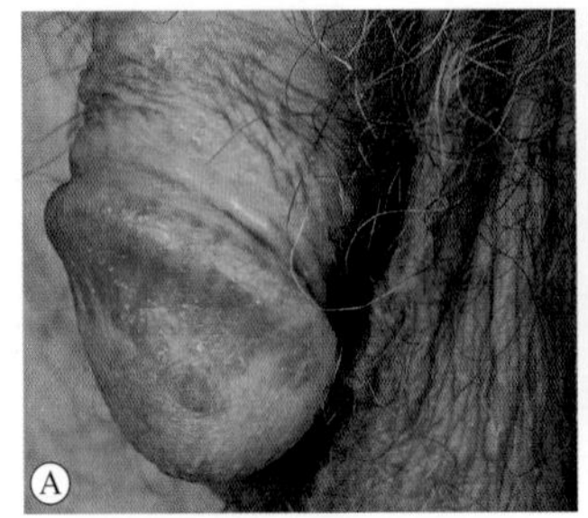

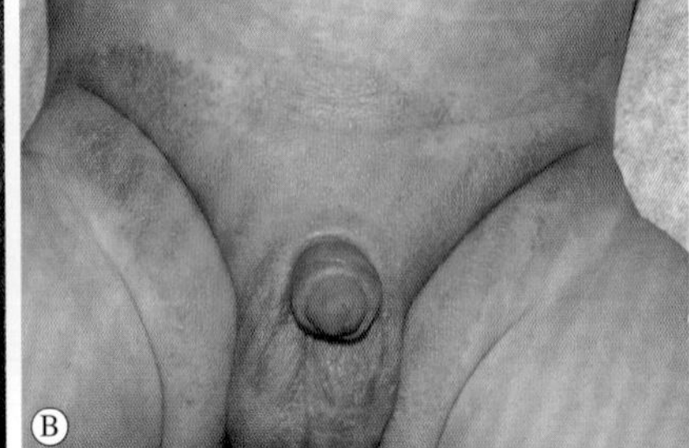

**图 8.6 生殖器银屑病**。A. 成人阴茎和冠状沟界限清晰的鳞屑性红色斑块。B. 婴儿银屑病，尿布区域边界清晰的红色斑块，累及阴茎及阴囊区域。而特应性皮炎通常不累及该区域（A, Courtesy, Lorenzo Cerroni, MD；B, Courtesy, Julie V Schaffer, MD.）

表 8.2 PASI 计算方法。PASI 总分从 0 ～ 72

| 银屑病皮损严重程度 | | | | |
|---|---|---|---|---|
| [ 0，无；1，轻；2，中；3，重；4，非常重 ] | | | | |
| | **头** | **躯干** | **上肢** | **下肢** |
| 红斑 | 0 ～ 4 | 0 ～ 4 | 0 ～ 4 | 0 ～ 4 |
| 浸润 | 0 ～ 4 | 0 ～ 4 | 0 ～ 4 | 0 ～ 4 |
| 鳞屑 | 0 ～ 4 | 0 ～ 4 | 0 ～ 4 | 0 ～ 4 |
| 总分＝❶ | 以上之和 | 以上之和 | 以上之和 | 以上之和 |
| **银屑病受累面积** | | | | |
| [ 0，无；1，＜ 10%；2，10% ～ 30%；3，30% ～ 50%；4，50% ～ 70%；5，70% ～ 90%；6，90% ～ 100% ] | | | | |
| 受累面积＝❷ | 0 ～ 6 | 0 ～ 6 | 0 ～ 6 | 0 ～ 6 |
| 乘积 ❶×❷ | ❶×❷ | ❶×❷ | ❶×❷ | ❶×❷ |
| 受累面积校正因子 ❸ | 0.1 | 0.3 | 0.2 | 0.4 |
| ❶×❷×❸ | **A** | **B** | **C** | **D** |
| **A** ＋ **B** ＋ **C** ＋ **D** ＝ PASI 总分 | | | | |

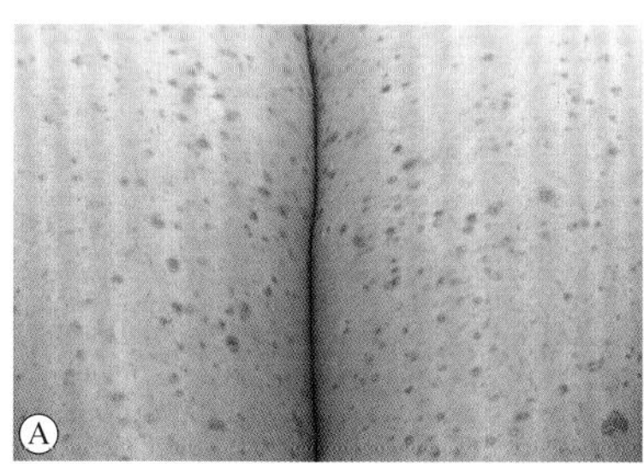
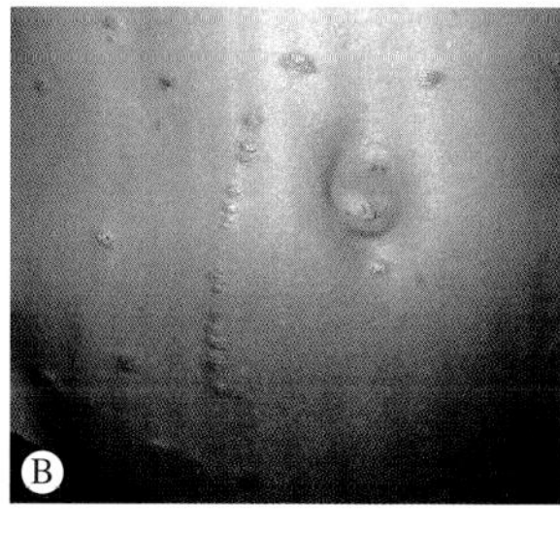
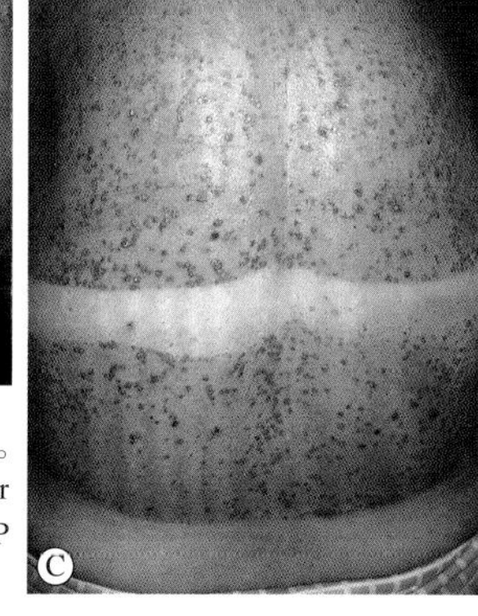

**图 8.7 点滴型银屑病。**A. 大腿部位多发的、较小的、散在分布的鳞屑性丘疹。B. 未成年人大片泛发点滴型损害外，可见线状 Koebner 征。C. 日晒相关 Koebner 征的多发性丘疹（A，Courtesy，Kalman Watsky，MD；C，Courtesy，Ronald P Rapini，MD.）

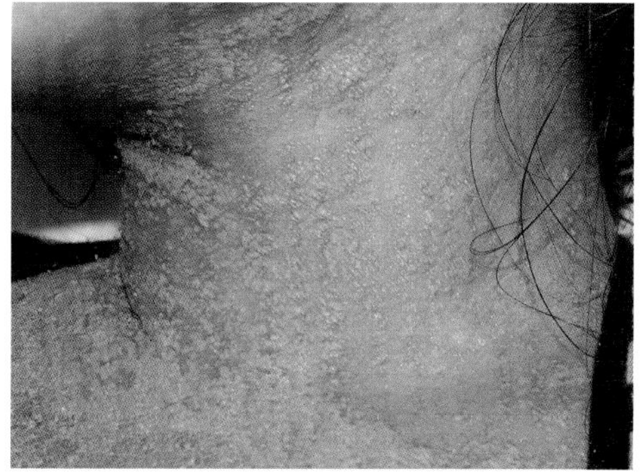

**图 8.8 泛发性脓疱性银屑病。**大片红斑上无数小脓疱形成脓湖（Courtesy，Julie V Schaffer，MD.）

在几天内消退。它通常是感染或服用特定药物（如锂）的结果。通常不会有系统症状，这种类型的脓疱性银屑病和脓疱型药疹之间有重叠，也称为急性泛发性发疹型脓疱病（acute generalized exanthematous pustulosis，AGEP；见第 21 章）。

- **局限型：**有时脓疱发生在已存在的银屑病皮损边缘，这可在慢性斑块型银屑病不稳定阶段及使用了刺激性外用药（例如煤焦油、蒽林）后发生。

## 掌跖脓疱病

掌跖脓疱病（pustulosis of the palms and soles）以掌跖部位无菌性脓疱间有黄褐色的斑点为特征（图 8.10），也可有上覆鳞屑的红色斑块。少数患者可在其他部位有慢性斑块型皮损。与 GPP 的自然病程相比，本型脓疱局限于掌跖表面，病程为慢性。局部感染及情绪紧张可能为本病的诱发因素，吸烟可加重病情。掌跖脓疱病是与

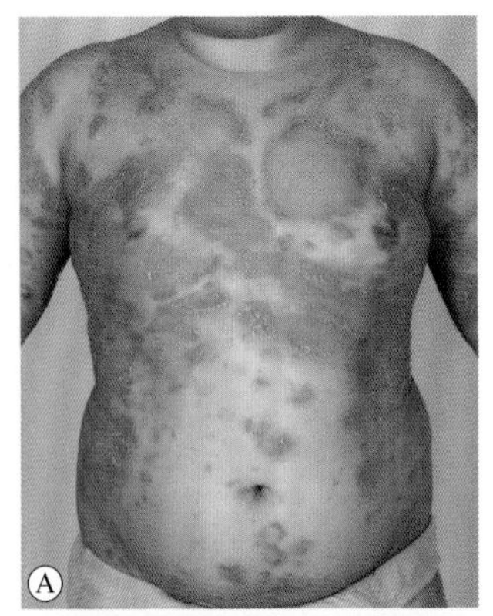

图 8.9 **环状脓疱性银屑病**。A，B. 多发性环状炎症斑块，活动的皮损边缘有脓疱，然后脱屑。由于皮损不断扩大，中间慢慢痊愈，红斑的程度不同，颜色与皮肤类型有关（A，Courtesy，Marieke M B Seyger，MD，PhD；B，Courtesy，Julie V Schaffer，MD.）

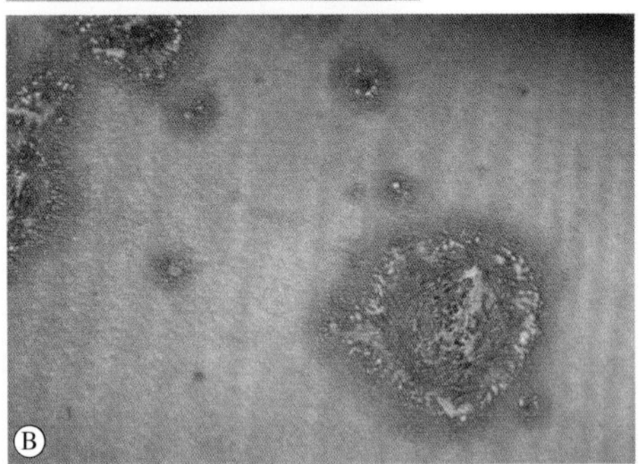

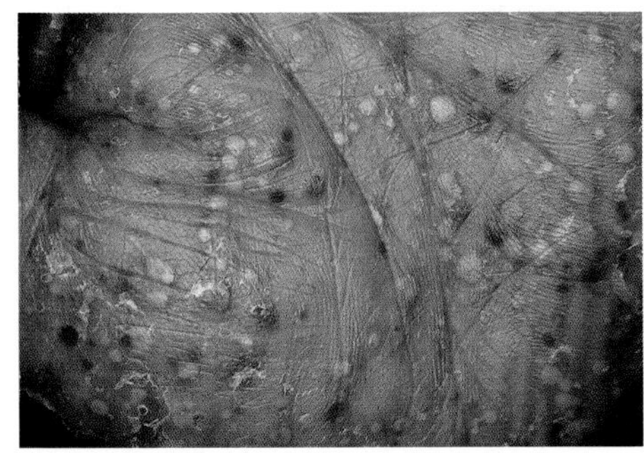

图 8.10 **掌跖脓疱病**。手掌多发性无菌性脓疱混合了黄棕色斑点

无菌性炎性骨损害最相关的几种疾病之一，后者又称为SAPHO 综合征，包括滑膜炎、痤疮、脓疱病、骨增生和骨髓炎。一些嗜中性皮病与 SAPHO 相关（见表 26.18）。

### Hallopeau 连续性肢端皮炎

Hallopeau 连续性肢端皮炎（acrodermatitis continua of Hallopeau）是银屑病的一个罕见类型。临床上皮损发生在肢端（图 8.11），有时会发生在足趾。脓疱消退后为鳞屑和痂皮形成。甲板下的甲床上也可以发生脓疱，可导致甲板脱落；连续性肢端皮炎可以转变为其他类型的银屑病，可以有地图舌（见下文）。

## 特殊部位银屑病

### 头皮银屑病

头皮是银屑病最常见的好发部位之一。与脂溢性皮炎皮损不同，除非完全融合，一般头皮银屑病（scalp psoriasis）皮损是孤立的，而脂溢性皮炎皮损界限往往不清。然而，有时候脂溢性皮炎和银屑病无法区分，而且两者可同时存在。银屑病皮损常发展到面部发际、耳后和后上颈部（图 8.12）。鳞屑有时呈石棉样外观，黏附在头发上（石棉状糠疹）。石棉状糠疹可见于脂溢性皮炎、继发感染和特应性皮炎和头癣，但最常见于的还是银屑病。在受累区域可出现脱发，包括肿瘤坏死因子抑制剂诱导的银屑病（见第 69 章）。此外，皮肌炎患者头皮受累时的皮损可与银屑病相似。

### 屈侧银屑病

屈侧银屑病（flexural psoriasis）皮损以光亮、粉红至红色、境界清晰的薄斑片（图 8.13）为特征。其鳞屑较未经治疗的慢性斑块型银屑病要少得多。皮损

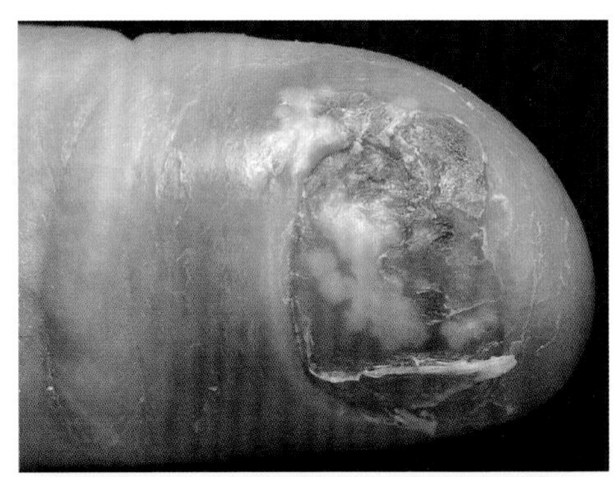

图 8.11 **Hallopeau. 连续性肢端皮炎**。指端红斑和鳞屑，甲床内脓疱，甲板剥离

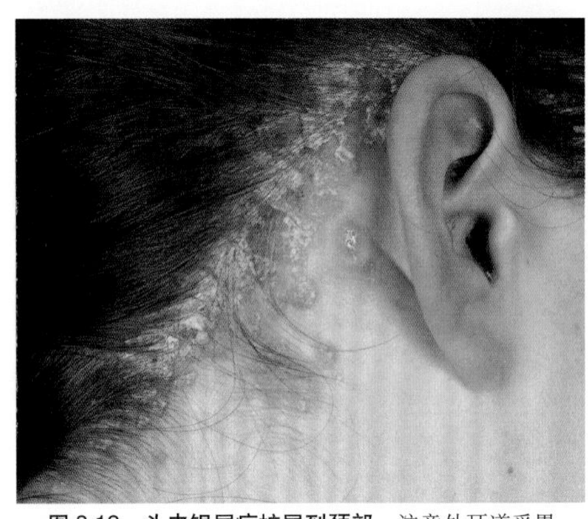

图 8.12 **头皮银屑病扩展到颈部**。注意外耳道受累

中央可以有皲裂，最常受累的部位是耳后皱褶、臀沟、腹股沟、腋窝及乳房下等区域。若只有屈侧受累，有时用反转型银屑病来命名。局限性的皮肤真菌、念珠菌或细菌感染为发生屈侧银屑病的诱因。

### 口腔黏膜银屑病

Hallopeau 连续性肢端皮炎和泛发性脓疱性银屑病患者可见到地图舌，环状迁移性红斑皮损上伴有湿性白色鳞屑。最常见的部位是舌，其临床和组织学表现类似地图舌。偶尔颊黏膜可见类似皮损。

### 甲银屑病

10% ～ 80% 的银屑病患者可有甲受累。指甲比趾甲更容易受累（图 8.14）。荷兰一项调查显示，79% 的患者有甲受累，其中 52% 患者自觉疼痛，而且 14% 患者将生活中的不便归咎于甲改变。银屑病关节炎患者的甲更容易受累。

银屑病可影响甲母质、甲床和甲下皮，近端甲母质小的角化不全点导致甲板的小凹（见第 71 章），白甲和透明度降低（不常见）是由甲母质中部受累造成的。如果整个甲母质受累，甲会呈现白色易碎的外观，容易脱落。银屑病造成的甲改变可有“油点”或“鲑鱼斑”样外观，这是由甲板下白细胞外渗所致。点状出血则是由于毛细血管脆性增加，而甲下的角化过度和远端甲分离是由甲床远端角化不全所致，强行移除远端甲下碎片可加重病情。

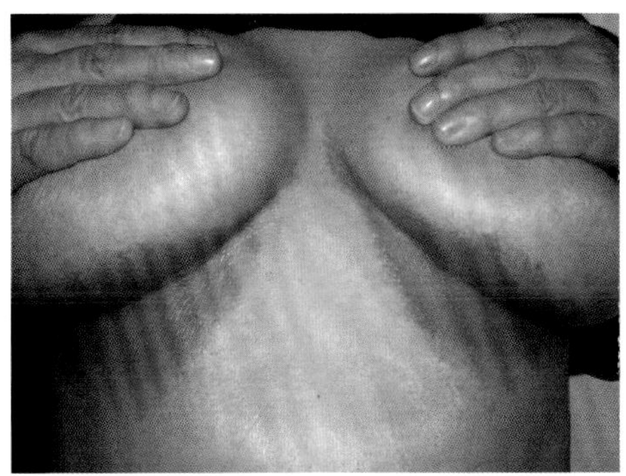

**图 8.13 反转型银屑病**。乳房下区域明亮的红色斑块，缺乏鳞屑（Courtesy，Luis Requena，MD.）

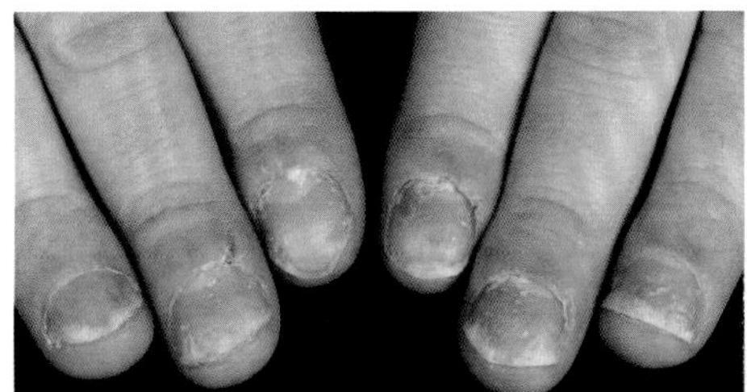

**图 8.14 甲银屑病**。可见甲板点蚀、远端甲剥离、油滴样改变，甲下及近端角化过度，可有近端甲皱襞炎症伴表皮脱落，特别是示指（Courtesy，Marcel C Pasch，MD.）

## 银屑病性关节炎

5% ～ 30% 的银屑病患者可发生银屑病性关节炎（psoriatic arthritis），一些临床研究者提出，传统银屑病关节炎的研究可能低估了它的发病率。少部分（10% ～ 15%）患者银屑病性关节炎的症状可先于皮损出现。目前尚无关节病性银屑病诊断的特异性血清学实验。银屑病性关节炎的一个重要的标志是放射学上的侵蚀性改变，可在出现关节周围炎症之前数年出现。银屑病性关节炎更常见于相对严重的银屑病。危险因素包括：较小年龄发病、女性、多关节受累、遗传易感性以及疾病早期放射学特征等。

5 个主要类型的银屑病性关节炎见表 8.3[53]。

一项涉及 1511 例慢性斑块型银屑病患者的研究，

**表 8.3 银屑病性关节炎的 5 个类型**。银屑病性关节炎患者可以有肌腱炎、附着点炎和指（趾）炎

| 种类 | 临床表现 |
|---|---|
| **单一和不对称的少关节炎**（最常见的类型） | • 手足指（趾）间远端（DIP）和近端（PIP）关节的炎症（图 8.15）<br>• 指（趾）PIP 关节受累或同时 DIP 和 PIP 单个关节受累可导致典型的“香肠样”指（趾）（图 8.16）<br>• 与风湿性关节炎不同，银屑病关节炎掌指关节受累少见<br>• 可伴有大关节的炎症 |
| **远端指（趾）间关节炎** | • 只有 DIP 关节受累是银屑病关节炎的一个典型到少见的表现<br>• 有些患者的关节固定在屈曲位 |
| **类风湿关节炎样表现**（临床难以与类风湿关节炎鉴别 *） | • 对称性多关节炎症，包括小、中关节，尤其是 PIP、MCP、腕关节、踝关节和肘关节<br>• 通常患者类风湿因子是阴性 |
| **残毁型关节炎** **（少见类型） | • 病情严重，快速进展，导致关节破坏和永久性畸形<br>• 触诊是关节变短、变宽和变软，这是由于骨质溶解和套叠现象所致 |
| **脊柱炎和骶髂关节炎**（也有外周关节受累） | • 脊柱炎类似强直性脊柱炎，伴有中轴关节炎和膝、骶髂关节受累<br>• 患者 HLA-B27 常为阳性，许多患者伴有炎性肠病和眼葡萄膜炎 |

* 血清学炎性的患者，两者重叠是可能的。
** 也可发生于多中心网状细胞增生症。
DIP，远端指（趾）关节；MCP，掌指关节；PIP，近端指（趾）关节

图 8.15 银屑病性关节炎和反应性关节炎的位置（Adapted from Cush JJ：Evaluation of musculoskeletal complaints，in Rheumatology：Diagnosis and Therapeutics，2nd ed. Lippincott，2003.）

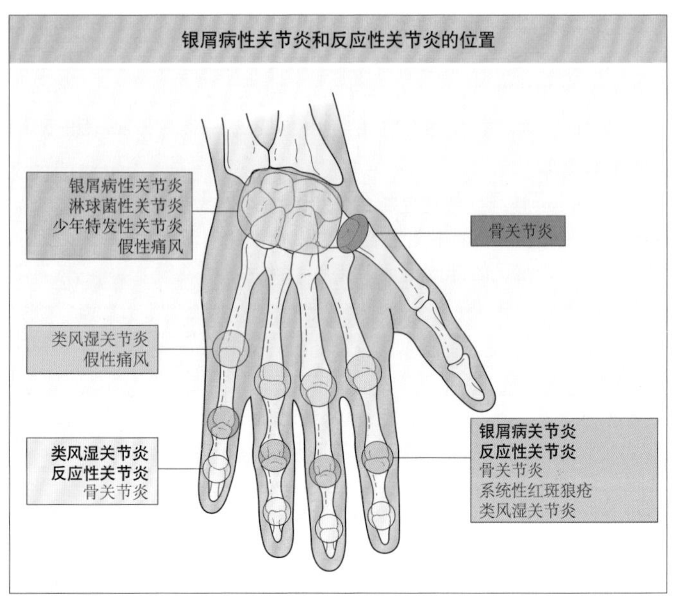


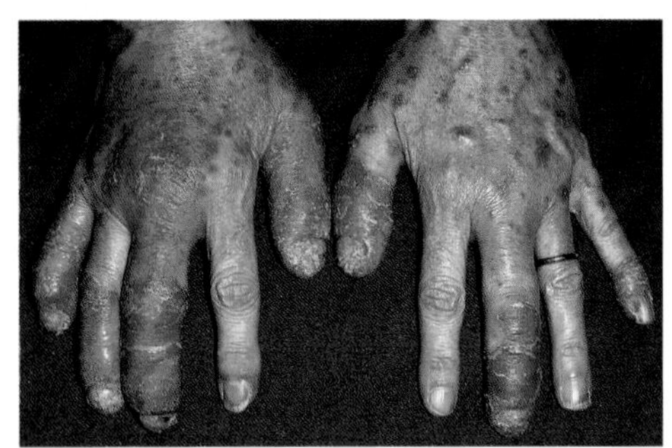

图 8.16 银屑病性关节炎。非对称远端关节（DIP）和近端指间关节（PIP）受累。腊肠样手指（双侧中指）是由 DIP 和 PIP 同时受累所致。注意数个指甲黄色、肥厚的皮屑

约 20% 患者同时患有银屑病性关节炎[54]，其中约 40% 的关节炎患者是远端指间关节（DIP）受累，5% 患者多关节受累[54]。银屑病性关节炎患者可累及关节旁肌腱（肌腱炎）及附着于骨的位置（附着点炎）、手指肿胀处（指趾关节炎）。疑似或确诊的银屑病性关节炎中，附着点炎和指趾关节炎发生率分别为 20% 和 15% ～ 30%。银屑病患者中，甲受累是合并银屑病性关节炎较强的预测指标[55]。

早期诊断银屑病性关节炎很重要，因为疾病进展会导致功能丧失和不可逆的关节破坏。

## 与银屑病相关的疾病

少数疾病可以具有和银屑病相似的临床和组织学表现，但根据其遗传学、流行病学和临床特征来看却是不同的疾病。

### 炎性线性疣状表皮痣

炎性线性疣状表皮痣（inflammatory linear verrucous epidermal nevus，ILVEN）以沿着 Blaschko 线（见第 62 章）发生的线状银屑病样皮损（例如鳞屑性红色斑块）为特征。根据其慢性病程和治疗抵抗，ILVEN 是与线状银屑病完全不同的一种疾病。

### 反应性关节炎

反应性关节炎（reactive arthritis，以前称为 Reiter 病）是由尿道炎、关节炎、眼部表现、口腔溃疡和银屑病样皮损组成的综合征。男性较女性好发，儿童少，尿道炎可轻可重。可并发其他疾病如宫颈炎、输卵管炎和膀胱炎。沙眼衣原体是尿道炎的主要致病菌，而且可能诱发整个综合征，其他致病菌有志贺菌。结膜炎是眼部的一种常见损害，其他可有虹膜炎、葡萄膜炎伴青光眼和角膜炎，多关节炎和骶髂关节炎是最常见的关节表现。5% 的患者有皮损，好发于足、腿伸侧、阴茎、手背、手指、甲和头皮（图 8.17）。足底皮损有较厚的黄色鳞屑且常有脓疱（脓溢性皮肤角化病，keratoderma blennorrhagicum）。阴茎上的银屑病斑块称为环状龟头炎。

反应性关节炎与 HLA-B27 明显相关。尽管病程常为自限性，持续数周至数月，但有些患者的病程为慢

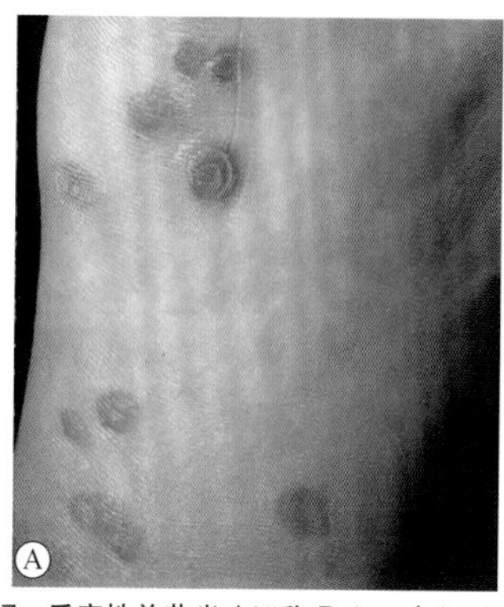
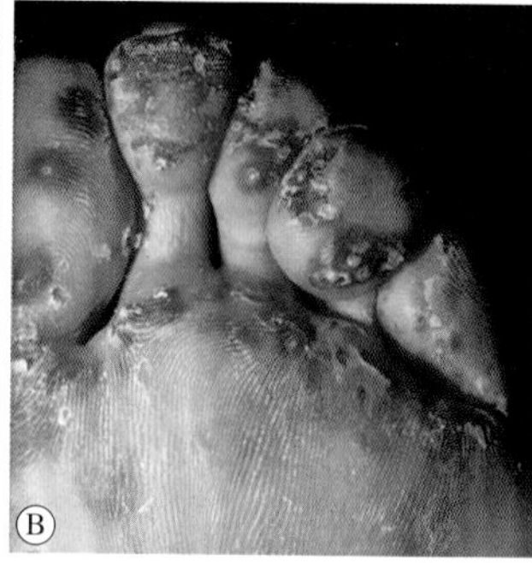
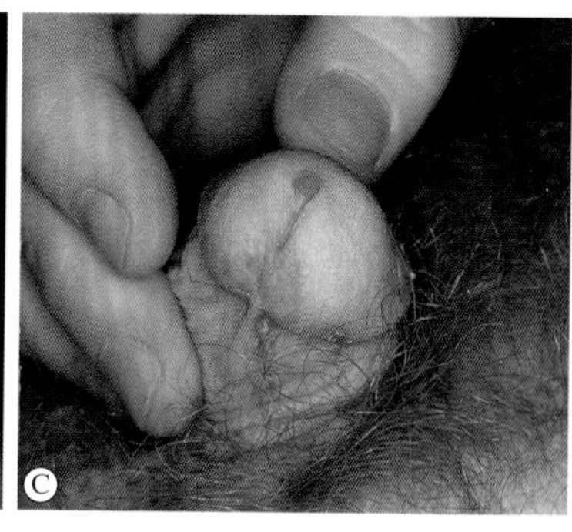

图 8.17 反应性关节炎（旧称 Reiter 病）。A，B. 足底脓溢性皮肤角化性皮损；鳞屑的量不同，且当无菌性脓疱形成，会混合黄棕色斑片。C. 龟头和阴茎的丘疹鳞屑性皮损（B，Courtesy，Eugene Mirrer，MD.）

性，而且关节功能逐渐丧失。值得注意的是，HIV 感染的患者也可患有这种疾病，且病情严重。

### Sneddon-Wilkinson 病（角层下脓疱性皮病）

本病以环状或多环状皮损为特征，皮损常发生在屈侧（图 8.18A）。浅表的角质层下无菌性脓疱是本病的标志，故又称为角层下脓疱性皮病（图 8.18B）。在一些脓疱中，可有重力造成分界现象，表现为上方为澄清的液态，下方为脓液。该病病程呈周期性，脓疱消退后覆以表浅的鳞屑，然后又产生新的脓疱。有些患者与 IgA 副蛋白血症有关，口服氨苯砜有较好疗效。

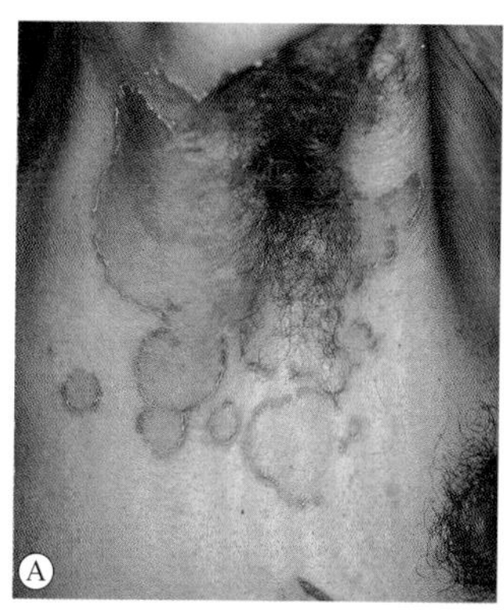
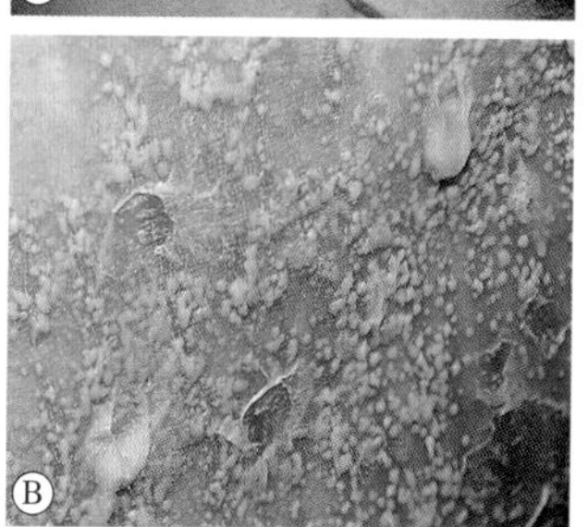

图 8.18 Sneddon-Wilkinson 病。A. 腋下环状或多环形斑块，伴小脓疱、糜烂和边缘的痂皮。B. 红斑基础上无数易破的角层下脓疱形成。较大的皮损上脓疱易聚集形成脓湖。与脓疱性银屑病有明显的重叠（B，Courtesy，Department of Dermatology，Medical University of Graz.）

而脓疱性银屑病没有相关的副蛋白血症，而且氨苯砜治疗无效。角质层下的无菌性脓疱（无海绵状脓疱）和氨苯砜治疗有效为此病与脓疱性银屑病完全不同的疾病提供了依据，尽管有些学者仍对此有争议。值得注意的是，需要免疫荧光研究来区分 IgA 天疱疮的角层下脓疱病和 Sneddon-Wilkinson 病。

## 银屑病与其他疾病的关系

### 与皮肤病的关系

与年龄相仿的非银屑病对照组相比，银屑病患者过敏性皮炎的发生率显著减低。银屑病患者特应性皮炎、哮喘、荨麻疹和过敏性接触性皮炎的发生率也降低。例如，一项研究显示，银屑病患者特应性皮炎的发生率较非银屑病患者低了约 50 倍[1]。对此现象的一个明确解释是此两种疾病的免疫机制不同。银屑病是 Th1 细胞介导，而特应性皮炎是 Th2 细胞介导。然而，在非典型部位发生和（或）治疗抵抗不敏感的银屑病皮损需要考虑过敏性接触性皮炎作为其诱发因素的可能。

慢性单纯性苔藓（lichen simplex chronicus，LSC）和银屑病之间存在双向关系。如果银屑病皮损有瘙痒的话，那么可能会重叠有 LSC，皮损表面变得发亮，皮纹增多，这是由于 LSC 本身可致瘙痒，其导致的搔抓可加重银屑病（Koebner 现象），因此患者进入了一个恶性循环。两种疾病叠加时，成为苔藓化的银屑病或神经性皮炎型银屑病。用药上要兼顾两种疾病。

脂溢性皮炎以粉红至红色的斑片上覆以黄色、油腻性鳞屑为特征（见第 13 章），好发于头皮、面中部、耳、胸骨区和易摩擦部位。有时同一患者的皮损既有脂溢性皮炎、又有银屑病的特征，有些学者将其称为“脂溢性银屑病”，特别是在其他部位没有具有诊断意义的皮损时。

### 感染

与特应性皮炎不同，银屑病皮损很少继发细菌感染（如脓疱病）。对此的一种解释是皮肤来源的抗细菌产物增加（如防御素，SKALP/elafin；参见“发病机制”部分）。

由于念珠菌或皮肤癣菌的感染，与对照组相比，银屑病患者的甲真菌病患病率增加（平均约18%）[56]。屈侧银屑病常合并念珠菌感染，而且可将其归为局部诱发因素。

### 肿瘤

与一般人群相比，银屑病患者的所有恶性肿瘤的发病率可能略高[57]。除了接受过光疗（类型不详）的患者中非黑色素瘤皮肤癌的发病率显著增高外，在比较各种系统疗法时，发病率差异很小[57]。研究表明，接受了200次以上PUVA治疗的银屑病患者，可增加发生皮肤癌的风险，尤其是鳞状细胞癌（SCC）。需要注意的是，在以前接受过PUVA治疗的患者再使用环孢素显著增加了鳞状细胞癌的发病率。最后，对于PUVA治疗的患者是否会增加患皮肤黑色素瘤的风险尚存在争议。

### 与内科疾病（包括合并症）的关系

**心血管疾病**在重症银屑病患者中更为常见，如心肌梗死、外周动脉疾病、脑血管意外。脑血管意外会导致患心肌梗死的风险增加三倍以及预期寿命缩短3.5～4.4年。这主要是由于代谢综合征的风险增加导致（见表53.5）[58-60]。据报道，与健康对照者相比，银屑病关节炎患者的血清C反应蛋白（CRP）水平升高。而CRP水平升高也是心血管疾病发展的危险因素。研究还表明，TNF-α和IL-6可以以脂肪细胞为靶标，诱发血脂异常。目前还没有充足的证据能够表明甲氨蝶呤和（或）TNF-α抑制剂可以降低患动脉粥样硬化性心血管疾病的风险。另外，银屑病患者也可能增加发生静脉血栓栓塞的风险。

银屑病患者更容易患**非酒精性脂肪性肝炎**，其特点是脂肪浸润，门静脉周围炎和局灶性坏死。在一项对142名银屑病成人患者的研究中，非酒精性脂肪性肝病检出率为59%，这与肥胖、高脂血症、代谢综合征、AST：ALT比值>1和银屑病性关节炎有关[61]。银屑病患者长期服用甲氨蝶呤增加了肝损伤的风险，而将类似剂量给予类风湿性关节炎的患者就没有表现出这样的肝损伤可能性。尽管对此区别的解释尚未明确，但学者提出了几种可能性，包括遗传易感性、银屑病患者饮酒量增加以及非酒精性脂肪性肝病的高发病率等。

克罗恩病、溃疡性结肠炎和银屑病都与骶髂关节炎和HLA-B27阳性相关。在克罗恩病和银屑病全基因组的关联性研究中，发现了共同的易感性位点[62]。表8.1列出了与银屑病有共同易感基因的其他疾病。最后，在一项队列研究中，提出了银屑病和肾疾病之间存在相关性[63]。

## 鉴别诊断

虽然脂溢性皮炎（见上文）和LSC都需与银屑病作鉴别诊断，但需记住的一点是这两种疾病都可以与银屑病同时发生。由于Koebner现象，银屑病也可在接触性皮炎区域内发展。当只有单个或少数几个红斑，尤其是当存在治疗抵抗时，需做组织学检查排除原位鳞状细胞癌（如Bowen病、Queyrat红斑增殖）。有时需做活检鉴别慢性斑块型银屑病和蕈样肉芽肿，后者可表现出由于表皮萎缩造成的皱纹或可进展为浸润性斑块。皮肌炎可累及头皮、肘部、膝盖和手部，早期可能误诊为银屑病。

当银屑病斑块累及胫骨时，可能误诊为肥厚性扁平苔藓，但后者其他部位特征性的紫色皮损和黏膜受累可予以鉴别。掌跖银屑病可与掌跖角化性湿疹相混淆，因为二者都有皲裂，并因反复创伤而加重。有清晰边缘的皮损更可能是银屑病，而皮肤其他部位的检查，如头皮受累或臀沟有银屑病，可为诊断提供依据。在其他部位，慢性皮炎可在临床和组织学上类似于经过局部治疗后的银屑病，反之亦然。但经过一段时间，特征性的皮损会变得明显。若斑块性银屑病发展为过度角化，需考虑并发甲状腺功能减退的可能。

红皮病除由银屑病引起外，还可由其他原因如Sézary综合征、毛发红糠疹和药物反应引起（见第10章）。点滴型银屑病需与小斑块型副银屑病、慢性苔藓样糠疹、二期梅毒和玫瑰糠疹鉴别。点滴型银屑病皮损很少发生在掌跖，而且比副银屑病更红。若皮损数量少或皮损呈环状时，则应考虑体癣的可能性。若主要是躯干上部受累，则需与落叶性天疱疮鉴别。

屈侧银屑病是皮肤擦烂的一个病因（见图13.3和13.11），其他病因包括脂溢性皮炎、接触性皮炎、皮肤念珠菌病、难辨认癣、红斑和乳房外佩吉特病。尽管对鳞屑的氢氧化钾检查可作为鉴别诊断的一种方法，但银屑病和念珠菌病是可以共存的（见上文）。在婴儿（多于成人）需考虑朗格汉斯细胞组织细胞增生症的可能，这些患者头皮也可受累，附有鳞屑和痂皮。偶尔，头皮银屑病需与头癣鉴别。

在红斑基础上出现泛发性的脓疱，除了脓疱性银屑病外，还需考虑急性泛发性发疹性脓疱病（除泛发性脓疱性银屑病外）。其组织学检查可十分相似，包括 Kogoj 海绵样脓疱和角质层的微脓肿。若出现嗜酸性粒细胞，则应考虑脓疱性药疹。若患者表现为掌跖脓疱病和连续性肢端皮炎，需要与皮肤真菌感染或继发性感染性皮炎鉴别。需与环状脓疱性银屑病鉴别的疾病有 Sneddon-Wilkinson 病和其他可导致角质层下脓疱的疾病（表 8.4）。在有银屑病样皮损的关节炎患者，需考虑反应性关节炎的可能。

## 病理学

### 丘疹鳞屑性皮损

#### 初始皮损

最初的皮损即针尖大小样丘疹，组织学改变不具有诊断学意义。在真皮浅层可见血管周围淋巴细胞和组织细胞浸润，乳头水肿和毛细血管扩张。在急性发疹性点滴状皮损，常可见肥大细胞脱颗粒。

表皮有轻微的棘层增生，不伴有角化不全，角质形成细胞有肿胀外观。表皮可见组织细胞（由 CD68 染色标记）和淋巴细胞，并伴有轻度局灶性海绵样变。在这个“早期阶段”，并没有观察到中性粒细胞。

表 8.4　角质层下或表皮内中性粒细胞性脓疱的鉴别诊断

| 疾病 | 诊断依据 |
|---|---|
| 脓疱病 | 疱液内有革兰氏阳性球菌 |
| 浅表念珠菌病 | 角质层内有真菌和假菌丝 |
| 皮肤真菌感染 | 角质层中有分枝菌丝 |
| 浅表性毛囊炎 | 毛囊开口和漏斗部的脓疱 |
| 落叶型天疱疮，红斑型天疱疮 | 棘层松解细胞；DIF，IIF；细胞间 IgG 沉积；抗桥粒芯糖蛋白 -1 抗体 |
| IgA 天疱疮，角质层下脓疱型皮炎 | DIF > IIF：细胞间 IgA 沉积；抗桥粒芯糖蛋白 -1 抗体 |
| Sneddon-Wilkinson 病（角质层下脓疱性皮病） | 可能与 IgA 天疱疮难以区别，但 DIF 阴性 |
| 脓疱性银屑病 | 海绵状脓疱 * |
| 急性泛发性发疹性脓疱病 | 轻度海绵状脓疱（没有脓疱性银屑病明显），嗜酸性粒细胞 * |
| 皱褶部位细菌性脓疱病 | 海绵状脓疱 * |
| 新生儿暂时性脓疱性黑变病 | 角质层下和角质层内脓疱，少量嗜酸性粒细胞 * |
| 婴儿肢端脓疱病 | 表皮内或角质层下脓疱，少量嗜酸性粒细胞 * |

* 并非见于所有病例。
DIF，直接免疫荧光；IIF，间接免疫荧光

#### 活动性皮损

成熟的点滴状皮损或是正向外扩展的银屑病斑块边缘地区称为“活动性皮损”。活动性皮损的组织病理学表现是诊断银屑病的依据。

在乳头真皮中，毛细血管在数量和长度上都有所增加，而且表现出扭曲的外观。乳头上部有明显的水肿。血管周围有淋巴细胞、组织细胞和中性粒细胞浸润。

表皮棘层肥厚，局部聚集有中性粒细胞和淋巴细胞，在这些部位，表皮呈不同程度的海绵水肿。病灶上方的颗粒层消失，而角质层内有扁平的细胞核（角化不全）。在海绵状脓疱内的中性粒细胞聚集称为“Kogoj 海绵脓疡”（图 8.19）。而角质层内中性粒细胞聚集并被角化不全包绕则称为“Munro 微脓疡”。这两种脓疡对银屑病和急性泛发性发疹性脓疱病都具有特征。

#### 稳定性皮损

在乳头真皮中，毛细血管延伸和扭曲，向上扩展到延长了的呈棒状的真皮乳头内，乳头上仅有很薄的表皮细胞。这种微观形态学特征解释了“Auspitz”现象的成因（见上文）。血管周围有中度的淋巴细胞和组织细胞浸润。银屑病的皮损表现为多种多样，包括活动性区域（热点）和慢性非特异性区域（冷点）。

表皮的过度增殖呈现特征性的改变（图 8.20）。表皮突延长，外观呈棒状。有些表皮突可在基底部融合。角质层角化不全伴颗粒层消失。有些病变中可见 Kogoj

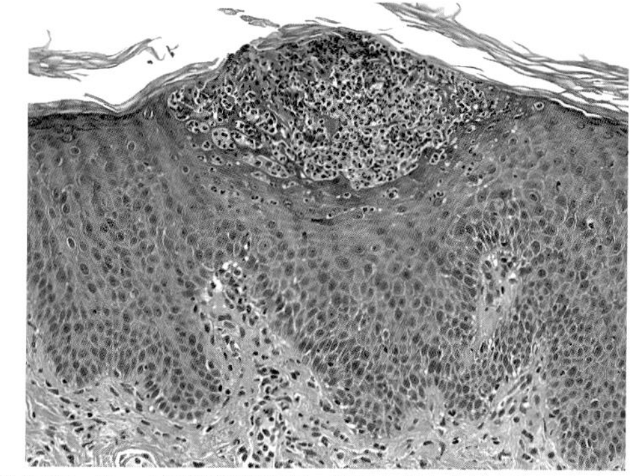

图 8.19　Kogoj 海绵状微脓疡。棘层上部中性粒细胞聚集（Courtesy，Lorenzo Cerroni，MD.）

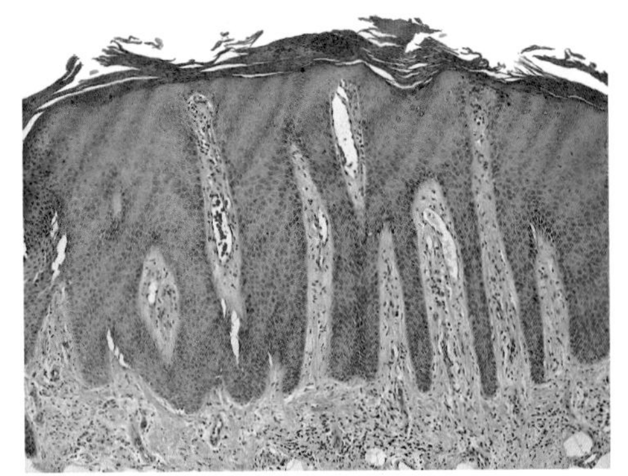

**图 8.20 稳定期斑块银屑病**。表皮增生，伴棒状延长的表皮突、拉长的真皮乳头、扩张的血管、颗粒层变薄、角化不全伴中性粒细胞残留（Munro 微脓疡）（Courtesy，Lorenzo Cerroni，MD.）

海绵状脓疱和 Munro 微脓疡。

### 脓疱性银屑病

在脓疱性银屑病中，中性粒细胞的聚集是最主要的特征。大量中性粒细胞聚集在角质形成细胞嗜酸性链间。在角质层中可见大量聚集的中性粒细胞，被角化不全包绕（见图 0.21B）。因此，在脓疱性银屑病中可见 Kogoj 海绵状脓疱和 Munro 微脓疡，此为“活动性”银屑病的标志性组织学表现。

## 治疗

对银屑病患者的治疗不仅需要关注皮肤问题，还需要关注可能存在或发展的合并症。应从现有的局部和全身药物以及光疗等方法中选择适合的治疗方案。在临床实验阶段，通常是单个治疗被评估，但是在实践中，大部分患者需要接受综合治疗。到目前为止，还没有发现能够治愈银屑病的方法，因此对患者和家属就其自然病史和治疗策略提供咨询是必要的。

银屑病应选择个体化的治疗方案，需考虑到疾病的严重程度不同对患者生活质量的影响，以及了解各种治疗的疗效和潜在的副作用。银屑病慢性的特性使我们应采用长期化治疗的手段。避免出现短期“修复”的现象，因为这种现象可能产生病情反弹（见下文）。

### 局部治疗

美国皮肤病学会制定了局部疗法治疗银屑病的护理指南[64]。

#### 皮质类固醇激素

自从 20 世纪 50 年代首次应用以来，局部外用皮质激素已成为银屑病的主要治疗手段，是轻至中度银屑病的一线治疗药物。对于有些部位，如屈侧和外生殖器，其他外用药物有刺激时首选外用激素。第 125 章详细阐述了皮质激素的作用机制、药理作用和副作用。

皮质激素可加工成各种剂型，如软膏、乳膏、洗剂、凝胶、泡沫剂、喷雾和洗涤剂[65]。通常来说，软膏制剂的药效最好（见第 125 章）。外用皮质激素通过屏蔽亲水性的 16- 或 17- 羟基基团或引入缩酮基，戊酸盐和丙酸盐，增加药物的亲脂性。从而使抗炎性质得到增强。外用激素后予以塑料膜或水胶包封也可显著增强药物的穿透性。每天一次与每天两次的疗效相同[66]。长期维持治疗可采用隔日用药。表 8.5 总结了局部皮质激素治疗银屑病的适应证和禁忌证。

使用强效局部皮质激素治疗的患者中，至少 80% 的患者皮损消失。事实上，2 周左右就可以得到明显的改善。一项对照研究采用间断性外用二丙酸倍他米松软膏（仅在周末用药）作为维持治疗。共观察 12 周，74% 的患者皮损得到缓解，而安慰剂软膏对照组的皮损缓解率只有 21%[66]。遗憾的是，对于超过三个月长期治疗的疗效如何还没有有效数据。因为此疗法可在数天或数周内较快出现快速耐药和（或）反弹，因此对需要长期治疗的患者，建议采用间歇疗法（例如每 2 ～ 3 天或每周末用药）。联合用药疗法既可取得外用皮质激素快速有效的特性，又可获得如外用维生素 $D_3$ 衍生物等长期有效的优点。

#### 维生素 $D_3$ 衍生物

在 20 世纪 90 年代初，维生素 $D_3$ 衍生物成为银屑病的局部治疗药物。维生素 $D_3$ 可抑制银屑病表皮的过

**表 8.5 外用激素的适应证和禁忌证**。超强激素最大使用量 50 g/ 周或强效激素 100 g/ 周

| 适应证 |
|---|
| • 轻度至中度银屑病：单一疗法的一线治疗或联合治疗<br>• 重度银屑病：常与维生素 $D_3$ 衍生物，外用维 A 酸类药物，蒽林和焦油联合治疗，也可用系统疗法和光（化学）疗法作为辅助治疗<br>• 屈侧和面部银屑病的单一治疗（通常强度较低）<br>• 顽固性斑块需要封包（塑料膜，凝胶） |
| **禁忌证** |
| • 细菌、病毒和真菌感染<br>• 皮肤萎缩<br>• 由皮质激素或其制剂成分引起的过敏性接触性皮炎<br>• 妊娠或哺乳期 * |
| * 可考虑有限使用弱效至中效的皮质激素 |

度增生，同时可通过促进角化性包膜形成和激活转谷氨酰胺酶来诱导正常表皮的分化，另外，它也可抑制中性粒细胞的一些功能。由于这类外用药疗效好而毒性低，卡泊三醇和其他维生素 $D_3$ 衍生物已成为银屑病治疗的一线药物[67]。

关于局部维生素 $D_3$ 衍生物的详细用法，读者可参阅第 129 章。表 8.6 总结了维生素 $D_3$ 衍生物的主要特征。8 周的卡泊三醇单一疗法可使 PASI 评分降低约 60%，但在临床实践中，也常联合局部皮质激素治疗，既在清除阶段，也在长期治疗中间歇性使用。当卡泊三醇和二丙酸倍他米松联合使用时，观察到 PASI 评分降低约 70%（软膏制剂）[68]。头皮银屑病患者中清除率达 70%[69]。

### 蒽林

尽管从 1916 年开始应用蒽林（地蒽酚）治疗银屑病，至今它仍是治疗银屑病的重要药物（见第 129 章）。蒽林对表皮有显著的作用，包括抗过度增殖。蒽林也可抑制丝裂原诱导的-淋巴细胞增殖和中性粒细胞的趋化作用。在欧洲和美国以外的地区，它是日间中心和住院部中最常用的药物[70]。

表 8.7 对应用蒽林治疗银屑病的适应证和禁忌证做了总结。根据作者的经验，若患者住院或在日间中

**表 8.6 维生素 D3 衍生物**。卡泊三醇是美国采用的名称（USAN）。而卡泊三醇是国际非专利药名（INN）。这些药物避免或限制性应用于骨或钙代谢障碍的患者（例如结节病）或肾功能不全者。这些是孕 C 类药物。如果和光疗联用，建议光疗后使用或至少光疗前数小时使用，因为这些药物可影响 UV 在皮肤的穿透深度

| | 卡泊三醇 / 钙泊三醇 | 骨化三醇 | 他卡西醇 |
|---|---|---|---|
| 浓度 | 50 μg/g | 3 μg/g | 2 μg/g；4 μg/g |
| 剂型 | 软膏，乳霜，乳液，洗剂，泡沫剂 | 软膏 | 软膏，乳液 |
| 频率 | 一天两次 | 一天两次 | 一天两次；每天 |
| 周最大剂量 * | 100 g | 200 g | 70 g；70 g† |
| 化学结构 | 26,27- 环丙烷 – 维生素 $D_3$<br>22,23- 双键<br>25- 羟基转位至 24- 位 | 1α,25- 双羟基维生素 D（天然活性维生素 $D_3$） | 1α,24- 双羟基维生素 $D_3$ |
| 灭活酶 | 22,23- 还原酶；24- 氧化还原酶 | 24- 羟化酶 | 25- 羟化酶 |

* 避免高钙血症。
† 8 周治疗期间的最大周剂量

**表 8.7 蒽林的适应证和禁忌证**。为最大程度减少刺激，浓度和使用时间逐渐增加，考虑到蒽林用后红斑高峰出现在使用 3 ～ 4 天后，因此增加浓度应 3 天以上

**适应证**

- 轻至中度或重度 * 银屑病：单一疗法的二线治疗或联合治疗

**禁忌证**

- 进展期不稳定的斑块性银屑病
- 脓疱性银屑病
- 红皮病性银屑病

* 重度银屑病通常在日间中心或住院治疗

心治疗，用药 3 ～ 5 周后，皮损可消退 80% 以上。若在家里使用蒽林治疗，则会大大减低疗效

### 外用维 A 酸类

虽然全反式维 A 酸和 13- 顺式维 A 酸对治疗痤疮有效，但对银屑病的治疗无效。然而，外用他扎罗汀（一种乙炔维 A 酸类）可用于治疗银屑病，它可选择性地与维 A 酸 RAR-β 和 RAR-γ 受体结合，降低表皮的增殖并可抑制与银屑病相关的分化（如转谷氨酰胺酶的表达和角蛋白 16 的表达）。现已有乳剂和凝胶剂型，每天外用一次或两次。

表 8.8 归纳了他扎罗汀治疗银屑病的适应证和禁忌证。由于单一用药时他扎罗汀的疗效不高，它通常归为银屑病的二线用药。因可发生烧灼感、瘙痒、红斑等副作用而限制了其应用。因此，提倡与皮质激素联合外用。他扎罗汀外用不可超过体表面积的 10% ～ 20%，有资料表明应用不超过一年是安全的。

### 其他局部治疗方法

若银屑病斑块有较厚的鳞屑，需将其去除以加强外用药物的渗透性和 UV 光疗的穿透性。可选择的方法有盐水浴、外用水杨酸和口服维 A 酸类药物。5% ～ 10% 的水杨酸具有角质溶解作用，水杨酸还可制成油剂或软膏用于治疗头皮银屑病。对于局限性皮损，可以每天使用一次水杨酸类药物，但对于皮损范

**表 8.8 外用他扎罗汀的适应证和禁忌证**

**适应证**

- 轻至中度银屑病：单一疗法的二线治疗或联合治疗

**禁忌证**

- 进展期不稳定的斑块性银屑病
- 红皮病型银屑病引起的
- 由他扎罗汀或其制剂成分过敏性接触性皮炎
- 妊娠或哺乳期

围比较广泛的，推荐每周外用 2 ～ 3 次。需预防系统性吸收导致中毒（见第 129 章），尤其是婴儿和肾功能不全的患者。

**煤焦油**具有一定的抗炎作用，还是一种有效的止痒剂。虽然粗制煤焦油可能是治疗银屑病最有效的焦油（见第 129 章），但也用其蒸馏产物——煤焦油溶液（LCD）治疗银屑病。由于焦油有致突变性，所以在妊娠期和哺乳期妇女是禁忌的。然而，不同地区对焦油产物的用法指南可能有所不同。

钙调磷酸酶制剂可用于面部和屈侧银屑病的治疗，通过随机、安慰剂对照研究证明了它的安全性和有效性[71-72]。

## 光（化学）疗法与系统性用药

不同皮肤病机构都制定了用光（化疗）疗法和经典系统用药治疗银屑病的循证医学指南[73-75, 75a]，本章中的表格根据这些建议改编。

### 光（化学）疗法

光（化学）疗法是治疗中重度银屑病的主要方法之一。口服或局部应用补骨脂素后，再用宽谱或窄谱紫外线 B（UVB）和用紫外线 A（UVA）进行光化学治疗是银屑病的经典治疗手段。20 世纪 70 年代末，红斑剂量宽谱紫外线 B（UVB）的单一疗法证明对银屑病的治疗有效；后来，开发了窄谱 UVB（311 nm），这是目前最为有效的光疗法。准分子激光或等效光源发出的 308 nm 单色光可用于靶向治疗单个银屑病斑块。

第 134 章详细介绍了光（化学）疗法，表 8.9 归纳了其对银屑病治疗的适应证和禁忌证。

表 8.9 光（化学）疗法的适应证和禁忌证

**适应证**

- 中至重度或银屑病：单一疗效的一线治疗或联合治疗

**禁忌证（绝对和相对）**

- 对 UVB 或 PUVA 光敏感性增加的遗传性疾病或增加皮肤肿瘤的风险 *
- PUVA 治疗次数累积增加，即> 150 ～ 200 次治疗（PUVA）*
- 环孢素（UVB 和 PUVA）联合治疗 *
- 既往有皮肤肿瘤病史（UVB 和 PUVA；* 若现在患皮肤癌，尤其是鳞状细胞癌或黑色素瘤）
- 妊娠或哺乳期（PUVA）*
- 皮肤 I 型（UVB 和 PUVA）†
- 光敏性皮肤病（UVB 和 PUVA）†
- 不可避免的光毒性系统性或局部用药（UVB 和 PUVA）†
- 白癜风（UVB 和 PUVA）†
- 有砷暴露、电离辐射或过量光（化学）疗法的既往史（UVB 和 PUVA）
- 免疫抑制性药物（UVB 和 PUVA）
- 非典型黑色素细胞痣（UVB 和 PUVA）
- 癫痫症（跌倒 / 受伤风险；UVB 和 PUVA）
- 依从性差（UVB 和 PUVA）
- 生育期未采取节育措施的男性和女性患者（PUVA）
- 肝功能受损或肝毒性药物治疗（PUVA）
- 白内障（PUVA）

* 绝对禁忌证。
† 需要调整剂量并密切观察。
PUVA，补骨脂＋长波紫外线；UVB，中波紫外线

### 甲氨蝶呤

1971 年，美国食品药品监督管理局（FDA）批准甲氨蝶呤（MTX）用于银屑病的治疗。甲氨蝶呤通过对淋巴细胞、血循环和皮肤发挥作用，这是其治疗银屑病有效的可能原因。

甲氨蝶呤是治疗银屑病的一线系统性药物，它对重度和各种临床类型的银屑病都有效。对于慢性斑块性银屑病，用药 1 ～ 7 周起效，在治疗 8 ～ 12 周后可达最大疗效。MTX 每周一次，通常作为单次口服剂量（但偶尔肌内注射或皮下注射），不经常用的方法为每 12 小时注射一次，每周三次；最大每周剂量通常为 25 mg。根据剂量方案，经过 12 ～ 16 周的治疗，达到 PASI 75 的患者百分比（即 PASI 评分降低 75%）从 24%（低起始剂量）到 60%（高起始剂量）不等[76-77]。

甲氨蝶呤潜在的不良反应限制了其对局部治疗和光（化学）疗法效果不好和（或）不能使用这些疗法患者的治疗。然而，只要遵循指南，MTX 可以作为一种有效的长期治疗方法。肝毒性是常见的副作用之一，但是 MTX 的累积剂量与肝纤维化之间的关系尚不清楚[78]。建议在 MTX 给药期间补充叶酸，它可减少副作用，包括胃肠道反应等。MTX 的使用指南因地区和疾病状态而异。

第 130 章阐述了甲氨蝶呤的作用机制、药理学作用和安全性问题。表 8.10 和表 8.11 归纳了甲氨蝶呤的适应证、禁忌证以及副作用。

### 环孢素

环孢素是从半知菌属多孔木霉中分离出来的环状十一肽化合物，基于大规模的对照性研究，环孢素对重度银屑病高度有效。作为钙神经素抑制剂，它可阻止 T 淋巴细胞活化并释放活性细胞因子如 IL-2。如果严格按照指南用药，应用环孢素是安全的。考虑到其肾毒性作用（如肾小球滤过率降低、肾小管萎缩），环孢素只能服用数个月（即最多 1 年，尽管持续用药时间仍有争议），并与其他疗法交替使用。另一种服用方

**表 8.10　MTX 的适应证和禁忌证**

**适应证**

- 重症银屑病
  - 慢性斑块型银屑病（累及体表面积＞ 15% 或严重影响工作的患者）
  - 脓疱性银屑病（泛发或局限）
  - 红皮病型银屑病
  - 银屑病性关节炎（中到重度）
  - 严重的甲银屑病
- 银屑病外用、光疗和（或）系统使用维甲酸类药物等治疗无效

**禁忌证（绝对和相对）**

- 严重贫血、白细胞减少和（或）血小板减少 *
- 肝功能异常、肝炎［活动性和（或）近期］、严重肝纤维化、肝硬化、过量饮酒 *
- 肾功能受损（肌酐清除率＜ 60 ml/min）†
- 同时应用增加 MTX 水平的药物，如甲氧苄啶-磺胺甲噁唑 *
- 肺功能显著降低 *
- 怀孕或哺乳 *
- 目前计划生育（男性和女性患者）‡
- 严重感染 * 或活动感染
- 消化性溃疡（活动性）* 或胃炎
- 对 MTX 过敏 *
- 不能配合治疗的患者 *
- 胸腔积液或腹水 †
- 合并肝毒性药物
- 免疫缺陷综合征
- 联合放射治疗

* 绝对禁忌证。
† 需要显著减少剂量。
‡ 由于潜在的致畸和致突变，怀孕前 3 个月停药。停药三个月内避孕

**表 8.11　MTX 的副作用**

| 主观症状 | 血液 † | 皮肤黏膜 |
|---|---|---|
| 最常见 *†<br>恶心<br>呕吐<br>腹痛<br>疲乏<br>头痛<br>偶见<br>性欲丧失<br>记忆障碍 | 白细胞减少 ‡<br>血小板减少<br>贫血 | 口腔糜烂 †<br>脱发<br>迟发的光毒性<br>过量可致压痛和（或）斑块坏死<br>罕见荨麻疹，血管性水肿和血管炎 |
| **肝** | **肺** | **婴儿发育** |
| 肝炎 †<br>肝硬化 § | 间质性肺炎（急性发作性咳嗽，呼吸困难） | 出生缺陷：头颅，无指 |
| **致癌 ¶** | **特殊反应** | |
| 在风湿性关节炎患者中，患淋巴细胞瘤的风险增加<br>用 PUVA 治疗的患者有皮肤 SCC 的发病风险 | 早期服用足量药物<br>重症肺炎<br>胃肠道出血<br>全血细胞减少 | |
| **机会性感染** | **其他 / 不常见的** | |
| 耶氏肺孢子虫肺炎<br>播散性隐球菌病<br>播散型组织胞浆菌病<br>泛发型带状疱疹 | 骨病（疼痛、骨质疏松、压缩性骨折）<br>室性心律失常<br>癫痫发作阈值降低 | |

* 给药当天或给药 2 ～ 3 天后，可能会对叶酸、剂量减少或止吐药物有反应。
† 可被叶酸（除 MTX 给药日外，1 ～ 5 mg/d）减少。
‡ 多达 10% 患者采取口服给药方法。
§ 多达 25% 患者接受长期治疗。
¶ 大样本银屑病患者数据无致恶变增加的风险[101-102]。
PUVA，补骨脂素＋紫外线 A；SCC，鳞状细胞癌

法是多个短疗程（数周）间断进行。

表 8.12 总结了环孢素的适应证和禁忌证。环孢素可使银屑病患者的症状得到迅速缓解，但这种疗法需与后续的替代疗法相平衡，因为最终需要停止应用环孢素。

第 130 章阐述了环孢素给药前筛选和服药期间长期随访的指南，最重要的是对肾功能的评估，应按 Cockcroft-Gault 公式估算肌酐清除率。

$$\frac{[140-\text{年龄（岁）}]\times \text{体重（kg）}}{[\text{血清肌酐（mg/100 ml）}\times 72]}$$

老年患者和有高血压病史的患者，服药期间发生肾损伤和高血压的风险增加。

据报道，在使用环孢素治疗银屑病的患者中鳞状细胞癌发生率增加，尤其是之前使用过 PUVA 治疗的患者。其产生的机制不是诱发突变导致，而是环孢素使皮肤的免疫监视功能下降。尤其是已经暴露于高 UV 辐射累积剂量的银屑病患者，存在发生皮肤恶性肿瘤的风险。尽管环孢素是一种潜在的免疫抑制剂，但尚未有单一服用环孢素导致重度感染的报道。其他副作用包括：胃肠道不适，多毛症，感觉异常，牙龈增生，头痛，眩晕，肌肉痉挛和震颤。代谢方面的副作用包括高钾血症，低镁血症，高尿酸血症（由于尿酸清除率降低导致）以及胆固醇和甘油三酯升高。

在多重对照和非对照性研究中已明确证明了环孢素对银屑病治疗的有效性。例如，欧洲多中心剂量研究表明，服用 1.25、2.5 ～ 3 和 5 mg/（kg · d）剂量的环孢素后可导致 PASI 分别减少 35%、57% 和 86%[80]。在 PASI 为 75% 基础上（指治疗后 PASI 评分下降了 75%）的患者在服用了上述剂量后，PASI 分别为 24%、52% 和 88%[80]。需要注意的是，这些研究的标准与 FDA 批准的生物治疗标准不同，故 PASI 评分没有直

**表 8.12 环孢素的适应证和禁忌证**。推荐起始剂量为每日 3 mg/kg，分两次服用；2 周后剂量可增加至每日 5 mg/kg

**适应证**

- 重度银屑病
- 常规疗法［局部治疗，光（化学）疗法，阿维 A，甲氨蝶呤］无效或不适用

**禁忌证**

- 肾功能受损 *
- 无法控制的高血压 *
- 过去或现在 * 恶性肿瘤
- 有过度光（化学）治疗史（＞200 PUVA 次）或目前正在进行光（化学）治疗 *
- 同时服用可影响环孢素药代动力学的药物 †
- 放射治疗 *
- 严重感染 * 或活动感染
- 环孢素过敏 *
- 患者依从性差 *
- 原发或继发免疫缺陷
- 联合免疫抑制治疗
- 砷暴露史
- 妊娠或哺乳期
- 同时服用甲氨蝶呤
- 严重肝疾病
- 高尿酸血症，高钾血症
- 用活疫苗接种
- 癫痫症
- 糖尿病控制欠佳
- 严重慢性器官功能障碍
- 滥用酒精和药物
- 吸收不良

* 绝对禁忌证。
† 需要调整剂量并仔细监测；环孢素被细胞色素 P4503A 亚型灭活。
PUVA，补骨脂＋UVA

接的可比性。环孢素对所有类型的银屑病患者都有效（包括甲银屑病），但对银屑病性关节炎的疗效欠佳。一般来说，治疗 4 周后 PASI 评分可下降 60% ～ 70%，长期治疗也没有出现快速耐受的征象。

### 系统用维 A 酸类药物

20 世纪 30 年代间，人们认识到维生素 A 缺乏可导致皮肤角化过度（蟾皮病）。30 年后，对维生素 A 分子的修饰产生了第一代维 A 酸类药物：全反式维 A 酸和 13- 顺式维 A 酸。进一步的研究开发出了第二代维 A 酸类药物，包括单芳香族维 A 酸类药物、阿维 A 酯和其游离的代谢产物阿维 A。

阿维 A 是治疗银屑病有效方法。但是系统性应用维 A 酸类药物存在的主要问题是它的致畸性。育龄妇女在治疗期间和停止治疗后 1 个月至 3 年期间（视药物半衰期而定）必须采取避孕措施。第 126 章阐述了系统性使用维 A 酸类药物的作用机制、药理作用和副作用。

表 8.13 归纳了阿维 A 治疗银屑病的禁忌证和适应证，表 8.14 列出了初期和治疗中的评估方法。

**表 8.13 阿维 A 的适应证和禁忌证**。服用阿维 A 禁止献血

**适应证**

- 重度银屑病外用疗法或光（化学）疗法无效
- 单一疗法适用于红皮病或脓疱性银屑病
- 联合治疗慢性斑块性银屑病

**禁忌证**

- 重度肝功能损伤 *
- 重度肾功能损伤（清除减少）*
- 妊娠或哺乳期 *
- 育龄期妇女在治疗期间和治疗后 3 年内无法保证避孕 *
- 无法控制的高脂血症，尤其是高甘油三酯血症 *
- 过量饮酒 *
- 患者依从性差 *
- 同时服用可干扰维 A 酸类药物的生物活性或可改变其代谢的药物 †
- 同时服用肝毒性药物，如甲氨蝶呤 ‡
- 糖尿病控制不良
- 胰腺炎的病史
- 使用隐形眼镜
- 动脉粥样硬化

* 绝对禁忌证。
† 需要调整剂量和认真检测，如苯妥英可竞争性地与血浆蛋白结合。
‡ 治疗抵抗的患者例外

**表 8.14 阿维 A- 治疗前和治疗期间的评估**

**阿维 A 用药前筛选**

- 病史排除禁忌证
- 全血细胞计数
- 肝功能检查（AST、ALT、γGT、碱性磷酸酶、胆红素）
- 胆固醇，HDL，三酰甘油
- 葡萄糖
- 血清肌酐
- 妊娠检查
- 考虑脊柱 X 线检查（若需期长期治疗，通常在治疗的前 3 个月进行）

**阿维 A 用药期间的评估**

- 监测皮肤黏膜副作用
- 血清三酰甘油、胆固醇、HDL 和肝功能检查（前 2 个月每月一次，然后每 2 ～ 3 个月一次）
- 血清肌酐（老年患者或轻度至中度肾功能不全患者）
- 根据病史（每年两次）和脊柱 X 线检查来掌握骨质增生的情况（例如，接受长期治疗的患者每年或每隔一年）*
- 妊娠试验（治疗期间每年两次）*

* 频率依不同临床医师而异。
ALT，丙氨酸转氨酶；AST，天冬氨酸转氨酶；γGT，γ- 谷氨酰转肽酶；HDL，高密度脂蛋白

慢性斑块性银屑病的患者，初始剂量为 0.5 mg/（kg · d），可根据其临床疗效和副作用增加剂量。对于红皮病性银屑病患者，初始剂量为 0.25 mg/（kg · d），而对于脓疱性银屑病患者初始就应给予最大剂量，如 1 mg/（kg · d）。对慢性斑块性银屑病患者，轻微唇炎（患者刚能感觉到不适）时就达到了用药的目的。而对于脓疱性银屑病患者，剂量要用到患者可最大限度忍受的唇炎为止。

单用阿维 A 治疗慢性斑块性银屑病的疗效有限，大约 70% 的患者可取得中等或较好的反应。在一项研究中，患者每天服用 50 mg 阿维 A 治疗 8 周后，23% 的患者达到 PASI ≥ 75% 改善[81]。联合光（化学）疗法和（或）维生素 $D_3$ 衍生物可使银屑病患者的临床疗效得到显著改善。2 ～ 3 个月后可达最大疗效。阿维 A 是有效的维持性药物。单用阿维 A 对红皮病性银屑病和脓疱性银屑病的治疗高度有效。但对甲银屑病和银屑病关节炎的疗效则一般。

### 靶向免疫调节剂（“生物学”疗法）

生物疗法始于 2000 年，主要用来治疗银屑病关节炎和中度至重度银屑病，其两个重要的靶点是 T 细胞和细胞因子（包括 TNF-α、IL-12/23 和 IL-17）。表 8.15 列出了目前已上市的生物制剂。第 128 章给出了生物制剂的作用机制、使用剂量、副作用和监测事项。值得关注的是，包括欧洲 S3 在内的指南，都已表明可用 TNF-α 抑制剂（阿达木单抗、依那西普和英夫利昔单抗）和乌司他单抗治疗银屑病[74, 82-84]。

**表 8.15 治疗银屑病已经上市的生物制剂**。详见第 28 章

| 生物制剂 | 靶点 | 分子 | 批准 * |
|---|---|---|---|
| 依那西普 | TNF-α † | 人融合蛋白 | FDA + EMA |
| 英夫利昔单抗 | TNF-α ‡ | 嵌合抗体 | FDA + EMA |
| 阿达木单抗 | TNF-α ‡ | 人抗体 | FDA + EMA |
| 乌司奴单抗 | p40 subunit of IL-12/23 | 人抗体 | FDA + EMA |
| 塞库单抗 | IL-17A | 人抗体 | FDA + EMA |
| 碘克珠单抗 | IL-17A | 人源化抗体 | FDA + EMA |
| 溴达拉单抗 | IL-17 受体 | 人抗体 | FDA + EMA |
| 古赛库单抗 | IL-23 | 人抗体 | FDA |

* 2017 年 7 月前批准治疗银屑病的生物制剂。类似生物产品如阿达木单抗 -atto，依那西普 -szzs，英夫利昔单抗 -dyyb 也已经上市。
† 溶解型。
‡ 跨膜 TNF 受体的溶解型。
EMA，欧洲药品管理局；FDA，食品药品管理局；IL，白介素；TNF，肿瘤坏死因子

生物疗法适用于中度至重度银屑病和（或）银屑病关节炎患者。一些指南将其限制在“高需求患者”中使用，这些患者对现有的其他疗法都是禁忌或疗效不佳。一些临床研究人员认为，生物疗法应该用于那些对经典的系统治疗疗效不佳的患者，但这需要与生物制剂的昂贵价格相平衡。表 8.16 列出了目前已上市生物制剂的适应证和禁忌证。

**表 8.16 靶向免疫调节剂（生物制剂）的适应证和禁忌证**。接受生物制剂治疗的银屑病患者禁止用活性疫苗（见表 128.10）

**适应证**

**一般适应证**

- 中重度银屑病，需要系统治疗者
- 银屑病性关节炎患者，特别是抗风湿类药物治疗无效者

**受限制的适应证**

- 中重度银屑病，外用、光（化学）疗法及经典系统治疗疗效不佳，或有禁忌证 †

**禁忌证**

确切的禁忌证因药物而异（见第 128 章）；下面列出的一些是相对禁忌证，而其他的则是绝对禁忌证 *

- 严重的病毒、细菌或真菌感染，包括活跃的沙门氏菌或二型真菌感染 *
- 败血症风险增加 *
- 活动性结核 *
- 对生物制剂过敏反应 *
- 对 TNF-α 抑制剂有选择性：ANA +（尤其是在滴度高的情况下）或自身免疫性结缔组织病、失血、充血性心力衰竭（NYHA 三级或四级），或脱髓鞘障碍（后者，如果是一级亲属）*
- 乌司特金单抗的选择性：过去 12 个月内的卡介苗接种（预计会增加对分枝杆菌感染的易感性）
- 对赛库单抗、碘克珠单抗和嗅达拉单抗的选择性：活动性克罗恩病（可能导致肠道疾病恶化）
- 乙型肝炎病毒感染史 **
- 丙型肝炎病毒感染史（激活风险）***
- 免疫抑制患者
- 妊娠（TNF-α 抑制剂、乌司特金单抗和古赛库单抗为 B 类；碘克珠单抗于 2015 年后上市）
- 母乳喂养
- 过去 5 年内的恶性肿瘤（不包括经适当治疗的单一皮肤鳞状或基底细胞癌）
- 过度慢性日光照射或光（化学）疗法

† 点滴型、脓疱型及红斑型银屑病并不是适应证，但有证明表明安全有效。
* 绝对禁忌证。
** 如果 HBsAg 阳性，在免疫抑制治疗前测量 HBV DNA 并用抗病毒药物（如替诺福韦、恩替卡韦、替比夫定）治疗。HBsAg 阴性（见表 128.8）时，监测抗 HBs 或 -HBc 抗体重新激活情况。
*** 需要监测肝功能测试和病毒载量。
NYHA，美国心脏协会

第128章回顾了各种生物制剂的相对有效性。若以患者达到PASI 75%的改善为标准，那么生物制剂的有效性（用药3个月之后评估）和光（化学）疗法以及经典的系统性药物，如甲氨蝶呤和环孢素的有效性发生显著重叠，虽然对此只有少数的研究。总的来说，TNF-α 抑制剂和抗IL-12/23抗体具有显著的疗效，能够对银屑病起到长期控制[85]。塞库单抗和碘克珠单抗是最近批准的抗-IL-17A抗体，后者在临床试验中的疗效优于依那西普[86, 86a]或乌司特金单抗[87, 87a]。

### 阿普斯特和其他系统疗法

阿普斯特（apremilast）是一种口服磷酸二酯酶4抑制剂，可防止免疫细胞内环状AMP降解（见图130.3）。这又反过来降低了银屑病患者的整体免疫活性。第130章阐述了阿普斯特的使用剂量和副作用。在三分之一的斑块型银屑病患者中，阿普斯特可使其PASI达75%的改善。并显著减少瘙痒症状。

表8.17归纳了其他系统疗法，这些方法也被认为对银屑病的治疗有效。一般来说，与本章之前提到的其他药物相比，它们在临床上的使用率低，且在使用上存在地区差异。

## 治疗管理

### 基本思路

在为每个患者制订个体化的治疗方案之前，重要的一点是要先去除诱发因素。可使病情加剧的因素如局部感染、药物和精神因素，在本章的前面部分已经讨论过了，故不再赘述。此外，从各方面评估疾病的严重程度也是非常重要的[88]，尤其是：

- 皮损受累面积，红斑严重程度，病变厚度和脱屑多少。若需要对此做研究，可通过PASI来评估（见表8.2）。
- 对患者生活质量的影响程度：皮损的可见度和全身症状如瘙痒等，对精神心理的压力，家人和朋友对银屑病患者的态度。银屑病患者生活质量方面的情况可以通过调查问卷［如皮肤病生活质量指数（DLQI），Skindex-29］来评估。
- 对既往治疗的反应。不同患者对各种治疗反应存在很大差异。例如，一些甚至是有泛发性皮损的患者，可能对作用弱的外用药就可以获得很好的疗效，而一些皮损比较局限的患者，即使服用了大剂量的系统性药物也效果不佳。

必须要考虑到各种治疗方法的相对和绝对禁忌证，特别是那些采用光（化学）疗法和系统性药物治疗的患者。银屑病是一种慢性病，患者不但要应对他们的疾病，也要应对长期的各种治疗和费用。例如，有些情况可能会影响患者日常的治疗。最后，有些患者对暴露部位哪怕只有硬币大小的皮损都不能接受，而对有些患者来说是可以接受的。因此，治疗方案的选择是一个综合多种因素的过程，而不是简单的逐级进阶。

表8.17　银屑病的其他系统治疗

| 药物 | 副作用 |
|---|---|
| 阿普雷美拉（30 mg BID）* | 胃肠道紊乱，鼻咽炎，头痛，体重减轻，抑郁（最多1%患者）；见第130章。 |
| 延胡索酸盐[103] | 肾损害、脸红、胃肠道紊乱、头痛、疲劳、范科尼综合征、进行性多灶性白质脑病（罕见） |
| 麦考酚吗乙酯[104] | 见第130章 |
| 口服骨化三醇[105]（0.5～3 μg/d） | 高钙血症，高钙尿症 |
| 6-硫代鸟嘌呤（40～160 mg/d） | 骨髓抑制，肝毒性，胃肠道紊乱 |
| 羟基脲 | 见表130.11 |

* 初始剂量从10 mg/d开始，然后再向上递增。
BID，一天两次

### 外用制剂的管理

在治疗之前，很重要的一点是告知患者同形现象，损伤（如搔抓和清洗皮损）可抵消治疗作用。还需要告知患者局部用药并不能阻止身体其他部位新皮损的产生。对于轻中度的患者，首选局部治疗。

最近的一个meta分析重新评估了各种外用药物治疗的有效性[89]。这项分析得出的结论是，只有很强效的外用皮质激素才比单用维生素 $D_3$ 衍生物-卡泊三醇更有效。对门诊患者来说，卡泊三醇比蒽林、煤焦油、其他维生素 $D_3$ 衍生物（他卡西醇和骨化三醇）和维A酸类药物——他扎罗汀更有效。煤焦油和蒽林的疗效很难评估，因为这些治疗的成功与否很大程度上依赖于治疗环境。日间中心和住院治疗是最佳的选择，因为在这些地方，患者更容易应对如染色、刺痛和刺激感等副作用。

对于大多数患者来说，建议采用联合治疗，这样可以提高疗效和减少药物副作用[90]。例如，卡泊三醇和二丙酸倍他米松联合，每天使用一次比单独每天两次外用卡泊三醇或每天两次单独外用二丙酸倍他米松的疗效要好。

一种常用的初始方法是每天两次外用卡泊三醇，或每天一次外用强效皮质激素，持续使用4～8周（敏感皮肤区域和头皮除外）。若这种方法疗效欠佳或患者要求尽快去除皮损，那么可以同时外用卡泊三醇和强效皮质激素，持续4～8周。若疗效不足或有刺激感，可尝试单一使用另一种维生素$D_3$衍生物或他扎罗汀，或也可联合外用皮质激素。另外，对少数顽固性斑块可采用以水胶体包裹的外用皮质激素来治疗，特别是当存在叠加的LSC时。

对患病时间长、上述治疗效果欠佳和快速复发的患者，可尝试使用焦油或蒽林。这些治疗常需要在日间中心或住院部进行。因为在门诊治疗不方便且效果不理想。在维持治疗方面，有的患者选择采用间断性治疗，有的患者则愿意采用持续性治疗。每日外用维生素$D_3$衍生物治疗（在最大允许周剂量下），是一种安全而有效的维持治疗手段。如果治疗效果不满意，可间断局部应用皮质激素（每周一次或两次）。

对敏感部位和头皮银屑病应采用不同的治疗方法（表8.18）。如果外用药的疗效不佳，则可采用光（化学）疗法或系统性药物治疗。

## 光（化疗）疗法和经典系统用药的管理

对中度至重度银屑病患者来说，外用药物治疗不切实际且疗效可能不满意。慢性病程，泛发性皮损，加上外用药物的疗效有限，常常使患者变得沮丧和依从性较差。有meta分析对光（化学）疗法和系统治疗的有效性作了重新评估，结果显示PUVA的清除率最高（70%），其次使UVB（67.9%）和环孢素（64%）[91]。由此制定的临床实践指南建议采用如下的治疗顺序：UVB，PUVA，甲氨蝶呤，阿维酸，最后是环孢素[91]。

**表8.18 特殊部位银屑病的管理。**系统治疗可以改善，但单发于这些部位的皮损不建议系统治疗

| 特殊部位 | 特殊考虑和实用处理 |
|---|---|
| 头皮 | • 用10%～15%的水杨酸去除鳞屑<br>• 外用强效或超强效糖皮质激素溶液、凝胶、泡沫或香波剂型。单用或联用卡泊三醇 |
| 面部、腹股沟、腋窝、其他皱褶部位 | • 一线治疗：弱效激素外用<br>• 二线治疗：外用钙调磷酸酶抑制剂[106]或他卡西醇/骨化三醇联合弱效激素 |
| 甲 | • 分别鉴别基于甲母质与甲床异常的远端和近端甲单位异常；考虑到并发甲真菌病的可能性<br>• 对远端甲单位异常状态：维生素$D_3$衍生物外用（证据有限）<br>• 对近端甲单位异常状态：皮损内注射激素和（或）系统抗银屑病治疗 |

然而，为每个患者选择系统性的治疗方案时，还需要考虑患者是否有相对或绝对的禁忌证。例如，既往有UV过度暴露史的患者不适宜采用光（化学）疗法。却很适合采用维A酸类药物治疗（考虑到它的抗癌作用），有过度饮酒史或活动性肝炎患者，禁用甲氨蝶呤，而肾功能不全或高血压患者禁用环孢素。

除以上考虑外，还有一些一般性的建议，若患者对外用药物疗效不佳，则可考虑使用窄谱UVB光疗。如果经过几个月的UVB治疗后，不能获得满意疗效，或达不到长期缓解的效果，就可以选择上述阐述的其他治疗方法（需考虑个体化的危险因素）。是否需要采用维持治疗是一个重要的问题，不可采用环孢素做维持治疗，而甲氨蝶呤、阿维A和延胡索酸都适用于银屑病患者的长期维持治疗，延胡索酸只在部分欧洲国家有售。然而，长期系统性治疗会受到其蓄积毒性作用的限制。交替疗法的概念很有价值，但却较为复杂。如果对光（化学）疗法和经典系统疗法的疗效都不够满意，则建议使用生物制剂。

## 靶向免疫调节剂（“生物”疗法）

目前全世界范围内几种生物制剂可用于治疗银屑病和（或）银屑病关节炎：阿达木单抗（adalimumab），依那西普（etanercept），英夫利昔单抗（infliximab），乌司奴单抗（ustekinumab），塞考单抗（secukinumab），碘克珠单抗（ixekizumab），溴达拉单抗（brodalumab），古赛库单抗（guselkumab）（见表8.15）。尽管局部用药和经典系统疗法可获得一定的疗效，但其安全性，疗效和便捷性有时限制了它的使用，尤其是对于那些需要长期治疗的患者[92]。对这些患者来说，生物制剂可以使皮损和银屑病关节炎得到改善（尤其是TNF-α抑制剂），可防止永久性破坏性病变。一些研究者提出，减少因活动性银屑病引起的炎症可能会影响代谢综合征和心血管疾病的发展[93]。

光（化学）疗法和系统性疗法的副作用各不相同，但目前尚无蓄积毒性的报道。一年的生物制剂治疗费用在美国高达6万美元，在欧洲高达35 000欧元（费用因不同地区而异），国家健康管理机构和健康管理保险公司对生物制剂的使用采取了限制性措施。因此，在许多国家，生物制剂仅限于对传统治疗手段疗效不佳的严重银屑病患者使用。

### 如何联合治疗

联合治疗的目的是提高临床疗效和尽可能降低副作用。出于对安全性的考虑，有些联合疗法是禁用的。

#### 有益的联合治疗

对于局部治疗，已有系统的文献报道[89-90]。如前所述，卡泊三醇与强效外用皮质激素联用已经证明比单用更有效，然而卡泊三醇与中效外用皮质激素联用与单药治疗相比，疗效没有差别。但中等强度的皮质激素可缓解卡泊三醇外用引起的刺激感。与单一药物治疗相比，卡泊三醇-环孢素和卡泊三醇-阿维A联用的疗效也增加[94-95]。例如，低剂量环孢素［2 mg/（kg·d）］联合局部卡泊三醇，可使90%患者的皮损的得到显著改善或清除。一项阿维A剂量递增的研究表明，卡泊三醇和阿维A联合应用的疗效更佳，且与单一药物治疗相比，阿维A和卡泊三醇的剂量均较低。卡泊三醇和PUVA联用与分别单一治疗相比，UVA的蓄积剂量显著降低，而疗效提高。而UVB与卡泊三醇联用是否有益尚不确定。然而，已经证明依那西普（每周皮下注射25 mg）和阿维A联用与单用依那西普（每周皮下注射两次，每次25 mg）的疗效相当[96]。

外用皮质激素有时也与其他治疗银屑病的方法联合应用，尽管有报道称联合治疗可使后期的缓解持续时间增加，但还需要做对照研究来证实此观点。根据部位不同，建议应用强效或中效皮质激素的时间不超过4～8周。光疗与蒽林或焦油联用是由来已久的治疗方法，然而，光疗要使用近红斑剂量来实现最大疗效，虽然蒽林和优化的光疗联用后缓解期延长了，但还没有证实蒽林或焦油的附加效应高于光疗法。

#### 禁止的和有使用限制的联合疗法

阿维A与环孢素的联合应用有使环孢素蓄积的风险，因为环孢素可被细胞色素P450系统灭活，而此系统可被阿维A抑制。环孢素和PUVA联用的患者，可增加鳞状细胞癌的发生率，无论是同时应用还是前后使用（PUVA治疗后使用环孢素）[97]。因此，环孢素和PUVA禁止联合使用。尽管有报道称甲氨蝶呤和PUVA联合用药是安全的[98]，但还需要长期的研究来证实。

禁止联合应用煤焦油和PUVA，因为这可诱导显著的光毒性。环孢素和甲氨蝶呤都属于免疫抑制剂，故两者联用存在很高风险。然而，这种联合方法已被风湿病学家成功应用。并且在顽固性银屑病中，证明这两种药物联合应用非常有效，且不会产生明显的副作用。对所有治疗都无效的银屑病患者，可采用甲氨蝶呤和阿维A的联合疗法[99]。虽然此种联合疗法疗效显著，但有报告称会产生严重的肝毒性，因此，用药期间一定要监测肝功能。

### 儿童银屑病的治疗

在最近的一项研究中，我们回顾了儿童银屑病患者治疗方式的有效性和安全性。仅确定了两个随机对照试验，一组外用卡泊三醇和另一组使用依那西普[100]。研究者建议局部卡泊三醇作为轻度至中度青少年银屑病患者的一线治疗，并结合轻至中等强度的外用皮质激素（如有必要）。对于屈侧或面部银屑病患者，可在治疗方案中添加0.1%的他克莫司软膏。对该治疗方案无效或对于中至重度银屑病患者，可考虑使用蒽林。下一步则建议使用窄谱UVB治疗，尤其是对于青少年患者，需注意治疗次数。尽管还存在争议，但对于怀疑有链球菌感染的点滴状银屑病患者，可考虑使用抗生素。甲氨蝶呤认为是系统性治疗首选的治疗方法。而对于脓疱型和红皮病型银屑病患者，则考虑应该维A酸类药物。环孢素在特殊情况时偶尔使用，依那西普则视为是抗药性银屑病的三线药物[100]。

### 银屑病合并症的治疗

中度至重度银屑病患者常常并发合并症，特别是合并代谢综合征。表8.19总结了各种合并症患者的推荐治疗方法。

## 展望

到目前为止，银屑病采用逐步治疗的模式，首先选择局部用药，然后采用光疗或经典的系统性治疗，最后才选择生物疗法。采用更具靶向性的生物制剂（如，IL-17a、IL-23、IL-17受体的抑制剂）是否会影响这种治疗模式还有待确定。将来会有更多的靶向生物制剂上市（如IL-20，IL-22，GM-CSF抑制剂）。外用或口服的小分子物质（例如JAK1/2抑制剂，蛋白激酶C抑制剂，p38激酶抑制剂），以及以Toll样7、8和9受体为靶点或对Stat3起诱导作用的寡核苷酸。希望将来能够研究出可以预测不同个体对不同疗法的治疗反应的生物标志物。从而提供疗效更好的治疗方法。

表 8.19 银屑病合并症的治疗

| | 首选治疗 | | | | | | |
|---|---|---|---|---|---|---|---|
| | 外用 | | 光疗 | 系统治疗 | | | |
| 合并症或特殊部位 | 激素 | 其他外用制剂 | | 维甲酸类 | 甲氨蝶呤 | 环孢素 | 免疫调节剂（生物制剂） |
| 肝病 | √ | √ | √（UVB） | | | | √ |
| 乙型 * 或丙型肝炎感染 | √ | √ | √（UVB） | | | | √（依那西普＞阿达木单抗＞优特克单抗＞苏金单抗） |
| 代谢综合征 | √ | √ | √ | √ ** | √ ** | √ | √ |
| 免疫抑制（例如 HIV/AIDS） | √ | √ | √（UVB） | √ | | | |
| 妊娠 | √（轻中强度激素） | | √（UVB） | | √ | √孕 C 类 | √（TNF 抑制剂、优特克单抗，苏金单抗；孕 B 类） |
| 内科恶性肿瘤病史（如淋巴瘤、肺癌） | √ | √ | √（UVB） | √ | | | |
| 频发皮肤肿瘤病史 | √ | √（维生素 $D_3$ 衍生物、维甲酸类） | | √ | | | |

* 如果 HBsAg 阳性，在免疫抑制治疗前测量 HBV DNA 并用抗病毒药物（如替诺福韦、恩替卡韦、替比夫定）治疗。监测 HbsAg 阴性患者抗 -HBs 或 -HBc 再激活情况。
** 非酒精性脂肪肝患者中慎用。
UVB，中波紫外线

（陈明飞　刘华绪译　刘　红校　张福仁审）

# 参考文献


1. Nestlé FO, Kaplan DH, Barker J. Psoriasis. N Engl J Med 2009;361:496–509.
2. Lebwohl MG, Bachelez H, Barker J, et al. Patient perspectives in the management of psoriasis: Results from the population-based Multinational Assessment of Psoriasis and Psoriatic Arthritis Survey. J Am Acad Dermatol 2014;70:871–81.
3. de Jong EM, Seegers BA, Gulinck MK, et al. Psoriasis of the nails associated with disability in a large number of patients; results of a recent interview with 1728 patients. Dermatology 1996;193:300–3.
4. Raychaudhuri SP, Gross J. A comparative study of pediatric onset psoriasis with adult onset psoriasis. Pediatr Dermatol 2000;17:174–8.
5. Farber EM, Nall ML. The natural history of 5600 patients. Dermatologica 1974;148:1–18.
6. Augustin M, Glaeske G, Radtke MA, et al. Epidemiology and comorbidity of psoriasis in children. Br J Dermatol 2010;162:633–6.
7. de Jager ME, van de Kerkhof PC, de Jong EM, Seyger MM. Epidemiology and prescribed treatments in childhood psoriasis: a survey among medical professionals. J Dermatolog Treat 2009;20:254–8.
8. Andressen C, Henseler T. Inheritance of psoriasis. Analysis of 2035 family histories. Hautarzt 1982;33:214–17.
9. Farber E, Nall L. Epidemiology: natural history and genetics. In: Roenigk HH, Maibach HI, editors. Psoriasis. 3rd ed. New York: Marcel Dekker; 1998. p. 107–58.
10. Schmitt-Egenolf M, Eiermann TH, Boehncke WH, et al. Familial juvenile onset psoriasis is associated with the human leukocyte antigen (HLA) class I side of the extended haplotype Cw6-B57-DRB1*0701-DQA1*0201-DQB1*0303: a population- and family-based study. J Invest Dermatol 1996;106:711–14.
11. Christophers E, Henseler T. Psoriasis type I and II as subtypes of nonpustular psoriasis. Semin Dermatol 1992;11:261–6.
12. Bowcock AM, Krueger JG. Getting under the skin: the immunogenetics of psoriasis. Nat Rev Immunol 2005;5:699–711.
13. Manolio TA, Collins PC, Cox NJ, et al. Finding the missing heritability of complex diseases. Nature 2009;461:747–53.
14. Nair RP, Duffin KC, Helms C, et al. Genome-wide scan reveals association of psoriasis with IL-23 and NF-kappaB pathways. Nat Genet 2009;41:199–204.
15. Strange A, Capon F, Spencer CC, et al. A genome-wide association study identifies new psoriasis susceptibility loci and an interaction between HLA-C and ERAP1. Nat Genet 2010;42:985–90.
16. Capon F, Di Meglio P, Szaub J, et al. Sequence variants in the genes for the interleukin-23 receptor (IL23R) and its ligand (IL12B) confer protection against psoriasis. Hum Genet 2007;122:201–6.
17. Ainali C, Valeyev N, Perera G, et al. Transcriptoma classification reveals molecular subtypes of psoriasis. BMC Genomics 2012;13:472.
18. Tian S, Krueger JG, Li K, et al. Meta-analysis derived (MAD) transcriptome of psoriasis defines the "core" pathogenesis of disease. PLoS ONE 2012;7:e44274.
19. Ong PY, Ohtake T, Brandt C, et al. Endogenous antimicrobial peptides and skin infections in atopic dermatitis. N Engl J Med 2002;347:1151–60.
20. Voorhees JJ. Pathophysiology of psoriasis. Annu Rev Med 1977;28:467–73.
21. Guilhou JJ, Meynadier J, Clot J, et al. Immunological aspects of psoriasis. II. Dissociated impairment of thymus-dependent lymphocytes. Br J Dermatol 1976;95:295–301.
22. Griffiths CE, Powles AV, Leonard JN, et al. Clearance of psoriasis with low dose cyclosporine. Br Med J (Clin Res Ed) 1986;293:731–2.
23. Di Meglio P, Villanova F, Nestle FO. Psoriasis. Cold Spring Harb Perspect Med 2014;4:1–30.
24. Eady DJ, Burrows D, Bridges JM, Jones FG. Clearance of severe psoriasis after allogenic bone marrow transplantation. BMJ 1990;300:908.
25. Gardembas-Pain M, Ifrah N, Foussard C, et al. Psoriasis after allogeneic bone marrow transplantation. Arch Dermatol 1990;126:1523.
26. Menssen A, Trommler P, Vollmer S, et al. Evidence for an antigen-specific cellular immune response in skin lesions of patients with psoriasis vulgaris. J Immunol 1995;155:4078–83.
27. Boyman O, Heft HP, Conrad C, et al. Spontaneous development of psoriasis in a new animal model shows an essential role for resident T cells and tumor necrosis factor-alpha. J Exp Med 2004;199:731–6.
28. Nestlé FO, Conrad C, Tun-Kyi A, et al. Plasmacytoid predendritic cells initiate psoriasis through interferon-alpha production. J Exp Med 2005;202:135–43.
29. Conrad C, Boyman O, Tonel G, et al. Alphabetal integrin is crucial for accumulation of epidermal T cells and the development of psoriasis. Nat Med 2007;13:836–42.
30. Bonish B, Jullien D, Dutronc Y, et al. Overexpression of CD1d by keratinocytes in psoriasis and CD1d-dependent IFN-gamma production by NK-T cells. J Immunol 2000;165:4076–85.
31. Laggner U, Di Meglio P, Perera GK, et al. Identification of a novel proinflammatory human skin-homing Vγ9Vδ2 T cell subset with a potential role in psoriasis. J Immunol 2011;187:2783–93.
32. Villanova F, Flutter B, Tosi I, et al. Characterization of innate lymphoid cells in human skin and blood demonstrates increase of NKp44+ ILC3 in psoriasis. J Invest Dermatol 2014;134:984–91.
33. Nestlé FO, Turka LA, Nickoloff BJ. Characterization of

dermal dendritic cells in psoriasis: autostimulation of T lymphocytes and induction of Th1 type cytokines. J Clin Invest 1994;94:202–9.
34. Lowes MA, Chamian F, Abello MV, et al. Increase in TNF-alpha and inducible nitric oxide synthase-expressing dendritic cells in psoriasis and reduction with efalizumab (anti-CD11a). Proc Natl Acad Sci USA 2005;102:19057–62.
35. Chamian F, Lowes MA, Lin SL, et al. Alefacept reduces infiltrating T cells, activated dendritic cells, and inflammatory genes in psoriasis vulgaris. Proc Natl Acad Sci USA 2005;102:2075–80.
36. Lande R, Gregorio J, Faccinetti V, et al. Plasmacytoid dendritic cells sense self-DNA coupled with antimicrobial peptide. Nature 2007;449:564–9.
37. Ganguly D, Chamilos G, Lande R, et al. Self-RNA-antimicrobial peptide complexes activate human dendritic cells through TLR7 and TLR8. J Exp Med 2009;206:1983–94.
38. Detmar M, Brown LF, Claffey KP, et al. Overexpression of vascular permeability factor/vascular endothelial growth factor and its receptors in psoriasis. J Exp Med 1994;180:1141–6.
39. Schonthaler HB, Huggenberger R, Wculek SK, et al. Systemic anti-VEGF treatment strongly reduces skin inflammation in a mouse model of psoriasis. Proc Natl Acad Sci USA 2009;106:21264–9.
40. Krueger JG, Bowcock A. Psoriasis pathophysiology: current concepts of pathogenesis. Ann Rheum Dis 2005;64(Suppl. 2):ii30–6.
41. Di Cesare A, Di Meglio P, Nestlé FO. The IL-23/Th17 axis in the immunopathogenesis of psoriasis. J Invest Dermatol 2009;129:1339–50.
42. Eyerich S, Eerich K, Pennino D, et al. Th22 cells represent a distinct human T cell subset involved in epidermal immunity and remodeling. J Clin Invest 2009;119:3573–85.
43. Duhen T, Geiger R, Jarrossay D, et al. Production of interleukin 22 but not interleukin 17 by a subset of human skin-homing memory T cells. Nat Immunol 2009;10:857–63.
44. Ortega C, Fernandez AS, Carrillo JM, et al. IL-17-producing CD8+ T lymphocytes from psoriasis skin plaques are cytotoxic effector cells that secrete Th17-related cytokines. J Leukoc Biol 2009;86:435–43.
45. Albanesi C, Scarponi C, Pallotta S, et al. Chemerin expression marks early psoriatic skin lesions and correlates with plasmacytoid dendritic cell recruitment. J Exp Med 2009;206:249–58.
46. Gallo RL, Huttner KM. Antimicrobial peptides: an emerging concept in cutaneous biology. J Invest Dermatol 1998;111:739–43.
47. Bata Csorgo Z, Hammerberg C, Voorhees JJ, Cooper KD. Kinetics and regulation of human keratinocyte stem cell growth in short-term primary ex vivo culture. Cooperative growth factors from psoriatic lesional T lymphocytes stimulate proliferation among psoriatic uninvolved, but not normal, stem keratinocytes. J Clin Invest 1995;95:317–27.
48. Sano S, Chan KS, Carbajal S, et al. Stat3 links activated keratinocytes and immunocytes required for development of psoriasis in a novel transgenic mouse model. Nat Med 2005;11:43–9.
49. Sigurdardottir SL, Thorleifsdottir RH, Valdimarsson H, Johnston A. The association of sore throat and psoriasis might be explained by histologically distinctive tonsils and increased expression of skin-homing molecules by tonsil T cells. Clin Exp Immunol 2013;174:139–51.
50. de Brouwer SJ, van Middendorp H, Stormink C, et al. The psychophysiological stress response in psoriasis and rheumatoid arthritis. Br J Dermatol 2014;170:824–31.
51. Verhoeven EWM, Kraaimaat FW, de Jong EMGJ, et al. Individual differences in the effect of daily stressors on psoriasis: a prospective study. Br J Dermatol 2009;161:295–9.
52. Marrakchi S, Guigue P, Renshaw BR, et al. Interleukin-36-receptor antagonist deficiency and generalized pustular psoriasis. N Engl J Med 2011;365:620–8.
53. Moll JMH. Psoriatic arthropathy. In: Mier PD, van de Kerkhof PCM, editors. Textbook of Dermatology. Edinburgh: Churchill Livingstone; 1986. p. 55–82.
54. Reich K, Krüger K, Mössner R, Augustin M. Epidemiology and clinical pattern of psoriatic arthritis in Germany: a prospective interdisciplinary epidemiological study of 1511 patients with plaque-type psoriasis. Br J Dermatol 2009;160:1040–7.
55. Eder L, Hadad A, Rosen CF, et al. The incidence and risk factors for psoriatic arthritis in patients with psoriasis-a prospective cohort study. Arthritis Rheumatol 2016;68:915–23.
56. Klaassen KMG, Dulak MG, van de Kerkhof PCM, Pasch MC. The prevalence of onychomycosis in psoriatic patients; a systematic review. J Eur Acad Dermatol Venereol 2013;28:533–41.
57. Kimball AB, Schenfeld J, Accortt NA, et al. Incidence rates of malignancies and hospitalized infectious events in patients with psoriasis with or without treatment and a general population in the U.S.A.: 2005–09. Br J Dermatol 2014;170:366–73.
58. Mallbris L, Akre O, Granath F, et al. Increased risk for cardiovascular mortality in psoriasis inpatients but not in outpatients. Eur J Epidemiol 2004;19:225–30.
59. Gelfand JM, Neimann AL, Shin DB, et al. Risk of myocardial infarction in patients with psoriasis. JAMA 2006;296:1735–41.
60. Miller IM, Ellervik C, Zarchi K, et al. The association of metabolic syndrome and psoriasis: a population- and hospital-based cross-sectional study. J Eur Acad Dermatol Venereol 2015;29:490–7.
61. Miele L, Vallone S, Cefalo C, et al. Prevalence, characteristics and severity of non-alcoholic fatty liver disease in patients with chronic plaque psoriasis. J Hepatol 2009;51:778–86.
62. Ellinghaus D, Ellinghaus E, Nair RP, et al. Combined analysis of genome-wide association studies for Crohn disease and psoriasis identifies seven shared susceptibility loci. Am J Hum Genet 2012;90:636–47.
63. Wan J, Wang S, Haynes K, et al. Risk of moderate to advanced kidney disease in patients with psoriasis: population based cohort study. BMJ 2013;347:f5961.
64. Menter A, Korman NJ, Elmets CA, et al. Guidelines of care for the management of psoriasis and psoriatic arthritis. Section 3: guidelines of care for the management and treatment of psoriasis with topical therapies. J Am Acad Dermatol 2009;60:643–59.
65. van de Kerkhof PC, Kragballe K, Segaert S, et al. Factors impacting the combination of topical corticosteroid therapies for psoriasis: perspectives from the International Psoriasis Council. J Eur Acad Dermatol Venereol 2011;25:1130–9.
66. Katz HI, Hien NT, Prower SE, et al. Betamethasone in optimized vehicle. Intermittent pulse dosing for extended maintenance treatment of psoriasis. Arch Dermatol 1987;123:1308–11.
67. Kragballe K. Vitamin D in Dermatology. New York: Marcel Dekker; 2000.
68. van de Kerkhof PCM, Wasel N, Kragballe K, et al. A two-compound product containing calcipotriol and betamethasone dipropionate provides rapid, effective treatment of psoriasis vulgaris regardless of baseline disease severity. Dermatology 2005;210:294–9.
69. Kragballe K, Hoffmann V, Ortonne JP, et al. Efficacy and safety of calcipotriol plus betamethasone dipropionate scalp formulation compared with calcipotriol scalp solution in the treatment of scalp psoriasis: a randomized controlled trial. Br J Dermatol 2009;161:159–66.
70. van de Kerkhof PCM. Dithranol treatment for psoriasis: after 75 years, still going strong. Eur J Dermatol 1991;1:79–88.
71. Lew-kaya DA, Sefton J, Krueger FF, et al. Safety and efficacy of a new retinoid gel in the treatment of psoriasis. J Invest Dermatol 1992;98:600.
72. Gribetz C, Ling M, Lebwohl M, et al. Pimecrolimus cream 1% in the treatment of intertriginous psoriasis: a double blind, randomized study. J Am Acad Dermatol 2004;51:731–8.
73. Menter A, Korman NJ, Elmets CA, et al. Guidelines of care for the management of psoriasis and psoriatic arthritis. Section 5. Guidelines of care for the treatment of psoriasis with phototherapy and photochemotherapy. J Am Acad Dermatol 2010;62:114–35.
74. Nast A, Gisondi P, Ormerod AD, et al. European S3-Guidelines on the systemic treatment of psoriasis vulgaris–Update 2015–Short version–EDF in cooperation with EADV and IPC. J Eur Acad Dermatol Venereol 2015;29:2277–94.
75. Hsu S, Papp KA, Lebwohl MG, et al. Consensus guidelines for the management of plaque psoriasis. Arch Dermatol 2012;148:95–102.
75a. Menter A, Korman NJ, Elmets CA, et al. Guidelines of care for the management of psoriasis and psoriatic arthritis: section 4. Guidelines of care for the management and treatment of psoriasis with traditional systemic agents. J Am Acad Dermatol 2009;61:451–85.
76. Flytström I, Stenberg B, Svensson A, Bergbrant IM. Methotrexate vs ciclosporin in psoriasis: effectiveness, quality of life and safety. A randomized controlled trial. Br J Dermatol 2008;158:116–21.
77. Heydendael VM, Spuls PI, Opmeer BC, et al. Methotrexate versus cyclosporine in moderate to severe chronic plaque psoriasis. N Engl J Med 2003;349:658–65.
78. Maybury CM, Jabbar-Lopez ZK, Wong T, et al. Methotrexate and liver fibrosis in people with psoriasis: a systematic review of observational studies. Br J Dermatol 2014;171:17–29.
79. de Rie MA, Bos JD. Cyclosporine immunotherapy. Clin Dermatol 1997;15:811–21.
80. Timonen P, Friend O, Abeywickrama K, et al. Efficacy of low dose cyclosporin A in psoriasis: results of dose finding studies. Br J Dermatol 1990;122(Suppl. 36):33–40.
81. Gollnick H, Bauer R, Brindley C, et al. Acitretin versus etretinate in psoriasis. Clinical and pharmacokinetic results of a German multicenter study. J Am Acad Dermatol 1988;19:458–69.
82. Gottlieb A, Korman NJ, Gordon KB, et al. Guidelines of care for the management of psoriasis and psoriatic arthritis: Section 2. Psoriatic arthritis: overview and guidelines of care for treatment with an emphasis on the biologics. J Am Acad Dermatol 2008;58: 851–64.
83. Menter A, Gottlieb A, Feldman SR, et al. Guidelines of care for the management of psoriasis and psoriatic arthritis. Section 1. Overview of psoriasis and guidelines of care for the treatment of psoriasis with biologics. J Am Acad Dermatol 2008;58: 826–50.
84. Smith CH, Anstey AV, Barker JN, et al. British Association of Dermatologists' guidelines for biologic interventions for psoriasis 2009. Br J Dermatol 2009;161:987–1019.
85. Rustin MH. Long-term safety of biologics in the treatment of moderate-to-severe plaque psoriasis: review of current data. Br J Dermatol 2012;167(Suppl. 3):3–11.
86. Langley RG, Elewski BE, Lebwohl M, et al. Secukinumab in plaque psoriasis–results of two phase 3 trials. N Engl J Med 2014;371:326–38.
86a. Griffiths CE, Reich K, Lebwohl M, et al. Comparison of ixekizumab with etanercept or placebo in moderate-to-severe psoriasis (UNCOVER-2 and UNCOVER-3): results from two phase 3 randomised trials. Lancet 2015;386(9993):541–51.
87. Thaçi D, Blauvelt A, Reich K, et al. Secukinumab is superior to ustekinumab in learing skin of subjects with moderate to severe plaque psoriasis: CLEAR, a randomized controlled trial. J Am Acad Dermatol 2015;73:400–9.
87a. Reich K, Pinter A, Lacour JP, et al. Comparison of ixekizumab with ustekinumab in moderate-to-severe psoriasis: 24-week results from IXORA-S, a Phase 3 study. Br J Dermatol 2017;doi:10.1111/bjd.15666.
88. Kirby B, Fortune DG, Blushan M, et al. The Salford Psoriasis Index: a holistic measure of psoriasis severity. Br J Dermatol 2000;142:728–32.
89. Mason AR, Mason J, Cork MJ, et al. Topical treatments for chronic plaque psoriasis. Cochrane Database Syst Rev 2009;(2):CD0050028.
90. Hendriks AG, Keijsers RR, de Jong EM, et al. Efficacy and safety of combinations of first-line topical treatments in chronic plaque psoriasis: a systematic literature review. J Eur Acad Dermatol Venereol 2013;27:931–51.
91. Spuls PI, Bossuyt PM, van Everdingen JJ, et al. The development of practice guidelines for the treatment of severe plaque form psoriasis. Arch Dermatol 1998;134:1591–6.
92. Christophers E, Griffiths CEM, Gaitanis G, van de Kerkhof PCM. The unmet treatment need for moderate to severe psoriasis: results of a survey and chart review. J Eur Acad Dermatol Venereol 2006;20:921–5.
93. Davidovici BB, Naveed S, Prinz J, et al. Psoriasis and systemic inflammatory diseases: potential mechanistic links between skin disease and co-morbid conditions. J Invest Dermatol 2010;130:1785–96.
94. Grossman RM, Thivolet J, Claudy A, et al. A novel therapeutic approach to psoriasis with combination calcipotriol ointment and very low-dose cyclosporin: result of multicenter placebo-controlled study. J Am Acad Dermatol 1994;31:68–74.
95. van de Kerkhof PCM, Cambazard F, Hutchinson F, et al. The effect of the addition of calcipotriol ointment (50 μg/g) to acitretin therapy in psoriasis. Br J Dermatol 1998;138:84–9.
96. Gisondi P, Del Giglio M, Cotena C, Girolomoni G. Combining etanercept and acitretin in the therapy of

chronic plaque psoriasis: a 24-week, randomized, controlled, investigator-blinded pilot trial. Br J Dermatol 2008;158:1345–9.
97. Marcil I, Stern RS. Squamous-cell cancer of the skin in patients given PUVA and cyclosporin: nested cohort crossover study. Lancet 2001;358:1942–5.
98. Morrison WL, Momtaz K, Parrish A, et al. Combined methotrexate PUVA therapy in the treatment of psoriasis. J Am Acad Dermatol 1982;6:46–51.
99. Vanderveen EE, Ellis CN, Campbell JP, et al. Methotrexate and etretinate as concurrent therapies in severe psoriasis. Arch Dermatol 1982;118:660–2.
100. de Jager ME, de Jong EMGJ, van de Kerkhof PCM, et al. Efficacy and safety of treatments for childhood psoriasis: a systematic literature review. J Am Acad Dermatol 2010;62:1013–30.
101. Stern RS, Zierler S, Parrish JA. Methotrexate used for psoriasis and the risk of noncutaneous or cutaneous malignancy. Cancer 1982;50:869–72.
102. Nyfors A, Jensen H. Frequency of malignant neoplasms in 248 long-term methotrexate-treated psoriatics. Dermatologica 1983;167:260–1.
103. Mrowietz U, Christophers E, Altmeyer P, for the German Fumaric Acid Ester Consensus Conference. Treatment of severe psoriasis with fumaric acid esters: scientific background and guidelines for therapeutic use. Br J Dermatol 1999;141:424–9.
104. Grundmann-Kollman M, Korting HC, Behrens S, et al. Treatment of chronic plaque-stage psoriasis and psoriatic arthritis with mycophenolate mofetil. J Am Acad Dermatol 2000;42:835–7.
105. Perez A, Raab R, Chen TC, et al. Safety and efficacy of oral calcitriol (1,25-dihydroxyvitamin $D_3$) for the treatment of psoriasis. Br J Dermatol 1996;134: 1070–8.
106. Lebwohl M, Freeman AK, Chapman MS, et al. Tacrolimus ointment is effective for facial and intertriginous psoriasis. J Am Acad Dermatol 2004;51:723–30.

# 第9章 其他丘疹鳞屑性疾病

Gary S. Wood，George T. Reizner

## 小斑块型副银屑病

**同义名：** ■斑块型副银屑病（parapsoriasis en plaques）■慢性浅表（鳞屑）皮炎［chronic superficial（scaly）dermatitis］■指状皮肤病（变型）［digitate dermatosis（variant）］■持久性黄色红皮病（变型）［xanthoerythrodermia dermatosis（variant）］

### 要点

- 慢性、无自觉症状、鳞屑性红斑。
- 皮损通常直径小于 5 cm 或呈指状。
- 组织学上可见轻度非特异性海绵水肿性皮炎伴角化不全。
- 淋巴细胞浸润以 $CD4^+$ T 细胞为主。
- 许多病例表明 T 细胞克隆占主导地位。

### 引言

小斑块型副银屑病（small plaque parapsoriasis）是一种特发性慢性皮炎，属于副银屑病组皮肤病，后者也包括大斑块型副银屑病（large plaque parapsoriasis）。有些学者将急性或慢性苔藓样糠疹和淋巴瘤样丘疹病纳入克隆性 T 细胞相关皮炎的范畴。这类疾病的显著特征是疾病之间易共存或相互重叠及与淋巴瘤相关[1]。值得注意的是，有认为大斑块型副银屑病是蕈样肉芽肿（mycosis fungoides，MF）的早期阶段[1a]。

### 历史

1902 年[2] Brocq 定义了副银屑病组，随后数名学者对其作了修改，Lambert 和 Everett 在 1981 年[1] 对这些工作进行了总结。尽管 Brocq 认识到这些疾病不同于银屑病，他还是选择了术语“副银屑病”来反映重叠的临床特征，包括慢性、特发性来源、无满意的治疗方法、皮损通常无瘙痒。学者们普遍认为小斑块型副银屑病和大斑块型副银屑病是本质不同的两种疾病[3]，大斑块型副银屑病及其变型与蕈样肉芽肿斑片期紧密相关[4]。

### 流行病学

同大斑块型副银屑病相似，小斑块型副银屑病多见于中年或老年人，但也可见于儿童。50 岁是发病高峰期，各个种族和地区均可发生。相比大斑块型副银屑病，小斑块型副银屑病男性多见（男女比约为 3 : 1）。

### 发病机制

小斑块型副银屑病的病因不明。该病以真皮浅层 $CD4^+$ T 细胞为主的淋巴样细胞浸润为特点[5]。许多小斑块型副银屑病患者以 T 细胞克隆为主[5-6]。其 T 细胞密度较低有可能是人为因素造成的。换言之，很可能这部分患者的 T 细胞确实是多克隆的，这是此种疾病一个不同的生物学亚型。“克隆性皮炎”构成了从慢性皮炎到皮肤 T 细胞性淋巴瘤（CTCL）的中间或过渡阶段。一个小样本的回顾性研究表明克隆性皮炎包括大斑块型副银屑病，5 年内有约 20% 的概率会发展为显性 CTCL[7]。然而，值得注意的是，一些 CTCL 病例可能包含未进化成显性 T 细胞的寡克隆 T 细胞[8]。

### 临床特征

虽然小斑块型副银屑病和大斑块型副银屑病的病名上都有“斑块”或采用术语“斑块型副银屑病”，但是这两种疾病皮损的特点是斑片而不是斑块。这两种疾病的皮损是慢性的，常无症状或只有轻微瘙痒。在进程早期，皮损时轻时重，但持续不退，并缓慢进展为更广泛的皮损。有些患者的皮损可自发地或在治疗后完全消退，但这往往需要数年的时间。皮损可广泛分布于躯干和四肢或局限存在。在后期，皮损更多见于非暴露部位。

小斑块型副银屑病的典型皮损是直径小于 5 cm 的圆形或椭圆形斑片，色红（但一般不如银屑病红），上覆细小鳞屑（图 9.1A）。表现为带有黄色的皮损称为持久性黄色红皮病（xanthoerythrodermia perstans）[1]。“指状皮肤病”是小斑块型副银屑病的一个重要变型，表现为躯干两侧对称分布的长条形指状的斑片（图 9.1B）[3]。皮损的长轴可超过 5 cm，可能长达 10 cm 或更多。但指状皮肤病发展成蕈样肉芽肿的可能性为 0 或很低[9-10]。

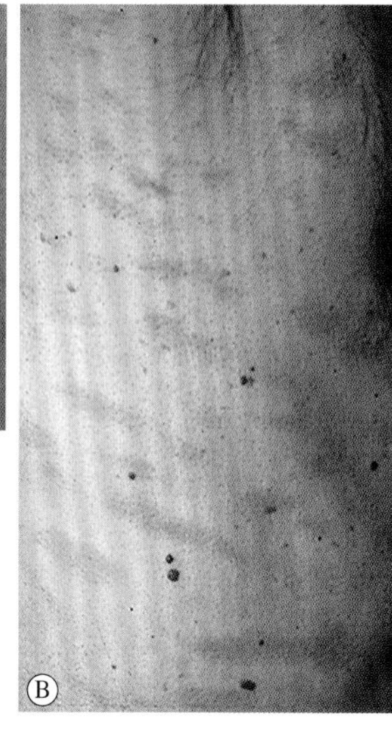

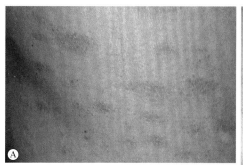

**图 9.1 小斑块型副银屑病**。A. 躯干小的（＜ 5 cm）、平淡的粉红、少许鳞屑的斑片。B. 躯干侧面指状皮炎的长指状皮损，颜色从粉棕色到黄棕色（A，Courtesy，Lorenzo Cerroni，MD.）

## 病理学

小斑块型副银屑病表现为轻度、非特异性的海绵水肿性皮炎和灶状角化不全。通常存在不同程度的淋巴细胞胞吐现象。

## 鉴别诊断

小斑块型副银屑病和大斑块型副银屑病的诊断应结合临床和组织病理所见，其他检查的意义不大。这两种病的临床特征互不相同。鉴别诊断的主要疾病列于表 9.1。因为它们都达不到蕈样肉芽肿最低的组织病理学诊断标准。

小斑块型副银屑病需与玫瑰糠疹鉴别，玫瑰糠疹有先驱斑，皮损在数月内可自发消退。银屑病和二期梅毒可通过临床病理学及血清学特征相鉴别。无论急性或慢性的苔藓样糠疹，皮损通常都比小斑块型副银屑病的要小，分布也更加广泛。皮疹表现与玫瑰糠疹或蕈样肉芽肿相似的药疹，需通过临床病理学联系作鉴别。

**表 9.1 小斑块型副银屑病与大斑块型副银屑病主要的鉴别诊断**

| 小斑块型副银屑病 | 大斑块型副银屑病 |
|---|---|
| 玫瑰糠疹 | 蕈样肉芽肿 |
| 药疹，尤其是玫瑰糠疹样的 | 药疹，尤其是蕈样肉芽肿样的 |
| 慢性苔藓样糠疹 | 银屑病 |
| 银屑病（包括点滴状的） | 皮肤异色症样自身免疫性结缔组织病（例如皮肌炎） |
| 蕈样肉芽肿 | 皮肤异色症样遗传性皮肤病（见表 63.9） |
| 二期梅毒 | 慢性放射性皮炎 |
| 钱币样皮炎 | |

## 治疗

所有的治疗主要来自于非对照的系列病例分析、个案报告或经验证据（表 9.2）。有作者（GSW）认为，应向患者说明小斑块型副银屑病不会发展为蕈样肉芽肿。但 Ackerman 及其同事不同意，他们认为即使是小斑块型副银屑病本质上也是不完全型蕈样肉芽肿。小斑块型副银屑病患者如果愿意，可不予治疗。标准的治疗手段包括局部外用糖皮质激素、煤焦油产品及各种光疗。一些新的外用药物如贝扎罗汀、钙调神经酶抑制剂和咪喹莫特的作用尚待确定。一些担心钙调神经酶抑制剂与小斑块型副银屑病发展为淋巴瘤有关。因此，在这个问题未被澄清之前，采用这些药物治疗小斑块型副银屑病要尤为小心。

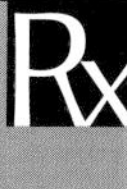

**表 9.2 小斑块型副银屑病和大斑块型副银屑病的阶梯性治疗方法**。循证支持的要点：（1）前瞻性对照试验；（2）回顾性研究或大样本病例研究；（3）小样本病例系列分析或个案报道

外用糖皮质激素（2）
外用钙调磷酸酶抑制剂（3）
外用煤焦油制剂（3）
日晒（2）
UVB 光疗—宽谱或窄谱（2）
UVA1 光疗（2）
PUVA 光疗（补骨脂素＋ UVA）（2）
外用贝扎罗汀（2）
外用咪喹莫特（3）
抗组胺药†（3）

† 若有瘙痒

# 大斑块型副银屑病

**同义名：** ■ 斑块型副银屑病（parapsoriasis en plaques）■ 网状副银屑病（变型）[retiform parapsoriasis（variant）] ■ 苔藓样副银屑病（变型）[parapsoriasisvariegate（variant）]

## 要点

- 慢性、无自觉症状、鳞屑性红斑。
- 皮损的直径长度约大于 5 cm。
- 组织学上可见非特异性海绵水肿性皮炎、不同程度苔藓征的界面淋巴细胞浸润。
- 淋巴细胞浸润以 $CD4^+$T 细胞为主。
- 许多病例表明 T 细胞克隆占主导地位。

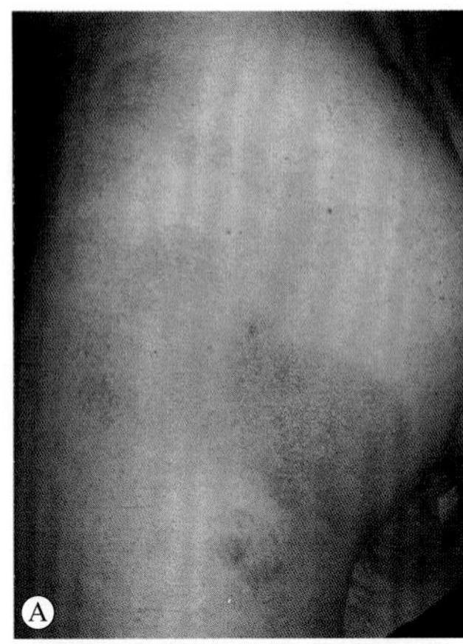

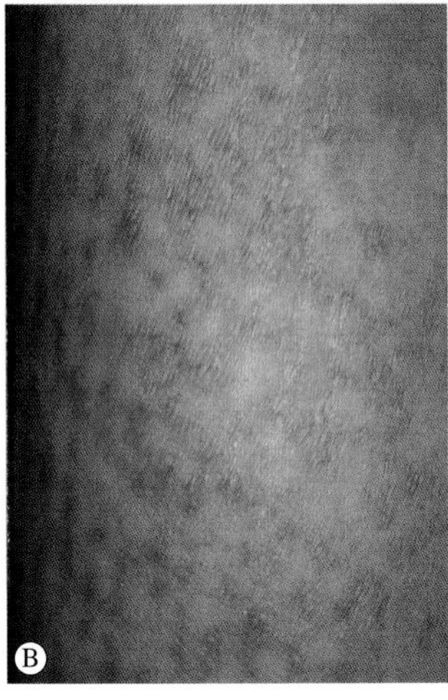

**图 9.2 大斑块型副银屑病。**A. 典型表现为躯干沐浴部位大的可变的红色斑片。B. 网状副银屑病，网状分布的萎缩性褐红色丘疹

## 引言、历史和流行病学

大斑块型副银屑病是副银屑病组皮肤病中的一种特发性、慢性皮炎，其历史和流行病学可见前述。

## 发病机制

大斑块型副银屑病的病因不明。以真皮浅层 $CD4^+$ T 细胞为主的淋巴样细胞浸润为特征[11]。许多大斑块型副银屑病患者都以 T 细胞克隆占优势[6, 12]。现已证明至少部分大斑块型副银屑病及其变型等同于蕈样肉芽肿斑片期（见第 120 章）。这有助于解释大斑块型副银屑病每 6 ～ 10 年就有大约 10% 到 35% 的概率进展为淋巴瘤[1, 9-10, 13]。

## 临床特征

大斑块型副银屑病表现为圆形或不规则形、上覆鳞屑的红斑片，皮损大于 5 cm（图 9.2A）。可呈现血管萎缩性皮肤异色症的改变，即表皮萎缩、毛细血管扩张和色素沉着或减退三联征，但也可无此改变。皮肤异色症并不是一个特异性的疾病，除大斑块型副银屑病和蕈样肉芽肿之外，还可见于自身免疫性结缔组织病（如皮肌炎）和遗传性皮肤病等。“网状型副银屑病”，又称“多色型副银屑病”“多色性角化不全”“苔藓样副银屑病”，是大斑块型副银屑病的变型，表现为泛发、边界不清的斑片，看上去如网状或斑马条纹状[1]（图 9.2B）。长期随访表明这些罕见的网状性病例都将会进展成蕈样肉芽肿。

## 病理学

大斑块型副银屑病皮损可有角化不全、轻度非特异性的海绵水肿性皮炎改变或不同程度苔藓特征的界面淋巴细胞浸润。某些大斑块型副银屑病与蕈样肉芽肿斑片期在病理上无法区分，可见不典型淋巴细胞（见第 120 章）。这些病例应该诊断为蕈样肉芽肿，然而专家们对组织病理学诊断为蕈样肉芽肿的最低标准未达成一致，因此，实际上并不都诊断为蕈样肉芽肿。**大斑块型副银屑病**这个诊断应用于组织学上无蕈样肉芽肿特征的患者。然而，由于组织病理学特征可由治疗导致非特异性，且同一时间，不同病变的组织学改变可有不同，所以推荐多次重复活检。皮肤异色型大斑块型副银屑病组织学上有三联症——表皮萎缩、毛细血管扩张和色素失禁。

## 鉴别诊断

大斑块型副银屑病和小斑块型副银屑病根据彼此的临床特征进行区别。鉴别诊断的主要病种列于表

9.1。有些患者的皮损临床上与大斑块型副银屑病一致，符合蕈样肉芽肿的镜下标准，但是其他病例并非如此。因此，对后者来说，大斑块型副银屑病仍是一个有用的诊断名称。

### 治疗

所有治疗方法主要来自于非对照的系列病例分析、个案报告或经验证据（表 9.2）。大斑块型副银屑病患者无论是否已经表现出或有可能发展为蕈样肉芽肿都应该治疗。初期的治疗手段与小斑块型副银屑病类似。对符合蕈样肉芽肿组织病理学诊断标准的大斑块型副银屑病患者，可采用表 120.5 中列出的治疗方案。

## 急性痘疮样苔藓样糠疹和慢性苔藓样糠疹

**同义名：** ■ 穆-哈病（Mucha-Habermann disease，PLEVA）■ 点滴状副银屑病（guttateparapsoriasis，PLC）

**要点**

- 急性痘疮样苔藓样糠疹（pityriasis lichenoides et varioliformis acuta，PLEVA）和慢性苔藓样糠疹（pityriasis lichenoides chronica，PLC）是疾病谱的最终分支。
- 两种疾病的特征都是反复发作的可自行消退的红斑丘疹。
- PLEVA 的皮损可结痂、偶有水疱或脓疱，而 PLC 的皮损有鳞屑。
- 每个患者可表现出过渡型或混杂型皮损。
- 组织学上可见界面皮炎伴坏死角质形成细胞。
- T 细胞浸润占优势，通常是单克隆的。

### 引言

急性或慢性苔藓样糠疹代表了一个疾病谱中不同的表现，对诊断和治疗都有挑战性[14-15]。这类疾病是丘疹性的克隆性 T 细胞疾病，与蕈样肉芽肿罕有关系。

### 历史

苔藓样糠疹，包括两种主要的类型 PLEVA 和 PLC，分别在 1894 年和 1925 年首次描述。Mucha 和 Habermann 描述了 PLEVA[16-17]，而 Juliusberg 描述了 PLC[18]。1902 年 Brocq[2] 发表的论文中论述了苔藓样糠疹，这是一组慢性、特发性的皮肤病，命名为副银屑病。

### 流行病学

苔藓样糠疹多发于儿童，但可见于各年龄段、各种族和各地区。男性多发。

### 发病机制

苔藓样糠疹的病因不明。有假说认为与外界抗原有关，如病原体和药物。有报告与特定感染（如 HIV、细小病毒 B19）、药物［如雌激素-孕酮、TNF-α 抑制剂（英夫利昔单抗、阿达木单抗）、他汀类］和放射性造影剂相关。值得注意的是，在年轻男性苔藓样糠疹患者（与正常皮肤相比）的表皮中检测到越来越多的母源性角质形成细胞，并且可能引发宿主（儿童）抗移植物（母亲）病。

PLEVA 和 PLC 都有 T 细胞浸润。一般来说，PLEVA 中以 $CD8^+$ T 细胞为主，而 PLC 中以 $CD4^+$ T 细胞为主[19-20]。在表达 γ/δ T 细胞受体的 T 细胞中鲜有浸润[21]。两种皮损都表现为 T 细胞为主的克隆性增殖，增殖在 PLEVA 中更为突出，浸润细胞更为致密[22-24]。这种克隆性增生表明苔藓样糠疹是 T 细胞增生性疾病，像淋巴瘤样丘疹病和某些类型的 T 细胞皮肤淋巴增生。事实上，一些淋巴瘤样丘疹病患者可出现与苔藓样糠疹无法区分的皮损，说明这两种疾病是相关的[19, 25]。将苔藓样糠疹归为 T 细胞淋巴增生性疾病可解释它与其他类型的淋巴增生性疾病之间的偶然联系，如皮肤 T 细胞淋巴瘤、霍奇金病和其他淋巴瘤[26-29]。

### 临床特征

苔藓样糠疹表现为红斑至瘙痒性的丘疹，可自然消退，但反复发作。急性型（PLEVA）和慢性型（PLC）可在病程中相继发生。许多患者具有中间型或混合型表现，连续或同时发生。PLEVA 的皮损可发展成结痂、溃疡，偶尔水疱或脓疱，若真皮损伤严重，愈后可留下天花样瘢痕（图 9.3）。皮损通常无自觉症状，常在数周内消退。病变一般局限于皮肤。急性皮损伴周身不适、发热、全身淋巴结肿大、关节炎和（或）菌血症，有大的、融合的坏死性皮肤病变以及黏膜、胃肠道和肺的受累[30]称为“**发热溃疡性坏死性 Mucha-Habermann 病**（febrile ulceronecrotic Mucha-Habermann disease，FUMHD）”，是 PLEVA 罕见、重度的变型。从 PLEVA 向这种发热型的转变与血清 TNF-α 水平的升高相关。

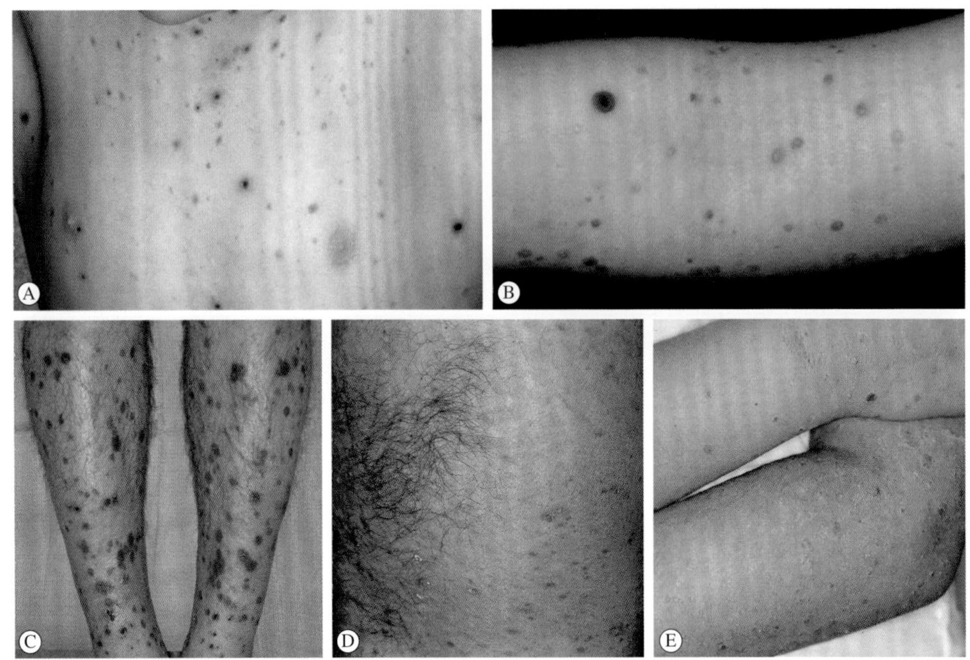

**图 9.3 苔藓样糠疹的临床表现**。在急性型（PLEVA）中，处在不同发展阶段泛发性的红斑丘疹和丘疱疹，许多皮疹上有结痂（A、B）；有时，可能伴有溃疡发生（C）。慢性型（PLC）患者会出现多个红褐色丘疹，其中一些伴有鳞屑（D）。部分患者会同时具有 PLEVA 和 PLC 的病变特征，即重叠型（E）（A，Courtesy，Julie V Schaffer，MD；B，Courtesy，Thomas Schwarz，MD；E，Courtesy，Kalman Watsky，MD.）

PLC 皮损为丘疹，红色至红褐色，上覆鳞屑（图 9.3）。慢性病程，皮损在数周至数月内消退。遗留色素减退斑，在肤色较深者尤为明显（图 9.4）。苔藓样糠疹可在数周或数月内自行消退，或呈慢性病程，反复发作，间有长时间的缓解。一些研究提出皮损的分布情况对疾病预后比其急慢性的性质更为重要[31]。皮损泛发的患者平均病程最短（11 个月），而那些皮损呈离心性分布的患者平均病程最长（33 个月），向心性分布的变异型居中。

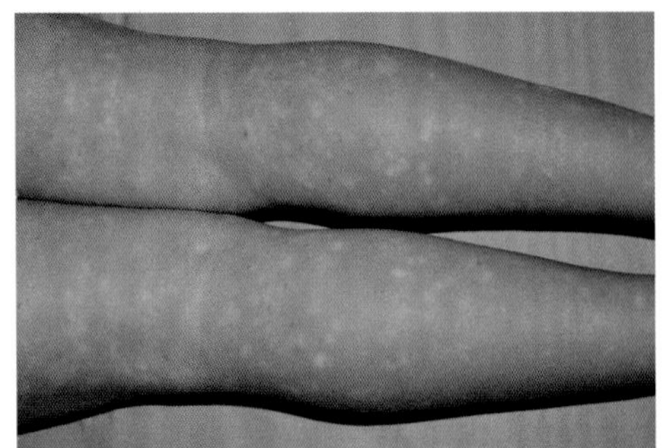

**图 9.4 慢性苔藓样糠疹呈现出色素减退斑**。这在深色皮肤类型中更常见（Courtesy，Antonio Torello，MD.）

## 病理学

苔藓样糠疹均表现为真皮浅层血管周围炎细胞浸润伴界面皮炎（图 9.5）。急性期皮损有致密的细胞浸润，以真皮上部为主，从上至下呈楔形分布。浸润以淋巴细胞为主，间有中性粒细胞。表皮有灶性角化不全，在充分发展的皮损，病理改变从水肿到广泛的表皮坏死。常有红细胞外溢。这些组织病理学改变在临床上的伴随表现为结痂、水疱、脓疱和溃疡。有时可有淋巴细胞性血管炎，但大多数病例没有血管的纤维素样坏死。慢性期皮损的病理改变要轻得多，主要的组织学改变包括角化不全、界面轻度淋巴细胞浸润，伴有局灶的角质形成细胞坏死和轻微红细胞外渗。淋巴细胞非典型性不是苔藓样糠疹的特点。有些学者报告偶见非典型的淋巴细胞，但其他学者认为这是淋巴瘤样丘疹病的一个症候。

## 鉴别诊断

诊断苔藓样糠疹主要依据临床特征，结合皮损组织病理学改变。苔藓样糠疹需考虑的主要鉴别诊断列

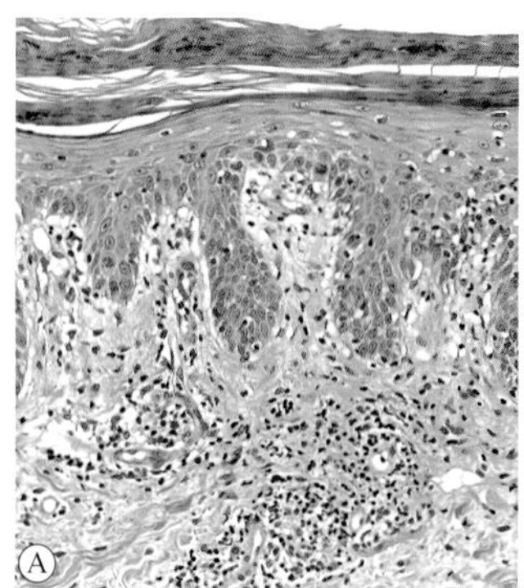
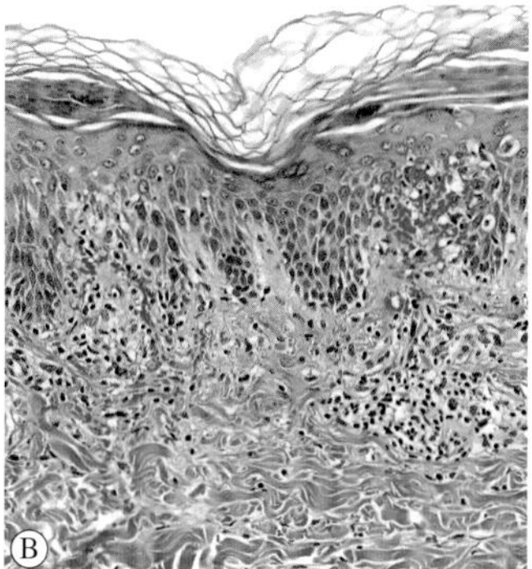
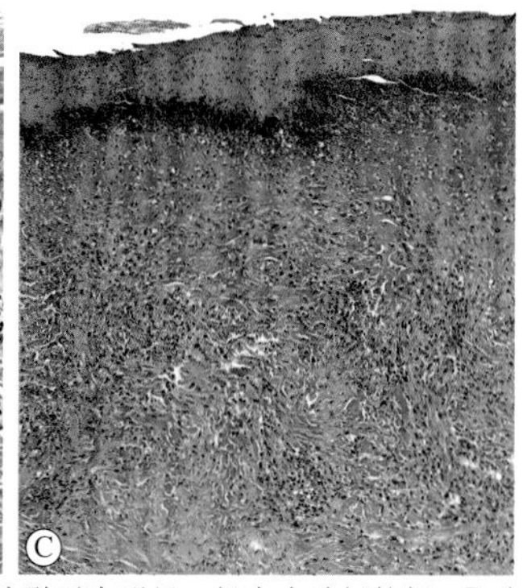

**图 9.5 苔藓样糠疹的组织病理学**。A. 在慢性型（PLC）中，角化不全可能比急性型更为明显，但表皮破坏较轻。B. 急性型（PLEVA），除了角化不全外，还可见散在的坏死角质形成细胞。真皮内有血管周围淋巴细胞浸润，伴有渗出的红细胞，甚至在表皮内出现。与临床表现一样，有连续的组织学谱。C. 在溃疡坏死型中，有结痂覆盖的完整的溃疡。真皮内可见明显的淋巴细胞浸润（Courtesy，Lorenzo Cerroni，MD.）

在表 9.3。对 PLEVA 来说，在临床和组织学上主要需与淋巴瘤样丘疹病、节肢动物叮咬反应、皮肤小血管性血管炎、水痘和药物反应作鉴别诊断。蕈样肉芽肿的组织病理与 PLEVA 相似，儿童更甚[1a]。对 PLC 来说，主要需与小斑块型副银屑病、点滴状银屑病、扁平苔藓、玫瑰糠疹、二期梅毒、淋巴瘤样丘疹病、药物反应和丘疹性皮炎鉴别。主要根据病史、临床、病理学和实验室检查结果进行鉴别诊断。为了更好地把握临床与病理的关系，有时需要多点取活检。

除免疫病理学外，其他实验室检查很少有诊断价值。若结果显示为 $CD8^+$ 为主的 T 细胞浸润，则诊断为 PLEVA，因为极少皮肤病有如此的表现。相反，若结果为 $CD30^+$ 的细胞浸润，则基本上可以排除苔藓样糠疹，而诊断为淋巴瘤样丘疹病。直接免疫荧光抗体法（DFA）、聚合酶链反应（PCR）、血清学检测以及免疫组化可用来排除水痘和梅毒。

**表 9.3 急性苔藓痘疮样糠疹（PLEVA）和慢性苔藓样糠疹（PLC）的主要鉴别诊断**

| PLEVA | PLC |
|---|---|
| 淋巴瘤样丘疹病 | 小斑块型银屑病 |
| 皮肤小血管性血管炎 | 点滴型银屑病 |
| 水痘、肠病毒疹 | 扁平苔藓（发疹型） |
| 节肢动物叮咬反应 | 玫瑰糠疹 |
| 多形红斑 | 二期梅毒 |
| 苔藓样药疹 | 淋巴瘤样丘疹病 |
| 毛囊炎 | 丘疹性皮炎 |
| 疱疹样皮炎 | 苔藓样药疹 |
| | 面部单纯糠疹（色素减少时） |

## 治疗

所有苔藓样糠疹的治疗方法主要是依据非对照的系列病例分析、个案报告或经验（表 9.4）。若怀疑与药物反应有关，则需停用可疑药物。一线治疗包括外用糖皮质激素、外用煤焦油制剂、四环素、红霉素和各类光疗。口服四环素和红霉素主要是利用其抗炎作用而不是抗菌活性。儿童多用红霉素。通常需要几个月的疗程，然后逐渐减量。若有继发感染如金黄色葡萄球菌感染时，可选用其他抗生素。

**表 9.4 急性苔藓痘疮样糠疹（PLEVA）和慢性苔藓样糠疹（PLC）的治疗阶梯**。循证支持的要点：（1）前瞻性对照试验；（2）回顾性研究或大样本病例研究；（3）小样本病例系列分析或个案报道

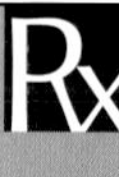

外用糖皮质激素（2）
外用煤焦油产品（3）
口服红霉素（2）
口服四环素（2）
口服阿奇霉素（3）
日晒（2）
UVB 光疗——宽谱或窄谱（2）
PUVA 光疗（补骨脂素＋ UVA）（2）
甲氨蝶呤（2）
环孢素（3）
特殊治疗方法（3）：
  抗组胺类药 *
  系统性抗生素 †
  系统性皮质类固醇激素 ‡

* 若有瘙痒。
† 若有继发感染。
‡ 若有发热、关节炎或及其他系统性表现

暴发性的病例可每周使用小剂量的甲氨蝶呤。对那些罕见、伴有发热和关节炎的患者，一旦排除感染即可系统使用糖皮质激素、静脉注射免疫球蛋白（IVIg）或环孢素。若有明显瘙痒，可应用抗组胺药。也有关于TNF-α抑制剂、口服菠萝蛋白酶（bromelain）和光动力疗法有效的报道。

## 毛发红糠疹

**同义名：** ■ 毛发红色糠疹（lichen ruber pilaris）■ Devergie病（Devergie disease）■ 尖锐红苔藓（lichen ruberacuminatus）

### 要点

- 皮损主要特点是在红斑基础上毛囊性的丘疹，该皮疹还可见于近端手指的伸侧。
- 皮损融合成橘红色斑块，间有正常皮岛。
- 掌跖常见橘红色、有蜡样光泽的角化过度。
- 本病有六个类型，以经典成人型最为常见。
- 经典型（成人及儿童）常在3～5年内消退。
- 组织学上以角化过度及角化不全在水平方向及垂直方向交替出现为特点。

### 历史

毛发红糠疹（pityriasis rubra pilaris，PRP）首先是1835年Claudius Tarral作为银屑病的一型来描述的。1857年Devergie[32]认为这是一个不同类型的疾病，称其为毛发糠疹。1889年Besnier[33]将其命名为毛发红糠疹，并沿用至今。

### 流行病学

PRP在性别上没有差异，男女发病率相同，但人种发病的差异可能存在。例如，有一篇报告显示：英国每5000个新就诊患者就有一个PRP，而在印度则为每50 000个患者才有一个PRP。发病时间有2到3个高峰期。第一个高峰期0～20岁，第二个高峰期在60岁左右。第三个高峰期，如果有的话，是将第一个高峰期分为0～10岁和10～20岁为2个高峰期得到的。

大多数病例都是后天获得性的，但也有家族发病的报告[34]。常染色体显性遗传和少数的常染色体隐性遗传都有报告。PRP的显性遗传形式与*CARD14*（也称为PSORS2银屑病易感性基因）的杂合子功能获得性突变有关[35]。除后一组患者和非经典型PRP外，本病病程有自限性，几乎所有患者都在3～5年内痊愈。

### 发病机制

除了遗传性的PRP是由于*CARD14*基因突变所致外，没有其他明确的病因。早期曾提出是维生素A缺乏，但至今尚未被证实。系统性维A酸类药物可成功治疗PRP，提示病因可能与角化异常或维生素A代谢异常有关。有报告在PRP起病前，可有皮肤小的外伤、UV照射或感染，提示对特定患者来说一个物理性的诱发因素或超抗原可致发病。

有学者提出自身免疫的可能性，有报道PRP与重症肌无力、乳糜泻、肌炎、炎性关节炎和甲状腺功能减退有关。PRP与HIV感染（Ⅵ型）[36]和内脏恶性肿瘤如肾细胞、支气管源性和肝细胞性癌共存。提示发病可能是患者对特定抗原异常的免疫反应。罕见的是，一些药物与诱发PRP有关，包括伊马替尼、帕纳替尼和索非布韦[36a，36b]。

### 临床特征

典型PRP有多个临床特征，可帮助明确诊断。主要特点是在红斑基础上的毛囊角化过度，表现为粗糙的丘疹，犹如肉豆蔻的碎粒，在近端手指的伸侧面尤为突出（图9.6）。这种丘疹也可见于躯干和四肢，可融合成大片浅橙色到橙红色斑，间有特征性的“正常皮岛”。斑块可以发展为红皮病，具有不同程度的表皮剥脱（见第10章）。掌跖常受累，呈特征性的黄红色蜡样角化过度（图9.7）。头皮上常为红斑，上覆弥漫性鳞屑[34]。类似于脂溢性皮炎的头皮病变是成人RPR的常见首发表现，并可在数周内迅速进展为红皮病。

甲病变以甲板增厚、呈黄褐色和甲下碎片为特征。黏膜极少受累，但可出现类似口腔扁平苔藓的改变。

PRP最常见的类型（见下文）通常从头部和颈部起病，并迅速向下进展。20%PRP患者有瘙痒或烧灼感。与特应性皮炎或毛囊角化病（Darier病）相比，Kaposi水痘样疹少见，但是PRP患者仍可发生。与其他类型的红皮病相似（见第10章），可有发疹性脂溢性角化。PRP可因光线加重，也可因光线诱发（图9.6C）。消退时的PRP有类似于匐行性回状红斑的表现（图19.9）。

为了区分不同的PRP临床表现，Griffiths[37]提出了基于年龄、持续时间和皮损类型的分型（图9.8）。除了幼年局限型外，各型PRP都可见泛发性皮损。Ⅰ型（成年典型型）PRP最常见，稍大于50%患者属于此型。此型皮损有自限性，80%患者在3年内可以痊

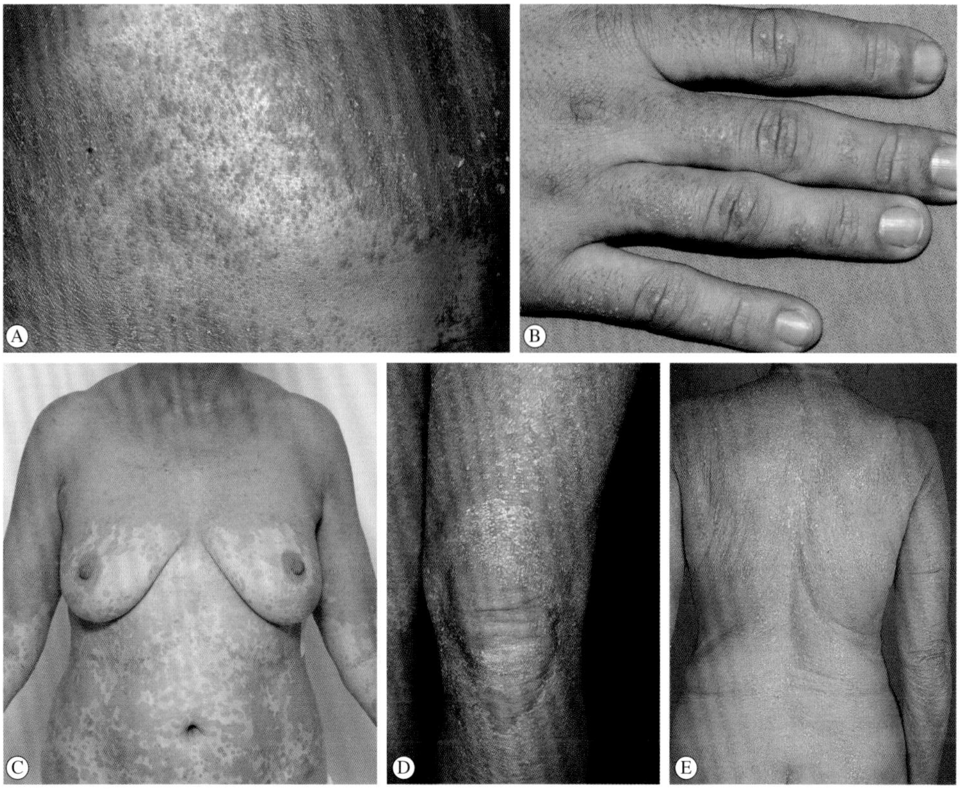

**图 9.6　毛发红糠疹**。A. 橙红色的毛囊性丘疹融合成大片鳞屑性斑块，伴有岛状的未受累部位；未受累皮岛上的毛囊性角化过度更容易见到。B. 手指背侧成簇的角化性毛囊性丘疹，类似于肉豆蔻的碎粒。C. 正常皮岛边界清楚。注意浅橙色的斑块。光加重或诱发的 PRP 均存在。患者最后可发展为泛发性的红皮病，但是有毛囊性的鳞屑增多（D）和小的正常皮岛（E）可提供诊断线索（B, Courtesy，Antonio Torrelo，MD；C，Used with permission of the Mayo Foundation for Medical Education and Research.）

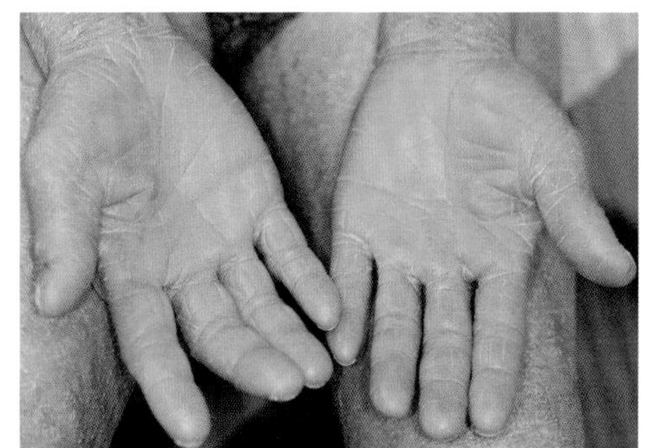

**图 9.7　毛发红糠疹**。橙红色的皮肤包括手掌，有助于诊断。注意角化过度皮肤的蜡样表现（Courtesy，Irwin Braverman，MD.）。

愈。临床特征如前所述。Ⅱ型也可见于成人，与Ⅰ型的区别在于有掌跖角化，伴粗糙和板层状的鳞屑，在下肢更有类似于鱼鳞病样的鳞屑，偶有秃发。仅有 20% 的Ⅱ型患者可在 3 年内痊愈。

Ⅲ型、Ⅳ型 PRP 见于儿童和青少年。Ⅲ型即幼年典型型，占幼年型的 10%，此型与成人典型型十分相似，也可在 3 年内痊愈。Ⅳ型（局限型）是最常见的幼年型，区别于其他类型的临床表现是局限性分布（图 9.9）。Ⅴ型是不典型的幼年型，临床特征类似于成人Ⅱ型，但鱼鳞病样鳞屑更为明显，病程慢性。此外，还可见手指硬皮病样改变。有家族史的 PRP，包括 *CARD14* 基因突变者，通常表现为不典型幼年型（Ⅴ型）。

Ⅵ型与 HIV 感染有关[36]，传统的治疗手段对此型无效，但抗逆转录病毒疗法可能有效。这些患者可有红色毛囊性丘疹和角化性棘状突起，以及聚合性痤疮和化脓性汗腺炎的结节囊肿性损害。另外，就像Ⅰ型 PRP 一样，炎症性斑块可融合发展形成红皮病。

## 病理学

最显著的病理变化是银屑病样皮炎、伴不规则角

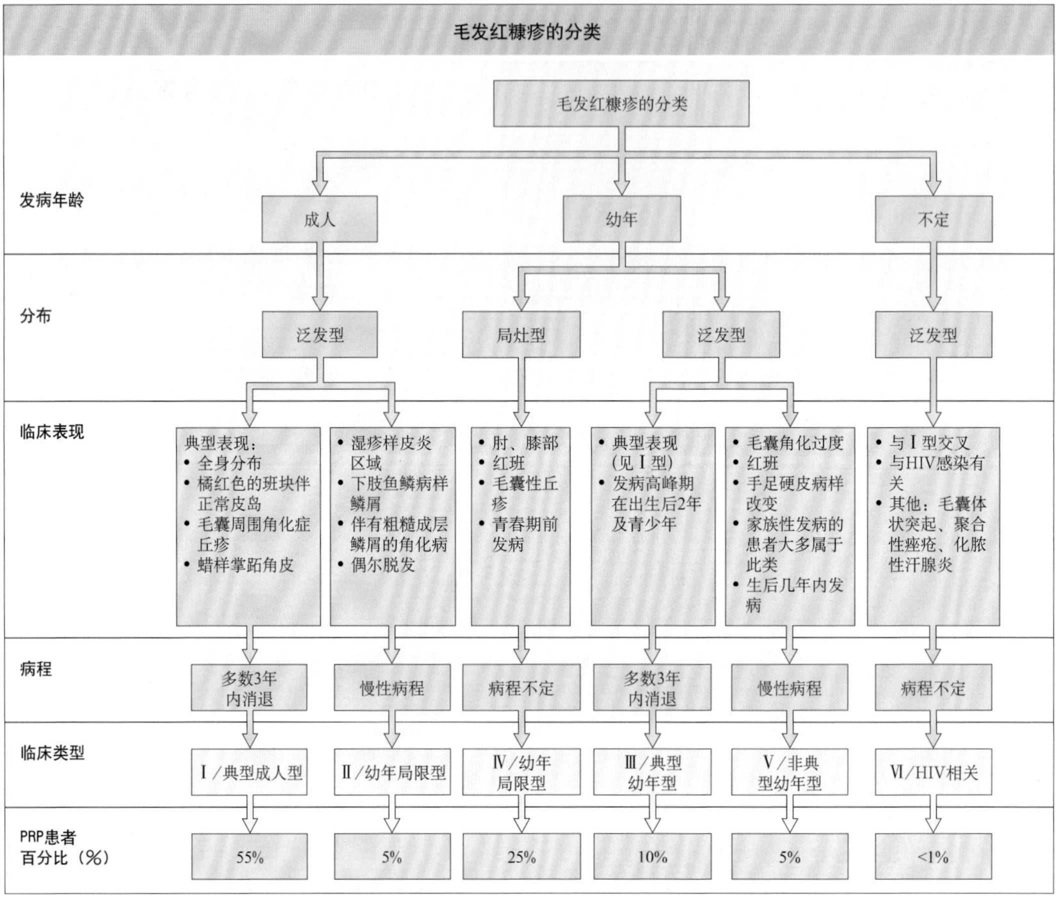

**毛发红糠疹的分类**

毛发红糠疹的分类

| | | | | | | |
|---|---|---|---|---|---|---|
| **发病年龄** | 成人 | 成人 | 幼年 | 幼年 | 幼年 | 不定 |
| **分布** | 泛发型 | 泛发型 | 局灶型 | 泛发型 | 泛发型 | 泛发型 |
| **临床表现** | 典型表现：• 全身分布 • 橘红色的斑块伴正常皮岛 • 毛囊周围角化症丘疹 • 蜡样掌跖角皮 | • 湿疹样皮炎区域 • 下肢鱼鳞病样鳞屑 • 伴有粗糙成层鳞屑的角化病 • 偶尔脱发 | • 肘、膝部 • 红斑 • 毛囊性丘疹 • 青春期前发病 | • 典型表现（见Ⅰ型） • 发病高峰期在出生后2年及青少年 | • 毛囊角化过度 • 红斑 • 手足硬皮病样改变 • 家族性发病的患者大多属于此类 • 生后几年内发病 | • 与Ⅰ型交叉 • 与HIV感染有关 • 其他：毛囊体状突起、聚合性痤疮、化脓性汗腺炎 |
| **病程** | 多数3年内消退 | 慢性病程 | 病程不定 | 多数3年内消退 | 慢性病程 | 病程不定 |
| **临床类型** | Ⅰ/典型成人型 | Ⅱ/幼年局限型 | Ⅳ/幼年局限型 | Ⅲ/典型幼年型 | Ⅴ/非典型幼年型 | Ⅵ/HIV相关 |
| **PRP患者百分比（%）** | 55% | 5% | 25% | 10% | 5% | <1% |

**图 9.8　毛发红糠疹（PRP）的分类**。Ⅵ型 PRP 也指 HIV 相关的毛囊综合征

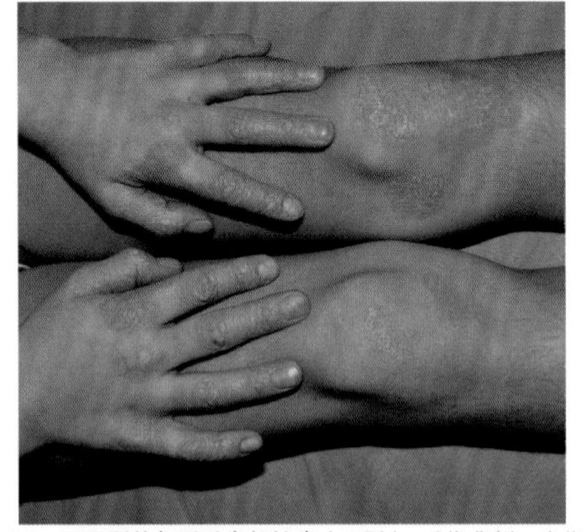

**图 9.9　局限型幼年型毛发红糠疹（Ⅳ型）**。手指背侧、掌指关节和膝盖上鳞屑性对称性粉红色的斑块。膝盖上有毛囊角化性丘疹（Courtesy，Antonio Torrelo，MD.）

化过度和在垂直和水平方向交替出现的角化过度和角化不全（“棋盘图案”）（图 9.10A）。毛囊扩张，内含角栓，围绕毛囊开口的角质层“肩部”常有角化不全（图 9.10B）。毛囊间表皮颗粒层增厚，表皮突增粗、变短。其下真皮可见浅层血管周围稀疏的淋巴组织细胞浸润。可有表皮内棘层松解或局灶性棘层松解性角化不良，后面这些特点有助于 PRP 与银屑病的鉴别。

## 鉴别诊断

主要需与银屑病鉴别。毛发红糠疹特征性的黄红色掌跖角化、似肉豆蔻碎粒外观的角化性毛囊丘疹、躯干部特征性的正常皮岛、细小的鳞屑（图 10.7）和无银屑病家族史有助于与银屑病分开。甲油滴样改变、点状凹陷及边缘性甲剥离有助于银屑病的诊断。镜下，若可见表皮内棘层松解和局灶性棘层松解性角化不良

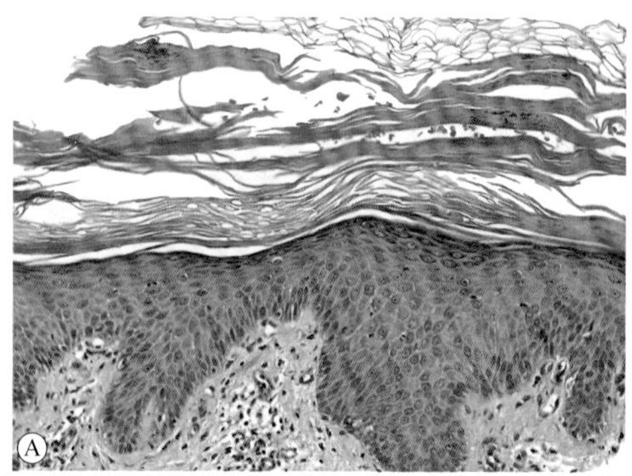


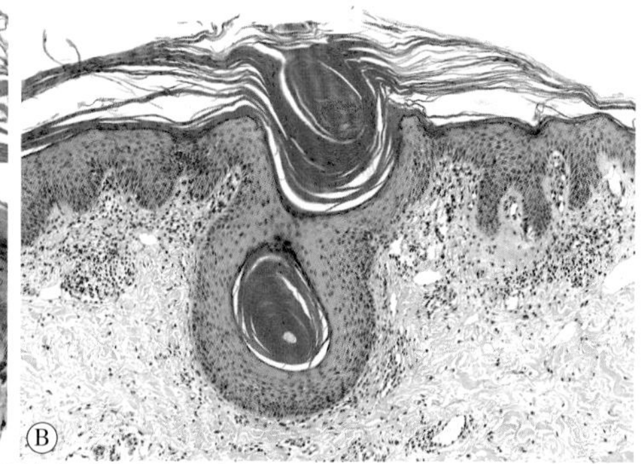


**图 9.10　毛发红糠疹的组织病理特征**。银屑病样皮炎、伴不规则角化过度和在垂直和水平方向交替出现的过度角化和角化不全（“棋盘图案”）（A），毛囊角化过度，毛囊角栓的“肩部”角化不全（B）（Courtesy，Lorenzo Cerroni，MD.）

有助于 PRP 的诊断。颗粒层增厚、表皮突增粗和变短、真皮乳头血管扩张有限、无中性粒细胞向表皮迁移和无 Munro 微脓肿可进一步将 PRP 与银屑病区别开。

早期头皮的 PRP 表现与脂溢性皮炎类似。随着 PRP 其他临床特征的出现，此两种疾病可鉴别。此外，头皮皮炎对传统治疗效果好，而头皮 PRP 相对顽固的特性也是诊断的一个线索。PRP 样皮损可见于皮肌炎（Wong 型）和皮肤 T 细胞淋巴瘤，表现为头皮的红斑和鳞屑。急性发作的 PRP 儿童可误诊为川崎病，偶尔，PRP 可与进行性对称性红斑角化病和五彩鱼鳞病（ichthyosis with confetti）混淆。

面部盘状皮肤病（facial discoid dermatosis，FDD）的组织学特征可与 PRP 交叉，但是该病皮损仅局限于面部。然而，有报告一个病例开始表现为 FDD，随后发展为 PRP，可能是另外一种 PRP 亚型。角化的毛囊性丘疹也可见于毛发苔藓和小棘苔藓，但皮损比较局限，没有 PRP 的其他临床特征。可表现为红皮病的各种疾病将在第 10 章讨论。

## 治疗

PRP 的治疗主要靠医生的经验，这是因为本病病因尚未明确，患者数量较少，尚不足以做大规模随机的临床试验。另一方面，本病大多数患者可以自然痊愈，因此疗效难以评估。然而，PRP 作为一个皮肤病已有 150 多年，还是积累了一定的治疗经验[38]。对多数 PRP 来说，局部治疗的疗效通常不佳，除非是局限性疾病。然而，高强效的糖皮质激素、焦油、卡泊三醇、角质剥脱剂和维 A 酸可以作为系统治疗的辅助。

最初报告口服维生素 A 可成功治疗 PRP，有时候联合维生素 B 和维生素 D。然而，要达到治疗效果，常要服用中毒剂量的维生素 A，此外肝毒性也是一个潜在的问题。系统应用维 A 酸类药物产生了良好效果并得到业内的关注。服用异维 A 酸［1 ～ 1.5 mg/（kg · d）］3 ～ 6 个月后皮损明显好转。一项对 30 例 PRP 患者（年龄小于等于 19 岁）口服异维 A 酸治疗的回顾性研究表明，6 个月内这些患者可有显著性改善，停药后复发率为 17%[39]。偶尔需采用大剂量治疗［2 mg/（kg · d）］。阿维 A 对 PRP 也有效，最近有采用阿维 A 治疗成功的病例报告[40]。维 A 酸治疗家族性 PRP 疗效不确切。

甲氨蝶呤也可显著改善 PRP 的病情，通常每周口服 10 ～ 25 mg，疗效在 3 ～ 6 个月内出现。应注意肝毒性和骨髓抑制等副作用（见第 130 章）。当采用毒性更大的治疗方案如每周服用 5 天甲氨蝶呤，疗效并不提高，但可出现严重的骨髓抑制、更大的肝毒性和机会性感染（如耶氏肺孢子菌肺炎）。

严重的 PRP 患者可联合运用甲氨蝶呤［5 ～ 30 mg/（kg · w）］和系统用维 A 酸（以前用阿维 A 酯，现在用阿维 A）。两种药物可在治疗初期同时使用，也可先用一种，若疗效不佳时加上另一种。在这种情况下，需谨记肝毒性风险会加大。

基于病例报告和小样本的病例分析，TNF-α 抑制剂（依那西普、英夫利昔单抗、阿达木单抗）、苏金单抗和乌司奴单抗可以改善 PRP 症状[41-42]。其他可能的治疗手段包括系统免疫抑制剂如硫唑嘌呤、泼尼松、环孢素，还可采用促蛋白合成类固醇，后者可使 PRP 患者血清视黄醇结合蛋白水平下降。然而，这些药物的疗效各异。尽管 UV 光疗有加剧此病的风险，但有报道报告窄谱 UVB、UVA1 或光化学疗法联合口服维 A 酸成功的案例[43]。甚至也有报道一例 UVB 激发的 PRP，采用泡浴式 PUVA 治疗有效。

考虑到疾病的高度自愈倾向和有些系统治疗潜在的长期影响，对幼年典型型 PRP 应采用低毒性的治疗。

# 玫瑰糠疹

**同义名：** ■ Gibert 玫瑰糠疹（pityriasis rosea Gibert）

## 要点

- 自限性的丘疹鳞屑性疾病，偶有瘙痒。
- 主要见于青少年和年轻的患者，好发于躯干和四肢近端。
- 前驱斑，随后皮损常是椭圆形的，其长轴与皮纹一致。
- 少见的类型包括反向型、水疱型、紫癜型和脓疱型。

## 引言

玫瑰糠疹（pityriasis rosea）是一种常见的“急性”自限性丘疹鳞屑性皮肤病，好发于其他方面相对健康的青少年和年轻的成年人。因明显的皮肤表现，常迫使患者就医。本病无显著的系统表现，而且可自然痊愈，对患者来说是巨大的安慰。根据典型的表现很容易诊断，但一些不典型的类型则对诊断提出了挑战。在病因上，学者们提出了病毒假说，但尚未被证实。

## 历史

1798 年 Robert Willan 将在其他方面健康的儿童发生的自限性皮损命名为“环状玫瑰疹（roseola annulata）”。1860 年法国医生 Camille Melchior Gibert 首次将其命名为玫瑰（粉红）糠疹（鳞屑）[43]。此名称恰当地反映了本病的临床特征，因此沿用至今。

## 流行病学

多数玫瑰糠疹发生在健康的年轻人，主要的年龄段为 10 ～ 35 岁[44]。发病高峰人群是青少年，2 岁以下极少发病。各种族间发病率没有差异，全世界都可发生。女性患者稍多，某些研究显示男女的发病率为 1 : 2，典型的皮损持续 6 ～ 8 周，偶可持续 5 个月或更长时间。某些作者报告发病有一定的季节变化，高峰期在春秋季。

## 发病机制

玫瑰糠疹的确切病因仍然未知，常假设是由病毒引起。最近，人们关注其与人疱疹病毒 -7（HHV-7）的关系，也有少数人关注与 HHV-6 的关系。然而，一些研究表明玫瑰糠疹患者外周血中 HHV-6 或 HHV-7 的 DNA 水平没有差异；试图从皮损中提取 HHV-7 的 DNA 均以失败告终[45]。有研究认为 HHV-8 和 H1N1 流感病毒 A 型可能与玫瑰糠疹相关 . 病毒学说的支持者们指出：一些患者有前驱症状，群集发病，几乎所有的患者都不复发，提示是对病毒性抗原的免疫性防御[46]。

## 临床特征

典型的玫瑰糠疹是很容易识别的，但不寻常的类型对诊断提出了挑战。在典型病例，首先在躯干部出现一个单一皮损，在随后的几天内逐渐增大。这个起始皮损较少出现在颈部或肢体近端。此皮损较其余皮损先出现数小时或数天，称为“前驱斑”，预示了疾病的开始。不同的研究显示前驱斑的发生率在 12% ～ 94% 不等，在多数情况下，超过 50% 患者可出现前驱斑。多个前驱斑也有报道。

前驱斑呈粉色、橘红至红棕色的斑片或斑块，有稍隆起的进展性边缘，约 2 ～ 4 cm，但可小于 1 cm 或大于 10 cm（图 9.11）。中心有玫瑰糠疹特征性小而细碎的鳞屑，边缘有大而明显的领圈状鳞屑，鳞屑的游离缘向着中心。约 5% 患者可有轻微的前驱症状，如

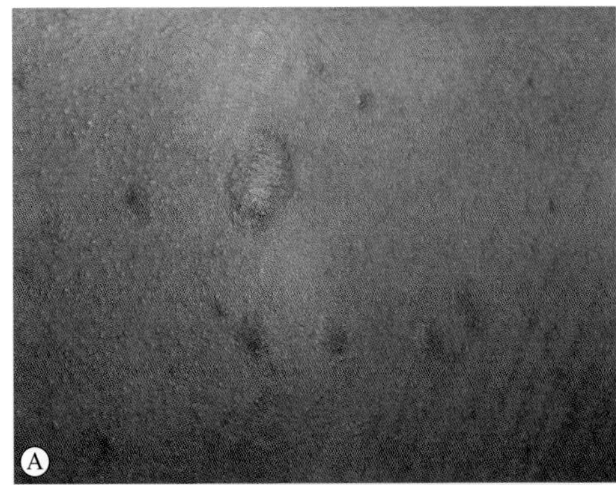

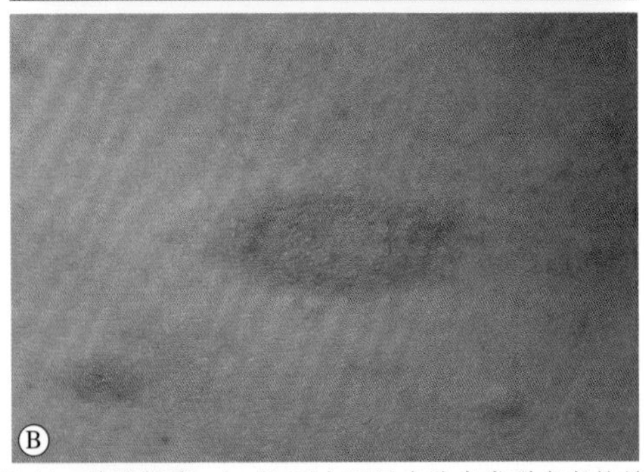

**图 9.11　玫瑰糠疹。** A，B. 两个不同皮肤光类型患者的前驱斑，可见每个中心或外周的白色鳞屑（A，Courtesy，Kalman Watsky，MD；B，Used with permission of the Mayo Foundation for Medical Education and Research.）

头痛、发热、关节痛和全身不适。偶尔前驱斑可与分布广泛的皮损同时出现。

通常在接下来的数天内，躯干和四肢近端皮损会明显增多。这些众多较小的丘疹和斑块与前驱斑有相似的特征。在肤色较深者，更多见丘疹，而且颜色较深（图 9.12）。同样的，皮损有活动性边缘，鳞屑在中央为细碎而周边则呈特征性的领圈状（图 9.13A、B）。皮损为圆形或椭圆形，长轴与皮纹（Langer 线）走行一致（图 9.13C）。在背部，这种皮损的分布方式常称为“杉树型”或“圣诞树型”。在玫瑰糠疹的初始期也可见到微小的脓疱。面部、掌跖通常不受累（偶有例外）。若患者出现了上述特征，诊断是很容易的。患者也常在此时为广泛的皮疹所惧而就医。

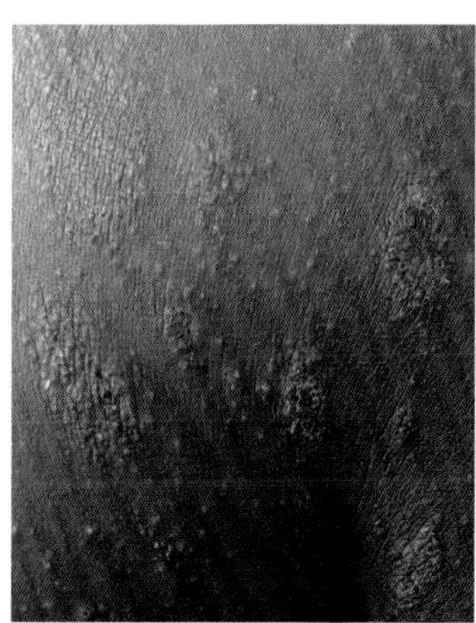

**图 9.12 深色皮肤上毛囊突出的玫瑰糠疹**。注意中心色素沉着和毛囊性丘疹（Courtesy，Aisha Sethi，MD.）

玫瑰糠疹的皮损通常持续 6 ～ 8 周，然后自然消退，偶有患者的皮损持续 5 个月或更长时间。在后一种情况下，应怀疑是否为慢性苔藓样糠疹。玫瑰糠疹患者大多无自觉症状。约 25% 患者会有轻至重度的瘙痒[47-48]。

不典型的玫瑰糠疹需要更仔细的观察，反向型玫瑰糠疹的皮疹发生在腋窝、腹股沟（图 9.13C），有时也在面部。该型较常见于年幼的儿童和肤色深者。口腔损害不常见，但可能是被忽视了。荨麻疹样、多形红斑样、水疱型[49]、脓疱型和紫癜型等变异也都有描述。

## 病理学

玫瑰糠疹的镜下表现无特异性。可见小丘状的角化不全、棘层水肿、真皮浅层血管周围及乳头间质内轻度淋巴细胞浸润（图 9.13D）。可有轻微的红细胞外渗。严重的患者这些特征可更加明显，同时可有少见的表皮内脓疱形成。

多数玫瑰糠疹的患者不做病理活检，因为临床表现非常具有特征性，而组织病理学改变相对无特异性。

## 鉴别诊断

玫瑰糠疹有时与二期梅毒难以区分。根据病史或原发的硬下疳、皮损中有裂纹的丘疹（split papules）和扁平湿疣应考虑梅毒。二期梅毒患者常有较多的全身不适，外周淋巴结常肿大。组织学上，玫瑰糠疹没有浆细胞的浸润，免疫组化染色检查螺旋体抗原（见第 0 章）可与梅毒鉴别。血清学检查如性病研究试

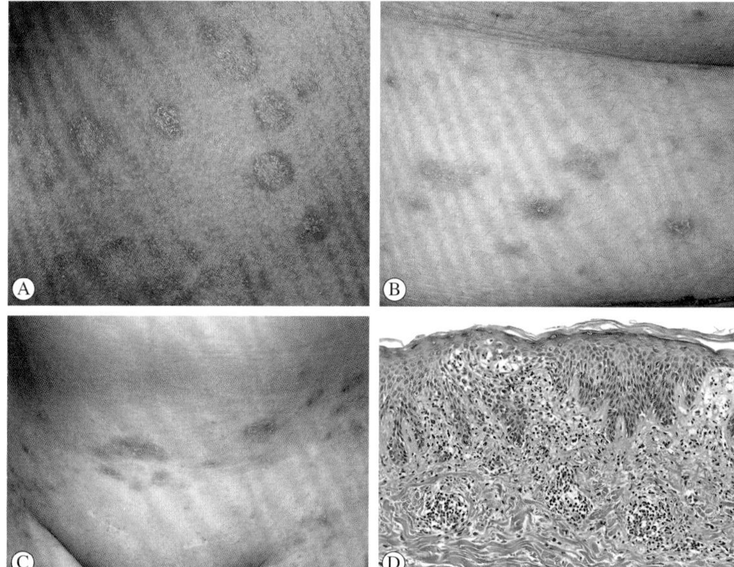

**图 9.13 玫瑰糠疹**。A，B. 除了中心细小的鳞屑或领圈样鳞屑，椭圆形和圆形斑块都可以见到。C. 当皮损局限于骨盆区域和（或）腋窝，这种分布方式称为反向。D. 组织病理上，可见到角化不全、轻度棘层水肿、淋巴细胞胞吐进入表皮、真皮血管周围淋巴细胞浸润、红细胞渗出（B、C Courtesy，Julie V Schaffer，MD. D，Courtesy，Lorenzo Cerroni，MD.）

验室试验（VDRL）、梅毒螺旋体荧光抗体吸附试验（FTA-ABS）都可诊断二期梅毒。

药疹可类似于玫瑰糠疹，有报道见于接受血管紧张素转化酶（ACE）抑制剂、β 受体阻滞剂、甲硝唑、异维 A 酸、砷、铋、金制剂、巴比妥类、可乐定、氢氯噻嗪、伊马替尼、奥美拉唑、特比萘芬、TNF-α 抑制剂、非甾体类抗炎药（NSAIDs）和多种疫苗治疗的患者中。药物引起的玫瑰糠疹样皮疹一般比特发性玫瑰糠疹恢复要慢。

前驱斑或泛发性皮损可类似于体癣、花斑糠疹或钱币状皮炎。领圈状鳞屑、皮损的分布及病史可将玫瑰糠疹与钱币状皮炎区别开，但若是水疱性的玫瑰糠疹则鉴别会困难些。点滴状银屑病的鳞屑更厚，皮损较小，也没有冷杉样分布的特点。有时需与其他丘疹鳞屑性疾病作鉴别，若皮损超过 4 个月仍不消退，则应考虑苔藓样糠疹的可能。不典型的玫瑰糠疹则与多种皮肤病具有重叠现象。

### 治疗

玫瑰糠疹常无自觉不适，且为自限性疾病，所以患者教育和安慰是良好的治疗方案。对于瘙痒的患者，可给予无刺激性的止痒洗剂或弱效至中效的外用糖皮质激素来缓解症状。较重的病例，可用 UVB（宽波或窄波）或自然光照晒和口服抗组胺药物，只有极少数的患者需要短期内口服糖皮质激素[50]。

在一项双盲、安慰剂对照的临床试验中，73% 的患者在接受分次口服红霉素 14 天后皮损完全缓解，而安慰剂组无缓解[51]。UVB 的双侧对比试验，表明可降低玫瑰糠疹的严重程度，但不会减轻瘙痒，也不缩短病程[52]。一项非随机的研究表明阿昔洛韦（800 mg，每日 5 次，口服 1 周）可以使皮损快速缓解，而很少新发皮损[53]。

最后，一项报告表明孕妇的自然流产与玫瑰糠疹相关，特别是妊娠前 15 周[54]。

## 连圈状秕糠疹

**同义名：**■ 连圈状癣（tinea circinata）■ 连圈状秕糠疹（pityriasis circinata）

### 要点

- ■ 无自觉症状，主要见于远东和地中海地区，也见于非洲后裔。
- ■ 皮损为大的环状或多环状，上覆鳞屑，边缘整齐，无炎症。
- ■ 大多数患者的皮损色素加深，皮损限于躯干和四肢。
- ■ 组织学特征类似于寻常型鱼鳞病，本病可能是鱼鳞病的一个特殊类型。
- ■ 一些患者可能与营养不良、分枝杆菌感染和（或）潜在的恶性肿瘤有关，另一些患者则有家族史。

### 引言

已有报告连圈状秕糠疹（pityriasis rotunda）与一些疾病同时发生，但二者并不相关。许多患者怀疑在某种程度上与营养不良有关[55-56]。营养不良是感染性疾病或恶性肿瘤患者的终末表现。也有认为连圈状秕糠疹是轻的获得性鱼鳞病，而且可能是家族性的[57]。不管怎样，本病少见，病因尚未确定[58]。

### 历史

连圈状秕糠疹首先由 Toyama 在 1906 年描述为“连圈状癣”（tinea circinata），之后 Mstsura 命名为连圈状秕糠疹。

### 流行病学

连圈状秕糠疹多见于 25 ～ 45 岁的成年人，女性稍多[55-57, 59]。可见于远东地区（中国和日本）、地中海地区（摩洛哥、意大利和以色列）和非洲、非裔美国人和在英国的加勒比非裔人。

### 发病机制

病因未完全阐明。发病前常有慢性疾病，但并非总是如此。据报道，此病可与营养不良、分枝杆菌（结核杆菌和麻风杆菌）感染、恶性肿瘤（肝细胞性肝癌、胃癌和多发性骨髓瘤）和肝硬化有关[55-56]。偶有白种人患此病的报告，但都发生在健康人[56]。一些学者认为连圈状秕糠疹是营养不良的一种反应，患者有一个基础疾病，并有遗传易感性。当患者营养状况好转后皮损可改善支持了此假说。据报道，意大利南部此病与葡萄糖 -6- 磷酸脱氢酶（G6PD）缺乏和蚕豆病有关[59]。

在 1 例日本连圈状秕糠疹患者中发现丝聚蛋白原 N 端结构域缺乏，这种异常认为是该病的标志[60]。

### 临床特征

连圈状秕糠疹一般无自觉症状，易被患者忽略。特征性的表现是大的环形或多环型皮损，直径常在 10 cm

（也可达 30 cm）。有细小的鳞屑，中等程度的色素沉着，边界清楚，没有炎症。好发于躯干和四肢。某些患者可有色素减退的晕圈，有时整个皮损都是色素减退的。

Grimalt 提出将连圈状秕糠疹分为两组[57]。Ⅰ型主要发生于黑种人和亚洲人，有色素沉着的皮损，可能与内在恶性肿瘤有关，但没有家族史。Ⅱ型连圈状秕糠疹通常在白色人种中发生，其特征是多发性皮损（> 30 个），患者可有家族史，但与恶性肿瘤无关。

## 病理学

连圈状秕糠疹有寻常型鱼鳞病的镜下特征：颗粒层消失或变薄，中度角化过度，无角化不全。基底层细胞的色素可增多，在色素失禁的区域可见表皮萎缩，血管周围轻度淋巴组织细胞浸润，偶可见毛囊角栓[55]。真菌特殊染色为阴性。

## 鉴别诊断

鉴别诊断包括体癣、花斑糠疹、麻风和大斑块型副银屑病。连圈状秕糠疹无瘙痒、无皮炎的炎症，也没有感觉麻木或外周神经增粗。联合应用氢氧化钾检查、真菌培养和常规的病理检查可排除主要需鉴别的疾病。值得注意的是，分枝杆菌从未被分离出来过。因为皮损较大，连圈状秕糠疹的色素减退型可与进行性斑样色素减退症相似，但后者没有鳞屑，而且病理上没有寻常型鱼鳞病的特征。

## 治疗

连圈状秕糠疹治疗较为困难。外用乳酸、尿素、焦油、润肤剂和糖皮质激素的疗效甚微。外用 0.1% 维 A 酸乳膏有一定疗效，对皮损广泛的患者可考虑内服维 A 酸。然而，首先要做的是发现那些潜在的疾病，特别是营养不良、感染或恶性肿瘤。

# 颗粒状角化不全症

**同义名：** ■ 颗粒状角化不全症（axillary granular parakeratosis）■ 摩擦性颗粒状角化不全症（intertriginous granularparakeratosis）

### 要点

- 主要的皮损是红褐色的角化性丘疹，可融合成片。
- 成人型几乎只发生在女性。
- 多数成人病例皮损局限在腋窝，但其他摩擦部位也可受累。
- 婴儿型常与使用尿布有关，表现为腹股沟两侧的红斑或与尿片受压部位形状一致的红斑。
- 组织病理学上，在角质层角化不全部位可见特征性残留的嗜碱性透明角质颗粒。
- 可能的发病机制为丝聚蛋白原到丝聚蛋白过程的缺陷。

## 引言

典型的颗粒状角化不全症（granular parakeratosis）是一种瘙痒性疾病，最初报道称只发生在腋窝。现在发现其他摩擦部位如腹股沟、乳房下和腹部皱褶处也可发生[61-63]。患者可能有一种潜在的角化异常疾病，这可解释本病特征性的组织病理学改变。

## 历史

Northcutt 及其同事在 1991 年首次描述了颗粒状角化不全症[61]。Mehregan 及其同事提出将此病重新命名为“摩擦性颗粒状角化不全症”，以反映本病的发病部位。

## 流行病学

颗粒状角化不全症主要见于成年女性[61-63]。中年或老年人可受累，无论深浅肤色的人种都可发生。尽管很少见于青壮年[64]，但它却有婴儿型，发病与尿布有关[65]。

## 发病机制

颗粒状角化不全症是一种获得性的角化性皮肤病，最初发现与使用个人卫生用品包括滚珠或棒状的除臭剂和止汗剂、包含晶体用于自然除臭的矿物盐、过度使用肥皂清洁和（或）易感个体有关[61-64]。然而，也有没有接触过已知刺激物却发病的患者[64]。婴儿尿布密闭造成的潮湿环境，与机械和化学刺激一起，引起表皮细胞的增殖和成熟。氧化锌也能增加表皮的更新。

有假说提出：本病是一种角化异常性疾病，以丝聚蛋白原到丝聚蛋白过程的基本缺陷为特征。根据超微结构和免疫组化研究结果，Merze 和 Rutten[64]得到了与 Northcuttt[61]等相同的结论，即角质层内仍有透明角质颗粒可能是由于丝聚蛋白代谢缺陷所致。在这个模型下，在角化的过程中无法降解透明角质颗粒并聚合角蛋白丝。

## 临床特征

原发皮损是角化的、红褐色、圆锥形的丘疹。可融合成较大、边界清楚的斑块，伴有不同程度的密闭造成的浸渍（图 9.14）。皮损持续数月或更长，并可复发。瘙痒是主要的自觉症状，若有糜烂或皲裂，则可有刺激症状。在周围环境温度升高或出汗时症状可加重。腋窝最常受累，可一侧也可双侧同时发生。其他摩擦部位如腹股沟和乳房下皱褶也可受累。

婴儿型的皮损表现为腹股沟的双侧斑块或与尿片受压部位形状一致的红色几何图形的斑块。

## 病理学

特征性表现为一种不寻常的角化不全。角质层增厚，呈致密的嗜酸性染色（图 9.15）。整个角质层内均有残存的核，导致了角化不全。最不寻常的特点是在角化不全区域内可见到残存、嗜碱性的透明角质颗粒。

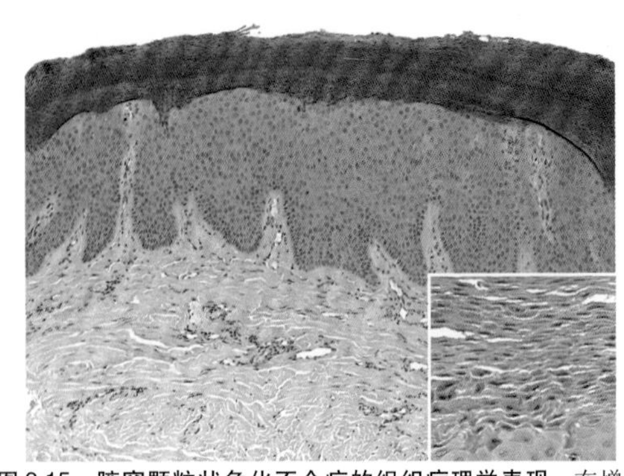

**图 9.15 腋窝颗粒状角化不全症的组织病理学表现**。在增厚的角质层内可见许多小的颗粒。明显的致密角化不全，伴有角质层内小的有点蓝色的颗粒（代表透明角质颗粒）（插图）（Courtesy，Lorenzo Cerroni，MD.）

## 鉴别诊断

需与最常引起擦烂的疾病如脂溢性皮炎、念球菌病、反向型银屑病、红癣和家族性慢性良性天疱疮、毛囊角化病以及增殖型天疱疮相鉴别[61-64]。有时本病的丘疹可与脂溢性角化病的丘疹混淆，斑块则可与黑棘皮病混淆。有些患者需考虑刺激性或变态反应性接触性皮炎。病理活检可确诊颗粒状角化不全症。

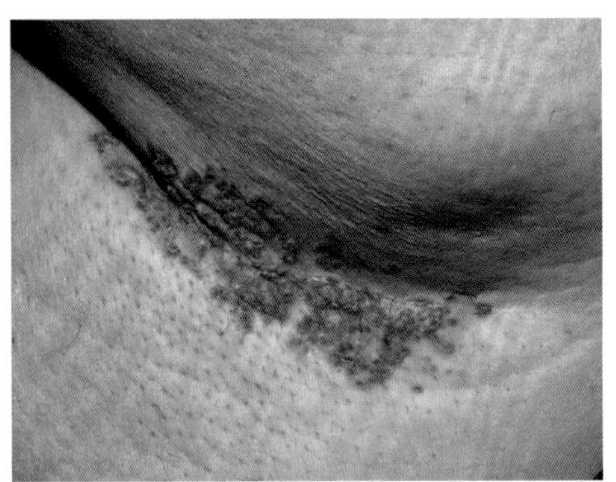

**图 9.14 腋窝部位的颗粒状角化不全症**。融合性的棕色丘疹，具有角化过度和轻度浸渍（Courtesy，Kalman Watsky，MD.）

## 治疗

根据病例报道和小样本病例，治疗成功的方法包括外用糖皮质激素、维生素 D 衍生物、维 A 酸、乳酸铵与抗真菌药[61-64]。另外，也可使用冷冻疗法、口服异维 A 酸和口服抗真菌药。有自愈的（包括婴儿），也有复发的。

（杨宝琦译　刘　红　孙勇虎校　张福仁审）

# 参考文献


1. Lambert WC, Everett MA. The nosology of parapsoriasis. J Am Acad Dermatol 1981;5:373–95.
1a. Cerroni L. Skin lymphoma – The illustrated guide. 4th ed. Oxford: Wiley-Blackwell; 2014.
2. Brocq L. Les parapsoriasis. Ann Dermatol Syph 1902;3:433–68.
3. Hu C-H, Winkelmann RK. Digitate dermatosis. A new look at symmetrical, small plaque parapsoriasis. Arch Dermatol 1973;107:65–9.
4. Sánchez JL, Ackerman AB. The patch stage of mycosis fungoides. Am J Dermatopathol 1979;1:5–26.
5. Haeffner AC, Smoller BR, Zepter K, Wood GS. The differentiation and clonality of lesional lymphocytes in small plaque parapsoriasis. Arch Dermatol 1995;131:321–4.
6. Klemke CD, Dippel E, Dembinski A, et al. Clonal T cell receptor gamma-chain gene rearrangement by PCR-based GeneScan analysis in the skin and blood of patients with parapsoriasis and early-stage mycosis fungoides. J Pathol 2002;197:348–54.
7. Siddiqui J, Hardman DL, Misra M, Wood GS. Clonal dermatitis: a potential precursor of CTCL with varied clinical manifestations. J Invest Dermatol 1997;108:584.
8. Yamanaka K, Clark R, Rich B, et al. Skin-derived interleukin-7 contributes to the proliferation of lymphocytes in cutaneous T-cell lymphoma. Blood 2006;107:2440–5.
9. Samman PD. The natural history of parapsoriasis en plaques (chronic superficial dermatitis) and prereticulotic poikiloderma. Br J Dermatol 1972;87:405–11.
10. Vakeva L, Sarna S, Vaalasti A, et al. A retrospective study of the probability of the evolution of parapsoriasis en plaques into mycosis fungoides. Acta Derm Venereol 2005;85:318–23.
11. Lindae ML, Abel EA, Hoppe RT, Wood GS. Poikilodermatous mycosis fungoides and atrophic large-plaque parapsoriasis exhibit similar abnormalities of T-cell antigen expression. Arch Dermatol 1988;124:366–72.
12. Wood GS, Tung RM, Haeffner AC, et al. Detection of clonal T-cell receptor γ gene rearrangements in early mycosis fungoides/Sézary syndrome by polymerase chain reaction and denaturing gradient gel electrophoresis (PCR/DGGE). J Invest Dermatol 1994;103:34–41.
13. Lazar AP, Caro WA, Roenigk HH, Pinski KS. Parapsoriasis and mycosis fungoides: the Northwestern University experience, 1970 to 1985. J Am Acad Dermatol 1989;21:919–23.
14. Bowers S, Warshaw EM. Pityriasis lichenoides and its subtypes. J Am Acad Dermatol 2006;55:557–72.
15. Ersoy-Evans S, Greco MF, Mancini AJ, et al. Pityriasis lichenoides in childhood: a retrospective review of 124 patients. J Am Acad Dermatol 2007;56:205–10.
16. Mucha V. Über einen der Parakeratosis variegata (Unna) bzw: Pityriasis lichenoides chronica (Neisser-Juliusberg) nahestehenden eigentumlichen Fall. Arch Dermatol Syph. 1916;123:586–92.
17. Habermann R. Über die akut vereaufende, Nekrotisierende unterart der Pityriasis lichenoides (pityriasis lichenoides et varioliformis acuta). Dermatol Z. 1925;45:42–8.
18. Juliusberg F. Über die Pityriasis lichenoides chronica (psoriasiform lichenoides exanthem). Arch Dermatol Syph. 1899;50:359–74.
19. Wood GS, Strickler JG, Abel EA, et al. Immunohistology

of pityriasis lichenoides et varioliformis acuta and pityriasis lichenoides chronica. Evidence for their interrelationship with lymphomatoid papulosis. J Am Acad Dermatol 1987;16:559–70.
20. Muhlbauer JE, Bhan AK, Harrist TJ, et al. Immunopathology of pityriasis lichenoides acuta. J Am Acad Dermatol 1984;10:783–95.
21. Martinez-Escala ME, Sidiropoulos M, Deonizio J, et al. γδ T cell-rich variants of pityriasis lichenoides and lymphomatoid papulosis: benign cutaneous disorders to be distinguished from aggressive γδ T cell lymphomas. Br J Dermatol 2015;172:372–9.
22. Weiss LM, Wood GS, Ellisen LW, et al. Clonal T-cell populations in pityriasis lichenoides et varioliformis acuta (Mucha-Habermann disease). Am J Pathol 1987;126:417–21.
23. Shieh S, Mikkola DL, Wood GS. Differentiation and clonality of lesional lymphocytes in pityriasis lichenoides chronica. Arch Dermatol 2001;137:305–8.
24. Dereure O, Levi E, Kadin ME. T-cell clonality in pityriasis lichenoides et varioliformis acuta: a heteroduplex analysis of 20 cases. Arch Dermatol 2000;136:1483–6.
25. Black MM. Lymphomatoid papulosis and pityriasis lichenoides: are they related? Br J Dermatol 1982;106:717–21.
26. Samman PD. Poikiloderma with pityriasis lichenoides. Trans St John's Hosp Dermatol Soc 1971;57:143–7.
27. Rivers JK, Samman PD, Spittle MF, et al. Pityriasis lichenoides-like lesions associated with poikiloderma: a precursor of mycosis fungoides. Br J Dermatol 1986;115:17.
28. Fortson JS, Schroeter AL, Esterly NB. Cutaneous T-cell lymphoma (parapsoriasis en plaque). An association with pityriasis lichenoides et varioliformis acuta in young children. Arch Dermatol 1990;126:1449–53.
29. Panizzon RG, Speich R, Dazzi H. Atypical manifestations of pityriasis lichenoides chronica: development into paraneoplasia and non-Hodgkin lymphomas of the skin. Dermatology 1992;184:65–9.
30. Sotiriou E, Patsatsi A, Tsorova C. Febrile ulceronecrotic Mucha-Habermann disease: a case report and review of the literature. Acta Derm Venereol 2008;88:350–5.
31. Glemetti C, Rigoni C, Alessi E, et al. Pityriasis lichenoides in children: a long-term follow-up of eighty-nine cases. J Am Acad Dermatol 1990;23:473–8.
32. Devergie A. Pityriasis pilaris. Traite pratique des maladies de la peau. 2nd ed. Paris: Martinet; 1857. p. 454–64.
33. Besnier E. Du pityriasis rubra pilaire. Ann Dermatol Syphiligr (Paris) 1889;10:253–87.
34. Albert MR, Mackool BT. Pityriasis rubra pilaris. Int J Dermatol 1999;38:1–11.
35. Fuchs-Telem D, Sarig O, van Steensel MA, et al. Familial pityriasis rubra pilaris is caused by mutations in CARD14. Am J Hum Genet 2012;91:163–70.
36. Miralles ES, Nunez M, De Las Heras ME, et al. Pityriasis rubra pilaris and human immunodeficiency virus infection. Br J Dermatol 1995;133:990–3.
36a. Plana A, Carrascosa JM, Vilavella M, Ferrandiz C. Pityriasis rubra pilaris-like reaction induced by imatinib. Clin Exp Dermatol 2013;38:520–2.
36b. Cheung EJ, Jedrych JJ, English JC 3rd. Sofosbuvir-induced erythrodermic pityriasis rubra pilaris-like drug eruption. J Drugs Dermatol 2015;14:1161–2.
37. Griffiths WAD. Pityriasis rubra pilaris. Clin Exp Dermatol 1980;5:105–12.
38. Dicken CH. Treatment of classic pityriasis rubra pilaris. J Am Acad Dermatol 1994;31:997–9.
39. Allison DS, El-Azhary RA, Calobrisi SD, Dicken CH. Pityriasis rubra pilaris in children. J Am Acad Dermatol 2002;47:386–9.
40. Molin S, Ruzicka T. Treatment of refractory pityriasis rubra pilaris with oral alitretinoin: case report. Br J Dermatol 2010;163:221–3.
41. Muller H, Gattringer C, Zelger B, et al. Infliximab monotherapy as first-line treatment for adult-onset pityriasis rubra pilaris: case report and review of the literature on biologic therapy. J Am Acad Dermatol 2008;59:S65–7.
42. Wohlrab J, Kreft B. Treatment of pityriasis rubra pilaris with ustekinumab. Br J Dermatol 2010;163:655–6.
43. Gibert CM. Traite pratique des maladies de la peau et de la syphilis. 3rd ed. Paris: H Plon; 1860. p. 402.
44. Chuang T, Ilstrup DM, Perry HO, Kurland LT. Pityriasis rosea in Rochester, Minnesota, 1969 to 1978: a 10-year epidemiologic study. J Am Acad Dermatol 1982;7:80–9.
45. Kempf W, Adams V, Kleinhans M, et al. Pityriasis rosea is not associated with human herpesvirus 7. Arch Dermatol 1999;135:1070–2.
46. Drago F, Broccolo F, Rebora A. Pityriasis rosea: an update with a critical appraisal of its possible herpesviral etiology. J Am Acad Dermatol 2009;61:303–18.
47. Hartley AH. Pityriasis rosea. Pediatr Rev 1999;20:266–9.
48. Allen RA, Janniger CK, Schwartz RA. Pityriasis rosea. Cutis 1995;56:198–202.
49. Balci DD, Hakverdi S. Vesicular pityriasis rosea: an atypical presentation. Dermatol Online J 2008;14:6.
50. Drago F, Rebora A. Treatment for pityriasis rosea. Skin Therapy Lett 2009;14:6–7.
51. Sharma PK, Yadav TP, Gautam PK, et al. Erythromycin in pityriasis rosea: a double-blind, placebo-controlled clinical trial. J Am Acad Dermatol 2000;42:241–4.
52. Leenutaphong V, Jiamton S. UVB phototherapy for pityriasis rosea: a bilateral comparison study. J Am Acad Dermatol 1995;33:996–9.
53. Drago F, Vecchio F, Rebora A. Use of high-dose acyclovir in pityriasis rosea. J Am Acad Dermatol 2006;54:82–5.
54. Drago F, Broccolo F, Zaccaria E, et al. Pregnancy outcome in patients with pityriasis rosea. J Am Acad Dermatol 2008;58:S78–83.
55. Pinto GM, Tapadinhas C, Moura C, Afonso A. Pityriasis rotunda. Cutis 1996;58:406–8.
56. Swift PJ, Saxe N. Pityriasis rotunda in South Africa: a skin disease caused by undernutrition. Clin Exp Dermatol 1985;10:407–12.
57. Grimalt R, Gelmetti C, Brusasco A. Pityriasis rotunda: report of a familial occurrence and review of the literature. J Am Acad Dermatol 1994;31:866–71.
58. Gupta S. Pityriasis rotunda mimicking tinea cruris/corporis and erythrasma in an Indian patient. J Dermatol 2001;28:50–3.
59. Lodi A, Betti R, Chiarelli G, et al. Familial pityriasis rotunda. Int J Dermatol 1990;29:483–5.
60. Yoneda K, Presland RB, Demitsu T, et al. The profilaggrin N-terminal domain is absent in pityriasis rotunda. Br J Dermatol 2012;166:227–9.
61. Northcutt AD, Nelson DM, Tschen JA. Axillary granular parakeratosis. J Am Acad Dermatol 1991;24:541–4.
62. Mehregan DA, Vandersteen P, Sikorski L, Mehregan DR. Axillary granular parakeratosis. J Am Acad Dermatol 1995;33:373–5.
63. Webster CG, Resnik KS, Webster GF. Axillary granular parakeratosis: response to isotretinoin. J Am Acad Dermatol 1997;37:789–90.
64. Metze D, Rutten A. Granular parakeratosis: a unique acquired disorder of keratinization. J Cutan Pathol 1999;26:339–52.
65. Chang MW, Kaufmann JM, Orlow SJ, et al. Infantile granular parakeratosis: recognition of two clinical patterns. J Am Acad Dermatol 2004;50:S93–6.
66. Scheinfeld NS, Mones J. Granular parakeratosis: pathologic and clinical correlation of 18 cases of granular parakeratosis. J Am Acad Dermatol 2005;52:863–7.

# 第 10 章　红皮病

Sean Whittaker

**同义名：** ■ 剥脱性皮炎（exfoliative dermatitis）■ 剥脱性红皮病（exfoliative erythroderma）■ 红人综合征（red man syndrome）

**要点**

- 红皮病在临床上定义为红斑和脱屑受累面积大于 80% ～ 90% 体表面积的皮肤病。
- 系统性表现包括外周性水肿、心动过速、体液和蛋白质丢失及体温调节失衡。
- 红皮病病因众多，最常见的诱发因素为银屑病、药物反应、特应性皮炎、皮肤 T 细胞淋巴瘤（cutaneous T-cell lymphoma，CTCL）。
- 正确的诊断依赖于对始发部位、其他临床表现、组织学和分子生物学特征、相关的系统异常以及完整病史的综合分析。
- 尽管存在大量的研究，但其中 25% ~ 30% 患者的病因仍不清楚（特发性的），这些患者中一部分人最终发展为 CTCL。
- 制订治疗策略需综合考虑皮肤疾病、潜在的病因和红皮病的系统并发症。

## 引言

红皮病（erythroderma）在临床上定义为红斑和脱屑受累面积大于 80% ～ 90% 体表面积（body surface area，BSA）的皮肤病。红皮病并不是一个特定的疾病，而是多种疾病显著的临床表现。最常见的诱因是先前患有的疾病，如银屑病、药物反应、特应性皮炎、皮肤 T 细胞淋巴瘤（CTCL）。虽然有大约 50% 的患者在红皮病起病之前有过局限性皮损的病史，但要明确红皮病原有的疾病仍是皮肤科最复杂的挑战之一。通过疾病大量的纵向评估可能会找到明确病因。约有 1/4 的红皮病病因不明，称为特发性红皮病。

应特别关注急性红皮病可能的系统性并发症。低体温、外周性水肿、体液丢失、电解质失衡和白蛋白降低及由此引发的心动过速、心功能衰竭，这些对于红皮病患者来说都是严重的威胁。另外，慢性红皮病患者可并发恶病质、弥漫性脱发、掌跖角化、甲营养不良和睑外翻。

## 历史回顾

红皮病这个词最早是由 Hebra 在 1868 年用来描述皮肤受累面积超过 90% 的剥脱性皮炎。根据其临床病程，红皮病曾分为慢性复发型（Wilson-Brocq）、慢性持续型（Hebra）和自限性流行型（self-limiting epidemic，Savill）。然而，这些分类现在已经不再使用。尽管最初红皮病严格定义为红斑和脱屑面积大于 90%BSA，现在红皮病更为宽泛的定义为体表受累面积大于 80%BSA。

## 流行病学

红皮病的患病率或发病率方面没有精确的统计学数据，大多数的研究报告都是回顾性的，并没有总体发病率。大样本的系列研究关注于男女发病比例、平均年龄和潜在的疾病[1-7]。男性比女性多发，男女发病比率约为 2∶1 至 4∶1。特发性红皮病也称为红人综合征（不要与快速输注万古霉素引起的急性皮肤反应混淆），在这类红皮病中，男女比例更高。红皮病的平均发病年龄为 52 岁，包括儿童的平均发病年龄为 48 岁，不包括儿童的平均发病年龄为 60 岁[1, 3-4, 6]。

在一项对 746 名患者的调查中，皮炎（24%）、银屑病（20%）、药物反应（19%）和 CTCL（8%）是红皮病最常见的病因[1, 3-4, 6]。若对皮炎组进一步细分，最常见的是特应性皮炎（9%），然后是接触性皮炎（6%）、脂溢性皮炎（4%）和慢性光化性皮炎（3%）。对于病因学分析，并不存在特异的地域差异[7-8]。成人红皮病总的一年复发率在 20% ～ 30%。

对成人来说，少见的病因包括毛发红糠疹、鱼鳞病、大疱性皮肤病（常为落叶型天疱疮）、移植物抗宿主病（graft-versus-host disease，GVHD）、感染（多数为疥虫）以及自身免疫性结缔组织病（急性或亚急性红斑狼疮、皮肌炎）。表 10.1 列举了其他罕见的病因，从副肿瘤性（如淋巴瘤）到炎症性（如结节病）及肿

表 10.1 成人红皮病的病因

| 潜在疾病 | 临床线索 | 组织病理线索 | 其他提示 |
| --- | --- | --- | --- |
| **常见** | | | |
| 银屑病（第 8 章） | • 发病前存在的银屑病斑块或脓疱型银屑病皮损<br>• 面中部多不受累<br>• 甲改变（油滴状、点状凹陷、甲分离）<br>• 角层下脓疱<br>• 炎性关节炎 | • 融合性或灶状角化不全<br>• 表皮增生伴瓶颈样表皮突延长<br>• 真皮乳头内轻度水肿、血管扭曲<br>• 表皮内中性粒细胞，真皮内稀释的淋巴细胞浸润<br>• 颗粒层常变薄或消失 | • 个人或家族银屑病病史<br>• 停用糖皮质激素、甲氨蝶呤、环孢素或靶向免疫调节药物（生物制剂）<br>• 服用可激发银屑病的药物（如锂剂） |
| 特应性皮炎（第 12 章） | • 发病前存在皮损（皱褶部）<br>• 剧烈瘙痒<br>• 苔藓样变，包括眼睑<br>• 结节性痒疹 | • 轻度至中度棘层肥厚<br>• 不同程度海绵水肿<br>• 真皮内嗜酸性粒细胞浸润<br>• 角化不全<br>• 不同程度淋巴细胞浸润伴淋巴细胞胞吐<br>• 不同程度真皮水肿 | • 血清 IgE 及嗜酸性粒细胞升高<br>• 个人或家族特应性病史（哮喘、过敏性鼻炎、特应性皮炎）<br>• 白内障 / 圆锥角膜 |
| 药物反应（第 21 章） | • 先有麻疹样或猩红热样疹<br>• 面部水肿<br>• 某些区域可出现紫癜 | • 血管周围嗜酸性粒细胞浸润<br>• 苔藓样模式<br>• 淋巴瘤模式<br>• 海绵水肿模式<br>• 表皮各层角质形成细胞凋亡<br>• 基底层空泡变性<br>• DRESS/DIHS- 海绵水肿和苔藓样模式 | • 无皮肤病史<br>• 发作迅速<br>• 常在停用相应药物 2 ～ 6 周后可缓解；DRESS/DIHS 可能例外<br>• 在 HIV 感染患者中常见 |
| 特发性红皮病 | • 老年男性<br>• 慢性、复发性<br>• 剧烈瘙痒<br>• 掌跖角化<br>• 皮病性淋巴结病 | • 非特异<br>• 急性型-角化不全、海绵水肿及中度淋巴细胞浸润<br>• 慢性型-角化过度、银屑病样棘层增厚、真皮乳头延长 | • 一般认为与药物无关（见表 10.3）<br>• 继续重新评估考虑 CTCL 的可能性，包括多次皮肤活检 |
| **不常见** | | | |
| 皮肤 T 细胞淋巴瘤（Sézary 综合征多于红皮病型蕈样肉芽肿；第 120 章） | • 剧烈瘙痒伴脱屑；可苔藓样变或结节性痒疹样<br>• 深紫-红色斑；色素改变（黑红皮病）<br>• 浸润和（或）水肿：狮面<br>• 疼痛、皲裂角化<br>• 脱发<br>• 淋巴结肿大 | • 脑型多形性淋巴细胞<br>• 表皮内异型细胞非正常聚集<br>• 带状、偶尔苔藓样浸润<br>• 至少 30%Sézary 综合征患者难以通过皮肤组织学诊断 | • Sézary 综合征患者外周血 $CD4^+$ 淋巴细胞比率升高（血液 CD4 : CD8 比例≥ 10 : 1）<br>• 皮肤和淋巴结 / 血液中相同来源 T 细胞克隆<br>• 在 Sézary 综合征中：≥ 1000 Sézary 细胞数 /$mm^3$；≥ 40% $CD4^+$/$CD7^-$；或 ≥ 30% $CD4^+$/$CD26^-$（血）<br>• 可以模拟多种红皮病的原因 |
| 毛发红糠疹（第 9 章） | • 橙红色红斑<br>• 未受累的皮岛<br>• 蜡样角化<br>• 毛囊周围角化性丘疹 | • 银屑病样表皮增生<br>• 颗粒层正常<br>• 交替性的角化过度和角化不全，包括垂直和水平方向<br>• 毛囊角栓伴有肩样角化不全<br>• 无中性粒细胞 | • 日晒后加重<br>• 渐进性加重<br>• 红皮病好转时出现回状红斑 |
| 皮炎（非特应性），包括接触性（第 14 和 15 章），淤积性伴自身敏感性（第 13 章） | • 发病前存在局限性皮损<br>• 最初皮损的分布情况 | • 不同程度的海绵水肿 | • 职业与爱好<br>• 斑贴试验<br>• 回顾服用过的药物（系统性接触性皮炎） |

表 10.1 成人红皮病的病因（续表）

| 潜在疾病 | 临床线索 | 组织病理线索 | 其他提示 |
|---|---|---|---|
| • 副肿瘤性红皮病 | • 细小鳞屑<br>• 黑红皮病<br>• 恶病质 | • 非特异性改变 | • 淋巴细胞增生性疾病，包括淋巴瘤，而非 Sézary 综合征或罕见的胸腺瘤<br>• 若患者有实质器官恶性肿瘤，通常已晚期 |
| **大疱性皮病（第 29 和 30 章）和遗传性鱼鳞病** | | | |
| 落叶型天疱疮 | • 发病前的皮损，通常在上半身<br>• 脓疱病样糜烂和水疱<br>• 湿润性鳞屑-痂皮；玉米片样鳞屑 | • 表皮上层的棘层松解<br>• DIF 示表皮细胞间 IgG 沉积 | • IIF 示表皮细胞间荧光阳性 |
| 大疱性类天疱疮 | • 荨麻疹样皮损<br>• 张力性大疱<br>• 老年患者 | • 表皮下水疱<br>• 嗜酸性粒细胞增多<br>• DIF，基底膜带 C3 和 IgG 沉积 | • IIF 示基底膜带荧光沉积 |
| 副肿瘤天疱疮 | • 黏膜糜烂和出血性结痂<br>• 多形红斑样皮损<br>• 黏膜皮肤苔藓样皮损 | • 界面皮炎伴有角质形成细胞坏死<br>• 角化不全<br>• 局部棘层松解<br>• DIF 表皮细胞间和基底膜带 IgG 沉积 | • IIF 示细胞间和基底膜带荧光（＋IIF 鼠膀胱为底物） |
| 遗传性鱼鳞病（第 57 章） | • 出生后或幼年婴儿出现症状（见表 10.2） | • 见表 10.2 | • 见表 10.2 |
| **罕见** | | | |
| Ofuji 丘疹性红皮病 | • 皮损泛发、瘙痒、平顶，红棕色的丘疹，可融合<br>• 皮肤皱褶处不受累（“躺椅”现象）<br>• 好发于老年男性 | • 真皮中部至上部血管周围致密淋巴细胞和嗜酸性粒细胞浸润 | • 病因多样，包括 CTCL（多于特应性）、其他淋巴瘤、药物（如 DDI、阿司匹林）及感染（如 HIV、丙肝病毒），副肿瘤现象<br>• 可能有外周性嗜酸性粒细胞增多、淋巴细胞减少症 |
| 慢性光化性皮炎（第 87 章） | • 起始皮损位于光暴露部位<br>• 菊科植物导致的空气传播接触性皮炎 | • 淋巴细胞苔藓样浸润及表皮胞吐表皮棘层肥厚和致密的角化过度<br>• 可能有淋巴细胞核多形性 | • 药物服用史<br>• UVA、UVB 和可见光试验<br>• 光斑贴试验 |
| **其他罕见原因** | | | |
| • 嗜酸细胞增多综合征（第 25 章）<br>• 挪威疥（第 84 章）<br>• 扁平苔藓<br>• GVHD（第 52 章）<br>• 自身免疫性结缔组织病［急性或亚急性皮肤型红斑狼疮，幼年型皮肌炎（青少年）］ | | • 皮肤癣菌感染<br>• 原发性免疫缺陷（第 60 章）<br>• 结节病<br>• 肥大细胞增生病<br>• 朗格汉斯细胞增生症<br>• 其他 T 细胞血液肿瘤（如成人 T 细胞白血病 / 淋巴瘤，血管免疫母细胞性 T 细胞淋巴瘤，T 细胞幼淋巴细胞白血病） | |

DIHS，药物超敏综合征；DRESS，伴有嗜酸性粒细胞增多和系统症状的药物反应；GVHD，移植物抗宿主病；BMZ，基底膜带；DDI，双脱氧肌苷；DIF，直接免疫荧光；HIV，人类免疫缺陷病毒；IIF，间接免疫荧光

瘤性（如肥大细胞增生症）。有研究表明尽管多次皮肤活检，进行了仔细的临床调查和详细地询问病史，但仍有 25% 的患者病因不明。不幸的是，特发性红皮病的病例趋向于慢性，且治疗后更容易复发[7]。

对新生儿和婴儿来说，遗传性鱼鳞病、皮炎、银屑病、免疫缺陷[9]（如 Omenn 综合征）及感染（如葡萄球菌性烫伤样皮肤综合征）为诱发红皮病的主要因素（表 10.2）[10]。另外，也要考虑药物诱发红皮病的可能。

## 发病机制

原发疾病的发病机制将在各章中分别论述。红皮

| 表 10.2 新生儿和婴儿红皮病的病因 | | | |
|---|---|---|---|
| **潜在疾病** | **临床线索** | **组织病理线索** | **其他提示** |
| **先天性鱼鳞病（第 57 章）**¶ | | | |
| 表皮松解性鱼鳞病（先前称为先天性大疱性鱼鳞病样红皮病） | • 出生后几天内有表浅的水疱和典型的表皮松解<br>• 以后，在屈侧形成旋涡状角化过度 | • 典型的表皮松解性角化过度 | • 编码角蛋白 1 和角蛋白 10 的 *KRT1* 和 *KRT10* 基因突变 |
| 先天性鱼鳞病样红皮病（先前称为非大疱性鱼鳞病样红皮病） | • 火棉胶样婴儿<br>• 累积屈侧的泛发性脱屑<br>• 局限性脱发、甲营养不良（甲床角化过度、纵嵴），掌跖角化过度<br>• 睑外翻 | • 无诊断意义 | • *TGM1*（编码转谷氨酰胺酶 1）、*ALOXE3*（编码脂氧合酶 3）、*ALOX12B*（编码 12［R］脂氧合酶）、*NIPAL4*［编码磷蛋白（ichthyin）］、*PNPLA1**、*ABCA12**、*CYP4F22** 等基因突变 * |
| Netherton 综合征 | • 特应性皮炎<br>• 食物过敏<br>• 免疫缺陷<br>• 新生儿红皮病<br>• 红皮病可持续存在或成为旋绕性线状鱼鳞病<br>• 检查头发、眉毛和睫毛是否有套叠性脆发症（“竹节发”）<br>• 发育停滞 | • 常规组织学无诊断意义<br>• 缺少 LEKTI 组织表达 | • 电镜：不成熟的分泌物和不正常的板层小体<br>• 血清 IgE 水平升高<br>• *SPINK5* 基因［编码丝氨酸肽酶抑制因子 Kazal 型 5，也称为淋巴上皮 Kazal 型相关抑制剂（LEKTI）突变］ |
| Conradi-Hünermann-Happle 综合征（X 连锁显性斑点状软骨发育异常） | • 线性或旋涡状样模式<br>• 骨骼（斑点状软骨发育异常）和眼异常（白内障） | • 角化过度、颗粒层变薄、毛囊角栓 | • 位于 Xp11 的 *EBP*［编码依莫帕米结合蛋白（固醇异构酶）］基因突变 |
| **免疫缺陷（第 60 章）** | | | |
| Omenn 综合征 | • 新生儿期起病<br>• 表皮剥脱性红皮病，伴弥漫性脱发<br>• 淋巴结病和肝脾肿大<br>• 复发性感染<br>• 腹泻 | • 角质形成细胞凋亡<br>• 基底层角质形成细胞空泡化<br>• 真皮内以 T 细胞为主的浸润<br>• 棘层肥厚，角化不全<br>• 皮下脂肪小叶变性 | • 外周血白细胞、嗜酸性粒细胞增多<br>• 低丙球蛋白血症<br>• 血清 IgE 水平升高<br>• 淋巴结：生发中心破裂并有大量 S100$^+$的树突状网状细胞<br>• *RAG1/RAG2* 基因突变，也可来源于其他基因突变（见第 60 章） |
| 其他类型的 SCID†，无 γ 球蛋白血症和和补体缺乏（如 C3 和 C5），IPEX 综合征 | • 剥脱样皮炎的 Leiner 现象，慢性腹泻和复发性感染 | • 无诊断意义 | • 见第 60 章<br>• 不同的遗传机制 |
| Wiskott-Aldrich 综合征 | • 好发于男孩<br>• 瘀点，瘀斑<br>• 特应样的皮炎<br>• 复发性窦肺感染 | • 无诊断意义 | • 微血小板减少症<br>• 外周血淋巴细胞减少，嗜酸性粒细胞增多<br>• 血清 IgE 水平升高<br>• *WAS* 基因突变 |
| **原发性皮肤病** | | | |
| 特应性皮炎（见第 12 章） | • 四肢伸侧、面部和头皮结痂湿疹样皮损<br>• 尿布区不受累<br>• 瘙痒<br>• 6～16 周发病 | • 见表 10.1 | • 见表 10.1 |

表 10.2 新生儿和婴儿红皮病的病因（续表）

| 潜在疾病 | 临床线索 | 组织病理线索 | 其他提示 |
|---|---|---|---|
| 脂溢性皮炎（见第 13 章） | • 头皮和皮肤皱褶部位的油腻性鳞屑斑块及卫星样丘疹<br>• 尿布区受累<br>• 无瘙痒<br>• 起病早（2 ～ 12 周） | • 表皮银屑病样增生伴角化不全<br>• 非特异性炎细胞浸润 | |
| 银屑病（见第 8 章） | • 面部、肘部及膝部银白色鳞屑性斑块，边界清楚<br>• 尿布区受累<br>• 甲凹点<br>• 通常起病较晚 | • 见表 10.1 | • 银屑病家族史<br>• 见表 10.1 |
| **药物反应（表 10.1 和 10.3）** | | | |
| **感染** | | | |
| 葡萄球菌烫伤样皮肤综合征 | • 体温不稳定 / 低热<br>• 易激惹<br>• 皮肤皱褶明显<br>• 大面积触痛性红斑<br>• 表浅大疱，继而脱屑<br>• 口周放射性鳞屑-结痂<br>• 病因常为皮肤以外的葡萄球菌感染 | • 疱顶由角质层和部分颗粒层组成<br>• 角质层下水疱，包含稀疏的棘层松解细胞和仅少量中性粒细胞和淋巴细胞 | • 金黄色葡萄球菌培养阳性（结膜、鼻孔、咽喉、直肠）<br>• 通过玻片乳胶凝集试验、免疫扩散或 ELISA 可鉴定出剥脱性毒素（ET-A 和 ET-B）（见第 74 章）<br>• 由金黄色葡萄球菌产生的 ET-A 可分解桥粒芯糖蛋白 1 |
| 新生儿中毒性休克样发疹病 | • 全身性弥漫红斑或麻疹样皮损伴有融合性<br>• 少量鳞屑<br>• 发热<br>• 出生后第一周内发病 | | • 肚脐残端、鼻咽或皮肤上有由 TSST-1 诱导的 MRSA 定居<br>• 血小板减少症<br>• 主要由日本报告 |
| 先天性皮肤念珠菌病 | • 母亲阴道内念珠菌感染扩散至子宫<br>• 脓疱、领圈样鳞屑<br>• 口周不受累<br>• 可有甲沟炎和甲营养不良 | • 角质层内有酵母和假菌丝<br>• 表皮内有角质层下和海绵状脓疱 | • KOH 镜检、真菌培养 |
| **其他** | | | |
| • 毛发红糠疹（第 9 章）<br>• 移植物抗宿主病（如母婴或输血相关性 SCID）（第 52 章）<br>• 弥漫性皮肤肥大细胞增生病（第 118 章）<br>• 罕见鱼鳞病——毛发硫营养不良，角膜炎-鱼鳞病-耳聋综合征（KID 综合征）、Sjögren-Larsson 综合征、中性脂质贮积病伴鱼鳞病（第 57 章）<br>• 睑缘粘连-外胚层发育不全-唇腭裂（AEC 综合征）（第 63 章）<br>• 营养性皮肤病，包括恶性营养不良病（kwashiorkor）（第 51 章） | | | |

¶ 从出生到婴儿早期出现症状。

* *PNPLA1*、*ABCA12* 和 *CYP4F22* 基因分别编码脂肪滋养蛋白 1（patatin-like phospholipase domain containing 1）基因、ATP 结合盒蛋白亚家族 A 成员 12（ATP-binding cassette，sub-family A，member 12）和细胞色素 P450 酶 4 家族 F 亚家族 22 多肽。

† 红皮病也可继发于移植物抗宿主病（参见图 10.12）。

ELISA，酶联免疫吸附试验；IPEX，X- 连锁多内分泌腺病、肠病伴免疫失调综合征；MRSA，耐甲氧西林金黄色葡萄球菌；SCID，严重联合免疫缺陷；TSST-1，中毒性毒素休克综合征毒素 1

病的发生过程中所涉及的通路或先前存在的皮肤病泛发全身的机制尚不清楚。红皮病皮损部位角质形成细胞的数量及其有丝分裂比例增加，细胞的表皮通过时间也缩短。因此，鳞屑中含有本应保留在皮肤内的物质（核酸、氨基酸、可溶性蛋白），每天脱落的鳞屑量可由 500 ～ 1000 mg 增至 20 ～ 30 g[11]。对于急性红皮病，脱屑物质对于代谢的影响很小，但在慢性红皮病中，蛋白的显著丢失可导致低蛋白血症及导致慢性疾病的贫血。考虑到高发年龄为 60 ～ 70 岁，年龄相关性免疫衰退可能是导致特发性红皮病的危险因素。

同样具有免疫缺陷儿童红皮病的重症表现也支持免疫失调的重要作用。

## 临床特征

### 皮肤表现

红皮病在临床上定义为红斑和脱屑受累面积大于80% ～ 90% 体表面积的皮肤病。根据其临床病程，红皮病可分为原发性和继发性。对于原发性，红斑常始于躯干，可在数天至数周内扩展到全身，随之产生脱屑（图 10.1）。而继发性红皮病定义为先前存在的局限性皮肤病出现泛发，如银屑病或特应性皮炎。

除进展缓慢的继发性红皮病外，红斑出现后 2 ～ 6 天开始脱屑。根据红斑的阶段和原有疾病的特性，与之相关的鳞屑大小和颜色也不同。在急性期，鳞屑通常大且有痂皮，而在慢性期鳞屑小而干燥。偶尔，鳞屑的特征可提示红皮病的病因，例如，特应性皮炎或皮肤真菌病造成红皮病的鳞屑是细小的，脂溢性皮炎是糠麸状的，落叶性天疱疮是有痂皮的，而药物反应是剥脱性的。皮肤的颜色也是多样的，从粉红-红到红-棕到深红-紫色。

除了病因多样外，红皮病有几个共同的临床特点。90% 的患者伴有瘙痒，这是最常见的主诉。瘙痒症状据原有疾病的不同而各异，以皮炎及 Sézary 综合征患者最重[12]。在瘙痒-搔抓的恶性循环下，皮肤可能增厚，约 1/3 患者可有苔藓化。红皮病患者尤其是具有慢性红皮病者常有色素异常，色素沉着（40/90，45%）较色素减退（18/90，20%）常见[4]。近 30% 的红皮病患者可有掌跖角化，而且这常是毛发红糠疹的早期表现[12]。带结痂的皮肤角化可能是挪威疥，而疼痛和伴有皲裂的皮肤角化可发生于 Sézary 综合征。

在先前存在皮肤病患者中，甲改变可出现在红皮病之前，如银屑病的点状甲或特应性皮炎的甲横嵴，但一般甲改变发生在红皮病之后。大约 40% 红皮病患者有甲改变。大多数是“有光泽”的甲，但也有颜色异常、脆性增加、灰暗、甲下过度角化、Beau 线、甲沟炎和甲下线状出血，甚至甲完全脱落。20% 慢性红皮病患者在头皮或其他部位可有弥漫性的非瘢痕性毛发脱落，包括 CTCL 患者。瘢痕性脱发可以出现在 Sézary 综合征或红斑病型蕈样肉芽肿（mycosis fungoides，MF）。

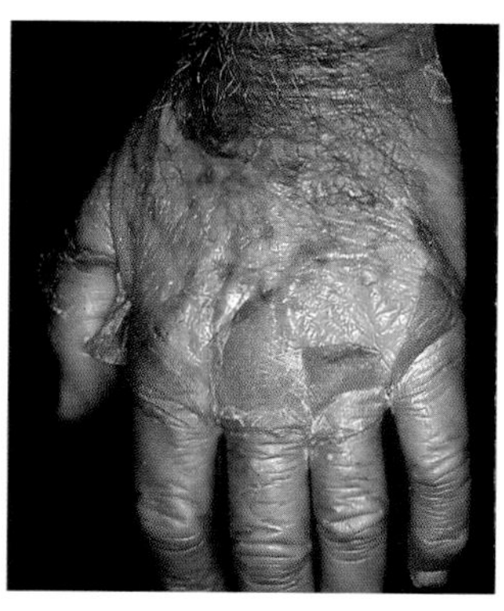

**图 10.1 红皮病伴有脱屑。**红斑基础上明显的鳞屑剥脱

各种原因所致的红皮病患者都可出现多发的脂溢性角化，这些皮损在红皮病的背景下显得颜色较浅。红皮病患者皮肤上常见金黄色葡萄球菌定植，这可导致皮肤继发感染以及菌血症。眼部的并发症有双侧睑外翻和化脓性结膜炎（图 10.2）。最后，UV 照射或口服药物均可加剧红皮病，而且这不仅仅只发生在有光敏性湿疹和药物引起的红皮病患者[4]

### 系统性表现

对红皮病患者作正确的治疗，须考虑到潜在的系统并发症。大约 50%（182/380）[1, 3-5] 患者会有足部或胫前水肿，这可能是低蛋白血症和体液转移到细胞外造成的。在 CTCL- 相关或药物诱发的红皮病中，可出现面部水肿。由于红皮病患者皮肤中血流显著增多和体表蒸发丧失大量体液，40% 患者可有心动过速，可导致高输出性心功能衰竭的风险，尤其是老年患者。另外，皮肤的血流增加还可导致体温调节的异常，尽管高体温比低体温常见，但大多数患者主诉寒战[1-2, 4, 6-8]。长期和大量的热量丧失可导致代偿性的高代谢，最终引起恶病质。在慢性红皮病患者中可发生贫血，兼具缺铁性贫血和慢性病性贫血的特征。

红皮病最常见的皮肤外表现是外周淋巴结病，可见于约 50% 的患者。即便没有原发的淋巴增殖性疾病，淋巴结仍可明显肿大，在这种情况下，建议做淋巴结的组织学和分子生物学检查（尤其免疫组化和 T

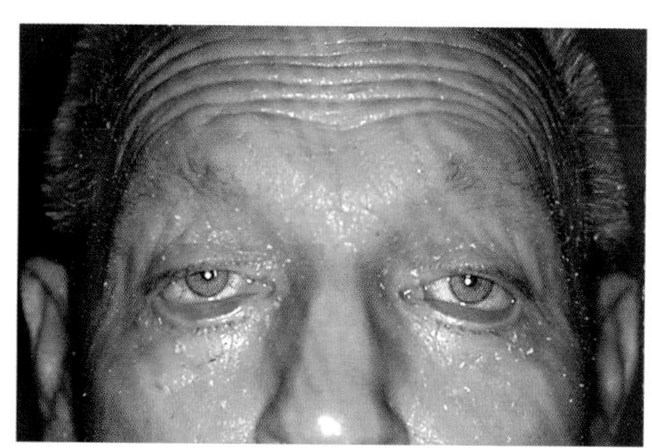

**图 10.2 红皮病伴睑外翻**

细胞受体基因重排）[13]。取材或切除淋巴结活检优于细针穿刺，因为前者为准确评估淋巴结结构和细胞形态提供了充足的组织。主要需要鉴别的为淋巴瘤和皮病性反应性淋巴结肿大。肿大淋巴结的组织学检查可在 CT 或 PET-CT 扫描之前或之后进行。

20%（113/578）的患者可发生肝肿大，由药物超敏反应引起红皮病患者中肝肿大比例稍高。脾肿大极少见，大部分与淋巴瘤相关[1-4, 6]。

## 原发病的特异性表现

除上述红皮病的一般特征外，可有一些其他的，有时是特异性的皮损来提示原发的皮肤病（见表 10.1 和表 10.2）。

### 银屑病

银屑病是在成人红皮病中最常见的原发疾病。红皮病型银屑病发生前常有典型的银屑病皮损（见第 8 章）。红皮病的发生常由于突然停药，包括强效的外用或口服糖皮质激素、环孢素、甲氨蝶呤等；偶尔，红皮病可继发于系统感染、光毒性反应或外用药物引起的刺激性接触性皮炎（如焦油）。发展成红皮病后，银屑病的典型皮损消失（图 10.3），可能会出现泛发性无菌性角质层下脓疱（见图 1.6）。由于甲的更新速度比皮肤慢，有时还可以见到甲改变，如油滴状甲、甲分离和点状凹陷，这为诊断银屑病性红皮病提供了依据。红皮病得到治疗后，可重新出现特征性的银屑病皮损。

### 特应性皮炎

特应性皮炎红皮病可见于任何年龄，但更易发于有中度至重度特应性皮炎病史的患者（图 10.4）。检查时常可见到特应性皮炎的典型皮损，尤其在红皮病的早期阶段。患者常有剧烈瘙痒，很容易见到表皮剥蚀或痒疹样的皮损。可有明显的苔藓化，有时可见到因局部应用糖皮质激素所致的皮肤萎缩。血清 IgE 和嗜酸性粒细胞升高可伴随特应性的其他症状和体征。

### 药物反应

多种药物可诱发红皮病（表 10.3；见第 21 章）[14]。继发于外用药物者通常以刺激性或过敏性皮炎起病，而系统性药物引起的则以麻疹样或猩红热样疹起病。偶尔也有例外，比如钙通道阻滞剂引起的慢性湿疹样皮损。在静脉压大的部位（下肢远端）可继发紫癜。由药物引起的红皮病持续时间最短，通常在停药 2 ～ 6 周后可痊愈。停用可疑药物后红皮病持续存在的情况较为罕见，这类病例可归为特发性红皮病。偶尔，存

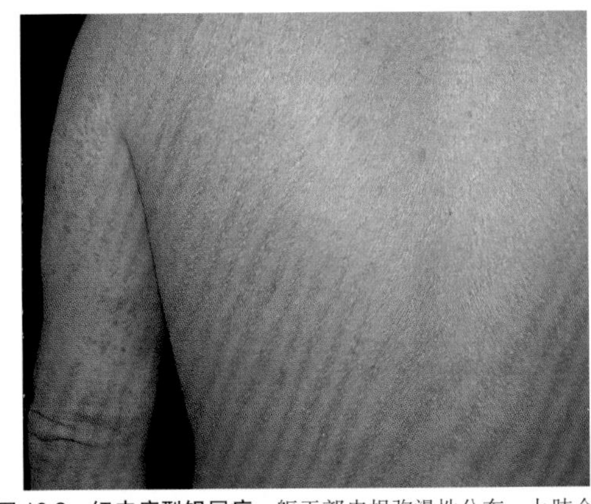

**图 10.3　红皮病型银屑病**。躯干部皮损弥漫性分布，上肢个别皮损为诊断线索（Courtesy，Luis Requena，MD.）

**图 10.4　特应性皮炎诱发的红皮病**。A. 弥漫性红斑基础上细小白色鳞屑和剥脱。B. 细小白色鳞屑、显著瘙痒及口周苍白（A，Courtesy，Lorenzo Cerroni，MD；B，Courtesy，Antonio Torrelo，MD）

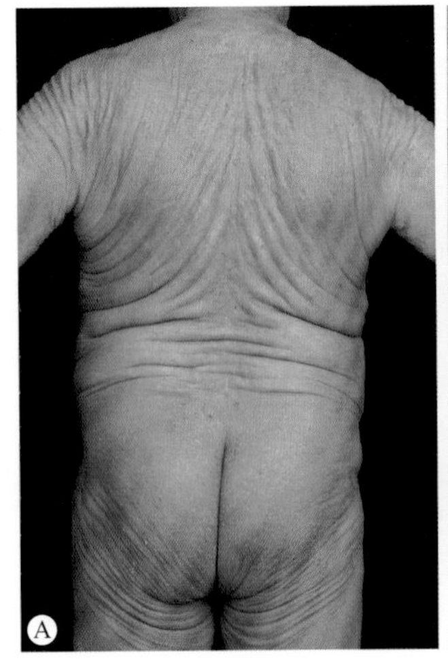


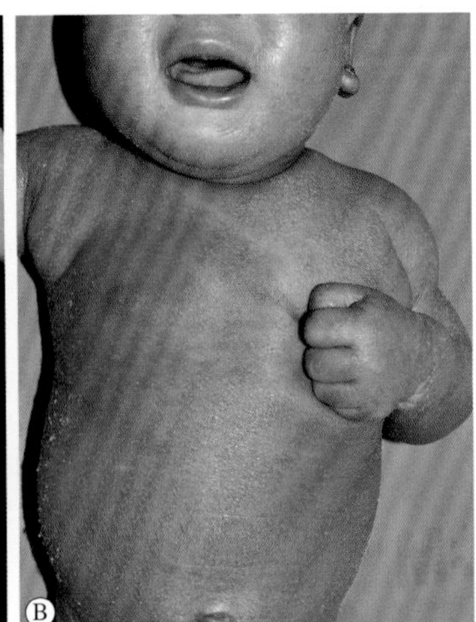

**表 10.3 诱发红皮病的药物**

| 常见 | |
|---|---|
| • 别嘌呤醇 | • 苯妥英 |
| • β- 内酰胺类抗生素 | • 柳氮磺吡啶 |
| • 卡马西平 / 奥卡西平 | • 磺胺类药物 * |
| • 金制剂 | • 扎西他滨 |
| • 苯巴比妥 | |
| **少见** | |
| • 卡托普利 / 赖诺普利 | • 异维 A 酸 / 阿维 A |
| • 卡铂 / 顺铂 | • 锂 |
| • 免疫检查点抑制剂 ** | • 汞化合物 |
| • 阿糖胞苷 | • 米诺环素 |
| • 细胞因子（IL-2/GM-CSF） | • 奥美拉唑 / 兰索拉唑 |
| • 氨苯砜 | • 利巴韦林 |
| • 二氟尼柳 | • 替拉瑞韦 |
| • 氟茚二酮 | • 沙利度胺 |
| • 羟氯喹 / 氯喹 | • 托珠单抗 |
| • 异烟肼 | • 万古霉素 † |
| **罕见 ‡** | |
| • 阿巴卡韦 | • 丝裂霉素 C |
| • 胺碘酮 | • 硝苯地平 / 地尔硫卓 |
| • 阿司匹林（ASA） | • 其他 NSAIDs |
| • 氨曲南 | • 青霉胺 |
| • β 受体阻滞剂 | • 喷司他丁 |
| • 氯丙嗪 | • 伪麻黄碱 |
| • 西咪替丁 | • 利福平 |
| • 环丙沙星 | • ST.John 草 |
| • 氯法齐明 | • 磺脲类 |
| • 可待因 | • 催泪性毒气（CS 气） |
| • 促红细胞生成素 | • 特比萘芬 |
| • 氟尿嘧啶 | • 妥布霉素 |
| • 伊马替尼 | • 曲马多 |
| • 茚地那韦 | • 长春碱类药物 |
| • 拉莫三嗪 | • 齐多夫定 |
| • 甲氨蝶呤 | |

* 包括呋塞米。
** 伊匹木单抗、纳武单抗（*nivolumab*）、帕博利珠单抗（pembrolizumab）。
† 与红人综合征鉴别。
‡ 额外的药物，见参考文献 14

在假性 Sézary 综合征[15]。

小部分的药物超敏反应伴嗜酸性粒细胞增多症患者（drug reaction with eosinophilia and systemic symptoms，DRESS），又称为药物超敏反应综合征（drug-induced hypersensitivity syndrome，DIHS），也可出现红皮病[16]。除发热外，这部分患者可伴外周血嗜酸性粒细胞增多、肝功能异常以及外周淋巴结肿大等（见表 21.9）。

## 特发性红皮病

约 1/4 红皮病患者找不到潜在的疾病。这些患者主要是老年男性，病程慢性，为复发性瘙痒性红皮病，伴有皮肤淋巴结病和明显的掌跖角化过度（图 10.5）。这些患者叫做“红人综合征”（不要与万古霉素快速输注引起的急性皮肤反应混淆）。这些患者的淋巴结病（68% *vs.* 44%）和外周性水肿（54% *vs.* 40%）较其他类型的红皮病更常见，而且低体温比高体温的多[17]。一项调查显示，特应性皮炎、药物反应和 CTCL 是特发性红皮病最常见的病因[2]。在另一项调查中，用检测克隆性 T 细胞作为诊断标准时发现 CTCL 是红皮病最常见的潜在疾病[18]。然而，需要特别注意的是老年人外周血中 T 细胞克隆的存在是常见的，这可能反映了由于免疫衰退导致的 T 细胞受体谱的衰退，而非 CTCL。通过高通量 T 细胞受体测序来识别占优势的克隆对疾病诊断是有价值的。

## 皮肤 T 细胞淋巴瘤（Sézary 综合征和红皮病型 MF）

CTCL 可以模拟其他病因诱发的红皮病，其诊断往往具有显著的挑战性。CTCL 所致的红皮病可分为 Sézary 综合征和红皮病型 MF（见第 120 章）。Sézary 综合征是以红皮病、外周血 Sézary 细胞和泛发性淋巴结病为特征的三联征。其他临床特点有皮肤疼痛性的皲裂角化、弥漫性脱发、水肿及狮面。皮肤浸润明显或色素沉积（黑红皮病，melanoerythroderma），并常有剧烈的痛痒（见图 10.6）。为鉴别 Sézary 综合征和红皮型 MF，国际皮肤淋巴瘤协会和欧洲癌症研究与治疗（EORTC）皮肤淋巴瘤工作组对 Sézary 综合征修订了诊断标准，它们是：红皮病，证明皮肤和血液中为相同的 T 细胞克隆，加上下列之一：① ≥ 1000 Sézary 细胞数 /$mm^3$；② CD4：CD8 比例 ≥ 10：1；或

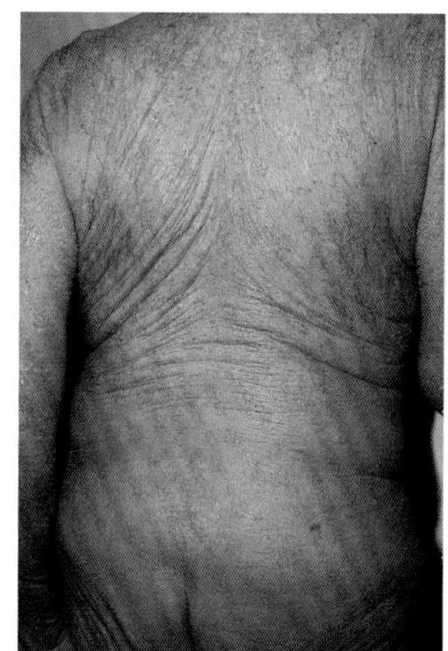

**图 10.5 特发性红皮病。**这类患者需长期观察来排除发展为皮肤型 T 细胞淋巴瘤的可能

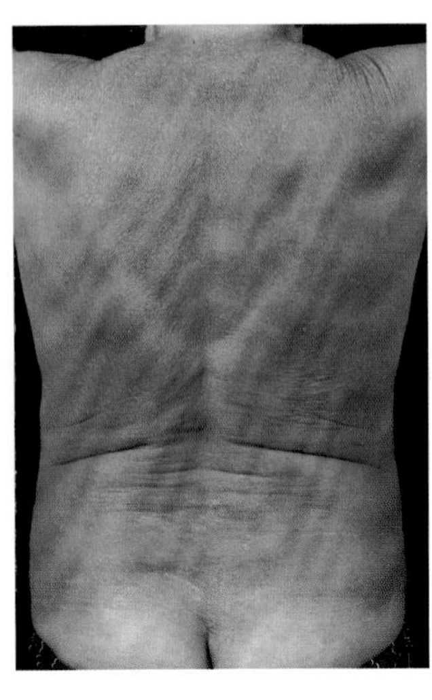

**图 10.6 Sézary 综合征**。红棕色弥漫性红斑，下背部散在抓痕（Courtesy，Lorenzo Cerroni，MD.）

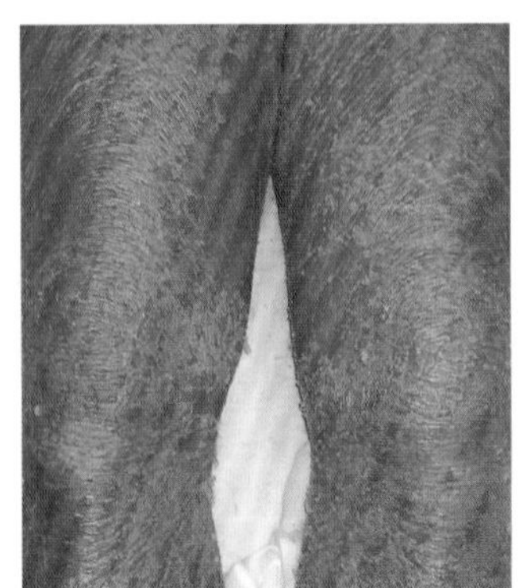

**图 10.7 毛发红糠疹诱发的红皮病**。大而薄的鳞屑以及特征性橙-红色皮损

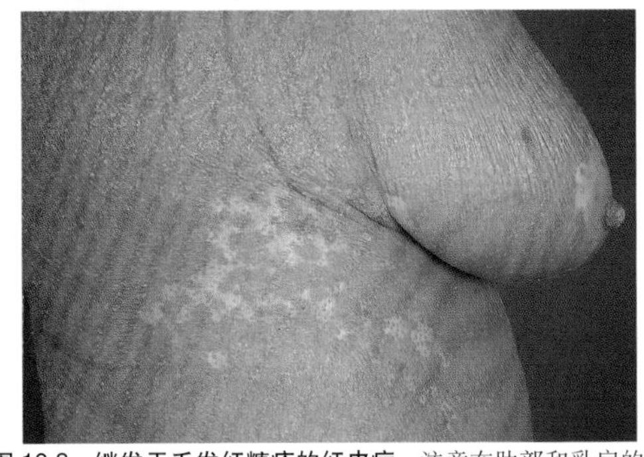

**图 10.8 继发于毛发红糠疹的红皮病**。注意在肋部和乳房的正常皮岛及橙红色

者③ $CD4^+$细胞比例升高，且具有异常表型（≥ 40% $CD4^+/CD7^-$或≥ 30% $CD4^+/CD26^-$）[19]。

纵向评估，包括重复的皮肤活检和外周血流式细胞术，需用来鉴别特发性红皮病与 CTCL。如前所述，通过高通量 T 细胞受体测序识别占优势的克隆可能是有帮助的。其他罕见血液病恶性肿瘤的患者，特别是血管免疫细胞 T 细胞淋巴瘤、成人 T 细胞白血病 / 淋巴瘤或 T 细胞幼淋巴细胞白血病，可以在皮肤浸润恶性淋巴细胞的情况下出现红皮病。

## 毛发红糠疹

红皮病型毛发红糠疹（pityriasis rubra pilaris，PRP）可发生在成人和儿童（见第 9 章）。通常，皮损颜色为浅橙色至橙红色。鳞屑程度各异，可以有大的鳞屑（图 10.7）。位于膝、肘、指背的融合性毛囊角化性丘疹和皮损间未受累的皮岛，高度提示是 PRP（图 10.8）。典型 PRP 的组织学改变有助于与银屑病进行区分。偶尔，CTCL 可以与 PRP 有相似的临床表现。

## Ofuji 丘疹性红皮病

Ofuji 丘疹性红皮病好发于男性，非皱褶部位的瘙痒、融合性的单一形态红褐色丘疹（躺椅征）。在一项对 170 例病例的回顾中，大多数患者的发病原因不详。在其余的个体中，CTCL 是最常见的潜在病因（其他病因见表 10.1）[20]。

## 副肿瘤性红皮病

副肿瘤性红皮病与淋巴增殖性恶性肿瘤关系最为密切，包括非 Sézary 综合征的淋巴瘤及罕见的胸腺瘤。值得注意的是，这些患者的皮肤不包含肿瘤细胞浸润。在实体器官的恶性肿瘤，红皮病常在病程后期出现，表现为细小鳞屑和弥漫红斑，皮肤可呈褐色（黑红皮病，melanoerythroderma）。患者还有恶性疾病的其他表现，如恶病质和乏力。

## 大疱性皮肤病

相对于其他类型的大疱性皮肤病，落叶型天疱疮更易呈红皮病状态，但甚为少见。红皮病型副肿瘤性天疱疮和红皮病性大疱性类天疱疮也有报道（见表 10.1，见第 29 和 30 章）。在落叶型天疱疮，可先有脓疱病样水疱和糜烂，之后可为领圈样脱屑和鳞屑样痂皮（图 10.9）。在发生红皮病之前，患者常先在面部和躯干上部出现皮损。

## 鱼鳞病

遗传性鱼鳞病引起的红皮病常见于新生儿或婴儿。在新生儿，需考虑先天性非大疱性鱼鳞病样红皮病（congenital ichthyosiform erythroderma，CIE，曾称为非大疱性 CIE），先天性大疱性鱼鳞病样红皮病（epidermolytic ichthyosis，曾称为大疱性 CIE）以及 Netherton 综合征（见表 10.2；参见第 57 章）。一般来

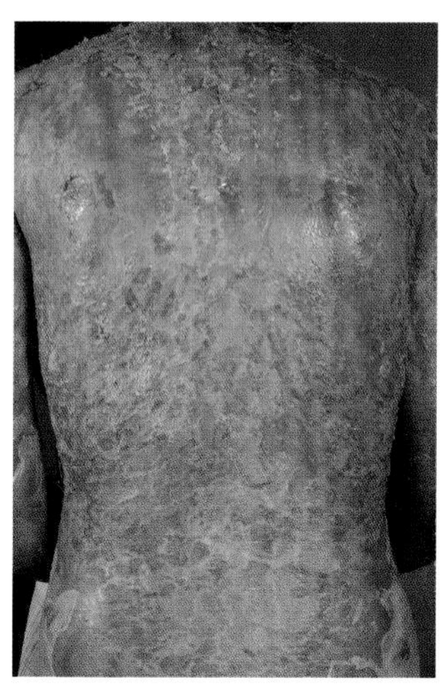

**图 10.9 落叶型天疱疮诱发的红皮病。**弥漫红斑伴广泛的鳞屑和结痂，大面积糜烂

说，90% 的先天性非大疱性鱼鳞病样红皮病出生时表现为胶样婴儿[21]，并于生后数天出现，有细小的白色鳞屑。大疱性鱼鳞病样红皮病起病为泛发的红斑，其上有浅表的水疱和糜烂。可误诊为葡萄球菌性烫伤样皮肤综合征或先天性大疱性表皮松解症。在儿童时，成为刺状、起皱的角化过度性皮损，尤其在屈侧，而水疱和糜烂减少。Netherton 综合征在新生儿出现鱼鳞病样红皮病，常伴有套叠性脆发病（"竹节发"），血清 IgE 水平升高和免疫缺陷，后者可引起致命性感染，尤其是在出生后 1 年内。随后，可表现为持久性鱼鳞病样红皮病或旋绕性线状鱼鳞病，后者以花环样鳞屑性皮疹为特征。

### 葡萄球菌性烫伤样皮肤综合征

葡萄球菌性烫伤样皮肤综合征（staphylococcal scalded skin syndrome，SSSS；见第 74 章）主要见于 5 岁以下的儿童，致病因素是由金黄色葡萄球菌产生的循环性表皮剥脱毒素。桥粒芯糖蛋白 1 可被表皮剥脱性毒素 A 分解，所以落叶型天疱疮与 SSSS 的临床表现类似，后者常常演变为红皮病。常见的原发性感染部位有鼻孔、鼻咽部、结膜和肚脐残端。患者先有 1 ～ 2 天的低热，之后出现大面积的触痛性红斑，皮肤紧张，出现角质层下水疱，之后脱屑。葡萄球菌或链球菌可导致一种临床表现十分类似的综合征——中毒性休克综合征。此病常发生在成人，而且肢端的表皮剥脱出现较晚，常在 2 周之后。

### Omenn 综合征

Omenn 综合征是一种常染色体隐性遗传的重症联合性免疫缺陷病（见第 60 章），以发育障碍、白细胞增多伴有显著的嗜酸性粒细胞增多、低丙球蛋白血症和 IgE 水平增高为特征。新生儿的皮肤改变常为此综合征的首发症状，表现为红皮病伴有弥漫性脱发。系统性表现包括严重的淋巴结病、肝脾肿大和复发型腹泻。若不进行造血干细胞或骨髓移植，患者可因严重感染而早期死亡。

## 病理学

尽管多数情况下病理特征比较少，但大约 2/3 患者皮损可见原发病的组织病理学特征（见表 10.1 和 10.2）[22]。活检标本中，1/3 患者的红皮病型 MF 或 Sézary 综合征是被漏诊的。值得注意的是，与 MF[22] 相比，这两种疾病中肿瘤淋巴细胞的表皮趋向性较少见。诊断性组织学特征常见于红皮病型银屑病[24]，但在 PRP 中较少见（图 10.10）。

需要注意的是，如特应性皮炎、接触性皮炎、脓疱病的局部或系统性或混合治疗，可以改变组织病理学表现。在评估红皮病时，多次和连续的活检通常是必要的。

## 鉴别诊断

红皮病是许多疾病的临床表现，而明确其潜在的病因是皮肤病学中最具挑战性的难题之一（见图 10.11 和 10.12，表 10.1 和 10.2）。评估首先要完整的病史：约 45% 患者之前有局限性皮肤病的病史，约 20% 患者是药物反应[1-6]。全面的临床检查可为发现潜在疾病提供额外的依据。需要着重关注的是，发病前的易感因素可改变红皮病的临床表现，如在特应性皮炎患者的药物反应可以表现为苔藓样。一旦将潜在疾病的范围缩小，则可通过进一步的实验室检查来确定最后的诊断。希望在不久的未来，特异性的诊断性生物学标志物可用于探究红皮病的精准病因。

## 治疗

红皮病病情较重，可威胁生命，因此患者需尽可能住院治疗。无论其原发病是什么，主要的治疗手段都需要包括营养支持、纠正水电解质失衡、纠正低体温和治疗继发感染。口服有镇静作用的抗组胺药物可以缓解剧烈瘙痒[12]。对特发性红皮病和药物反应的患者需系统使用糖皮质激素。泼尼松的初始剂量为 1 ～ 2 mg/（kg · d），

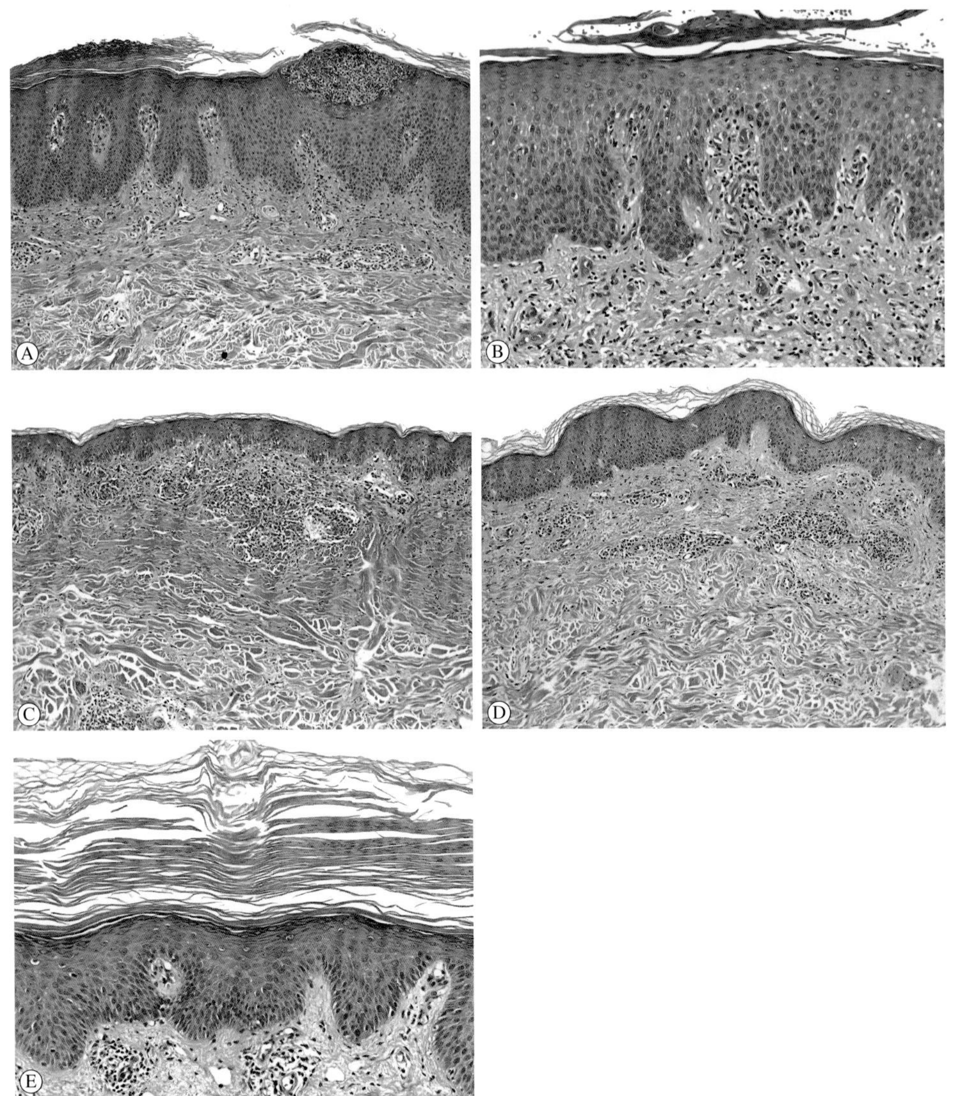

**图 10.10 多种病因诱发的红皮病的病理特征**。A. 银屑病：表皮增生，角化过度伴角化不全，角质层内中性粒细胞浸润，角层下小脓疱；B. 特应性皮炎：表皮增生伴轻度海绵水肿、角化不全，角质层内有浆痂（scale-crust）；C. 药物反应：真皮内血管周围的单一核细胞与少量嗜酸性粒细胞浸润，伴出血。表皮少量角质形成细胞凋亡。注意角质层正常，无表皮增生；D. Sézary 综合征：真皮血管周围单核细胞浸润，非特异性。表皮无异形淋巴细胞聚集。至少 1/3 的 Sézary 综合征病例无特异性病理表现；E. 毛发红糠疹：角化过度伴角化不全在垂直方向和水平方向交替出现，与银屑病不同的是颗粒层正常（Courtesy，Lorenzo Cerrroni，MD.）

维持剂量为 0.5 mg/（kg · d）或更少。在这样的治疗下，红皮病皮损通常可以快速持久地缓解。由于病情可能会发生反弹，所以减量时一定要慎重。外用疗法包括湿敷、润肤剂和弱效的糖皮质激素软膏。强效糖皮质激素软膏适用于苔藓化皮损。但因激素的经皮吸收特点，应避免长期、大面积应用强效激素。煤焦油软膏可能会使病情加重。

发生在新生儿和儿童的红皮病，最关键的是维持水电解质平衡，以预防高渗性脱水。另外，可用保湿剂、局部抗生素，并根据继发感染的范围和程度来选择系统用抗生素。因为红皮病时经皮吸收增加，所以不可外用水杨酸或乳酸[26]。

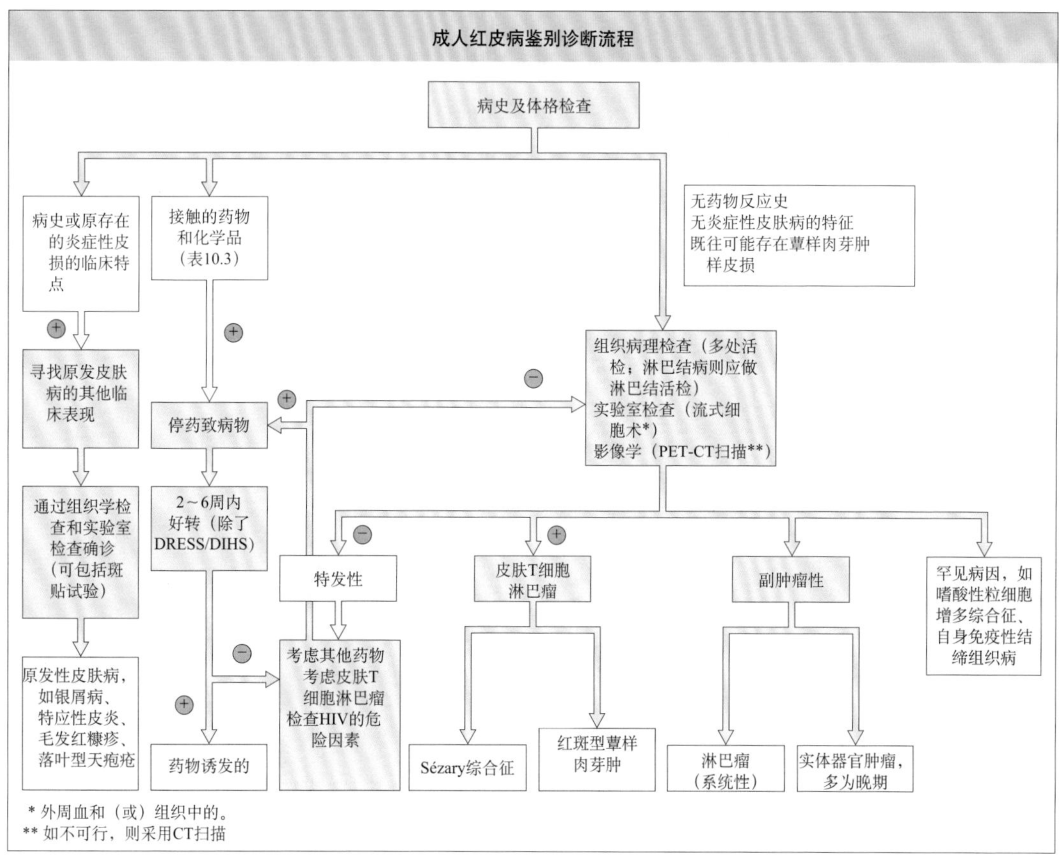


**图 10.11　成人红皮病鉴别诊断流程**。CT，X 线计算机断层扫描；DRESS，伴嗜酸性粒细胞增多和系统症状的药物反应；DIHS，药物超敏综合征；PET，正电子发射断层摄影

对原有疾病的治疗将在各自章节论述（见表 10.1 和表 10.2）。对红皮病型银屑病患者，建议采用甲氨蝶呤、阿维 A、环孢素和生物制剂治疗，而不应使用系统性糖皮质激素，因为停用系统性糖皮质激素后有银屑病反弹的风险[27]。对药物反应来说，在停用所有非必需的药物和所有可能引起药物反应的药物后，红皮病通常可在 2～6 周内改善（除了部分 DRESS 患者）。系统用泼尼松［1～2 mg/（kg·d）］或静脉注射免疫球蛋白（IVIG）可用于病情严重的患者。在仔细排除了潜在疾病的可能后，特发性红皮病外用弱效糖皮质激素或口服抗组胺药来治疗。对顽固的病例，用环孢素可能有帮助，初始剂量为 5 mg/（kg·d），然后减少到 1～3 mg/（kg·d）。其他非激素类药物包括甲氨蝶呤、硫唑嘌呤、吗替麦考酚酯等也可用来治疗红皮病，尽管无相关研究，用法用量可参照顽固性特应性皮炎的治疗。

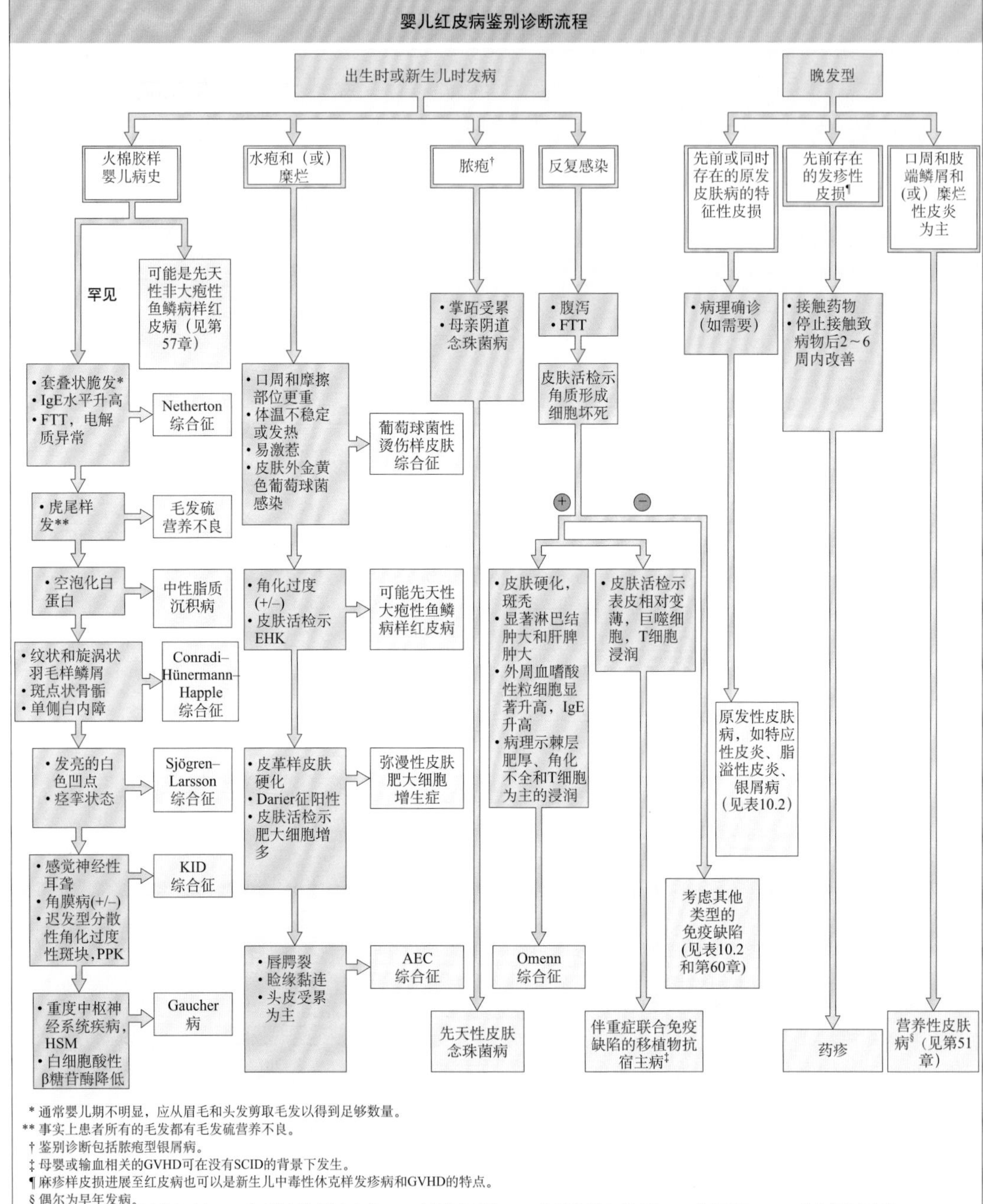


* 通常婴儿期不明显，应从眉毛和头发剪取毛发以得到足够数量。
** 事实上患者所有的毛发都有毛发硫营养不良。
† 鉴别诊断包括脓疱型银屑病。
‡ 母婴或输血相关的GVHD可在没有SCID的背景下发生。
¶ 麻疹样皮损进展至红皮病也可以是新生儿中毒性休克样发疹病和GVHD的特点。
§ 偶尔为早年发病。
AEC, 睑缘粘连–外胚叶发育不全; CIE, 先天性鱼鳞病样红皮病; CNS, 中枢神经系统; EHK, 表皮松解性角化过度; FTT, 发育迟缓; GVHD, 移植物抗宿主病; HSM, 肝脾肿大; KID, 角膜炎–鱼鳞病–耳聋综合征; LAD, 淋巴结病; PPK, 掌跖角化病; SCID, 重症联合免疫缺陷

图 10.12　婴儿红皮病鉴别诊断流程

（孙勇虎译　杨宝琦　刘 红校　张福仁审）

# 参考文献

1. Sehgal VN, Srivastava G. Exfoliative dermatitis. A prospective study of 80 patients. Dermatologica 1986;173:278–84.
2. Botella-Estrada R, Sanmartin O, Oliver V, et al. Erythroderma. A clinicopathological study of 56 cases. Arch Dermatol 1994;130:1503–7.
3. Sigurdsson V, Toonstra J, Hezemans-Boer M, van Vloten WA. Erythroderma. A clinical and follow-up study of 102 patients, with special emphasis on survival. J Am Acad Dermatol 1996;35:53–7.
4. Pal S, Haroon TS. Erythroderma: a clinico-etiologic study of 90 cases. Int J Dermatol 1998;37:104–7.
5. Wong KS, Wong SN, Than SN, Giam YC. Generalised exfoliative dermatitis – a clinical study of 108 patients. Ann Acad Med Singapore 1988;17:520–3.
6. Nicolis GD, Helwig EB. Exfoliative dermatitis. A clinicopathologic study of 135 cases. Arch Dermatol 1973;108:788–97.
7. Li J, Zheng H-Y. Erythroderma: a clinical and prognostic study. Dermatology 2012;225:154–62.
8. Tan G, Kong Y, Tan S, Tey H. Causes and features of erythroderma. Ann Acad Med Singapore 2014;43:391–4.
9. Relan M, Lehman H. Common dermatologic manifestations of primary immune deficiencies. Curr Allergy Asthma Rep 2014;14:480–8.
10. Pruszkowski A, Bodemer C, Fraitag S, et al. Neonatal and infantile erythrodermas: a retrospective study of 51 patients. Arch Dermatol 2000;136:875–80.
11. Kanthraj GR, Srinivas CR, Devi PU, et al. Quantitative estimation and recommendations for supplementation of protein lost through scaling in exfoliative dermatitis. Int J Dermatol 1999;38:91–5.
12. Rothe MJ, Bernstein ML, Grant-Kels JM. Life-threatening erythroderma: diagnosing and treating the "red man". Clin Dermatol 2005;23:206–17.
13. Assaf C, Hummel M, Steinhoff M, et al. Early TCR-β and TCR-γ PCR detection of T-cell clonality indicates minimal tumor disease in lymph nodes of cutaneous T-cell lymphoma: diagnostic and prognostic implications. Blood 2005;105:503–10.
14. Litt JZ, Shear NH. Litt's Drug Eruption and Reaction Manual. 23rd ed. Boca Raton: CRC Press; 2017.
15. Reeder M, Wood G. Drug-induced pseudo-Sézary syndrome: a case report and literature review. Am J Dermatopathol 2015;37:83–6.
16. Walsh S, Diaz-Cano S, Higgins E, et al. Drug reaction with eosinophilia and systemic symptoms: Is cutaneous phenotype a prognostic marker for outcome? A review of clinicopathological features of 27 cases. Br J Dermatol 2013;168:391–401.
17. Sigurdsson V, Toonstra J, van Vloten WA. Idiopathic erythroderma: a follow-up study of 28 patients. Dermatology 1997;194:98–101.
18. Cherny S, Mraz S, Su L, et al. Heteroduplex analysis of T-cell receptor gamma gene rearrangement as an adjuvant diagnostic tool in skin biopsies for erythroderma. J Cutan Pathol 2001;28:351–5.
19. Olsen E, Vonderheid E, Pimpinelli N, et al. Revisions to the staging and classification of mycosis fungoides and Sézary syndrome: a proposal of the International Society for Cutaneous Lymphomas (ISCL) and the cutaneous lymphoma task force of the European Organization of Research and Treatment of Cancer (EORTC). Blood 2007;110:1713–22.
20. Torchia D, Miteva M, Hu S, et al. Papuloerythroderma 2009: Two new cases and systematic review of the worldwide literature 25 years after its description by Ofuji et al. Dermatology 2010;220:311–20.
21. Judge MR, Harper JI. The ichthyoses. In: Harper JI, editor. Inherited Skin Diseases. The Genodermatoses. Oxford: Butterworth; 1996. p. 69–96.
22. Zip C, Murray S, Walsh NMG. The specificity of histopathology in erythroderma. J Cutan Pathol 1993;20:393–8.
23. Trotter M, Whittaker S, Orchard G, Smith N. Cutaneous histopathology of Sézary syndrome: a study of 41 cases with a proven circulating T-cell clone. J Cutan Pathol 1997;24:286–91.
24. Tomasini C, Aloi F, Solaroli C, Pippione M. Psoriatic erythroderma: a histopathologic study of forty-five patients. Dermatology 1997;194:102–6.
25. Kou K, Okawa T, Yamaguchi Y, et al. Periostin levels correlate with disease severity and chronicity in patients with atopic dermatitis. Br J Dermatol 2014;171:283–91.
26. Hoeger PH, Harper JI. Neonatal erythroderma: differential diagnosis and management of the "red baby". Arch Dis Child 1998;79:186–91.
27. Boyd AS, Menter A. Erythrodermic psoriasis. Precipitating factors, course and prognosis in 50 patients. J Am Acad Dermatol 1989;21:985–91.

# 第 11 章　扁平苔藓和苔藓样皮肤病

Tetsuo Shiohara，Yoshiko Mizukawa

## 扁平苔藓

**同义名：** ■扁平红苔藓（lichen ruber planus）

### 要点

- 皮肤、毛发、甲和黏膜的特发性炎症性皮肤病，好发于中年人。
- 表现为紫红色平顶的丘疹和斑块，好发于手腕、前臂、生殖器、下肢远端和骶骨前区。
- 临床变异型包括：光化性、环形、萎缩性、大疱性、肥厚性、反转性、线性、溃疡性、外阴-阴道-牙龈、毛发、色素性、药物性扁平苔藓。
- 有些苔藓样药疹分布在光照部位，而其他的从临床及病理上常不易与特发性扁平苔藓相区别。
- 最常导致皮损的药物包括血管紧张素转换酶（ACE）抑制剂、噻嗪类利尿剂、抗疟药、奎尼丁和金制剂。
- 组织学上，有密集、带状分布的淋巴细胞浸润和伴基底细胞层破坏的细胞凋亡。
- 在这个 T 细胞介导的自身免疫性疾病，基底层角质形成细胞表面表达改变了的自身抗原。

### 引言

扁平苔藓（lichen planus，LP）是一种特发的皮肤黏膜炎症性疾病，也是苔藓样皮肤病的代表性疾病。经典的扁平苔藓临床以好发于四肢的瘙痒性紫红色丘疹为特征[1]。病理表现为致密带状淋巴细胞浸润，伴上方表皮颗粒层增厚、细胞凋亡和基底层破坏。本病病因和发病机制至今尚不清楚。但与多种环境因素有关，如病毒感染、药物、疫苗接种、牙科修复材料等。

见于慢性移植物抗宿主疾病的扁平苔藓样皮损与特发性扁平苔藓临床表现类似，前者的核心效应细胞是能够识别异源性主要组织相容性复合物（MHC）分子的异体反应性 T 细胞（见第 52 章）。这也进一步支持了本病是自身免疫反应的假说。靶抗原是皮损中经病毒或药物抗原修饰过的角质形成细胞表位。

临床有许多炎症性皮肤病都有苔藓样组织学特征，称之为苔藓样皮肤病（lichenoid dermatoses）（表 11.1）。

**表 11.1　主要的苔藓样皮肤病和可能相关的靶抗原。** 临床表现的差异可能反映了靶抗原和（或）表皮细胞受损效应机制的不同。表中阴影部分将在本章进行阐述

| 苔藓样皮肤病 | 可能的靶抗原 |
|---|---|
| 扁平苔藓 | V，D，C，T |
| 苔藓样药疹 | D |
| 持久性色素异常性红斑 | V，D |
| 移植物抗宿主病（见第 52 章） | Allo，V |
| 慢性苔藓样角化病 | |
| 苔藓样糠疹 *（见第 9 章） | V |
| 光泽苔藓 | V |
| 线状苔藓 | V |
| 硬化性苔藓（见第 44 章） | V，auto |
| 固定性药疹（见第 21 章） | D |
| 多形红斑（见第 20 章） | V，D，C |
| 红斑狼疮（见第 41 章） | V，Auto，D |
| 皮肌炎（见第 42 章） | V，Auto，T，D |
| 副肿瘤性天疱疮（见第 29 章） | T |
| 蕈样肉芽肿（见第 120 章） | T，V |
| 苔藓样色素性紫癜（见第 22 章） | D，V |
| 二期梅毒（见第 82 章） | |

* 急性和慢性。
Allo，同种抗原；auto，自身抗原；C，接触性过敏原；D，药物抗原；T，肿瘤抗原；V，病毒抗原

### 历史

1869 年 Erasmus Wilson 首先使用扁平苔藓描述本病，之前 Hebra 曾将其名为红色苔藓（leichen ruber）[1]。

### 流行病学

不同地域发病率不尽相同，皮肤扁平苔藓见于 0.2% ～ 1% 的成年人[1]，而有口腔损害者高达 1% ～ 4%。无明显的种族倾向。本病最常发病于 50 ～ 60 岁，30 ～ 60 岁发病者占 2/3。婴儿和老年人很少受累，儿童发病仅 1% ～ 4%。但最近研究发现，儿童发病可能较多见，尤其在阿拉伯人群。口腔扁平苔藓最常见于中老年人（诊断时平均年龄为 52 岁），

而年轻人少见。一般认为本病无性别差异，但一些研究发现女性患者是男性的两倍。

75% 以上皮肤扁平苔藓可见黏膜尤其是口腔黏膜损害，但初发口腔扁平苔藓患者，仅有 10% ～ 20% 发展为皮肤累及。尽管家族性扁平苔藓罕有报道，但可能比以往认为的常见，如扁平苔藓患者的一级亲属中会有 10% 患有本病。据报道，家族性扁平苔藓发病年龄更早，复发率更高，并常累及口腔黏膜。生活在一起的单卵双胞胎同时发生扁平苔藓的报道，提示本病有环境触发因素。

## 发病机制

越来越多的证据表明扁平苔藓是 T 细胞介导的自身免疫性疾病，自身抗原是基底层角质形成细胞表面已改变的抗原，并造成这些细胞的损害。

### 靶抗原

很久以来，临床观察研究及无对照的证据显示，本病的发生与暴露于一些外源性抗原（如病毒、药物和接触性变应原）间存在着关联。理论上讲，T 细胞通常对皮肤（表皮）限制性抗原并不产生反应，但具有交叉反应性抗原的外源性物质可激活自身反应性 T 细胞，从而通过分子模拟导致这些细胞对皮肤自身抗原产生反应。也就是说，诱导黏膜皮肤的 T 细胞受体与外源性抗原产生了交叉反应。

#### 丙型肝炎病毒

在诸多可能的外源性抗原中，病毒尤其是丙型肝炎病毒（HCV）在扁平苔藓发病中的可能作用，现已引起重视。一些病例对照研究发现，扁平苔藓患者的 HCV 感染率（3.4% ～ 38%）是正常对照组的 2 ～ 13.5 倍。这一相关性在日本人和地中海人中更为明显，可能是因为这些国家 HCV 的高发病率所致。美国的一项病例对照研究发现，在 22 例扁平苔藓中，12 例（55%）检测出 HCV 抗体，这一比例要远高于 40 例银屑病患者中 25% 的阳性率，以及献血者 0.17% 的阳性率[2]。最近一项综述及 meta 分析显示扁平苔藓与 HCV 感染在一些地域存在相关性（例如在东亚、东南亚、南美、中东及欧洲），而在一些区域无相关性（例如北美、南亚和非洲）[3]。

在不同类型扁平苔藓中，HCV 感染最常见于口腔扁平苔藓。PCR 检测发现 93% 口腔扁平苔藓损害中，存在代表病毒复制的 HCV RNA[4]，但这一结果并未被其他方法证实。

值得注意的是，有报道意大利 HCV 相关的口腔扁平苔藓患者 HLA-DR6 等位基因出现的频率增高[5]，提示 CD4$^+$T 细胞活化并识别 HCV 编码肽结合 HLA-DR6 分子，可能直接参与发病。而口腔扁平苔藓损害中的 HCV 特异性 CD4$^+$和（或）CD8$^+$T 细胞数量显著高于外周循环，提示它们在扁平苔藓发病机制中的作用[6]。

无论是最初应用的干扰素和利巴韦林，还是近期的聚合酶抑制剂，抗 HCV 治疗对黏膜皮肤扁平苔藓的疗效差异很大[6a]。部分患者皮损得到改善，然而有些患者反而加重。

#### 其他病毒

为研究其他病毒在扁平苔藓中的作用，借助原位杂交和免疫组化技术，65% ～ 100% 扁平苔藓损害中发现了人疱疹病毒 -6（HHV-6），而在正常口腔组织中未检出。根据最近一项回顾性研究，发现 18 例扁平苔藓皮损标本中 11 例有 HHV-7 的 DNA，而 11 例非皮损和 11 例银屑病皮损中分别仅有 1 例和 2 例检测阳性[7]。本病的缓解与 HHV-7 蛋白表达下降相关，尤其在浸润的浆细胞样树突状细胞内[8]。

另外有散发病例报道，扁平苔藓发生在最近感染过单纯疱疹病毒（HSV）或水痘-带状疱疹病毒（VZV）的部位[9]（见表 80.7）。这可能是一种对病毒的非特异性 Koebner 反应、同表位反应（isotopic response）或免疫反应。最近一项包括 8 例患者的免疫组织化学研究显示，在沿皮节（dermatomal pattern）带状分布的扁平苔藓病变区的外泌腺上皮内检测到 VZV-gE 抗原，而在沿 Blaschko 线分布的皮损内未检测出该抗原[10]。其中 2 例沿皮节分布的患者发病前未出现带状疱疹，从而该研究者推测可能是亚临床 VZV 再激活触发了扁平苔藓。口腔扁平苔藓皮损内克隆扩增出 HPV-16 特异的 CD8$^+$T 细胞，提示该病与 HPV 相关[11]。

虽然在皮损及血液中通过 PCR 方法检测病毒基因组的结果并不确定，但如上所述，在皮损中已检测出病毒特异性的 T 细胞。这提示病理改变可能是病毒诱导表皮细胞抗原特性的改变而导致的免疫反应的结果，而非病毒本身导致。然而，病毒特异性 T 细胞也有可能非特异性地局限于炎症部位，在偶然情况下被其他交叉反应性抗原（如药物）系统性或局部激活，进而扩增并介导组织损伤[12]。

#### 疫苗

很多报道描述了患者在接种流感疫苗及不同类型的 HBV 疫苗后发生扁平苔藓[13]。初始注射疫苗到发生皮肤或黏膜损害的时间从数天到 5 个月不等。这一现象提示，如果在连续疫苗接种完成前发生了扁平苔藓，应避免进行进一步接种，以减少发展为严重皮损（包括大疱性扁平苔藓）的危险性。

**细菌**

细菌与扁平苔藓的相关性研究仍十分有限。现有研究并不支持幽门螺旋杆菌在本病发病中发挥作用。

**接触性变应原**

研究者早就发现了许多金属接触性变应原在加重或诱发口腔扁平苔藓中的作用。临床观察发现：使用金属材料进行口腔修复或修建术患者的斑贴试验阳性，且在去除致敏的金属并应用其他替代材料后，皮损可缓解或完全消除。由于接触性变应原可以通过唾液溶解并播散，黏膜反应可能超出其接触范围。能够加重口腔扁平苔藓的金属包括汞、铜和金。约95%患者在去除致敏金属后病情有所改善，也有报道75%斑贴试验阴性的患者在去除致敏性金属，并使用其他替代材料后，口腔扁平苔藓也可完全消退。这可能是因为汞作为一种刺激因素通过Koebner反应诱发本病。

值得注意的是，扁平苔藓患者在牙科修复术后发生的金属接触性过敏，可以解释为金属易于渗入破损黏膜所致。

**药物**

很多药物可引起临床和组织学上与扁平苔藓相似、甚至相同的皮疹。“扁平苔藓样”和“苔藓样”常用来描述这一现象[14, 14a]。多种药物和苔藓样药物反应有关，而且这类药物还在不断增加（表11.2）。然而，大部分苔藓样药物反应的药物激发试验并没有引起皮损的复发。

## 自身抗原，包括肿瘤抗原

偶有病例报告扁平苔藓可能是体内潜在肿瘤所触发的自身免疫反应。此外，副肿瘤性天疱疮患者可见苔藓样组织反应。目前报道的扁平苔藓与体内肿瘤的相关性提示，肿瘤可能刺激机体产生了一种针对肿瘤抗原的细胞介导的自身免疫反应，诱导了与表皮细胞表面抗原产生交叉反应的自身反应性T细胞的产生。

尽管有扁平苔藓和自身免疫性疾病伴发的病例报告，但大样本调查并未见本病患者的自身免疫性疾病发生率增加。很多研究发现，特异性HLA抗原和本病密切相关，例如HLA-B27、HLA-B51、HLA-Bw57（英国的口腔扁平苔藓患者中）、HLA-DR1（皮肤和口腔扁平苔藓）、HLA-DR9（日本和中国的口腔扁平苔藓患者中）和HLA-DR6（HCV相关的口腔扁平苔藓）。但因为地域和患者选择存在着较大差异，本病与特定

**表 11.2 可引起苔藓样药疹的药物。黑体为更具相关性药物**

| | |
|---|---|
| **抗生素** | |
| • 乙胺丁醇<br>• 灰黄霉素<br>• 异烟肼<br>• 酮康唑 | • 乙胺嘧啶<br>• 链霉素<br>• 磺胺甲噁唑<br>• 四环素类 |
| **抗高血压药** | |
| • **卡托普利**<br>• **依那普利**<br>• **拉贝洛尔**<br>• **甲基多巴**<br>• **普萘洛尔** | • 二氮嗪 *<br>• 多沙唑嗪<br>• 硝苯地平<br>• 哌唑嗪 |
| **抗疟药** | |
| • **氯喹**<br>• **羟氯喹** | • **奎纳克林** |
| **抗抑郁药、抗焦虑药、抗精神病药和抗惊厥药** | |
| • 阿米替林<br>• 卡马西平<br>• 氯丙嗪<br>• 丙咪嗪 | • 左米丙嗪<br>• 劳拉西泮<br>• 美索丙嗪<br>• 苯妥英 |
| **TNF-α 拮抗剂** | |
| • **依那西普**<br>• **英夫利昔** | • 阿达木<br>• 来那西普 |
| **利尿剂** | |
| • **氯噻嗪**<br>• **氢氯噻嗪** | • 呋塞米<br>• 螺内酯 |
| **降糖药** | |
| • 氯磺丙脲<br>• 格列本脲 | • 妥拉磺脲<br>• 甲苯磺丁脲 |
| **金属材料** | |
| • **金盐** ‡<br>• 砷<br>• 铋 | • 汞<br>• 钯 |
| **非甾体抗炎药** | |
| • 阿司匹林<br>• 苯恶洛芬<br>• 二氟尼酸<br>• 芬氯酸<br>• 氟比洛芬 | • 布洛芬<br>• 吲哚美辛<br>• 萘普生<br>• 舒林酸 |
| **其他药物** | |
| • 别嘌呤醇<br>• 阿米苯唑<br>• 阿那白滞素<br>• 桂利嗪<br>• 氰胺<br>• 氨苯砜<br>• 吉非罗齐<br>• 羟基脲<br>• 伊马替尼<br>• 干扰素 -α<br>• 碘化物<br>• 异维A酸<br>• 左旋咪唑<br>• 锂<br>• 巯基丙酰甘氨酸<br>• 马沙拉嗪 | • 甲基丙烯酸酯<br>• **纳武单抗**<br>• 奥美拉唑<br>• 奥利司他<br>• **帕博利珠单抗**<br>• **青霉胺**<br>• 普鲁卡因胺<br>• 丙硫脲嘧啶<br>• 盐酸吡硫醇<br>• 辛伐他汀<br>• **奎尼丁**<br>• 奎宁<br>• 利妥昔单抗<br>• 西地那非<br>• 柳氮磺胺吡啶<br>• 苯海索 |

* 也用于治疗低血糖症。
‡ 包括酒精饮料，如Goldschläger

HLA 等位基因的确切关系仍难以确定。

通过应用能产生 IFN-γ 和 TNF-α 的自身反应性 T 细胞，目前已经建立了小鼠扁平苔藓模型（图 11.1）[15]。在同源性小鼠足部皮内注射 CD4⁺自身反应性 T 细胞克隆，可以诱导局部出现类似扁平苔藓或苔藓样皮肤病的病理改变。在这种模型中，自身反应性 T 细胞可以与自身巨噬细胞和朗格汉斯细胞表面的 MHC Ⅱ类抗原反应，并迁移至表皮，导致表皮损伤，因此这些 T 细胞可以引起扁平苔藓样皮损，且不会引起表皮抗原性的任何改变。之后的研究显示，桥粒芯糖蛋白特异性 T 细胞可以诱导扁平苔藓样病理改变[16]。这样，扁平苔藓可以由不同类型的 T 细胞诱导，包括针对表皮特异性抗原的 T 细胞及针对非表达于表皮抗原的 T 细胞等。

另外，在疾病自然发生过程中，一些外源性因素（如病毒感染、药物）可以导致表皮细胞抗原性的改变，而这也是触发这些 T 细胞活化的必要条件。这种自身攻击反应可以清除外源性因素引起的异常角质形成细胞，但这些 T 细胞[15]不仅与因外源性因素改变了抗原性的异常角质形成细胞发生反应并将其清除外，也与角质形成细胞上的一些自身抗原表位发生交叉反应，这种长期的慢性反应除了清除异常的角质形成细胞，也会导致持续的自身免疫性损伤。

## 效应细胞

对扁平苔藓皮损中炎性浸润细胞的免疫表型研究结果并不一致。最初的免疫组化研究发现扁平苔藓浸润细胞中 CD4⁺：CD8⁺T 细胞比率增加[17]，但另有研究发现浸润细胞主要为 CD8⁺T 细胞，尤其见于病程较长的皮损中。实验表明，从皮损区分离出的 CD8⁺T 细胞，对皮损区和正常的角质形成细胞均有特异性的细胞毒活性[18]，这也为 CD8⁺T 细胞在基底层角质形成细胞自身免疫性损伤中的核心作用提供了重要证据。

通过凋亡 DNA 片段证实基底细胞损伤的证据发现，细胞损伤在 CD8⁺T 细胞侵入表皮的部位最为明显。CD8⁺T 细胞产生 IFN-γ 可上调角质形成细胞 Fas 表达，导致 T 细胞介导与诱发的角质形成细胞凋亡，即角质形成细胞凋亡可能是基于其 Fas 受体与 CD8⁺T 细胞 Fas 配体（FasL）交联。这些相互作用触发了细胞内酶促级联反应，导致 DNA 断裂（见第 107 章）。除 Fas 外，死亡受体诱导的细胞凋亡还涉及经 TNF-R1、TRAIL-R1、TRAIL-R2，以及 DR3 或 DR6 的信号转导途径。如同小鼠模型中的自体反应性 CD4⁺T 细胞一样（图 11.1），由于 1 型辅助性 T 细胞（Thl）能够产生大量的 IFN-γ 和 TNF-β 并使其活化，从而诱导或增强凋亡相关蛋白如 Fas 和 TRAIL 的表达，它们可能通过促进角质形成细胞的凋亡而造成广泛的表皮损伤。最近研究表明，人 CD4⁺T 细胞和 CD8⁺T 细胞所介导细胞毒性的主要途径，是释放穿孔素和颗粒酶 B 的颗粒胞吐途径，而不是 Fas/FasL 系统[19]。但更有可能是两种机制的联合作用，它们各在疾病进程的不同阶段发挥主导作用。

## 固有免疫系统，调节性 T 细胞（Tregs）和 Th17 细胞

最近研究显示 Toll 样受体（TLR）信号通路在介导自身免疫反应中发挥作用。如图 4.1 所示一些 Toll 样受体也能识别病毒 RNA 以及咪唑喹诺酮类药物（例如咪喹莫特）。有趣的是，局部应用咪喹莫特可促进真皮树

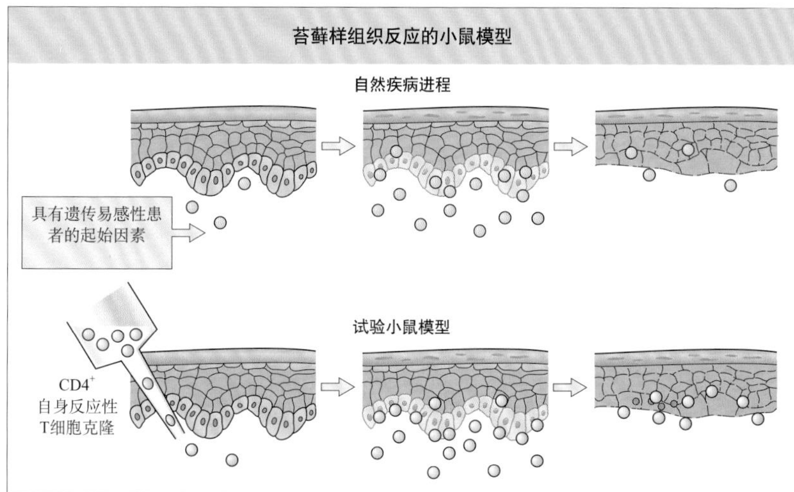


**图 11.1 苔藓样组织反应的小鼠模型**。基于患者的所有研究都是在已有皮损的基础上进行的（炎症应答之后），很难洞察初始事件，也无法确定 T 细胞是否真正与发病有关。这一实验诱导动物模型的优点在于，从开始到结束的一系列致表皮损伤事件都可以检测到。值得注意的是，注射亚剂量或超剂量的 T 细胞可分别导致固定性药疹和中毒性表皮坏死松解症的组织学改变

突状细胞迁移和成熟，从而促炎性细胞因子产生，激活抗原特异性 CD8$^+$T 细胞，这可能会加重扁平苔藓。

在一些自身免疫性疾病中，T 细胞可能从 Treg 细胞（免疫抑制）到 Th17 细胞分化（见第 4 章），但是这两类细胞在扁平苔藓病变中均增加。但是这些病变中 Treg 细胞的功能受到质疑。

### 效应 T 细胞进入表皮

扁平苔藓病变中免疫应答启动的一个关键事件，是 T 细胞从循环系统迁移至特定的皮肤位置。活化的浆细胞样树突状细胞（pDCs）和角质形成细胞释放 1 型干扰素，如 IFN-α，可能是诱导效应记忆 T 细胞向皮肤定向迁移的关键（图 11.2A）。最初由病原体或内源性配体（通过皮肤损伤释放）刺激 pDCs 和角质形成细胞表达 TLRs，这足以诱导了 1 型干扰素的产生。1 型干扰素信号传导以及 1 型干扰素诱导的趋化因子（例如 IP-10/CXCL10）通过 CXCR3/IP-10 相互作用，促使表达趋化因子受体 CXCR3 的效应记忆 T 细胞（Th1 细胞）进入皮肤中（表 11.3）。许多其他的分子相互作用，如分别在 T 细胞和角质形成细胞上表达的 CCR4/TARC、CR10/CTACK 和 LFA-1/ICAM-1，也与记忆 T 细胞和 pDCs 在真皮–表皮连接处的趋入有关[20-22]。由 pDCs 产生的 IFN-α 诱导 T 细胞产生 IFN-γ，而 IFN-γ 对 IFN-α 的产生又具有维持作用，因此在扁平苔藓病变中正反馈回路可能发挥作用。这一有序的事

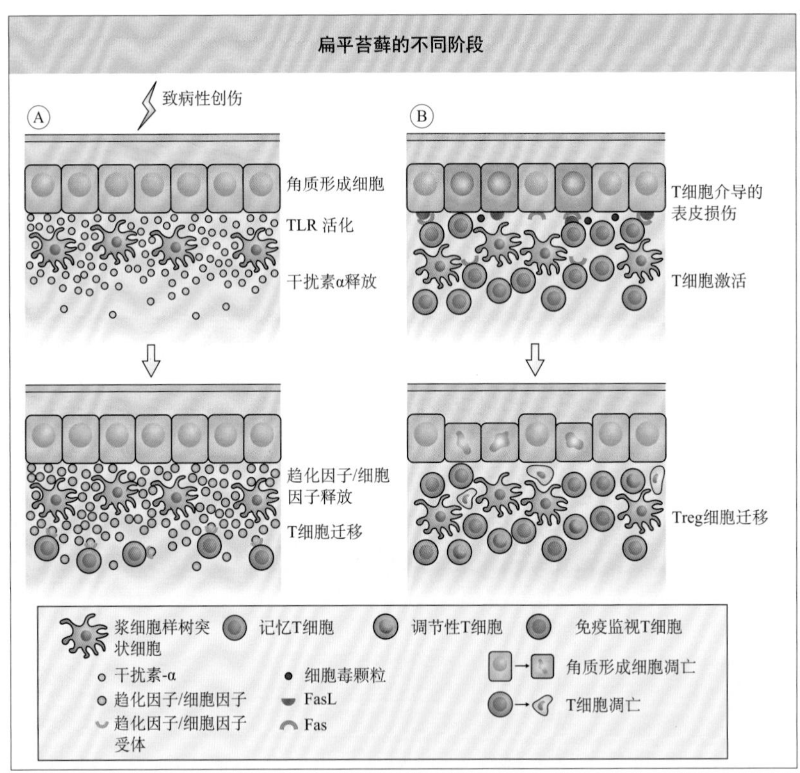


**图 11.2 扁平苔藓的不同阶段**。A. 在诱导阶段，角质形成细胞和浆细胞样树突状细胞（pDCs）在病原体或内源性配体刺激其 Toll 样受体（TLRs）后，释放 1 型干扰素（如 IFN-α）；这是导致 T 细胞介导的表皮损伤的级联反应的早期事件。活化的角质形成细胞通过产生 IL-1β 和 TNF-α，诱导树突状细胞的活化和迁移。由 pDCs 局部释放的趋化因子，如 IP-10/CXCL10，吸引表达 CXCR3 的 CD8$^+$或 CD4$^+$效应记忆 T 细胞（树突状细胞将已被病毒、药物和接触性过敏原等外源性抗原修饰的自身肽提呈给淋巴结中的幼稚 T 细胞，后者再分化为效应记忆 T 细胞）。一些趋化因子和趋化因子受体对也参与了这个过程（见表 11.3）。趋化因子和释放到组织中的趋化因子对炎症浸润成分起着重要作用。B. 在进展阶段，表达皮肤归巢受体（E- 选择素配体）的效应性 T 细胞（Te）迁移至炎症部位，识别抗原后被激活，并释放促炎性趋化因子和细胞毒颗粒，导致表皮损伤。此外，Fas/FasL 的相互作用可触发淋巴细胞和角质形成细胞死亡，并可能消除潜在有害的自体侵袭性 T 细胞。角质形成细胞产生的“炎症性”和“稳态性”趋化因子不仅能够引导“致病性”T 细胞（Te），还能够引导“免疫监视”T 细胞（Ts）或调节性 T 细胞（Treg）向致病部位迁移；产生趋化因子的相对平衡可能决定了 T 细胞介导免疫反应的结局

表 11.3 参与T细胞向皮肤迁移的趋化因子和趋化因子受体。MCP-1（CCL2）与单核细胞上 CCR2 的结合在单核细胞向皮肤炎症部位浸润过程中起到了重要作用

| 趋化因子 * | 趋化因子受体 | 趋化因子功能类型 / 所趋化的 T 细胞类型 † |
|---|---|---|
| RANTES（CCL5）<br>MCP-2（CCL8）<br>Eotaxin-1,-2,-3（CCL11，24，26） | CCR3 | 炎症性趋化因子 /Th2 细胞 |
| TARC（CCL17）<br>MDC（CCL22） | CCR4 | 炎症性趋化因子 /Th2 细胞 |
| MIP-1α，β（CCL3,4）<br>RANTES（CCL5）<br>MCP-2（CCL8） | CCR5 | 炎症性趋化因子 /Th2 细胞 |
| CCL1 | CCR8 | 稳态性趋化因子 / 记忆性 T 细胞 |
| CTACK（CCL27）<br>MEC（CCL28） | CCR10 | 稳态性趋化因子 / 记忆性 T 细胞 |
| MIG（CXCL9）<br>IP-10（CXCL10）<br>I-TAC（CXCL11） | CXCR3 | 炎症性趋化因子 /Th1 细胞 |
| CXCL16 | CXCR6 | 炎症性趋化因子 /Th1 细胞 |

* 具有化学吸引活性的细胞因子，根据序列中是两个半胱氨酸（C）残基还是其他氨基酸（X）残基而分为两大类：即 CXC- 或 α- 趋化因子、CC- 或 β- 趋化因子。

† "炎症性"趋化因子是在皮肤炎症部位产生的，介导记忆性 T 细胞（Th1，Th2）向皮肤定向迁移；"稳态性"趋化因子是由非炎症部位皮肤产生的，介导带有"免疫监视"功能的记忆 T 细胞向皮肤定向迁移。

CCR，CC 趋化因子受体；CTACK，吸引皮肤 T 细胞趋化因子；CXCR，CXC 趋化因子受体；IP-10，干扰素诱导蛋白 -10；I-TAC，干扰素诱导 T 细胞 α 化学趋化物；MCP-2，单核细胞化学趋化蛋白 2；MDC，巨噬细胞衍生趋化因子；MEC，黏膜相关上皮趋化因子；MIG，干扰素 γ 诱导的单核因子；MIP-1α，巨噬细胞炎症性蛋白 1α；RANTES，激活正常 T 细胞表达和分泌的调节子；TARC，胸腺和激活调节趋化因子

件可以解释为什么扁平苔藓损伤发生在创伤部位和病毒感染部位。

尽管皮肤炎症部位产生的趋化因子可调节由 Th1 或 Th2 细胞介导的浸润细胞组成。在无炎症情况下，具有"监视"功能的记忆 T 细胞也能迁入皮肤（图 11.2b）。在非炎症条件下产生的"稳态"趋化因子能够调节这些"免疫监视"T 细胞向皮肤定向迁移（见表 11.3），以清除病毒等入侵的病原体。此外，具有抑制活化 T 细胞能力的 Treg 细胞也能进入炎症部位。然而，还没有确定的方法将扁平苔藓皮损中"免疫监视"T 细胞或防御性 Treg 细胞与"致病性"T 细胞区分开。最后，皮肤组织常驻的记忆 T 细胞（TRM 细胞）和迁移性中枢记忆 T 细胞（TCM 细胞）的存在，导致鉴定扁平苔藓主要相关细胞更加复杂。前者的生理作用包括局部抵御病原体，从而介导了组织损伤。

值得注意的是，效应 T 细胞向表皮迁移，导致苔藓样组织变化的表皮损伤，是一个复杂的多步骤过程。后者在固定性药疹（FDE）可以绕过（至少部分）。这是因为表皮损伤相关的 $CD8^+$ T 效应细胞在先前受累的部位稳定持续存在，即使当皮损恢复正常外观时[23]。并且，$CD8^+$ TRM 细胞分布在"静止期"FDE 的表皮，尽管这些细胞是介导局部组织损伤的主要细胞，来自循环中的 $CD4^+$ 和 $CD8^+$ TCM 细胞也会导致表皮的损伤（图 11.3）。

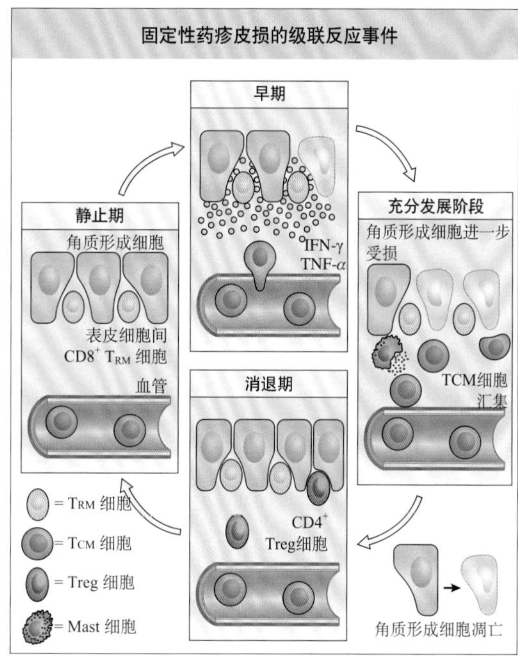


**图 11.3 已被提出的固定性药疹皮损的级联反应事件**。皮肤组织常驻记忆 T 细胞（$T_{RM}$ 细胞）和迁移性中枢记忆 T 细胞（$T_{CM}$ 细胞）都在组织损伤中发挥作用。在静止期，稳定的 $CD8^+$ $T_{RM}$ 细胞群位于表皮内，并不发挥其细胞毒性作用（这些细胞的生理作用包括对抗病原体的局部保护作用）。当被药物等交叉反应性抗原刺激时，$T_{RM}$ 细胞向周围的角质形成细胞发挥其细胞溶解作用。$T_{RM}$ 细胞同时释放 IFN-γ 和 TNF-α，导致循环中的 $CD4^+$ 和 $CD8^+$ T 细胞向皮肤聚集。这也导致了组织损伤。在消退期，Treg 细胞被招募到炎症部位，其一定程度上受到肥大细胞释放预先形成的包括 IL-16 在内的细胞因子的影响。尽管大多数活化细胞群通过凋亡被清除（见图 11.2），但一部分 $T_{RM}$ 细胞受周围角质形成细胞产生的 IL-15 作用而避免了凋亡

## 出汗障碍

汗液中含有 IL-1、IL-6、IL-8 和 TNF-α，这些促炎细胞因子与 T 细胞向皮肤趋化相关[23a-23c]。理论上讲，汗液渗出可以解释在扁平苔藓早期病变中偶尔可见的亲汗腺性 T 细胞迁移现象。真皮-表皮连接处附近的汗液渗出是否为炎症级联反应的早期事件仍未确定。

## 临床特征

扁平苔藓特征性的原发损害是小的、紫红色、扁平的多角形丘疹（图 11.4）；有些丘疹呈脐形凹陷。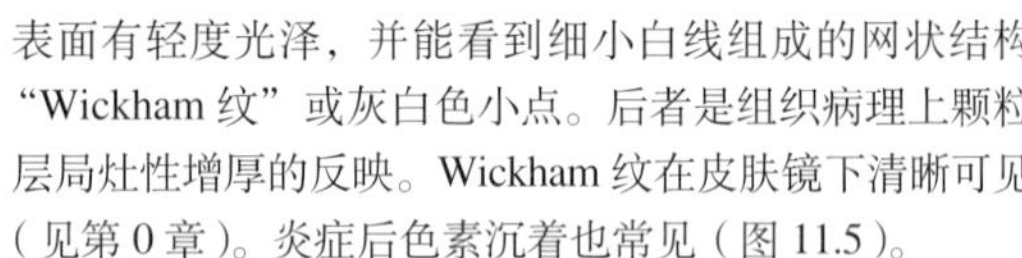表面有轻度光泽，并能看到细小白线组成的网状结构“Wickham 纹”或灰白色小点。后者是组织病理上颗粒层局灶性增厚的反映。Wickham 纹在皮肤镜下清晰可见（见第 0 章）。炎症后色素沉着也常见（图 11.5）。

这些丘疹可以广泛散布，或簇集或融合成大的斑块。常有瘙痒。常在扁平苔藓中发现 Koebner 现象（同形反应）（图 11.6），但很少见抓痕和脓疱。线状皮损可由 Koebner 现象或同形反应所导致（带状疱疹愈后），也可为沿 Blaschko 线分布的线状类型。

皮损最常见于腕及前臂的屈侧、手背、胫前、颈部和骶前区。一半以上患者会累及黏膜，尤其是口腔黏膜（见下文），而且，口腔黏膜常是唯一受累的部位。龟头也常出现皮损，呈环状（图 11.7A）或糜烂。一些扁平苔藓的特征性异型将在下面单独讨论。

该病的持续时间取决于扁平苔藓的异型。典型发疹型扁平苔藓的皮损会在一年内消失，肥厚性、口腔和甲扁平苔藓持续时间会更长一些。溃疡型口腔扁平苔藓可能会终身存在。

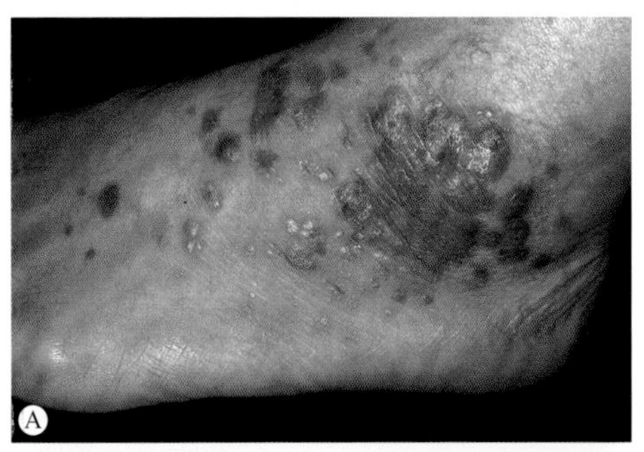

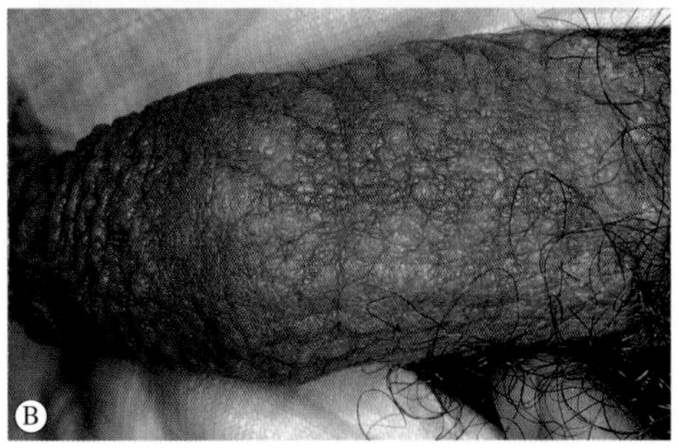

**图 11.4　扁平苔藓**。A. 足背紫色的丘疹和斑块，伴白色鳞屑和 Wickham 纹；B. 注意阴茎紫色丘疹的平顶（苔藓化）的特征（B，Courtesy，Louis A Fragola，Jr，MD.）

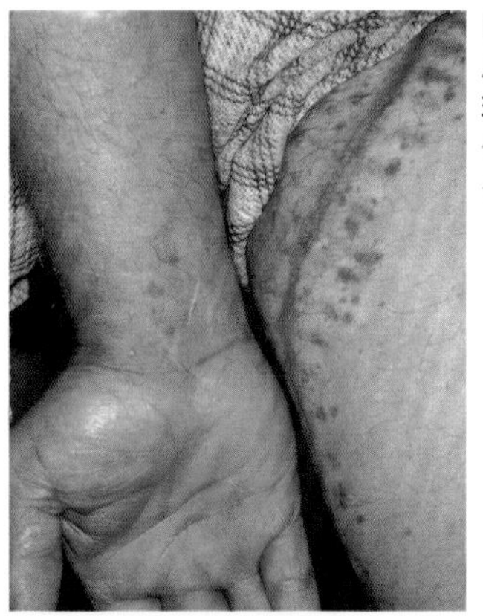

**图 11.6　大隐静脉切除后由于 Koebner 现象而出现的扁平苔藓皮损**。使用创可贴（Steri-Strips™）也会出现皮损

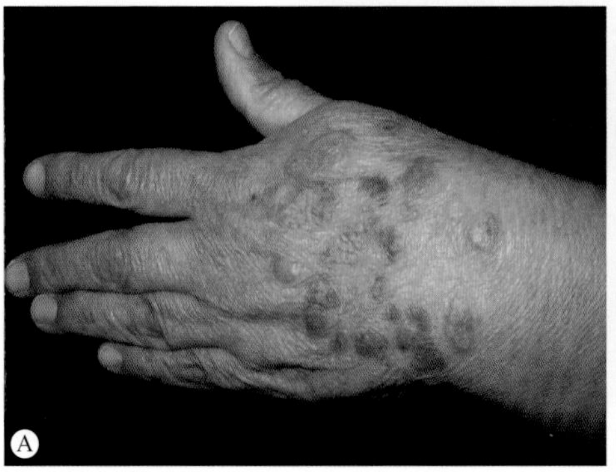

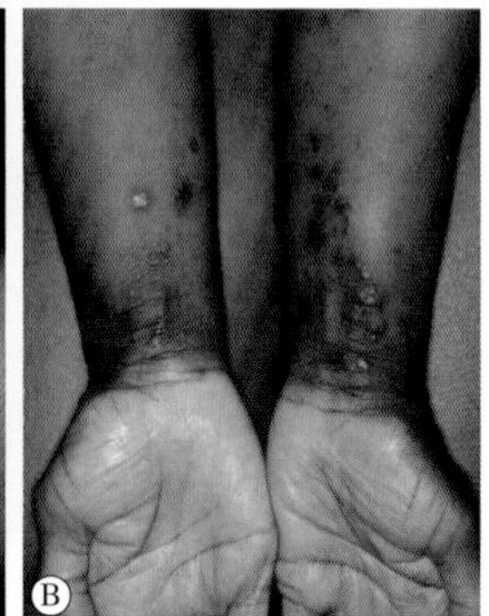

**图 11.5　扁平苔藓伴炎症后色素沉着**。A，临床诊断的依据为紫蓝色的斑块，伴鳞屑和 Wickham 纹（最上层病变），及炎症后色素沉着。B，以炎症后色素沉着为主要表现，但皮损于手腕屈侧分布、右臂上部皮损的 Wickham 纹支持扁平苔藓的诊断（A，Courtesy，Frank Samarin，MD.）

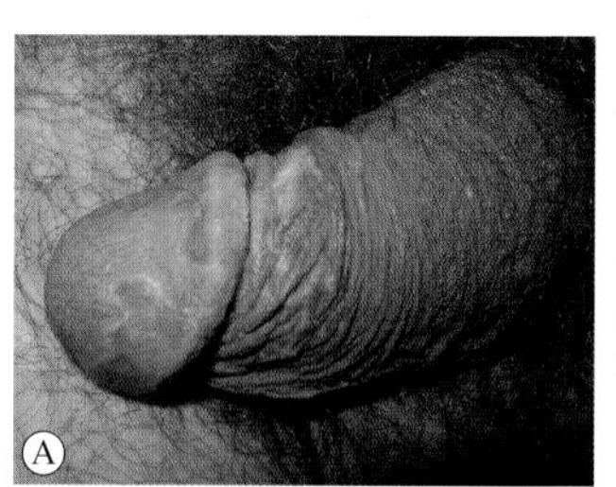

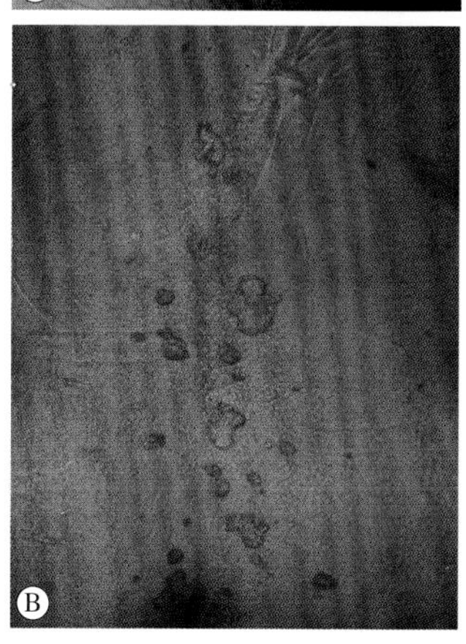

图 11.7 **环状扁平苔藓**。A. 阴茎皮损边界清晰，可见薄的淡紫色边缘，中央色素沉着。B. 在躯干皮损可见薄的色素沉着边缘（A，Courtesy，Frank Samarin，MD.）

### 光化性扁平苔藓

光化性扁平苔藓（actinic LP）这种异型曾有多个名称，如光线性扁平苔藓（LP actinicus）、亚热带扁平苔藓（LP subtropicus）、热带扁平苔藓（LP tropicus）和苔藓样黑皮炎（lichenoid melanodermatitis）。大多数报告的病例都来自中东国家，但世界各国均有发现。患者大多为青年或儿童。无性别差异。常在春季或夏季发病，皮损最先出现在阳光暴露部位如面部，其次是颈部、手背以及臂伸侧。皮损常为环状的红棕色斑块，但也可以是黄褐斑样的色素沉着斑片。在温带气候中，皮损于冬季可能会自行缓解。

### 急性（发疹型）扁平苔藓

由于急性扁平苔藓（acute LP）皮损常广泛分布并且快速播散，因此也称为发疹型或暴发型扁平苔藓。好发于躯干（图 11.8）、腕屈侧和足背。文献可能将苔藓样药疹报为这一类型的扁平苔藓。病程常有自限性，皮损一般在 3 ～ 9 个月内消退，遗留色素沉着斑。

### 环状扁平苔藓

环状扁平苔藓（annular LP）认为是丘疹向周围扩展而中央皮损消退所形成的（图 11.7）。环状边缘略隆起，呈典型的紫红色到白色，中央为色素沉着或呈皮色；皮损可类似于汗孔角化症、癣，当鳞屑极少时则

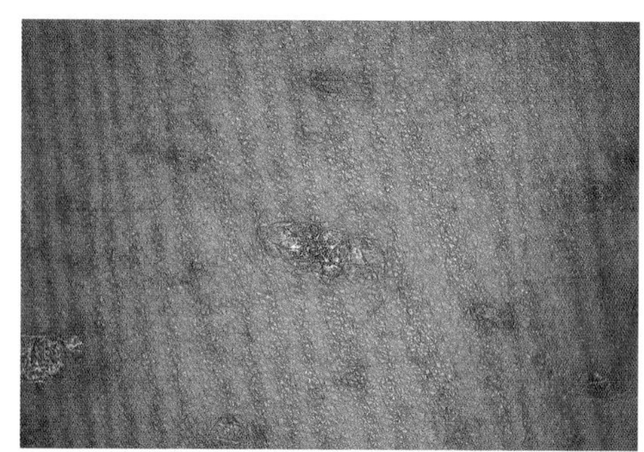

图 11.8 **发疹型扁平苔藓**。背部丘疹鳞屑性皮损

与环状肉芽肿相似。约 10% 扁平苔藓患者可出现环状皮损，它们常散布在典型的皮损中，但环状皮损也可成为主要表现。最常累及的部位为腋窝，其次为阴茎、四肢和腹股沟。大多数患者无症状，有些患者可有瘙痒。

### 萎缩性扁平苔藓

萎缩性扁平苔藓（atrophic LP）可能是消退期的扁平苔藓。皮损的历程为：丘疹融合成为大的斑块，随之常中央消退并萎缩，遗留色素沉着。萎缩的临床表现可能是表皮变薄，而不是弹性纤维变性的结果。局部外用强效糖皮质激素可能会加重表皮的萎缩。最常累及的部位为皮肤皱褶区域和下肢（图 11.9A）；扁平苔藓合并硬化性苔藓报道为“环状萎缩性扁平苔藓”，其环状皮损中央的弹性纤维完全缺失。

### 大疱性扁平苔藓与类天疱疮样扁平苔藓

**大疱性扁平苔藓**的水疱、大疱皮损发生于原有扁平苔藓皮损的部位，由广泛的苔藓样炎症反应以及表皮损伤所导致（图 11.9B）。这导致了表皮-真皮的分离，出现了 Max-Joseph 间隙。而**类天疱疮样扁平苔藓**与特发性类天疱疮一样，血清中有抗 180 kDa 大疱性类天疱疮抗原（BP180；BPAG2）的循环 IgG 自身抗体。与大疱性类天疱疮相比，类天疱疮样扁平苔藓发病年龄较早。其水疱、大疱皮损可以发生在原有扁平苔藓的部位，也可发生于正常皮肤（图 11.9C），但对这类患者，通常扁平苔藓的诊断要早于类天疱疮样扁平苔藓。

这些发现表明苔藓样浸润所致的基底层损害可能将隐蔽的抗原暴露至自身反应性 T 细胞，导致自身抗体和表皮下大疱的形成。有类天疱疮样扁平苔藓发展为结节性类天疱疮样的报道。关于类天疱疮样扁平苔藓自身抗体研究结果不一，但最近一项研究在 BP180 抗原 C 端 NC16A 区域发现一个新的表位（图 31.9）[24]。迄今为止，在该病尚未发现有针对 230 kDa 大疱性类天疱

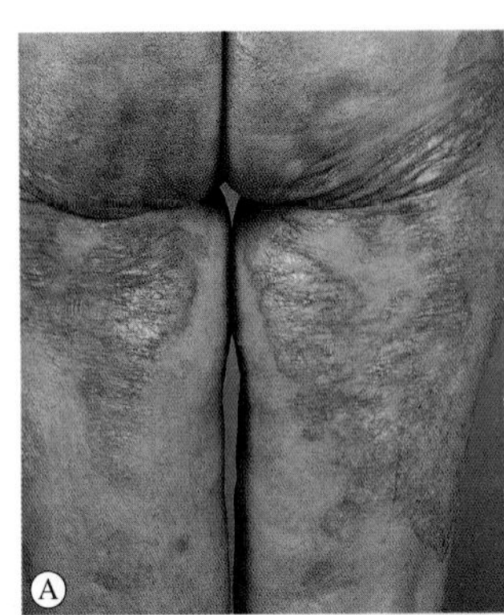

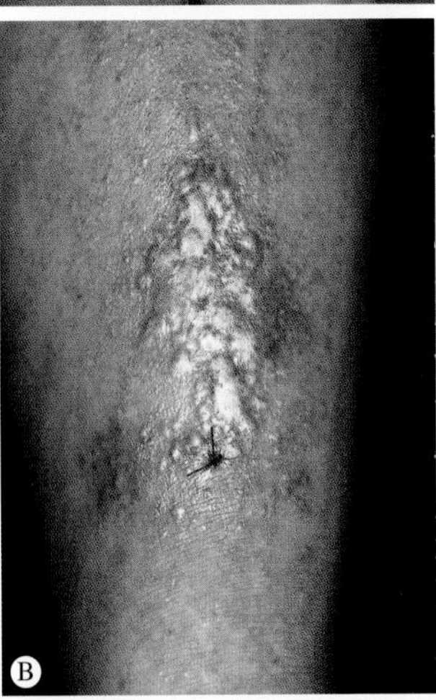

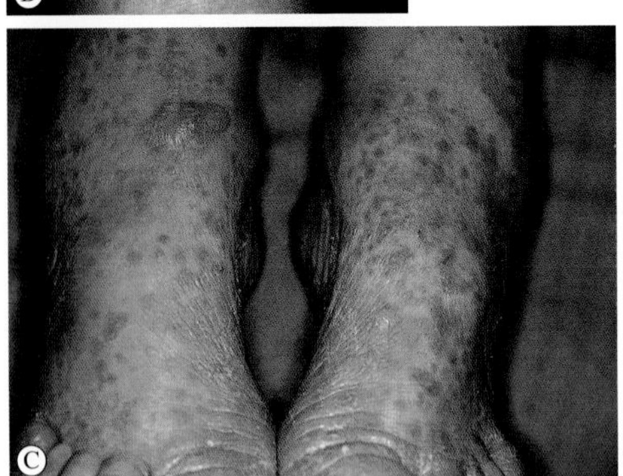

**图 11.9 扁平苔藓罕见的变异型**。A. 下肢萎缩性扁平苔藓；B. 胫部大疱性扁平苔藓；C. 类天疱疮样扁平苔藓患者，伴抗 BP180 自身抗体

疱抗原、Ⅶ型胶原、层粘连蛋白 5 亚单位的自身抗体。这两种疾病的另一个区别是在大疱性扁平苔藓的真皮上层发现大量携带 VZV 抗原的单核细胞和肥大细胞，而这在类天疱疮样扁平苔藓中很少见。

## 肥厚性扁平苔藓

这型又称为疣状扁平苔藓（图 11.10）。主要为发生胫前或足背的肥厚角化过度斑块，可覆有黏着性鳞屑，瘙痒剧烈。皮损常对称，由于反复搔抓而变为慢性。据报道肥厚性扁平苔藓（hypertrophic LP）患者从皮损出现到消退的平均持续时间为 6 年。慢性静脉淤滞常会促成该病的发展。与肥厚性 LE 类似，在长期持续的肥厚皮损上可出现鳞状细胞癌，但必须与假性上皮瘤性增生相鉴别。一项回顾性研究显示嗜酸性粒细胞增多有助于肥厚性扁平苔藓的诊断[25]。

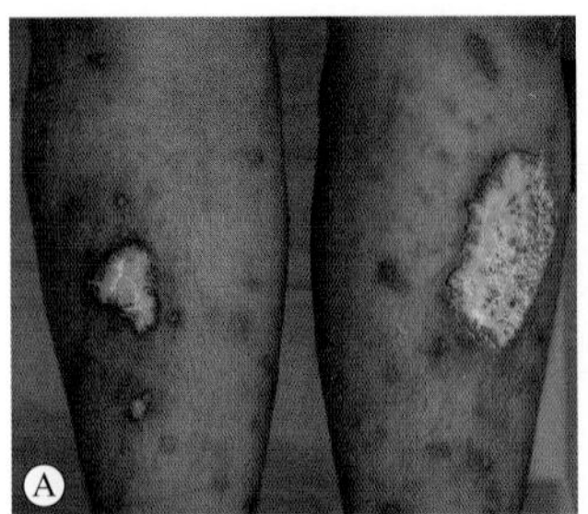

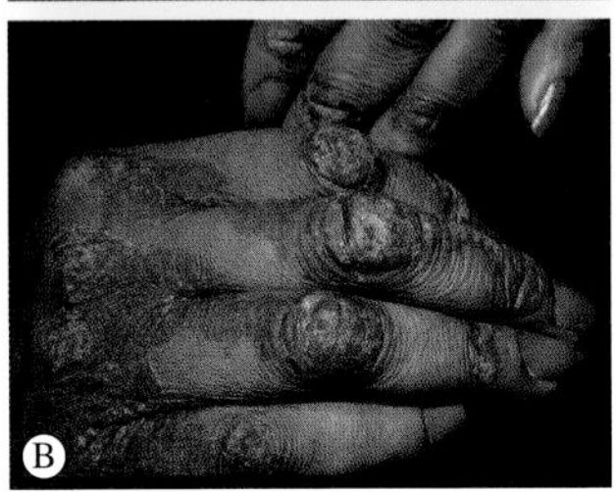

**图 11.10 肥厚性扁平苔藓**。A. 胫前伴色素减退的肥厚斑块、线状分布小斑块及炎症后色素沉着。B. 手指背可见关节伸侧角化性厚斑块以及蓝紫色的薄斑块（B，Courtesy，Joyce Rico，MD.）

## 反转性扁平苔藓

反转性扁平苔藓（inverse LP）罕见，皮损呈反向分布。粉红至紫罗兰色的丘疹和斑块常出现于间擦部位（腋窝＞腹股沟＞乳房下皱襞），其次是腘窝和肘前窝（图 11.11）。偶可发生在身体其他部位。常有色素沉着，可作为单独表现，导致其与色素性扁平苔藓相重叠。

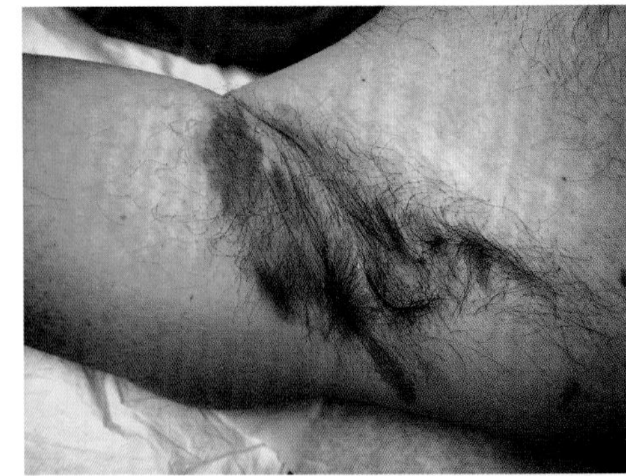

**图 11.11 反转性扁平苔藓**。腋窝椭圆形的紫色薄斑块，伴炎症后色素沉着（Courtesy，Jeffrey P Callen，MD.）

## 色素性扁平苔藓

典型的色素性扁平苔藓（LP pigmentosus）表现为面颈部日光暴露部位褐色至灰褐色的斑片，发病前往往无红斑，常发展为弥漫性或网状色素沉着（见第 67 章）。此种类型常见于Ⅲ型和Ⅳ型皮肤患者，尤其多见于南亚、拉丁美洲及中东地区人群。偶尔会累及间擦部位（图 11.12），有报告皮损沿 Blaschko 线呈线性分布。局部应用含有潜在光敏剂的芥子油，可能是光暴露部位皮损的触发因素。

该病与持久性色素异常性红斑（EDP）组织病理表现类似，主要根据临床特征来鉴别。EDP 常有躯干受累，平均发病年龄较轻，缺乏弥漫性色素沉着和典型扁平苔藓皮损。而后者存在于约 20% 色素性扁平苔藓患者。偶尔，在基底层内可见角质形成细胞小巢，可与黑素细胞巢相混淆。

## 毛发扁平苔藓

毛发扁平苔藓（lichen planopilaris）在临床和病理上均可见毛囊受累，也称为毛囊扁平苔藓和尖锐扁平苔藓。皮损主要在头皮，为多发性角化栓，边缘绕以窄的紫蓝色环，但其他毛发覆盖部位也可累及（图 11.13）。其炎症性过程可导致瘢痕形成和毛囊结构消失，造成永久性秃发。随着病情发展，头皮中心部位常形成“烧光”外观，与其他原因导致的“终末期”瘢痕性秃发常难以鉴别（见第 69 章）。检查周围皮损可发现原发病变。女性较男性更常累及，此型可单独发生或伴随其他部位的典型扁平苔藓。

Graham-Little-Piccardi-Lassueur 综合征是毛发扁平苔藓的一种变型，有特征性的三联征：①腋窝和耻骨部可见非瘢痕性脱发和弥散性棘状或尖形毛囊丘疹（图 11.13B）；②典型的皮肤或黏膜扁平苔藓；③头皮瘢痕性秃发，伴或不伴萎缩（见图 11.13C）。这些特征不需要同时出现。另外一种最近报道的头皮扁平苔藓亚型是额部纤维性脱发，主要发生于老年女性，该病也可累及眉毛（见第 69 章）。

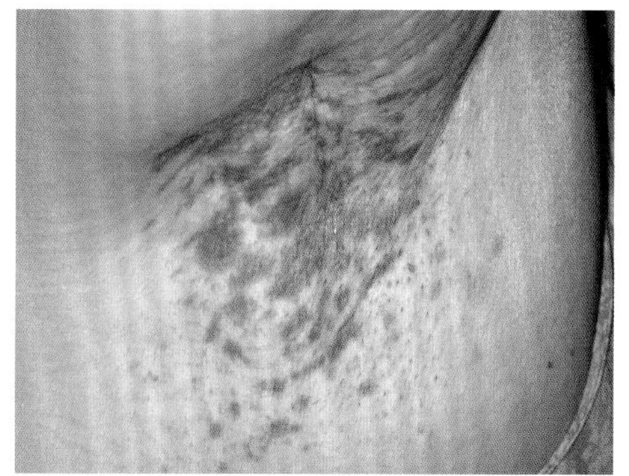

**图 11.12　色素性扁平苔藓——间擦部位变异型。**最初表现为腋窝多发性色素沉着斑疹和斑片

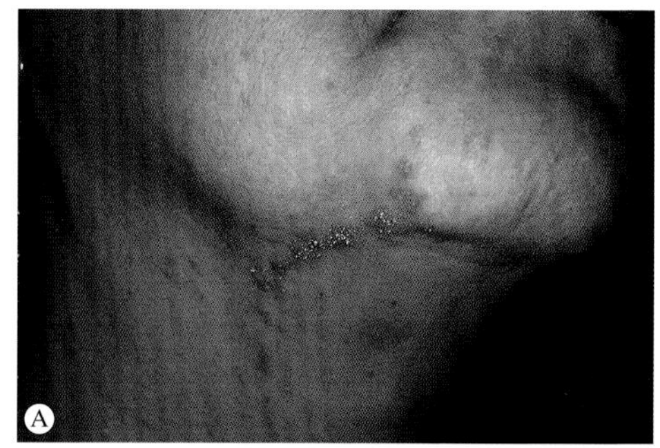


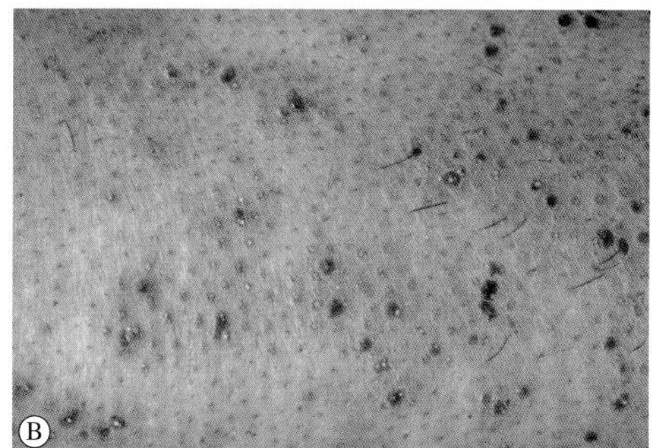


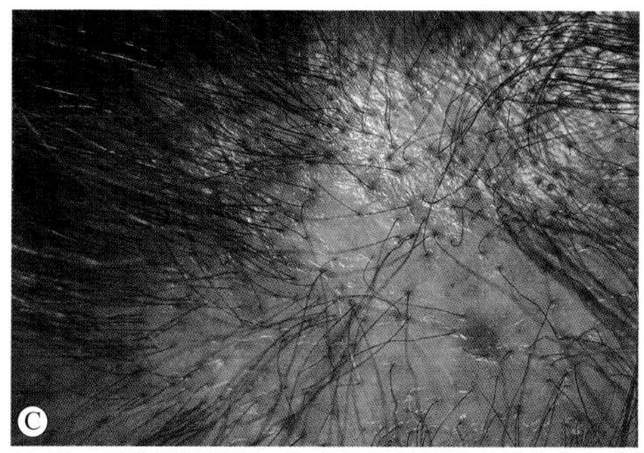


**图 11.13　毛发扁平苔藓。**A. 角化棘周围绕以线状紫色边缘，皮损呈线状。B. 腿部多簇毛囊角栓，以及蓝紫色小丘疹，部分丘疹以毛囊为中心。C. 瘢痕性秃发，中央呈“终末期”变化，边缘有毛囊周围炎症

## 线状扁平苔藓

虽然线状皮损也常发生在扁平苔藓患者抓痕或外伤的部位（Koebner 现象）（图 11.14），但线状扁平苔藓（linear LP）这一名称通常指自发出现的沿 Blaschko 线分布的扁平苔藓皮损（图 11.13A）。这一型皮损也可呈带状分布，但是扁平苔藓并不是沿皮区分布（带

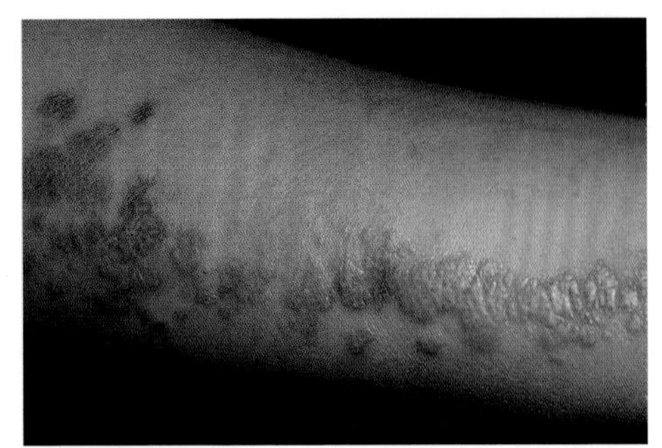

**图 11.14 线状扁平苔藓**。肢端沿 Blaschko 线分布的有 Wickham 纹的紫红色融合性皮疹。注意近端炎症后色素沉着（Courtesy，Joyce Rico，MD.）

状疱疹同形反应出现的扁平苔藓例外）。当扁平苔藓完全沿皮区分布，可能发病前该部位出现带状疱疹。如前所述（见“发病机制”），一项研究中在沿皮节带状分布的扁平苔藓病变区检测出 VZV 抗原，而线状分布皮损内则未检出[10]。

## 盘状红斑狼疮 / 扁平苔藓重叠综合征

有报告发现患者皮损可同时具有扁平苔藓和红斑狼疮（LE）重叠特征。该综合征皮损好发于肢端。组织学和直接免疫荧光（DIF）结果显示扁平苔藓和红斑狼疮的双重特征。这类患者是否具有系统性免疫异常如高滴度的 ANA 目前还存在争论，但病例报道显示有些患者有慢性皮肤红斑狼疮临床谱的末期表现，而另一些患者符合系统性红斑狼疮的诊断标准。

## 甲扁平苔藓

约 10% 扁平苔藓患者会累及指（趾）甲，通常会累及多个指（趾）甲（见第 71 章）。特征性甲异常表现包括侧面变薄（图 11.15A）、纵嵴和出现裂缝（图 11.15B）。这些变化都是甲母质受损的表现，如果不治疗会导致瘢痕和背侧翼状胬肉的形成（图 11.15C）。甲床的非特异性改变包括黄色变、甲剥离和甲床角化过度。有些患者会出现 20 甲营养不良（可能是扁平苔藓的一种异型），这多见于儿童患者，而其他类型的甲受累则很少出现于儿童患者。

## 口腔扁平苔藓

口腔扁平苔藓（oral LP）至少有七种类型：萎缩性、大疱性、糜烂性、丘疹性、色素性、斑状及网状，可单发或并发。典型口腔扁平苔藓最常见的是网状皮损（图 11.16A）。它的特点是轻微隆起的白色线状条纹，交织成网状或呈短放射状隆起。这种类型通常无自觉症状，最常受累部位是颊黏膜，常双侧对称分布。牙龈亦常受累，约 10% 口腔扁平苔藓患者仅有牙龈损害，典型的表现为慢性脱屑性牙龈炎（见图 72.7）。牙龈炎也是外阴-阴道-牙龈综合征的表现之一（见下文）。

萎缩性、糜烂性和大疱性皮损常伴自觉不适，从轻度不适感至重度疼痛（图 11.16B）。吸烟患者斑状扁平苔藓发生率较高。口腔扁平苔藓在青年中很少见，但原因未明，有些研究显示，女性患者是男性患者的两倍。

对口腔扁平苔藓患者，应该询问是否有食管受累的症状[26]，并检查有无其他黏膜损害，尤其是生殖器部位，反之亦然。因为约 70% 外阴阴道扁平苔藓患者伴有口腔扁平苔藓的损害。食管扁平苔藓已经越来越受到重视。它往往是慢性的，并可能出现吞咽困难、食管狭窄，甚至鳞状细胞癌。

有文献报道糜烂或溃疡性口腔扁平苔藓伴发皮损的概率小于其他类型的口腔扁平苔藓。但此种类型的黏膜损害常抵抗治疗，且很少能自行缓解。有报道称长期不愈的口腔扁平苔藓有癌变倾向，但必须与假性上皮瘤样增生相鉴别。因为存在癌变风险，世卫组织已将口腔扁平苔藓定义为“癌前状态”。有些报告称口腔扁平苔藓与慢性肝炎有相关性，尤其是 HCV 感染（见“发病机制”部分[4-5]）。在 HCV 阳性的口腔扁平

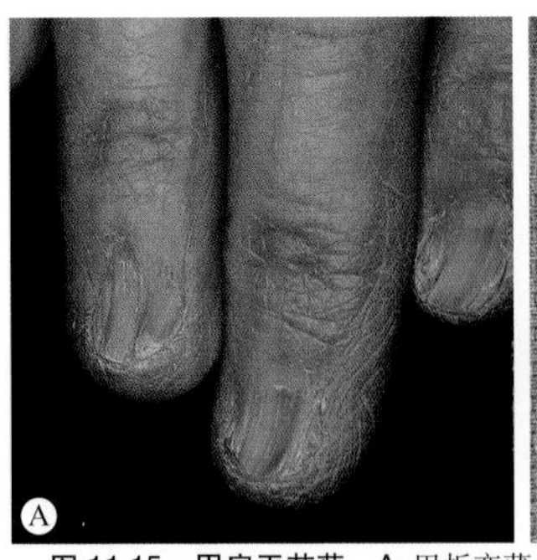

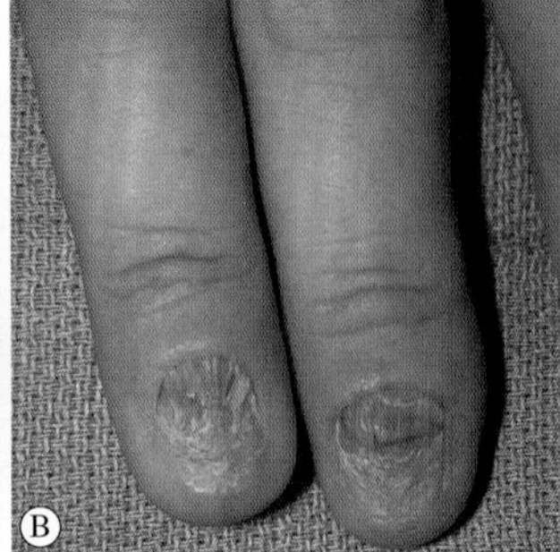

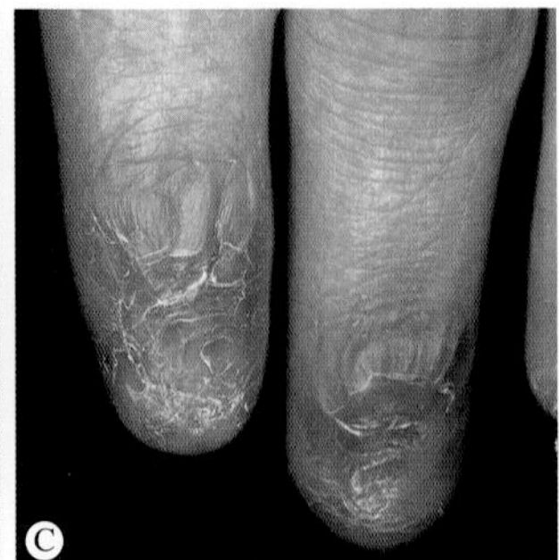

**图 11.15 甲扁平苔藓**。A. 甲板变薄，侧面消失。B. 甲床变短，纵向裂纹。C. 甲周区变为紫色伴翼状胬肉增生

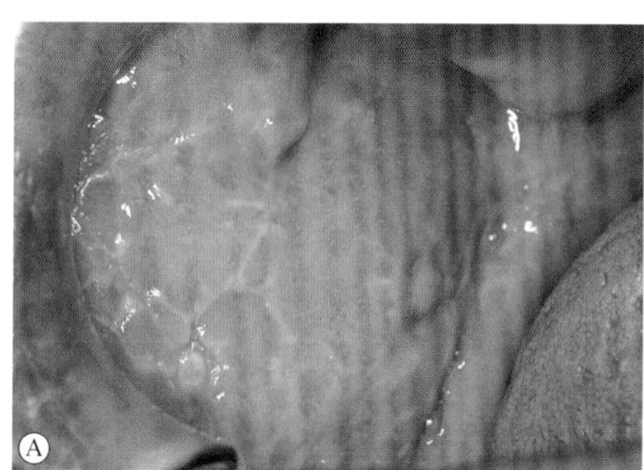
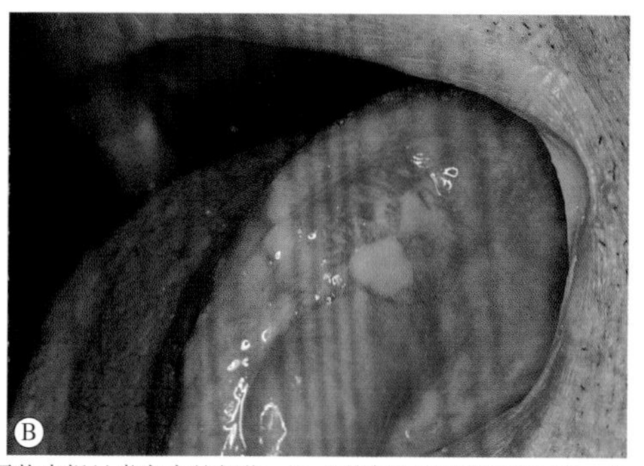

**图 11.16 口腔扁平苔藓**。A. 颊黏膜白色花边状糜烂，颊黏膜是网状皮损最常发生的部位。B. 舌体侧面多发的糜烂（B，Courtesy，Louis A Fragola，Jr，MD.）

苔藓患者中，口腔皮损常见于舌、唇和齿龈[27]。

### 溃疡性扁平苔藓

溃疡性扁平苔藓（ulcerative LP）常出现在掌跖，尤其是足跖。掌跖部扁平苔藓常发生在 30 ～ 50 岁。掌跖部扁平苔藓男性患者多于女性，但溃疡性扁平苔藓常见于女性。在身体其他部位可见到典型的扁平苔藓皮损。溃疡性扁平苔藓常伴有明显的疼痛，且病情顽固，对传统治疗抵抗。慢性溃疡性皮损可发展成鳞状细胞癌。

### 外阴阴道扁平苔藓

女阴扁平苔藓有几种临床表现，最常见的是糜烂性皮损[28]。70% 外阴受累的女性患者表现为糜烂性外阴扁平苔藓，由于常伴有口腔黏膜的受累，故称为"外阴-阴道-牙龈综合征"。需与外阴阴道扁平苔藓（vulvovaginal LP）相鉴别的包括硬化性苔藓及大疱性疾病（见第 73 章）。由于外阴阴道扁平苔藓可能导致瘢痕形成，因此需随访，注意其发展成鳞状细胞癌的可能性，即使在活动性皮损消除后[29]。

### 苔藓样药疹（药物诱导性扁平苔藓）

尽管扁平苔藓与苔藓样药疹（lichenoid drug eruption；药物引起的扁平苔藓，drug-induced LP）间有许多相似之处（图 11.17），但从二者在临床和组织学上的线索仍可作出倾向性诊断（表 11.4）[30]。

从药物摄入到皮疹出现通常有几个月的潜伏期。17 例由多种药物诱发的苔藓样皮疹患者，平均潜伏期为 12 个月[14]。潜伏期的长短不仅取决于药物，还取决于其他因素，如给药频率、剂量和患者对药物的个体敏感性。例如，据报道，青霉胺的潜伏期在 2 个月到 3 年之间，β 受体阻滞剂的潜伏期在 1 年左右，奎纳克林（阿的平）的潜伏期在 4 ～ 6 周。与麻疹性药疹不同，停药和皮疹消退的时间间隔可以是几周到几个月。

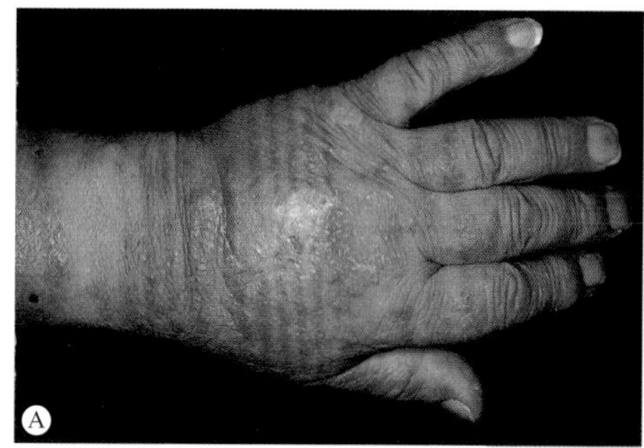
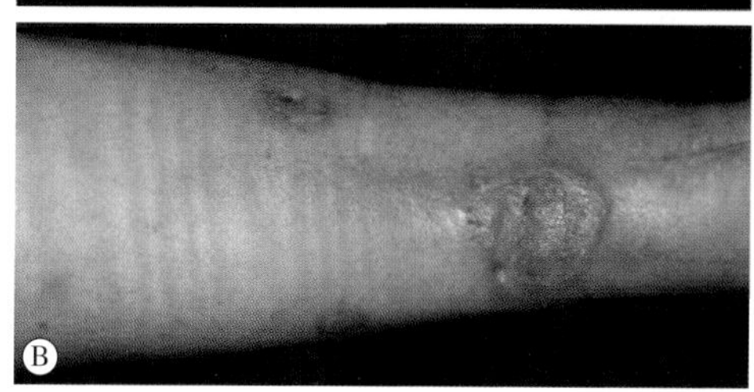

**图 11.17 苔藓样药疹**。A. 氢氯噻嗪导致的沿光照部位分布的苔藓样药疹（注意带腕表部位未受累）。B. 接受 nivolumab 治疗的患者胫部的紫罗兰色斑块（B，Courtesy，Jeffrey P. Callen，MD.）

在接受 TNF-α 拮抗剂的患者中观察到广泛的皮疹；包括银屑病（包括掌跖脓疱病）的新发皮损或反常的加重、湿疹样皮疹、间质肉芽肿性皮炎、皮肤小血管炎、皮肤红斑狼疮和苔藓样变。后者不局限于某一特定的 TNF-α 拮抗剂，尽管一些患者具有类似典型扁平苔藓的临床特征，部分患者缺乏典型的临床表现，但在组织学中可见到苔藓样界面改变。TNF-α 拮抗剂与苔藓样药疹的时间间隔为 3 周至 16 个月。一些患者在停用 TNF-α 拮抗剂后，皮损可完全消退或显著改善，而在其他患者尽管继续应用该药物，皮疹也可逐渐消退。TNF-α 拮抗剂可用于治疗严重的扁平苔藓，

**表 11.4　苔藓样药疹与扁平苔藓的鉴别要点。**表 11.2 列出了与苔藓样药疹有关的药物

| 特征 | 苔藓样药疹 | 特发性扁平苔藓 |
|---|---|---|
| 平均年龄 | 65 岁 | 50 岁 |
| 发病部位 | 多泛发全身，常不在“经典”扁平苔藓发病部位 | 腕部，前臂屈侧，骶骨前区，下肢，生殖器 |
| 形态 | 多呈湿疹样、银屑病样或玫瑰糠疹样 | 有光泽、平顶、多边形、紫罗兰色的丘疹 |
| Wickham 纹 | 少见 | 有 |
| 色素沉着 | 非常多见，有时持续存在 | 常见 |
| 沿曝光部位分布 | 经常 * | 少见 |
| 黏膜 | 通常不累及 | 经常累及 |
| 组织病理 | 不同程度的嗜酸性粒细胞和（或）浆细胞浸润 | 罕见有嗜酸性粒细胞和浆细胞浸润 |
| | 深层血管周围炎症浸润（< 50% 病例） | 真皮乳头淋巴细胞致密带状浸润 |
| | 局灶性角化不全和颗粒层的局部缺失 | 角化不全不常见 |
| | 角质层、颗粒层和棘层上部的胶样小体 | 棘层下部的胶样小体 |

* 尤其是使用药物如氢氯噻嗪

它导致苔藓样药疹的可能机制是 Th1-Th2 免疫反应、Treg-Th17 细胞反应或 IFN-α 和 IFN-γ 的产生失调。抑制 TNF-α 可能导致其他细胞因子上调，如 IFN-α。

“巨细胞性苔藓样皮炎”是一个新命名的、通常与药物相关、以肉芽肿性浸润为特征的苔藓样皮炎，浸润细胞有组织细胞和多核巨细胞[31]。这型皮炎可发生在病毒感染的活动期或缓解期。临床表现为紫红色的丘疹和斑块，诊断需基于组织病理学表现。可能的致病药物包括抗生素、ACE 抑制剂、β 受体阻滞剂、降脂药物、酚酞类药物以及非甾体抗炎药（NSAIDs）。

## 病理学

尽管扁平苔藓的临床表现不同，但其组织病理学表现是一致的。典型病理表现为：角化过度、无角化不全，颗粒层局灶性增厚，棘层呈锯齿形不规则增厚，基底细胞液化变性，在真皮-表皮连接处带状淋巴细胞浸润（图 11.18）。在表皮下层和真皮浅层可见胶样小体，它是凋亡或角化不良的角质形成细胞（也称为 Civatte 小体、玻璃样或细胞样小体）。基底层细胞液化变性可导致真-表皮之间出现小的分离（称为“Max-Joseph 空隙”）。常有色素失禁，真皮浅层可见多个噬黑素细胞。

活动期皮损的表皮朗格汉斯细胞数量增加。炎症浸润以淋巴细胞为主，主要是 $CD3^+$T 淋巴细胞（见“发病机制”部分）。然而，淋巴细胞通常不会大量进入表皮。真皮中可有浆细胞、巨噬细胞、嗜酸性粒细胞和肥大细胞浸润，但并不常见。偶见远端及近端汗管的炎症浸润和破坏。

口腔扁平苔藓常表现为角化不全而不是角化过度，且表皮常萎缩。毛发扁平苔藓皮损以毛囊周围炎症细胞浸润为特征，即使在早期阶段也是如此。大多数情况下炎症侵及毛囊上半部，1/3 患者炎症侵及毛囊峡部。毛囊破坏提示病变已进入晚期。在类天疱疮样扁平苔藓中，大疱性皮损的主要组织学特征是表皮下分离，有大量嗜酸性粒细胞（偶尔为多数中性粒细胞）浸润，而丘疹性皮损则呈现扁平苔藓的常见特征。

DIF 可见 IgM、IgA、IgG 或 C3 染色阳性的胶样小体以一种非特异性的“海绵样”方式分布。在扁平苔藓病变中，IgM、IgA、IgG 可以不同组合方式沿毛囊-真皮界面沉积。

苔藓样药疹的组织学改变与特发性扁平苔藓非常相似（见表 11.4）。Vandenhaute 等进行了一项回顾性研究，比较了 15 例特发性扁平苔藓和 15 例苔藓样药疹的病理切片，发现就某个单一改变而言二者并无多少区别[30]。尽管苔藓样药疹中可以有独特的嗜酸性粒细胞浸润，但本研究观察的 15 例患者中，仅有 2 例发现此现象，因此，没有嗜酸性粒细胞浸润并不能看做是特发性扁平苔藓的特征。总之，仅仅依据组织学标准来诊断苔藓样药疹是不恰当的。

## 鉴别诊断

扁平苔藓可以认为是皮肤对于各种外源性物质如药物、病毒和接触性变应原的一种主要反应模式。由

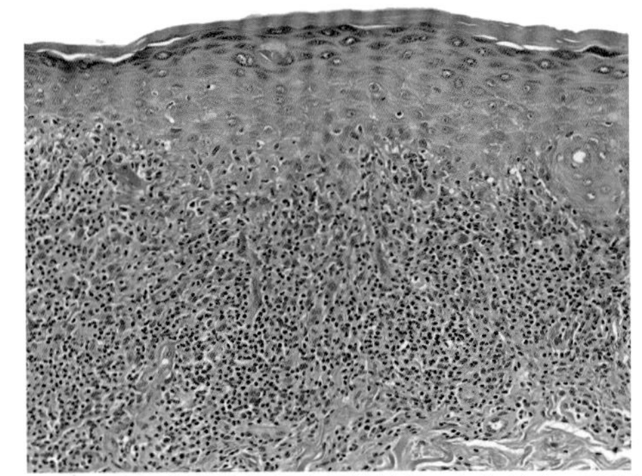

**图 11.18　扁平苔藓的组织病理学特征。**角化过度，颗粒层灶性增厚，表皮锯齿化伴基底层角质化和苔藓样浸润。角质细胞可出现凋亡（Courtesy，Lorenzo Cerroni，MD.）

于无论在临床上还是组织学上，都没有明确的标准能区别特发性扁平苔藓与药物引起的扁平苔藓，因此，在诊断特发性扁平苔藓前，应进行全面深入调查，去搜寻任何可能的诱发因素。金属牙齿修复术后出现口腔扁平苔藓损害的患者，应进行相关金属的斑贴实验（见第 14 章），这些金属包括汞合金（水银）、铜和金。儿童患者接触镍（如裤子的金属纽扣）后所致的接触性皮炎可见苔藓样“疹性”反应。

临床上，应与其他炎症性疾病如红斑狼疮和持久性色素异常性红斑（灰皮病），其他丘疹鳞屑性疾病，包括玫瑰糠疹、银屑病和二期梅毒，以及其他苔藓样皮肤病相鉴别，包括光泽苔藓、线状苔藓、慢性苔藓性角化病、苔藓样移植物抗宿主病，以及在生殖器部位的硬化性苔藓。肥厚性扁平苔藓需要与慢性单纯性苔藓区分开，但在某些患者中后者可能与前者重叠。副肿瘤性天疱疮患者可以有黏膜及皮肤的苔藓样疹（见第 29 章）。光损伤部位的多发性苔藓性角化病可能会误诊为苔藓性药疹。

最难鉴别的是红斑狼疮，尤其是在患者仅有口腔或头皮皮损时。诊断需要根据进行全面的观察、病理活检和免疫荧光（DIF）检查。基底膜带免疫球蛋白呈颗粒型或均一带状沉积，见于系统性红斑狼疮皮损和非受累黏膜（100%），也见于慢性皮肤（盘状）红斑狼疮的受累黏膜（73%），但扁平苔藓皮损非常少见（4%）[32]。有时情形比较复杂，如红斑狼疮患者接受抗疟药治疗时皮疹出现反弹，则很难判断是药物反应还是红斑狼疮加重，因为抗疟药本身常可导致苔藓样药疹（见表 11.2）。

扁平苔藓累及外阴黏膜时，皮损在临床或组织学上可能与其他炎症性疾病难以鉴别，尤其是硬化性苔藓。扁平苔藓一般累及小阴唇内侧，为光泽性红斑，触碰后容易出血；硬化性苔藓则常累及小阴唇外侧，阴道和口腔黏膜不受累（见第 73 章）。外阴扁平苔藓常累及成年妇女，未见在青春期前发病的报道，而硬化性苔藓常发生于儿童。

## 治疗

对扁平苔藓不同治疗方法的疗效很难作出评价，因为大部分治疗报道都是小样本或个例报告（表 11.5）。发生在皮肤和口腔黏膜的扁平苔藓在自然消退的时间上有所不同，例如，2/3 皮肤扁平苔藓患者在 1 年后自然消退，而口腔扁平苔藓则为 5 年，糜烂性皮损则很少自然消退[27]。

所有病例治疗前都需排除药物性扁平苔藓。如皮损在撤除可疑药物后消失，重新接触药物后复发，则可诊断为苔藓样药疹。一般不需要进行激发实验。有报道可进行斑贴试验和体外孵育实验（例如淋巴细胞刺激和巨噬细胞迁移抑制实验）来鉴定可疑致敏药物，但其诊断价值有限[14]。

**表 11.5 扁平苔藓的阶梯治疗方案。**系统性治疗通常用于更严重的疾病。循证医学支持的证据分类：（1）前瞻性对照试验；（2）回顾性研究或大样本研究；（3）小样本或个案报道 Rx

| |
|---|
| 局部外用激素，包括封包治疗（2） |
| 局部外用强效激素–口腔扁平苔藓（1），皮肤扁平苔藓（2） |
| 局部外用钙调磷酸酶抑制剂–吡美莫司和他克莫司治疗口腔扁平苔藓（1），他克莫司治疗外阴部位扁平苔藓（2）和其他部位的扁平苔藓（3） |
| 保湿霜，包括封包治疗（3） |
| 皮损内注射激素（2） |
| 肌注曲安奈德（每月 0.5 ～ 1 mg/kg，3 ～ 6 个月）（3） |
| 窄波 -UVB（2） |
| 口服甲硝唑 *（500 mg，bid）（2） |
| 抗疟药 *（2） |
| 系统使用维 A 酸类 *- 阿维 A（1），阿利维 A 酯（3） |
| 灰黄霉素 *（2） |
| PUVA（2） |
| UVA1（2） |
| 308 nm 准分子激光–口腔扁平苔藓（2） |
| 系统使用激素 †（1） |
| 柳氮磺胺吡啶 *- 皮肤扁平苔藓（1） |
| 阿普斯特（2） |
| 每周使用小剂量甲氨蝶呤（2） |
| 吗替麦考酚酯（2） |
| 沙利度胺（2） |
| 硫唑嘌呤（3） |
| 环孢素（3） |
| 静脉免疫球蛋白（IVIG）（3） |
| TNF-α 抑制剂（3） |
| 体外光化学疗法（2） |

* 用于苔藓样药疹。
† 常作为一线药物治疗严重的急性皮肤型扁平苔藓

如果患者同时在应用多种药物，应决定该撤除哪种或哪些可疑药物。此问题的难度取决于是否能找到另外种类的、而且有效的替代药物。最后，还需告诉患者和处方医师，撤除可疑的致敏药物后皮疹并不会快速消退，而需要进一步给予治疗特发性扁平苔藓的药物。

扁平苔藓成熟的治疗方法包括局部、皮损内注射和系统应用皮质激素、维 A 酸类药、窄波 UVB、PUVA 和局部钙调磷酸酶抑制剂，对于严重和治疗抵抗的患者，可口服免疫抑制剂（见表 11.5）。轻症患者可对症治疗，包括局部使用糖皮质激素和口服抗组胺药来减少瘙痒。局部激素治疗尤其适用于儿童。皮损内注射激素或者局部封包治疗角化过度的扁平苔藓皮损效果较好。外阴阴道扁平苔藓局部用超强效激素（Ⅰ级）

或者钙调磷酸酶抑制剂[33]效果最好。如果治疗失败，可口服免疫抑制药物（如甲氨蝶呤、硫唑嘌呤、吗替麦考酚酯）和（或）口服低剂量泼尼松。值得注意的是，尽管局部糖皮质激素治疗在世界范围内广泛应用，但其治疗皮肤扁平苔藓的有效性尚无系统性评价。

数项研究表明，对于传统治疗无效、包括糜烂性皮损在内的口腔扁平苔藓，0.1% 他克莫司软膏可有效控制症状。每天 2 次外用他克莫司软膏，绝大多数患者不到 1 个月症状改善。但一项研究发现，停用后平均复发时间是 5 周（2 ～ 20 周），因此，患者常需间断用药以防止复发[34]。持续外用软膏后烧灼感会消退。迄今为止，尚未报告长期使用（＞1 年）产生的严重不良影响。然而，鉴于 FDA 对局部钙调磷酸酶抑制剂的警告，以及可能增加的皮肤癌风险，加上侵蚀性口腔和外阴扁平苔藓发生鳞状细胞癌的风险增加，建议继续进行安全监测。

在最近的一个小病例研究中，难治性糜烂性口腔扁平苔藓患者局部外用雷帕霉素（西罗莫司）治疗 3 个月，可使 4/6 患者完全缓解、2/6 患者部分缓解。雷帕霉素的作用机制是增加 Treg 细胞的数量，抑制 T 细胞和 B 细胞的活化。在一项开放、随机、对照试验中，局部外用钙化钾三烯（钙化钾）和戊酸倍他米松具有相同的疗效。

## 系统治疗

在严重或急性病例，**系统使用皮质激素**仍然很常用，但报道的剂量与方法不尽相同。泼尼松最小有效剂量常为 15 ～ 20 mg/d[1]，持续 2 ～ 6 周，然后在数周内逐渐减量。可能会发生反跳和复发，但不建议以系统服用激素作长期维持治疗。一项研究表明，系统激素治疗的平均损害消除时间是 18 周，而安慰剂组是 29 周[35]。

系统应用**维 A 酸类药物**治疗皮肤扁平苔藓，有证据显示阿维 A 的疗效相对要好。一种治疗方法为阿维 A 30 mg/d 口服，连续 8 周，结果显示治疗组 64% 患者显著改善或者减轻，安慰剂组只有 13% 患者改善[36]。维 A 酸对于难治的病例有效，但停药容易复发，因此有必要长期维持治疗。据报告，阿利维 A 酯每日 25 mg，持续 4 周，可治愈口腔、食管和皮肤扁平苔藓。

另有报道，长期（3 ～ 6 个月）口服**灰黄霉素**可使 86% 扁平苔藓患者皮疹完全清除[1]，但这项研究由于没有描述完整具体的方法，有效性尚不能确定。有报道口腔糜烂型扁平苔藓对该药反应良好，因此，灰黄霉素常在这类患者中试用。最近研究显示，79% 泛发性扁平苔藓患者（平均病程 3.5 个月）使用**甲硝唑**（500 mg，2 次 / 日），服用 20 ～ 60 天后完全治愈或显著改善[37]。最近，在一项回顾性研究中，**羟氯喹**（每日两次，每次 200 mg）可以改善扁平苔藓和额部纤维性脱发；后者也同时口服 5-α 还原酶抑制剂治疗。口服**柳氮磺吡啶**，剂量从 1.5 g/d 增加到 3 g/d，至少 4 周，对于皮肤扁平苔藓有效，但是对黏膜扁平苔藓无效。最近，一项随机、双盲、安慰剂对照试验中，柳氮磺吡啶最大剂量为 2.5 g/ 天，治疗 6 周时，82.6% 患者和 9.6% 的对照组患者皮损改善 50% 以上[39]。

最近一系列病例研究证实，每周低剂量的**甲氨蝶呤**对口腔扁平苔藓有效[40]。11 例口腔扁平苔藓患者中有 10 例出现完全缓解。甲氨蝶呤治疗全身性扁平苔藓的疗效一般在 1 个月内出现，药物耐受性良好，无不良反应。

对于维 A 酸和系统皮质激素治疗效果不好的重症病例，口服**环孢素**有效[41]。需要的剂量为 1 ～ 6 mg/（kg · d）。大部分患者在皮损消退后几个月的随访期间里没有复发。但一旦停止环孢素治疗，病情可能会出现反跳。环孢素治疗毛发扁平苔藓同样有效，使用 3 ～ 5 个月后症状可缓解，病变控制，毛发不再脱落[42]。长期使用环孢素可致肾毒性、高血压和皮肤鳞状细胞癌发生风险增加（见第 130 章）。

**吗替麦考酚酯**（mycophenolate mofetil，MMF）是一个能特异性、可逆性抑制 T 细胞活性的免疫抑制剂。经验性治疗报道，本药对播散型、糜烂型、肥厚型、水疱型以及毛发扁平苔藓治疗都有效[43]。吗替麦考酚酯因为其安全性好，副作用小而优于其他的免疫抑制剂如环孢素。有报道**沙利度胺**治疗扁平苔藓有效。

**TNF-α 抑制剂**（见第 128 章）已用于治疗严重的顽固性扁平苔藓患者。自相矛盾的是，TNF-α 抑制剂可诱导扁平苔藓样药疹（见上文），通常在初始给药后两个月内出现[44]。然而，少数患者尽管继续使用该药物，仍可见皮损消退。

一项最新的开放性研究中，10 名中重度扁平苔藓患者口服磷酸二酯酶Ⅳ抑制剂**阿普斯特**，治疗 12 周后临床症状均有显著改善[45]。在一名类固醇激素抵抗的难治性口腔扁平苔藓患者中，口服泼尼松（20 mg/ 天）联合丙种人免疫球蛋白（每天 0.4 g/kg，持续 5 天），治疗 2 个周期后，皮损得到改善。

## 光疗

对于治疗抵抗、病程较长的扁平苔藓，浴疗或全身 PUVA 治疗会有显著效果。但因光疗有潜在的促癌风险，尤其对Ⅰ型和Ⅱ型皮肤类型患者，因此，治疗时应充分权衡利弊。使用 PUVA 结合体外光化学疗法（extracorporeal photopheresis，ECP）治疗难治性扁平苔藓常有立竿见影的效果。一组报道显示，7 例口腔扁平苔藓患者以 ECP 平均治疗 24 次（每月连续治疗 2 天）后，所有患者的口腔糜烂全部痊愈，随访 24 个月未见复发[46]。也可使用 NB-UVB 治疗。在一个开放性的前瞻性研究中，入选难治性扁平苔藓 10 例，5 例在 30 次照射后皮损完全清除（平均累积剂量 17.7 J/cm$^2$），其他患者也有不同程度好转。据报道，以传统方法治疗口腔扁平苔藓无效时，选用准分子激光（308 nm）可取得很好疗效，治疗时间 2 ~ 17 个月不等[47]。值得注意的是，本研究中唯一一例治疗反应不好者是伴有慢性活动性丙型肝炎病毒感染的患者。

# 线状苔藓

## 要点

- 无症状的线状皮病，好发于儿童。
- 原发皮损是小的平顶丘疹，粉红色、肤色或黄褐色（有色素减退）。
- 多发性皮损在数天至数周内陆续出现，沿 Blaschko 线分布，常发生在四肢。
- 数月到数年后自行消退。
- 甲累及可导致甲萎缩。

**同义名：** ■ 线状苔藓样皮炎（linear lichenoid dermatosis）■ 沿 Blaschko 线分布的获得性炎症性皮肤病（BLAISE）[ Blaschko/inear acquired inflammatory skin e ruption（BLAISE）]

## 引言

线状苔藓（lichen striatus）是一种少见、无自觉症状的自限性线状皮肤病，病因不明，好发于儿童。依据临床原发性皮损表现和特征性的发展模式，皮损沿 Blaschko 线分布，患者年龄较小，容易作出诊断。偶尔，本病可与线状扁平苔藓和 Blaschko 皮炎相重叠（见第 62 章）。

## 历史

1898 年，Balzer 和 Mercier 首次描述了特殊的线状丘疹，称为“苔藓样营养机能病（lichenoid trophoneurosis）”。40 年后，Senear 和 Caro 等提议命名为“线状苔藓”。自本病首次描述以来，其线性发病机制备受争议。

## 流行病学

线状苔藓主要见于 4 个月婴儿到 15 岁之间的儿童，偶见于成年人，平均发病年龄为 2 ~ 3 岁，绝大多数发生于学龄前儿童[48]。女性和男性发病比例是 1.6 : 1[49] 至 2 : 1[48]。

## 发病机制

尽管线状苔藓沿着 Blaschko 线分布意味着体细胞嵌合（见第 62 章），但是参与的基因和触发因素均不清楚。本病常见于幼儿，且好发于春夏季节，推测可能与环境因素，尤其是病毒感染有关。但迄今为止，未能通过血清学试验或者培养得到病毒感染的相关证据。母亲和孩子同时患线状苔藓的家庭性发病认为是病毒感染的证据。

理论上，在胎儿发育早期，体细胞突变可产生异常克隆的表皮细胞，移出后沿 Blaschko 线分布，而暴露于感染因子（如病毒、卡介苗）或其他因素，可打破先前通过诱导产生的、对新的膜抗原异常克隆的耐受。病理上，CD8$^+$T 细胞分散或聚集在坏死角质形成细胞周围的现象，支持细胞免疫反应学说，即细胞毒性 T 细胞攻击和消灭突变或经病毒修饰的角质形成细胞克隆。相同机制也认为存在于线状扁平苔藓，而移植后的耐受丧失则可解释线状 GVHD 的发生。

线状苔藓可代表一种具有异常免疫反应的特应性素质，并常伴有特应性易感因素。线状苔藓的病程和相对少见性，提示感染因素可作为易感人群的一个触发因素。有散发病例报道线状苔藓可发生于创伤部位（如烧伤瘢痕周围[49]），而不是沿 Blaschko 线分布，这同样也可用免疫耐受破坏来解释。

## 临床特征

线状苔藓通常无自觉症状，但也可有剧烈瘙痒。皮疹呈连续或间断的带状分布，由分散或簇集的丘疹组成，丘疹呈粉红色、肤色或黄褐色，平顶，光滑或伴鳞屑，直径 2 ~ 4 mm。水疱极少发生。皮疹常沿四肢单侧的 Blaschko 线呈单一线状分布（图 11.19），偶可呈双侧和（或）多条平行带状分布。线状苔藓较少累及躯干或者头颈部。有报道皮疹沿躯干向四肢远侧发展，也观察到皮疹从四肢近端向外发展[50]。线状苔藓一般不复发，但也有在原发部位或身体同侧复发的报道。

皮疹常突然出现，在数天或数周内达到高峰，经数月至 1 年或更长时间可自然消退，遗留炎症后色素减退，尤其是深肤色患者，后者在疾病之初即可见到线状色素减退性皮损。病变累及指甲可导致甲剥离、分裂、磨损及全甲脱落。

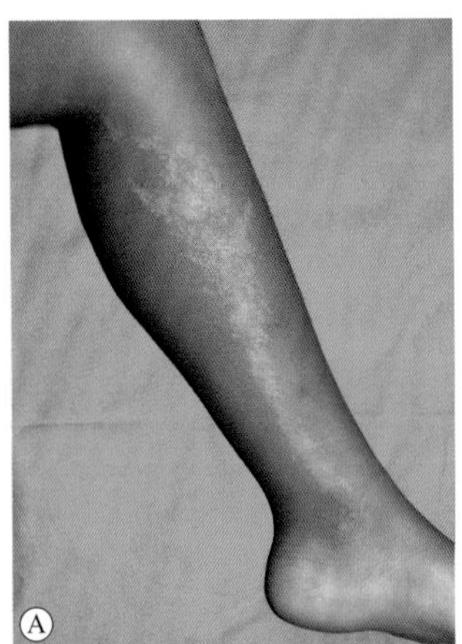

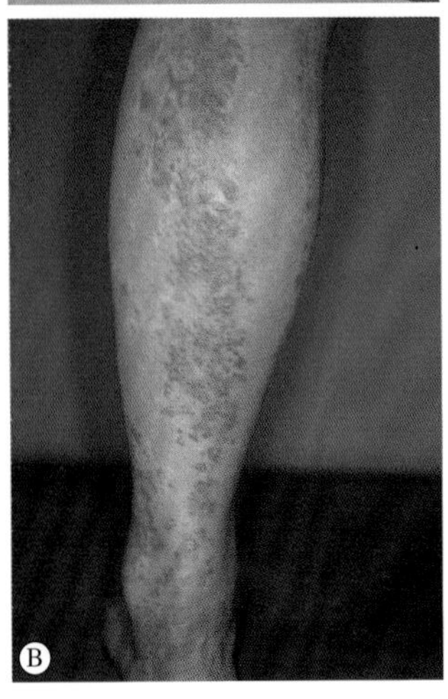

**图 11.19** A. 下肢沿 Blaschko 分布的线状条纹。它是由多个、小的、棕褐色（色素减退）、平顶丘疹组成。B. 下肢三条由粉红色平顶样丘疹组成的条纹。主要的鉴别诊断为 Blaschko 皮炎（A, Courtesy, Antonio Torrello, MD.）

### 病理学

线状苔藓的组织学特征因皮损发生时间、发生部位的不同而表现不同。常可见苔藓样组织反应，伴不同程度的毛囊、汗腺和汗管受累（图 11.20）。偶见毛囊周围苔藓样炎症反应，此时与毛发扁平苔藓较难鉴别。汗腺和毛的同时受累是诊断线状苔藓的有用线索[49]。苔藓样浸润的表皮可出现细胞外渗、角化不全与角化不良、局灶性或弥漫性空泡变性。陈旧性皮损病理表现与扁平苔藓相似。

免疫组化显示浸润细胞为 $CD3^+$T 细胞，坏死角质形成细胞周围可见 $CD8^+$T 细胞浸润，并可见朗格汉斯细胞聚集。朗格汉斯细胞随病程可减少（早期皮损）或者增加（晚期皮损）。

### 鉴别诊断

应与一些表现为线性损害的炎症性疾病，如线性

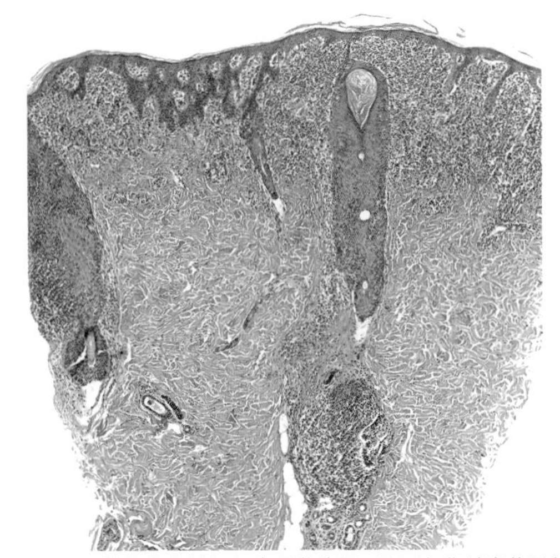

**图 11.20 线状苔藓的组织病理学特征**。除了角化过度伴局灶性角化不全外，血管和附属器周围淋巴细胞苔藓样浸润，延伸至真皮深层（Courtesy, Lorenzo Cerroni, MD.）

汗孔角化病、线性银屑病，炎症性线状表皮痣和线状 Darier 病，但主要需与线状扁平苔藓、Blaschko 皮炎和线性 GVHD 相鉴别。与线状苔藓具有特殊的临床模式不同，Blaschko 皮炎好发于躯干部，常见于成人，通常是由多条条纹组成，有皮炎特征。偶尔线状扁平苔藓和线状苔藓在组织学上难以鉴别，但原发皮损的大小与颜色均不相同，如病变后期，线状苔藓表现为色素减退，而扁平苔藓出现色素沉着。光泽苔藓的线状皮损常继发于皮肤损伤。

### 治疗

线状苔藓通常不需治疗，因为它具有自限性，通常在 1 至 2 年内缓解。外用皮质激素封包可以加速皮损消退。有个例报道局部使用钙调磷酸酶抑制剂有效，包括甲萎缩。

## 光泽苔藓

**要点**

- 皮疹为多发、小、散在而不融合的光泽性丘疹，常簇集分布。
- 好发于上肢屈侧、生殖器部位、胸腹部。
- 继发于同形反应的皮疹呈线状排列。
- 组织学上，病变局限于 2～3 个真皮乳头，可见边界清楚的淋巴细胞及上皮样细胞浸润。

## 引言

光泽苔藓（lichen nitidus）少见，皮损由多个细小、孤立的肤色丘疹组成，常呈大的簇集性分布，病程慢性。丘疹有特征性的组织学改变，表现为紧贴表皮、边界清楚的致密淋巴组织细胞浸润。本病是一独立疾病还是扁平苔藓的一种变异型，仍有争议，有二者并发的报道，光泽苔藓也可转变为扁平苔藓。普遍认为本病跟其他系统疾病没有关联，只有少数学者认为它可能是克罗恩病的皮肤表现[51]。

## 历史

1901 年，Pinkus 首次描述了这种特殊的丘疹性皮疹，根据其特殊的组织学表现提出这是一种独立的疾病，并命名为“光泽苔藓”。

## 流行病学

光泽苔藓少见，很难获取可靠的流行病学数据。对 43 例主要为高加索人和非洲裔组成的美国患者研究，发现本病无种族、性别和年龄差异[52]。有报道本病多见于儿童或年轻人，而泛发性皮疹多见于女性。此病在唐氏综合征患者中也有报道。家族性光泽苔藓，包括同卵双胎，是非常罕见的。

## 发病机制

扁平苔藓和光泽苔藓之间的关系令人关注，但近来对其发病机制的研究很少。最初，光泽苔藓因其组织学特征认为是结核性皮损或结核疹，但将病变组织反复接种动物后未发现有感染证据。

尽管扁平苔藓和光泽苔藓可见于同一患者，且有一些相似的临床特征（表 11.6），但光泽苔藓有其独特的临床和组织学特征，大部分作者认为其为一独立疾病，两者共存可能是对同一触发因素的不同表现（如乙型肝炎疫苗）。另一个例子是患有克罗恩病的患者，在不同的时期出现扁平苔藓和光泽苔藓[51]。

## 临床特征

光泽苔藓的特征性皮疹为较多针头大小、形态一致、散在而互不融合的肤色丘疹（图 11.21A），偶可见丘疹中央凹陷，单个丘疹常扁平而有光泽（图 11.21B）。少数可伴瘙痒。丘疹多呈肤色，也可呈粉色、黄色、红蓝色或褐色。深肤色者易出现色素减退，偶有色素沉着，但明显色素沉着很少见。

皮损好发于上肢屈侧、生殖器、胸部、腹部和手背，面部、颈部、下肢、手掌、足跖及黏膜也可累及。口腔损害罕见且常被忽视，表现为软黏膜上小而扁平的灰白色丘疹，而在舌和硬腭上则表现为白色斑块。约 10% 患者可出现甲损害（主要是成年人），包括点状小凹点、念珠状改变、甲纵脊、末端分裂和纵纹增多。

本病可发生 Koebner 现象。可见水疱和出血性皮损，常同时可见典型丘疹。临床可见多种变异型，包括掌跖型、棘状毛囊型和线状光泽苔藓。有穿通型光泽苔藓的报道，常与扁平苔藓相关。泛发型皮疹可融合。2/3 患者病程为 1 年或更短，病程最长为 8 年[52]。

**表 11.6 光泽苔藓和扁平苔藓临床及组织学特征比较**

| | 光泽苔藓 | 扁平苔藓 |
|---|---|---|
| **临床特征** | | |
| 大小 | 针头大小 | 针头大至更大的斑块 |
| 颜色 | 肤色 | 紫色 |
| 数目 | 多发的，数目众多 | 多发 |
| 分布 | 上肢（屈侧）、生殖器、胸、腹 | 手腕、前臂屈侧、骶骨前、手背，胫前，生殖器 |
| 累及口腔 | 少见 * | 常见（> 50%） |
| 累及指甲 | < 5% ～ 10% | 约 10% |
| Wickham 纹 | 无 | 常见 |
| 色素沉着 | 罕见 | 常见 |
| 色素减退 | 常见 † | 不常见 |
| 同形反应 | 常见 | 常见 |
| 瘙痒 | 有时 | 常见 |
| **组织学特征** | | |
| 角化不全帽 | 常见 | 少见 |
| 颗粒层 | 变薄甚至缺乏 | 柱状增厚 |
| 真皮浸润 | 淋巴细胞、上皮样细胞，偶见朗汉斯巨细胞浸局限在 2 ～ 3 个真皮乳头宽度范围内表皮突增生呈“抱球状” | 淋巴细胞呈条带状浸润 |
| 经表皮排出 | 罕见 | 少见 |
| 免疫反应物沉积 | 缺乏 | IgG、IgA、IgM 和（或）C3 在表皮下层呈球状沉积 |

* 可能有所低估。
† 尤其在深肤色个体

## 病理学

光泽苔藓具有显著的组织学特征，临床病例应经过组织病理确诊。组织学可见由淋巴细胞和上皮样细胞，偶可见朗汉氏巨细胞，组成边界清楚的浸润灶，浸润灶两侧表皮突延伸，环抱着浸润细胞团块而呈

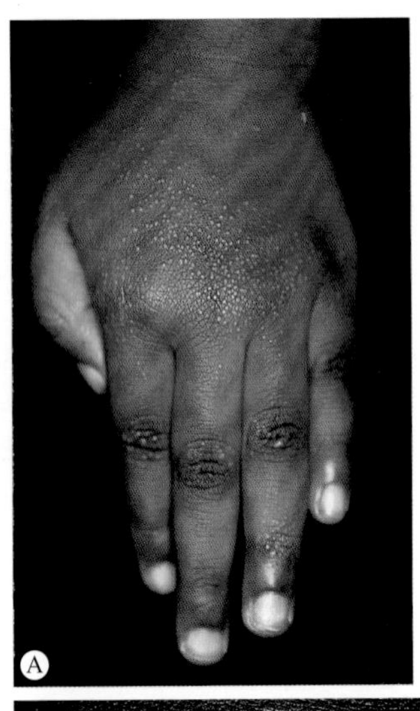

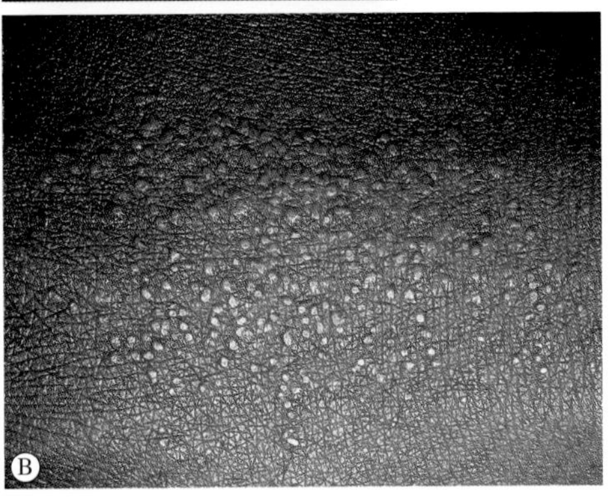

**图 11.21 光泽苔藓。** A. 手部很多的细小平顶丘疹。B. 近观可见光泽表面

“抱球状”组织构象（图 11.22）。大多数皮损的浸润灶局限于 2 ～ 3 个真皮乳头。

表皮常萎缩，中央为角化不全“帽”，并可见颗粒层减少或变薄，基底层常见液化变性，伴黑素失禁。偶见 Civatte 小体。有时可见继发于基底层液化变性所致的真皮、表皮局灶性分离，产生的“Max-Josephen”样空隙。紧附于表皮下方的苔藓样浸润，可能在引起相邻表皮突的反应性增生和上方表皮萎缩中发挥一定作用。在穿通型光泽苔藓中，可见经表皮排出现象（见第 96 章）。

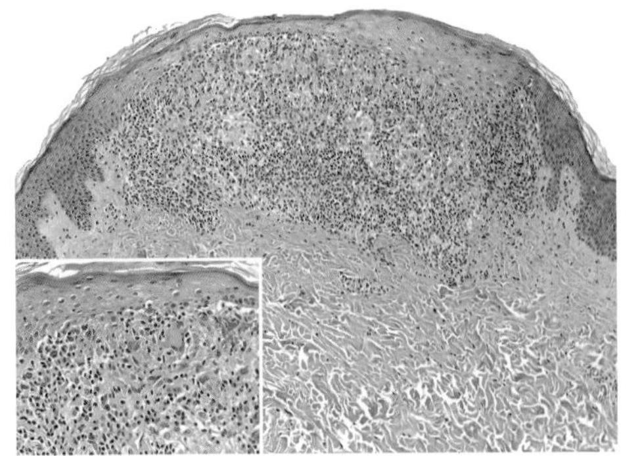

**图 11.22 光泽苔藓的组织病理学特征。** 注意典型的浸润和表皮的“抱球状”结构。浸润的细胞中可见多个朗汉斯巨细胞（Courtesy，Lorenzo Cerroni，MD.）

真皮浸润细胞主要为淋巴细胞和上皮样细胞，部分病例主要为上皮样细胞。免疫组化示浸润细胞中 $CD4^+$ T 细胞比 $CD8^+$ T 细胞多，且存在大量 $CD1^+$ 朗格汉斯细胞[53]。值得注意的是，光泽苔藓浸润细胞包括巨噬细胞、辅助性 T 细胞以及极少的皮肤淋巴细胞抗原阳性（cutaneous lymphocyte antigen-positive，$CLA^+$）细胞，此与扁平苔藓不同[54]。

## 鉴别诊断

鉴别诊断包括扁平苔藓、点滴状硬化性苔藓、小棘苔藓、摩擦性苔藓样皮炎（肘部和膝部）、丘疹性湿疹（尤其在Ⅴ型和Ⅵ型皮肤）、扁平疣、瘰疬性苔藓、丘疹性结节病和苔藓样二期梅毒。上列疾病（除扁平苔藓和瘰疬性苔藓）基于临床和组织病理特征较易排除。与扁平苔藓早期的细小丘疹难以鉴别，因为在临床和组织病理上均与光泽苔藓相似（见表 11.6）。此外，25% ～ 30% 扁平苔藓患者可见与光泽苔藓相同的皮损。若皮疹不呈紫色、无 Wickham 纹、真皮乳头内无免疫球蛋白沉积，则提示为光泽苔藓。

线状苔藓可见典型的附属器周围炎症，而伴线状苔藓的光泽苔藓除此组织学特征外，还有光泽苔藓的浅表性炎症表现，显示了一种形态学上连续的病谱。小棘苔藓以 1 ～ 3 mm 毛角化丘疹为特征，中央有角栓，成簇分布于颈部、臀部、腹部和上肢，当患者临床表现为针刺状角化性丘疹，而组织学具有光泽苔藓的典型特征时，应考虑为光泽苔藓的棘状毛囊变异型。最后，光泽苔藓样皮损可出现于夏季光化性苔藓样疹，分布于光暴露部位，称之为光化性光泽苔藓（见下文）

## 治疗

由于大部分患者皮疹在一年或数年内会自然消退，治疗主要是对症处理。当瘙痒明显时，可局部外用皮质激素和口服抗组胺药物。外用钙调磷酸酶抑制剂治疗儿童患者有效。泛发型患者外用皮质激素无效者，改用 NB-UVB 或 PUVA 治疗可以取得成功[55]。一例 $CD4^+$ T 淋巴细胞减少症伴光泽苔藓的患者，外用二硝基氯苯（dinitrochlorobenzene，DNCB）治疗有效，但皮损消退后随之出现瘙痒性红斑[56]。

# 持久性色素异常性红斑

**同义名：** ■ 灰皮病（ashy dermatosis）■ 灰色皮炎（ashy dermatitis）

## 要点

- 缓慢进展的灰色、灰蓝或灰棕色的椭圆形斑疹和斑片。
- 偶在皮疹周围见一红斑边缘。
- 同玫瑰糠疹一样，椭圆形皮损的长轴和皮纹一致。
- 多见于皮肤类型Ⅲ和Ⅳ型的拉丁美洲人。
- 组织学检查显示真皮有较多噬黑素细胞。

## 引言

1957 年 Ramirez 首次描述本病，表现为无症状、缓慢发展的灰色斑状色素沉着，命名为灰色皮病（dermatitis cenicienta），后来重新命名为持久性色素异常性红斑（erythema dyschromicum perstans，EDP）或灰皮病（ashy dermatosis）。本病与扁平苔藓在临床和组织学特征上重叠，部分作者认为本病是扁平苔藓的一种变异型（见“色素性扁平苔藓”），但本病无扁平的紫红色丘疹和斑块，本书将其作为一独立疾病。

## 历史

1957 年，Ramirez 称该病患者为灰皮人，并命名为灰色皮病。随后，委内瑞拉有五例病例报道，这些病例与 Ramirez 描述的很相似。这些作者提议将其命名为“慢性图案样红斑性黑皮病”，他们认为本病是持久性红斑的一种新的变异型。随后，Sulzberger 删繁就简，提出更具描述性的命名——持久性色素异常性红斑。

## 流行病学

最常见于皮肤颜色较黑的拉丁美洲人，但在亚洲和加拿大也偶有报道，多发于皮肤类型Ⅲ型和Ⅳ型人群。一般无性别差异，有报道女性多于男性。无好发年龄，但 30 岁前发病者多见。

## 发病机制

1973 年，Pinkus 推测生活环境中存在的污染物，通过接触、吸人或食入引起特定易感染个体发生本病，但具体的污染物并不清楚[57]。有摄入硝酸铵、鞭虫感染和 HIV 血清阳性患者出现 EDP 的散发病例报道，1 例患者在使用口服造影剂（硫酸钡）行放射摄影后，突然发生 EDP 皮损，但迄今尚无严格的流行病学研究能够揭示可能的诱发因素。多发固定型药疹或苔藓样药疹可误诊为本病，提示应对这些患者所使用过的药物，包括非处方药和草药进行仔细回顾[58]。

## 临床特征

多数患者表现为慢性进行性灰色、灰褐色或灰蓝色斑疹和斑片（图 11.23）。皮疹边缘偶可出现宽约 1 ～ 2 mm 的红斑，数月后消失。皮损大多为 0.5 ～ 2.5 cm，可更大。可有各种形态，大多为椭圆形，长轴与皮纹一致，类似于玫瑰糠疹。

皮疹可缓慢扩大或增多，累及身体的大部分区域。最常见的受累部位是颈部、躯干和上肢近端，常对称分布。偶尔，皮损发生在面部和颈部，常为非对称性、沿 Blaschko 线分布。掌跖、头皮、甲和黏膜极少受累为本病特征。本病可自行消退，尤其是青春期前儿童（约 70% 在 2 ～ 3 年内消退），但成年人则持续多年。持续性皮损表明对各种治疗均没有反应。

## 病理学

不同时期皮损的组织学改变不同。活动性皮损边缘，可见基底细胞空泡变性，偶见胶样小体，真皮浅层有不同程度苔藓样淋巴细胞浸润。这些组织学改变也见于周围外观正常皮肤，提示这些正常区域已发生的病理变化。在非活动性的灰色皮损中，可见显著的色素失禁，伴各种表皮改变如表皮萎缩、正常表皮突消失。这些变化与其他类型的炎症后色素沉着不易区分。

DIF 显示活动性皮损边缘的胶样小体有 IgM、IgG、纤维蛋白原和 C3 沉积，与扁平苔藓相同，而真皮-表皮连接处纤维蛋白原阳性常常是本病唯一的免疫荧光发现。免疫组化显示扁平苔藓的浸润模式，即浸润细胞为 $CD4^+$ 和 $CD8^+$ T 细胞。

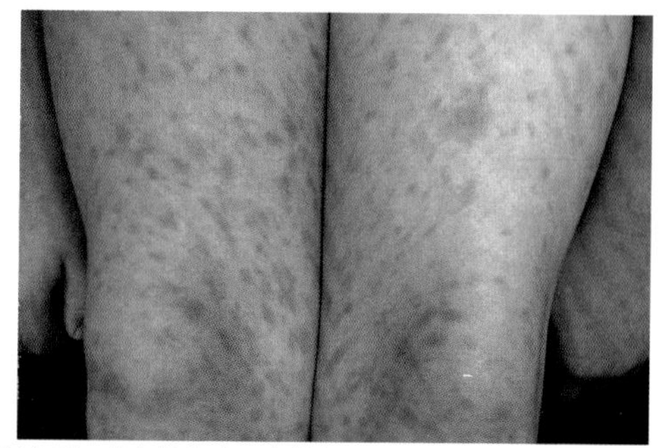

**图 11.23 持久性色素异常性红斑。**四肢大量的卵圆形至多边形灰褐色斑疹（Courtesy，Wake Forest University.）

## 鉴别诊断

临床鉴别诊断主要为苔藓样药疹、玫瑰糠疹、小斑块型副银屑病、扁平苔藓、泛发型固定性药疹等的炎症后色素沉着。玫瑰糠疹的皮损常呈椭圆形，其色素沉着多源自表皮而不是真皮。组织学上，固定性药疹也可出现色素失禁，但临床皮损的形状常常更圆、颜色更深。另外，需与本病鉴别的少见疾病包括斑状色素性荨麻疹、品他病和麻风。

特发性发疹性斑状色素沉着常发生于儿童或特异个体，是否是本病的一种变异型尚存在争议。本病与苔藓样药疹的鉴别常较困难，需要排除可能的致病药物。

## 治疗

本病的治疗方法包括防晒，外用皮质激素、维A酸类和维生素C，化学剥脱术，口服抗生素、维生素A、氨苯砜、抗疟药、灰黄霉素和皮质激素，但常常难以奏效。有报道氯法齐明治疗有效。本病可自行消退，但大部分患者常罹患多年。

# 慢性苔藓样角化病

1895年由Kaposi首次以“尖锐疣状和网状红苔藓（lichen ruber acuminatus verrucosus et reticularis）”描述了一例线性、疣状苔藓样皮疹患者。此后，陆续报道了相似皮损的患者，但命名较乱，如疣状网状苔藓、苔藓样条状汗孔角化病、慢性苔藓样角化病、苔藓样多重角化病、Nékam[59]。如今，大多数以“慢性苔藓样角化病（keratosis lichenoides chronica）”名称诊断本病。

本病以呈线状和网状排列的紫红色角化性苔藓样丘疹为特征（图11.24A），常对称性分布于四肢和躯干（图11.24B）。另一个显著特征为颜面上部的油腻性鳞屑性皮疹，类似于面中部的脂溢性皮炎或银屑病样鳞屑性斑块（图11.24C）。角化性丘疹有时可出现于掌跖，甲和头皮也可受累。病程常呈慢性进行性，但也有在夏季或随着年龄增长皮损自然消退的报道。

本病组织学表现与扁平苔藓非常相似，免疫荧光或免疫病理学表现也与特发性扁平苔藓没有显著差异，提示本病可能是扁平苔藓的一种罕见变异型或同形反应。治疗多为对症处理，包括局部和系统皮质激素、甲氨蝶呤、环孢素、阿维A酯、口服维生素A和PUVA等，常无满意疗效，均很少成功。有报道阿维A酯联合PUVA治疗有较好效果。

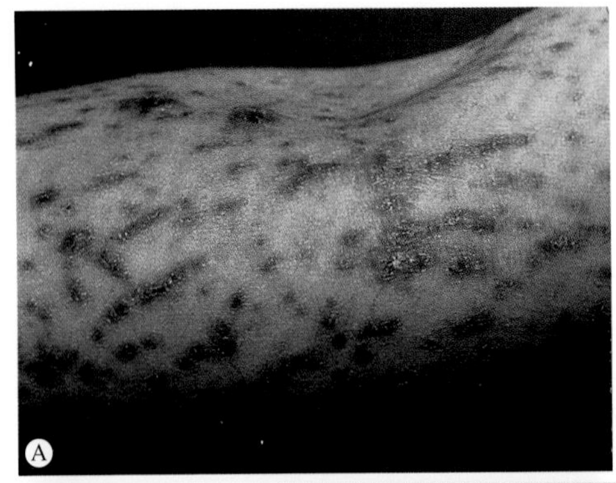

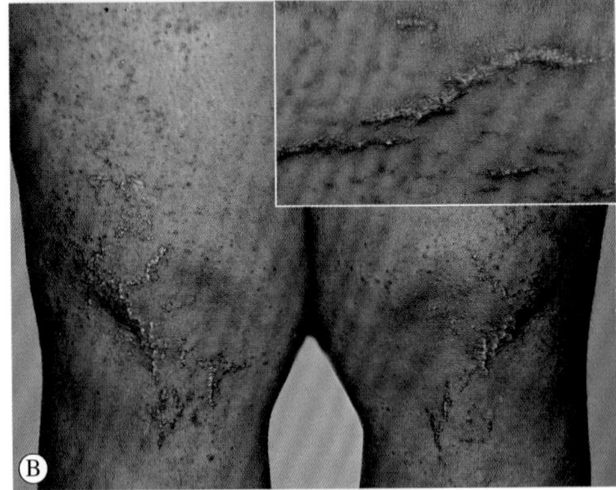

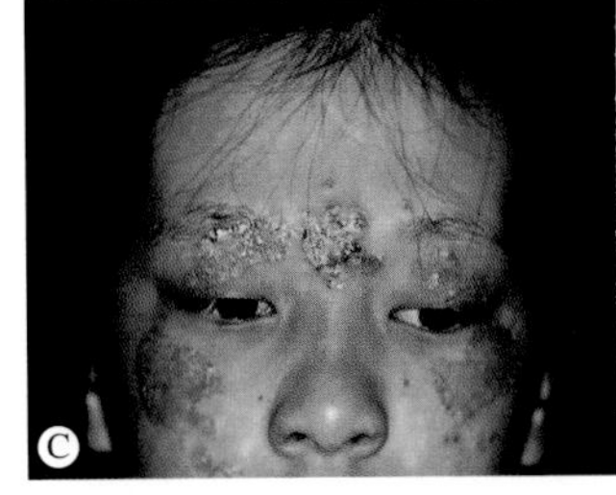

**图11.24 慢性苔藓样角化病。** A. 线状和星状的角化性块。B. 对称分布的线性、网纹角化性斑块与紫罗兰色苔藓样小丘疹。C. 面部银屑病样鳞屑样斑块（B，Courtesy，Kathryn Schwarzenberger，MD；C，Courtesy，Jiro Arata，MD.）

# 夏季光化性苔藓样疹（光化性光泽苔藓）

夏季光化性苔藓样疹（summertime actinic lichenoid eruption）由Bedi于1978年首次描述[60]。此后该病以多种名称报道，包括亚热带扁平苔藓、热带扁平苔藓、苔藓样黑变性皮炎、热带环状扁平苔藓和环状扁平苔藓等，前3个名称也用于描述光化性扁平苔藓，而光化性光泽苔藓与光化性扁平苔藓是同义词。尽管很多作者认为夏季光化性苔藓样疹和光化性扁平苔藓是同一种疾病，但Bedi认为本病是一种独立疾病，常发生于长期接受夏季阳光暴晒的Ⅳ型或Ⅴ型皮肤类型的年轻人群，皮疹为针头大小的苔藓样丘疹，几乎完全局限于日光暴露部位。

Isaacson 等将本病的临床病谱扩展至多种类型的苔藓样疹，包括环状色素沉着斑块、黄褐斑样斑片、灰白色针头大小丘疹和典型的扁平苔藓样丘疹/斑块，不同类型的临床皮损形态具有不同的组织学表现[61]。Hussain 则建议本病应特指完全局限于日光暴露区域的丘疹，并具有光泽苔藓样组织学改变，而光化性扁平苔藓应用于描述具有扁平苔藓典型组织病理学特征的环状皮损[62]。此外，Hussain 还建议以"光化性光泽苔藓"取代"夏季光化性苔藓样疹"，这一观点已为一些作者所支持。

## 环状苔藓样皮炎（青年）

Annessi 及其同事于 2003 年首次描述了青年环状苔藓样皮炎[63]。在一系列青年患者中，他们观察到一些特殊的环状病变，其临床特征似乎与炎症性硬斑病、蕈样肉芽肿、炎症性白癜风和地图样红斑重叠。在最初的报道中，环状苔藓样皮炎主要发生在儿童和青年（年龄范围 5 ～ 22 岁），没有性别倾向。然而，最近的报道发现 6 名患者中有 4 名为成年男性，年龄从 33 岁到 45 岁不等[64]。

患者皮损表现为逐渐扩大的红斑，形成无鳞屑、红棕色边缘的环状红斑，中央色素沉着。皮损直径通常为 5 ～ 15 cm，主要涉及腹股沟和体侧，可以单发或多发（皮损范围，2 ～ 12 个；平均值，3）。

组织学上，真皮乳头带状淋巴细胞浸润，表皮基底层空泡化改变，淋巴细胞亲表皮性。虽然数量不尽相同，但凋亡角质形成细胞定位于表皮突的顶端。无海绵水肿，角质层和颗粒层无改变。浸润细胞主要是 $CD4^+$ 或 $CD8^+$ T 细胞组成，少许 B 细胞和巨噬细胞。正常数量的黑色素细胞存在于色素减退的区域，该特点可与炎症性白癜风相区分。T 细胞受体基因重排阴性可用于鉴别惰性蕈样肉芽肿。

该病病程慢性，部分皮损可自发缓解，而其他皮损可持续存在。局部或全身应用皮质类固醇和光疗可使皮损明显改善或完全消退。

（杨 青 张朝霞译 刘 红校 张福仁审）

## 参考文献


1. Boyd AS, Neldner KH. Lichen planus. J Am Acad Dermatol 1991;25:593–619.
2. Chuang T-Y, Stitle L, Brashear R, Lewis C. Hepatitis C virus and lichen planus: a case-control study of 340 patients. J Am Acad Dermatol 1999;41:787–9.
3. Shengyuan L, Songpo Y, Wen W, et al. Hepatitis C virus and lichen planus. A reciprocal association determined by a meta-analysis. Arch Dermatol 2009;145:1040–7.
4. Nagao Y, Kameyama T, Sata M. Hepatitis C virus RNA detection in oral lichen planus tissue [letter]. Am J Gastroenterol 1998;93:850.
5. Carrozzo M, Francia Di Celle P, Gandolfo S, et al. Increased frequency of HLA-DR6 allele in Italian patients with hepatitis C virus-associated oral lichen planus. Br J Dermatol 2001;144:803–8.
6. Pilli M, Zerbini A, Vescovi P, et al. Oral lichen planus pathogenesis: a role for the HCV-specific cellular immune response. Hepatology 2002;36:1446–52.
6a. Webster DP, Klenerman P, Dusheiko GM. Hepatitis C. Lancet 2015;385:1124–35.
7. De Vries HJ, van Marle J, Teunissen MB, et al. Lichen planus is associated with human herpesvirus type 7 replication and infiltration of plasmacytoid dendritic cells. Br J Dermatol 2006;154:361–4.
8. De Vries HJ, Teunissen MB, Zorgdrager F, et al. Lichen planus remission is associated with a decrease of human herpes virus type 7 protein expression in plasmacytoid dendritic cells. Arch Dermatol Res 2007;299:213–19.
9. Requena L, Kutzner H, Escalonilla P, et al. Cutaneous reactions at sites of herpes zoster scars: an expanded spectrum. Br J Dermatol 1998;138:161–8.
10. Mizukawa Y, Horie C, Yamazaki Y, Shiohara T. Detection of varicella-zoster virus antigens in lesional skin of zosteriform lichen planus but not in that of linear lichen planus. Dermatology 2012;225:22–6.
11. Viguier M, Bochelez H, Poirier B, et al. Peripheral and local human papillomavirus 16-specific $CD8^+$ T-cell expansions characterize erosive oral lichen planus. J Invest Dermatol 2015;135:418–24.
12. Shiohara T, Mizukawa Y, Takahashi R, Kano Y. Pathomechanisms of lichen planus autoimmunity elicited by cross-reactive T cells. Curr Dir Autoimmun 2008;10:206–26.
13. Al-Khenaizan S. Lichen planus occurring after hepatitis B vaccination: a new case. J Am Acad Dermatol 2001;45:614–15.
14. Halevy S, Shai A. Lichenoid drug eruption. J Am Acad Dermatol 1993;29:249–55.
14a. Hofmann L, Forschner A, Loquai C, et al. Cutaneous, gastrointestinal, hepatic, endocrine, and renal side-effects of anti-PD-1 therapy. Eur J Cancer 2016;60:190–209.
15. Shiohara T, Moriya N, Mochizuki T, Nagashima M. Lichenoid tissue reaction (LTR) induced by local transfer of Ia-reactive T-cell clones. II. LTR by epidermal invasion of cytotoxic lymphokine-producing autoreactive T cells. J Invest Dermatol 1987;89:8–14.
16. Takahashi H, Kouno M, Nagao K, et al. Desmoglein 3-specific CD4+ T cells induce pemphigus vulgaris and interface dermatitis in mice. J Clin Invest 2011;121:3677–88.
17. Shiohara T, Moriya N, Nagashima M. Induction and control of lichenoid tissue reactions. Springer Semin Immunopathol 1992;13:369–85.
18. Sugerman PB, Satterwhite K, Bigby M. Autocytotoxic T-cell clones in lichen planus. Br J Dermatol 2000;142:449–56.
19. Yasukawa M, Ohminami A, Arai J, et al. Granule exocytosis, and not the fas/fas ligand system, is the main pathway of cytotoxicity mediated by alloantigen-specific CD4(+) as well as CD8(+) cytotoxic T lymphocytes in humans. Blood 2000;95:2352–5.
20. Dutz JP. T-cell-mediated injury to keratinocytes: insights from animal models of the lichenoid tissue reaction. J Invest Dermatol 2009;129:309–14.
21. Sontheimer RD. Lichenoid tissue reaction/interface dermatitis: clinical and histological perspectives. J Invest Dermatol 2009;129:1088–99.
22. Scheler M, Wenzel J, Tüting T, et al. Indoleamine 2,3-dioxygenase (TDO). The antagonist of type 1 interferon-driven skin inflammation? Am J Pathol 2007;171:1936–43.
23. Shiohara T. Fixed drug eruption: pathogenesis and diagnostic tests. Curr Opin Allergy Clin Immunol 2009;9:316–21.
23a. Dai X, Okazaki H, Hanakawa Y, et al. Eccrine sweat contains IL-1α, IL-1β and IL-31 and activates epidermal keratinocytes as a danger signal. PLoS ONE 2013;8:e67666.
23b. Faulkner SH, Spilsbury KL, Harvey J, et al. The detection and measurement of interleukin-6 in venous and capillary blood samples, and in sweat collected at rest and during exercise. Eur J Appl Physiol 2014;114:1207–16.
23c. Jones AP, Webb LM, Anderson AO, et al. Normal human sweat contains interleukin-8. J Leukoc Biol 1995;57:434–7.
24. Zillikens D, Caux F, Mascaru JM Jr, et al. Autoantibodies in lichen planus pemphigoides react with a novel epitope within the C-terminal NC16A domain of BP180. J Invest Dermatol 1999;113:117–21.
25. Alomari A, McNiff JM. The significance of eosinophils in hypertrophic lichen planus. J Cutan Pathol 2014;41:347–52.
26. Fox LP, Lightdale CJ, Grossman ME. Lichen planus of the esophagus: what dermatologists need to know. J Am Acad Dermatol 2011;65:175–83.
27. Mignogna MD, Muzio LL, Russo LL, et al. Oral lichen planus: different clinical features in HCV-positive and HCV-negative patients. Int J Dermatol 2000;39:134–9.
28. Goldstein AT, Metz A. Vulvar lichen planus. Clin Obstet Gynecol 2005;48:818–23.
29. Regaver S, Reich O, Eberz B, et al. Vulvar cancers in women with vulvar lichen planus: a clinicopathological study. J Am Acad Dermatol 2014;71:698–707.
30. Van den Haute V, Antoine JL, Lachapelle JM. Histopathological discriminant criteria between lichenoid drug eruptions and idiopathic lichen planus: retrospective study on selected samples. Dermatologica 1989;179:10–13.
31. Córdoba S, Fraga J, Bartolomé B, et al. Giant cell lichenoid dermatitis with herpes zoster scars in a bone marrow recipient. J Cutan Pathol 2000;27:255–7.
32. Orteuu CH, Buchanan JAG, Hutchison I, et al. Systemic lupus erythematosus presenting with oral mucosal lesions: easily missed? Br J Dermatol

2001;144:1219–23.
33. Byrd JA, Davis MDP, Rogers RS III, et al. Recalcitrant symptomatic vulvar lichen planus. Response to topical tacrolimus. Arch Dermatol 2004;140:715–20.
34. Byrd JA, Davis MDP, Bruce AJ, et al. Response of oral lichen planus to topical tacrolimus in 37 patients. Arch Dermatol 2004;140:1508–12.
35. Cribier B, Frances C, Chosidow O. Treatment of lichen planus. Arch Dermatol 1998;134:1521–30.
36. Laurberg G, Geiger JM, Hjorth N, et al. Treatment of lichen planus with acitretin. A double-blind, placebo-controlled study in 65 patients. J Am Acad Dermatol 1991;24:434–7.
37. Büyük AY, Kavala M. Oral metronidazole treatment of lichen planus. J Am Acad Dermatol 2000;43:260–2.
38. Chiang C, Sah D, Cho BK, et al. Hydroxychloroquine and lichen planopilaris: efficacy and introduction of Lichen Planopilaris Activity Index scoring system. J Am Acad Dermatol 2010;62:387–92.
39. Omidian M, Ayoobi A, Mapar MA, et al. Efficacy of sulfasalazine in the treatment of generalized lichen planus: randomized double-blinded clinical trial on 52 patients. J Eur Acad Dermatol Venereol 2010;24:1051–4.
40. Torti DC, Jorizzo JL, McCarty MA. Oral lichen planus. Arch Dermatol 2007;143:511–15.
41. Ho VC, Gupta AK, Nickoloff FJ, Voorhees JJ. Treatment of severe lichen planus with cyclosporine. J Am Acad Dermatol 1990;22:64–8.
42. Mirmirani P, Willey A, Price VH. Short course of oral cyclosporine in lichen planopilaris. J Am Acad Dermatol 2003;49:667–71.
43. Cho BK, Sah D, Chwalek J, et al. Efficacy and safety of mycophenolate mofetil for lichen planopilaris. J Am Acad Dermatol 2010;62:393–7.
44. Asarch A, Gottlieb AB, Lee J, et al. Lichen planus-like eruptions: an emerging side effect of tumor necrosis factor-α antagonists. J Am Acad Dermatol 2009;61:104–11.
45. Paul J, Foss CE, Hirano SA, et al. An open-label pilot study of apremilast for the treatment of moderate to severe lichen planus; a case series. J Am Acad Dermatol 2013;68:255–61.
46. Bécherel PA, Bussel A, Chosidow O, et al. Extracorporeal photochemotherapy for chronic erosive lichen planus. Lancet 1998;351:805.
47. Trehan M, Taylor CR. Low-dose excimer 308-nm laser for the treatment of oral lichen planus. Arch Dermatol 2004;140:415–20.
48. Patrizi A, Neri I, Fiorentini C, et al. Lichen striatus: clinical and laboratory features of 115 children. Pediatr Dermatol 2004;21:197–204.
49. Zhang Y, McNutt NS. Lichen striatus. Histological, immunohistochemical, and ultrastructural study of 37 cases. J Cutan Pathol 2001;28:65–71.
50. Kano Y, Inaoka M, Shiohara T. Superficial lymphangitis with interface dermatitis occurring shortly after a minor injury: possible involvement of a bacterial infection and contact allergens. Dermatology 2002;203:217–20.
51. Kano Y, Shiohara T, Yagita A, Nagashima M. Erythema nodosum, lichen planus and lichen nitidus in Crohn's disease: report of a case and analysis of T cell receptor V gene expression in the cutaneous and intestinal lesions. Dermatology 1995;190:59–63.
52. Lapins NA, Willoughby C, Helwig EB. Lichen nitidus. Cutis 1978;21:634–7.
53. Shiohara T, Moriya N, Tanaka Y, et al. Immunopathological study of lichenoid skin diseases: correlation between HLA-DR-positive keratinocytes or Langerhans cells and epidermotropic T cells. J Am Acad Dermatol 1988;18:67–74.
54. Smoller BR, Flynn TC. Immunohistochemical examination of lichen nitidus suggests that it is not a localized papular variant of lichen planus. J Am Acad Dermatol 1992;27:232–6.
55. Park JH, Choi YL, Kim WS, et al. Treatment of generalized lichen nitidus with narrowband ultraviolet B. J Am Acad Dermatol 2006;54:545–6.
56. Kano Y, Otake Y, Shiohara T. Improvement of lichen nitidus after topical dinitrochlorobenzene application. J Am Acad Dermatol 1998;39:305–8.
57. Pinkus H. Lichenoid tissue reactions: a speculative review of the clinical spectrum of epidermal basal cell damage with special reference to erythema dyschromicum perstans. Arch Dermatol 1973;107:840–6.
58. Mizukawa Y, Shiohara T. Fixed drug eruption presenting as erythema dyschromicum perstans: a flare without taking any medications. Dermatology 1998;197:383–5.
59. Masouye I, Saurat J-H. Keratosis lichenoids chronica: the centenary of another Kaposi's disease. Dermatology 1995;191:188–92.
60. Bedi TR. Summertime actinic lichenoid eruption. Dermatologica 1978;157:115–25.
61. Isaacson D, Turner ML, Elgart ML. Summertime actinic lichenoid eruption (lichen planus actinicus). J Am Acad Dermatol 1981;4:404–11.
62. Hussain K. Summertime actinic lichenoid eruption, a distinct entity, should be termed actinic lichen nitidus. Arch Dermatol 1998;134:1302–3.
63. Annessi G, Paradisi M, Angelo C, et al. Annular lichenoid dermatitis of youth. J Am Acad Dermatol 2003;49:1029–36.
64. Cesinaro AM, Sighinolfi P, Greco A, et al. Annular lichenoid dermatitis of youth. Am J Dermatopathol 2009;31:263–7.

# 第 12 章 特应性皮炎

Maeve A. McAleer，Grainne M. O' Regan，Alan D. Irvine

**同义名：** ■特应性湿疹（atopic eczema）

## 要点

- ■ 常见的炎症性皮肤病，通常在婴儿期或幼儿期发病，常与其他特应性疾病有关，如哮喘、过敏性鼻炎及结膜炎、食物过敏和嗜酸性粒细胞性食管炎。
- ■ 受环境影响的复杂性遗传病。
- ■ 以剧烈的瘙痒，慢性或慢性复发病程为特征。
- ■ 婴儿期常见急性炎症，累及面颊、头皮和四肢伸侧，在儿童和成人期向伴苔藓化的慢性炎症转变，好发于屈侧部位。
- ■ 与皮肤感染相关，尤其是金黄色葡萄球菌和单纯疱疹病毒。
- ■ 建议采取积极的管理方法，包括避免触发因素，规律使用润肤剂，抗炎治疗以控制亚临床炎症和明显发作；靶向免疫调节治疗可用于更严重的疾病。

## 引言

特应性皮炎（atopic dermatitis，AD）是最常见的慢性炎性皮肤病，随着患病率逐渐增加，其在全世界范围内成为主要的公共卫生问题[1]。AD 的主要特征包括瘙痒，慢性或者慢性复发病程，通常发病开始于婴儿期（早发），偶尔成人首发（晚发）[2]。AD 是一种复杂的遗传性疾病，常伴有其他特应性疾病，如过敏性鼻炎及结膜炎，哮喘，食物过敏，以及较少见的嗜酸性粒细胞性食管炎。这些疾病可能同时出现或连续发展。婴幼儿好发 AD 和食物过敏，而哮喘好发于年龄较大的儿童，鼻结膜炎好发于青少年。这种年龄依赖性特征称为“特应性进程（atopic march）”[3]（图 12.1）。鉴于特应性疾病进展始于 AD，治疗不应仅仅局限于急性发作的治疗，还应针对改善潜在的、由遗传决定的表皮屏障功能障碍，并通过维持治疗预防活动性皮炎。以上方法能潜在阻断敏感性和炎症的进展，控制“特应性进程”[4]。

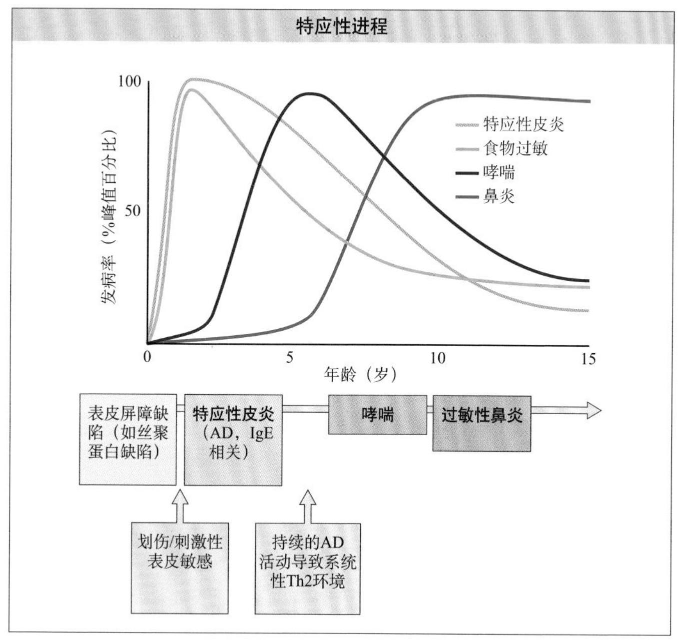


图 12.1 特应性进程

## 历史和定义

1892年，Besnier首次报道了特应性皮炎与过敏性鼻炎及哮喘的关系。“atopy”（特应性）一词来源于希腊语“atopos”，意为奇怪或不寻常；它在20世纪20年代首次应用于描述三联征，包括使用“特应性湿疹”。十年后，Hill和Sulzberger提出了“特应性皮炎”的名称。直到1980年，Hanifin和Rajka[5]提出特应性皮炎的一系列特征性表现，有助于统一AD的临床概念。1994年，Williams及其同事[6]简化了Hanifin和Rajka的标准，建立英国工作组（UK working Party）AD诊断标准，该标准可用于临床研究；Williams于2005年对这些标准进行了微调[2]。2003年，由美国皮肤病学会牵头的共识会议提出了Hanifin和Rajka修订标准，修订后的标准更加简化并适用于所有年龄层患者（表12.1）。

根据世界变态反应组织（WAO）[7]的共识命名法，术语“特应性”与血清中过敏原特异性IgE抗体的存在密切相关，正如荧光酶免疫测定法［以前的放射性吸收剂（RAST）测试］或皮肤点刺试验阳性。因此，严格意义上的IgE相关或变应性的皮炎（以前称为外源性AD）严格意义上对应AD。其余20%～30%具有AD临床表型、但没有IgE致敏迹象的患者被归类为非IgE相关或非变应性皮炎，以前称之为内源性AD。然而，IgE相关或变应性的“真正”AD和非IgE相关或非变应性皮炎有很大的重叠，不能把两者视为独立的疾病；例如，后者常代表IgE相关AD的早期过渡形式。

**表12.1 特应性皮炎（AD）的诊断特征和触发因素**

**基本特征：必须具有并且足以诊断**

- 瘙痒
  - 摩擦或搔抓皮肤可引起和加剧皮疹（瘙痒性皮疹）
  - 常晚上加重，外界因素可触发（如出汗、粗糙衣物）
- 典型湿疹形态和年龄特异性分布模式（见图12.3）
  - 婴幼儿：面、颈、四肢伸侧
  - 在任何年龄以屈侧为主
  - 腹股沟、腋窝常不受累
- 慢性或复发性病程

**重要特征：见于大多数病例，支持诊断**

- 发生于婴儿或幼儿
- 特应性的个人和（或）家族史（IgE反应性）
- 干燥症
  - 没有明显临床炎症部位的皮肤干燥伴细小鳞屑；常引起瘙痒

**相关特征：提示诊断，但较不特异（见图12.3和12.4）**

- 其他丝聚蛋白缺陷相关的疾病：毛周角化病、掌纹症、寻常型鱼鳞病
- 毛囊突出，苔藓样硬化，痒疹皮损
- 眼部病变：复发性结膜炎，前极性白内障；眶周改变：褶皱、发黑
- 其他部位改变，如口周或耳周皮炎，白色糠疹
- 非典型血管改变，如面部苍白，白色皮肤划痕征*，延迟发白

**触发因素**

- 气候：过冷或过热（冬天/夏天），低湿度
- 刺激：羊毛/粗糙纤维，汗液，洗涤剂，溶剂
- 感染：皮肤的（如金黄色葡萄球菌，传染性软疣）或系统的（例如：URI）
- 环境因素：如尘螨，花粉，接触性过敏原
- 食物过敏；
  - 少数AD患者的触发因素，如10%～30%的患者出现中度至重度复发性AD
  - 常见过敏原：鸡蛋>牛奶，花生/树坚果，（贝壳）鱼，黄豆，小麦
  - 过敏原特异性IgE检测（通过血和皮肤点刺试验）并不一定意味是患者AD的触发因素

* 划皮肤导致白色条纹，反映血管过度收缩。
URI，上呼吸道感染（Adapted from the American Academy of Dermatology Consensus Conference on Pediatric Atopic Dermatitis（Eichenfield LF, Hanifin JM, Luger TA, et al. J Am Acad Dermatol. 2004; 49: 1088-95).）

## 流行病学

在大部分高收入国家和部分低收入国家，目前AD的发病率在儿童中约为10%～30%，在成人中约为2%～10%，在过去几十年中增加了两到三倍[1]。一般而言，农村地区和低收入国家的AD患病率明显低于城市和高收入国家，说明生活方式和环境在特应性疾病发病机制中的重要性。

流行病学研究中出现了三个基于发病年龄的AD亚型：

- **早发型**：定义为出生后2年内发病的AD。这是最常见的AD类型，45%的受累个体发生在出生的前6个月，60%发生在1岁之前，85%发生在5岁之前。约有一半2岁内发病的AD儿童，于2岁时出现过敏原特异性IgE抗体。约有60%的AD婴幼儿在12岁时进入缓解期，但在其他人群中，疾病活动持续到青春期和成年期。
- **晚发型**：定义为在青春期后发生的AD。关于成年期发病的AD流行病学研究很少。大约总体30%的AD患者属于非IgE相关类别，而在成人中，此类患者绝大多数为女性。

- **老年发病型**：最近确定 60 岁以后发病的 AD，是一个不寻常的亚型[8]。

## 发病机制

AD 的发病机制可分为三大类：①表皮屏障功能障碍；②免疫失调；③微生物组改变。这些中的每一个都可以通过遗传和环境因素来调节（图 12.2）。

### 遗传因素

遗传因素约占早发型 AD[9] 易感性的 90%，与异卵双胞胎（15%）相比，同卵双胞胎（77%）的一致率更高[10]。尽管特应性三联征有家族聚集性，但父母有 AD 病史相比于哮喘或过敏性鼻炎病史是 AD 发生更强的危险因素，支持 AD 易感性特异基因的存在[11]。已发现编码表皮屏障和免疫功能相关重要蛋白的基因与 AD 的发病机制有关（表 12.2）。AD 是一种复杂性遗传性疾病，基因-基因和基因-环境的相互作用都具有重要作用[4]。

### 表皮屏障功能障碍

表皮通透性屏障缺陷是 AD 的一致特征，并且在患者的非皮损和皮损皮肤都明显存在[12]。作为屏障功能障碍的指标，在出生后第 2 天较高水平的经表皮水分丢失（TEWL），预示 1 岁时发生 AD 的风险增加[13]。此外，AD 患儿的非病变皮肤中 TEWL 水平与疾病严重程度相关[14-15]。表皮屏障功能障碍导致刺激物、过敏原和微生物更容易入侵，引发包括促炎细胞因子释放在内的免疫反应[16]。在婴儿，较高的 TEWL 与气源性过敏原导致表皮敏感的可能性增加有关，这可能在

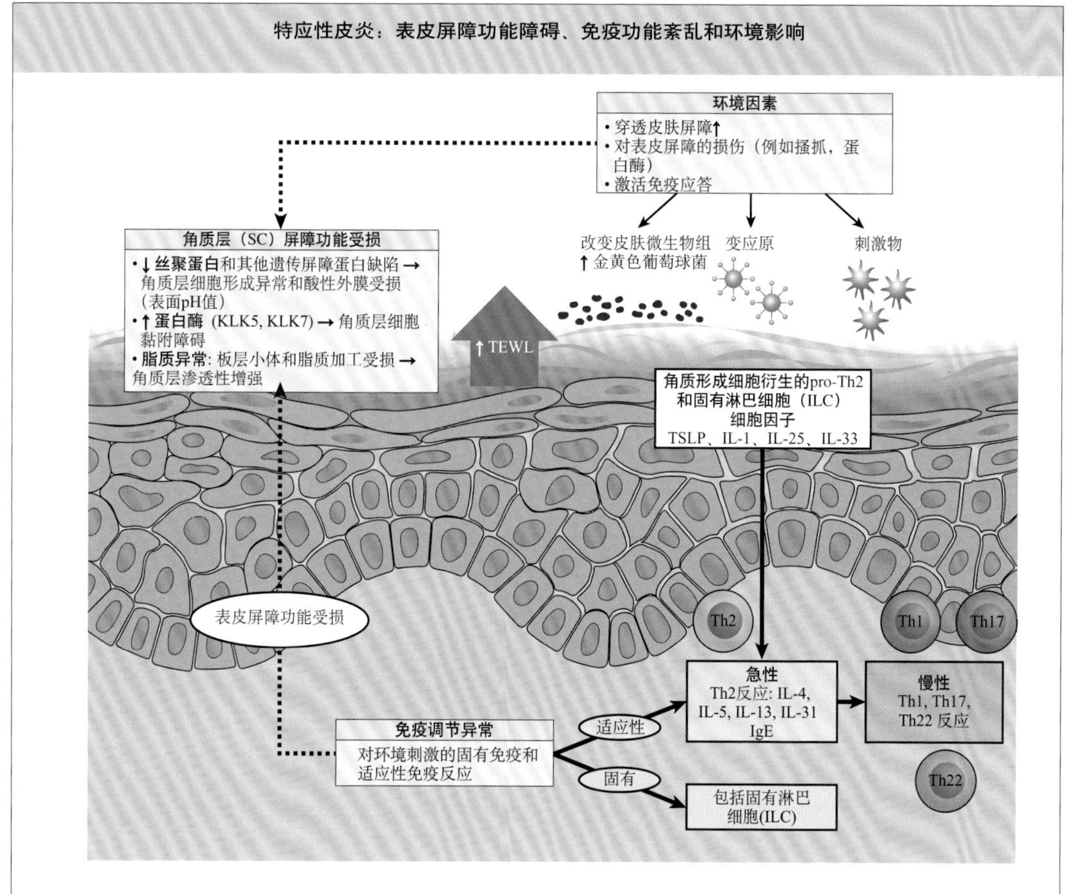


图 12.2 **特应性皮炎是由表皮屏障功能缺陷、免疫功能紊乱和环境影响引起的**。SC，角质层；KLK，激肽释放酶；TEWL，经表皮水分流失；TSLP，胸腺基质淋巴细胞生成素（Courtesy，Harvey Lui，MD.）

| 表 12.2 特应性皮炎的选定候选基因 | |
|---|---|
| 候选基因 | 缺陷蛋白 |
| **编码表皮蛋白的基因** | |
| *FLG* | 丝聚蛋白（功能丧失性变异；见正文） |
| *FLG2* | 丝聚蛋白家族成员 2 |
| *SPINK5* | 丝氨酸蛋白酶抑制剂 LETKI |
| *KLK5/SCTE*，*KLK7/SCCE* | 激肽释放酶相关肽酶 5 和 7 或角质层胰蛋白酶和胰凝乳蛋白酶 |
| *CLDN1* | 紧密连接蛋白 -1 |
| *SPRR3* | 富含脯氨酸的小蛋白质 3 |
| *TMEM79* | 跨膜蛋白 79（mattrin） |
| **编码免疫蛋白的基因** | |
| *FCER1A* | 高亲和力 IgE 受体 I 的 Fc 片段，α 链 |
| *TLR2*，*4*，*6*，*9* | Toll 样受体 -2、-4、-6 和 -9 |
| *IRF2* | 干扰素调节因子 2 |
| *IL4*，*5*，*12B*，*13*，*18*，*31* | IL4、5、12B、13、18、31 |
| *IL4RA*，*IL5RA*，*IL13RA* | 白介素 -4、-5、-13 受体，α 亚单位 |
| *GM-CSF* | 粒细胞–巨噬细胞集落刺激因子 |
| *CD14* | 单核细胞分化抗原 CD14 |
| *DEFB1* | β - 防御素 1 |
| *GSTP1* | 谷胱甘肽 S- 转移酶 P1 |
| *CMA1* | 肥大细胞糜蛋白酶 |
| *CCL5/RANTES* | 趋化因子（C-C 基序）配体 5/RANTES |
| *TSLP* | 胸腺基质淋巴细胞生成素 |
| *MIF* | 巨噬细胞迁移抑制因子 |
| *VDR* | 维生素 D 受体 |
| *CYP27A1*，*CYP2R1* | 细胞色素 p450 家族成员 27A1 和 2R1 |

LETKI，淋巴上皮 Kazal 型相关抑制剂；RANTES，受激活调节，正常 T 细胞的表达和分泌；SPINK5，丝氨酸肽酶抑制剂 Kazal 5 型

哮喘和过敏性鼻结膜炎的发展中发挥作用[4, 17-18]。下面讨论导致 AD 中皮肤屏障受损的因素。

## 丝聚蛋白（filaggrin）和其他结构蛋白

丝聚蛋白是角蛋白丝聚集蛋白，作为角质层的主要结构组分。功能丧失性 *FLG* 突变代表了已知最强的 AD 遗传风险因子，也是寻常型鱼鳞病的风险因子[19-22]（见第 57 章），其在欧洲种群携带频率高达 10%，东亚人群携带频率约 3%[23-25]。大约 20% ～ 50% 欧洲和亚洲中度至重度 AD 儿童，有至少一个 *FLG* 突变；携带 1 个突变位点的 AD 外显率大约为 40%，携带 2 个的 AD 外显率大约为 90%[20]。这提示表皮屏障功能障碍与 AD 的起始和随后的 Th2 介导的免疫应答相关[24]。值得注意的是，丝聚蛋白的表达也受基因内拷贝数变异的影响，可通过增加局部 pH、蛋白酶活性和 Th2 细胞因子水平而降低其表达[22, 26]。

*FLG* 突变与早发型 AD 发病相关，其可增加疾病严重程度，持续至成年期，增强表皮敏感性，增加罹患刺激性接触性皮炎、手部湿疹、单纯疱疹病毒（HSV）感染和食物过敏的风险[20, 25, 27]。*FLG* 突变也可增加哮喘发生风险及哮喘严重程度；然而，这些影响仅见于已发生 AD 的患者[28]。由于在胃肠道或支气管黏膜中未发现丝聚蛋白，因此 *FLG* 突变与食物过敏和哮喘的关联强烈表明表皮敏感和（或）皮肤炎症可导致全身性特应性疾病的发展[29]。

丝聚蛋白分解产物如组氨酸有助于表皮水合作用，酸性外膜形成，脂质加工和屏障功能[20, 27]。AD 患者的皮损和非损伤皮肤的基因表达谱和免疫组织化学分析显示，由于其他表皮屏障蛋白，如兜甲蛋白、角化粒素、内皮蛋白、富含脯氨酸的小蛋白质 3/4（SPRR3/4）、紧密连接蛋白 -1 和晚期角质化包膜蛋白 2B 的下调[30-34]，终末分化存在广泛缺陷。

## 角质层脂质

角质层脂质的组成、构造和生化过程是表皮渗透屏障功能的关键决定因素（见第 124 章）。在 AD 中，丝聚蛋白缺陷细胞骨架的支架导致板层小体的异常装载和分泌，随后在分泌后的脂质构造和加工中存在缺陷[35-37]。皮肤酸性外膜的破坏导致脂质加工酶（如 β - 葡萄糖脑苷脂酶和酸性鞘磷脂酶）的活性降低[38-39]。Th2 细胞因子也对角质层脂质成分的产生有负面影响[37, 40]。

## 蛋白酶和蛋白酶抑制剂

由于这些蛋白水解酶和蛋白酶抑制剂如 *SPINK5* 编码的淋巴上皮 Kazal 型胰蛋白酶抑制剂（LEKTI）的活性不平衡，损伤的 AD 皮肤表现为内源性丝氨酸蛋白酶升高，例如，激肽释放酶 5 和 7（KLK5/7）。*SPINK5* 等位基因功能丧失性突变是 Netherton 综合征的基础，该综合征的特点是严重受损的屏障功能和特应性（见第 57 章），而 *SPINK5* 多态性与某些人群 AD 风险增加有关[41]。增强蛋白水解的其他因素包括增加皮肤表面 pH 和来自过敏原（例如屋尘螨、花粉），金黄色葡萄球菌和马拉色菌的外源蛋白酶[42]。

LEKTI 缺乏导致角质层组分桥粒芯糖蛋白 -1（Dsg1）过度降解，导致角质层异常脱落，从而破坏表皮屏障[43]。金黄色葡萄球菌细胞外 V8 蛋白酶具有与金黄色葡萄球菌剥脱性毒素相似的序列，也被认为可降解 Dsg1[44]。此外，无限制的蛋白酶活性导致脂质加工酶和抗微生物肽的降解以及促炎细胞因子的活化[42, 45]。

### 免疫失调

先天性免疫和获得性免疫系统在AD的发病机制中发挥动态的相互关联作用。急性AD皮损中以Th2细胞因子为主，但随后进展为以Th1和Th22细胞因子谱为特征的慢性期，以及急性和慢性AD中出现水平不定的Th17细胞因子[46]。急性期以IL-4、IL-5和IL-13；嗜酸性粒细胞和肥大细胞活化；和过敏原特异性IgE产生为特征[47-48]。角质形成细胞源性的细胞因子包括IL-1、胸腺基质淋巴细胞生成素（TSLP）、IL-25（IL-17E）和IL-33可促进Th2免疫应答。Th2细胞因子抑制主要终末分化蛋白如兜甲蛋白、丝聚蛋白和内皮蛋白以及β-防御素-2/3抗菌肽的表达[31, 49-51]。

#### 胸腺基质淋巴细胞生成素（TSLP）

TSLP是一种IL-7样细胞因子，称为“过敏性炎症的主要开关”，因为其在经树突细胞激活诱发Th2反应中起核心作用[45, 52-54]。暴露于过敏原、病毒感染、创伤和其他细胞因子（例如IL-1β、TNF）可触发角质形成细胞、成纤维细胞和肥大细胞产生TSLP[55]。TSLP在AD的急性和慢性皮损中高表达，但在AD患者的非病变皮肤或未受累个体中不表达[56]。

#### IL-4和IL-13

IL-4在促进Th2细胞分化，IgE产生和嗜酸性粒细胞募集方面具有关键作用[57-58]。在表皮中过表达IL-4的转基因小鼠会发生特应性皮炎样皮损、瘙痒、微生物改变和IgE水平升高[59]。IL-4和IL-13的异二聚体受体均含有IL-4受体α亚基（IL-4Rα；见图128.9C），可激活信号转导和转录激活因子6（STAT6），促进幼稚T细胞向Th2效应细胞分化[60]。尽管IL-4和IL-13具有25%的同源序列和效应子功能，但人类受试者和人角质形成细胞系的研究支持IL-13在AD发病机制中的独立作用。使用度匹鲁单抗（dupilumab，一种靶向IL-4Rα的单克隆抗体）进行抗IL-4/13治疗，已获FDA批准用于治疗AD[61]（见第128章及下文）。

#### 其他细胞因子

Th17细胞在调节固有免疫，特别是中性粒细胞募集中起重要作用，并且也与过敏性疾病有关[62]。Th17细胞存在于急性和慢性AD皮损中[63]，IL-17和IL-19的产生是小儿新发AD的特征[64]。

IL-31是一种Th2细胞因子，在AD和其他瘙痒性皮肤病如结节性痒疹的皮损中高表达[65]。葡萄球菌超抗原的皮肤暴露会迅速诱导特应性个体中IL-31表达，从而在皮肤葡萄球菌定植和瘙痒之间建立联系。IL-31的异源二聚体受体是由角质形成细胞、嗜酸性粒细胞、活化的巨噬细胞、皮肤C神经纤维和背根神经节表达（见第5章）[66-67]。一项随机安慰剂对照研究显示，nemolizumab（一种针对IL-31受体A亚单位的人源化单克隆抗体）可显著降低中度至重度AD患者的瘙痒[68]。

IL-33是IL-1细胞因子家族成员，通过促进Th2型免疫应答来预防蠕虫感染。与未受累个体的皮肤相比，AD患者皮损中IL-33表达增加[69]。

#### 固有淋巴细胞

固有淋巴细胞（ILC）家族包括自然杀伤细胞和三组非细胞毒性ILCs，它们在多种组织中协调免疫、炎症和内环境的稳定[70]。第2组ILC（ILC2）成员在AD皮损中扩增并且由TSLP、IL-25（IL-17E）和IL-33[71-73]刺激产生。ILC2与皮肤中的其他免疫细胞（例如肥大细胞、嗜酸性粒细胞）相互作用，以非T细胞依赖性方式促进Th2型炎症。

### 皮肤微生物组

皮肤微生物组代表了一组复杂且高度多样化的致病菌和共生细菌、真菌和病毒，它们在表皮稳态中起关键作用。超过90%的AD患者皮肤定植金黄色葡萄球菌，与约5%未受影响的个体相比，可能反映了酸性外膜破坏，抗菌肽（如cathelicidins、防御素）减少，以及AD皮肤细胞因子环境改变[74]。在AD发作期间，细菌多样性降低，微生物组的组成中葡萄球菌属（*Staphylococcus* spp.）的比例从约35%增加到约90%[75]。

超抗原可以促进Th2免疫应答的发生，并且具有超抗原特性的外毒素由高达65%的AD患者定植的金黄色葡萄球菌菌株产生[76]。此外，金黄色葡萄球菌δ-毒素刺激肥大细胞脱颗粒和Th2炎症反应[77]。丝聚蛋白缺陷也增加了角质形成细胞对金黄色葡萄球菌α-毒素诱导的细胞毒性的敏感性[78]。

AD患者皮肤微生物组的改变与使用清洁剂和局部免疫调节剂或抗微生物剂相关，可能对皮肤炎症和屏障功能具有潜在影响。此外，已经显示局部应用具有抗微生物活性的凝固酶阴性葡萄球菌菌株会显著降低AD患者中金黄色葡萄球菌的定植，为细菌疗法作为一种潜在AD治疗提供基础。

## 临床特征

### 疾病病程

AD具有广泛的临床谱，根据患者的年龄而不同。

分为婴儿期、儿童期和青少年期/成人期（图 12.3）。在每个阶段，患者可能会出现急性、亚急性和慢性湿疹样病变，所有这些皮损都伴有剧烈的瘙痒和经常性的表皮损伤。急性病变在婴儿期 AD 中占主导地位，其特征为水肿性、红斑性丘疹和斑块，可表现为水疱、渗出和浆液性结痂。亚急性湿疹样皮损表现为红斑、鳞屑和不同程度的结痂。慢性皮损，是青少年或成人 AD 的典型皮损，表现为增厚的斑块，伴苔藓化和鳞屑；结节痒疹样皮损也可发生（见下文）。毛囊周围凸起和小的平顶的丘疹（丘疹性湿疹）在非洲或亚洲后裔患者中尤为常见。在 AD 的任何阶段，受累最严重的患者都可能出现泛发性剥脱性红皮病（见第 10 章）。所有类型的 AD 皮损均可在消退后留下炎症后色素沉着、减退或偶尔的色素脱失（图 12.4）。

**婴儿 AD（年龄＜2 岁）**通常在出生后第二个月发生，通常最初表现为面颊的水肿性丘疹和丘疹水疱，

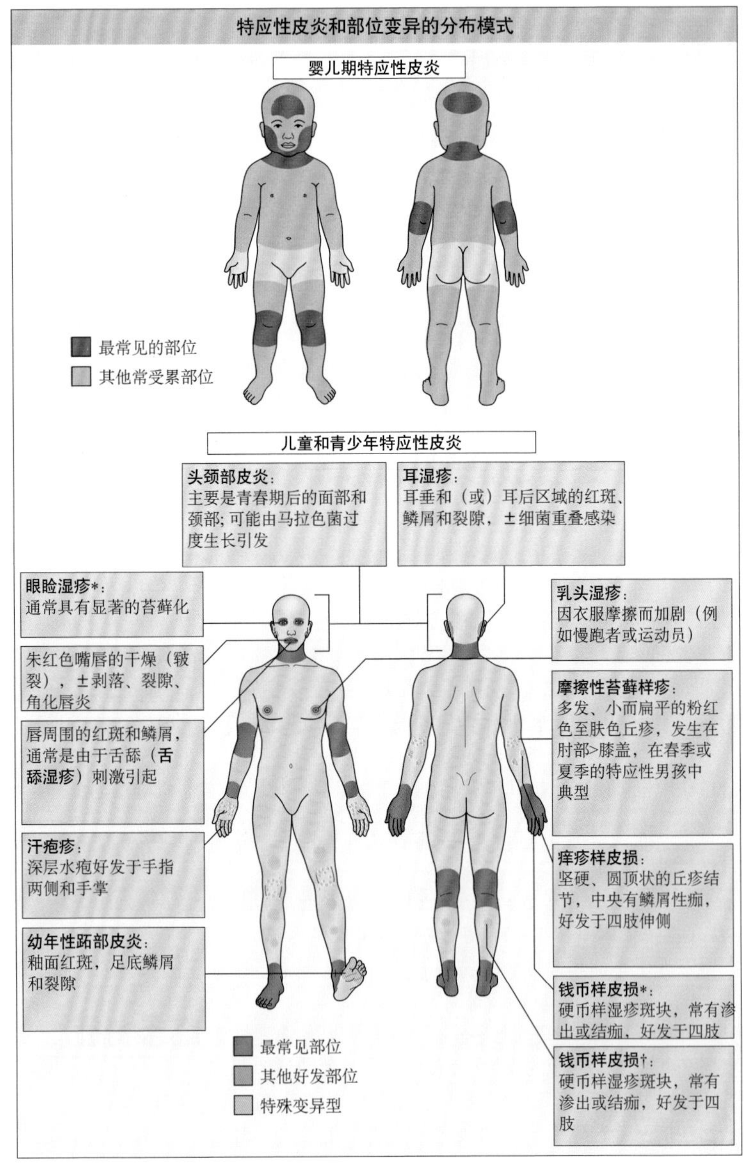


**图 12.3 特应性皮炎（AD）和部位变异的分布模式。*** 可能是成人 AD 的唯一表现。† 不要与在 AD 环境之外发生的钱币样湿疹相混淆

面颊中央区域不受累；皮损可能演变成大斑块、渗出和结痂（图 12.5）。也可能累及头皮、颈部、四肢伸侧和躯干，通常尿布区域不受累（图 12.6）。在出生后的前 6 个月，AD 患者中面部受累 > 90%[79]。年幼的婴儿可能试图通过摩擦动作来缓解瘙痒，而较大的婴儿能直接搔抓受累区域。

**儿童期 AD（年龄在 2 至 12 岁）**，皮损往往渗出较少，并且经常苔藓化。经典的好发部位是肘窝和腘窝（屈侧湿疹）（图 12.7）。其他常见的部位包括手腕、手、脚踝、脚、颈部和眼睑，但任何部位均可以受累（图 12.8）。干燥症通常变得明显和广泛。

**成人/青少年 AD（年龄 > 12 岁）**也具有亚急性和慢性苔藓样的特征，弯曲褶皱部位持续受累（图

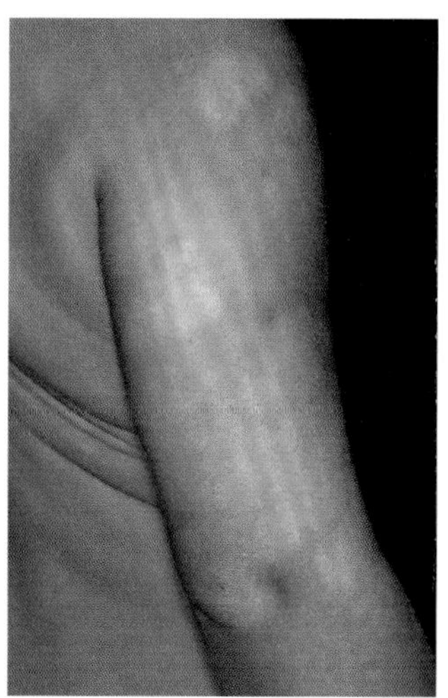

**图 12.4 特应性皮炎炎症后色素减退**

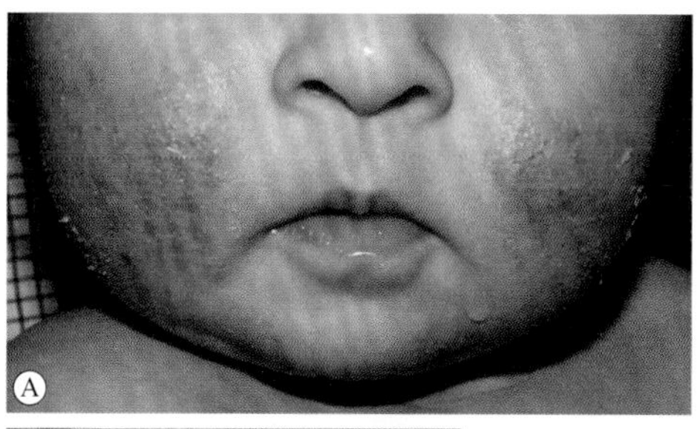

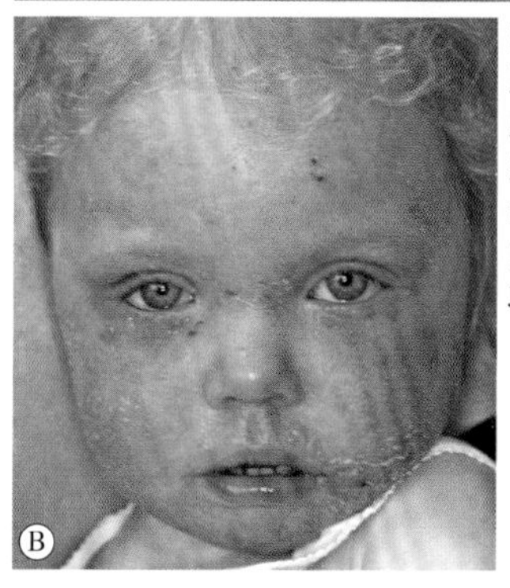

**图 12.5 婴儿面部的特应性皮炎**。A. 面颊上鳞屑性红斑。中心区域不受累。B. 更严重、更广泛的面部皮炎，伴有口腔周围的鳞屑（A，Courtesy，Julie V Schaffer，MD.）

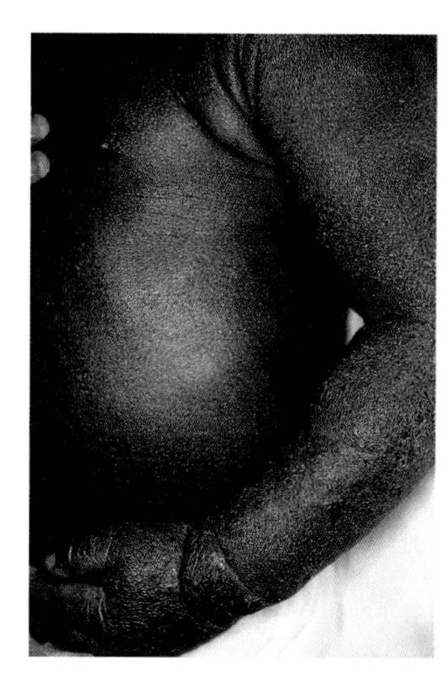

**图 12.6 上肢伸侧婴儿特应性皮炎**。上肢伸侧慢性弥漫性受累，伴有鳞屑和色素沉着。注意躯干上的毛囊凸起

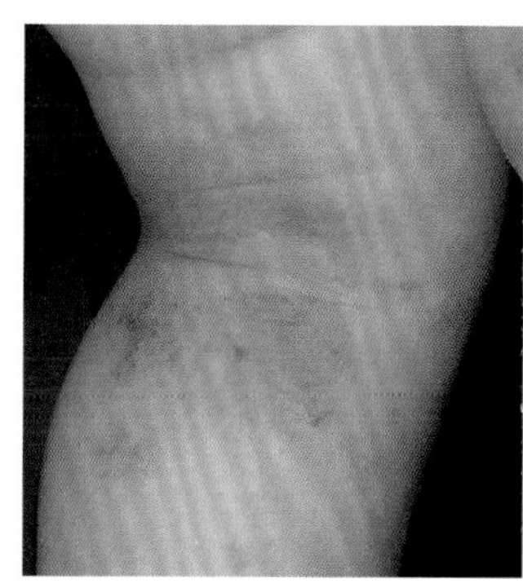

**图 12.7 儿童屈侧特应性皮炎**。腘窝是一个典型部位。请注意抓痕（Courtesy，Julie V Schaffer，MD.）

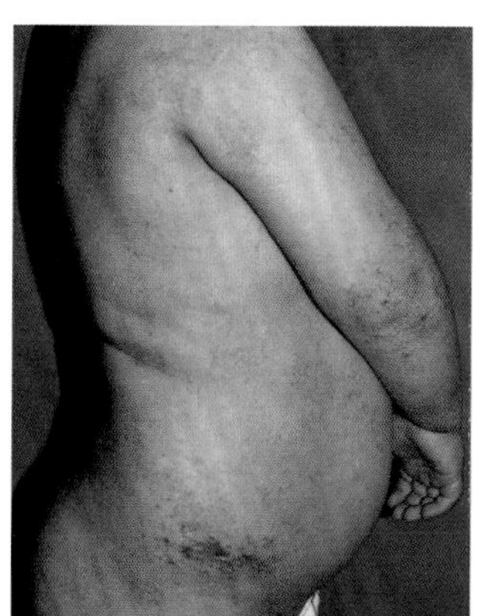

**图 12.8 儿童广泛的特应性皮炎**。抓痕、结痂和苔藓化都很明显

12.9）。然而，临床表现也可发生变化。患有AD的成人经常出现具有内源性和外源性因素的慢性手部皮炎（图12.10），而其他人主要患有面部皮炎（图12.11），通常伴有严重的眼睑受累（见下文）。从小就患有持续性AD的患者更可能患有治疗抵抗的系统疾病。由于习惯性搔抓和摩擦，这些个体也可能有严重的表皮剥脱和慢性丘疹性皮损（图12.12A）。

**老年AD（年龄＞60岁）**的特征是明显的干燥症。这些患者中大多数在儿童期和青年期没有AD典型的屈侧苔藓样变皮损。AD对受影响儿童和成人的生活质量产生深远的负面影响，强烈的瘙痒和耻辱感常导致睡眠障碍、心理困扰、社会隔离、家庭动态破坏以及学习或工作中的功能受损。AD患儿的生活质量受损比患有糖尿病或癫痫的儿童更严重[80]。

## 特应性皮炎的部位变异

AD的几个部位变异可以单独发生，也可以与上述经典的与年龄相关的模式一起发生（见图12.3）。面部是常见的AD特异表现部位。唇部湿疹，称为**唇炎**，在AD患者中很常见，特别是在冬季（图12.13A）。特征表现为朱红色唇的干燥（“皲裂”），有时有脱皮和裂隙，并且可能与口角炎有关。患者试图通过舔嘴唇来湿润，这反过来可能刺激口周皮肤，导致所谓的**舌舔湿疹**（lip-licker's eczema）。儿童AD的另一个特征是**耳湿疹**，在耳垂和耳后区域表现为红斑、鳞屑和裂隙，有时与细菌重叠感染有关。**眼睑湿疹**可以是AD的唯一表现，尤其是成人。与由于其他原因导致的眼睑湿疹相反，其特征在于眶周皮肤的苔藓化。

**“头颈部皮炎”**是AD的变异，通常在青春期后发生并且主要累及面部、头皮和颈部。当年龄较大的儿童和青少年患有这种类型的AD时，它通常会持续到成年。酵母马拉色菌是头颈部区域皮肤微生物成员，可能是这种表现的加重因素[81]，系统应用抗真菌药物如伊曲康唑或氟康唑对治疗有益。

湿疹变异也发生在肢端部位。**幼年性跖部皮炎**表现为AD患儿的足趾和足底上出现“釉面”红斑、鳞屑和裂隙（见第13章）。**特应性手部湿疹**（见图12.10）发生于约60%的成人AD患者，可能是该病的

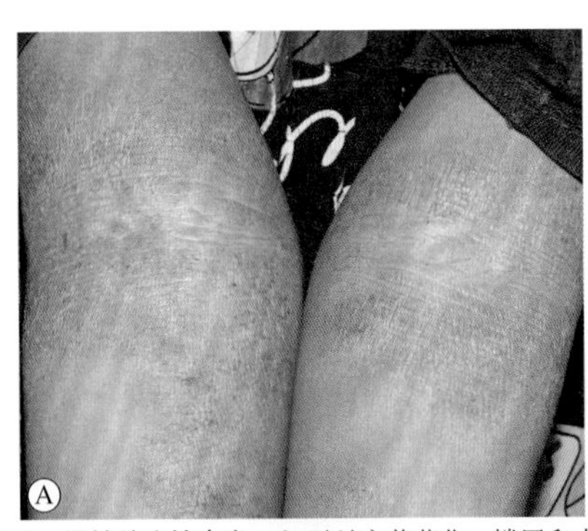


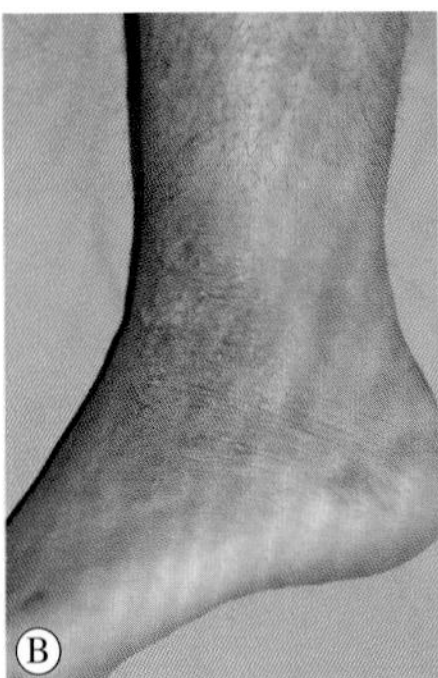


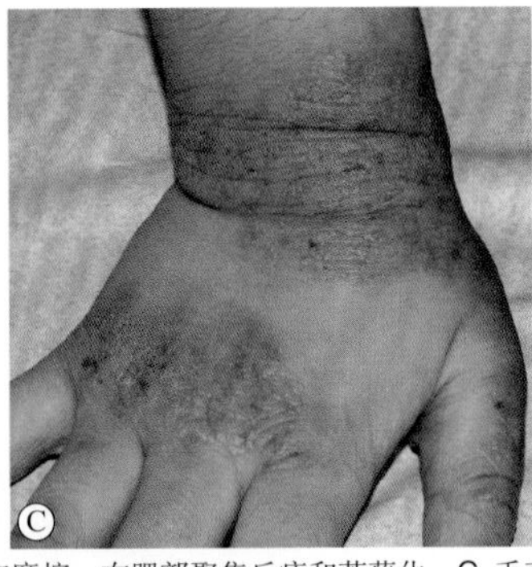


**图12.9 慢性特应性皮炎。**A. 肘前窝苔藓化、鳞屑和点状抓痕。B. 由于慢性搔抓和摩擦，在踝部聚集丘疹和苔藓化。C. 手背侧和手腕厚厚的湿疹斑块，有表皮脱落（A，C，Courtesy，Julie V Schaffer，MD；B，Courtesy，Antonio Torrelo，MD.）

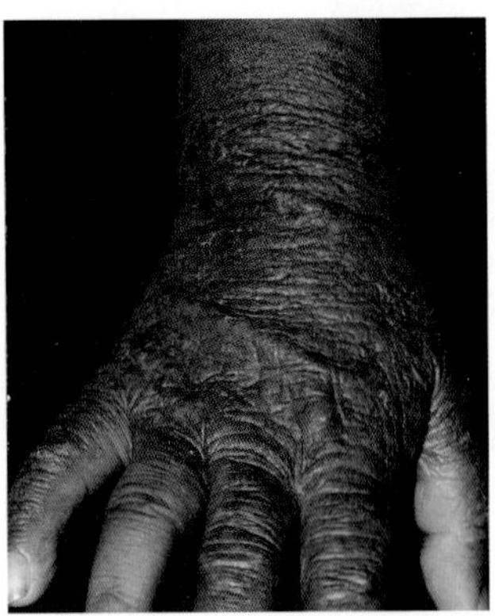

**图12.10 严重的慢性手部受累的特应性皮炎。**注意标记的苔藓化（Courtesy，Julie V Schaffer，MD.）

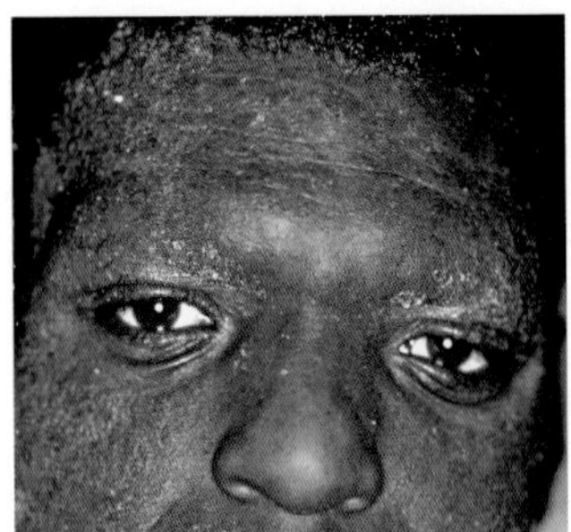

**图12.11 成人面部受累的严重性特应性皮炎**

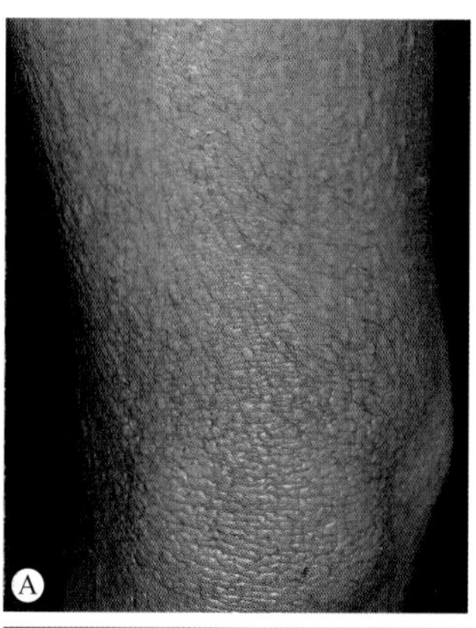

图 12.12 特应性皮炎变异。A. 慢性丘疹性皮损是由于在长期疾病的环境中习惯性摩擦和搔抓导致。B. 痒疹样皮损表现为坚实的圆顶状丘疹和中央出血性结痂的结节。C. 钱币样斑块，腿上有渗出和结痂（A，Courtesy，Thomas Bieber，MD，and Caroline Bussmann，MD；B，C，Courtesy，Antonio Torrelo，MD.）

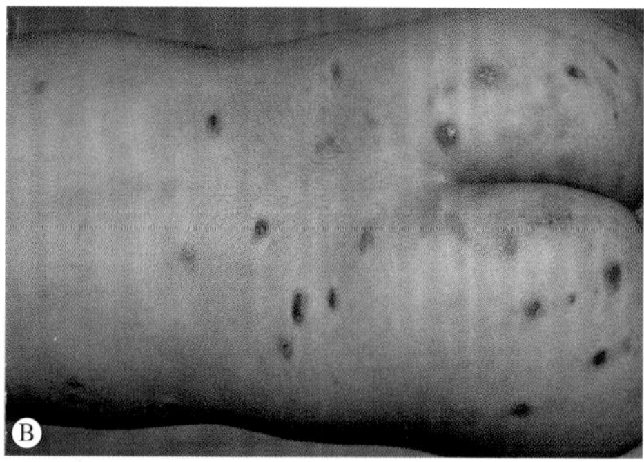

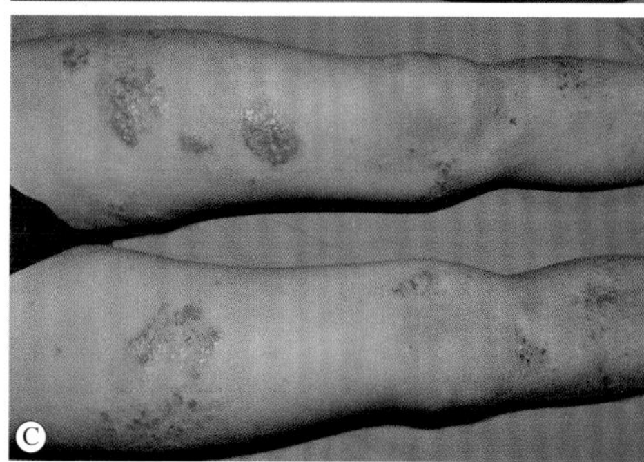

唯一临床表现。*FLG* 突变与儿童和成人手部湿疹的可能性增加相关[82]，在家庭或职业环境中经常暴露于水和其他刺激物为另一个危险因素。特应性手部湿疹通常累及掌侧腕部和手背。手掌及手指的两侧可能会出现位置较深的**汗疱性湿疹水疱**（见第 13 章）。

AD 的**痒疹型**好发于四肢伸侧，其特征是坚硬的圆顶状丘疹和伴有中央鳞屑的结节，类似于非特应性患者的结节性痒疹病变（图 12.12B）。**钱币样皮损**也好发于患有 AD 的儿童和成人的四肢，表现为钱币状的湿疹斑块，通常直径为 1 至 3 cm，并常伴有明显的渗出和结痂（图 12.12C），类似于在特应性环境之外发生的钱币样皮炎（见第 13 章）。**摩擦性苔藓样疹**好发于特应性儿童，表现为在肘部和（较少）膝盖和手背部出现多发小而平顶状的粉红色至皮肤色的丘疹。最后，慢性**乳头湿疹**可发生在患有 AD 的儿童和成人（图 12.13B）

## 相关特点

### 瘙痒

剧烈瘙痒是 AD 的标志。瘙痒通常在夜间更重，并可能因外在因素如出汗或羊毛衣物而加剧。针对瘙痒的摩擦和搔抓可以引发红斑或加剧原有皮疹，出现线性或点状的抓痕，由于此，AD 常称为“瘙痒性皮疹”（图 12.14；见图 12.7 ～ 12.9）。反复摩擦和搔抓，使皮肤变得肥厚，呈皮革样伴有皮肤纹理增粗，称为苔藓化（见图 12.9 和 12.10）。

### 特应性标记（atopic stigmata）

表 12.3 和图 12.15 ～ 12.17 中列出了 AD 患者中经常观察到的皮炎以外的皮肤表现。

### 白色糠疹

白色糠疹常出现在患有 AD 的儿童和青少年。特

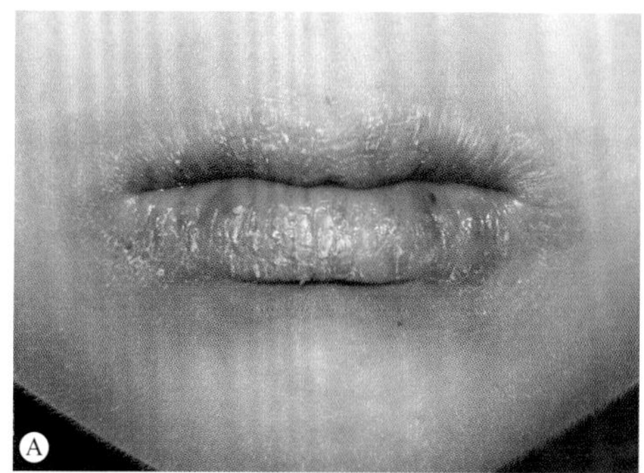

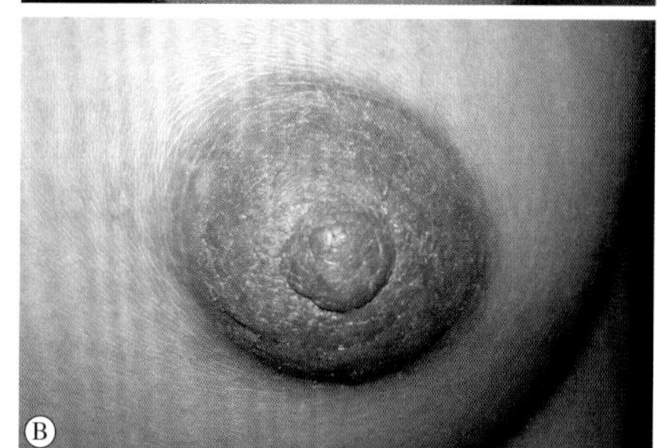

图 12.13 特应性皮炎的部位变异。A. 特应性唇炎、朱红唇和周围皮肤受累（舌舔湿疹）。B. 青春期乳头湿疹（Courtesy，Julie V Schaffer，MD.）

图 12.14 特应性皮炎的相关特征。见表 12.3（Inset of hand：Courtesy，Jean L Bolognia，MD.）

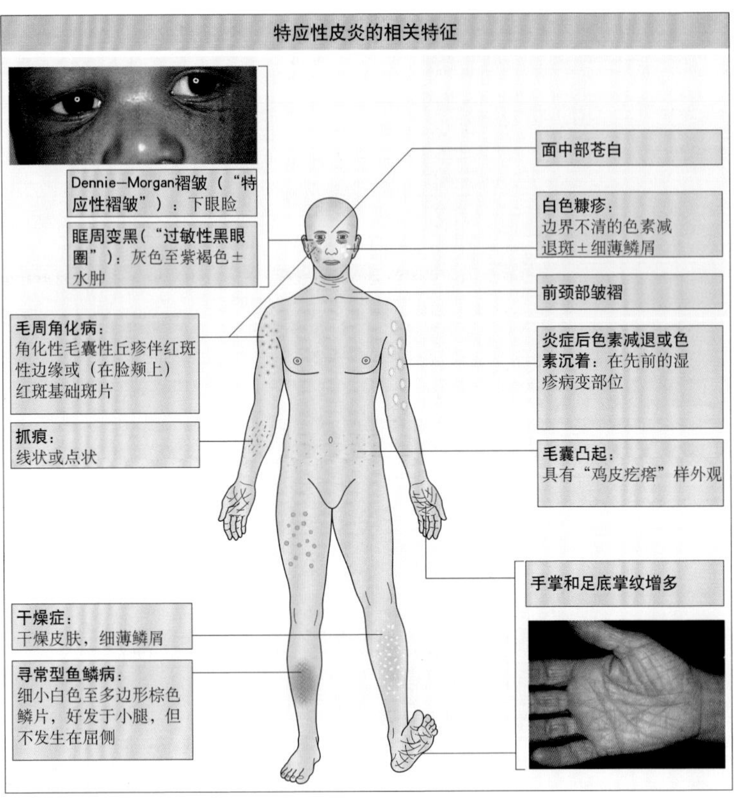
特应性皮炎的相关特征
Dennie–Morgan褶皱（“特应性褶皱”）：下眼睑
眶周变黑（“过敏性黑眼圈”）：灰色至紫褐色±水肿
毛周角化病：角化性毛囊性丘疹伴红斑性边缘或（在脸颊上）红斑基础斑片
抓痕：线状或点状
干燥症：干燥皮肤，细薄鳞屑
寻常型鱼鳞病：细小白色至多边形棕色鳞片，好发于小腿，但不发生在屈侧
面中部苍白
白色糠疹：边界不清的色素减退斑±细薄鳞屑
前颈部皱褶
炎症后色素减退或色素沉着：在先前的湿疹病变部位
毛囊凸起：具有“鸡皮疙瘩”样外观
手掌和足底掌纹增多

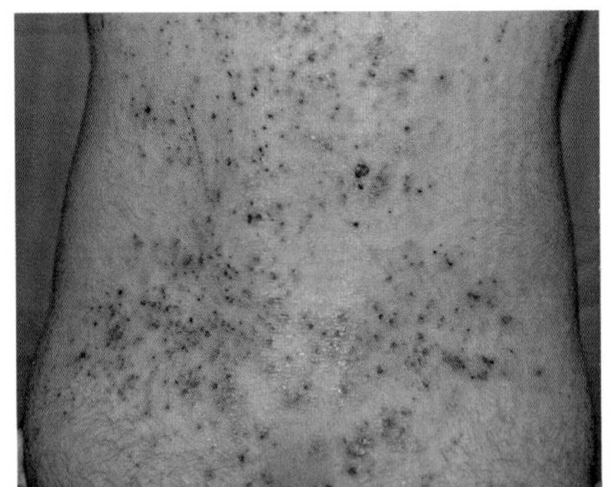

图 12.15 抓痕。在腰背部的丘疹性湿疹区域有许多点状和线性抓痕（Courtesy，Antonio Torrelo，MD.）

征是多个境界不清的色素减退性斑点和斑块，直径通常为 0.5 至 2 厘米，具有细薄鳞屑；典型皮损常位于面部，尤其是脸颊（见图 12.17），但偶尔会出现在肩膀和手臂上。对于皮肤颜色较深和（或）暴露在阳光下的个体，白色糠疹最为明显。认为是由轻度湿疹性皮炎引起，其破坏了黑素从黑素细胞向角质形成细胞的转移。

类似的色素减退皮损可出现在 AD 明显发炎的红斑病变上。白色糠疹的鉴别诊断还包括继发于其他皮肤病的炎症后色素减退，例如脂溢性皮炎或慢性苔藓样糠疹。花斑糠疹（pityriasis versicolor）常为境界更清晰，可在受累区域中央聚集的小皮损。白癜风边界清楚，是色素缺失而不是色素减退。如果面部以外皮肤受累，色素减退性蕈样肉芽肿可能偶尔会作为诊断考虑。经常使用防晒霜和其他形式的光保护可能减少白色糠疹的出现。

## 并发症

### 感染

细菌和病毒感染是 AD 最常见的并发症。考虑到金黄色葡萄球菌定植于绝大多数 AD 患者的皮肤，发生**脓疱**并不意外，通常是由化脓性链球菌引起（图 12.18）。细菌感染可能通过刺激炎症级联效应来加剧 AD，例如，通过作为超抗原的金黄色葡萄球菌外毒素

| 表 12.3 与特应性皮炎相关的特征（“特应性标记”） | |
|---|---|
| 干燥症 | ● 在大多数 AD 患者中出现的重要特征<br>● 最常出现在小腿部位；有可能泛发<br>● 无明显临床炎症表现的干燥皮肤上覆细小鳞屑<br>● 冬天通常加重<br>● 角质层中含水量减少使表皮屏障功能受损，导致刺激物更容易进入，促进瘙痒并引发炎症反应 |
| 寻常型鱼鳞病 | ● 丝聚蛋白基因（*FLG*；见文中和第 57 章）突变导致的不完全外显的常染色体半显性疾病<br>● 约 15% 的中度至重度 AD 患者患寻常型鱼鳞病；相反，＞ 50% 的寻常型鱼鳞病患者患有 AD<br>● 十分细小的白色至棕色的脱屑好发于小腿（特别是胫部）并且避开褶皱部位 |
| 毛周角化病 | ● 发生于＞ 40% 的 AD 患者的常见疾病，约 75% 患有寻常型鱼鳞病<br>● 通常在儿童期发病；青春期后可能会改善（尤其是面部）<br>● 好发于上臂侧面、大腿和面颊侧面部（特别是儿童）＞躯干和四肢远端伸面<br>● 角化的毛囊性丘疹，常围绕一圈红斑（见图 12.16A）或位于红斑基础上（尤其是脸颊部位）<br>● 红色毛周角化病（keratosis pilaris rubra，KPR）变异型的特点是许多细小、“谷粒样”毛囊性丘疹叠加在融合性红斑上（见图 12.16B）；常广泛分布于面部和耳部＞躯干和四肢近端，青春期后仍持续存在；KPR 中出现的是红斑而不是色素沉着，与面部毛囊红斑黑变病相鉴别，KPR 无萎缩，与萎缩性毛周角化病相鉴别（见第 38 章）<br>● 角质软化剂和外用维 A 酸有时用于减少过度角化，但效用有限，这些药物可能具有刺激性，尤其是对 AD 患者；用血管激光（例如脉冲染料激光）治疗有时可以改善相关的红斑 |
| 掌跖纹理增多 | ● 手掌的症状更突出，足跖部位更少见<br>● 与寻常型鱼鳞病及 *FLG* 突变相关 |
| 丹尼-莫根线 | ● 紧靠下眼睑边缘下方的明显对称的水平皱褶（单条或双条），皱褶起于内眦或其周围，延伸至下睑的 1/2 到 2/3 |
| 眶周发黑（“过敏性黑眼圈”） | ● 眼周皮肤呈灰色至紫褐色，而面部其余皮肤则相对苍白<br>● 也可见眶周水肿和苔藓化 |
| 颈前皱褶 | ● 在颈前中部见水平皱褶 |
| Hertoghe 征 | ● 眉毛外侧消失或变细 |
| 白色皮肤划痕征 | ● 划皮肤会导致白色条纹，反映血管过度收缩<br>● 前额部位最明显<br>● 面中部苍白和迟发性变白反应显示出特应性皮炎患者血管反应性的其他表现 |
| 毛囊凸起 | ● 皮肤“鸡皮疙瘩样”外观，最常出现在躯干（见图 12.6）<br>● 更常见于皮肤颜色较深的儿童 |
| AD，特应性皮炎。见图 12.14 | |

（见上文）。

**疱疹性湿疹**代表了单纯疱疹病毒在 AD 患者湿疹皮肤上感染的迅速播散。它最初表现为爆发性水疱，但受累个体更常出现许多单一形态、穿凿样糜烂伴出血性结痂皮损（图 12.19）。疱疹性湿疹常泛发，可发生在任何部位，易累及头、颈和躯干。常伴有发热、乏力和淋巴结肿大，并发症包括金黄色葡萄球菌或链球菌重复感染以及疱疹性角结膜炎和疱疹性脑膜脑炎[83]。携带丝聚蛋白基因突变以及同时患有严重 AD 和哮喘的患者发生疱疹样湿疹的风险增加，抗菌肽的产生减少可能是致病因素之一。AD 患者也易患泛发性**传染性软疣**（见第 81 章）。

### 眼部并发症

除过敏性鼻结膜炎外，特应性眼病谱包括如通常感染成人的特应性角结膜炎和好发于温暖气候的儿童春季角结膜炎的慢性表现。症状包括眼痒、烧灼感、流泪和黏性分泌物，通常与结膜注射和睑缘炎相关，表现为眼睑肿胀和脱屑。春季角结膜炎的特征为上睑结膜出现大的铺路石样乳头增生，而特应性角结膜炎更易瘢痕化。其他不常见的 AD 眼部并发症包括圆锥角膜和囊下白内障，前极性白内障与 AD 更特异性相关[84]，后极性白内障的发生更常见；很少有视网膜脱离。

## 诊断标准

一些专家和小组已经制定了指南用于帮助建立 AD 的临床诊断。这些标准的主要特征包括瘙痒，典型年龄特异性分布模式的湿疹样皮损，慢性或慢性复发性

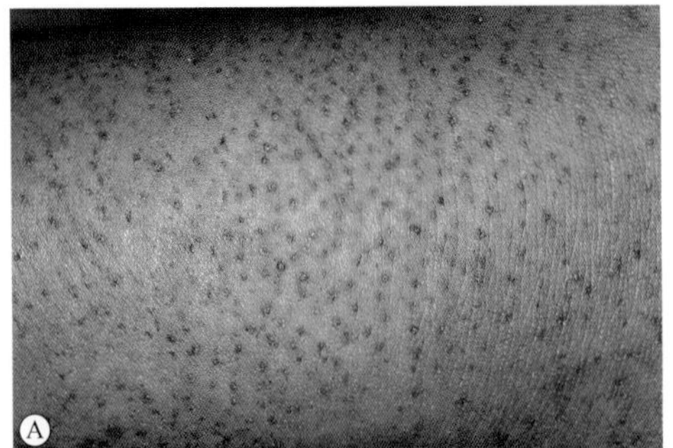

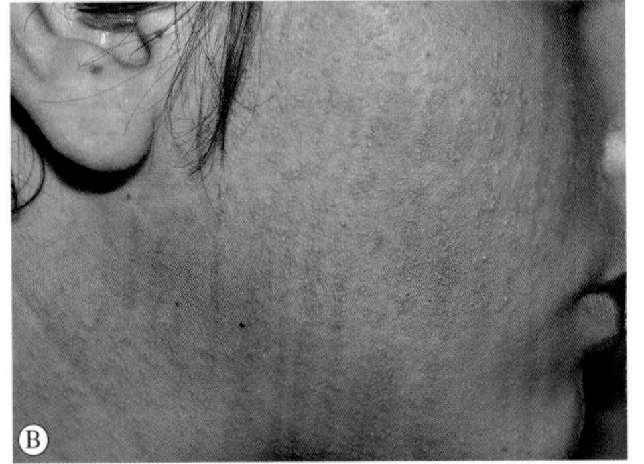

**图 12.16 毛周角化病**。A. 上臂伸侧可见离散的毛囊性丘疹，伴有中央角化栓。每个丘疹周围围绕一圈红斑。B. 面颊侧面部的红色毛周角化，这种变异型以融合性红斑上叠加微小的“谷粒样”毛囊性丘疹为特征（B，Courtesy，Angela Hernández-Martín，MD.）

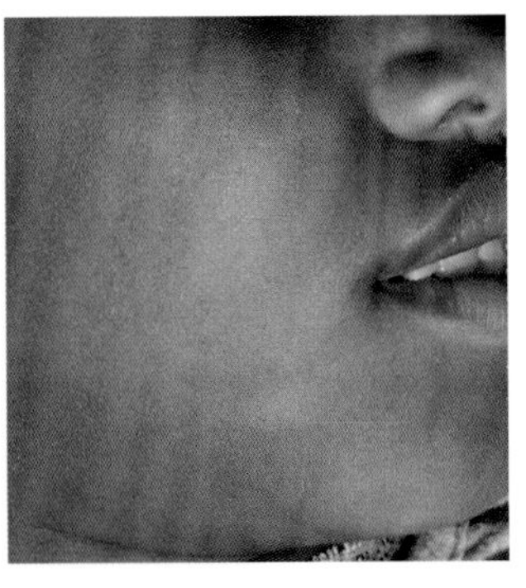

**图 12.17 白色糠疹**。注意面颊部色素减退性斑疹及斑片上细小鳞屑（Courtesy，Antonio Torrelo，MD.）

病程，早期发病及特应性个人史和（或）家族史（见表 12.1）。特应性皮肤标记，特别是干燥症，也认为是支持性特征（见表 12.3 和图 12.14）。Diepgen 评分是另一个诊断标准的验证集，分为客观、主观和实验室特征[85]。验证评分用于评估 AD 的严重程度包括 EASI（湿疹面积和严重指数评分），SCORAD（特应性皮炎评分）和 POEM（患者导向的湿疹测量，Patient-Oriented Eczema Measure）[86]。

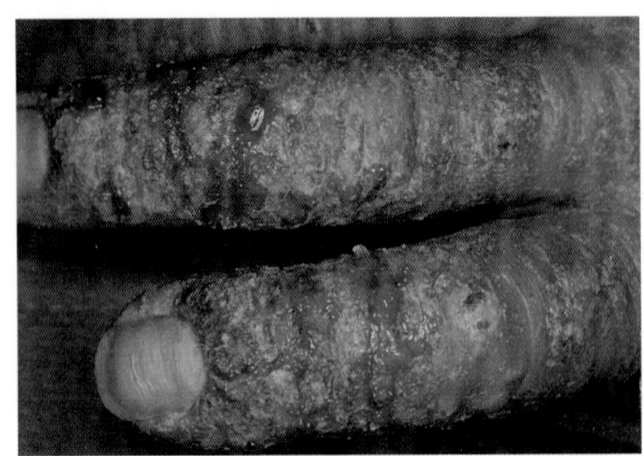

**图 12.18 特应性皮炎患者手部皮炎继发感染**。可见脓疱疮样结痂及脓疱（Courtesy，Louis A Fragola，Jr，MD.）

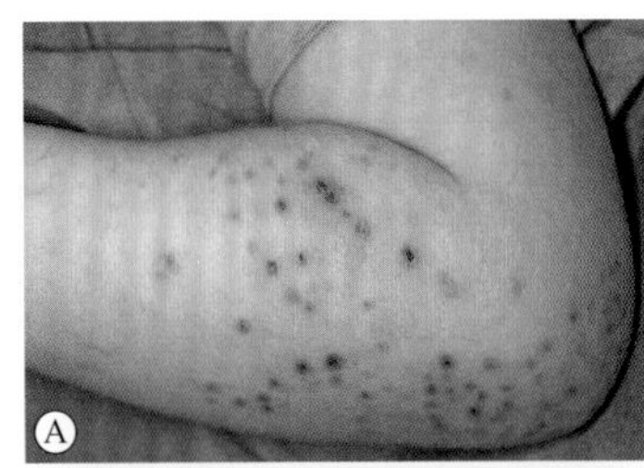

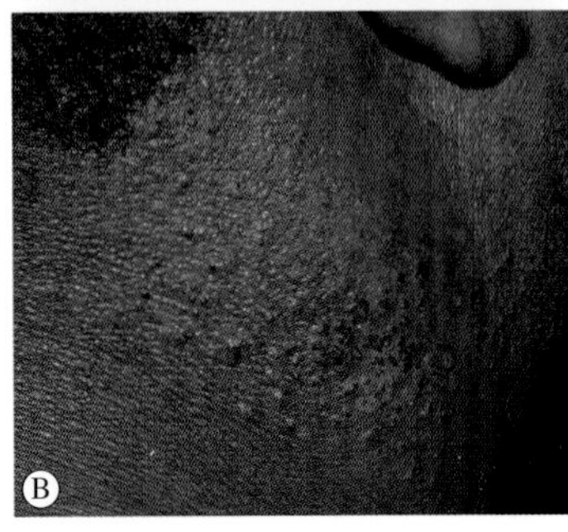

**图 12.19 疱疹样湿疹**。手臂（A）和后颈（B）部位成组的穿凿样糜烂伴血痂。水疱很少见

# 病理学

AD 的组织学表现取决于皮损样本的阶段。**急性**渗出性湿疹以明显的海绵水肿为特征，伴表皮内液体聚积形成水疱（微水疱和大水疱）或大疱。真皮水肿也可能出现，伴有血管周围淋巴细胞侵入表皮和数量不等的嗜酸性粒细胞浸润（图 12.20A）。**亚急性**皮损，不形成水疱，具有明显的棘层肥厚、角化过度和角化不全（图 12.20B）。在**慢性期**，苔藓样 AD 表皮增生更显著，增生模式可以是规则的（银屑病样）或不规则的。颗粒层的改变不定，从由于摩擦如慢性单纯性苔藓时的颗粒层增厚，至银屑病样改变时的颗粒层变薄，如某些钱币样皮损。海绵水肿和炎症不太明显，但肥大细胞和真皮纤维化可能增多。

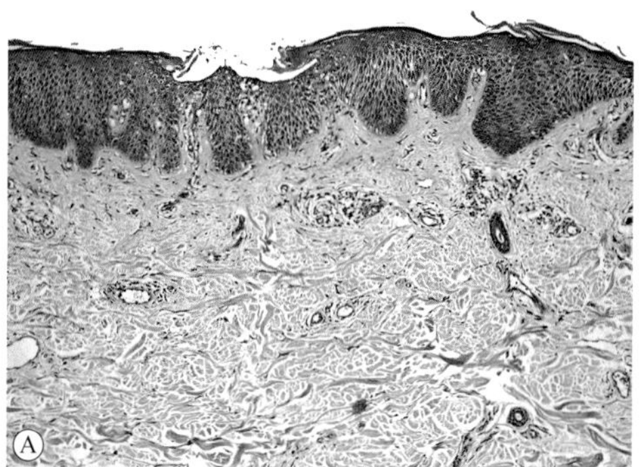

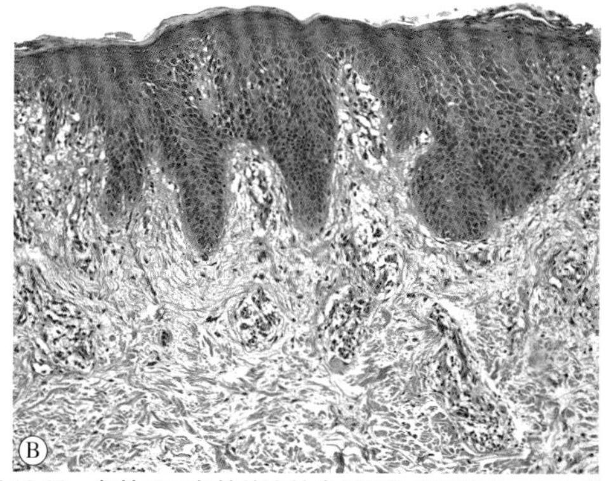

**图 12.20 急性及亚急性特应性皮炎的组织学特点**。A. 急性皮损显示明显的海绵水肿、表皮增生和真皮上部轻度炎性浸润。B. 亚急性皮损伴角化不全和较轻的海绵水肿（A，Courtesy，Lorenzo Cerroni，MD.）

这些特点不是特异性的，在其他湿疹性皮肤病如变应性接触性皮炎中也可有类似表现。偶尔有提示病因的组织学线索，如个别坏死的角质形成细胞提示刺激性接触性皮炎。然而，皮肤活检通常更有助于排除其他临床上模拟 AD 的疾病，如蕈样肉芽肿。

## 鉴别诊断

需要与 AD 鉴别的疾病很多，包括其他的慢性皮肤病、感染、恶性疾病以及代谢性、遗传性（如原发性免疫缺陷）及自身免疫性疾病（表 12.4）。

婴儿期，AD 通常先于或伴随脂溢性皮炎出现，脂溢性皮炎通常在出生第一个月内出现，表现为头皮上的黄白色黏着性鳞屑。与婴儿期 AD 在四肢伸侧、面颊及头皮表面的典型分布相比，婴儿期脂溢性皮炎好发于皮肤褶皱部位和前额，皮肤褶皱部位的皮损可表现为渗出且缺乏鳞屑。婴儿疥疮常累及全身，可以模仿 AD；除存在隧道或通过皮肤镜检查或皮肤刮屑识别疥螨或卵外，疥疮通常可通过主要表现为离散的小结痂丘疹，腋窝和尿布区受累以及肢端丘疱疹来鉴别。表 12.4 列出了婴儿中诊断考虑因素的其他不太常见的情况，如原发性免疫缺陷。

对有湿疹样皮损而无特应性个人史或家族史的青少年和成人，应全面询问病史，并考虑进行斑贴试验来评估变应性接触性皮炎。对于既往诊断为 AD，而治疗效果与预期不一致或皮损分布模式不典型的儿童和

| 表 12.4 特应性皮炎的鉴别诊断 | | |
|---|---|---|
| **慢性皮肤病** | | |
| C > A | 脂溢性皮炎 | 常见 |
| B | 接触性皮炎—变应性 * 或刺激性 | 常见 |
| B | 银屑病 | 常见 |
| A > C | 钱币状皮炎 | 不常见（虽然 AD 患者中可见钱币状皮损，但真正的钱币状湿疹不常见） |
| A | 乏脂性湿疹 | 常见 |
| A > C | 慢性单纯性苔藓（继发于多种原因所致的瘙痒症） | 常见 |
| **感染及寄生虫性疾病** | | |
| B | 疥疮 | 常见 |
| B | 皮肤真菌病 * | 常见 |
| B | HIV 相关皮肤病 | 不一定 |
| C | HTLV-1 相关“感染性皮炎” | 不一定 |
| C | 慢性皮肤黏膜念珠菌病 | 少见 |
| C | 新生儿皮肤黏膜念珠菌病 | 不一定 |
| B | 脓疱疮 | 不一定（AD 的钱币状皮损可模仿脓疱疮） |
| C | 先天性梅毒 | 不一定 |

| 表 12.4 特应性皮炎的鉴别诊断（续表） | | |
|---|---|---|
| **原发性免疫缺陷** | | |
| C | Wiskott-Aldrich 综合征 | 少见 |
| C | 高 IgE 综合征 | 少见 |
| C | IPEX（免疫失调，多内分泌腺病，肠病，X 连锁）综合征和 IPEX 样疾病 | 少见 |
| C | Omenn 综合征 | 少见 |
| C | DiGeorge 综合征（先天性胸腺发育不全） | 少见 |
| C | 免疫球蛋白缺陷：X 连锁低球蛋白血症，常见变异型免疫缺陷病，IgA 缺陷病 | 不一定 |
| C | 共济失调性毛细血管扩张症 | 少见 |
| **恶性疾病** | | |
| A > C | 蕈样肉芽肿及 Sézary 综合征 | 不常见 |
| C | 朗格汉斯组织细胞增生症 | 少见 |
| **代谢及遗传性疾病** | | |
| C | Netherton 综合征，泛发性炎性脱屑皮肤综合征 | 少见 |
| C | 外胚层发育不良 | 少见 |
| C | 严重的皮炎-过敏-代谢消耗（SAM）综合征 | 少见 |
| B | 毛周角化病 | 常见 |
| C | Hartnup 病 | 少见 |
| C | 苯丙酮尿病 | 少见 |
| C | 脯氨酸肽酶缺乏症 | 少见 |
| B | 肠病性肢端皮炎，胰高血糖素瘤综合征，糙皮病，核黄素缺乏 | 少见 |
| C > A | 其他导致“营养性皮炎”的原因，如生物素缺乏、必需脂肪酸缺乏、有机酸尿症、囊性纤维化病 | 少见 |
| **自身免疫病** | | |
| A > C | 疱疹样皮炎 | 不常见 |
| A > C | 落叶型天疱疮 | 不常见 |
| B | 皮肌炎 | 不常见（但儿童皮肌炎常被误诊为 AD） |
| A > C | 红斑狼疮 | 不常见 |
| **其他** | | |
| B | 药疹 | 不常见（虽然药疹常见，但类似特应性皮炎的药疹不常见） |
| A > C | 光变应性接触性皮炎 | 不常见 |
| A | 慢性光化性皮炎 | 不常见 |
| B | 移植物抗宿主病 | 不常见 |

* 播散性湿疹的最常见原因（“自身反应”），特别是在淤积性皮炎和变应性接触性皮炎的情况下常见。
A，成人；B，全部；C，儿童或婴儿

成人，也应考虑这一诊断。润肤剂或糖皮质激素外用制剂的成分也可能是这些个体的潜在过敏原。蛋白质接触性皮炎好发于特应性个体，也可表现为慢性湿疹样皮炎。病因包括各种食品和动物制品（表 12.5；见第 16 章），诊断可通过点刺试验或在曾受累部位作斑贴试验，30 分钟内出现荨麻疹反应来确定。

对患有慢性皮炎、但对外用皮质激素治疗反应差的青少年和成人，应考虑蕈样肉芽肿（MF）的可能。因为早期 MF 的组织学表现可能与 AD 难以鉴别，所以推荐进行多次活检，取活检时最好选择未治疗部位，因为糖皮质激素可以消除作为 MF 诊断依据的亲表皮 T 细胞。需要对这些个体进行纵向评估，特别是当 AD 的临床和（或）组织学特征不典型时，还需进行额外的组织活检。

| 表 12.5 蛋白质接触性皮炎的病因 |
| --- |
| • 水果（香蕉，无花果，猕猴桃，柠檬，菠萝）<br>• 谷物（大麦，黑麦及小麦面粉）<br>• 乳胶<br>• “肉类”（鱼，海鲜，牛肉，猪肉，家禽）<br>• 螨及昆虫（米粉甲虫，尘螨，储藏螨）<br>• 坚果（杏仁，榛子，花生）<br>• 香料（葛缕子，咖喱粉，莳萝，大蒜，红辣椒，欧芹）<br>• 蔬菜（胡萝卜，菜花，芹菜，黄瓜，莴苣，蘑菇，洋葱，荷兰防风草，马铃薯）<br>• 动物皮屑，毛发，唾液或尿液（奶牛，鹿，山羊，狗，猫，啮齿类，刺猬，兔，长颈鹿） |

# 治疗

## 一般方案

因为 AD 是一种慢性复发性疾病，传统方法是采用短期治疗、针对急性发作的反应性管理。基于对潜在皮肤屏障缺陷及其与皮肤和其他器官炎症反应间关系的见解，现在推荐包括长期维持治疗的主动性治疗方案（图 12.21）[87]。该治疗策略可能改善整体病程，并很可能预防特应性并发症的发展。AD 的管理包括患者 / 患者家属教育，温和的皮肤护理，润肤剂的使用，抗炎治疗以控制亚临床炎症和明显复发。外用药物是治疗的主要手段。疾病严重时可能需要光疗或系统药物治疗，通常与持续的外用治疗相结合（表 12.6）[87]。应确定加重 AD 的潜在因素，并尽可能避免（见表 12.1）。

## 教育干预

对患者及其家属的教育是特应性皮炎管理的一个重要方面。已证实增加患者及家属对疾病机制、病程、潜在刺激物、合理的治疗方案以及管理目标的了解，能够提高治疗依从性，减少恐惧和误解[88-91]。父

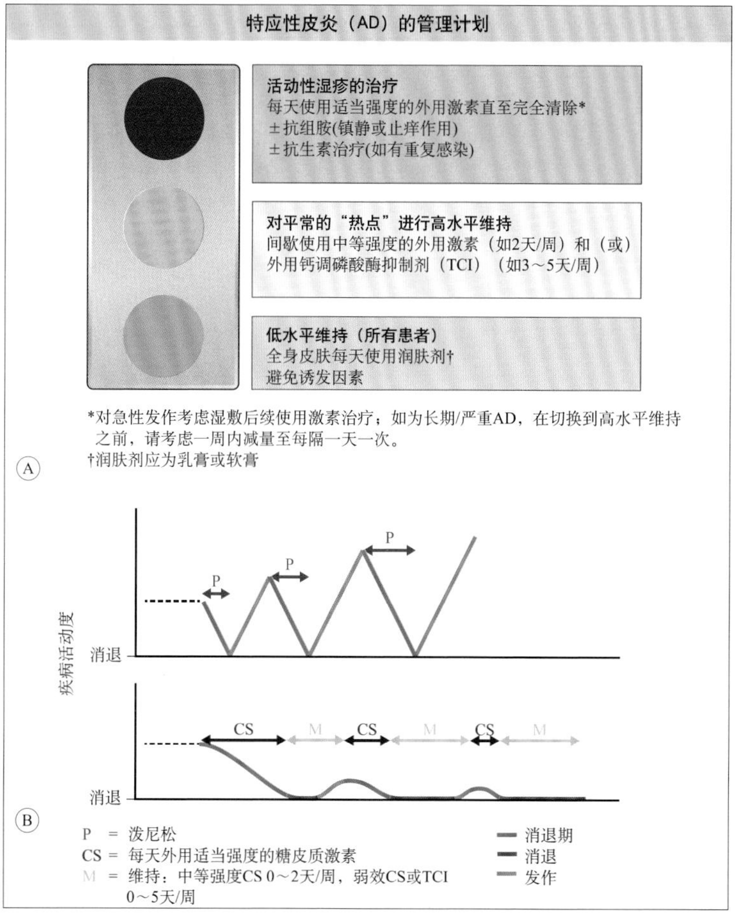

特应性皮炎（AD）的管理计划
活动性湿疹的治疗
每天使用适当强度的外用激素直至完全清除*
±抗组胺(镇静或止痒作用)
±抗生素治疗(如有重复感染)
对平常的“热点”进行高水平维持
间歇使用中等强度的外用激素（如2天/周）和（或）外用钙调磷酸酶抑制剂（TCI）（如3～5天/周）
低水平维持（所有患者）
全身皮肤每天使用润肤剂†
避免诱发因素
*对急性发作考虑湿敷后续使用激素治疗；如为长期/严重AD，在切换到高水平维持之前，请考虑一周内减量至每隔一天一次。
†润肤剂应为乳膏或软膏
A
P
疾病活动度
消退
CS
M
B
P = 泼尼松
CS = 每天外用适当强度的糖皮质激素
M = 维持：中等强度CS 0～2天/周，弱效CS或TCI 0～5天/周
消退期
消退
发作

**图 12.21 特应性皮炎的管理计划。** A. 治疗方案应包括活动性湿疹的治疗和所有患者的低水平维持以及部分患者的高水平维持。B. 间歇性系统应用糖皮质激素导致反弹发作和随时间推移的病情加重。相比之下，外用糖皮质激素的主动性方案导致消退期更长，且随时间推移病情更轻。TCI，外用钙调磷酸酶抑制剂

**表 12.6 特应性皮炎（AD）的阶梯治疗**。正在研究的对 AD 潜在有效的药物包括白介素（IL）-13 抑制剂（如 lebrikizumab，tralokinumab），胸腺基质淋巴细胞生成素抑制剂 tezepelumab 和前列腺素 $D_2$ 受体 2 抑制剂 fevipiprant。基于证据的支持的关键：（1）前瞻性对照研究；（2）回顾性试验或大型系列病例；（3）小型系列病例或个别病例报告

| | 证据 |
|---|---|
| 润肤剂 | 1 |
| 外用糖皮质激素 | 1 |
| 外用钙调磷酸酶抑制剂 | 1 |
| 外用克立硼罗（crisaborole） | 1 |
| 外用托法替尼（目前没有被 FDA 批准） | 1 |
| 窄波 UVB、UVA-UVB、UVA1 | 1 |
| 度匹鲁单抗 | 1 |
| 环孢素（短期或中期） | 1 |
| 硫唑嘌呤 | 1 |
| 吗替麦考酚酯 / 肠溶酶酚酸钠 | 1*/2 |
| 甲氨蝶呤 | 1*/2 |
| 系统糖皮质激素（严重急性发作的短期治疗；停药往往发生反弹或病情加重） | 2 |
| 奥马珠单抗 | 2† |
| Nemolizumab（抗 IL-31 受体 A；目前没有被 FDA 批准） | 1¶ |
| 托法替尼 | 2 |
| 利妥昔单抗 | 2 |
| 干扰素 γ | ** |
| 静脉免疫球蛋白 | 2† |
| 其他—粗制煤焦油，羟氯喹，体外光化学治疗 | 2 ～ 3 |
| **辅助治疗** | |
| 湿敷，开放性湿敷料或联合外用皮质激素浸泡，用于急性发作 | |
| 稀释的次氯酸钠（漂白）浴 | |
| 治疗相关的细菌、病毒或真菌感染 | |
| 口服抗组胺药用于止痒‡和镇静作用 | |
| 白三烯拮抗剂‡ | |
| 色甘酸二钠（外用或口服）‡ | |
| 益生菌‡（可能对一级预防有效） | |
| 维生素 D 补充剂‡ | |

* 在严重 AD 成人患者的随机对照试验中，发现麦考酚钠肠溶片与环孢素在维持治疗中具有相似功效，甲氨蝶呤具有与硫唑嘌呤相似的功效（参见正文）。
** 虽然在一项随机对照试验中发现有效，但其他研究结果不一致（见第 128 章）。
† 在一个小的对照试验中没有发现明显效用。
‡ 对照研究中疗效结果不一致。
¶ 对中度至重度 AD 患者的瘙痒有效。

母经常为孩子的 AD 寻求可根除的病因，并且难以接受"控制"而不是"治愈"这种疾病。解决他们的具体困扰，承认与这种慢性疾病相关的压力，并注意到治疗可能改善瘙痒和睡眠障碍，可以改善护理。在线教育资源可以通过国家湿疹协会（nationaleczema.org）等组织获得。帮助应对 AD 的心理干预可能有益，方法包括生物反馈、认知行为治疗和压力管理[92]。

## 洗浴

洗浴可以湿润皮肤，去除鳞屑、痂皮、刺激物和过敏原。虽然目前关于 AD 最佳洗浴方法的客观数据很少，但通常建议患者每天在温水（而不是热水）中浸浴或淋浴 5 ～ 10 分钟，根据需要应用中性至低 PH 值、无香料、无皂基清洁剂（如合成洗涤剂，见第 153 章）[87, 93-94]。洗浴后立即应用润肤剂对保持皮肤水分至关重要[95]。如果需要外用糖皮质激素或其他抗炎药物治疗，应在洗浴后立即使用，再使用润肤剂；这称为"浸泡涂抹"法[93]。除漂白剂外（见下文），没有随机对照研究支持在 AD 中应用沐浴油、其他沐浴添加剂、酸性泉水或水软化装置[87, 96]。

## 润肤剂

每天使用润肤剂来缓解皮肤干燥和减少经皮水分流失是 AD 管理的基础[97]。应用润肤剂也可减轻干燥、瘙痒、红斑、裂隙和苔藓化[87]，从而减少控制病情所需抗炎药物的用量[98]。标准润肤剂（moistureizers）含有不同量的使皮肤润泽的润肤剂（emollient agents），防止水分丢失的封闭剂（occlusive agents），和用来吸水的致湿剂（humectants）[87]。

制剂应不含色素、香料、食物来源的过敏原如花生蛋白和其他潜在致敏成分[99]。选择保湿剂配方的因素包括干燥程度、使用部位、患者接受度和季节。软膏（例如凡士林）含有较高浓度的脂质，具有封闭性，且通常不含防腐剂；虽然用于炎症皮肤时会引起较少刺痛，但某些患者讨厌软膏的油腻感[87, 97]。对于这些个体，乳膏可能是接受度更高的选择，而洗剂含有较高水分，不适合 AD 的干燥症。具有较高浓度尿素或 α - 或 β - 羟基酸的产品可以减少鳞屑，当用于儿童和急性炎症或擦破的皮肤时，也可能引起刺痛。

关于润肤剂应用的最佳用量和频率或比较不同润肤产品有效性的数据有限，且没有特别的产品被证明是十分优越的[98, 100]。推荐幼儿每周使用 150 ～ 200 g 润肤剂，大龄儿童或成人每周使用 250 ～ 500 g 润肤剂，并且应广泛、频繁地使用[94]。旨在改善 AD 皮肤屏障缺陷的处方润肤剂（prescription emollient devices，PEDs）包含特定比例的脂质（如胆固醇、脂肪酸、神经酰胺）、十六酰胺乙醇、甘草次酸和其他水合脂质[87]。目前没有证据表明这些制剂优于非处方制剂。

## 局部抗炎治疗

### 外用糖皮质激素

外用糖皮质激素是AD的一线治疗药物，具有抗炎、抗增殖、免疫抑制和血管收缩作用，对皮肤T细胞、巨噬细胞和树突状细胞有影响（见第125章）[87, 97]。外用糖皮质激素在AD中的功效已经在超过100项随机对照试验中证实[101]，并且已证实它可以减轻AD的急性和慢性炎症以及相关的瘙痒[87]。外用糖皮质激素用于治疗AD的急性发作和预防复发的维持治疗。

根据AD皮损的部位、性质（如急性或慢性）、厚度和病情程度选择外用糖皮质激素的强度和剂型；患者年龄和偏好以及不同制剂的花费和可用性是额外的考虑因素。糖皮质激素应具有合适的强度以快速控制炎症，且应继续维持治疗至活动性皮炎完全消退，使反弹的可能性最小化。与相对较短应用较强效药物相比，长期外用强度不足的糖皮质激素导致副作用风险更大，湿疹控制更差。儿童和成人AD患者的随机对照试验表明，在既往皮损部位每周两次外用中等强度糖皮质激素的主动维持能显著降低复发的风险，且经过长达40周的治疗没有皮肤萎缩的迹象[87, 102-104]。

对于面部和皱褶部位，应尽可能避免强效糖皮质激素（特别是长期使用），因为有皮肤萎缩和（面部）痤疮样疹的风险。然而，可能需要短期使用有效制剂（如糠酸莫米松软膏）来清除婴儿面颊上厚而严重的皮损。对于苔藓化斑块、钱币状或痒疹样皮损及累及手掌、足跖的皮损，通常需要强效糖皮质激素（例如1～2级）。考虑到AD患者的皮肤干燥和剂型的保湿效果，通常优先选用糖皮质激素软膏（使刺痛最小化）和乳膏。沐浴后立即使用可改善皮肤渗透并减少刺痛。糖皮质激素溶液、泡沫剂和油剂可用于头皮AD皮损。

系统综述得出结论，短期（长达数周）每日外用和长期间歇外用糖皮质激素具有良好的安全性（见第125章）[105]。然而，“激素恐惧症”在AD患者及其父母中十分常见，常导致治疗延迟和治疗不充分[106-108]。解决这些关于外用糖皮质激素的恐惧和不正确观念以确保治疗计划的依从性是至关重要的。

当AD对外用糖皮质激素治疗没有达到预期反应时，应评估依从性，包括用量（克/管）和使用时间（连续几天）。如果可能，对严重AD患者进行住院治疗可以进行直接观察和强化教育。应该调查潜在的复杂因素，如由重复感染、刺激物或过敏原引起的病情加重。过敏可包括食物和气源性过敏原引起的速发型超敏反应和包括润肤剂和外用制剂成分在内的接触性过敏原所致的迟发型超敏反应[97]。

### 外用钙调磷酸酶抑制剂

FDA已批准两种外用钙调磷酸酶抑制剂（topical calcineurin inhibitors，TCIs）用于AD的治疗：①治疗中度至重度AD的0.03%和0.1%他克莫司软膏和②治疗轻度至中度AD的1%吡美莫司乳膏（见第129章）。这些药物能抑制T细胞活化并调节细胞因子和其他促炎介质的分泌；它们还可降低肥大细胞和树突细胞的活性[99, 109]。在两岁及两岁以上儿童和成人中进行的大型临床试验显示TCIs对AD有效，吡美莫司还在3～23个月的婴幼儿中进行了试验，虽然这一年龄组尚未被批准使用此药[110]。

TCIs尤其适用于累及面部及间擦部位的AD，并且非常有效，而在这些部位使用糖皮质激素引起的皮肤萎缩得到越来越多的关注[97]。TCIs对于AD的频繁发作或持续性AD也有帮助，否则这些患者就需要几乎不间断地外用糖皮质激素。随机对照研究表明，每周2～3次主动应用他克莫司软膏作为维持治疗可以预防AD发作，同时不增加药物的总体使用量[111]。

TCIs最常见的副作用是局部刺痛和烧灼感。药物应用几次后或预先短期外用糖皮质激素可使这些症状减轻。在外用他克莫司和吡美莫司的临床试验及上市后调查中，没有证据显示短期或中期治疗（＞15年）会引起系统性免疫抑制或增加恶性肿瘤的风险，长期用药的相关数据还在搜集中[112]。然而，在2006年FDA就这两种药物理论上的癌症风险作出了黑框警告；这是基于将试验小鼠系统暴露于人类患者血药浓度最高纪录的30～50倍药物后，受试小鼠发生了淋巴瘤。儿童及成人AD患者中药代动力学研究显示，体表大部分受累的严重AD患者，有时可见少量TCIs系统吸收，血中有一过性、可检测出的浓度（但很低）。

### 克立硼罗（crisaborole）

2% Crisaborole软膏是磷酸二酯酶-4（phosphodiesterase-4，PDE-4）抑制剂，FDA批准用于治疗2岁及以上患者的轻度至中度AD。大规模随机对照试验显示，约30%个体经过4周每天两次治疗后，皮损完全或大部分消退，达到2级或以上改善[113]。PDE-4降解cAMP，而cAMP可致IL-10和IL-4等细胞因子产生增加（见图130.3）。最常见的副作用是应用部位刺痛或烧灼感。

### 湿敷治疗

湿敷治疗可能对严重顽固性AD或急性发作期有

帮助。这些湿润的密闭性敷料可增加皮肤水分，起到防搔抓的屏障作用，并增强外用糖皮质激素的渗透。然而，由于后者的作用，当外用中效和强效糖皮质激素湿敷时应该小心，并且已经观察到湿敷可能增加细菌性皮肤感染的风险[114]。敷料包括糖皮质激素外用制剂（有时稀释），内部湿层和外部干燥的棉纱或棉料层；它们每天可放置 8 ～ 24 小时，治疗时间不应超过 2 周。

## 光疗

窄波 UVB、UVA1 和 UVA 联合 UVB 已证明能改善特应性皮炎和相关的瘙痒[115-117]。光疗通过诱导 T 细胞凋亡，减少树突细胞和降低 Th2 细胞因子如 IL-5、IL-13 和 IL-31 的表达而发生免疫调节作用（见第 134 章）。此外，已经显示 UVB 治疗可减少 AD 患者皮肤金黄色葡萄球菌的定植。窄波 UVB 和 UVA1 都有助于慢性 AD 皮损，UVA1 也可用于治疗急性发作。光疗可与外用糖皮质激素联合，尤其是在治疗的初始阶段。与系统免疫抑制剂相比，光疗的副作用较轻，具有“日晒伤”及长期治疗引起光老化及可能增加皮肤癌风险的潜在可能性。每周几次需要前往光疗中心可能会扰乱某些患者的学习或工作，而对那些接受长期治疗的人，家庭 UV 装置可能是他们的选择。在幼儿中，由于缺乏配合等原因，光疗的实施比较困难。

## 系统抗炎治疗

对于那些对合理外用治疗反应不足的中度至重度 AD 儿童和成人，可系统应用抗炎药物[115]。在开始使用免疫抑制剂之前应仔细考虑风险-效益比，接受系统抗炎治疗的患者需要密切监测副作用（见第 130 章）。常常需要联合系统治疗与外用糖皮质激素治疗使效用最大化。

### dupilumab

dupilumab 是一种人单克隆抗体，其靶点是 IL-4 和 IL-13 异源二聚体受体的亚基 IL-4Rα（见第 128 章和图 128.9C），可阻断这些细胞因子的信号传导和由此产生的 Th2- 介导的炎症。dupilumab 已获 FDA 批准用于治疗成人中度至重度、且局部治疗不能有效控制的特应性皮炎。大型随机对照试验显示在该组中有显著疗效，约 50% 的患者在使用 dupilumab 治疗 16 周后 EASI 评分改善 75%[61, 118]。儿童患者的三期试验正在进行中。dupilumab 经皮下注射初次剂量为 600 mg，然后隔周注射 300 mg，可以同时联合或者不联合外用糖皮质激素治疗。副作用较轻，各约 10% 患者可发生注射部位反应或结膜炎。

### 环孢素

环孢素是 T 细胞依赖性免疫应答和 IL-2 产生的有效抑制剂。环孢素的应用通常可致成人和儿童 AD 的快速改善，且其功效已在随机对照试验中证实[101, 119]。然而，由于如肾毒性和高血压等副作用，它通常用于 AD 的短期治疗，作为连接其他治疗之间的桥梁。治疗 AD 的剂量范围为每日 3 ～ 6 mg/kg；起始剂量通常为每日 5 mg/kg，然后逐渐减量。

### 硫唑嘌呤

硫唑嘌呤（azathioprine，AZA）是一种嘌呤合成抑制剂，能抑制白细胞的增殖。可作为儿童和成人中度至重度 AD 的有效治疗方法，随机对照试验显示其具有中等功效[120-122]。遗传决定的硫嘌呤甲基转移酶（thiopurine methyltransferase，TPMT）活性低的个体对硫唑嘌呤诱导的骨髓毒性易感性增加。在开始治疗之前测定 TPMT 活性和（或）检测 TPMT 多态性基因分型，并相应调整药物剂量［正常则应用 2 ～ 3.5 mg/(kg · d)，活性低则应用 0.5 ～ 1 mg/（kg · d）］可降低这种并发症发生的风险。硫唑嘌呤起效缓慢，1 ～ 2 个月后临床改善，需要治疗 2 ～ 3 个月才能获得全效[97]。

### 甲氨蝶呤

甲氨蝶呤具有抗炎作用并能降低过敏原特异性 T 细胞活性[123]。在成人和儿童中分别每周应用 7.5 ～ 25 mg 或 0.3～0.5 mg/kg，并补充叶酸，对难治性 AD 有效[124]。该方案耐受性良好，治疗 2 ～ 3 个月后通常可见最大的临床效果[125]。

### 吗替麦考酚酯

吗替麦考酚酯（mycophenolate mofetil，MMF）抑制嘌呤的合成途径，导致淋巴细胞功能抑制。它可能对成人和儿童的顽固性 AD 有效，通常需要 2 ～ 3 个月治疗达到最大效果[126]。成人剂量通常为 1 ～ 3 g/d，儿童剂量为 30 ～ 50 mg/（kg · d）[115]。

## 系统应用糖皮质激素

不推荐连续或长期间歇性系统应用糖皮质激素治疗 AD，因为一旦停药有明显反弹的倾向，并且长期服用会产生不可接受的副作用（见图 12.21 和第 125 章）[127]。然而，对于严重的 AD 急性发作，以及正在开始应用光疗或免疫调节治疗时，可以考虑短期系统应用激素。

## 辅助治疗

### 抗菌药和防腐剂

虽然金黄色葡萄球菌的皮肤定植和感染在触发 AD

发作中发挥作用，但没有证据支持使用外用抗生素或抗菌剂可治疗AD，“漂白浴”除外。在一项随机对照研究中，每周两次在0.005%次氯酸钠［在40加仑浴缸水中倒入半杯家用漂白剂（6%亚氯酸钠）］中洗浴，联合每月5天鼻内用莫匹罗星，治疗3个月，使中度至重度伴重复感染的AD与安慰剂相比有更大改善；两组最初都接受了为期2周的口服头孢氨苄治疗，并持续进行局部抗炎治疗[128]。随后在没有近期重复感染的情况下评估AD患者“漂白浴”疗效的小型对照研究，结果对湿疹的疗效有不一致；没有观察到金黄色葡萄球菌定植减少或对皮肤屏障功能的作用。

不推荐常规系统应用抗生素治疗AD。然而，当AD患者表现有细菌感染的临床证据，如脓疱、脓性渗出物或疖时，可以系统应用抗生素。同样，系统抗病毒药物也应用于治疗疱疹样湿疹。

### 抗组胺药

组胺在AD瘙痒中的作用尚不清楚[94]。局部抗组胺药对AD无效，并且与变应性接触性皮炎和全身副作用的风险相关[87]。不推荐常规使用口服抗组胺治疗AD[97，129]。非镇静性抗组胺药在没有其他疾病如荨麻疹、皮肤划痕症或过敏性结膜炎的情况下无效[115]。在伴有严重睡眠障碍的AD急性发作期，可以短期应用镇静性抗组胺药。

### 奥马珠单抗

抗IgE单克隆抗体奥马珠单抗（omalizumab）经FDA批准用于12岁及以上慢性特发性荨麻疹患者和6岁及以上哮喘患者的治疗（见第128章）。每2～4周皮下注射一次，潜在的副作用包括过敏反应。虽然在无对照系列研究中已经显示奥马珠单抗治疗能改善AD，但是在AD成人患者中进行的一项小型随机对照试验未显示临床改善，尽管有IgE水平降低[130]。

### 系统免疫治疗

已经采用过敏原特异性免疫治疗来消除过敏原性致敏，以治疗哮喘和过敏性鼻结膜炎。研究显示用过敏原如尘螨进行舌下或皮下免疫治疗对AD有益，但是方法学不良的异质性研究使得结果难以解释[131-132]。目前不推荐对AD进行系统免疫治疗。

### 膳食补充剂

在特应性皮炎中，没有证据表明膳食脂质补充剂如鱼油、月见草油和琉璃苣油等有益[133]。维生素D补充剂被推荐用于25（OH）维生素D不足或缺乏的AD患者[134]。

## 共存过敏性疾病的管理

### 食物过敏

高达30%的AD婴儿和幼儿受食物超敏反应影响，该群体中约90%的反应是由5种过敏原引起的：鸡蛋（与AD加重最相关）、牛奶、花生、大豆和小麦。对花生以及坚果、鱼类和贝类的反应性往往持续存在，但儿童长大后通常对其他食物不再敏感。建议AD婴儿尽早于4～6月龄摄入含花生的适龄食物，以降低花生过敏的风险，严重AD患儿应事先进行花生特异性IgE和（或）皮肤点刺试验[135]。在约10%～30%的AD婴儿和幼儿中，特别是那些病情严重、顽固的婴儿和儿童，接触食物过敏原可能会加剧湿疹[136]。然而，食物过敏原更常在暴露1～2小时内产生即刻或IgE介导的荨麻疹、潮红或瘙痒反应。

国家过敏及传染病研究所（The National Institute of Allergy and Infectious Diseases，NIAID）建议，考虑对5岁以下患有中度至重度AD的儿童进行有限的食物过敏检测，如果他们还具有：①尽管治疗合理，AD仍持续活动；或②摄入特定食物后立即出现过敏反应的可靠病史[137-138]。过敏原特异性IgE检测和皮肤点刺试验具有较高的阴性预测值（＞95%），但特异性和阳性预测值较低（40%～60%）[139]。临床病史和（在选择性病例中的）激发试验应该用于确定实验室检查和皮肤点刺试验阳性的相关性，因为这些过敏原可能不一定会加剧患者的AD。当确定并避免相关的食物过敏原时，AD的皮肤治疗仍然至关重要。重要的是，患者及其父母应了解共存的食物过敏不是AD的“病因”。即使在临床相关过敏的患者中，饮食避免可以预防即刻过敏，但不太可能影响AD的病程[140]。应平衡潜在益处与不必要的限制性饮食可能产生的不良后遗症，调整后的饮食应由儿科营养师监督，以确保它们营养充足。

### 气源性过敏反应

气源性过敏反应随年龄的增长而增加，并且在中度至重度AD患者中更为普遍[141]。常见的气源性过敏原包括尘螨、花粉、动物皮屑和真菌。当AD在暴露部位更严重时应考虑由气源性过敏原导致的加重，并且皮肤直接接触气源性过敏原可能会引发某些患者出现湿疹样皮损。评估方法包括特异性IgE抗体试验和皮肤点刺试验[89]。

### 变应性接触性皮炎

应对可能合并变应性接触性皮炎的AD患者，考虑进行斑贴试验来评估接触敏感性，AD的非典型分布模式、突然加重或对治疗抵抗提示可能合并变应性接触性皮炎。AD患者的常见接触性过敏原包括局部用药和皮肤护理产品的成分，如香料、防腐剂、羊毛脂、丙二醇、椰油酰胺丙基甜菜碱、杆菌肽、新霉素，有时还有糖皮质激素[142-144]。

## 辅助治疗

AD的中草药治疗已经在对照试验中进行评估；尽管在一些研究中报告有效，但存在方法学问题，其他研究者无法重复结果[138, 145]。在一份报告中，对英国一些父母提到的能够改善孩子AD的"草药乳膏"的分析结果显示，这些药物中80%含有糖皮质激素，其中一半以上为丙酸氯倍他索[146]。目前没有证据显示顺势疗法对AD有益[147]。

## 预防

尽管治疗AD的药物可以在大多数患者中成功控制病情，但AD的一级预防是一种非常理想的目标。没有证据表明母亲在怀孕或哺乳期间避免食物过敏原可以防止孩子AD的发生[148]。最近的研究发现孕妇产前25（OH）维生素D低水平可能与婴儿早发型AD风险增加有关[149]。对于有特应性家族史的婴儿，在出生3～4个月内进行纯母乳喂养或用水解乳制品配方喂养，与喂养含完整牛奶蛋白的配方相比，可能会降低AD发生的风险[150-151]。然而，纯母乳喂养6个月，与喂养3～4个月相比，并不能额外防止AD的发生[152]。

### 益生菌/益生元

在一些随机对照研究中，给予孕妇和婴儿益生菌（例如乳酸杆菌）或益生元（促进理想细菌生长的非消化性低聚糖）与1～4岁AD发生的频率显著降低有关[153]。然而，多项随机对照研究未能显示益生菌对存在的AD治疗有效[154]。需要进一步研究以确定应该使用什么样的益生菌/益生元制剂以及用于AD预防的最佳给药时间。

### 润肤剂治疗作为预防

皮肤屏障损伤，发生在*FLG*突变儿童临床AD发病前，通过经表皮水分流失增加来衡量[155]。在有AD家族史的新生儿中进行的两项随机对照试验显示，在出生后3周内开始每天使用保湿乳膏、油、乳液或软膏，导致6～8个月龄时AD发病率降低30%～50%[156-157]。

（王 娜 岳振华译 刘 红校 张福仁审）

# 参考文献


1. Asher MI, Montefort S, Björkstén B, et al. Worldwide time trends in the prevalence of symptoms of asthma, allergic rhinoconjunctivitis, and eczema in childhood: ISAAC Phases One and Three repeat multicountry cross-sectional surveys. Lancet 2006;368:733–43.
2. Williams HC. Clinical practice. Atopic dermatitis. N Engl J Med 2005;352:2314–24.
3. Spergel JM, Paller AS. Atopic dermatitis and the atopic march. J Allergy Clin Immunol 2003;112:S118–27.
4. Bieber T. Atopic dermatitis. N Engl J Med 2008;358:1483–94.
5. Hanifin JM, Rajka G. Diagnostic features of atopic eczema. Acta Derm Venereol Suppl (Stockh) 1980;92:44–7.
6. Williams HC, Burney PG, Hay RJ, et al. The U.K. Working Party's Diagnostic Criteria for Atopic Dermatitis. I. Derivation of a minimum set of discriminators for atopic dermatitis. Br J Dermatol 1994;131:383–96.
7. Johansson SG, Bieber T, Dahl R, et al. Revised nomenclature for allergy for global use: Report of the Nomenclature Review Committee of the World Allergy Organization, October 2003. J Allergy Clin Immunol 2004;113:832–6.
8. Tanei R. Atopic dermatitis in the elderly. Inflamm Allergy Drug Targets 2009;8:398–404.
9. Bataille V, Lens M, Spector TD. The use of the twin model to investigate the genetics and epigenetics of skin diseases with genomic, transcriptomic and methylation data. J Eur Acad Dermatol Venereol 2012;26:1067–73.
10. Schultz Larsen F. Atopic dermatitis: a genetic-epidemiologic study in a population-based twin sample. J Am Acad Dermatol 1993;28:719–23.
11. Barnes KC. An update on the genetics of atopic dermatitis: scratching the surface in 2009. J Allergy Clin Immunol 2010;125:16–29 e1–11, quiz 30–1.
12. Jakasa I, Verberk MM, Esposito M, et al. Altered penetration of polyethylene glycols into uninvolved skin of atopic dermatitis patients. J Invest Dermatol 2007;127:129–34.
13. Kelleher M, Dunn-Galvin A, Hourihane JO, et al. Skin barrier dysfunction measured by transepidermal water loss at 2 days and 2 months predates and predicts atopic dermatitis at 1 year. J Allergy Clin Immunol 2015;135:930–5.e1.
14. Gupta J, Grube E, Ericksen MB, et al. Intrinsically defective skin barrier function in children with atopic dermatitis correlates with disease severity. J Allergy Clin Immunol 2008;121:725–30.e2.
15. Elias PM, Schmuth M. Abnormal skin barrier in the etiopathogenesis of atopic dermatitis. Curr Allergy Asthma Rep 2009;9:265–72.
16. Elias PM, Hatano Y, Williams ML. Basis for the barrier abnormality in atopic dermatitis: outside-inside-outside pathogenic mechanisms. J Allergy Clin Immunol 2008;121:1337–43.
17. Boralevi F, Hubiche T, Léauté-Labrèze C, et al. Epicutaneous aeroallergen sensitization in atopic dermatitis infants - determining the role of epidermal barrier impairment. Allergy 2008;63:205–10.
18. Spergel JM, Mizoguchi E, Brewer JP, et al. Epicutaneous sensitization with protein antigen induces localized allergic dermatitis and hyperresponsiveness to methacholine after single exposure to aerosolized antigen in mice. J Clin Invest 1998;101:1614–22.
19. Smith FJ, Irvine AD, Terron-Kwiatkowski A, et al. Loss-of-function mutations in the gene encoding filaggrin cause ichthyosis vulgaris. Nat Genet 2006;38:337–42.
20. Irvine AD, McLean WHI, Leung DYM. Filaggrin mutations associated with skin and allergic diseases. N Engl J Med 2011;365:1315–27.
21. Irvine AD, McLean WH. Breaking the (un)sound barrier: filaggrin is a major gene for atopic dermatitis. J Invest Dermatol 2006;126:1200–2.
22. Brown SJ, Kroboth K, Sandilands A, et al. Intragenic copy number variation within filaggrin contributes to the risk of atopic dermatitis with a dose-dependent effect. J Invest Dermatol 2012;132:98–104.
23. Irvine AD. Fleshing out filaggrin phenotypes. J Invest Dermatol 2007;127:504–7.
24. Palmer CN, Irvine AD, Terron-Kwiatkowski A, et al. Common loss-of-function variants of the epidermal barrier protein filaggrin are a major predisposing factor for atopic dermatitis. Nat Genet 2006;38:441–6.
25. Rodriguez E, Baurecht H, Herberich E, et al. Meta-analysis of filaggrin polymorphisms in eczema and asthma: robust risk factors in atopic disease. J Allergy Clin Immunol 2009;123:1361–70.e7.
26. Brown SJ, Irvine AD. Atopic eczema and the filaggrin story. Semin Cutan Med Surg 2008;27:128–37.
27. Brown SJ, McLean WH. One remarkable molecule: filaggrin. J Invest Dermatol 2012;132:751–62.
28. Palmer CN, Ismail T, Lee SP, et al. Filaggrin null mutations are associated with increased asthma severity in children and young adults. J Allergy Clin Immunol 2007;120:64–8.
29. De Benedetto A, Qualia CM, Baroody FM, Beck LA. Filaggrin expression in oral, nasal, and esophageal mucosa. J Invest Dermatol 2008;128:1594–7.
30. Guttman-Yassky E, Suárez-Fariñas M, Chiricozzi A, et al. Broad defects in epidermal cornification in atopic dermatitis identified through genomic analysis. J Allergy Clin Immunol 2009;124:1235–44.e58.
31. Kim BE, Leung DY, Boguniewicz M, Howell MD. Loricrin and involucrin expression is down-regulated by Th2 cytokines through STAT-6. Clin Immunol 2008;126:332–7.
32. Suarez-Farinas M, Tintle SJ, Shemer A, et al. Nonlesional atopic dermatitis skin is characterized by broad terminal differentiation defects and variable immune abnormalities. J Allergy Clin Immunol 2011;127:954–64.e1–4.
33. Marenholz I, Rivera VA, Esparza-Gordillo J, et al.

Association screening in the Epidermal Differentiation Complex (EDC) identifies an SPRR3 repeat number variant as a risk factor for eczema. J Invest Dermatol 2011;131:1644–9.
34. De Benedetto A, Slifka MK, Rafaels NM, et al. Reductions in claudin-1 may enhance susceptibility to herpes simplex virus 1 infections in atopic dermatitis. J Allergy Clin Immunol 2011;128:242–6.e5.
35. Gruber R, Elias PM, Crumrine D, et al. Filaggrin genotype in ichthyosis vulgaris predicts abnormalities in epidermal structure and function. Am J Pathol 2011;178:2252–63.
36. Elias PM, Wakefield JS. Mechanisms of abnormal lamellar body secretion and the dysfunctional skin barrier in patients with atopic dermatitis. J Allergy Clin Immunol 2014;134:781–91.e1.
37. Scharschmidt TC, Man MQ, Hatano Y, et al. Filaggrin deficiency confers a paracellular barrier abnormality that reduces inflammatory thresholds to irritants and haptens. J Allergy Clin Immunol 2009;124:496–506, 506.e1–6.
38. Chan A, Mauro T. Acidification in the epidermis and the role of secretory phospholipases. Dermatoendocrinol 2011;3:84–90.
39. Hachem JP, Crumrine D, Fluhr J, et al. pH directly regulates epidermal permeability barrier homeostasis, and stratum corneum integrity/cohesion. J Invest Dermatol 2003;121:345–53.
40. Hatano Y, Terashi H, Arakawa S, Katagiri K. Interleukin-4 suppresses the enhancement of ceramide synthesis and cutaneous permeability barrier functions induced by tumor necrosis factor-alpha and interferon-gamma in human epidermis. J Invest Dermatol 2005;124:786–92.
41. Walley AJ, Chavanas S, Moffatt MF, et al. Gene polymorphism in Netherton and common atopic disease. Nat Genet 2001;29:175–8.
42. Hachem JP, Houben E, Crumrine D, et al. Serine protease signaling of epidermal permeability barrier homeostasis. J Invest Dermatol 2006;126:2074–86.
43. Bonnart C, Deraison C, Lacroix M, et al. Elastase 2 is expressed in human and mouse epidermis and impairs skin barrier function in Netherton syndrome through filaggrin and lipid misprocessing. J Clin Invest 2010;120:871–82.
44. Hirasawa Y, Takai T, Nakamura T, et al. Staphylococcus aureus extracellular protease causes epidermal barrier dysfunction. J Invest Dermatol 2010;130:614–17.
45. Lee SE, Jeong SK, Lee SH. Protease and protease-activated receptor-2 signaling in the pathogenesis of atopic dermatitis. Yonsei Med J 2010;51:808–22.
46. Eyerich K, Novak N. Immunology of atopic eczema: overcoming the Th1/Th2 paradigm. Allergy 2013;68:974–82.
47. De Benedetto A, Kubo A, Beck LA. Skin barrier disruption: a requirement for allergen sensitization? J Invest Dermatol 2012;132:949–63.
48. Kubo A, Nagao K, Amagai M. Epidermal barrier dysfunction and cutaneous sensitization in atopic diseases. J Clin Invest 2012;122:440–7.
49. Howell MD, Fairchild HR, Kim BE, et al. Th2 cytokines act on S100/A11 to downregulate keratinocyte differentiation. J Invest Dermatol 2008;128:2248–58.
50. Howell MD, Kim BE, Gao P, et al. Cytokine modulation of atopic dermatitis filaggrin skin expression. J Allergy Clin Immunol 2007;120:150–5.
51. Sehra S, Yao Y, Howell MD, et al. IL-4 regulates skin homeostasis and the predisposition toward allergic skin inflammation. J Immunol 2010;184:3186–90.
52. Yoo J, Omori M, Gyarmati D, et al. Spontaneous atopic dermatitis in mice expressing an inducible thymic stromal lymphopoietin transgene specifically in the skin. J Exp Med 2005;202:541–9.
53. Soumelis V, Reche PA, Kanzler H, et al. Human epithelial cells trigger dendritic cell mediated allergic inflammation by producing TSLP. Nat Immunol 2002;3:673–80.
54. Liu YJ. Thymic stromal lymphopoietin: master switch for allergic inflammation. J Exp Med 2006;203:269–73.
55. Oyoshi MK, Larson RP, Ziegler SF, Geha RS. Mechanical injury polarizes skin dendritic cells to elicit a T(H)2 response by inducing cutaneous thymic stromal lymphopoietin expression. J Allergy Clin Immunol 2010;126:976–84, 984.e1–5.
56. Ziegler SF, Artis D. Sensing the outside world: TSLP regulates barrier immunity. Nat Immunol 2010;11:289–93.
57. Chen L, Lin SX, Overbergh L, et al. The disease progression in the keratin 14 IL-4-transgenic mouse model of atopic dermatitis parallels the up-regulation of B cell activation molecules, proliferation and surface and serum IgE. Clin Exp Immunol 2005;142:21–30.
58. Lee GR, Flavell RA. Transgenic mice which overproduce Th2 cytokines develop spontaneous atopic dermatitis and asthma. Int Immunol 2004;16:1155–60.
59. Chan LS, Robinson N, Xu L. Expression of interleukin-4 in the epidermis of transgenic mice results in a pruritic inflammatory skin disease: an experimental animal model to study atopic dermatitis. J Invest Dermatol 2001;117:977–83.
60. Shimoda K, van Deursen J, Sangster MY, et al. Lack of IL-4-induced Th2 response and IgE class switching in mice with disrupted Stat6 gene. Nature 1996;380:630–3.
61. Beck LA, Thaçi D, Hamilton JD, et al. Dupilumab treatment in adults with moderate-to-severe atopic dermatitis. N Engl J Med 2014;371:130–9.
62. Korn T, Bettelli E, Oukka M, Kuchroo VK. IL-17 and Th17 Cells. Annu Rev Immunol 2009;27:485–517.
63. Di Cesare A, Di Meglio P, Nestle F. A role for Th17 cells in the immunopathogenesis of atopic dermatitis? J Invest Dermatol 2008;128:2569–71.
64. Esaki H, Brunner PM, Renert-Yuval Y, et al. Early-onset pediatric atopic dermatitis is Th2 but also Th17 polarized in skin. J Allergy Clin Immunol 2016;138:1639–51.
65. Sonkoly E, Muller A, Lauerma AI, et al. IL-31: a new link between T cells and pruritus in atopic skin inflammation. J Allergy Clin Immunol 2006;117:411–17.
66. Neis MM, Peters B, Dreuw A, et al. Enhanced expression levels of IL-31 correlate with IL-4 and IL-13 in atopic and allergic contact dermatitis. J Allergy Clin Immunol 2006;118:930–7.
67. Dillon SR, Sprecher C, Hammond A, et al. Interleukin 31, a cytokine produced by activated T cells, induces dermatitis in mice. Nat Immunol 2004;5:752–60.
68. Ruzicka T, Hanifin JM, Furue M, et al. XCIMA Study Group. Anti-interleukin-31 receptor a antibody for atopic dermatitis. N Engl J Med 2017;376:826–35.
69. Du HY, Fu HY, Li DN, et al. The expression and regulation of interleukin-33 in human epidermal keratinocytes: a new mediator of atopic dermatitis and its possible signaling pathway. J Interferon Cytokine Res 2016;36:552–62.
70. Artis D, Spits H. The biology of innate lymphoid cells. Nature 2015;517:293–301.
71. Kim BS, Wang K, Siracusa MC, et al. Basophils promote innate lymphoid cell responses in inflamed skin. J Immunol 2014;193:3717–25.
72. Salimi M, Barlow JL, Saunders SP, et al. A role for IL-25 and IL-33-driven type-2 innate lymphoid cells in atopic dermatitis. J Exp Med 2013;210:2939–50.
73. Heath WR, Carbone FR. The skin-resident and migratory immune system in steady state and memory: innate lymphocytes, dendritic cells and T cells. Nat Immunol 2013;14:978–85.
74. Cookson W. The immunogenetics of asthma and eczema: a new focus on the epithelium. Nat Rev Immunol 2004;4:978–88.
75. Kong HH, Oh J, Deming C, et al. Temporal shifts in the skin microbiome associated with disease flares and treatment in children with atopic dermatitis. Genome Res 2012;22:850–9.
76. Alomar A. Can microbial superantigens influence atopic dermatitis flares? Chem Immunol Allergy 2012;96:73–6.
77. Nakamura Y, Oscherwitz J, Cease KB, et al. Staphylococcus delta-toxin induces allergic skin disease by activating mast cells. Nature 2013;503:397–401.
78. Brauweiler AM, Bin L, Kim BE, et al. Filaggrin-dependent secretion of sphingomyelinase protects against staphylococcal alpha-toxin-induced keratinocyte death. J Allergy Clin Immunol 2013;131:421–7.e1–2.
78a. Nakatsuji T, Chen TH, Narala S, et al. Antimicrobials from human skin commensal bacteria protect against *Staphlococcus aureus* and are deficient in atopic dermatitis. Sci Transl Med 2017;9:eaah4680.
79. Eller E, Kjaer HF, Høst A, et al. Development of atopic dermatitis in the DARC birth cohort. Pediatr Allergy Immunol 2010;21:307–14.
80. Beattie PE, Lewis-Jones MS. A comparative study of impairment of quality of life in children with skin disease and children with other chronic childhood diseases. Br J Dermatol 2006;155:145–51.
81. Bayrou O, Pecquet C, Flahault A, et al. Head and neck atopic dermatitis and malassezia-furfur-specific IgE antibodies. Dermatology 2005;211:107–13.
82. Carson CG, Rasmussen MA, Thyssen JP, et al. Clinical presentation of atopic dermatitis by filaggrin gene mutation status during the first 7 years of life in a prospective cohort study. PLoS ONE 2012;7:e48678.
83. Wollenberg A, Wetzel S, Burgdorf WH, Haas J. Viral infections in atopic dermatitis: pathogenic aspects and clinical management. J Allergy Clin Immunol 2003;112:667–74.
84. Bair B, Dodd J, Heidelberg K, Krach K. Cataracts in atopic dermatitis: a case presentation and review of the literature. Arch Dermatol 2011;147:585–8.
85. Diepgen TL, Sauerbrei W, Fartasch M. Development and validation of diagnostic scores for atopic dermatitis incorporating criteria of data quality and practical usefulness. J Clin Epidemiol 1996;49:1031–8.
86. Ricci G, Dondi A, Patrizi A. Useful tools for the management of atopic dermatitis. Am J Clin Dermatol 2009;10:287–300.
87. Eichenfield LF, Tom WL, Berger TG, et al. Guidelines of care for the management of atopic dermatitis: section 2. Management and treatment of atopic dermatitis with topical therapies. J Am Acad Dermatol 2014;71:116–32.
88. Smith SD, Hong E, Fearns S, et al. Corticosteroid phobia and other confounders in the treatment of childhood atopic dermatitis explored using parent focus groups. Australas J Dermatol 2010;51:168–74.
89. Sidbury R, Tom WL, Bergman JN, et al. Guidelines of care for the management of atopic dermatitis: Section 4. Prevention of disease flares and use of adjunctive therapies and approaches. J Am Acad Dermatol 2014;71:1218–33.
90. Armstrong AW, Kim RH, Idriss NZ, et al. Online video improves clinical outcomes in adults with atopic dermatitis: a randomized controlled trial. J Am Acad Dermatol 2011;64:502–7.
91. Ntuen E, Taylor SL, Kinney M, et al. Physicians' perceptions of an eczema action plan for atopic dermatitis. J Dermatolog Treat 2010;21:28–33.
92. Chida Y, Steptoe A, Hirakawa N, et al. The effects of psychological intervention on atopic dermatitis. A systematic review and meta-analysis. Int Arch Allergy Immunol 2007;144:1–9.
93. Gutman AB, Kligman AM, Sciacca J, James WD. Soak and smear: a standard technique revisited. Arch Dermatol 2005;141:1556–9.
94. Darsow U, Wollenberg A, Simon D, et al. ETFAD/EADV eczema task force 2009 position paper on diagnosis and treatment of atopic dermatitis. J Eur Acad Dermatol Venereol 2010;24:317–28.
95. Chiang C, Eichenfield LF. Quantitative assessment of combination bathing and moisturizing regimens on skin hydration in atopic dermatitis. Pediatr Dermatol 2009;26:273–8.
96. Shams K, Grindlay DJ, Williams HC. What's new in atopic eczema? An analysis of systematic reviews published in 2009-2010. Clin Exp Dermatol 2011;36:573–7, quiz 577–8.
97. McAleer MA, Flohr C, Irvine AD. Management of difficult and severe eczema in childhood. BMJ 2012;345:e4770.
98. van Zuuren E, Fedorowicz Z, Christensen R, et al. Emollients and moisturisers for eczema. Cochrane Database Syst Rev 2017;(2):CD012119.
99. Krakowski AC, Eichenfield LF, Dohil MA. Management of atopic dermatitis in the pediatric population. Pediatrics 2008;122:812–24.
100. Miller DW, Koch SB, Yentzer BA, et al. An over-the-counter moisturizer is as clinically effective as, and more cost-effective than, prescription barrier creams in the treatment of children with mild-to-moderate atopic dermatitis: a randomized, controlled trial. J Drugs Dermatol 2011;10:531–7.
101. Hoare C, Li Wan Po A, Williams H. Systematic review of treatments for atopic eczema. Health Technol Assess 2000;4:1–191.
102. Schmitt J, von Kobyletzki L, Svensson A, Apfelbacher C. Efficacy and tolerability of proactive treatment with topical corticosteroids and calcineurin inhibitors for atopic eczema: systematic review and meta-analysis of randomized controlled trials. Br J Dermatol 2011;164:415–28.
103. Hanifin J, Gupta AK, Rajagopalan R. Intermittent dosing of fluticasone propionate cream for reducing the risk of relapse in atopic dermatitis patients. Br J Dermatol 2002;147:528–37.

104. Glazenburg EJ, Wolkerstorfer A, Gerretsen AL, et al. Efficacy and safety of fluticasone propionate 0.005% ointment in the long-term maintenance treatment of children with atopic dermatitis: differences between boys and girls? Pediatr Allergy Immunol 2009;20:59–66.
105. Callen J, Chamlin S, Eichenfield LF, et al. A systematic review of the safety of topical therapies for atopic dermatitis. Br J Dermatol 2007;156:203–21.
106. Charman CR, Morris AD, Williams HC. Topical corticosteroid phobia in patients with atopic eczema. Br J Dermatol 2000;142:931–6.
107. Beattie PE, Lewis-Jones MS. Parental knowledge of topical therapies in the treatment of childhood atopic dermatitis. Clin Exp Dermatol 2003;28:549–53.
108. Cork MJ, Britton J, Butler L, et al. Comparison of parent knowledge, therapy utilization and severity of atopic eczema before and after explanation and demonstration of topical therapies by a specialist dermatology nurse. Br J Dermatol 2003;149:582–9.
109. Breuer K, Werfel T, Kapp A. Safety and efficacy of topical calcineurin inhibitors in the treatment of childhood atopic dermatitis. Am J Clin Dermatol 2005;6:65–77.
110. Luger T, Boguniewicz M, Carr W, et al. Pimecrolimus in atopic dermatitis: consensus on safety and the need to allow use in infants. Pediatr Allergy Immunol 2015;26:306–15.
111. Paller AS, Eichenfield LF, Kirsner RS, et al. Three times weekly tacrolimus ointment reduces relapse in stabilized atopic dermatitis: a new paradigm for use. Pediatrics 2008;122:e1210–18.
112. Tennis P, Gelfand JM, Rothman KJ. Evaluation of cancer risk related to atopic dermatitis and use of topical calcineurin inhibitors. Br J Dermatol 2011;165:465–73.
113. Paller AS, Tom WL, Lebwohl MG, et al. Efficacy and safety of crisaborole ointment, a novel, nonsteroidal phosphodiesterase 4 (PDE4) inhibitor for the topical treatment of atopic dermatitis (AD) in children and adults. J Am Acad Dermatol 2016;75:494–503.e4.
114. González-López G, Ceballos-Rodríguez RM, González-López JJ, et al. Efficacy and safety of wet wrap therapy for patients with atopic dermatitis: a systematic review and meta-analysis. Br J Dermatol 2016 Nov 8. doi: 10.1111/bjd.15165. [Epub ahead of print]
115. Sidbury R, Davis DM, Cohen DE, et al. Guidelines of care for the management of atopic dermatitis: section 3. Management and treatment with phototherapy and systemic agents. J Am Acad Dermatol 2014;71:327–49.
116. Garritsen FM, Brouwer MW, Limpens J, Spuls PI. Photo(chemo)therapy in the management of atopic dermatitis: an updated systematic review with implications for practice and research. Br J Dermatol 2014;170:501–13.
117. Tzaneva S, Seeber A, Schwaiger M, et al. High-dose versus medium-dose UVA1 phototherapy for patients with severe, generalized atopic dermatitis. J Am Acad Dermatol 2001;45:503–7.
118. Simpson EL, Bieber T, Guttman-Yassky E, et al. Two phase 3 trials of dupilumab versus placebo in atopic dermatitis. N Engl J Med 2016;375:2335–48.
119. Schmitt J, Schäkel K, Schmitt N, Meurer M. Systemic treatment of severe atopic eczema: a systematic review. Acta Derm Venereol 2007;87:100–11.
120. Meggitt SJ, Gray JC, Reynolds NJ. Azathioprine dosed by thiopurine methyltransferase activity for moderate-to-severe atopic eczema: a double-blind, randomised controlled trial. Lancet 2006;367: 839–46.
121. Berth-Jones J, Takwale A, Tan E, et al. Azathioprine in severe adult atopic dermatitis: a double-blind, placebo-controlled, crossover trial. Br J Dermatol 2002;147:324–30.
122. Waxweiler WT, Agans R, Morrell DS. Systemic treatment of pediatric atopic dermatitis with azathioprine and mycophenolate mofetil. Pediatr Dermatol 2011;28:689–94.
123. Bateman EA, Ardern-Jones M, Ogg GS. Dose-related reduction in allergen-specific T cells associates with clinical response of atopic dermatitis to methotrexate. Br J Dermatol 2007;156:1376–7.
124. Weatherhead SC, Wahie S, Reynolds NJ, Meggitt SJ. An open-label, dose-ranging study of methotrexate for moderate-to-severe adult atopic eczema. Br J Dermatol 2007;156:346–51.
125. Lyakhovitsky A, Barzilai A, Heyman R, et al. Low-dose methotrexate treatment for moderate-to-severe atopic dermatitis in adults. J Eur Acad Dermatol Venereol 2010;24:43–9.
126. Haeck IM, Knol MJ, Ten Berge O, et al. Enteric-coated mycophenolate sodium versus cyclosporin A as long-term treatment in adult patients with severe atopic dermatitis: a randomized controlled trial. J Am Acad Dermatol 2011;64:1074–84.
127. Schmitt J, Schäkel K, Fölster-Holst R, et al. Prednisolone vs. ciclosporin for severe adult eczema. An investigator-initiated double-blind placebo-controlled multicentre trial. Br J Dermatol 2010;162:661–8.
128. Huang JT, Abrams M, Tlougan B, et al. Treatment of Staphylococcus aureus colonization in atopic dermatitis decreases disease severity. Pediatrics 2009;123:e808–14.
129. Diepgen TL, Early Treatment of the Atopic Child Study Group. Long-term treatment with cetirizine of infants with atopic dermatitis: a multi-country, double-blind, randomized, placebo-controlled trial (the ETAC trial) over 18 months. Pediatr Allergy Immunol 2002;13:278–86.
130. Heil PM, Maurer D, Klein B, et al. Omalizumab therapy in atopic dermatitis: depletion of IgE does not improve the clinical course – a randomized, placebo-controlled and double blind pilot study. J Dtsch Dermatol Ges 2010;8:990–8.
131. Compalati E, Rogkakou A, Passalacqua G, Canonica GW. Evidences of efficacy of allergen immunotherapy in atopic dermatitis: an updated review. Curr Opin Allergy Clin Immunol 2012;12:427–33.
132. Bae JM, Choi YY, Park CO, et al. Efficacy of allergen-specific immunotherapy for atopic dermatitis: a systematic review and meta-analysis of randomized controlled trials. J Allergy Clin Immunol 2013;132:110–17.
133. Williams HC. Evening primrose oil for atopic dermatitis. BMJ 2003;327:1358–9.
134. van der Schaft J, Ariens LF, Bruijnzeel-Koomen CA, de Bruin-Weller MS. Serum vitamin D status in adult patients with atopic dermatitis: Recommendations for daily practice. J Am Acad Dermatol 2016;75:1257–9.
135. Togias A, Cooper SF, Acebal ML, et al. Addendum guidelines for the prevention of peanut allergy in the United States: Report of the National Institute of Allergy and Infectious Diseases-sponsored expert panel. J Allergy Clin Immunol 2017;139:29–44.
136. Eigenmann PA, Sicherer SH, Borkowski TA, et al. Prevalence of IgE-mediated food allergy among children with atopic dermatitis. Pediatrics 1998;101: E8.
137. Boyce JA, Assa'ad A, Burks AW, et al. Guidelines for the Diagnosis and Management of Food Allergy in the United States: Summary of the NIAID-Sponsored Expert Panel Report. J Allergy Clin Immunol 2010;126:1105–18.
138. Tan HY, Zhang AL, Chen D, et al. Chinese herbal medicine for atopic dermatitis: a systematic review. J Am Acad Dermatol 2013;69:295–304.
139. Sampson HA, Albergo R. Comparison of results of skin tests, RAST, and double-blind, placebo-controlled food challenges in children with atopic dermatitis. J Allergy Clin Immunol 1984;74:26–33.
140. Bath-Hextall F, Delamere FM, Williams HC. Dietary exclusions for established atopic eczema. Cochrane Database Syst Rev 2008;(1):CD005203.
141. Schäfer T, Heinrich J, Wjst M, et al. Association between severity of atopic eczema and degree of sensitization to aeroallergens in schoolchildren. J Allergy Clin Immunol 1999;104:1280–4.
142. Fonacier LS, Aquino MR. The role of contact allergy in atopic dermatitis. Immunol Allergy Clin North Am 2010;30:337–50.
143. Giordano-Labadie F, Rancé F, Pellegrin F, et al. Frequency of contact allergy in children with atopic dermatitis: results of a prospective study of 137 cases. Contact Dermatitis 1999;40:192–5.
144. Jacob SE, McGowan M, Silverberg NB, et al. Pediatric contact dermatitis registry data on contact allergy in children with atopic dermatitis. JAMA Dermatol 2017;153:765–70.
145. Gu S, Yang AW, Xue CC, et al. Chinese herbal medicine for atopic eczema. Cochrane Database Syst Rev 2013;(9):CD008642.
146. Ramsay HM, Goddard W, Gill S, Moss C. Herbal creams used for atopic eczema in Birmingham, UK illegally contain potent corticosteroids. Arch Dis Child 2003;88:1056–7.
147. Ernst E. Homeopathy for eczema: a systematic review of controlled clinical trials. Br J Dermatol 2012;166:1170–2.
148. Kramer MS, Kakuma R. Maternal dietary antigen avoidance during pregnancy or lactation, or both, for preventing or treating atopic disease in the child. Cochrane Database Syst Rev 2012;(9):CD000133.
149. Blomberg M, Rifas-Shiman SL, Camargo CA Jr, et al. Low maternal prenatal 25-hydroxy vitamin D blood levels are associated with childhood atopic dermatitis. J Invest Dermatol 2017;137:1380–4.
150. Greer FR, Sicherer SH, Burks AW, et al. American Academy of Pediatrics Committee on Nutrition, American Academy of Pediatrics Section on Allergy and Immunology. Effects of early nutritional interventions on the development of atopic disease in infants and children: the role of maternal dietary restriction, breastfeeding, timing of introduction of complementary foods, and hydrolyzed formulas. Pediatrics 2008;121:183–91.
151. von Berg A, Koletzko S, Grubl A, et al. The effect of hydrolyzed cow's milk formula for allergy prevention in the first year of life: the German Infant Nutritional Intervention Study, a randomized double-blind trial. J Allergy Clin Immunol 2003;111:533–40.
152. Kramer MS, Kakuma R. Optimal duration of exclusive breastfeeding. Cochrane Database Syst Rev 2012;(8):CD003517.
153. Osborn DA, Sinn JK. Probiotics in infants for prevention of allergic disease and food hypersensitivity. Cochrane Database Syst Rev 2007;(4):CD006475.
154. Boyle RJ, Bath-Hextall FJ, Leonardi-Bee J, et al. Probiotics for the treatment of eczema: a systematic review. Clin Exp Allergy 2009;39:1117–27.
155. Flohr C, England K, Radulovic S, et al. Filaggrin loss-of-function mutations are associated with early-onset eczema, eczema severity and transepidermal water loss at 3 months of age. Br J Dermatol 2010;163:1333–6.
156. Horimukai K, Morita K, Narita M, et al. Application of moisturizer to neonates prevents development of atopic dermatitis. J Allergy Clin Immunol 2014;134:824–30, e6.
157. Simpson EL, Chalmers JR, Hanifin JM, et al. Emollient enhancement of the skin barrier from birth offers effective atopic dermatitis prevention. J Allergy Clin Immunol 2014;134:818–23.

# 第 13 章 其他湿疹性皮肤病

Norbert Reider，Peter O. Fritsch

除了典型的接触性皮炎及特应性皮炎，还有一组不同类型的炎症性皮肤病，它们有湿疹的主要特征，但还有其他的特征性临床表现。这类疾病的发病机制通常所知较少，但多数有独特的病因学特点。

## 脂溢性皮炎

**要点**

- 分婴儿型与成人型。
- 皮损好发于头皮、耳部、面部、胸中部及间擦部位。
- 病因与皮脂腺活跃、皮脂成分异常及酵母菌糠秕马拉色菌（卵圆形糠秕孢子菌）有关。
- 可以是 HIV 感染的一个皮肤表现。

### 引言

脂溢性皮炎（seborrheic dermatitis）是一种常见的轻度慢性湿疹，典型皮损分布于皮脂分泌旺盛的部位及大量皱褶部位。虽然它的发病机制并不完全清楚，但与皮脂过多及共生的酵母菌糠秕马拉色菌（*Malassezia*）有关。

### 历史

Uana[1] 首次描述了脂溢性皮炎，他认为糠秕马拉色菌（卵圆形糠秕孢子菌）是一个可疑的致病因素。脂溢性皮炎在疾病分类学中的位置已争论了数十年，争论焦点在于是否存在皮脂腺的功能异常以及脂溢性皮炎皮屑中出现的大量糠秕马拉色菌。1984 年发现系统用酮康唑可以抑制脂溢性皮炎[2]。其后又有大量的研究支持这一结果[3]，而且研究显示脂溢性皮炎的活动度与糠秕马拉色菌密切相关。现在，包括糠秕马拉色菌在内的几种马拉色菌在脂溢性皮炎发病中起到直接作用这一观点已经得到普遍肯定（见表 77.3）[4]。

### 流行病学

婴儿型和成人型脂溢性皮炎是有区别的，前者为自限性，主要发生于 3 个月以内的婴儿，而后者为慢性，在 40 ~ 60 岁间最为常见。脂溢性皮炎的患病率估计为 5%，但它在一生中的发病率要更高。男性比女性更易患本病。未发现脂溢性皮炎有遗传易感性及垂直传播。泛发、对治疗抵抗的脂溢性皮炎是 HIV 感染的一个重要皮肤表现。在帕金森病、脑血管意外和情绪障碍患者中也更常见[5]。

### 发病机制

#### 马拉色菌

马拉色菌属由亲脂性酵母组成，是皮肤的正常常驻菌群的一部分[6-7]。关于哪种马拉色菌占优势的研究显示出不同的结果[8-9]。糠秕马拉色菌可以作为一种条件致病菌（如接受静脉脂肪乳的新生儿出现真菌血症）或引起或加重一些皮肤病，如花斑糠疹、糠秕孢子菌性毛囊炎、脂溢性皮炎及特应性皮炎。

#### 马拉色菌及脂溢性皮炎

脂溢性皮炎皮损，包括婴儿脂溢性皮炎中可常规分离出糠秕马拉色菌及相关菌种（而青春期前健康的儿童没有明显的糠秕孢子菌定植）。在新生儿期，糠秕马拉色菌与增大的皮脂腺同时出现。酵母菌数量与脂溢性皮炎严重度之间没有一个简单的配比关系，未受累皮肤也可以携带与脂溢性皮炎皮损处类似的微生物。糠秕马拉色菌是头皮上占优势的常驻菌群，但即便在头皮脂溢性皮炎皮损处，酵母菌数量也仅是正常人皮肤的两倍[6]。与此类似的是，严重免疫缺陷的 HIV 感染患者出现脂溢性皮炎时，其微生物携带量并不比没有脂溢性皮炎的 HIV 感染患者多[10]。然而，毫无疑问，酵母菌数量的下降与抗真菌药物的治疗平行，而且随着脂溢性皮炎的复发数量会再次增多。

#### 活跃的皮脂腺与脂溢性皮炎

脂溢性皮炎主要出现于皮脂腺活跃的区域，通常与皮脂产生过多有关，这可以促进马拉色菌的生长。婴儿出生后几周内会有皮脂产生。脂溢性皮炎在青春期前不会发病。这说明雄激素对皮脂腺的激活作用。然而脂溢性皮炎患者也可以为正常的皮脂产生量，而很多皮脂过多的人却不患脂溢性皮炎。因此，皮脂产量本身似乎不是决定性的风险因素。

有人提出皮肤表面脂质的组成是一个相关因素[11]。与正常对照相比，脂溢性皮炎患者皮脂中三酰甘油及胆固醇增高，但角鲨烯与游离脂肪酸明显下降。游离脂肪酸（已知有抗微生物的作用）是通过细菌脂酶分解三酰甘油生成，细菌脂酶是由分解脂肪的痤疮丙酸杆菌（棒状杆菌）产生。研究发现皮肤正常菌群之一——痤疮丙酸杆菌——在脂溢性皮炎中显著减少[12]。因此脂溢性皮炎可能与菌群失调有关。

### 脂溢性皮炎中对糠秕马拉色菌的免疫反应

针对糠秕马拉色菌免疫反应的致病作用已提出了多年但却从未得到证实，尤其是考虑到脂溢性皮炎在HIV感染中的重要性[13]。另外，细胞免疫研究却得出相反的结论[6-7]。脂溢性皮炎中见到的炎症可能是由糠秕马拉色菌产生的毒性代谢产物、脂酶及活性氧引起的刺激反应[6, 13-14]。

## 临床特征

脂溢性皮炎的临床特点包括：

- 境界清楚的斑片或薄的斑块，从粉黄色、暗红色到红棕色，有糠样或薄片状油腻鳞屑。水疱及结痂少见，多数是刺激所致。
- 好发于皮脂腺丰富的区域，如头皮、面部、耳部、胸前区，其次为间擦部位。
- 病情较轻，有轻度到中度不适。

脂溢性皮炎常局限于伸侧，也可见泛发型甚至是红皮病型脂溢性皮炎，但很少见。

### 婴儿脂溢性皮炎

这一型脂溢性皮炎通常在生后1周左右出现，可能持续几个月。最初可见轻度油腻性鳞屑附着于头顶及前囟区，之后皮损可以扩展至整个头皮，炎症及渗出最终可发展为覆盖整个头皮的黏着鳞屑性及结痂性斑块（“摇篮帽”；图13.1A）。发生在腋窝、腹股沟处、颈部和耳后皱褶的皮损呈急性炎症性，有渗出，境界清楚，周边可见卫星病灶（图13.1B）。可能出现念珠菌的重叠感染，或偶尔会发生细菌感染（如A组链球菌）。面部、躯干及四肢近端可以出现泛发性鳞屑型丘疹，常表现为银屑病样外观，它与旺盛或过度感染的脂溢性皮炎相关，尤其是尿布区的皮损。

### 成人脂溢性皮炎

成人脂溢性皮炎好发于头皮及面部，面部皮损表现较轻微。病变发生在上胸部中央和间擦部位较为少见。偶有红皮病性脂溢性皮炎的报道。

头部单纯糠疹（头皮屑）是一种头皮及面部终毛覆盖区（胡须区域）、弥漫的轻到中度细小的白色或油腻性鳞屑，没有明显的红斑或刺激反应。鳞屑在暗色

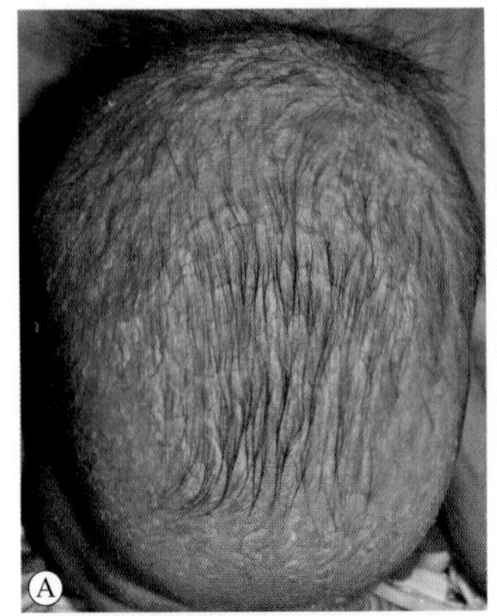


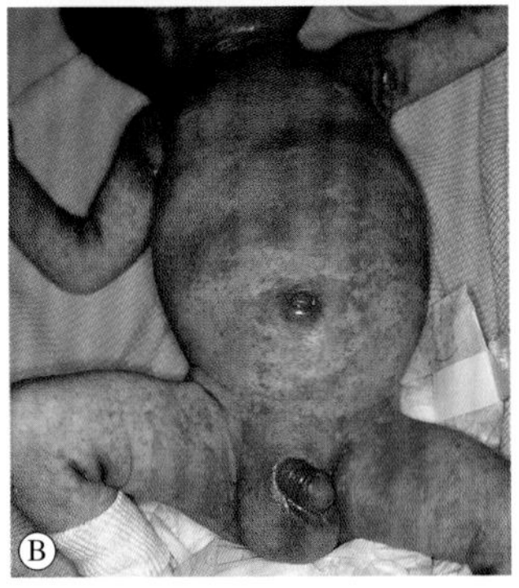


**图13.1 婴儿脂溢性皮炎。** A. 头皮被厚的黏着性黄色鳞屑覆盖伴轻度炎症，通常被称为“摇篮帽”。B. 颈部、腋窝、腹股沟及阴茎、脐部可见发亮的红色斑块。注意躯干及四肢的播散性皮损（A，Courtesy，Antonio Torello，MD；B，Courtesy，Robert Hartman，MD.）

衣服的衣领处可见聚积。这一常见的症状可能是头皮脂溢性皮炎的最轻型。

头皮脂溢性皮炎除头皮屑外，还有炎症及瘙痒。头顶及顶叶区最常受累，表现为较弥漫的皮损，这与银屑病彼此分开的斑块性皮损不同。在前额，红斑及鳞屑常与未受累的皮肤分界清楚，皮损边界一般在发际处或稍超出发际。瘙痒一般为中度，也可以比较强烈，尤其在伴发早期男性型脱发的患者。由于搔抓或摩擦，毛囊炎、疖及睑板腺炎也是常见的合并症。

面部脂溢性皮炎的皮损常明显对称，累及前额、眉毛中间部位、上眼睑、鼻唇沟及鼻侧部、耳后区，有时会累及枕部和颈部（图13.2）。皮损为黄红色，有典型的麸皮状鳞屑。常见非化脓性外耳炎。躯干的皮损常见于胸骨区及间擦部位。胸骨区脂溢性皮炎的皮损可类似花瓣样外观。脂溢性皮炎，像反向银屑病一样，可引起擦烂。

脂溢性皮炎患者的皮肤对刺激敏感，暴露于日光或高温、发热性疾病及过度的局部治疗可能引起皮疹突然加重及播散。脂溢性皮炎皮损受刺激后可以变为鲜红色并出现糜烂。另一种并发症是马拉色菌（糠秕

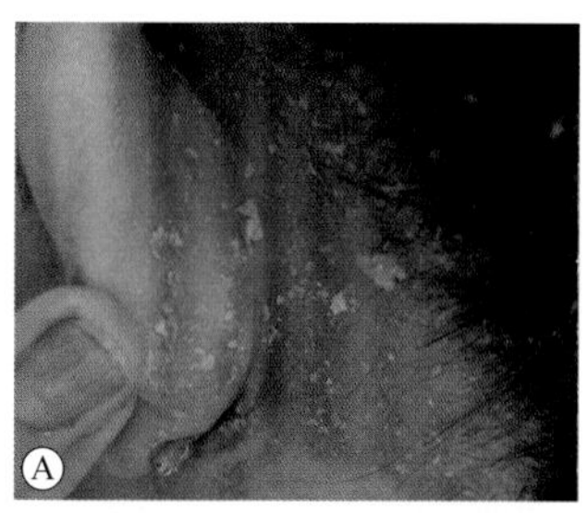


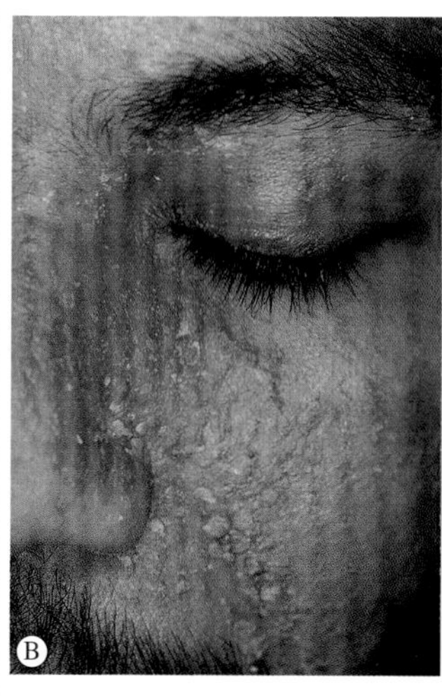


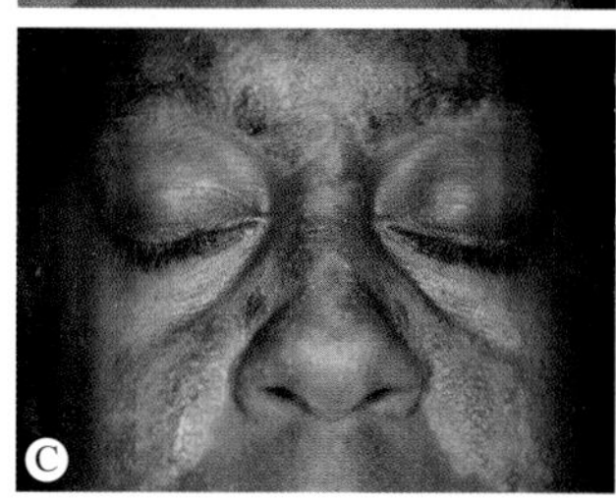


图 13.2 成人面部、耳部及头皮脂溢性皮炎。A. 境界明显粉红色斑块带有片状白色和油腻鳞片，注意耳后沟中的裂缝。B. 境界清楚的粉色-橙色的薄斑块及黄色油腻的鳞屑，鼻唇沟处尤为明显。当出现这种严重程度的皮损时，应考虑 HIV 感染的可能。C. 前额中央对称分布的红色-棕色至紫色斑块，鼻梁和内侧面颊有相关色素脱失边和轮廓边（Courtesy，Jeffrey P Callen，MD.）

孢子菌）性毛囊炎，特点为瘙痒的红斑性毛囊性丘疹，有时为脓疱，典型皮损出现于皮脂腺丰富的部位。

成人脂溢性皮炎的病程为慢性复发性。患者无明显自觉症状，也没有系统表现。出现泛发及严重的脂溢性皮炎应考虑 HIV 感染的可能。在脂溢性皮炎患者中检测艾滋病毒感染情况，2% 发现为阳性，常常发生在疾病的晚期[15]。帕金森病患者常出现脂溢性皮炎及皮脂溢出。但脂溢性皮炎的严重程度与帕金森病的严重程度无关[16]。帕金森病患者面部不活动，可能使皮脂在皮肤上大量聚积，从而引起马拉色菌的增加[16-17]。脂溢性皮炎可能更常见于患有其他引起面部不活动疾病的患者，如脑血管意外。脂溢性皮炎可能随着口服皮质激素的逐渐减量而突然加重。

## 病理学

急性脂溢性皮炎病理表现为表皮海绵水肿，真皮浅表血管周围和毛囊周围淋巴细胞为主的浸润。较陈旧的皮损显示不规则的棘层肥厚及灶状角化不全。后者表现可能与银屑病类似，但没有中性粒细胞胞吐作用、Munro 微脓肿，亦没有融合性的角化不全。

## 鉴别诊断

**婴儿**脂溢性皮炎与**特应性皮炎**的区别在于，前者发病早、分布模式不同，最重要的是没有瘙痒、烦躁和失眠。与特应性皮炎不同，患脂溢性皮炎的婴儿一般饮食不受影响，而且无明显不适。**刺激性尿布皮炎**分布于尿布区，而皱褶部位一般不受累（见下文）。尿布区的**念珠菌病**可能是粪便中的酵母菌定植引起，并且一些婴儿患有脂溢性皮炎并伴有叠加的念珠菌感染。鉴别诊断还包括**链球菌性擦烂**（见图 13.11）。**婴儿银屑病**与银屑病样脂溢性皮炎在临床及组织学上都不易区分。虽然一般认为银屑病样尿布皮炎是银屑病的一个早期表现，但许多银屑病样尿布皮炎患儿随后在其他部位不会发展成银屑病。

需要考虑的罕见疾病有朗格汉斯细胞组织细胞增生症、“营养性皮炎”（例如肠病性肢端皮炎；参见图 51.13）和 Leiner 病。Leiner 病是一种未明确定义的疾病，曾认为是婴儿脂溢性皮炎的最大变异类型，但现在认为是有潜在免疫抑制的红皮病（见第 10 和 60 章）。

当青春期前，特别是黑人儿童存在头皮鳞屑时，应考虑由于毛癣菌引起**头癣**的可能性。在**石棉状糠疹**中，厚厚的石棉状鳞屑黏附在发束上；多达 1/3 患此病的儿童和青少年最终发展成银屑病。

**成人**脂溢性皮炎需与多种疾病鉴别。**头皮**脂溢性皮炎与银屑病的鉴别较困难，这两个病可有一些重叠（“脂溢样银屑病”），然而，银屑病的斑块一般更厚，有银白色鳞屑，散在分布，瘙痒较轻，而且与皮脂溢出无关。另外，身体其他部位可能出现银屑病表现。头皮的干燥鳞屑伴干枯脆弱的头发（与油腻的头发相反）是体质性干燥皮肤（如特应性皮炎）的一个表现，常误认为脂溢性皮炎（并误按此病治疗）。头皮后部的轻度红斑及鳞屑可见于皮肌炎，通常有显著的脱发[18]。

**面部**脂溢性皮炎可以类似于早期酒渣鼻及系统性红斑狼疮的蝶形损害。红斑狼疮很少累及鼻唇沟，并常具有明显的光照部位分布的特点。值得注意的是，脂溢性皮炎及酒渣鼻经常共存。**躯干部**脂溢性皮炎的鉴别诊断包括玫瑰糠疹（皮损形状为椭圆形，有领圈样脱屑，并不好发于胸中部）、浅表发疹性银屑病及亚急性皮肤型红斑狼疮。

**间擦部位**的脂溢性皮炎必须注意与反向银屑病、红癣、间擦性皮炎、念珠菌病及罕见的朗格汉斯细胞组织细胞增生症鉴别（图 13.3）。

## 治疗

### 婴儿脂溢性皮炎

婴儿脂溢性皮炎通常用沐浴和润肤乳就能收到满意效果。皮损泛发及持久的病例需使用酮康唑乳膏（2%）[19]。早期可以短期外用低强度的皮质激素以抑制炎症反应。推荐使用柔和的香波去除头皮鳞屑及结痂。避免刺激是很重要的（如避免使用强的角质松解性香波或用机械的方法去除头皮鳞屑）。

### 成人脂溢性皮炎

治疗主要是外用唑类药物（如酮康唑），可以用香波（头皮）或乳膏（身体）。双盲临床试验显示这样治疗有较高的疗效（75% ～ 90%）[3]。环吡酮胺有抗真菌及抗炎的活性，双盲随机的临床观察显示其作为香

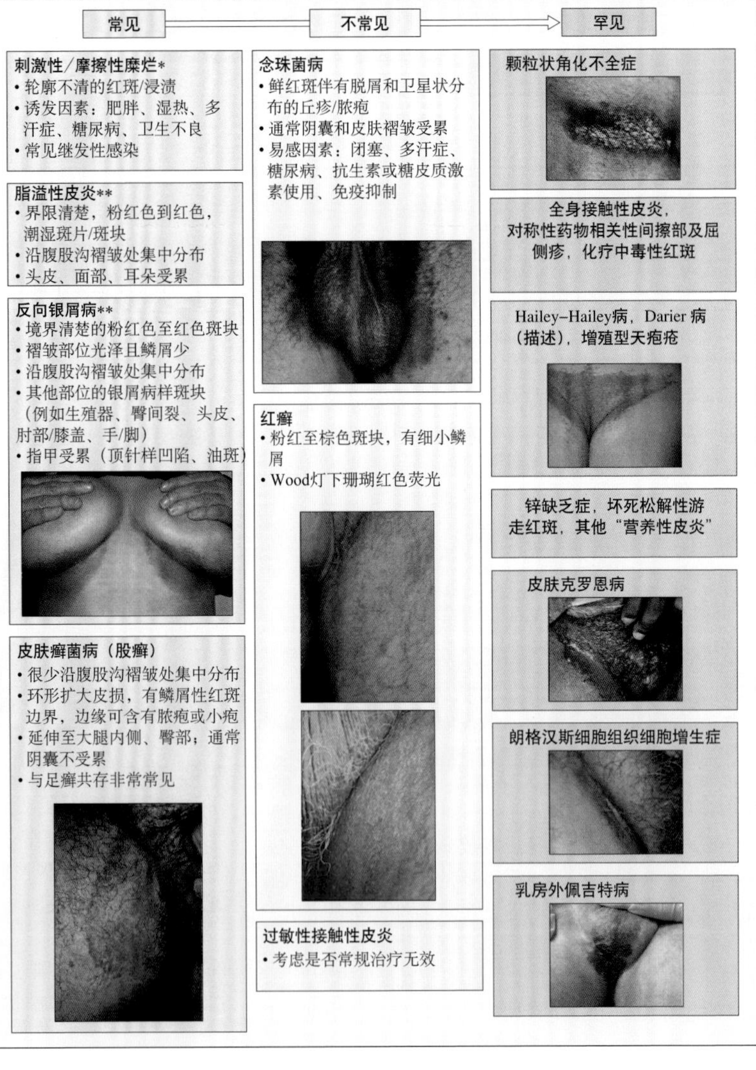

成人间擦部位皮肤病的鉴别诊断
常见
不常见
罕见
刺激性/摩擦性糜烂*
• 轮廓不清的红斑/浸渍
• 诱发因素：肥胖、湿热、多汗症、糖尿病、卫生不良
• 常见继发性感染
脂溢性皮炎**
• 界限清楚，粉红色到红色，潮湿斑片/斑块
• 沿腹股沟褶皱处集中分布
• 头皮、面部、耳朵受累
反向银屑病**
• 境界清楚的粉红色至红色斑块
• 褶皱部位光泽且鳞屑少
• 沿腹股沟褶皱处集中分布
• 其他部位的银屑病样斑块（例如生殖器、臀间裂、头皮、肘部/膝盖、手/脚）
• 指甲受累（顶针样凹陷、油斑）
皮肤癣菌病（股癣）
• 很少沿腹股沟褶皱处集中分布
• 环形扩大皮损，有鳞屑性红斑边界，边缘可含有脓疱或小疱
• 延伸至大腿内侧、臀部；通常阴囊不受累
• 与足癣共存非常常见
念珠菌病
• 鲜红斑伴有脱屑和卫星状分布的丘疹/脓疱
• 通常阴囊和皮肤褶皱受累
• 易感因素：闭塞、多汗症、糖尿病、抗生素或糖皮质激素使用、免疫抑制
红癣
• 粉红至棕色斑块，有细小鳞屑
• Wood灯下珊瑚红色荧光
过敏性接触性皮炎
• 考虑是否常规治疗无效
颗粒状角化不全症
全身接触性皮炎，对称性药物相关性间擦部及屈侧疹，化疗中毒性红斑
Hailey-Hailey病，Darier 病（描述），增殖型天疱疮
锌缺乏症，坏死松解性游走红斑，其他“营养性皮炎”
皮肤克罗恩病
朗格汉斯细胞组织细胞增生症
乳房外佩吉特病


**图 13.3　成人间擦部位皮肤病的鉴别诊断**。个别患者往往有多种疾病叠加。大疱性脓疱疮和链球菌性间擦疹在儿童中比成人更为常见。* 也称为非特异性擦烂性皮炎或间擦疹。** 当脂溢性皮炎和银屑病的特征同时存在称为“脂溢样银屑病”（Insets：Courtesy，Luis Requena，MD；Eugene Mirrer，MD；Louis A Fragola，Jr，MD；David Mehregan，MD；Julie V Schaffer，MD.）

波或乳膏治疗有效。如果不采取维持治疗方案，脂溢性皮炎往往会复发。由于糠秕马拉色菌的增殖速度较慢，因此在复发之前会有两周至数周的间隔。局部治疗的间隔应遵循这一节律。

其他治疗，尤其是在治疗初期，可外用润肤剂及低强度的皮质激素，在最近 Cochrane 系统评价中发现后者与局部外用唑类药物同样有效[20]。二线治疗有吡硫翁锌及硫化硒和焦油香波以及局部钙调磷酸酶抑制剂。

## 乏脂性湿疹

**同义名：** ■ 裂纹性湿疹（eczema craquelé）■ 冬季湿疹（winter eczema）■ 冬季瘙痒（winter itch）■ 干燥性皮炎（desiccation dermatitis）

### 要点

- 皮肤干燥、粗糙、脱屑、炎症性、有表浅的皲裂，类似“干枯的河床”。
- 易累及胫前、侧肋下部及腋后线。
- 与老化、干皮症、相对低的湿度及频繁洗澡有关。

### 引言

干性皮肤（干皮症、缺水状态、皮脂缺乏）可能由外源性及内源性原因导致：气候干燥、室内湿度低、过度暴露于水、肥皂及洗涤剂、消瘦和营养不良、肾功能不全及血液透析，以及遗传性疾病如寻常性鱼鳞病及特应性皮炎等。干皮症最常见的原因是老化。虽该情况罕见，但需特别注意泛发且难于治疗时，乏脂性湿疹（asteatotic eczema）可能与潜在的系统性淋巴瘤有关[21]。

### 历史和流行病学

皮脂缺乏作为“钱币状湿疹”的病因，在 20 世纪 40 年代后期由 Gross 首次提出[22]。干性皮肤可能见于所有 60 岁以上的人群中，但它的严重程度与上述外源性因素密切相关。

### 发病机制

老化皮肤的干皮症不是由于皮脂产量不足，而是由角质层复杂的功能缺陷所致（见第 124 章）[23]。包括细胞间脂质的减少及角质层所有重要脂质的缺乏[24]，酯化脂肪酸与神经酰胺 1 比率的变化[25]，再加上角层细胞桥粒的持续存在[26]、外皮蛋白不成熟的表达和角化包膜的形成[27]，导致角质层细胞滞留和受损屏障功能恢复的障碍[24]。最重要的是，由于“天然保湿因子”（natural moisturizing factor，NMF）合成减少，使角质层的保水能力下降。天然保湿因子包含尿素及丝状聚集蛋白的降解产物[28]。因此，角质层变得干燥，失去柔软性，出现小的皲裂，从而使皮肤表面黯淡、粗糙、脱屑。

轻度干皮症没有症状，较重的干皮症会引发不愉快的感觉，如瘙痒和刺痛。屏障破坏、机械因素（搔抓、摩擦）及使用含刺激或致敏成分的外用制剂和皮肤护理产品等引起促炎症反应细胞因子的释放会使炎症反应增强。

偶尔，裂纹性湿疹会出现在急性水肿时[29]，如充血性心力衰竭或神经性厌食患者的再喂养。一种理论认为这与皮肤的肿胀速度有关。

### 临床特征

干皮症最先出现于胫前，其后可以扩展至大腿、四肢近端及躯干，但不累及面部、颈部、手掌及足底。可以隐匿地发展很多年，而乏脂性湿疹通常为亚急性或急性发病。

干皮症的皮肤表现为干燥、黯淡，有细小糠样鳞屑，当患者脱袜子时，可以见到像粉末状云雾一样的鳞屑。进一步发展，皮肤会出现纵横交叉的浅表皲裂及裂隙（“碎石路”，裂纹性湿疹，“干枯的河床”），皮肤由粉色到淡红色（图 13.4）。皮肤变得粗糙，可出现寻常性鱼鳞病样外观（“假性鱼鳞病”）。再进一步发展成乏脂性湿疹，出现暗红斑及渗出、结痂、大量的表皮剥脱；常见播散性钱币状皮损。除非伴发刺激性或变应性接触性皮炎，否则水疱及苔藓化不常见。偶见裂隙出血。

### 病理学

组织学上，除了致密及轻度不规则的角质层，干皮症的皮肤表现基本正常。乏脂性湿疹还会出现轻度灶状海绵水肿、角化不全及真皮浅层稀疏炎症浸润。

### 鉴别诊断

需要与乏脂性湿疹鉴别的疾病包括淤滞性皮炎、成人特应性皮炎（可能与乏脂性湿疹重叠）、变应性接触性皮炎、钱币状湿疹和疥疮。

### 治疗

通常外用皮质激素软膏数天后乏脂性湿疹即消退。必须注意干皮症的护理以避免复发：规律使用润肤剂，尤其是含凡士林、尿素、神经酰胺或乳酸的制剂；使

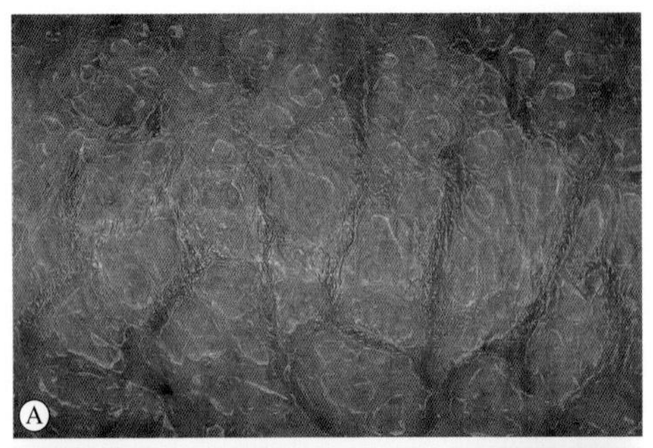

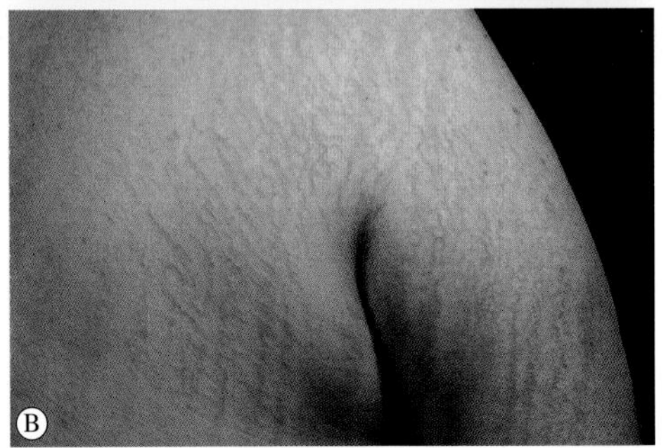

**图 13.4 乏脂性湿疹（裂纹性湿疹）**。A. 下肢远端某些区域可见明显炎症和表现为有附着物白色鳞片（伪鱼鳞病）的干皮症，其上为纵横交叉的浅表皲裂及裂隙，类似干枯的河床。B. 当分布广泛，可有躯干和四肢近端受累。沿着下肢远端和围绕腋后皱褶区域是乏脂性湿疹的常见区域（A，Courtesy，Louis A Fragola，Jr，MD；B，Courtesy，Thomas Schwarz，MD.）

用沐浴油；去除加重皮肤干燥的因素（见上文）。还可使用局部钙调磷酸酶抑制剂。同时伴发的淤滞性皮炎也应治疗（见下文）。

# 播散性湿疹（自身敏感性）

**同义名**：■ 自身敏感性皮炎（autosensitization dermatitis）■ 自体湿疹（autoeczematization）■ 泛发性湿疹（generalized eczema）■ 疹性反应（id reaction）

## 要点

- 在远隔原发皮损的部位发生的继发皮损。
- 对称性分布。
- 常与变应性接触性皮炎和淤滞性皮炎伴发。

## 引言

外源性因素引起的皮炎发生于接触部位。而在未暴露于诱发因素的远隔部位出现湿疹也不少见，这种现象称为继发性播散，已经困扰了皮肤病学家数十年。它最常见于变应性接触性皮炎，尤其是合并淤滞性皮炎时（图 13.7），但也可见于单纯的淤滞性皮炎、其他类型的湿疹，偶见于严重足癣。

播散性湿疹（disseminated eczema）出现于原发皮损之后几天到几周，有明显对称性分布的倾向，易累及体表的同类区域（如手掌和足跖，下肢和上肢的伸侧）。甚至也可以在无“原发的”湿疹时出现，比如钱币状湿疹时（见下文）。泛发性湿疹必须与特应性皮炎鉴别，后者最初即表现为泛发性皮损。

## 历史和发病机制

Whitfield[30] 首次描述了湿疹出现继发播散的现象，但其发病机制至今仍未完全明了。对称性分布的模式可能反映了一种系统性（血源性）播散，而不支持接触性刺激物或变应原在体表的简单扩散。但是目前仍不清楚具体是什么物质通过血流进行了播散。可能是变应原，例如，有研究显示食入变应原如镍，可以在已致敏的个体中引起泛发性湿疹[31-32]。

20 世纪前半段曾有一个广泛接受的发病机制假说，即微生物产物的血源性播散，导致感染远隔部位出现多种皮肤（非感染性）表现，如“结核疹”及“细菌疹”，这一假说也用来解释播散性湿疹。例如，手掌的汗疱疹认为是一种与足癣相关的疹性反应，钱币状湿疹认为是一种由扁桃体局灶感染引起的疹性反应。由于很难将播散性湿疹完全归因于感染，人们又将注意力转移到一种由细胞毒性自身抗体介导、对表皮抗原的“自身敏感”反应。然而，这一假说从未被证实过。

通过动物试验[33]及常规斑贴试验（“皮肤兴奋综合征”“发怒背”）[34-35]，我们逐渐认识到皮肤的炎症过程，无论是变应性、刺激性还是由感染引起，均能降低远隔部位皮肤的刺激阈，从而促进湿疹性反应的发生。显然，在变应性接触性皮炎相关的播散性湿疹中另一个起作用的因素是循环中活化的记忆 T 细胞，包括中毒性常春藤皮炎随着系统皮质类固醇短时间内迅速减少。究竟是哪种因素决定了播散性湿疹的对称性分布仍有待进一步研究。

## 流行病学

据估计，在淤滞性皮炎上发生接触性皮炎的患者中 2/3 或更多会出现播散性湿疹发作。而在其他类型的湿疹或足癣患者中发病率要低得多。

## 临床特征

变应性接触性皮炎出现播散性湿疹时，皮损特点为边界不清或边界较清的湿疹斑片，最常见于四肢（图 13.5A），也可见于面部，较少累及躯干（图 13.5B）。受累区域的面积及数量变化很大；皮损可能由不连续的丘疹组成，常剥脱。脂溢性皮炎或乏脂性湿疹患者出现的播散性湿疹，其易受累部位及形态学有少许不同（见上文）。

## 病理学

播散性湿疹的组织学表现为急性或亚急性皮炎改变（见“淤滞性皮炎”部分）。

## 鉴别诊断

需要与可以出现泛发或播散性皮损的湿疹性疾病相鉴别：包括特应性皮炎、气源性接触性皮炎、纺织品接触性皮炎、光变应性接触性皮炎及湿疹药疹（如钙通道阻滞剂）。其他需要鉴别的有蕈样肉芽肿及 Sézary 综合征。

## 治疗

主要是外用皮质激素及系统应用抗组胺药。可能需要短期系统应用糖皮质激素，但必须进行积极的外用治疗，以防止复发或反弹。

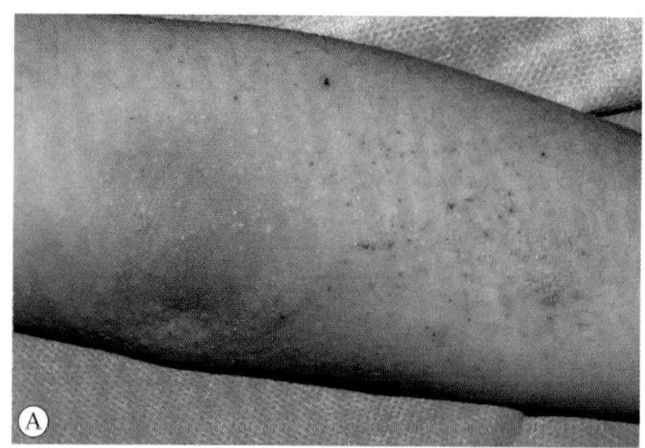

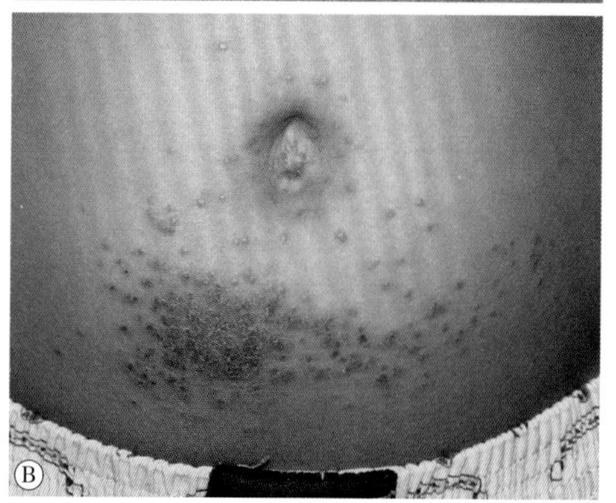

图 13.5 镍变应性接触性皮炎（allergic contact dermatitis，ACD）儿童的疹性反应。A. 多个扁平丘疹，可有表皮剥脱，另外有湿疹样斑块。B. 对搭扣的方形区域处镍变应性接触性皮炎与相关疹性反应。后者由肿胀结痂丘疹组成，其与直接镍接触的区域分离（Courtesy，Julie V Schaffer，MD.）

# 钱币状皮炎

**同义名：** ■ 钱币状湿疹（nummular eczema）■ 盘状湿疹（discoid eczema）■ 微生物湿疹（microbial eczema）

**要点**

- 钱币状、播散性、湿疹性皮损。
- 通常很痒。
- 慢性病程。

## 引言

钱币状皮炎（nummular dermatitis）是一种不常见的播散性湿疹，以钱币状皮损为特征。由于这样的皮损可以是特应性皮炎、乏脂性湿疹及淤滞性皮炎的一种表现，因此有人质疑钱币状皮炎是否应列为临床上一种独立的疾病。

## 流行病学

钱币状湿疹性皮损并不少见。然而，文献中报道的钱币状皮炎患病率有很大差异，从 0.1% 到 9.1%[36]。这一差异可能反映了对钱币状皮炎与其他类型湿疹患者中出现钱币状皮损时区分的程度。男性患病稍多于女性，且发病迟于女性（分别为 > 50 岁及 < 30 岁）。

## 发病机制

钱币状皮炎伴发接触性致敏以及干皮症、静脉高压也不少见。对接受斑贴试验的 3 万名不同类型湿疹患者的研究显示，3.5% 的患者诊断为钱币状皮炎，其中 32.5% 的患者至少有一次斑贴试验反应阳性，最常见的是硫酸镍、重铬酸钾和氯化钴[36]。“真正的”钱币状湿疹没有特应性疾病的临床及实验室特征。

## 临床特征

钱币状皮炎的定义是圆形（盘状）的湿疹性斑，几乎均出现于四肢，男性常见于小腿，女性则常见于前臂及手背（图 13.6A）[36]。皮损边界清楚，直径 1 ～ 3 cm，偶会更大。可以有水疱及渗出的急性炎症，但更常见苔藓化及角化过度的皮损。可出现剧烈瘙痒及明显的表皮剥脱。钱币状皮炎常为慢性病程。一种特别的治疗抵抗的

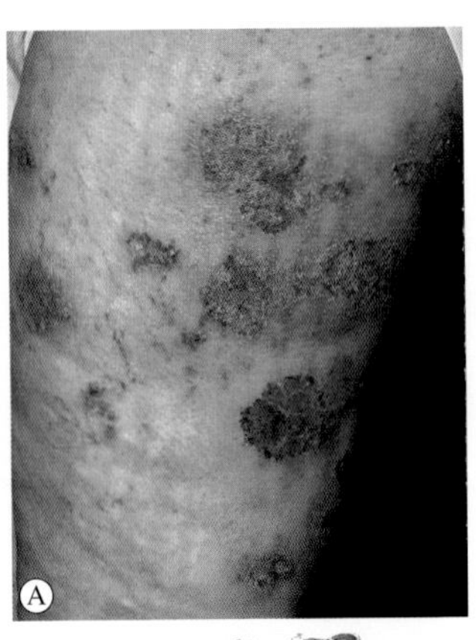

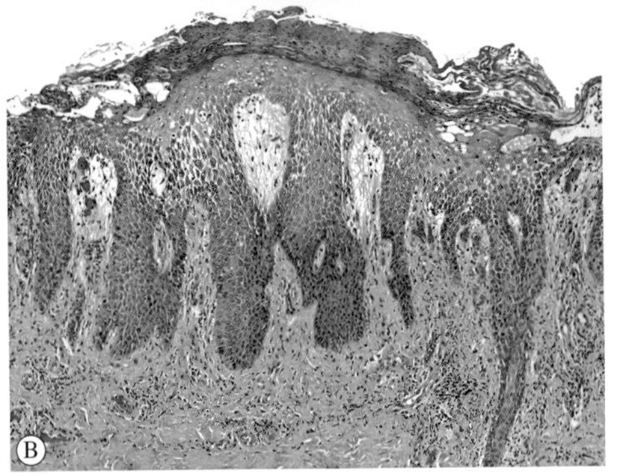

**图 13.6 钱币状皮炎的临床和病理学特征。** A. 腿部境界清楚的多发硬币状急性和亚急性皮炎。有明显瘙痒。B. 表皮内不规则棘层增厚伴有海绵形成以及角化不良鳞屑和痂。真皮淋巴组织细胞浸润，表皮内少量淋巴细胞。真皮乳头层水肿（B，Courtesy，Lorenzo Cerroni，MD.）

钱币状皮炎称为“oid-oid 病”，也称为渗出性盘状和苔藓型慢性皮炎（Sulzberger-Garbe 综合征）[37]。

### 病理学

组织学上可见亚急性到慢性皮炎的改变（图 13.6B；见“淤滞性皮炎”部分）。

### 鉴别诊断

钱币状皮炎必须与特应性皮炎的钱币状皮损及继发于接触性皮炎或淤滞性皮炎的泛发性皮炎相鉴别。其他需鉴别的疾病为银屑病、Bowen 病、蕈样肉芽肿及体癣。

### 治疗

外用治疗可选择中等到高强度的外用皮质激素软膏、外用他克莫司或吡美莫司及润肤剂。煤焦油制剂也有效。但有些患者需做光疗清除皮损。

## 白色糠疹

见第 12 章。

## HTLV 相关感染性皮炎

**要点**

- 发生于儿童期和青春期罕见的皮肤病。
- 与人嗜 T 淋巴细胞病毒 I 型（HTLV-1）有关。
- 表现为头皮、腋窝和腹股沟处湿疹样皮损；鼻部水样分泌物。
- 抗生素治疗起效迅速。

### 引言与发病机制

人嗜 T 淋巴细胞病毒 I 型（Human T-cell lymphotropic virus type I，HTLV-1），也称为人类 T 淋巴细胞白血病病毒 I 型和成人 T 细胞淋巴瘤病毒 1 型，于 1980 年首次被发现[38]，可感染 T 细胞、B 细胞及单核细胞。HTLV-1 主要通过母乳喂养传播，但也可通过性传播、血液传播和静脉吸毒者共用针头而传播。它与成人 T 细胞白血病 / 淋巴瘤（ATLL）、热带下肢痉挛性瘫痪和感染性皮炎有关。据推测，HTLV-1 诱导的免疫系统失调可导致免疫抑制和随后的金黄色葡萄球菌或 β- 溶血性链球菌感染[39]。遗传因素、较低的社会经济地位和营养不良也会对该疾病的发生有一定的影响。

HTLV-1 在感染者中的活性似乎很低：超过 90% 的携带者表现为无症状，并且大多数症状（除了感染性皮炎）会在成年期出现[40]。HTLV-1 能够诱导不依赖于外界刺激的自发性 T 细胞增殖，随之通过诱导白细胞介素（IL）-2 受体（CD25）的表达使 IL-2 分泌增加，并诱导 IFN-γ、IL-5 和 IL-10 的产生。在有症状的患者中，TNF-α 和 IL-6 的表达水平升高[41]。除细菌感染外，感染者更易患寄生虫病，如疥疮和类圆线虫病[42]。

### 历史与流行病学

HTLV-1 感染的主要流行区包括非洲、南美洲东北部、加勒比海盆地、日本南部和伊朗，涉及全球 1000 万至 2000 万人口。感染性皮炎最初由 Sweet[43] 在 1966 年首次描述，一年后 Walshe[44] 表明该疾病存在潜在的免疫缺陷，因为该皮肤病经常复发，即使在抗生素治疗及时迅速起效之后也是如此。1990 年，感染性皮炎与 HTLV-1 的关系被首次报道[39]。在 HTLV-1 感染的儿童中，发生感染性皮炎的概率约为 2%[45]，其皮肤表现通常仅在保护性母体抗体消失后才出现。

### 临床特征

感染性皮炎表现为渗出性和硬壳状湿疹样皮损，主要累及头颈部，包括头皮、耳部、睑缘和鼻翼皮肤，以及腋窝和腹股沟处[40]。偶尔可见广泛分布的细小丘疹，且通常伴有金黄色葡萄球菌或 β- 溶血性链球菌继发感染。并发症包括寄生虫感染、角膜混浊和进展为更严重的 HTLV-1 相关疾病（如 ATLL）。感染性皮炎很少持续到成人期。然而，在巴伊亚州地区一些患有 HTLV-1 相关 ATLL 的成年患者中，44% 有感染性皮炎病史[46]。根据主要和次要标准确定诊断（表 13.1）。

### 鉴别诊断

其鉴别诊断主要是特应性皮炎。除了 HTLV-1 感染的血清学证据外，感染性皮炎的皮损更加严重且明显被感染，但瘙痒不剧烈。鼻前庭和睑结膜炎的结痂比特应性皮炎更加明显。其他需要鉴别的疾病包括脂溢性皮炎和脓疱疮。

### 治疗

口服抗生素可改善皮损，但不能防止复发。局部治疗包括抗生素（包括鼻内部）、糖皮质激素和漂白浴。

**表 13.1 HTLV 相关感染性皮炎的诊断标准。** 为明确诊断，四个主要标准以及人嗜 T 淋巴细胞 / 白血病病毒 1 型（HTLV-1）血清学阳性是必要条件。对于第一条主要标准，需要至少两个部位有皮损发生

**主要标准**

- 头颈部湿疹样皮损，包括头皮、耳部、睑缘和鼻翼皮肤，以及腋窝和腹股沟处
- 慢性水样鼻分泌物和（或）前鼻孔结痂
- 慢性复发性皮炎，抗生素治疗起效迅速，但在停药后快速复发
- 儿童早期发病
- HTLV-1 血清学阳性

**次要标准**

- 皮肤或前鼻孔分泌物金黄色葡萄球菌和（或）β- 溶血性链球菌培养阳性
- 广泛分布的细小丘疹
- 贫血，红细胞沉降率升高
- 高免疫球蛋白血症
- $CD4^+$和 $CD8^+$ T 细胞计数升高；CD4/CD8 比值升高

Adapted from La Grenade L, Manns A, Fletcher V, et al. Clinical, pathologic, and immunologic features of human T-lymphotrophic virus type I-associated infective dermatitis in children. Arch Dermatol. 1998; 134: 439-44

## 局部湿疹性皮肤病

### 淤滞性皮炎

**同义名：** ■ 重力性皮炎（gravitational dermatitis）■ 静脉曲张性湿疹（varicose eczema）■ 充血性湿疹（congestion eczema）

**要点**

- 常伴发其他静脉高压的体征。
- 可以并发变应性接触性皮炎。
- 是泛发性湿疹（自身敏感性皮炎）最常见的原因之一。

#### 引言

淤滞性皮炎（stasis dermatitis）是慢性下肢静脉功能不全的一个常见表现（见第 105 章）。它可以是慢性静脉功能不全的早期表现，并且在所有阶段持续存在或反复发作，严重时出现溃疡。毫无疑问，淤滞性皮炎最初是由慢性静脉高压本身触发的[47]。逐渐地，其他致病因素也可能发挥作用，最重要的是外用治疗药物的接触性致敏。淤滞性皮炎是造成继发泛发性湿疹最常见的原因之一，因此淤滞性皮炎是一种复杂的多因素疾病。

#### 历史

"淤滞性皮炎"这一术语是由 Pillsbury[48] 提出，"重力性皮炎"是由 Belisario[49] 提出。

#### 流行病学

慢性静脉功能不全的患病率在不同人种及社会中有所不同。在中欧，约 15% 成人有慢性静脉功能不全的症状，约 1% 患静脉性溃疡。患病率随着年龄增长而上升。

#### 发病机制

下肢静脉高压与直立的体位相关，是由多种因素引起的，最重要的是下肢深静脉瓣关闭不全。静脉高压使微脉管系统的血流减慢，毛细血管扩张并损伤毛细血管的通透屏障，从而使液体及血浆蛋白可以进入组织（水肿），并引起红细胞外渗（淤积性"紫癜"及含铁血黄素沉积）。这一过程导致了微血管病变，后果严重（表 13.2）[50]。

微血管病及慢性炎症很可能引发了淤滞性皮炎。淤滞性皮炎典型分布区就是微血管病变最重的区域，即内踝上部，而且皮炎最常出现在扩张的曲张静脉之

表 13.2　淤滞性皮炎的致病因素

| 因素 | 结果 |
|---|---|
| **慢性静脉功能不全和微血管系统** | |
| 蛋白（尤其是纤维蛋白）沉积于血管周围形成透明套袖样结构 | • 沉积物与间质水肿一起，抑制氧的扩散及代谢物质交换 |
| 血流减慢 | • 内皮 ICAM-1 和 VCAM-1 上调[59]<br>• 中性粒细胞和巨噬细胞的活化[60]<br>• 中性粒细胞 L- 选择素的表达[61]<br>• 中性粒细胞吸引并捕获至受累区域，尤其是内踝上区[62] |
| 中性粒细胞释放炎症介质、自由基及蛋白酶 | • 毛细血管周围炎症 |
| 沉积的含铁血黄素释放的游离铁离子 | • 增加自由基的产生及脂质过氧化<br>• 基质金属蛋白酶的活化[63] |
| 血小板在微血管系统中聚集 | • 可能引起灶状血栓形成 |
| 由于毛细血管网失调引起的纤维化及组织再塑形 | • 脂肪皮肤硬化症—即真皮硬化及间隔硬化，表现为硬化性脂膜炎<br>• 淋巴系统功能缺陷<br>• “白色萎缩”—毛细血管减少的星状硬化区，外周形成巨大毛细血管<br>• 可能导致静脉溃疡的形成 |
| 血浆同型半胱氨酸水平升高[64] | • 高同型半胱氨酸血症会增加血栓形成的风险 |
| **复杂因素** | |
| 变应性接触性皮炎 | • 致敏物通常局部应用治疗瘙痒、干燥以及疑似感染[65-66]<br>– 抗生素，例如杆菌肽、新霉素<br>– 羊毛脂衍生物<br>– 乳化剂<br>– 消毒剂，例如碘 *<br>– 防腐剂，例如对羟基苯甲酸酯<br>– 秘鲁香脂和其他香料<br>– 植物来源的化学品<br>– 糖皮质激素<br>– 伤口敷料<br>• 慢性静脉功能不全患者常出现多重接触性过敏 |
| 刺激性接触性皮炎 | • 排出溃疡的渗出物会浸渍周围皮肤并加重炎症和周围皮肤的细菌定植<br>• 可能发生感染性湿疹性皮炎 |

* 较为常见，刺激性接触性皮炎

上。另外，真皮的炎症会引起表皮功能异常，如屏障功能缺陷。

瘙痒有时很剧烈，甚至在出现明显湿疹前就会发生。瘙痒可能是由于充血的反复发生及消退及真皮炎症介质的释放引起。划伤或摩擦会使皮炎恶化并延续。此外，患者经常局部使用药物治疗瘙痒和干燥可增加接触性皮炎的发病风险（见表 13.2）。

## 临床特征

慢性静脉功能不全最早的表现通常是小腿内侧近踝部周围的软垫样可凹性水肿，与主要交通静脉的位置一致（表 13.3）。水肿在晚间更显著，晨起会缓解。淤滞性紫癜导致区域性含铁血黄素沉积。这一阶段，皮肤可有干燥及瘙痒，但尚未出现淤滞性皮炎或很轻微。接着，水肿扩展至小腿下 1/3，出现筋膜下水肿，常伴炎症反应，类似蜂窝织炎（急性脂肪皮肤硬化症；“假性丹毒”）。经过几年后，皮肤、皮下脂肪及深筋膜出现渐进性硬化并互相粘连（慢性“脂肪皮肤硬化症”）。在小腿远端形成一个勒紧小腿的坚实的环状套，似倒挂的酒瓶样外观。皮肤可出现明显含铁血黄素沉积及白色萎缩的改变。静脉性溃疡可以自发出现，也可因搔抓或其他损伤触发。最常见于踝上区，可以逐渐扩大（见第 105 章）。

脂肪皮肤硬化症出现时通常会发生淤滞性皮炎。内踝周围红斑、鳞屑最明显，逐渐扩展，可累及整个下肢远端。瘙痒严重，可见多数抓痕，并导致渗出及结痂。偶可出现水疱，此时应考虑合并接触性致敏的可能。慢性淤滞性皮炎的皮损可出现相当程度的苔藓化。一旦形成溃疡，淤滞性皮炎常高度刺激，出现渗出及糜烂。

接触性致敏通常导致皮损播散。皮损呈明显的对称分布，尤其在对侧小腿伸侧、大腿及上肢伸侧（图 13.7）；皮损也可泛发累及躯干和面部。

## 病理学

湿疹的组织学特点，包括淤滞性皮炎，根据取材皮损所处的阶段不同而有变化。取材于**急性**湿疹性皮

表 13.3　慢性静脉高压的皮肤表现

- 水肿，通常比较轻微
- 静脉曲张，包括脚足背静脉扩张
- 由于含铁血黄素沉积而使黄褐色斑上覆盖有淤点（淤滞性紫癜）
- 淤滞性皮炎
- 脂肪皮肤硬化症，急性和慢性
- 淤积性溃疡，尤其是内踝上方
- 肢端血管性皮炎（假性 Kaposi 肉瘤）
- 青斑样血管炎病（“白色萎缩”）：被点状毛细血管扩张和疼痛性溃疡包围的瓷白色瘢痕 *

* 需要排除高凝状态的病因

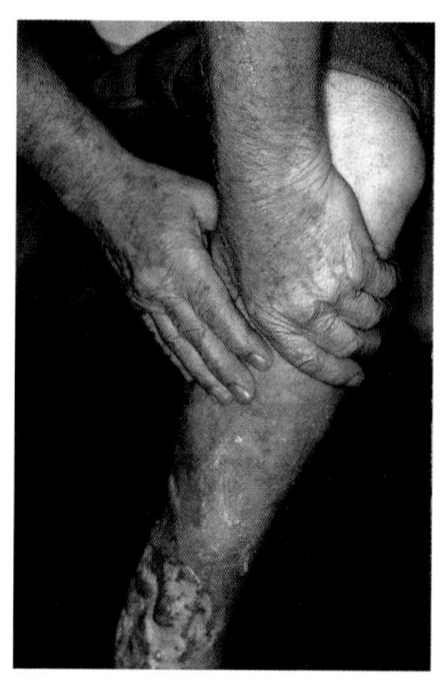

**图 13.7 静脉溃疡患者的自身敏感性皮炎**。新霉素变应性接触性皮炎伴淤滞性皮炎和静脉溃疡的患者上肢伸肌侧的皮肤表现（Courtesy，Jean L Bolognia，MD.）

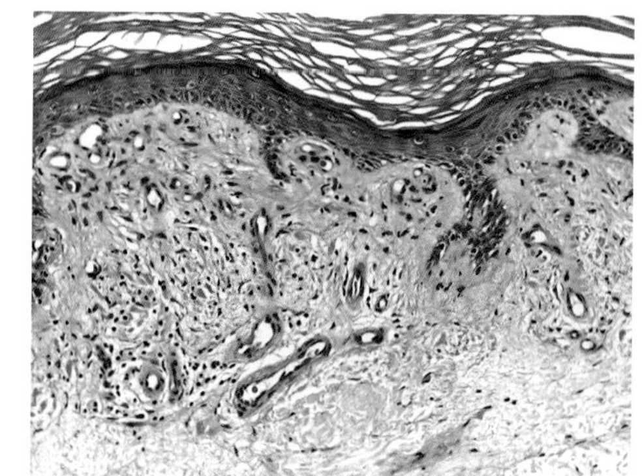

**图 13.8 淤滞性皮炎的组织学特征**。表皮角化过度和轻度海绵水肿。在轻度纤维化的真皮乳头层，纤维蛋白套袖状包绕的血管数量增加。还需注意红细胞外渗和轻度淋巴细胞浸润（Courtesy，Lorenzo Cerroni，MD.）

损的标本表现为显著的表皮内水肿、液体积聚形成微水疱或肉眼可见的水疱，伴真皮浅层血管周围淋巴细胞浸润，可见淋巴细胞侵入表皮。通常有局灶性角化不全。在亚急性期，海绵水肿仍然明显，但相对较轻，表皮内水疱不明显。表皮有不同程度增厚，可出现角化不全（见图 13.6B）。真皮及表皮仍见淋巴细胞浸润。在急性和亚急性期，乳头状真皮中可能出现水肿。

在湿疹性皮损的**慢性期**，表皮增厚更显著，可以是规则的银屑病样增生，也可以是不规则增生。炎症及海绵水肿轻微或没有。颗粒层的改变不确定，有摩擦时（模拟慢性单纯性苔藓）可以增厚，当出现类似银屑病的改变时则变薄，后一种改变更常见于钱币状湿疹。虽然个别坏死的角质形成细胞提示刺激性皮炎的可能，但不可能通过组织学的发现来确定皮炎的特异病因。

在淤滞性皮炎中，活检标本显示出上述所描绘的组织学特征以及静脉高压的征象：有纤维蛋白套袖状包绕扩张的毛细血管、含铁血黄素沉积以及增生的（有时有血栓形成的）静脉（图 13.8）。后期，会出现真皮结缔组织的纤维化及脂肪组织的硬化（见第 100 章）。

### 鉴别诊断

如果有静脉高压的皮肤表现，很容易做出淤滞性皮炎的诊断（见表 13.2）。区分不同的致病因素可能较困难，如乏脂性湿疹及刺激性或变应性接触性皮炎。需进行斑贴试验以排除后者。淤滞性皮炎的斑块可误诊为钱币状湿疹、银屑病甚至蕈样肉芽肿。

### 治疗

治疗的主要目的是控制静脉高压，这是一个复杂的目标，在第 105 章有详细的讨论。基本措施包括规律使用适当的弹力加压绷带或长袜以改善静脉回流、改变生活方式以及锻炼腓肠肌群。有指征时应作外科手术（见第 155 章）。但这些手术方法并不能代替持续加压治疗。外用药治疗与其他类型湿疹一样：慎重使用外用糖皮质激素及润肤剂。高同型半胱氨酸血症的纠正是否会产生任何治疗影响仍有待确定。

## 出汗不良性湿疹

**同义名：** 汗疱症（较大的水疱）[pompholyx（larger bullae）] ■ 急性复发性手部水疱性皮肤病（acute and recurrent vesicular hand dermatitis）

### 要点

- 掌跖以及指趾侧缘及间隙坚实且瘙痒的小水疱。
- 与特应性皮炎和接触性皮炎（变应性和刺激性）相关。
- 汗腺功能无紊乱。

### 引言

出汗不良性湿疹（dyshidrotic eczema）是一种常见的慢性复发性掌跖湿疹性皮肤病，其临床特征为坚实、瘙痒的小水疱和大疱。尽管小水疱是由于表皮内海绵形成导致，但其完整性可以通过这些部位角质层厚且不易撕裂来解释。出汗不良性湿疹不是一个独立的疾病类型，因为它往往是其他类型湿疹性皮肤病的临床表现，特别是特应性皮炎和刺激性或变应性接触性皮炎。

### 发病机制

尽管水疱形成与汗腺功能障碍或表皮内汗液封闭

无关（如该术语名称所示），但多汗症仍可能是某些患者疾病加重的因素。值得注意的是，用A型肉毒毒素治疗多汗症可以改善汗疱疹[51]。

出汗不良性湿疹为特应性皮炎一个常见的临床表现，尤其作为其后期表现。患者常为轻中度特应性皮炎，病程较长且反复发作，并伴有少数特应性皮炎的其他表现。汗疱疹是急性或亚急性变应性接触性皮炎的少见表现。接触已知致敏物也可导致汗疱疹的发生（见第15章）。

给予IVIg治疗后偶尔会导致汗疱疹的急性发作。摄入剂，特别是镍和钴，对汗疱疹的作用一直存在争议，但已观察到低镍饮食（对镍敏感患者进行口服激发阳性试验）能够改善其症状。汗疱疹也可随情绪压力因素、高温暴露和罕见的光照暴露而产生。

### 临床特征

汗疱疹的临床特点是手掌和手指侧缘及指间对称、坚固的表皮深层小水疱，足底和足趾较为少见（图13.9A）。水疱大小可从针头大小到几厘米（“汗疱症”）。簇集的小水疱被比作为西米露。尽管瘙痒明显的水疱起初内含清澈浆液，但它们有向化脓性重复感染进展的趋势。汗疱疹水疱干涸后形成特征性领圈样脱屑。

**层板状出汗不良**（也称为剥脱性角质松解症）是一种少见的变异类型，临床表现无水疱，仅表现为白色鳞屑上小环形领圈。

### 病理学

组织学上观察到表皮内形成微水疱和肉眼可见水疱的海绵水肿性皮炎（图13.9B）。与汗腺无关。

### 鉴别诊断

炎性手足癣、疥疮和掌跖脓疱病，以及汗疱疹样型类天疱疮、代谢性皮肤T细胞淋巴瘤、多形红斑、固定型药疹和婴儿肢端脓疱病均需与汗疱疹进行鉴别。区分掌跖部疹性反应和汗疱疹有时很困难，一些临床医生认为它们是相似的疾病。

### 治疗

局部和全身应用糖皮质激素是治疗的主要方法。局部应用钙调磷酸酶抑制剂可能有效。已证实PUVA水浴疗法比PUVA或UVB口服疗法更有效[52]。需要考虑到并处理潜在的变应性或刺激性接触性皮炎。

## 传染性湿疹样皮炎

该疾病认为是局部感染灶脓性分泌物引起的湿疹样反应，最常见的致病菌是葡萄球菌或链球菌属，认为是由细菌抗原致敏导致的。临床上，脓疱和小水疱从感染性病灶周围向外播散，进一步发展为结痂、鳞屑和渗出[53]。在儿童中，鼻孔、耳和面部是最常见的受累部位，而在成人中，下肢远端最常受累。病情较轻可以用开放湿敷料、局部抗生素、外用糖皮质激素和润肤剂治疗，而病情较重时通常需要加入口服抗生素，有时甚至需要口服糖皮质激素。

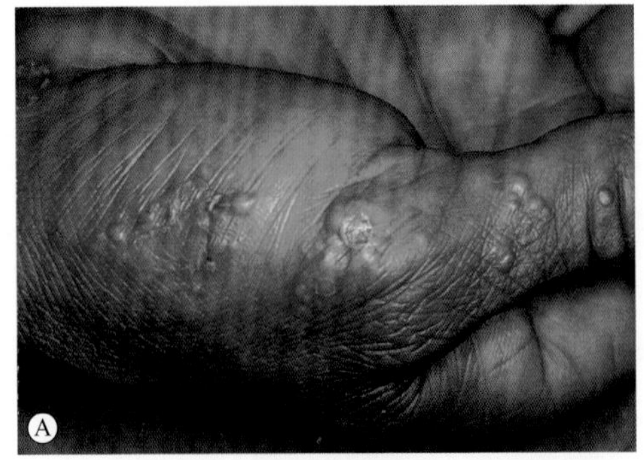

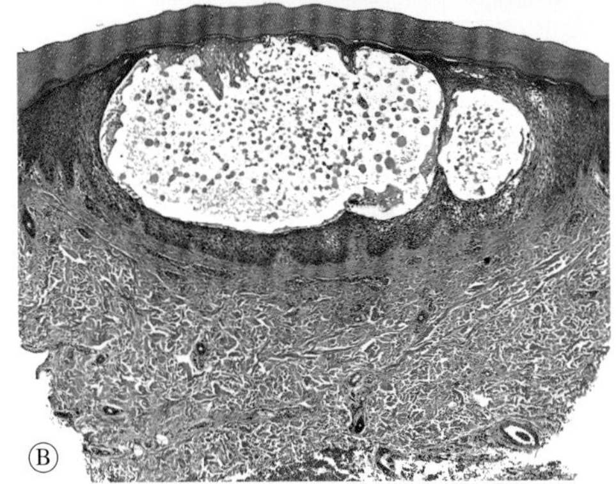

**图13.9 汗疱疹。**A.临床上，可见沿拇指和鱼际隆起一侧分布的坚实水疱。其中一些水疱位于表皮深层。B.组织病理学上，表皮内海绵水肿伴大疱形成，肢端处角质层增厚（A, Courtesy, Louis A Fragola, Jr, MD; B, Courtesy, Lorenzo Cerroni, MD.）

传染性湿疹样皮炎应该与自身敏感性皮炎区分，自身敏感性皮炎的皮疹发生距原始皮损有一定距离。不应将此疾病与HTLV相关感染性皮炎相混淆（见上文）。

## 幼年性跖部皮病

**同义名：**■特应性冬令足（atopic winter feet）■前足部皮炎（forefoot dermatitis）■干燥性跖部皮炎（dermatitis plantaris sicca）■月球鞋足综合征（moon-boot foot syndrome）■汗袜皮炎（sweaty sock dermatitis）

## 要点

- 足跖前部干燥、鳞屑、光亮、皲裂。
- 青春期前的儿童患病。
- 与特应性体质及外源性因素相关。

### 引言

足是多种湿疹性皮肤病常累及的部位（表 13.4）。幼年性跖部皮病（juvenile plantar dermatitis）是一种典型的主要（但不仅仅）见于有特应性体质儿童的疾病。

### 历史

幼年性跖部皮病是由 Mackie 及 Husain 首次报道的[54]。

### 流行病学

幼年性跖部皮病见于青春期前的儿童，年龄在 3 岁及以上（当穿鞋的时间更长时），成人很少患此病。有季节变化，冬季加重，男孩患病稍多于女孩。

### 发病机制

特应性体质是一个明确的危险因素，外源性因素也同等重要，包括年轻人整天穿着塑料和橡胶制成的运动鞋。这种湿性环境会导致角质层的水合作用，从而减弱了对磨损的抵抗力。角质层被摩擦去除，出现光滑变薄的皮肤。随着受累的皮肤变得干燥，皲裂形成。特应性体质者本身固有的皮肤干燥可能是一个易感因素。成人足跖部的角质层要厚得多，因此成人患这种病的风险较小。

### 临床特征

足跖前部及足趾受压部位对称性出现界线清楚、有光泽、变红、触痛、干燥的皮损，有时出现鳞屑（图 13.10），常见痛性的皲裂及裂隙。足背、趾间及足弓不受累。手掌可能出现类似皮损。

### 病理学

组织学上可见慢性皮炎的改变（参见“淤滞性皮炎”）。

### 鉴别诊断

幼年性跖部皮病需要与由于皮革中所含化学品（如铬酸盐、燃料）或橡胶引起的变应性接触性皮炎相鉴别。然而，后者在儿童中少见，如果出现于儿童，足背也常受累。足癣在儿童中不常见，且足趾间常受累明显，斑贴试验及 KOH 检查可以有助于做出正确诊断。

**表 13.4　足部皮炎的鉴别诊断**

**变应性接触性皮炎（鞋皮炎）**

- 足趾及足背侧皮炎（鞋尖部所含的变应原）
- 足底承重区皮炎（鞋底部所含的变应原）
- 最常见的变应原：重铬酸盐、橡胶促进剂、松香、染料、甲醛树脂；也应考虑到外用抗生素，如杆菌肽
- 与特应性体质及多汗症相关
- 与穿短袜及长袜所引起的皮炎不同，短袜及长袜皮炎的皮损延伸至下肢更近端（腘窝区、大腿）—最常见的变应原为偶氮染料

**胼胝**

- 机械因素引发的角化过度、皮肤干燥及皲裂
- 好发部位：足跟及足底承重区
- 见于中年到老年人
- 与肥胖及多汗症相关

**获得性跖部角皮症（绝经期角皮症）**

- 与胼胝相同，但更严重
- 一般见于 45 岁以上女性，但也可见于男性
- 手掌可以出现类似皮损

**幼年性跖部皮病**

参见本章相关部分

**足癣（运动员足）**

- 足跖部皮肤的皮肤癣菌感染一般累及足趾部和足侧部
- 常为对称性，伴甲癣
- 出现于足外侧及背部的皮疹有界线清楚的环状边界
- 偶见大疱性皮损

**银屑病（见第 8 章）**

- 界线清楚的斑块或弥漫性红斑及厚的黏着性鳞屑、干燥及皲裂
- 身体其他部位可见银屑病性斑块
- 甲受累，如甲凹点及油滴状改变

**汗疱疹**

参见本章相关部分

**复发性局灶性掌跖脱屑**

- 可能是汗疱疹的一个轻型
- 手掌及足底的干燥性环状细薄鳞屑
- 没有水疱

**掌跖脓疱病（见第 8 章）**

- 一种嗜中性皮肤病，可能与脓疱型银屑病相关
- 慢性病程，非瘙痒性的浅表脓疱，脓疱很快破溃，足背部尤易受累
- 黄棕色斑疹及脓疱

**Sézary 综合征（见第 120 章）**

- 手掌及足底触痛，并有鳞屑，可以很厚
- 与肥厚性甲营养不良及红皮病相关

| 表 13.4 足部皮炎的鉴别诊断（续表） |
|---|
| **其他** |
| • 特应性皮炎<br>• 刺激性接触性皮炎（如不透气的鞋所致）<br>• 毛发红糠疹<br>• 副肿瘤性肢端角化症<br>• 黏液性皮肤角化病<br>• 遗传性掌跖角化病（见第 58 章）<br>• 甲状腺功能减退相关性掌跖角化病<br>• 结痂型疥疮 |

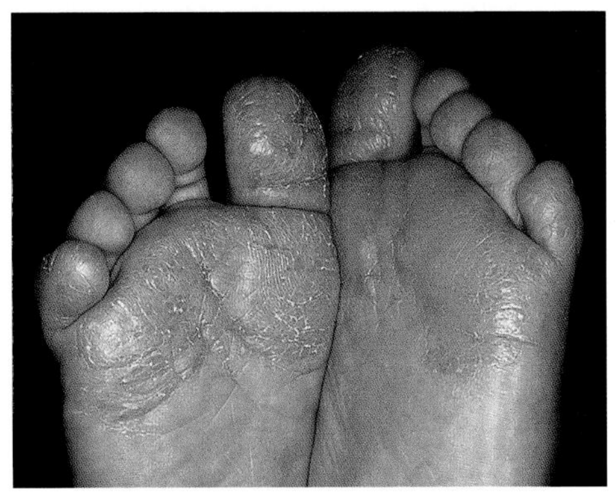

**图 13.10 儿童患幼年性跖部皮病**。拇趾和第五趾的跖面以及双侧足跖前部受压部位可见红斑及鳞屑。注意左足皮肤的光亮外观（Courtesy，Kalman Watsky，MD.）

### 治疗

幼年性跖部皮病是一种慢性、自限性疾病。应建议患者避免穿不透气的袜子及鞋子，使用润肤剂、角质溶解剂和（或）石蜡型软膏可能有效。脱去鞋子后，若袜子潮湿，应换上干袜子。

## 尿布皮炎

**要点**

- 该疾病常为由于密闭和长期接触尿液和粪便而导致尿布区域的刺激性皮炎。
- 常发生白色念珠菌继发感染。
- 可能与脂溢性皮炎和银屑病有关。

### 流行病学

尿布皮炎（diaper dermatitis）发生在至少 50% 的婴儿中，且在婴幼儿进行的皮肤病咨询中，该疾病占了极大比例。脂溢性皮炎是该疾病其中一种诱发因素。

### 发病机制

尿布皮炎是多种因素共同作用的结果，特别是潮湿和接触尿液及粪便。尿液中尿素分解产生的氨曾认为是引起尿布皮炎的主要原因。最近则认为是尿液的（碱性）pH 和粪便中细菌的作用。粪便细菌产生的酶，以及粪便中残余的胰腺蛋白酶和脂肪酶，都会对皮肤有刺激作用，这些酶也会在碱性环境中被激活[55-56]。此外，由粪便细菌产生的脲酶导致尿液 pH 值进一步增加。这就解释了为什么尿布皮炎更容易出现在喂养牛奶的母乳喂养婴儿中：牛奶配方奶中含有大量产生脲酶的细菌[57]。

长时间使用尿布、潮湿环境和上述因素导致角质层屏障功能破坏。碱性 pH 也促进白色念珠菌继发感染的发展。

由于尿布皮炎最常发生在大腿内侧、生殖器和臀部，因此皮肤和尿布之间的摩擦可能成为导致进一步刺激的物理因素。此外，尿布和（或）局部使用某种制剂以及婴儿湿巾的化学成分可能会导致接触致敏。

### 临床特征

尿布皮炎仅局限于尿布区域，表现为轻度至明显的红斑、糜烂和鳞屑。由刺激性接触性皮炎引起的常见皮损通常不存在于生殖器褶皱处。该疾病的临床表现有所不同，这取决于是否存在继发感染或潜在皮肤病（例如脂溢性皮炎、银屑病）（图 13.11）。

### 鉴别诊断

鉴别诊断见图 13.11。

### 治疗

在急性期，局部使用糖皮质激素是有效的。局部使用咪唑乳膏用于念珠菌属继发感染。长期治疗的主要目标是避免致病因素。频繁更换一次性吸水性强的尿布能够降低尿布皮炎的发生率和严重程度，使 pH 值更符合生理环境。含有白色石蜡（凡士林）或软锌膏的润肤剂可起到保护和舒缓的作用。

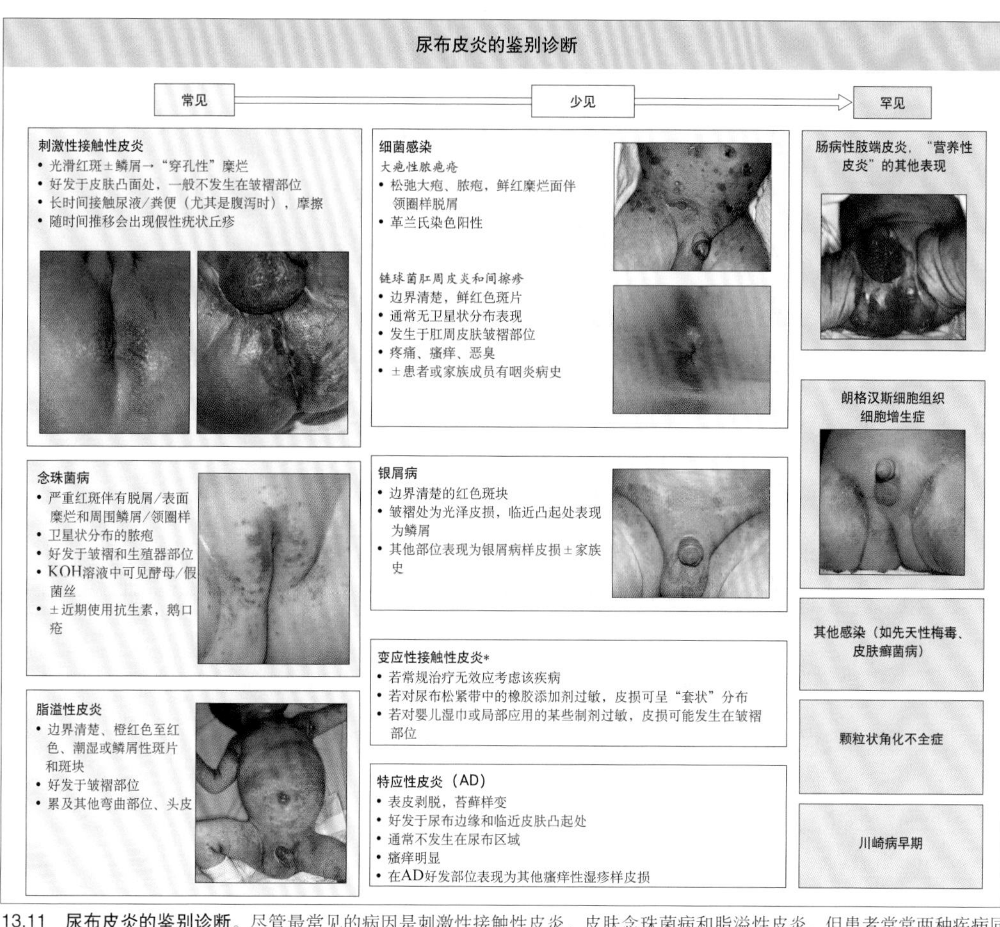

尿布皮炎的鉴别诊断
常见
少见
罕见
刺激性接触性皮炎
• 光滑红斑±鳞屑→“穿孔性”糜烂
• 好发于皮肤凸面处，一般不发生在皱褶部位
• 长时间接触尿液/粪便（尤其是腹泻时），摩擦
• 随时间推移会出现假性疣状丘疹
细菌感染
大疱性脓疱疮
• 松弛大疱、脓疱，鲜红糜烂面伴领圈样脱屑
• 革兰氏染色阳性
链球菌肛周皮炎和间擦疹
• 边界清楚，鲜红色斑片
• 通常无卫星状分布表现
• 发生于肛周皮肤皱褶部位
• 疼痛、瘙痒、恶臭
• ±患者或家族成员有咽炎病史
肠病性肢端皮炎，“营养性皮炎”的其他表现
朗格汉斯细胞组织细胞增生症
念珠菌病
• 严重红斑伴有脱屑/表面糜烂和周围鳞屑/领圈样
• 卫星状分布的脓疱
• 好发于皱褶和生殖器部位
• KOH溶液中可见酵母/假菌丝
• ±近期使用抗生素，鹅口疮
银屑病
• 边界清楚的红色斑块
• 皱褶处为光泽皮损，临近凸起处表现为鳞屑
• 其他部位表现为银屑病样皮损±家族史
其他感染（如先天性梅毒、皮肤癣菌病）
变应性接触性皮炎*
• 若常规治疗无效应考虑该疾病
• 若对尿布松紧带中的橡胶添加剂过敏，皮损可呈“套状”分布
• 若对婴儿湿巾或局部应用的某些制剂过敏，皮损可能发生在皱褶部位
颗粒状角化不全症
脂溢性皮炎
• 边界清楚、橙红色至红色、潮湿或鳞屑性斑片和斑块
• 好发于皱褶部位
• 累及其他弯曲部位、头皮
特应性皮炎（AD）
• 表皮剥脱，苔藓样变
• 好发于尿布边缘和临近皮肤凸起处
• 通常不发生在尿布区域
• 瘙痒明显
• 在AD好发部位表现为其他瘙痒性湿疹样皮损
川崎病早期


**图 13.11　尿布皮炎的鉴别诊断**。尽管最常见的病因是刺激性接触性皮炎、皮肤念珠菌病和脂溢性皮炎，但患者常常两种疾病同时发生，相互叠加。散在丘疹或结节可见于疥疮、婴儿臀部肉芽肿和肛周假性疣状丘疹中，而先天性梅毒通常出现糜烂甚至溃疡。*潜在的过敏原包括山梨坦倍半油酸酯（尿布香脂中的乳化剂）、香料、分散染料、橡胶添加剂（例如巯基苯并噻唑）和婴儿湿巾中的防腐剂（例如碘丙炔醇丁基氨甲酸酯）（Insets：Courtesy，Robert Hartman MD；Julie V Schaffer，MD.）

（薛晓彤　王红蕾译　刘　红校　张福仁审）

# 参考文献


1. Unna PG. Das seborrhoische Ekzem. Monatsschr Prakt Dermatol 1897;6:827–46.
2. Shuster S. The aetiology of dandruff and the mode of action of therapeutic agents. Br J Dermatol 1984;111:235–42.
3. Faergemann J. Management of seborrheic dermatitis and pityriasis versicolor. Am J Clin Dermatol 2000;1:75–80.
4. Xu J, Saunders CW, Hu P, et al. Dandruff-associated *Malassezia* genomes reveal convergent and divergent virulence traits shared with plant and human fungal pathogens. Proc Natl Acad Sci USA 2007;104:18730–5.
5. Maietta G, Fornaro P, Rongioletti F, et al. Patients with mood depression have a higher prevalence of seborrhoeic dermatitis. Acta Derm Venereol 1990;70:432–4.
6. Nenoff P, Reinl P, Haustein UF. Der Hefepilz Malassezia. Erreger, Pathogenese und Therapie. Hautarzt 2001;52:73–86.
7. Faergemann J. *Pityrosporum* species as a cause of allergy and infection. Allergy 1999;54:413–19.
8. Gupta AK, Kohli Y, Summerbell RC, et al. Quantitative culture of *Malassezia* species from different body sites of individuals with or without dermatoses. Med Mycol 2001;39:243–51.
9. Nakabayashi A, Sei Y, Guillot J. Identification of *Malassezia* species isolated from patients with seborrhoeic dermatitis, atopic dermatitis, pityriasis versicolor and normal subjects. Med Mycol 2000;38:337–41.
10. Pechere M, Kirscher J, Remondat C, et al. *Malasezzia* spp carriage in patients with seborrheic dermatitis. J Dermatol 1999;26:558–61.
11. Ostlere LS, Taylor CR, Harris DW, et al. Skin surface lipids in HIV-positive patients with and without seborrheic dermatitis. Int J Dermatol 1996;35:276–9.
12. McGinley KJ, Leyden JJ, Marples RR, Kligman AM. Quantitative microbiology of the scalp in non-dandruff, dandruff, and seborrheic dermatitis. J Invest Dermatol 1975;64:401–5.
13. Parry ME, Sharpe GR. Seborrhoeic dermatitis is not caused by an altered immune response to *Malassezia* yeast. Br J Dermatol 1998;139:254–63.
14. Faergemann J, Bergbrant IM, Dohse M, et al. Seborrhoeic dermatitis and *Pityrosporum* (*Malassezia*) folliculitis: characterization of inflammatory cells and mediators in the skin by immunohistochemistry. Br J Dermatol 2001;144:549–56.
15. Sullivan AK, Raben D, Reekie J, et al. Feasibility and effectiveness of indicator condition-guided testing for HIV: results from HIDES I (HIV indicator diseases across Europe study). PLoS ONE 2013;8(1):e52845.
16. Burton JL, Cartlidge M, Cartlidge NEF, Shuster S. Sebum excretion in Parkinsonism. Br J Dermatol 1973;88:263–6.
17. Cowley NC, Farr RM, Shuster S. The permissive effect of sebum in seborrhoeic dermatitis: an explanation of the

rash in neurological disorders. Br J Dermatol 1990;122:71–6.
18. Kasteler JS, Callen JP. Scalp involvement in dermatomyositis: often overlooked or misdiagnosed. JAMA 1994;272:1939–41.
19. Poindexter GB, Burkhart CN, Morrell DS. Therapies for pediatric seborrheic dermatitis. Pediatr Ann 2009;38:333–8.
20. Kastarinen H, Oksanen T, Okokon EO, et al. Topical anti-inflammatory agents for seborrhoeic dermatitis of the face or scalp. Cochrane Database Syst Rev 2014;19(5):CD009446.
21. Sparsa A, Liozon E, Boulinguez S, et al. Generalized eczema craquele as a presenting feature of systemic lymphoma: report of seven cases. Acta Derm Venereol 2005;85:333–6.
22. Gross P. Nummular eczema. Arch Dermatol Syphilol 1941;44:1060–77.
23. Rawlings AV, Harding CR. Moisturization and skin barrier function. Dermatol Ther 2004;17:43–8.
24. Ghadially R, Brown BE, Sequeira-Martin SM, et al. The aged epidermal permeability barrier. Structural, functional, and lipid biochemical abnormalities in humans and a senescent murine model. J Clin Invest 1995;95:2281–90.
25. Rogers J, Harding C, Mayo A, et al. Stratum corneum lipids: the effect of ageing and the seasons. Arch Dermatol Res 1996;288:765–70.
26. Simon M, Bernard D, Minondo AM, et al. Persistence of both peripheral and non-peripheral corneodesmosomes in the upper stratum corneum of winter xerosis skin versus only peripheral in normal skin. J Invest Dermatol 2001;116:23–30.
27. Engelke M, Jensen JM, Ekanayake-Mudiyanselage S, Proksch E. Effects of xerosis and ageing on epidermal proliferation and differentiation. Br J Dermatol 1997;137:219–25.
28. Rawlings A, Scott IR, Harding CR, Bowser PA. Stratum corneum moisturization at the molecular level. J Invest Dermatol 1994;103:731–41.
29. Bushan M, Cox NH, Chalmers RJG. Eczema craquelé resulting from acute oedema: a report of seven cases. Br J Dermatol 2001;145:355–7.
30. Whitfield A. Lumleian lectures: on some points in the aetiology of skin disease. Lancet 1921;2:122.
31. Hindsen M, Spiren A, Bruze M. Cross-reactivity between nickel and palladium demonstrated by systemic administration of nickel. Contact Dermatitis 2005;53:2–8.
32. Hindsen M, Bruze M, Christensen OB. Flare-up reactions after oral challenge with nickel in relation to challenge dose and intensity and time of previous patch test reactions. J Am Acad Dermatol 2001;44:616–23.
33. Roper SS, Jones HE. An animal model for altering the irritability threshold of normal skin. Contact Dermatitis 1985;13:91–7.
34. Cockayne SE, Gawkrodger DJ. Angry back syndrome is often due to marginal irritants: a study of 17 cases seen over 4 years. Contact Dermatitis 2000;43:280–2.
35. Memon AA, Friedmann PS. "Angry back syndrome": a non-reproducible phenomenon. Br J Dermatol 1996;135:924–30.
36. Bonamonte D, Foti C, Vestita M, et al. Nummular eczema and contact allergy: a retrospective study. Dermatitis 2012;23:153–7.
37. Sulzberger MB, Garbe W. Nine cases of distinctive exudative discoid and lichenoid dermatosis. Arch Dermatol Venereol 1985;65:164–7.
38. Manns A, Hidasa M, La Grenade L. Human T-lymphotropic virus type I infection. Lancet 1999;353:1951–8.
39. LaGrenade L, Hanchard B, Fletcher V, et al. Infective dermatitis of Jamaican children: a marker for HTLV-I infection. Lancet 1990;336:1345–7.
40. La Grenade L, Manns A, Fletcher V, et al. Clinical, pathologic, and immunologic features of human T-lymphotrophic virus type I-associated infective dermatitis in children. Arch Dermatol 1998;134:439–44.
41. Carvalho EM, Bacellar O, Porto AF, et al. Cytokine profile and immunomodulation in asymptomatic human T-lymphotropic virus type 1-infected blood donors. J Acquir Immune Defic Syndr 2001;27:1–6.
42. Gonçalves DU, Guedes AC, Proietti AB, et al. Interdisciplinary HTLV-1/2 Research Group. Dermatologic lesions in asymptomatic blood donors seropositive for human T cell lymphotropic virus type-1. Am J Trop Med Hyg 2003;68:562–5.
43. Sweet RD. A pattern of eczema in Jamaica. Br J Dermatol 1966;78:93–100.
44. Walshe MM. Infective dermatitis in Jamaican children. Br J Dermatol 1967;79:229–36.
45. Maloney EM, Hisada M, Palmer P, et al. Human T cell lymphotropic virus type I-associated infective dermatitis in Jamaica: a case report of clinical and biologic correlates. Pediatr Infect Dis J 2000;19:560–5.
46. Bittencourt AL. Adult T-cell leukaemia/lymphoma (ATL) in Bahia, Brazil. Braz J Infect Dis 2005;9:437–8.
47. Sippel K, Mayer D, Ballmer B, et al. Evidence that venous hypertension causes stasis dermatitis. Phlebology 2011;26:361–5.
48. Pillsbury DM. The pathogenesis of eczema. Proc X Int Congress Dermatol (London, 1952). London: British Medical Association; 1953. p. 58.
49. Belisario JC. The pathogenesis of eczema. Proc X Int Congress Dermatol (London, 1952). London: British Medical Association; 1953. p. 3.
50. Scharfetter-Kochanek K, Schuller J, Meewes C, et al. Das chronisch venöe Ulcus cruris. Pathogenese und Bedeutung des "aggressiven Mikromilieus". J Dtsch Dermatol Ges 2003;1:58–67.
51. Wollina U, Karamfilov T. Adjuvant botulinum toxin A in dyshidrotic hand eczema: a controlled prospective pilot study with left-right comparison. J Eur Acad Dermatol Venereol 2002;16:40–2.
52. Tzaneva S, Kittler H, Thallinger C, et al. Oral vs. bath PUVA using 8-methoxypsoralen for chronic palmoplantar eczema. Photodermatol Photoimmunol Photomed 2009;25:101–5.
53. Yamany T, Schwartz RA. Infectious eczematoid dermatitis: a comprehensive review. J Eur Acad Dermatol Venereol 2015;29:203–8.
54. Mackie RM, Husain SL. Juvenile plantar dermatosis: a new entity? Clin Exp Dermatol 1976;1:253–60.
55. Berg RW, Buckingham KW, Stewart RL. Etiologic factors in diaper dermatitis: the role of urine. Pediatr Dermatol 1986;3:102–6.
56. Buckingham KW, Berg RW. Etiologic factors in diaper dermatitis: the role of feces. Pediatr Dermatol 1986;3:107–12.
57. Yoshioka H, Iseki K, Fujita K. Development and differences of intestinal flora in the neonatal period in breast-fed and bottle-fed infants. Pediatrics 1983;72:317–21.
58. Campbell RL, Seymour JL, Stone LC, et al. Clinical studies with disposable diapers containing absorbent gelling materials: evaluation of effects on infant skin condition. J Am Acad Dermatol 1987;17:978–87.
59. Peschen M, Lahaye T, Hennig B, et al. Expression of the adhesion molecules ICAM-1, CAM-1, LFA-1 and LA-4 in the skin is modulated in progressive stages of chronic venous insufficiency. Acta Dermatol Venereol 1999;79:27–32.
60. Takase S, Schmid-Schönein G, Bergan JJ. Leukocyte activation in patients with venous insufficiency. J Vasc Surg 1999;30:148–56.
61. Jünger M, Steins A, Hahn M, Hafner HM. Microcirculatory dysfunction in chronic venous insufficiency (CVI). Microcirculation 2000;7:S3–12.
62. Scurr JH, Coleridge-Smith PD. The microcirculation in venous disease. Angiology 1994;45:537–41.
63. Cheatle T. Venous ulceration and free radicals. Br J Dermatol 1991;124:508.
64. Durmazlar SP, Akgul A, Eskioglu F. Hyperhomocysteinemia in patients with stasis dermatitis and ulcer: a novel finding with important therapeutic implications. J Dermatolog Treat 2009;20:336–9.
65. Tavadia S, Bianchi J, Dawe RS, et al. Allergic contact dermatitis in venous leg ulcer patients. Contact Dermatitis 2003;48:261–5.
66. Machet L, Couhe C, Perrinaud A, et al. A high prevalence of sensitization still persists in leg ulcer patients: a retrospective series of 106 patients tested between 2001 and 2002 and a meta-analysis of 1975–2003 data. Br J Dermatol 2004;150:929–35.

# 第 14 章　变应性接触性皮炎

Rosemary L. Nixon，Christen M. Mowad，James G. Marks Jr

**同义名：** ■ 接触性皮炎（contact dermatitis）■ 接触性湿疹（contact eczema）

## 要点

- 变应性接触性皮炎（allergic contact dermatitis，ACD）是一种瘙痒性、湿疹性反应。
- 急性 ACD 及很多慢性 ACD 的皮损边界清楚，并局限于变应原接触部位。
- 根据变应原的差异和（或）播散性湿疹（自体敏感性皮炎，autosensitization dermatitis）的发展，ACD 可出现弥漫性或斑片状分布。
- 代表性的反应是由野葛（poison ivy）和镍（nickel）引起的 ACD。
- ACD 可与刺激性接触性皮炎、接触性荨麻疹和不同形式的内源性湿疹共存。
- 斑贴试验依然是准确且可靠的诊断金标准。

## 引言

皮肤接触外界物质后可能发生包括接触性皮炎在内的多种不良反应，接触性皮炎可以是变应性的，也可以是刺激性的。刺激性接触性皮炎（irritant contact dermatitis，ICD）大约占所有接触性皮炎的 80%（见第 15 章），其余的是变应性接触性皮炎（ACD）[1]。ACD 是在人体被致敏后，皮肤再次接触该化学物质引起的一种迟发型超敏反应。

ACD 的皮肤反应取决于所接触的化学物质、接触的时间和性质及个体易感性。引起接触性皮炎的化学物质见于首饰、个人护理产品、植物、外用药（处方药、非处方药或草药）、衣物、家庭常备药物，也可以是工作、业余爱好或与接触他人（例如配偶间）时接触的化学物质。

ICD 和 ACD，尤其是慢性型，临床表现可能相似。接触性皮炎的典型表现是边界清楚的红斑、斑片或斑块，其上有水疱和（或）鳞屑，范围与接触部位一致（图 14.1A）。皮损的分布可以是线状（当叶子、枝条类的接触物擦过皮肤时，图 14.1B），或局限于接触致病的化学品或其他物品的部位，如环氧树脂过敏引起的手部皮炎或鞋引起的足部皮炎（图 14.2 ～ 14.4）。由于 ICD 及 ACD 有时在临床上无法辨别，需要进行斑贴试验来确定或排除对可疑变应原的过敏。虽然斑贴试验依然是诊断 ACD 的金标准，但应注意 ACD 和 ICD 共存的可能性。

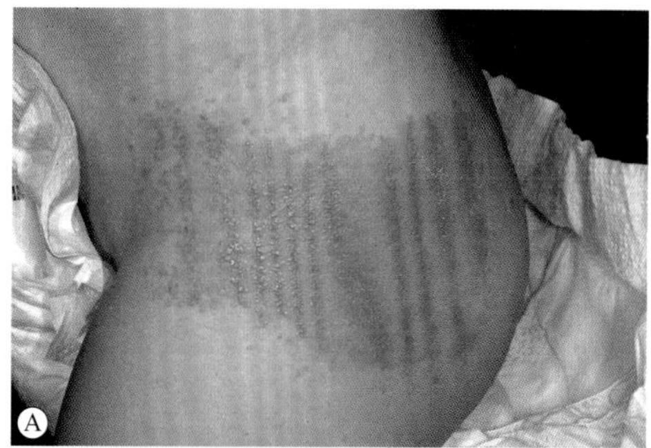


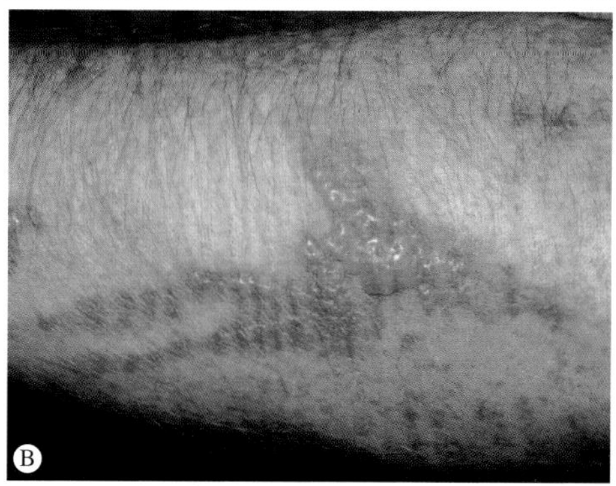


**图 14.1　变应性接触性皮炎（ACD）。** A. 14 个月大的男孩外用新霉素软膏后出现红色斑块及水疱。B. 野葛引起带有线状水疱、红斑条纹的 ACD（A，Courtesy，Anthony J Mancini，MD；B，Courtesy，Joyce Rico，MD.）

出现最常见 ACD 临床表现的患者通常不会就医。出现耳部皮炎或戒指下红斑、瘙痒的患者，可以自我诊断为首饰过敏。在周末进行园艺工作的人可能也不会向医生寻求帮助，因为“野葛疹”很常见。镍（世界范围内）和野葛（美国；见第 17 章）是 ACD 最常见的变应原，因为病因显而易见，通常很容易做出诊

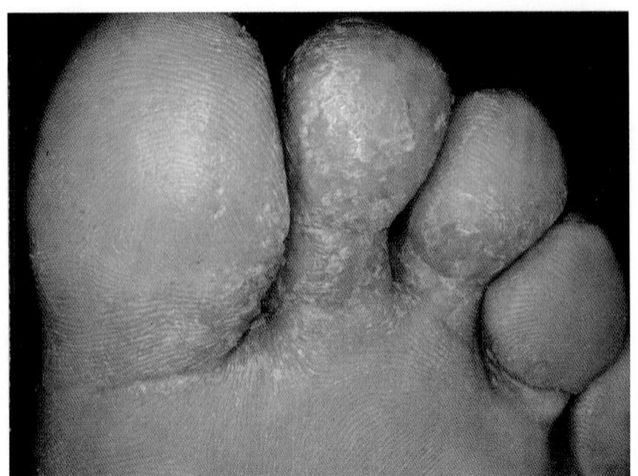

**图 14.2 慢性变应性接触性皮炎（ACD）**。橡胶（巯基苯并噻唑）引起慢性足部 ACD（Courtesy，Louis A Fragola，Jr，MD.）

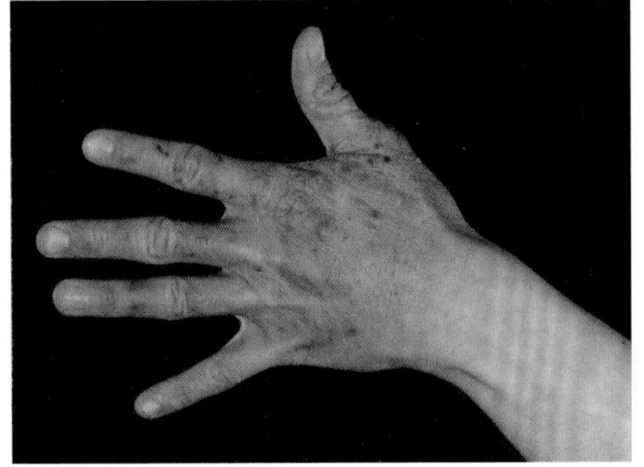

**图 14.3 慢性变应性接触性皮炎引起的顽固性手部皮炎**。变应原为环氧树脂

断。然而，临床表现及病史通常不够具体到足以判断致病的变应原，斑贴试验则是必要的。例如，前来就诊的慢性手部皮炎或眼睑皮炎的患者通常并不清楚个人护理产品可能是致病的病因。对这些患者来说，详尽的病史、皮肤检查以及诊断性的斑贴试验非常有帮助。

## 斑贴试验的历史

一百多年前，Jadassohn 首次描述了斑贴试验的技术。1931 年，Sulzberger 和 Wise[2] 正式将这一技术引入美国，并将其作为检测引起皮炎致病性变应原的一种诊断性工具。此后多年中，斑贴试验的技术在全世界范围内得到了进一步的发展，出现了标准变应原、检测系统和规程，以及许多区域性标准系列。

## 流行病学

ACD 可出现于各种人群，可见于老年人、年轻人、各个种族和任一性别。可能出现性别差异，主要是由于暴露方式所致，如镍过敏在女性中更常见，可能是因为接触首饰更多[3]。职业及业余爱好也是 ACD 流行病学的重要因素（见第 16 章）。由于不同地区的变应原有所不同，斑贴试验的结果也随之变化，例如，个人护理产品中的防腐剂种类可根据政府立法有所变化。在美国，化妆品中的防腐剂季铵盐 -15 经常引起 ACD，而有主张不应将其列入欧洲标准系列[4]。另外，即使在一个特定地区，由于使用方式的变化，某些变应原的临床重要性可能逐渐提高，另一些可能下降，新变应原也不断被发现。

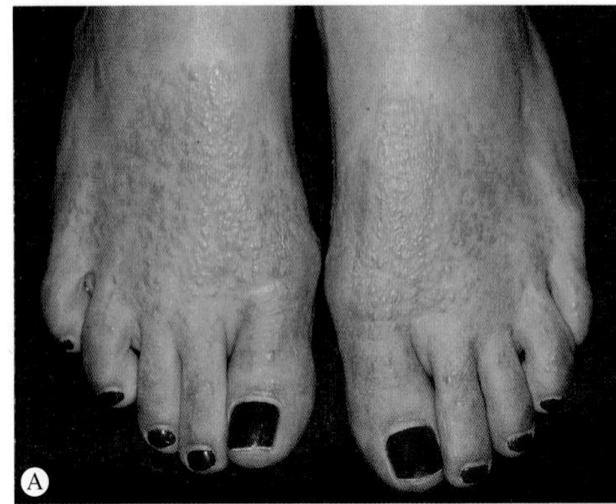

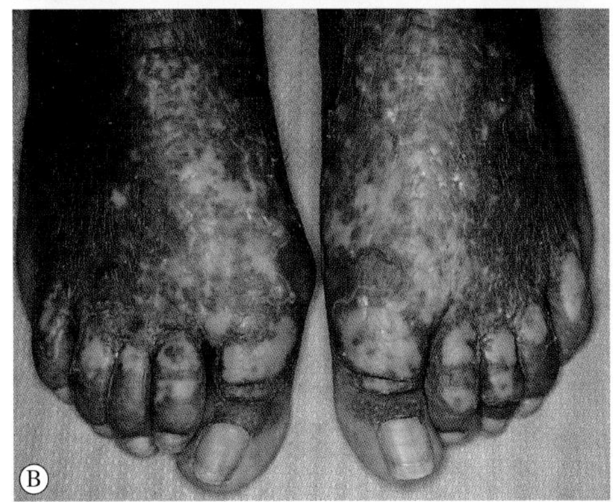

**图 14.4 鞋引起的变应性接触性皮炎——急性与慢性对比**。A. 穿新运动鞋后几天内出现极度瘙痒的红斑丘疹和丘疱疹；注意其分布模式；B. 石子路状的苔藓样斑块，伴有色素减退和色素沉着。患者斑贴试验重铬酸钾阳性（Courtesy，Louis A Fragola，Jr，MD.）

## 发病机制

ACD 是一种迟发型超敏反应。它是一种变应原特异性的反应，发病前机体需被该变应原致敏。ACD 发病机制包括最初的致敏期，即患者首次接触化学品，化学品透入皮肤并引发一系列反应，从而使机体致敏（详见第 4 章）。其后皮肤再次暴露于该化学品使变应原被呈递至已致敏的 T 淋巴细胞，引发多种细胞因子及趋化因子释放，导致临床上的湿疹表现。一旦被致敏，则只需接触低浓度的致病化学品即可引发反应。

# 临床特征

为了诊断 ACD 并给予适当治疗，临床医生需熟悉其临床表现。典型表现常为边界清楚的瘙痒性湿疹样皮疹，可以是急性［水疱、渗出和（或）水肿，例如图 14.1、14.5 和 14.6］或慢性（苔藓化或鳞屑性斑块，例如图 14.2、14.3、14.4B、14.7 和 14.8）。皮肤反应特征性地局限于接触变应原的部位。然而，临床医生必须意识到，有时也会出现散在片状或弥散的皮损，这取决于致病变应原的性质（图 14.9C 和 14.10）。例如，沐浴乳或洗发香波会冲洗全身，可能引起大片状或弥漫的皮炎。其他不太常见的变应性接触性皮炎表现如表 14.1 所示。

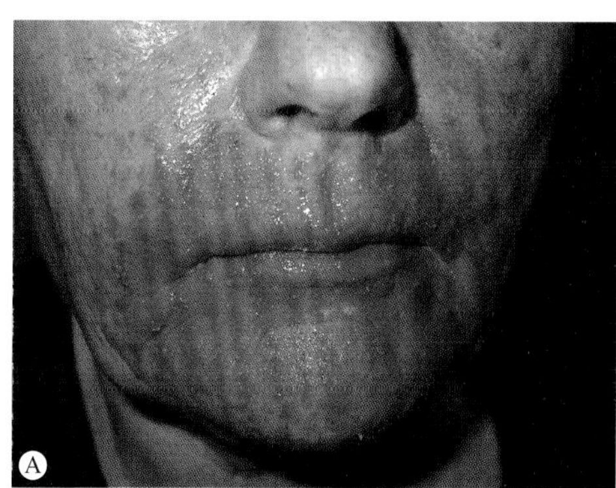
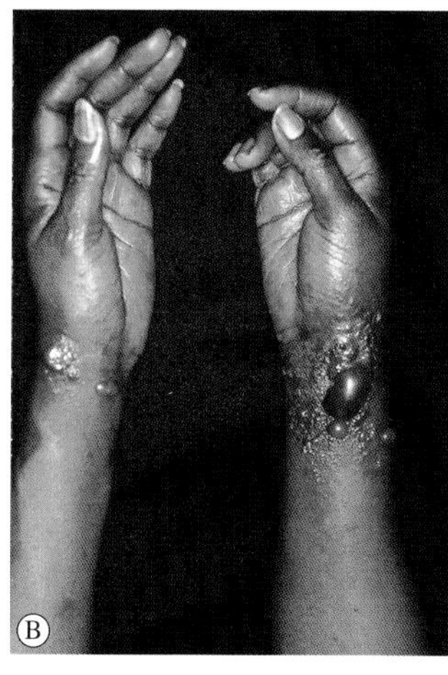
图 14.5　急性水疱大疱性变应性接触性皮炎（ACD）。A. 变应原为外用抗生素软膏中的新霉素。B. 变应原为野葛中的漆酚；此种分布模式常见于戴手套的患者（A，Courtesy，Jonathan Chan，MD.）

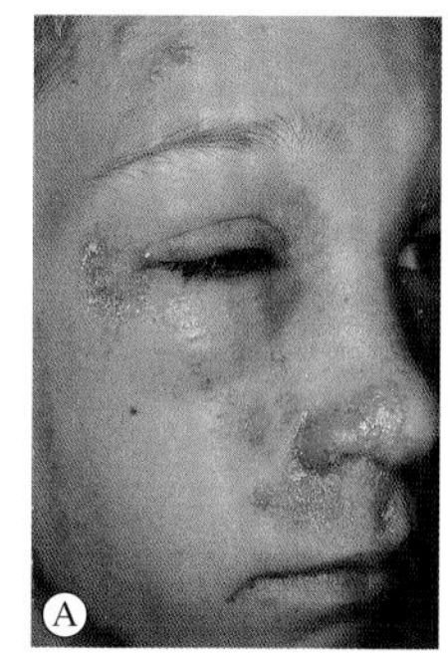
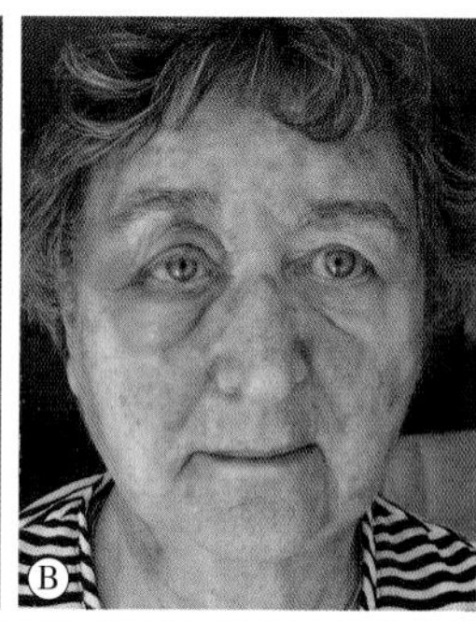
图 14.6　以水肿为突出表现的变应性接触性皮炎（ACD）。A. 眶周水肿，结痂和渗出性斑块，由野葛引发。B. 由湿卸妆棉中的甲基异噻唑啉酮引起的变应性接触性皮炎（A，Courtesy，Jean L Bolognia，MD.）

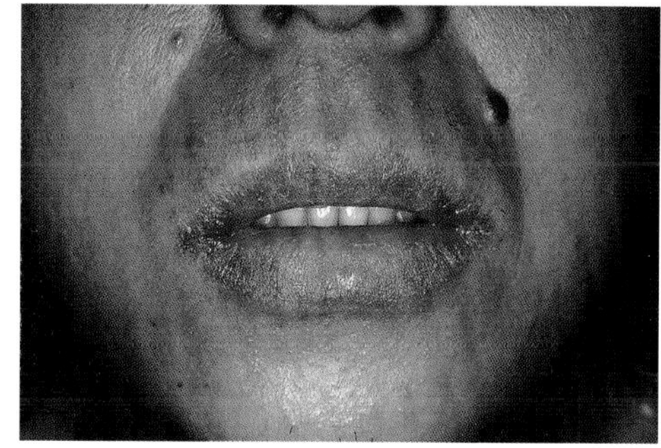
图 14.7　由含芦荟乳膏引发的变应性接触性皮炎。上下唇受累程度相似，这与光化性唇炎不同

# 病理学

虽然斑贴试验有助于大多数 ACD 的诊断，有时组织病理检查也有帮助，尤其在需要排除其他疾病如蕈样肉芽肿时。ACD 的病理对于急性皮损最有意义，而亚急性或慢性皮损常会出现与其他疾病相似的病理表现，没有诊断意义。病理上，ACD 是一种典型的海绵水肿性皮炎。在急性期，会出现不同程度的海绵水肿，真皮内有混合炎细胞浸润，包括淋巴细胞、组织细胞及不同数量的嗜酸性粒细胞。在中度到重度的炎症反应中，显著的海绵水肿会引起表皮内水疱（图 14.11A）。在亚急性到慢性期，出现表皮增生，常表现为银屑病样（图 14.11B）。

然而，即使出现海绵水肿性皮炎的病理表现，也需结合临床，因为 ACD 不是唯一引起这种病理表现的

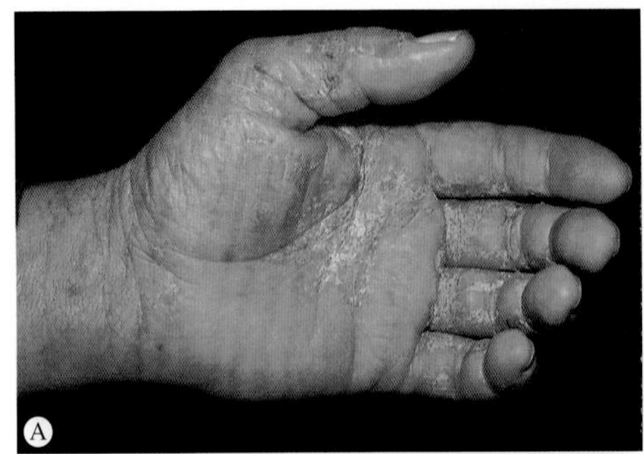

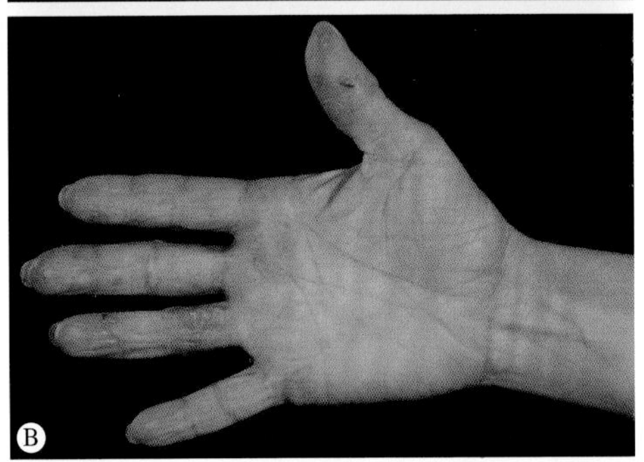

**图 14.8 慢性变应性接触性皮炎患者的顽固性手部皮炎。**A. 这位机器操作者的变应原为黑橡胶。B. 变应原为清洁湿巾中的甲基异噻唑啉酮

疾病。此外，和其他任何一种皮炎一样，外用糖皮质激素可能会改变组织学发现。其他组织病理模式偶见

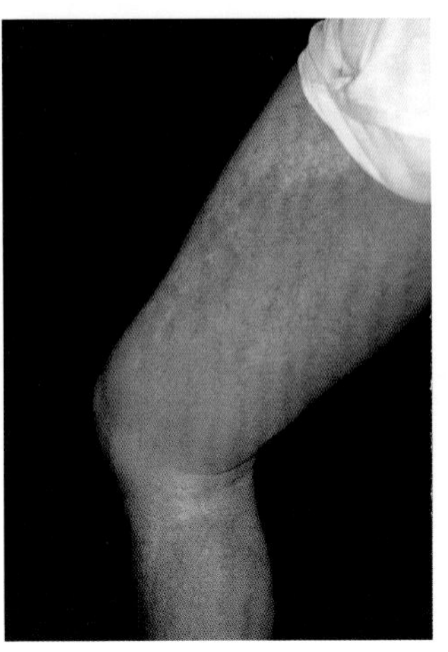

**图 14.10 腰果壳油引起的变应性接触性皮炎。**这是一种职业暴露

于 ACD，如表 14.1 所示。

## 鉴别诊断

ACD 的鉴别诊断包括多种其他类型皮炎，如 ICD、蛋白质接触性皮炎、特应性皮炎、淤积性皮炎和脂溢性皮炎及红斑型玫瑰痤疮。手部及足部 ACD 还需与内源性皮炎、银屑病和癣相鉴别（见表 13.4 和图 15.6）。需要注意的是，这些疾病可能同时发生，使临床评估复杂化。总之，当评估局部皮肤病时（如眼睑、手足），除了这些部位的特异变应原，还要考虑好发于这些部位的

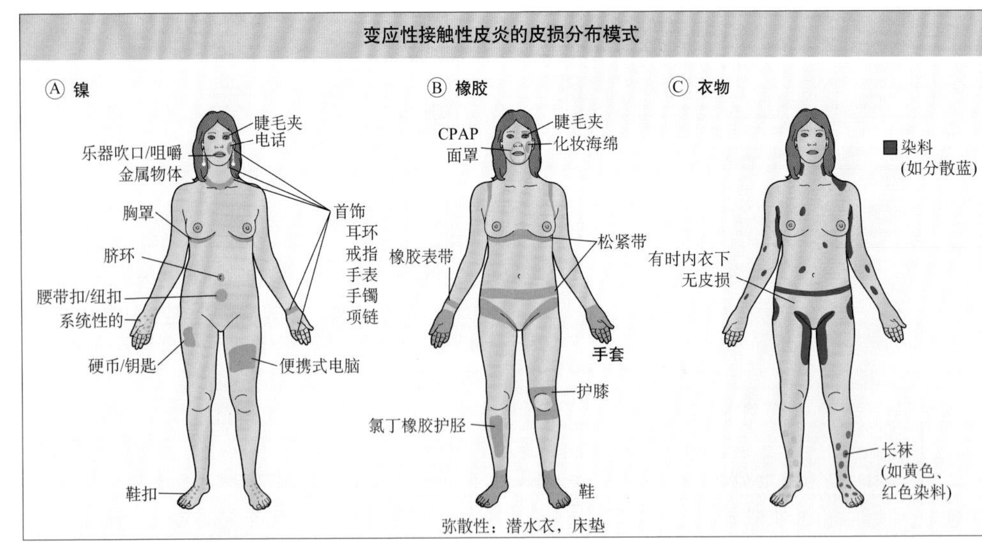


**图 14.9 变应性接触性皮炎的皮损分布模式。**A. 由镍引起；皮损也可发生于金属支架或背部文胸扣的位置。B. 由橡胶引起。C. 由染料或衣物中的树脂引起。CPAP，continuous positive airway pressure，持续气道正压

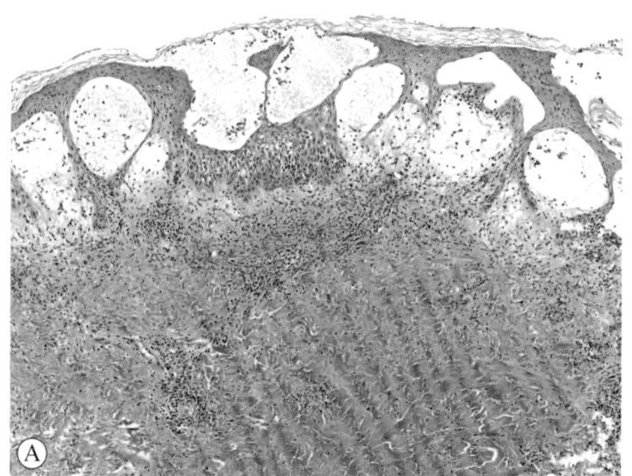


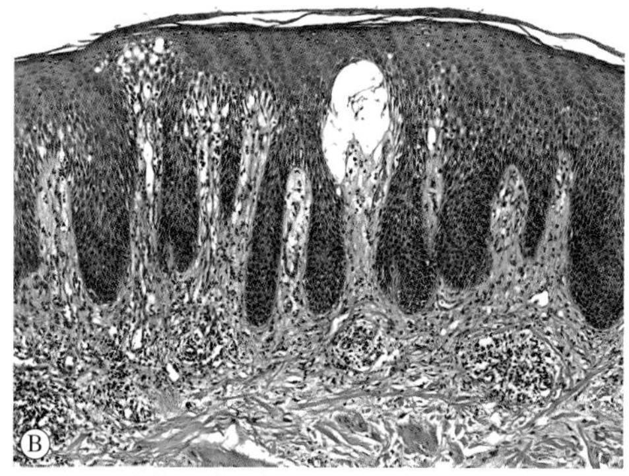


**图 14.11 变应性接触性皮炎（ACD）：组织病理特征**。A. 明显的海绵水肿，导致表皮内水疱形成。淋巴细胞和嗜酸性粒细胞在血管周围浸润的同时外渗入表皮。B. 慢性 ACD 表皮不规则银屑病样增生及轻度海绵水肿。血管周围淋巴细胞浸润，间有嗜酸性粒细胞（Courtesy，Lorenzo Cerroni，MD.）

**表 14.1 变应性接触性皮炎（ACD）的罕见及少见表现**。免疫性和非免疫性的接触性荨麻疹，也可使临床表现复杂化

| 主要基于形态学 | 主要基于分布和（或）发病机制 |
|---|---|
| • 色素沉着（如香料，杀菌剂；通常位于面部）<br>• 苔藓样变（如彩色胶片显影剂，牙科用丙烯酸酯）<br>• 多形红斑（如热带木材，对苯二胺，野葛*）<br>• 色素沉着性紫癜（如橡胶潜水服）<br>• 假性淋巴瘤（如菊科植物）<br>• 肉芽肿（如锆）<br>• 脓疱（如香料） | • 光诱导性（光敏性接触性皮炎；参见第 87 章）<br>• 气源性接触性皮炎<br>• 系统性接触性皮炎（见表 14.12）<br>• 狒狒综合征：臀部和腹股沟区及其他屈侧部位的对称性红斑# |

* 多形红斑皮损好发于先前未被野葛影响的区域。
\# 与系统性接触性皮炎重叠，也与对称性药物相关性间擦部及屈侧疹（SDRIFE；见表 21.14）临床重叠。

其他疾病（表 14.2）。当皮损泛发时，无论是广泛接触变应原还是自身敏感所致，均需与其他引起红皮病（见第 10 章）的疾病如 Sézary 综合征作鉴别。

辨认和鉴别这些疾病很有挑战性。皮损分布及病史有助于鉴别（见图 14.1、14.4、14.5），一些简单的试验如 KOH 检查也有帮助。此外，皮肤病有时是多因素所致，ACD 可能发生于特应性皮炎或淤积性皮炎的基础上。然而，临床医生必须首先考虑到 ACD 的可能，询问病史，可能的接触因素，最后使用合适的变应原进行斑贴试验来确定诊断。下面所述希望能为临床医生研究 ACD 提供正确的问诊提纲及研究步骤。

**表 14.2 眼睑皮炎：鉴别诊断和最常见的相关变应原**。内源性和外源性因素常组合出现。这位患者因新霉素引发变应性接触性皮炎

| 鉴别诊断 | |
|---|---|
| **内源性** | 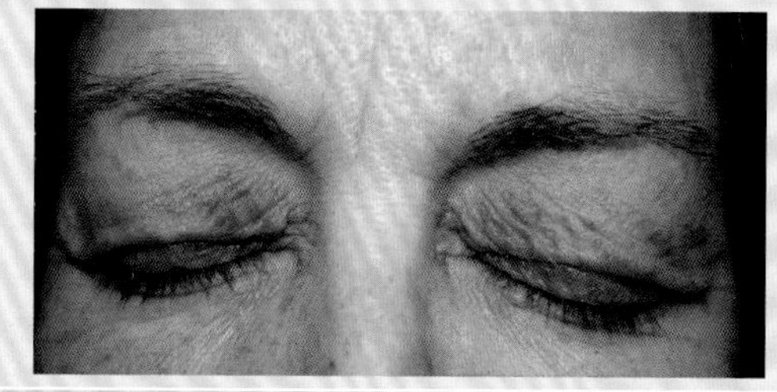 |
| • 特应性皮炎：苔藓样变常见<br>• 脂溢性皮炎：眼睑边缘脱屑及皱褶处加重<br>• 眼部玫瑰痤疮：眼睑边缘<br>• 皮肌炎＞＞皮肤型狼疮：可能有相关水肿 | |
| **外源性** | **眼睑 ACD 最常见的相关变应原*** |
| • 变应性接触性皮炎（ACD）：气源性偶见<br>• 刺激性接触性皮炎（ICD）：局部用药（如治疗痤疮），抗衰老乳膏，化妆品，职业暴露 | • 香料，包括秘鲁香脂（秘鲁香树）<br>• 防腐剂：季铵盐 -15，妥因 DMDM，甲基异噻唑啉酮，甲基二溴戊二腈<br>• 外用抗生素：新霉素<br>• 金属：镍，氯化钴，硫代硫酸金钠<br>• 表面活性剂：椰油酰胺丙基甜菜碱，氨基胺 |

* Adapted from North American Contact Dermatitis Group（2003—2004）；Dermatitis. 2007；18：78-81

## 斑贴试验

斑贴试验（patch testing）是一套诊断 ACD 看似简单的诊室操作程序。虽然斑贴试验的步骤便捷，但决定何时及如何进行斑贴试验却需要培训和经验。令人遗憾的是，至今斑贴试验仍未能得到充分利用。调查显示美国所有住院医师培训中，仅有 50% 包括了斑贴试验，27% 的被调查者从未做过斑贴试验[5]。

美国食品与药品管理局（Food and Drug Administration，FDA）批准的 T.R.U.E. TEST® 斑贴试验，由预先浸透变应原的检测板构成，使用更加方便，或许能有助于斑贴试验的普及。此试验目前用于筛选 36 个变应原（包括一个阴性对照），虽然有帮助，但包含更多变应原的斑贴试验已被证实能提高诊断准确性[6-8]。利用扩展的斑贴试验，检测阳性反应可增加 37% ～ 76%，其中 47% 患者只对非筛选变应原呈现阳性反应[6-8]［添加的变应原放置于可多次使用的注射器或试管中（见附录）］。最后，如斑贴试验仅包含 28 个 T.R.U.E. TEST® 变应原，则只有 27.6% 患者的变应原能完全检出[8]。

进行斑贴试验之前，临床医生应询问患者在家中及工作中的变应原接触情况，并尽量了解患者的工作环境。还应确定患者在休假或不工作、不在家时的影响。此外，应清点所有个人护理产品，分析兴趣爱好。所得到的信息有助于更恰当地指导变应原检测方法的选择。

### 操作方法

T.R.U.E. TEST® 目前包含 35 种变应原（另外有对照），欧洲标准系列包含 30 种变应原（表 14.3）。具有斑贴试验的转诊中心常规应用超过 60 种变应原进

**表 14.3　美国接触性皮炎协会（ACDS）筛选系列（2013），T.R.U.E. TEST® 系列，澳大利亚标准系列，欧洲标准系列及北美接触性皮炎协作组（NACDG）70 中的成分。**浓度和基质按照 ACDS 系列说明，除非有其他标注

| 变应原 / 半抗原 | 浓度 / 基质 | ACDS 系列（2013） | T.R.U.E. TEST® | 澳大利亚标准 | 欧洲标准 | NACDG 70 |
|---|---|---|---|---|---|---|
| 2- 溴代 -2- 硝酸丙烷 -1,3- 二醇（硝溴丙二醇®） | 0.5% 凡士林 | | | | | |
| 杆菌肽 | 20% 凡士林 | | | | | |
| 黑色橡胶混合物 ^ | 0.6% 凡士林 | | | | | |
| 布地奈德 | 0.1% 凡士林 | | | | 0.01% 凡士林 | |
| 卡巴混合物 | 3% 凡士林 | | | | | |
| 氯化钴 | 1% 凡士林 | | | | | |
| 松香 | 20% 凡士林 | | | | | |
| 二偶氮利定脲 | 1% 凡士林 | | | | | |
| 环氧树脂（丙二酚 A） | 1% 凡士林 | | | | | |
| 乙二胺二盐酸盐 | 1% 凡士林 | | | | | |
| 甲醛 | 1% 水 | | | | 2% 水 | |
| 芳香混合物 I | 8% 凡士林 | | | | | |
| 硫代硫酸金钠 | 2% 凡士林 | | | | | |
| 氢化可的松 -17- 丁酸盐 | 1% 凡士林 | | | | | |
| 咪唑烷基脲 | 2% 凡士林 | | | | | |
| 含巯基的混合物 | 1% 凡士林 | | | 2% 凡士林 | 2% 凡士林 | |
| 硫氢基苯并噻唑（MBT） | 1% 凡士林 | | | | 2% 凡士林 | |
| 甲基氯异噻唑啉酮 / 甲基异噻唑啉酮 | 百万分之 110 水 | | | 0.01% 水 | 百万分之 200 水 | |
| 甲基二溴基戊二腈 | 0.5% 凡士林 | | | | | 2% 凡士林 * |
| 秘鲁香脂（秘鲁香树） | 25% 凡士林 | | | | | |
| 新霉素 | 20% 凡士林 | | | | | |
| 硫酸镍 | 2.5% 凡士林 | | | 5% 凡士林 | 5% 凡士林 | |
| 对苯二胺（PPD） | 1% 凡士林 | | | | | |
| 对叔丁基苯酚甲醛树脂 | 1% 凡士林 | | | | | |
| 尼泊金混合物 | 12% 凡士林 | | | | 16% 凡士林 | |
| 欧甘菊（倍半萜内酯） | 0.1% 凡士林 | | | | | |

表 14.3 美国接触性皮炎协会（ACDS）筛选系列（2013），T.R.U.E. TEST® 系列，澳大利亚标准系列，欧洲标准系列及北美接触性皮炎协作组（NACDG）70 中的成分。浓度和基质按照 ACDS 系列说明，除非有其他标注（续表）

| 变应原 / 半抗原 | 浓度 / 基质 | ACDS 系列（2013） | T.R.U.E. TEST® | 澳大利亚标准 | 欧洲标准 | NACDG 70 |
|---|---|---|---|---|---|---|
| 重铬酸钾 | 0.25% 凡士林 | | | | 0.5% 凡士林 | |
| 季铵盐 -15 | 2% 凡士林 | | | 1% 凡士林 | 1% 凡士林 | |
| 秋兰姆混合物 | 1% 凡士林 | | | | | |
| 替可的松 -21- 特戊酸盐 | 1% 凡士林 | | | | 0.1% 凡士林 | |
| 苯唑卡因 | 5% 凡士林 | | | | | |
| 卡因混合物（苯佐卡因，丁卡因，二丁卡因） | | | 0.63 mg/cm² 聚维酮 | | | |
| 分散蓝 106 | | | 0.05 mg/cm² 聚维酮 | | | |
| 分散蓝 106/124 混合物 | 1% 凡士林 | | | | | |
| 喹啉混合物 | | | 0.19 mg/cm² 聚维酮 | | | |
| 硫柳汞 | | | 0.007 mg/cm² 羟丙基纤维素 | | | |
| 2- 乙基己基 -4- 甲氧基肉桂酸酯 | 10% 凡士林 | | | | | |
| 2- 羟基 -4- 甲氧基二苯甲酮（甲苯酮 -3） | 10% 凡士林 | | | | | |
| 2- 羟基 -4- 甲氧基二苯甲酮 -5- 磺酸（甲苯酮 -4） | 2% 凡士林 | | | | | |
| 2,6- 二叔丁基 -4- 甲酚（BHT） | 2% 凡士林 | | | | | |
| 3-（二甲氨基）丙胺（DMAPA） | 1% 水 | | | | | |
| 4- 氯代 -3- 甲酚（PCMC） | 1% 凡士林 | | | | | |
| 氨基胺（硬脂酰胺丙基二甲基） | 0.1% 水 | | | | | 0.01% 水 |
| 苯甲烃铵氯化物 | 0.1% 凡士林 | | | | | |
| 苯甲醇 | 10% | | | | | 1% 凡士林 |
| 十六烷基硬脂醇 | 20% 凡士林 | | | | | |
| 洗必泰（氯己定） | 0.5% 水 | | | | | |
| 氯二甲苯酚（PCMX） | 1% 凡士林 | | | | | |
| 苯乙烯基乙醛（肉桂醛） | 1% 凡士林 | | | | | |
| 氯倍他索 -17- 丙酸盐 | 1% 凡士林 | | | | | |
| 椰油酰胺 DEA（椰子二乙醇胺） | 0.5% 凡士林 | | | | | |
| 椰油酰胺丙基甜菜碱 | 1% 水 | | | | | |
| 菊科混合物Ⅱ | 5% 凡士林 | | | | | 6% 凡士林 |
| 烷基聚葡萄糖苷 | 5% 凡士林 | | | | | |
| 二丁卡因 | 2.5% 凡士林 | | | | | |
| 分散橙 3 | 1% 凡士林 | | | | | |
| DL 维生素 E | 100% | | | | | |
| 妥因 DMDM | 1% 凡士林 | | | | | |
| 丙烯酸乙酯 | 0.1% 凡士林 | | | | | |
| 氰基丙烯酸酯 | 10% 凡士林 | | | | | |
| 亚乙基脲三聚氰胺–甲醛 | 5% 凡士林 | | | | | |
| 芳香混合物Ⅱ | 14% 凡士林 | | | | | |
| 戊二醛 | 1% 凡士林 | | | | | |

表 14.3　美国接触性皮炎协会（ACDS）筛选系列（2013），T.R.U.E. TEST® 系列，澳大利亚标准系列，欧洲标准系列及北美接触性皮炎协作组（NACDG）70 中的成分。浓度和基质按照 ACDS 系列说明，除非有其他标注（续表）

| 变应原 / 半抗原 | 浓度 / 基质 | ACDS 系列（2013） | T.R.U.E. TEST® | 澳大利亚标准 | 欧洲标准 | NACDG 70 |
|---|---|---|---|---|---|---|
| 羟乙基甲基丙烯酸酯 | 2% 凡士林 | | | | | |
| 碘丙炔醇丁基氨甲酸酯 | 0.1% 凡士林 | | | | | 0.5% 凡士林 |
| 茉莉属铁皮石斛油 | 2% 凡士林 | | | | | 2% 凡士林 |
| 羊毛脂油 | 50% 凡士林 | | | | 30% 凡士林 | |
| 利多卡因 | 15% 凡士林 | | | | | |
| 甲基丙烯酸甲酯 | 2% 凡士林 | | | | | |
| 甲基异噻唑啉酮 | 0.2% 水 | | | | | |
| 混合二烷基二甲胺 | 1% 凡士林 | | | | | |
| N,N- 二苯胍 | 1% 凡士林 | | | | | |
| 油酰胺丙基二甲胺 | 0.1% 水 | | | | | |
| 苯氧乙醇 | 1% 凡士林 | | | | | 2% 凡士林 * |
| 蜂胶 | 10% 凡士林 | | | | | |
| 丙二醇 | 30% 水 | | | | | |
| 倍半萜内酯混合物 | 0.1% 凡士林 | | | | | |
| 山梨酸 | 2% 凡士林 | | | | | |
| 山梨醇硬脂酸酯 | 20% 凡士林 | | | | | |
| 茶树油 | 5% 凡士林 | | | | | |
| 甲苯磺酰胺甲醛树脂 | 10% 凡士林 | | | | | |
| 氟羟泼尼松龙 | 1% 凡士林 | | | | | |
| 三氯生 | 2% 凡士林 | | | | | |
| 依兰油 | 2% 凡士林 | | | | | |
| 碱性红 46 | 1% 凡士林 | | | | | |
| 二丙酸倍他米松软膏 | 1% 凡士林 | | | | | |
| 倍他米松 -17- 戊酸盐 | 1% 凡士林 | | | | | |
| 丁苯羟酸 | 5% 凡士林 | | | | | |
| 氯乙酰氨 | 0.2% 凡士林 | | | | | |
| D- 柠檬烯 | 10% 凡士林 | | | | | 2% 凡士林 |
| hydroxisohexyl3- 环己烯吡咯甲醛（新铃兰醛®） | 5% 凡士林 | | | | | |
| 氯碘喹啉 | 5% 凡士林 | | | | | |
| N- 异丙基 -N- 苯基 -4- 苯二胺 | 0.1% 凡士林 | | | | | |
| 樱草素（2- 甲氧基 -6-n- 戊烷基 -4- 苯醌） | 0.01% 凡士林 | | | | | |
| 织物染料混合物（8 种分散染料） | 6.6% 凡士林 | | | | | |
| 胭脂红 | 2.5% 凡士林 | | | | | |
| 虫胶 | 20% 乙醇 | | | | | |
| 美研醇 | 5% 凡士林 | | | | | |
| 香芹酮 | 5% 凡士林 | | | | | |
| 薄荷油 | 2% 凡士林 | | | | | |
| 薰衣草油 | 2% 凡士林 | | | | | |
| 去羟米松 | 1% 凡士林 | | | | | |
| 油酰胺丙基甜菜碱 | 1% 水 | | | | | |

^ N- 异丙基 -N′- 苯基 PPD，N- 环己基 -N′- 苯基 PPD，以及 N，N′- 联苯 PPD。
* 结合苯氧乙醇的甲基二溴戊腈

行“扩展的”斑贴试验。这些变应原系列包括北美接触性皮炎协作组 70（North American Contact Dermatitis Group 70），美国接触性皮炎协会系列（American Contact Dermatitis Society Series）（2013），以及澳大利亚标准系列；另外还有更特定的变应原检测板，如美发检测盘、牙医检测盘和花匠检测盘，它们所包含的变应原针对一个特定职业。附录里列出了出售这些变应原及其他辅料的公司。尽管这些扩展系列未经 FDA 批准，但它们经常用来确认患者皮炎的准确病因。

对于患者带来的化学品，不能在毫无了解的情况下进行斑贴试验。医生必须清楚知道此产品的化学成分，否则可能发生严重刺激反应，如灼伤和溃疡形成。因此，禁止使用未知的产品或化学品进行斑贴试验。材料安全数据表（material safety data sheets，MSDS）有时对进一步了解化学品有一定帮助。然而，此表格并不包含所有成分：那些所占比例很小，低于一定阈值的成分并未列出，即使它们可能是致病性变应原。确认此类成分需与制造商交流，以便获得完整的化学成分信息。

当患者将所有个人护理用品带来诊所做斑贴试验时，有一些事需特别注意。对这些产品进行斑贴试验的主要原则是：可以留在皮肤上的产品（所谓的“存留”产品），如保湿剂及化妆品，可以直接用原物进行斑试。需要用水稀释或冲洗掉的产品（所谓“冲洗”产品），如肥皂及香波，则需稀释后进行斑试（通常用水稀释至 1% ～ 10%）。一些指南对如何选择合适的化学品斑贴浓度很有帮助[9]。对非标准变应原进行斑贴试验时，必须设置对照（含基质），以评估 ICD 的可能性。

变应原选择完成后，操作得当是确保完善试验所必需。最常选择的斑试部位是上背部。斑贴试验部位不可有日晒伤，试验前一周内局部不可外用糖皮质激素[10-11]。试验前至少 1 ～ 2 周避免系统应用糖皮质激素及长效的注射用糖皮质激素[12]。（如果控制病情必须使用，试验期间每日早晨顿服糖皮质激素不能超过相当于 20 mg 泼尼松的量。）以上任一因素都可能降低个体对变应原产生反应的能力，从而引起假阴性反应[10-12]。

可以培训护士或技师进行斑贴试验的敷贴，这样能提高效率。对于 T.R.U.E. TEST® 系统，将事先包被好的变应原贴敷于背部即可；其他斑贴试验系统则需事先将变应原注入小室。市面有很多斑贴试验系统，包括芬兰小室（Finn Chambers®）（SmartPractice，Phoenix，AZ）黏附于 Scanpor® 胶带上（Norgesplaster，Vennesla，挪威；在美国可购于 SmartPractice）；allergEAZE™ 小室（SmartPractice，亚利桑那州凤凰城；图 14-12）；以及 IQ，IQ Ultra™，或 IQ Ultimate™ 小室（Chemotechnique Diagnostics；由 Dormer Laboratories，Inc. 经销）。将这些斑试器贴敷于背部，如有需要可以用更多 Scanpor® 胶带进行加固。敷贴完成后患者可回家，应告知患者保持背部干燥和斑试器密闭，直至 48 小时后复诊。还应告诫患者避免出汗过多和提重物，否则敷贴可能松脱。服用抗组胺药不影响试验结果。需勾画出变应原分布图，以备后期参考。

患者 48 小时后复诊时，需检查斑试器以保证试验符合要求。初始检查可确定斑试器是否仍在原处。还需确认小室是否严密贴敷于皮肤并留下痕迹（见图 14.14G）。去除斑试器后，应在贴敷部位进行标记，以便判断每个变应原的位置（图 14.13）。推荐使用两种记号笔：持久性外科记号笔和荧光高亮记号笔。荧光记号笔较少污染，且不像持久性记号笔那样容易被擦除。持久性记号笔由于容易擦除，可能会弄脏衣物，也使第二次判读变得困难。任何阳性反应都要根据国际分级系统（Internet Grading System，表 14.4，图 14.14）进行记录。要再次

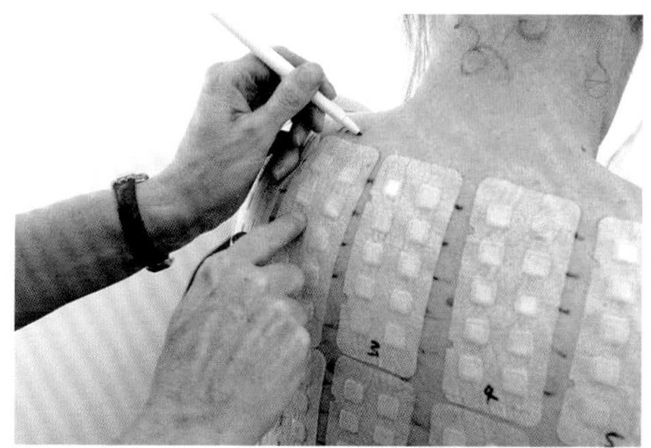

图 14.12　使用 allergEAZE™ 小室将变应原置于患者后背

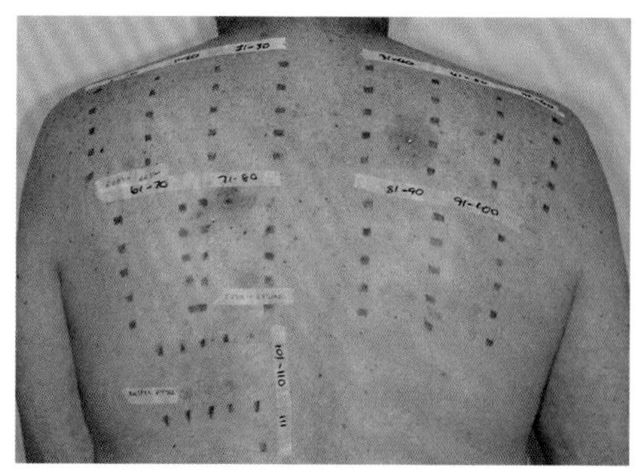


图 14.13　移除小室后，标记特定斑贴试验的位置以便日后参考

告知患者保持背部干燥，直到第二次判读，第二次判读可在初次贴敷变应原后 72 小时到一周内进行。

当患者前来复诊进行第二次判读时，判断变应原的阳性反应要用到变应原分布图。如果使用了荧光记号笔，可能需要 Wood 灯来辨别记号。再次根据标准系统（表 14.4）对阳性反应进行分级。进行延迟判读很有必要，因为某些变应原如金、新霉素和皮质激素可能出现迟发反应。检查患者在工作和（或）家居环境中实际使用的产品，将其所含成分与阳性反应的变应原对照。这样可以将所用物品分为两组：不含可疑变应原的可以安全使用，含可疑变应原的应避免使用。常会有一些产品未列出所含成分，需要患者或医生致电生产厂家，询问其所含成分。

### 斑贴试验的解释

通过回顾所有的暴露及相关物品，可以确定阳性反应的临床相关性。变应原的阳性反应可能与过去发生的皮炎相关。如一位已知对镍过敏，并对服饰、首饰有反应的患者，出现镍斑贴试验阳性。这一阳性反应可能与患者既往对服饰、首饰的反应相关，但与患者现有的慢性手部皮炎不相关。也有现在相关的情况，如一位患手部皮炎的花匠对山慈菇苷酶 A（见第 17 章）斑贴试验呈阳性反应，他在整理花卉时曾接触百合，这一阳性反应表明现在相关性。有时可能无法发现相关性，如一位眼睑皮炎患者出现对硫柳汞的阳性反应，但既往无隐形眼镜液过敏史，也未发现曾接触硫柳汞。

表 14.4　斑贴试验的国际分级系统

| 分级 | 反应 |
|---|---|
| +/− | 可疑反应，仅见轻度红斑 |
| + | 弱阳性，红斑、浸润及丘疹，无水疱 |
| ++ | 强阳性，红斑、浸润、丘疹及水疱 |
| +++ | 扩展性大疱 |
| − | 阴性反应 |
| IR | 刺激反应 |

参见图 14.14

## 治疗和患者教育

一旦发现了阳性反应的变应原，应对所有变应原的信息进行书面记录并交给患者。这个信息表应包括变应原名称、可能的同义词、常见用途、如何避免接触，及合适的替代品。信息表可以是为患者特意撰写的，也可以复制书中内容交予患者[13]。此外，美国接触性皮炎协会的网站（www.contactderm.org）是获取变应原、产品信息以及患者使用信息表的绝佳来源（表 14.5）。这个网站的另一特点是有接触性变应原管理项目（Contact Allergen Management Program，CAMP）（对协会成员开放）：网站使用者输入已知变应原，数据库就会列出不含此变应原的产品。根据 CAMP 生成的列表，患者可以购买不含过

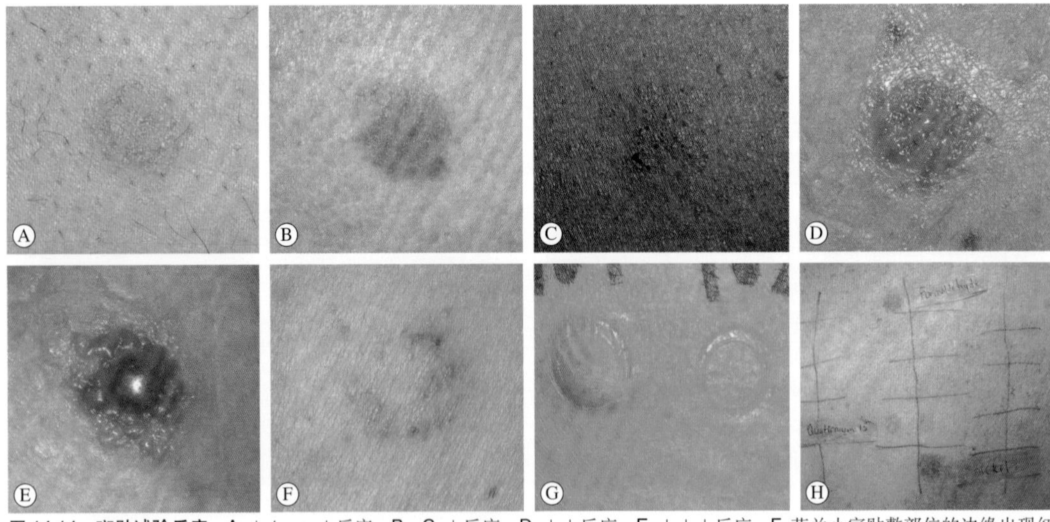


**图 14.14　斑贴试验反应**。A. +/−～+反应。B，C. +反应。D. ++反应。E. +++反应。F. 芬兰小室贴敷部位的边缘出现红斑丘疹（边缘反应）。G. 金属加工液敷贴部位出现脓疱刺激性反应。邻近的皮肤印记表明小室贴敷良好。H. 三种不同的斑贴试验反应：对季铵盐-15 的+/−反应，对甲醛的+反应，对镍的++反应（C，F，H，Courtesy，Kalman Watsky，MD.）

**表 14.5 美国接触性皮炎协会（ACDS）暴露信息表：秘鲁香脂。**患者信息表和接触性变应原管理项目（对成员开放）可在 www.contactderm.org 查阅

**同义名和其他名字**

秘鲁香树（Myroxylon pereirae），黑香脂（Black balsam），吐鲁香脂（Touifera pereirae balsam），洪都拉斯香脂（Honduras balsam），中国油（China oil）

这种混合物含有多种潜在的变应原：苯甲酸，乙酸苄酯，苯甲酸苄酯，苯甲酸肉桂酸，肉桂酸，肉桂醇，肉桂醛，肉桂酸肉桂酯，丁子香酚，金合欢醇，异丁子香酚，橙花叔醇，香草醛

**它是什么?**

秘鲁香脂是一种闻起来有甜味的天然物质，从中美洲一种树皮中提取而来。由于其芳香和抗菌作用，被用作外用制剂的添加剂达数十年。

**在哪能找到它?**

| | | |
|---|---|---|
| 痔疮治疗药 | 直肠栓剂 | 纸尿裤或药用软膏 |
| 烧伤治疗或伤口喷剂 | 止痛擦剂、搽剂 | 婴儿爽身粉 |
| 防腐洗液或油膏 | 除臭剂 | 女性卫生喷剂 |
| 中国药膏，万金油 | 含香料按摩产品 | 圣油，焚香 |
| 牙科黏合剂 | 头发滋补品或润发油 | 香波，护发素 |
| 剃须液，须后水 | 香水，古龙水 | 含香料的化妆品 |
| 防晒霜，防晒油 | 牙膏，漱口水 | 唇膏，口香糖 |
| 止咳药，润喉糖 | 疥疮治疗药 | 安息香酊剂 |
| 有香味的清洁产品 | 有香味的蜡烛 | 空气清新剂，除臭剂 |
| 有香味的纸制品 | 宠物护理产品 | 杀虫剂 |
| 小提琴松香 | 组织学切片固定剂 | 有香味的烟草，咖啡，茶 |

**如何避免接触:**

- 香料、调味品和天然物质并不常写在配料表上。你应需要避免使用一切有异味或香味的产品。特别注意避免所在环境中含有肉桂、香草或丁香香味的物品。**只选择“无香料添加”产品，因为“无香味的”产品可能实际上含有遮盖香料!**
- 完整阅读配料表。检查原包装或包裹。有些产品的配料表可在制造商或者经销商的互联网站上找到，或在 http://householdproducts.nlm.nih.gov，http://www，cosmeticsdatabase.com 或类似 http://www.drugstore.com 的网站上找到。
- 对于可能的职业暴露，要检查所接触的所有产品的配料标签。通常商品含有微量香料时并不会将其列出。你可能需要联系制造商来寻找。
- 要求你的医生、护士、护理人员、美发师、按摩师和其他人在护理你的过程中不使用含香料的产品。也要注意避免与使用芳香产品的伴侣直接接触。如果当你照顾孩子、老人或宠物时必须接触芳香产品，要戴保护性的橡胶、腈或乙烯基手套。
- 如果必须使用某种特定香水产品，询问你的医生该如何进行“重复开放应用试验（repeat open application test，ROAT）”。
- 如果严格避免接触此种变应原后，你的皮疹仍未消失，医生可能会建议你进行长达一个月的特殊节食，以排除含有秘鲁香脂的食物。

**为避开秘鲁香脂的饮食限制**

避免食用下列物品：**柑橘类水果**和含有柑橘调味剂、橘皮、柑橘油的产品；**番茄**和含番茄的产品；肉桂、丁香、香草、咖喱、肉豆蔻、甜胡椒、大茴香、姜和辛辣调料等**香辛调料**；**甜味剂**；**可乐类**，如软饮料，如 Dr Pepper，可能含有甜味剂和香料；果酒、啤酒、琴酒和苦艾酒等含**酒精饮料**

**相关物质**

你或许对一些植物来源的密切相关的物质有交叉反应。如果严格避免接触此种变应原后，皮疹仍未消失，你或许需要避开下列物质：

| | | |
|---|---|---|
| 蜂蜡 | 苯甲醛 | 苯甲酸 |
| 安息香 | 水杨酸苄酯 | 松香 |
| 松柏醇 | 松柏醇苯甲酸酯 | 香豆素 |
| 乙烯雌酚 | 间苯二酚单苯甲酸酯 | 间苯二酚 |
| 蜂胶 | 苏合香脂 | 妥鲁香脂 |
| 木焦油 | | |

敏成分的产品。此外，该网站包含接触性变应原替代品数据库，可以协助患者和医生寻找已知变应原的合适替代品。

为避免再次暴露，应指导患者阅读新用品或未读过的旧物品的标签。每当患者考虑购买一件物品时，应利用更新的信息表，因为产品成分可能随时间发生改变。另外，同一产品在不同地域，虽然包装是相同的，但其成分可能不同（如不同国家之间，或美国的东海岸和西海岸）。

在确定患者对何种物质过敏后，对于医生来说，最重要的一步是教育患者记住变应原的名称及如何避免接触。这样患者可以获取相关知识，医生能将避免接触变应原的责任能力转交给患者。当试图在患者的生活环境中识别变应原时，还应注意其他来源的变应原——所谓的配偶皮炎（例如由夫妻中一人传给另一人，像丈夫的古龙香水引起妻子面部的反应）。

ACD 治疗首先要确定致病的变应原。一旦确定了变应原，医生应对患者进行适当治疗，以尽量清除皮炎，如外用皮质激素制剂，必要时系统应用糖皮质激素。同时，在医生指导下，患者应主动、细心地避免接触相关变应原。及时避免了变应原，大概仍需要 6 周或更长时间皮损才可以彻底、长期清除（图 14.15）。如果 ACD 与其他皮肤病重叠（如淤积性皮炎、特应性皮炎、ICD），应通过适当皮肤护理处理后者，包括避免接触皮肤刺激物和使用保湿霜。

如果患者因某些原因不能进行斑贴试验，或需要确认斑贴试验的结果，可以进行重复开放应用试验。这种开放应用试验很有帮助，有时被看做“穷人的斑贴试验”。进行开放应用试验时，患者将有问题的物品涂于既定区域（无皮损处），一天两次，共 1 ～ 2 周；常选择的部位是肘窝和前臂屈侧。如果出现了皮炎，可以得出结论：患者对这种物品有反应。遗憾的是，这种试验无法识别出对哪种成分过敏。避免接触可疑物品，可能使皮炎消退。然而，很多同类产品含有类似的成分，因此所获得的信息可能不像最初期望的那样有用，也就是说，换用另外一种产品可能也不会使皮炎持久消退。

## 变应原

北美接触性皮炎协作组（NACDG）2013—2014 年公布最常见的 10 种变应原为：硫酸镍，芳香混合物 I，甲基异噻唑啉酮（methylisothiazolinone，MI），新霉素，杆菌肽，氯化钴，秘鲁香树（秘鲁香脂），对苯二胺，甲醛及甲基氯异噻唑啉酮 /MI（表 14.6）[7]。应注意到，其中包括三种防腐剂，两种金属，两种外用抗生素，两种香料成分及一种染料。表 14.7 列出了其他重要变应原（及常见的暴露途径）。值得注意的是，儿童 ACD 正逐渐为人所知，近期 NACDG 公布了该年龄组最常见的变应原[14]，如表 14.8 所示。最后，现代生活给我们带来了新产品的同时，也让我们接触到新的变应原，例如，由个人电子设备中的镍和铬酸盐引起的 ACD（表 14.9）。此外，由湿巾等个人护理产品中甲基异噻唑啉酮引发 ACD 显示出全球性的流行趋势[15]。

下面将简要讨论几种重要变应原的相关信息。

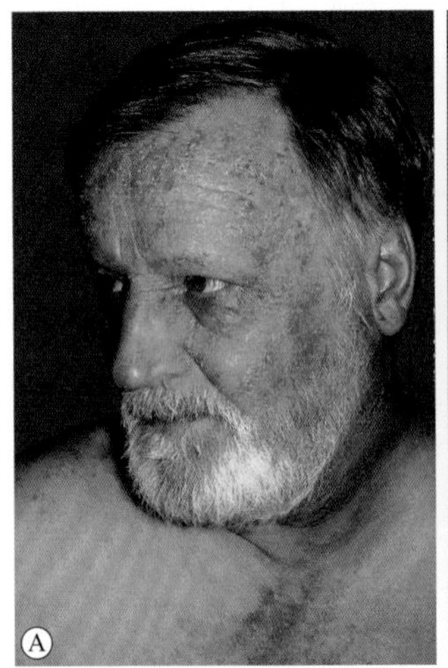


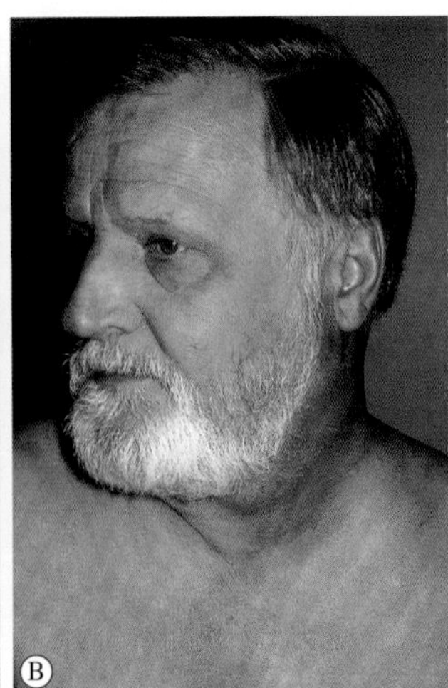


**图 14.15 古龙香水中香料引发的变应性接触性皮炎**。A. 确诊时的患者。B. 避免接触香料及古龙香水后的患者

表 14.6　北美接触性皮炎协作组公布最常见的 10 种变应原

| 测试物质 | 过敏反应（%） | 相关反应性（%）[ 确定的，很可能的，可能的（组合）] |
|---|---|---|
| 硫酸镍 | 20.1 | 51.7 |
| 芳香混合物 I | 11.9 | 84.4 |
| 甲基异噻唑啉酮 | 10.9 | 93.1 |
| 新霉素 | 8.4 | 24.7 |
| 杆菌肽 | 7.4 | 39.5 |
| 氧化钴 | 7.4 | 42.1 |
| 秘鲁香树（秘鲁香脂） | 7.2 | 87.9 |
| 对苯二胺 | 7.0 | 68.9 |
| 甲醛 | 7.0 | 83.8 |
| 甲基氯异噻唑啉酮 / 甲基异噻唑啉酮 | 6.4 | 92.2 |

（Adapted from North American Contact Dermatitis Group Patch Test Results：2013—2014. Dermatitis. 2017；28：33-46.）

## 镍

镍（nickel）是 NACDG 公布的最常见变应原，20.1% 患者的斑贴试验显示对镍呈阳性反应。在全球范围内斑贴试验诊所中，镍是最常见的变应原，但通常与临床皮炎不相关[14]。然而，通过询问病史，可以发现以往的相关性（如既往的腹中部皮炎）。镍是一种坚固的银色金属，广泛应用于首饰、带扣、按扣和其他含金属的物品中。

有人认为镍过敏的高发生率（在某些斑贴试验诊所中高达 30% ～ 40%）在很大程度上可能要归为穿耳洞。研究显示穿耳洞时使用的金属耳饰会释放不同剂量的镍，从而使有损伤的皮肤表面直接接触到镍[16]。过去，镍过敏在女性的发病率更高；然而，在男性和女性都爱在身体多个部位打孔的新潮流趋势下，这一性别趋势可能逐渐淡化[3]。在欧洲，由于立法禁止接触皮肤的物体释放镍，镍过敏显著减少[17]。

临床上，镍皮炎最常发生于接触耳饰、项链和手表背面的部位（见图 14.9A）。皮带扣或按扣引起的腹中部皮炎很常见（图 14.16A），也可见到金属睫毛夹和眼镜引起的眼睑皮炎。曾有报道手机中的镍和铬酸盐引发 ACD 导致面部皮炎，由 iPad 中的镍诱发泛发性皮疹[18]。

有镍及钴同时引起反应的报道，这可能与两者常一起应用有关[19]。应注意，出汗可使产品中的金属释放增多。二甲基乙二肟试验常用来检测一件物品是否含有镍（见附录），这个试验通过一种粉色的指示剂检测出能释放镍的产品（图 14.16B）。

表 14.7　其他重要变应原。北美接触性皮炎协作组公布最常见的 10 种变应原见表 14.6

| 变应原 | 用途 / 存在于 |
|---|---|
| **防腐剂** | |
| 甲基二溴基戊二腈苯氧乙醇 | 防腐剂 / 化妆品，个人护理产品 |
| 对羟基苯甲酸酯 | 防腐剂 / 化妆品，个人护理产品；罕见变应原 |
| **防腐剂–甲醛释放剂** | |
| 2- 溴代 -2- 硝酸丙烷 -1,3- 二醇 | 防腐剂 / 化妆品，个人护理产品 |
| 二偶氮利定脲 | 防腐剂 / 同上 |
| 咪唑烷基脲 | 防腐剂 / 同上 |
| 妥因 DMDM | 防腐剂 / 同上 |
| **橡胶制品成分** | |
| 卡巴混合物 | 橡胶促进剂 / 尤其是手套 |
| 硫氢基苯并噻唑（MBT），硫氢基混合物 | 橡胶促进剂 / 尤其是手套 |
| 秋兰姆混合物 | 橡胶促进剂 / 尤其是手套 |
| 混合二烷基硫脲 | 橡胶促进剂 / 橡胶，氯丁橡胶，复印，摄影 |
| 黑橡胶混合物 | 橡胶添加剂（抗氧化剂）/ 黑橡胶产品（家用，运动） |
| **头发及甲变应原** | |
| 甘油基巯基乙酸盐 | 改变二硫键 / 持久性烫发液（“酸性”、“热烫”）；持久性可达数月 |
| 甲苯磺酰胺甲醛树脂 | 薄膜生成元素 / 指甲油 |
| 丙烯酸酯 | 人工甲 / 甲油胶 |
| **纺织品变应原** | |
| 乙撑脲 / 密胺甲醛树脂 | 热凝树脂 / 免烫衣物 |
| 分散蓝 106 及 24 | 纺织染料 / 深色衣物>浅色衣物 |
| **黏合剂变应原** | |
| 松香 | 树脂 / 黏合剂，化妆品，外用药 |
| 环氧树脂 | 树脂 / 黏合剂 |
| 对叔丁基酚甲醛树脂 | 树脂 / 黏合剂 |
| **其他** | |
| 重铬酸钾 | 金属，皮革，水泥 |
| 硫代硫酸金钠 | 金属 / 珠宝，牙科植入物（临床相关性难以确定） |
| 丙烯乙二醇 | 乳化剂 / 化妆品，外用药 |
| 苯乙烯基乙醛 | 香料 / 调味剂 |
| 布地奈德 | 皮质激素 / 外用乳膏，软膏 |
| 替可的松 -21- 特戊酸盐 | 皮质激素 / 外用乳膏，软膏 |
| 乙二胺二盐酸盐 | 抗组胺药 / 外用乳膏 |
| 羊毛脂（羊毛醇） | 润肤剂 / 外用乳膏，洗涤剂 |

**表 14.7 其他重要变应原**。北美接触性皮炎协作组公布最常见的 10 种变应原见表 14.6（续表）

| 变应原 | 用途 / 存在于 |
|---|---|
| 苯唑卡因 | 麻醉剂 / 外用制剂 |
| 可卡米多丙必他因 | 表面活性剂 / 香波，化妆品 |
| 氨基胺 | 可卡米多丙必他因的污染物 |
| 二甲胺基丙胺 | 可卡米多丙必他因的污染物 |
| 油酰氨基丙基二甲基胺 | 乳化剂 / 化妆品，香波，婴儿用洗涤剂 |
| 羟乙基甲基丙烯酸酯 | 牙科恢复材料，漆器，人工甲，黏合剂 |
| 虫胶 | 树脂 / 清漆，食物包装，化妆品 |
| 蜂胶 | 植物制剂 / 化妆品，药用化妆品 / 自然疗法 / 顺势疗法产品 |
| 菊科混合物 | 包括艾菊和豚草 |
| 倍半萜烯内酯混合物 | 筛选菊科过敏 |
| DL-α 生育酚 | 合成维生素 E/ 软膏，乳膏 |

**表 14.8 北美接触性皮炎协作组公布儿童和青少年（< 18 周岁）最常见的 20 中变应原**

金属：硫酸镍，氯化钴 *，重铬酸钾 #

防腐剂：季铵盐 -15，甲醛，甲基氯异噻唑啉酮 / 甲基异噻唑啉酮，2- 溴代 -2- 硝酸丙烷 -1,3- 二醇（硝溴丙二醇®）

外用抗菌药：硫酸新霉素，杆菌肽

香料：芳香混合物Ⅰ，芳香混合物Ⅱ，秘鲁香脂

橡胶产品成分：卡巴混合物

其他：羊毛醇，丙烯乙二醇，对苯二胺，胭脂红，蜂胶，烷基聚葡萄糖苷（表面活性剂），菊科混合物

* 也存在于陶器中（见正文）。
# 也存在于皮革中。
（Adapted from Patch testing in children from 2005 to 2012：results from the North American Contact Dermatitis Group. Dermatitis. 2014；25：345–55.）

镍过敏的个体应避免接触低档的人造首饰。他们可以佩戴不锈钢、铂或金的首饰，但白金首饰不行。一些临床医生建议在含镍的物品如牛仔裤的扣子表面涂上透明指甲油（如美容秘密硬化剂，Beauty Secrets Hardener）以防止镍被汗浸出至皮肤表面。然而，指甲油可能被磨掉，如果有效的话应再次涂抹。

## 甲基异噻唑啉酮（MI）

截止到 2014 年，据全球斑贴试验诊所报道，MI 正成为最常见的变应原[20]。MI 此前在冲洗产品中以 3∶1 的比例与甲基氯异噻唑啉酮同时使用，它的浓度 < 3.75ppm。然而，2005 年监管变化允许它的浓度增加至 100 ppm，这一改动造成了目前的流行趋势。人们越来越认识到使用清洁湿巾可能导致外生殖器和手部的 ACD（图 14.8B），MI 也存在于卸妆湿巾（见图

**表 14.9 现代变应性接触性皮炎**。矫形植入物见图 14.20

| 产品 | 变应原 | 临床表现 |
|---|---|---|
| 个人电子设备：手机，平板，iPad，笔记本电脑 | 镍，铬酸盐 | 面部皮炎，泛性皮炎（见图 14.9A） |
| 清洁（婴儿用或湿）巾 | 甲基异噻唑啉酮 | 生殖器皮炎<br>手部皮炎（见图 14.8B） |
| 皮革制品（如沙发，椅子，鞋）中的防霉香囊，防止运输过程中滋生霉菌 | 富马酸二甲酯 | 受热时产生穿透皮革和衣物的烟雾，如背部、臀部、大腿后外侧接触家具则导致皮炎 |
| “天然”复苏加修饰植物制剂，如含蜂胶的唇膏 | 蜂胶 | 同时影响上下唇的唇炎 |
| 临时文身 | 对苯二胺 | 临时文身部位的过敏（见图 14.17） |
| 防晒产品 | 苯甲酯 -3 | 阳光暴露区域的光过敏性接触性皮炎，唇炎 |

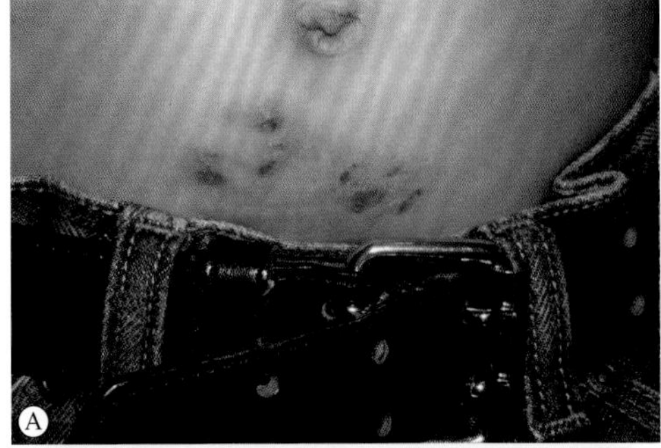


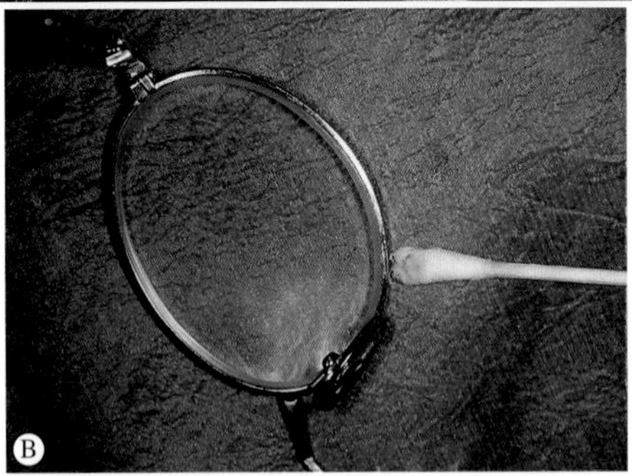


**图 14.16 镍引起的变应性接触性皮炎**。A. 由皮带扣中镍引发的表皮剥脱性红色斑块。B. 二甲基乙二肟试验阳性结果，粉色表明含有镍（A，Courtesy，Julie V Schaffer，MD.）

14.6B）、山梨醇烯洗涤剂、液体香皂、香波、除臭剂和很多其他个人护理产品中[21]。含 MI 的颜料已被证明与职业性 ACD 和气源性 ACD 有关[22]。

## 硫酸新霉素

新霉素是一种抗生素，由于胃肠道吸收差，主要作为外用而不作为口服药物。新霉素是最常用的外用抗生素，也是外用抗生素中最常引起过敏的[7, 13]。很多非处方药中含有新霉素，包括抗菌软膏、痔疮乳膏及耳科、眼科制剂（见表 14.2）。它常与其他抗菌药物联合使用，如杆菌肽和（或）多黏菌素，也与外用皮质激素联用。常见新霉素与杆菌肽出现共同反应。两者化学上不相关。一般认为这一反应是一种共同致敏，因为两者常一起应用（例如 Neosporin®）[13]。

## 芳香混合物

香料在我们的生活环境中无处不在。用来产生令人愉悦的气味，已广泛应用了数个世纪。芳香混合物在 NACDG 公布的常见变应原中居第二位，过敏率 11.9%[7]。

20 世纪 70 年代引入芳香混合物后，检测香料过敏变得容易多了。在此之前，香料过敏是通过秘鲁香脂斑贴试验来检测的，仅能检出 50% 香料过敏者[23]。目前，芳香混合物Ⅰ包含 8 种不同的香料成分（每种 1%；见表 14.10）。

芳香混合物Ⅰ是检测香料过敏最有用的工具[24]。然而，含香料产品的成分是不断变化的。因此，通过包含其他变应原（如芳香混合物Ⅱ中的那些）（见表 14.10），香料过敏的检出率提高了。据估计，如果未使用芳香混合物Ⅱ，会漏检约 25% 对香料过敏的患者[25]。

在产品配方中，香料用来产生令人愉悦的气味。然而，它们也可以掩盖难闻的气味——所谓的遮盖香料。这种情况经常发生于标有“无香味的”产品中。应指导确定对香料过敏的患者阅读所有的产品标签，并避免接触虽含有香料，却被标为“无香味的”产品或有明显香味的产品（见图 14.15）。应指导这些患者寻找“不含香料”的替代产品。遗憾的是，有几种香料成分有其他用途，如作为防腐剂或润肤剂。只要不作为香料使用，这些潜在的香料变应原，如秘鲁香脂、苯甲基醛、苯甲醇、没药醇等[26]，可以用于标为“不含香料”的产品中。很显然，这样对需尽量避免香料的香料过敏者来说会造成很多问题。如果患者未被告知类似的例子，阅读标签可能达不到应有的效果。在标签上完全公开所有的成分，而不管它们起到何种作用，对使用者很有帮助，但是目前这在美国的工业生产中还不是惯例；与此相反的是，在欧洲，26 种香料必须在产品标签上被注明[27]。对于香料过敏的个体，进行重复开放应用试验对判断新或旧产品是否致敏很有帮助。

表 14.10　芳香混合物Ⅰ和芳香混合物Ⅱ中的成分。Lyral® 是羟基异已基吡咯甲醛

| 芳香混合物Ⅰ | 芳香混合物Ⅱ |
|---|---|
| • α - 戊基肉桂醛 | • 柠檬醛 |
| • 肉桂醛 | • 香茅醇 |
| • 肉桂醇 | • 香豆素 |
| • 丁子香酚 | • 金合欢醇 |
| • 香叶醇 | • 已基苯乙烯基醛 |
| • 羟基香草醛 | • Lyral® |
| • 异丁子香酚 | |
| • 栎树藓提取物 | |

## 杆菌肽

杆菌肽是一种外用抗生素，对革兰氏阳性细菌及螺旋体有效。用于外用抗菌素霜或软膏以及耳鼻咽喉科、眼科制剂中。杆菌肽常与其他外用抗生素及皮质激素联合使用（见上文）。常与新霉素一起使用，虽然两者化学结构不相关，但常出现共同反应。一般认为是两者共同致敏所致。在非处方药中常同时含有新霉素及杆菌肽（如 Neosporin®）[28]。除引起 ACD 外，杆菌肽偶可引起过敏症和（或）接触性荨麻疹[29]。

## 秘鲁香树

秘鲁香树（秘鲁香脂）是一种天然存在的香料，在 NACDG 公布的常见变应原中居第七位[7]。国际香料协会（International Fragrance Association）建议不用秘鲁香脂做香料成分[13, 30]。秘鲁香脂过敏最常见于香料过敏的患者，也见于对调味品（尤其是丁香、牙买加胡椒及肉桂）过敏的患者[30]。

应告诫秘鲁香脂斑贴试验阳性的患者避免接触香料。有时，调味品及可乐、烟草、果酒、苦艾酒等也可因含有秘鲁香脂而致敏[13, 30]。

## 钴

钴是一种金属，常与其他金属如镍、铬、钼、钨一起应用以增加硬度及强度。这可能是钴过敏者经常合并镍或铬过敏的原因。约 80% 钴过敏者同时出现铬（男性更常见）或镍（女性更常见）过敏[13]。

典型的钴暴露是通过金属，最常见于首饰、按扣、纽扣或工具。钴也可见于化妆品、染发剂、矫形

植入物、陶器、珐琅及水泥、颜料、树脂中[13]。钴暴露可能源于个人爱好，如制作陶器，或源于职业，如砌砖。

进行钴斑贴试验时，可能会看到一种特殊的反应，即“细孔”反应，表现为红色至紫罗兰色点。这不是过敏反应，一般认为是变应原钴存留于末端汗管所致[31]。最近出现了一种以二钠 -1- 亚硝基 -2- 萘酚 -3,6- 二磺酸盐为原料的钴斑点试验[32]。

## 甲醛

甲醛无处不在。它是一种无色气体，不仅见于工作场所，也见于化妆品、药品、甲硬化剂、纺织品、涂料、香烟烟雾、纸张和甲醛树脂（如塑料瓶）中[33]。甲醛可以引起几种不同的反应，包括 ICD、ACD、接触性荨麻疹和黏膜刺激，尤其是结膜及呼吸道黏膜。甲醛存在于空气中，它可由香烟烟雾、汽车尾气甚至头发拉直产品释放。

现在，甲醛很少用于个人护理产品及化妆品。然而，甲醛过敏仍很常见，这与其他一些释放甲醛的防腐剂有关，如季铵盐 -15、咪唑烷基脲、二偶氮利定脲、二羟甲基二甲基乙内酰脲、2- 溴代 -2- 硝酸丙烷 -1,3- 二醇及三羟甲基硝基甲烷，甲醛过敏者应全面回避这些物质[33]。

纺织品皮炎可能由甲醛树脂引起，因为甲醛树脂用于免烫或抗皱衣服的最后一道工序。在各种纺织品中，100% 聚酯材料含甲醛量最低[13]。对各种织物的一项研究显示，所有被测试织物中均有游离甲醛[13]。衣物，尤其是那些免烫的或“悬挂滴干”的衣物，在穿之前先洗几次，可以减少甲醛的含量，但不能完全清除。

甲醛分布如此广泛，要避免通常很困难。临床相关性有时可能难以确定。

## 季铵盐 -15

季铵盐 -15 是一种用作防腐剂的季铵盐混合物。它是一种高效的杀菌剂，可杀灭铜绿假单胞菌和洋葱假单胞菌，以及其他细菌和真菌。虽然季铵盐 -15 用于某些工业生产，相关的职业接触皮炎发病率却很低[33]。季铵盐 -15 作为个人护理产品（如香波、保湿剂、护发素及肥皂）中的变应原更为常见。据报道，它和甲醛曾经是美国最常见引起 ACD 的化妆品防腐剂，但目前已被甲基异噻唑啉酮（MI）取代的季铵盐 -15 的致敏性可能是由于其释放甲醛所致[34]。研究显示，对季铵盐 -15 有反应的人中对甲醛过敏高达 80%[30-31]。对季铵盐 -15 过敏通常与患者皮炎有相关性[30-31]。

除了与甲醛过敏共同发生，季铵盐 -15 过敏还与其他一些释放甲醛的防腐剂有关，如咪唑烷基脲、二偶氮利定脲、2- 溴代 -2- 硝酸丙烷 -1,3- 二醇、二羟甲基二甲基乙内酰脲及三羟甲基硝基甲烷[13, 28, 33-34]。回避季铵盐 -15 可以通过认真阅读标签做到。对季铵盐 -15 过敏、却对上述其他释放甲醛的防腐剂不过敏的个体，仅需要避免季铵盐 -15 即可。显然，某些情况下也需要回避其他释放甲醛的防腐剂，这取决于斑贴试验的结果。季铵盐 -15、甲醛、二偶氮利定脲和咪唑烷基脲都包含于 T.R.U.E. TEST® 系列中。然而，如果不进行 T.R.U.E. TEST® 之外扩展的斑贴试验，可能会漏掉其他释放甲醛的防腐剂（见表 14.3）。作为一个基团，季铵氨基化合物致敏罕见，对季铵盐 -15 过敏者可以安全使用其他季铵化合物[33]。

## 对苯二胺

对苯二胺（paraphenylenediamine，PPD）是最常用的持久染发剂，是导致 ACD 的常见病因。一旦彻底氧化，将不再致敏，然而实际上这种化学品并不能总是彻底氧化。1998 年至今，有人发现 PPD 在某些临时文身中的含量要高于染发产品中的含量[35]。结果，对苯二胺作为变应原在新的人群中重新出现（图 14.17）。由染发剂中的 PPD 引起的 ACD 主要影响前额、颈部和头皮。

## 硫柳汞

硫代水杨酸与乙基氯化汞结合形成硫柳汞，即乙基汞硫代水杨酸钠。硫柳汞是多种产品中的防腐剂。一般认为作疫苗的防腐剂是硫柳汞致敏最常见的原因[36]。

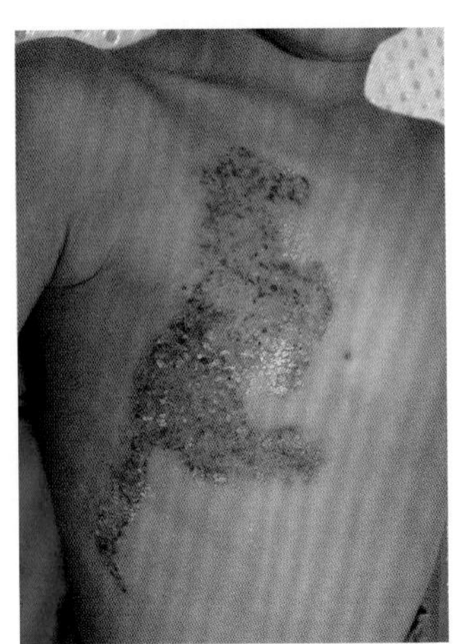

**图 14.17　临时文身中对苯二胺引起的变应性接触性皮炎**

乙基氯化汞与硫代水杨酸过敏方面的均有文献报道，且这两种成分均能诱导迟发型超敏反应[36]。

斑贴试验中出现很多硫柳汞阳性反应。在使用耳用或眼用滴剂的患者中可能找到临床相关性，但总体来说相关性较低。目前，硫柳汞未包括在NACDG70系列和欧洲标准系列中（见表14.3），但仍在T.R.U.E. TEST® 系列中。

## 金

金的阳性反应率在世界范围内有所不同，常规检查中阳性率在0.78%～10%[37-38]。在使用NACDG变应原系列进行的斑贴试验中，90%金过敏患者为女性；与普通人群的镍和钴过敏率（分别为14%和9%）相比，金过敏患者中镍（33.5%）及钴（18%）的过敏率也较高[39]。其他研究也有类似发现[38]。

当有相关性时，最常见的临床表现是手部、面部或眼睑皮炎[37, 39]。金斑贴试验的难点之一是阳性反应的临床相关性通常难以确定[37-39]。硫代硫酸金钠目前不包括在NACDG70系列和欧洲标准系列中[14]。

## 皮质激素

皮质激素有多种应用途径：外用、皮损内、口服、肌注、静注、吸入以及关节内。它们是抗炎药物，能在0.2%～6%的患者中引起ACD[40]。根据斑贴试验结果和分子模型，皮质激素被重新分为三类，其中1类皮质激素引起的过敏反应最为强烈[41]（表14.11）。可能这类药物引起的ACD很多都未得到诊断，这也许是因为变应原的斑贴试验不够充分，也可能是因为试验未能完整进行——由于皮质激素有抗炎作用，它们的斑贴试验必须进行二次判读[40]。出现下述情况时应考虑到对外用皮质激素过敏的可能：外用皮质激素皮损未能消除的慢性皮炎及外用后皮炎加重。

新戊酸替可的松和布地奈德结合起来是检测外用皮质激素过敏的合适变应原（见表14.11），一项大型研究显示用这些变应原能检测出约75%皮质激素过敏者[40]。皮质激素斑贴试验反应阳性通常是常规检查中一个意外的结果，但一般都能找到临床相关性。这经常与其他阳性反应相伴发生。图14.18可以帮助指导临床医生如何处理疑似患有外用皮质激素ACD的患者。

皮质激素斑贴试验中，除了其抗炎特性使判读变得复杂，还可观察到边缘反应。首次判读时，可能仅见试验小室边缘出现红斑，中央部位无皮疹，之后可能才受累。一般认为这是由于皮质激素的抗炎作用所致。在中

**表14.11　皮质激素分类及在斑贴试验中的浓度。** 大部分过敏是由1类中的皮质激素引起的

| 药物 | 浓度（%）* |
|---|---|
| **1类：未甲基化的，未卤化的分子最多见（原来的A、D2和布地奈德）** | |
| *布地奈德*#^ | 0.01 |
| 可的松乙酸酯 | 25 |
| 氟氢可的松乙酸酯 | |
| *氢化可的松***# | 2.5乙醇（1，2，5，10，25，乙醇或凡士林） |
| 醋丙氢化可的松 | |
| 醋酸氢化可的松** | 25 |
| *氢化可的松-17-丁酸盐*# | |
| 氢化可的松-21-丁酸盐 | |
| 醋丙甲基泼尼松龙 | |
| 甲基泼尼松龙乙酸酯 | 10 |
| 泼尼松龙 | 5（10） |
| 泼尼松 | |
| *新戊酸替可的松*# | |
| 氢羟泼尼松龙 | |
| **2类：有$C_{16}$/$C_{17}$顺式缩酮/idol结构的卤化分子（原来的B类）** | |
| 安西缩松 | 0.5 |
| 地奈德 | 0.05 |
| 氟轻松 | 0.5（0.05，1，5，10） |
| 氟轻松 | 1 |
| 哈西奈德 | 1 |
| *曲安奈德*# | 1 |
| **3类：卤代且$C_{16}$甲基化的分子（原来的C，D1）** | |
| 阿氯米松双丙酸酯 | 1 |
| 倍他米松 | |
| 倍他米松-17-戊酸酯 | 1 |
| 丙酸倍他米松 | 5 |
| 倍他米松磷酸酯二钠 | 1 |
| 氯倍他松丁酸酯 | 0.5 |
| *丙酸氯倍他松** | 1 |
| 去羟米松 | 1 |
| 地塞米松 | |
| 地塞米松磷酸酯二钠 | 1 |
| 氟可龙 | |
| 丙酸氟替卡松 | |
| 糠酸莫米松 | 1乙醇 |

* 溶于凡士林，除非另作说明。括号中是其他建议的浓度或基质。
\# 建议作为筛选药物（斜体表示）；除了氢化可的松，其余均在ACDS筛选系列内（见表14.3）。
^ 布地奈德R-同能异质素可能与2类中的丙酮化合物发生交叉反应。
** 在美国不需处方。
Adapted from Immediate and delayed allergic hypersensitivity to corticosteroids：practical guidelines. Contact Dermatitis. 2012；66：38-45.

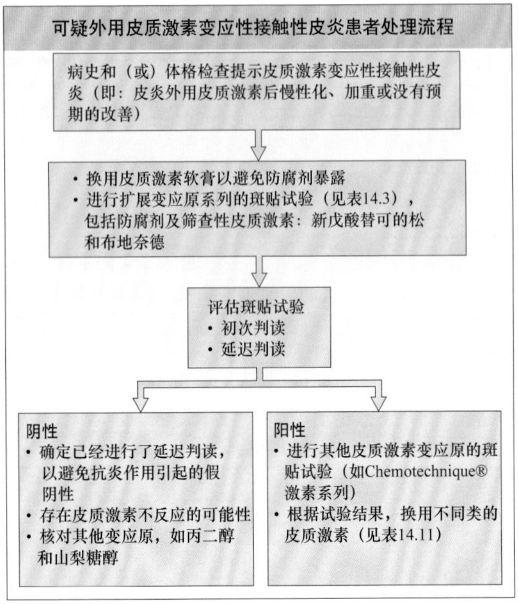

**可疑外用皮质激素变应性接触性皮炎患者处理流程**

病史和（或）体格检查提示皮质激素变应性接触性皮炎（即：皮炎外用皮质激素后慢性化、加重或没有预期的改善）

↓

- 换用皮质激素软膏以避免防腐剂暴露
- 进行扩展变应原系列的斑贴试验（见表14.3），包括防腐剂及筛查性皮质激素：新戊酸替可的松和布地奈德

↓

评估斑贴试验
- 初次判读
- 延迟判读

↓

阴性
- 确定已经进行了延迟判读，以避免抗炎作用引起的假阴性
- 存在皮质激素不反应的可能性
- 核对其他变应原，如丙二醇和山梨糖醇

阳性
- 进行其他皮质激素变应原的斑贴试验（如Chemotechnique®激素系列）
- 根据试验结果，换用不同类的皮质激素（见表14.11）

图 14.18　可疑外用皮质激素变应性接触性皮炎患者处理流程

央部位，皮质激素的浓度可能较高，抑制了反应，而边缘部位浓度较低，因此反应更容易发生[42]。

## 纺织品皮炎

纺织染料皮炎常不能被识别，因为一般不易被怀疑，而且常规检查中缺少相关筛查变应原。最常引起纺织品皮炎（textile dermatitis）的变应原不是制作纺织品使用的合成或天然纤维，而是用来染色的染料及用来使衣物抗皱、抗缩的树脂（如乙烯脲 / 三聚氰胺甲醛树脂、二羟甲基二羟乙基脲）[43-44]。典型的纺织品皮炎出现于衣物与皮肤紧密接触的部位（见图 14.9C），女性多见[43]。染料，尤其是分散蓝染料 106 及 124 是纺织品皮炎的常见病因，可以作为斑贴试验的筛查变应原[43]。它们经常有交叉反应，而且斑贴试验阳性反应可以迟至 7 ～ 10 天发生[44]。虽然对苯二胺是一种分散染料，它却不是纺织品皮炎的良好筛查变应原[44]。用患者衣物进行斑贴试验也可以出现相关的阳性反应。

## 橡胶化学品

手套中的橡胶催化剂是导致手部皮炎重要病因，尤其在保健从业人员中。变应原包括秋兰姆、氨基甲酸酯、巯基苯并噻唑及其衍生物，以及硫脲。在欧洲和美国，过敏的形式和频率都几乎没有变化[45]。由橡胶引起的 ACD 可能与天然橡胶乳胶蛋白引起的速发型超敏反应共存（见第 16 章）。

## 系统性接触性皮炎

系统暴露于一种化学品可能导致泛发性皮炎。这种反应通常是由于患者曾发生这种化学品的接触性过敏，然后系统暴露于同一种（或有交叉反应的）物质，如通过注射或口服、静脉给药或鼻内给药。一般认为这是一种 T 淋巴细胞介导的迟发型免疫反应。以往最常见系统性接触性皮炎的例子是：有乙二胺 ACD 病史患者，在静脉应用氨茶碱（含乙二胺）后出现泛发性皮炎（图 14.19）。

其他引起系统性接触性皮炎的原因是摄入既往引起 ACD 的变应原，包括抗生素、皮质激素、植物 / 植物产品、丙二醇、山梨酸及金属[46-53]。Marks 等[46]报道曾患野葛皮炎患者进食沾有腰果壳油的腰果后出现系统性接触性皮炎。另外，摄入腰果做的香蒜酱会引起系统性接触性皮炎，表现为“狒狒综合征”（臀部或腹股沟及其他间擦部位或屈侧部位出现对称性、边界清楚的红斑）[47]。对野葛和毒橡树过敏的患者进食腰果及芒果均会引起反应，因为它们同属漆树科（见第 17 章）。

秘鲁香脂或芳香混合物斑贴试验阳性反应，结合临床，可支持香脂相关食物或调味品引发系统性接触性皮炎的诊断。饮食中避免这类食物或调味品可以使皮炎缓解[53]。

摄入金属也可引起系统性接触性皮炎，其中最常见的是镍[48-49]。采用低镍饮食来治疗镍斑贴试验阳性患者的皮炎是有争议的，虽然有人仍对此感兴趣。有人提出矫形植入物中的金属有可能引发系统性接触性

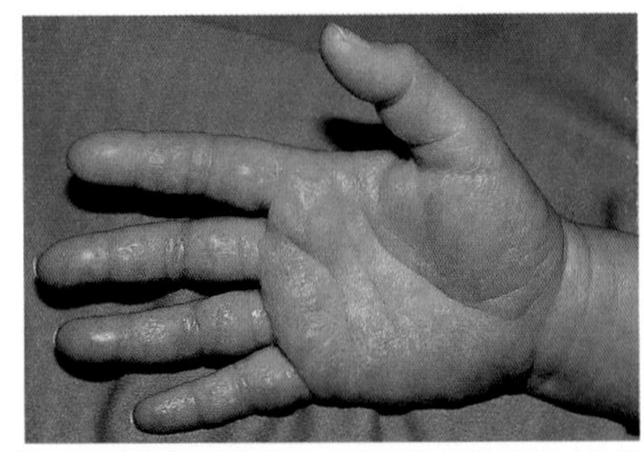

图 14.19　**系统性接触性皮炎**。这位患者曾被乙二胺致敏，静脉注射氨茶碱后发病

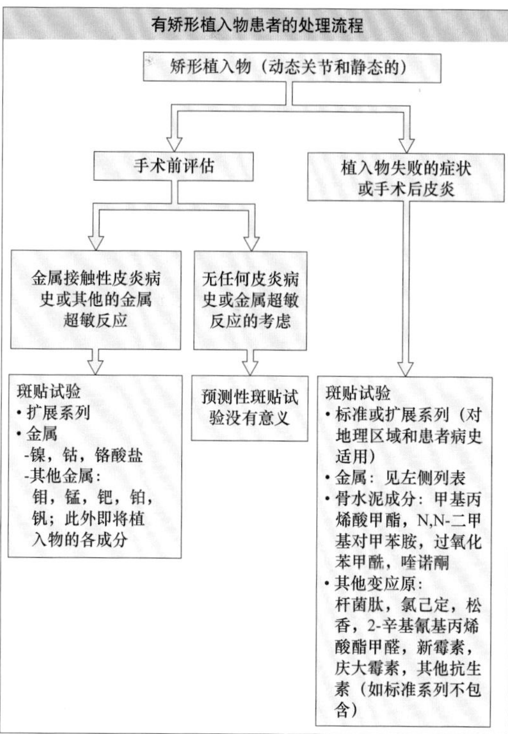


图 14.20 有矫形植入物患者的处理流程（Adapted from Schalock PC，Menné T，Johansen JD，et al. Contact Derm. 2011；66：4-19.）

皮炎，并提出了筛查建议（图 14.20）[55]。尽管如此，出于一些原因，包括：植入物引发免疫反应的通路可能与皮肤不同；淋巴细胞转化试验的意义尚不清楚；斑贴试验可能既不能预测到未来的问题，又不能协助决定是否要移除已存在的植入物——这仍是一个争议话题。最后，Fowler[56] 曾报道一位患者食用甲基吡啶铬（一种营养补充剂）后出现系统性接触性皮炎。此患者重铬酸钾斑贴试验阳性，停止服用甲基吡啶铬后皮炎消退。

其他皮肤变应原举例及系统暴露的一般途径如表 14.12 所示。在 *Fisher's Contact Dermatitis* 教科书[48] 中有关于这一课题更详细的介绍，读者可从中获取更多信息。

## 气源性接触性皮炎

当气源性变应原接触皮肤时，可能引起 ACD 或 ICD，与光敏性和光毒性接触性皮炎相似（或重叠）

表 14.12 系统暴露后可能导致系统性接触性皮炎的局部变应原示例

| 皮肤变应原 | 系统暴露途径 |
|---|---|
| **药物** | |
| 乙二胺盐酸盐 | 氨茶碱（IV），羟嗪 / 西替利嗪（po） |
| 喹诺酮类 | 喹诺酮类（IV，po） |
| 氨苄西林 | 含氨苄西林的外科溶液 |
| 新霉素 | 庆大霉素，链霉素，卡那霉素（IM，IV） |
| 外用皮质激素 | 系统性皮质激素，如泼尼松，地塞米松（IA，IL，IM，INH，IV，po） |
| 秋兰姆 | 双硫仑 |
| **金属** | |
| 镍及其他金属盐 | 食物中的镍（及其他金属盐），导尿管中的镍 |
| **植物** | |
| 野葛 / 毒橡树 | 腰果，芒果 |
| 倍半萜烯内酯 | 草药茶或含有甘菊、菊花、野甘菊的食物 |
| 香料（秘鲁香脂） | 食物（番茄，柑橘），苏打水，调味品，止咳糖浆，漱口水，牙膏（见表 14.5） |
| **食物** | |
| 甲醛 | 阿斯巴甜（人工合成甜味剂） |
| 山梨酸 | 山梨酸（防腐剂） |

IA，关节内给药；IL，皮损内给药；IM，肌内给药；INH，吸入；IV，静脉内给药；po，口服

（见图 87.15）。豚草皮炎是典型的气源性接触性皮炎，面部皮损最显著（见第 17 章）[57]。长期反复暴露于气源性变应原通常会引起 ACD，表现为苔藓化、干燥的皮损，主要分布于皮肤外露部位，尤其是眼睑，也见于面部、颈部 V 形区、胳膊和腿[58]。最常见的变应原是植物，尤其是菊科变应原、天然树脂、木材、塑料、橡胶、胶、金属、药用化合物、杀虫剂及农药[59]。

气源性 ACD 与多种变应原有关，可以是常见的变应原，如植物（见上文）和环氧树脂化学品（图 14.21），也可以是少见的诱因，如芳香治疗中挥发出的精油、农场中的百里香粉末等[60-62]。对涂料的反应有所增长，尤其是对含有 MI 或 MCI 的涂料[62-63]，以及婴儿湿巾[64]。职业性接触可能是气源性接触性皮炎最常见的病因。出现暴露部位的皮肤病时，应考虑到气源性接触性皮炎的可能，这牵涉到一系列问题，如可能暴露的变应原，需要时进行适当的斑贴试验。

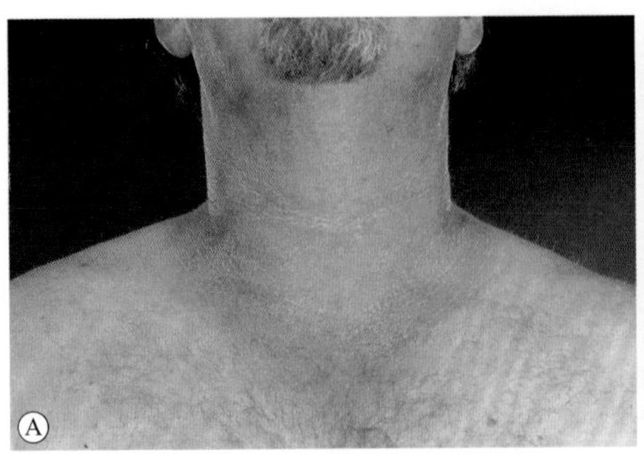
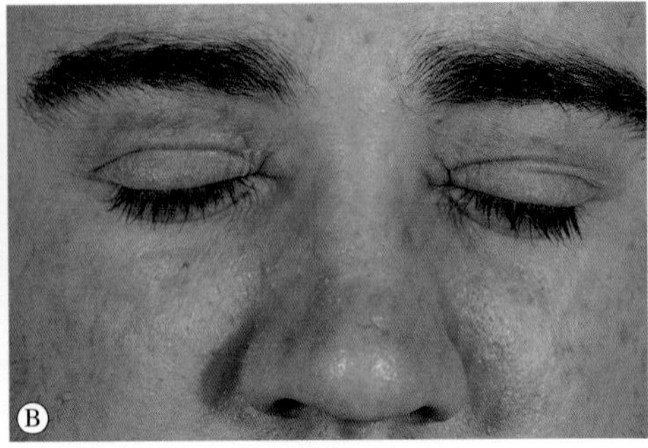

**图 14.21　气源性接触性皮炎。**变应原为环氧树脂。注意眼睑受累

**附录**

| 公司 | 供应品 |
|---|---|
| SmartPractice Dermatology/Allergy<br>3400 E. McDowell Road<br>Pheonix，AZ 85008-7899，USA<br>电话:（1）800-522-0800<br>传真:（1）800-522-8329<br>电子邮箱：info@smartpractice.com<br>网址：www.smartpractice.com | T.R.U.E. TEST®<br>芬兰小室®<br>AllerEAZE® 小室<br>Scanpor® 胶带<br>镍斑点测试（二甲基乙二肟）<br>钴斑点测试（二钠 -1- 亚硝基 -2- 萘酚 -3，6- 二磺酸盐） |
| Chemotechnique Diagnostics<br>Modemgatan 9<br>S-235 39 Vellinge<br>Sweden<br>电话：+ 46-40-46-60 77<br>传真：+ 46-40-46-67 00<br>电子邮箱：info@chemotechnique.se；order@chemotechnique.se<br>网址：www.chemotechnique.se | ACDS 筛选变应原系列（NAE-80）<br>NACDG 筛选变应原系列<br>欧洲标准系列<br>多个国家的系列<br>特殊变应原组，如面包店系列、化妆品系列、皮质激素系列、牙科系列、环氧树脂系列、美发系列、塑料 / 胶系列、鞋系列、防晒系列、纺织品染料 / 最后工序系列；光斑贴系列<br>IQ，IQ Ultra™，IQ ultimate™ 小室 |
| Dormer Laboratories Inc.<br>91 Kelfield Street，#5<br>Toronto，Ontario M9W 5A3<br>Canada<br>电话:（1）866-903-2671<br>传真:（1）866-903-2672<br>电子邮箱：通过网址上的 Email Us<br>网址：www.dormer.com | Chemotechnique® Products（见上文） |
| SmartPractice Canada<br>2150 29 Street NE，Unit 30<br>Calgary，Alberta TIY 7G4<br>Canada<br>电话：4166-242-6167<br>传真：4166-242-9487<br>电子邮箱：info@smartpracticecanada.com<br>网址：www.smartpracticecanada.com | AllergEAZE® 变应原和小室<br>NACDG 筛选（标准）系列<br>澳大利亚标准系列<br>欧洲，英国 & 意大利标准系列<br>日本标准系列<br>特殊变应原组，如面包店系列、化妆品系列、牙科系列、眼睑系列、美发系列、小腿溃疡系列、光变应原系列 |

（赵心童译　徐永豪校　孙 青审）

# 参考文献


1. Marks JG Jr, Elsner P, DeLeo VA. Allergy and ICD. In: Contact and Occupational Dermatology. 3rd ed. Philadelphia: Mosby; 2002. p. 3–15.
2. Sulzberger MB, Wise F. The contact or patch test in dermatology. Arch Dermatol Syph 1931;23: 519–31.
3. Nethercott JR, Holness DL, Adams RM, et al. Patch testing with a routine screening tray in North America, 1985 through 1989: II. Gender and response. Am J Contact Dermatitis 1991;2:130–4.
4. De Groot AC, Coenraads P. Twenty-five years quaternium-15 in the European baseline series: does it deserve its place there? Contact Dermatitis 2010;62:210–20.
5. James WD, Rosenthal LE, Brancaccio RR, Marks JG Jr. American Academy of Dermatology Patch Testing Survey: use and effectiveness of this procedure. J Am Acad Dermatol 1992;26:991–4.
6. Cohen DE, Brancaccio R, Andersen D, Belsito DV. Utility of a standard allergen series alone in the evaluation of ACD: a retrospective study of 732 patients. J Am Acad Dermatol 1997;36:914–18.
7. DeKoven JG, Warshaw EM, Belsito DV, et al. Patch-test results of the North American Contact Dermatitis Group 2013–2014. Dermatitis 2017;28:33–46.
8. Patel D, Belsito DV. The detection of clinically relevant contact allergens with a standard screening tray of 28 allergens. Contact Dermatitis 2012;66:154–8.
9. deGroot AC. Patch Testing: Test Concentrations and Vehicles for 4350 Chemicals. 3rd ed. The Netherlands: Acdegroot Publishing; 2008.
10. Adams RM, Fisher T. Diagnostic patch testing. In: Adams RM, editor. Occupational Skin Disease. Philadelphia: Saunders; 1999. p. 221–35.
11. Bruze M. Seasonal influence on routine patch test results. Contact Dermatitis 1986;14:184.
12. Condie MW, Adams RM. Influence of oral prednisone on patch-test reactions to Rhus antigen. Arch Dermatol 1973;107:540–3.
13. Marks JG Jr, Elsner P, DeLeo VA. Standard allergens. In: Contact and Occupational Dermatology. 3rd ed. Philadelphia: Mosby; 2002. p. 139.
14. Zug KA, Pham AK, Belsito DV, et al. Patch testing in children from 2005 to 2012: results from the North American Contact Dermatitis Group. Dermatitis 2014;25:345–55.
15. Castanedo-Tardana MP, Zug KA. Methylisothiazolinone. Dermatitis 2013;24:2–6.
16. Larsson-Stymne B, Widstrom L. Ear piercing: a cause of nickel allergy in schoolgirls? Contact Dermatitis 1985;13:289–93.
17. Garg S, Thyssen JP, Uter W, et al. Nickel allergy following EU regulations in Denmark, Germany, Italy and UK. Br J Dermatol 2013;169:854–8.
18. Jacob SE, Admani S. iPad—increasing nickel exposure in children. Dermatitis 2014;134:e580–2.
19. van Joost T, van Everdingen JJ. Sensitization to cobalt associated with nickel allergy: clinical and statistical studies. Acta Derm Venereol 1982;62:525–9.
20. Johnston GA. The rise in prevalence of contact allergy to methylisothiazolinone in the British Isles. Contact Dermatitis 2014;70:238–40.
21. Boyapati A, Tate B, Tam M, Nixon R. Allergic contact dermatitis from methylisothiazolinone: exposure from baby wipes causing hand dermatitis in carers. Australas J Dermatol 2013;54:264–7.
22. Mose AP, Lundov MD, Zachariae C, et al. Occupational contact dermatitis in painters: an analysis of patch test data from the Danish Contact Dermatitis Group. Contact Dermatitis 2012;67:293–7.
23. Adams RM, Maibach HI. A five-year study of cosmetic reactions. J Am Acad Dermatol 1985;13:1062–9.
24. Larsen WG. Perfume dermatitis. J Am Acad Dermatol 1985;12:1–9.
25. Heisterberg MV, Andersen KE, Avnstorp C, et al. Fragrance mix II in the baseline series contributes significantly to detection of fragrance allergy. Contact Dermatitis 2010;63:270–6.
26. Scheinman PL. The foul side of fragrance-free products: what every clinician should know about managing patients with fragrance allergy. J Am Acad Dermatol 1999;41:1020–4.
27. Heisterberg MV, Menne T, Johansen JD. Contact allergy to the 26 specific fragrance ingredients to be declared on cosmetic products in accordance with the EU cosmetics directive. Contact Dermatitis 2011;65: 266–75.
28. Bjorkner B, Moller H. Bacitracin: a cutaneous allergen and histamine liberator. Acta Derm Venereol 1973;53:487–92.
29. Comaish JS, Cunliffe WJ. Absorption of drugs from varicose ulcers: a cause of anaphylaxis. Br J Clin Pract 1967;21:97–8.
30. Guin JD. Balsam of Peru. In: Practical Contact Dermatitis. New York: McGraw-Hill; 1995. p. 265–70.
31. Storrs FJ, White CR Jr. False-positive 'poral' cobalt patch test reactions reside in the eccrine acrosyringium. Cutis 2000;65:49–53.
32. Thyssen JP, Menne T, Johansen JD, et al. A spot test for detection of cobalt release – early experience and findings. Contact Dermatitis 2010;63:63–9.
33. Rietschel RL, Fowler JF. Preservatives and vehicles in cosmetics and toiletries. In: Fisher's Contact Dermatitis. 6th ed. Ontario: BC Decker; 2007. p. 266–318.
34. Odhav A, Belsito DV. Is quaternium-15 a formaldehyde releaser? Correlation between positive patch test reactions to formaldehyde and quaternium-15. Dermatitis 2012;23:39–43.
35. Wakelin SH, Creamer D, Rycroft RJG, et al. Contact dermatitis from paraphenylenediamine used as a skin paint. Contact Dermatitis 1994;31:169–71.
36. Osawa J, Kitamura K, Ikezawa Z, Nakajima H. A probable role for vaccines containing thimerosal in thimerosal hypersensitivity. Contact Dermatitis 1991;24:178–82.
37. Bruze M, Edman B, Bjorkner B, Moller H. Clinical relevance of contact allergy to gold sodium thiosulfate. J Am Acad Dermatol 1994;31:579–83.
38. Silva R, Pereira F, Bordalo O, et al. Contact allergy to gold sodium thiosulfate. Contact Dermatitis 1997;37:78–81.
39. Fowler J Jr, Taylor J, Storrs F, et al. Gold allergy in North America. Am J Contact Dermatitis 2001;12: 3–5.
40. Davis MD, el-Azhary RA, Farmer SA. Results of patch testing to a corticosteroid series: a retrospective review of 1188 patients diagnosed during 6 years at the Mayo Clinic. J Am Acad Dermatol 2007;56: 921–7.
41. Baeck M, Goossens A. Immediate and delayed allergic hypersensitivity to corticosteroids: practical guidelines. Contact Dermatitis 2012;66:38–45.
42. Bjarnason B, Flosadottir E, Fischer T. Reactivity at edges of corticosteroid patch tests may be an indicator of a strong positive test response. Dermatology 1999;199:130–4.
43. Pratt M, Taraska V. Disperse blue dyes 106 and 124 are common causes of textile dermatitis and should serve as screening allergens for this condition. Am J Contact Dermatitis 2000;11:30–41.
44. Lazarov A, Trattner A, David M, Inger A. Textile dermatitis in Israel: a retrospective study. Am J Contact Dermatitis 2000;11:26–9.
45. Geier J, Lessmann H, Mahler V, et al. Occupational contact allergy caused by rubber gloves- nothing has changed. Contact Dermatitis 2012;67:149–56.
46. Marks J, DeMelfi T, McCarthy MA. Dermatitis from cashew nuts. J Am Acad Dermatol 1984;10:627–31.
47. Hamilton TK, Zug KA. Systemic contact dermatitis to raw cashew nuts in a pesto sauce. Am J Contact Dermatitis 1998;9:51–4.
48. Rietschel RL, Fowler JF. Systemic contact-type dermatitis. In: Fisher's Contact Dermatitis. 6th ed. Ontario: BC Decker Inc; 2007. p. 110–24.
49. Nijhawan RI, Molenda M, Zirwas MJ, Jacob SE. Systemic contact dermatitis. Dermatol Clin 2009;27: 335–64.
50. Fisher A. Systemic contact dermatitis due to intravenous Valium in a person sensitive to propylene glycol. Cutis 1995;55:327–8.
51. Silvestre JF, Alfonso R, Moragon M, et al. Systemic contact dermatitis due to norfloxacin with a positive patch test to quinoline mix. Contact Dermatitis 1998;39:83.
52. Raison-Peyron N, Meynadier JM, Meynadier J. Sorbic acid: an unusual cause of systemic contact dermatitis in an infant. Contact Dermatitis 2000;43:247–8.
53. Salam TN, Fowler JF. Balsam-related systemic contact dermatitis. J Am Acad Dermatol 2001;45:377–81.
54. Braga M, Quecchia C, Perotti C. Systemic nickel allergy syndrome: nosologic framework and usefulness of diet regime for diagnosis. Int J Immunopathol Pharmacol 2013;26:707–16.
55. Schalock PC, Thyssen JP. Patch testers' opinions regarding diagnostic criteria for metal hypersensitivity reactions to metallic implants. Dermatitis 2013;24:183–5.
56. Fowler JF. Systemic contact dermatitis caused by oral chromium picolinate. Cutis 2000;65:116.
57. Rietschel RL, Fowler JF. Regional contact dermatitis. In: Fisher's Contact Dermatitis. 6th ed. Ontario: BC Decker Inc; 2007. p. 66–87.
58. Rietschel RL, Fowler JF. Noneczematous contact dermatitis. In: Fisher's Contact Dermatitis. 6th ed. Ontario: BC Decker Inc; 2007. p. 88–109.
59. Santos R, Goossens A. An update on airborne contact dermatitis 2001-2006. Contact Dermatitis 2007;57:353–60.
60. Schaller M, Korting HC. Allergic airborne contact dermatitis from essential oils used in aromatherapy. Clin Exp Dermatol 1995;20:143–5.
61. Spiewak R, Skorska C, Dutkiewicz J. Occupational airborne contact dermatitis caused by thyme dust. Contact Dermatitis 2001;44:235–9.
62. Bohn S, Niederer M, Brehm K, Bircher AJ. Airborne contact dermatitis from methylchloroisothiazolinone in wall paint. Abolition of symptoms by chemical allergen inactivation. Contact Dermatitis 2000;46: 196–201.
63. Lundov MV, Mosbech H, Thyssen JP, et al. Two cases of allergic contact dermatitis caused by methylisothiazolinone in paint. Contact Dermatitis 2011;65:176–9.
64. Madsen JT, Andersen KE. Airborne allergic contact dermatitis caused by methylisothiazolinone in baby wipes. Contact Dermatitis 2014;70:183–4.

# 第 15 章 刺激性接触性皮炎

David E. Cohen

**同义名：** ■ 刺激性反应（irritant reaction）■ 刺激性皮炎（irritant dermatitis）■ 刺激性皮炎综合征（irritant dermatitis syndrome）■ 刺激性接触性皮炎综合征（irritant contact dermatitis syndrome）■ 毒性接触性皮炎（toxic contact dermatitis）■ “家庭主妇湿疹”（“housewife’s eczema”）■ “化学性烧伤”（“chemical burn”）

## 要点

- 刺激性接触性皮炎（irritant contact dermatitis, ICD）是一种局限性非免疫机制介导的皮肤炎症反应。临床特点为皮损呈多形性，急性期可出现红斑、鳞屑、水肿、水疱和糜烂，慢性期可出现红斑、苔藓样变、角化过度和皲裂。
- ICD 可由化学物质或物理损伤单次或多次作用于皮肤，直接产生的细胞毒性反应引起。
- ICD 是常见病，代表了皮肤病学和职业皮肤病学临床表现中一个重要的疾病谱，在表皮屏障功能破坏进而产生炎症反应时发生。
- 虽然发病机制不同，变应性接触性皮炎与 ICD 的临床表现却很相似，在慢性病例中更为明显。
- ICD 是一种由刺激物的性质、个体及外部环境因素共同导致的多因素综合征，其剂量-反应关系与浓度、pH 值、温度、封包、接触频率及接触时间等暴露参数有关。
- 强刺激物或绝对刺激物如强酸碱、氧化剂，引起红斑、水肿、水疱、大疱、渗出，严重病例可出现坏死和溃疡。后者又称为化学性烧伤。
- 长期反复接触弱刺激物或边缘刺激物如肥皂、溶剂、清洁剂、弱酸和弱碱等可引起慢性 ICD，临床特点包括红斑、苔藓样变、抓痕、鳞屑和皲裂。

## 引言

接触性皮炎主要有两类：刺激性接触性皮炎和变应性接触性皮炎。刺激性接触性皮炎是化学或物理因素直接产生细胞毒性效应，进而激活固有免疫系统引起的一种皮肤炎症性疾病，而变应性接触性皮炎则是由半抗原特异性 T 细胞介导的迟发型超敏反应[1]。

职业性接触性皮炎是重要的公共卫生问题[1]。在美国，每年职业性接触性皮炎直接或间接花费的医疗费用、劳工赔偿及工时损失费用总计达 10 亿美元[2-5]。近期的国民健康访问调查表明，在 2010 年，有 1500 万美国人患职业性皮肤病，这个数字是先前美国劳工统计局公布的 100 倍。鉴于其高发病率及经济因素，职业性皮肤病对社会及个人的影响都是巨大的。

## 历史

关于刺激性皮肤反应的最早记载之一见于公元 100 年左右 Celsus 的著作，他在文中描述了腐蚀性金属引起的皮肤溃疡[6]。但此后数百年，几乎没有人关注过工匠们的皮肤问题。最早关于职业性皮肤病的描述集中于矿工的健康问题，1556 年，Georg Agricola 详细描述了金属业工人的深度溃疡。1567 年，Paracelsus 对盐类复合物引起皮肤改变的病因、发病机制及治疗进行了探讨。1700 年，Bernardino Ramazzini 发表了一篇详细介绍技术工人疾病的论著，文中他对浴池服务员、面包烘焙师、镀金工人、助产士、磨坊主及矿工所患的皮肤病进行了描述[6]。工业革命时期，随着天然或合成的新材料和化学品不断出现并应用于工业生产和家庭生活，医生开始对职业性刺激性皮炎有了更广泛认识[7]。德国和法国是最早立法规定对工人职业性皮肤病进行补偿的国家。1919 年，关于 ICD 早期的前瞻性研究就有了应用刺激性芥子气二氯乙基硫化物的实验[8]。

## 流行病学

ICD 是最常见的职业性皮肤病，大约占全部职业性皮肤病的 70% ～ 80%（表 15.1）。北美接触性皮炎组织的数据表明，通过斑贴试验筛查变应性接触性皮炎的接触性皮炎患者中，9% ～ 10% 为 ICD（初步诊断），若双手受累，ICD 的可能性更大[9-10]。

美国劳工统计局数据显示，20 世纪 70 至 80 年代中期，职业性皮肤病患者始终占全部职业病患者的

表 15.1 刺激物的职业暴露

| 职业 | 刺激物 |
|---|---|
| 农民 | 化学肥料、消毒剂、杀虫剂、清洁剂、汽油、柴油、植物 / 谷物 |
| 艺术家 | 溶剂、黏土、石膏 |
| 汽车及飞机产业工人 | 溶剂、切削油、颜料、洗手液 |
| 烘焙师及糖果制作师 | 面粉、洗涤剂 |
| 酒吧侍者 | 湿法作业、洗涤剂 |
| 图书装订工人 | 溶剂、胶水 |
| 屠夫 | 洗涤剂、肉 |
| 细木工和木匠 | 胶水、洗涤剂、稀释剂、溶剂、木料防腐剂 |
| 清洁工 | 洗涤剂、溶剂、湿法作业 |
| 煤矿工人 | 粉尘（煤、矿石）、潮湿工作环境 |
| 建筑工人 | 水泥 |
| 厨师和服务员 | 洗涤剂、蔬菜汁、湿法作业 |
| 口腔科医生及技师 | 洗涤剂、洗手液、湿法作业 |
| 干洗工 | 溶剂 |
| 电工 | 助焊剂 |
| 电镀工 | 酸、碱 |
| 地板安装工 | 溶剂 |
| 花匠和园丁 | 粪肥、化学肥料、杀虫剂、湿法作业 |
| 理发师 | 永久性烫发液、洗发剂、漂白剂、湿法作业 |
| 家庭主妇 | 洗涤剂、清洁剂、食品、湿法作业 |
| 医务工作者 | 洗涤剂、消毒剂、食品、湿法作业 |
| 珠宝匠 | 洗涤剂、溶剂 |
| 机修工 | 油、润滑油、汽油、柴油、清洁剂、溶剂 |
| 金属工 | 切削油、溶剂、洗手液 |
| 护士 | 消毒剂、洗涤剂、湿法作业 |
| 办公室职员 | 纸制品、清洗剂中的溶剂、黏合剂、复印机 / 碳粉 |
| 油漆工 | 溶剂、稀释剂、墙纸胶、洗手液 |
| 摄影业工作者 | 溶剂、湿法作业 |
| 塑料厂工人 | 溶剂、酸、苯乙烯、氧化剂 |
| 印刷工 | 溶剂 |
| 橡胶厂工人 | 溶剂、云母、硬脂酸锌 |
| 鞋匠 | 溶剂 |
| 制革工人 | 酸、碱、氧化还原剂、湿法作业 |
| 纺织工人 | 纤维、漂白剂、溶剂 |
| 兽医和屠宰场工人 | 消毒剂、湿法作业、动物内脏和分泌物 |

（Adapted from Tovar R，Leikin JB. Irritants and corrosives. Emerg Med Clin North Am. 2015；33：117-131.）

30% ～ 45%。然而，此后职业性皮肤病发病率开始明显下降，例如，全职工人平均发病率从 1972 年的 16.2/10 000 降至 2013 年的 2.8/10 000[11]。到 2007 年，皮肤病占所有登记在册的非致命性职业病的 17%[12-13]，仅次于肌肉骨骼疾病，位居第二。职业性接触性皮炎在其他一些国家的发病率与美国相似，大约每年每 10 万工人中 50 ～ 70 个病例[14]。1996 年，英国创建了自愿报告系统，将 EPIDERM 研究与职业病医师报告活动（occupational physician's reporting activity，OPRA）得到的数据进行整合。由皮肤病医师报道的职业性接触性皮炎年发病率为 0.9/10 000 工人，由职业病医师报道的为 3.1/10 000 工人[1，15]。

2010 年，国民健康访问调查在美国职业安全和卫生国立研究所的资助下，进行了一项纳入 27 157 例样本（代表 2.29 亿美国成年公民）的队列研究，研究人群大部分目前有工作或近期曾工作过[5]。调查结果显示，皮炎的总患病率为 10.2%，其中从未工作过的人群患病率为 7.3%，目前有工作的人群患病率为 9.8%，近期曾工作过但目前不工作的人群患病率为 11.8%。

标准化或非标准化皮炎患病率最高的产业中，除了制造业，还包括医疗及社会救助、艺术、娱乐、餐饮及住宿服务行业。引起刺激性接触性皮炎及变应性接触性皮炎的常见接触物包括橡胶化学品、肥皂、清洁剂、湿法作业、树脂、丙烯酸塑料、镍。其他高危职业将在第 16 章讨论[1，15]。

ICD 的临床表现取决于刺激物性质、个体及外部环境因素。这些因素主要包括刺激物的浓度、pH、机械压力、温度、湿度及接触时间等。环境湿度低及寒冷会导致角质层含水量降低，继而增加皮肤对肥皂、洗涤剂、酸、碱和溶剂等刺激物的通透性。寒冷本身也可以降低角质层的柔软性，使其容易发生裂纹。然而，一项用十二烷基硫酸钠进行的激发暴露实验发现，寒冷是防止 ICD 发生的保护因素[16]。封包、湿度过高和浸渍会增加角质层的含水量，从而增加水溶性物质的透皮吸收（图 15.1）。此外，受到刺激的皮肤可能更易对变应性致敏原发生过敏。

个体易感因素主要包括年龄、性别、原有皮肤病、接触部位、皮脂腺分泌功能等。皮肤随年龄变化对刺激物的反应会发生改变。婴幼儿和老年人因皮肤屏障功能薄弱而更易患 ICD，且症状往往更重。上肢皮肤刺激性损伤在女性更为常见，这种差异可能是因为接触频率不同而非性别本身。对单卵双生子的研究发现，遗传因素也会影响 ICD 的发病[17]。有特应性皮炎病史的患者罹患职业性皮炎风险是正常人 13.5 倍[18]，表皮中丝聚蛋白减少使得刺激物

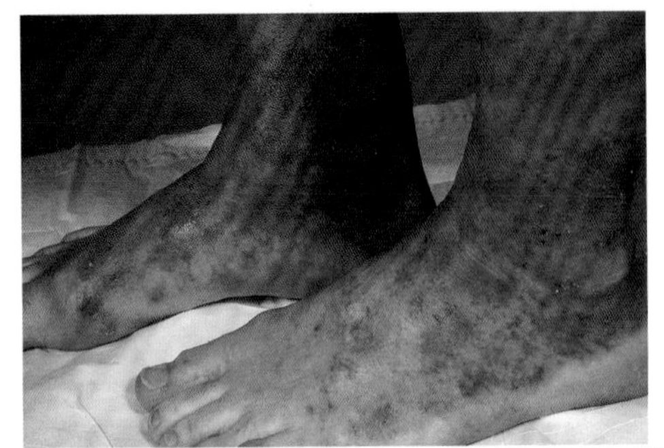

**图 15.1 足部和踝部由于长期穿不透气的鞋引起刺激性接触性皮炎**

更易引发炎症反应[19]。ICD 最常受累部位一般是手和面部等暴露部位，约 80% 患者手部皮肤受累，10% 患者面部皮肤受累[14]。湿法作业［水中浸泡＞2 小时、封闭式保护装备和（或）洗手＞20 次 / 天］是发生刺激性皮炎的重要危险因素，过度暴露于 ICD 的常见诱因，如水、肥皂、洗涤剂是引起 ICD 的常见原因[20]。

## 发病机制

虽然 ICD 的细胞学机制尚不清楚，但越来越多的证据表明，活化角质形成细胞通过信号转导，在调控机体对外界刺激稳态反应中发挥关键性的免疫调节作用。刺激性化学物质通过活化包括 Toll 样受体在内的模式识别受体（pattern recognition receptor，PRR），继而激活固有免疫系统引起皮肤损伤[21]。尽管前列腺素、白三烯和神经肽等介质也可能发挥一定作用，但细胞因子作为 T 细胞募集及炎症反应的主要介质在 ICD 中最受关注。

ICD 可能与以下几种发病机制有关：表皮角蛋白变性、通透屏障破坏（见第 124 章）、细胞膜损伤、直接细胞毒性效应。不同的刺激物具有不同的机制（表 15.2）。ICD 急性期和慢性期的发病机制完全不同。急性刺激反应与角质形成细胞受到直接细胞毒性损伤有关；而反复接触溶剂和表面活性剂使表面脂质和保水物质流失，会引起细胞膜慢性损伤。

许多化学成分不相关的刺激物可通过相同的致病途径引起急性期 ICD。这种途径始于刺激物穿过皮肤通透屏障（角质层），导致角质形成细胞产生应激或轻微损伤，炎性介质释放，从而引起 T 细胞活化。在这种方式下，一旦表皮细胞启动了活化过程，T 细胞活化可不依赖外源性抗原的存在而继续进行，皮肤屏障功能破坏也因此持续存在[22]。肿瘤坏死因子 -α（tumor necrosis factor-α，TNF-α）和白介素（interleukin，IL）-1α 是主要的炎性介质，可引起其他细胞因子、趋化因子和黏附分子的产生，从而募集白细胞至皮肤损伤部位。TNF-α、IL-6 和 IL-1β 可特异性上调细胞黏附分子 -1（intercellular adhesion molecule-1，ICAM-1）的表达[23]。这是 ICD 的显著特征。此外，IL-1 受体拮抗剂（IL-1 receptor antagonist，IL-1RA）和 IL-8 在皮肤接触常见刺激物十二烷基硫酸钠后显著增加。

**表 15.2 刺激物及其毒性机制**

| 刺激物 | 毒性机制 |
|---|---|
| 洗涤剂 | 屏障破坏、蛋白变性、膜毒性 |
| 酸 | 蛋白变性、细胞毒性 |
| 酒精 | 蛋白变性 |
| 碱 | 脂质屏障变性、细胞肿胀引起细胞毒性 |
| 油 | 脂质屏障紊乱 |
| 有机溶剂 | 溶解膜脂质、膜毒性 |
| 氧化剂 | 细胞毒性 |
| 还原剂 | 角质溶解 |
| 水 | 一旦皮肤屏障破坏，有活力的表皮细胞水肿引起细胞毒性 |

在慢性期 ICD 中，角质层屏障功能遭到破坏，调节屏障功能的角质层脂质受损可造成角质细胞间黏附力下降、脱屑及经表皮水分丢失增加。经表皮水分丢失是一种触发刺激，在皮肤屏障重建过程中可促进脂质合成、角质形成细胞增殖及一过性角化过度。然而，溶剂可通过封闭和阻断水分蒸发干扰这种保护机制，阻止脂质合成和屏障恢复。慢性接触的结果是表皮更新加快，临床上表现为慢性湿疹样刺激性反应[24]。

## 临床特征

下面描述几种不同类型的 ICD[25]（见下文）。ICD 可引起从炎症后色素改变到不易愈合的溃疡在内一系列不同的结局（表 15.3）。

### 急性刺激性接触性皮炎

急性 ICD 在皮肤接触强刺激物后发生，常见于职业性意外事故。强刺激物可在皮肤表面产生强烈的反应：氧化、还原、脱水、起疱、离子紊乱[26]。急性反应通常于接触后数分钟至数小时内迅速达到顶峰，然后开始恢复。这种现象称为递减现象。急性 ICD 的症状包括直接接触部位烧灼感、刺痛和疼痛。体征包括红斑、水肿、大疱，有时可见坏死。皮损通常局限于刺激物或毒物损伤的区域，边界清晰、不对称，提示病因为

**表 15.3 临床特征提示致病的刺激物或毒物**

| 临床特征 | 可能的刺激物或毒物 | |
|---|---|---|
| 溃疡 | 无机酸（铬酸、氢氟酸、硝酸、盐酸、磷酸、硫酸）<br>强碱（氧化钙、氢氧化钠、氢氧化钾、氢氧化铵、氢氧化钙、偏硅酸钠、硅酸钠、氰化钾、磷酸三钠、碳酸钠、碳酸钾）<br>盐类（三氧化二砷、重铬酸盐）<br>溶剂（丙烯腈、二硫化碳）<br>气体（环氧乙烷、丙烯腈） | |
| 毛囊炎 | 油类和油脂<br>焦油和沥青<br>氯化萘和多卤代联苯<br>三氧化二砷<br>玻璃纤维 | |
| 粟粒疹 | 不透气衣物和过热<br>胶带<br>紫外线及红外线辐射<br>氯化铝 | |
| 色素改变 | | |
| • 色素沉着 | 任何刺激物或变应原，尤其是光毒性物质如补骨脂、焦油、沥青、含补骨脂的植物<br>金属，如无机砷（系统性）、银、金、铋、汞<br>辐射：紫外线、红外线、微波、电离辐射 | |
| • 色素减退 | 对叔丁基戊基苯酚<br>对叔丁基苯酚<br>对苯二酚<br>对苯二酚苄基醚<br>对苯二酚单甲醚<br>对叔丁基邻苯二酚 | 对甲酚<br>3- 丁羟茴醚<br>丁羟茴醚<br>1- 叔基 - 丁基 -1-3，4- 邻苯二酚<br>1- 异丙基 -3，4- 邻苯二酚<br>4- 羟基苯丙酮 |
| 脱发 | 硼砂<br>氯丁二烯 | |
| 荨麻疹 | 动物（节肢动物、毛虫、珊瑚虫、水母、蛾、海葵）<br>秘鲁胶树<br>化妆品（如山梨酸）<br>药物［酒精（乙醇）、苯佐卡因、樟脑、辣椒素、三氯甲烷、碘、水杨酸甲酯、间苯二酚、焦油提取物］<br>食物（辣椒、鱼、芥末、百里香）<br>香水和调味剂（桂皮油、肉桂酸和醛、苯甲醛）<br>金属（钴）<br>植物（海藻、荨麻属）、木料<br>防腐剂（苯甲酸）<br>纺织品（如蓝色染料） | |

外源性。若真皮未受损，皮肤可完全愈合[27]。酸和碱是最常见引起 ICD 的强刺激物，可引起化学性烧伤。

## 急性迟发性刺激性接触性皮炎

急性迟发性 ICD 是由某些刺激物，如地蒽酚（地蒽酚蜡）、苯扎氯铵（防腐剂 / 杀菌剂）、环氧乙烷等引起的迟发性炎症反应。除了用在已受损的皮肤处（如干燥症或特应性皮炎患者的皮损处），这些化学品引起的不良反应具有个体特异性[27]。临床上，一般在接触 8 ～ 24 小时（或更久）后才能观察到炎症反应，因此易与变应性接触性皮炎混淆。在急性迟发型 ICD 症状中，烧灼感比瘙痒更为常见。对触碰和水的敏感度增加。该类型的 ICD 在诊断性斑贴试验中常见。

## 刺激反应刺激性接触性皮炎

刺激反应 ICD 是发生于暴露在潮湿化学环境个体（如理发师、餐饮工作者、金属工人或经常接触肥皂和水的人）的一种亚临床刺激性皮炎。表现为以下一种或多种症状：脱屑、发红、水疱、脓疱和糜烂，病变往往从贴合紧密的首饰（如戒指）接触处开始，随后蔓延至手指，直至手和前臂。刺激反应 ICD 可与出汗不良性皮炎症状相似。若长期接触刺激物，最终可发展为累积性 ICD，若停止接触刺激物，ICD 则趋于消退。

## 累积性刺激性接触性皮炎

累积性 ICD 可因皮肤多次受到阈下刺激、且每次之间皮肤屏障功能尚未完全恢复所致（图 16.4）。可因接触多种刺激物或反复接触同一种刺激物引起，如在工作和家务中都接触水。只有在累积损伤超过个体接受范围或激发阈值时才会表现出临床症状，而激发阈值可能随着疾病的进展而降低。如果接触时间间隔足以使皮肤屏障功能修复，弱刺激物一般不会引起累积性ICD。但是，如果反复接触同种刺激物的时间间隔过短，或产生临床表现的阈值降低（如发作期的特应性皮炎患者），则可能会发生累积性ICD。刺激物的性质如pH值、溶解度、去污活性、物理状态等也很重要。与急性ICD不同，慢性ICD往往皮损边界不清晰。慢性ICD的症状包括瘙痒和角化过度性皮肤皲裂所致的疼痛。皮损以苔藓样变和角化过度为主，也可为皮肤干燥、红斑和水疱等。

### 乏脂性皮炎

乏脂性皮炎也称作乏脂性湿疹、裂纹性湿疹（eczema craquele）或干燥性湿疹样ICD（exsiccation eczematid ICD），好发于干燥的冬季。经常洗澡而不进行保湿护理的老年人是乏脂性皮炎的高危人群。常见症状为剧烈瘙痒、皮肤干燥、鱼鳞病样脱屑及特征性浅表裂纹状皮肤（见第13章）。

### 创伤性刺激性接触性皮炎

创伤性ICD可发生于烧伤、割伤等急性皮肤创伤之后，也可继发于急性ICD。应询问患者是否曾使用去污力强的肥皂或洗涤剂清洁皮肤。特点为湿疹样皮损，最常见于手部，病变部位持续发红、浸润、脱屑和皲裂，可持续数周至数月。

### 脓疱性和痤疮样刺激性接触性皮炎

脓疱性和痤疮样ICD多由接触特定刺激物所致，如金属、巴豆油、矿物油、焦油、油脂、切割液、金属加工液和萘（见表15.3和第16章）。对于在典型痤疮发生部位之外出现毛囊炎或痤疮样皮损的患者，尤其是特应性皮炎、脂溢性皮炎或既往患有寻常痤疮的患者，应考虑此症的可能性。脓疱为"无菌性"和一过性的。不透气的衣物、胶带、紫外线辐射或红外线辐射均可能引起皮肤的粟粒疹样损害，随后可演变为脓疱。

### 非红斑性刺激性接触性皮炎

非红斑性ICD可视为ICD的一种亚临床类型，是皮肤刺激的早期阶段，表现为亚临床性角质层屏障功能的改变。

### 主观或感官刺激性接触性皮炎

主观或感官ICD的特点是在无明显皮肤刺激体征的情况下，患者诉刺痛或烧灼感。能引起此种反应的刺激物包括丙二醇、羟基酸、乙醇和外用药物（如乳酸、壬二酸、苯甲酸、过氧化苯甲酰、对甲氧酚和维甲酸）。山梨酸是食品、化妆品和药品中的防腐剂，浓度可达0.2%，能在易感个体中引起感官刺激。在双盲暴露试验中，使用乳酸或山梨酸等刺激物可稳定地重复这种剂量依赖性反应。

### 气源性刺激性接触性皮炎

气源性ICD好发于接触刺激物的面部和眼周敏感肌肤。虽然该型ICD皮损与光变应性反应类似，但气源性ICD患者上眼睑、人中、颏下部位受累有助于区分这两种皮肤病。气源性ICD常由接触浮尘、纤维（特别是玻璃纤维）、挥发性溶剂或喷雾引起[28]。

### 摩擦性刺激性接触性皮炎

摩擦性ICD是ICD的一种特殊亚型，由反复的轻度摩擦性损伤引起。一般认为这种摩擦性损伤也能促进变应性接触性皮炎和ICD的发展。皮损包括角化过度、棘层肥厚、苔藓样变等，常进一步发展为硬化、增厚及韧性增加。

### 接触性荨麻疹

接触性荨麻疹分为非免疫性和免疫性两种亚型（见第16章），前者更为常见且即使无既往暴露也可发生。可引起免疫性接触性荨麻疹的刺激物包括对羟苯甲酸酯（防腐剂）、指甲花、过硫酸铵（氧化剂）和胶乳。非免疫性接触性荨麻疹可由许多接触物引起，包括毛虫、水母、荨麻属和食物等（见表15.3）[29]。危险因素包括特应性体质、手部皮炎、既往黏膜部位胶乳接触（如尿道导管插入术）和水果过敏（如猕猴桃、鳄梨；见表16.6）。

## 病理学

因刺激物的性质不同，ICD组织病理特征各异，通常包括轻度海绵水肿、角质形成细胞坏死和以中性粒细胞为主的炎细胞浸润。最典型特征为浅层血管周围大量中性粒细胞浸润及广泛分布的坏死角质形成细胞。有时甚至可出现表皮全层坏死、表皮下裂隙形成。轻度ICD的病理表现可与变应性接触性皮炎相似。随着进展，还可出现棘层肥厚、轻度颗粒层增厚和角化过度等。总的来说，表现无特异性，不能与慢性变应性接触性皮炎或其他类型的慢性湿疹明确区分。

## 刺激性化学物的分类

### 酸

多种无机酸和有机酸均对皮肤有腐蚀性。酸可通过蛋白变性和细胞毒性引起表皮损伤。一般来说，所有强酸可引起相同的临床表现，包括红斑、水疱和坏死。

无机酸常用于工业生产，特别是氢氟酸、硫酸、盐酸、铬酸、硝酸和磷酸（见表 15.4）。氢氟酸和硫酸可引起最严重的灼伤，即使低浓度也可发生，人体大

**表 15.4　刺激性化学品：用途、性质和副作用**。醇类、洗涤剂及清洁剂详见正文描述

| 成分 | 用途 / 接触源 | 性质和副作用 |
|---|---|---|
| **无机酸** | | |
| 铬酸 | • 金属加工（镀铬、铜剥离、铝阳极氧化） | • 溃疡，也称作“铬疮”<br>• 鼻中隔穿孔 |
| 盐酸 | • 化肥、染料、颜料、肥皂的生产<br>• 电镀、石油精炼、食品加工 | • 红斑、水疱、坏死 |
| 氢氟酸 | • 半导体工业（玻璃、金属、矿石蚀刻；可溶解硅）<br>• 家庭和商业用除锈、脱色、去垢 | • 强细胞毒性物质可致严重的组织损伤<br>• 解离常数低使其能穿透完整的皮肤<br>• 接触数天后，仍可持续痛性渗透<br>• 低浓度接触时，症状可能 1 天后才出现<br>• 氟离子与组织中的钙离子结合，影响神经传导，产生剧烈疼痛<br>• 毒性作用还包括低镁血症和氟介导的肺血管阻力增加 |
| 硝酸 | • 化肥和炸药的生产；金属蚀刻和清洁<br>• 发烟硝酸是一种化学中间体，通常用于火箭燃料以及实验室试剂 | • 化学性烧伤<br>• 刺激性接触性皮炎<br>• 特征性的黄色改变<br>• 发烟硝酸—高腐蚀性 |
| 磷酸 | • 磷肥、制药、水处理、动物饲料、肥皂、洗涤剂和棉制品染色 | • 红斑、水疱、坏死 |
| 硫酸 | • 化肥、无机颜料、纺织纤维、炸药、纸浆和纸张的生产<br>• 高危职业：珠宝工匠、电镀工人、金属清洗工人和蓄电池制造工人 | • 红斑、水疱、坏死 |
| **有机酸** | | |
| 丙烯酸 | • 作为单体，用于生产丙烯酸塑料、合成树脂、假牙、人造指甲、黏合剂、涂料 | • 高度刺激性和腐蚀性<br>• 能穿透橡胶手套<br>• 也能引起变异性接触性皮炎 |
| 甲酸 | • 皮革制造业用作中和剂、酿造业用作防腐剂、天然胶乳生产用作凝固剂 | • 有机酸中腐蚀性最强 |
| **碱** | | |
| 水泥（与水混合） | • 建筑业 | • 湿水泥高碱性（氢氧化钙的释放）导致急性溃疡性损害<br>• 接触 8 ～ 12 小时后出现坏死性皮肤改变<br>• 慢性刺激性水泥皮炎通常在持续接触数月至数年后发生；可伴随对铬的变应性接触性皮炎<br>• 最常见的部位为下肢（跪姿，污染的工作鞋）、手（污染的手套） |
| **金属盐** | | |
| 砷化物（包括三氧化二砷） | • 铜、金、铅和其他金属冶炼时产生的气溶胶<br>• 杀虫剂和除草剂的生产<br>• 半导体工业和冶炼作业 | • 持续性毛囊炎<br>• 潜在的全身毒性（见第 88 章） |

| 表 15.4 刺激性化学品：用途、性质和副作用。醇类、洗涤剂及清洁剂详见正文描述（续表） | | |
|---|---|---|
| 成分 | 用途/接触源 | 性质和副作用 |
| 铍 | • 抗腐蚀性硬合金的生产 | • 溃疡性肉芽肿性皮肤损害（局部反应；见第 94 章）<br>• 皮肤和肺部的结节病样肉芽肿（全身性反应） |
| 氧化钙（生石灰） | 纸浆、钢铁、纸张的制造 | • 接触水后释放热量，导致皮肤痛性溃疡 |
| 钴盐 | • 合金、陶瓷、电镀、电子器件、磁体、颜料、清漆和染发膏 | • 刺激性接触性皮炎和变应性接触性皮炎 |
| 铜盐（如硫酸铜、氧化铜、氰化铜） | • 抑制微生物的表面涂层、木料防腐和杀真菌剂 | • 长期接触铜盐的粉尘，可使头发、皮肤、牙齿呈黑绿色<br>• 吸入氧化铜（包括氧化镁和氧化锌）可导致金属烟尘热，表现为短暂的流感样症状，常与焊接工作有关 |
| 无机汞 | • 1990 年开始禁止生产含无机汞的产品；有限的接触可能来源于乳胶漆喷涂的旧罐子 | • 系统性汞中毒的标志为舌和牙龈上的蓝线 |
| 有机汞 | • 苯基汞盐可作为化妆品、疫苗防腐剂、农业杀菌剂、除草剂、杀虫剂和牙齿修复材料 | • 曾经用作皮肤消毒剂，但刺激性和变应性接触性皮炎限制了其用途<br>• 牙科材料引起口腔苔藓样反应的患者中可出现汞斑贴试验阳性（也包括其他金属，如金）（见第 11 章） |
| 硒化合物（包括硫化硒） | • 医用洗发水（硫化硒） | • 皮肤刺激、结膜炎 |
| 硫柳汞 | • 外用药、疫苗、化妆品 | • 变应性和刺激性斑贴反应的常见原因[69-70] |
| **溶剂** | | |
| 苯 | • 聚合物、塑料、树脂、黏合剂、橡胶、润滑剂、染料、洗涤剂、药物、炸药和杀虫剂的生产 | • 躯干、四肢、黏膜部位的瘀点样皮疹<br>• 瘀点样皮疹被视作再生障碍性贫血的标志 |
| 氯化烃类（如四氯化碳、三氯乙烯、四氯乙烷、二氯甲烷、氯乙烯） | • 氯乙烯及后续聚氯乙烯的生产<br>• 杀虫剂<br>• 干洗 | • 皮肤刺激<br>• 对全身的影响：肝肾损伤、中枢神经系统抑制和致癌作用<br>• 二氯甲烷能水解形成盐酸，引起明显的皮肤刺激（见上）<br>• "去污剂红斑"（"degreaser's flush"）是面部、颈部、肩部大片区域的突发性红斑；由饮酒后或饮酒时吸入三氯乙烯引起 |
| 煤焦油衍生物（如甲苯、二甲苯、乙基苯、异丙基苯） | • 制药<br>• 溶剂 | • 皮肤干燥、脱脂<br>• 仅接触蒸气会引起皮肤干燥 |
| 石油化工品（如汽油、已烷、煤油、干洗溶剂汽油） | • 燃料<br>• 杀虫剂<br>• 干洗<br>• 已烷——用于生产汽油、胶水和从种子中提取食用油 | • 刺激性接触性皮炎<br>• 吸入或经皮吸收已烷后，可引起感觉异常、感觉迟钝和肌肉无力 |
| **消毒剂** | | |
| 醛类（如甲醛、戊二醛、六亚甲基四胺） | • 消毒剂、生物杀灭剂<br>• 组织固定、防腐剂<br>• 黏合剂、树脂 | • 比醇类刺激性强<br>• 甲醛极易与蛋白质发生化学反应，即使浓度低时也可作为变应原和刺激物 |
| 环氧乙烷 | • 医疗器械的灭菌 | • 氧化剂<br>• 严重的化学性烧伤 |
| 卤族——氯化物 | • 消毒剂，包括伤口消毒 *<br>• 漂白剂（次氯酸钠）<br>• 游泳池、浴缸消毒剂 | • 通过脱氨和氯化氨基酸引起蛋白质变性<br>• 氧化剂（次氯酸钠）<br>• 皮肤、黏膜急性刺激性反应，尤其在高温情况下 |
| 卤族——碘化物 | • 广谱抗菌剂和杀孢子剂<br>• 术前洗消液、洗发水、皮肤清洁剂（表面活性剂为载体的聚维酮碘） | • 抑制 DNA、RNA 和蛋白质合成<br>• 刺激性接触性皮炎<br>• 接触性荨麻疹 |

| 成分 | 用途 / 接触源 | 性质和副作用 |
|---|---|---|
| 酚类化合物［如 Lysol®（甲酚和皂类溶液）、五氯苯酚、氯二甲苯酚］ | • 消毒剂<br>• 非处方产品中的防腐剂（婴儿爽身粉、洗发水），尤其是氯二甲苯酚 | • 刺激性接触性皮炎<br>• 化学性皮肤白变病（戊基和丁基苯酚化合物；见表 15.3） |
| 季铵盐（如苯扎氯铵） | • 化妆品、药品（如滴眼液）<br>• 杀菌剂（如手术器械的清洁）<br>• 洗涤剂 | • 阳离子表面活性剂能使蛋白质沉淀或变性从而杀灭微生物<br>• 局部皮肤刺激性取决于溶液的浓度<br>• 苯扎氯铵——斑贴试验常出现刺激性反应（浓度为 0.1%）；也可作为变应原（如医务工作者、腿部溃疡患者），所以需与临床联系起来 |

表 15.4 刺激性化学品：用途、性质和副作用。醇类、洗涤剂及清洁剂详见正文描述（续表）

* 达金氏溶液（Dakin's solution）含有次氯酸钠；爱丁堡石灰溶液（Edinburgh solution of lime，EUSOL）含有漂白粉和硼酸。

量吸收后可产生全身毒性[30]。

通常有机酸的刺激性较小。有机酸中，乙酸、丙烯酸、甲酸、乙醇酸、苯甲酸和水杨酸是最常见的刺激物，长期接触后刺激作用更为显著。丙烯酸和甲酸的用途及性质在表 15.4 中进行了概述。乙酸是醋、调味品和收敛性漱口水中的成分，乙醇酸、苯甲酸和水杨酸刺激性较小，低浓度的可用于医疗和美容。

## 碱

与除氢氟酸外的大多数酸相比，碱或碱性物质引起的疼痛和损伤更为严重。受损皮肤一般不出现水疱，而是表现为坏死，坏死皮肤先呈深棕色，随后变黑，最终变硬、干燥、皲裂。碱能破坏脂质屏障，使蛋白质变性，继而引起脂肪酸皂化，最终使细胞水肿而产生细胞毒性。在此过程中产生的皂类，可通过乳化作用使碱更易渗透到皮肤深层。强碱包括氢氧化钠、氢氧化铵、氢氧化钙、氢氧化钾、碳酸钙、碳酸钾和氧化钙，主要用于生产漂白剂、染料、维生素、纸浆、纸张、塑料制品、肥皂和洗涤剂[31-32]。湿水泥中释出的氢氧化钙，pH 起初为 10 ～ 12，随着水泥凝固，pH 升至 12 ～ 14（见表 15.4）。

## 金属盐类

金属是一类重要、经常接触到的刺激物，引起的刺激反应包括毛囊炎、色素改变及溃疡等（见表 15.4）。

## 溶剂

许多工艺流程要用到各种各样的溶剂，如化学反应、液压系统、金属冶炼、干洗和金属除油等。几乎所有的溶剂均有不同程度的刺激性（见表 15.4），即使是像松脂这样的溶剂，也能引起致敏作用。溶剂主要通过溶解表皮细胞间的脂质屏障，损伤皮肤屏障功能。皮肤长期接触会导致严重的皮炎，全身吸收会引起相应的症状甚至死亡，因此尽早识别皮肤表现对于预防全身毒性十分重要。反复接触后，手部（有时是手部和面部）可出现红斑、脱屑、干燥等表现，最终演变为湿疹（见图 15.2）。有机溶剂的刺激性主要取决于其亲脂性，排列如下：芳香族化合物＞脂肪族化合物＞氯化物＞松脂＞醇类＞酯类＞酮类[33]。临床上经常遇到接触溶剂后再接触肥皂和水的情况，这会协同破坏表皮屏障功能，因此个人防护和卫生保健极为重要[34]。

## 醇类

醇类应用广泛，可作为溶剂、消毒剂、化妆品防腐剂及药物释放系统的渗透促进剂。多数醇类刺激性较弱，随分子量增加及碳侧链的增长，其刺激性逐渐减弱（杀菌作用增强）[35]。醇类是目前已知最安全的局部抗菌化合物，对大多数革兰氏阳性菌、革兰氏阴性菌、真菌及病毒都有杀灭作用。最适于杀菌消毒的醇类稀释液有乙醇、丙醇和异丙醇等，可通过使蛋白变性而发挥作用。化妆品中常添加醇类作为防腐剂，起到防止微生物污染、降低黏稠度的作用。据推测，醇类增加透皮吸收的主要机制是将细胞间脂质从角质层中提取出来[36-37]。

乙二醇、丙二醇等二醇类是脂肪族醇类，常作为溶剂、乳化剂、保湿剂和角质溶解剂而应用于化妆品中。丙二醇能引起变应性和刺激性接触性皮炎，接触源包括个人护理用品、外用皮质类固醇制剂和某些其他外用药物[38]。需注意的是，丙二醇用于化妆品时浓度一般低于 50%[39]。

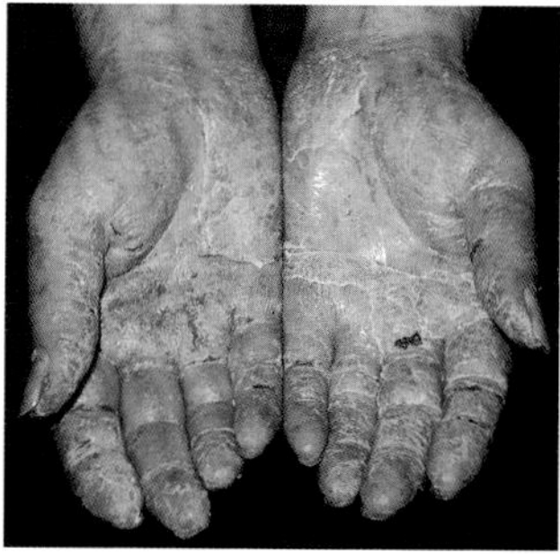

**图 15.2 反复接触涂料溶剂引起的双手刺激性接触性皮炎**。多方面的斑贴试验排除了这位接触涂料和蜡笔的插画家患变应性接触性皮炎的可能性（Courtesy，Kalman Watsky，MD.）

## 洗涤剂和清洁剂

洗涤剂几乎囊括所有可聚集在油、水交界处的表面活性剂，同时具有清洁和乳化作用。洗涤剂存在于皮肤清洁剂、化妆品和家用洗涤用品中，常引起慢性ICD。正常使用时，除个别皮肤敏感的个体外，皮肤清洁剂极少引起ICD。洗涤剂具有亲水成分（极性头）和亲脂成分（非极性尾），可降低两个不可混溶相的表面张力而起到清洁作用。洗涤剂能破坏角质层引起皮肤屏障功能受损，继而产生皮肤毒性。表面活性剂同时可结合角蛋白，造成蛋白质变性。角质层受损后，洗涤剂可损伤有增殖能力的表皮和真皮乳头结构。

评价去污剂刺激性的最佳方法是测量经表皮水分丢失量，这是一种可测量的变化，能反映该类化学物对皮肤所造成的刺激损伤程度。阴离子洗涤剂如烷基硫酸盐和烷基羧酸盐（肥皂）比兼性和非离子类洗涤剂的刺激性更强。碳链越长，刺激性越大。由于十二烷基硫酸钠可引起稳定、非过敏性、快速的毒性反应，常在研究中作为刺激参照物。兼性表面活性剂，如用于药品、个人护理产品及化妆品中的烷基酰胺甜菜碱，刺激性最低[40-41]。

古柯叶DEA（二乙醇胺）是一种非离子型、可生物降解的表面活性剂，可用作增稠剂、稳定剂和发泡助剂，常添加于洗手液、洗发水、洗涤剂和洗洁精中。值得注意的是，古柯叶DEA是刺激性较强的表面活性剂[42]，常与北美医护人员职业相关性接触性皮炎的发病有关[43]。而古柯叶MEA的刺激性最小，可用于免洗产品，浓度最高可达10%[44]。

皮肤清洁剂包括皂类和（或）合成去污剂，可为固体或液体，并可根据需要添加溶剂或研磨剂（见第153章）。虽然洗涤剂成分是决定皮肤刺激性的主要因素，但仅从产品成分无法充分预测皮肤的耐受程度。这类评估还需要验证和改进。

## 消毒剂

用以杀灭环境中病原体的多数消毒剂都是弱毒性物质，随着亚临床刺激的剂量累积产生慢性ICD（见图15.3）。多种化合物可用作消毒剂，如醇（见上）、醛、酚、卤素化合物、季铵盐（见表15.4）、染料、氧化剂和汞化合物[45-48]。

三苯甲烷类的染料广泛用于局部消毒，这类染料能产生光毒性皮炎，较少引起刺激性反应。过氧化苯甲酰是一种常见氧化剂，可用于外用抗菌药物中，有轻微刺激性。大多数汞化合物能使蛋白沉降而产生皮肤刺激性，因具有全身毒性，现已不再使用。

## 塑料

塑料是合成的大分子终产物，由小分子单体连接形成链状单元，再由后者形成大型聚合物，最终组合成塑料。许多塑料树脂具有重要的商业价值，可分为三类：

- 热塑性塑料：聚丙烯酸酯、聚乙烯、聚苯乙烯、聚氯乙烯和饱和聚酯。
- 热固性塑料：环氧树脂、酚醛树脂和聚氨酯。
- 弹性体：合成橡胶。

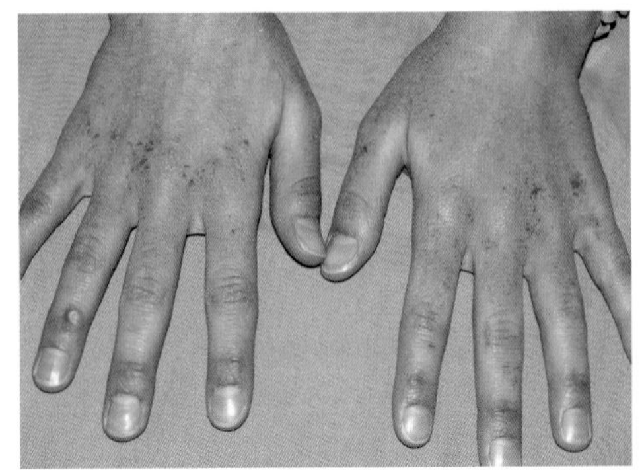

图15.3 长期接触消毒剂引起的手部刺激性接触性皮炎（Courtesy，Antonio Torrelo，MD.）

皮肤损伤几乎均由塑料的单体成分、硬化剂和其他添加剂如稳定剂引起。硬化的成品塑料通常是惰性的，对皮肤无害，但残存的未聚合单体可能会引起刺激反应。塑料引起刺激性和变应性接触性皮炎都很常见，也许只有斑贴试验才能区分两者[49]。

## 食物和植物

食品和食品添加剂常含有一些能引起接触过敏和刺激反应的化合物，在从事农业、渔业、餐饮业和食品加工业的人员中尤为明显。这些行业的大部分工作是在环境潮湿、不戴手套且频繁洗手的情况下进行的，会进一步加重皮肤刺激。机械、热和气候也是影响因素。食品加工业和渔业的多数从业者可能患有慢性刺激性手部皮炎[50]。轻度刺激性皮肤改变一般认为是从事该职业的“正常反应”，患者一般不会就医。

能引起ICD的食物包括菠萝（含有菠萝蛋白酶，一种蛋白水解酶）、大蒜（含有大蒜素和二硫化二烯丙基）等。大蒜、苹果醋（含有乙酸，见图90.7）用于顺势疗法时能引起刺激性皮炎和化学性灼伤[51]。食物也能引起接触性荨麻疹（见表15.3）和蛋白质接触性皮炎，第16章中详细地论述了这两种情况。

其他一些食物相关或植物衍生的刺激物列于表15.5中，后者在第17章中进行了论述。

## 水

水是最普遍的溶剂，也是一种特殊的无处不在的

表 15.5 植物中能引起化学性刺激性接触性皮炎的化学物质。其他刺激性植物见表 17-6

| 刺激物 | 作用机制 | 临床特点 | 植物举例 |
| --- | --- | --- | --- |
| 菠萝蛋白酶 | 蛋白水解作用 | 皮肤刺激 | 菠萝 |
| 辣椒素 | 与感觉神经上的香草酸受体结合 | 皮肤烧灼感和红斑 | 辣椒 |
| 异硫氰酸酯（芥子油） | 易与皮肤和黏膜中蛋白质的氨基发生反应 | 短暂的皮肤烧灼感和红斑；荨麻疹<br>眼刺激 | 芥末、甘蓝、抱子甘蓝、青花菜、花椰菜、萝卜 |
| 尼古丁 | 外周及中枢神经系统烟碱受体拮抗剂 | 皮肤刺激 | 烟草 |
| 佛波酯 | 与磷脂膜受体结合 | 皮肤疼痛、红斑、水肿、水疱<br>结膜炎甚至致盲 | 德克萨斯巴豆、蓖麻 |
| 原白头翁素（ranunculol） | 破坏二硫键，导致表皮下裂隙 | 皮肤烧灼感和红斑<br>结膜和鼻气道刺激 | 毛茛、耧斗草（接触伤口时） |

皮肤刺激物。理发师、医院清洁工、罐头厂工人和调酒师等潮湿环境工作的人员，手部湿疹的发病率增加，通过洗手而频繁接触水与刺激性手部皮炎的发生直接相关[20]。渗透压、pH、硬度和温度等因素可能影响水的刺激性。角质层水化可以通过连接腔隙网络，促进极性物质和非极性物质的穿透（见第 124 章），也利于病原微生物的过度生长。封包会改变角质层的屏障特性，增加水的刺激性[52]。

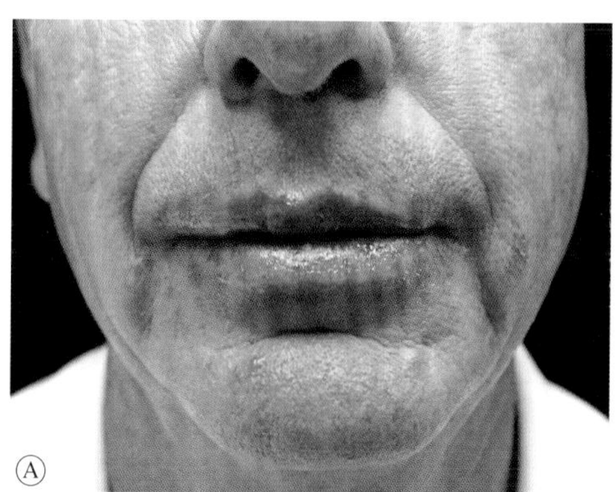

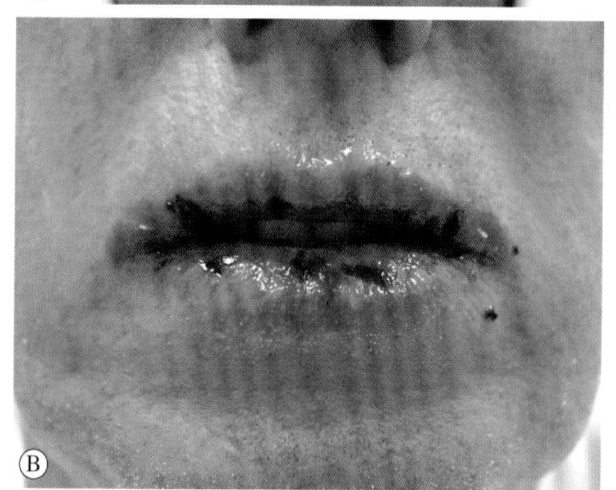

**图 15.4 刺激性接触性皮炎与变应性接触性皮炎所引起的唇炎对比**。A. 刺激性接触性皮炎：这个患者有舔嘴唇的习惯，唇红、唇部皮肤及口周区域均受累。B. 氧苯酮引起的累及上下唇的变应性接触性皮炎（A，Courtesy，Jeffrey P Callen，MD. B，Courtesy，Kalman Watsky，MD.）

### 体液

尿液、粪便（尤其是腹泻时）和唾液都能引起 ICD。刺激性尿布皮炎是一种常见的婴儿疾病，特点是尿布包裹区域接触部位光滑红斑，不累及皮肤褶皱处，皮损也可表现为水肿、脱屑和浅表糜烂（见图 13.11）。老年人可因大小便失禁引起类似疾病[53]。

儿童比成人更容易有舔口唇的习惯。这类患者的刺激性皮炎常发生于口周皮肤和唇部（图 15.4A）。对 75 例唇炎患者行斑贴试验的临床研究表明，ICD 是唇炎最常见的病因[54-55]。图 15.5 概述了唇炎患者鉴别诊断的临床方法。尿道周围 ICD 可见于膀胱引流式胰腺同种移植患者及使用膦甲酸的患者。

## 鉴别诊断

虽然变应性和刺激性接触性皮炎的发病机制不同，但其临床表现、组织学和免疫组织学都有高度相似性，这在慢性病例中更为显著。临床上常常都表现为局限性、与接触物接触范围一致、边界清楚的红斑、干燥、脱屑、裂隙和苔藓样变。在临床工作中，可疑刺激物及其浓度和接触时间通常不可知。因此，ICD 的诊断仍然是一种排除性诊断：当皮炎不能用已知变应原的阳性斑贴试验结果来解释时。另一种有用但非决定性的鉴别方法是：ICD 患者常见的主诉为烧灼感、疼痛和刺痛，而变应性接触性皮炎患者常主诉患处瘙痒（图 15.6）。

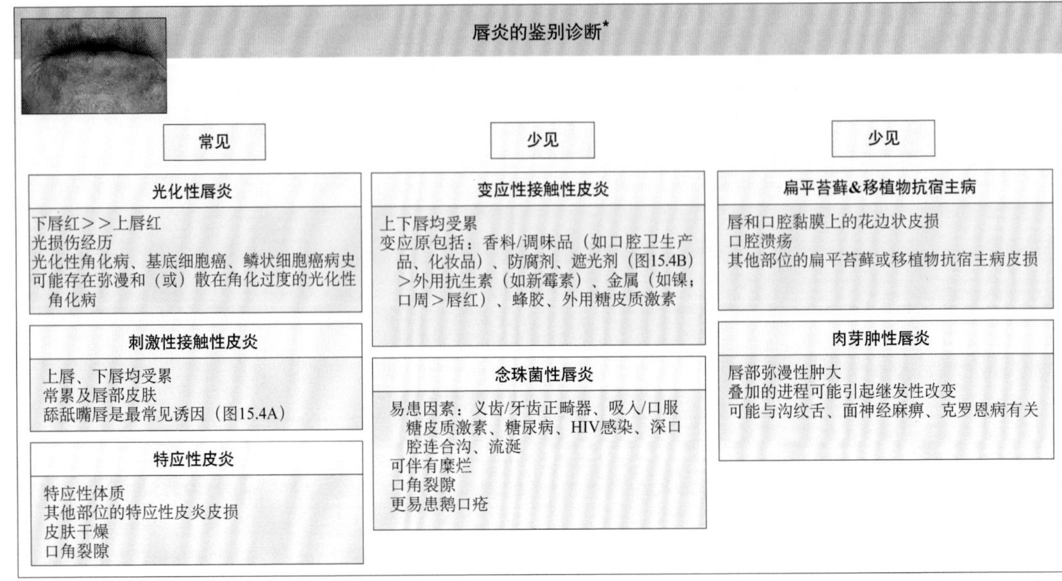

唇炎的鉴别诊断*
常见
少见
少见
光化性唇炎
下唇红>>上唇红
光损伤经历
光化性角化病、基底细胞癌、鳞状细胞癌病史
可能存在弥漫和（或）散在角化过度的光化性角化病
刺激性接触性皮炎
上唇、下唇均受累
常累及唇部皮肤
舔舐嘴唇是最常见诱因（图15.4A）
特应性皮炎
特应性体质
其他部位的特应性皮炎皮损
皮肤干燥
口角裂隙
变应性接触性皮炎
上下唇均受累
变应原包括：香料/调味品（如口腔卫生产品、化妆品）、防腐剂、遮光剂（图15.4B）>外用抗生素（如新霉素）、金属（如镍；口周>唇红）、蜂胶、外用糖皮质激素
念珠菌性唇炎
易患因素：义齿/牙齿正畸器、吸入/口服糖皮质激素、糖尿病、HIV感染、深口腔连合沟、流涎
可伴有糜烂
口角裂隙
更易患鹅口疮
扁平苔藓&移植物抗宿主病
唇和口腔黏膜上的花边状皮损
口腔溃疡
其他部位的扁平苔藓或移植物抗宿主病皮损
肉芽肿性唇炎
唇部弥漫性肿大
叠加的进程可能引起继发性改变
可能与沟纹舌、面神经麻痹、克罗恩病有关


**图 15.5　唇炎的鉴别诊断**。少见病因包括腺性唇炎、光化性痒疹、硬化性苔藓和营养缺乏。* 病因常多于一种，如特应性皮炎合并刺激性接触性皮炎（Courtesy，Jean L Bolognia，MD.）

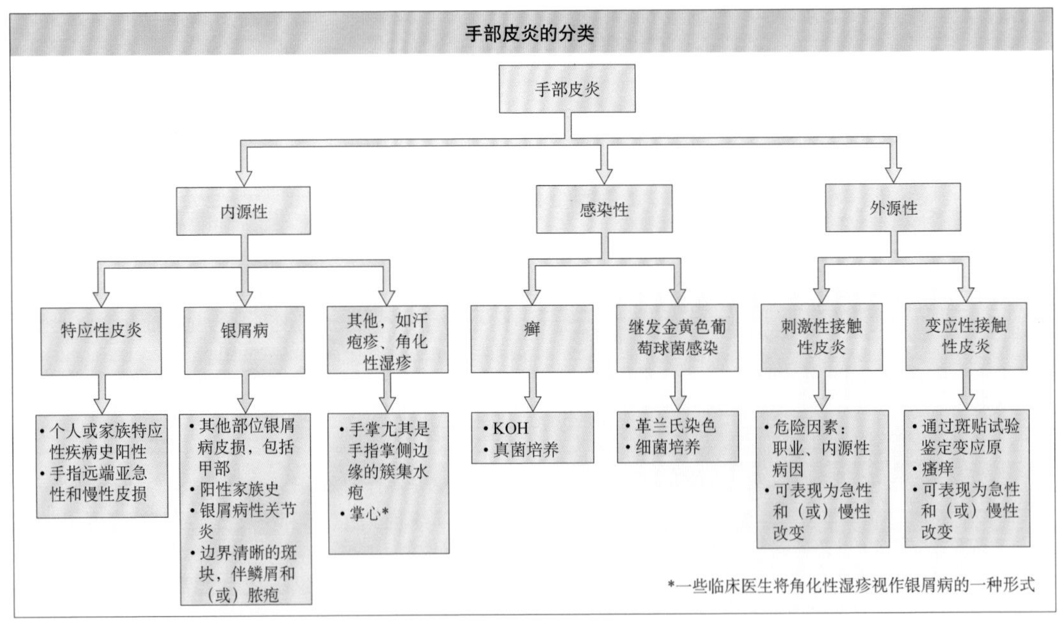


**图 15.6　手部皮炎的分类**。病因可能多于 1 种，如特应性皮炎合并刺激性接触性皮炎（详见参考文献 68 获取更多信息）

## 预后

许多 ICD 患者即使持续接触刺激物，病情也能自行缓解，这称为“适应”或“耐受”[56]。这种现象的确切机制未明，但皮肤反复接触刺激物后，可观察到以下改变：

- 角质层、颗粒层增厚及神经酰胺 1 生成增多，可增强物理屏障功能。

- 皮肤对刺激物通透性增加及血管反应性的改变，可更加迅速地清除刺激物。
- 免疫学改变有利于机体对刺激物产生抗炎反应，如IL-1RA（一种抗炎细胞因子）与IL-1α（一种促炎细胞因子）之间的比例上升。
- 反复接触低剂量刺激物后，机体处于低反应状态[56]。

患者对刺激物产生“适应”所需的时间具有个体差异，对于一些患者而言，ICD可以是慢性的、破坏力极强的疾病。不良预后与特应性疾病病史、女性性别以及存在变应性接触性皮炎（和ICD）有关。改善预后的因素包括早期诊断、治疗及患者对疾病的认识[57]。

## 治疗

尽量避免在工作、生活中接触致病刺激物是治疗ICD的首要措施。预防ICD的方法包括鉴定刺激物并使用合适的替代品，建立工程控制以减少暴露，使用手套和专用服装等个人防护装备，以及外搽皮肤屏障保护剂如油膏、润肤剂和乳膏。其他预防措施包括加强个人和职业卫生，设立教育项目，提高工作场所风险意识及提供健康监测等。

迄今为止，减少工作场所中接触性皮炎发病率最有效的措施是技术防护。技术防护可通过屏蔽、工人个体防护、限制强刺激物在封闭或自动化系统中的使用来实现。可通过在完整皮肤上使用防护霜、应用温和清洁剂去除刺激物、应用润肤剂或保湿霜加强皮肤屏障功能，从而在工作场所对皮肤进行预防性护理和接触前保护[58]。非刺激性脂肪酸类物质如凡士林可阻止亲水化合物经皮渗透，并帮助皮肤恢复屏障功能。隔离霜对皮肤的保护功效（与温和润肤剂相比）目前仍有争议[59]。一项随机对照试验表明，隔离霜和保湿剂均能对皮肤状态及水化产生积极影响，且二者功效无显著差异[60]。含神经酰胺的新型保湿剂也可改善皮肤屏障功能，但需后续的试验来比较其与传统保湿剂间的功效差异[61-62]。虽然建议使用一些新的生物工程技术来评估个体对刺激的敏感性，但这些技术在预测职业性ICD，特别是累积性ICD方面的应用价值仍不清楚。

设立适宜的教育性预防项目非常必要。在芬兰进行的一项研究显示，职业性手部皮炎患者中，参加由专业护士主持的“湿疹学校”的患者，比不上课的对照组患者病情得到更显著改善[63]。另一项研究发现，大多数职业性皮肤病患者在采取有效的二级预防措施后病情能得到改善。这些措施包括对工人进行医学治疗、以接触分析为基础的个人和集体预防措施培训等[64]。培训工人识别指间褶皱处轻度红斑、脱屑等早期皮肤改变具有重要意义，这些改变提示工人需要进行皮肤防护，以防止症状加重和慢性化。

治疗目标是恢复正常的表皮屏障功能。外用糖皮质激素是常用药物，但其疗效一直存在争议，因为在一些实验研究中发现了相矛盾的结果[65]。一项双盲、赋形剂对照试验表明，受到十二烷基硫酸钠刺激的皮肤在使用戊酸倍他米松治疗7天后，红斑和经表皮水分丢失量减少的差异具有统计学意义[66]。系统性类固醇用药虽然可以改善急性炎症，但对慢性ICD，除非采取正确措施避免接触刺激物，否则是无效的。慢性皮炎对其他治疗无效时，可考虑使用窄谱中波紫外线（NB-UVB）或光化学疗法（PUVA）。摩擦性或慢性ICD，或皮炎和银屑病引起的掌跖角化过度性皮炎，可系统应用维A酸类如阿维A和阿利维A酸，或系统应用免疫调节剂如甲氨蝶呤、环孢素，也可采用靶向（生物）疗法[67]。

（王晓杰译　于晓静校　孙 青审）

## 参考文献


1. Keegel T, Moyle M, Dharmage S, et al. The epidemiology of occupational contact dermatitis (1990–2007): a systematic review. Int J Dermatol 2009;48:571–8.
2. Mathias CG, Morrison JH. Occupational skin diseases, United States. Results from the Bureau of Labor Statistics Annual Survey of Occupational Injuries and Illnesses, 1973 through 1984. Arch Dermatol 1988;124:1519–24.
3. American Academy of Dermatology. National Conference on Environmental Hazards to the Skin, Comprehensive Position Statement. 1992.
4. Cohen DE. Occupational dermatoses. In: Harris RL, editor. Patty's industrial hygiene. 5th ed. New York: John Wiley; 2000. p. 165–210.
5. Luckhaupt SE, Dahlhamer JM, Ward BW, et al. Prevalence of dermatitis in the working population, United States, 2010 National Health Interview Survey. Am J Ind Med 2013;56:625–34.
6. White RP. The dermatergoses or occupational affections of the skin. 4th ed. London: HK Lewis; 1934.
7. Clayton GD, Clayton FE, editors. Patty's industrial hygiene and toxicology. 4th ed. New York: John Wiley; 1991.
8. Marshall EK, Lynch V, Smith HW. Variations in susceptibility of the skin with dichloroethylsulfide. J Pharmacol Exp Ther 1919;12:291–301.
9. Rietschel RL, Mathias CG, Fowler JF Jr, et al.; North American Contact Dermatitis Group. Relationship of occupation to contact dermatitis: evaluation in patients tested from 1998 to 2000. Am J Contact Dermat 2002;13:170–6.
10. Warshaw EM, Belsito DV, Taylor JS, et al. North American Contact Dermatitis Group patch test results: 2009 to 2010. Dermatitis 2013;24:50–9.
11. Bureau of Labor Statistics. Databases. Tables & Calculators by Subject. Extracted December 20, 2014. <http://data.bls.gov/cgi-bin/surveymost>.
12. Bureau of Labor Statistics. Industry and illness data, 2009. <www.bls.gov>.
13. Occupational Safety and Health Administration. Occupational Injury and Illness Recording and Reporting Requirements [Proposed Rules]. Fed Regist 2010;75:4728–41. <https://www.osha.gov/pls/oshaweb/owadisp.show_document?p_table=FEDERAL_REGISTER&p_id=21314>.
14. Lushniak BD. Occupational skin diseases. Prim Care 2000;27:895–916.
15. McDonald JC, Beck MH, Chen Y, Cherry NM. Incidence by occupation and industry of work-related skin diseases in the United Kingdom, 1996–2001. Occup Med (Lond) 2006;56:398–405.
16. Fluhr JW, Bornkessel A, Akengin A, et al. Sequential application of cold and sodium lauryl sulphate decreases irritation and barrier disruption in vivo in humans. Br J Dermatol 2005;152:702–8.
17. Holst R, Moller H. One hundred twin pairs patch tested

with primary irritants. Br J Dermatol 1975;93: 145–9.
18. Perry AD, Trafeli JP. Hand dermatitis: review of etiology, diagnosis, and treatment. J Am Board Fam Med 2009;22:325–30.
19. Scharschmidt TC, Man MQ, Hatano Y, et al. Filaggrin deficiency confers a paracellular barrier abnormality that reduces inflammatory thresholds to irritants and haptens. J Allergy Clin Immunol 2009;124:496–506.
20. Behroozy A, Keegel TG. Wet-work exposure: a main risk factor for occupational hand dermatitis. Saf Health Work 2014;5:175–80.
21. Ale I, Maibach H. Irritant contact dermatitis. Rev Environ Health 2014;29:195–206.
22. Darlenski R, Kazandjieva J, Tsankov N, Fluhr JW. Acute irritant threshold correlates with barrier function, skin hydration and contact hypersensitivity in atopic dermatitis and rosacea. Exp Dermatol 2013;22: 752–3.
23. Nosbaum A, Vocanson M, Rozieres A, et al. Allergic and irritant contact dermatitis. Eur J Dermatol 2009;19:325–32.
24. Berardesca E, Distante F. Mechanisms of skin irritations. Curr Probl Dermatol 1995;23:1–8.
25. Iliev D, Elsner P. Clinical irritant contact dermatitis syndromes. Immunol Allergy Clin North Am 1997;17:365–75.
26. Tovar R, Leikin JB. Irritants and corrosives. Emerg Med Clin North Am 2015;33:117–31.
27. Beltrani VS. Occupational dermatoses. Curr Opin Allergy Clin Immunol 2003;3:115–23.
28. Lachapelle JM. Environmental airborne contact dermatoses. Rev Environ Health 2014;29:221–31.
29. Lahti A. Non-immunologic contact urticaria. In: Kanerva L, Elsner P, Wahlberg JE, Maibach HI, editors. Handbook of occupational dermatology. Heidelberg: Springer-Verlag; 2000. p. 221–4.
30. Wang X, Zhang Y, Ni L, et al. A review of treatment strategies for hydrofluoric acid burns: current status and future prospects. Burns 2014;40:1447–57.
31. van der Valk PG, Maibach HI, editors. The irritant contact dermatitis syndrome. Boca Raton: CRC Press; 1995.
32. Mehta RK, Handfield-Jones S, Bracegirdle J, Hall PN. Cement dermatitis and chemical burns. Clin Exp Dermatol 2002;27:347–8.
33. Boman AS, Wahlberg JE. Irritants – organic solvents. In: Chew AL, Maibach HI, editors. Irritant dermatitis. Berlin: Springer-Verlag; 2006. p. 269–77.
34. Schliemann S, Schmidt C, Elsner P. Tandem repeated application of organic solvents and sodium lauryl sulphate enhances cumulative skin irritation. Skin Pharmacol Physiol 2014;27:158–63.
35. Sato A, Obata K, Ikeda Y, et al. Evaluation of human skin irritation by carboxylic acids, alcohols, esters and aldehydes, with nitrocellulose-replica method and closed patch testing. Contact Dermatitis 1996;34:12–16.
36. de Haan P, Meester HM, Bruynzeel DP. Irritancy of alcohols. In: van der Valk PG, Maibach HI, editors. The irritant contact dermatitis syndrome. Boca Raton: CRC Press; 1995. p. 65–70.
37. Brinkmann I, Muller-Goymann CC. Role of isopropyl myristate, isopropyl alcohol and a combination of both in hydrocortisone permeation across the human stratum corneum. Skin Pharmacol Appl Skin Physiol 2003;16:393–404.
38. Warshaw EM, Botto NC, Maibach HI, et al. Positive patch-test reactions to propylene glycol: a retrospective cross-sectional analysis from the North American Contact Dermatitis Group, 1996 to 2006. Dermatitis 2009;20:14–20.
39. Johnson W Jr, Cosmetic Ingredient Review Expert Panel. Final report on the safety assessment of propylene glycol and polypropylene glycols. J Am Coll Toxicol 1994;13:437–91.
40. Effendy I, Maibach HI. Detergent and skin irritation. Clin Dermatol 1996;14:15–21.
41. Moreau L, Sasseville D. Allergic contact dermatitis from cocamidopropyl betaine, cocamidoamine, 3-(dimethylamino)propylamine, and oleamidopropyl dimethylamine: co-reactions or cross-reactions? Dermatitis 2004;15:146–9.
42. Turkoglu M, Sakr A. Evaluation of irritation potential of surfactant mixtures. Int J Cosmet Sci 1999;21:371–82.
43. Warshaw EM, Schram SE, Maibach HI, et al. Occupation-related contact dermatitis in North American health care workers referred for patch testing: cross-sectional data, 1998 to 2004. Dermatitis 2008;19:261–74.
44. Andersen FA. Final report on the safety assessment of cocamide MEA. Int J Toxicol 1999;18:9–16.
45. Timmer C. Disinfectants. In: van der Valk PG, Maibach HI, editors. The irritant contact dermatitis syndrome. Boca Raton: CRC Press; 1995. p. 77–94.
46. Basketter DA, Marriott M, Gilmour NJ, White IR. Strong irritants masquerading as skin allergens: the case of benzalkonium chloride. Contact Dermatitis 2004;50:213–17.
47. Davis MD, Scalf LA, Yiannias JA, et al. Changing trends and allergens in the patch test standard series: a Mayo Clinic 5-year retrospective review, January 1, 2001, through December 31, 2005. Arch Dermatol 2008;144:67–72.
48. Saap L, Fahim S, Arsenault E, et al. Contact sensitivity in patients with leg ulcerations: a North American study. Arch Dermatol 2004;140:1241–6.
49. Kanerva L, Jolanki R, Alanko K, Estlander T. Patch-test reactions to plastic and glue allergens. Acta Derm Venereol 1999;79:296–300.
50. Brancaccio RR, Alvarez MS. Contact allergy to food. Dermatol Ther 2004;17:302–13.
51. Xu S, Heller M, Wu PA, Nambudiri VE. Chemical burn caused by topical application of garlic under occlusion. Dermatol Online J 2014;20:21261.
52. Tsai TF, Maibach HI. How irritant is water? An overview. Contact Dermatitis 1999;41:311–14.
53. Smith WJ, Jacob SE. The role of allergic contact dermatitis in diaper dermatitis. Pediatr Dermatol 2009;26:369–70.
54. Freeman S, Stephens R. Cheilitis: analysis of 75 cases referred to a contact dermatitis clinic. Am J Contact Dermat 1999;10:198–200.
55. Zug KA, Kornik R, Belsito DV, et al.; North American Contact Dermatitis Group. Patch-testing North American lip dermatitis patients: data from the North American Contact Dermatitis Group, 2001 to 2004. Dermatitis 2008;19:202–8.
56. Watkins SA, Maibach HI. The hardening phenomenon in irritant contact dermatitis: an interpretative update. Contact Dermatitis 2009;60:123–30.
57. Cahill J, Keegel T, Nixon R. The prognosis of occupational contact dermatitis in 2004. Contact Dermatitis 2004;51:219–26.
58. Wigger-Allberti W, Elsner P. Prevention of irritant contact dermatitis – new aspects. Immunol Allergy Clin North Am 1997;17:443–50.
59. Korinth G, Geh S, Schaller KH, Drexler H. In vitro evaluation of the efficacy of skin barrier creams and protective gloves on percutaneous absorption of industrial solvents. Int Arch Occup Environ Health 2003;76:382–6.
60. Berndt U, Wigger-Alberti W, Gabard B, Elsner P. Efficacy of a barrier cream and its vehicle as protective measures against occupational irritant contact dermatitis. Contact Dermatitis 2000;42:77–80.
61. Anderson PC, Dinulos JG. Are the new moisturizers more effective? Curr Opin Pediatr 2009;21: 486–90.
62. Draelos ZD. An evaluation of prescription device moisturizers. J Cosmet Dermatol 2009;8: 40–3.
63. Kalimo K, Kautiainen H, Niskanen T, Niemi L. "Eczema school" to improve compliance in an occupational dermatology clinic. Contact Dermatitis 1999;41:315–19.
64. Bauer A, Kelterer D, Stadeler M, et al. The prevention of occupational hand dermatitis in bakers, confectioners and employees in the catering trades. Preliminary results of a skin prevention program. Contact Dermatitis 2001;44:85–8.
65. van der Valk PG, Maibach HI. Do topical corticosteroids modulate skin irritation in human beings? Assessment by transepidermal water loss and visual scoring. J Am Acad Dermatol 1989;21:519–22.
66. Ramsing DW, Agner T. Efficacy of topical corticosteroids on irritant skin reactions. Contact Dermatitis 1995;32:293–7.
67. Cohen DE, Heidary N. Treatment of irritant and allergic contact dermatitis. Dermatol Ther 2004;17:334–40.
68. Johansen JD, Hald M, Andersen BL, et al. Classification of hand eczema: clinical and aetiological types. Based on the guideline of the Danish Contact Dermatitis Group. Contact Dermatitis 2011;65:13–21.
69. Seidenari S, Giusti F, Pepe P, Mantovani L. Contact sensitization in 1094 children undergoing patch testing over a 7-year period. Pediatr Dermatol 2005;22: 1–5.
70. Pratt MD, Belsito DV, DeLeo VA, et al. North American Contact Dermatitis Group patch-test results, 2001–2002 study period. Dermatitis 2004;15:176–83.

# 第 16 章 职业性皮肤病

S. Mark Wilkinson

## 引言

在人们从事的各种职业中，存在数千种化学物质和其他潜在的毒性物质，这些物质会以多种不同的方式对皮肤造成伤害[1]。传统上将有害暴露分为以下几种类型：

- 机械性：摩擦、压力、振动、机械破坏
- 化学性：化学元素和化合物（有机、无机化合物和蛋白质）
- 物理性：热、冷、辐射（紫外线和电离辐射）
- 生物性：微生物，包括病毒、细菌、真菌和寄生虫

由这些职业性有害物质诱发的皮肤病，可以根据表 16.1 中的描述进行分类。本章节与其他多数章节不同，涉及各种疾病，其中很多会在特定章节中进行详细描述。

**表 16.1 职业性皮肤病的临床分类**

**接触性皮炎**
- 刺激性
  - 化学性因素引起
  - 光线引起
  - 机械性
- 变应性

**化学烧伤**

**接触性荨麻疹**

**癌症**
- 光线 / 紫外线引起
- 电离辐射引起
- 化学性因素引起

**毛囊疾病**
- 痤疮
- 毛囊炎
- 氯痤疮

**自身免疫性结缔组织病**
- 系统性硬化症（硅石；见第 43 章）
- 硬皮病样（氯乙烯，有机溶剂；见第 43 章）
- 振动诱导的

**色素性疾病**
- 色素减退（见第 66 章）
- 色素沉着（见第 67 章）

**异物反应（见第 94 章）**

**感染**
- 病毒性
- 细菌性
- 真菌性
- 寄生虫

## 历史

职业病历史悠久，数千年前希波克拉底（公元前 460 年—公元前 377 年）就已推测环境因素可能是引起疾病的原因。意大利人 Bernardino Ramazzini（1633—1714）第一次用文字描述了职业性皮肤病（occupational dermatoses）。他描述了多种与职业相关的疾病，包括淡水和咸水渔民发生溃疡的不同特征。16 世纪，Drake 和 Magellan 在漫长的航海过程中，由于缺乏来自新鲜蔬菜水果的维生素 C，导致严重的坏血病。1747 年，James Lind 进行了第一个对照试验，发现柑橘类水果对坏血病具有防护作用。1795 年，英国海军将柠檬汁纳入船舶用品中，成为预防职业性皮肤病的最早措施之一。

## 流行病学

英国的一项家庭调查发现，在曾经受雇工作过的人群中，职业性皮肤病的患病率高达 15/10 000。与之相比，丹麦和芬兰医生报道的患病率为 5.1/10 000。职业性皮肤病（23%）是第二常见的职业病，仅次于职业性肌肉骨骼疾病（45%）[2]。据估计，2010 年美国私营企业由于职业性皮肤病导致生产力损失、医疗护理和残疾花费的年度费用为 12 亿美元[3]，占所有因素导致皮肤疾病花费的 10.5%。在 20 世纪 90 年代，因职业性皮肤病进行索赔的平均金额为 3550 美元，肢体失能时间为 24 天[4]。近期，德国法定健康保险公司估计每例手部湿疹的花费为 9000 欧元，每年花费 2128 欧元[1]。

根据国际标准职业分类（the International Standard Classification of Occupations，ISCO）等分类系统，职

业性皮肤病的分布随就诊医生专业的不同而有所不同（图 16.1）[5]。皮肤科医生与职业病科医生报道的皮肤肿瘤的发病率不同，反映了职业暴露与疾病发展之间存在时间差，也说明大部分发生癌症的雇员已经离开了当时的工作岗位。这种不同专业医生报道疾病的差异也反映了职业性卫生部门在工厂中分布的不同：车辆装配、玻璃和陶瓷工人以及科学技术人员通常就诊于职业病科医生，而美发师等主要就诊于皮肤科医生。在过去的十年中，美国和欧洲报道的职业性皮肤病的发病率一直在下降[6]。

## 职业性皮肤病

### 接触性皮炎

**同义名：** ■接触性湿疹（contact eczema）

**要点**

- 职业性变应性接触性皮炎（occupational allergic contact dermatitis）最常见的原因（按发生率降序排列）是橡胶、镍、环氧树脂和其他树脂以及芳香胺。
- 职业性刺激性接触性皮炎（occupational irritant contact dermatitis）最常见的病因（按发生率降序排列）是肥皂、潮湿作业、石油产品、溶剂、切割油和冷却液。

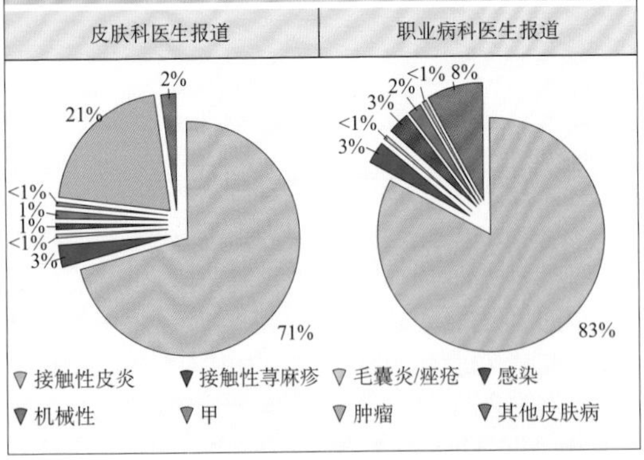

不同专业的医生报道职业性皮肤病的相对比率有显著差异

皮肤科医生报道：71%、21%、2%、<1%、1%、1%、<1%、3%

职业病科医生报道：83%、8%、<1%、2%、3%、<1%、3%

▽接触性皮炎 ▼接触性荨麻疹 ▽毛囊炎/痤疮 ▼感染 ▼机械性 ▼甲 ▽肿瘤 ▼其他皮肤病

图 16.1　不同专业的医生报道职业性皮肤病的相对比率有显著差异［Courtesy，The Health and Occupation Research（THOR）network of the Centre for Occupational and Environmental Health（COEH）of the University of Manchester，UK.］

### 引言

接触性皮炎（contact dermatitis）是主要的职业性皮肤病，主要累及手部。据估计，手部皮炎在人群中的患病率约为 0.5%，而在工业劳动力中，这一数字高达 10%。尽管多数人会继续工作，但超过半数的人会更换职业，而且有相当一部分人会停工一个月或更长时间。

### 历史

公元一世纪，小普林尼（Pliny the Younger）记录了一些人在砍伐松树后患上皮炎，猜想松树树脂中的松香可引起变应性接触性皮炎。Ramazzini 在他的 1700 篇论文中描述了肥皂和洗衣工人手部及前臂的刺激性接触性皮炎。

### 流行病学

在男性中，职业性皮炎的发生率随年龄增加而上升，而女性的发病高峰期为 16～29 岁，年龄较大人群中发病率下降。然而，比较特定职业中不同年龄组的发病率发现，男性与女性的年龄分布相似。在男性和女性厨师及清洁工人中，年轻工人的发病率较高，而机床操作工的发病率随年龄增大而升高，反映了职业暴露的类型。图 16.2 显示英国报道的引起接触性皮炎的物质，图 16.3 显示英国患接触性皮炎风险最高的职业[7]。与英国不同，在芬兰和美国，皮肤病发病率最高的是农业工人。

### 发病机制

刺激性接触性皮炎和变应性接触性皮炎（见第 14、15 章）的初始反应基本相同。组织所发生的反应能否在临床上表现为皮肤炎症，取决于受损伤的严重程度（图 16.4）。如果皮肤受到反复刺激，组织损伤持续存在，则会发生慢性皮炎，而早期消除刺激则皮炎

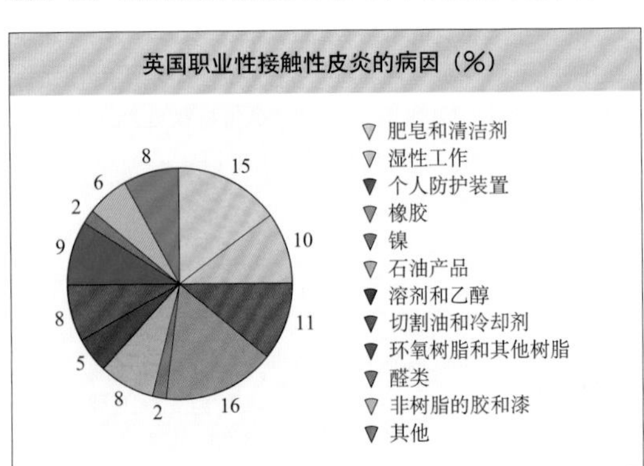


图 16.2　英国职业性接触性皮炎的病因（%）

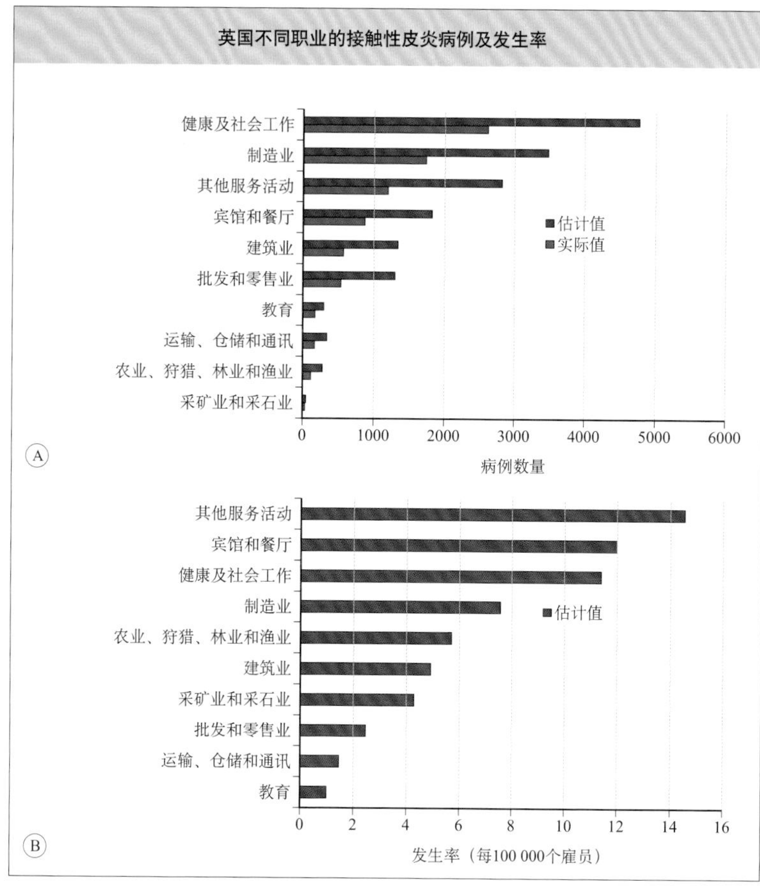


**图 16.3 英国不同职业的接触性皮炎病例及发生率。**A. 对样本偏倚进行粗略的数据调整后，实际和估计的接触性皮炎病例。B. 接触性皮炎发生率（每 100 000 个雇员）；以劳动力调查数据（2002—2009）为分母对劳动力规模数值进行粗略调整的结果 [ Courtesy, The Health and Occupation Research（THOR）network of the Centre for Occupational and Environmental Health（COEH）of the University of Manchester，UK. ]

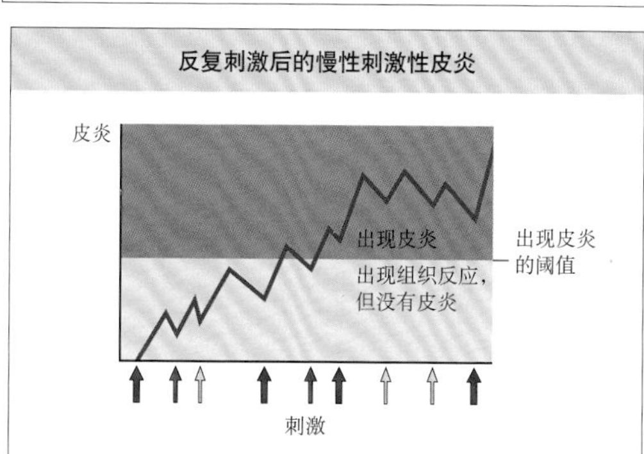


**图 16.4 反复刺激后的慢性刺激性皮炎。**由刺激物引起的最初的亚临床反应，在反复刺激后，变为慢性刺激性皮炎。每一个箭头代表不同强度的刺激

可以痊愈。

## 临床特征

不论是变应性还是刺激性接触性皮炎，在形态学上都与内源性湿疹难以区分（图 16.5）。大部分皮炎是由于直接暴露导致的局部皮炎，但应该认识到其他途径的吸收也会导致皮炎，例如吸入溶剂会导致泛发的皮炎，并常伴有系统受累。

诊断依据全面的皮肤科和职业病科病史（表 16.2），以及对全身皮肤的检查。物品安全数据说明书（material

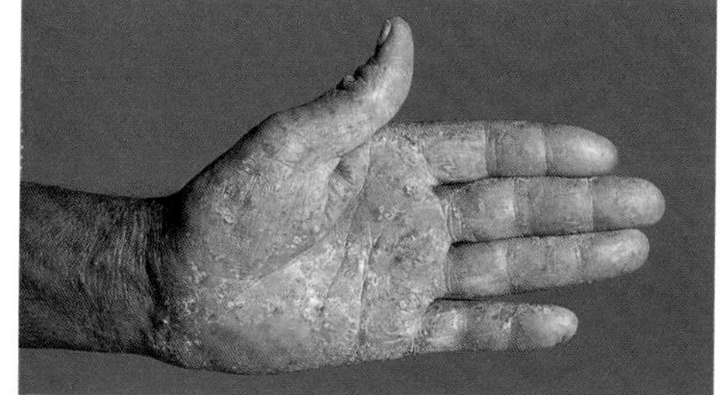

**图 16.5 一名患出汗不良性（汗疱疹）湿疹的建筑工人的手。**研究证实水泥中的铬酸盐引起变应性接触性皮炎，防护手套中的乳胶引起接触性荨麻疹

**表 16.2 采集职业病史时需注意的要点**

| | |
|---|---|
| **疾病的原发（初始）部位** | 90% 的病例原发部位是手部 |
| • 时程 | 是否与病因相关的工作暴露一致？<br>远离病因后是否有改善？ |
| **处理的材料** | |
| • 标签和材料安全数据表（MSDS） | 刺激性、腐蚀性或致敏性 |
| • 其他受累的人 | 提示为刺激性接触性皮炎 |
| • 提供的保护措施 | 保护措施是否适当？<br>是否对个人防护用具过敏？ |
| **既往皮肤疾病或特应性疾病史** | 是否是过去疾病的复发？ |
| **已知的过敏** | 是否存在未注意到的暴露？ |
| **治疗** | 可能引起变应性接触性皮炎 |
| **兴趣爱好** | 比职业更可能为致病原因 |

safety data sheets，MSDS）可提供工作中使用物品性质的指南，其中通常会列出产品的化学成分及其相关危害，例如刺激性、腐蚀性及含有的致敏物。但不应该完全依赖 MSDS，因为它可能不会列出所有的相关成分，与制造商进行沟通可能会有所帮助。当怀疑职业性皮炎，但无法根据患者病史判断出病因时，对工作场所进行访视可能非常有价值，并且还可解释既往斑贴试验中检测到的变应原的来源。

在职业性皮炎患者中，原发部位通常是手，但皮疹由接触局部扩散到邻近皮肤（即使没有直接接触）并不少见。扩散到远隔部位，例如面部和足部，更常见于变应性接触性皮炎。值得注意的是，空气中的过敏原，例如来自油漆喷雾器的过敏原，会引起具有此类暴露特点的皮炎。躯干和足部等覆盖区域的皮炎并不常见。在休息期间皮炎状况改善，是确定职业病因的重要线索，但是应认识到，内源性湿疹也可以因职业暴露而加重。当皮炎转为慢性后，工作与皮炎加重之间的关系就变得不那么明确了。

**变应性接触性皮炎**（见第 14 章）

斑贴试验对于确诊很重要，应当对每一个可能发生职业相关皮炎的患者或正考虑更换工作的个体进行斑贴试验。为避免漏诊接触性过敏，用工作中接触的物质进行测试很重要（表 16.3），因为并非所有的变应原都是商品化的，而且 MSDS 可能并没有公开所有的相关成分。目前已出版更新了检测 4350 种化学物质的指南[8-9]。如果对一种未知的物质发生反应，需要使用稀释系列，并检测大约 20 种对照才能确定这一反应是变应性而非刺激性。

一项检测报告显示，最常引起职业性变应性接触性皮炎的物质依次是橡胶（占所有病例的 23.4%）、镍（18.2%）、环氧树脂和其他树脂（15.6%）、芳香胺（8.6%）、铬酸盐（8.1%）、香料和化妆品（8.0%）及防腐剂（7.3%）[7]。

**表 16.3 职业接触物质进行斑贴试验的推荐浓度。本表仅作为指南：做出最终结论必须参考可疑接触物质相关的信息。通常在上背部进行测试**

| 样本来源 | 稀释方法 | 相关职业 |
|---|---|---|
| **个人护理产品** | | |
| • 不需洗掉 | 原物 | 美发师 / 美容师 |
| • 需要洗掉 | 1% ～ 5% 水或开放† | 美发师 / 美容师 |
| **植物**‡ | | |
| 球茎、叶子、花 | 原物 | 园林工人 / 花匠<br>农业 / 蔬菜处理 |
| **木材–锯屑** | 原物 /10% 凡士林 | 木匠 / 木工 |
| 染料（衣物） | 1% 凡士林 | 纺织工 |
| • 布 | 原物：润湿 | |
| **食物**§ | 原物 | 餐饮业人员 / 厨师 |
| **胶** | 10% 水 / 凡士林 | 多种 |
| • 甲基丙烯酸酯单体 | 1% 凡士林 | 牙医 / 整形外科医生 |
| • 丙烯酸酯单体 | 0.1% 凡士林 | |
| • 环氧树脂 | 1% 凡士林 | 漆工：二相油漆 |
| • 环氧硬化剂 | 0.1% 凡士林 | |
| **墨水** | 原物 | 印刷工 |
| • 紫外线处理的 | 1% 凡士林 | |
| **油** | | |
| • 切割油（冷冻剂）：混于水 | 10% 水或开放 | 金属机器工人 |
| • 润滑剂：不混于水 | 原物 | 多种使用机器 |
| **涂料** | 10% 水 / 凡士林 | 漆工 / 室内装潢师 |
| **摄影用化学物质** | 10% 水 | 摄影师 |
| **溶剂 / 稀释剂** | 10% 丙酮 | 多种 |

† 开放试验：将受试物涂于皮肤直径 3 cm 的区域，使其干燥。按常规方法读取结果，但不封闭。

‡ 植物必须已经过鉴定，并且确认为非刺激性的，否则不要进行试验。可能会有致敏风险。

§ 需要用点刺试验排除接触性荨麻疹

**刺激性接触性皮炎**（见第 15 章）

大多数职业性皮炎是由于反复暴露于弱的刺激物引起，这些弱的刺激物会导致皮肤的累积性损伤（见图 16.4）。另一方面，强刺激物通常会被识别并提供防护。曾患特应性皮炎，特别是手部受累的工人尤其容易发生刺激性接触性皮炎，这些人常伴有丝聚蛋白基因突变[10]。

肥皂（占所有病例的22%）、潮湿作业（20%）、石油产品（9%）、溶剂（8%）以及切割油和冷却液（8%）是最常报道的职业性刺激性皮炎的原因[7]。

### 化学烧伤

化学烧伤（chemical burn）是一种急性刺激性反应，会造成不可逆的皮肤损伤及细胞死亡，可以在一次暴露后就发生。最初的症状包括烧灼感和刺痛，并逐渐发展为红斑、水疱、糜烂和溃疡。通常在暴露后很快出现症状，但也有一些化学物质，例如苯酚和弱氢氟酸，会延迟发病。常见的职业性致病物质包括[11]：

- **强酸**：例如硫酸、硝酸、盐酸、铬酸等。大部分会使皮肤蛋白凝固，从而形成一道屏障，阻止进一步的渗透。氢氟酸的不同之处在于它会导致液化坏死，在发生暴露后，渗透会持续数天，甚至到达骨骼。疼痛可持续数天，这是氢氟酸和其他氟化物烧伤的典型症状。如果受累面积超过体表面积1%，可能会发生全身毒性反应。
- **强碱**：例如氢氧化钠、氢氧化钙、氢氧化钾；湿性混凝土（图16.6）；氰化钠和氰化钾。接触强碱后，脂质分解以及由此产生的脂肪酸皂化会形成皂类，帮助强碱渗透到皮肤的深层。因此，强碱造成的损伤比大多数酸类（不包括氢氟酸）更严重，疼痛也是这种损伤的特征。
- **有机和无机化学物质**：例如重铬酸盐、砷酸盐、酚类化合物。苯酚和未硬化的酚醛树脂容易渗透皮肤。神经损伤可能会使感觉消失，但一般都伴有可见的皮肤损伤。血管收缩会加重坏死，在全身吸收后，可能会发生休克和肾损伤。
- **溶剂和气体**：例如丙烯腈、环氧乙烷、二硫化碳、盐酸氮芥。环氧乙烷气体用于医疗仪器、纺织品和塑料材料的灭菌。如果在使用前没有彻底挥发，环氧乙烷能在这些物体表面存留数天，因此使暴露来源不明确。

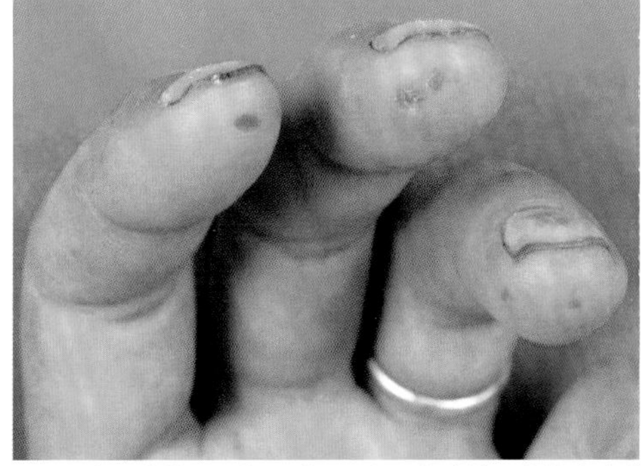

图 16.6 **水泥烧伤**。一位暴露于湿水泥的建筑工人指尖发生溃疡（Courtesy，PJ Coenraads，MD.）

### 玻璃纤维皮炎

根据纤维的直径，玻璃纤维可分为多种亚型，因其绝缘（隔热、隔音和电绝缘）、加固和过滤特性而被广泛应用。它们化学活性低，对皮肤的损伤机制是直接穿透，损伤程度与纤维直径成正比（$> 3.5\ \mu m$），与纤维长度成反比。在组织学上可见包括海绵水肿的湿疹样改变。

玻璃纤维皮炎（fiberglass dermatitis）通常初始症状为瘙痒和刺痛。随后，出现红斑性丘疹（在毛囊处明显），气源性接触时发生在暴露部位，在操作台表面污染时会发生在前臂（图16.7）[12]。衣物污染也会造成皮肤接触部位发病，特别是皮肤屈侧部位。甲沟炎常见，气源性暴露也会引起眼睛烧灼感、喉咙痛和咳嗽。

本病诊断主要是基于临床表现，也可以将胶带贴在病变皮肤上，然后剥离胶带寻找玻璃纤维，或者在20%的氢氧化钾溶液中检测皮肤碎屑以确诊。在停止暴露后，皮炎很快消失。大多数人会发生耐受，即使暴露持续存在，症状会在数周后消失；值得注意的是，用来黏合玻璃纤维的树脂可能引起变应性接触性皮炎。

### 光毒性皮炎（见第87章）

大多数职业性光过敏是光毒性反应，通常愈后留有色素沉着。最常见的情形是户外工作者暴露于植物中天然存在的补骨脂素，可以是由于直接接触或空气传播引起，例如当工人在砍伐植物时，植物的汁液溅到未做好充分防护的身体上，引起“割草机”皮炎

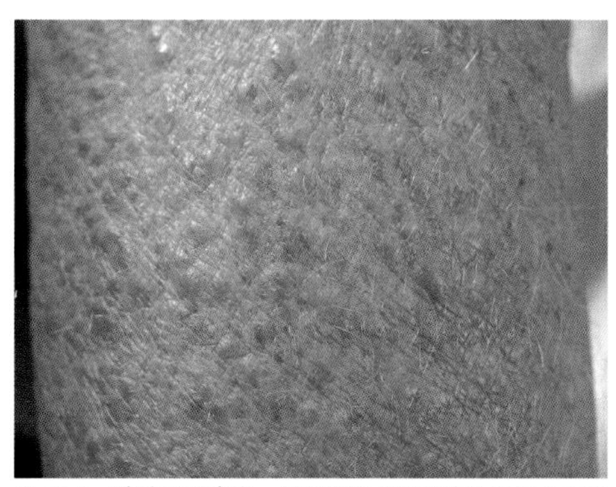

图 16.7 **玻璃纤维皮炎**。暴露部位多发瘙痒性粉红色丘疹

（见第 17 章）。

煤焦油及其产物，包括杂酚油，会引起皮肤反应，称为焦油 / 沥青刺痛（tar/pitch smarts）。接触后并暴露于阳光下 15 分钟即会产生烧灼感或刺痛感。

**机械性皮炎**

职业性标志通常为摩擦部位发生的苔藓样变或胼胝 / 鸡眼，并且这种标志是某种特定职业特有的（图 16.8）。皮肤机械性损伤引起的皮炎与刺激性化学性损伤类似，它可导致角化性手部皮炎或创伤后湿疹（Koebner 现象）。

## 病理学

变应性接触性皮炎和刺激性接触性皮炎的组织学特征分别在第 14 章和第 15 章进行讨论。

## 鉴别诊断

职业性皮炎的病因往往是多因素的，且同时存在的内源性湿疹会影响其临床表现。手癣可能与手部皮炎相似，特别是经过局部糖皮质激素治疗后。手指间的疥虫感染可同时引起刺激性皮炎。少数情况下，迟发型皮肤卟啉病引起的手背部水疱可被误认为是接触性皮炎。

银屑病常累及手掌，表现为角化性斑块，有时会皲裂。当其他部位没有皮损时，很难与手部皮炎鉴别。此外，银屑病可能会因工作相关的反复创伤诱发 Koebner 现象而加重。指甲受累和指间关节上的斑块是有用的诊断线索。

## 治疗

职业病的预防分为一级、二级和三级预防措施（表 16.4）[13]。在就业前筛查时，有严重的儿童期特应性皮炎史，特别是手部受累的患者，提示个体在暴露于刺激物时有可能发生皮炎。在这种情况下，建议将其安排到“干燥”职业。在工作场所，应鼓励使用保护设备和皮肤护理产品（表 16.5）。在暴露前应用防护霜有助于后续去除刺激物，全天使用润肤剂可预防皮炎的发生。研究证实，对劳动者进行有关皮肤护理的教育能减少皮肤病的发生[14]。

**表 16.4　职业病预防分级**

| | |
|---|---|
| 一级预防 | 避免疾病发作<br>• 工程措施<br>• 化学替代<br>• 对劳动者进行皮肤护理教育 |
| 二级预防 | 检测症状前或早期疾病<br>• 健康监测 |
| 三级预防 | 活动性疾病的治疗<br>• 回避措施<br>• 药物治疗 |

治疗在第 14 章及第 15 章中进行讨论。然而，治疗最重要的方面是避免致病因素。理论上，改变生产流程可以避免暴露，但这样做可能成本太高。可行的折衷方案是经常使用个人防护设备和（或）替换某种特定的化学物。关于选择合适的防护手套的建议可以在 MSDS 或手套生厂商中找到（例如 www.ansellpro.com）。手套需定期更换，每种特定类型的手套对于相对应的化学物质都会有一定的渗透时间。例如丙烯酸酯胶（整形外科医生和牙医）、染发剂对苯二胺（美发师）和含有甘油单硫代乙醇酸酯的酸性烫发溶液（美发师）可以快速穿透乳胶手套。

发生化学烧伤后应立即用大量清水冲洗。当化学

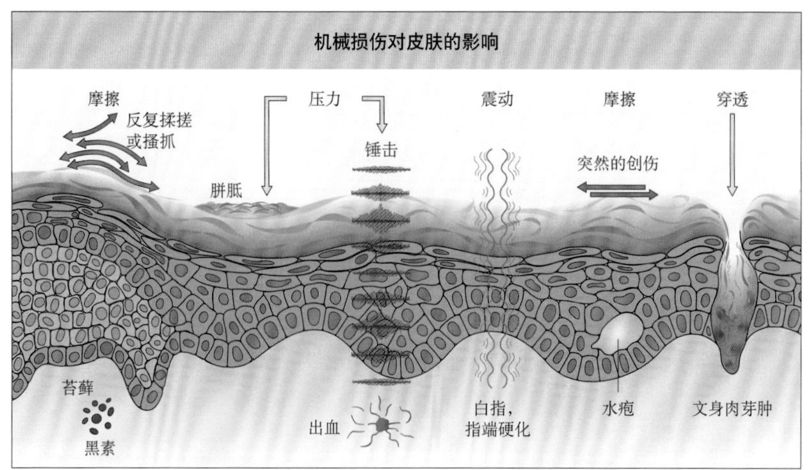


**图 16.8　机械损伤对皮肤的影响**。摩擦和压力都能导致胼胝形成（Adapted from Adams RM. Occupational Skin Disease, 3rd edn. Philadelphia: WB Saunders, 1999: 36.）

| 表 16.5 接触性皮炎的预防指南 | | |
|---|---|---|
| 建议 | | 说明 |
| 不要戴戒指 | | • 化学物 / 水在下面积聚 |
| 洗手 | • 使用温水并彻底晾干 | • 清洁剂在低温下对皮肤的损伤会减少<br>• 皮炎经常发生于遗漏的部位，例如指蹼 |
| 戴手套 | • 用于潮湿作业 | • 潮湿作业是接触性皮炎的主要危险因素 |
| | • 使用尽可能短的时间 | • 手套封闭也伤害皮肤 |
| | • 如长时间暴露，应使用棉质内衬手套 | • 内衬可吸收水分，减少刺激 |
| | • 手套干燥、清洁、完整 | • 化学物封闭于手套内可增加刺激 |
| 使用润肤剂 | • 全天频繁使用<br>• 整只手都用<br>• 无香料且无防腐剂 | • 有助于屏障修复<br>• 需要包括指蹼间隙<br>• 防止致敏和常见过敏原引起的变应性接触性皮炎的发生 |
| 防腐 | • 使用酒精凝胶 | • 比肥皂或防腐剂刺激性小 |
| 在家遵循同样的建议 | | • 在家有额外的暴露 |

物质不溶于水时，可使用肥皂液。水压不要过大，以避免腐蚀性物质溅到身体其他部位或旁人身上。对于某些化学物质，可以在冲洗后使用特定的解毒剂，例如 2.5% 葡萄糖酸钙凝胶用于氢氟酸灼伤；疼痛减轻是治疗成功的标志。如果存在全身吸收产生毒性的风险，例如暴露于铬酸时，尽早对坏死部位进行清创可以降低其在血液中的水平。

某些化学物（例如氢氟酸、酚类化合物、铬酸、汽油）的暴露，即使受累皮肤面积很小（约为体表面积的 1%），也有很大的全身毒性风险。在这些情况下，需要定期检测血液、肝和肾功能，并采取适当的支持治疗（例如透析）。如果化学物是一种致敏物，当再次暴露于非刺激性浓度时，可能会出现变应性接触性皮炎，因为烧伤和刺激性皮炎会促进致敏。

职业性接触性皮炎一旦发生就很难治愈[15]，即使经过治疗，患者也常持续患病。虽然更换工作可能与更好的预后相关，但是也存在新工作场所存在相同或相似化学暴露的可能性。如果对家庭和工业环境中存在的化学物有接触性过敏（迟发或速发），预后也会更差。有部分患者（约 10%）持续患病，而找不到任何明显致病原因，这种情况称为“持续性职业后皮炎（persistent post-occupational dermatitis）”。

## 接触性荨麻疹

### 要点

- 临床表现为瘙痒、风团和潮红反应。
- 接触后 60 分钟内发生，且在 24 小时内消退。
- 乳胶橡胶里的蛋白质成分引起相关的接触性荨麻疹。
- 在怀疑为乳胶引起的接触性荨麻疹病例中，特异性 IgE 试验可能为阴性，需要用商品化乳胶提取物进行点刺试验和应用试验。

### 引言

已报道暴露于许多种物质后可引起接触性荨麻疹（contact urticaria）[16]。就职业性皮肤病而言，植物和动物源性蛋白质是已知的病因，特别是从事食品加工和农业、动物实验室以及兽医站工作的劳动者。在极端情况下，可出现系统症状（即鼻结膜炎、支气管痉挛和全身严重过敏反应）。自从 20 世纪 80 年代引入了全面预防的概念，天然橡胶手套使用增加，乳胶蛋白成为接触性荨麻疹的重要致病原因，尤其是在医疗保健机构。

### 历史

第一次定义接触性荨麻疹为独立的临床疾病是在 20 世纪 70 年代，但早在这之前，人们就已经认识到这种疾病。

### 流行病学

依据芬兰官方统计，对接触性荨麻疹的职业性病因进行了很好的分类[1]。图 16.9 显示了各种原因诱发的接触性荨麻疹的相对比例，反映出在农业活动中的患病率较高。从九月份到次年的五月 / 六月，牛都被关在室内，因此对牛皮屑的反应可能是高度暴露的结

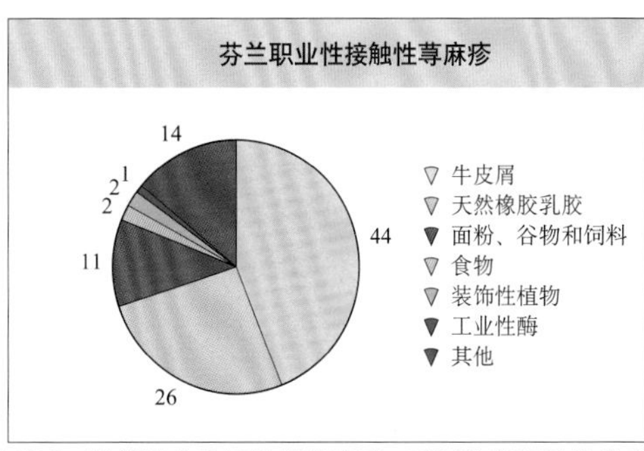


图 16.9 芬兰职业性接触性荨麻疹。不同致病原因的相对比例（Reproduced from Kanerva L，Elsner P，Wahlberg JE，et al. Handbook of Occupational Dermatology. Berlin：Springer Verlag，2000.）

果。接触性荨麻疹的患病率从面包师中的140/10万到售货员的2.1/10万不等，但不管哪种职业，女性患病率都较高。各种职业的相对危险度见图16.10。接触性荨麻疹的患病率随年龄增长而下降，大约30%的人同时患有接触性皮炎。

## 发病机制

接触性荨麻疹可分为刺激性/非免疫性或变应性/免疫性机制介导。另外还有一类发病机制不明确，例如美发产品中的过硫酸铵引起的接触性荨麻疹。

非免疫性接触性荨麻疹的发病机制还不是很清楚，已知与血管活性介质的释放有关。此反应可被非甾体类抗炎药抑制，但不能被抗组胺药所抑制，提示前列腺素在其中发挥作用。大部分暴露人群会产生症状，且大多数都由简单的化学物引起，例如山梨酸。

免疫性接触性荨麻疹是由变应原特异性的IgE介导（见第18章）。在已致敏的个体中，抗原（通常是蛋白质）与肥大细胞的结合会导致肥大细胞脱颗粒，并释放肥大细胞介质，包括组胺。特应性个体发生这类反应的风险更高。

## 临床特征

通常在暴露后30分钟内在接触部位出现症状和体征，从非特异性的瘙痒、刺痛和烧灼感，到较典型的风团和潮红等荨麻疹表现。数小时内皮损会消退。免疫介导的接触性荨麻疹患者还可能出现系统症状[17]，表现为全身性的荨麻疹、鼻炎、结膜炎、喉头和胃肠道症状、哮喘，以及全身严重过敏反应。

### 食物

接触性荨麻疹的一个常见原因是食物。在吞咽食物时会引起咽喉部症状，在处理食物时会引起手部症状（例如处理鱼的工人、屠宰工人或餐饮业人员）。有多种能致病的食物，包括肉类、鱼类、蛋类、水果、蔬菜和面粉以及相关的酶类，例如α-淀粉酶（作为面粉添加剂）。在斯堪的纳维亚发现，桦树花粉过敏与水果和蔬菜引起的接触性荨麻疹的发生率之间存在强相关性，因为它们含有相似的肽类。桦树花粉是斯堪的纳维亚常见的一种气源性变应原，而在英国，最常见的气源性变应原是屋尘螨和草花粉，这可能解释了为什么英国的食品加工者中较少报道接触性荨麻疹。如果证实有接触性荨麻疹，在各种食品之间还可能存在交叉反应（表16.6）[18]。

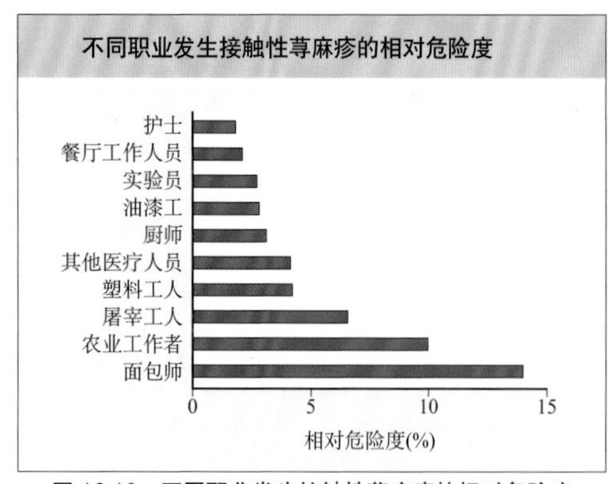


图16.10 不同职业发生接触性荨麻疹的相对危险度

### 乳胶

1979年第一次描述了乳胶引起的接触性荨麻疹。“乳胶”一词是指橡胶的水性分散相。通过对乳胶进行干燥或凝固而得到的橡胶称为“乳胶橡胶”。天然乳胶来自于巴西橡胶树的汁液。天然乳胶含有聚异戊二烯（30%～40%）和多种其他植物类化学物，包括蛋白质（2%）。

从1985年以来，为避免病原体传播[19]，医疗和牙科诊所中乳胶手套的使用增长了一倍多。与这一使用量增长平行的是对乳胶手套产生Ⅰ型变态反应的报道。职业性乳胶接触性荨麻疹更常见于女性、特应性疾病患者（尤其是手部湿疹患者）和频繁暴露于乳胶手套的工作人员（如美发师）。据报道，医务工作者中发生率为3%～16%。

大多数问题是由模具表面覆盖一层浓缩液态乳胶的产品引起，例如手套、气球、避孕套。然而，现在大多数手套在生产过程中仅保留低水平的蛋白质。通过加压塑形、挤压使乳胶在处理前干燥的产品（例如

**表16.6 接触性荨麻疹病因之间可能的交叉反应。**如果对第1列中的物品过敏，与第3列中的物品有交叉反应的风险

| 食物/天然产品 | 风险（%） | 交叉反应 |
|---|---|---|
| 水果（猕猴桃、鳄梨、香蕉） | 10 | 乳胶 |
| 乳胶 | 35 | 水果（如猕猴桃、鳄梨、香蕉） |
| 有壳水生动物（如螃蟹） | 75 | 其他有壳水生动物（如对虾、龙虾） |
| 鱼（如鲑鱼） | 50 | 其他鱼（如剑鱼、比目鱼） |
| 谷物（如大麦） | 20 | 其他谷物（如小麦、黑麦） |
| 豆科植物（如花生） | 5 | 其他豆科植物（如豌豆、黄豆、扁豆） |
| 桃 | 55 | 其他蔷薇科水果（如苹果、梨、樱桃、李） |
| 瓜 | 90 | 其他水果（如西瓜、香蕉、鳄梨） |

注射器柱塞、小瓶塞）较少引起问题。因为生产过程中蛋白质变应原发生了降解，当手套表面淀粉颗粒吸收乳胶蛋白并扩散至空气中，会引起结膜炎、鼻炎和哮喘。理论上，应该使用无粉手套来避免这种风险。

在对乳胶敏感的部分患者中，也可能发生对香蕉、鳄梨、栗子、猕猴桃和其他水果的过敏反应（见表16.6）。放射性变应原吸附抑制实验发现它们含有一种相似的抗原。在一些个体中，最初的致敏由水果引起，而乳胶过敏是继发现象。

乳胶暴露常见的家庭来源是手套、气球、乳胶避孕用品、乳胶床垫和枕头、橡皮筋、泳帽和婴儿奶嘴。“低过敏手套”是指促凝剂和抗氧化剂（变应性接触性皮炎的致病原因）含量少的乳胶手套；这些手套不适合对乳胶过敏（速发型过敏）的个体使用。

应进一步研究非乳胶的替代物。乙烯树脂（PVC）手套适合家庭使用。对于医务工作者和牙科医生，可以从主要手套供应商处获得非乳胶手套，如丁腈手套（灭菌和未灭菌的都有）。此类患者应将他们的过敏史告知医生，以便采取措施预防过敏反应。最严重的反应发生在黏膜和肠道外的接触后。在钡灌肠设备上使用天然橡胶乳胶套囊后曾经导致死亡，手术中口腔或阴道暴露于乳胶手套后曾发生全身严重过敏反应。如果患者曾经发生过此类紧急事件，建议患者佩戴手环或颈环以提醒医务人员注意。

### 低分子量化学物质

尽管少见，这些化学物质可能是工业环境中职业性接触性荨麻疹的重要原因。其中某些也是职业性哮喘的潜在原因。由于皮肤试验要求低分子量化学物与蛋白质结合以形成变应原，可能很难明确诊断。与接触性荨麻疹相关的化学物质（和工业）包括：抗生素（制药工业），过硫酸铵和对苯二胺（美发业），邻苯二甲酸酐、环氧树脂体系和多功能氮丙啶类（塑料和胶业），以及活性染料（纺织业工人）。

### 蛋白质接触性皮炎

“蛋白质接触性皮炎”（protein contact dermatitis）最初用来描述食品加工者对含蛋白质的物质产生的湿疹样反应（见表12.7）。这些反应包括变应性和非变应性。很多患者点刺试验阳性或存在特异性IgE抗体，提示IgE介导的发病机制。在一些患者中，斑贴试验阳性提示同时存在迟发型变态反应。临床常表现为慢性湿疹，接触变应原后皮疹发作、加重[20]。

## 病理学

接触性荨麻疹的组织学改变在第18章进行描述。

## 鉴别诊断

在详细询问病史和临床检查后，可以进行皮肤试验来确立接触性荨麻疹的诊断。在患者产生过敏症状，且有条件进行特异性IgE检测时，血液检查可证实诊断，这样可以避免皮肤试验导致全身严重过敏反应的危险。进行皮肤试验应设立合适的阳性和阴性对照。当变应原未知时，应当对试验进行分级；在初步应用试验（先做开放试验，之后做封闭试验）后，进行点刺试验，如有必要，再进行皮内试验。如果患者试验结果阳性，应对对照个体进行试验；如果后者反应阳性，则提示存在非免疫性的接触性荨麻疹。当使用商品化的变应原提取物时，应记住除非经过充分的标准化，这些提取物中可能不含有相关蛋白质变应原，导致试验结果假阴性。试验的金标准是使用新鲜的材料。只有在急救设施完善的情况下才能进行皮肤试验。

在乳胶过敏病例中，血液特异性IgE试验不敏感，阴性试验结果并不能排除诊断（图16.11）。虽然推荐使用手套提取物进行皮肤试验，但现在一些手套中含有的乳胶蛋白水平低，使用这些自制提取物进行点刺试验常常会出现假阴性的结果。乳胶的点刺试验溶液市面上有售，其中一些据称敏感性＞98%，特异性达到100%（图16.12）。如果症状似乎由某种特定类型的

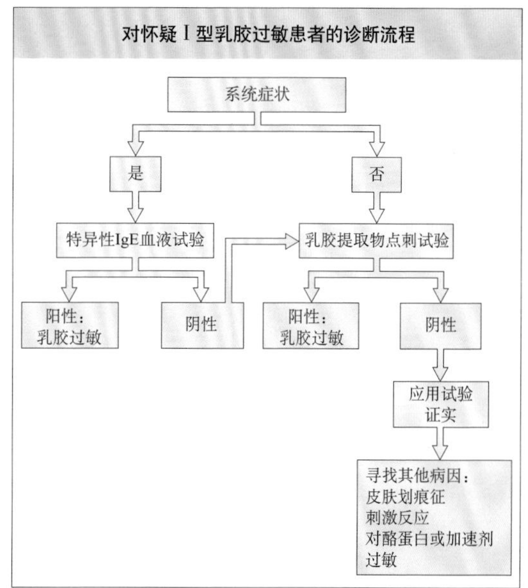


**图16.11　对怀疑Ⅰ型乳胶过敏患者的诊断流程。**IgE介导的速发型超敏反应可采用点刺试验诊断，而表现为变应性接触性皮炎的迟发型超敏反应可采用斑贴试验诊断。在开放应用试验中，患者在润湿的手上戴可疑手套

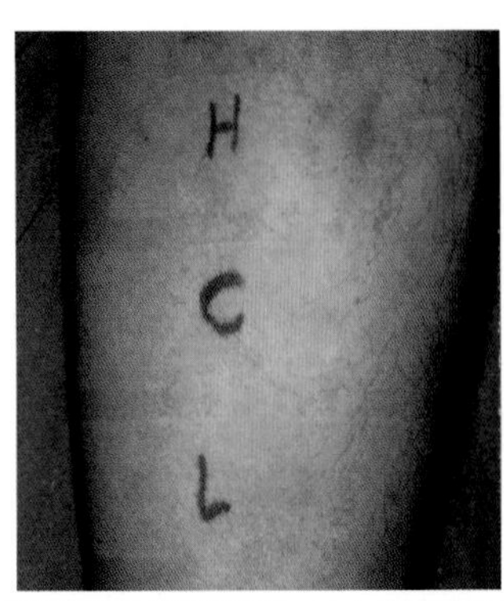


**图 16.12 使用商品化乳胶提取物（L）点刺试验的阳性结果。**组胺（H：10 mg/ml）和生理盐水（C）分别为阳性和阴性对照。组胺阳性对照证实先前使用的药物（包括抗组胺剂）不发挥作用，而生理盐水阴性对照用于评估皮肤划痕征。当使用标准化的变应原进行点刺试验时，将一小滴试剂点在皮肤上，并用尖端长 1 mm 的专用点刺针刺破皮肤。吸干多余的变应原，每种受试物均使用新的点刺针以避免交叉污染。15 分钟后观察结果，比阴性对照大 3 mm 的风团为阳性结果

手套引起，可以使用一种称为“点刺到点刺”（prick to prick）的试验：先用点刺针刺可疑物体，然后用被抗原“污染”的点刺针点刺患者皮肤。最终的判定试验是应用试验，即让患者在一只湿润的手上戴上可疑手套，然后观察是否发生反应。

在没有乳胶过敏时，局部症状性的皮肤划痕征是手套所致荨麻疹的常见原因。最后，有一部分对手套有反应的个体的症状是由刺激引起的。

### 治疗

处理方案包括避免接触，因为目前还无法对大多数相关的变应原进行脱敏。可以通过改善职业卫生及使用个人防护设备来达到回避的目的，但在一些极端情况下可能需要更换职业。对急性发作的治疗包括系统使用抗组胺药和肾上腺素，具体取决于发作的严重程度。

对于乳胶过敏患者来说，已证实可以通过使用含低水平蛋白质的无粉手套，降低危险人群的暴露水平，从而减少乳胶过敏的发生。在医疗器械行业，也兴起了使用非乳胶手套的运动。

## 职业性皮肤癌

### 要点

- 职业因素起主要致病作用的皮肤癌。
- 在工作场所，最重要的暴露是紫外线辐射、电离辐射和致癌化学物质（例如多环烃）。

### 引言

据估计，职业性皮肤癌（occupational skin cancer）占所有皮肤癌的比例不到 1%[21]。一项针对暴露于煤和柴油氧化产物的劳动者的研究显示，发生非黑色素瘤皮肤癌的相对危险度是 1.5%[22]。与职业性化学暴露关系最密切的肿瘤是鳞状细胞癌（squamous cell carcinoma，SCC）。

### 历史

职业与癌症之间的联系最早见于 1775 年。Percivall Pott 爵士，伦敦圣巴塞洛缪医院的一名外科医生，描述了烟囱清扫工人中发生了阴囊癌。这种癌发生前是被称为烟灰疣（soot wart）的角化性损害。1873 年，von Volkmann 描述了因暴露于焦油和沥青的蒸馏产物而发生的皮肤癌。

19 世纪初，发现了无机砷与皮肤癌的相关性，尤其是冶炼厂工人的阴囊癌，也有采矿业工人和最终产品（如羊消毒液）使用者的暴露导致皮肤癌的报道。在 20 世纪早期，电离辐射被认为是引起放射性皮炎继而引起皮肤癌的病因，尤其是从事放射治疗的医务工作者的手部。

### 流行病学

据报道，在英国由于紫外线暴露引起的职业性皮肤癌在所有职业性皮肤癌中所占比例已升至约 95%，政府已认识到该致癌物并采取措施限制职业暴露。在澳大利亚，由于职业相关癌（所有类型）给予赔偿的最常见的病因是紫外线暴露（22%），其次是石棉（21%）[23]。据估计，每年 34 000 例非黑色素瘤皮肤癌患者和 4% 的男性皮肤黑色素瘤患者发生肿瘤是由于职业原因所致。近期，在德国，光线性角化病（actinic keratoses，AKs）和 SCC 被确定为职业病并可给予赔偿，在提供的 AKs 病例中，病变面积至少达到 4 $cm^2$ 或每年有 ≥ 5 个孤立的 AKs[23a]。这种确定为职业相关 SCC 的发病部位必须为阳光暴露部位的皮肤，并且由于职业原因，SCC 患者比室内工作者多接受 40% 的紫外线暴露，例如一个 50 岁的工人必须有 15 年的户外工作时间。

职业性皮肤癌高危的职业包括：

- 户外工作者，特别是农业和建筑业工人，以及焊接工（紫外线暴露）。户外工作者发生鳞状细胞癌的风险比值比（odd ratio，OR）为 1.77，95% 可信区间（confidence interval，CI）为 1.40 ～ 2.22；$p < 0.001$。发生基底细胞癌的 OR 为 1.43（95% CI 1.23 ～ 1.66；$p = 0.0001$）[24]。

- 暴露于多环烃（例如焦油、沥青和石油分馏产品）的工人；此外还有直接皮肤接触和经呼吸道吸入油烟。
- 暴露于玻璃产品中的砷、铜、锌、铅冶炼和杀虫剂、除草剂、半导体产品的工人。
- 放射科医生、牙医、X 射线技术人员和那些工作时接触放射活性物质（电离辐射）的人。

### 发病机制

主要的致癌性危害包括紫外线辐射、电离辐射和致癌化学物质。职业引起的癌症在病理学上与那些自发产生的癌症没有区别。然而，前者比相同解剖部位自发性肿瘤发生的年龄要早。肿瘤发生在反复或持续暴露于致癌物后，在致癌物暴露与发生肿瘤间有很长的潜伏期，因此很难找到病因。

有两类主要的化学致癌物：①多环芳烃，包括苯并芘；②芳香族胺，例如二氯联苯胺，它是染料工业中的一种中间产物。对于很多化合物，它们的致癌机制还不十分清楚。

紫外线辐射的发病机制在第 86 章和第 107 章中进行讨论。

### 临床特征和诊断

对可疑紫外线相关职业性皮肤癌的患者作评估时，需要仔细询问患者的病史，以确定职业暴露与休闲暴露在皮肤癌发生中相对的作用。最终的判断主要依据临床。

在多环芳烃引起的病例中，发生癌症前皮肤会发生许多改变，有助于临床诊断。相关的改变包括（按发生顺序）红斑和烧灼感、毛囊炎、皮肤异色症和异色皮肤中产生的角化性乳头状瘤（焦油疣）。疣状肿瘤可能会发展为 SCC，也可发生基底细胞癌和角化棘皮瘤。

这些皮肤恶性肿瘤的临床特征和诊断详见第 108 章和第 113 章。

### 病理学和治疗

皮肤癌的病理学和治疗详见第 108 章和第 113 章。

## 职业性痤疮

**要点**

- 开放性和闭合性粉刺。
- 非炎症性结节和囊肿。
- 刺激因素包括暴露于油类、卤代多环烃和反复的摩擦创伤。

### 引言

职业性痤疮（occupational acne）是暴露于多种化学物和特定的环境与物理因素导致的一种痤疮。氯痤疮（chloracne）是一种罕见的痤疮样皮肤病变，由特定的毒性化学物引起，是系统性暴露的皮肤表现。

### 历史

1897 年，首次对氯痤疮进行了报道。1949 年，第一次描述了在美国西弗吉尼亚州三氯硝基反应堆爆炸后，人体暴露于 2,3,7,8- 四氯二苯并－对－二 -8- 羟基喹啉（2,3,7,8-TCDD）污染的化学物的情况。对健康影响的主要报道见于高暴露的人群，包括职业群体，例如化工生产工人、杀虫剂使用者和处理或暴露于用 2,3,7,8-TCDD 污染的杀虫剂处理过的物品的人群。此外，污染的废油（美国密苏里）和工业废水（意大利塞维索）污染的社区居民也受到影响[25]。在越南战争期间，美国军队中的氯痤疮是由于落叶剂的暴露。最近，乌克兰前总统维克托 · 尤先科（Viktor Yushchenko）患氯痤疮被认为与二噁英中毒有关。

### 流行病学

油痤疮（oil acne）是一种最常见的职业性痤疮。

### 发病机制

持续暴露于油类可导致反应性角化过度和随后的毛囊阻塞，形成典型的寻常痤疮表现。

氯痤疮（chloracne）由暴露于特定卤化多环烃引起，例如多氯代二苯并二噁英（polychlorinated dibenzodioxins, PCDDs）和二苯呋喃（polychlorinated dibenzofurans, PCDFs）[26]，它们最常见于杀真菌剂、杀虫剂、除草剂和木材防腐剂。氯痤疮发生在暴露于致氯痤疮性物质后两个月内，而且即使停止暴露后仍然会持续数年。氯痤疮的发生通常反映了致病物的系统性暴露，这些物质也可能通过经皮吸收、吸入或食入进入体内。在大型化工厂内，工人暴露于六氯苯后，检测那些皮肤上有氯痤疮皮损工人的血液中六氯苯浓度，并与暴露但没有皮损的工人进行比较[27]，结果发现在氯痤疮组中，毒性物质浓度在 1168 ～ 22 308 pg/ 克脂质之间。在暴露后无氯痤疮组中，这一范围在 424 ～ 662 pg/ 克脂质。因此可推论出当六氯苯血液浓度达到 650 ～ 1200 pg/g 时会发生氯痤疮。

### 临床特征

#### 油痤疮和焦油痤疮

接触致痤疮性物质，例如杂酚油、油类和油脂后，会使原有的痤疮加重。工业中使用的油，例如切割油（石蜡 / 油混合物）、焦油（沥青和杂酚油）以及石油原油如柴油，都会引起痤疮。皮损可发生在痤疮的常见部位，也可发生在不常见的部位，例如手臂、腹部。后者常是浸透了油的衣物覆盖的部位。油类和油雾也会导致痤疮样发疹。

**机械性痤疮**

机械性痤疮（acne mechanica）是痤疮的一种，常为炎症性皮损，反复的摩擦创伤会堵塞毛囊并加重痤疮。皮疹常局限于压力部位，例如长途司机的背部、小提琴演奏者的颈部和橄榄球运动员的颏部（因为他们戴的头盔有皮带勒住颏部）。

**化妆品痤疮（acne cosmetica）**

模特和演员使用的某些化妆品成分会导致粉刺形成，例如羊毛脂、凡士林和一些植物油。

**氯痤疮**

氯痤疮和普通寻常痤疮的不同之处在于前者开放性粉刺皮损占主导地位（比闭合性粉刺多），好发于颧嵴和耳后（图 16.13）。氯痤疮的第一个征兆是皮肤过度油腻，同时或随后出现大量开放性粉刺。在轻度病例，开放性粉刺会局限在眼周，并越过鬓角延伸到耳部。在较为严重的病例，分布更广泛，尤其是颧部、面部其他区域、耳后及手臂。开放性粉刺常伴有充满液体的囊肿，且体毛增加、颜色变深。

随着病情的进展，面部、耳后、颈部、臀部、阴囊和大腿部位会出现粟粒疹，并伴有独特的黄色表皮样囊肿（其中一些会出现炎症）。一些作者提议用“代谢获得性二噁英诱导的皮肤错构瘤”（metabolizing acquired dioxin-induced skin hamartomas）来描述这些二噁英诱导的囊肿[28]。皮肤会增厚，出现色素沉着，也可能出现脱屑或剥脱。在严重病例，痤疮会导致溃疡和永久性瘢痕。暴露结束后，氯痤疮消退缓慢。在少数病例，痤疮会全部消退，但较严重的病例，痤疮会存留数年。氯痤疮很难治疗，而且在不再暴露于已知的致氯痤疮性物质的情况下，会持续很长时间。

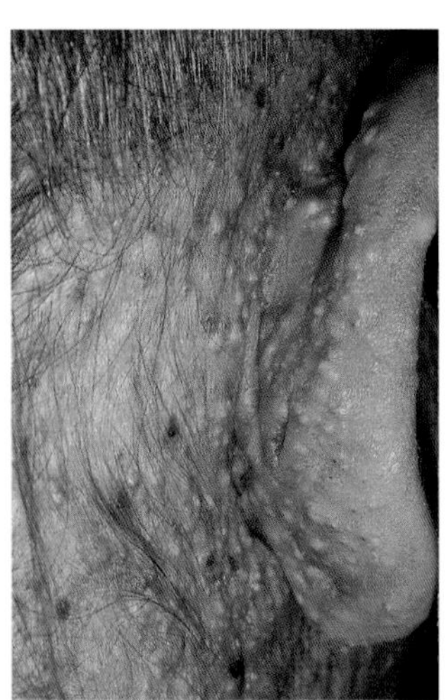

**图 16.13　氯痤疮**。注意耳后皮肤受累，有大量的粉刺（主要为闭合性粉刺）和囊肿。临床鉴别诊断包括亲毛囊性蕈样肉芽肿（folliculotropic mycosis fungoides）

除了结膜炎和“眼部痤疮”，也可能存在系统表现，包括肝功能改变（转氨酶升高）、头痛和周围神经病变。

**卤素引起的痤疮**

含碘化物、溴化物和其他卤素的化学物质会导致痤疮样皮疹，与糖皮质激素性痤疮相似（见第 21 章）；其中碘化物引起的皮疹（即碘疹）可能会更严重。溴疹患者还可能表现为坏疽性脓皮病样的皮损。

**病理学**

第 36 章对粉刺的组织学特征进行了总结。氯痤疮中可见小的漏斗状囊肿和充满正角化物的扩张漏斗。组织病理中可见到皮脂腺消失[28]。

**治疗**

治疗主要包括避免致病原。有些类型比较顽固，需要采用治疗寻常痤疮的方案，例如外用或口服维 A 酸（见第 36 章）。然而，氯痤疮的治疗特别顽固。

## 振动性白指

**同义名：** ■ 手–臂振动综合征（hand-arm vibration syndrome）■ 死指（dead finger）

### 要点

- 寒冷时出现一个或多个手指发白的反应。
- 伴一过性感觉丧失。
- 可出现永久性手指神经病变以及受累肢体疼痛。
- 与暴露于 30 ～ 300 Hz 之间的振动有关。
- 有风险的工种包括链锯和气动工具的操作人员。

**引言**

振动性白指（vibration white finger）是在寒冷气候环境下，链锯、气动工具和手推磨操作者中相对常见的疾病[29]。相关劳动者中多达一半可患病。

**历史**

1911 年，Loriga 第一次在意大利大理石采石场工人中描述了这种疾病。六年后，在美国印第安纳州的砂岩切割工人中也描述了这种疾病。

### 流行病学

流行病学研究提示症状与暴露程度之间存在联系。然而，这也会随着工具类型和工作过程改善而发生变化。从 1972 年到 1990 年，芬兰伐木工人中的患病率从 40% 降到 5%，这归功于减轻了链锯重量和降低了加速引起的振动[30]。

研究认为，在气候温暖的国家不会发生振动性白指。这可能反映了寒冷是症状的触发因素，但并不表明振动不会引起血管改变。在热带国家，神经症状占主导地位[31]。

### 发病机制

频率在 30 ～ 300 Hz 之间的振动与发病有最强的相关性。振动性白指的主要机制是交感神经系统活性增加，但局部因素可能也很重要。有研究表明振动可引起内皮血管调节机制破坏，以及 α- 肾上腺素受体改变和一氧化氮释放受损。

吸烟会促进病情的发展，这可能是因为尼古丁具有血管收缩作用。

### 临床特征

本病可在开始工作后 3 个月内发生，更常见的是需要经过 2 ～ 3 年才会发生。通常，寒冷引起的血管痉挛会导致皮肤上形成白斑。它与周围区域之间界限明显。由于缺少充足的血供，触觉感受器无法正常工作，导致该区域感觉敏感度下降。复温后发作停止，常会出现反应性充血。振动性白指虽然由振动工具引起，但每次发作并不总是由使用振动工具触发。

疾病可根据症状的严重程度和症状的出现频率进行分级，从第一级的影响指尖，到第三级的扩散到整个手指。最严重的症状是发生营养供给变化，出现溃疡（第四级）。为帮助诊断，可以测量暴露于寒冷时手指的皮肤温度和收缩血压，但是结果不具有鉴别意义。

### 病理学

振动性白指的组织学特征为含有神经肽降钙素基因相关肽（calcitonin gene-related peptide，CGRP）的无髓鞘神经纤维数量显著减少。还可能出现动脉平滑肌肥大。组织学检查不常规用于振动性白指的诊断。

### 鉴别诊断

与雷诺病的对称分布相反，在振动性白指中，苍白的分布是不对称的，且发生于那些最常暴露于振动的手指；大拇指通常不受累。雷诺现象也可以由反复的职业创伤引起，特别是那些在使用工具时需要进行挤压动作的人，例如农民和机械工。

小鱼际锤打综合征（hypothenar hammer syndrome）是由于手掌反复受到创伤导致尺动脉阻塞引起，可能会被误诊为雷诺现象。

### 治疗

患者预后较好：假若没有其他引起本病的环境或体质因素，在暴露停止后，疾病可自行消退，在早期阶段尤为如此。因此，除了避免病因外，不需要进行特别的治疗[32]。在治疗上，局部使用硝酸甘油软膏或缓释型硝酸甘油贴片是有效的，但停用后症状会复发。多种治疗雷诺病的系统性药物，例如钙通道阻滞剂也可用于控制症状（见第 43 章）。

## 感染

很多职业，特别是那些需要与动物接触的职业会暴露于感染性物质。例如，需要在潮湿环境中和粗糙的物理条件下工作的人，如屠夫、屠宰场工人及肉类和鱼类包装工人，经常会由于割破和擦伤发生化脓性细菌和人乳头瘤病毒感染（屠夫疣）。美国职业橄榄球运动员也发生过耐甲氧西林的金黄色葡萄球菌感染的流行[33]。

在金属加工业，暴露于被污染的工作材料，例如冷却液，会导致葡萄球菌性毛囊炎。此外，户外工作者常通过直接接触土壤、培植植物而感染环境中的病原体致病（例如足菌肿、着色真菌病、孢子丝菌病），也可因接种后而感染病原体，最常见的是通过昆虫叮咬而致病（例如莱姆病、兔热病和斑疹热等）。

工作场所的环境因素也可导致常见感染的发生率升高。如湿度增加、皮肤浸渍会导致身体屈侧部位细菌和真菌感染（由于皮肤癣菌或念珠菌属引起）。穿不透气的鞋子，可由于棒状杆菌属或栖息微球菌引起足跖点状角质松解。

表 16.7 中列出了与特定职业相关的主要感染性微生物。有关这些感染的更多信息可以参见本书的相关章节（第 12 部分）[34]。

| 表 16.7 从动物或人类获得的伴皮肤表现的职业性感染。实验室人员也可以出现原发双相真菌感染的皮肤表现 | | | |
|---|---|---|---|
| **职业** | **感染** | **微生物** | **动物 / 其他人类** |
| 卫生保健<br>性工作者<br>实验室工作者 | 疱疹性瘭疽 | HSV | 人类 |
| | 疥疮 | 人疥螨 | |
| | 梅毒 | 苍白密螺旋体 | |
| | AIDS | HIV | |
| 农民<br>屠宰场 * 工人<br>兽医 | 羊痘 | 副痘病毒 | 绵羊、山羊、驯鹿 |
| | 挤奶人结节 | 副痘病毒 | 奶牛 |
| | 布氏菌病 | 猪、流产、羊布鲁氏菌 | 猪、牛、绵羊、山羊 |
| 农民<br>羊毛整理者<br>码头工人<br>屠夫 | 炭疽 | 炭疽杆菌 | 牛、绵羊、山羊、马、水牛、骆驼 |
| 渔夫<br>热带鱼养殖者<br>鱼市场工作者 | 鱼缸肉芽肿 | 海分枝杆菌 | 鱼 |
| 屠夫<br>屠宰场 * 工人<br>肉和鱼包装工人 | 屠夫疣 | 人乳头瘤病毒，最主要的是 7 型（见第 79 章） | 人类 |
| | 脓疱疮 | 金黄色葡萄球菌 | |
| | 丹毒 | A 组链球菌 | |
| 渔夫<br>屠宰场 * 工人<br>农民<br>屠夫、厨师<br>兽医 | 类丹毒 | 猪红斑丹毒丝菌（隐性） | 有壳水生动物、鱼、鸟和哺乳动物（特别是猪） |
| 渔夫 | 蜂窝织炎 | 创伤弧菌 | 海水 |
| 农民<br>兽医 | 亲动物性菌种引起的体癣、头癣、须癣 | 犬小孢子菌 | 猫、狗 |
| | | M. 矮小孢子菌 | 猪 |
| | | 须癣毛癣菌 | 小型哺乳动物 |
| | | 疣状毛癣菌 | 牛 |
| | | 鸡毛癣菌 | 鸡 |

* 屠宰场（slaughterhouse）。
AIDS，获得性免疫缺陷综合征；HIV，人免疫缺陷病毒；HSV，单纯疱疹病毒

（臧 箫译 钟 华校 孙 青 窦 侠审）

# 参考文献


1. Rustemeyer T, Elsner P, John SM, Maibach HI. Kanerva's Occupational Skin Diseases. 2nd ed. Berlin: Springer Verlag; 2012.
2. Health and Safety Executive. Health and Safety Statistics Annual Report for Great Britain 2013/14. <www.hse.gov.uk/statistics/overall/hssh1314.pdf>; 2014.
3. Blanciforti LA. Economic burden of dermatitis in US workers. J Occup Environ Med 2010;52:1045–54.
4. McCall BP, Horwitz IB, Feldman SR, et al. Incidence rates, costs, severity, and work-related factors of occupational dermatitis. Arch Dermatol 2005;141:713–18.
5. Turner S, Carder M, van Tongeren M, et al. The incidence of occupational skin disease as reported to The Health and Occupational Reporting (THOR) network between 2002 and 2005. Br J Dermatol 2007;157:713–22.
6. US Bureau of Labor Statistics. Injuries, Illnesses, and Fatalities data. <www.bls.gov/iif>; 2014.
7. Meyer JD, Chen Y, Holt DL, et al. Occupational contact dermatitis in the UK: a surveillance report from EPIDERM and OPRA. Occup Med 2000;50:265–73.
8. DeGroot AC. Patch Testing – Test Concentrations and Vehicles for 4350 Chemicals. 3rd ed. Wapserveen: AC deGroot; 2008.
9. www.escd.org/contact-dermatitis/resources/.
10. Molin S, Vollmer S, Weiss EH, et al. Filaggrin mutations may confer susceptibility to chronic hand eczema characterized by combined allergic and irritant contact dermatitis. Br J Dermatol 2009;161:801–7.
11. Pruitt VM. Work-related burns. Clin Occup Environ Med 2006;5:423–33.
12. Sertoli A, Giorgini S, Farli M. Fiberglass dermatitis. Clin Dermatol 1992;10:167–74.
13. Adisesh A, Robinson E, Nicholson P, et al. UK standards of care for occupational contact dermatitis and

occupational urticaria. Br J Dermatol 2013;168:1167–75.
14. Ibler KS, Jemec GBE, Diepgen TL, et al. Skin care education and individual counselling versus treatment as usual in healthcare workers with hand eczema: randomised clinical trial. BMJ 2012;345:e7822.
15. Clemmensen KKB, Caroe TK, Thomsen SF, et al. Two-year follow-up survey of patients with allergic contact dermatitis from an occupational cohort: is the prognosis dependent on the omnipresence of the allergen? Br J Dermatol 2014;170:1100–5.
16. Wakelin SH. Contact urticaria. Clin Exp Dermatol 2001;26:132–6.
17. Amaro C, Goossens A. Immunological occupational contact urticaria and contact dermatitis from proteins: a review. Contact Dermatitis 2008;58:67–75.
18. Sicherer SH. Clinical implications of cross-reactive food allergens. J Allergy Clin Immunol 2001;108:881–90.
19. Taylor JS, Erkek E. Latex allergy: diagnosis and management. Dermatol Ther 2004;17:289–301.
20. Levin C, Warshaw E. Protein contact dermatitis: allergens, pathogenesis, and management. Dermatitis 2008;19:241–51.
21. Gawkrodger DJ. Occupational skin cancers. Occup Med (Lond) 2004;54:458–63.
22. Nokso-Koivisto P, Pukkala E. Past exposure to asbestos and combustion products and incidence of cancer among Finnish locomotive drivers. Occup Environ Med 1994;51:330–4.
23. Fritschi L, Driscoll T. Cancer due to occupation in Australia. Aust N Z J Public Health 2006;30:213–19.
23a. Diepgen TL, Brandenburg S, Aberer W, et al. Skin cancer induced by natural UV-radiation as an occupational disease—requirements for its notification and recognition. J Dtsch Dermatol Ges 2014;12: 1102–6.
24. Fartasch M, Diepgen TL, Schmitt J, et al. The relationship between occupational sun exposure and non-melanoma skin cancer: clinical basics, epidemiology, occupational disease evaluation, and prevention. Dtsch Arztebl Int 2012;109:715–20.
25. Sweeney MH, Mocarelli P. Human health effects after exposure to 2,3,7,8-TCDD. Food Addit Contam 2000;17:303–16.
26. Coenraads PJ, Brouwer A, Olie K, et al. Chloracne. Some recent issues. Dermatol Clin 1994;12:569–76.
27. Coenraads PJ, Olie K, Tang NJ. Blood lipid concentrations of dioxins and dibenzofurans causing chloracne. Br J Dermatol 1999;141:694–7.
28. Saurat JH, Sorg O. Chloracne, a misnomer and its implications. Dermatology 2010;221:23–6.
29. Lawson IJ, Burke F, McGeoch KL, et al. Hand arm vibration syndrome. In: Baxter PJ, Aw T-C, Cockcroft A, et al., editors. Hunter's Diseases of Occupations. 10th ed. London: Hodder Arnold; 2010.
30. Sutinen P, Toppila E, Starck J, et al. Hand-arm vibration syndrome with the use of anti-vibration chain saws: 19-year follow-up study of forestry workers. Int Arch Occup Environ Health 2006;79:665–71.
31. Su AT, Darus A, Bulgiba A, et al. The clinical features of hand-arm vibration syndrome in a warm environment – a review of the literature. J Occup Health 2012;54:349–60.
32. Faculty of Occupational Medicine. Clinical Testing and Management of Individuals Exposed to Hand Transmitted Vibration. An Evidence Review. London: Faculty of Occupational Medicine; 2004.
33. Kazakova SV, Hageman JC, Matava M, et al. A clone of methicillin-resistant *Staphylococcus aureus* among professional football players. N Engl J Med 2005;352:468–75.
34. Harries MJ, Lear JT. Occupational skin infections. Occup Med (Lond) 2004;54:441–9.

# 第 17 章　植物引起的皮肤病

Thomas W. McGovern

## 要点

- 植物成分能引发多种皮肤不良反应，大多数为变应性接触性皮炎。
- 诱发皮肤不良反应的是少数植物。
- 最常见的植物相关性皮肤病表现为：荨麻疹、机械性及化学性刺激性接触性皮炎、植物光线性皮炎和变应性接触性皮炎。
- 两种主要的植物过敏原是漆酚（漆树科包括毒常春藤）和倍半萜烯内酯（菊科包括菊花）。

**重要的植物命名**

| 新科名 | 旧科名 |
| --- | --- |
| 伞形科（Apiaceae） | 伞状花科（欧洲防风草科）Umbelliferae(Parsnip family) |
| 棕榈科（Arecaceae） | 棕榈科（棕榈科）Palmae（Palm family） |
| 菊科（Asteraceae） | 菊科（雏菊科）Compositae（Daisy family） |
| 十字花科（Brassicacea） | 十字花科（芥子科）Cruciferae（Mustard family） |
| 豆科（Fabaceae） | 豆科（豌豆科）Leguminosae（Pea family） |
| 唇形科（Lamiaceae） | 唇形科（薄荷科）Labiatae（Mint family） |
| 禾本科 Poaceae | 禾本科（草科）Gramineae（Grass family） |

漆树（Rhus）≠毒常春藤（Poison ivy）或毒漆树（Toxicodendron）（见正文）

非免疫性荨麻疹（Non-immunologic urticaria）＝毒素介导性荨麻疹（Toxin-mediated urticaria）

## 引言

与患者认知相反的是：某种产品是“天然的”而非“人工合成的”，并不意味着它是安全的。当他们发现某种“天然”护肤品对其有害时，常常感到惊讶。只有当我们举例说“毒葛也是天然植物”时，他们才会明白天然植物并不安全。本章节所描述的皮肤反应都是天然植物引起的。

植物引起的皮肤反应可分为荨麻疹（免疫性和毒素介导性；见第 16、18 章）、刺激性皮炎（机械性和化学性）、光毒性皮炎（植物光线性皮炎）和变应性接触性皮炎。表 17.1 列举了最常见的植物反应。

### 植物相关理论

为了更好地理解植物相关皮肤病的文献，应熟悉植物基本的命名法[1]。

### 毒常青藤–变更名称后其过敏性不变

植物名称有时需要变更，例如，漆树属曾被认为是个物种广泛、特性一致的种属，包括毒常春藤（旧称毒漆藤或野葛）。20 世纪 50 年代和 60 年代的研究表明，毒常春藤及其直系物种代表了一种特殊的进化谱系，不应归为漆树属，而应归入一个性质不同的属——毒漆树属，所以常见毒常春藤正确的学名是 *Toxicodendron radicans*。

### 双命名法

这一动植物命名法给予每一物种两个名称：一个属名，之后是一个特定的表述词，如毒常春藤为 *Toxicodendron radicans*。习惯上在双名之后旁注上第一次发表该特定表述词的人（作者）。普通毒常春藤的完整双名应为：*Toxicodendron radicans*（L.）O.Ktze。“（L.）”指 Carl Linnaeus，即首次将这一植物命名为“*radicans*”的人；“O.Ktze”即 Otto Kuntze，他将 *radicans* 种从漆树属更改为毒漆树属。

属、种和同物种的表述词称为“命名中的亚类”，这些名称在引用某一种植物名时使用（表 17.2）。科又可分为属，如果知道了某植物属于哪个科，就有可能判断它能引起什么样的皮肤病症状。

### 植物鉴定

可以遵循下列建议鉴定你或你的患者所认为引起皮疹的未知植物。

- **收集样本**。草本植物（有肉质茎的低矮植物）应收集全部样本，包括完整的花和（或）果实。对于木本植物（有木质茎的低矮植物），应收集带有叶子及花或果实的树枝末段（至少 60 cm）。在交付鉴定前可将植物压缩，或将其放入一个没有加水的塑料袋中，并注明下列数据：①植物的采集地点；②对植物产地的描述（采摘自花园、野外河边、开放的地面、高海拔的森林等）。
- **咨询一名植物分类学家**。美国的每一个州和加拿大大部分的省都建立了一项常规和快速的植物鉴定机制，并且这项服务大多是免费的。在郊区或乡村地区，国家或地区的农业推广服务或农场顾问都熟悉即时植物鉴定的流程，并且可以使用该地区的植物标本室。城市地区常通过州

| 表 17.1 最常见的植物性皮肤病。这是作者根据个人经验、非学术的观察及文献复习，内容可能存在偏差 | | | |
|---|---|---|---|
| 双命名 | 通用名 | 反应类型 | 引起反应的物质 |
| 葱属蒜种 *Allium sativum* | 大蒜 | ACD<br>ICD | 二烯丙基二硫化物、蒜素<br>可能是相同的 |
| 六出花属 *Alstroemeria spp.* | 秘鲁百合 | ACD | 郁金香内酯 A > B |
| 辣椒属辣椒种 *Capsicum annuum* | 辣椒 | 红斑 / 水肿 / 灼伤 | 辣椒辣素 |
| 柑橘属波斯橙 *Citrus latifolia* | 波斯柠檬 | 植物光线性皮炎 | 呋喃并香豆素 |
| 水仙属洋水仙 *Narcissus pseusonacissus* | 水仙花 | ICD | 草酸钙 |
| 仙人掌属 *Opuntia spp.* | 仙人球和其他 | 机械性刺激性皮炎 | 钩毛 |
| 银胶菊属 *Parthenium hysterophorus* | 印度灾难国会草 | ACD | 倍半萜烯内酯 |
| 毒漆树属凌霄 *Toxicodendron radicans* | 毒叶藤 | ACD<br>ICD（黑点反应） | 漆酚中的烷基儿茶酚和间苯 |
| 毒漆树属毒葛 *Toxicodendron diversilobum* | 毒橡树 | ACD<br>ICD（黑点反应） | 漆酚中的烷基儿茶酚和间苯 |
| 郁金香属 *Tulipa spp.* | 郁金香 | ACD<br>ICD | 郁金香内酯 A > B<br>球茎上的粗毛 |
| 荨麻属大荨麻 *Urtica dioica* | 刺荨麻 | 荨麻疹 | 组胺 |
| 菊属栽培品系 *X Dendranthema cultivars* | 菊花 | ACD | 倍半萜烯内酯 |

ACD，变应性接触性皮炎；ICD，刺激性接触性皮炎

| 表 17.2 植物的基本命名原则，以常见的毒常春藤为例 | |
|---|---|
| 界（Kingdom） | 植物（有胚植物）[Plantae（Metaphyte）] |
| 门（Division） | 被子植物门（开花植物）[Magnoliop-<u>hyta</u>（floweringplants）] |
| 纲（Class） | 木兰纲（双子叶植物）[Magnoli<u>opsida</u>（dicotyledons）] |
| 亚纲（Subclass） | 蔷薇亚纲（Ros<u>idae</u>） |
| 目（Order） | 无患子目（Sapind<u>ales</u>） |
| 科（Family） | 漆树科（漆树或腰果树科）[Anacardi-<u>aceae</u>（sumac or cashew family）] |
| 属（Genus） | 毒漆树属（Toxicodendron） |
| 种（Species） | 藤本凌霄种（radicans） |
| （作者姓名） | （L.）O.Ktze |

注：每个分类的特有结尾以下划线标出，注意命名中少数分类没有特定的结尾

推广服务的园艺家，或通过当地园艺中心或植物园获得类似的服务。在其他国家中，可以寻找附近的收集当地植物群落的植物标本室，在该处工作的植物学家会乐于帮助鉴定未知植物。

## 斑贴试验

斑贴试验的具体步骤不在本章详述（见第 14 章）。读者亦可参考 Mitchell 的论文[2]。最常见的致敏植物及推荐的植物斑贴筛选系列见表 17.3[3]。

| 表 17.3 最常见的植物相关变应原和推荐的植物斑贴筛选系列 | | |
|---|---|---|
| 植物名称 | 植物科名 | 试验溶液 |
| 蓍草属欧蓍草（西洋蓍草）<br>山金车属未知种<br>菊属栽培品系<br>洋甘菊属德国洋甘菊（洋甘菊）<br>艾菊属银胶菊（小白菊） | 紫菀目 | 6% 菊科混合物溶于凡士林，倍半萜烯内酯混合物和小白菊内酯[19] |
| 卡南加树 | 番荔枝科 | 2% 依兰油溶于凡士林 |
| 苦柑属阿玛拉变种 | 芸香科 | 4% 橙花油溶于凡士林 |
| 薰衣草属未知种 | 唇形花科 | 2% 薰衣草（纯）溶于凡士林 |
| 苔藓（真菌-藻类双相微生物） | 非植物 | 0.3% 地衣酸混合物溶于凡士林 |
| 白千层属互叶种 | 桃金娘科 | 5% 茶树油溶于凡士林 |
| 薄荷属未知种 | 唇形花科 | 5% 薄荷油溶于凡士林 |
| 天竺葵属栽培品系 | 牻牛苗科 | 2% 香茅油（波旁）溶于凡士林 |
| 大马士革蔷薇 | 蔷薇科 | 2% 玫瑰油（保加利亚）溶于凡士林 |
| 檀香属檀香 | 檀香科 | 2% 檀香油溶于凡士林 |
| 蒲公英属欧蒲公英 | 菊科 | 2.5% 蒲公英溶于凡士林 |

注：该表可能有助于缩小患者带来医院检测的可疑致敏植物的范围[3]。需要注意的是该筛选表不包括漆酚

## 免疫性接触性荨麻疹

### 要点

- 特应性体质和经常接触新鲜水果蔬菜是危险因素。
- 可能表现为荨麻疹、瘙痒、灼热感或慢性皮炎。
- 口腔过敏综合征是与花粉过敏原相似的抗原引起的黏膜接触性荨麻疹。
- 蛋白质接触性皮炎表现为湿疹样发疹，是由反复的荨麻疹反应所致。

植物引起的荨麻疹反应分为免疫性和非免疫性（毒素介导性，见下一“部分”），除风团外还有另外几种皮肤反应模式，如红斑和皮炎。

### 流行病学

免疫性接触性荨麻疹（immunologic contact urticaria）很少见，约 95% 的病例与工作相关，有潜在皮炎且长期从事食物加工者的风险最大。然而，半数“蛋白质接触性皮炎”（一种由于反复发作的 I 型荨麻疹反应导致的Ⅳ型湿疹样发疹）患者并非特应性体质。

已报道的致荨麻疹植物包括常见的蔬菜（如芹菜、洋葱、马铃薯、莴苣）、水果（如番茄、香蕉、柠檬）、香草（如香菜、洋茴香）、坚果、灌木、藻类、苔藓、树木和禾本科植物。

### 发病机制（见第 18 章）

IgE 介导的肥大细胞释放血管活性介质导致局限性荨麻疹，偶尔可引起一种“接触性荨麻疹综合征”，包括局部风团伴系统症状，累及鼻、咽喉、肺、胃肠道和心血管系统。组胺可能是诱发反应的主要因子，但前列腺素、激肽和白三烯可能放大了炎症级联反应。

### 临床特征

接触某种新鲜食物 30 分钟后，受累个体出现瘙痒、红斑、荨麻疹性水肿，甚至汗疱疹样水疱。有时，患者只出现瘙痒、烧灼感或刺痛感而没有客观表现[4]。理论上，任何植物均可导致接触性荨麻疹，尤其是食物加工者反复暴露于潮湿环境的浸渍状态的皮肤。烹饪、加工、深冻或粉碎水果和蔬菜常降低了它们的致敏性。

有些患者会对花粉和蔬菜水果中相似的过敏原产生交叉过敏[5]，当食用某种交叉过敏食物时，会突然引发由 IgE 介导的口腔瘙痒、刺痛，并出现口唇、舌、上颚和咽部水肿，即典型的口腔过敏反应综合征（oral allergy syndrome，OAS）。如果摄入大量的过敏原，也可以胃肠道症状和全身严重过敏反应。例如，欧洲 70% 对桦树花粉发生速发型超敏反应的患者在食用苹果、梨、樱桃、桃子、李子、杏、杏仁、芹菜、胡萝卜、土豆、奇异果、榛子和芒果等食物后出现 OAS。花粉相关性食物通常可以加热后食用，但也有例外的。

“蛋白质接触性皮炎”用来描述一种斑贴试验阴性、但对大分子蛋白质变应原点刺试验呈阳性的慢性皮炎[6]。患者表现为慢性皮炎，在接触致病变应原数分钟内出现急性荨麻疹发作。这也是植物引起的慢性手部或指尖湿疹的多种机制之一（图 17.1）。

### 鉴别诊断和组织病理学

见“毒素介导的（非免疫性）接触性荨麻疹”、第 16 章和第 18 章。

### 治疗

预防重于治疗。口服抗组胺药有时有效。全身严重过敏反应时需胃肠外应用肾上腺素。

## 毒素介导性（非免疫性）接触性荨麻疹

### 要点

- 任何人都可能发病。

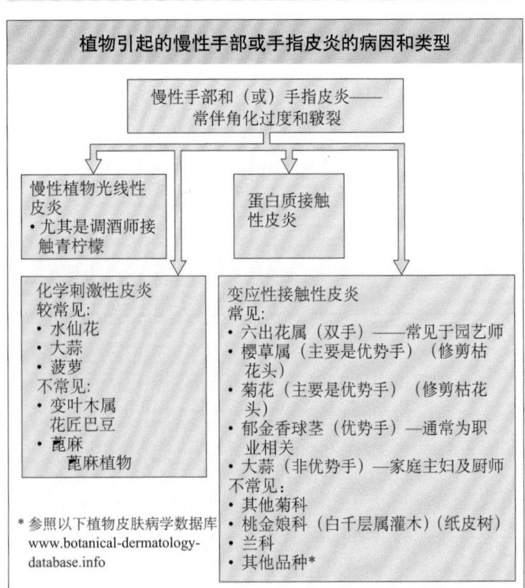

植物引起的慢性手部或手指皮炎的病因和类型
慢性手部和（或）手指皮炎——常伴角化过度和皲裂
慢性植物光线性皮炎
• 尤其是调酒师接触青柠檬
蛋白质接触性皮炎
化学刺激性皮炎
较常见：
• 水仙花
• 大蒜
• 菠萝
不常见：
• 变叶木属
花匠巴豆
• 蓖麻
蓖麻植物
变应性接触性皮炎
常见：
• 六出花属（双手）——常见于园艺师
• 樱草属（主要是优势手）（修剪枯花头）
• 菊花（主要是优势手）（修剪枯花头）
• 郁金香球茎（优势手）—通常为职业相关
• 大蒜（非优势手）—家庭主妇及厨师
不常见：
• 其他菊科
• 桃金娘科（白千层属灌木）（纸皮树）
• 兰科
• 其他品种*
* 参照以下植物皮肤病学数据库
www.botanical-dermatology-database.info


图 17.1 植物引起的慢性手部或手指皮炎的病因和类型

- 刺荨麻（荨麻属 Urtica spp.）是最常见的病因。
- 反应可以仅表现为主观症状。
- 植物尖刺中含有组胺、5- 羟色胺和乙酰胆碱。

## 历史

民间医学中诱发毒素介导性荨麻疹（toxin-mediated urticaria）的植物自古就用作抗刺激剂。美洲土著用荨麻治疗风湿病、胃部不适、产后出血、瘫痪、发热、感冒和结核病。刺荨麻用于自制利尿药，其茎部纤维直到 20 世纪早期还用于制作布料。

## 流行病学

引起接触性荨麻疹的植物大多是荨麻科植物。所有接触毒素的人都会发生荨麻疹，因此毒素介导性荨麻疹远比免疫性荨麻疹常见。由于患者很少就医，毒素介导性荨麻疹的真实发病率仍不清楚。美国最常见致病植物是荨麻属（大荨麻，图 17.2A[7]），该物种广泛分布于北半球（除低地热带地区外），尤其广泛分布于潮湿的森林、路边和荒地。其他常见的致荨麻疹性植物列于表 17.4。

## 发病机制（见第 18 章）

致病植物的叶子和茎（图 17.2A）上有尖锐的毛（毛状体）。基部硅质毛贴于末端具有一个端球的钙化部分。摩擦后，端球移位露出有斜面、类似皮下注射针的中空毛（图 17.2B）。后者释放刺激性化学混合物（组胺、乙酰胆碱和 5- 羟色胺），这可能是用于防御食草动物的机制。

## 临床特征

风团在接触后 3 ～ 5 分钟达到最大，而红斑、烧灼感和瘙痒持续 1 ～ 2 小时；麻刺感可持续 12 小时或更长。虽然组胺、乙酰胆碱和 5- 羟色胺可引起早期皮肤反应，但与持续性感觉异常无关。

**表 17.4　最常见的引起毒素介导荨麻疹的植物**

| 种 | 属 | 种 | 备注 |
|---|---|---|---|
| 荨麻科（Urticaceae） | 荨麻属 | 木榉榄，董棕，洋大戟草 | 荨麻属：全世界分布 |
| | 艾麻属 | 加拿大飞蓬 | “木材荨麻”，5 英尺高多年生草本植物：美国东北部 |
| | 火麻树属 | 毛麻树，*moroides*，*photinophylla* | 可能致命的螫刺树：东澳大利亚热带雨林 |
| 大戟科（Euphorbiaceae） | Acidoton 属 | 董棕 | 美洲热带地区 |
| | Cnidosculus | 刺激物 | 大戟荨麻：美国东南部 |
| | | 其他品种 | 美洲热带大戟荨麻 |
| 田基麻科（水叶科） | 维康草属 | *Caracasana*，董棕 | 大叶灌木类；美洲热带地区 |

相比于荨麻科火麻树属成员引发的反应，机体对刺荨麻的反应则较轻。荨麻科火麻树是多见于澳洲东部雨林中的树木，可长到 40 m 高，嫩的枝条上覆盖着坚硬的蛰毛。这些植物导致的严重荨麻疹可能持续数周，接触水或冰凉的物体将再次激发荨麻疹。严重、间断的刺痛可沿淋巴管方向扩散。文献中有接触火麻树属植物致人和动物死亡的记载。

## 病理学（见第 18 章）

接触大荨麻 5 分钟后，可见真皮水肿和毛细血管

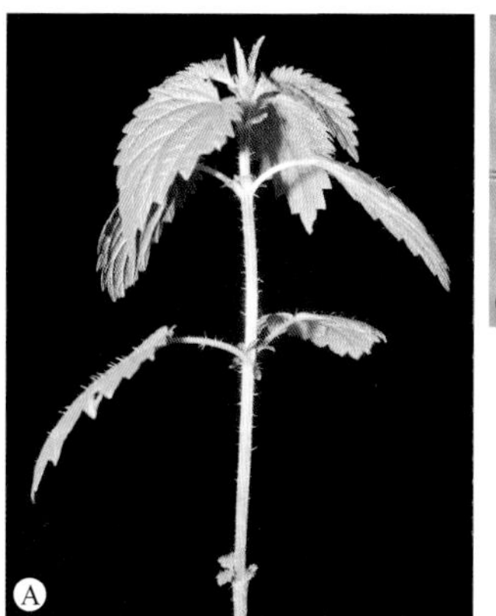

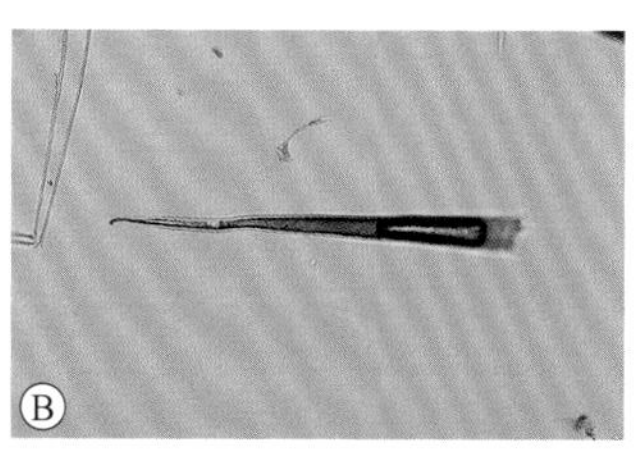

**图 17.2　荨麻（大荨麻，*Urtica dioica*）**。A. 注意茎和叶子表面的毛状体。B. 荨麻（大荨麻）上断裂的毛状体。致荨麻疹性化学物质处可见端球（B with permission from McGovern TW，Barkley TM. Botanical briefs：stinging nettle-Urtica dioica L. Cutis. 1998；62：63-4；© Quadrant Health Com Inc.）

扩张，可伴表皮轻度海绵水肿。12 小时后水肿消退，但血管扩张持续。一些患者可有中性粒细胞和淋巴细胞性海绵水肿。在 12 小时（而非 5 分钟）时可观察到真皮乳头中肥大细胞数量增多。

### 鉴别诊断（见第 18 章）

虽然对这类患者的诊断有一定困难，但对可疑变应原或含毒素植物的鉴定可采取几种方法中的一种[4]。对免疫性接触性皮炎最敏感的试验是点刺和封闭划痕试验。封闭划痕试验：在背部或前臂 5 mm 长的划痕上，敷上受试物，并使用 Finn 小室（一种斑试器）封闭 15 分钟。移去 Finn 小室，在一小时内每隔 15 分钟检查一次，读取后，可再放置小室 48 小时以检测迟发型超敏反应。

开放性应用试验对于毒素介导的荨麻疹的诊断最为可靠。取 0.1 ml 不同稀释浓度的样品涂于直径 3 cm×3 cm 皮肤区域。在 1 小时内每隔 10 ～ 15 分钟观察一次。最大的红斑和肿胀通常在接触后 30 ～ 40 分钟出现。

### 治疗

多数刺痛是良性、自限性的，不需要治疗。在下一节中会提到。胶水和纱布有助于去掉毛状体（详见下一部分）。普莫卡因局部外用或口服止痛药可部分缓解症状。

## 机械性刺激性皮炎

**要点**

- 刺（变态叶）和棘刺（变态枝）导致穿透性损伤和继发感染。
- 较小鱼钩样刺（钩毛）可嵌入皮肤。
- 仙人球会引起钩毛皮炎。

### 流行病学

机械性刺激性皮炎（mechanical irritant dermatitis）可发生于任何人。许多植物包括仙人掌可通过或大或小的突出物导致机械性损伤。一般来说，对皮肤的损伤程度与突出物的大小呈反比。可导致机械性刺激性皮炎的植物列于表 17.5。

### 发病机制

尽管仙人掌有大的刺，但较小的钩毛会引起更为严重的皮肤问题，钩毛是成丛、数以百计、短、带刺或钩形的毛，从称为“小窠”的针垫样结构上长出，

**表 17.5 已知能引起机械性刺激性反应的常见植物。**虽然很多植物都具有刺激性的附属器，上面仅列出了大家熟悉的种类

| 科 | 属种 | 备注 |
|---|---|---|
| 苋科 | 猪毛菜属 | 别名：风滚草、俄罗斯蓟刺尖锐的刺可穿透皮肤 |
| 五加科 | 常春藤属常春藤 | 寻常常春藤：叶上的星状毛随叶子衰老而分离 |
| 菊科 | 飞廉属和蓟属 | 蓟 |
| 菊科 | 莴苣属莴苣 | 多刺莴苣 |
| 紫草科 | 琉璃苣属琉璃苣 | 琉璃苣：叶子坚硬，茎样毛 |
| 仙人掌科 | 仙人掌属 | 多刺梨；“仙人掌皮炎” |
| 百合科 | 郁金香属 | 郁金香球囊的粗纤维是引起“郁金香指”的刺激性成分 |
| 桑科 | 无花果属 | 无花果：叶子和果实上粗糙的硬毛 |
|  | 桑属 | 桑莓：叶子和果实上粗糙的硬毛 |
| 紫茉莉科 | 叶子花属　叶子花种 | 茎上有尖刺，叶毛状体中的矛状晶体 |
| 禾本科 | 多种属 | 稻科植物类：细毛、多刺、叶子边缘尖锐 |
| 山龙眼科 | 银桦属 | 叶子末端尖刺：澳大利亚 |
| 蔷薇科 | 蔷薇属 | 荆棘可引起穿透性损伤、腱鞘炎和异物性肉芽肿 |
| 茜草科 | 拉拉藤属八仙草 | “牛筋草”：果实茎和叶上有钩状棘 |
| 玄参科 | 毛蕊花属毛蕊花 | “毛蕊花”或“法兰绒植物”：叶子上的绒毛作为面部发红剂 |
| 梧桐科 | 梧桐属 | “加州梧桐”有坚硬的星状毛 |

大的刺也可能是从那里长出。倒刺钩毛在刺入皮肤后会像鱼钩一样向外向后移动并产生明显的刺激和瘙痒感。例如，室内及花园中最常种植的金毛仙人掌（“圆点仙人掌”“兔耳仙人掌”），虽然外观不具威胁性，但在其垫上有由 100～200 根钩毛形成的“绒绒”簇（图 17.12）。

### 临床特征

仙人球（仙人掌属）引起的钩毛皮炎中有一型就是“仙人掌皮炎”。仙人球采摘者和不慎跌入用于防窃贼的植物篱笆内的人，可出现瘙痒性、丘疹性发疹（图 17.3B）。植物果实上有高密度的钩毛（图 17.3C），后者可以引起易与疥疮或纤维玻璃皮炎混淆的皮疹。只能在气候潮湿时采摘仙人球，有风时应停止采摘，因钩毛可通过空气传播。

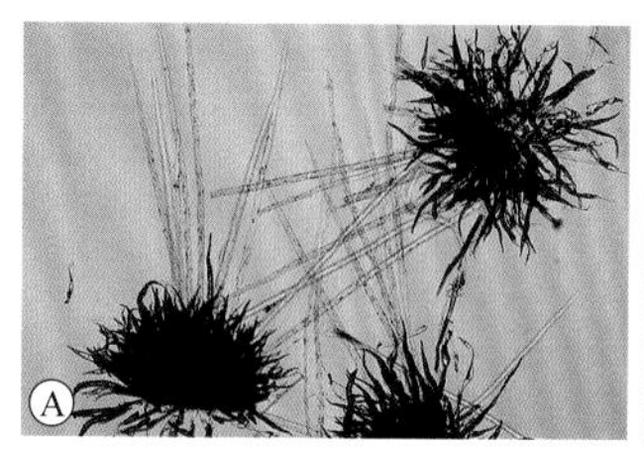

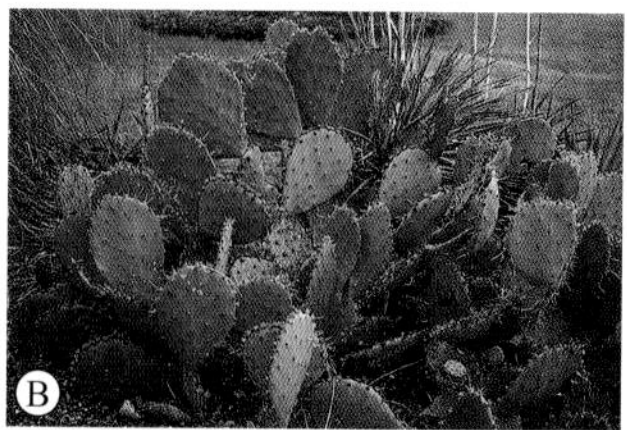

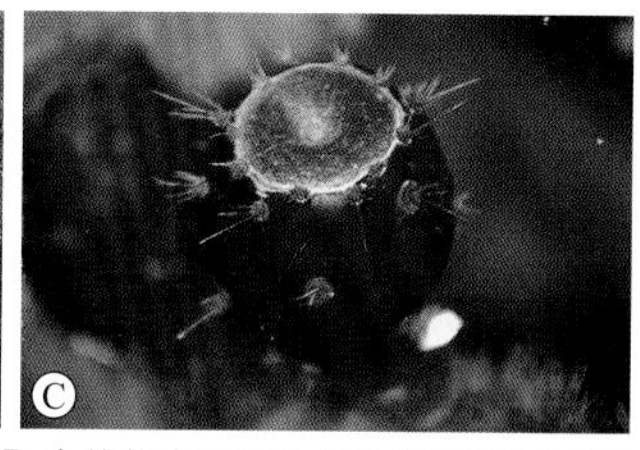


**图 17.3 仙人球（仙人掌属）和它们的钩毛**。A. 金毛仙人掌钩毛的显微镜下外观。B. 自然状态下的仙人球（刺梨仙人掌）。C. 仙人球（刺梨仙人掌）的果实，可见细小的刺和钩毛（Courtesy，Dirk Elston，MD.）

仙人掌属有约 200 个种，所有这些都原产于新大陆，从新英格兰和不列颠哥伦比亚，南至麦哲伦海峡。许多物种被引进到地中海流域、南非、南亚和澳大利亚。

破伤风杆菌和金黄色葡萄球菌可通过刺和荆棘受染，而禾本科植物、泥炭藓和玫瑰的荆棘能够传播申克孢子丝菌。非典型分枝杆菌，如堪萨斯分枝杆菌（黑莓）、海分枝杆菌（仙人掌刺）和溃疡分枝杆菌（尖的热带蔬菜）也因机械损伤而增加了感染的机会。

### 治疗

有一项在兔子中进行的对照研究提供了最有效的除去仙人掌钩毛的方法：先使用镊子拔除大簇钩毛，然后在患处敷上胶水和纱布，待胶水干后，揭去纱布。这种方法可除掉 95% 已刺入的钩毛。

## 化学性刺激性皮炎

**要点**

- 水仙花中的草酸钙是花匠和园艺师中植物相关刺激性皮炎的主要原因。
- 大戟属植物（包括猩猩木）的汁液中含有刺激性的佛波醇酯。
- 辣椒中的辣椒碱会影响皮肤神经，但不影响皮肤本身。

### 历史

几个世纪以来，源于植物的化学性刺激物已为我们所熟知。墨西哥印第安土著曾使用燃烧辣椒（茄科辣椒属）的烟雾作为抵御敌人的武器。曼努埃尔树（马疯木树，大戟科）的汁液被加勒比人用作涂抹于箭头上的毒药。

### 流行病学

世界范围内几种重要的含有化学性刺激物的植物列于表 17.6。

### 发病机制、临床特征和治疗（见第 15 章）

最普遍的化学性刺激物之一是草酸钙。花叶万年青（天南星科）是一种典型含草酸钙的植物，在许多家庭和公场合作为装饰用。一旦接触其湿润的表面，叶片会释放出水溶性的草酸钙，咀嚼其叶子会引起流涎、烧灼感、黏膜水肿和水疱，并可造成声嘶或失音（俗称“哑杖”）。治疗方法包括注射糖皮质激素、抗酸口腔清洗剂和止痛剂，抗组胺药无效。疼痛和水肿在 4 ～ 12 天后减轻。

草酸钙增强了其他化学物的刺激性，如菠萝中蛋白水解菠萝酶。菠萝工人的手部皮肤常发生裂隙、皲裂、指纹缺失和微出血。草酸钙介导的微擦伤使菠萝蛋白酶在真皮血管处发挥蛋白水解酶活性。丁腈胶手套有防护作用。

病情较轻的球茎皮炎更为常见[9]。不仅仅是水仙花的球茎，其花茎和叶的汁液中也含有草酸钙，后者能引起“水仙花瘙痒”，可能是花匠中最为常见的皮炎。在指尖、手和前臂出现干燥、脱屑、皲裂和红斑。一些其他植物（如郁金香和风信子）的球茎也常可引起皮炎，包括大蒜，它含有的变应原在高浓度时也为刺激物，导致二、三度烧伤以及类似银屑病甲表现的甲下角化过度和出血。

大戟（大戟科）的汁液具有刺激性，但他们的名称源于种子的催泻特性。牛奶状汁液含刺激性佛波醋、双萜和（或）瑞香烷酯，能够导致疼痛、水疱性皮炎，如果汁液接触眼睛甚至会暂时致盲。若暴风雨时，坐在加勒比海的毒番石榴树下，雨水冲刷汁液，接触皮肤会引起剧烈的皮肤烧灼、红斑、大疱，且常伴有眼周肿胀。在当地，这种树的果实被称作“死亡苹果”。猩猩木（*Euphorbia pulcherrina*）是我们最为熟悉的大戟科植物，其汁液的刺激性较弱。

金凤花（毛茛科）含糖苷毛茛苷，植物受损伤后可转化为原白头翁素。原白头翁素可引起严重、线状

| 表 17.6 最常见的引起化学刺激性皮炎的植物 | | | |
|---|---|---|---|
| 科 | 双名 | 通用名 | 刺激化学物（位置） |
| 龙舌兰科 | 龙舌兰属 | 龙舌兰 | 草酸钙、皂苷（植物全身上下的汁液） |
| 葱科 | 大蒜 | 大蒜 | 硫氰酸盐（球茎） |
| 石葱科 | 水仙属 | 水仙花 | 草酸钙（茎、叶、球茎） |
| 漆树科 | 槚如树属 | 腰果树 | 腰果壳油［果壳的中果皮（中层）（刺激性且会引起过敏）］ |
| 天南星科 | 银斑万年青 | 热带海芋 | 草酸钙（叶子和果实） |
| | 喜林芋属 | 喜林芋 | 草酸钙（叶子） |
| 芥属 | 黑芥 | 黑芥 | 硫氰酸盐（所有部分） |
| | 萝卜 | 萝卜 | |
| 凤梨科 | 凤梨 | 菠萝 | 菠萝蛋白酶（茎>果实）<br>草酸钙（所有部分） |
| 大戟科 | 变叶木属 | 花匠巴豆 | 佛波醇酯（茎、叶、果实中的汁液）<br>雨中站在毒番石榴树下会接触到高浓度的汁液，甚至引起失明 |
| | 猫眼草 | 多叶大戟 | |
| | 毒番石榴树 | 马疯木树 | |
| | 大戟属一品红 | 猩猩木 | |
| 百合科 | 风信子 | 风信子 | 草酸钙（球茎） |
| 蓼科 | 食用大黄 | 大黄 | 草酸钙（叶子） |
| 毛茛科 | 毛茛属 | 金凤花 | 原白头翁素（植物新鲜破损的部分） |
| | 耧斗菜属 | 北欧耧斗菜 | |
| | 驴蹄草属 | 湿地金盏花 | |
| 茄科 | 红辣椒 | 辣椒 | 椒辣素［果实的胎座（无皮炎，只有红斑、水肿、烧灼感）］ |

的水疱，类似于植物光线性皮炎早期，但消退后不会出现色素沉着。由于原白头翁素可迅速多聚化成为无刺激性的白头翁素，只有接触刚受损伤的植物才会引起反应。

“辣椒灼伤”常发生于那些为烤辣椒（*Capsicum annuum*）去皮的劳动者。活性物质为辣椒碱，接触皮肤可使神经去极化，引起血管扩张、平滑肌刺激、腺体分泌和感觉神经活化。由于只有神经受累，皮肤可表现为红斑但不伴水疱或大疱形成。症状可能迟发，并持续数小时至数天。针对辣椒灼伤最有效的家庭治疗是用肥皂和水洗手，然后立即浸泡于植物油中 1 小时，以除去脂溶性的辣椒碱。

“龙舌兰”（*Agave americana*）生长于温带、亚热带和热带气候，形成坚韧的剑状叶子的花结，常有多刺的边缘。在接触龙舌兰叶片 5 分钟内发生显著的瘙痒和刺痛感，这是由汁液来源的草酸钙结晶和皂苷引发，并可继发紫癜。曾有士兵故意使用破碎的龙舌兰叶片摩擦皮肤诱发严重的水疱脓疱样刺激性皮炎以请病假，这种皮炎常伴有系统症状[10]。

## 植物光线性皮炎

### 要点

- 非免疫性——任何人都可能发生。
- 需要 UVA 加局部或口服接触光敏剂。
- 呋喃并香豆素类（补骨脂素和当归根素）是最常见的致病原。
- 柠檬、芹菜和芸香是最常见的病因。
- 伞形科中潜在的光致敏植物可以通过伞状花的结构来鉴定。

植物光线性皮炎（phytophotodermatitis）意味着接触植物后导致的光毒性反应，包括红斑（有或无水疱）和迟发性色素沉着。光毒性指局部接触或口服光敏物质后，暴露于特定波长的紫外光后出现的炎症反应。这不是免疫性反应，不需预先致敏，任何人都可患病。

### 历史

早在公元前 2000 年，医生就建议白癜风患者采集尼罗河谷的白芷，将其汁液涂抹于皮肤后进行日光浴。公元前 1400 年，印度医生则使用补骨脂煮沸后的提取物治疗白癜风，"补骨脂素"即由此而来。甚至在当代印度，补骨脂种子仍是用来治疗白癜风的补骨脂素的主要来源之一。

1897 年，首次报道了胡萝卜科植物引起的皮炎，但并未注意到同时需要紫外光照射。40 年后 Klaber 使用"植物光线性皮炎"以强调这一反应需要植物和光线的联合作用。

## 流行病学

伞形科（原名伞状花科）和芸香科（柑橘科）植物是植物光线性皮炎最常见的诱因（表 17.7 和 17.8）。桑树科（桑科）和豌豆科（豆科）植物也含有呋喃并香豆素。

### 伞形科

伞形科植物具有明显的群落特征，使得它们很容易被辨识。无数小花聚集成一个单伞（从一个点发散出茎长大致相等的一簇花），许多小伞可形成"复合伞"（图 17.4A）。复合伞可能是伞状或球状的。花头基底被一片或多片叶状苞片所包围。

普通豚草（独活属）和巨型豚草（也称大豚草）（图 17.4B、C）在欧洲和北美呈侵袭性生长，也是该地区植物光线性皮炎最主要的原因。它们的果实中含补骨脂素的浓度最高，其次是种子和叶子中。豚草对人类最大的威胁发生在秋季，此时气候有利于种子生长。一例职业接触巨型豚草的严重病例在仲夏时节割草时发生了明显的植物光线性皮炎，出现下肢软组织坏死，并最终导致膝盖以下部分截肢。

表 17.7　引起光毒性反应的伞形科（过去叫伞状花科）的重要成员

| 学名 | 通用名 | 注释 |
|---|---|---|
| 白芷 | 假葡萄酒野草 | 具有历史价值和经济价值 |
| 圆叶当归 | 当归 | 糖制部分用于蛋糕以及风味本笃会酒 |
| 川羌活 | 野生当归 | |
| 峨参 | 牛欧芹，野生雪维菜 | "修剪器（Strimmer）皮炎 *" |
| 芹菜 | 旱芹 | 被真菌感染的植物含有更多的补骨脂素 |
| 无花果 | 无花果 | 用作助鞣剂时引起广泛的二度烧伤（土耳其） |
| 茴香 | 茴香 | |
| 锯齿状独活 | 棕榈 | 斯堪的纳维亚 |
| 羊毛状独活 | 牛欧洲防风草 | 北美 |
| 巨型豚草 | 俄罗斯大豚草、野生大黄、豚草树 | 大豚草引入并入侵英国、欧洲、加拿大、美国 |
| 独活属 | 普通豚草 | "修剪器皮炎" * 的主要原因 |
| 白松香 | 水疱灌木 | 南非 |
| 防风草 | 欧洲防风草 | 叶子、根、茎和果实中含呋喃并香豆素 |
| 嫩香芹菜属 | 欧芹 | |

* Strimmer ＝用于割杂草的园艺修剪工具

### 芸香科

芸香科包括热带（柑橘属）、亚热带和温带（芸香属）气候的植物，是第二常见（伞形科第一）的引起植物光线性皮炎的植物（见表 17.8）。许多芸香科植物为灌木或小树，有肉质果实。在美国，尤其是佛罗里达和西南沙漠中光毒性反应的一个主要原因是波斯柠檬（宽叶柑橘，*Citrus latifola*）的果皮，其 5-MOP（5-甲氧基补骨脂素）的含量大概是果实的 10 倍。酒吧调酒师因挤压柠檬调制鸡尾酒常在示指和中指发生小水疱。甚至甜橙，在接触其果皮后也能引起光毒性唇炎。

种植于花园的芸香（*Ruta graveolens*），是原产于地中海盆地地区的小灌木，吃起来和闻起来都非常苦，民间用于药物治疗及驱虫剂。它含有 5-MOP（5- 甲氧基补骨脂素；佛手内酯）、8-MOP（花椒毒素）和白芷素，可能是英国花园中最普遍的光毒性诱因。

表 17.8　芸香科的光毒性成员

| 学名 | 通用名 |
|---|---|
| 来檬 | 青柠檬 |
| 宽叶柑橘 | 波斯柠檬或无籽柠檬 |
| 黄皮酸橙 | 苦橙 |
| 香柠檬橘 | 香柠檬 |
| 甜橙 | 甜橙 |
| 甜柠檬 | 甜柠檬 |
| 柠檬 | 柠檬 |
| 葡萄柚 | 葡萄柚 |
| *Cneoridium dumosum* | 海滨芳香灌木，芸香浆果 |
| 白藓皮 | 火棘、白鲜 |
| *Pelea anisata* | Mokihana（夏威夷用作花环的浆果） |
| *Phebalium squamulosum* | 水疱灌木，澳大利亚西部常见 |
| 芸香 | 芸香 |

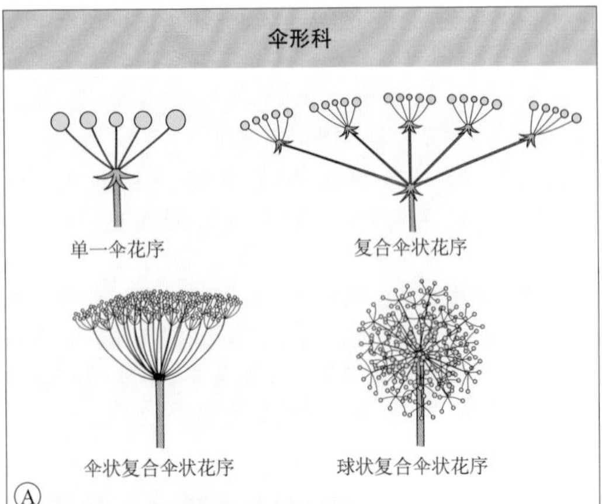


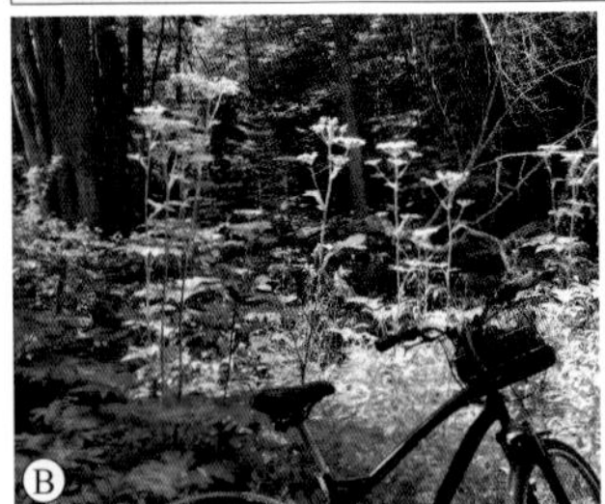

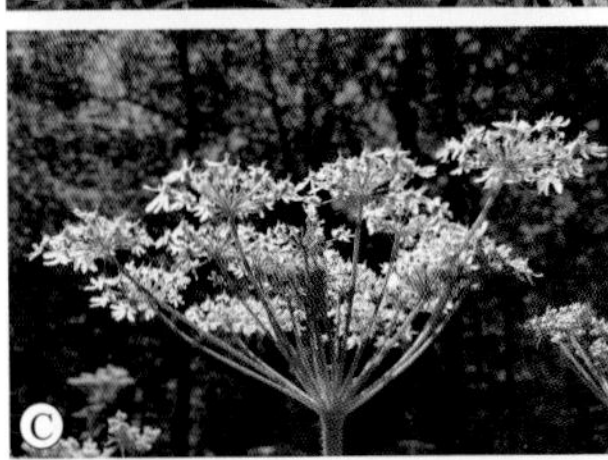

图 17.4 **伞形科**。A. 复合伞状花序可以是伞状或球状的。B. 巨型豚草的生长形态（美国密歇根州的马基纳克岛）。C. 大豚草复合伞状花序

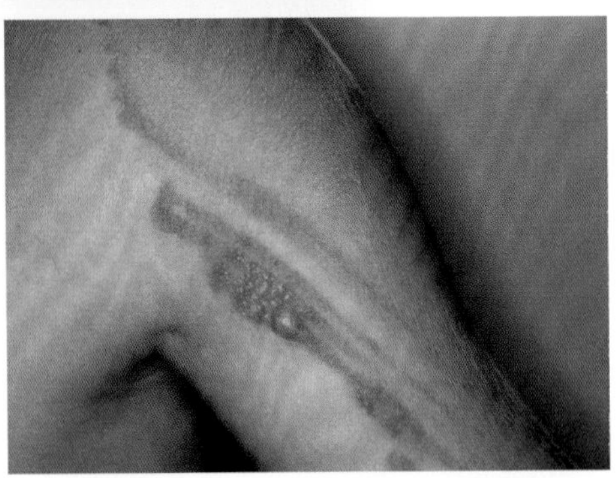

图 17.5 **植物光线性皮炎的大疱阶段**。引起烧灼感，但无瘙痒，且线性水疱为色素沉着所替代（Courtesy，Jean L Bolognia，MD.）

白藓皮，也称白藓或火棘，释放一种芳香油，能够在不伤害植物的情况下被短暂点燃。该植物在美国和加拿大是一种常见的庭院植物，也在中南欧、东西伯利亚和中国北方的野外生长。其果荚中含高浓度的 5-MOP 和 8-MOP。

### 桑科

桑科包括无花果树（*Ficus carica*），这一原产于中东的作物现已广泛培育于世界的热带和温带区域。补骨脂素主要存在叶子和枝条的汁液中，在成熟或不成熟的果实中一般没有[10a]。

### 其他科

23 例 HIV 感染者系统性接受潜在抗逆转录病毒药物金丝桃素治疗（提取于贯叶连翘）中，11 例出现严重的皮肤光毒性反应。吃野生菠菜也会反复引起皮肤光毒性反应，但光敏物质还不清楚。

## 发病机制

呋喃并香豆素包括线形（补骨脂素）和角形（白芷素）三环结构。最严重的反应发生于最初从佛手柑（芸香科）中分离的 5-MOP（佛手内酯）和最初从花椒（芸香科）中分离的 8-MOP（花椒毒素）。

当 UVA（在 320 ～ 340 nm 峰效应）存在时，皮肤内的补骨脂素与氧发生反应形成活性氧，诱导胞质空泡化、角质形成细胞膜破裂。UVA 照射 2 小时内，无 DNA 损伤的情况下便出现桥粒脱落和退化导致水疱形成[11]。

UVA 还可激活补骨脂素，与嘧啶形成共价单加成物并联间交联合物（详细内容请参阅第 134 章），可导致更多的角质形成细胞死亡（凋亡，“晒伤细胞”）和色素沉着。补骨脂素介导的色素沉着是通过增加黑素细胞的有丝分裂和树突化、黑素细胞增大、酪氨酸酶活性增强以及黑素小体大小和在表皮分布的改变而发生。

呋喃并香豆素是植物抗御真菌侵袭必需的成分。补骨脂素在新鲜芹菜（*Apium graveolens*）中每克湿重含量为 10 ～ 100 pg，在感染粉红腐烂病（核盘菌）后含量达到 320 μg/g。抗病芹菜的叶子和茎的汁液中含高水平的呋喃并香豆素。

## 临床特征

接触呋喃并香豆素 30 ～ 120 分钟后，皮肤对紫外线的敏感度最高。24 小时后出现形状各异的红斑、水肿和大疱，在 72 小时达到高峰（图 17.5）。这种自觉疼痛而非瘙痒性的反应在夏季中后期更为常见，这时补骨脂素在致病植物中浓度最高，并且皮肤对日光的直接暴露也更多。为避免误诊为毒常春藤皮炎，医生必须了解最初的红斑和大疱反应只发生在日光暴露区

域。色素沉着出现在 1 ～ 2 周后，并持续数月至数年（图 17.6）。有时低剂量的 UVA 和（或）补骨脂素引起色素沉着，之前并不出现水疱或红斑性皮疹（第 67 章）。患者受累区域在以后数年间可能都处于对紫外线的高敏感性状态。潮湿的皮肤、出汗和热可加重光毒性反应。

人们在很多情况下都会接触到呋喃并香豆素（表 17.9）。现代化动力工具如“除草机”和“草坪修剪器”会喷射出杂草碎屑，其中可能包括伞形科植物。“修剪器皮炎”在修剪后 12 ～ 24 小时后发生，表现为前胸和手臂上红色不规则的斑疹和丘疹，线形和角形的条纹，若穿短裤也会波及腿部。涉及的物种，尤其在欧洲，包括普通豚草（独活属）、巨型豚草和峨参。香料皮炎的特征是在喷洒含有 5-MOP 的古龙水之后，颈部、面部、上肢及躯干上可见下垂条纹状的色素沉着。

植物光线性皮炎曾被误认为是儿童受到的虐待（见第 90 章）。父母手上沾染了源自花园植物或柠檬中的呋喃并香豆素，随后又接触了他们的孩子，1 周左右时间，孩子在接触且曝光的部位可能出现指状色素沉着，但皮损中不会出现多种颜色，这有别于儿童受虐待后，在虐待后青肿恢复过程中会出现多种颜色。另外，酸橙引起的植物性皮炎可被误诊为变应性接触性皮炎、脓疱疮、蜂窝织炎和传（感）染性淋巴管炎。

芹菜收割者和装罐者是发生植物光线性皮炎的高危人群。每平方厘米皮肤只需 1 μg 8-MOP 的量就能在 2.4 J/cm$^2$ 的光线强度（在科罗拉多的夏季，只需小于 10 分钟的日光照射）即可产生水疱。在一项随机选取 320 名密歇根州芹菜工人的研究中，163 人（51%）在手指、手部和前臂出现不同程度的小疱和大疱性皮炎[12]。此项研究中，作者只有使用感染了粉红腐烂病（核盘菌）的芹菜才能引起植物光线性皮炎。不过摄入天然补骨脂后的光毒性是不常见的。

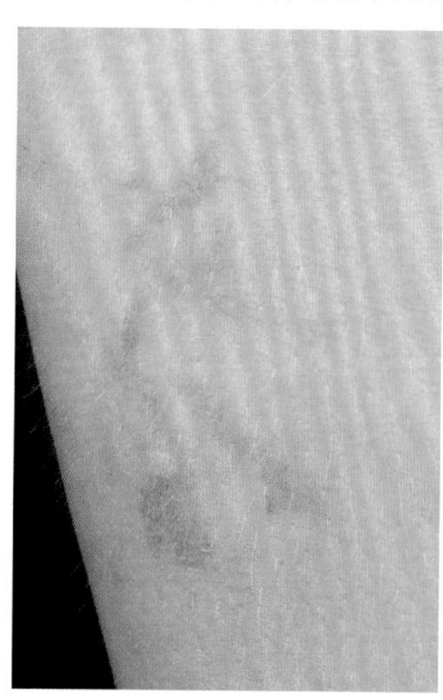

**图 17.6 植物光线性皮炎。**接触了含补骨脂素的植物后暴露于阳光下出现的条纹状色素沉着（Courtesy，Lorenzo Cerroni，MD.）

**表 17.9 引起植物光线性皮炎的风险活动**

| | |
|---|---|
| 化妆品 | 含有佛手柑油（饰物皮炎）或无花果叶煎汁的促晒黑剂或香水 |
| 水果和蔬菜加工 | 杂货店里的罐头芹菜或芹菜干<br>制作柠檬水或酸橙汽水，特别是在外面销售时<br>挤压柠檬汁用于玛格丽特鸡尾酒和其他饮料或鳄梨色拉酱<br>野葛汤治疗足部肿胀（中国） |
| 园艺 | 刷白鲜属植物（白鲜 / 火棘）（美国、欧洲、中国北方）或芸香属（英国）<br>人工栽培的芹菜、欧洲防风草或欧芹<br>用“除草机”（美国）或“草坪修剪器”（英国）清除杂草<br>采摘无花果<br>种植当归用于草药材（韩国）、装饰蛋糕（蜜饯）、酒里的补剂和调味剂（特别是美国本笃会酒） |
| 徒步旅行 | 穿过田地和河堤（独活属植物）（太平洋西北岸、欧洲）<br>在美国加州和下加利福尼亚徒步旅行［多蕊菊属翠菊，海滨芳香灌木（芸香科）］ |
| 摄食 | 在进行 UVA 晒黑前摄入大量的补骨脂素（特别是芹菜）<br>摄入 selemez（野生菠菜，藜科藜属）——广泛栽培的原产于欧洲、亚洲的植物<br>未知的化学致敏物 |
| 医药 | 在因 PUVA 服用或使用补骨脂素后过度暴露于紫外线辐射<br>使用芸香作为驱虫剂 |
| 游戏 | 用独活制作玩具枪<br>在芸香灌木或伞形科植物间玩耍<br>用含补骨脂的植物作为“武器”玩耍<br>戴 *Pelea anisata* 制成的花环（夏威夷） |

## 植物光变应性接触性皮炎

植物光变应性接触性皮（phytophotoallergic contact dermatitis）十分罕见。对一个三级医学中心的光斑贴试验结果进行了 20 年的回顾，发现 69 例患者中有 8 例出现阳性结果，其中只有 4 例患者的阳性反应被认为与临床相关[13]。

## 治疗

预防是对植物光线性皮炎最好的治疗。已知的含呋喃并香豆素植物不应种植在休闲区域附近，当使用除草机或草坪修剪器时，操作者应防护胸部及肢端等暴露部位。如果已经接触了可疑光毒性植物，立即用肥皂和水冲洗或许能防止反应的发生。

## 变应性接触性皮炎（见第 14 章）

漆树科和菊科植物是引起植物变应性接触性皮炎的最常见原因。

### 流行病学

#### 漆树科及其相关种属

**要点**

- 毒常春藤 / 毒橡树植物鉴定：
  - 含三片小叶的复叶。
  - 花和果实生长在叶腋位置。
  - 漆酚黑点常出现在叶子和果实上。
  - 普通毒常春藤通过带“毛”的气生根攀爬。
- 过敏原是漆酚油树脂中的长链儿茶酚和间苯二酚。

漆树科成员引起的变应性接触性皮炎（allergic contact dermatitis）比其他所有植物加起来的还多。多数致过敏性成员属于毒漆树属，意为“毒树”。

#### 毒漆树鉴定

毒漆树叶子属于复叶，含有三个或三个以上奇数个数的小叶[14]。花和果实生长在叶子和小枝之间夹角的叶腋位置（如图 17.7A、B 所示）。叶柄在支撑小枝的起源处膨大，落叶后会留下“U”型或者“V”型的痕迹。绿色果实成熟后变成米色。植物通过“毛茸茸”的气生根缠绕于树木（图 17.7C、D）。

毒漆树油性树脂含有漆酚和漆酶，后者将漆酚氧化成具有高延展性的不溶性的黑色塑料状聚合物，也就是树叶上常见黑点（图 17.7E）。“黑点试验”可以帮助鉴定毒性漆树科，但也增加了罹患严重皮炎的机会！在白纸折叠处用石头充分压碎植物，特别是叶茎部分。10 分钟内白纸上的漆酚就会变成深棕色，到 24 小时则变成黑色。

#### 致过敏的漆树科

如表 17.10 所列，在美国分别有两种毒常春藤、毒橡树和一种毒漆树很常见（图 17.8），其中一些包含多种亚种。毒橡树和毒常春藤是沿公路、小路和小溪流生长的杂草。它们每片叶子（复合叶）含有三片小叶（有时是五片）。毒漆树每片叶子含有 7 ～ 13 片小叶（见图 17.7A）。嫩叶的颜色通常是红色，成熟果实（核果）是褐色或者油色的、无毛（嫩果有毛）。典型的毒常春藤叶子有尖梢，呈卵圆形（中心下面最宽）。毒橡树叶子通常为圆形末梢，西部的毒橡树是卵圆形叶子，但是东部的毒橡树叶子形状多样，与白橡树的

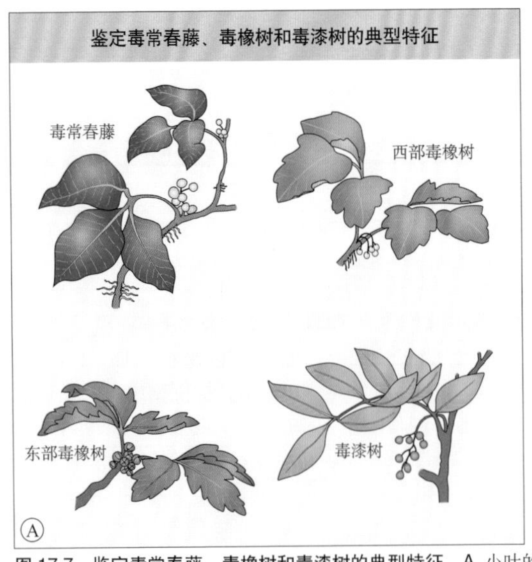


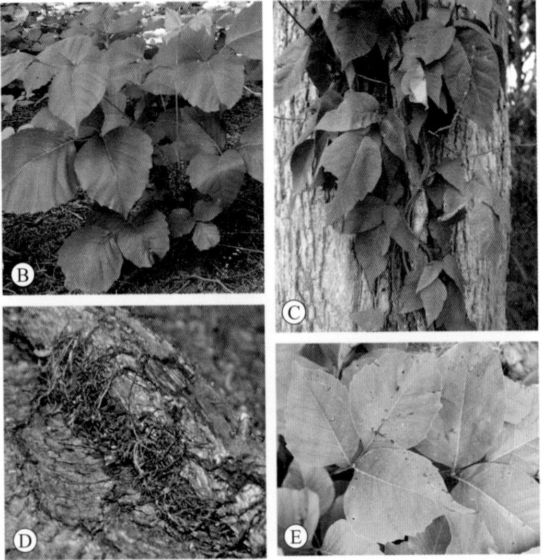


图 17.7 鉴定毒常春藤、毒橡树和毒漆树的典型特征。A. 小叶的形状和数目以及果实（核果）的外观。B. 灌木型毒常春藤的花从腋部生发，即叶子在茎部的附着点的下面。叶子有三个小叶。C，D. 毒常春藤藤蔓，在橡树上可见藤蔓锚定在树上的气根。藤根特写：通过细小的毛发似的气根锚定于树皮。E. 灌木型毒常春藤叶子上有黑点。叶子损伤（例如风、雨、动物或人的践踏）使漆酚到达表面，氧化变黑

表 17.10　最常致敏的漆树科植物及含有与漆酚交叉反应化学物的其他两科植物

| 双名 | 通用名 | 备注 |
|---|---|---|
| 毒漆藤 *Toxicodendron radicans* | 普通或者东部毒常春藤 | 美国东半部<br>用气生根攀爬树木<br>在墨西哥、日本和中国有一些亚种 |
| 毒常春藤 *Toxicodendron rybergii* | 北部或者西部毒常春藤 | 美国西半部（除了加州）和北部边境州，非攀缘灌木 |
| 果漆属 *Smodingium angutum* | 南非毒常春藤 | 南非 |
| 毒漆树 *Toxicodendrontoxicarium* | 东部毒橡树 | 美国东南部 |
| 毒漆树毒葛 *Toxicodendron diversilobum* | 西部毒橡树 | 美国太平洋海岸<br>通常是灌木但是可以攀缘 |
| 毒漆树清漆 *Toxicodendron vernix* | 美国毒漆树 | 美国东部，不是杂草，水中直立生长 |
| 腰果 *Anacardium occidentale* | 腰果树 | 热带美洲<br>在果壳中间的油里过敏原的浓度最高 |
| 芒果 | 芒果树 | 热带 |
| *Metopium toxiferum* | 毒木树 | 加勒比海湾 |
| 肉托果属 *Semecarpus anacardium* | 印度标记果树 | 东南亚、太平洋岛屿和澳大利亚<br>在印度用于标记衣物（男洗衣工标记皮炎），并局部用作治疗皮炎、去除文身的草药 |
| 毒漆树 *Toxicodendron vermiciflua* | 日本漆树 | 日本和中国<br>树脂——用于木制品涂漆 |
| 胶漆木 *Gluta renghas* | 红心树（Rengas tree） | 马来西亚木材来源 |
| 肖乳香属 *Schinus terebinthifolius* | 巴西胡椒树或者佛罗里达冬青 | 南美原产植物，但是现在在佛罗里达南部、夏威夷、中美和太平洋沿岸和岛屿泛滥严重 |
| **交叉反应者** | | |
| 二裂银杏（银杏科）*Ginkgo biloba* | 银杏树 | 全球温带气候生长——只有种子外衣引起过敏 |
| 银桦（山龙眼科）*Grevillea* spp. | 醉蝶花，珍珠木皮，夏威夷树，火树 | 广泛栽培的澳大利亚原产植物 |

叶子很相似。

事实上，植物的所有部分都可以导致皮炎，即使在冬天也会发生。冬季沿高速公路行驶时，在篱笆杆上的毒常春藤就像“水母头”！要特别留心通过气生根在树木或原木底部攀爬的任何藤木。在雪天，西部的毒漆树离地很近地生长，向上的尖齿样枝条可能是鉴定它唯一的线索。

腰果树生长在全世界的热带区域。果实的壳有两层，两层之间含有一种棕色油性的汁液。果壳和树皮里面的酚类浓度非常高，接触可以导致急性水疱反应。这种树除果实外的任何部位都能引起皮炎。

芒果是热带和亚热带美洲最普遍的水果，大约 35 个品种生长在东南亚。叶子、树皮、茎以及果皮含有致敏性的树脂酚。食用之前剥皮可以很好地预防变应性接触性皮炎。虽然已证实芒果的果浆有致敏性，但变应原似乎不同于间苯二酚。夏威夷土著一般很少对芒果反应，可能是由于自幼食用，从而产生了免疫耐受性。

佛罗里达冬青（*Schinus terebinthifolius*，巴西胡椒树属）可能是南佛罗里达最常见引起变应性接触性皮炎的原因。汁液和粉碎的浆果中含有很多种致敏性酚类。

尽管芒果、腰果和巴西胡椒树在拉丁美洲更为常见，但与美国相比，它引起的皮炎很少见。毒漆树科主要的变应原是儿茶酚胺类，但表中所列树木的主要变应原是间苯二酚；儿茶酚类比间苯二酚的变应原性要强。对儿茶酚的早期皮肤暴露可能会导致对其他漆树科产生交叉反应，但对间苯二酚的早期口服暴露可能会诱导耐受状态。

日本漆树（*Toxicodendron verniciflua*），高 15～20 m，产生自发黑化的厚而黏稠的汁液，用于木材上漆。漆

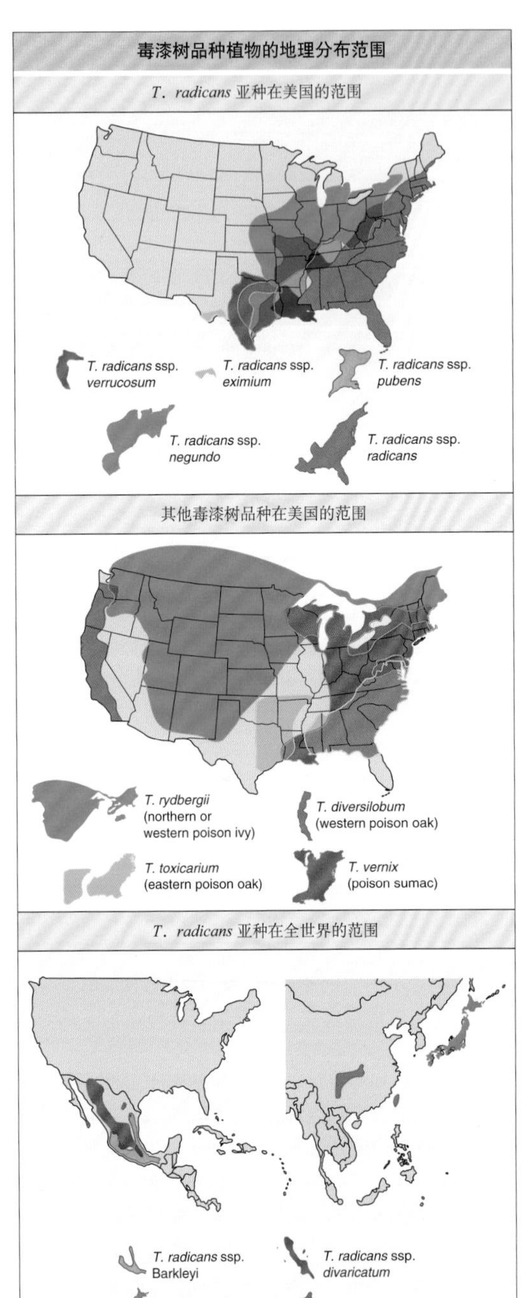


图 17.8 毒漆树品种植物的地理分布范围

中仍有多聚漆酚，它的变应原性能保留许多年。对毒常春藤过敏的患者常对日本漆树儿茶酚类过敏。在一项对 232 名漆树工匠的调查中，有 189 例（81%）产生漆树皮炎，但继续接触漆树，83% 的皮炎可消退（自然脱敏）[15]。

其他常见的含漆酚的漆树属植物包括：南非的 *Smodingium argutum*（非洲毒常春藤）、哥伦比亚的 *Toxindendron striatum*（曼萨尼尤树）和智利中部的 *Lithraea caustica*（Litre tree）。

### 其他科的交叉反应物

银杏树是银杏科唯一存活的植物，其种子内含有致敏性的白果酸。这种树体积大，漂亮而且抵抗空气污染，在北美和欧洲的郊外广泛生长。雌性树木的黄色种子分解产生丁酸，闻起来像腐臭的黄油。绝大多数变应性反应是由于接触了种子柔软种衣（果肉）而引起。有报道接触种仁、种壳和叶子也会引起皮炎，但这些部分很可能只是引起刺激反应。处理完整的种子（不含种子衣）（图 17.9）理论上不会对致敏者产生皮炎。独特的扇形树叶使得银杏树很容易辨认。

山龙眼科（Proteaceae）在澳大利亚常见有 250 个品种，含有丁癸树脂酚。由于不含有侧链双键，它比毒常春藤和毒橡树变应原的致敏性弱。夏威夷银桦树（*Grevillea banksii*）的花是夏威夷变应性接触性皮炎的重要原因。

## 紫莞目及相关科

**要点**

- 紫莞目（菊科）鉴定：
  - 花的顶端有带状的小花（例如蒲公英）。
  - 花的顶端有小的中心管状小花以及周围带状小花（例如雏菊、向日葵）。
  - 花朵下面有叶状苞片围绕。
- 变应原是倍半萜内酯（SQLs）。

### 紫莞目的鉴别

这个拥有最多种（多达 24 000 种）的植物科的成员由很多的小花簇拥形成花头（头状花序），被蒴苞（苞叶轮）包在叶腋窝内（图 17.10）。在其他成员中（例如向日葵），内部由短的管状小花形成“花盘”，周围环绕着长的带状“辐射”小花（图 17.10A）。在一些植

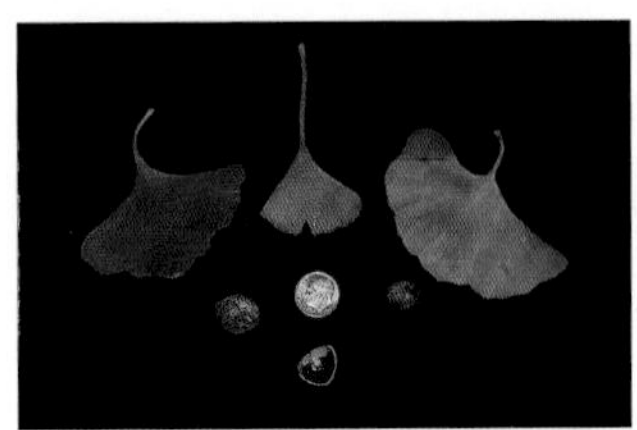

图 17.9 二裂银杏的叶子和种子。只有新鲜种子的皮含有变应原银杏酚酸，它常与漆酚发生交叉反应

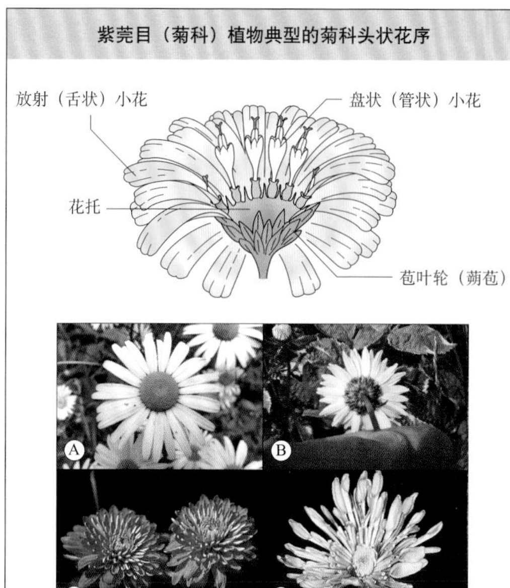


**图 17.10 紫菀目（菊科）植物典型的菊科头状花序**。雏菊（滨菊属），显示了一个复合的花头，花冠中部有许多细小的黄色管状花序，外边有白色小花（A）和头状花序下面的绿色叶状苞片（B），是紫菀目特征性的头状花序。C，纽扣菊（*X Dendranthemacvs*），显示所有放射状或带状小花。D，复合菊花（*X Dendranthemacvs*），显示中央管状小花和周围放射状小花

物（例如蒲公英），所有的小花都是类似的（图 17.10C）。

**致过敏的紫菀目**

雏菊家族有很多令人头疼的杂草、装饰草以及多年生草本和蔬菜（表 17.11）。

1956 年，银胶菊（"国会草"）——一种墨西哥东北部的当地植物，意外地随着美国小麦运到了印度，由于没有天敌，它生长迅猛。目前，它在印度遍布约二百万公顷，美洲、南非、马达加斯加、澳大利亚东部和太平洋岛屿也有大面积生长。与南美银胶菊不同，印度的银胶菊倍半萜烯内酯含量高很多，可能是全世界菊科所致皮炎最常见的病因。

**其他种属的交叉反应**

接触北美鹅掌楸和芒果树、太平洋西北部的地钱（耳叶苔属）以及地中海盆地原产的月桂树均可发生倍半萜烯内酯过敏反应。

## 发病机制

### 漆树科变应原

致敏性物质漆酚的名字来源于日本单词日本漆树（*T.verniciflua*）的汁液（kiurushi）。它含有儿茶酚类（1,2- 二羟基苯）和间苯二酚（1,3- 二羟基苯），很容易和皮肤结合[16]。

儿茶酚类和其烷基侧链无免疫原性，但是它们结合会产生强致敏性[17]。烷基侧链的免疫活性由范德华力产生。侧链越长刺激性和变应原性越强。儿茶酚环第 3 位增加抗原性，但第 6 位可引起耐受性。尽管所有对毒常春藤过敏的人，都会对具有两个双键的 C15 儿茶酚（甘油二油酸酯）产生过敏反应，但只有 35% 患者对有一个不饱和侧链的 C5 儿茶酚（十五基儿茶酚）有反应。因此，易合成的十五基儿茶酚不适宜作为漆树科斑贴试验的变应原。值得一提的是，甘油二酸酯是毒常春藤和毒橡树漆酚中的主要成分。

### 紫菀目变应原

主要致敏物是倍半萜烯内酯（SQLs），由倍半萜烯（$C_{15}H_{24}$）和内酯环（环状酯）组成，存在于叶、茎和花中。直接接触植物、护肤品和化妆品中的植物提取物，以及由空气传播的干燥的植物部分，包括花粉，可以将 SQLs 传播给人体。目前已知有超过 5000 种倍半萜烯内酯，其中约有 4000 种可能有致敏性。任何种属根据产地和天气的不同，其产生的倍半萜烯内酯组成不同。

传统 SQL 过敏的斑贴试验主要检测两类物质，一类是含有三种倍半萜烯内酯的 SQL 混合物，另一类是由五种菊科的非标准化提取物组成的"菊科混合物"。在 SQL 过敏的患者中前者的假阴性率是 65% ～ 70%，后者是 15% ～ 65%。这些混合物中存在的 SQL 很难代表 SQL 结构的多样性，新的 SQL-II 混合物（木香烃内酯、土木香内酯、苏格兰蒿素、山莴苣苦素、月桂、蓟苦素）则考虑了 SQLs 中结构的三维变异性[18]。如果这个新的混合物通过检验，就可以联合使用 SQL 混合物、市售菊粉混合物和小白菊内酯进行检测，这种组合可以检测出 96% 的 SQL 过敏者。理想情况下，怀疑对菊科的特定植物过敏的患者应该使用可疑植物中的部分结构进行测试。

## 临床特征

### 漆树科皮炎

**要点**

- 漆酚为水溶性的变应原，必须尽快洗去。
- 应治疗至少 2 周，不然容易出现反跳现象。
- 由于抗原浓度及角质层 / 表皮厚度不同，皮疹会扩散到"新的区域"。

| 表 17.11 温带气候中发现的超过 200 种致敏性菊科植物中的一部分 | | | |
|---|---|---|---|
| 分类 | 双名 | 通用名 | 备注 |
| 野生花卉和种子 | 蓍草属欧蓍草 | 西洋蓍草 | 引起变应性接触性草坪修剪器或修草机皮炎的病因 |
| | 豚草属 | 美国豚草 | 整个生长季节可引起变应性接触性皮炎；仅花粉季引起过敏性鼻炎 |
| | 山金车属 | 山金车花 | |
| | 寻常艾蒿 | 艾蒿 | 温带地区生长 |
| | 堆心菊属秋季种 | 堆心菊 | |
| | Iva 未知种 | 沼生木，沼生草 | |
| | 银胶菊属解热银胶菊 | 印度灾难国会草，野甘菊 | 可能是全球范围内菊科皮炎的主要致病因素；澳大利亚和丹麦"灌木皮炎"；银胶菊碱主要是倍半萜烯内酯 |
| | 艾菊属除虫菊 | 除虫菊 | |
| | 艾菊属菊蒿 | 艾菊 | |
| | 艾菊属银胶菊 | 小白菊 | 可能是筛查割草后气源性 SQL 变应性接触性皮炎的最佳单体植物 |
| | 蒲公英属欧蒲公英 | 蒲公英 | 割草后气源性接触性皮炎 |
| 观赏花卉 | 大丽花属 | 大丽花 | |
| | 菊属盆栽品系 | 菊花 | SQL 皮炎最常见病因；园艺师去除死花以便开更多花 |
| | 向日葵属向日葵 | 向日葵 | 经风传播的毛状体可导致气源性接触性皮炎 |
| | 黑心菊属 | 黑眼苏珊 | |
| 草药 * | 金盏花 | 金盏花 | |
| | 果香菊属洋柑橘 | 甜 / 罗马柑橘 | |
| | 旋复花属土木香 | 土木香 | |
| 蔬菜 | 菊苣属苦菊 | 苣草菜 | |
| | 菊苣属欧洲菊苣 | 菊苣 | |
| | 菜蓟属朝鲜蓟 | 朝鲜蓟 | |
| | 莴苣属莴苣 | 莴苣 | |

* 还有欧蓍草，山金车，向日葵，小白菊，艾菊，蒲公英等。
SQL（sesquiterpene lactone），倍半萜稀内酯

一般而言，需要将植物损伤后才能释放出漆酚，所以轻微碰触未损伤的叶子是无害的。但在晚秋，植物会自发释放漆酚（图 17.7E）。另外，漆酚可随污染的衣物、宠物、油漆的家具、锯屑及烟雾而扩散。

含有变应原的烟雾会导致严重的呼吸道炎症、严重的皮炎，甚至暂时失明。

与漆酚接触后，敏感的人常在两天内（4 ~ 96 小时）产生红斑、瘙痒性皮疹，1 ~ 14 天达到高峰[20-21]。但是皮炎也可能在初次接触 3 周或者再次接触后数小时内发生。一般在出现水疱和大疱（图 17.11A、B）前有条状红斑和水肿性丘疹。如果抗原量少，可能只有红斑和水肿（图 17.11C）。虽然这种条纹状和水疱性皮炎最常见原因是变应性接触性皮炎，但植物也可通过其他机制诱发这种皮损（例如化学刺激性皮炎或植物光线性皮炎的早期阶段）。以疱液作斑贴试验结果一般为阴性。认为疱液能造成皮疹播散的观点是错误的，其观念来源于不同部位接触抗原量及角质层厚度不同，因此出现临床反应的程度也有所不同。

严重毒常春藤皮炎 2 周后，可能出现多形红斑，但这个后遗症常被忽略[22]（表 17.12）。偶可发生肾炎或者类似麻疹、猩红热或荨麻疹的皮疹，这是由于免疫复合物的沉积所致。如果不治疗，毒常春藤皮炎可持续 2 ~ 3 周，反应越严重，消退所需的时间越长。深色皮肤者炎症后色素沉着可持续较长时间。

超过 70% 的美国人斑贴试验对毒常春藤变应原呈阳性，但只有 50% 的人对当地植物有反应。特应性个体中只有 15% 呈阳性反应，研究表明对毒常春藤过敏具有遗传性。对毒常春藤儿茶酚类反应主要的效应细胞是 $CD8^+$ T 细胞，故 $CD4^+$ T 细胞计数 < 200/μl 的漆酚过敏的艾滋病患者，仍对毒常春藤变应原产生阳性反应[23]。

在"黑点"毒常春藤皮炎，漆酚既是刺激物也是变应原；急性刺激性接触皮炎与急性变应性接触

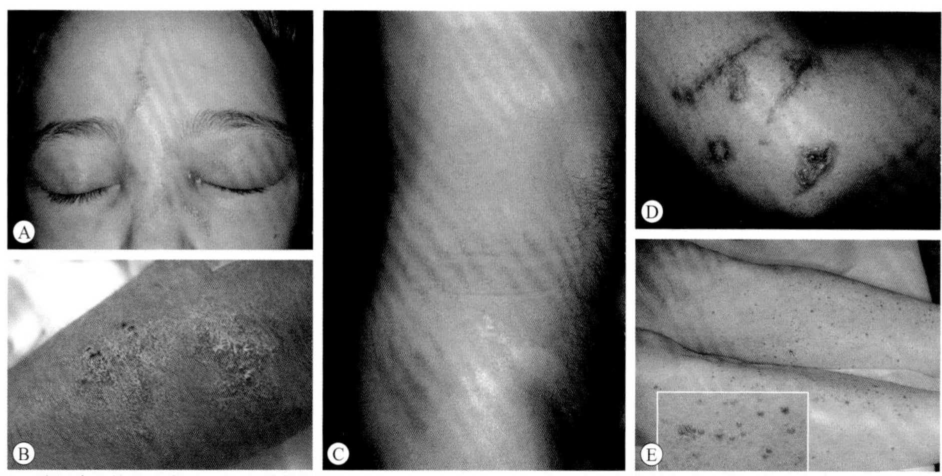

**图 17.11　漆树皮炎的临床表现。**A. 毒常春藤（*Toxincodendron radicans*）皮炎出现的急性条状水肿，伴有水疱、眼睑水肿、浆液结痂。B. 毒常春藤引起的皮炎：多量水疱和散布的血痂，皮损上有残留的炉甘石洗剂里的氧化锌。C. 搬运漆树科的毒漆树（*Metopium toxiferum*）圆木后出现泛发的红斑和水肿，伴有强烈瘙痒。D. "黑点"毒常春藤皮炎：注意在水肿性斑块的中央部分由植物树脂引起的黑色着色。E. 除草机皮炎的泛发性点状皮损（A、E，Courtesy，Louis A Fragola，Jr，MD；B，Courtesy，Julia Pettersen Neckman，MD；D，Courtesy Kalman Watsky，MD.）

**表 17.12　在严重变应性接触性皮炎后，可能发生多形性红斑的植物和植物产品**

| 通用名（双名） | 科 | 备注 |
|---|---|---|
| 毒常春藤，橡树，漆树（毒漆树属） | 漆树科 | 美国和加拿大 |
| 茶树油（澳洲茶树） | 桃金娘科 | 澳大利亚，出口产品 |
| 野白菊（解热银胶菊） | 紫菀目 | 印度 |

性皮炎重叠。氧化树脂在皮肤表面染成黑色斑（图 17.11D）。如果漆将衣服染黑，无法洗掉，将会保留致敏性。如果患者曾在毒常春藤杂草区逗留，常见分布于暴露部位的弥散性点状皮损（图 17.11E）。

## 紫菀目皮炎

### 要点

- 由倍半萜烯内酯引起。
- 对家庭园丁们来说，菊花是最常见的病因。
- 全世界范围来看，最常见的原因是银胶菊。
- 常以气源性接触形式出现症状。
- 患者常出现光敏感。

菊花可能是引起变应性接触性皮炎最常见的室内植物（图 17.12）。花和叶子比茎具有更强的致敏性。为了促进更好开花而去除枯花时更容易接触到枯花头。

菊科过敏也可见于有户外工作史的中年男性，典型的症状类似于气源性接触性皮炎（airborne contact dermatitis，ABCD）（见图 17.13）。倍半萜烯内酯虽然不易挥发，但它与空气中的毛状体和干燥的叶子结合在一起仍有足够的浓度导致 ABCD[25]。典型表现是身体的某一区域在数年内连续受累，皮疹在夏季植物生长期发作，冬季消退。之后所有的暴露区域出现慢性瘙痒及苔藓样变。皮损广泛累及眼睑、鼻唇沟、耳后沟和肘窝，这与光敏性皮炎的分布有所不同（见图 87.15）。

豚草（*Ambrosia aremisiifolia*）通常引起眼部和气道的速发性过敏反应，而引起变应性接触性皮炎则较为少见。Ⅰ型过敏反应由花粉中的高分子、水溶性过敏原引起。尽管花粉能很快渗透皮肤，但它不含有 SQLs，并未证实能导致接触性皮炎。豚草倍半萜烯内酯引起的皮肤反应包括气源性接触性皮炎（见上）和汗疱疹。

在印度，银胶菊引起的变应性接触性皮炎占所有因接触性皮炎就诊患者的 40%，大多表现为气源性接触性皮炎（46%），14% 的患者为红皮病，10% 的患者表现为慢性光化性皮炎[28]，其他的表现为这三种模式的混合。银胶菊过敏的患者有时点刺试验呈阳性，意味着Ⅰ型和Ⅳ型变态反应同时存在。菊科植物含的过敏原会引起系统性的过敏性皮炎，累及皮肤和黏膜[28a]。

## 光敏感与紫菀目过敏

倍半萜烯内酯既没有光毒性也没有光变应性，然而倍半萜烯内酯过敏患者对于 300 ～ 350 nm 波长的紫

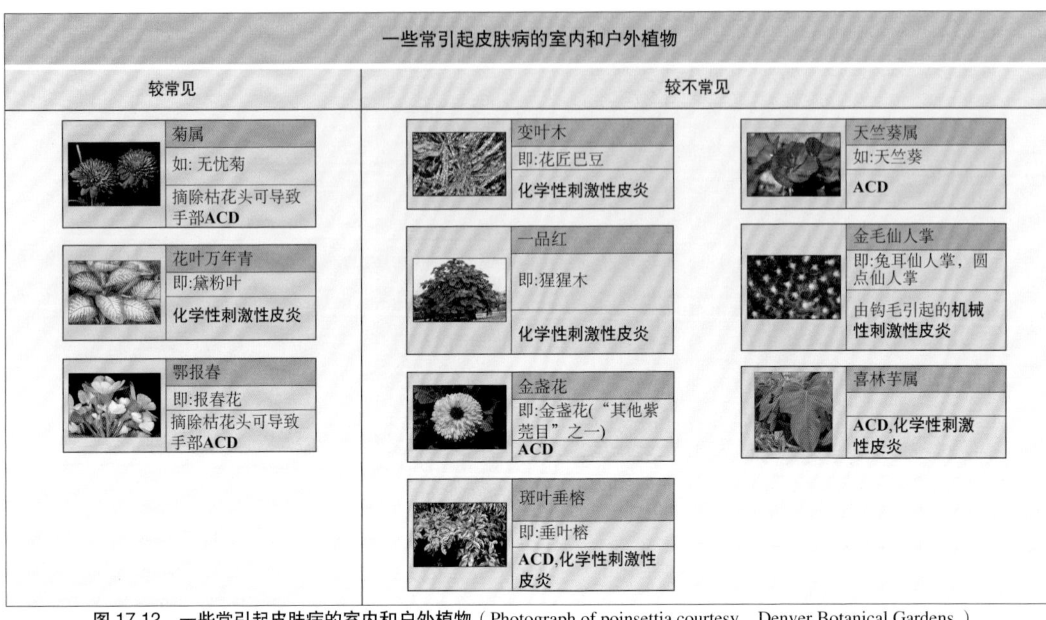
一些常引起皮肤病的室内和户外植物
较常见
较不常见
菊属
如: 无忧菊
摘除枯花头可导致手部ACD
花叶万年青
即:黛粉叶
化学性刺激性皮炎
鄂报春
即:报春花
摘除枯花头可导致手部ACD
变叶木
即:花匠巴豆
化学性刺激性皮炎
一品红
即:猩猩木
化学性刺激性皮炎
金盏花
即:金盏花("其他紫莞目"之一)
ACD
斑叶垂榕
即:垂叶榕
ACD,化学性刺激性皮炎
天竺葵属
如:天竺葵
ACD
金毛仙人掌
即:兔耳仙人掌，圆点仙人掌
由钩毛引起的机械性刺激性皮炎
喜林芋属
ACD,化学性刺激性皮炎

图 17.12　一些常引起皮肤病的室内和户外植物（Photograph of poinsettia courtesy，Denver Botanical Gardens.）

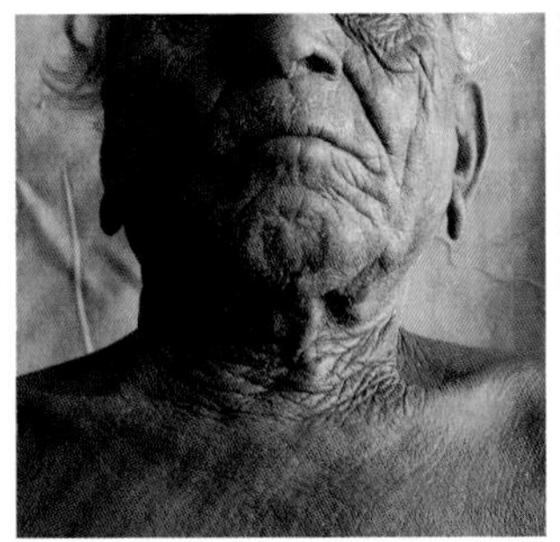

图 17.13　**气源性接触性皮炎**。这个来自印度古吉拉特邦的农民，对银胶菊中的倍半萜内酯过敏（Courtesy，Shyam Verma，MBBS，DVD，FRCP.）

外线最小红斑量和最小光毒性剂量异常低；而 85% 慢性光敏性皮肤病患者可能对紫莞目有反应[29]。目前认为由 SQLs 过敏诱发的慢性光化性皮炎（CAD）是由紫外线诱导产生的抗原所介导的皮肤自身免疫性光化性皮肤病（见第 87 章）。例如，UVA 照射下，在溶液中 SQL 异山茶内酯与 DNA 具有高度的反应性，而 CAD 的紫外线敏感光谱正好对应于 DNA 的紫外线吸收峰。在紫外线存在下，SQLs 和 DNA 之间的相互作用可能改变 DNA，使其具有抗原性，并触发 CAD 反应[30]。

虽然在一些紫莞目植物中发现具有光毒性的 α-三联噻吩和多种聚乙烯，但还没有证实它们和皮炎有相关性[30]。

## 治疗（漆树科和菊科皮炎）

一旦发现与毒常春藤或相关植物接触，就要用大量的水彻底清洗全身。如果在接触后 10 分钟清洗，只能除去 50% 漆酚，15 分钟后只能除去 25%，30 分钟后只有 10%，60 分钟后就无法除去。初步冲洗之后可以应用肥皂，但早期用肥皂或酒精可能会扩大树脂的渗透范围，因为对于漆酚来说，它们是比水更好的溶剂[32]。

对所有急性变应性接触性皮炎，不论其原因是什么，可以遵循以下基本措施：渗出性皮损最好应用微温浴，由湿到干浸泡，或者使用温和的洗剂（炉甘石）以干燥皮损。收敛剂例如 Burow 溶液（亚醋酸铝）用湿到干敷时可以很好地冷却并干燥皮损。应避免外用抗组胺药、含有苯唑卡因和抗生素的麻醉药，以防致敏[32]。

只有在发作的最早期，水疱和大疱还未出现时，外用超强效糖皮质激素才有效，但突然停药可导致炎症反跳。钙调磷酸酶抑制剂对治疗漆酚导致的皮炎无效。已证实一种新型的表面活性剂（Zanfel® 洗剂）可以明显缓解瘙痒和红斑。

系统应用糖皮质激素对于有适应证的皮损是非常有效的。最佳给药剂量是口服泼尼松 1 ~ 2 mg/（kg · d），2 ~ 3 周内逐渐减量[34]。6 天短期递减口服甲泼尼龙（如 Medol® Dosepak）的疗程太短，剂量太低，治疗结束后症状经常发生反跳。笔者通常使用肌注长效曲安奈德（1 mg/kg）与速效倍他米松（0.1 mg/kg）混合物。患者可以迅速缓解症状，副作用也比口服泼尼松少[34]。镇静性抗组胺药只能帮助患者入睡，但不能减轻瘙痒，因为组胺不是此类瘙痒的诱因。

漆树科和紫菀目过敏患者的脱敏研究已经宣告失败。多数口服脱敏剂的患者出现肛门瘙痒、泛发性瘙痒症和荨麻疹，患者的评价是“治疗比不治更糟”。这表明在皮肤被毒常春藤和毒橡树的强变应原致敏后，脱敏是十分困难的，但日本漆匠的病例表明这也不是不可能的（见上文）。在一项对银胶菊过敏人群的研究中，接受口服脱敏剂的患者中70%症状得到改善[28]。

Marks和他同事[35]发现对斑贴试验阳性个体应用5%季铵盐-18膨润土洗液（Ivy-Block®）后有助于预防毒常春藤皮炎的发生。患者应了解毒常春藤变应原会穿透橡胶手套，但是不能穿透加厚型乙烯手套。

除非早期（在常年不愈的皮炎发生之前）应用，局部外用强效糖皮质激素和口服泼尼松对于慢性光化性皮炎或其他泛发型紫菀目导致的皮炎无效。极低剂量的PUVA联合早期口服糖皮质激素、硫唑嘌呤或吗替麦考酚酯可能有效。

## 其他导致变应性接触性皮炎的植物科

### 葱科

葱属包含洋葱、大蒜和细香葱。大蒜是造成主妇和烹调者手指皮炎最常见的原因。典型情况下，皮疹出现在非优势手的拇指、示指和中指的指尖。指尖典型表现为双手不对称发生的角化过度、脱屑和皲裂。新鲜的大蒜是强刺激物，因此，不能用整蒜进行斑贴试验。最主要的刺激物和变应原一般认为是二烯丙基二硫化物。洋葱皮炎很少见。常用的一次性手套如聚乙烯、乳胶、聚乙烯和聚腈材料的手套，无法保护处理大蒜或洋葱的敏感个体。可重复使用的家用橡胶手套可以起到保护作用。

### 六出花科和百合科

“郁金香手指”是一种由郁金香球茎引起的变应性和刺激性复合的接触性皮炎。典型症状是指尖和甲周皮肤呈现红斑、脱屑性斑，尤其在优势手的第一和第二指。长期接触常表现为弥漫、干性的手部皮炎。随后可以发生甲沟炎，皮炎可扩散至面部、颈部、手臂以及肛门生殖器区域。郁金香苷A，一种糖苷，见于球茎的白色表皮中，酸性水解转化为过敏原郁金香素A。郁金香苷B，也常见于郁金香，但其水解产物郁金香素B的致敏性要弱得多。

自1963年秘鲁百合（Alstroemeria aurantiaca and A.ligtu）在荷兰大受欢迎后，已非常普遍地用于花艺布置。工人移走单独的花，在茎中穿线和（或）切掉叶子（图17.14A）。这些工人的指尖可产生红斑、皲裂、水疱、角化过度及表皮剥脱，在优势手更为严重（图17.14B）[37]。更常见的表现为非炎性的手指末端皲裂和角化过度。不幸的是，变应原可穿透乙烯（聚氯乙烯）手套[37]。尽管腈（合成橡胶）手套具有保护性，但很少有花匠会用它们。郁金香苷A和B可见于植物的各部分。花中比茎中的变应原多，叶子中含量最少。

### 桃金娘科

自20世纪90年代初从互生叶白千层（澳大利亚茶树）的叶子中蒸馏出茶树油以来，由茶树油引起变应性接触性皮炎的报道逐渐增多。至少有2/3的澳大利亚人接触过茶树油，其中2%～7%产生过敏反应。此种茶树油有广谱的抗菌、抗炎和抗组胺作用。已知至少有16种不同的组分是强致敏物。多数致敏物是茶树油在光线充足、环境温暖湿润条件下的降解产物。新鲜的茶树油致敏作用较弱[38]。

### 植物制品[38a, 38b]

数百种植物提取物因香味或者号称有促进愈合特性而添加到护肤品中。对使用植物提取物产品而可疑接触过敏的患者进行测试，发现50%～60%的患者存在至少一项相关的阳性反应。最常见的是茶树油，接下来是龙牙草和苔藓酸混合物（见于除臭剂）。以秘鲁香脂（妥鲁树属）、香料混合物、菊科混合物和倍半萜烯内酯混合物筛查植物变应原的效果差，因为它们只分别发现33%、30%、20%和7%的相关变应原阳性反应。重复应用开放试验，将可疑过敏性产品每天2次应用于肘窝，持续七天，将有助于诊断植物提取物引起的过敏反应。

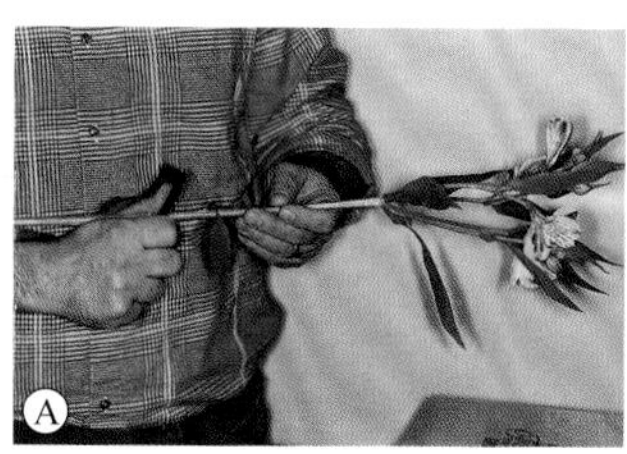

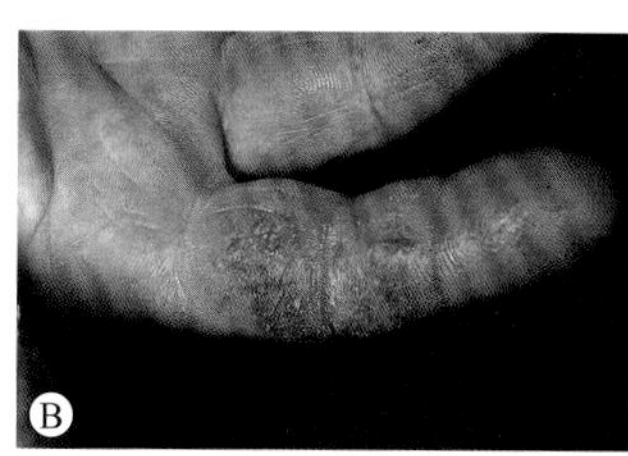

**图17.14 花匠发生的变应性接触性皮炎。** A.一名花匠的指间发生百合花导致的变应性接触性皮炎，他在剪叶子时接触过秘鲁百合。B.同一花匠的示指可见因接触秘鲁百合和郁金香内酯A导致的角化过度、苔藓样变的慢性皮炎（Photos with permission from the A merican Journal of Contact Dermatitis. 1999；10（3）：172-6.）

表 17.13 列出了世界上不同国家的皮肤病医生最常见到的几种植物性皮炎。

## 职业性植物性皮肤病

### 面包师

面包师和食品加工者的免疫性接触性荨麻疹发生率很高[39]。面粉、谷物和种子在引起此类荨麻疹的诱因排名中排在奶牛皮屑（cow dander）和橡胶之后[2]。奥玛珠单抗至少使一名因接触小麦而患上蛋白质性接触性皮炎的面包师停工后又得以继续工作[40]。

### 花匠和园艺师[41-43]

在花匠中，刺激性皮炎的发病率和重要性都要高于变应性接触性皮炎。花匠手部皮炎的时点患病率为 8%，年发病率约为 25% ～ 30%，而且近 50% 花匠一生中均可患病，尤其是花艺设计师。虽然多数患者手部皮炎症状轻微，呈周期性和自限性，但因为花匠的手经常是湿的，原发刺激反应长时间后可能引起致敏。

对于花匠，最主要的致敏物是倍半萜烯内酯、郁金香内酯 A 和樱草素。处理水仙花茎和球茎导致的水仙花瘙痒（草酸钙引起），很可能是花匠最常见的刺激性接触性皮炎。在系列研究中 250 名园艺师中有 10% 对紫莞目过敏[43]，而且 1/3 有荨麻疹。特应性家族史增加了患荨麻疹的可能性[43]。

### 食品加工者

食品加工者患免疫性接触性荨麻疹和蛋白质接触性皮炎的危险性增高（见上文）[44]。患有蛋白质接触性皮炎的食品加工者，超过 60% 需要更换工作。食品店中接触新鲜芹菜并同时进行皮肤美黑的员工，其植物光线性皮炎的患病率比未暴露的人高 40%。

### 户外工作者

需要大部分时间在室外工作的劳动者中，毒常春藤和毒橡树（毒漆树科）是职业性接触性皮炎的主要原因。在美国农业森林服务部门统计的误工工人中，10% 是由于毒漆树科所致。护林人员，特别是森林灭火时，是无法避免这些植物的。高达 25% 的消防员因严重“毒漆树皮炎”需要离开救火前线。

美国和加拿大太平洋西北部的林业工人可能会发生“伐木者湿疹”，这是由生长在树木和岩石上苔藓类植物经空气传播或雨水冲刷释放的 SQLs 引起的一种变应性接触性皮炎。皮炎在潮湿的冬季加重，皮炎的分布与光线性皮炎相似，侵犯上眼睑，但颏下区不受累。

## 错误地归因于植物的皮炎

既不是动物也不是植物的生物，属于下列领域之一：

- 无核原生生物界——单细胞原核生物（无核）；包括细菌和蓝绿藻（蓝藻）。

**表 17.13 全球范围—世界上不同国家的皮肤病医生最常见的植物性皮炎**

| 国家 | 植物 / 反应类型 | | |
|---|---|---|---|
| 澳大利亚 | 巨大鞘丝藻（海藻皮炎）/ICD | 地榆树 /TMU | 白千层属（茶树油）/ACD |
| 巴西 | 西红柿 /ACD | 芒果属 /ACD | 黄花刺参 /ACD |
| 加拿大 | 苔藓（“伐木工湿疹”）/ACD | 耳叶苔属（“伐木工湿疹”）/ACD | 毒漆树属（毒橡树）/ACD |
| 智利 | 石蕊地衣 /ACD | 芸香 /PPD | 荨麻属 /TMU |
| 中国 | 漆树 /ACD | 印度芒果 /ACD | 银杏叶 /ACD |
| 哥伦比亚 | 野漆树 /ACD | 白花菜属 /ACD | |
| 印度 | 解热银胶菊 /ACD | 茼蒿属 /ACD | |
| 意大利 | 无花果 /ICD，MID，PPD | | |
| 日本 | 漆树 /ACD | 报春花属报春花科 /ACD | |
| 黎巴嫩 | 茼蒿属 /ACD | | |
| 菲律宾 | 巨大鞘丝藻（海藻皮炎）/ICD | 腰果 /ACD | |
| 南非 | 短柄八角枫 /ACD | 白花菜属 /ACD | 菊花属 /ACD |
| 美国 | 毒漆树属（毒漆树 / 毒橡树）/ACD | 白花菜属 /ACD | 菊花属 /ACD |
| 乌兹别克斯坦 | 榕树 /ICD，MID，PPD | 西红柿叶（番茄）/ACD，TMU | 白屈菜（罂粟科）/ICD |

注：ACD，变应性接触性皮炎；ICD，刺激性接触性皮炎；TMU，毒素介导性荨麻疹；MID，机械性刺激性皮炎；PPD，植物光线性皮炎

- 真菌——多核的异养（吸收食物）真核生物（有真核）；无纤毛或鞭毛。
- 真核原生生物界——单核的真核原生动物和藻类。

对这些生物的过敏反应可能会被错误地归因于植物。

## 苔藓引起的皮炎[45]

苔藓是由真菌和光合伴侣组成的复合有机体，通常是绿色或蓝绿色的藻类。在太平洋西北岸，生长在树木、岩石或土壤上的苔藓，其真菌组分通过直接接触或雨水将松萝酸、地衣那酸和去甲环萝酸播散到林务员或其他路人身上。这导致在“假的”曝光区域发生变应性接触性皮炎。苔藓的这三种酸存在于橡树苔净油的香料成分中，也可引起光变应性接触性皮炎。橡树苔净油是香料混合物 I 的八种成分之一。

### 小球藻光敏性皮炎

食用小球藻，一种种植于中国台湾和日本的营养补充剂，可引起光敏性皮炎。小球藻是一种单细胞绿藻，可产生脱镁叶绿酸 A，这是一种叶绿素的光敏分解产物，已用于光动力疗法。

## 海藻皮炎[46]

虽然有超过 3000 种海藻，单细胞蓝绿色的巨大鞘丝藻（*Lyngbya majuscula*）是引起化学刺激性接触性皮炎（海兔毒素和脱溴海兔毒素）的主要原因。巨大鞘丝藻通常长成长达 30 厘米的黑绿色到橄榄绿色的纤细线状，看起来像乱蓬蓬的头发或毛毡，可能会缠绕在泳衣或湿衣服下。在皮肤接触数分钟内，外生殖器和臀部会出现红斑、瘙痒和水肿，也可见脓疱，数天后出现脱屑。

海藻皮炎主要是由于污染和过度捕捞导致藻类大量繁殖而出现的问题。在世界各地的温带和热带海洋中，在潮间带可看到鞘丝藻属的藻类分布深达 30 米。

## 沾染物引起的假植物性皮炎

在预防园艺或农业损失中使用的杀虫剂和其他化学品可能诱发过敏和刺激性反应。在码头工人、农民和谷物包装及保管工人中，沾染于谷物的节肢动物如干草螨（蒲螨属）会引起的瘙痒性风团（见第 85 章）。文身用指甲花中加入的对苯二胺可诱发变应性接触性皮炎。也有文献报道了接触含镍水平正常的植物，如三角大戟（大戟科）及淡水植物马蹄莲（伞形科）诱发的变应性接触性皮炎。

（郝雅楠译　李　颖校　孙　青　窦　侠审）

# 参考文献


1. McGovern TW. The language of plants. Am J Contact Dermat 1999;10:45–7.
2. Mitchell JC. Patch testing to plants. Clin Dermatol 1986;4:77–82.
3. Simpson EL, Law SV, Storrs FJ. Prevalence of botanical extract allergy in patients with contact dermatitis. Dermatitis 2004;15:67–72.
4. Lahti A. Contact urticaria to plants. Clin Dermatol 1986;4:127–36.
5. Kondo Y, Urisu A. Oral allergy syndrome. Allergol Int 2009;58:1–7.
6. Janssens V, Morren M, Dooms-Goossens A, Degreef H. Protein contact dermatitis: myth or reality? Br J Dermatol 1995;132:1–6.
7. Anderson BE, Miller CJ, Adams DR. Stinging nettle dermatitis. Am J Contact Dermat 2003;4:44–6.
8. Lindsey D, Lindsey WE. Cactus spine injuries. Am J Emerg Med 1988;6:362–9.
9. Bruynzeel DP. Bulb dermatitis: dermatological problems in the flower bulb industries. Contact Dermatitis 1997;37:70–7.
10. Brenner S, Landau M, Goldberg I. Contact dermatitis with systemic symptoms from *Agave americana*. Dermatology 1998;196:408–11.
10a. Son JH, Jin H, You HS, et al. Five cases of phytophotodermatitis caused by fig leaves and relevant literature review. Ann Dermatol 2017;29:86–90.
11. De Almeida HL Jr, Sotto MN, de Castro LAS, Rocha NM. Transmission electron microscopy of the preclinical phase of experimental phytophotodermatitis. Clinics (Sao Paulo) 2008;63:371–4.
12. Birmingham DJ, Key MM, Tublich GE. Phototoxic bullae among celery harvesters. Arch Dermatol 1961;83:73–87.
13. Victor FC, Cohen DE, Soter NA. A 20-year analysis of previous and emerging allergens that elicit photo allergic contact dermatitis. J Am Acad Dermatol 2010;62:605–10.
14. Guin JD, Beaman JH. Toxicodendrons of the United States. Clin Dermatol 1986;4:137–48.
15. Kawai K, Nakagawa M, Kawaki K, et al. Hyposensitization to urushiol among Japanese lacquer craftsmen: results of patch tests on students learning the art of lacquerware. Contact Dermatitis 1991;25:290–5.
16. Mitchell J. The poisonous Anacardiaceae of the world. Adv Econ Botany 1990;8:103–29.
17. Kalish RS. Poison ivy dermatitis: pathogenesis of allergic contact dermatitis to urushiol. In: Progress in Dermatology, vol. 29. Evanston, IL: Dermatology Foundation; 1995. p. 1–12.
18. Jacob M, Brinkmann J, Schmidt TJ. Sesquiterpene lactone mix as a diagnostic tool for Asteraceae allergic contact dermatitis: chemical explanation for its poor performance and Sesquiterpene lactone mix II as a proposed improvement. Contact Dermatitis 2012;66:233–40.
19. Paulsen E, Andersen KE. Sensitization patterns in Compositae-allergic patients with current or past atopic dermatitis. Contact Dermatitis 2013;68:277–85.
20. Fisher AA. Poison ivy/oak/sumac. Part II: specific features. Cutis 1996;58:22–4.
21. Williams JV, Light J, Marks JG Jr. Individual variations in allergic contact dermatitis from urushiol. Arch Dermatol 1999;135:1002–3.
22. Werchniak AE, Schwarzenberger K. Poison ivy: an underreported cause of erythema multiforme. J Am Acad Dermatol 2004;51(5 Suppl.):S159–60.
23. Smith KJ, Skelton HG, Nelson A, et al. Preservation of allergic contact dermatitis to poison ivy (urushiol) in late HIV disease. The implications and relevance to immunotherapy with contact allergens. Dermatology 1997;195:145–9.
24. Kurlan JG, Lucky AW. Black spot poison ivy: a report of 5 cases and a review of the literature. J Am Acad Dermatol 2001;45:246–9.
25. Paulsen E, Christensen LP, Andersen KE. Compositae dermatitis from airborne parthenolide. Br J Dermatol 2007;156:510–15.
26. Jacobi U, Engel K, Patzelt A, et al. Penetration of pollen proteins into the skin. Skin Pharmacol Physiol 2007;20:297–304.
27. Moller H, Spiren A, Svensson A, et al. Contact allergy to the Asteraceae plant *Ambrosia artemisiifolia* L. (ragweed) in sesquiterpene lactone-sensitive patients in southern Sweden. Contact Dermatitis 2002;47:157–60.
28. Handa S, De D, Mahajan R. Airborne contact dermatitis - current perspectives in etiopathogenesis and management. Indian J Dermatol 2011;56:700–6.
28a. Paulsen E. Systemic allergic dermatitis caused by sesquiterpene lactones. Contact Dermatitis 2017;76:1–10.
29. Frain-Bell W. Photosensitivity and Compositae dermatitis. Clin Dermatol 1986;4:122–6.
30. Menage HD, Hawk JLM, White IR. Sesquiterpene lactone mix contact sensitivity and its relationship to chronic actinic dermatitis: a follow-up study. Contact Dermatitis 1998;39:119–22.
31. Fisher AA. Poison ivy/oak dermatitis. Part I: prevention – soap and water, topical barriers, hyposensitization. Cutis 1996;57:384–6.
32. Williford PM, Sheretz EF. Poison ivy dermatitis: nuances in treatment. Arch Fam Med 1994;3:184–8.
33. Davila A, Lucas J, Laurora M, et al. A new topical agent, Zanfel, ameliorates urushiol-induced *Toxicodendron* allergic contact dermatitis. Ann Emerg Med 2003;42(4 Suppl. 1):601.
34. Prok L, McGovern TW Poison ivy (Toxicodendron) dermatitis. <UpToDate.com>. Last updated Jan 22, 2014.

35. Marks JG Jr, Fowler JF Jr, Sheretz EF, Rietschel RL. Prevention of poison ivy and poison oak allergic contact dermatitis by quaternium-18 bentonite. J Am Acad Dermatol 1995;33:212–16.
36. Burke DA, Corey G, Storrs FJ. Psoralen plus UVA protocol for Compositae photosensitivity. Am J Contact Dermat 1997;7:171–6.
37. McGovern TW. *Alstroemeria* L (Peruvian lily). Am J Contact Dermat 1999;10:172–6.
38. Hausen BM. Evaluation of the main contact allergens in oxidized tea tree oil. Dermatitis 2004;15:213–14.
38a. Mortimer S, Reeder M. Botanicals in dermatology: essential oils, botanical allergens, and current regulatory practices. Dermatitis 2016;27:317–24.
38b. Jack AR, Norris PL, Storrs FJ. Allergic contact dermatitis to plant extracts in cosmetics. Semin Cutan Med Surg 2013;32:140–6.
39. Ismail M, Maibach HI. The clinical significance of immunological contact urticaria to processed grains. Indian J Dermatol Venereol Leprol 2012;78:591–4.
40. Gimeno PM, Iglesias AM, Vega ML, et al. Occupational wheat contact dermatitis and treatment with omalizumab. J Investig Allergol Clin Immunol 2013;23:287–8.
41. Santucci B, Picardo M. Occupational contact dermatitis to plants. Clin Dermatol 1992;10:157–65.
42. Paulsen E. Occupational dermatitis in Danish gardeners and greenhouse workers (II). Etiological factors. Contact Dermatitis 1998;38:14–19.
43. Paulsen E, Sogaard J, Andersen KE. Occupational dermatitis in Danish gardeners and greenhouse workers (III). Compositae-related symptoms. Contact Dermatitis 1998;38:140–6.
44. Vester L, Thyssen JP, Menne T, Johansen JD. Consequences of occupational food-related hand dermatoses with a focus on protein contact dermatitis. Contact Dermatitis 2012;67:328–33.
45. Aalto-Korte K, Lauerma A, Alanko K. Occupational allergic contact dermatitis from lichens in present-day Finland. Contact Dermatitis 2005;52:36–8.
46. Werner KA, Marquart L, Norton SA. Lyngbya dermatitis (toxic seaweed dermatitis). Int J Dermatol 2012;51:59–62.

# 第 18 章　荨麻疹和血管性水肿

Clive E. H. Grattan，Sarbjit S. Saini

**同义名：** ■ 风团（wheals）—风团块（hives）荨麻样疹（nettle rash）■ 血管性水肿（angioedema）—Quincke 水肿（Quincke edema），血管神经性水肿（angioneurotic edema）

## 要点

- 荨麻疹表现为皮肤或黏膜的短暂水肿，是由于血浆渗漏所致。表浅的真皮肿胀形成风团，深部的皮肤或黏膜肿胀则被称为血管性水肿。风团为瘙痒性的皮疹，中央呈粉红色或苍白色，然而血管性水肿通常有疼痛，边界不清且没有颜色的改变。
- 荨麻疹有几个公认的临床类型，且病因各不相同，包括过敏、自身免疫、药物、饮食类变应原和感染。许多自发性荨麻疹病例甚至在经过全面检查后仍然无法确认（特异性）。不伴发风团的复发性血管性水肿要考虑 C1 酯酶抑制物缺陷这一病因。
- 诊断主要依据病史和临床检查。确定病因或诱发因素以及排查其他性质的疾病可能需要进行进一步血液检测、物理性和饮食激发试验、皮肤测试以及皮肤活检等。
- 荨麻疹是一种常见的疾病，可以引起显著的精神压力并持续多年，适当的治疗通常可以缓解症状。

## 引言

荨麻疹（urticaria）是患者至初级保健医师、急诊、皮肤科以及过敏反应专科医师处就诊的常见疾病，本病以症状起伏迅速为特征。大多数患者的单个风团（wheals）通常持续时间不超过 24 小时，但是整个疾病发作过程通常要持续很长时间。几乎所有类型的荨麻疹中，风团都可以伴发血管性水肿（angioedema），单独发生的血管性水肿（无风团）有特殊的意义，因为其中的一些患者可能存在 C1 酯酶抑制物缺陷。后者是由缓激肽参与发病，而不是肥大细胞介质释放所引起的疾病。C1 酯酶抑制物缺陷是一种少见疾病，通常是遗传性的，由于本病未予治疗可能致命，因此所有发生孤立的血管性水肿的患者都必须考虑到本病。对于慢性荨麻疹患者，排除荨麻疹性血管炎也是非常重要的。荨麻疹性血管炎是一种系统性疾病，被定义为小血管的损害，而不是短暂的血管扩张或者血管通透性增加（参见第 24 章）。荨麻疹有时会有风团或血管性水肿同时存在，如果不证实持续时间超过 24 小时（对标记的皮损进行连续观察）、不进行皮肤活检，就无法将其与其他类型的荨麻疹区分开来。荨麻疹很少发展成为过敏性休克，但是常常是过敏性休克的一个表现。治疗荨麻疹可以采用适当的药物治疗，更重要的是要对本病的病因、触发因素及恶化因素进行全面了解。

### 定义

荨麻疹通常为一描述性的术语，指皮肤反复发生的风团伴有血管性水肿，后者还被视作一个体征。然而，越来越多的观点更倾向于接受“荨麻疹”这一术语用于定义一种可呈急性或慢性病程的疾病。因此，荨麻疹可表现为风团、血管性水肿，或两者共存。

风团是瘙痒性、粉红色或苍白的浅表真皮肿胀，其周围有红晕（图 18.1）。皮损直径可为几毫米或更大，如手掌大小，数个或多个。风团的特点是常常在 24 小时内单个皮损快速地出现、消退。

血管性水肿的肿胀发生于真皮的深层和皮下组织或黏膜下组织。肿胀也可能累及口咽，遗传性血管性水肿偶见累及肠道。受累的部位颜色正常或呈淡粉色，自觉疼痛而非瘙痒，面积比风团大，边界比风团模糊，而且通常持续 2 ～ 3 天（图 18.2）。

## 流行病学

根据年龄范围和抽样方法的不同，估计一般人群中荨麻疹的终生患病率为 8% ～ 22%[1]，慢性荨麻疹的终生患病率为 2% ～ 3%，时点患病率 0.1% ～ 0.9%。特定亚型的慢性荨麻疹的患病率更低，如诱导性荨麻疹。荨麻疹是一种全球范围内的疾病而且可发生于任何年龄。发病率的峰值由病因决定。不同国家由于不同病因导致的病例比率差异可能与环境暴露的频率有关，比如感染和变应原，但是进行这一评估却并不可行。由于通常难以证实因果关系，所以可能将荨麻疹的原因错误地归咎于某种既有因素。总体上荨麻疹好

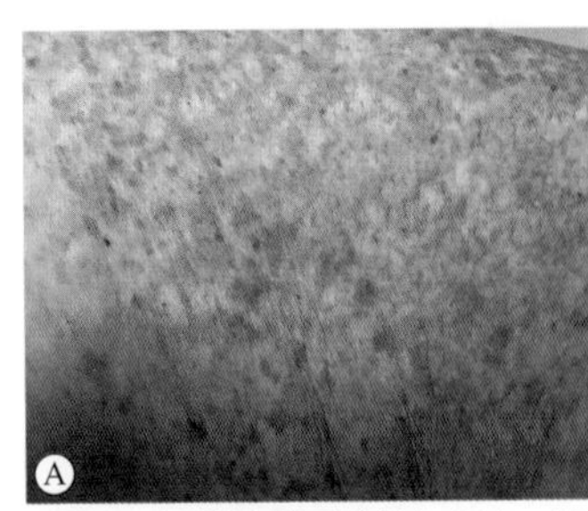
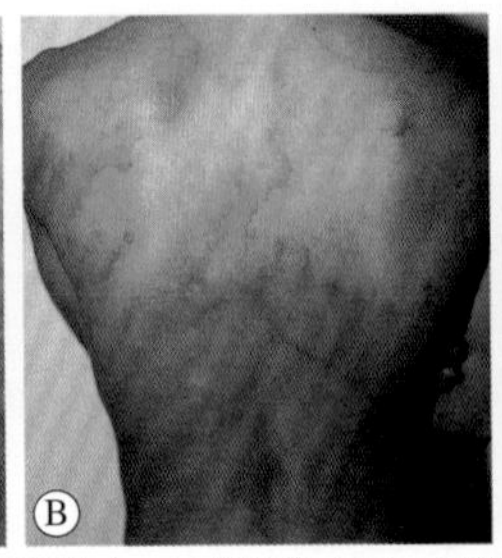
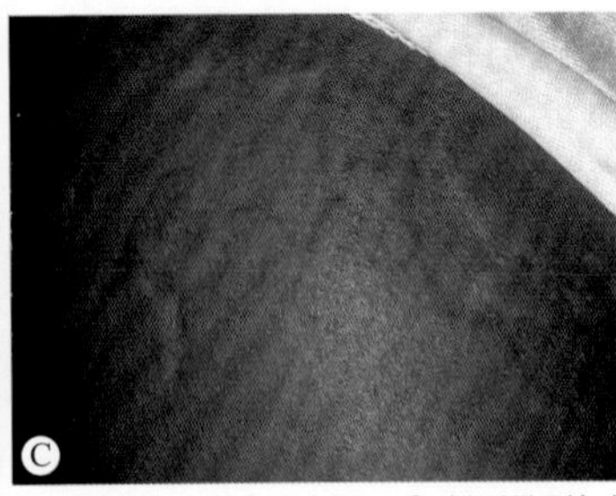

**图 18.1 风团**。风团的面积可以很小（A），也可以很大，且呈环状（B），但保留典型的中央苍白和红晕。C. 偶可见更加均一的水肿性的丘疹（A，Courtesy，Jean L Bolognia，MD.）

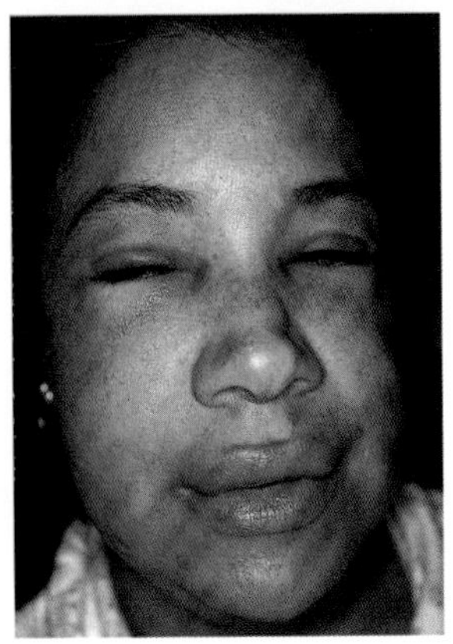

**图 18.2 血管性水肿**。水肿所累及的部位比风团更深，并可累及黏膜表面。注意图中口唇和眶周区域的水肿，不伴红斑

发于女性，慢性自发性荨麻疹女性和男性的比例约为 2∶1，但是在各种物理性荨麻疹中这一比例有所不同。如皮肤划痕症（dermographism）和寒冷性荨麻疹女性患者多于男性，而迟发性压力性荨麻疹相反[2]。遗传性血管性水肿为常染色体显性遗传模式，发病率约为 1∶50 000，变化范围为 1∶60 000 至 1∶20 000。

# 发病机制

## 肥大细胞

### 分布和差异

肥大细胞是荨麻疹发病的主要效应细胞。肥大细胞广泛分布于全身，但其表型和对刺激的反应各不同。这就可以解释为何在荨麻疹的过敏性休克中出现系统性症状而不伴发皮肤肥大细胞的活化。大部分皮肤和肠道黏膜下层的肥大细胞都含有中性类胰蛋白酶和糜蛋白酶（$MC_{TC}$），然而那些位于肠黏膜、齿龈壁和鼻黏膜的肥大细胞仅含有类胰蛋白酶（$MC_T$）。但是两种类型的肥大细胞都表达高亲和力的 IgE 受体（Fc ε RI），因此可参与 IgE 依赖性的过敏反应[3]。关于慢性荨麻疹发病中肥大细胞的数量问题仍有争议，但是达成共识的是肥大细胞更容易因某些刺激发生脱颗粒反应，如皮内注射可待因[4]，从这个角度上讲，肥大细胞比较容易脱颗粒[5]。关于肥大细胞的有益作用目前所知甚少，但有一些证据表明肥大细胞可能在针对感染的固有免疫反应、伤口愈合以及神经内分泌系统中出现。还有研究显示肥大细胞可帮助细胞外基质形成，以及神经纤维瘤发生所需的血管形成（见图 61.2）。

### 脱颗粒刺激

肥大细胞膜上临近的两个或多个 Fc ε RI 的交联可导致一系列钙依赖和能量依赖反应，从而导致已储存颗粒与细胞膜融合并且分泌内容物。这就称之为脱颗粒。经典的速发型超敏反应需要变应原和已与受体交联的特异性 IgE 结合。还有几个公认的免疫性脱颗粒刺激物可通过 IgE 受体发挥作用，如抗 IgE 和抗 Fc ε RI 的自身抗体（图 18.3）。但是并非所有此类的自身抗体都具有功能，即在体外促使肥大细胞或嗜碱性粒细胞释放组胺的能力。另外，近期在系统性红斑狼疮[6]等疾病患者以及一些健康者体内发现存在功能性抗 IgE 和抗 Fc ε RI 自身抗体，这些功能性自身抗体在荨麻疹的发病中发挥何种作用尚不清楚。非免疫性的刺激物，包括阿片剂、

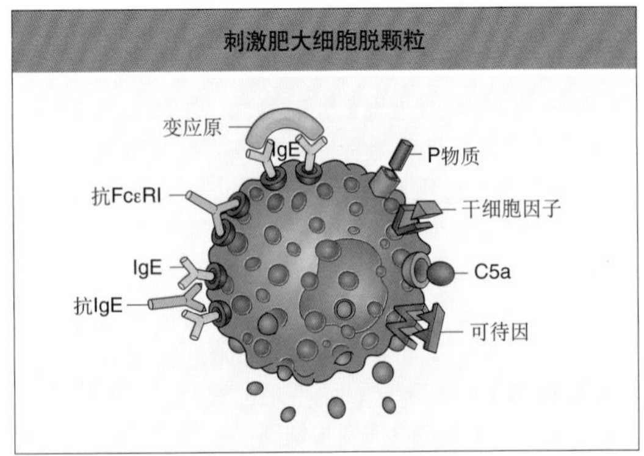


**图 18.3 刺激肥大细胞脱颗粒**。免疫性刺激和非免疫性刺激均可导致介质的释放。干细胞因子也称为 KIT 配体

C5a 过敏毒素、干细胞因子和一些神经肽（如 P 物质）等也可通过与特殊受体交联而引起肥大细胞脱颗粒，这种反应并不依赖 Fc ε RI（图 18.3）。

### 促炎症反应介质

肥大细胞颗粒内含成熟的炎症介质，其中最重要的是组胺（图 18.4）。已发现在不同组织中的肥大细胞内有众多的细胞因子，包括肿瘤坏死因子（TNF），白介素（IL）-3、-5、-6、-8 和 -13 以及粒细胞-巨噬细胞集落刺激因子（GM-CSF）。激活 Fc ε RI 可上调细胞因子的合成和分泌。人皮肤肥大细胞在静态时可表达 TNF。花生四烯酸由细胞膜磷脂衍生而来，并可通过这一途径合成前列腺素和白三烯（见图 130.6）。促炎症反应最重要的类花生酸是前列腺素（PG）$D_2$ 和白三烯（LT）$C_4$、$D_4$ 和 $E_4$（过敏反应的迟发性释放物质）。$PGE_2$ 对免疫因素导致的肥大细胞的脱颗粒有抑制作用，因此在荨麻疹的发病机制中起保护作用。荨麻疹患者血清中可以检测到 TNF，IL-1β、-6、-10、-12p70、-13，以及 B 细胞激活因子（B-cell activating factor，BAFF）水平升高[7]。

## 血管

由脱颗粒所释放的组胺和其他促炎症介质可与皮肤毛细血管后微静脉上的受体结合，引起血管扩张和对大分子血浆蛋白（包括白蛋白和免疫球蛋白）的通透性增加。同时组胺、TNF 和 IL-8 可使内皮细胞上的黏附分子表达上调，从而促使包括嗜酸性粒细胞、嗜碱性粒细胞、中性粒细胞和 Th0 细胞在内的循环炎症细胞从血液内迁移至荨麻疹皮损中[8]。

## 血液

### 自身抗体

依靠体外试验的方法可在 30% ～ 50% 的慢性自发性荨麻疹（chronic spontaneous urticarial，CSU）患者的血清中检测出来自肥大细胞和嗜碱性粒细胞的功能性 IgG 自身抗体[9]。这一自身抗体可使肥大细胞释放组胺（和其他介质）。这些自身抗体大多数结合于 Fc ε RI 的细胞外 α 亚单位上，可以与 IgE 竞争性识别 $\alpha_2$ 片段的结合位点，但是针对末端 $\alpha_1$ 片段的非竞争性自身抗体可以在 IgE 存在的情况下与受体结合（图 18.5）。近 10% 慢性荨麻疹患者的血清中存在可以直接拮抗 IgE 的 Fc 片段的功能性自身抗体（见图 18.3）。自身抗体结合肥大细胞后活化补体并产生 C5a 过敏毒素，从而促进或增强脱颗粒[10]。荨麻疹患者的血清中也存在肥大细胞活化的其他因子，如非 IgG“肥大细胞特异性因子”，但其性质不明[11]。目前还没有证据发现荨麻疹患者中存在引起肥大细胞脱颗粒的细胞因子。来自使用血浆置换[12]或环孢素[13]治疗 CSU 患者的小规模系列研究证据显示，功能性自身抗体水平与疾病严重程度相关。

### 白细胞

外周血白细胞在荨麻疹发病机制中的重要性已逐渐明朗。体外实验发现慢性自发性荨麻疹患者的血嗜碱性粒细胞对抗 IgE 的免疫刺激物的反应低下，可能存在已脱敏状态，而且其数量也有所减少[14]。根据其嗜碱性粒细胞在抗 IgE 抗体刺激下是否释放组胺，这些患者可被进一步分成反应组和不反应组。在活动性病程中，功能性表型似乎保持稳定，但在疾病缓解期嗜碱性粒细胞对于抗 IgE 抗体的反应性增加[15]。负调节因子 SHIP（src

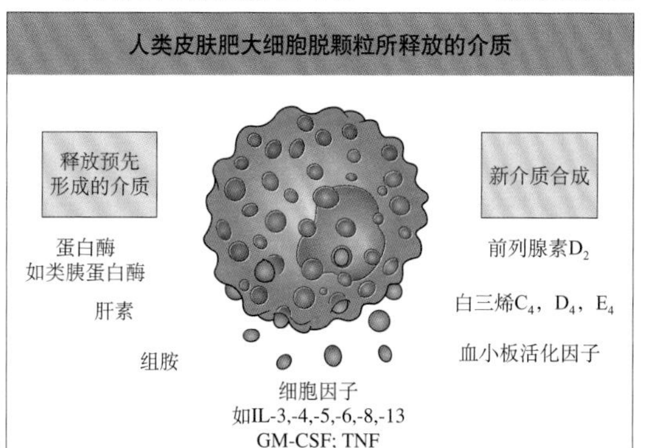


**图 18.4 人类皮肤肥大细胞脱颗粒所释放的介质**。预先形成的和新合成的促炎症介质从肥大细胞中释放

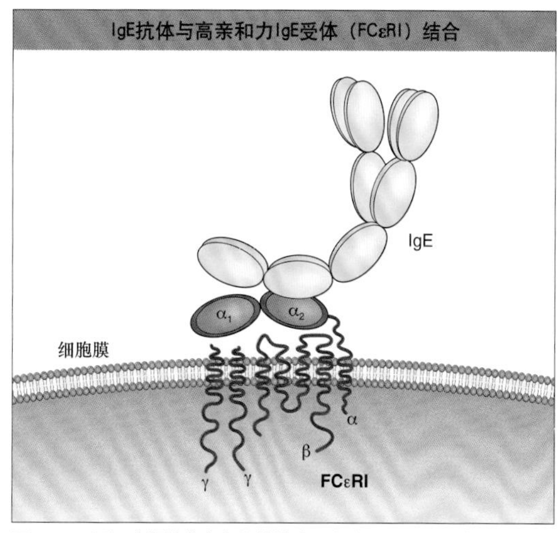


**图 18.5 促组胺释放的自身抗体结合于高亲和力 IgE 受体（Fc ε RI）的细胞外 α 亚单位上**。促组胺释放的直接拮抗终端的 $\alpha_1$ 片段的自身抗体可在 IgE 存在的情况下与受体结合，因此是非竞争性的，然而那些识别 $\alpha_2$ 片段的自身抗体与 IgE 竞争识别结合位点

homology 2-containing inositol phosphatase）在抗 IgE 抗体不反应组患者中表达增加[16]，这一现象在慢性荨麻疹发病中的意义目前暂不明确。已有新的证据表明嗜碱性粒细胞可募集至荨麻疹风团处[17]，并通过释放组胺和其他介质维持炎症反应，类似于速发型超敏反应的迟发相。

外周血嗜酸性粒细胞、中性粒细胞和淋巴细胞的数量是正常的，但常见于自发性风团的活检标本中。嗜酸性粒细胞通过产生 $LTC_4$、$LTD_4$、$LTE_4$ 和毒性颗粒蛋白而引起持续存在的风团，包括主要碱性蛋白（major basic protein，MBP）。MBP 可使嗜碱性粒细胞释放组胺。中性粒细胞和淋巴细胞在荨麻疹发病中的作用未明。

## 神经

P 物质和其他神经肽在体外可使肥大细胞释放组胺，当皮内注射这些物质后可引起风团和红斑反应。在慢性荨麻疹患者中，肠血管活性多肽引起慢性荨麻疹风团反应的效应比其他经过皮试的神经肽更强，但这一发现与荨麻疹的关联尚不明确。

## 荨麻疹的发病机制

### 肥大细胞依赖性荨麻疹

表 18.1 总结了肥大细胞依赖性荨麻疹（mast cell-dependent urticaria）的可能发病机制。经皮或循环的变应原与特异性 IgE 的 Fab 片段交联确实可以解释一些急性或间断发病的机制（见图 18.3），但却不可能是成人慢性持续性荨麻疹的发生原因。前者例如天然乳胶引起的接触性荨麻疹和食物（包括坚果、鱼和水果）引起的急性荨麻疹。然而大部分荨麻疹的发生与变应原暴露无关。

IgE 参与了症状性皮肤划痕症、寒冷性荨麻疹和日光性荨麻疹的发病，但是其参与皮肤肥大细胞对物理刺激反应超敏感的机制并不明确。有人提出在这些患者中物理刺激可产生新抗原，进而与肥大细胞上的特异性 IgE 抗体发生相互作用。还有另外一个发病机制，如神经肽的释放可刺激或强化肥大细胞的活化。采用电镜观察寒冷性荨麻疹可以发现局部血小板凝集，而且血小板介质的释放可引起风团形成，包括血小板活化因子（platelet-activating factor，PAF）和血小板因子 4/CXCL4。

| 表 18.1 风团和（或）血管性水肿的病因和发病机制。通常很难获知个体荨麻疹患者确切的发病机制，经过评估后，许多病例为特发性荨麻疹。见图 18.3 和 18.6 |
|---|
| **特发性** |
| **免疫性** |
| • 自身免疫性（抗 Fc ε RI 和抗 IgE 的自身抗体）<br>• IgE 依赖性（过敏性）<br>• 免疫复合物性（血管炎）<br>• 激肽和补体依赖性（C1 酯酶抑制物缺陷） |
| **非免疫性** |
| • 直接性肥大细胞释放剂（如阿片制剂）<br>• 作用于血管的刺激物（如荨麻蜇伤）<br>• 阿司匹林，其他非甾体类抗炎药物，食物假性变应原<br>• 血管紧张素转换酶抑制剂 |

胆碱能性荨麻疹是由于胆碱能性交感神经支配的汗腺对刺激的反应。神经末梢释放的乙酰胆碱如何导致肥大细胞活化和组胺的释放则不清楚。还有一组研究发现患者对汗液过敏[18]。有人提出压力诱发的风团可能是迟发相反应，但却没有鉴定出该病的抗原。在报道的 3 个常染色体显性遗传震动性荨麻疹黎巴嫩家系中存在编码 G 黏附蛋白偶联受体 E2 的 *ADGRE2* 基因突变，这是一个功能增加性错义突变，导致 *ADGRE2* 的 alpha 和 beta 亚基之间的抑制性互相作用不稳定，使得肥大细胞对震动诱导的脱颗粒变得更为敏感[18a]。

自发性荨麻疹风团的促发因素不明，可能包括局部因素导致血浆渗漏，如热或压力可使自身抗体或 IgE 所针对的可激活 IgE 受体的抗原外渗导致肥大细胞脱颗粒和随后出现荨麻疹损害。现有的检测手段在 70% 的慢性荨麻疹患者血清中无法检测出功能性自身抗体，推测可能系其他机制作用于“非自身抗体性”荨麻疹，但是这类荨麻疹的临床表现相似[19]。CSU 患者中存在血清凝血酶原片段 1 + 2（F1 + 2）和 D- 二聚体（纤溶的度量指标）水平升高[20]，并且与疾病严重程度相关，但凝血异常对本病发病的促进作用目前尚不明确。CSU 患者也存在其他能够在体外激活肥大细胞并且导致内皮激活的血清因子，它们的功能也不依赖肥大细胞的 IgE 受体以及 IgG 存在[21]。

一个比较普遍的假说是食物添加剂、天然水杨酸盐以及非甾体抗炎药物（NSAIDs）可能通过从前列腺素到白三烯形成中改变花生四烯酸代谢而致病。虽然导致荨麻疹的机制并不明确，但已知皮内注射的 $LTC_4$、$LTD_4$ 和 $LTE_4$ 可通过与小血管直接作用而引起风团。有研究证实 $PGE_2$ 对大鼠兔腹膜肥大细胞的免疫性脱颗粒有抑制作用，因此它们合成的减少可促进脱颗粒[22]。阿司匹林可使多达 30% 的慢性荨麻疹患者病情加重[23]。尽管有一些临床研究发现避免食物假性变应原有满意疗效，但通过再激发试验证实完全缓解者的比例却很小[24]。阿司匹林过敏引起荨麻疹很少见，而且仅仅由假性变应原引起荨麻疹的比例可能也较低。

揭示“特发性”荨麻疹的机制仍是一个重要的挑战。从临床上来看，荨麻疹应当被认为是一个多因素的疾病，寻找促使其加重的因素与寻找病因同样重要。

## 非肥大细胞依赖性荨麻疹

在某些情况下，血管性水肿或风团的发病机制并不涉及肥大细胞。这些情况需要特别注意，因为它们的处理和预后都是不同的。例如，在一些非免疫性接触性荨麻疹类型（如，由苯甲酸引起）的发病中，有前列腺素的参与，这种荨麻疹可被 NSAIDs 所抑制[25]。在 cryopyrin 蛋白相关周期性综合征（cryopyrin-associated periodic syndrome，CAPS）中患者常出现荨麻疹样皮损。系统症状，比如发热，有助于鉴别自身炎症综合征与 CSU（见第 45 章）。使用 IL-1 受体拮抗剂阿那白滞素（anakinra）、利纳西普（rinolacept，一种含有 IL-1 受体胞外结构域的融合蛋白）或卡纳单抗（canakinumab，一种人类抗 IL-1β 单克隆抗体）[28]可以显著改善症状则表明 cryopyrin 炎性小体及 IL-1β 的作用（见图 4.2 和 45.13）。

## C1 酯酶抑制物（C1 inh）缺陷

C1 酯酶抑制物缺陷通常是遗传性的，但也可能是获得性的。目前已经确定三种类型的遗传性血管性水肿（hereditary angioedema，HAE）（见图 18.19）。1 型和 2 型是由 C1 酯酶抑制物的结构基因的一个等位基因突变所引起，从而导致 C1 酯酶抑制物水平减低（见于 85% 的病例；1 型），或 C1 酯酶抑制物功能下降（见于 15% 的病例；2 型）。由于Ⅰ型 HAE 患者中突变导致 C1 酯酶抑制物水平仅为正常的 5% ～ 30%（而不是预期的 50%），这被认为是正常等位基因的反式抑制或 C1 酯酶抑制物的分解代谢增加。

C1 酯酶抑制物的缺陷使得Ⅻ因子（F Ⅻ；Hageman 因子）失去抑制，生成高分子激肽原激活激肽释放酶，从而生成缓激肽（图 18.6）。蛋白水解酶激活 C1 补体成分，包括血纤维蛋白溶酶和 F Ⅻ a，从而导致血清 C4 水平减低，这一特点在未经治疗的发作期或者发作间歇期患者几乎都是一致的。需要注意的是，C1 酯酶抑制物活性正常的 HAE（也称为 3 型 HAE[29]）可能是 F Ⅻ编码基因的一个等位基因的激活突变所引起的，这一突变导致了缓激肽合成增加。对于本病好发于女性的一个可能的解释是雌激素增强了这一基因的转录。此外，激肽释放酶和 F Ⅻ之间还存在正反馈。

获得性 C1 酯酶抑制物缺陷可能是由 B 细胞淋巴增生性疾病、浆细胞病，或者自身免疫性结缔组织病患者的 C1q 以及补体级联激活所引起。这一改变会导致 C1 酯酶抑制物的消耗并伴随血清低水平的 Clq 和

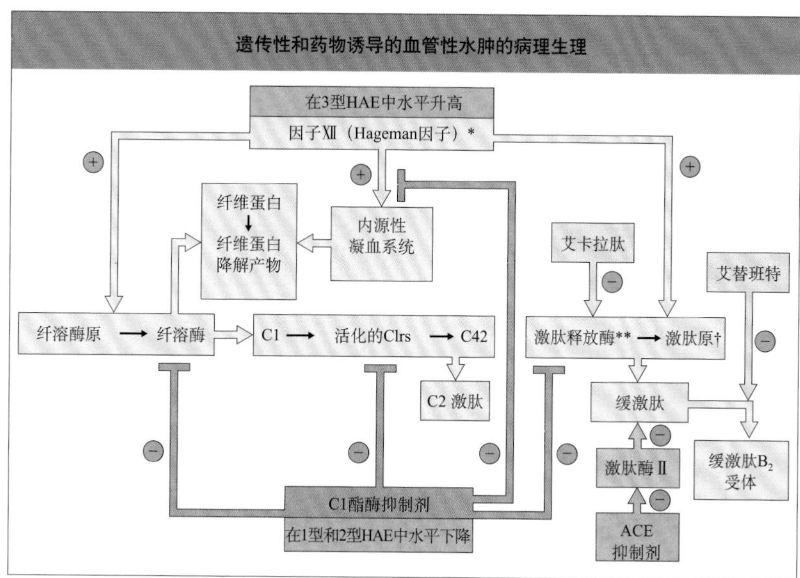


**图 18.6 遗传性和药物诱导的血管性水肿的病理生理**。血管紧张素转化酶（ACE）抑制剂诱导的荨麻疹是由于内源性激肽酶的抑制作用以及随之发生的缓激肽增加所致。艾替班特和艾卡拉肽已被批准作为 C1 酯酶抑制物浓缩液（来源于人类血浆）或重组性 C1 酯酶抑制物（来源于转基因兔的乳汁）的替代品用于遗传性血管性水肿（HAE）的急救治疗。艾替班特（一种十肽）是一种特异性缓激肽 $B_2$ 受体拮抗剂。艾卡拉肽（一种 60 个氨基酸形成的重组蛋白）选择性抑制激肽释放酶。艾替班特已经被超适应证用于治疗 ACE 抑制剂诱导的血管性水肿。C1 酯酶抑制物有两种形式，一种用于静脉给药，另一种用于皮下注射，均被批准用于预防发作。在编写本书时，每周 2 次应用 lanadelumab（一种抑制血浆激肽释放酶的人类单克隆抗体）用于预防发作的研究正在进行当中。* 因子Ⅻ（Hageman 因子）的活性形式是Ⅻa。** 激肽释放酶由前激肽释放酶形成。† 高分子量

C4（获得性，1型），或针对C1酯酶抑制物的抑制性自身抗体的形成（获得性，2型）。

血管紧张素转换酶（angiotensin-converting enzyme，ACE）抑制剂引起的荨麻疹被认为是由于内源性激肽酶Ⅱ（也称为ACE）受到抑制，从而导致缓激肽代谢受到抑制，合成增加所引起（见图18.6）。通常表现为口面部的血管性水肿并可威胁生命。

**表18.2 荨麻疹——临床分类和鉴别诊断。** 荨麻疹的所有临床模式可为急性、间断性或慢性的

| 临床分类 |
| --- |
| • 自发性荨麻疹（下面分类之外的所有荨麻疹）<br>• 可诱导性荨麻疹（见表18.3）<br>  – 物理性和胆碱能性荨麻疹<br>  – 接触性荨麻疹（由经皮或黏膜渗透诱导）* |
| **鉴别诊断** |
| • 荨麻疹性血管炎（组织学上通过白细胞碎裂性血管炎来定义）<br>• 无风团的血管性水肿（如：遗传性血管性水肿，ACE抑制剂诱导的血管性水肿）<br>• 有荨麻疹表现的综合征（如：自身炎症性综合征） |

* 在EAACI/GA$^2$LEN/EDF/WAO指南中被归入可诱导性荨麻疹[55]

# 临床特征

## 临床表现多样性

将荨麻疹和荨麻疹样的皮肤病区别开来是很重要的，如荨麻疹型药疹、嗜酸性蜂窝织炎和荨麻疹期的类天疱疮。荨麻疹的单个风团是“今天来，明天去”的（如持续不超过24小时），而荨麻疹样皮肤病的单个损害持续数日或更久。虽然荨麻疹性血管炎的风团类似于荨麻疹，也有人将其归于荨麻疹，但是本病实际上是一种荨麻疹样皮肤病。此病的临床损害持续24小时以上（通过圈定并观察单个风团来确定），且组织学上有白细胞碎裂性血管炎的证据（见第24章）。

风团可大可小，单发或多发。对物理性荨麻疹而言，风团分布的方式和形态有助于区分不同的临床类型（见物理性荨麻疹）。血管性水肿可合并风团且二者难以单独区分，特别是眼睑周围的血管性水肿。如果喉头受累，血管性水肿是过敏性休克的一个特征。从这个角度而言，风团、血管性水肿和过敏性休克组成了一个临床病谱。

## 分类

多数患者初次就诊时病因不明，临床上一般依据患者的临床特点进行荨麻疹分类，而不是依据病因（表18.2）。无论病因和病程如何，大部分自发性荨麻疹表现基本相同（如消长的风团或可伴随血管性水肿），而物理性触发物引起的荨麻疹，或有血管炎改变或是由外源性的接触所引起的荨麻疹，表现有各自的独特性。如果自发性荨麻疹病因不明，可称之为“特发性”。近年来发现相当数量的患者的发病有自身免疫性因素参与，慢性荨麻疹中“特发性”这一前缀已经失去了依据。还要将无风团的血管性水肿与其他类型的荨麻疹区分开来，因为其中一些病例是由HAE、获得性C1酯酶抑制物缺陷、或药物反应（如，ACE抑制剂，NSAIDs）所致，而且对这些病例的处理是不同的。

## 急性和慢性荨麻疹的比较

所有荨麻疹一开始都表现为急性。其中一部分患者经过一段时间后变成慢性，通常定义为6周或以上。“慢性荨麻疹”这一称谓仅用于那些停止治疗后每周至少反复发作两次的病情。经过一段更长时期后，荨麻疹的发作不再频繁，则最好称其为间断性（或复发性）荨麻疹，这种表现更像由某个特定的外界原因引起。有一项调查分析了皮肤科急诊中急性荨麻疹的病因[30-31]，见图18.7。大多数这类患者可能都归类至自发性的范畴，因为物理性荨麻疹和荨麻疹性血管炎往往持续超过6周，同时接触性荨麻疹的患者一般不会去医院。当致病原因不是食物过敏时，需要注意这类患者有较高的相关病毒感染发生率。图18.8显示了不同临床类型的慢性荨麻疹及病因（已知）。这些数据反映的是皮肤科荨麻疹门诊的专家的经验，不代表其他医师的经验，如全科、内科、儿科或变态反应科医师。

## 自发性荨麻疹

任何年龄均可发病。急性荨麻疹常见于有特应性

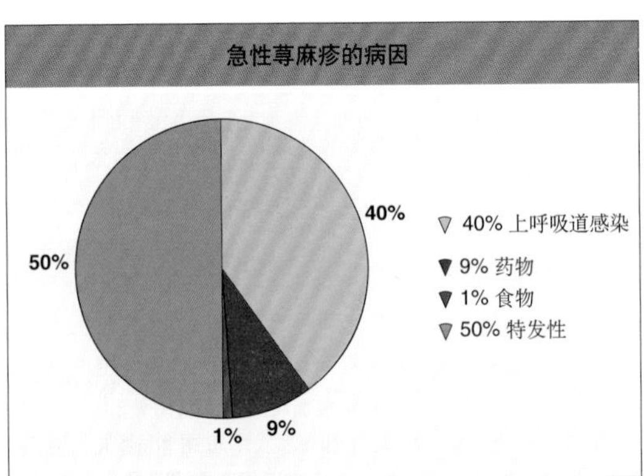


**图18.7 急性荨麻疹的病因**（Data from Zuberbier T，Iffländer J，Semmler C，Henz BM. Acute urticaria：clinical aspects and therapeutic responsiveness. Acta Derm Venereol. 1996；76：295-7.）

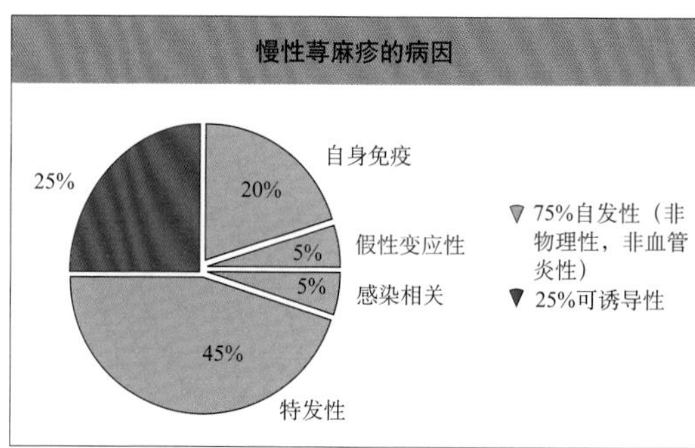


**图 18.8 慢性荨麻疹的病因**。自身免疫性荨麻疹的患者具有抗 Fc ε RI 或 IgE 的 Fc 片段的功能性自身抗体

皮炎的幼儿，但慢性荨麻疹在 30 至 40 岁高发。全身任何部位均可突然发生大小不同、多发、瘙痒性风团，在不摩擦的情况下于 2 ～ 24 小时之内消退，血管性水肿严重时可持续长达 72 小时。风团可发生于任何时间，但常见于夜间或在睡醒时已经存在。夜间刺激往往最强烈并可干扰睡眠或引起睡眠障碍。睡眠障碍又可反过来加重患者的痛苦。对生活质量的评价显示在很多方面均有实质性的损害，包括自我形象、性关系和社会关系等。女性患者可有经期前加重的现象。严重发作时，可以出现疲劳、倦怠、多汗、发冷、消化障碍、肌痛或关节痛等系统症状，临床医师应当警惕患者出现发热和关节炎症状常常意味有其他疾病，如荨麻疹性血管炎、Schnitzler 综合征，或者 cryopyrin 蛋白相关周期性综合征（如 Muckle-Wells 综合征）。

### 与其他疾病的关系

慢性自发性荨麻疹与自身免疫性甲状腺疾病[32]以及其他自身免疫病有关，包括白癜风、胰岛素依赖的糖尿病、类风湿关节炎以及恶性贫血[33]。体内存在组胺释放自身抗体的慢性荨麻疹患者与 HLA-DRB1*04（DR4）及其相关等位基因 DQB1*0302（DQ8）[34]密切相关。一项治疗性研究的系统综述提示幽门螺旋杆菌性胃炎与慢性荨麻疹可能相关，这项研究显示根除感染的患者较未根除感染的患者而言，荨麻疹消退的频率更高[35]。在发达国家很少见到寄生虫感染引起的荨麻疹，如肠类圆线虫病，但是在地方性流行区域却可成为一个明显的问题。由胃单一异尖线虫病引起的急性荨麻疹已在西班牙被报道[36]。牙齿感染或胃肠道念珠菌病与慢性荨麻疹可能相关，但是还缺乏大型的流行病学研究加以证实。虽然缺乏对照研究，已有报道荨麻疹和恶性肿瘤有关联，但是在瑞典的一项大型调查中并未在统计学上找到两者显著的相关性[37]。然而，中国台湾地区的一项大型回顾性队列研究显示，本病患者发生血液系统恶性肿瘤，尤其是非霍奇金淋巴瘤的风险增加[38]。

## 诱导性荨麻疹（同义名：物理性荨麻疹）

这是荨麻疹的一个独特亚型，更多由外源性物理刺激因素引起，而非自发。因为胆碱能性荨麻疹是由导致出汗的因素（如体温升高、应激、辛辣食物），而不是外部的物理刺激所诱发的，所以胆碱能性荨麻疹通常被单独归类在其他诱导性荨麻疹之中。通过主要的刺激物将其分类，这些刺激物可触发风团、血管性水肿或过敏性休克（表 18.3）[39]。在所有的荨麻疹中，它们对生活质量的影响可能最为严重，特别是迟发性压力性荨麻疹和胆碱能性荨麻疹[40]。虽然大多数物理性荨麻疹的损害在诱发后的几分钟内出现并且通常在 2 小时内消退，但是一些物理性荨麻疹（如迟发性压力性荨麻疹、迟发性皮肤划痕症）可延迟至数小时后发

| 表 18.3 通过诱发刺激物的不同来分类可诱导性荨麻疹 |
|---|
| **机械刺激引起的荨麻疹** |
| 划痕症<br>• 速发性<br>　- 单纯性<br>　- 症状性<br>• 迟发性<br>迟发性压力性荨麻疹<br>震动性荨麻疹<br>• 遗传性<br>• 获得性 |
| **温度变化引起的荨麻疹** |
| 热<br>• 热接触性荨麻疹<br>寒冷<br>• 冷接触性荨麻疹<br>　- 原发性<br>　- 继发性（冷沉淀蛋白） |
| **出汗和应激引起的荨麻疹** |
| 胆碱能性荨麻疹<br>肾上腺素性荨麻疹<br>运动引起的荨麻疹<br>• 热接触性荨麻疹<br>• 冷接触性荨麻疹<br>• 运动引起的过敏性休克<br>• 食物和运动引起的过敏性休克 |
| **接触性荨麻疹** |
| **日光性荨麻疹** |
| **水源性荨麻疹** |
| 为简化，少见的变异型未列出（见正文） |

病并且持续 24 小时或更长时间。

风团通常局限于受刺激的局部皮肤。有时候物理刺激需要引起系统效应才能致病，如体温的上升或下降，这是一种反射性荨麻疹类型。因此全身温度升高可引起胆碱能性荨麻疹（常见），而全面的受冷则引起寒冷性反射性荨麻疹（少见）。在这种情况下，多发的小风团泛发全身。

除了症状性皮肤划痕症之外，血管性水肿可见于所有的物理性荨麻疹中。震动性血管性水肿表现为皮下水肿而不是风团。同一患者可有数种物理性荨麻疹的表现。常见的合并发病包括：①症状性皮肤划痕症和胆碱能性荨麻疹；②寒冷性和胆碱能性荨麻疹，以及③迟发性压力性荨麻疹和迟发性皮肤划痕症。迟发性压力性荨麻疹还可与慢性荨麻疹共存。一些物理性荨麻疹的罕见形式，如家族性延迟性寒冷性荨麻疹，不在本章的讨论范围之内。

## 机械刺激引起的荨麻疹

### 皮肤划痕症（字面意义是“在皮肤上书写”）（同义名：人工性荨麻疹）

#### 速发性皮肤划痕症

此型分为单纯性和症状性两类。约 5% 的正常人可出现单纯性速发性皮肤划痕症（simple immediate dermographism），是皮肤受中等程度击打后出现的一种反应，可以认为是放大的生理反应。

症状性速发性皮肤划痕症（symptomatic immediate dermographism）[41] 是物理性荨麻疹最常见的类型（图 18.9）。它表现为搔抓处或其他受摩擦的部位出现线状的风团，如衣服的衣领和袖口。皮肤受轻度击打后出现风团是对压力的一种反应。患者（以年轻患者为主）经常主诉在风团出现之前有瘙痒并且可能和搔抓无关。症状在夜间最严重，常阵发性出现。损害通常在 1 小时内消失。黏膜不受累，但有报道在性交时出现外阴水肿。整个病程不可预知，通常有在数年内逐步缓解的趋势。在疥疮感染和青霉素过敏后偶尔发生症状性皮肤划痕症。此病与系统性疾病、特应性、食物过敏或自身免疫性疾病无关联。

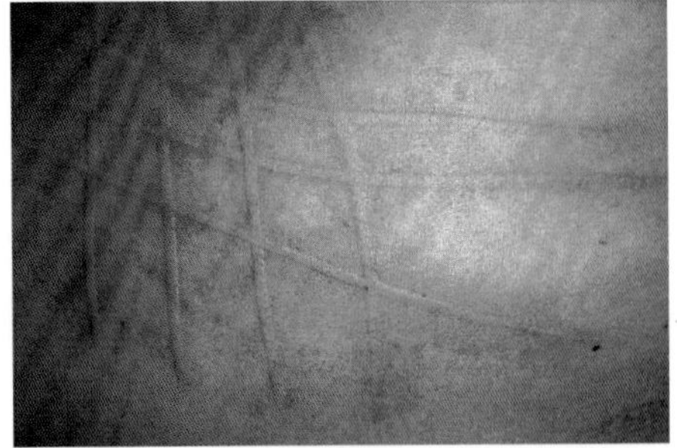

图 18.9　症状性速发性皮肤划痕症。在搔抓后很快出现瘙痒性风团（Courtesy，Jean L Bolognia，MD.）

#### 较少见的皮肤划痕症

包括迟发性皮肤划痕症（delayed dermographism，至少在划痕刺激后 30 分钟发病）、红色皮肤划痕症（划痕周围皮肤产生反应）、局限性皮肤划痕症、胆碱能性皮肤划痕症，以及 Darier 征（摩擦肥大细胞增生症的皮损后产生局限性皮肤划痕反应）。特应性皮炎和其他类型皮炎患者中所见的白色反应，即为白色皮肤划痕症，并不是荨麻疹的一个类型。

### 迟发性压力性荨麻疹

迟发性压力性荨麻疹（delayed pressure urticaria，DPU）是很重要的一种类型，可以严重影响患者生活质量。其诊断和治疗都较困难[42]。DPU 表现为皮肤经受压力处的出现红斑样深层水肿，往往延迟至受压后 30 分钟到 12 小时内出现损害（图 18.10），有时类似血管性水肿。自觉瘙痒或疼痛，或两种感觉都有。皮损可持续数天，这有别于自发性荨麻疹的风团。常见的受累部位包括穿着较紧衣服的腰围处，弹力袜下的皮肤，穿紧脚鞋的足部，手工劳动后的手掌，行走或攀爬楼梯后的脚底，以及性交后的生殖器。

该病可出现系统症状，如全身乏力、流感样症状和关节痛。如果水肿在关节上方，水肿导致的活动受限可与关节炎相混淆。该病的预后不定，但在不同的系列研究中，平均病程是 6 ～ 9 年。在医院的专科门诊就诊的 CSU 患者中有 37% 的人合并有 DPU。而几乎所有 DPU 的患者都合并有自发性风团。正是由于两者如此密切相关以及 DPU 迟发性发作的特点，患者除非接受专业的询问，否则很可能不会意识到压力与发病的关系。

### 震动性血管性水肿

震动性血管性水肿（vibratory angioedema）是荨麻

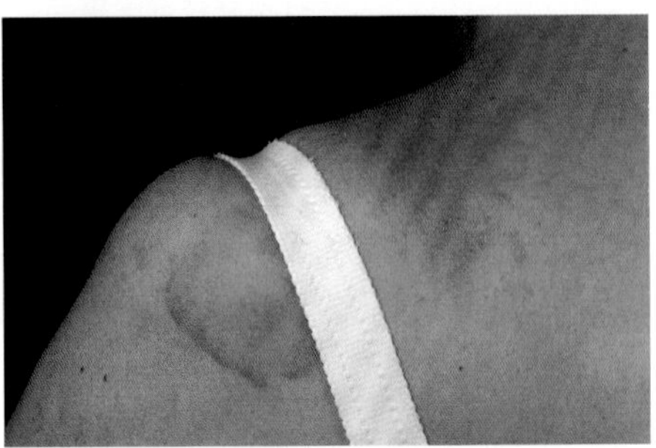

图 18.10　迟发性压力性荨麻疹

疹中比较少见的一型，皮肤在被震动刺激后几分钟内出现局部的水肿和红斑，持续30分钟左右。这些刺激包括慢跑、毛巾来回摩擦，甚至是使用震动性的机器如剪草机和摩托车等。患者只要避免震动刺激，就可以享受正常的生活。这种震动性血管性水肿可以是获得性的，也可以是家族性的。获得性的患者往往症状轻微，而且常和其他物理性荨麻疹如迟发性压力性荨麻疹和症状性的速发性皮肤划痕症合并存在。家族性者为显性遗传，强大的震动刺激可以引起患者全身泛发的红斑以及头痛。

## 温度变化所致荨麻疹

### 热因素

#### 热接触性荨麻疹

局限性热接触性荨麻疹（localized heat contact urticaria）是荨麻疹中最为少见的类型之一。在接触任何形式的热度后几分钟内在接触部位发生瘙痒和风团，持续1小时左右。这种荨麻疹与胆碱能性荨麻疹不同。患者的症状可以由接触热水（如用热水洗碗）、热辐射或温暖的阳光引起。系统症状包括晕厥、头痛、恶心和腹痛均可出现。还有一种少见的迟发型。

### 寒冷因素

寒冷性荨麻疹是一组不同类型的荨麻疹，风团往往在暴露于寒冷后复温的几分钟内发生[43]。

#### 原发性寒冷性接触性荨麻疹

寒冷性接触性荨麻疹（cold contact urticaria）最常见的类型就是原发性寒冷性荨麻疹，约占寒冷性荨麻疹的95%（图18.11）。虽然寒冷性荨麻疹可能在呼吸道感染或者被节肢动物叮咬后发生，HIV的感染后也可出现，但大多数病例的原因仍不明确（特发性）。它可以发生于各个年龄段，年轻人更常见。在暴露于寒冷后复温的几分钟内出现皮肤瘙痒、灼热感和风团。原发性寒冷性荨麻疹通常在风雨天气、接触冰冷的物体后或者饮用寒冷液体后出现。体温的变化和外界绝对温度的改变都常常被患者认为与症状的出现相关。在皮肤受累面积较大时容易发生皮肤潮红、头痛、晕厥和腹痛等系统性症状。冷水浴和游泳是应该避免的诱因，因为具有引起过敏性休克的潜在风险。寒冷性荨麻疹的平均病期是6～9年，但在病毒感染后发生的寒冷性荨麻疹的病期可能比较短暂。

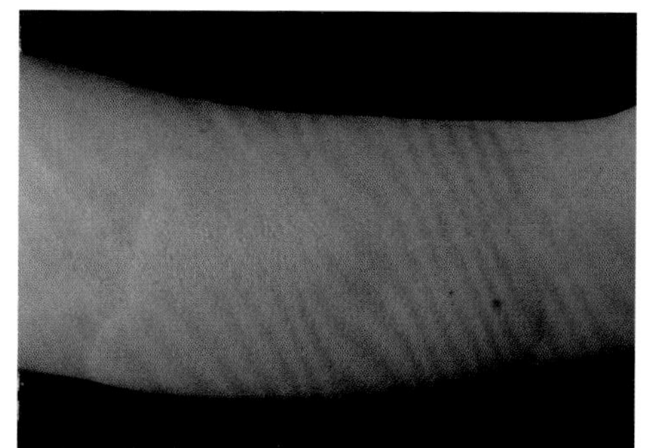

图18.11 **寒冷性荨麻疹**。在前臂放置冰块10分钟并复温后出现风团（Courtesy，Thomas Schwarz，MD.）

#### 继发性寒冷性接触性荨麻疹

由冷蛋白血症（cryoproteinemia）所引起的病例非常少见，这些病例常有雷诺现象或紫癜。继发性寒冷性荨麻疹的风团和原发性寒冷性荨麻疹的类似，但是持续的时间可能更长。需要对血清蛋白进行免疫电泳测定循环冷球蛋白。还需要排除潜在的病因包括乙型肝炎和丙型肝炎、淋巴增生性疾病和传染性单核细胞增多症。

#### 反射性寒冷性荨麻疹

反射性寒冷性荨麻疹（reflex cold urticaria）的表现为身体受凉后全身泛发的风团。有这种疾病的患者在冰冷的湖中潜水时甚至有性命之忧。个别人做冰块实验阴性，但是在4℃温度以下仍然可以诱发皮疹。进行这种诱发实验时应当保持谨慎，有可能出现过敏性休克。

#### 家族性寒冷性荨麻疹

家族性寒冷性荨麻疹（familial cold urticaria），也被称为家族性寒冷性自身炎症性综合征（familial cold autoinflammatory syndrome，FCAS）。该病属于被称为cryopyrin蛋白相关周期性综合征（CAPS）的一组疾病之一（见表45.2）。FCAS1患者编码cryopyrin蛋白的*NLRP3*基因发生突变，故出现寒冷诱导性荨麻疹样风团。FCAS2和FCAS3分别是由*NLRP12*和*PLCG2*基因突变所致，后者编码的是一种磷脂酶。

## 出汗或应激导致的荨麻疹

### 胆碱能性荨麻疹

胆碱能性荨麻疹的特点是直径2～3 mm的多发暂时性的丘疹和风团，皮疹周边常有很明显的红晕。常在可诱发出汗的刺激如各种体育运动、热水浴或者突然情绪激动后15分钟内发生皮疹（图18.12）。其他刺激因素还包括冷环境突然改变为热环境、饮酒以及进食辛辣食物。在异位性体质的年轻人中这种类型的荨麻疹发病率比较高，而在老年人中则比较少见。

在适当的刺激之后，先出现瘙痒，然后可出现单

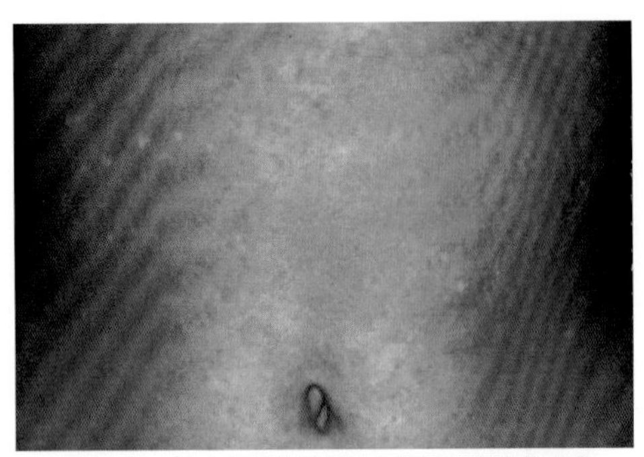

图 18.12 热水浴激发后躯干上的胆碱能性荨麻疹

一形状的较小的风团，对称分布。风团主要累及躯干上半部，但也可发生于小腿和前臂，甚至全身。还可以伴随血管性水肿和晕厥、头痛、心悸、腹痛以及哮喘等系统症状。肺活量测定可记录到用力呼气量减少（但无呼吸系统的症状）。病情更重者的胆碱能性荨麻疹可使得患者不能正常生活或工作。

寒冷性荨麻疹、症状性皮肤划痕症或肾上腺素能性荨麻疹可能和胆碱能性荨麻疹有一定关系。这些物理性荨麻疹常常有逐渐好转的趋势，但症状可以持续几年。比较少见的还有胆碱能性瘙痒、胆碱能性红斑（表现为对称的小红斑疹持续存在，但单个皮损仅仅持续 1 小时左右）和胆碱能性皮肤划痕症。严重的运动所致胆碱能性荨麻疹有时可以发展为过敏性休克。

#### 运动引起的过敏性休克

这种过敏的表现往往没有典型的胆碱能性荨麻疹的风团，而且常被认为是一种独立的综合征。人们越来越多地认识到由食物-运动引起的过敏性休克（food-and exercise-induced anaphylaxis，FEIA）综合征[44]。在食物和运动引起的过敏性休克中，患者在运动后几分钟内进食某种特异的食物（如小麦中的 α-麸朊）或在运动后 4 小时内暴食，随后发生血管性水肿和（或）过敏反应。引发 FEIA 的原因是肥大细胞预先被过敏原致敏或者存在目前尚不清楚的机制。FEIA 由运动导致，而不是由其他可引起胆碱能性荨麻疹、可引起体内温度上升的因素（如热水浴）引起，这一点有助于鉴别两者。

#### 肾上腺素能性荨麻疹

肾上腺素能性荨麻疹（adrenergic urticaria）表现为由突然的压力引起的粉色小风团，外围皮肤因血管收缩而比较苍白，但不是粉色晕围绕的苍白的风团。这些表现都与胆碱能性荨麻疹不同。这种皮损表现亦可由皮内注射去甲肾上腺素（norepinephrine 或 noradrenaline）引起。

### 其他物理性因素导致的荨麻疹

#### 日光性荨麻疹（solar urticaria）

暴露于 UV 或有特异体质的患者接触可见光后几分钟内发生瘙痒和风团（见第 87 章）。

#### 水源性荨麻疹

水源性荨麻疹（aquagenic urticaria）患者无论接触什么温度的水，都可以引发荨麻疹样的皮损，类似于一种很少见的胆碱能性荨麻疹。皮损好发于躯干上半部分，持续时间在一小时之内。在做出这个诊断之前必须排除其他类型的物理性荨麻疹，而且需要与水源性瘙痒相鉴别（见第 6 章）。

## 接触性荨麻疹（见第 16 章）

接触性荨麻疹（contact urticaria）是指皮肤或黏膜接触部位出现红斑，如果没有红斑仅有瘙痒和刺痛感也可属于这一类疾病。透皮或者黏膜渗透还会产生严重的后果，比如急性荨麻疹，甚至全身过敏反应。接触性荨麻疹的发生率比报道的要高，因为患者发病后通常可自我诊断，故一般不去医院进行诊断。

这种类型荨麻疹可分为两型，免疫型和非免疫型，分类标准是前者由变应原和特异 IgE 相互作用所介导，而后者不依赖于 IgE。过敏性接触性荨麻疹可发生于特应性皮炎的儿童，这些患者对环境中的变应原敏感，如禾本科植物、动物、食物，橡胶过敏是戴橡胶手套患者发病的原因。对橡胶过敏的患者如果黏膜部位反复接触橡胶（如给脊柱裂的患者插导尿管），甚至会引起过敏性休克。非免疫型（如非过敏性的）接触性荨麻疹是由特殊物质对血管的作用所引起的，如接触含有山梨酸、苯甲酸的眼药水和食物、含有肉桂酸的化妆品等，这类反应可能由 $PGD_2$ 所介导，可被 NSAIDs 所抑制。经皮显微镜下注射组胺、乙酰胆碱、被含 5- 羟色胺的荨麻刺伤、接触可以使肥大细胞脱颗粒的组胺释放剂（如二甲基亚砜和氯化钴）均可导致接触性荨麻疹。

### 食物接触超敏性综合征

口腔过敏综合征也被叫做花粉-食物过敏综合征，表现为口、舌、软腭的瘙痒和水肿，常在食入新鲜水果，如苹果、梨、桃和樱桃后几分钟内发生，但是烹调过的水果却不会致病。这往往发生在花粉症的患者中，是由于水果蛋白、草类泛过敏原（抑制蛋白）和桦树花粉过敏原（尤其是 Bet v 1，PR-10 家族成员之一）的相互作用导致的。幸运的是，血管性水肿和过敏性休克很少见。最近提出“食物接触超敏性综合征”

一词来统称黏膜食物接触反应的所有形式，包括口腔过敏综合征[45]。

## 无风团的血管性水肿

多数特发性病例表现为反复发生无风团的血管性水肿，这类患者特别需要排除药物作用以及C1酯酶抑制物缺陷的可能。后者可能为遗传性或获得性（如B细胞淋巴增生性疾病，浆细胞恶病质）。

### 药物作用

很多药物可以导致此症。最常见的是非甾体类抗炎药[46]和血管紧张素转化酶抑制剂（ACEI）[47]。阿司匹林不耐受可表现为单纯的血管性水肿，也可以伴发荨麻疹和过敏性休克。与其他非甾体类抗炎药的交叉反应也可发生。这种患者往往在服药一年后发生血管性水肿，常常忽略ACEI引起发病。比较理想的做法是如果发生无风团的血管性水肿，可以暂停服用ACEI并换用其他抗高血压药。在C1酯酶抑制物缺乏以及遗传性血管性水肿患者禁忌使用ACEI。

### 遗传性血管性水肿（HAE），1型和2型（遗传性C1酯酶抑制物缺陷）

反复发生无风团的血管性水肿，且有家族史或喉头水肿病史或疝气样腹痛（有时就像急腹症）的患者要高度怀疑C1酯酶抑制物缺乏。创伤（精神或生理）和雌激素可导致疾病发作。一次发作一般持续48～72小时，病情往往顽固。部分患者可以出现暂时性红斑样的前驱症状表现，但不出现荨麻疹样风团，因此根据有复发性风团病史可以明确排除此诊断。

### 遗传性血管性水肿（HAE），3型

3型HAE患者的C1酯酶抑制物水平正常。大约20%的患者具有FⅫ（见上文）编码基因的杂合性功能获得性突变。其他患者的遗传学基础目前并不明确。相较于遗传性C1酯酶抑制物缺陷症患者，本病发病年龄更晚（通常在10～20岁），且更易出现面部血管性水肿。

## 具有荨麻疹样皮损的特殊综合征

### 遗传性周期性发热综合征

#### cryopyrin蛋白相关周期性综合征（CAPS）

现在已经明确，Muckle-Wells综合征、遗传性寒冷性自身炎症综合征（家族性寒冷性荨麻疹）、新生儿起病的多系统炎症性疾病（neonatal-onset multi-system inflammatory disease，NOMID/CINCA）这几种等位疾病都由编码cryopyrin（见表45.2）的*NLRP3*基因突变所引起[48]。这些患者可在年轻时即出现风团，且抗组胺药治疗效果差。

#### 其他综合征

在甲羟戊酸酶缺陷导致的伴有周期性发热综合征的高免疫球蛋白D血症（hyperimmunoglobulinemia D with periodic fever syndrome，HIDS）以及TNF受体相关的周期性综合征（TNF receptor-associated periodic syndrome，TRAPS）中，除了眶周水肿（TRAPS）之外，还可以出现红斑和水肿型荨麻疹样斑块。家族性地中海热的皮损在外观上更加类似丹毒（见表45.2）。

### 获得性自身炎症性综合征

#### Schnitzler综合征

Schnitzler及其同事在1974年描述了慢性荨麻疹的一种少见亚型，该病以反复发生非瘙痒性风团为特点，伴有间歇发热、骨骼疼痛、关节痛或关节炎、ESR升高、IgM单克隆丙种球蛋白病。迄今为止，已经报道约280例病例[49]，偶有患者伴有IgG病变蛋白。该病的临床表现与CAPS有许多相似之处。皮肤活检标本常可见到真皮中性粒细胞为主的浸润，但完全发展的小血管炎并不常见。一些医生相信这些患者最好被视作嗜中性荨麻疹的一种亚型，但也有人更倾向于“嗜中性荨麻疹样皮病”的名称（见第45章）。使用阿那白滞素或康纳单抗阻滞IL-1可对Schnitzler综合征产生理想疗效（见上文）。一项开放标签研究报道了利纳西普的治疗效果[49a]。

#### 成人起病的Still病

本病罕见，患者有发热、咽痛、常易消散的荨麻疹样皮损、关节炎、淋巴结病以及高铁蛋白血症。

### 伴有嗜酸性粒细胞增多的散发性血管性水肿（Gleich综合征）

本病是一种伴有嗜酸性粒细胞增多、体重增加的散发性血管性水肿，也有伴发热的报道。病因尚不明确，但已经有学者注意到血清IL-5水平升高[50]。

### 系统性毛细血管漏综合征

本病也称为Clarkson综合征，是一种罕见的获得性疾病，以发作性的大量血浆自血管渗出为特征，导致与过敏性休克类似的、可能危及生命的低血压。血管性水肿可能是特征之一。该病与IgG副球蛋白血症有关。药物（尤其是IL-2）也可导致系统性毛细血管漏综合征。

### 荨麻疹性血管炎（见第24章）

荨麻疹性血管炎是一个临床病理学描述，其皮损在临床上类似荨麻疹（但持续超过24小时，图

18.13），组织学上具有白细胞碎裂性血管炎的证据。皮肤外的临床表现包括关节痛、腹痛、肺部阻塞性疾病、肾小球性肾炎、葡萄膜炎或表层巩膜炎。

## 病理学

荨麻疹的组织病理学特点是真皮浅层水肿，伴有轻度混合性血管周围淋巴细胞、嗜酸性粒细胞、嗜碱性粒细胞和一些中性粒细胞浸润（图 18.14）。少数患者有以中性粒细胞为主的浸润（见下文）[51]。对过去一个大样本的慢性荨麻疹患者的皮肤活检标本进行分析后发现其病理表现多变，可表现为较轻微的淋巴细胞浸润伴少数中性白细胞浸润，偶有白细胞碎裂性血管炎的表现[52]，提示慢性荨麻疹和荨麻疹样血管炎在组织病理学上具有一定重叠。后者的病理表现有内皮细胞破坏，血管周围密集的中性粒细胞浸润、白细胞碎裂。也可有一些红细胞外溢、血管壁及血管周围纤维素样沉积。

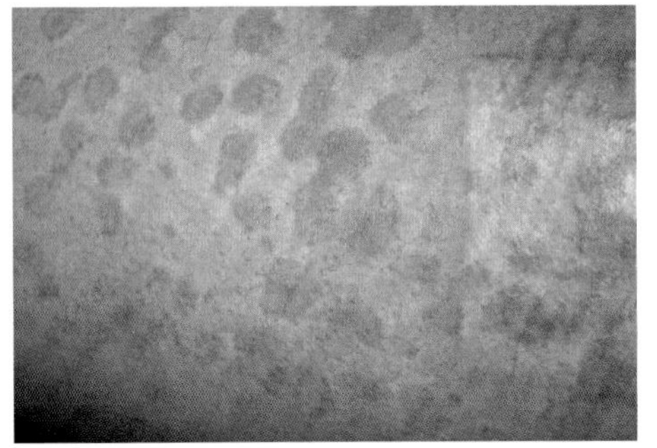

**图 18.13 荨麻疹性血管炎**。皮损形似自发性荨麻疹，但持续时间更长，且可有擦烂。偶然发现皮肤移植物供体部位可出现

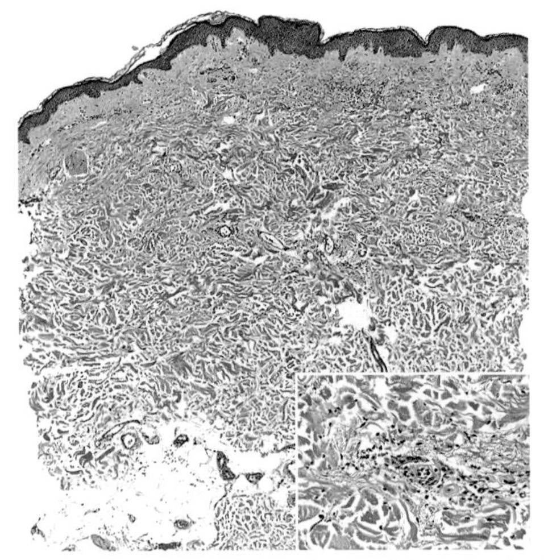

**图 18.14 自发性荨麻疹——组织学改变**。真皮浅层和中层主要位于血管周围的散在的炎症浸润和轻微的水肿。注意数个中性粒细胞和一些嗜酸性粒细胞（小图）（Courtesy，Lorenzo Cerroni，MD.）

当荨麻疹的活检组织中发现以中性粒细胞为主的真皮浸润，但缺少血管炎的特点时，有时会使用“嗜中性荨麻疹”术语[53]。虽然这种模式似乎没有临床或病因学的意义[42]，但嗜中性荨麻疹和嗜中性荨麻疹样皮病间具有重叠。后者被用于描述获得性或遗传性自身炎症性综合征中的血管和附属器周围水肿性、间质性的中性粒细胞浸润，伴有核尘，真皮内扩张的血管腔内可见中性粒细胞。

## 诊断和鉴别诊断

荨麻疹的鉴别诊断包括所有具有荨麻疹样表现的皮肤病，包括虫咬皮炎（丘疹性荨麻疹）、大疱性类天疱疮早期（比如荨麻疹样大疱性类天疱疮）、急性眼睑接触性皮炎（与血管性水肿鉴别）、荨麻疹性药疹或者色素性荨麻疹受摩擦后出现的荨麻疹样表现。在所有这些需要鉴别的皮肤病中，特别要注意荨麻疹样表现只是慢性炎症过程（或肥大细胞增生症中的肥大细胞增生）的一部分，而不是真正的荨麻疹的疾病。应当根据长期存在的单个皮疹做出快速的鉴别诊断。比如幼儿发生荨麻疹如果中央颜色偏暗则要与多形红斑相鉴别（图 18.15）。

### 诊断

对每个荨麻疹患者而言，详尽采集病史是很重要的。采集内容包括疾病的病期、发作频率、皮损持续的时间、与之相关的疾病、治疗经过、已知的不良反应、既往史和家族史、职业和休闲活动以及疾病对生活质量的影响。一个良好的完整的诊断评估应包括使

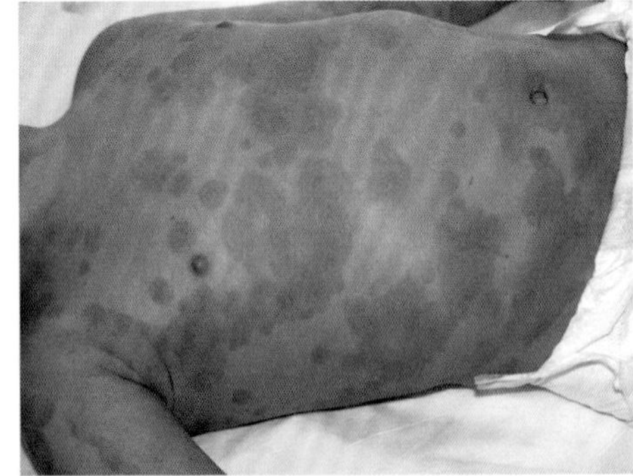

**图 18.15 发生于一个幼儿的荨麻疹**。因为皮损中央颜色较暗，荨麻疹的这种临床表现有时可被误诊为多形红斑，一些医师把这种皮损称为多形荨麻疹。当皮损扩展时，其中央会消退，多形红斑中见不到这种现象（Courtesy，Luis Requena，MD.）

用一个详细的调查表并结合全血细胞计数和 ESR 的检测[54]。还需要做一个全面的体格检查，包括检查风团的形态和持续时间（通过圈定单个损害），以及是否有瘀斑、网状青斑以及其他一些系统性症状，但后者通常都是正常的。有时患者提供的发病时的照片也非常有用，因为在患者就诊时往往已没有了荨麻疹的表现。在临床评估中还需要进行一些特异的检测，如进行血液检查、皮肤组织活检（损害持续时间超过 24 小时的所有患者）、对物理性荨麻疹的刺激实验、食品添加剂和药物的激发试验，偶尔可（作为扩展检查）做皮肤过敏原检测试验以及导致组胺释放的自身抗体的检查[55]。多数对抗组胺药的效果很好的患者不需要做上面提到的特殊检查。诊断流程见图 18.16。

## 急性荨麻疹

由环境中的过敏原导致 IgE 介导的急性荨麻疹和接触性荨麻疹可以采取皮肤点刺试验和特异性 IgE 抗体测定（如 ImmunoCAP®）。需要在临床分析的基础上解释检测结果。

## 慢性荨麻疹

大部分对抗组胺药治疗效果良好且症状较轻的慢性荨麻疹一般不需要常规检测。而那些对抗组胺药治疗无效且症状比较重的患者，需要进行必要的检查，包括全血细胞计数和分类（比如检测肠道寄生虫病中的嗜酸性粒细胞增多）以及 ESR（在慢性自发性荨麻疹中没有变化，但在荨麻疹性血管炎中往往升高）。在荨麻疹性血管炎中 ESR 可能升高，而在 cryopyrin 相关周期性综合征中 ESR 也常升高，患者的 C 反应蛋白水平和血清淀粉样蛋白 A（serum amyloid A）水平升高。怀疑有甲状腺疾病的患者还应进行甲状腺自身抗体和甲状腺功能检查。甲状腺自身抗体的检出率在慢性荨麻疹患者中高于一般正常人，提示可能是自身免疫性荨麻疹。在合适的临床背景下，可以考虑进行肠道寄生虫检查。

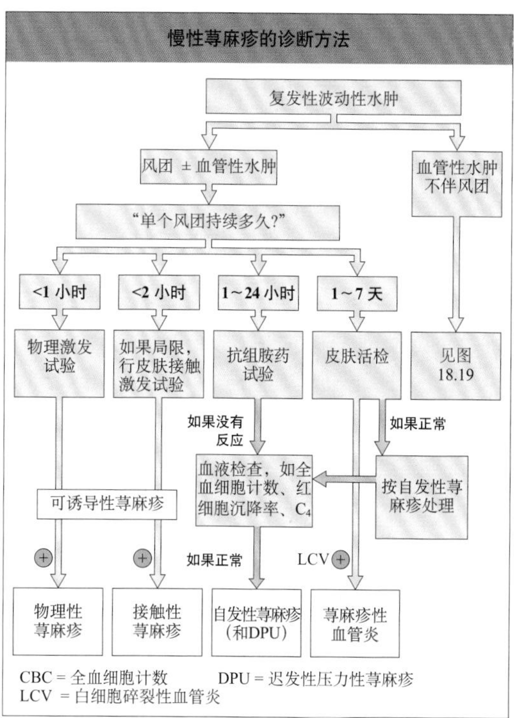


图 18.16 慢性荨麻疹的诊断方法

虽然术语"自身免疫性"荨麻疹正越来越频繁地被用于具有功能性血清自身抗体的患者，但是由于缺乏检测自身抗体的确诊试验，目前还不能建立一个可靠或实用的诊断标准共识。给患者皮内注射自身血清（the autologous serum skin test，ASST；自体血清皮肤试验）后产生风团和水肿性红斑等自身反应表现，这是证明患者体内存在功能性自身抗体的有效证据，但这并不是针对功能性自身抗体的特异性实验（图 18.17）[56]。阴性的结果对于患者不具有功能性自身抗体具有很好的预测价值[57]。或许以后随着对血液制品的管理准则的进一步严格有可能限制这一检查的开展。

对 Fc ε RI 和 IgE 抗体的免疫学检查（有市售）与嗜碱性粒细胞和肥大细胞组胺释放分析之间并无必然相关性（有时有市售），无论 ELISA 还是免疫印记技术都可以检测到功能性与非功能性自身抗体。图 18.18 显示了①自身抗体，②通过嗜碱性或肥大细胞检查检测到功能性自身抗体，以及③免疫学检查（"免疫反

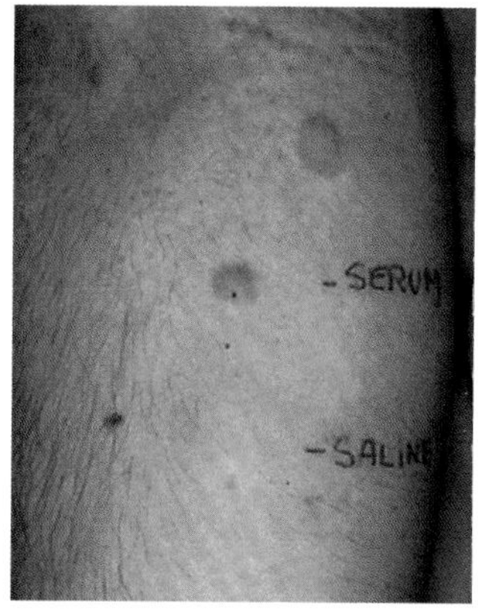


**图 18.17 自身血清皮肤试验（ASST）。**皮内注射自身血清处 30 分钟后可见一红色的风团反应，但生理盐水正常对照处未出现风团。血清注射部位风团反应的直径必须长于对照部位至少 1.5 mm，才能认为是阳性的试验结果。这一标准具有一定的敏感性和特异性，用于筛查可由嗜碱性粒细胞释放试验所测定的功能性自身抗体。自发性的风团也可见于实施静脉穿刺术的部位并且较血清试验反应更强

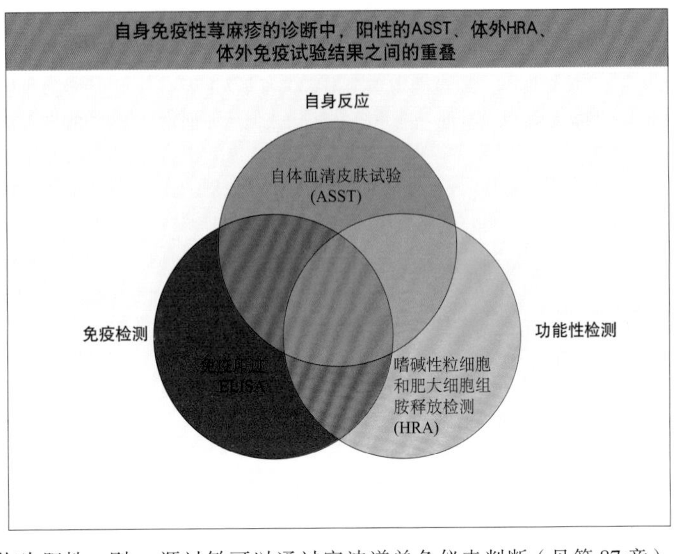


**图 18.18 在诊断自身免疫性荨麻疹时，阳性的自身血清皮肤试验（ASST），体外的组胺释放试验（HRA）和体外的免疫试验结果之间存在重叠。**由于血液制品方面的管理越来越严格，未来 ASST 将变得越来越难以实施

应”）之间的重叠。如果三种检测方法均为阳性，则可提供强有力的证据表明荨麻疹发病中有自身免疫因素的参与，但是很多医生以自体血清皮肤试验阳性和（或）功能性自身抗体的阳性结果作为自身免疫性荨麻疹的诊断依据，并以其来指导治疗和判断预后。

### 物理性荨麻疹

国际上已经制定了物理性荨麻疹的诊断标准以及激发试验操作方法[39]。症状性皮肤划痕症的检测方法比较简单，在患者后背以一个钝的压舌板划皮肤。现在还有一种可以用来进行皮肤敏感性定量测试的设备，即皮肤划痕测试机，采用弹簧针预设一定的压力（36 g/mm$^2$）后对皮肤进行测试。迟发性压力性荨麻疹通过对患者大腿或后背皮肤施加一个 2.5 kg 左右的重物（使用一直径 1.5 cm 的木棒），20 分钟左右观察其皮肤反应，或皮肤划痕测试机 100 g/mm$^2$ 持续 70 秒，阳性反应是在 30 分钟至 8 小时内（通常是 6 个小时）出现可触及的风团。对于胆碱能性荨麻疹的激发方法是使受试者在较热的环境中运动达到一定的出汗量，或者部分身体浸在 42℃的热水中 10 分钟。热水浴试验阳性可排除患者有运动导致的过敏性休克。寒冷性接触性荨麻疹激发实验的方法是在局部放置一个装有冰块的薄塑料袋或手套 5 分钟，若局部出现风团则是阳性反应（最敏感的个体甚至在 30 秒后就能发生，最不敏感者则需要用冰块后约 20 分钟才出现）（见图 18.11），还可通过 TempTest® 等工具对关键的体温阈值进行评估。

日光性荨麻疹的检测实验是光试验，暴露于日光或人工光源后几分钟出现风团，具体对哪种波长的光源过敏可以通过窄波谱单色仪来判断（见第 87 章）。水源性荨麻疹的诊断方法是在相当于体温的水温中洗浴或局部接触潮湿纱布 20 分钟后出现风团。局部热性荨麻疹的诊断则以局部接触热的物体（温度增量最高 44℃）之后的 30 秒至 5 分钟观察是否出现风团，或通过 TempTest® 等工具对关键的体温阈值进行评估。

### 荨麻疹性血管炎

皮损持续时间超过 24 小时时需要在皮损部位进行活检以明确在组织学上是否存在白细胞碎裂性血管炎的病理表现。取材应选择出现 12 ～ 24 小时的皮损。直接免疫荧光显微镜检测血管壁 C3 和免疫球蛋白沉积一般对诊断没有帮助，不作为常规检查。荨麻疹性血管炎的患者需要进行全面的血管炎方面的检查（见第 24 章）。

### 无风团的血管性水肿

血清 C4 水平的下降在诊断 1 型和 2 型 HAE 和获得性 C1 酯酶抑制物缺陷（3 型 HAE 中水平正常）都是很敏感的试验，但其特异性不高。如果发现 C4 水平较低加上可疑的家族史，就可通过免疫化学方法检测 C1 酯酶抑制物含量用以诊断 1 型 HAE，检测 C1 酯酶抑制物的功能用于诊断 2 型 HAE。另外，获得性 C1 酯酶抑制物缺陷患者血清 Clq 的水平也是降低的（图 18.19）。

## 治疗

应该给患者建议及有关病因、治疗和预后的知识。治疗中可给予患者止痒溶液，建议患者避免引起病情

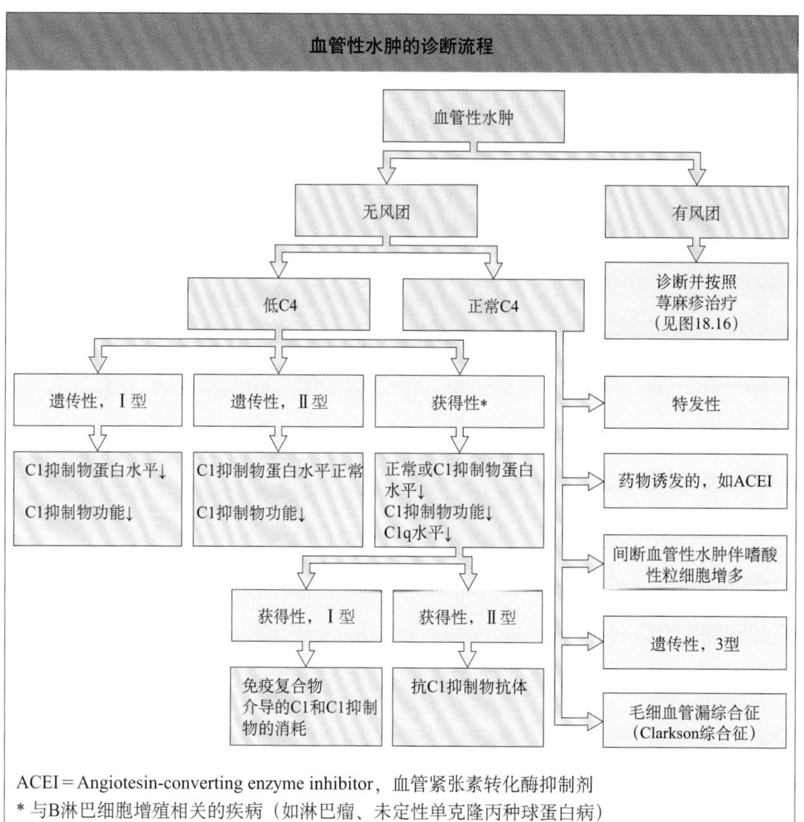


**图 18.19　血管性水肿的诊断流程。**阵发性的血管性水肿合并嗜酸性粒细胞增多症、体重增加和发热，即 Gleich 综合征

加重的因素，包括口服非甾体类抗炎药等。部分患者仅需要上述措施即可有效，但是更多的患者需要进一步干预，包括给予系统药物治疗。治疗药物可以分为一线、二线和三线药物（图 18.20）。荨麻疹性血管炎的治疗在第 24 章进行讨论，C1 酯酶抑制物缺陷的治疗另外考虑，因为它们的发病机制和治疗干预都很独特。此外还要让患者明白，系统使用皮质激素虽然可以使皮损完全消失，但减量时常有复发，而且不可以长期应用。有时联合几种疗法可以很好地控制症状并明显改善患者的生活质量。

## 急性、慢性和物理性荨麻疹

### 一线疗法

大多数荨麻疹患者主要采用 $H_1$ 抗组胺药治疗，但不是所有的患者都会有效，在三级医疗中心仅 40% 的患者经标准处方剂量药物治疗达到皮疹完全或大部分消退。抗组胺药可以减轻瘙痒、使风团消退、缩短风团持续时间、减少风团数量，纵然如此，抗组胺药物仍然不能彻底消除荨麻疹的症状。所以需要和那些认为抗组胺药无效的患者讨论抗组胺药的疗效问题。

根据抗组胺药的半衰期，一般主张一天服药一次。换言之，不仅仅是当患者有症状时才服用药物。通常抗组胺药很安全，副作用很小。可以将抗组胺药分为第一代（经典的）抗组胺药、第二代（非镇静类或低镇静类的）抗组胺药和它们的衍生物以及 $H_2$ 受体拮抗剂（表 18.4）。最近的 EAACI/GA$^2$LEN/EDF/WAO 慢性荨麻疹共识指南强烈不推荐单用镇静性的 $H_1$ 抗组胺药。

#### 经典的抗组胺药

经典抗组胺药存在镇静和抗胆碱能副作用等问题，从而限制了其用药剂量。不过如果白天应用了一种非镇静类的抗组胺药，如果患者因荨麻疹影响睡眠，可以在夜间应用经典的抗组胺药，但可能会干扰患者第二天的技术工作（如操作机器和开车），或减弱在工作或学校集中注意力的能力。

#### 第二代抗组胺药

第二代抗组胺药耐受性好，大部分患者每日仅需

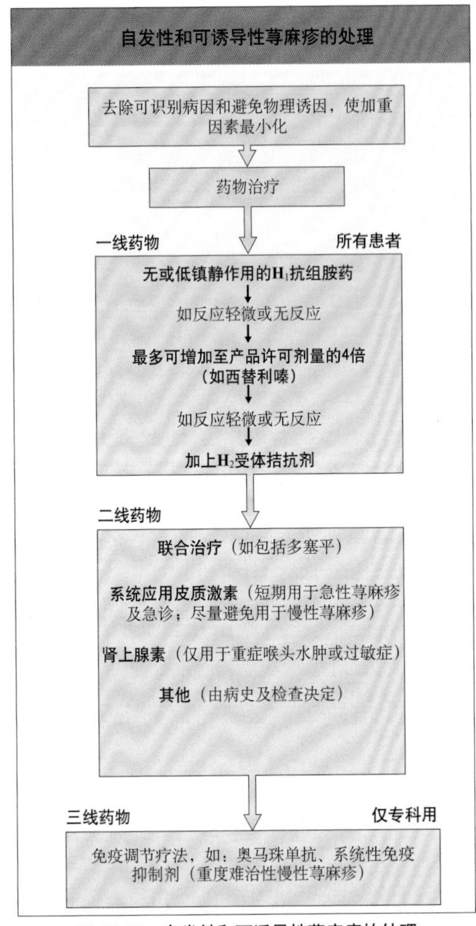


图 18.20　自发性和可诱导性荨麻疹的处理

服药一次（表 18.4）。对于慢性荨麻疹来说，服用标准处方剂量的第二代抗组胺药其疗效可能几乎没有差别。对于难治性荨麻疹，一篇共识文献推荐增加第二代 $H_1$ 抗组胺药的每日剂量，最多可加至 4 倍[55]。在这样大的剂量下，其额外的抗过敏和抗炎作用可能会带来临床获益，但目前尚缺乏直接证据，而且已超过标准处方剂量。

非索非那定（fexofenadine）治疗荨麻疹的规定用量是每天 180 mg。它是特非那定的活性代谢产物，但在常规剂量下，至今还没有发现该药可以像特非那定那样引起室性心律失常。地氯雷他定（deslomtadine）（氯雷他定的活性代谢产物）和左西替利嗪（西替利嗪的活性代谢产物）与其母体药物相比可能没有临床治疗优势。

临床上很少见到严重的药物间相互作用，但是咪唑斯汀与口服红霉素或酮康唑合用是禁止的，因为这样有可能产生心律失常。要谨慎应用其他具有抑制肝细胞色素 P450 同工酶 3A4 或底物功能的药物（见第 131 章），如西咪替丁（cimetidine）和环孢素，这些药物在特殊情况下可用于荨麻疹的治疗，

**在常规的抗组胺药的基础上增加 $H_2$ 受体拮抗剂**

对于一些慢性荨麻疹患者而言，在常规的 $H_1$ 抗组胺药的基础上增加 $H_2$ 受体拮抗剂有可能取得一定的效果，但是这一方法的依据不足而且并非所有的专家都推荐使用这一治疗方法。$H_2$ 抗组胺药对组胺导致的瘙痒没有作用，故不应单独使用。雷尼替丁比西咪替丁更好，因为它与西咪替丁不同，不会干扰肝对其他药物的代谢，也不和雄激素受体结合。尼扎替丁和法莫替丁和雷尼替丁相似，但是因为缺乏治疗慢性荨麻疹的临床试验，因此不特别推荐使用。

**妊娠期应用抗组胺药**

没有 $H_1$ 抗组胺药宣称其在妊娠期是安全的，但是最近的荨麻疹指南建议，氯雷他定和西替利嗪（传统的 B 类药物）可以作为优先选择，尤其在妊娠中三个月和末三个月。由于具有长期的处方记录，氯苯那敏也已经得到应用，但因其对幼儿可能具有镇静作用，在临近分娩和哺乳期内应当避免应用。

## 二线疗法（靶向干预）

对于常规抗组胺药疗效不佳的荨麻疹患者可以考虑二线药物，但是尚缺乏高质量的依据。二线药物通常应该作为（抗组胺药的）辅助治疗，而不是作为替代品。二线治疗药物的选择应当依据特殊的指征，总结于表 18.5。当然，荨麻疹的治疗方案受整个临床评估以及医生经验的影响很大。但是儿童荨麻疹患者一般不考虑应用二线药物，偶在非常严重的慢性荨麻疹急性加重的情况下才可应用泼尼松。对于孕妇而言，要在仔细考虑好应用这些药物的利弊之后才能应用，并需要对患者进行严密监护。非药物疗法包括食物疗法、光疗和冷脱敏。

**药物治疗**

**泼尼松**或**泼尼松龙**对几乎所有类型的慢性荨麻疹都有效果，但是需要使用合理的剂量（每日 30～50 mg）才能控制严重的发作。皮质类固醇主要作为抢救措施短期应用于那些危及生命的荨麻疹和严重的喉头血管性水肿，通常一次给药或者用药数日，并规律使用足量的抗组胺药物以控制病情。由于慢性荨麻疹病期长，以及皮质类固醇可预期的副作用（如：高血压、体重增加、糖耐量减低和骨质疏松），应避免口服皮质类固

**表 18.4 治疗荨麻疹的抗组胺药**。在一种每日 1 次的第二代抗组胺药的基础上，晚间增加一种短效的经典抗组胺药，增加或不增加一种 $H_2$ 受体拮抗剂以达到最大抗组胺的阻断作用。证据支持等级标志：(1) 前瞻性对照试验；(2) 回顾性研究或大样本系列的研究；(3) 小样本系列的研究或个案报道

| 分类 | 举例 | 血浆半衰期（小时） | 成人每日剂量 * |
|---|---|---|---|
| 经典（镇静性）$H_1$ 抗组胺药 | 氯苯那敏（1） | 12 ～ 15 | 4 mg 每日 3 次（至晚间共 12 mg） |
| | 羟嗪（1） | 20 | 10 ～ 25 mg 每日 3 次（至晚间共 75 mg） |
| | 苯海拉明（2） | 4 | 每晚 10 ～ 25 mg |
| | 多塞平 †（1） | 17 | 每晚 10 ～ 50 mg |
| 第二代 $H_1$ 抗组胺药 | 阿伐斯汀 ‡（1） | 2 ～ 4 | 8 mg 每日 3 次 |
| | 西替利嗪 §（1） | 7 ～ 11 | 10 mg 每日 1 次 |
| | 氯雷他定（1） | 8 ～ 11 | 10 mg 每日 1 次 |
| | 咪唑斯汀 ‖（1） | 13 | 10 mg 每日 1 次 |
| 新一代 $H_1$ 抗组胺药 | 地氯雷他定（1） | 19 ～ 35 | 5 mg 每日 1 次 |
| | 非索非那定（1） | 17 | 180 mg 每日 1 次 |
| | 左西替利嗪（1） | 7 ～ 10 | 5 mg 每日 1 次 |
| | 卢帕他定 ‖（1） | 6 | 10 mg 每日 1 次 |
| $H_2$ 拮抗剂 ¶ | 西咪替丁 (1) | 2 | 400 mg 每日 2 次 |
| | 雷尼替丁（2） | 2 ～ 3 | 150 mg 每日 1 次 |

* 应用于儿童时应根据目前的处方指南谨慎考虑剂量。
† 拥有强效的 $H_1$ 和 $H_2$ 抗组胺的特性。
‡ 在美国只能以一种用于治疗季节过敏性鼻炎的和伪麻黄碱混合的产品的形式得到。
§ 羟嗪的活性代谢物。
‖ 在美国无法得到。
¶ 与 $H_1$ 拮抗剂合用

**表 18.5 一些治疗慢性或物理性荨麻疹的二线药物**。对于单个患者而言，应当根据目前的处方指南谨慎考虑药物剂量、药物间相互作用和禁忌证。规定的剂量仅仅代表了准则。证据支持等级标志：(1) 前瞻性对照试验；(2) 回顾性研究或大样本系列的研究；(3) 小样本系列的研究或个案报道

| 通用名 | 药物分类 | 给药途径 | 剂量 | 特别情况 / 相关疾病 |
|---|---|---|---|---|
| 泼尼松（2） | 皮质激素 | 口服 | 0.5 mg/kg 每日 1 次 | 病情严重恶化（仅白天）—“抢救”治疗 |
| 肾上腺素（2） | 拟交感神经药 | 皮下，肌注（自我注射） | 300 ～ 500 μg | 特发性或过敏性喉头血管性水肿 / 过敏性休克 |
| 孟鲁司特（3） | 白三烯受体拮抗剂 | 口服 | 10 mg 每日 1 次 | 阿司匹林过敏性荨麻疹 |
| 秋水仙碱（3） | 中性粒细胞抑制剂 | 口服 | 0.5/0.6 ～ 1.5/1.8 mg* | 皮损活检样本中有中性粒细胞浸润或荨麻疹性血管炎 |
| 柳氮磺胺吡啶（3） | 氨基水杨酸盐 | 口服 | 每日 2 ～ 4 g 每日 1 次 | 延迟性压力性荨麻疹 |

* 可以以 0.5mg 或 0.6mg 的剂量得到，取决于所在的国家。IM，肌内

醇作为常规治疗。反跳也是一个常见的问题，而且改变不了荨麻疹的病程。

皮下或肌内注射**肾上腺素**可治疗不管是过敏原、假性过敏原还是物理因素导致的过敏性休克或重度过敏性休克样反应。肾上腺素可用于治疗重度急性过敏性荨麻疹以及特发性血管性水肿的喉头血管性水肿，但不宜用于慢性荨麻疹的治疗，且对 HAE 无效。对于轻度的发作仅吸入肾上腺素即可，如果有需要，采取肌内或皮下注射给药效果更好。肾上腺素的副作用有心动过速、焦虑和头痛。对有高血压、缺血性心脏病、脑血管病和糖尿病的患者应用时要格外小心。应避免与三环类抗抑郁药（包括多塞平）和 β 受体阻滞剂合用。为保险起见，患有重度急性过敏性荨麻疹和特发性血管性水肿的患者可携带一支肾上腺素笔进行自我

注射，应当教育患者了解药物的副作用和药物间相互作用，以及潜在的反跳现象。

**多塞平**是一种三环类抗抑郁药，同时具有强大的 $H_1$ 和 $H_2$ 抗组胺作用，由于多塞平具有强烈的嗜睡和抗胆碱作用，因此用于夜间成人慢性荨麻疹患者尤其有价值。

白三烯受体拮抗剂**孟鲁司特**（见第 130 章）对于阿司匹林不耐受的慢性荨麻疹可能有效，因为在其发病机制中有白三烯的参与[58]。也可应用**扎鲁司特**。曾有无对照的报告显示它们对难治性的慢性荨麻疹合并迟发性压力性荨麻疹有效，但是临床上缺乏足够的支持数据。这类药物副作用较少，但是在治疗其他疾病时反而有用药后发生荨麻疹、血管性水肿和过敏性休克的报道。

根据患者的耐受情况可以选择**柳氮磺胺吡啶**，该药对以迟发性压力性荨麻疹（DPU）为主要表现的慢性荨麻疹有一定的疗效。否则这部分患者往往需要系统性应用皮质类固醇。这类药物禁用于对阿司匹林不耐受和葡萄糖 -6- 磷酸脱氢酶（G6PD）缺陷的患者中。用药头三个月需要每个月化验全血计数和肝酶，并在治疗期间常规监测。副作用包括 Stevens-Johnson 综合征、肾病综合征和少精症。对非甾体类抗炎药不耐受的迟发性压力性荨麻疹可以考虑应用氨苯砜。

**秋水仙碱**可用于组织学上表现为中性粒细胞浸润的荨麻疹（“嗜中性荨麻疹”），也可用于治疗荨麻疹性血管炎。可能的副作用包括恶心、呕吐和腹痛。长期应用后极少数病例可能发生周围神经病变、肌病、秃发和骨髓抑制。合并肝或肾疾病、接受秋水仙碱治疗的患者应当避免 P- 糖蛋白或强效 CYP3A4 抑制剂。

**非甾体抗炎药**（NSAID）对迟发性压力性荨麻疹可能有效，但也存在一定争议，且有可能加重慢性荨麻疹的症状。

**合成代谢类固醇**如达那唑对严重的胆碱能性荨麻疹可能有效，但是长期应用有男性化和肝损伤的副作用。

其他可用于治疗慢性荨麻疹的药物如氨甲环酸、肝素和华法林可能有效，但是还缺乏有力的证据，而且也没有特别的证据显示它们优于其他的药物。

### 非药物治疗

许多报告建议从饮食中去除食品添加剂和天然水杨酸。然而有研究发现，相当高比例的有效率可能部分归因于慢性荨麻疹的自然消退，有不超过 20% 的对低假性变应原饮食反应良好的患者在双盲安慰剂对照的激发试验后病情加重[59]。虽然如此，饮食控制疗法在慢性荨麻疹患者中仍颇为流行，而且当患者对在对抗组胺药无效、又不适合应用二线治疗时可以考虑采用该方法。目前普遍认为，食物过敏引起慢性荨麻疹很罕见，除非病史上有强有力的证据，否则不应直接进行相关物质的过敏反应检测。

寒冷性荨麻疹、日光性荨麻疹和局限性热接触性荨麻疹患者可以采用反复、频繁、循序渐进接触可能致病物理因素的方式诱导耐受。只是这种治疗方法非常耗时，且只有部分患者能够耐受，需要指出的是，每天重复暴露是建立耐受的关键因素。

紫外线治疗和光化学疗法（PUVA）也被应用于慢性荨麻疹的治疗，但效果并不肯定。一项回顾性研究发现窄波 UVB（NB-UVB）可能有一定疗效。采用治疗银屑病常规剂量的 PUVA 和 NB-UVB 治疗严重的皮肤划痕症可能有效。

### 三线疗法

对抗组胺药治疗效果不佳且病情严重的荨麻疹患者其发病有自身免疫机制的参与，可选择免疫疗法治疗这些慢性自身免疫性荨麻疹。

一项小的验证性开放研究显示，**血浆置换疗法**对某些慢性自身免疫性荨麻疹有效。但是由于其花费较高，并且有可能存在潜在的致病风险以及治疗后荨麻疹很快复发，故不推荐单独使用[12]。

另一项小范围的开放研究发现**静脉输注免疫球蛋白**（5 天内总量 2 g/kg）对大部分慢性自身免疫性荨麻疹患者有效，其中一些患者可至少 3 年不出现症状[60]。但是也需要考虑费用和潜在的致病性，仍无相关的对照研究证实。

**环孢素**［3 ～ 4 mg/（kg · d）］可完全或基本控制约三分之二的对抗组胺药抵抗的慢性自身免疫性荨麻疹患者的症状。这一作用已由一项双盲研究证实，研究中环孢素用量为 4 mg/（kg · d），连续 4 ～ 8 周，而且也没有严重的副作用（如肾损害）发生[13]。但是只有 25% 的患者在治疗结束后 4 ～ 5 个月内疾病没有反复或基本不复发，且副作用症状比较常见（如胃肠道反应）。应当考虑停止治疗后复发的风险，还要考虑部分患者可能形成依赖，需要长期服用环孢素而不能停药的风险。目前为止尚不能确定最佳治疗方案。

某些重度 CSU 患者可以选择环磷酰胺治疗，如果无效还可以选择其他**免疫抑制剂**，包括甲氨蝶呤、吗替麦考酚酯、硫唑嘌呤，有可能仍然有效。另外，伴有或不伴功能性自身抗体且对糖皮质激素依赖的慢性荨麻疹患者可选用**甲氨蝶呤**治疗[61]。

大型Ⅲ期研究已经显示**奥马珠单抗**（人源性抗 IgE

单克隆抗体）对慢性自发性/特发性荨麻疹有效[62-63]。最有效剂量为每月皮下注射 300 mg，包括经 $H_1$ 抗组胺药难治性的 CSU[64]。但是与哮喘不同之处在于慢性荨麻疹的治疗反应似乎与总 IgE 水平和体重之间没有关系。有回顾性研究发现治疗诱导性荨麻疹的症状完全缓解率更高[65]。奥马珠单抗治疗荨麻疹的不良事件发生情况十分令人满意。本药通常在使用 6 个月后停药，继续使用 $H_1$ 抗组胺药。复发病例可以更长时间用药。

### C1 酯酶抑制物缺陷

对本病的治疗与其他类型的血管性水肿有所不同。紧急情况下应当予以静脉应用 C1 酯酶抑制物或重组 C1 酯酶抑制物，皮下注射艾替班特（icatibant，一种特异性缓激肽 $B_2$ 受体拮抗剂），或皮下注射艾卡拉肽（ecallantide，一种激肽释放酶抑制剂），有助于挽救生命（见图 18.6）。如果无法取得 C1 酯酶抑制物，可以采用新鲜冰冻血浆替代。抗组胺药、皮质激素和肾上腺素对 C1 酯酶抑制物缺陷症无效[66]。获得性 C1 酯酶抑制物缺陷症患者出现急性发作且危及生命时需要大剂量浓缩 C1 酯酶抑制物，剂量通常高于遗传性 HAE 患者的 20 单位/kg。

进行选择性外科手术前 1 小时给予 C1 酯酶抑制物浓缩剂可作为预防治疗尤其是需要插管或拔牙时。小手术操作前 48 小时和术后应用口服氨甲环酸（成人 1 g，每日 4 次；儿童 500 mg，每日 4 次），或者提高氨甲环酸或达那唑的维持剂量能够有效预防发病。但是维持用药仅在反复发生有症状的血管性水肿或有相关腹痛时予以考虑。需要注意的是，长期低剂量维持应用达那唑会产生男性化等不良反应，此外还要常规监测肝炎症反应和腺瘤风险。有血栓史的患者禁用口服氨甲环酸（一种抑制纤溶酶原激活为纤溶酶的药物）。生产商建议长期治疗者常规眼科检查及肝功能化验。

ε-氨基己酸也被应用于一些患者的治疗。由于口服避孕药中的雌激素或激素替代治疗可诱发或加重 HAE，应尽量避免。

## 预后

大多数慢性荨麻疹患者都可以通过治疗来控制疾病，但是完全缓解的概率与四十多年前所做的一项调查相比几乎没有变化，此项调查发现，在三级医疗中心就诊的荨麻疹患者中，50% 仅有风团的患者在一年内痊愈，而 20% 具有风团合并血管性水肿的患者症状可持续二十年以上[67]。

（张时宇译　刘跃华校　晋红中　王宝玺审）

## 参考文献

1. Maurer M, Weller K, Bindslev-Jensen C, et al. Unmet clinical needs in chronic spontaneous urticaria. A GA2LEN task force report. Allergy 2011;66:317–30.
2. Henz BM. Physical urticaria. In: Henz BM, Zuberbier T, Grabbe J, Monroe E, editors. Urticaria. Clinical, diagnostic and therapeutic aspects. Berlin: Springer; 1998. p. 55–89.
3. Hawrylowicz CM, MacGlashan DW, Saiko H, et al. Effector cells of allergy. In: Holgate ST, Church MK, Lichtenstein LM, editors. Allergy. 3rd ed. London: Mosby; 2006. p. 351–73.
4. Cohen RW, Rosentreich DL. Discrimination between urticaria-prone and other allergic patients by intradermal skin testing with codeine. J Allergy Clin Immunol 1986;77:802–7.
5. Jacques P, Lavoie A, Bedard PM, et al. Chronic idiopathic urticaria: profiles of skin mast cell histamine release during active disease and remission. J Allergy Clinic Immunol 1986;89:1139–43.
6. Cho CB, Shutes SA, Altrich MK, et al. Autoantibodies in chronic idiopathic urticaria and nonurticarial systemic autoimmune disorders. Ann Allergy Asthma Immunol 2013;110:29–33.
7. Saini SS. Chronic spontaneous urticaria. Etiology and pathogenesis. Immunol Allergy Clin North Am 2014;34:33–52.
8. Ying S, Kikuchi Y, Meng Q, Kay B. Th1/Th2 cytokines and inflammatory cells in skin biopsies from patients with chronic idiopathic urticaria: comparison with the allergen-induced late-phase cutaneous reaction. J Allergy Clinic Immunol 2002;109:694–700.
9. Grattan CEH. Autoimmune urticaria. Immunol Allergy Clin North Am 2004;24:163–81.
10. Ferrer M, Nakazawa K, Kaplan AP. Complement dependence of histamine release in chronic urticaria. J Allergy Clin Immunol 1999;104:169–72.
11. Niimi N, Francis DM, Kermani F, et al. Dermal mast cell activation by autoantibodies against the high affinity IgE receptor in chronic urticaria. J Invest Dermatol 1996;106:1001–6.
12. Grattan CEH, Francis DM, Slater NGP, et al. Plasmapheresis for severe, unremitting, chronic urticaria. Lancet 1992;339:1078–80.
13. Grattan CEH, O'Donnell BF, Francis DM, et al. Randomised double-blind study of cyclosporin in chronic "idiopathic" urticaria. Br J Dermatol 2000;143:365–72.
14. Sabroe RA, Francis DM, Barr RM, et al. Anti-FcεRI autoantibodies and basophil histamine releasability in chronic idiopathic urticaria. J Allergy Clin Immunol 1998;102:651–8.
15. Eckman JA, Hamilton RG, Gober LM, et al. Basophil phenotypes in chronic idiopathic urticaria in relation to disease activity and autoantibodies. J Invest Dermatol 2008;128:1956–63.
16. Vonakis BM, Vasagar K, Gibbons SP Jr, et al. Basophil FcepsilonRI histamine release parallels expression of Src-homology 2-containing inositol phosphatases in chronic idiopathic urticaria. J Allergy Clin Immunol 2007;119:441–8.
17. Ito Y, Satch T, Takayama K, et al. Basophil recruitment and activation in inflammatory skin diseases. Allergy 2011;66:1107–13.
18. Takahagi S, Tanaka T, Ishii H, et al. Sweat antigen induces histamine release from basophils of patients with cholinergic urticaria associated with atopic diathesis. Br J Dermatol 2009;160:426–8.
18a. Boyden SE, Desai A, Cruse G, et al. Vibratory urticaria associated with a missense variant in *ADGRE2*. N Engl J Med 2016;374:656–63.
19. Sabroe RA, Seed PT, Francis DM, et al. Chronic idiopathic urticaria: comparison of the clinical features of patients with and without anti-FcεRI or anti-IgE autoantibodies. J Am Acad Dermatol 1999;40:443–50.
20. Asero R, Tedeschi A, Coppola R, et al. Activation of the tissue factor pathway of blood coagulation in patients with chronic urticaria. J Allergy Clin Immunol 2007;119:705–10.
21. Bossi F, Frossi B, Radillo O, et al. Mast cells are critically involved in serum-mediated vascular leakage in chronic urticaria beyond high-affinity IgE receptor stimulation. Allergy 2011;66:1538–45.
22. Chan CL, Jones RL, Lau HYA. Characterisation of prostanoid receptors mediating inhibition of histamine release from anti-IgE-activated rat peritoneal mast cells. Br J Pharmacol 2000;129:589–97.
23. Doeglas HMG. Reactions to aspirin and food additives in patients with chronic urticaria, including the physical urticarias. Br J Dermatol 1975;93:135–43.
24. Bunselmeyer B, Laubach HJ, Schiller M, et al. Incremental build-up food challenge – a new diagnostic approach to evaluate pseudoallergic reactions in chronic urticaria: a pilot study: stepwise food challenge in chronic urticaria. Clin Exp Allergy 2009;39:116–26.
25. Wakelin S. Contact urticaria. Clin Exp Dermatol 2001;26:132–6.
26. Leslie KS, Lachmann HJ, Bruning E, et al. Phenotype, genotype, and sustained response to anakinra in 22 patients with autoinflammatory disease associated with CIAS-1/NALP3 mutations. Arch Dermatol 2006;142:1591–7.
27. Church LD, McDermott MF. Rilonacept in cryopyrin-associated periodic syndromes: the beginning of longer-acting interleukin-1 antagonism. Nat Rev Rheumatol 2009;5:14–15.
28. Lachmann HJ, Kone-Paut I, Kuemmerle-Deschner JB, et al. Use of canakinumab in the cryopyrin-associated

periodic syndrome. N Engl J Med 2009;360:2416–25.
29. Cicardi M, Aberer W, Banerji A, et al. HAWK under the patronage of EAACI (European Academy of Allergy and Clinical Immunology). Classification, diagnosis, and approach to treatment for angioedema: consensus report from the Hereditary Angioedema International Working Group. Allergy 2014;69:602–16.
30. Zuberbier T, Iffländer J, Semmler C, Henz BM. Acute urticaria: clinical aspects and therapeutic responsiveness. Acta Derm Venereol 1996;76:295–7.
31. Sabroe R. Acute urticaria. Immunol Allergy Clin North Am 2014;34:11–21.
32. Leznoff A, Sussman GL. Syndrome of idiopathic chronic urticaria and angioedema with thyroid autoimmunity: a study of 90 patients. J Allergy Clin Immunol 1989;84:66–71.
33. Confino-Cohen R, Chodick G, Shalev V, et al. Chronic urticaria and autoimmunity:associations found in a large population study. J Allergy Clin Immunol 2012;129:1308–13.
34. O'Donnell BF, Neill CM, Francis DM, et al. Human leucocyte antigen class II associations in chronic idiopathic urticaria. Br J Dermatol 1999;140:853–8.
35. Federman DG, Kirsner RS, Moriarty JP, Concato J. The effect of antibiotic therapy for patients infected with *Helicobacter pylori* who have chronic urticaria. J Am Acad Dermatol 2003;49:861–4.
36. Daschner A, Alonzso-Gómez A, Caballero T, et al. Gastric anisakiasis: an underestimated cause of acute urticaria and angio-oedema? Br J Dermatol 1998;139:822–8.
37. Lindelöf B, Sigurgeirsson B, Wahlgren CF, Eklund G. Chronic urticaria and cancer: an epidemiological study of 1155 patients. Br J Dermatol 1990;123:453–6.
38. Chen Y-J, Chun-Ying W, Shen J-L, et al. Cancer risk in patients with chronic urticaria. A population-based cohort study. Arch Dermatol 2012;148:103–8.
39. Magerl M, Borzova E, Giménez-Arnau A, et al. The definition and diagnostic testing of physical and cholinergic urticarias – EAACI/GA2LEN/EDF/UNEV consensus panel recommendations. Allergy 2009;64:1715–21.
40. Poon E, Seed PT, Greaves MW, Kobza-Black A. The extent and nature of disability in different urticarial conditions. Br J Dermatol 1999;140:667–71.
41. Breathnach SM, Allen R, Milford-Ward A, Greaves MW. Symptomatic dermographism: natural history, clinical features, laboratory investigations and response to therapy. Clin Exp Dermatol 1983;9:463–7.
42. Kobza-Black A. Delayed pressure urticaria. J Invest Dermatol 2001;6:148–9.
43. Wanderer AA. Cold urticaria syndromes: historical background, diagnostic classification, clinical and laboratory characteristics, pathogenesis and management. J Allergy Clin Immunol 1990;85:965–81.
44. Volcheck GW, Li JTC. Exercise-induced urticaria and anaphylaxis. Mayo Clin Proc 1997;72:140–7.
45. Konstantinou GN, Grattan CE. Food contact hypersensitivity syndrome: the mucosal contact urticaria paradigm. Clin Exp Dermatol 2008;33:383–9.
46. Stevenson DD, Simon RA. Sensitivity to aspirin and nonsteroidal antiinflammatory drugs. In: Middleton E, Reed CE, Ellis EF, et al., editors. Allergy. Principles and practice. 4th ed. Chicago: Mosby; 1993. p. 1747–65.
47. Sabroe RA, Kobza-Black A. Angiotensin-converting enzyme (ACE) inhibitors and angio-oedema. Br J Dermatol 1997;136:153–8.
48. Shinkai K, McCalmont TH, Leslie KS. Cryopyrin-associated periodic syndromes and autoinflammation. Clin Exp Dermatol 2008;33:1–9.
49. De Koning HD. Schnitzler's syndrome. Lessons from 281 cases. Clin Transl Allergy 2014;4:41.
49a. Krause K, Weller K, Stefaniak R, et al. Efficacy and safety of the interleukin-1 antagonist rilonacept in Schnitzler syndrome: an open-label study. Allergy 2012;67: 943–50.
50. Butterfield JH, Leiferman KM, Abrams J, et al. Elevated serum levels of interleukin-5 in patients with the syndrome of episodic angioedema and eosinophilia. Blood 1992;79:688–92.
51. Toppe E, Haas N, Henz BM. Neutrophilic urticaria: clinical features, histological changes and possible mechanisms. Br J Dermatol 1998;138:248–53.
52. Russell Jones R, Bhogal B, Dash A, Schifferli J. Urticaria and vasculitis: a continuum of histological and immunopathological changes. Br J Dermatol 1983;108:695–703.
53. Peters MS, Winkelmann RK. Neutrophilic urticaria. Br J Dermatol 1985;113:25–30.
54. Kozel MMA, Mekkes JR, Bossuyt PMM, Bos JD. The effectiveness of a history-based diagnostic approach in chronic urticaria and angioedema. Arch Dermatol 1998;134:1575–80.
55. Zuberbier T, Aberer W, Asero R, et al. The EAACI/GA2LEN/EDF/WAO Guideline for the definition, classification, diagnosis, and management of urticaria: the 2013 revision and update. Allergy 2014;69:868–87.
56. Sabroe RA, Grattan CEH, Francis DM, et al. The autologous serum skin test: a screening test for autoantibodies in chronic idiopathic urticaria. Br J Dermatol 1999;140:446–52.
57. Konstantinou GN, Asero R, Maurer M, et al. EAACI/GA(2)LEN task force consensus report: the autologous serum skin test in urticaria. Allergy 2009;64:1256–68.
58. Pacor ML, Di Lorenzo G, Corrocher R. Efficacy of leukotriene receptor antagonist in chronic urticaria. A double-blind, placebo-controlled comparison of treatment with montelukast and cetirizine in patients with chronic urticaria with intolerance to food additive and/or acetylsalicylic acid. Clin Exp Allergy 2001;31:1607–14.
59. Zuberbier T, Chantraine-Hess S, Hartmann K, Czarnetzki BM. Pseudoallergen-free diet in the treatment of chronic urticaria. A prospective study. Acta Derm Venereol 1995;75:484–7.
60. O'Donnell BF, Barr RM, Kobza Black A, et al. Intravenous immunoglobulin in autoimmune chronic urticaria. Br J Dermatol 1998;138:101–6.
61. Perez A, Woods A, Grattan CE. Methotrexate: a useful steroid-sparing agent in recalcitrant chronic urticaria. Br J Dermatol 2010;162:191–4.
62. Maurer M, Rosen K, Hsieh H-J, et al. Omalizumab for the treatment of chronic idiopathic or spontaneous urticaria. N Engl J Med 2013;368:924–35.
63. Kaplan A, Ledford D, Ashby M, et al. Omalizumab in patients with symptomatic chronic idiopathic/spontaneous urticaria despite standard combination therapy. J Allergy Clin Immunol 2013;132:101–9.
64. Saini S, Rosen KE, Hseih H-J, et al. A randomized, placebo-controlled, dose-ranging study of single-dose omalizumab in patients with H1-antihistamine-refractory chronic idiopathic urticaria. J Allergy Clin Immunol 2011;128:567–73.
65. Metz M, Ohanyan T, Church MK, Maurer M. Omalizumab is an effective and rapidly acting therapy in difficult-to-treat chronic urticaria: a retrospective clinical analysis. J Dermatol Sci 2014;73:57–62.
66. Gompels MM, Lock RJ, Abinum M, et al. C1 inhibitor deficiency: consensus document. Clin Exp Immunol 2005;139:379–94.
67. Champion RH, Roberts SOB, Carpenter RG, Roger JH. Urticaria and angio-oedema: a review of 554 patients. Br J Dermatol 1969;81:588–97.
68. Davis MDP, Daoud MS, Kirby B, et al. Clinicopathologic correlation of hypocomplementemic and normocomplementemic urticarial vasculitis. J Am Acad Dermatol 1998;38:899–905.

# 第 19 章　回状红斑

Agustín España

## 引言

红斑是皮肤颜色改变的一种表现，主要是由于血管（尤其是真皮乳头层和网状层血管）扩张所致。皮损压之可褪色，其颜色可呈粉红、深红甚至紫红色。大多数红斑可持续数日至数月，但也有一些仅仅持续数分钟（如潮红）。一组完全不同的皮肤病（从妊娠引起的掌红斑到弥漫性猩红热样皮损）均可表现为红斑。本章讨论的红斑均有一个共同的特点，即呈回状。

回状红斑（figurate erythemas）的皮损呈环形、弓形或多环形。虽然许多皮肤病可有环状红斑的表现（表 19.1），“经典的”回状红斑有以下四种：离心性环状红斑、边缘性红斑、游走性红斑及匐形性回状红斑。

## 离心性环状红斑

**同义名：** ■ 浅表或深在性回状红斑（superficial or deep gyrate erythema）■ 持久性红斑（erythema perstans）■ 可触及的游走性红斑（palpable migrating erythema）

**要点**

- 环状红斑样皮损呈离心性发展。
- 浅表性皮损具有典型的边缘性白色鳞屑，而深在性的皮损具有浸润性边界。
- 好发于成年人，浅表性皮损常发生于大腿及臀部。
- 个别皮损常常持续数天至数月。
- 虽然该病通常查不到明确病因，但常与感染（如足癣）有关，偶见于其他疾病或暴露。

### 引言

“离心性环状红斑”（erythema annulare centrifugum, EAC）这一名称在临床上使用广泛，它所包含的不仅仅是伴鳞屑的环状红斑。对此的一种解释是，当排除了其他三种类型红斑（其具体病因见下文）和表 19.1 中列出的皮肤病后，EAC 成为了一种排他诊断。不幸的是，这带来一些概念混淆，除非患者可以明确其特定的“触发病因”，否则就需要维持这个诊断。因此，一些学者认为 EAC（尤其是深在型）代表了一种临床反应模式，而非一类具体的临床病理类型[1]。还有的学派认为 EAC 这一名称指的只是浅表型。

### 历史

1881 年 Colcott-Fox 描述了一种伴有瘙痒的持续性环状皮损的疾病，并命名为“持久性环状红斑”。由于“持续性环状红斑”已被一些学者用于描述类似的环状皮损，1916 年，Darier 首次使用“离心性环状红斑”这一名称。目前认为这些都是“离心性环状红斑”在临床和病理上的异型[2]。然而，Ackerman[3] 认为可以将“离心性环状红斑”分为两种不同的病理类型，即“浅表型环状红斑”和“深在型环状红斑”，但 Weyers 等[5] 认为 EAC 的浅表型和深在型两者之间无相关性，不应该使用同一名称。后一派学者认为“离心性环状红斑”这一名称应该代表浅表型这一类特殊的临床病理类型。

### 流行病学

虽然 EAC 可发生于各个年龄段，但高峰期在 50 岁左右。无性别差异。有报道一种罕见的常染色体显性遗传的 EAC，被称为“家族性环状红斑”[5]。

### 发病机制

有推断 EAC，尤其是组织病理学上伴有表皮海绵形成的浅表型，可能是对多种抗原的一种“超敏反应”[6]。本病与感染相关，特别是皮肤癣菌感染及其他一些真菌（如念珠菌、青霉菌）、病毒（如水痘病毒、EB 病毒、带状疱疹病毒、HIV 病毒）、细菌（如假单胞菌）、寄生虫和体外寄生虫（如阴虱）等。少数情况下，EAC 还与药物［如利尿剂、非甾体抗炎药、抗疟药、非那雄胺、阿米替林、利妥昔单抗、聚乙二醇干扰素 -α-2a 联合利巴韦林、优诺特单抗（仅有个案报告）］、克罗恩病、妊娠、自身免疫性内分泌疾病、嗜酸性细胞增多综合征及肿瘤（如淋巴瘤、白血病）有关。与肿瘤相关的 EAC 又被称为副肿瘤性 EAC（paraneoplastic EAC eruption, PEACE）[7]。然而，这些关联多数仅仅是推测，在最近的一组报告中，对 Curth 假说还未达成共识（见第 53 章）。有 EAC 的患者发现，可能诱发 EAC 的疾病被治愈后其皮损显著缓解。在一组病例分析中，仅有 1/3 的

**表 19.1 回状红斑的鉴别诊断**。本表描述了此类疾病关键的临床特征和病理发现。用斜体字标注的疾病好发于儿童。其他可能表现为环形红斑的疾病包括川崎病（可以表现为边缘性红斑样）、遗传性周期热综合征［特别是 TNF 受体相关的周期性综合征（TRAPS）；见表 45.2］、复发性多软骨炎、多形性日光疹、炎症性白癜风（包括丘疹鳞屑型）、嗜酸性血管炎、Sweet 综合征、嗜中性粒细胞性小汗腺炎、增殖性脓皮病（包括小脓疱皮损）及皮肤白血病

| 疾病 | 临床特征 | 病理特征 | 相关章节 |
|---|---|---|---|
| **一过性皮损（持续时间一般＜ 24 小时）** | | | |
| 荨麻疹 | 暂时性、复发性风团；瘙痒 | 浅表血管周围嗜酸性粒细胞、淋巴细胞浸润，偶见中性粒细胞 | 第 18 章 |
| 多形荨麻疹（环状荨麻疹的变异型） | 环形、多环形风团，中心常有瘀斑，不应与坏死混淆；瘙痒；面部、手、足水肿；无黏膜糜烂或结痂；近期病毒或细菌感染 | 与其他类型荨麻疹不能鉴别 | |
| 血清病样反应 | 环形、多环形风团，常伴瘙痒；肢端水肿；高热，关节痛，淋巴结肿大；药物（如头孢克洛、青霉素、米诺环素） | 与荨麻疹类似；与血清病反应不同（如马或兔来源的抗胸腺细胞球蛋白），常无白细胞碎裂性血管炎 | |
| 边缘性红斑 | 多环形红斑；之前常有 A 型链球菌感染，可伴有急性风湿热，如关节炎和心肌炎 | 浅表血管周围中性粒细胞及淋巴细胞浸润；偶见嗜酸性粒细胞 | 本章 |
| 边缘性红斑样遗传性血管性水肿 | 暂时性多环状红斑疹；好发于躯干；在血管性水肿之前出现或同时伴发 | 少量或无炎性细胞浸润 | 第 18 章 |
| 非洲锥虫病 | 躯干环状红斑片伴发热 | 血管周围淋巴细胞浸润伴大量浆细胞，真皮内偶可见寄生虫 | 第 83 章 |
| 可变性红斑角皮病 | 暂时性环状或漩涡状红斑（常常在几个小时内消退或迁移）；持久性角化过度的斑块；*GJB4* 基因突变 | 血管周围少量淋巴细胞浸润，毛细血管扩张；银屑病样棘层增厚，轻度角化过度（斑块） | 第 57 章 |
| **荨麻疹样皮损持续时间＞ 24 小时** | | | |
| 过敏性荨麻疹样皮炎 | 环形水肿性斑块；好发于躯干 | 水肿；浅表及深部的淋巴细胞浸润，伴嗜酸性粒细胞浸润 | |
| 婴儿环状红斑（包括婴儿嗜中性回状红斑） | 复发性环状红斑斑块，常常持续几天；好发于 3 ～ 11 个月的婴儿（图 19.4） | 血管周围见淋巴细胞及嗜酸性粒细胞；有时可见大量中性粒细胞浸润 | |
| Wells 综合征 | 常常呈环状或弧形的水肿性红斑斑块，中央呈绿色；瘙痒；外周血嗜酸性粒细胞增多 | 嗜酸性粒细胞弥散性浸润；火焰现象 | 第 25 章 |
| 荨麻疹性血管炎 | 荨麻疹性水肿性皮损，常呈环形，可见紫癜或瘀点；伴疼痛、烧灼感，可有瘙痒；系统检查可见低补体血症 | 白细胞破碎性血管炎 | 第 24 章 |
| 游走性红斑 | 红斑由蜱叮咬过的部位向周围缓慢扩展；类似流感样的症状；远端的继发性皮损 | 浅部及深部的血管周围淋巴细胞及组织细胞浸润；游走性红斑中可见嗜酸性粒细胞和浆细胞；肿胀性红斑狼疮及干燥综合征的环形红斑中可见黏蛋白沉积 | 本章及第 74 章 |
| 离心性环状红斑（深在型） | 带有隆起边缘的环形红斑 | | 本章 |
| Jessner 淋巴细胞浸润 | 环形红斑斑块；好发于面部及上肢 | | 第 121 章 |
| 肿胀性红斑狼疮 | 环形红斑斑块；好发于面部、上肢＞四肢伸侧 | | 第 41 章 |
| Sjögren 综合征的环形红斑 * | 环形红斑斑块；好发于面部、手臂、上肢；常见于亚洲患者；抗 Ro 抗体 | | 第 45 章 |
| **肉芽肿病变** | | | |
| 环状肉芽肿 | 肤色至粉红色环状及弧状斑块，边缘由多个丘疹组成；好发于肢端及四肢伸侧 | 含变性胶原及黏蛋白的栅栏状肉芽肿 | 第 93 章 |
| 环状弹力纤维溶解性巨细胞性肉芽肿 | 粉红色环状斑块，中心色素减退伴萎缩；好发于长期曝光部位 | 巨细胞浸润的弹力纤维分解的肉芽肿（病变周围）；弹力纤维缺失（病变中央） | 第 45 章 |
| 间质性肉芽肿性皮炎（IGD）；间质性肉芽肿性药物反应（IGDR） | 环形红斑斑块（在 IGD 中呈线状）；好发于腋窝、腹股沟、躯体侧面；伴关节痛或关节炎；IGDR 常常与服用降压药和降脂药有关 | 包裹着细小降解的胶原的栅栏状肉芽肿；少见或不见中性粒细胞和嗜酸性粒细胞；少或无黏蛋白 | 第 93 章 |

**表 19.1 回状红斑的鉴别诊断**。本表描述了此类疾病关键的临床特征和病理发现。用斜体字标注的疾病好发于儿童。其他可能表现为环形红斑的疾病包括川崎病（可以表现为边缘性红斑样）、遗传性周期热综合征［特别是 TNF 受体相关的周期性综合征（TRAPS）；见表 45.2］、复发性多软骨炎、多形性日光疹、炎症性白癜风（包括丘疹鳞屑型）、嗜酸性血管炎、Sweet 综合征、嗜中性粒细胞性小汗腺炎、增殖性脓皮病（包括小脓疱皮损）及皮肤白血病（**续表**）

| 疾病 | 临床特征 | 病理特征 | 相关章节 |
|---|---|---|---|
| 结节病 | 红棕色环状斑块和丘疹；好发于面部；全身受累 | 结节病肉芽肿（裸结节） | 第 93 章 |
| 界限类或结核样型麻风 | 环形斑块伴有边缘隆起的红斑，结核样型皮损的中心色素减退；分布不对称；感觉减退，脱发 | 真皮层线性或椭圆形神经周围的肉芽肿；泡沫状巨噬细胞及皮损边缘有抗酸杆菌（AFB） | 第 75 章 |
| **丘疹鳞屑性皮损** | | | |
| 离心性环形红斑（浅表型） | 环形皮损伴边缘性鳞屑；好发于大腿、臀部和躯干 | 真皮浅层血管周围淋巴细胞浸润。表皮局部海绵形成和角化不全，玫瑰糠疹还可见局灶性出血及细胞外渗 | 本章 |
| 匐行性回状红斑 | 同心圆状红斑呈木纹样外观；红斑每天移动 1 cm；与肿瘤相关 | | 本章和第 53 章 |
| 玫瑰糠疹 | 躯干上有先驱母斑；卵圆形丘疹或斑片，中央有细小领圈状鳞屑；后背部的皮疹呈圣诞树状分布 | | 第 9 章 |
| 毛发红糠疹 | 典型皮损消退后出现；类似于匐形性回状红斑 | 上皮增生；垂直及水平交替出现的角化过度及角化不全；毛囊角栓和灶性角化不全 | 本章和第 9 章 |
| 体癣 | 有鳞屑的环状斑片（不包括难辨认癣），边缘有脓疱；叠瓦癣有同心圆样皮损；KOH 阳性 | 角质层可见皮肤癣菌 | 第 77 章 |
| 扁平苔藓（LP） | 紫红色环形斑块，中央有灰褐色到褐色的色素沉着；可累及黏膜；光化性 LP 在曝光区域分布 | 中央颗粒层增厚，表皮和真皮交界处淋巴细胞呈带状浸润，可见坏死的角质形成细胞 | 第 11 章 |
| 环形红斑狼疮（亚急性 > 盘状），*新生儿红斑狼疮*（母亲的儿子有慢性肉芽肿疾病） | 光敏性；好发于面部（盘状）、双上肢伸侧 / 躯干上部（SCLE）、眶周（新生儿 LE）；anti-Ro 抗体（SCLE，新生儿 LE）；新生儿暂时性萎缩性回状红斑被认为是新生儿 LE 的一种变异型 | 界面空泡样皮炎；常见附属器周围淋巴组织细胞炎症 | 第 41 章 |
| 脂溢性皮炎 | 有脱屑的环状红斑；好发于面部和胸中部 | 银屑病样表皮增生，海绵水肿，血管周围淋巴细胞 | 第 13 章 |
| 银屑病 | 环状鳞屑样斑块，缓慢扩展 | 银屑病样表皮增生，角化不全，颗粒层变薄，表皮突延长，中性粒细胞移入表皮 | 第 8 章 |
| Netherton 综合征的线状环形鱼鳞病 | 匐行性或旋涡状红斑，边缘有双边鳞屑；套叠性脆发症；特应性体质，血清 IgE 升高 | 银屑病样特征，伴有角化过度，颗粒层正常 | 第 57 章 |
| **缺少或有少量鳞屑的皮损** | | | |
| *青年环形苔藓样皮炎* | 红褐色的环形斑片或者薄层斑块；中央有色素减退；易发于腹股沟和胁腹部；好发于儿童和年轻人 | 苔藓样浸润；显著的角质形成细胞坏死，局限于皮嵴的顶部 | |
| 离心性丘疹性红斑 | 通常为躯干部出现的巨大、单发、环形皮损，宽约 2 ～ 6 cm，由多数小的红色丘疹、丘疱疹、结痂组成；好发于日本男性 | 表皮及真皮内小汗腺导管周围单核细胞浸润；海绵形成 | |
| 二期梅毒 | 环状斑块中央有色素沉着；好发于面部；流感样症状；有其他皮肤表现；RPR 和 FTA-ABS 阳性 | 真皮血管周围和间质有浆细胞浸润；也可有苔藓样或肉芽肿浸润，细胞外渗 | 第 82 章 |
| 蕈样肉芽肿 | 环形红斑或者色素减退的斑块，部分有鳞屑；混有典型的皮损；常伴瘙痒 | 真皮乳头层内不典型淋巴细胞浸润，有亲表皮现象 | 第 120 章 |
| 嗜中性皮脂腺炎 | 环状，浸润性红色斑块，好发于青年人的面部及躯干上部；日晒后可加重 | 皮脂腺细胞局灶性坏死；皮脂腺内可见中性粒细胞；浅层或深层淋巴细胞浸润 | |

**表 19.1 回状红斑的鉴别诊断**。本表描述了此类疾病关键的临床特征和病理发现。用斜体字标注的疾病好发于儿童。其他可能表现为环形红斑的疾病包括川崎病（可以表现为边缘性红斑样）、遗传性周期热综合征［特别是 TNF 受体相关的周期性综合征（TRAPS）；见表 45.2］、复发性多软骨炎、多形性日光疹、炎症性白癜风（包括丘疹鳞屑型）、嗜酸性血管炎、Sweet 综合征、嗜中性粒细胞性小汗腺炎、增殖性脓皮病（包括小脓疱皮损）及皮肤白血病**（续表）**

| 疾病 | 临床特征 | 病理特征 | 相关章节 |
|---|---|---|---|
| **脓疱性皮损** | | | |
| 脓疱型银屑病（环状形） | 红斑的边界快速扩大，边缘密集脓疱 | 角质层下和海绵状脓疱；中性粒细胞在表皮聚集 | 第 8 章 |
| Sneddon-Wiklinson 病，IgA 天疱疮 | 脓疱呈环状分布；周围扩散中间痊愈；好发于腋下、腹股沟、乳房下 | 角质层下脓肿；表皮内中性粒细胞；IgA 天疱疮的表皮内有 IgA 沉积 | 第 8 章和第 29 章 |
| 嗜酸性细胞脓疱性毛囊炎（Ofuji 病） | 聚集的毛囊性脓疱和丘疹脓疱呈环形或匐行形外观；好发于面部、躯干和手臂 | 漏斗部嗜酸性粒细胞性脓疱 | 第 38 章 |
| **糜烂 / 水疱大疱样皮损** | | | |
| 多形红斑（EM），Stevens-Johnson 综合征 | 分别与 HSV 或者药物相关；靶形皮损在多形红斑中常见；黏膜受累 | 角质形成细胞坏死，基底层空泡变性和轻重不一的炎症浸润 | 第 20 章 |
| 坏死松解性游走性红斑 | 皮损边缘糜烂结痂；累及口周；舌炎；伴发胰高血糖素瘤或肝 / 胃肠道疾病（假高血糖素瘤）；系统症状 | 表皮上层苍白和水肿；不同程度的糜烂 | 第 53 章 |
| 大疱性类天疱疮，妊娠类天疱疮 | 环形荨麻疹样斑块；紧张性大疱；瘙痒；外周血嗜酸性粒细胞增多 | 表皮下大疱伴嗜酸性粒细胞＞中性粒细胞浸润；基底膜带 IgG 和 C3 线状沉积 | 第 30 章 |
| 线状 IgA 大疱性皮炎 | 环形荨麻疹样斑块，边界有小疱疹和大疱（珍珠串状）；瘙痒 | 表皮下大疱伴中性粒细胞＞嗜酸性粒细胞浸润；基底膜带 IgA 线状沉积 | 第 31 章 |
| *单纯大疱性表皮松解症（尤其是 Dowling-Meara 亚型）* | 指状分布的“疱疹样”水疱；游走性环形红斑和水疱反复发作；K5 或 K14 突变 | 表皮基底层分离；角质形成细胞内可见嗜酸性包涵体 | 第 32 章 |
| 环形表皮松解性鱼鳞病 | 红斑斑块具有游走、环形或多环形特点，边缘部位可见浅表性疱疹 / 表皮剥脱及结痂；间断加重；K1 或 K10 突变 | 表皮松解型角化过度 | 第 57 章 |
| **瘙痒性皮损 **** | | | |
| 毛细血管扩张性环状紫癜 | “辣椒粉样”瘀点和环形毛细血管扩张；好发于下肢 | 毛细血管扩张和血管周围淋巴细胞密集浸润；红细胞溢出 | 第 22 章 |
| *新生儿急性出血性水肿* | 环形或者靶形，水肿红斑块，可发展成紫癜；好发于面部、耳部和肢端；伴有发热但是非中毒症状，见于 2 岁以下儿童 | 白细胞破碎性血管炎；近 1/3 的患者血管周围 IgA 沉积 | 第 24 章 |
| **穿通性皮损** | | | |
| 匐行性穿通性弹性纤维病 | 皮损边界由角化性丘疹组成；好发于颈部和身体屈侧 | 真皮浅层弹性纤维堆积过度，伴有经皮排出 | 第 96 章 |

* 部分学者认为此型是 SCLE 的一种类型。
** 紫癜也可见于荨麻疹性血管炎。
AFB，抗酸杆菌；BMZ，基底膜带；FTA-ABS，荧光梅毒螺旋体抗体吸附试验；GI，胃肠的；LE，红斑狼疮；RPR，快速血浆反应素；SCLE，亚急性皮肤型红斑狼疮

EAC 患者发现了伴发相关的疾病[7a]。

EAC 皮损在其边缘移行的机制被认为与局部促炎细胞因子及血管活性多肽合成增多有关[8]，但具体机制尚不明确。

## 临床特征

EAC 的初发皮损常表现为坚实的粉红色丘疹，随后离心性扩展，中央消退。一个独立的皮损可在 1 ～ 2 周内增大至直径 6 cm 以上。如果环状红斑扩展不规则，可呈不规则弧形或多环形皮损等，似装饰彩带。浅表型 EAC 的皮损轻微隆起，边缘内侧有鳞屑（图 19.1 A、B）。在特殊病例中皮损可无任何鳞屑（图 19.2 A）。本病可伴有瘙痒，尤其是组织病理显示为海绵形成的区域。皮疹边缘处偶见小水疱。深在型 EAC 的皮损边缘常有明显的隆起（图 19.1 C），通常无鳞屑亦不伴瘙痒。

皮损消退后不留瘢痕，但可出现炎症后色素沉着，

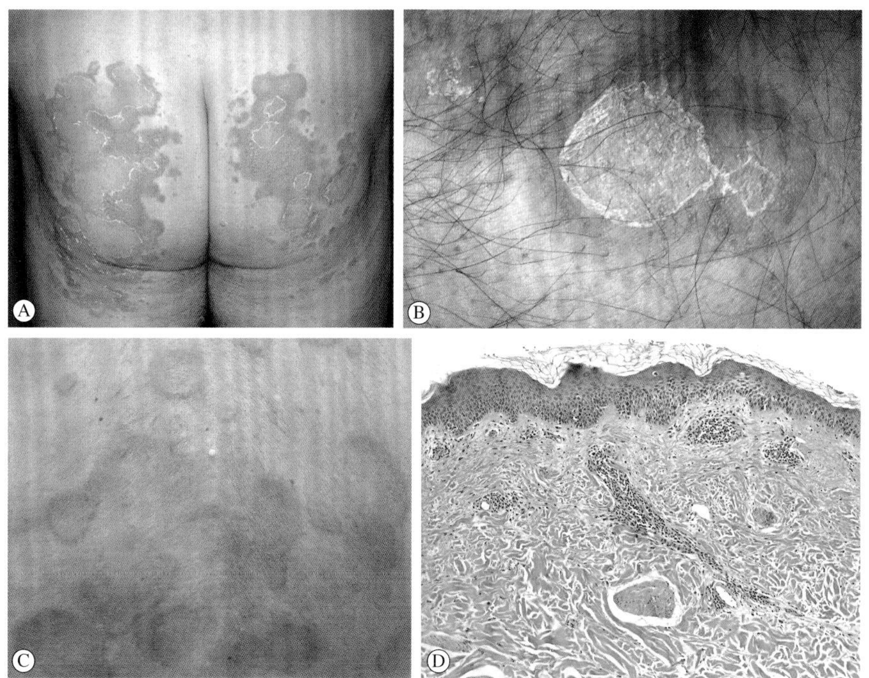

图 19.1　**离心性环状红斑**。A，B. 浅表型，多环状斑块，在活动边缘的内侧有细碎鳞屑。C. 深在型，可见扩展边缘明显隆起，无边缘性鳞屑。D. 浅表型病理照片显示真皮血管周围淋巴细胞、组织细胞浸润，可见紧密的"袖口"状浸润外观（D，Courtesy，Lorenzo Cerroni，MD.）

偶有紫癜。尽管 EAC 的皮损可以是局限型或泛发型，但本病很少累及掌跖、头皮或黏膜。个别皮损会持续数周至数月，很少伴有系统症状。新的皮疹可在陈旧皮损消退后立即出现，也有可能间隔一段时期后周期性发作。本病的病程可持续数天甚至数年[2]，有报道称一种罕见的 EAC 每年都会复发。

当 EAC 是由某种基础疾病引起时，基础病发作后可以同时伴随皮疹复发。然而，大部分 EAC 患者查不到基础疾病，也无法明确与本病发病、反复及病程持续有关的特异性抗原。

## 病理学

浅表型 EAC 皮损的病理改变无特异性，只有轻微的海绵形成和伴灶性角化不全的小水疱形成，及轻微浅表血管周围淋巴细胞与组织细胞浸润。这些组织学特征与进展的红色弧形皮损外缘内侧的鳞屑表现相符合。炎症细胞紧密聚集在血管周围，形成"袖口样"外观，具有特异性（图 19.1 D）。少数病例在血管周围可见嗜酸性粒细胞浸润。轻度隆起的皮损扩展边缘，可能出现真皮乳头水肿。消退的中央区域可能含有真皮噬黑素细胞。

深在型 EAC 皮损的表皮改变常不明显，真皮中下层常见沿血管周围排列、边界清楚的单一核细胞浸润。由于这个原因，皮损常常隆起，比浅表型 EAC 更硬但无鳞屑。

## 鉴别诊断

EAC 必须与其他的环状红斑皮损相鉴别（见表 19.1）[9]，当出现鳞屑时应与体癣、环状银屑病相鉴别。其他疾病还包括环状荨麻疹（图 19.2 B）、变应性荨麻疹、皮肤淋巴组织细胞增生症（假性淋巴瘤）及皮肤淋巴瘤。自身免疫性疾病，如线状 IgA 大疱性皮肤病、干燥综合征和红斑狼疮（肿胀性 LE、亚急性皮肤型 LE、新生儿 LE）的患者也可以出现环形、弓形和多环形皮损。

## 治疗

若 EAC 是由于潜在疾病引起的，皮损通常会在后者成功治愈后消退。外用糖皮质激素涂抹于隆起的皮损边界可能有效。合并瘙痒者应给予局部止痒药和镇静性抗组胺药。即使无法明确病因，一些学者也主张经验性使用抗生素或抗真菌药物。尽管系统应用皮质激素可以使临床症状暂时缓解，但停药后易复发。有病例报道使用以下药物治疗有效：外用他克莫司、外

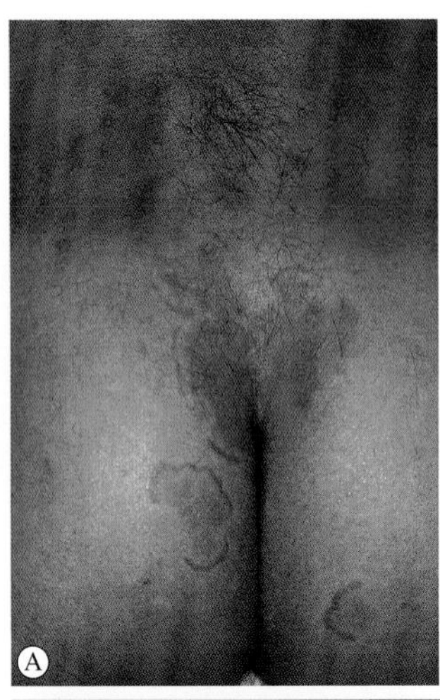

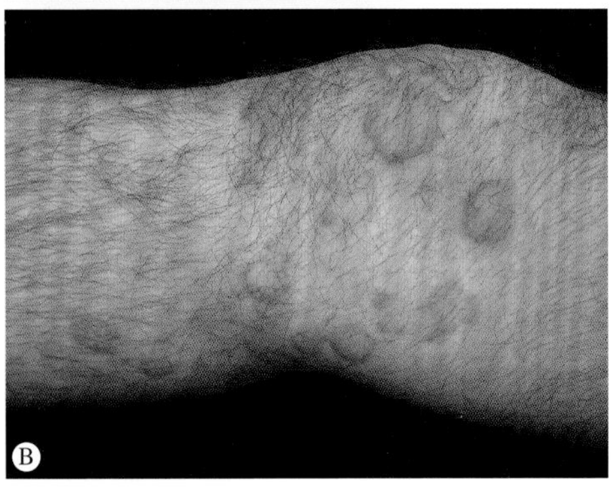

**图 19.2 离心性环状红斑与荨麻疹的对比。**A 中皮损无鳞屑易与环状荨麻疹（B）混淆。然而荨麻疹的皮损会逐渐消失，用墨水在皮损周围画出轮廓，经过观察，可发现这一区别

用卡泊三醇、NB-UVB、口服甲硝唑、皮下注射依那西普和皮下注射干扰素 -α（$2\times10^6$ IU，每周 3 次）。一般没有必要给予系统性治疗。

# 边缘性红斑

**同义名：**■ 风湿性边缘红斑（erythema marginatum rheumaticum）■ 风湿性环状红斑（erythema annulare rheumaticum）

**要点**

- 游走性环形和多环形红斑。
- 急性风湿热的皮肤表现。
- 相关表现包括心脏炎、游走性多关节炎、Sydenham 舞蹈症和皮下结节。
- 儿童患病比成年人更常见。

## 引言

风湿热（Rheumatic fever，RF）是一种由 A 组 β 型溶血性链球菌感染所引起的异常免疫应答反应，其特征为发热、关节炎和心脏炎三联征。仅少数患者可出现皮肤表现，包括边缘性红斑（erythema marginatum）和皮下结节。Jones 最初建立了 RF 的诊断标准，1992 年美国心脏病协会对此标准进行了修订。主要诊断标准包括心脏炎、游走性多关节炎、Sydenham 舞蹈症、边缘性红斑和皮下结节。次要标准包括发热、关节痛及异常的实验室指标（红细胞沉降率升高、C 反应蛋白增高或心电图的 PR 间期延长）。确诊急性 RF 的标准必须包括两个主要标准，或一个主要标准和两个次要标准，均需伴有前驱 A 组 β 型溶血性链球菌感染的证据，如培养阳性、抗链球菌溶血素 O 抗体或抗脱氧核糖核酸酶 B 滴度增高[10]。在 2002 年，一组国际专家再次肯定了 Jones 诊断标准中主要标准及次要标准的有效性，并建议无需进一步修订该标准[11]。

## 历史

1831 年 Bright 报道了 RF 患者伴发环形红斑皮损的表现。1889 年 Cheadle 将这些皮损定义为“风湿性边缘红斑”[12]。1935 年 Carol 和 van Krieken 首次描述了这类皮损的组织学特征。两年后，Perry 报道了此类皮损的特征性表现是皮损的快速迁移[13]。1944 年 Jones 建立了 RF 的诊断标准[14]。

## 流行病学

急性 RF 与咽部感染 A 组 β 型溶血性链球菌有关，约 3% 未经治疗的感染患者发展成为急性 RF。据估计，高收入国家的发病率约为 5/10 万，低收入国家约为 100 ～ 1000/10 万。少于 10% 的急性 RF 患者可见边缘性红斑。儿童边缘性红斑的发生率明显高于成人。本病的发病高峰为 5 ～ 15 岁[15]。

## 发病机制

边缘性红斑皮损的发生机制尚不清楚。可能是机体针对 A 组 β 型溶血性链球菌（如 M 蛋白）相关的一个或多个抗原产生异常的体液或细胞免疫应答所致[16]。抗原模拟可能在人肌球蛋白、肌动蛋白、原肌球蛋白、角蛋白、层粘连蛋白、N- 乙酰葡萄糖胺及波形蛋白中发现的 A 组链球菌抗原的交叉反应中起到一定作用。A 组 β 型溶血性链球菌某种菌株的具体特点，如 M 蛋白含量高、黏液型菌落形成可能促进了急

性 RF 的发展[18]。编码半胱氨酸蛋白酶［如化脓性链球菌外毒素 B（SpeB）、化脓性链球菌免疫球蛋白 G 降解酶（IdeS）］的基因表达增强也认为和心脏毒性和毒力有关[19]。

## 临床特征

在初期链球菌性咽炎后，急性 RF 发作之前常有 2 ～ 5 周的潜伏期。边缘性红斑开始时多表现为红色斑疹，向四周蔓延，形成斑片或斑块，但无鳞屑。本病也可呈多环形（图 19.3）。皮损一般无自觉症状，12 小时内能移行 2 ～ 12 mm；先前受累部位皮肤可表现为苍白色或轻微色素沉着[15]。如其他类型红斑一样，受热后皮损可加重。

本病皮损多发于躯干、腋窝、四肢近端，不累及面部。新发皮损多持续数小时至数天，下午较为明显。数周后又可以分批复发。边缘性红斑主要与 RF 的急性活动期相关，通常可合并心脏炎。小于 5 岁的儿童，边缘性红斑、心脏炎及关节炎的发病率更高[20]。

皮下结节是 RF 的另一种皮肤表现。这些皮损主要见于久病患者的骨突部位，尤其是腕部、肘部、膝部及踝部。这些结节常无痛，在 RF 早期阶段较为少见。类似的结节也可见于青少年特发性多关节炎（见第 45 章）。除了主要及次要诊断标准指标外（见“引言”），患者也可能出现全身不适、胸痛或腹痛、鼻出血、心动过速、贫血，以及非特异性荨麻疹皮疹的表现[18]。

## 病理学

真皮间质和血管周围可见中性粒细胞浸润，无血管炎改变。偶见嗜酸性粒细胞，晚期可见红细胞外渗。直接免疫荧光检查免疫球蛋白和补体均为阴性。组织学检查在边缘性红斑中无特异性，其病理特点与婴儿嗜中性环状红斑（婴儿嗜中性回状红斑）部分重叠。

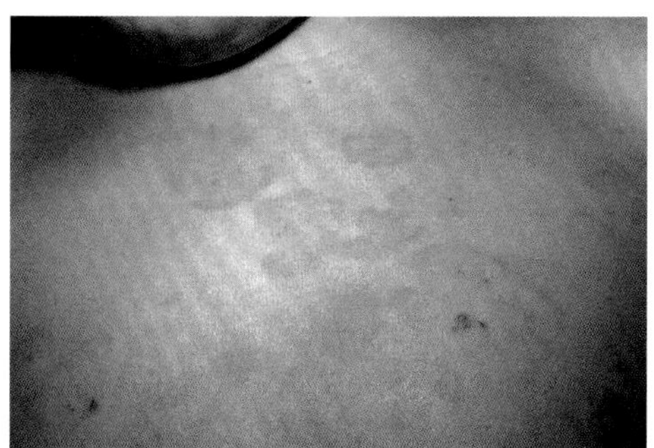

**图 19.3 边缘性红斑**。此年轻患者躯干部可见多环形和逐渐消失的环形皮损

## 鉴别诊断

包括原发性环形荨麻疹（如多形性荨麻疹）和婴儿环形红斑（图 19.4）及其变异型婴儿嗜中性回状红斑[21]。少数情况下，也要与 Still 病、遗传性周期性发热综合征［特别是 TNF 受体相关的周期性综合征（TRAPS）；见表 45.2］、离心性环形红斑、川崎病和表 19.1 中列举的其他疾病鉴别。遗传性血管性水肿发病前或发病过程中偶尔可见到类似于边缘性红斑的环状红斑[22]。猫抓病和鹦鹉热的患者偶可见环状红斑[23-24]。血管性水肿相关的回状红斑可能与真皮内缓激肽的沉积有关，后者可能反映了边缘性红斑和 EAC 的重叠。

一例应用索拉非尼的患者出现了回状红斑伴有鳞屑、出血，被称为“出血性边缘性红斑”，但临床上较易与边缘性红斑鉴别[25]。

## 治疗

本病无特殊治疗方法。通常来说，治疗潜在的急性 RF 对其病程无改变，但是本病症状常轻微，且皮损可自行消退。

# 游走性红斑

**同义名**：■ 慢性游走性红斑（erythema chronicum migrans）■ 莱姆疏螺旋体病（早期）（Lyme borreliosis，early stage）■ 莱姆病（早期）（Lyme disease，early stage）

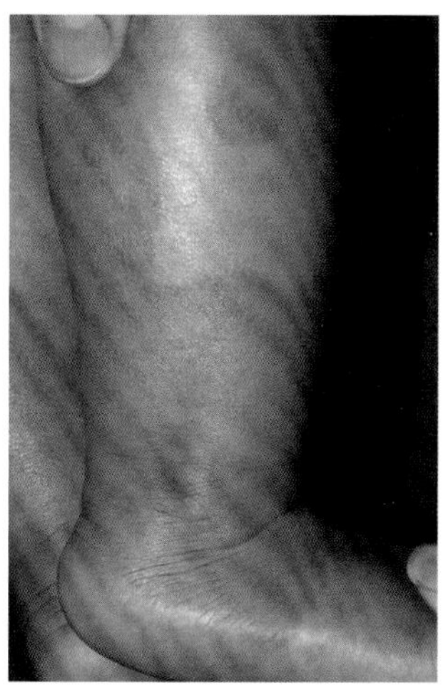

**图 19.4 婴儿环状红斑**。一位 6 个月的男孩：不断扩展的荨麻疹样环状斑块。皮损无明显自觉症状，缓慢扩展，几天内消退。新的斑块可在数月后继续出现（Courtesy，Julie V Schaffer，MD.）

**要点**

- 在被博氏疏螺旋体感染的蜱叮咬部位发生环形红斑。
- 数种类型硬蜱可以感染不同基因型的博氏疏螺旋体。
- 莱姆病的早期症状表现为游走性红斑，皮疹可见于60%～90%的患者。
- 由于螺旋体血症或经淋巴管播散，可以出现许多较小的继发皮损。

## 引言

莱姆病（Lyme disease，LD）是一种由于感染博氏疏螺旋体引起的传染性疾病，可以由各种类型的硬蜱叮咬传染（如 *I.scapularis*，*I.pacificus*，*I.ricinus*；见第76及85章）。早期皮肤表现为游走性红斑（erythema migrans）。

## 历史

1909年Afzelius首次报道了由于蜱叮咬引起的环形红斑，并提出了“游走性红斑”的名称。Lipschütz将这种皮损称为“慢性游走性红斑”。美国学者Steere报道了一组流行在康涅狄格州莱姆附近几个社区的儿童关节炎患者，他们在发病早期有游走性红斑的表现。1980年，Burgdorfer从游走性红斑的皮损中分离出一种新型螺旋体，并将之命名为博氏疏螺旋体[26]。

## 流行病学

虽然莱姆病在世界各地都有报道，但本病多见于美国（东北部、大西洋中部和大湖区）和欧洲的北部及东部。博氏疏螺旋体的适宜宿主包括鼠类、花栗鼠及鸟类，鹿在维持生活史中也起到一定作用[27]。在温带地区，LD发病的高峰在春季和夏季，靠近或进入田野及丛林的户外活动者更易发病。在2015年，美国有超过27 000例确诊LD的患者，95%的患者发生在14个州内（www.cdc.gov/lyme/）。在欧洲，每年都有约85 000例确诊LD的患者，但这一数字可能有过度诊断的问题[27a, 28]。并非所有博氏疏螺旋体血液学检查呈阳性的患者最终能发展成为LD。

## 发病机制

在鼠类中，博氏疏螺旋体能够夺取蜱的唾液蛋白Salp15，作为增强传播的一种手段[29]。Salp15通过结合博氏疏螺旋体的外膜蛋白C（outer surface protein C，OspC）来逃避抗体介导的杀伤作用。此外，Salp15抑制了机体对疏螺旋体及蜱抗原的适应性免疫反应[30]。值得注意的是，将来预防LD的策略之一就是利用蜱的唾液蛋白研发抗蜱疫苗。

疏螺旋体进入人体后，一些螺旋体脂蛋白可触发天然免疫应答系统，引起巨噬细胞分泌各种细胞因子[31]。此外，1型辅助性T细胞（Th1）应答也被触发，B细胞的应答促进机体产生针对不同类型博氏疏螺旋体抗原的抗体。当患者出现游走性红斑时，约有45%的患者出现螺旋体血症[32]，由于这类微生物能抵抗巨噬细胞的清除作用，可引起广泛的传播，黏附于大脑和上皮细胞，经细胞内连接穿入细胞质，并诱导产生TNF-α[33]。

尽管本病皮损呈离心性扩大，但在游走性红斑皮损的中心及边缘均能发现博氏疏螺旋体。蜱叮咬后疏螺旋体在皮肤上存留较长时间，可能与干扰素-γ缺乏和免疫应答无效有关[31]。其次，由于针对不同基因型博氏疏螺旋体（如 *B. burgdorferi sensu stricto*，*B. afezlii*，*B.garinii*）的免疫应答有所不同，临床表现各异[34]（如博氏疏螺旋体淋巴瘤，欧洲有而美洲无；见第74章）。最近，在美国中西部地区发现有一种新的基因型 *B.mayonii*，可引起异常的高螺旋体血症，导致极为严重的临床表现[34a]。

## 临床特征

LD可分为三个临床阶段：①早期局限期；②早期播散期；③慢性期（表19.2）。游走性红斑是疾病

**表 19.2 莱姆病的病期及主要受累器官的表现**

| 器官 | 早期局限性疾病 | 早期播散性疾病 | 慢性疾病 |
|---|---|---|---|
| 皮肤 | 游走性红斑 | | 慢性萎缩性肢端皮炎（欧洲） |
| | 播散性游走性红斑<br>伯氏螺旋体淋巴细胞瘤（欧洲） | | |
| 神经系统 | | 淋巴细胞性脑膜炎<br>脑神经炎<br>面神经麻痹<br>神经根神经病 | 脑病<br>脑脊髓炎<br>神经病变 |
| 肌肉与骨骼 | | 关节痛，关节炎<br>肌炎 | 慢性关节炎 |
| 心脏 | | 房室传导阻滞<br>心肌心包炎，全心炎 | |
| 淋巴结 | 局部淋巴结病 | 局部或泛发性淋巴结病 | |
| 其他 | | 结膜炎，虹膜炎<br>肝炎<br>干咳<br>镜下血尿或蛋白尿 | |

（Adapted from Müllegger RR. Dermatological manifestations of Lyme borreliosis. Eur J Dermatol. 2004；14：296-309.）

早期的重要临床特征。一般在叮咬后7～15天（范围3～30天）发生红斑，表现为向周围不断扩大的圆形或环形红斑块，中心区域颜色较淡，似牛眼样外观（图19.5）。最后直径常达5 cm以上，其中心颜色逐渐变为暗红色、紫红色，出现结痂，甚至出现水疱。皮损好发于躯干、腋窝、腹股沟和腘窝。若不经治疗，

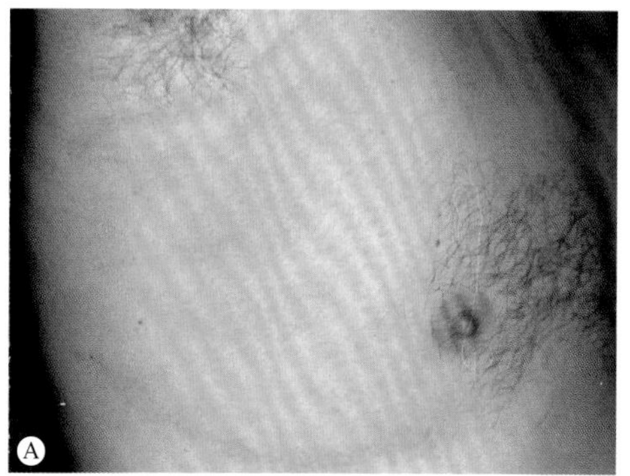

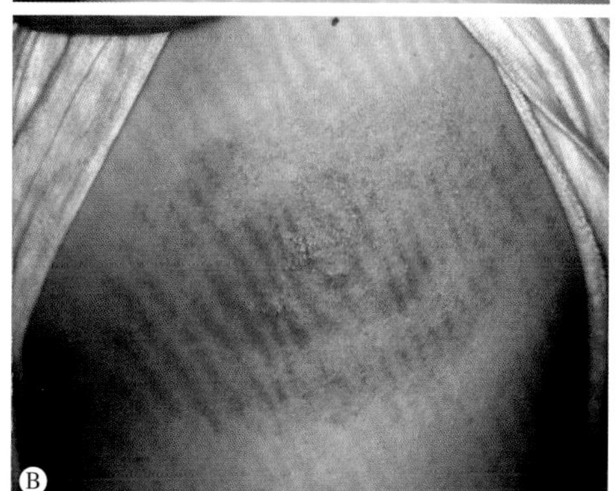

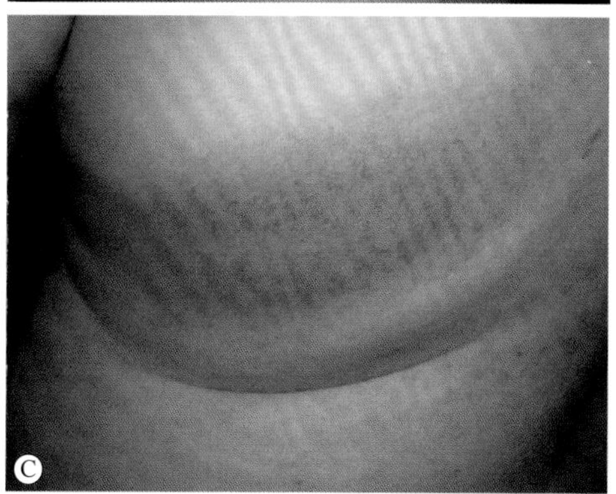

图19.5 **游走性红斑**。A，B. 离心性扩展的环性红斑；外周红色边界可清晰或不清晰，常约1～2 cm宽。可形成同心圆样结构，呈"公牛眼"样外观，但一些EM的皮损颜色可更均匀，可见中心水疱形成（B）。C. 中心可表现为紫红色（A，Courtesy，Lorenzo Cerroni，MD；C，Courtesy，Dennis Cooper，MD.）

皮损可以持续少于6周（中位数，4周）。20%～25%的患者发生多发性皮损，可能由于较多蜱叮咬引起，或继发于螺旋体血症。播散性皮损一般较小，且肿胀程度较不显著，通常发生在游走性红斑后数天到数周之后（图19.6）[35]。

60%～90%的LD患者可见游走性红斑。在美国，初发阶段的系统性症状多表现为急性流感样症状，包括疲劳、头痛、关节痛、肌痛和发热，同时还有淋巴结肿大、结膜炎和肝炎（见表19.2）[36]。在欧洲，初发阶段的临床症状较轻，但游走性红斑的持续时间较长。若不经治疗，大约60%的患者将会在初始感染后数周至数月内发展成为单关节或多关节炎（多见于膝部）；约10%患者有神经系统表现（最常见的为面神经麻痹）；约5%患者出现心脏并发症（不同程度的房室传导阻滞）。有关博氏疏螺旋体淋巴细胞瘤和慢性萎缩性肢端皮炎的讨论见第74章。

根据地理位置的不同，蜱的叮咬可能合并除博氏疏螺旋体外其他微生物的感染，如微小巴贝虫（巴贝西虫病）、嗜吞噬细胞无形体（人粒细胞无形体病）、宫本疏螺旋体或波瓦桑病毒等。当LD患者病程持续时间长、临床症状严重、血细胞减少、异常高热或持续发热时，要考虑患者可能合并其他感染[27]。

## 病理学

游走性红斑的组织病理学表现与深在性环形红斑相似（图19.7）。常规组织病理学表现无特异性，多表现为浅、深层淋巴样浸润及嗜酸性粒细胞、浆细胞浸润。免疫组织化学染色可见朗格汉斯细胞减少；真皮层可见炎性细胞浸润，包括巨噬细胞、$CD4^+$辅助性T细胞和$CD45RO^+$记忆性T细胞[37]。另外，表皮内可见多种凋亡细胞[38]。组织PCR检测可用于确认皮损中存在博氏疏螺旋体。

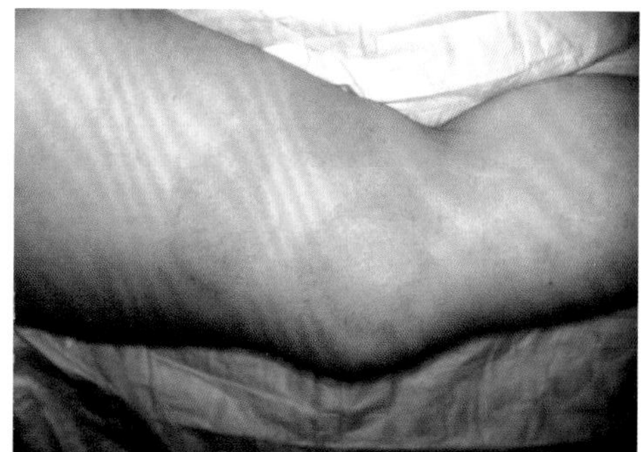

图19.6 **泛发性游走性红斑**。大腿及膝盖处多发环状、粉色斑块。患者常发生流感样的全身症状

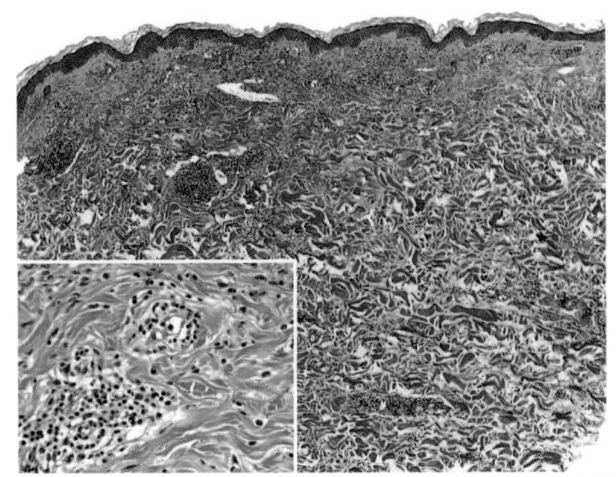

**图 19.7 游走性红斑**。真皮浅层及深层血管周围浸润，并有散在的间质浸润。浸润细胞主要是淋巴细胞和浆细胞（插入图）（Courtesy，Lorenzo Cerroni，MD.）

## 鉴别诊断

2011 年 CDC 重新修改了 LD 的疾病定义，目前分类为“确诊”“可能”和“怀疑”三大类（表 19.3）[39]。

**表 19.3 2011 CDC 莱姆病诊断定义**

| 游走性红斑（EM）的定义 |
|---|
| 典型的临床表现为：初起为红色斑疹或丘疹，在数天至数周内逐渐扩展至形成一个大的圆形皮损，部分中央正常，单个原发性皮损的直径必须达到 5 cm 以上。可出现继发皮损。在蜱叮咬后数小时内出现的环形红斑代表了超敏反应，不等同于 EM。EM 必须由临床医师确诊 |
| **确诊** |
| • 有已知暴露史的 EM*<br>• 存在感染的实验室证据†但无已知暴露史的 EM<br>• 至少存在一种迟发型临床表现‡并存在感染的实验室证据 |
| **可能** |
| • 任何情况下临床医生诊断的具有感染实验室证据的莱姆病 |
| **怀疑** |
| • 无已知的暴露史 * 且无感染的实验室证据的 EM<br>• 存在感染的实验室证据但无临床信息（如一份实验室检查报告） |

* 暴露史被定义为在出现 EM 的 30 天内，曾前往莱姆病流行的区域（至少有两例确诊的莱姆病，或已知人群在已知蜱媒介下出现博氏疏螺旋体感染的区域），包括树林、灌木丛、草丛等蜱潜在的栖息地。**蜱叮咬史不是必须的。**

† 博氏疏螺旋体的培养呈阳性或双重试验［酶免疫测定或免疫荧光法阳性或可疑的，再用 Western 印迹检测（若在出现症状的前 4 周内应进行 IgG 和 IgM 的检测）］或单一 IgG 免疫印迹血清阳性。

‡ 一个或几个关节中复发或短暂发作的关节肿胀；淋巴细胞性脑膜炎，脑神经炎（尤其是面神经麻痹，可能双侧），神经根神经病或罕见情况下的脑脊髓炎（需要 CSF 抗体生成）；急性高级别（2 级或 3 级）房室传导障碍，可在数天至数周内消退，可伴有心肌炎。From wwwn.cdc.gov/nndss/conditions/lyme-disease/case-definition/2011/.

CDC，疾病控制和预防中心

LD 的确诊需要在出现典型的游走性红斑的皮损基础上，存在明确的暴露史或有感染的实验室证据。后者包括从组织（包括在游离性红斑的皮损处）或组织液中分离出博氏疏螺旋体，或是更常用的双测试法，即先用敏感的酶联免疫吸附试验（ELISA）检测，若阳性或可疑阳性，再用 Western 印迹测试确认[40-41]。应注意的是，特异性 IgM 反应的峰值常在感染 3 ～ 6 周出现（通常直接针对 41 kDa 鞭毛抗原）[33]。因此，血清学检查敏感度较低，仅有 25% ～ 40% 在急性期存在游离性红斑的患者（但没有播散的证据）可以得到阳性结果；播散型患者阳性率稍高（约 50%）[27]。在抗生素治疗恢复期仅有约一半未出现播散的患者可出现阳性，推测可能和螺旋体被清除有关[27]。

最近，一种直接检测 VlsE C6 肽（C6 peptide of the variable major protein-like sequence expressed lipoprotein，C6VlsE）的 ELISA 被广泛研究应用。这种用于检测莱姆病所有时期单一检测方法，其敏感性和特异性等同于或优于传统的 ELISA。但是其特异性比传统的双测试法差。即使把 C6VlsE ELISA 检测技术和传统的双测试 ELISA 结合起来，在疾病早期诊断上其敏感性仍然存在问题[27]。

从游走性红斑边缘处取组织进行培养具有约 100% 的特异性，并能鉴别微生物是否死亡，但是这种方法需要特殊的培养基（改良的 Barbour-Stoenner-Kelly 培养基），且需要较长的观察时间，使其在正规的临床工作中不切实际。如前文所述，对游走性红斑的活检标本中进行 PCR 检测可检测到博氏疏螺旋体。

游走性红斑必须与严重的节肢动物叮咬反应（包括蜱叮咬）、丹毒、蜂窝织炎、变应性接触性皮炎、非色素性固定型药疹及一些在表 19.1 中列出的少见疾病相鉴别。游走性红斑样的皮肤损害可见于被孤星蜱、美洲花蜱（*Amblyomma americanum*）叮咬引起的南部蜱虫相关性皮疹病（STARI 或 Masters 病）中（见第 85 章）。

## 治疗

推荐使用的抗生素疗法见表 19.4[41]。即使在流行地区被蜱叮咬后，发展成为 LD 的风险仍然很低（约 1% ～ 3%）[42]。其原因是蜱幼虫叮咬后必须黏附在皮肤表面 36 ～ 48 小时、蜱成虫需黏附 48 小时以上才能引起发病[27]。因此不推荐蜱叮咬后常规应用 2 ～ 3 周抗生素。来自疾病流行区（20% 以上的蜱携带博氏疏螺旋体）被 *I.scapularis* 幼蜱或成蜱叮咬后黏附超过 36 小时者，可在去除蜱后 72 小时内单剂量使用 200 mg 多西环素以减少 LD 的风险（在一项研究中，安慰剂

**表 19.4 莱姆病的治疗方案**[41]。在开始用抗菌素治疗的最初 24 小时内，约 15% 的患者出现类似吉海反应现象，表现为全身症状加重，游走性红斑皮损的面积扩大以及炎症程度加重。若有使用这三种抗生素的禁忌证，可使用大环内酯类抗生素（如克拉霉素、红霉素或阿奇霉素），但其治愈率约为 80%，使用推荐抗生素的治愈率约为 90%[27]

| 临床表现 | 药物 | 剂量（儿童剂量*） | 疗程（天） | 备注 |
|---|---|---|---|---|
| 游走性红斑 | 多西环素 | 100 mg（2 mg/kg）po bid | 14（范围，10～21） | • 小于 8 岁儿童、孕妇及哺乳期妇女禁用 |
| | 阿莫西林 | 500 mg（16 mg/kg）po tid | 14（范围，14～21） | • CNS 渗透性好 |
| | 头孢呋辛酯 | 500 mg（15 mg/kg）po bid | 14（范围，14～21） | • 可同时治疗人类边虫病 |
| **临床表现** | **药物** | | **疗程（天）** | **备注** |
| 脑膜炎 | 头孢曲松（iv），头孢噻肟（iv） | | 14（范围，10～28） | |
| 脑神经麻痹（不合并脑膜炎） | 与游走性红斑用药及剂量相同 | | 14（范围，14～21） | • 可能不会影响面神经麻痹的结果 |
| 心脏炎 | 若出现症状，立即使用肠外抗生素（如头孢曲松），而后根据临床反应，使用口服药物结束疗程 | | 14（范围，14～21） | • 严重的心脏阻滞需要使用起搏器 |
| 关节炎 | 与脑膜炎相同的肠外抗生素，与游走性红斑相同的口服抗生素 | | 28 | • 若持续或复发，使用第二疗程抗生素 |

* 儿童最大剂量为成人剂量。
bid，一天两次；iv，静脉注射；po，口服；tid，一天三次

组发病率为 3.2%，治疗组发病率为 0.4%）[43]。

## 匐形性回状红斑

**同义名：** ■ Gammel 病（Gammel's disease）

### 要点

- 回状红斑具有游走性，呈木纹样同心环状外观。
- 本病是一种副肿瘤性表现，最常见的潜在性肿瘤为肺癌。
- 皮损可有瘙痒和鳞屑，发展较快（每天大于 1 cm）。
- 成功治疗肿瘤后皮损可消退。

### 引言

绝大多数匐行性回状红斑（erythema gyratum repens，EGR）是一种副肿瘤性情况。理论上讲，这是由于针对肿瘤相关抗原的免疫反应识别了皮损区类似抗原而引起皮损。

### 历史

1952 年 Gammel 首次报道 EGR，并描述了其关键的临床特征。

### 流行病学

EGR 是一种多见于成年人的罕见疾病。其危险因素与潜在肿瘤的特性相关。

### 发病机制

本病具有代表性的假说是 EGR 是一种免疫反应，在肿瘤抗原和皮肤抗原之间存在交叉反应[44]。在一些患者中直接免疫荧光（DIF）显示在皮肤基底膜带（BMZ）可见 IgG 和 C3 沉积，个别病例的相关肿瘤中也可同时见到类似沉积[45]。这些表现属于非特异性表现。Caux 等[45]认为肿瘤造成了基底膜的某种变化而诱导机体产生了相应的抗体，这种抗体可识别皮肤基底膜带的相似抗原从而导致皮疹的发生。然而至今尚未找到引起皮损的这种抗原，但有一个在表皮上层可见较多活化的朗格汉斯细胞聚集的奇特发现[46]。最近有假设提出皮肤中谷氨酰胺的代谢可能与 EGR 皮损的特殊表现有关[46a]。

### 临床特征

EGR 的皮损表现为多发的环形与多环形红斑，边缘附有鳞屑，向外周迅速发展扩大（每天达 1cm）[47]。其蔓延速度比离心性环形红斑更快。由于皮损呈"同心环状"发展，外形上似木材状或似斑马状纹理（图 19.8）。一些患者可出现瘙痒。EGR 患者的其他表现有获得性鱼鳞病、掌跖角化症和嗜酸细胞增多症。

至少 70% 的 EGR 患者体内有潜在的肿瘤，最多见的是肺癌、乳腺癌、食管癌或胃癌[48]。皮肤损害多发生于肿瘤确诊前 1 年至确诊后 1 年。EGR 也可能发生在肺结核患者中，其他表现为 EGR 样皮损的疾病见

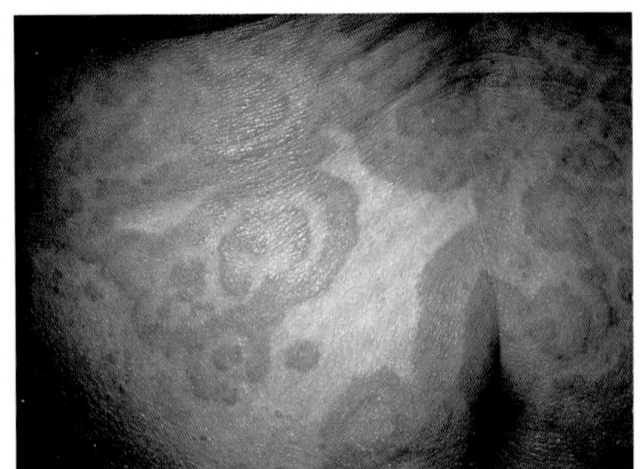

图 19.8 **匐行性回状红斑**。多发回状红斑，呈木纹状分布（Courtesy，Agustin Alomar，MD.）

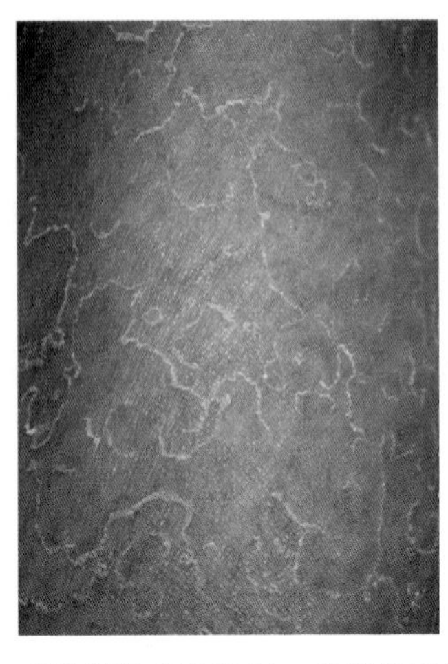

图 19.9 **毛发红糠疹消退期**。皮损形态与匐形性回状红斑类似（Courtesy，Irwin Braverman，MD.）

下文。也有患者无其他健康问题而出现 EGR。

## 病理学

本病的组织学并无特异，表现为角化过度、灶性角化不全、轻度片状海绵水肿、真皮血管周围有少量淋巴组织细胞浸润。少数患者真皮内可见嗜酸性粒细胞和噬黑素细胞。免疫电镜技术发现直接免疫荧光（DIF）在基底膜带检测到的 IgG（见"发病机制"）沉积于透明板区[45]。此外，皮损区和肿瘤组织的抗 EGF 受体、抗波形蛋白和抗 α 肌动蛋白的染色强度均高于对照组。然而，这些发现的具体意义和机制尚不清楚，DIF 检查在本病的确诊中并非必需。

## 鉴别诊断

本病除了应与其他类型的回状红斑相鉴别外，EGR 样的皮损还可见于可变性红斑角皮病、毛发红糠疹消退期（图 19.9）、自身免疫性大疱性疾病，尤其是大疱性类天疱疮（副肿瘤性和经典性）及获得性大疱性表皮松解征[48-49]。类似的皮疹也可偶见于蕈样肉芽肿、银屑病消退期、硫唑嘌呤的超敏反应、荨麻疹性血管炎及自身免疫性结缔组织病，尤其是红斑狼疮（亚急性，也被称为 LE 回状红斑或伴发的嗜中性皮病或小血管炎）及 Sjögren 综合征。在某些特殊地区，如东南亚地区的大陆及海域也应与叠瓦癣鉴别。

## 治疗

本病可在成功治愈合并的肿瘤后消退。当恶性肿瘤转移或局部复发时，EGR 会重新出现。

（钱玥彤译　马东来校　晋红中　王宝玺审）

# 参考文献


1. Ziemer M, Eisendle K, Zelger B. New concepts on erythema annulare centrifugum: a clinical reaction pattern that does not represent a specific clinicopathological entity. Br J Dermatol 2009;160:119–26.
2. Bressler GS, Jones RE Jr. Erythema annulare centrifugum. J Am Acad Dermatol 1981;4:597–602.
3. Ackerman AB. Histologic Diagnosis of Inflammatory Skin Disease. Philadelphia: Lea-Febiger; 1978. p. 174–5, 231–3, 283–4.
4. Weyers W, Diaz-Cascajo C, Weyers I. Erythema annulare centrifugum: results of a clinicopathologic study of 73 patients. Am J Dermatopathol 2003;25:451–62.
5. Williams C, Merchant WJ, Clark SM. Familial annular erythema – a rare dermatology diagnosis. Pediatr Dermatol 2011;28:56–8.
6. Ilkit M, Durdu M, Karakas M. Cutaneous id reaction: a comprehensive review of clinical manifestations, epidemiology, etiology, and management. Crit Rev Microbiol 2012;38:191–202.
7. Chodkiewicz HM, Cohen PR. Paraneoplastic erythema annnulare centrifugum eruption: PEACE. Am J Clin Dermatol 2012;13:239–46.
7a. Kim DH, Lee JH, Lee JY, Park YM. Erythema annulare centrifugum: Analysis of associated diseases and clinical outcomes according to histopathologic classification. Ann Dermatol 2016;28:257–9.
8. Stone OJ. A mechanism of peripheral spread or localization of inflammatory reactions – role of the localized ground substance adaptive phenomenon. Med Hypoth. 1989;29:167–9.
9. Ohmori R, Kikuchi K, Yamasaki K, Aiba S. A new type of annular erythema with perieccrine inflammation: erythema papulatum centrifugum. Dermatology 2013;226:298–301.
10. Anonymous. Guidelines for the diagnosis of rheumatic fever. Jones criteria, 1992 update. Special Writing Group of the Committee on Rheumatic Fever, Endocarditis, and Kawasaki Disease of the Council on Cardiovascular Disease in the Young of the American Heart Association. JAMA 1992;268:2069–73.
11. Ferrieri P, for the Jones Criteria Working Group. Proceedings of the Jones Criteria Workshop. Circulation 2002;106:2521–3.
12. Troyer C, Grossman ME, Silvers DN. Erythema marginatum in rheumatic fever: early diagnosis by skin biopsy. J Am Acad Dermatol 1983;8:724–8.
13. Secord E, Emre U, Shah BR, Tunnessen WW. Erythema marginatum in acute rheumatic fever. Am J Dis Child 1992;146:637–8.
14. Jones TD. The diagnosis of rheumatic fever. JAMA 1944;126:481–4.
15. Leirisalo M, Laitinen O. Rheumatic fever in adult patients. Ann Clin Res 1975;7:244–50.
16. Chakravarty SD, Zabriskie JB, Gibofsky A. Acute rheumatic fever and streptococci: the quintessential pathogenic trigger of autoimmunity. Clin Rheumatol 2014;33:893–901.
17. Mertens NM, Galvin JE, Adderson EE, Cunningham MW. Molecular analysis of cross-reactive anti-myosin/anti-streptococcal mouse monoclonal antibodies. Mol Immunol 2000;37:901–13.
18. Lee JL, Naguwa SM, Cheema GS, Gershwin ME. Acute rheumatic fever and its consequences: A persistent threat to developing nations in the 21st century. Autoimmun Rev 2009;9:117–23.
19. Burke RJ, Chang C. Diagnostic criteria of acute rheumatic fever. Autoimmun Rev 2014;13:503–7.
20. Tani LY, Veasy LG, Minich LL, Shaddy RE. Rheumatic fever in children younger than 5 years: is the presentation different? Pediatrics 2003;112:1065–8.
21. Patrizi A, Savoia F, Varotti E, et al. Neutrophilic figurate erythema of infancy. Pediatr Dermatol 2008;25:255–82.
22. Farkas H, Harmat G, Fay A, et al. Erythema marginatum preceding an acute oedematous attack of hereditary angioneurotic oedema. Acta Derm Venereol 2001;81:376–7.
23. Carithers HA. Cat-scratch disease. An overview based on a study of 1,200 patients. Am J Dis Child

1985;139:1124–33.
24. Green ST, Hamlet NW, Willocks L, et al. Psittacosis presenting with erythema-marginatum-like lesions – a case report and a historical review. Clin Exp Dermatol 1990;15:225–7.
25. Rübsam K, Flaig MJ, Ruzicka T, Prinz JC. Erythema marginatum hemorrhagicum: a unique cutaneous side effect of sorafenib. J Am Acad Dermatol 2011;64:1194–6.
26. Burgdorfer W, Barbour AG, Hayes SF, et al. Lyme disease – a tick-borne spirochetosis? Science 1982;216:1317–19.
27. Shapiro ED. Lyme disease. N Engl J Med 2014;370:1724–31.
27a. Sykes RA, Makiello P. An estimate of Lyme borreliosis incidence in Western Europe. J Public Health (Oxf) 2017;39:74–81.
28. Steere AC. Lyme borreliosis in 2005, 30 years after initial observations in Lyme Connecticut. Wien Klin Wochenschr 2006;118:625–33.
29. Ramamoorthi N, Narasimhan S, Pal U, et al. The Lyme disease agent exploits a tick protein to infect the mammalian host. Nature 2005;436:573–7.
30. Hovius JWR, Levi M, Fikrig E. Salivating for knowledge: potential pharmacological agents in tick saliva. PLoS Med 2008;5:e43.
31. Muellegger RR, McHugh G, Ruthazer R, et al. Differential expression of cytokine mRNA in skin specimens from patients with erythema migrans or acrodermatitis chronica atrophicans. J Invest Dermatol 2000;115:1115–23.
32. Wormser GP. Early Lyme disease. N Engl J Med 2006;354:2794–801.
33. Megraud F, Thijsen SFT. Curved and spiral bacilli. In: Cohen J, Powderly WG, editors. Infectious Diseases. 2nd ed. Philadelphia: Mosby; 2004. p. 2236–9.
34. Wormser GP, Liveris D, Nowakowski J, et al. Association of specific subtypes of *Borrelia burgdorferi* with hematogenous dissemination in early Lyme disease. J Infect Dis 1999;180:720–5.
34a. Pritt BS, Mead PS, Johnson DKH, et al. Identification of a novel pathogenic *Borrelia* species causing Lyme borreliosis with unusually high spirochaetamia: a descriptive study. Lancet Inf Diseases 2016;16:556–64.
35. Asbrink E, Hovmark A. Comments on the course and classification of Lyme borreliosis. Scand J Infect Dis Suppl 1991;77:41–3.
36. Müllegger RR. Dermatological manifestations of Lyme borreliosis. Eur J Dermatol 2004;14:296–309.
37. Silberer M, Koszik F, Stingl G, Aberer E. Downregulation of class II molecules on epidermal Langerhans cells in Lyme borreliosis. Br J Dermatol 2000;143:786–94.
38. Bartak P, Hulinska D. Apoptosis in the morphology of Lyme borreliosis. Cas Lek Cesk 1997;136: 146–7.
39. Centers for Disease Control and Prevention. Lyme Disease (*Borrelia burgdorferi*) 2011 Case Definition. wwwn.cdc.gov/nndss/conditions/lyme-disease/case-definition/2011/.
40. Centers for Disease Control and Prevention. Two-step Laboratory Testing Process. www.cdc.gov/lyme/diagnosistesting/LabTest/TwoStep/index.html.
41. Wormser GP, Dattwyler RJ, Shapiro ED, et al. The clinical assessment, treatment, and prevention of Lyme disease, human granulocytic anaplasmosis, and babesiosis: clinical practice guidelines by the Infectious Diseases Society of America. Clin Infect Dis 2006;43:1089–134.
42. Warshafsky S, Lee DH, Francois LK, et al. Efficacy of antibiotic prophylaxis for the prevention of Lyme disease: an updated systematic review and meta-analysis. J Antimicrob Chemother 2010;65: 1137–44.
43. Nadelman RB, Nowakowski J, Fish D, et al. Prophylaxis with single-dose doxycycline for the prevention of Lyme disease after an *Ixodes scapularis* tick bite. N Engl J Med 2001;345:79–84.
44. Holt PA, Davies MG. Erythema gyratum repens: an immunologically mediated dermatosis? Br J Dermatol 1977;96:343–7.
45. Caux F, Lebbe C, Thomine E, et al. Erythema gyratum repens. A case studied with immunofluorescence, immunoelectron microscopy and immunohistochemistry. Br J Dermatol 1994;131: 102–7.
46. Wakeel RA, Ormerod AD, Sewell HF, White MI. Subcorneal accumulation of Langerhans cells in erythema gyratum repens. Br J Dermatol 1992;126:189–92.
46a. Forrester DM. Self-assembled multi-ring formations of glutamine and a possible link to erythema gyratum repens. Med Hypotheses 2015;85:10–16.
47. Boyd AS, Neldner KH, Menter A. Erythema gyratum repens: a paraneoplastic eruption. J Am Acad Dermatol 1992;26:757–62.
48. Rongioletti F, Fausti V, Parodi A. Erythema gyratum repens is not an obligate paraneoplastic disease: a systematic review of the literature and personal experience. J Eur Acad Dermatol Venereol 2014;28:112–15.
49. España A, Sitaru C, Pretel M, et al. Erythema gyratum repens-like eruption in a patient with epidermolysis bullosa acquisita associated with ulcerative colitis. Br J Dermatol 2007;156:773–5.

# 第 20 章　多形红斑、Stevens-Johnson 综合征和中毒性表皮坏死松解症

Wolfram Hötzenecker，Christina Prins，Lars E. French

## 多形红斑

**同义名：** ■轻型多形红斑（erythema multiforme minor）—von Hebra 多形红斑（erythema multiforme von Hebra）

**要点**

- 一种自限性但可能复发的疾病。
- 突然发生的丘疹样"靶形"皮损，大部分皮损出现在 24 小时内。
- 有两型靶形皮损：①典型，至少有三个不同带区；②非典型，仅有两个不同带区，或边界不清。
- 靶形皮损好发于肢端及面部。
- 轻型多形红斑：典型和（或）有时为非典型的丘疹样靶形皮损，少或无黏膜受累，无系统症状。
- 重型多形红斑：典型和（或）有时为非典型的丘疹样靶形皮损，严重的黏膜受累，有系统症状。
- 前驱 HSV 感染是最常见的病因，有时为其他前驱感染，药物因素罕见。
- 诊断多形红斑需要临床与病理结合，但并不单独靠组织学诊断。
- 多形红斑不会有发展成为中毒性表皮坏死松解症的危险。

## 引言

多形红斑（erythema multiforme，EM）是一种急性自限性皮肤病，特征为突发的对称性固定性红丘疹，部分演变为典型和（或）偶发的不典型丘疹样靶形皮损[1-4]。皮疹经常由感染，特别是 HSV 感染引起。有两型多形红斑——轻型多形红斑和重型多形红斑，都以靶形基本损害为特征，不同之处在于黏膜受累和系统症状（表 20.1）。在大多数患者中，多形红斑根据基本皮损及其分布可区别于 Stevens-Johnson 综合征（SJS）和中毒性表皮坏死松解症（TEN）。[2-3, 5]

### 历史

EM 最先由奥地利皮肤科医生 Ferdinand von Hebra 1860 年首次描述[6-7]，表现为较轻、突然发生的数以百计的丘疹。通过每天观察，他发现原发性丘疹可发展为同心圆状的颜色改变，他命名为"靶形"损害，指出部分此类损害类似于"环形疱疹"。然而，von Hebra 未提及前驱症状及黏膜损害，他发现本病可复发并命名为一种叫做"typus annuus"的春季复发性疾病。

1950 年 Dernard Thomas 将 EM 分为轻型多型红斑和重型多型红斑[8]。他认为 von Hebra 描述的是前者，后者有严重黏膜坏死和多形红斑样皮损。1950 年后，EM 的定义更为混乱，部分原因是由于一些美国学者认为重型多形红斑包括 SJS。但现在研究已证实，所谓轻型多形红斑即为 von Hebra 描述的疾病，而重型多形红斑伴黏膜受累及全身症状，但不是指 SJS，二者是不同疾病[2-3, 5]。即便如此，因为二者生物过程相同，在有些病例中确实难以区分。

### 流行病学

EM 主要见于年轻人，儿童不常见[5, 9]。男性稍多，无种族差异，确切发病率不清。

### 发病机制

目前认为 EM 很可能是易感个体在感染时发生的皮肤黏膜免疫反应。HSV 是最常见相关感染病原体，其他如肺炎支原体（也可能与 SJS 有关）、荚膜组织胞浆菌、副病毒（羊痘）也偶尔见到（表 20.2）[10]。有报道组织胞浆菌相关的 EM 常见于结节性红斑患者。EB 病毒是本病的病因证据尚不充足[9]。与药物及系统性疾病相关的 EM 极少见（见表 20.2）。如果怀疑药物引起的多形红斑是则需要考虑 SJS、泛发固定性药疹、多形性发疹性药疹、荨麻疹[9, 11]。同时注意一些物理因素如外伤、寒冷、紫外线、矫形电压辐射等可能是感染、药物或系统疾病引起 EM 的激发因素。

迄今尚未明确与 EM 发病相关的遗传易感因素。

**表 20.1 轻型多形红斑、重型多形红斑、SJS、SJS/TEN 重叠和 TEN 的比较**

| | 皮损类型 | 分布 | 黏膜受累 | 系统症状 | 进展至 TEN | 病因 |
|---|---|---|---|---|---|---|
| 轻型多形红斑（图 20.1 和 20.2） | • 典型靶形<br>• ± 非典型丘疹样靶形 | 四肢（肘、膝、腕、手）、面部 | 无或轻 | 无 | 无 | • HSV<br>• 其他感染原 |
| 重型多形红斑（图 20.3） | • 典型靶形<br>• ± 非典型丘疹样靶形<br>• 有时有大疱 | 四肢、面部 | 严重 | 常见<br>• 发热<br>• 关节痛 | 无 | • HSV<br>• 肺炎支原体<br>• 其他感染原<br>• 药物罕见 |
| SJS（图 20.7 和 20.14） | • 暗黑和（或）暗红斑疹伴表皮松解和糜烂<br>• 非典型靶形斑疹<br>• 大疱<br>• 松解＜ 10%BSA | 孤立皮损<br>融合（＋）<br>躯干、面部 | 严重 | 常见<br>• 发热<br>• 淋巴结肿大<br>• 肝炎<br>• 血细胞减少 | 可能 | • 药物<br>• 肺炎支原体偶见 *<br>• 免疫接种罕见 |
| SJS/TEN 重叠（图 20.11） | • 与 SJS 类似<br>• 松解：10% ～ 30%BSA | 孤立皮损<br>融合（＋＋）<br>躯干、面颈部 | 严重 | • 与 SJS 相同 | 可能 | • 药物 |
| TEN（图 20.8 和 20.9） | • 与 SJS 类似<br>• 松解＞ 30%BSA | 融合（＋＋＋）<br>孤立皮损罕见<br>躯干、面颈部及其他部位 | 严重，累及呼吸道及消化道黏膜 | • 与 SJS 相同＋肾炎 | | • 药物 |

* 角层下脓疱偶见
BSA，体表面积；SJS，Stevens-Johnson 综合征；TEN，中毒性表皮坏死松解症

**表 20.2 多形红斑的病因**。根据病例报道及小样本病例，未能详尽。粗体为最常见病因

| | | |
|---|---|---|
| **感染**（近 90% 病例） | 病毒 | • **单纯疱疹病毒（1、2 型）**<br>• 副病毒（羊痘）<br>• 疫苗（天花）<br>• 水痘带状疱疹病毒<br>• 腺病毒<br>• EB 病毒<br>• 巨细胞病毒<br>• 肝炎病毒<br>• 柯萨奇病毒<br>• 细小病毒 B19<br>• 人免疫缺陷病毒 |
| | 细菌 | • **肺炎支原体** *<br>• 衣原体<br>• 鹦鹉热衣原体（鹦鹉热）<br>• 沙门菌<br>• 结核分枝杆菌 |
| | 真菌 | • 组织胞浆菌<br>• 皮肤癣菌 |
| **药物**（少见） | | 主要为：<br>• 非甾体抗炎药<br>• 磺胺<br>• 抗癫痫药<br>• 其他抗生素，如氨苄西林<br>• 别嘌呤醇 |
| **接触物**（少见） | | • 有毒常春藤 |
| 系统疾病（罕见） | | • 炎性肠病<br>• 红斑狼疮 †<br>• 白塞病 † |

* 也是 Stevens-Johnson 综合征和孤立的口腔黏膜炎的病因。
† 可能为疾病的皮损形式而非病因

有几个小规模研究报道了不同的相关抗原位点：HLA-DQw3（特别是 DQB1*301）、DRw53 和 Aw33[12-13]。与 SJS 和 TEN 有所不同（见下文）。

## 单纯疱疹病毒

HSV1 和 2 型参与了大多数儿童及成人 EM 患者的发病[14-17]。近半数 EM 患者有前驱性口唇疱疹[14-17]。口唇疱疹可先于皮损发生，也可同时或在靶形皮损出现后发生。通常口唇疱疹在靶形皮损前 3 ～ 14 天前出现。大多数儿童及年轻人由 HSV1 型引起，也有青少年和年轻人 HSV2 型感染的报道[14-15]。

目前我们对于 EM 的认识多源于 HSV 相关 EM。不仅在皮损的表皮中发现 HSV 编码蛋白[14-17]，而且在早期皮损及 80% 的 EM 患者靶形皮损外周带区可检测到 HSV DNA[7]。皮损内可以检测到 HSV DNA 片段（通常包含编码 DNA 聚合酶的序列），还可见表达病毒编码抗原的角质形成细胞，这些都是皮损内存在病毒复制的证据[14-15, 18-20]。不过这种复制是低水平的，因为从 EM 皮损中很难培养出 HSV。

皮损内炎症被认为是 HSV 特异性宿主反应的一部分[15]。HSV 相关 EM 患者对此病毒有正常的免疫，但很难从感染的细胞中清除病毒；HSV DNA 在皮损治愈后可再持续存在 3 个月[19]。皮损的发展由皮肤 HSV DNA 的表达而启动，募集的病毒特异性 T 辅助细胞（Th1）针对病毒抗原产生干扰素[21]。溶解或凋亡的包含病毒抗原的细胞释放自身抗原，本病可认为是募集

的T细胞对自身抗原的"自身免疫"反应。近来发现，皮疹发生前上述的HSV DNA片段（通过外周血CD34$^+$朗格汉斯细胞前体）转运至EM皮损区[22]。

HSV是引起EM的主要病因，此外还有其他感染因素。尤其是肺炎支原体感染（主要是社区获得性肺炎）可以出现黏膜炎、结膜炎和靶样皮疹或大疱性皮疹等严重的肢端-黏膜损害。该类型最常见于男孩和青少年。肺炎支原体已从EM样皮肤反应的患者的大疱中培养出来，这表明它可能是EM的病原[23]。然而，这种相关性也可以用自身免疫分子拟态来解释，如肺炎分枝杆菌相关的吉兰-巴雷综合征（Guillain-Barre syndrome）[24]。

## 临床特征

因某种程度的相似性，直到最近仍然有人认为轻型EM、重型EM、SJS和TEN属于同一病谱。但是已经有足够的证据支持EM在临床、预后和病因等多个层面均与SJS/TEN不同。临床标准即可将两种EM的大多数患者与SJS/TEN区别开[2-3, 5]。此标准包括：①基本皮损类型；②皮损分布；③明显的黏膜损害存在与否；④系统症状存在与否（见表20.1）。

### 基本皮损（图20.1）

EM基本皮损呈特征性靶样，直径＜3 cm，为规则的圆形，边界清楚，至少有三层带区，比如有两个伴颜色变化的同心环围绕中心环状带，后者是表皮损伤的证据，可形成大疱或结痂[2-3]。中心环状带通常颜色暗淡，并且随着时间的推移皮损可能形似牛眼。

早期皮损常有一个中央暗黑区带，外周为一红色区带，很快发展成为三层颜色改变的区带。靶形皮损每个同心环可能代表了相同的病理过程的某一个结果。这可解释为何有些患者仅有少数完全的典型靶样皮损混合着一些非典型皮损，而其他患者所有的皮损处在同一时期，产生单一形态的临床外观。假如仅有少量的典型皮损产生，全面的皮肤检查很重要。

EM的临床表现中，高起皮面的非典型丘疹样靶形损害可以伴随典型的靶形皮损，为主要的皮损形态。这些特殊皮损表现为圆形、水肿性可触及的红斑（提示EM），但是仅有两个区带和（或）边界不清。这时要与SJS/TEN的平坦（斑状）非典型靶形皮损相区别，这两种疾病皮损表现相似，但后者呈两个区带和（或）边界不清，同时皮损不可触及（除非中央有潜在水疱

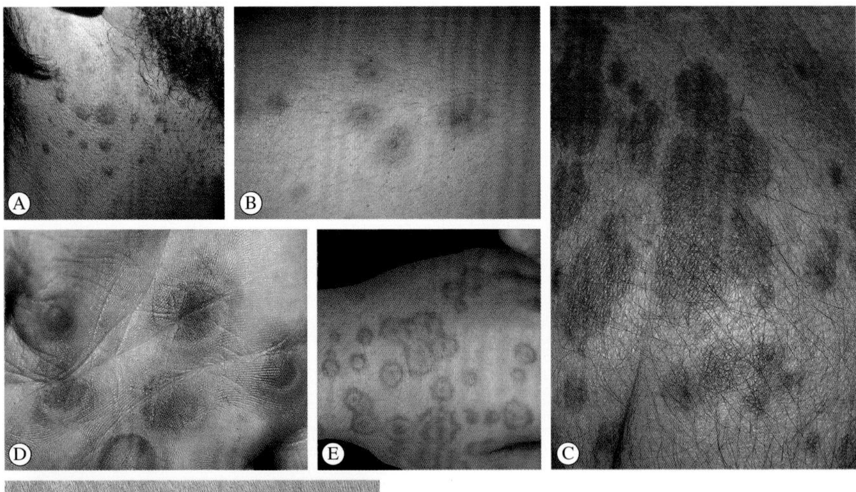

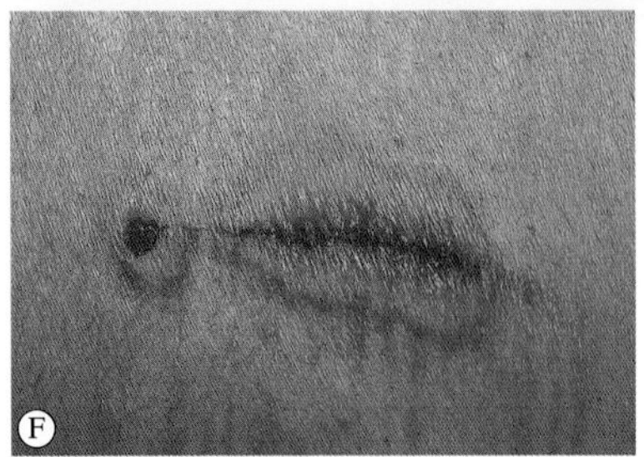

图20.1　多形红斑的皮损变化。A. 水肿性/荨麻疹样。B. 荨麻疹样伴中央结痂。C. 红斑块伴暗色中心；融合形成边界清的多环外观。D、E. 手掌、手背典型靶形皮损，有三个颜色改变区带，注意D图中有中央水疱。F. 同形反应伴结痂（A，D，F，Courtesy，William Weston，MD.）

或大疱）。

## 皮损分布（局部分布描述）

尽管皮损变化因人而异，但通常有大量皮损[9]。EM 的皮损通常好发于四肢及面部；靶形皮损和其他类型的皮损均多见于上肢[9, 19, 25]。其中手背和前臂最常受累，此外掌、颈、面、躯干受累也常见（图 20.2）[25]。但是下肢很少累及。EM 也可以发生在光曝露部位[9]。皮疹有成批发生的趋势，尤其好见于肘、膝部[9, 26]。

可见到同形反应，在抓破等受伤部位出现靶形皮损（见图 20.1 F）[9, 26]，也可以在慢性外伤的甲床沟处发生红斑肿胀。临床上常常见到外伤之后出现皮损，而 EM 的皮损出现之后则无此现象。

## 黏膜损害

严重的黏膜受累是重型多形红斑的特征。通常不发生于轻型多形红斑，即使发生也数目少、症状轻[5, 9, 14-15, 25-27]。原发疹是水疱和大疱，迅速发展为疼痛性糜烂面，好发于颊、唇黏膜（见图 20.3），其次是眼及外生殖器黏膜。唇部的糜烂面很快被疼痛性痂皮所覆盖。外生殖器黏膜部位的溃疡常较大，并呈多环状潮湿的基底。

## 系统症状

系统症状常发生于重型多型红斑，轻型 EM 不出现或仅出现较轻的系统症状。包括发热、不同程度的无力。偶见关节肿胀疼痛及类似不典型肺炎的肺部表现，后者是 EM 的肺部表现还是诸如支原体肺炎的伴随症状尚不清楚。重型 EM 偶有肾、肝及血液系统异常[17]。结合这四种临床标准，可区别轻型 EM、重型 EM 和 SJS（见表 20.1）。

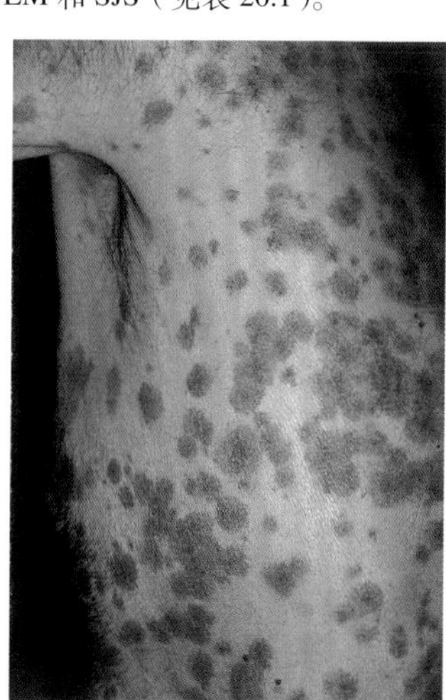

**图 20.2 EM 躯干部多形皮损**。丘疹中央暗黑或结痂有助于与发疹性药疹区别

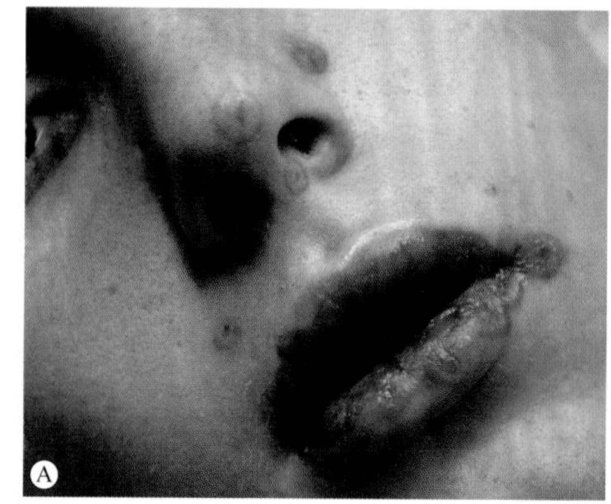

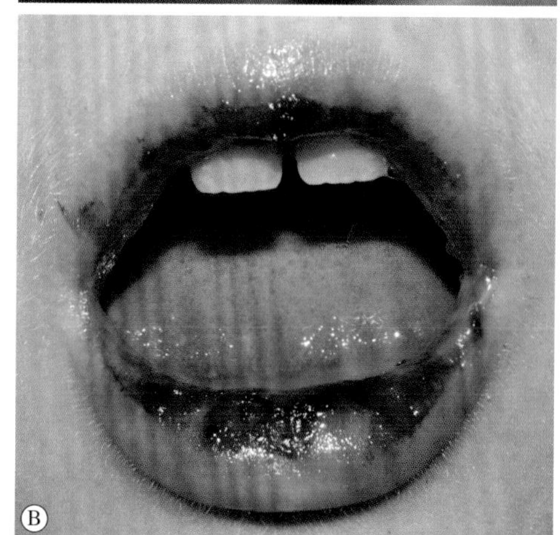

**图 20.3 重型多形红斑的黏膜损害**。A. 典型的靶形损害及口唇和睑缘的浆液性结痂。在浆液性结痂的边缘，有两个轮廓呈多环形的颜色区带。B. 肺炎支原体感染相关的肢端-黏膜型多形红斑患儿的口唇糜烂和出血性结痂（B，Courtesy，Julie V Schaffer，MD.）

## 自然病史

EM 通常有突然发生皮损的病史，大多数皮损出现于 24 小时内，72 小时内发展完全，可有瘙痒或烧灼感[9, 17]。个别皮损固定于同一部位达 7 天或更长[6-7, 28]。

大多数患者病程 2 周，痊愈后无后遗症[9, 17]。重症 EM 可偶有眼部后遗症，见于眼部治疗不及时、不充分者。偶见炎症后色素沉着或色素减退。HSV 相关的 EM 复发很常见，但通常无并发症[9, 17, 26]。von Hebra 描述每年春天发生一次[6]。大多数复发性 HSV 相关的 EM 患者每年发病 1 ～ 2 次，但是接受免疫抑制药物治疗者表现不同[17, 26, 29-30]。诸如口服皮质激素者由于抑制免疫导致本病频发且病程延长[9, 17, 27]。这些患者甚至可能每年发作 5 ～ 6 次甚至连续发病。长期应用激素也导致继发感染增多[9, 17]。

## 病理学

EM 根据临床病理进行诊断，而非单独依靠组织病理。组织学表现有其特点，但无特异性。主要价值在于排除红斑狼疮及血管炎[9, 17, 29]。EM 中角质形成细胞是炎症攻击的目标，最早的病理发现是个别角质形成细胞的凋亡（图 20.4）[29]。随着病情的发展可见海绵形成和基底层局灶空泡变性，还可见真皮浅层水肿、血管周围淋巴细胞浸润或移入表皮。

免疫荧光无特异性[9]。可见 IgM 和 C3 颗粒样沉积于表浅血管周围及局灶性位于真皮–表皮连接。通过免疫荧光可在角质形成细胞内检测到特异性 HSV 抗原，在皮肤组织活检标本用 PCR 也可检测到 HSV DNA[14, 18-19]。

与 SJS 相比，EM 真皮炎症更突出，表皮“坏死”更分散[31]，无大面积的全表皮层坏死。

## 鉴别诊断

非皮肤科医生有可能将巨大荨麻疹过度诊断为 EM（图 20.5）[11]。甚至提出“多形荨麻疹”（urticaria multiforme）的错误概念。这是一组常常被误诊为多形红斑和儿童血清病样反应的荨麻疹。因此在临床上尤其需要严格按照各自的临床诊断标准区分多形红斑和荨麻疹（表 20.3）。特别是那些表现为固定对称分布的红丘疹或者不典型的丘疹样靶形皮损，其中有部分患者进展成为典型的靶形损害。临床上要特别注意单个皮损的持续时间，靶形皮损中央的表皮损害等。EM 的丘疹损害固定存在于同一部位至少 7 天，而荨麻疹皮损在同一部位的持续时间不超过 24 小时。EM 皮损中央表皮受损可形成疱或痂，而巨大荨麻疹中央为正常皮肤或无表皮损害的红斑。皮下使用肾上腺素能在 20 分钟内消除荨麻疹，但对 EM 无效。荨麻疹常伴发颜面、手足水肿，但在 EM 中少见[9, 11, 17]。

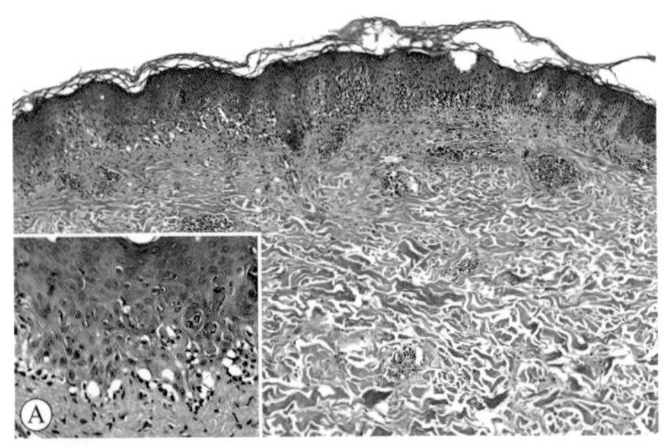


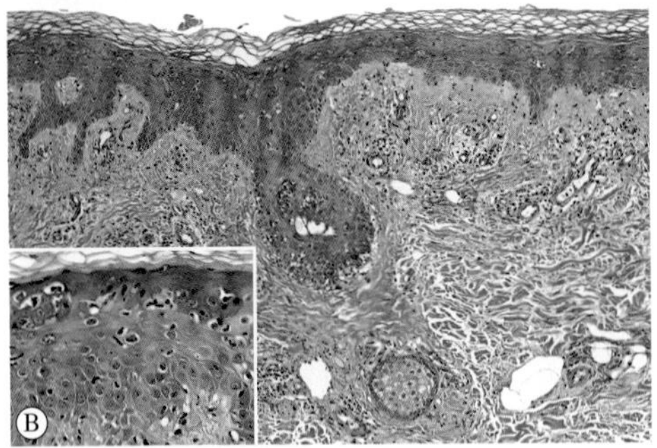


**图 20.4　多形红斑的病理特点**。A. 早期病变：局灶性角质形成细胞凋亡，伴有界面性皮炎和基底层空泡变性（小插图），及血管周围淋巴细胞浸润。B. 晚期病变：棘细胞层上层出现更融合的角质形成细胞坏死（小插图）。毛囊可见界面性皮炎的证据（Courtesy，Lorenzo Cerroni，MD.）

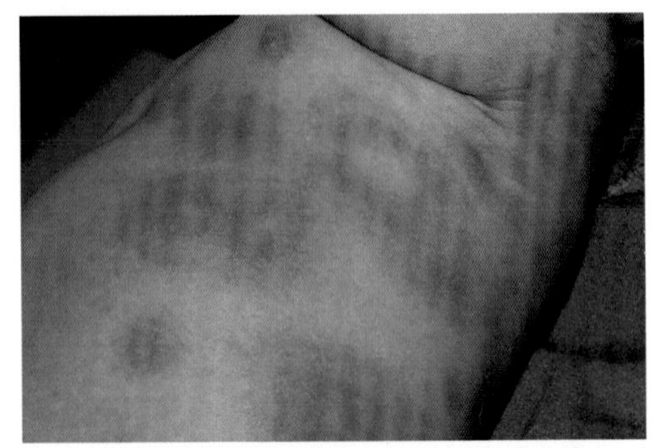

**图 20.5　发生于婴儿的急性环形荨麻疹（多形荨麻疹），被误诊为多形红斑**。这些迁移的环形斑块水肿明显。有些皮损有红斑或暗色中心，而另一些皮损中央消退周边见双环状阴影。没有结痂或水疱。“多形荨麻疹”一词被用来描述这类皮肤表现，它发疹前常有病毒或细菌感染，并伴有面部、双手和（或）脚的血管性水肿（Courtesy，Julie V Schaffer，MD.）

多种疾病会出现类似 EM 的表现和“靶样”皮损，如泛发性固定性药疹、亚急性皮肤型红斑狼疮、川崎病、离心性环状红斑以及某些血管炎[33]。皮肤活检对排除这些诊断有一定的帮助。但 EM 和泛发性固定性药疹在临床和病理上存在重叠。皮损总数有助于鉴别，特别是数百个皮损。在初次发作时确定皮损的数目同

**表 20.3　荨麻疹和多形红斑的鉴别**

| 荨麻疹 | 多形红斑 |
|---|---|
| 中央为正常皮肤或一过性暗黑 | 中央为受损皮肤（暗黑、大疱、结痂） |
| 皮损一过性，持续时间＜ 24 小时 * | 皮损固定至少 7 天 |
| 新疹每日出现 | 72 小时内出齐 |
| 与面部、手足水肿有关（血管性水肿） | 无水肿 |

* 可以用墨水圈出单个皮损并持续观察

样重要（固定性药疹皮损较少）。“肺炎支原体诱导的皮疹和黏膜炎”（Mycoplasma pneumoniae-induced rash and mucositis，MIRM）这一术语描述了一组表现为严重的黏膜炎（口腔、眼部和肛门）的疾病，但这种患者大多数缺乏皮肤受累[34]；而同时存在支原体感染的肢端黏膜型 EM 与此病明显存在重叠。

儿童复发性 EM 样多形性日光疹或青少年春季疹是一种可能由日光诱发的疾病，通常在春季的首次严重日晒后发生[35]。系统性红斑狼疮患者偶尔出现单发的靶形皮损，但存在红斑狼疮的其他特征[9]。此外，Rowell 综合征患者也可能像川崎病患者一样仅表现出多形红斑样损害。荨麻疹型血管炎等血管炎症疾病也有类似靶形皮损的表现。需要作皮肤活检以排除这两种疾病。有助于鉴别诊断的其他线索包括红细胞沉降率、自身抗体升高及低补体水平等[9]。

## 治疗

治疗包括急性发疹期的局部治疗和系统治疗，此外还有复发型的预防性治疗。糜烂皮损需要外用抗菌素，抗菌 / 抗组胺药和麻醉溶液漱口。应在眼科医师协助下使用眼科药物。

EM 急性期的系统治疗无双盲或开放性试验支持[9, 17]。当明确致病原因（如 HSV 或肺炎支原体）后应予以针对性治疗。HSV 感染者可用长期抗病毒抑制疗法（见下文）。在 EM 急性发作后给予抗病毒治疗一般作用甚微。大多数轻型 EM 对症治疗即可。口服抗组胺药物 3 ～ 4 天有助于减轻刺痛及烧灼感。存在功能损害等严重情况时应早期系统应用激素治疗，如泼尼松 0.5 ～ 1 mg/（kg · d）用 3 ～ 5 天，或甲泼尼龙冲击［20 mg/（kg · d），用 3 天］，需要说明的是这种疗法目前尚无对照研究资料支持，且存在增加感染的风险[36]。

如患者反复发生 HSV 相关的 EM，可预防性予以阿昔洛韦口服至少 6 个月［10 mg/（kg · d），分次服用］。也可以选择伐昔洛韦（500 ～ 1000 mg/d，依发作频率选择剂量）或泛昔洛韦（250 mg，每日 2 次）。一项双盲安慰剂对照试验证实阿昔洛韦在年轻 EM 患者中有预防复发的作用[30]。有时候即使停药，其减少复发频率的作用仍然可以持续。在无效的患者可考虑剂量加倍或用其他抗病毒药替换。然而患者一旦出现症状再使用阿昔洛韦或伐昔洛韦则无效[17]，非 HSV 引起的 EM 抗病毒治疗则无效。

对预防性抗病毒治疗抵抗的患者，特别是严重的复发 EM 病例，有几种治疗方法已被叙述，但均未经对照试验证实其疗效或安全性。这些方法包括硫唑嘌呤（100 mg/d，用数月）、泼尼松［0.5 mg/（kg · d），用数月］、沙利度胺、氨苯砜、环孢素、麦考酚吗乙酯及 PUVA[17, 37-40]。

# Stevens-Johnson 综合征（SJS）及中毒性表皮坏死松解症（TEN）

**同义名：**■ 中毒性表皮坏死松解症（toxic epidermal necrolysis，TEN）—Lyell 综合征（Lyell's syndrome）

- 上呼吸道前驱症状、发热及皮肤疼痛。
- Stevens-Johnson 综合征（Stevens-Johnson syndrome，SJS）和 TEN 是两种罕见的可能致命的药物皮肤反应，严重程度不一，特征是皮肤黏膜疼痛、红斑及广泛表皮剥脱。
- SJS 特征是皮肤剥脱面积 / 总体表面积比值小于 10%，SJS/TEN 重叠时比值为 10% ～ 30%，TEN 的比值大于 30%。
- 引起此病最常见的药物包括非甾体类抗炎药、抗生素、抗癫痫药。TEN 和 SJS 的潜伏期通常为 7 ～ 21 天。
- 平均死亡率 SJS 为 1% ～ 5%，TEN 为 25% ～ 35%，在老年人和大面积表皮剥脱的 TEN 患者死亡率更高。
- 表皮剥脱由角质形成细胞凋亡形成的大范围坏死引起，由死亡受体-配体 Fas-FasL 相互作用介导。
- 最佳治疗方法是早期诊断，立即停用致病药物，尽早支持治疗。
- 其他治疗包括静脉丙种球蛋白（IVIg），环孢素，类固醇激素冲击以及靶向免疫调节剂，但至今尚无前瞻性对照试验证实其疗效。

## 引言

SJS 和 TEN 是严重但罕见的皮肤黏膜急性疾病，几乎都与药物有关。由大范围的角质形成细胞坏死引起，导致在真皮-表皮连接处发生皮肤分离，外观如烫伤。大范围的细胞坏死也导致黏膜分离，产生特征性症状，如高热、中、重度皮肤疼痛、焦虑和虚弱。病程不能预测。通常开始时表现为不严重的皮肤损害，但是进展迅速，一旦发生明显的表皮剥脱则很难预测进展程度。有一些研究对 SJS 和 TEN 的临床特征进行了分析。目前已制定了诊断标准和病情严重程度评分（SCORTEN；见下文），后者用于计算死亡风险以预测 TEN 的临床结局。

疾病预后与及时发现致病药物以及撤药的速度有关。快速建立临床诊断很重要，有助于早期停药及开始治疗。以前认为 TEN 和 SJS、重型多形红斑是一类病谱疾病（都有相似的黏膜损害），现在已经把这些疾病区分开来（见表 20.1）。同时 SJS 和 TEN 也有别于葡萄球菌烫伤样皮肤综合征、泛发性固定性药疹、药物诱导的线性 IgA 大疱性皮病，化疗相关毒性红斑，急性泛发性发疹性脓疱病，它们处理方法及预后截然不同。

最好在有先进设备及专业护理人员的重症监护室采取高质量的支持治疗能够显著改善预后。特异治疗还没有达到循证医学的接受标准，部分原因在于低发病率及危及生命的严重程度使得随机临床试验难以执行。尽管如此，已经有一些对 SJS 和 TEN 发病机制和小样本病例研究的报道提出了对本病新的处置方法（见下文）。

## 历史

1922 年，两位美国医师 Stevens 和 Johnson 描述了一种发生于 2 个男孩的急性皮肤黏膜综合征，其特征为严重的化脓性结膜炎、严重的伴广泛黏膜坏死的胃炎以及多形红斑样的皮损。此病被称为 Stevens-Johnson 综合征，是一种病程长、有时能致命的严重皮肤黏膜疾病[2, 5, 41]。SJS 后来又被 Bernard Thomas 于 1950 年命名为重型多型红斑[8]。但是，近来的临床研究证明此命名不宜用于描叙 SJS，两者有明确的差异（见表 20.0）[2-3, 5, 41]。

1956 年，Alan Lyell 描述了 4 个有“主观症状和客观表现上类似皮肤烫伤”的发疹的病例，他称之为“中毒性表皮坏死松解”。“中毒”指的是毒血症，他考虑在血液循环中存在一种可引起系统症状及表皮坏死的毒素。“松解坏死”是将临床特征“表皮松解”和组织病理特征“坏死”结合起来命名。他还描述了作为症状之一的黏膜受累，并指出真皮只有极轻的炎症，即后来所指的“真皮沉默”（dermal silence）现象[42]，这有别于其他伴明显炎症浸润的水疱性疾病如 EM、疱疹样皮炎、大疱性类天疱疮。TEN 在一段时间内被认为是皮肤对多种刺激的一种反应，这些刺激包括药物（如磺胺）以及微生物（如葡萄球菌）[43]。

暴露于噬菌体Ⅱ型金葡菌的新生鼠可以发生表皮颗粒层下的分离，后来发现了一种新的葡萄球菌外毒素被称为表皮松解毒素，与 TEN 不同的是本病没有大范围的角质形成细胞坏死，此病逐渐被认为是“葡萄球菌烫伤样皮肤综合征”（SSSS；见第 74 章）[44]。需要说明的是，尽管 Lyell 当时已指出了 TEN 和 SSSS 组织学上不同，他最初描述的病例之一实际是 SSSS，只是损伤程度不同而已。

Lyell 之后有越来越多 TEN 的报道，已知某些药物如磺胺、保泰松、巴比妥类、抗癫痫类与 TEN 有关。同时，越来越多的证据表明药物可引起伴发严重胃炎的 EM。此前一度认为表皮型 EM（20 世纪 70 年代由 Orfanos 等命名[45]）、SJS 和 TEN 属于连续病谱型的皮肤反应性疾病。已经明确 HSV 是 EM 的主要病因，而与 TEN 无关。近来 Jean Claude Roujeau 研究小组提供的临床证据澄清了 EM 和 SJS 是无论病因和预后都不相同的疾病[3, 5]。人们越来越多地认为 SJS 和 TEN 是表现为表皮松解的严重皮肤药物不良反应的两种类型，区别仅在于皮肤剥脱面积有区别（见表 20.1）。

## 流行病学

SJS 和 TEN 是罕见疾病，患者中女性多于男性。高危因素包括药物代谢速率减低（如慢乙酰化基因型）、免疫受损（如 HIV 感染、淋巴瘤），脑瘤经过放疗并同时接受抗癫痫药（见图 139.10），或有特异性人类白细胞抗原（human leukocyte antigen，HLA）等位基因（表 20.4）等。后者包括亚洲人和东印度人中 HLA-B*15:02 与卡马西平关联，中国汉族人的 HLA-B*58:01 与别嘌呤醇关联。因此美国食品药品监督管理局建议所有亚洲人在使用卡马西平前检测 HLA-B*15:02 等位基因。特别是艾滋病患者发病风险较正常人群高 1000 倍[46]。

在大样本病例报道中仅用支持治疗的患者死亡率差别很大，死亡率相关的因素中与患者年龄和表皮剥脱范围强相关。TEN 患者死亡率为 25% ～ 50%（平均 25% ～ 35%），SJS 患者死亡率近 5%[47-49]。

95% 的 TEN 患者有用药史。80% 的病例用药史与

**表 20.4 SJS 和 TEN：流行病学和危险因素**

| | |
|---|---|
| 年发病率 | 1.2 ～ 6/ 百万人（SJS） |
| | 0.4 ～ 1.2/ 百万人（TEN） |
| 女性：男性 | 1.5：1 |
| 风险因素 | 慢乙酰化基因型 |
| | 免疫抑制（如 HIV 感染、淋巴瘤） |
| | 同时接受放疗和抗癫痫药治疗（最常见于脑瘤患者） |
| | HLA-B*15:02：暴露于卡马西平的亚洲人（尤其是中国汉族、泰国人、马来西亚人）† 和东印度人 |
| | HLA-B*15:02：中国汉族 / 拉莫三嗪 |
| | HLA-B*15:02：中国汉族 / 苯妥英 |
| | HLA-B*31:01：欧洲人 / 卡马西平 |
| | HLA-B*58:01：中国汉族 / 别嘌呤醇 |

† 患病人群中 HLA-B*15:02 的流行率为 4% ～ 15%，但在北欧罕见（流行率＜ 0.01%）(Adapted from refs 59，61，99，100，100a.)

皮疹发展强相关。其他罕见因素有感染和免疫。文献显示 SJS 和药物的关系不清楚，仅 50% 病例可能与药物有关。但鉴于此前 SJS 和 EM（尤其是重症多形红斑）诊断混淆，很可能导致此数值被低估。

超过一百种药物与 SJS/TEN 有关。最常见的药物见表 20.5，主要是别嘌呤醇、抗生素、非甾体类抗炎药、抗惊厥药。其中磺胺与 SJS/TEN 相关性最强，其他抗微生物药物包括氨苄西林、喹诺酮、头孢类、四环素类及抗真菌药。据报道在用药的最初几周发生 SJS/TEN 的危险性最高，芳香类抗惊厥药在开始治疗的 2 个月内危险性最高[50]。另外，具有类似化学结构的药物有可能反应类似，一般半衰期长的药物比半衰期短的药物更易引起药物反应且后果更加严重[51]。

## 发病机制

迄今已经部分明确了引起 SJS/TEN 发生的确切分子和细胞学机制。所提出的发病机制需考虑到此反应的罕见性和结合所涉及的特殊类型药物。

有证据显示 SJS/TEN 与机体对致病药物代谢中间产物的解毒能力受损有关[47, 52-55]，此类产物与某些机体组织形成抗原复合物引起免疫反应，进而启动本病发生。目前，关于药物-组织复合物的形成机制有三种理论：①药物与细胞肽的共价结合（半抗原 / 前半抗原理论）；②药物与特定的 MHC Ⅰ类分子或 T 细胞受体的非共价直接作用（药理学作用，p-i 理论）；③通过直接的药物 -MHC I 分子相互作用表达自我修饰库（修饰肽理论）。虽然已知半抗原模型不太可能受 HLA 限制，但其他两个理论更倾向于特定的 HLA 表型。根据这两个理论，药物不经抗原提呈细胞处理，直接结合到特定的 HLA 分子和或 T 细胞受体。在 p-i 理论中，某些药物与免疫受体的相互作用就可以引起药物过敏反应[56]。相反，最近的研究表明，阿巴卡韦和卡马西平可调整 HLA- 肽库，从而增强自身肽的表达和自身免疫反应（修饰肽理论）[57-58]。需引起重视的是，阿巴卡韦引起 DRESS 的风险很高，患者在使用前需要先筛查 HLA-B*57:01（见第 78 章）。

**表 20.5　SJS 和 TEN 最常见的相关药物**

| | |
|---|---|
| 别嘌呤醇 | 氯美扎酮 *, ‡ |
| 氨苄西林 | 苯妥英（抗癫痫药） |
| 氨硫脲 *, † | 拉莫三嗪（与丙戊酸联用时风险可能增加） |
| 抗转录药，尤其是 NNRTIs（如奈韦拉平，依非韦伦，依曲韦林） | 保泰松 *, § |
| 巴比妥酸盐 | 吡罗昔康 |
| 卡马西平 | 磺胺类抗菌素，包括磺胺甲恶唑 **，磺胺嘧啶 *, † |
| 头孢菌素 | 柳氮磺胺吡啶 |
| 免疫检查点抑制剂（如尼沃单抗与易普利单抗） | |

* 美国无此药。
† 抗菌药。
‡ 镇静剂 / 安眠药。
§ 非甾体抗炎药。
** 常与甲氧苄啶联用。
NNRTIs，核苷类逆转录酶抑制剂（non-nucleoside reverse transcriptase inhibitors）。最新的完整列表见 Litt JZ，Shear N. Litt's Drug Eruption and Reaction Manual 22nd edn. London：CRC Press，2016

SJS 和 TEN 的易感基因是与药物相关的 HLA 等位基因（见表 20.4）[59-61]，这一点与 HLA 控制药物反应的理论相一致。目前在台湾地区发现在使用卡马西平前事先检测 HLA-B*15:02 等位基因能够减低药物诱导 SJS 和 TEN 的风险[62]。除了表 20.4 中列出的等位基因之外，还有学者报道白种人中有眼部并发症的 SJS 患者的 HLA-DQB1*06:01 等位基因检出率较正常人高，提示此基因可能与该临床表型有关[63]。

在早期皮损中发现有细胞毒 T 细胞表达皮肤归巢受体、皮肤淋巴细胞相关抗原[64-68]。它们可能是药物特异性细胞毒 T 细胞[69]。重要的细胞因子如 IL-6、TNF-α、干扰素 γ、IL-18 及 Fas 配体（FasL）出现在皮损表皮和（或）水疱中，它们的作用可解释部分 TEN 症状以及经常观察到的广泛表皮坏死和极少炎症浸润之间的矛盾[67, 70-71]。从开始药物治疗到发病典型的间隔时间为 1 ～ 3 周，提示有一段致敏期，支持疾病发病的免疫机制。如果患者重新暴露于上次引起 SJS 或 TEN 的药物，此阶段（记忆）可能会更短。

组织损伤是由角质形成细胞凋亡引起的细胞死亡造成的[72]，即病理所见表皮坏死松解。角质形成细胞凋亡是早期 SJS/TEN 的一个明显标志，是本病最初的特异组织损伤的形态学突出表现。此后见到大范围表皮"松解坏死"实际上是角质形成细胞凋亡继发所致。细胞凋亡的自然过程很短暂，如果凋亡的发生超过了吞噬细胞的清除能力，则造成细胞进行性坏死。在 SJS 和 TEN 皮损中，数小时内角质形成细胞的凋亡在皮损中大量发生，这超过了皮肤内吞噬细胞的吞噬能力，数小时至数天内角质形成细胞坏死，伴随失去与邻近细胞及基底膜的黏附，全部表皮失去活力，于是产生了常见的表皮全层坏死的组织学表现。

FasL（CD95L）是 TNF 家族的一员，它可以通过与特异的细胞膜表面受体，即 Fas（CD95，Apo-1）死亡受体结合诱导凋亡[73]。这些受体如同细胞外检测死亡信号的特殊感受器，通过凋亡使细胞迅速崩解（图

20.6 A 通路）。近来发现 TEN 患者皮损中角质形成细胞的凋亡与其高表达 FasL 而同时表达的 Fas 水平保守有关[70, 73-75]。将 TEN 患者皮损组织冷冻切片与 Fas 敏感的靶细胞相结合显示 TEN 患者皮损组织中角质形成细胞的 FasL 有细胞溶解活性，抗 Fas-FasL 的单克隆抗体可以阻断这种细胞溶解。

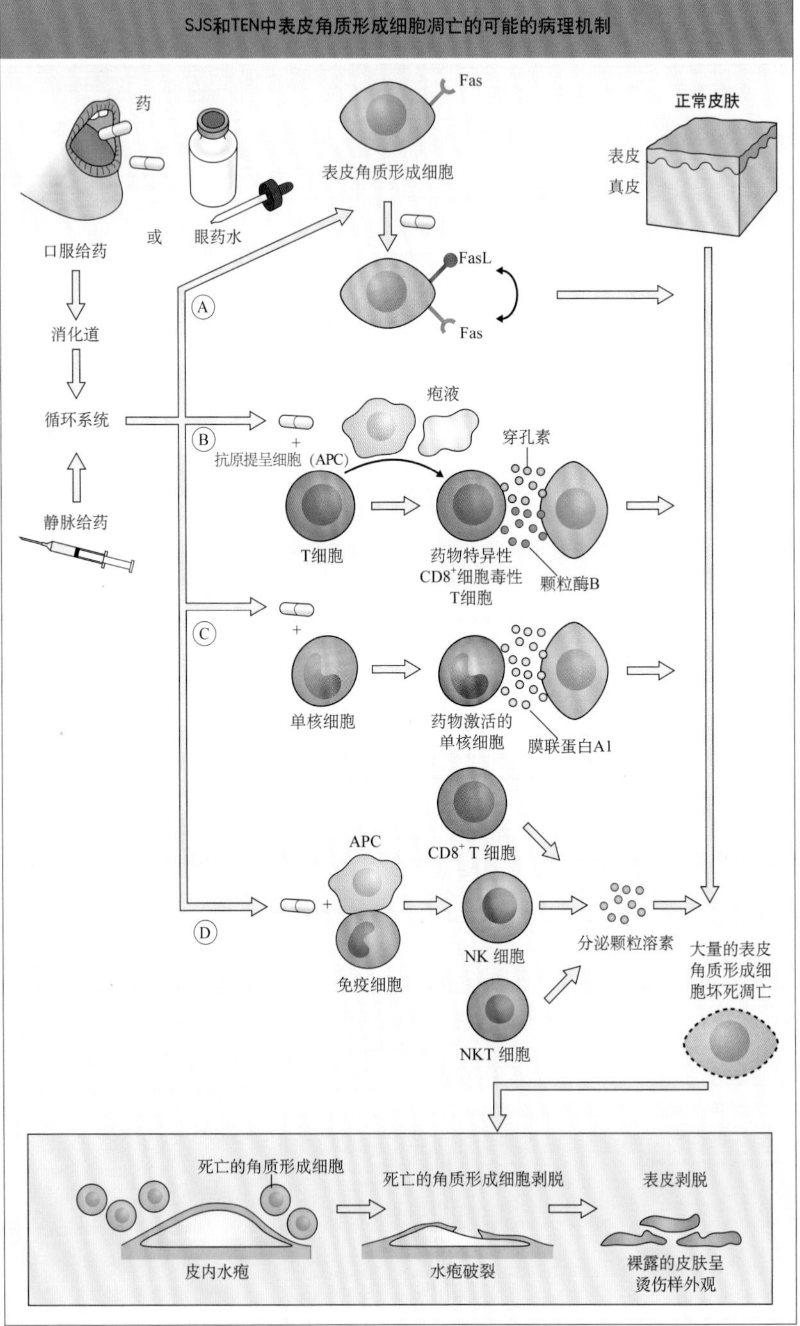


**图 20.6 SJS 和 TEN 中表皮角质形成细胞凋亡的可能的病理机制**。许多药物可引起 SJS 或 TEN 患者表皮角质形成细胞的广泛凋亡，导致皮肤水疱和剥脱。针对这种情况，有人提出了一些理论：（A）药物可能通过表达 Fas 的角质形成细胞来诱导 FasL 的上调，从而形成了死亡受体介导的凋亡通路；（B）药物可能与表达 MHC Ⅰ类分子的细胞相互作用，然后药物特异性 $CD8^+$ 细胞毒性 T 细胞在表皮水疱内聚集，释放穿孔素和颗粒酶 B 杀死角质形成细胞；（C）药物激活的单核细胞可分泌膜联蛋白 A1，后者通过与甲酰肽受体 1（FPR 1）结合，诱导角质形成细胞坏死性凋亡；（D）药物还可激活 $CD8^+$ T 细胞、NK 细胞和 NKT 细胞分泌颗粒溶素，从而不需接触细胞便使角质形成细胞死亡。IVIG 含有抗 Fas 抗体，从而阻断 FasL 与 Fas 的结合（Adapted from Nickoloff BJ. Saving the skin from drug-induced detachment. Nat Med. 2008；14：1311-13，with permission of Nature Publishing Group.）

2008 年有人发现细胞毒性分子颗粒溶素在 SJS 和 TEN 的角质形成细胞凋亡中起一定作用（见图 20.6D）[76]。在 SJS 和 TEN 患者皮肤病灶处分离出的水疱液中存在高浓度的颗粒溶素，它是由细胞毒性 T 淋巴细胞（CTL）、自然杀伤细胞（NK）、自然杀伤 T 细胞（NKT）产生的一种分泌性阳离子溶细胞蛋白。此外，在小鼠皮肤内注射重组颗粒溶素可导致表皮坏死和炎性细胞浸润。最近的研究表明，角质形成细胞的死亡（程序性坏死的一种形式）可能是由膜联蛋白 A1 与甲酰肽受体 1（FPR 1）的相互作用引起的，这可能与 SJS 和 TEN 的发病机制有关（见图 20.6C）[77]。有研究表明，SJS 和 TEN 患者接触致敏药物可诱导单核细胞分泌膜联蛋白 Al，后者与 FPR 1 结合诱导角质形成细胞中 FPR 1 的表达，通过坏死性凋亡通路导致细胞死亡。有趣的是，循环 IL-15 水平可能与 SJS 和 TEN 的严重程度和死亡率有关[77a]。

总之，目前认为 SJS/TEN 发病模式如下：在接触某些类型的药物后（见表 20.5），具有特定诱发因素的个体（见表 20.4）对药物或其代谢物发生特定的免疫反应。尚未完全确认的某些细胞和细胞因子之间发生相互作用，使角质形成细胞上的 FasL，CTL、NK 细胞、NKT 细胞分泌的颗粒溶素和单核细胞分泌的膜联蛋白 A1 高表达。导致 FasL 和颗粒溶素介导的细胞凋亡和（或）膜联蛋白依赖的角质形成细胞坏死性凋亡，随后发生表皮坏死和剥离（见图 20.6）。

## 临床特征

SJS 和 TEN 的初始症状都是发热、眼部刺痛、吞咽疼痛。上述症状可发生于皮肤表现前 1 ～ 3 天。皮损多首发于躯干，延及颈、面及上肢近端。手臂远端及腿相对少发，但手掌和足底可以是早期受累的表现。大于 90% 的患者发生气管、眼部及生殖器黏膜的红斑糜烂（图 20.7）。呼吸道上皮受累见于 25%TEN 患者，胃肠道损害（食管炎、腹泻）亦可发生[78]。皮损通常有轻微疼痛，而黏膜糜烂会引起剧痛。其他系统表现包括发热、淋巴结肿大、肝炎、血细胞减少和由胆管消失综合征引起的胆汁淤积。

皮损形态学已有详细研究。早期皮损表现为红斑、暗红或紫癜性斑疹，形状大小不规则，有融合倾向（图 20.8）。在此阶段如果有黏膜受累需密切警惕迅速进展为 SJS 或 TEN 的风险。在没有自发剥离的表皮上用手指沿切线推压红斑可以检查尼氏征，如发生表皮-真皮分离即为阳性。部分患者的初期斑疹可有暗色的中心，呈靶样外观。但是缺乏典型靶形皮损的三个同心环特征（Hebra 所述），也不是 EM 非典型靶形皮损的丘疹样外观。

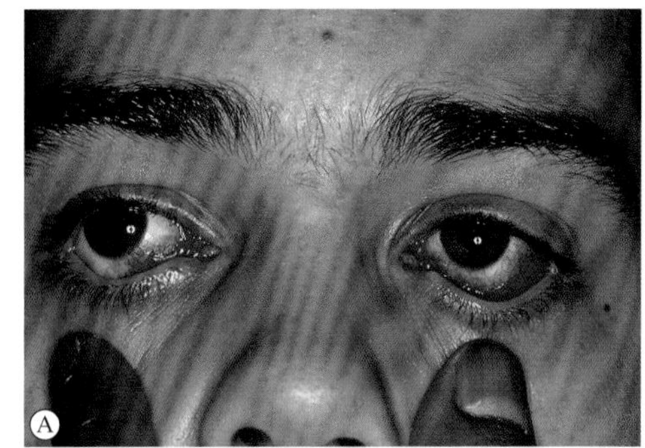

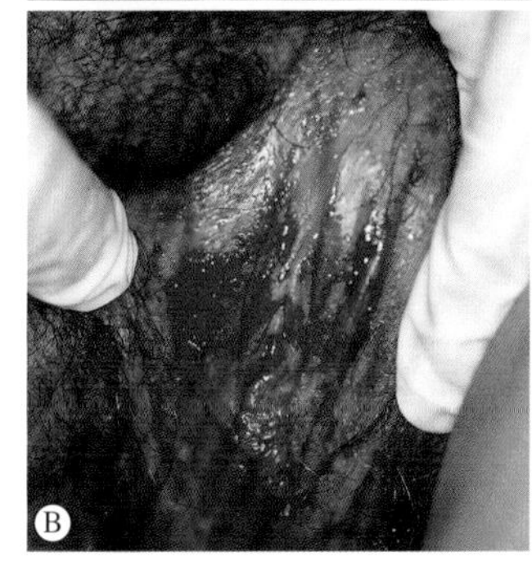

图 20.7 SJS 患者的黏膜受累。A. 结膜糜烂和渗出。B. 生殖器黏膜糜烂

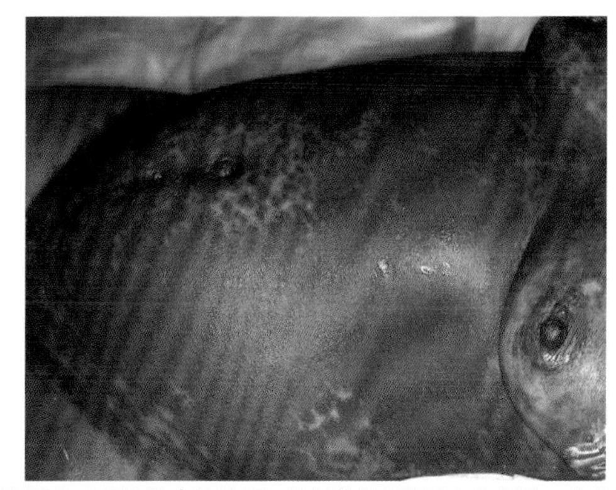

图 20.8 TEN 的皮肤特征。特征性的早期暗红色斑片，有此颜色的皮损经常进展为全层坏死松解性皮疹，有表皮-真皮分离

当表皮受累向全层坏死进展，暗红的斑疹呈现出典型的灰色，此过程可进展很快，也可数天才发生。坏死的表皮与下面的真皮分离，表皮与真皮的间隙充满液体，产生水疱。水疱的特征包括易破、松弛，因坏死的表皮用拇指轻压可使其向周围扩展（Asboe-Hansen 征）。皮肤很像湿烟纸，外伤可使其脱落，暴露出潮湿出血的大片真皮，即所谓的“烫伤样”（见图 20.9）。因此这些

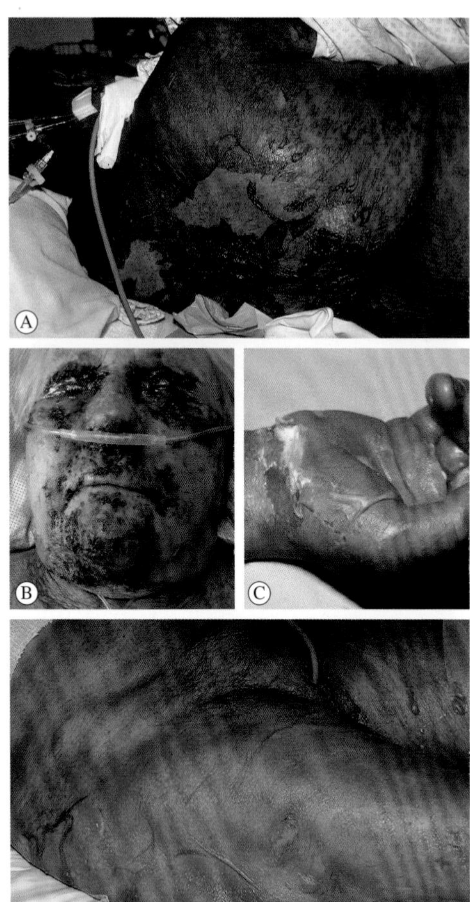

图 20.9 TEN 的皮肤特征。A. 大片的坏死松解的表皮分离（＞ 30% 体表面积），导致严重的裸露皮肤区，未破的大疱亦可存在。B. 面部的裸露皮肤区上广泛的对称的血痂。C. 手掌皮肤表皮分离。D. 除了广泛的红斑水疱，我们要注意在裸露皮肤区边缘有卷折的剥脱的表皮（D，Courtesy，Luis Requena，MD.）

患者需密切护理。紧张的水疱通常仅见于掌跖，此处表皮厚，对轻度外伤有抵抗力。

此类患者入院时需注意坏死松解的范围并做出正确的评估，因为这是一个主要的预后因素。可以采用评估烧伤面积的办法进行评估（见第 88 章）。经验显示表皮分离面积容易被高估。要注意只包括已分离或可分离的皮肤（尼氏征阳性），而不应包括纯粹的红斑区（尼氏征阴性）[2]。根据表皮分离面积可将患者分为 3 组（图 20.10；见表 20.1）：

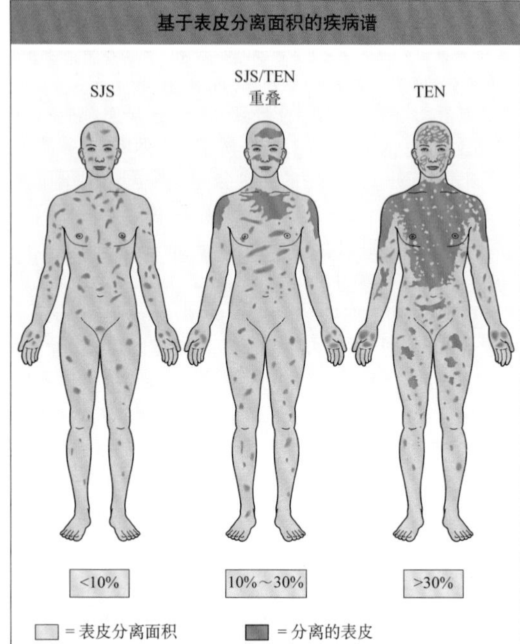


图 20.10 基于表皮分离面积的疾病谱

- SJS：小于 10% 体表面积（BSA）
- SJS-TEN 重叠（中间类）：10% ～ 30%BSA（见图 20.11）
- TEN：大于 30%BSA

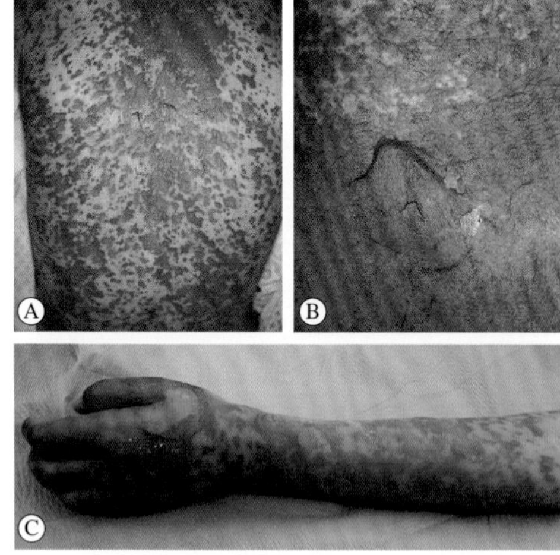

图 20.11 SJS-TEN 重叠和早期 TEN。A. 除了黏膜受累和伴松弛大疱的大量暗色皮损，皮损融合并有大面积表皮分离，因后者面积大于 10% 体表面积，被划归为 SJS-TEN 重叠。B. 表皮分离外观如湿烟纸。C. 这是一位由双氯芬酸引起的早期 TEN 患儿。暗色皮损融合，表皮分离和皮肤裸露同时存在（C，Courtesy，Lisa Weibel，MD.）

黏膜糜烂出现于 90% 患者。患者诉畏光、排尿疼痛。

将 SJS 与 EM 区别同样重要，后者现已认为是有不同预后的疾病（见上文）[5]。它们在组织学上表现相似，无助于鉴别。鉴别主要在于临床特点，特别是靶形皮损的表现及分布。诊断 EM 需要典型的靶形皮损，如果靶形皮损不典型则要考虑 SJS（见表 20.1）。目前还没有预测 SJS 患者可以进展为 TEN 的指标。最近 NIH 制订了一个 SJS 和 TEN 登记表，用来帮助收集患者的信息资料并使之标准化[78a]。

与 TEN 预后不佳的有关因素包括患者高龄和表皮分离范围。此外，用药的数目、血清尿素氮和肌酐升高、高血糖、中性粒细胞减少、淋巴细胞减少、血小板减少等在统计学上与预后差有关。停用致病药过迟也使预后不佳。有报道若迅速停用致病药物每天可减少 30% 死亡危险性[51]。近来提出的 TEN 严重程度评分指数（SCORTEN）包含七个相同权重的参数，结合起来可预测预后（表 20.6）[48, 79-80]；最近一项研究表明该评分可能会低估死亡率[81]。

平均每 3 个 TEN 患者中有一个死亡，主要原因为感染（金黄色葡萄球菌或铜绿假单胞菌）。此外还包括严重经表皮液体流失与电解质紊乱。其他相关因素有胰岛素分泌抑制、胰岛素抵抗、高代谢状态的发生等。建议在重症监护病房处理 TEN 的这些并发症（同样可见于 SJS）。即使予以充分的支持治疗也有人最终发生成人呼吸窘迫综合征或多器官衰竭。

表皮剥脱通过上皮新生完成修复，通常在起病数天内发生，多数在 3 周内完成。修复依赖于“保留”区域（如皮损周围健康表皮或表皮分离病变区的毛囊）内存在的角质形成细胞具有的增殖和迁移能力。由于皮肤表皮有再生能力，SJS 和 TEN 都无需皮肤移植。但是愈合并非都很理想。许多患者可能遗留眼部后遗症（如睑球粘连、结膜粘连、睑内翻、倒睫）、皮肤后遗症（如皮肤瘢痕、色素不规则、发疹性色素痣）、持续性黏膜糜烂、尿道狭窄、包茎、阴道粘连（伴性交困难和阴道积血）、甲萎缩、弥漫性脱发（图 20.12）。合理的皮肤护理常可减少后遗症（见下文），但是高达 35% 的 TEN 患者病愈后发生干燥综合征或失明等眼部症状[47]。

表 20.6 SCORTEN。代表 TEN 预后的评分系统[80]。根据患者预后因素数值评分

| 预后因素 | 分数 |
|---|---|
| 年龄＞ 40 岁 | 1 |
| 心率＞ 120 次 / 分 | 1 |
| 癌症或血液肿瘤 | 1 |
| 首日体表受累面积超过 10%BSA | 1 |
| 尿素氮＞ 10 mmol/L | 1 |
| 碳酸氢盐水平＜ 20 mmol/L | 1 |
| 血糖＞ 14 mmol/L | 1 |
| **SCORTEN** | **死亡率（%）** |
| 0 ～ 1 | 3.2 |
| 2 | 12.1 |
| 3 | 35.8 |
| 4 | 58.3 |
| ≥ 5 | 90 |

BSA，体表面积（Modified from ref 80.）

鉴定致病药物是重要且棘手的任务，需高度重视。如前所述，延迟停药可使死亡率上升。目前尚无可靠的体外试验可迅速鉴定致病药物。斑贴试验因敏感性差而不适用。如此严重的药物反应也不可能让患者再次用药进行鉴定。因此临床医生需要依赖此前的相关信息来确定可能性（不可能、有可能、可能、很可能、非常可能）。每种药物都要根据其可能引发 SJS/TEN 的能力（见表 20.5）以及外在因素进行判断，比如用

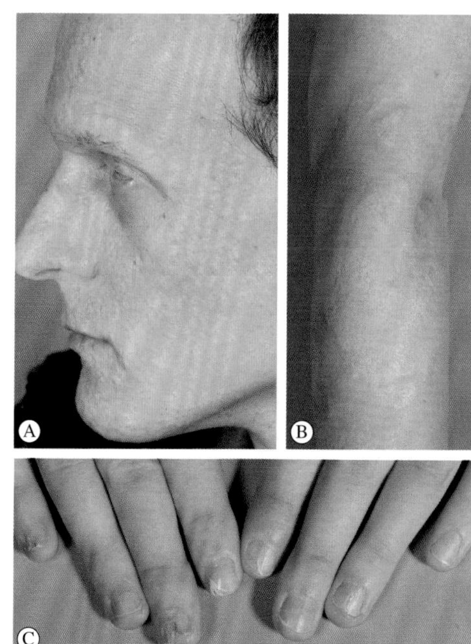


**图 20.12 TEN 的并发症**。A. 眼睑粘连，眼睑下缘糜烂，睫毛稀疏；患者还有睑内翻伴倒睫，面部皮肤的鹅卵石样瘢痕。B. 大面积的不规则的色素减退性瘢痕。C. 甲营养不良，包括裂隙，变脆，远端缺口

药起始至 SJS/TEN 起病之间潜伏期。SJS/TEN 常在初次用药后 7～21 天发生，再次用药后 2 天内即可发病。一般来说，SJS/TEN 患者应该严格限制用药数量，尽可能使用适当的替代药物，优先选择半衰期短的药物。

## 病理学

组织病理检查对 SJS/TEN 的确诊很有用（图 20.13），组织学改变不同于葡萄球菌性烫伤样皮肤综合征（SSSS；角质层下水疱裂隙位于颗粒层）以及急性泛发性发疹性脓疱病（AGEP；大量中性粒细胞浸润，表皮内表浅脓疱和海绵形成，无全层表皮坏死）。有时，冰冻切片快速分析足以建立诊断。

在 SJS/TEN 的早期皮损，凋亡的角质形成细胞散布于基底层及基底层上。这是暗黑到黑色皮损组织学上最可能的联系，熟悉本病的临床医生视之为将发生全层表皮坏死和分离的预警性体征。后期的皮损中可见表皮下水疱伴叠压的全表皮融合坏死，可见以淋巴细胞为主的稀疏血管周围浸润。在免疫病理上有数目不等的淋巴细胞（通常为 $CD8^+$）以及巨噬细胞位于表皮，但真皮乳头淋巴细胞主要为 $CD4^+$ T 细胞[66, 68]。

## 鉴别诊断

SJS 的鉴别诊断包括 EM（特别是重症多形红斑）AGEP、泛发性固定性药疹，自身免疫性大疱病，川崎病。SJS 和 TEN 的鉴别诊断包括 SSSS、药物诱导的线状 IgA 大疱性皮病（LABD）、LE 及表 20.7 中所列的其他疾病。发病的前 24～36 小时，SJS 和 EM 都可能被误诊为麻疹样药疹（图 20.14）。

## 治疗

SJS/TEN 合理的治疗包括早期诊断、立即停用致病药物和支持治疗（图 20.15）。

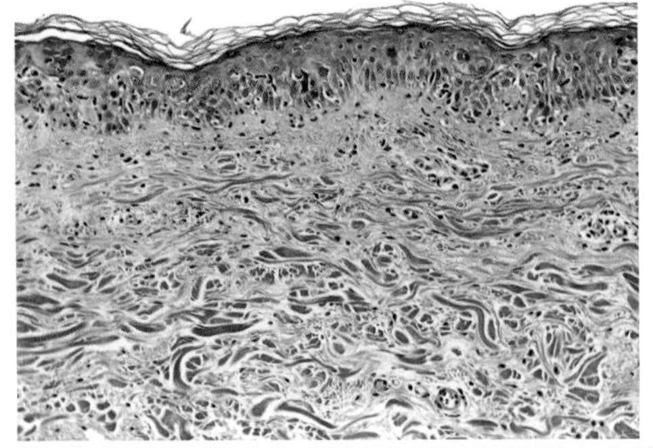

图 20.13 **TEN 的病理特点**。凋亡的角质形成细胞单个或成簇出现在表皮内。轻微的基底层空泡变性伴少许炎症，并有散在的淋巴细胞移入表皮（Courtesy，Lorenzo Cerroni，MD.）

**表 20.7 TEN 的鉴别诊断**。有区别性的病理特点用黑体表示

| 疾病 | 临床病理特点 |
|---|---|
| 多形红斑和 SJS | 见表 20.1 |
| 葡萄球菌性烫伤样皮肤综合征（SSSS；见第 74 和 81 章） | • 儿童，成人偶见<br>• 裂隙位置表浅，所以基底是糜烂的表皮，而非真皮<br>• 口周和眶周为重并伴放射状结痂；无口腔病变<br>• **显微镜检：角层下裂隙和其下方正常的表皮** |
| 侵袭性真菌性皮炎（见第 34 章） | • 极低体重儿<br>• 泛发的红斑伴糜烂，类似热烧伤<br>• 常因念珠菌感染引起的 |
| 急性泛发性发疹性脓疱病（AGEP，见第 21 章） | • 多发的非毛囊性小脓疱；能融合形成大面积剥脱<br>• 外周血中性粒细胞减少<br>• **显微镜检：角层下脓疱，无表皮全层坏死** |
| 泛发性固定性药疹（见第 21 章） | • 有大量的皮肤黏膜损害<br>• 药物暴露后的时间不同<br>• 显微镜检：有很大的重叠 |
| 药物诱导的线状 IgA 大疱性皮病（LABD）、副肿瘤天疱疮（PNP）、大疱性类天疱疮（BP，见第 29～31 章） | • 暴露于高危药物，如万古霉素可引起药物诱导的 LABD<br>• **常规组织学检查，特别是直接和间接（PNP）免疫荧光检查结果可以在这些疾病与 TEN 之间作出区分** |
| 红斑狼疮（Rowell 综合征，见第 41 章） | • 通常类似于 EM，但可以有 TEN 样的表现<br>• 初发或治疗减量时<br>• 显微镜检：有很大的重叠 |
| 严重的急性移植物抗宿主病（GVHD，Ⅳ级，见第 21 章） | • 接受异体造血干细胞移植的患者<br>• 少数由 GVHD 预防性治疗引起<br>• 显微镜检：有很大的重叠 |
| 伴嗜酸性粒细胞增多及系统症状的药物反应（DRESS，见第 21 章） | • 除广泛的红斑外，水疱、大疱和脓疱也可发生<br>• 面部水肿；外周血嗜酸性粒细胞增多（见于大多数患者）<br>• **显微镜检：病理改变多种多样，有时无特异性；通常无坏死；较致密的真皮内炎症细胞浸润（常有嗜酸性粒细胞混杂其中）** |
| 化疗相关毒性红斑（见第 21 章） | • 接触特定的化疗药物或靶向药物。<br>• 对称的暗红斑，常累及皮肤皱褶，手和脚，较少累及肘膝部<br>• 皮疹可泛发，但是大疱不易破<br>• **显微镜检：坏死少见，可见增大的、不典型的角质形成细胞（“白消安”细胞）** |
| 弥散性血管内凝血（DIC）/ 暴发性紫癜 | • 出血性大疱<br>• 肢端缺血或坏死<br>• **显微镜检：真皮血管内见纤维蛋白血栓，伴出血和少许炎症；表皮坏死（若存在）继发于血管闭塞** |

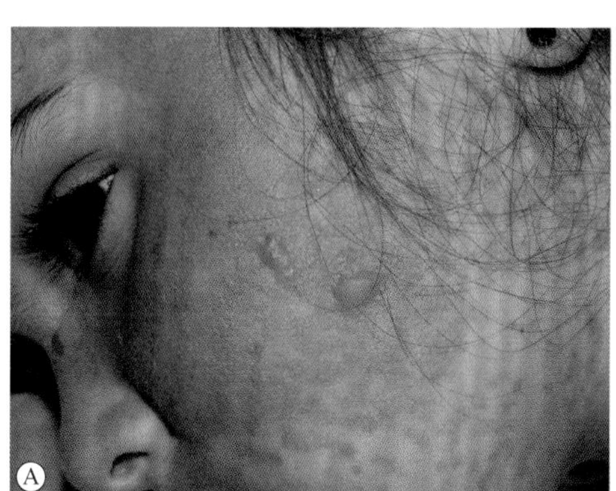


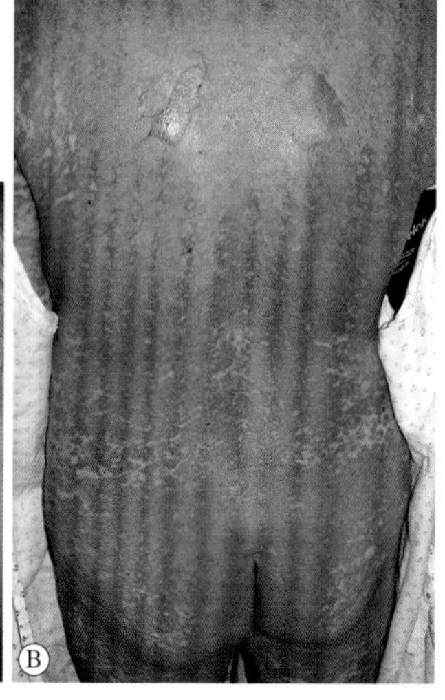


**图 20.14　早期 SJS**。A，该患儿的下半边脸红斑散在分布，而面颊处皮损融合，并在其基础上有两个未破的大疱。B，该患者最初被诊断为由青霉素引起的重症多形红斑型药疹，但后来因摩擦出现了局部表皮分离（A，Courtesy，Julie V Schaffer，MD.）

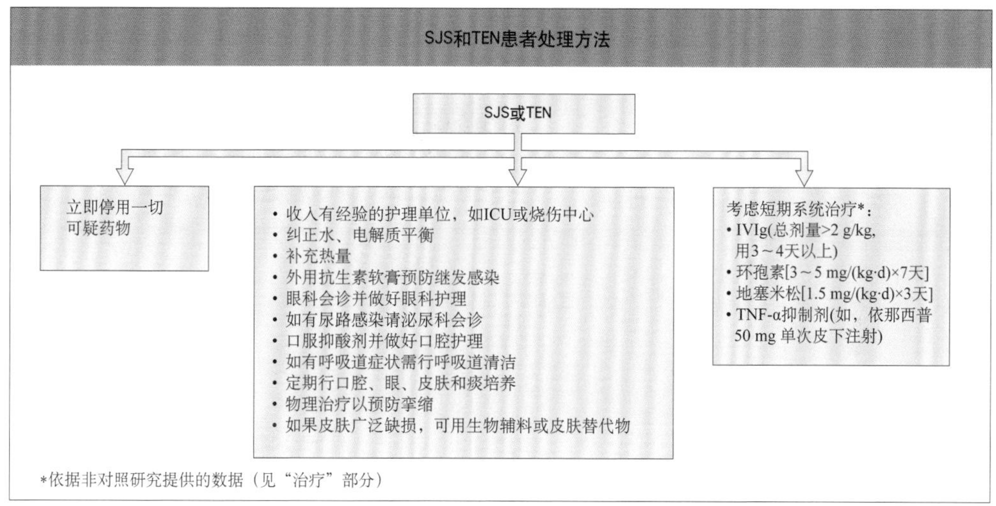

SJS和TEN患者处理方法
SJS或TEN
立即停用一切可疑药物
• 收入有经验的护理单位，如ICU或烧伤中心
• 纠正水、电解质平衡
• 补充热量
• 外用抗生素软膏预防继发感染
• 眼科会诊并做好眼科护理
• 如有尿路感染请泌尿科会诊
• 口服抑酸剂并做好口腔护理
• 如有呼吸道症状需行呼吸道清洁
• 定期行口腔、眼、皮肤和痰培养
• 物理治疗以预防挛缩
• 如果皮肤广泛缺损，可用生物辅料或皮肤替代物
考虑短期系统治疗*：
• IVIg(总剂量>2 g/kg，用3～4天以上)
• 环孢素[3～5 mg/(kg·d)×7天]
• 地塞米松[1.5 mg/(kg·d)×3天]
• TNF-α抑制剂(如，依那西普50 mg 单次皮下注射)
*依据非对照研究提供的数据（见“治疗”部分）


**图 20.15　SJS 和 TEN 患者处理方法**。ICU，重症监护室

支持治疗与严重烧伤的处理相似，目标是减少并发症，这是主要的死因，包括血容量不足、电解质紊乱、肾功能不全、脓毒血症。仔细的日常伤口护理、水化治疗、营养支持很重要，如果表皮分离面积≥ 10% ～ 20% BSA，最好选择在重症监护病房治疗[82]。推荐用可控制压力及调节温度的床、含铝的特殊床单而不用常规的病床及床单。所有对患者的操作都要经过消毒。尽可能在皮肤未受累区放置静脉插管。

创面的护理最好每日一次，在皮肤科医师协助或在场时完成。对于患者的操作应尽可能少，因为每个动作都是表皮分离的可能原因。皮肤护理宜集中在面、眼鼻口耳、外生殖器、腋窝皱褶、指间，非剥脱部位保持干燥不做处理。表皮剥脱部位，特别是背部及与床接触的受压部位用凡士林（Vaseline®）油纱布覆盖，直到上皮再生（见第 145 章）。面部严重的和（或）出血性结痂每日用等渗生理盐水清洗。可在腔口周围（耳、口、鼻）外涂抗生素药膏（如莫匹罗星）或凡士林（如果患者正在进行系统抗生素治疗）。用硅酮类衣服覆盖糜烂渗出的皮肤，在上皮再生前可以不用更换，但每日要用等渗的生理盐水清洗创面。其他治疗方法还可以采用在患者身体表面以及床上放置一种宽大的防粘分层敷料（如 Exu-Dry™）。

请眼科医生常规检查眼部损害。每日用等渗的生理盐水轻柔地清洗眼睑，并使用抗生素眼药膏。另外，每日 3 次用抗生素眼药水点角膜有助于减少细菌繁殖，以免瘢痕形成。鼻孔处每日用消毒棉拭子清洗，用等渗生理盐水湿润，然后涂上抗生素药膏（如莫匹罗星）或凡士林。口腔每日用生理盐水注射器清洗，如果患者意识不清还要吸干净。外生殖器及指间如有浸渍应每天外用 0.5% 硝酸银溶液进行皮肤护理，无浸渍时简单采用无菌生理盐水清洁。

目前对 SJS/TEN 有效的特殊治疗尚缺乏循证医学证据[82a]。一般来说，重度 SJS 的治疗方法和 TEN 基本相同，病情很轻且处于非进展的 SJS 也可以仅采取支持治疗。SJS/TEN 的低发病率使得随机临床试验难以开展。因此，大部分文献都是病例报道或非对照的研究。一些治疗如环磷酰胺（100 ～ 300 mg/d）、血浆置换、N- 乙酰半胱氨酸（2 g/6 h）以及最近的 TNF-α 抑制剂（如依那西普和英夫利昔单抗）已显示良好的疗效[67, 83-87]。近期有一项研究纳入了 10 名 TEN 患者进行连续性队列研究，结果显示单次注射依那西普的患者皮损平均愈合时间为 8.5 天[87]。而另外一个观察沙利度胺的对照试验则被终止，因为沙利度胺试验组死亡率高于对照[88]。

除 TNF-α 抑制剂以外，其他系统治疗主要包括皮质激素冲击治疗、环孢素和 IVIg。系统应用皮质激素是几十年来的主要治疗方法[89]，尽管一个近期研究显示短期应用冲击疗法（地塞米松静脉给药 1.5 mg/kg，连用 3 天）有效[90]，但仍存在争议[89]。在一项纳入 71 例 SJS 和 TEN 患者的回顾性研究中 IVIg 组（平均总剂量 3 g/kg）的标准化死亡比为 1.43，而环孢素组［3 ～ 5 mg/（kg · d），平均连用 7 天］的标准化死亡比仅为 0.43。

静脉注射免疫球蛋白（IVIg）含有抗 Fas 抗体，可以阻止 FasL 和 Fas 的结合（图 20.6）[70]。大剂量 IVIg［0.75 g/（kg · d），连用 4 天］治疗 TEN 可以持续且快速阻断表皮剥脱过程，这在 1998 年的一项纳入 10 名患者的初步实验中得到了证实[70]。至今已经有多个病例报道和临床试验分析了 IVIg 治疗 TEN 的疗效[92-95]，还有两项 meta 分析总结了上述结果[96-97]。一般来说 IVIg 总量小于 2 g/kg 可能疗效不够理想（表 20.8）[96]，高剂量 IVIg（总量大于 2 g/kg）与高生存率和低死亡率有关[97-98]。IVIg 的相对禁忌证包括高凝状态、IgA 缺乏症，肾疾病很少被列为禁忌证，因为目前的 IVIg 产品具有较小的渗透负荷。

SJS 和 TEN 的长期慢性并发症需要多学科共同处理[98a]。

表 20.8　IVIg 治疗 TEN 疗效的 meta 分析

| 报道数量 | 患者总数 | IVIg 总剂量（g/kg） | 患者数量 | 皮损面积（%BSA） | 死亡率（%） | 组间 p 值 |
|---|---|---|---|---|---|---|
| 17 | 167 | ＜2 | 12 | 34.8 | 50 | 0.022 |
| | | ≥2 | 122 | 39.5 | 23 | |

BSA，体表面积（Data from ref 96.）

（巩慧子译　郑和义校　晋红中　王宝玺审）

# 参考文献


1. von Hebra F. Erythema exsudativum multiforme. Vienna, Austria: Kaiserliche Akademie der Wissenschaften; 1866. p. 55–7.
2. Bastuji-Garin S, Rzany B, Stern RS, et al. Clinical classification of cases of toxic epidermal necrolysis, Stevens-Johnson syndrome, and erythema multiforme. Arch Dermatol 1993;129: 92–6.
3. Auquier-Dunant A, Mockenhaupt M, Naldi L, et al. Correlations between clinical patterns and causes of erythema multiforme majus, Stevens-Johnson syndrome, and toxic epidermal necrolysis: results of an international prospective study. Arch Dermatol 2002;138:1019–24.
4. Bachot N, Roujeau JC. Differential diagnosis of severe cutaneous drug eruptions. Am J Clin Dermatol 2003;4:561–72.
5. Assier H, Bastuji-Garin S, Revuz J, Roujeau JC. Erythema multiforme with mucous membrane involvement and Stevens-Johnson syndrome are clinically different disorders with distinct causes. Arch Dermatol 1995;131:539–43.
6. von Hebra F. Akute Exantheme und Hautkrankheiten. Erlangen: Verlag von Ferdinand von Enke; 1860. p. 198–200.
7. von Hebra F. On Diseases of the Skin, Including the Exanthemata. London: The New Sydenham Society; 1866.
8. Thomas B. The so-called Stevens-Johnson syndrome. BMJ 1950;1:1393–7.
9. Brice SL, Huff JC, Weston WL. Erythema multiforme. Curr Probl Dermatol 1990;II:3–26.
10. Schalock PC, Brennick JB, Dinulos JG. Mycoplasma pneumoniae infection associated with bullous erythema multiforme. J Am Acad Dermatol 2005;52:705–6.
11. Weston JA, Weston WL. The overdiagnosis of erythema multiforme. Pediatrics 1992;89:802.
12. Khalil I, Lepage V, Douay C, et al. HLA DQB1*0301 allele is involved in the susceptibility to erythema multiforme. J Invest Dermatol 1991;97:697–700.
13. Lepage V, Douay C, Mallet C, et al. Erythema multiforme is associated to HLA-Aw33 and DRw53. Tissue Antigens 1988;32:170–5.
14. Weston WL, Brice SL, Jester JD, et al. Herpes simplex virus in childhood erythema multiforme. Pediatrics 1992;89:32–4.
15. Weston WL, Morelli JG. Herpes simplex virus-associated erythema multiforme in prepubertal children. Arch Pediatr Adolesc Med 1997;151: 1014–16.
16. Brice SL, Stockert SS, Bunker JD, et al. The herpes-specific immune response of individuals with herpes-associated erythema multiforme compared with that of individuals with recurrent herpes labialis. Arch Dermatol Res 1993;285:193–6.
17. Schofield JK, Tatnall FM, Leigh IM. Recurrent erythema multiforme: clinical features and treatment in a large series of patients. Br J Dermatol 1993;128: 542–5.
18. Darragh TM, Egbert BM, Berger TG, Yen TS. Identification of herpes simplex virus DNA in lesions of erythema multiforme by the polymerase chain reaction. J Am Acad Dermatol 1991;24:23–6.
19. Brice SL, Leahy MA, Ong L, et al. Examination of non-involved skin, previously involved skin, and peripheral blood for herpes simplex virus DNA in patients with recurrent herpes-associated erythema multiforme. J Cutan Pathol 1994;21: 408–12.
20. Aslanzadeh J, Helm KF, Espy MJ, et al. Detection of HSV-specific DNA in biopsy tissue of patients with erythema multiforme by polymerase chain reaction. Br J Dermatol 1992;126:19–23.
21. Kokuba H, Aurelian L, Burnett J. Herpes simplex virus associated erythema multiforme (HAEM) is mechanistically distinct from drug-induced erythema multiforme: interferon-gamma is expressed in HAEM lesions and tumor necrosis factor-alpha in drug-induced erythema multiforme lesions. J Invest Dermatol 1999;113:808–15.
22. Ono F, Sharma BK, Smith CC, et al. CD34+ cells in the peripheral blood transport herpes simplex virus DNA fragments to the skin of patients with erythema multiforme (HAEM). J Invest Dermatol 2005;124:1215–24.
23. Stutman HR. Stevens-Johnson syndrome and

Mycoplasma pneumoniae: evidence for cutaneous infection. J Pediatr 1987;111:845–7.
24. Kusunoki S, Shiina M, Kanazawa I. Anti-Gal-C antibodies in GBS subsequent to mycoplasma infection: evidence of molecular mimicry. Neurology 2001;57:736–8.
25. Dikland WJ, Oranje AP, Stolz E, van Joost T. Erythema multiforme in childhood and early infancy. Pediatr Dermatol 1986;3:135–9.
26. Huff JC, Weston WL. Recurrent erythema multiforme. Medicine (Baltimore) 1989;68:133–40.
27. Farthing PM, Maragou P, Coates M, et al. Characteristics of the oral lesions in patients with cutaneous recurrent erythema multiforme. J Oral Pathol Med 1995;24:9–13.
28. Weston WL. What is erythema multiforme? Pediatr Ann 1996;25:106–9.
29. Howland WW, Golitz LE, Weston WL, Huff JC. Erythema multiforme: clinical, histopathologic, and immunologic study. J Am Acad Dermatol 1984;10:438–46.
30. Tatnall FM, Schofield JK, Leigh IM. A double-blind, placebo-controlled trial of continuous acyclovir therapy in recurrent erythema multiforme. Br J Dermatol 1995;132:267–70.
31. Cote B, Wechsler J, Bastuji-Garin S, et al. Clinicopathologic correlation in erythema multiforme and Stevens-Johnson syndrome. Arch Dermatol 1995;131:1268–72.
32. Shah KN, Honig PJ, Yan AC. "Urticaria multiforme": a case series and review of acute annular urticarial hypersensitivity syndromes in children. Pediatrics 2007;119:e1177–83.
33. Weston WL, Brice SL. Atypical forms of herpes simplex-associated erythema multiforme. J Am Acad Dermatol 1998;39:124–6.
34. Canavan TN, Mathes EF, Frieden I, Shinkai K. *Mycoplasma pneumoniae*-induced rash and mucositis as a syndrome distinct from Stevens-Johnson syndrome and erythema multiforme: a systematic review. J Am Acad Dermatol 2015;72:239–45.
35. Wolf P, Soyer HP, Fink-Puches R, et al. Recurrent post-herpetic erythema multiforme mimicking polymorphic light and juvenile spring eruption: report of two cases in young boys. Br J Dermatol 1994;131:364–7.
36. Martinez AE, Atherton DJ. High-dose systemic corticosteroids can arrest recurrences of severe mucocutaneous erythema multiforme. Pediatr Dermatol 2000;17:87–90.
37. Cherouati K, Claudy A, Souteyrand P, et al. Treatment by thalidomide of chronic multiforme erythema: its recurrent and continuous variants. A retrospective study of 26 patients. Ann Dermatol Venereol 1996;123:375–7.
38. Bakis S, Zagarella S. Intermittent oral cyclosporin for recurrent herpes simplex-associated erythema multiforme. Australas J Dermatol 2005;46: 18–20.
39. Davis MD, Rogers RS 3rd, Pittelkow MR. Recurrent erythema multiforme/Stevens-Johnson syndrome: response to mycophenolate mofetil. Arch Dermatol 2002;138:1547–50.
40. Morison WL, Anhalt GJ. Therapy with oral psoralen plus UV-A for erythema multiforme. Arch Dermatol 1997;133:1465–6.
41. Leaute-Labreze C, Lamireau T, Chawki D, et al. Diagnosis, classification, and management of erythema multiforme and Stevens-Johnson syndrome. Arch Dis Child 2000;83:347–52.
42. Achten G, Ledoux-Corbusier M. Lyell's toxic epidermal necrolysis: histologic aspects. Arch Belg Dermatol Syphiligr 1970;26:97–114.
43. Lyell A. A review of toxic epidermal necrolysis in Britain. Br J Dermatol 1967;79:662–71.
44. Melish ME, Glasgow LA. The staphylococcal scalded-skin syndrome. N Engl J Med 1970;282:1114–19.
45. Orfanos CE, Schaumburg-Lever G, Lever WF. Dermal and epidermal types of erythema multiforme. A histopathologic study of 24 cases. Arch Dermatol 1974;109:682–8.
46. Rzany B, Mockenhaupt M, Stocker U, et al. Incidence of Stevens-Johnson syndrome and toxic epidermal necrolysis in patients with the acquired immunodeficiency syndrome in Germany. Arch Dermatol 1993;129:1059.
47. Revuz J, Penso D, Roujeau JC, et al. Toxic epidermal necrolysis. Clinical findings and prognosis factors in 87 patients. Arch Dermatol 1987;123:1160–5.
48. Firoz BF, Henning JS, Zarzabal LA, Pollock BH. Toxic epidermal necrolysis: five years of treatment experience from a burn unit. J Am Acad Dermatol 2012;67:630–5.
49. Weinand C, Xu W, Perbix W, et al. 27 years of a single burn centre experience with Stevens-Johnson syndrome and toxic epidermal necrolysis: analysis of mortality risk for causative agents. Burns 2013;39:1449–55.
50. Roujeau JC, Kelly JP, Naldi L, et al. Medication use and the risk of Stevens-Johnson syndrome or toxic epidermal necrolysis. N Engl J Med 1995;333:1600–7.
51. Garcia-Doval I, LeCleach L, Bocquet H, et al. Toxic epidermal necrolysis and Stevens-Johnson syndrome: does early withdrawal of causative drugs decrease the risk of death? Arch Dermatol 2000;136:323–7.
52. Spielberg SP, Gordon GB, Blake DA, et al. Predisposition to phenytoin hepatotoxicity assessed in vitro. N Engl J Med 1981;305:722–7.
53. Shear NH, Spielberg SP, Grant DM, et al. Differences in metabolism of sulfonamides predisposing to idiosyncratic toxicity. Ann Intern Med 1986;105:179–84.
54. Wolkenstein P, Carriere V, Charue D, et al. A slow acetylator genotype is a risk factor for sulphonamide-induced toxic epidermal necrolysis and Stevens-Johnson syndrome. Pharmacogenetics 1995;5: 255–8.
55. Dietrich A, Kawakubo Y, Rzany B, et al. Low N-acetylating capacity in patients with Stevens-Johnson syndrome and toxic epidermal necrolysis. Exp Dermatol 1995;4:313–16.
56. Yun J, Marcaida MJ, Eriksson KK, et al. Oxypurinol directly and immediately activates the drug-specific T cells via the preferential use of HLA-B*58:01. J Immunol 2014;192:2984–93.
57. Illing PT, Vivian JP, Dudek NL, et al. Immune self-reactivity triggered by drug-modified HLA-peptide repertoire. Nature 2012;486:554–8.
58. Ostrov DA, Grant BJ, Pompeu YA, et al. Drug hypersensitivity caused by alteration of the MHC-presented self-peptide repertoire. Proc Natl Acad Sci USA 2012;109:9959–64.
59. Hung SI, Chung WH, Liou LB, et al. HLA-B*5801 allele as a genetic marker for severe cutaneous adverse reactions caused by allopurinol. Proc Natl Acad Sci USA 2005;102:4134–9.
60. Chung WH, Hung SI, Chen YT. Human leukocyte antigens and drug hypersensitivity. Curr Opin Allergy Clin Immunol 2007;7:317–23.
61. Chung WH, Hung SI, Hong HS, et al. Medical genetics: a marker for Stevens-Johnson syndrome. Nature 2004;428:486.
62. Chen P, Lin JJ, Lu CS, et al. Carbamazepine-induced toxic effects and HLA-B*1502 screening in Taiwan. N Engl J Med 2011;364:1126–33.
63. Power WJ, Saidman SL, Zhang DS, et al. HLA typing in patients with ocular manifestations of Stevens-Johnson syndrome. Ophthalmology 1996;103:1406–9.
64. Le Cleach L, Delaire S, Boumsell L, et al. Blister fluid T lymphocytes during toxic epidermal necrolysis are functional cytotoxic cells which express human natural killer (NK) inhibitory receptors. Clin Exp Immunol 2000;119:225–30.
65. Friedmann PS, Strickland I, Pirmohamed M, Park BK. Investigation of mechanisms in toxic epidermal necrolysis induced by carbamazepine. Arch Dermatol 1994;130:598–604.
66. Villada G, Roujeau JC, Clerici T, et al. Immunopathology of toxic epidermal necrolysis. Keratinocytes, HLA-DR expression, Langerhans cells, and mononuclear cells: an immunopathologic study of five cases. Arch Dermatol 1992;128:50–3.
67. Heng MC, Allen SG. Efficacy of cyclophosphamide in toxic epidermal necrolysis. Clinical and pathophysiologic aspects. J Am Acad Dermatol 1991;25:778–86.
68. Correia O, Delgado L, Ramos JP, et al. Cutaneous T-cell recruitment in toxic epidermal necrolysis. Further evidence of CD8+ lymphocyte involvement. Arch Dermatol 1993;129:466–8.
69. Nassif A, Bensussan A, Boumsell L, et al. Toxic epidermal necrolysis: effector cells are drug-specific cytotoxic T cells. J Allergy Clin Immunol 2004;114:1209–15.
70. Viard I, Wehrli P, Bullani R, et al. Inhibition of toxic epidermal necrolysis by blockade of CD95 with human intravenous immunoglobulin. Science 1998;282:490–3.
71. Nassif A, Moslehi H, Le Gouvello S, et al. Evaluation of the potential role of cytokines in toxic epidermal necrolysis. J Invest Dermatol 2004;123:850–5.
72. Paul C, Wolkenstein P, Adle H, et al. Apoptosis as a mechanism of keratinocyte death in toxic epidermal necrolysis. Br J Dermatol 1996;134:710–14.
73. Wehrli P, Viard I, Bullani R, et al. Death receptors in cutaneous biology and disease. J Invest Dermatol 2000;115:141–8.
74. Ito K, Hara H, Okada T, et al. Toxic epidermal necrolysis treated with low-dose intravenous immunoglobulin: immunohistochemical study of Fas and Fas-ligand expression. Clin Exp Dermatol 2004;29:679–80.
75. Viard-Leveugle I, Bullani RR, Meda P, et al. Intracellular localization of keratinocyte Fas ligand explains lack of cytolytic activity under physiological conditions. J Biol Chem 2003;278:16183–8.
76. Chung WH, Hung SI, Yang JY, et al. Granulysin is a key mediator for disseminated keratinocyte death in Stevens-Johnson syndrome and toxic epidermal necrolysis. Nat Med 2008;14:1343–50.
77. Saito N, Qiao H, Yanagi T, et al. An annexin A1-FPR1 interaction contributes to necroptosis of keratinocytes in severe cutaneous adverse drug reactions. Sci Transl Med 2014;6:245ra95.
77a. Su SC, Mockenhaupt M, Wolkenstein P, et al. Interleukin-15 is associated with severity and mortality in Stevens-Johnson syndrome/toxic epidermal necrolysis. J Invest Dermatol 2017;137:1065–73.
78. Lebargy F, Wolkenstein P, Gisselbrecht M, et al. Pulmonary complications in toxic epidermal necrolysis: a prospective clinical study. Intensive Care Med 1997;23:1237–44.
78a. Maverakis E, Wang EA, Shinkai K, et al. Stevens-Johnson syndrome and toxic epidermal necrolysis standard reporting and evaluation guidelines: Results of a National Institutes of Health Working Group. JAMA Dermatol 2017;153:587–92.
79. Trent JT, Kirsner RS, Romanelli P, Kerdel FA. Use of SCORTEN to accurately predict mortality in patients with toxic epidermal necrolysis in the United States. Arch Dermatol 2004;140:890–2.
80. Bastuji-Garin S, Fouchard N, Bertocchi M, et al. SCORTEN: a severity-of-illness score for toxic epidermal necrolysis. J Invest Dermatol 2000;115:149–53.
81. Oen IM, van der Vlies CH, Roeleveld YW, et al. Epidemiology and costs of patients with toxic epidermal necrolysis: a 27-year retrospective study. J Eur Acad Dermatol Venereol 2015;29:2444–50.
82. Fine JD. Management of acquired bullous skin diseases. N Engl J Med 1995;333:1475–84.
82a. Zimmermann S, Sekula P, Venhoff M, et al. Systemic immunomodulating therapies for Stevens-Johnson Syndrome and toxic epidermal necrolysis: A systematic review and meta-analysis. JAMA Dermatol 2017;153:514–22.
83. Trautmann A, Klein CE, Kampgen E, Brocker EB. Severe bullous drug reactions treated successfully with cyclophosphamide. Br J Dermatol 1998;139:1127–8.
84. Kamanabroo D, Schmitz-Landgraf W, Czarnetzki BM. Plasmapheresis in severe drug-induced toxic epidermal necrolysis. Arch Dermatol 1985;121:1548–9.
85. Redondo P, de Felipe I, de la Pena A, et al. Drug-induced hypersensitivity syndrome and toxic epidermal necrolysis. Treatment with N-acetylcysteine. Br J Dermatol 1997;136:645–6.
86. Hunger RE, Hunziker T, Buettiker U, et al. Rapid resolution of toxic epidermal necrolysis with anti-TNF-alpha treatment. J Allergy Clin Immunol 2005;116:923–4.
87. Paradisi A, Abeni D, Bergamo F, et al. Etanercept therapy for toxic epidermal necrolysis. J Am Acad Dermatol 2014;71:278–83.
88. Wolkenstein P, Latarjet J, Roujeau JC, et al. Randomised comparison of thalidomide versus placebo in toxic epidermal necrolysis. Lancet 1998;352:1586–9.
89. Kelemen JJ 3rd, Cioffi WG, McManus WF, et al. Burn center care for patients with toxic epidermal necrolysis. J Am Coll Surg 1995;180:273–8.
90. Kardaun SH, Jonkman MF. Dexamethasone pulse therapy for Stevens-Johnson syndrome/toxic epidermal necrolysis. Acta Derm Venereol 2007;87:144–8.
91. Kirchhof MG, Miliszewski MA, Sikora S, et al. Retrospective review of Stevens-Johnson syndrome/toxic epidermal necrolysis treatment comparing intravenous immunoglobulin with cyclosporine. J Am Acad Dermatol 2014;71:941–7.
92. Brown KM, Silver GM, Halerz M, et al. Toxic epidermal necrolysis: does immunoglobulin make a difference? J Burn Care Rehabil 2004;25:81–8.
93. Trent JT, Kirsner RS, Romanelli P, Kerdel FA. Analysis of intravenous immunoglobulin for the treatment of

toxic epidermal necrolysis using SCORTEN: The University of Miami Experience. Arch Dermatol 2003;139:39–43.
94. Prins C, Kerdel FA, Padilla RS, et al. Treatment of toxic epidermal necrolysis with high-dose intravenous immunoglobulins: multicenter retrospective analysis of 48 consecutive cases. Arch Dermatol 2003;139:26–32.
95. Bachot N, Revuz J, Roujeau JC. Intravenous immunoglobulin treatment for Stevens-Johnson syndrome and toxic epidermal necrolysis: a prospective noncomparative study showing no benefit on mortality or progression. Arch Dermatol 2003;139:33–6.
96. Huang YC, Li YC, Chen TJ. The efficacy of intravenous immunoglobulin for the treatment of toxic epidermal necrolysis: a systematic review and meta-analysis. Br J Dermatol 2012;167:424–32.
97. Barron SJ, Del Vecchio MT, Aronoff SC. Intravenous immunoglobulin in the treatment of Stevens-Johnson syndrome and toxic epidermal necrolysis: a meta-analysis with meta-regression of observational studies. Int J Dermatol 2015;54:108–15.
98. Enk A, European Dermatology Forum Guideline Subcommittee. Guidelines on the use of high-dose intravenous immunoglobulin in dermatology. Eur J Dermatol 2009;19:90–8.
98a. Lee HY, Walsh SA, Creamer D. Long-term complications of Stevens-Johnson syndrome/toxic epidermal necrolysis: the spectrum of chronic problems in patients who survive and episode of SJS/TEN necessitates multi-disciplinary follow up. Br J Dermatol 2017;doi:10.1111/bjd.15360.
99. McCormack M, Alfirevic A, Bourgeois S, et al. HLA-A*3101 and carbamazepine-induced hypersensitivity reactions in Europeans. N Engl J Med 2011;364:1134–43.
100. Cheung YK, Cheng SH, Chan EJ, et al. HLA-B alleles associated with severe cutaneous reactions to antiepileptic drugs in Han Chinese. Epilepsia 2013;54:1307–14.
100a. Hsu DY, Brieva J, Silverberg NB, Silverberg JI. Morbidity and mortality of Stevens-Johnson Syndrome and toxic epidermal necrolysis in United States adults. J Invest Dermatol 2016;136:1387–97.

# 第 21 章 药物反应

Laurence Valeyrie-Allanore，Grace Obeid，Jean Revuz

## 要点

- 皮肤是药物不良反应最常见的靶器官之一。
- 确定药疹的病因时，合理的方法需要基于临床特点、时间顺序并结合参考文献。
- 发疹性皮疹和荨麻疹是皮肤药物反应最常见的形式。
- 当发疹性皮疹伴发热、淋巴结肿大和（或）面部水肿，需考虑药物反应伴嗜酸粒细胞增多和系统症状（drug reaction with eosinophilia and systemic symptoms，DRESS）或药物超敏反应综合征（drug-induced hypersensitivity syndrome，DIHS）的可能性并评估系统受累情况。
- 少见的药物反应包括固定型、苔藓型、脓疱型、肉芽肿型、假性淋巴瘤型、痤疮样、大疱型、光敏感性或血管炎反应，以及 Stevens-Johnson 综合征（SJS）和中毒性表皮坏死松解症（TEN）。
- 早期停用可能致病的药物很重要，特别是对于严重皮肤药物反应（severe cutaneous adverse reactions，SCARs）。

## 引言

皮肤是药物不良反应（adverse drug reaction）最常见的靶器官之一[1]。尽管大多数系统性药物在上市前可观察到 0.1% ～ 1% 的皮疹反应，许多更新的靶向治疗药物其药物不良反应发生率更高。接受抗生素或抗惊厥药物治疗的患者发生药疹的概率最高可达 5%。根据世界卫生组织（WHO）的定义，近 2% 药物引起的皮肤反应是“严重的”，即“导致死亡、需要住院或需要延长住院时间、导致长期或重大的残疾 / 功能丧失、威胁生命”。中毒性表皮坏死松解症（toxic epidermal necrolysis，TEN）和伴嗜酸性细胞增多及系统症状的药物反应 / 药物超敏反应综合征（DRESS/DIHS）是此类“严重反应”的例子。Roujeau 和 Stern[2] 估计每 1000 名住院患者中有 1 名发生严重的皮肤药物不良反应。治疗的关键在于早期迅速识别严重皮肤药物反应（SCARs）反应，停用致病药物，从而降低死亡率（表 21.1）[2a]。

| 表 21.1 严重的皮肤药物反应（SCARs） |
|---|
| 过敏反应 |
| 抗凝剂诱发的皮肤坏死 |
| 急性泛发性发疹性脓疱病（AGEP） |
| 伴嗜酸性粒细胞增多和系统症状的药物反应（DRESS）/ 药物超敏反应综合征（DIHS） |
| 泛发性大疱性固定型药疹 |
| SJS 和 TEN |

人们很容易认为大多发疹性药疹，特别是严重型，是一种“超敏综合征”。然而，为了理解这些疾病的实质，有必要研究其临床、病理和生物学特征上的特异性，最终将各种皮肤药物不良反应按照单个定义清楚并有特定机制的疾病进行分类[3]。

本章着重介绍由系统性使用药物引起的皮肤不良反应，其他几种特定类型的药物反应在其他章节进行讨论（表 21.2）。

| 表 21.2 特殊类型药物反应的附加综述 | |
|---|---|
| 银屑病样 | 第 8 章和 128 章 |
| 红皮病 | 表 10.3 |
| 苔藓样 | 表 11.2 |
| 荨麻疹 | 第 18 章 |
| SJS 和 TEN | 表 20.5 |
| 华法林和肝素诱导的坏死 | 第 23 章 |
| 血管炎 | 表 24.4 |
| 天疱疮和大疱性类天疱疮 | 第 29 章和 30 章 |
| 线性 IgA 大疱性皮肤病 | 表 31.5 |
| 痤疮样或毛囊炎 | 表 36.1 |
| 多汗和少汗症 | 表 39.2 和 39.9 |
| 红斑狼疮（系统性和皮肤型） | 第 41 章 |
| 假性卟啉病 | 表 49.5 |
| 色素减退（皮肤、发） | 表 66.9 |
| 色素沉着和色素异常 | 表 67.4 和 67.10 |
| 甲异常 | 表 71.8 |
| 牙龈肥厚 | 表 72.1 |
| 光毒性和光变应性 | 表 87.5 |
| 肉芽肿性（间质性） | 表 93.7 |
| 皮肤淋巴组织增生（假性淋巴瘤） | 表 121.1 |

## 流行病学

所有住院患者发生皮肤药物反应的概率最高可达8%[4]。皮肤科有2%的会诊和5%的住院病例是由药物的皮肤反应所致。住院患者发生药物反应（系统型和皮肤型）的死亡率约0.1%～0.3%[5]。药物不良反应的发生受多因素影响，包括：性别，女性多于男性；免疫抑制（比如HIV感染者发生磺胺甲噁唑发疹性药疹的概率是正常人群的10～50倍）[5]；皮肌炎（尤其是对羟氯喹）；特异性HLA遗传基因[6-7]。

常见皮肤药物不良反应的流行病学研究还在起步阶段，因此，药物反应的确切发病率尚不得而知。在药物被批准入市之前所进行的临床试验由于病例数目有限并不能清楚估计真实的发病率。通常需要几个月甚至数年的使用才能了解一种新近入市药物更准确的副作用情况。此外，依靠资料收集的方法所获信息需谨慎地予以解读[1]。

常规使用药物的不良反应发生率已通过一些前瞻性研究明确，但其研究群体仅限于住院患者[4]。在一个综合内科医疗机构20年间的48 000名住院患者中，皮肤不良反应的发生率为2.7%，其中斑丘疹（91.2%）、荨麻疹（5.9%）和血管炎（1.4%）是最常见的表现。引起皮肤反应的药物主要是青霉素类、磺胺类和非甾体类抗炎药（NSAIDs）。

除对住院人群及那些受关注的最严重反应的研究外，来源于普通人群皮肤药物反应发生率的资料很少。部分原因是缺少综合性的上市后监督程序。在一项来自荷兰13 679例患者的回顾性队列研究显示，引起皮肤反应最常见的抗微生物制剂是甲氧苄啶-磺胺甲噁唑（2.1%使用者发生）、氟喹诺酮类（1.6%）和青霉素类（1.1%）。

## 发病机制

皮肤药物反应由免疫机制或非免疫机制引起（表21.3）。免疫机制中药物及其代谢产物作为半抗原，诱导特异性细胞或体液免疫；非免疫机制中部分药物反应是可以预测的，例如基于药物的剂量关系和（或）药理学特性的药物反应。但各种药物皮肤反应的临床表现多种多样，很难简单地根据形态学表现发现致病的病理生理学机制。这至少部分解释了为什么许多药疹的潜在机制还不清楚。

### 免疫介导的药物反应

- IgE依赖的药物反应（原为Ⅰ型，Gell-Coombs分类）：荨麻疹型，血管性水肿，过敏反应。
- 药物诱导的细胞毒反应（抗固定抗原的抗体；原为Ⅱ型）：药物引起的血小板减少性紫癜。
- 免疫复合物依赖的药物反应（原为Ⅲ型）：血管炎，血清病，某些类型的荨麻疹。
- 迟发型，细胞介导的药物反应（CD4⁺ T细胞和CD8⁺ T细胞活化，原为Ⅳ型）[3]：发疹性，固定性和扁平苔藓样药疹，以及Stevens-Johnson综合征（Stevens-Johnson syndrome，SJS）和TEN。这一类型又可具体分为以下几种：
  - Th1免疫反应（Ⅳa）：单核细胞被IFN-γ优先募集并激活，引起CD8⁺ T细胞活化和促炎反应（TNF，IL-12）。
  - Th2免疫反应（Ⅳb）：嗜酸性粒细胞在一定程度上被IL-4、-5、-13和嗜酸细胞活化趋化因子优先募集并激活，可见于DRESS。
  - 细胞毒免疫反应（Ⅳc）：涉及CD4⁺和CD8⁺ T细胞，伴有穿孔素和端粒酶B的释放，和（或）Fas-FasL相互作用，可见于SJS/TEN（见表20.6）。
  - 中性粒细胞和T细胞为基础的免疫反应（Ⅳd）：由趋化因子（如CXCL8）和细胞因子（如GM-CSF）介导，可见于急性泛发性发疹性脓疱病（acute generalized exanthematous pustulosis，AGEP）。

目前已被提出可用于解释SCARs的免疫机制包括：①半抗原-半抗原前体概念：药物或其代谢物共价结合到一个内源性肽上形成合成半抗原，该复合物被高度限制的主要组织相容性复合体（MHC）所识别。②药物

**表21.3 药物引起皮肤反应的机制**

| 机制 | 反应 |
|---|---|
| 免疫机制（不可预测） | • IgE依赖的药物反应<br>• 药物引起的细胞毒反应<br>• 免疫复合物依赖的药物反应<br>• 细胞介导的药物反应 |
| 非免疫机制（有时可预测） | • 过量<br>• 药理学副作用<br>• 毒性蓄积<br>• 毒性延迟<br>• 药物间相互作用<br>• 代谢改变<br>• 病情加重 |
| 可能的特发性免疫机制（不可预测） | • DRESS<br>• SJS/TEN<br>• HIV感染时药物反应<br>• 药物引起的狼疮 |

免疫反应（“p-i 概念”）：药物诱导 HLA- 药物复合物的形成，直接激活 T 细胞免疫应答，不需要特定的肽配体[3, 8]。③直接 HLA- 药物反应：特定的药物如卡马西平、阿巴卡韦和磺胺甲噁唑可非共价结合肽槽内特定的 HLA，修饰抗原结合槽，从而改变内源性肽结构[9-12]。

### 基因因素

特定的 HLA 等位基因已被认为是 SCARs 的重要基因危险因素，特别是对 SJS/TEN 和 DRESS（表 21.4）[7, 13-14]。鉴于亚洲人中 HLA-B*1502 与卡马西平诱导的 SJS/TEN，以及 HLA-B*5701 与阿巴卡韦诱导的 DRESS 之间的密切联系，现推荐患者用药之前做基因检测。

## 非免疫性机制（见表 21.3）：

### 过量

药物过量的临床表现是可以预测的，是药物的药理学在体内直接放大的结果。可能发生于处方错误、患者故意过量或患者本身存在药物吸收、代谢或排泄改变等情况，比如甲氨蝶呤毒性易发生在肾功能减退的老年患者（图 21.1）。

### 药理学副作用

这些副作用包括那些无法同药物的治疗作用分开的

**表 21.4 可以增加皮肤药物反应风险的特定 HLA 基因型。**一部分 HLA 基因型也会增加肝损伤的风险，包括青霉素衍生物。最高相对风险以粗体标识

| 药物 | 风险更高的人群 | HLA 等位基因 | 药物反应类型 |
|---|---|---|---|
| 阿巴卡韦 | | **B*5701** | DRESS |
| 别嘌呤醇 | 亚洲人种（中国汉族人）>欧洲人种 | **B*5801** | SJS/TEN |
| | 亚洲人（中国台湾人）>欧洲人 | **B*5801** | DRESS |
| 卡马西平 | 中国汉族人和其他亚洲人 | **B*1502** | SJS/TEN |
| | 北欧人、日本人、中国人、韩国人 | A*3101 | 超敏反应 |
| 氨苯砜 | 中国人 | B*1301 | DRESS |
| 非普拉宗（非甾体抗炎药） | 斯堪的纳维亚人 | B22 | 固定型药疹 |
| 拉莫三嗪 | 中国台湾人 | B*1502 | SJS/TEN |
| 奈韦拉平 | 法国人 | DRB1*01:01 | DRESS |
| 苯妥因 | 东南亚人 | B*1502 | SJS/TEN |
| 甲氧苄啶-磺胺甲氧异噁唑 | 土耳其人 | B55 | 固定型药疹 |

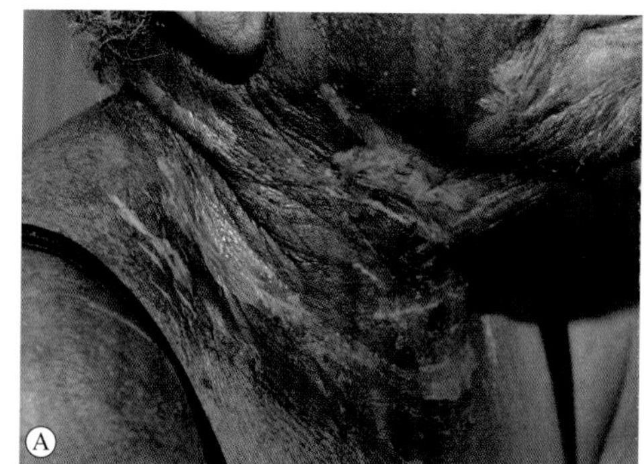

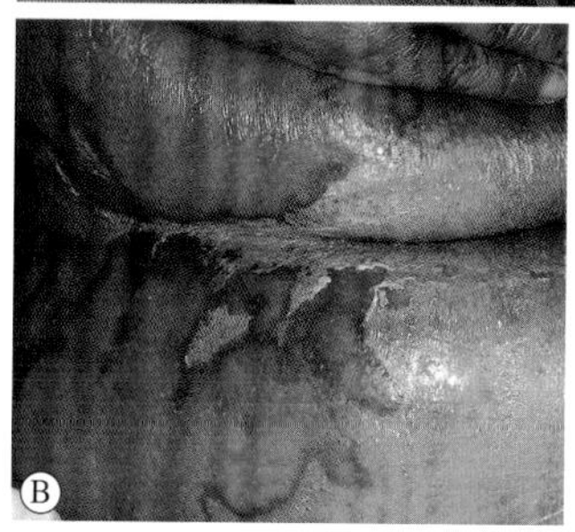

**图 21.1 甲氨蝶呤毒性反应。**由于肾排泄功能降低引起血清甲氨蝶呤浓度升高，导致表皮坏死。A. 在一例类风湿性关节炎患者中可见大片糜烂和表皮坏死，呈虫胶样外观；B. 表皮坏死局限于银屑病斑块内（A，Courtesy，Kalman Watsky，MD.）

不需要或者是毒性的药物作用。比如，化疗药物作用于快速分裂细胞，副作用有脱发、黏膜炎。

### 毒性蓄积

长期暴露于药物或其代谢物可能导致毒性蓄积。如甲氨蝶呤在体内蓄积可致肝纤维化，米诺环素或胺碘酮在皮肤蓄积可导致皮肤异色。

### 毒性延迟

发生于停用某药数月至数年后，与剂量依赖的毒性作用相关。比如砷剂可导致皮肤发生鳞状细胞癌及掌跖角化病，烷化剂可能造成急性白血病。

### 药物相互作用

两种或更多药物同时使用有可能在不同阶段发生相互作用：①肠道药物相互作用；②结合蛋白或受体的置换；③酶激活或抑制；④改变药物排泄（见第 131 章）。如四环素和钙，甲氨蝶呤和磺胺，环孢素和唑类，甲氨蝶呤和丙磺舒。

### 代谢的改变

药物通过影响患者的营养和代谢引起皮肤变化。贝沙罗丁可导致严重的高甘油三酯血症及发疹性黄瘤，

异烟肼可导致陪拉格样（pellagra-like）表现。

### 疾病的恶化

多种药物会加剧已存在的皮肤病，如雄激素会加重寻常痤疮，锂和干扰素会加重银屑病。

### 可能有免疫介导的特质性（见表 21.3）

药物引起皮肤反应的病理生理学如发疹性药疹、DRESS、AGEP 和 TEN，以及 HIV 感染者中药物反应敏感性增加等，都可能部分用免疫机制和遗传易感性相互影响来解释（如慢速和快速乙酰化）。

## 诊断特点

不论是药疹还是可疑药疹，都常常需要皮肤科会诊，并且常常（尽管不是总是）将药物归类为引起药疹的高、中、低可能性。合理的处置方法需要根据皮损形态及其分布，伴随的症状和体征的精确描述（表 21.5）。还要收集患者所用的全部药物，包括处方药、非处方药/柜台出售药，辅助或非正规治疗，用药时间、剂量等资料。药物使用的时间表尤为重要（表 21.6）。鉴别致病药物的一个关键元素是从开始用药到出现皮疹的时间。因为大多数免疫介导的药物反应发生在使用新药的 8～21 天内。

停药后的评估可有帮助，因为药疹通常在可疑药物停用后消失。然而，有时还是很难评价，特别是药物有很长的半衰期或药物反应倾向于持续，如苔藓样或光敏性药疹，有类似于落叶性天疱疮或亚急性皮肤型红斑狼疮的皮疹。

**表 21.5 决定药疹病因的合理方法**

| 药物致病可能性评估 | |
|---|---|
| 临床特征 | • 原发皮损的类型（例如，荨麻疹、红斑丘疹、脓疱、紫色丘疹、水疱或大疱）<br>• 皮损分布和数目<br>• 黏膜受累，颜面水肿<br>• 伴随症状和体征：发热、瘙痒、淋巴结肿大、内脏受累 |
| 时间顺序因素 | • 记录患者使用过的所有药物（包括处方药和非处方药）及日期<br>• 发疹日期<br>• 药物使用（或再次使用）至发疹时间间隔<br>• 停药后的反应<br>• 考虑辅剂（如大豆油）<br>• 再激发的反应 * |
| 文献搜索 | • 目录搜索（例如，PubMed、Micromedex 数据库，Litt 药疹及药物反应数据库）<br>• 药物警告登记或监督网页<br>• 医药公司搜集的资料<br>• 近期投放的药物由同类药外推 |

* 常无意发生

须尽快停用可疑药物，通常是停用所有非必需的药物。然而，在一些病例，对某一特殊药物权衡利弊时需要确定是否还有类似药效且无交叉反应的替代品。

在鉴定致病药物的过程中要利用好药物反应记录资料库[7-9]，可能不利于鉴别对某种新的或非常见的药物过敏。容易引起副作用的药物对某些特殊患者可能不具有致病性，临床医生在处理一个可疑的药物反应时应毫无偏见。

除了 IgE 抗体检测以外，其他实验室技术对诊断或确证致病药物帮助不大。许多体外试验可用来帮助判断某一患者的皮肤反应是否由某种特殊药物引起。包括组胺释放试验、迁移抑制因子试验、淋巴细胞毒性试验、淋巴细胞转化试验、嗜碱性粒细胞脱颗粒试验[10]。但是这类方法的敏感性和特异性都没有经过可靠性评估，在临床应用中的价值有限。

斑贴试验，即将药物（常以汽油或酒精为载体）敷贴于后背 48 小时，其结果因药物及药疹的类型不同而不同[6, 15]（表 21.7）。点刺试验和皮内试验可用于荨麻疹及血管性水肿患者，但对于 SJS/TEN 患者是禁忌的，因为其可能会引起复发[6]。值得注意的是，在阿莫西林引起的麻疹样药疹中，点刺、皮内及斑贴试验的延迟判读是很重要的。有人调查了一系列不同药物反应的患者，发现结果差异很大。总体来说，这些试验阳性有助于避免再次使用致病药物，但是，除了荨麻疹患者的点刺和皮内试验，或者某些疾病的斑贴试验（见表 21.7）以外，这些试验的特异性和敏感性都很低。

再次使用可疑药物激发实验可能会引起更加严重的药疹反应，出于伦理和医疗法律的原因，限制了其应用。而且激发成功率并非百分之百（比如有不应期），阴性结果有可能给出一个错误的安全感。尽管存在这些问题，对固定性药疹而言，已经证明局部刺激或再次激发有一定帮助。

## 临床特征

### 荨麻疹、血管性水肿、过敏性休克

荨麻疹通常有血管扩张和短暂性水肿，而血管性水肿发生在皮肤深层、皮下和黏膜组织。尽管可能有几种不同的发病机制，但迅速发病的急性荨麻疹多为 IgE 介导的速发型超敏反应，特别是在伴随血管性水肿和过敏反应时。有时候在临床上“过敏样”反应可模拟 IgE 引起的组胺释放，但这些反应却源自组胺和

**表 21.6　主要药疹的特点**。详细信息参见第 18 和 20 章

| 临床表现 | 由药物引起的百分比（%） | 间隔时间 | 死亡率 | 可能的药物 |
|---|---|---|---|---|
| 发疹性 | 儿童：10 ～ 20<br>成人：50 ～ 70 | 4 ～ 14 天 | 0 | 氨基青霉素<br>磺胺类<br>头孢类<br>抗惊厥类（芳香族）<br>别嘌呤醇<br>阿巴卡韦<br>奈韦拉平 |
| 荨麻疹 | ＜ 10 | 数分钟至数小时 | 0 | 青霉素<br>头孢类<br>非甾体抗炎药（NSAIDs）<br>单克隆抗体<br>放射造影剂 † |
| 过敏反应 | 30 | 数分钟至数小时 | 5 | |
| 固定型 | 100 | 初次：1 ～ 2 周<br>再次：＜ 48 小时，一般 24 小时内 | 0 | TMP-SMX<br>NSAIDs<br>四环素<br>伪麻黄碱 * |
| 急性泛发性发疹性脓疱病（AGEP） | 70 ～ 90 | ＜ 4 天 | 1 ～ 2 | β 内酰胺类<br>大环内酯类<br>钙通道阻滞剂 |
| DRESS/DIHS | 70 ～ 90 | 15 ～ 40 天 | 5 ～ 10 | 抗惊厥类（芳香族）<br>拉莫三嗪（尤其在与丙戊酸盐结合时）<br>磺胺<br>阿巴卡韦<br>别嘌呤醇<br>氨苯砜<br>米诺环素<br>奈韦拉平 |
| SJS | 70 ～ 90 | 7 ～ 21 天 | 5 | 磺胺<br>抗惊厥类（芳香族）<br>拉莫三嗪<br>别嘌呤醇<br>NSAIDs<br>NNRTIs，如奈韦拉平 |
| TEN | | | 30 | |

† 也指超敏综合征。
* 通常为非色素性。
NNRTIs，非核苷逆转录酶抑制剂；TMP-SMX，甲氧苄啶-磺胺甲噁唑

**表 21.7　药疹：应用斑贴试验查找致敏药物**。标准斑贴试验将斑贴置于上背部 48 小时，并在 3 ～ 7 天后读取结果（见第 14 章）。斑贴物质常为矿脂类或乙醇，其浓度为预设值（商业化产品）或基于文献回顾

| 药疹类型 | 斑贴试验阳性率 *（%） | 评论 |
|---|---|---|
| 对称性药物相关性间擦部及屈侧疹（SDRIFE） | 50 ～ 80 | 阳性结果最常见于 β-内酰胺类抗菌药、克林霉素、红霉素、伪麻黄碱、放射造影剂＞别嘌呤醇、$H_1$ 受体阻滞剂 |
| 急性泛发性发疹性脓疱病（AGEP） | 50 ～ 60 | 阳性结果最常见于 β-内酰胺类抗菌药和普那霉素＞卡比马唑/安乃近、环丙沙星、克林霉素、地尔硫䓬、甲硝唑、吗啡、NSAIDs 和伪麻黄碱 |
| 固定型药疹 | ＞ 40 | 建议行原位斑贴试验，如在既往皮损部位 |
| 伴嗜酸性粒细胞增多和系统症状的药物反应（DRESS） | 30 ～ 60 | 应在临床缓解后至少 6 个月进行<br>阳性结果主要见于阿巴卡韦、卡马西平、质子泵抑制剂和抗结核药物 |
| 发疹性（麻疹型）药疹 | 10 ～ 40 | 如果斑贴试验阴性，根据病情严重性可应用点刺试验来提高阳性率 |
| SJS/TEN | 10 ～ 25 | 阳性结果的报道有 β-内酰胺类抗菌药、卡马西平、甲氧苄啶-磺胺甲噁唑和伪麻黄碱 |

* 范围波动因结果常取决于特定药物

（或）其他炎性介质的非免疫性释放。

## 荨麻疹（详见第 18 章）

荨麻疹（urticaria）表现为暂时性通常有瘙痒的红斑、水肿性丘疹和斑块，可出现在身体任何部位，包括手掌、足跖及头皮。皮损的大小和数目可能有很大差异，也可能会形成特定的形状（图 21.2）。主要效应细胞是皮肤内的肥大细胞，可释放组胺和其他炎症介质（见图 18.4）[16]。

由药物引起的荨麻疹不足 10%，通常表现为急性，而不是慢性过程。慢性荨麻疹患者应避免使用能导致病情加重的乙酰水杨酸（acetylsalicylic acid，ASA；阿司匹林）以及其他 NSAIDs。

在 IgE 介导的荨麻疹中，可能在服药后数分钟或不足一小时即出现皮损，尤其是在已有早期致敏作用时。免疫检查，如可用于特异性 IgE 抗体检测的放射性过敏原吸附试验（RAST）和皮肤试验（点刺试验）对确诊有帮助。然而，目前可通过现有试剂检测的药物数目有限，主要有青霉素、氨苄西林、头孢菌素和胰岛素。由于点刺试验有时会引起过敏反应，所以须在适当的医疗监督下操作。值得注意的是，在自述有青霉素过敏史的患者中仅有 10% ～ 20% 皮肤试验检测结果真阳性。

最常引起免疫性荨麻疹的药物多为抗生素类，尤其是青霉素和头孢类抗生素，其次为磺胺和米诺环素。随着使用单克隆抗体治疗肿瘤和炎症性疾病（见第 128 章）的增多，由外源性蛋白引起的荨麻疹（和血管炎，见下）也逐渐增多。

在过敏性反应中，血管扩张是由于释放大量组胺、缓激肽和（或）白三烯所引起的。乙酰水杨酸是药物引起过敏样反应的典型例子，它通过环氧化酶抑制和随后的白三烯积累发挥作用。造影剂引起的荨麻疹反应多数也是非免疫性的（表 21.8），和 NSAID 类（如布洛芬、萘普生）反应类似。对橡胶手套或医用设施的过敏也会导致局部或全身荨麻疹，尤其是直接接触黏膜时（见第 16 和 18 章）。

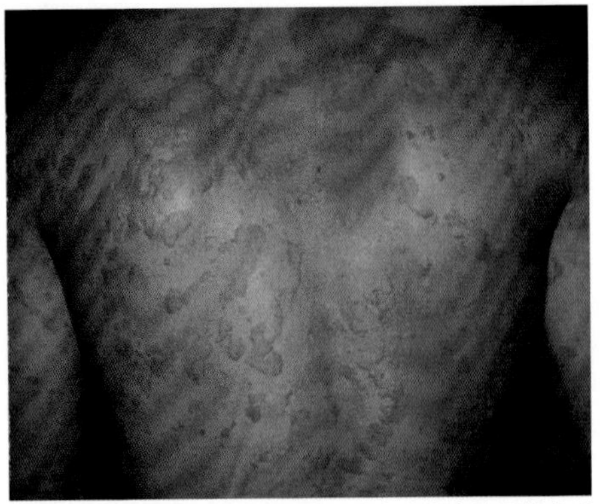

图 21.2 **荨麻疹继发于青霉素**。多个皮损有地图状外观

治疗药物引起的荨麻疹，首先要停止使用致病药物。治疗主要包括 $H_1$ 抗组胺药。其他治疗方法在第 18 章中讨论，因其也作为免疫复合物介导的疾病如荨麻疹性血管炎和血清病的鉴别诊断。

## 血管性水肿（详见第 18 章）

血管性水肿（angioedema）为真皮深层、皮下或黏膜下组织的一过性水肿。有一半病例伴发荨麻疹，可并发威胁生命的过敏反应。血管性水肿发生于 1/1000 ～ 2/1000 新使用血管紧张素转化酶（ACE）抑制剂的患者，其原因是缓激肽的积累（见图 18.6）。最严重的血管性水肿可发生在使用药物数分钟内。然而，在 ACE 抑制剂引起的血管性水肿中，皮损可出现于用药后的 1 天到数年，多见于第一年内。非洲裔美国人和女性患者 ACE 抑制剂诱导的血管性水肿危险性增高[6]。

临床表现为急性、非对称分布苍白或淡红色的皮下肿胀，多见于面部。口咽部、喉部和会咽部受累可导致吞咽障碍和喘鸣。有时，药物引起的血管性水肿可引起肠壁水肿，出现腹痛、恶心、呕吐、腹泻。

引起血管性水肿的重要药物除青霉素、ACE 抑制剂外，还有 NSAID、造影剂及单克隆抗体（见第 128 章）。尽管血管紧张素Ⅱ受体拮抗剂不会导致缓激肽水平增加，它们也与血管性水肿相关，发作可能不频繁。必须注意药物引起的血管性水肿可能是另一种原因，实际原因可能是获得性 C1 抑制物缺陷，后者是由自身免疫或淋巴增殖性疾病引起的。

## 过敏性休克

过敏性休克（anaphylaxis）是因暴露于一些药物引起的急性危及生命的反应，在服药后数分钟内发生，通常

| 表 21.8 放射性造影剂的不良反应 |
|---|
| **碘剂** |
| **急性（＜ 1 小时）** |
| 荨麻疹（常为非免疫性），血管性水肿 |
| 过敏反应 |
| **延迟性（1 小时到 1 周）** |
| 麻疹型药疹 |
| 急性泛发性发疹性脓疱病（AGEP） |
| 对称性药物相关性间擦部及屈侧疹（SDRIFE） |
| 碘疹（＞ 1 周） |
| **钆剂** |
| 荨麻疹，红斑（少见） |
| 过敏样反应，过敏（少见） |
| 肾系统性纤维化（肾功能不全时，见第 43 章） |

是肠外反应。使用青霉素的患者约 1/5000 发生这种反应，包括皮肤［荨麻疹和（或）血管性水肿］及系统表现如低血压、心动过速。有时仅有低血压而无皮损。严重时患者因心血管性休克失去意识，并可导致死亡。必须立即停药，并且严格避免以后使用此药。对严重的危及生命的过敏性休克或血管性水肿应皮下注射肾上腺素并系统性使用皮质激素治疗，同时予严密监测。值得注意的是，接受 β 受体阻滞剂治疗的患者对肾上腺素反应迟钝。

引起过敏性休克最常见的药物是抗生素，尤其是青霉素 / 氨苄西林、头孢菌素和喹诺酮类，此外还有肌松药（例如司可林）、对乙酰氨基酚和钆基造影剂[17]。个别接触乳胶发生过敏性休克（见第 16 章）。过敏性休克常见于使用 NSAIDs 和放射造影剂者（见表 21.8），个别病例发生在皮肤注射（如局部麻醉剂）或局部用药后（如杆菌肽、氯己定）。

## 发疹性药疹

**同义名：** ■ 麻疹型药疹（morbilliform drug eruption）■ 斑丘疹性药疹（maculopapular drug eruption）■ 荨麻疹型药疹（urticarial drug eruption）

发疹性药疹（exanthematous drug eruption）或麻疹型药疹是药物不良反应最常见的皮肤疹型，也常被称为斑丘疹性药疹或者非皮肤科医生所言的“药物疹”。

主要发病机制可能是免疫性的，可能是细胞介导的超敏反应，但其整体的病理生理机制还不清楚，可能更加复杂。有几种可能的假设（见前文），其中药物半抗原被朗格汉斯细胞提呈给 T 淋巴细胞，共价或非共价地与 MHC 分子结合[12]。被募集的 $CD4^+$ 和 $CD8^+$ T 细胞高表达穿孔素和颗粒酶，两型细胞都具有导致角质形成细胞死亡的细胞毒活性。

近 1% 的人使用药物后发生发疹性药疹。以下种类的药物引起药疹的发生率高（大于 3%）：氨基青霉素类、别嘌呤醇、磺胺类、头孢类、抗惊厥类药。另外，病毒感染可提高药物反应的发病率。比如，氨基青霉素引起的发疹性药疹在患有传染性单核细胞增多症患者中发生频率从 33% 到 100% 不等（见第 80 章）。一种学说认为活性药物代谢产物干扰了细胞毒与调节之间的平衡，允许细胞毒素对抗已被病毒感染的角质形成细胞。

药疹一般在治疗开始后 7 ～ 14 天发生，但复发时出现的更早一些。起初为对称分布的红斑、丘疹、荨麻疹样皮损，起于躯干和上肢，渐趋融合（图 21.3A）。皮疹相比病毒疹呈多形性，有时下肢远端的皮损可呈瘀点和紫癜（图 21.3B）。黏膜通常不受累，常伴有瘙痒或低热。有时可见环状斑块（图 21.3C）或非典型“靶形”皮疹，致使误诊为“多形红斑”。一旦停用致敏药物，药疹一般在 1 ～ 2 周内自行消退，无并发症和后遗症。然而，在停药后 1 ～ 3 天内或可见药疹范围扩大及程度加重。

需要警惕严重药疹的临床特征（见表 21.1），包括颜面水肿、脓疱和小疱疹，暗色疼痛皮损，皮肤脆弱、

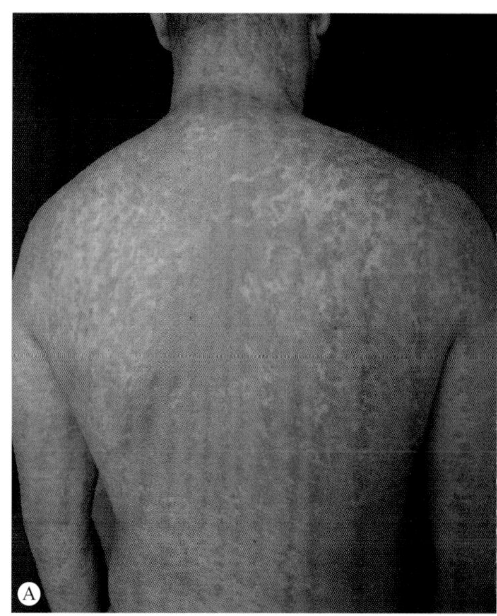

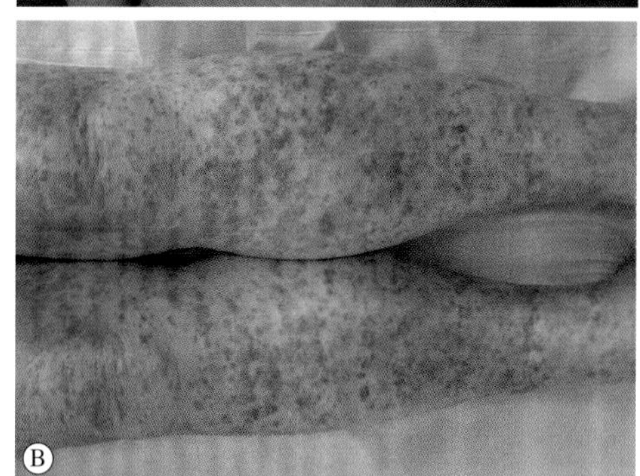

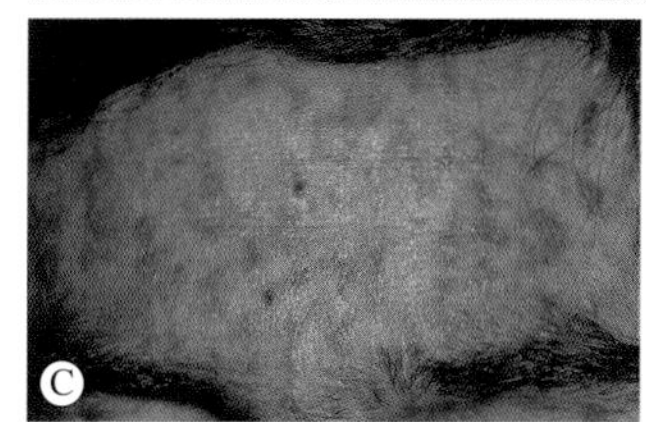

**图 21.3 发疹性药疹**。A. 阿莫西林引起的背部红斑丘疹和荨麻疹样皮损，融合成片；B. 因为依从关系，远端下肢皮损呈瘀斑和紫癜；C. 由苯巴比妥引起的粉色丘疹和环形皮损

黏膜受累，以及明显的外周血嗜酸性粒细胞增多。发疹性药疹皮肤活检病理无特异性改变，例如表现为轻度血管周围淋巴细胞浸润、可见嗜酸性粒细胞（多至70% 病例中）、界面变化[18]。

麻疹型药疹主要应与病毒疹鉴别［如 Epstein-Barr 病毒（EBV）、腺病毒、肠道病毒、早期 HIV、人疱疹病毒 6 型 /HHV6；见图 81.2］。皮疹多形性及外周血嗜酸性粒细胞增多支持药疹诊断。在缺乏明确证据的情况下，成人多考虑药物因素，儿童多考虑病毒感染。此外，前面已提及病毒感染可增加药疹发生的危险[12]。中毒性休克综合征、猩红热、急性 GVHD、川崎病和成人 Still 病可根据相关的临床特征予以除外（图 21.4）。

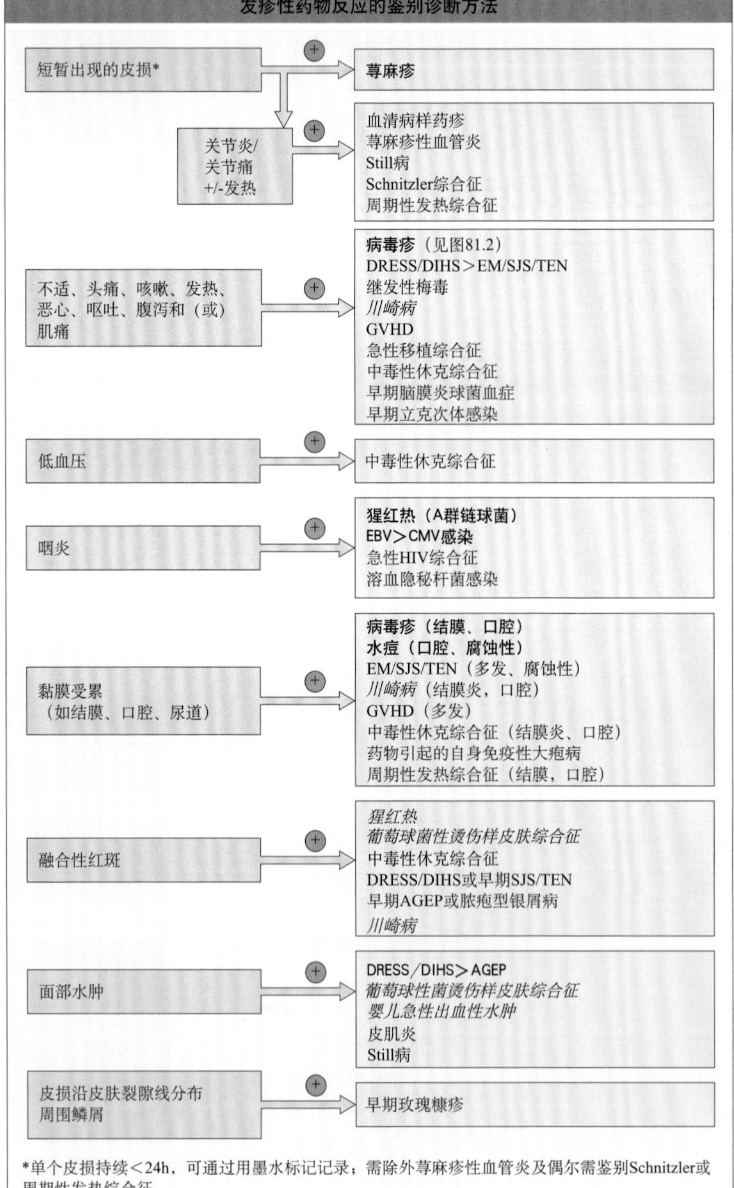


**图 21.4 发疹性药物反应的鉴别诊断方法**。需除外如玫瑰糠疹、药物引起的自身免疫性大疱病，有上述病症的患者可有发热；斜体字体疾病多见于儿童。中毒性休克可为葡萄球菌或链球菌感染（见第 74 章）。药物引起的自身免疫性大疱病：大疱性天疱疮或线状 IgA 大疱性皮病>药物引起的天疱疮

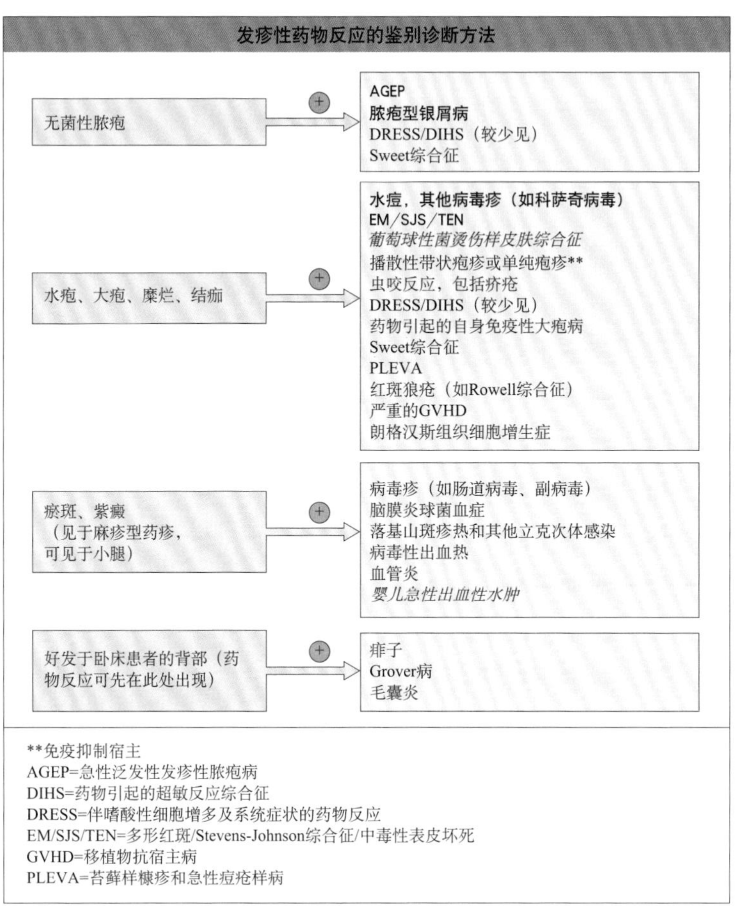

发疹性药物反应的鉴别诊断方法
无菌性脓疱
AGEP
脓疱型银屑病
DRESS/DIHS（较少见）
Sweet综合征
水疱、大疱、糜烂、结痂
水痘，其他病毒疹（如科萨奇病毒）
EM/SJS/TEN
葡萄球性菌烫伤样皮肤综合征
播散性带状疱疹或单纯疱疹**
虫咬反应，包括疥疮
DRESS/DIHS（较少见）
药物引起的自身免疫性大疱病
Sweet综合征
PLEVA
红斑狼疮（如Rowell综合征）
严重的GVHD
朗格汉斯组织细胞增生症
瘀斑、紫癜（见于麻疹型药疹，可见于小腿）
病毒疹（如肠道病毒、副病毒）
脑膜炎球菌血症
落基山斑疹热和其他立克次体感染
病毒性出血热
血管炎
婴儿急性出血性水肿
好发于卧床患者的背部（药物反应可先在此处出现）
痱子
Grover病
毛囊炎
**免疫抑制宿主
AGEP=急性泛发性发疹性脓疱病
DIHS=药物引起的超敏反应综合征
DRESS=伴嗜酸性细胞增多及系统症状的药物反应
EM/SJS/TEN=多形红斑/Stevens-Johnson综合征/中毒性表皮坏死
GVHD=移植物抗宿主病
PLEVA=苔藓样糠疹和急性痘疮样病


图 21.4 发疹性药物反应的鉴别诊断方法（续）

治疗主要采取支持疗法。局部应用止痒药和皮质激素有助于减轻瘙痒。停用致病药物是首要的治疗原则。“继续治疗”，例如，在可疑药物对患者极其重要且无其他满意的替代药时，尽管发生皮疹仍然继续用药。通常药疹会自行消失，但部分患者可能皮疹进展导致红皮病。脱敏疗法可应用于 HIV 感染需要磺胺治疗的患者。

## 伴嗜酸性粒细胞增多和系统症状的药物反应（DRESS）

**同义名：** ■ 药物超敏反应综合征（drug-induced hypersensitivity syndrome，DIHS）■ 药物迟发型多器官超敏反应（drug-induced delayed multi-organ hypersensitivity syndrome，DIDMOHS）

DRESS 是一种少见、可危及生命的多器官不良反应[19]。据估计，使用抗惊厥类药物（如苯妥英钠、卡马西平、苯巴比妥）和磺胺的 DRESS 发病率估计在 1/1000 至 1/10 000 之间[20]。这种综合征其他名字的由来是部分（非全部）患者有外周血嗜酸性粒细胞增多[20-21]。为了辅助临床诊断，人们提出了两种评分系统，详见表 21.9 和 21.10。一项最近的使用 RegiSCAR 评分系统评估 DRESS 的前瞻性研究证实了该综合征独特的临床和生物学特征[22]。

虽然 DRESS 的发病机制还没有完全阐明，但已经提出了几种可能的机制，包括特殊药物的代谢改变，比如，在患 DRESS 后恢复的患者中，已发现有对抗惊厥药和磺胺类药物解毒的缺陷[23]。对于抗惊厥药，芳香氧化物的代谢物无法被解毒可能是一个关键因素，并可能为其与苯妥英钠、卡马西平、苯巴比妥之间的交叉反应提供解释，而后者已由体内、体外试验得到论证[24]。

**表 21.9 DRESS 的评分系统[21]**

| 评分标准 | 无 | 有 | 不明/无法分类 |
|---|---|---|---|
| 发热（≥ 38.5℃） | －1 | 0 | －1 |
| 淋巴结肿大（≥ 2 个部位；＞ 1 cm） | 0 | 1 | 0 |
| 循环不典型淋巴细胞 | 0 | 1 | 0 |
| 外周嗜酸性粒细胞增多症 | 0 | | 0 |
| （0.7 ～ 1.499）× $10^9$/L 或（10 ～ 19.9）%* | | 1 | |
| ≥ 1.5× $10^9$/L 或≥ 20%* | | 2 | |
| 皮肤受累 | | | |
| • 皮疹范围＞ 50% 体表面积 | 0 | 1 | 0 |
| • 皮疹提示 DRESS** | －1 | 1 | 0 |
| • 活检提示 DRESS | －1 | 0 | 0 |
| 内脏器官受累# | 0 | | 0 |
| 一个 | | 1 | |
| 两个或更多 | | 2 | |
| 15 天内缓解 | －1 | 0 | －1 |
| 以下至少三项实验室检查阴性（且无阳性结果）：① ANA，②血培养，③ HAV/HBV/HCV 血清学检查，④衣原体和支原体血清学检查 | 0 | 1 | 0 |
| 总分：＜ 2，不视作病例；2 ～ 3，可能病例；4 ～ 5，疑似病例；＞ 5，确诊病例。 | | | |

* 如果白细胞＜ 4.0× $10^9$/L。
** 至少以下两项：水肿、浸润、紫癜、鳞屑。
\# 肝、肾、肺、肌肉/心脏、胰腺或其他器官，且已排除其他可能病因
ANA，抗核抗体；HAV，甲肝病毒；HBV，乙肝病毒；HCV，丙肝病毒

**表 21.10 DIHS/DRESS 的 J-SCAR 诊断标准。**典型 DIHS 定义为符合全部 7 条标准，而非典型 DIHS 定义为仅符合前 5 条标准

1. 出现斑丘疹＞ 3 周，在开始使用有限数目的药物的治疗后
2. 停药后持续存在的临床症状
3. 发热（＞ 38℃）
4. 肝功能异常（ALT ＞ 100 U/L）*
5. 白细胞异常（至少出现一项）:（a）白细胞增多（＞ 11× $10^9$/L），（b）不典型淋巴细胞（＞ 5%），以及（c）嗜酸性粒细胞增多（＞ 1.5× $10^9$/L）
6. 淋巴结肿大
7. HHV-6 再激活

* 可被其他器官受累替代，如肾受累

根据一些观察，免疫机制也参与其中，包括过敏反应，比如某些患者的药物试验结果阳性，而且再次接触致敏药物后更短的发病时间[23]。值得注意的是，独立的 HLA 等位基因与药物特异性 DRESS 风险显著升高相关（见表 21.4）[25-29]。此外，IL-5 在嗜酸性粒细胞和药物相关 T 淋巴细胞的产生中起重要作用，上述细胞在皮肤和内脏中被激活，介导疾病的发生。

DRESS 发病机制中也可能存在人疱疹病毒（主要是 HHV-6 和 HHV-7）和 CMV 和 EBV 感染。在 DRESS 患者中，HHV6 病毒接触皮肤浸润 $CD4^+$ T 细胞（及后续增殖细胞），募集 $HHV6^+$外周单髓样细胞至受损皮肤[31]。一项纳入 40 例 DRESS 患者的研究观察到 EBV、HHV-6 和 HHV-7 的再活化现象；活化的有皮肤应答标记物的 $CD8^+$ T 淋巴细胞分泌大量 TNF-α 和 IFN-γ，尤其是在受累最严重的脏器突出[25]。患者感染的 EBV 转化 B 细胞，致敏药物导致反应发生[25]。

临床上，DRESS 在用药后 2 ～ 6 周发生，比大多数免疫介导的皮肤反应慢。再次接触相关药物后发作时间变短。发热和皮疹是 DRESS 最常见的症状，分别见于 85% 和 75% 的患者[22, 32]。初发皮损通常表现为麻疹样（图 21.5A），进而为水肿性，常为毛囊性隆起。其他表现有水疱（图 21.5B）、毛囊性与非毛囊性脓疱（约 20% 的患者）、红皮病及紫癜性损害。皮损常初发于面部、躯干及肢体。面部水肿是 DRESS 的常见、并为标志性的特征，而黏膜受累不常见，若出现时也较轻微。

内脏症状包括淋巴结肿大和肝受累（见于约 80% 的患者）；极少见的情况下后者会成为致命性损害（见表 21.9 和 21.10）。也可出现间质性肾炎、心肌炎、间质性肺炎、肌炎、甲状腺炎甚至脑组织内嗜酸性粒细胞浸润。皮损及内脏损害在停药后可持续数周或数月，

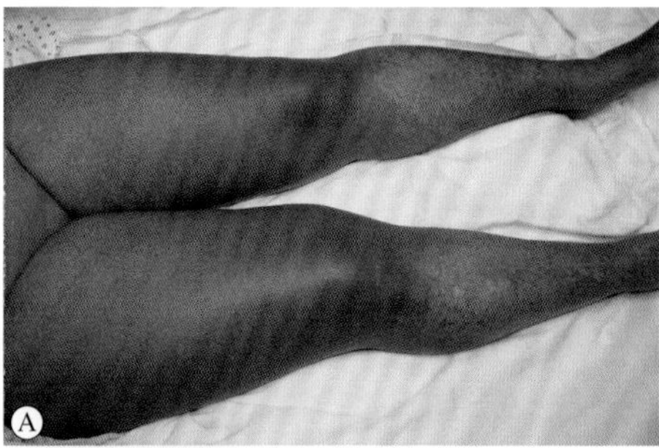


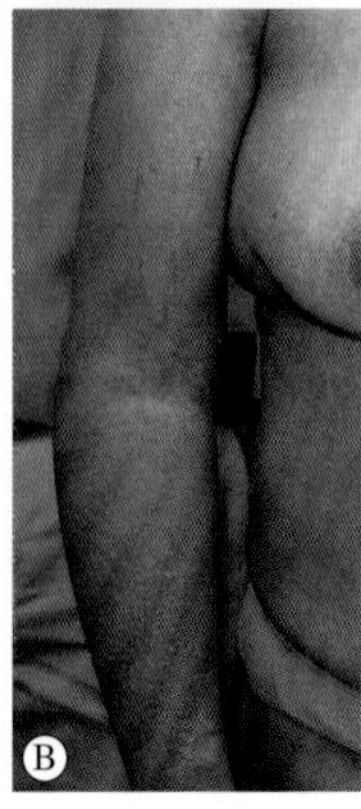


**图 21.5 由卡马西平引起的 DRESS。**A. 大腿皮损融合成片；B. 前臂水肿和水疱形成（Courtesy，Alicia Little，MD.）

而额外的受累部位（如心脏、甲状腺）可能在数周或数月后出现症状，包括随着皮质类固醇用量逐渐减少而出现。DRESS 的总体死亡率在 2% ～ 10% 之间[22]。

组织病理学上可见各种炎症模式，包括湿疹样、交界性皮炎、AGEP 样和多形性红斑样。嗜酸性粒细胞显著增多是此综合征中常见且具特征性的表现，常伴随单核细胞增多症样的非典型淋巴细胞增多症。肝酶升高需引起重视，应作连续性监测评估。甲状腺和心脏功能障碍（ECG 和超声心动图检查所示）可能会作为延迟并发症出现，因此应对患者需进行纵向随访和评估（表 21.11）。

鉴别诊断包括其他类型药疹、急性病毒感染、特发性嗜酸性粒细胞增多综合征、淋巴瘤及假性淋巴瘤[30]。多脏器受累可将 DRESS 与较常见的麻疹样药疹区分。最常见的病因如芳香族抗惊厥类药（苯巴比妥、卡马西平及苯妥因）、拉莫三嗪（尤其与丙戊酸盐同时使用时）、磺胺类药物、米诺环素、别嘌呤醇及氨苯砜可诱发此综合征，还有用来治疗 HIV 感染的药物，如阿巴卡韦（表 21.12）。

**表 21.11　DRESS 患者评估和纵向评价**

| |
|---|
| **急性期的基本实验室筛查和推荐的复查项（*斜体*）^** |
| • *全血细胞计数（分类，血小板计数）*，外周血涂片检查不典型淋巴细胞<br>• *BUN*，*肌酐*，*尿常规*，晨尿尿蛋白肌酐比值 *<br>• *肝功能*，*CK*，脂肪酶，CRP<br>• *TSH*，*游离 T4*（在第 3 个月、1 年和 2 年时复查）<br>• 空腹血糖（预期应用糖皮质激素） |
| **附加检查** |
| • ECG，肌钙蛋白 T，基线超声心动图<br>• PCR 定量：HHV-6，HHV-7，EBV，CMV<br>• 尿 Wright 染色检查嗜酸性粒细胞增多（在应用糖皮质激素之前）<br>• ANA，血培养（RegiSCAR 计分系统排除标准）<br>• 如果怀疑嗜血淋巴组织细胞增生症（见第 91 章）**，铁蛋白，甘油三酯，LDH，BM，基础代谢检查 |
| **在实验室检查异常或症状、体征基础上的进一步检查** |
| • 肝功能：PT，PTT，白蛋白<br>• 肾功能：白蛋白，肾超声（如果实验室检查异常）<br>• 心脏：ECG，肌钙蛋白 T，超声心动图<br>• 神经：脑 MRI<br>• 肺：CXR，PFTs<br>• 胃肠道：内镜 |

^ 检查在急性期更频繁（如一周两次），频度也是病情严重程度的体现。推荐至少 1 年的纵向评价。
* 可立即评估蛋白尿。
** 包括在纵向评价期间
BM，骨髓；BUN，血尿素氮；CBC，全血细胞计数；CK，肌酸激酶；CRP，C- 反应蛋白；LDH，乳酸脱氢酶；LFTs，肝功能检测；PFT，肺功能检测；PT，凝血酶原时间；PTT，部分凝血活酶时间；TSH，促甲状腺激素

当然，及早停用致敏药物是必需的，但可能病情不会很快恢复。尽管尚缺乏治疗 DRESS 的标准用药，皮质激素（口服或静脉给药）仍被视为治疗 DRESS 的一线药物。因皮质激素减量时病情可能会再次加重，因此，需要更加缓慢逐渐减量，且激素治疗常需要持续数周至数月[33]。对于轻症病例，甚至是轻症肝炎，局部用强效皮质激素对皮损有效并可能减少病毒再活化[32]。在一项应用 IVIg 的试验中，并发症的发生风险增加而治疗效果不佳。至今，抗病毒药治疗仅在病例报道中被提出过[34]。

## 血清病样药疹（serum sickness-like eruption）

此综合征常见于儿童，典型表现有发热、关节痛、关节炎、皮疹（荨麻疹样、麻疹样）及淋巴结肿大[2]。此病发生于使用药物后 1 ～ 3 周，与非人体蛋白（如抗胸腺细胞球蛋白、托西莫单抗、英夫利昔单抗；图 21.6）引起的真正血清病不同，其没有低补体血症、循环免疫复合物、血管炎及肾病表现。此病见于大约 1/2000 使用头孢克洛的儿童。可引起血清病样药疹的其他相关药物有青霉素、NSAIDs、安非他酮、苯妥因、磺胺、米诺环素及普萘洛尔。

## 血管炎（vasculitis，见第 24 章）

药物引起的皮肤小血管血管炎（drug-induced cutaneous small vessel vasculitis，CSVV）占所有 CSVV 病例的大约 10%，并且特征性累及小血管以及在某些患者累及中型血管。药物引起的 CSVV 可能是 Ⅱ 型（细胞毒性）或 Ⅲ 型（免疫复合物）药物反应。

**表 21.12　DRESS 相关的药物。**最常见的相关药物以粗体标识

| 药物种类 | 特定的药物 |
|---|---|
| 抗癫痫药 | **卡马西平**、**拉莫三嗪** *、**苯巴比妥**、**苯妥因**、奥卡西平，唑尼沙胺＞丙戊酸 |
| 抗菌药 | 氨苄西林、头孢噻肟、**氨苯砜**、异烟肼、利奈唑胺、甲硝唑、**米诺环素**、吡嗪酰胺、奎宁、利福平、柳氮磺胺吡啶、链霉素、**甲氧苄啶-磺胺甲噁唑**、替考拉宁、**万古霉素** |
| 抗逆转录病毒药 | 阿巴卡韦，奈韦拉平，扎西他滨 |
| 抗抑郁药 | 安非他酮，氟西汀 |
| 降压药 | 氨氯地平、卡托普利 |
| NSAIDs | 塞来昔布、布洛芬 |
| 其他 | **别嘌呤醇** **、硫喷妥钠、伊马替尼、美西律、雷尼替丁、齐拉西酮 |

* 尤其和丙戊酸盐合用时。
** 全剂量在肾功能不全时为危险因素

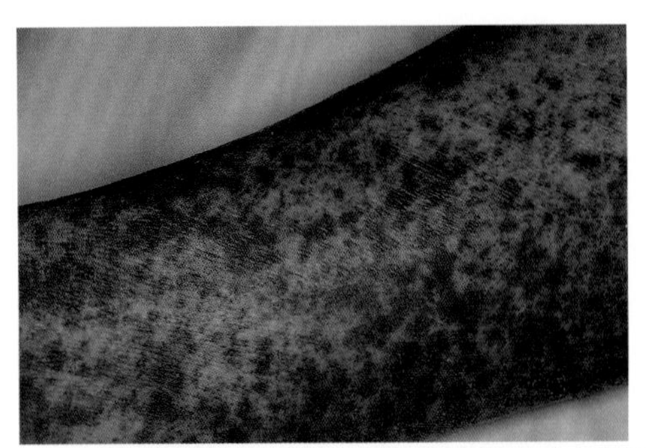

**图 21.6 抗胸腺细胞球蛋白所致血清病**。再生障碍性贫血患者发生小血管炎所致紫癜样皮疹（Courtesy，Jean L Bolognia，MD.）

临床上，CSVV 通常表现为紫癜样丘疹，主要位于下肢。亦可见荨麻疹样的皮损、出血性水疱、脓疱、指趾端坏死和溃疡。系统性受累比较罕见，合并症状包括发热、肌痛、关节痛和（或）头痛，内脏症状包括关节炎、肾炎、周围神经病变和胃肠道出血。早期皮损行组织病理学检查提示白细胞碎裂性血管炎。

血管炎通常发生在用药后 7 ～ 21 天，再次激发少于 3 天。系统性皮质激素治疗对有系统受累的患者适用，否则仅停用可疑药物即可。其他治疗选择详见第 24 章。

引起 CSVV 的主要相关药物有青霉素、NSAIDs（包括口服和局部）、磺胺类和头孢类。其他药物有丙硫氧嘧啶、噻嗪类利尿药、呋塞米、别嘌呤醇、氟喹诺酮、左旋咪唑、硼替佐米、系统免疫调节剂［如粒细胞和粒细胞-巨噬细胞集落刺激因子（G-CSF，GM-CSF），干扰素，TNF-α 抑制剂］。ANCA 阳性伴抗髓过氧化物酶抗体的血管炎与一些药物有关，包括丙硫氧嘧啶、肼屈嗪、左旋咪唑及米诺环素，结节性多动脉炎曾被报道与乙型肝炎疫苗相关[35]。

## 中性粒细胞药疹

### 急性泛发性发疹性脓疱病（acute generalized exanthematous pustulosis，AGEP）

**同义名：** ■ 脓疱型药疹（pustular drug eruption）、■ 中毒性脓疱性皮肤病（toxic pustuloderma）

急性泛发性发疹性脓疱病是一种急性发热性药疹，其特征是许多小的非毛囊性无菌脓疱，基底为大面积水肿性红斑。超过 90% 的 AGEP 由药物引起，但本病发病率被低估，部分因为许多病例与脓疱性银屑病相混淆[36]。有时 AGEP 也可由其他病因引起，例如汞的超敏反应或与一种肠道病毒感染有关。

HLA-B5、-DR11 和 -DQ3 较常见于 AGEP 患者中[37]，且 *IL36RN* 的突变也是一个危险因素[38]。先前对某药致敏（包括接触性致敏）的患者，再次用药致敏的潜伏期较短（＜ 4 天），提示先前致敏患者的一种免疫记忆现象。AGEP 患者致病药物斑贴试验的阳性百分比通常较高（50% ～ 60%）（图 21.7A）[39]。血中性粒细胞增多和皮损内中性粒细胞聚集提示有药物特异性 T 淋巴细胞引起中性粒细胞激活的细胞因子的释放（如 IL-3、IL-8、IL-17、G-CSF），但确切的机制还不清楚。

临床上，AGEP 特征是高热，皮损常始发于面部或主要间擦部位（如腋窝、腹股沟），几小时后扩散。许多小的（＜ 5 mm）、非毛囊性的无菌脓疱出现在大片水肿性红斑（图 21.7B、C）。有烧灼和（或）瘙痒感。近半数患者出现面部和手水肿、紫癜、水疱、大疱、多形红斑样皮损和（或）黏膜受累[37]。皮疹持续 1 ～ 2 周，继以表浅脱屑。在一项纳入 58 名患者的研究中，系统受累仅占少数（17%），主要部位是肝、肾，其次是肺部（急性呼吸窘迫）[38]。由 EuroSCAR 研究小组提出的诊断评分有助于将病例归类为确定、很可能、可能或非 AGEP[40]。

组织病理学上，海绵形成的脓疱见于表皮浅层即角质层下（图 21.7D）。常见真皮乳头水肿、血管周围中性粒细胞和部分嗜酸性粒细胞混合浸润。少数病例可见 CSVV 和坏死角质形成细胞病灶。明显的白细胞增多和中性粒细胞升高，其他实验室异常包括轻中度的嗜酸性粒细胞增多、暂时的肾功能不全、肝功能异常和低钙血症。

AGEP 需与 von Zumbusch 型脓疱性银屑病鉴别。无银屑病史、起病迅速和近期的药物暴露史均有助于诊断 AGEP。发疹性药疹可能有些脓疱，但通常是毛囊性的。在 AGEP 的严重病例，脓疱融合导致与 TEN 混淆。然而，活检标本存在角质层下脓疱可区别两者。除了面部水肿外，脓疱也可见于 DRESS，但病情持续进展，不典型的淋巴细胞增多，标志性的嗜酸性粒细胞增多以及内脏受累均有助于将 DRESS 区别于 AGEP。

最常引起 AGEP 的药物包括：①抗生素，例如氨苄西林、头孢类、克林霉素以及在美国以外的普那霉素；②钙通道阻滞剂，例如地尔硫䓬。其他可引起该病的相关药物列在表 21.23 中[41]。停用致病药是主要的治疗，结合局部使用皮质激素和解热药。

### Sweet 综合征（Sweet syndrome，急性发热性嗜中性皮病）（见第 26 章）

药物引起的 Sweet 综合征的诊断率日益提高，但其依然是相对少见的类型[42]。本病以发热、外周血中

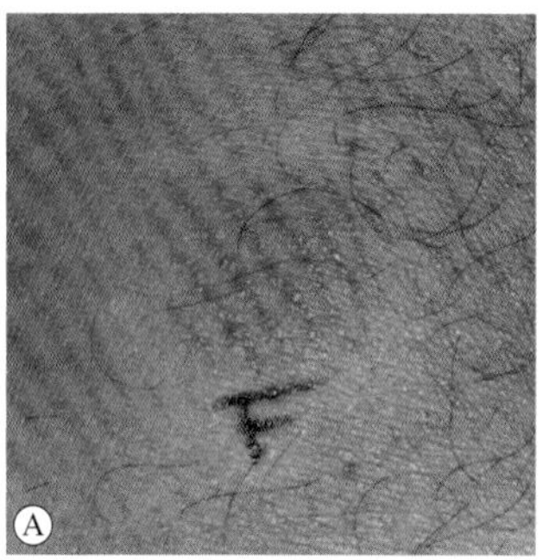


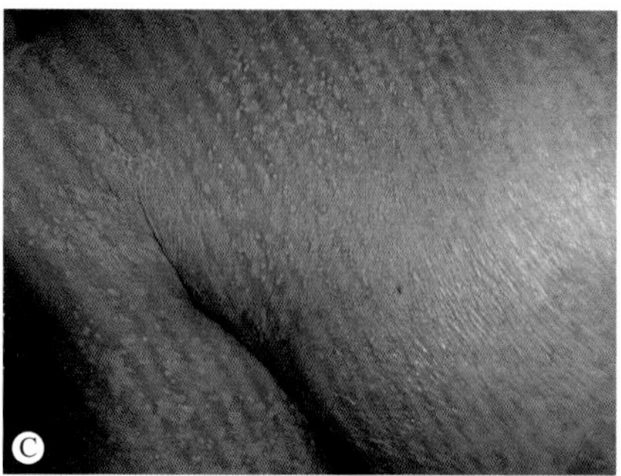

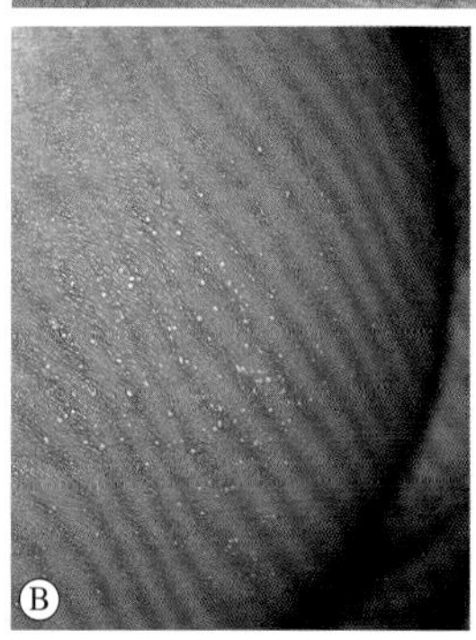

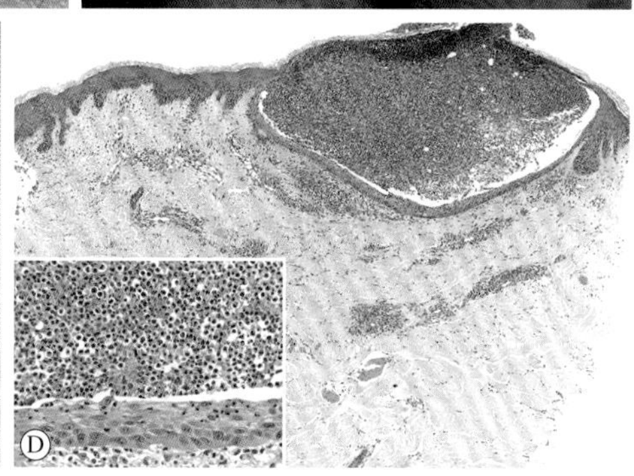

图 21.7 急性泛发性发疹性脓疱病（AGEP）。A. 在使用 0.75% 甲硝唑 4 天后阳性的斑贴试验结果，此前使用此药出现脓疱性药疹；B. 因使用头孢菌素引起的臀部弥漫性红斑伴多发小的无菌性脓疱；C. 使用阿莫西林的患者出现多发小的无菌性脓疱，脓疱融合区域出现表皮分离；D. 皮损表皮见由大量中性粒细胞组成的皮下脓疱，也可见散在中性粒细胞（A，Courtesy，Kalman Watsky，MD；D，Courtesy，Lorenzo Cerroni，MD.）

**表 21.13 AGEP：最常见的相关性药物。** 斜体为最主要药物

| | |
|---|---|
| • 对乙酰氨基酚<br>• 抗生素<br>*青霉素、氨苄西林*<br>*头孢菌素类*<br>*克林霉素*<br>*普利霉素*<br>磺胺类药物<br>甲硝唑<br>碳青霉烯类<br>喹诺酮类药物<br>大环内酯类 | • 钙通道阻滞剂，尤其是*地尔硫䓬*<br>• 卡马西平<br>• 西替利嗪<br>• 中草药<br>• 抗疟药，尤其是羟基氯喹<br>• NSAIDs，包括 OXICAM 衍生物和 COX-2 抑制剂<br>• 质子泵抑制剂<br>• 特比萘芬 |

性粒细胞增多、好发于面部及上肢的疼痛性红斑块、真皮密集的中性粒细胞浸润为特征。中性粒细胞浸润可见于其他部位，包括肌肉和肺。在药物引起的 Sweet 综合征中，皮损常出现于服药一周以后[43]并且中性粒细胞常不可见，后者可能与使用重组造血生长因子有关，此药用于逆转化疗引起的中性粒细胞减少。尽管鉴别诊断包括恶性肿瘤相关的 Sweet 综合征，然而在适当的化疗 2 ～ 3 周后发生恶性肿瘤的可能性不大。

可引起的 Sweet 综合征的药物列表仍在扩增中，主要包括：粒细胞生长因子（G-CSF、GM-CSF、乙二醇化非格司亭），全反式维 A 酸，抗生素（甲氧苄啶-磺胺甲噁唑、米诺环素、喹诺酮类）、硫唑嘌呤、呋喃嘧啶、肼屈嗪、NSAIDs、阿巴卡韦、干扰素 α、伊马替尼、硼替佐米和检查点抑制剂[42]。停用致病药物后发热 1 ～ 3 天缓解，皮损 3 ～ 30 天消退[43]，严重病例可能需要系统应用糖皮质激素。

## 卤化物皮疹（halogenoderma）

溴疹、氟疹、碘疹是发生于接触溴化物类、氟化物类、碘化物类及含碘化合物后产生的少见皮肤病。后两类用作放射性保护剂和甲亢联合治疗，以及祛痰药［特别是饱和碘化钾溶液（saturated solution of potassium iodide，SSKI）］。皮肤科医生熟悉将 SSKI 用于结节性红斑及孢子丝菌病的治疗（见第 100 章）。系统性接触碘造影剂、聚维酮碘对外伤的冲洗、摄入含碘添加物以及胺碘酮的使用是碘皮疹其他的原因。溴化物用作镇静剂，溴化钾在美国以外地区有时用于治疗癫痫。

确切的发病机制不明，然而卤化物蓄积似乎确是一个重要因素。发生这些反应的一个危险因素是急性或慢性肾衰竭。

卤素可引起痤疮样皮疹及脓疱，但较少情况下也可发生肉芽肿或增生性斑块、溃疡甚至大疱（见图 21.8）。尽管皮损经常发生于长期接触之后，也可以在接触数天内很快出现。组织学上，真皮中性粒细胞聚集外渗进入表皮可导致表皮内脓肿。在长期存在的皮

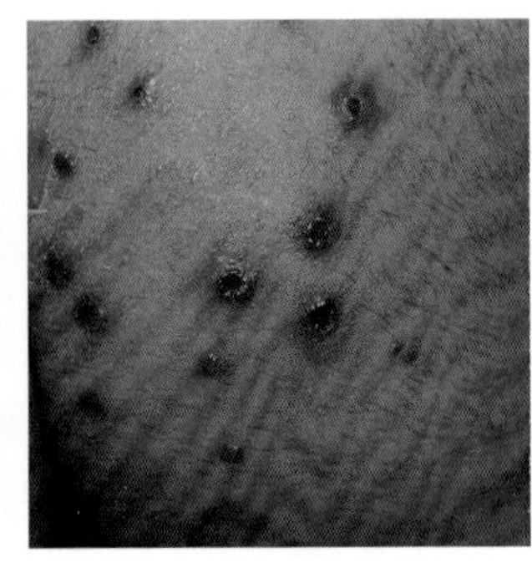

图 21.8 碘皮疹。臀部水肿性红斑、囊性脓疱，中央可见结痂

损中可发生乳头状瘤。

溴疹、碘疹需与毛囊炎、双相真菌感染（比如芽生菌病）、坏疽性脓皮病、Sweet 综合征、芽生菌病样脓皮病、增殖性天疱疮鉴别。组织学及血液碘（正常范围 40 ～ 92 μg/L）和溴（正常范围 5 ～ 10 mg/dl）水平的检查有助于诊断。卤化物皮疹可在停药后持续数周，因为碘和溴的清除率很慢。除了利尿剂，局部及系统性皮质激素治疗可加快皮损消退，严重病例可用环孢素。

## 其他嗜中性粒细胞药疹

嗜中性外分泌大汗腺炎（neutrophilic eccrine hidradenitis）特征是在外分泌腺周围和腺体内中性粒细胞浸润形成的红丘疹和斑块（图 21.9）。尽管此病最常见于化疗后 7 ～ 14 天，尤其是用于治疗急性髓系白血病的阿糖胞苷和蒽环类药物；其他可能药物包括米托蒽醌、博莱霉素、伊马替尼和 G-CSF（见第 39 章）。

药物引起的坏疽性脓皮病极为罕见。散见的个例报道 G-CSF、GM-CSF、异维 A 酸与坏疽性脓皮病有关。甲氨蝶呤、硫唑嘌呤、肼屈嗪是否相关存在疑问。

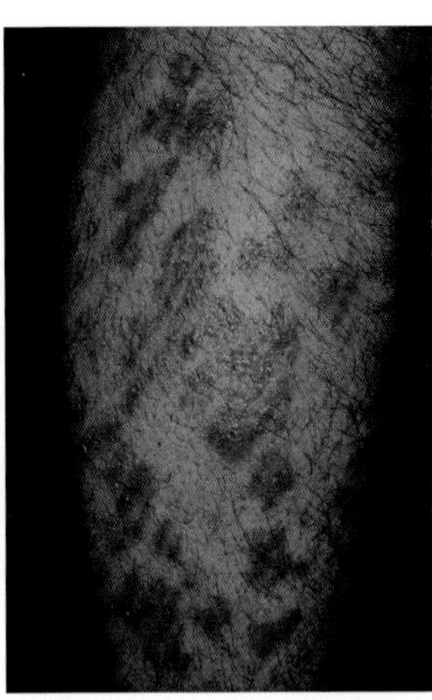

图 21.9 嗜中性外分泌大汗腺炎。腿部红色斑块，可能与 Sweet 综合征相混淆

## 对称性药物相关性间擦部及屈侧疹（symmetrical drug-related intertriginous and flexural exanthema，SDRIFE）

SDRIFE 发生在系统性用药后，在肛门生殖器区域出现边界清晰的对称红斑，最常见的相关药物是阿莫西林和其他 β 内酰胺类抗生素。还有病例报道该病与其他抗微生物药物有关（如克林霉素、甲硝唑、特比萘芬、缬沙洛韦）、放射对比介质、$H_2$ 阻滞剂、IVIg、依维莫司、西妥昔单抗、唑来膦酸、利培酮、HCTZ/替米曲明、孕激素 / 雌激素阴道环、别嘌呤醇、丝裂霉素、羟考酮和对乙酰氨基酚（表 21.14）。一般来说有至少一处以上的间擦部位受累。系统性接触性皮炎患者也可能出现臀部、大腿内侧红斑，两者临床表现相似，被称为狒狒综合征。鉴别诊断还包括固定性药疹以及化疗药物引起的中毒性红斑，如静脉应用布苏凡，但起病 2 ～ 4 周前化疗药用药史有助于鉴别。

## 大疱性药疹

### 固定性药疹

固定性药疹（fixed drug eruptions，FDE）的皮损发生于初次接触致敏药物后几天至 2 周。若再次接触致敏药物，皮损可在 24 小时内出现。临床表现为 1 个或多个圆形、边界鲜明的水肿性红斑块（图 21.10A），绕以暗紫色晕，中央可有水疱或表皮剥脱（图 21.10B ～ E）。皮损可发生于全身任何部位，黏膜也可受累（图 21.10F），但好发于唇、面、手、足及生殖器部位。数日后皮损逐渐消退，常留有褐色的炎症后色素沉着（图 21.10G、H）。以后再次使用致敏药物时，皮损可在同一部位复发。每次复发时，皮损面积可扩大，皮损数目保持不变。当皮损大量出现时则认为是泛发性固定性药疹（见图 21.10D、E），并难与多形红斑或 SJS 区分（当口腔黏膜也受累时）。出现泛发性皮损时预后与皮肤分离程度有关[44]。

**表 21.14 SDRIFE——临床诊断标准**。该病又称为药物引起的间擦疹，皱褶部位药疹和狒狒综合征。后者过去被描述为系统性接触性皮炎的一种形式

- 接受过系统给药 *，发生在首剂或重复给药时（排除接触性过敏原）
- 臀部 / 肛周边界清楚锐利的红斑和（或）腹股沟区 / 生殖器周围的 V 型红斑
- 至少一个间擦或褶皱部位受累
- 受累区域对称
- 无系统性症状和体征

* 非化疗药物，以与化疗药物的毒性红斑区分
（Adapted from Häusermann P，Harr TH，Bircher AJ. Baboon syndrome resulting from systemic drugs：is there strife between SDRIFE and allergic contact dermatitis syndrome？ Contact Derm. 2004；51：297-310.）

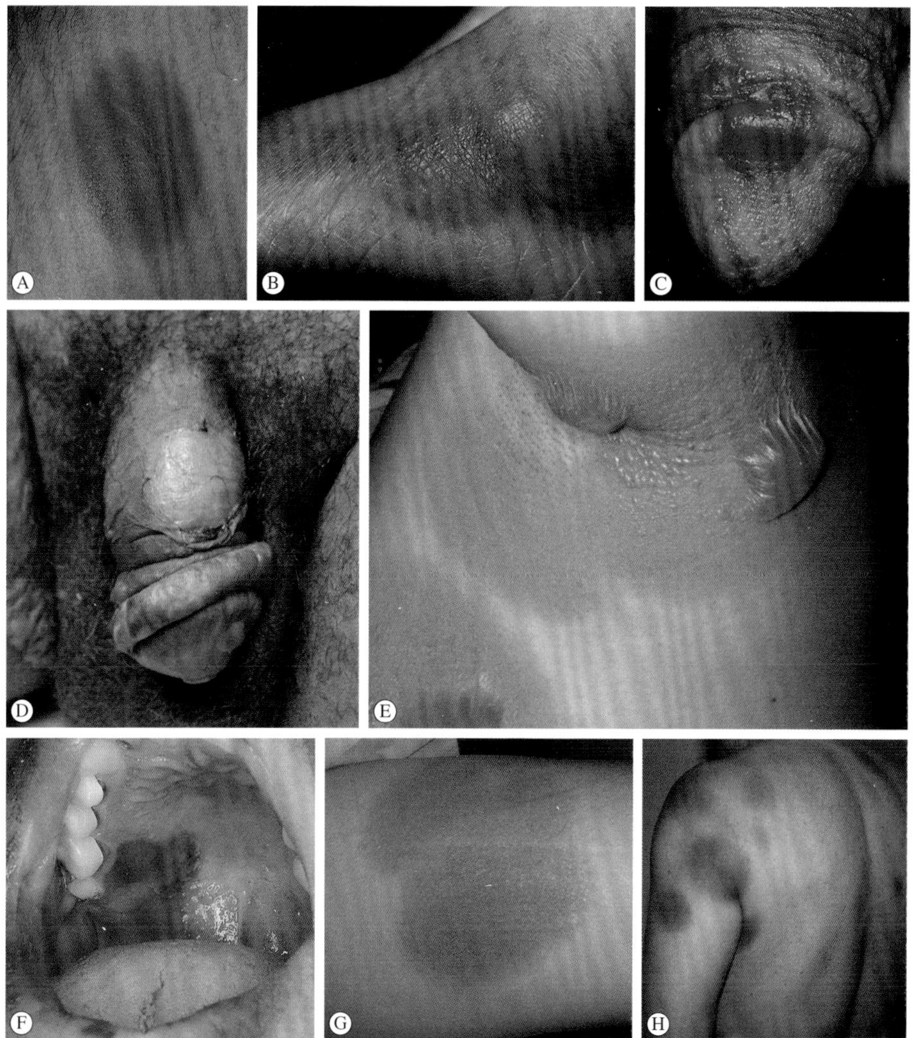

图 21.10 **固定性药疹**。A. 边界清楚的红棕色斑块，边缘红斑更重；B. 聚集而成的红棕色斑块，中央呈暗紫色；C. 阴茎表皮剥脱、糜烂性皮损，有时会被误诊为 HSV 感染复发；D，E. 泛发的大疱性 FDE，伴外生殖器及间擦部位受累；大疱破裂后可见糜烂性皮损。鉴于其广泛分布性，本型也需与 SJS/TEN 鉴别诊断；F. 表皮剥脱所致口腔黏膜糜烂；G. 皮损开始愈合时可见炎症反应区域出现棕色改变；H. 炎症完全恢复时常见圆形或卵圆形色素沉着区域。致敏药物分别为酚酞（A）、萘普生（B）、环丙沙星（C）、萘普生（D）、伪麻黄碱（E）、别嘌呤醇（F）、对乙酰氨基酚（G）及甲氧苄啶-磺胺甲噁唑（H）（C，F，Courtesy，Kalman Watsky，MD；D，Courtesy，Sara Perkins，MD；E，Courtesy，Edward W Cowen，MD；H，Courtesy，Mary Stone，MD.）

非色素沉着型固定性药疹可见直径较大的水肿性红斑，主要致敏药物是伪麻黄碱，也可见于其他药物，如 NSAIDs、对乙酰氨基酚、四氢唑啉（滴眼液）等。线性固定性药疹是一种非常少见的亚型，容易与线状扁平苔藓相混淆。FDE 的致病特征在图如 11.3 所示。

组织病理示真皮浅层和深层间质以及血管周围淋巴细胞、嗜酸性粒细胞，偶见中性粒细胞浸润。表皮内可见分散坏死的角质形成细胞（图 21.11A）或广泛的表皮坏死（图 21.11B）。在非炎性皮损中组织学表现通常仅可见真皮噬色素细胞。

引起固定性药疹最常见的药物包括抗生素（磺胺类、四环素＞ β 内酰胺类、福喹诺酮、大环内酯类）、NSAIDs、对乙酰氨基酚、阿司匹林、巴比妥类、氨苯砜、质子泵抑制剂和唑类抗真菌药[45]。有时再次使用

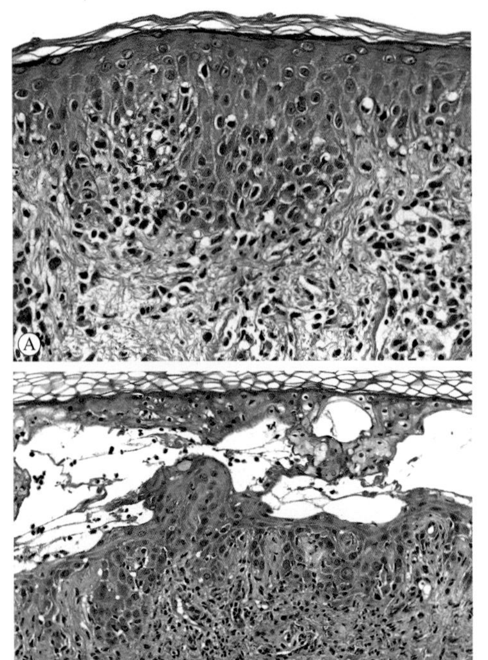

图 21.11 固定性药疹的组织病理学发现。A. 少量坏死的角质形成细胞，真皮-表皮连接处可见轻微的空泡改变，真皮乳头层水肿，可见嗜黑色素细胞和中性粒细胞混合浸润，偶可见嗜酸性粒细胞；B. 有时可见更广泛的表皮坏死（Courtesy，Lorenzo Cerroni，MD.）

致敏药物皮疹并不加重，可能与固定性药疹发生后有不应期有关。原受累部位的斑贴试验有助于发现一些致敏药物（避开不应期；见表 21.7）。

只有一处皮损时，鉴别诊断包括蜘蛛咬伤或者节肢动物叮咬反应。当有多处皮损时，需与多形红斑或 SJS/TEN 相鉴别。皮损发生在生殖器部位时，需与单纯疱疹病毒感染复发鉴别。

## 线状 IgA 大疱性皮病

线状 IgA 大疱性皮病（linear IgA bullous dermatosis，LABD）是一种自身抗体介导的表皮下大疱性疾病，有时可由药物引起。使用致敏药物后 24 小时到 15 天出现张力性水疱和大疱。水疱常呈环形分布，类似线状 IgA 大疱性皮病的特发型（见第 31 章），但也可有中毒性表皮坏死松解症样表现者[46]。组织病理示表皮下大疱，真皮内中性粒细胞浸润。直接免疫荧光示线状 IgA 沉积于基底膜带（BMZ）透明板内或偶见于致密板下。大部分患者体内缺乏抗基底膜带的循环 IgA 自身抗体。停用致敏药物后 2 ～ 5 周大疱皮疹消退。主要致敏药物为万古霉素，还有 β 内酰胺类抗生素、卡托普利、NSAIDs、苯妥因、磺胺类药物、胺碘酮、呋塞米、锂制剂、利福平及 G-CSF（见表 31.5）。

## 药物诱发的大疱性类天疱疮

药物诱发大疱性类天疱疮常发生于初始用药后最多 3 个月内，其临床表现与经典的自身免疫性大疱性类天疱疮类似。然而药物诱发的 BP 发病年龄更小且皮损表现呈多形红斑样外观。致敏药物包括利尿剂（如呋塞米、螺内酯）、NSAIDs、抗生素（如阿莫西林）、TNF-α 抑制剂、二肽基肽酶 4 抑制剂（格列喹酮，一种降糖药）以及抗 PD-1/PD-L1 抗体（见第 30 章）[47]。组织病理及直接免疫荧光表现与大疱性类天疱疮类似，因此临床上需考虑此型药疹的诊断，特别是在小于 60 岁的患者中。鉴别诊断包括炎症性获得性大疱性表皮松解症及多形红斑。

## 药物引起的天疱疮

药物引起的天疱疮（drug-induced pemphigus）是一种自身免疫性大疱病，其确切发病机制未明，可能由多因素引起。一种具有活性硫醇（巯基）的药物与桥粒抗原结合后形成的复合物可作为半抗原诱发作用于桥粒的体液免疫反应，从而导致棘层松解与表皮内水疱形成。

药物引起的天疱疮的临床表现、组织学和免疫荧光结果与特发性天疱疮相似，但在药物引起者中仅 90% 的皮损周围皮肤的直接免疫荧光结果为阳性[47]。70% 的药物诱发天疱疮患者体内可检出抗桥粒芯糖蛋白循环自身抗体。

在发达国家，多至 10% 天疱疮病例为药物引起。开始使用致敏药物后数周或数月内出现落叶型天疱疮样或寻常型天疱疮样皮损。大约 80% 病例是含巯基药物引起的，如青霉胺、血管紧张素转换酶抑制剂（如卡托普利）、硫代苹果酸金钠及吡硫醇。能引起天疱疮的常见非巯基类药物包括抗生素（尤其是 β 内酰胺类）、硝苯地平、苯巴比妥、吡罗昔康、普萘洛尔及苯丁唑啉衍生物。停用致敏药物后皮疹自发缓解并不常见，尤其是由非巯基类药物引起的天疱疮。

## Stevens-Johnson 综合征与中毒性表皮坏死松解症（见第 20 章）

Stevens-Johnson 综合征（Stevens-Johnson syndrome，SJS）与中毒性表皮坏死松解症（toxic epidermal necrolysis，TEN）同属一个疾病谱[5, 48]，是罕见且危

及生命的药物反应，早期诊断极为重要。每年这两种病症的死亡率依然很高，SJS 死亡率约 25%，而 TEN 死亡率约 50%[49]。

这两种疾病已在第 20 章中详细讨论。

## 光敏（photosensitivity，见第 87 章）

皮肤光敏反应可能是特发性，由内源性光敏物（如卟啉）或者外源性光敏物（如药物）引起。光（UV 或可见光）与药物的结合可导致几种形式的皮肤反应，但经典光敏性药物反应主要分为两型：光毒性和光变应性[50]，前者比后者常见。

### 光毒性

光毒性反应（phototoxicity）相当常见且可预测。其发生于接触紫外线辐射（ultraviolet radiation，UVR）的即刻并且发病与接触药物和（或）紫外线剂量有关。UVR 直接作用于皮肤中的药物或其代谢产物，产生不稳定的单体或三体状态，导致氧自由基的形成，引起细胞损害。

临床上，光毒性药物反应常表现为过度的晒伤并局限于光曝露区域（图 21.12），继以炎症后色素沉着。组织学上以角质形成细胞坏死、水肿，真皮稀疏淋巴细胞浸润和血管扩张为特征。

光毒性较少的表现为光性甲剥离及假性卟啉病，前者在几个指趾发生甲板与甲床分离，很少有甲床改变。假性卟啉病主要临床表现为易破水疱和糜烂，位于手背及面部，血卟啉正常（见第 49 章）。

与皮肤光毒性反应有关的药物常含有环状化学结构，包括多西环素、喹诺酮类、NSAIDs、噻嗪类利尿剂、胺碘酮、伏立康唑、氯丙嗪和维莫拉芬[50]（见表 87.5）。最可能引起假性卟啉病的药物是萘普生（见表 49.5）。对半衰期短的药物，傍晚用药足以将风险降低到临床阈值以下。

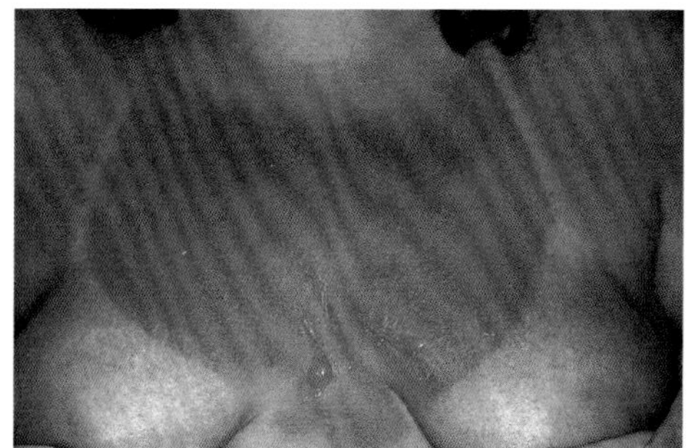

**图 21.12 甲氨蝶呤治疗患者的光毒性反应。**红斑和大疱明显局限于日光暴露部位，类似于一个严重的日晒伤。使用甲氨蝶呤的患者还可以出现“晒伤记忆”现象

### 光变应性反应

光变应性反应（photoallergy）是细胞介导的超敏反应，抗原由光作用于药物（或其代谢产物）使之活化或产生。需要 UVR 将药物转化成免疫活性复合物（光变应原）诱导免疫反应。反应是特质性的，在无过量光曝露的情况下也可发生。

光变应性反应比光毒性反应更倾向于慢性病程，临床上，瘙痒性皮损类似皮炎或扁平苔藓（图 21.13），主要表现在光曝露区，但也可延及非光曝露区。慢性暴露于光变应性药物的个别患者能导致对光的极度敏感，在药物清除后仍持续数月甚至数年。这些患者可归于慢性光化性皮炎（见第 87 章）。光试验对临床诊断有帮助。

通常，与光变应性反应相关的药物包括噻嗪类利尿药、磺胺类抗生素、磺脲类和酚噻嗪类，上述药物均含有硫基成分（图 21.14）。其他可成为光变应原的药物包括奎宁、奎尼丁、三环类抗抑郁药、抗疟药及 NSAIDs。

在光变应性反应中，鉴于即使相对低剂量的 UVR 暴露也有使病情恶化并成为慢性的风险，推荐停用致病药物。外用皮质激素制剂、物理性防护、减少光曝露、广谱遮光剂有效。

## 抗肿瘤化疗药、靶向治疗及免疫治疗药物反应

本组药物引起的皮肤反应从良性至危及生命程度不等[51]，并且随着新型抗肿瘤药物的不断问世，该组药物的药物反应发生率将持续增加。

### 化疗药物

#### 脱发（alopecia）

化疗最常见的副反应之一是脱发，由于毛基质内快速分化的细胞突然停止有丝分裂造成生长期脱发（表 21.15）[52]。脱发主要发生于头皮毛发，但其他部位的毛发，如眉毛、腋毛及阴毛也可受累。脱发几乎都是可逆的，且脱发的严重程度主要与所使用的特定

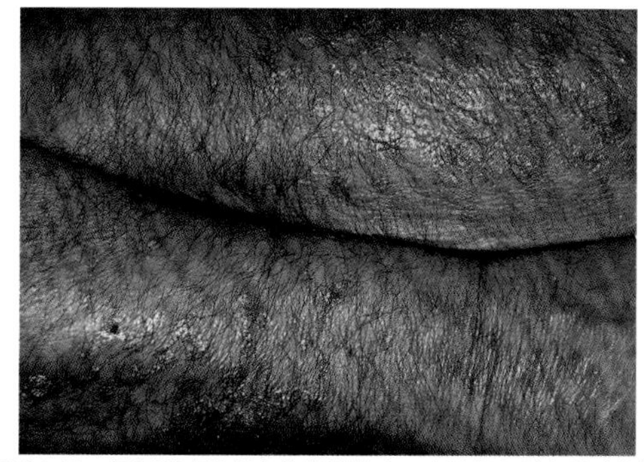

**图 21.13 氢氯噻嗪引起光苔藓样药疹。**皮损易出现在前臂伸侧

图 21.14　磺胺药的分类。* 经常与其他抗高血压药物联合，如氨苯蝶啶、血管紧张素转化酶抑制剂、β 受体阻滞剂、血管紧张素Ⅱ受体拮抗剂。近 10% 的对抗微生物性磺胺药有药物反应史的患者，同样对非芳香族磺胺药有反应。然而，这被认为是对过敏反应易感性的反映，而非交叉反应。** 眼药水

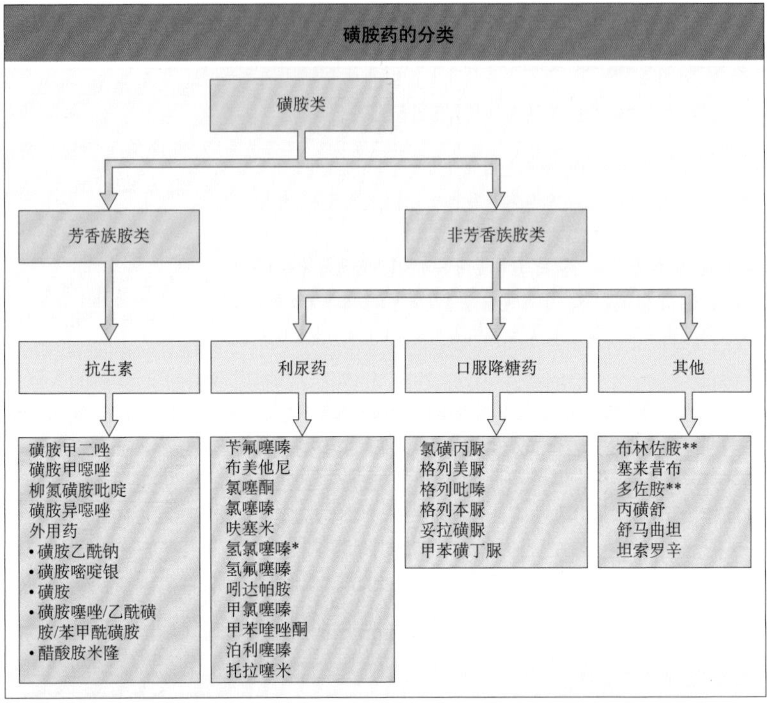


**表 21.15　化疗药诱发的皮肤黏膜不良反应**。靶向治疗药物相关的皮肤黏膜不良反应见表 21.16。皮肤鳞状细胞癌最常见与氟达拉滨、羟基脲和外用氯化亚硝脲相关

| 皮肤黏膜反应 | 相关药物 |
| --- | --- |
| 脱发，可逆性 | 烷化剂：环磷酰胺、异环磷酰胺、甲氯胺（氮芥）<br>蒽环类：柔红霉素、多柔比星、伊达柔比星、米托蒽醌<br>紫杉烷：紫杉醇、多西紫杉醇<br>拓扑异构酶 1 抑制剂：拓博替康、伊立替康、<br>依托泊苷、长春新碱、长春碱、布苏凡、甲氨蝶呤、放线菌素 D、吉西他滨 |
| 脱发，不可逆性 | 白消安，噻替帕，环磷酰胺（预处理方案）、多西紫杉醇、紫杉醇 |
| 黏膜炎 | 柔红霉素、多柔比星、大剂量甲氨蝶呤、大剂量美法仑、托泊替康、环磷酰胺、紫杉烷、羟基脲、持续输注 5- 氟尿嘧啶（5-FU）及 5- 氟尿嘧啶类似物 |
| 外渗反应（如化学性蜂窝织炎、溃疡） | 蒽环类药物、苯达莫司汀、5- 氟尿嘧啶（刺激性）、氮芥（起疱）、长春碱、长春新碱、长春瑞滨（起疱）、丝裂霉素 C |
| 化疗回忆反应（在原先化疗药外渗部位或输注部位的触痛性无菌性炎症结节） | 5- 氟尿嘧啶、丝裂霉素 C、紫杉醇、阿霉素、表柔比星 |
| 色素沉着（见第 67 章） | 烷化剂：白消安、环磷酰胺、顺铂、氮芥、美法仑、苯达莫司汀<br>抗代谢药：5- 氟尿嘧啶、卡培他滨、甲氨蝶呤、羟基脲<br>抗生素：博来霉素、阿霉素 |
| 匐行性色素沉着 | 5- 氟尿嘧啶、多柔比星、多西紫杉醇、长春瑞滨、福斯汀、放线菌素 D ＋长春新碱、顺铂＋培美曲塞 |
| 黏膜色素沉着 | 白消安、5- 氟尿嘧啶、羟基脲、环磷酰胺 |
| 甲色素沉着 | 5- 氟尿嘧啶、环磷酰胺、柔红霉素、阿霉素、羟基脲、甲氨蝶呤、博来霉素 |
| 甲分离 | 紫杉醇、紫杉萜（也有光敏性） |

**表 21.15 化疗药诱发的皮肤黏膜不良反应。**靶向治疗药物相关的皮肤黏膜不良反应见表 21.16。皮肤鳞状细胞癌最常见与氟达拉滨、羟基脲和外用氯化亚硝脲相关（**续表**）

| 皮肤黏膜反应 | 相关药物 |
|---|---|
| 放疗回忆反应 | 甲氨蝶呤、阿霉素、柔红霉素、紫杉烷类（如紫杉醇、多西紫杉醇）、达卡巴嗪、美法仑、卡培他滨、吉西他滨、5- 氟尿嘧啶、放线菌素 D、羟基脲、依托泊苷、培美曲塞 |
| 放疗增强反应 | 多柔比星、羟基脲、紫杉烷、5- 氟尿嘧啶、依托泊苷、吉西他滨、甲氨蝶呤 |
| 光敏 | 5- 氟尿嘧啶及其前体（如卡培他滨、替加氟）、甲氨蝶呤、羟基脲、达卡巴嗪、丝裂霉素 C、阿霉素 |
| 角化性炎症 | 日光性角化：5- 氟尿嘧啶及其前体（如卡培他滨）、喷司他丁<br>脂溢性角化：阿糖胞苷、紫杉烷<br>弥漫性浅表性光敏性汗孔角化症：5- 氟尿嘧啶及其前体、紫杉烷 |
| 化疗相关毒性红斑 | |
| • 肢端红斑 | 阿糖胞苷、蒽环类、5- 氟尿嘧啶及其前体、紫杉烷、甲氨蝶呤、白消安、顺铂 |
| • 小汗腺鳞状汗管上皮化生 | 阿糖胞苷、白消安、环磷酰胺、卡莫司汀、紫杉烷 |
| 嗜中性化脓性汗腺炎 | 阿糖胞苷、博来霉素、蒽环类、环磷酰胺、顺铂、托泊替康 |
| 溃疡 | 羟基脲（下肢） |
| 结节 | 甲氨蝶呤（但常见于类风湿性关节炎患者） |
| 潮红 | 门冬酰胺酶、大剂量 BCNU、普卡霉素 |
| 眶周水肿 | 培美曲塞（合并结膜炎和下肢水肿） |
| 其他 | 荨麻疹：门冬酰胺酶、博来霉素、苯丁酸氮芥、环磷酰胺、柔红霉素<br>麻疹样疹：博来霉素、卡铂、阿糖胞苷、甲氨蝶呤、脂质体阿霉素、紫杉醇、克拉屈滨、吉西他滨、培美曲塞<br>SJS/TEN：博来霉素、白消安、环磷酰胺、羟基脲、阿霉素、依托泊苷、甲氨蝶呤、多西紫杉醇<br>皮肤血管炎：吉西他滨、白消安、环磷酰胺、羟基脲、左旋咪唑、培美曲塞<br>皮肌炎样皮疹：羟基脲<br>硬皮病样皮肤反应（尤其是四肢）：紫杉烷、博来霉素、培美曲塞、吉西他滨<br>假性蜂窝织炎和脂性硬皮病样反应：吉西他滨<br>掌跖角化病：卡培他滨，替加氟<br>小汗腺汗孔瘤：多种化疗<br>获得性皮肤粘连：阿霉素（和酮康唑 *） |

* 现已少用

药物有关。有时患者的直发再生时会变为卷发。化疗期间冷却头皮可能会减少该副作用[53]。

**口腔炎**

口腔与胃肠道黏膜的黏膜炎是接受化疗患者的主要的、受剂量控制的副反应，当化疗与放疗结合时尤为严重。口腔炎（stomatitis）见于 40% 的接受化疗的患者，其可能机制：

- 药物介导的细胞毒性直接作用于具有高有丝分裂指数的口腔上皮细胞（图 21.15）[54]。
- 化疗对口腔黏膜间接的副作用是由于合并感染（如念珠菌、单纯疱疹病毒）和（或）出血、骨髓抑制，这些反应见于白细胞计数处于治疗低点时。然而，预防性使用抗病毒药（如阿昔洛韦）及抗真菌药（氟康唑）以及集落刺激因子（能缩短中性粒细胞减少的周期）可减少这种继发反应带来的影响。

预防措施包括保持口腔黏膜卫生，使用软牙刷及碳酸氢钠溶液漱口。除了特定的抗菌剂，局麻药可能会有帮助；有些患者需要系统应用镇痛剂。有时会应用帕利夫明，但它可能会造成舌体白色覆盖物和短暂角化。

**其他反应**

化疗药也与其他皮肤黏膜反应相关，如静脉用药外渗部位的溃疡；皮肤、口腔及甲部色素沉着（图 21.16A）及肢端红斑（图 21.16B）。在使用了永久性中心静脉置管后，外渗发生频率已显著降低，与此同时，药物持续输注和长期口服多激酶抑制剂（见下文）使得肢端红斑的发生率增加。

有一些用来描述化疗药引起的皮肤毒性反应的术语，例如掌跖红肿肢痛症、手足综合征、化疗相关汗管鳞状化生及表皮成熟不良，已给临床医生造成了困惑。无论其分布于肢端、皱褶部位、阴囊，还是肘部与膝部（图 21.17），对称分布的红斑片在表现上有许多重叠之处，可出现水肿、脱屑或紫癜（与患者的血小板计数有关）。已提出“化疗相关毒性红斑”作为一

图 21.15　化疗药作用部位（Adapted with permission from Brunton L，Lazo J，Parker K（eds.）. Goodman & Gilman's The Pharmacological Basis of Therapeutics，11th edn. New York：McGraw-Hill Medical，2005.）

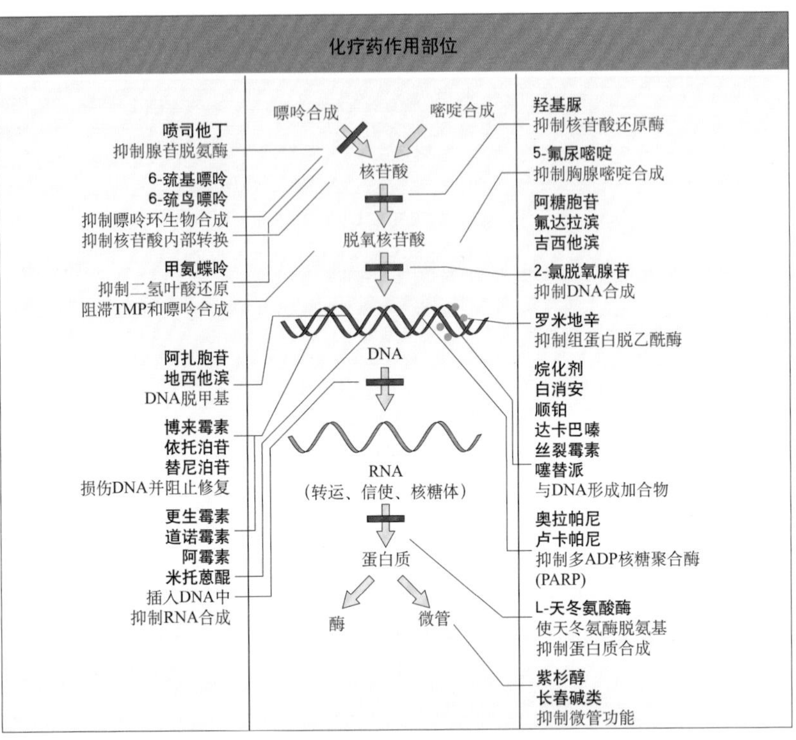


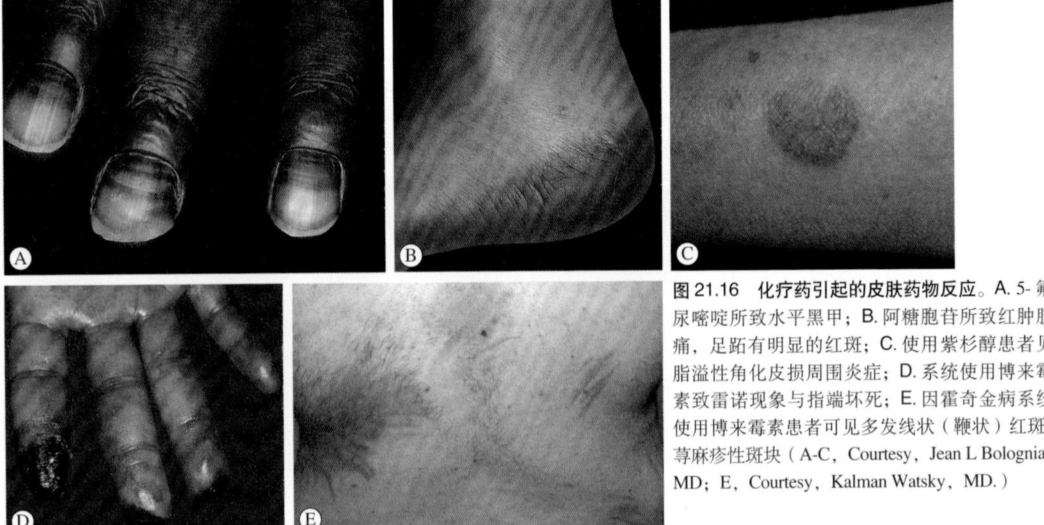

图 21.16　化疗药引起的皮肤药物反应。A. 5- 氟尿嘧啶所致水平黑甲；B. 阿糖胞苷所致红肿肢痛，足跖有明显的红斑；C. 使用紫杉醇患者见脂溢性角化皮损周围炎症；D. 系统使用博来霉素致雷诺现象与指端坏死；E. 因霍奇金病系统使用博来霉素患者可见多发线状（鞭状）红斑、荨麻疹性斑块（A-C，Courtesy，Jean L Bolognia，MD；E，Courtesy，Kalman Watsky，MD.）

个概括性定义使得命名简化（图 21.18）。

化疗其他反应还包括放疗回忆反应或增强反应；光敏（图 21.12；先前存在的日光性或脂溢性角化发生炎症，图 21.16C）；斑块型银屑病坏死（图 21.1B）或蕈样肉芽肿；伴有肢端坏死的雷诺现象（图 21.16D）；鞭状红斑或色素沉着（图 21.16E）以及中性粒细胞性化脓性汗腺炎（图 21.9）。长期使用羟基脲与踝部发生疼痛性溃疡有关，除非停用羟基脲，否则溃疡多难以愈合。

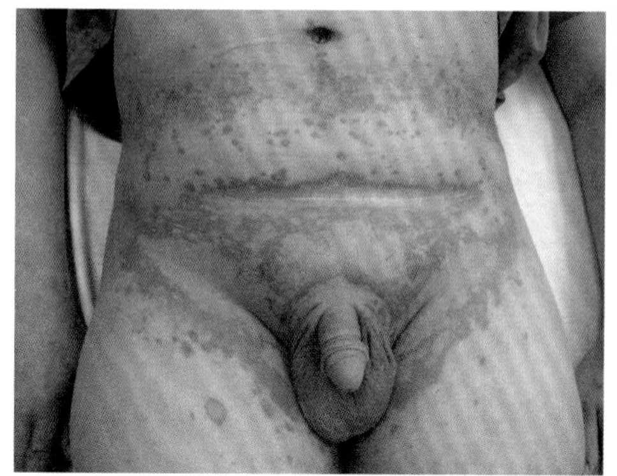
图 21.17 **化疗相关毒性红斑**。可见间擦部位及阴囊对称性皮损，中央有脱屑，部分皮损颜色变暗；患者使用氟达拉滨及静脉注射白消安治疗（Courtesy，Leonard Kristal，MD.）

### 靶向治疗

靶向治疗药物的应用迅速增多，主要作用于细胞表面受体及细胞间信号通路[55]。应用举例包括特异性 VEGFR 和 EGFR 抑制剂，以及多激酶抑制剂，后者靶向作用于 KIT 受体和有丝分裂原–激活蛋白质（mitogen-activated protein，MAP）激酶通路（见第 113 章）。靶向治疗的不良反应及最新的抗肿瘤药物分别列在表 21.16 和 21.17 中。

### 免疫治疗

与靶向治疗相似，免疫治疗的应用也发展迅速，用于常见恶性肿瘤的治疗，如非小细胞肺癌及转移瘤。抗 CTLA-4（如易普利姆玛）、抗 PD-1（如纳武单抗）和 PD-L1（如阿特朱单抗）抗体的药物不良反应见表 21.18。

## 药物诱发的累及毛发及黏膜的不良反应

### 毛发

相当多的药物可以引起脱发[53]。它们主要通过两种机制影响毛囊：生长期脱发（生长期突然中断）或休止期脱发（休止期毛发增多）。前者一般是用药后 2～3 周内出现，如细胞毒性化疗药；后者常有 2～4 个月延迟。临床上两种都表现为弥漫性无瘢痕性脱发（见第 69 章）。停药后脱发通常是可逆的。由药物引起的休止期脱发常较难诊断，需要观察停药后脱发的改善情况。表 21.19 列出了与脱发相关的一些药物，包括 β 受体阻滞剂、锂、维 A 酸类和肝素。

涉及药物引起的毛发生长时，需要鉴别是遗传性多毛症还是继发性多毛症，两者的治疗在第 70 章中详细讨论。

### 黏膜溃疡

口腔炎伴黏膜坏死及溃疡既可发生于药物引起的黏膜皮肤综合征（如 FDE、SJS/TEN），也可以为化疗的副作用（见上及表 21.15）[51]。溃疡性口腔炎与以下药物相关，包括安乃近、苯基丁氮酮、二膦酸盐、口腔钙调磷酸酶抑制剂、D- 青霉胺、金盐和血管扩张剂尼可地尔[56]。此外，对牙科材料过敏和接触金属如氯化汞和硫酸铜也可导致口腔炎。

一篇针对药物引起黏膜溃疡的综述指出，以下八种化合物为“可疑的”病因：硝酸（局部镇痛）、卡托普利、尼可地尔、抗凝药苯茚酮、吡罗昔康、金盐、苯巴比妥及次氯酸盐（局部杀菌）。尿液中含有接触刺激性药物如膦甲酸可导致阴茎溃疡。

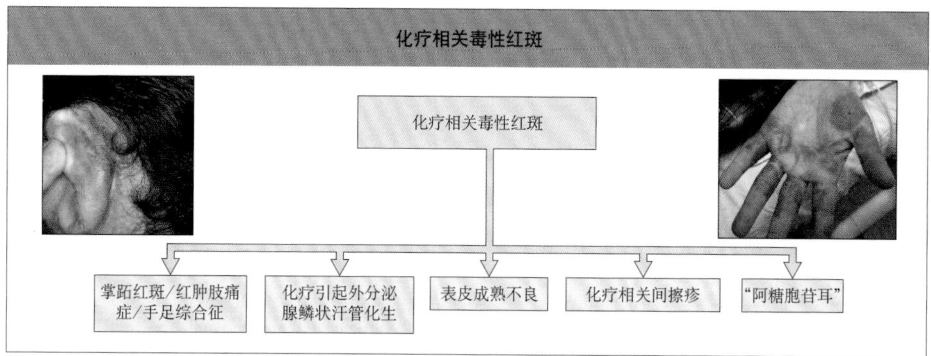

图 21.18 **化疗相关毒性红斑**。使用一些术语（特别是基于组织病理学发现），包括红肿肢痛症、外分泌腺鳞状汗管化生、表皮成熟不良，给临床医生带来了一些困惑。不管皮损好发于掌跖、间擦部位、肘部或是膝部，其从对称性红斑到暗色斑片，继而进展为水肿、腐蚀、脱屑或紫癜的临床表现存在很多重叠。“化疗相关毒性红斑”是一种可简化表示的包含性术语。另外，当皮损不仅局限于手足时，没有必要做出额外诊断。嵌入图：由阿糖胞苷引起的耳部红斑有时称为“阿糖胞苷耳”，瘀斑是由于血小板减少所致；掌部暗红色斑块，部分有无菌性大疱形成（Courtesy，Jean L Bolognia，MD and Boni Elewski，MD.）

**表 21.16 选择性靶向治疗的皮肤不良反应**。其他药物不良反应见以下表格：维莫德吉和索尼德吉（表 108.10），mTOR 和蛋白酶抑制剂（表 21.17），和检查点抑制剂（表 21.18）

| | 埃罗替尼、吉菲替尼、西妥昔单抗、帕尼单抗 | 维莫非尼 | 达拉非尼 | 考比替尼、曲美替尼 | 伊马替尼 | 达沙替尼 | 尼罗替尼 |
|---|---|---|---|---|---|---|---|
| 靶点 | EGFR | BRAF（V600E） | BRAF（V600E, V600K） | MEK 1，2 | BCR-ABL、PDGFR、c-KIT | BCR-ABL、PDGFR β、c-KIT、ephrinA | BCR-ABL、TEL-PDGFRβ、FIP1L1-PDGFR α、c-KIT |
| 毛发色素脱失 | − | − | − | +/− | + | + | − |
| 毛发色素再生 | − | − | − | − | + | − | − |
| 脱发 | +（瘢痕性和非瘢痕性） | + | + | + | + | + | + |
| 卷曲、脆发 | + | + | + | − | − | − | − |
| 颜面毛发生长和（或）睫毛增粗 | + | − | − | + | − | − | − |
| 甲沟炎 | + | − | − | + | − | − | − |
| 化脓性肉芽肿样疹 | + | +/− | +/− | − | − | − | − |
| 甲下裂片状出血 | − | − | − | − | − | − | − |
| 眶周水肿 | − | − | − | − | + | + | + |
| 面部红斑 | +/− | + | + | − | − | +/− | − |
| 潮红 | − | − | − | − | − | − | − |
| 肢端红斑 * | − | + | + | − | +/− | +/− | +/− |
| 掌跖角化病 | − | + | + | − | − | − | − |
| 毛囊炎 # | + | − | − | + | − | +/− | +/− |
| 麻疹样疹 | − | + ^ | + ^ | + | + | + | + |
| 大疱病 | − | − | +/− | − | − | − | − |
| 色素减退 | − | − | − | − | + | +/− | − |
| 光敏 | + | + | +/−（罕见） | − | + | + | + |
| 口腔炎 | + | − | − | +/− | +/− | + | +/− |
| 鳞状细胞性乳头瘤 | − | + | + | − | − | − | − |
| KAs，SCCs | − | + ** | + ** | − | − | − | − |
| 其他 | 脂溢性皮炎、睑缘炎、皮肤脆性增加、干燥病/干燥性湿疹、瘙痒（通过止痒剂改善），放射性皮炎、脓性脓疱疹 | 脂膜炎、毛囊角化症、面部囊肿、痣新生/改变、新出现黑色素瘤、Grover 病、SJS/TEN，DRESS，化脓性汗腺炎、肉瘤样反应 | 脂膜炎、毛囊角化症、痣新生/改变、新出现黑色素瘤、脂溢性皮炎样皮疹（见维莫非尼） | 干燥症、银屑病样皮炎、瘙痒症、脂膜炎 | SJS、AGEP、Sweet 综合征、苔藓样皮疹、外周水肿、瘙痒症、干燥症、皮肤色素沉着、假性淋巴瘤 | Sweet 综合征、脂膜炎、多汗症、瘙痒症、干燥症、荨麻疹 | 瘙痒症、干燥症、多汗症、Sweet 综合征 |

**表 21.16 选择性靶向治疗的皮肤不良反应**。其他药物不良反应见以下表格：维莫德吉和索尼德吉（表 108.10），mTOR 和蛋白酶抑制剂（表 21.17），和检查点抑制剂（表 21.18）（续表）

| | 坎尼替尼 | 拉帕替尼 | 万乃他尼 | 索拉非尼 | 舒尼替尼 | 帕唑帕尼 | 贝伐单抗、雷贝珠单抗 |
|---|---|---|---|---|---|---|---|
| 靶点 | erbB 受体，包括 EGFR | EGFR、HER2 | RET，VEGFR-1，-2，-3，、EGFR | VEGFR-1，-2，-3，PDGFRβ、c-KIT、RET、CRAF、BRAF、BRAF（V600E）、FLT3 | VEFFR-1，-2，-3、PDGFRα/β、c-KIT、FLT3、RET | VEGFR-1，-2，-3、PDGFRα/β、c-KIT | VEGFR |
| 毛发色素脱失 | + | + | − | − | + | + | − |
| 毛发色素再生 | − | − | − | − | − | − | − |
| 脱发 | + | + | + | + | + | +/− | + |
| 卷曲、脆发 | + | + | + | − | − | + | − |
| 颜面毛发生长和（或）睫毛增粗 | + | + | + | − | − | − | − |
| 甲沟炎 | + | + | + | − | − | − | − |
| 化脓性肉芽肿样疹 | + | + | + | − | − | − | − |
| 甲下裂片状出血 | − | − | + | + | + | − | − |
| 眶周水肿 | − | − | +/− | +/− | + | − | − |
| 面部红斑 | − | − | − | + | +/− | − | − |
| 潮红 | + | + | + | + | − | − | − |
| 肢端红斑 * | + | + | + | + | + | +/− | − |
| 掌跖角化病 | − | − | − | + | + | + | − |
| 毛囊炎 # | + | + | + | +/− | − | − | − |
| 麻疹样疹 | − | − | + | + | + | +/− | − |
| 大疱病 | − | − | − | − | + | − | − |
| 色素减退 | − | − | − | − | + | + | +/− |
| 光敏 | + | − | + | − | − | − | − |
| 口腔炎 | + | + | + | + | + | +/− | + |
| 鳞状细胞性乳头瘤 | − | − | − | + | − | − | − |
| KAs，SCCs | − | − | − | + | − | − | − |
| 其他 | 瘙痒症、干燥症、裂隙、甲分离、脆甲 | 瘙痒症、干燥症、裂隙、甲分离、脆甲 | 瘙痒症、干燥症、蓝灰色斑片、色素沉着、光−甲分离、脆甲、SJS | 头皮瘙痒症、毛发角化病、囊肿、SJS、血管性水肿、AGEP、干燥症、occ 黄色异色 | 黄色皮肤色异色、坏疽性脓皮病、SJS/TEN、阴囊溃疡 | 颜面水肿 | 皮肤黏膜出血、伤口愈合延缓、动脉栓塞事件 |

* 可能为大疱。
# 也可为丘脓疱疹，可继发于链球菌感染或蠕形螨感染。
^ 常为毛囊中心性。
** 当与 MEK 抑制剂合用时发生率显著降低。
Adapted from Robert C，et al. Lancet Oncol. 2005；6：491-500；Heidary N，et al. J Am Acad Dermatol. 2008；58：545-70

| 表 21.17 mTOR 及蛋白酶体抑制剂的皮肤不良反应 | | |
|---|---|---|
| | 西罗莫司（雷帕霉素、依维莫司、替西罗莫司） | 硼替佐米，卡菲佐米 |
| 靶点 | mTOR | 蛋白酶体 |
| 口腔炎，包括口腔溃疡 | + | +/− |
| 颜面毛发生长和（或）睫毛增粗 | + | − |
| 甲沟炎 | + | − |
| 眶周水肿 | + | − |
| 潮红 | + | − |
| 麻疹样疹 | + | + |
| 瘙痒症 | + | + |
| 痤疮样疹，汗腺炎 | + | +* |
| EM 样 /SJS/TEN | − | + |
| 急性发热性中性粒细胞增多性皮病（Sweet 综合征） | − | + |
| 小血管血管炎 | + | + |
| 其他 | 干燥症和湿疹样疹，黄色脆甲，血管性水肿，出血 | 带状疱疹风险增高；皮肤狼疮 |

* 毛囊炎和毛囊结节

**表 21.18 免疫检查点抑制剂的皮肤黏膜和皮肤外副作用。**这些药物包括抗 CTLA-4 抗体（例如：易普利姆玛，tremelimumab），抗 PD-1 抗体（例如，纳武单抗，pembrolizumab），和抗 PD-L1 抗体（例如：atezolizumab，avelumab，durvalumab）

| 皮肤黏膜 | |
|---|---|
| • 麻疹样疹 *<br>• 湿疹样疹 *<br>• 瘙痒症<br>• 白癜风样白变病，白发症<br>• vogt-koyanagi-harada 样综合征<br>• 斑秃，全秃<br>• 苔藓样疹<br>• 扁平苔藓样天疱疮<br>• 大疱性类天疱疮<br>• 皮肌炎<br>• 亚急性皮肤型红斑狼疮<br>• 血管炎<br>• 灰发色素再生 | • 结节病和结节病样皮损，包括皮下<br>• 脂膜炎<br>• DRESS，包括对放射性的反应<br>• 放射性过敏<br>• 中性粒细胞性皮病，尤其是 Sweet 综合征<br>• 急性泛发性发疹性脓疱病<br>• SJS/TEN（图 21.21A）<br>• 银屑病加重<br>• 发疹性角化棘皮瘤<br>• 口腔溃疡 |
| **皮肤外** | |
| • 小 / 大肠炎（腹泻、恶心、呕吐）<br>• 肝炎<br>• 自身免疫性甲状腺炎，甲减 >> 甲亢<br>• 垂体炎，垂体功能减退<br>• 肺炎<br>• 结节病（肺、淋巴结） | • 1 型糖尿病，以严重的高血糖、酮症酸中毒急性起病<br>• 胰腺炎<br>• 肾炎，高钾血症<br>• 神经毒性，包括吉兰 - 巴雷综合征、PRES<br>• 心肌炎<br>• 葡萄膜炎，巩膜炎<br>• 血管炎 |

* 可为口腔内或日光暴露部位
DRESS，drug reaction with eosinophilia and systemic symptoms；PRES，posterior reversible encephalopathy syndrome.

**表 21.19 药物引发的脱发。**较常见的致敏药物以粗体标识

| | |
|---|---|
| 休止期 | • 安非他命<br>• **抗凝剂**：肝素 > 华法林<br>• 抗癫痫药：卡马西平、丙戊酸盐、苯妥英钠、拉莫三嗪<br>• 抗抑郁药：丙咪嗪、去甲帕明、马普替林、氟西汀<br>• 降压药：<br>　– **β 受体阻滞剂**：噻吗洛尔、醋丁洛尔、普萘洛尔<br>　– ACEI：卡托普利、依那普利、雷米普利<br>　– 利尿剂：螺内酯<br>• 抗菌药物：特比萘芬、庆大霉素、甲砜霉素、氟康唑、异烟肼<br>• 抗甲状腺药物：卡巴唑，硫氧嘧啶<br>• 秋水仙碱<br>• **干扰素**<br>• 降脂药：氯贝丁酯、考来烯胺<br>• **锂剂**<br>• NSAIDs：吡罗昔康、萘普生、吲哚美辛、布洛芬<br>• 口服避孕药<br>• **维 A 酸类**<br>• 其他：别嘌呤醇，西咪替丁，左旋多巴，吡啶斯的明，溴隐亭，丁螺环酮 |
| 生长期 | • 抗肿瘤药（见表 21.15 和 21.16）<br>• 其他：砷、铋、金、铊 |

## 其他药物引起的皮肤反应

### 痤疮样药疹（包括毛囊炎）

痤疮样药疹在所有药疹中约占 1%。临床表现为丘疹和（或）脓疱，好发于面部与躯干上部，与痤疮的发病部位相同；通常没有粉刺，雄激素引起的除外。药物暴露后出现痤疮样药疹的间期取决于所使用的致敏药物。常见药物有皮质激素、雄激素、乙内酰脲、锂制剂、卤化物及口服避孕药（常见于含有雄激素样作用的黄体酮成分）（见表 36.1）。较少见致敏药物有硫唑嘌呤、奎尼丁及促肾上腺皮质激素。随着 EGFR 及 MEK 拮抗剂的问世（见表 21.16），皮肤科医生见到越来越多毛囊炎性药疹的发生（见图 21.19）。

### 抗凝剂诱导的皮肤坏死

抗凝剂诱导的皮肤坏死是华法林或肝素引起的一种罕见的、可能危及生命的反应。华法林诱导的皮肤坏死常发生在用药后 2 ～ 5 天，与预期的早期 C 蛋白功能下降一致（见第 23 章）。每 10 000 个接受华法林治疗的患者就有 1 个会出现该副作用，中年肥胖女性和遗传性蛋白 C 缺乏者患病风险最高。

临床上表现为疼痛性红斑块，继而因缺血性梗死演变为出血性水疱和坏死性溃疡，后者是由于皮肤和皮下组织血管内阻塞性血栓形成所致[2]。最常见的部位是乳房、大腿、腹部和臀部。治疗包括停用华法林，予维生素 K、

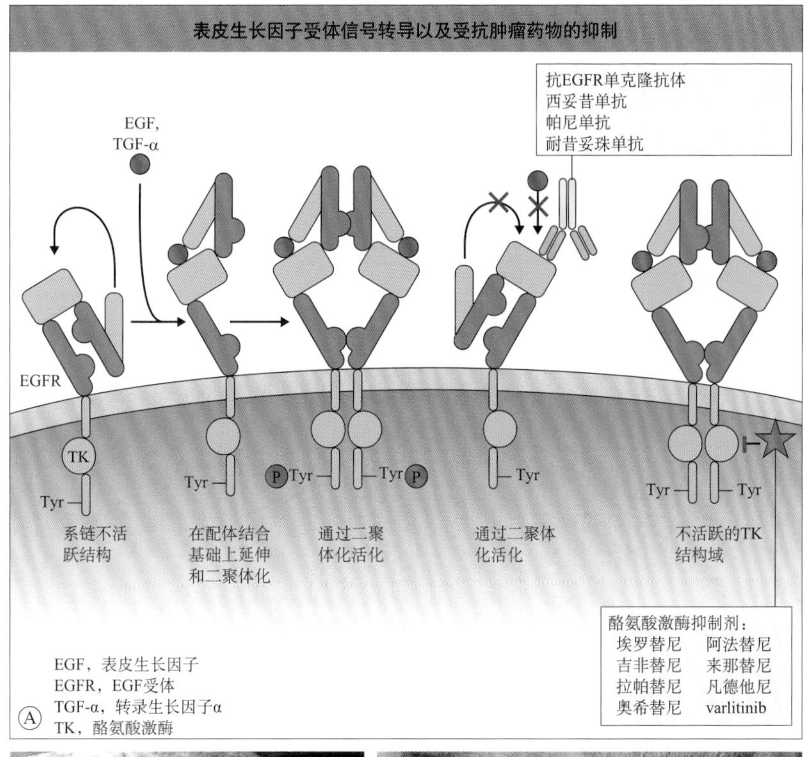


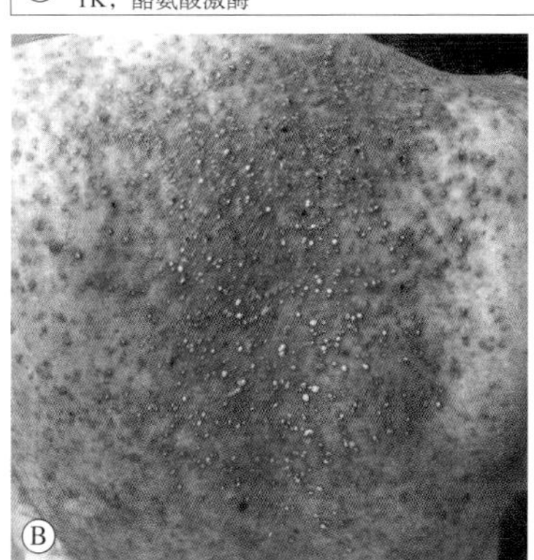


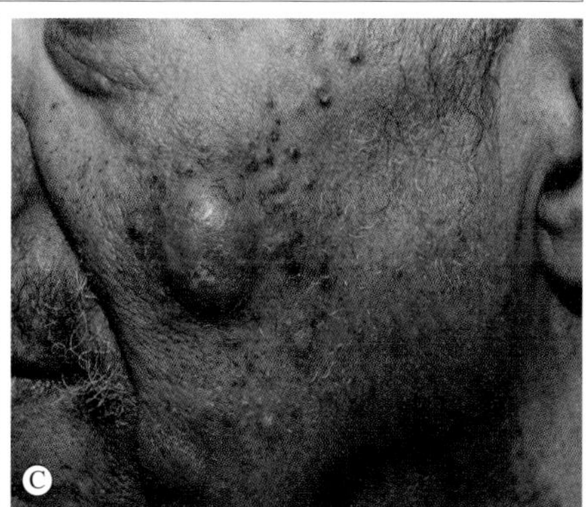


**图 21.19 由表皮生长因子（EGFR）抑制剂引起的丘疹脓疱样（痤疮样）反应**。A. EGFR信号转导通路及抑制剂作用位点；B. 上背部中央可见红斑基底上的多发小脓疱，部分融合；C. 面部可见多发毛囊性丘疹脓疱、色素沉着痂以及一个大的多腔炎性囊肿（B, Courtesy，Lauren Levy，MD，and Jonathan Leventhal，MD；C，Courtesy，Kalman Watsky，MD.）

肝素（作为抗凝剂）和静脉注射浓缩蛋白 C。华法林引起的坏死应与抗凝剂诱导的胆固醇栓塞相鉴别，后者尽管被称为“华法林蓝趾综合征”，但不仅限于该药。

肝素诱导的皮肤坏死是因为抗体与肝素和血小板因子 4 形成的复合体相结合引起血小板凝集和消耗（见第 23 章）。血小板计数通常较低，但除非在已知血小板基线值的前体下，否则该项指标可能不被重视。除了造成血小板相对减少以外，肝素可引起注射部位和远端血栓和皮肤坏死（图 21.22），也可见于内脏器官（如中枢神经系统）。称为肝素诱导的血小板减少及血栓形成综合征。治疗上应停用肝素，使用其他抗凝剂如阿加曲班或达那肝素钠。

## 肉芽肿性药物反应

肉芽肿性药物反应可模拟间质肉芽肿性皮炎和环状肉芽肿，在第 93 章中详细讨论。此外，在接受干扰素 α 和利巴韦林治疗丙型肝炎的患者中存在结节病样反应。

## HIV 感染相关的药物反应

HIV 感染者发生药疹的风险增加，特别是当 $CD4^+$ 细胞计数在 100 ～ 400/mm$^3$ 时（见第 78 章）。比如，HIV

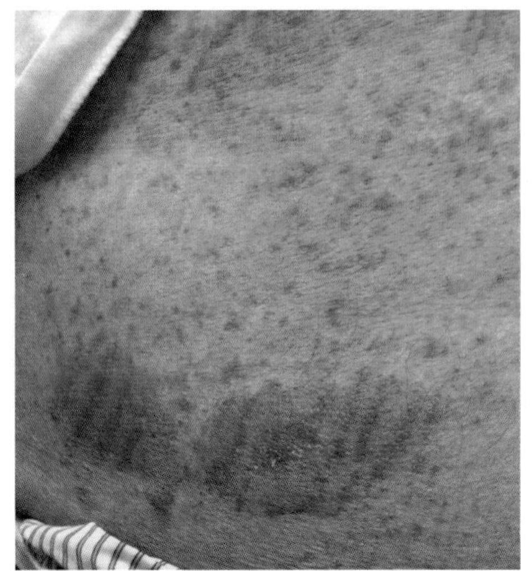

**图 21.20 发疹性（麻疹型）药物反应**。由来那度胺引起，在注射硼替佐米部位反应尤为严重（Courtesy，Dennis Cooper，MD.）

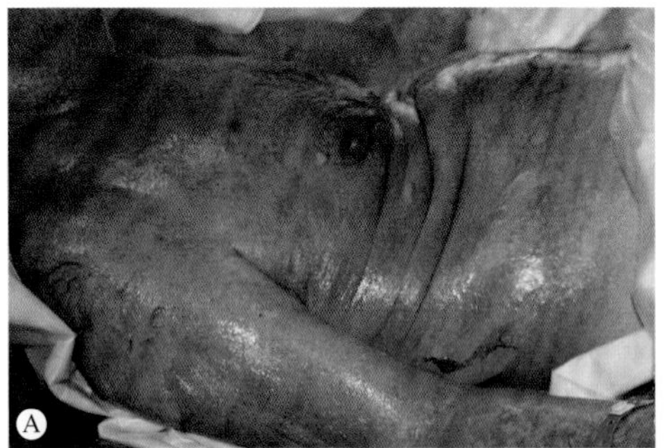

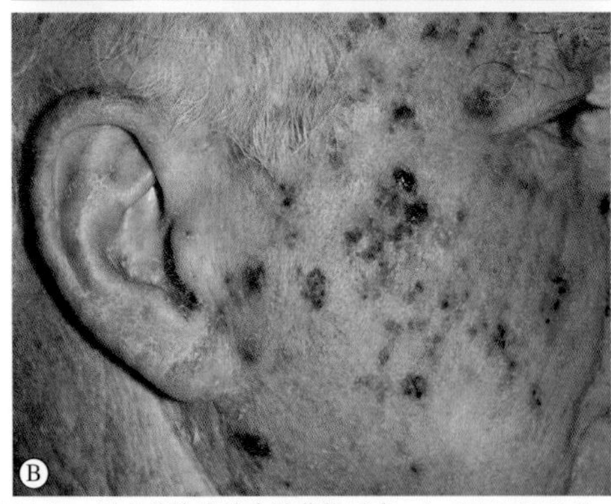

**图 21.21 对免疫治疗的皮肤药物反应**。A. SJS/TEN 重叠，由易普利姆玛引起；B. 接受静脉注射白介素 -2 治疗的患者的日光性角化炎症反应（A，Courtesy，Marianna Freudzon，MD；B，Courtesy，Jean L Bolognia，MD.）

患者中 SJS-TEN 的年发病率为 1/1000（总人群中年发病率为 1/1 000 000），一种可能的解释是 HIV 感染

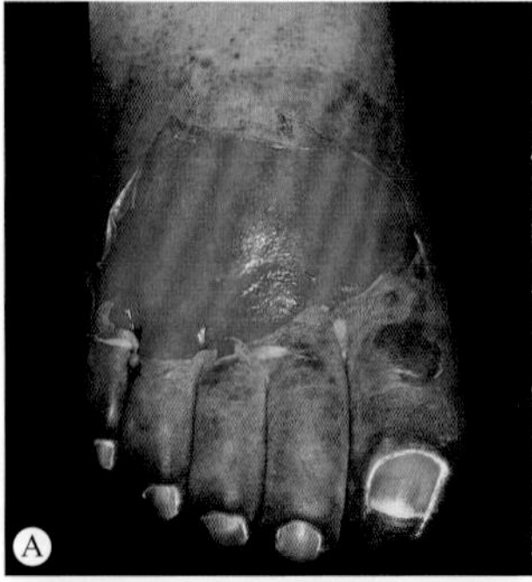

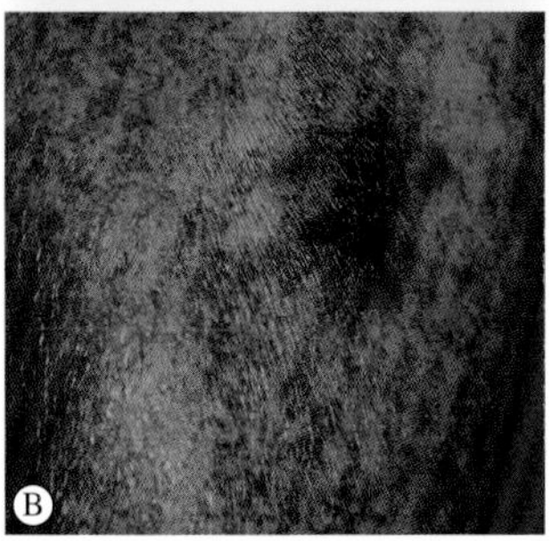

**图 21.22 肝素诱发的血小板减少与血栓形成综合征**。A. 足部缺血坏死；B. 血小板减少导致的瘀点，以及栓塞导致的不规则形皮肤坏死（A，Courtesy，Kalman Watsky，MD；B，Courtesy，Jean L Bolognia，MD.）

者中皮肤保护性 $CD4^+$/$CD25^+$ T 调节细胞丢失，在 TEN 皮损内发现 $CD8^+$：$CD4^+$ T 细胞比值升高，同时皮肤调节 $CD4^+$ T 细胞数量减少[57]。

常见致敏药物包括 TMP-SMX、氨苄西林、氨苯砜、阿巴卡韦、奈韦拉平及抗惊厥剂。例如，多达 40% 的 HIV 感染患者在接受 TMP-SMX 治疗时出现“皮疹”。这些药疹，尤其是重症者，一旦发生必须停用药物。轻症者可“继续治疗”，比如继续使用已发生药疹的药物，有可能皮疹会消退。皮质激素可减少 AIDS 患者使用磺胺类药物后药疹的发生，脱敏疗法对这些患者的效果各不相同。

### 药物诱发的红斑狼疮

一部分药物可诱导出现系统性红斑狼疮（SLE）和皮肤型红斑狼疮，最常见的是亚急性皮肤型红斑狼疮（subacute cutaneous LE，SCLE）。在前者中，患者可能会因肼屈嗪和普鲁卡因胺等药物出现发热、不适、多关节炎和浆膜炎[58]，急性皮肤型 LE 中罕见。症状通常在用药一个月后出现，且停药数天或数周后缓解，SCLE 的皮肤损害有时更持久。表 41.2 和 41.10 回顾了已报道的可引起 SLE 和 SCLE 的药物。

药物诱发 SLE 的发病机制尚不清楚，一种可能性是反应性药物代谢产物与核组蛋白相互作用，作为半抗原激活补体级联反应。例如普鲁卡因胺诱发的 SLE 在慢乙酰化者中发病率比快速乙酰化者高。

药物诱发 SLE 的特征是多达 95% 的病例存在抗组蛋白抗体，然而这些抗体无特异性，也可见于特发性 SLE 患者。抗 dsDNA 较少阳性。单出现血清抗核抗体由阴性转为阳性不足以停用药物治疗，如果患者出现症状则应停药。血清抗核抗体阳性可持续 6～12 个月。

药物诱导的 SCLE 常见抗 SSA/Ro 和抗 SSB/La 抗体阳性，皮肤和组织学发现与在特发性疾病相同。临床上诊断 SCLE 时需详细询问用药史，特别是特比萘芬、噻嗪类利尿剂、质子泵抑制剂、钙通道阻滞剂和紫杉醇类药物（见表 41.2）的使用情况。另外，接受 TNFα 治疗的患者可能会出现慢性（盘状）、亚急性或急性 LE，以及抗核和抗 DNA 抗体。

### 淋巴瘤样药物反应（lymphomatoid drug reaction，见第 121 章）

**同义名：** ■ 假性淋巴瘤药物反应（pseudolymphomatous drug reaction）■ 药物诱导的皮肤淋巴瘤样增生（drug-induced cutaneous lymphoid hyperplasia）

淋巴瘤样药物反应具有良性的生物学特征并且不满足非霍奇金淋巴瘤的诊断标准。最初人们认为这是一种过敏反应，目前的证据表明致病药物可能会抑制免疫功能、削弱免疫监督，导致淋巴细胞异常增生，T 细胞活性增加及低淋巴细胞血症。

淋巴瘤样药物反应在最初给药后几个月甚至几年内隐匿进展。皮损可以单发或多发、局限或泛发，由紫红色丘疹、斑块或结节组成。可表现为红皮病样 Sézary 综合征，很少见到大量广泛分布的肿瘤。淋巴结病变常见，也可能是唯一的临床发现。

组织学上，真皮内可见致敏的淋巴细胞浸润，可模仿 T 或 B 细胞淋巴瘤。部分患者淋巴细胞浸润呈带状，类似于蕈样肉芽肿。也可观察到有脑状轮廓的不典型细胞核和表皮性非典型细胞核。淋巴细胞以 T 细胞为主，多数为多克隆性。淋巴结中可见局灶性坏死、嗜酸性粒细胞和组织细胞性浸润，可破坏正常结构。也可观察到非典型淋巴样增生。

停药后数周至数月内皮损缓解，已报道的引起淋巴瘤样药物反应的药物包括抗惊厥药（苯妥因、苯巴比妥、卡马西平）、抗精神病药（氯丙嗪、丙美嗪）、伊马替尼和血管紧张素Ⅱ受体拮抗剂（见表 121.1）。

### 色素改变

药物引起的皮肤色素沉着可由多种机制产生，包括：①黑素生成增加；②药物或其代谢产物沉积，常与黑素或铁结合，有时描述为变色更合适；以及③炎症后变化。色素沉着好发于曝光部位。最常见引起皮肤色素沉着（变色）的药物包括米诺环素、抗疟药、胺碘酮（图 21.23）、口服避孕剂、丙咪嗪、化疗药及氯法齐明（见第 67 章）。暴露于重金属如银、金制剂，以及砷，也可引起皮肤颜色变黑。另外博来霉素可产生线性“鞭索形”的色素沉着。

色素减退可在长期使用局部药物后发生，包括维 A 酸类药及皮质激素；色素脱失主要与使用含单苄基醚的氢醌有关，还与接触邻苯二酚类、酚类或醌类物质有关（例如接触性或职业性白斑病；见第 66 章）。口腔酪氨酸激酶抑制剂，尤其是伊马替尼和卡泊赞替尼可使皮肤发生色素减退。

许多药物可改变毛发颜色。例如，羟氯喹、伊马替尼、达沙替尼和舒尼替尼（见表 21.26）能导致毛发色素减少，甚至色素脱失。伊马替尼也能致毛发颜色加深。

### 药物诱发的银屑病

药物可与银屑病的加重有关。一种特定药物可通过以下几方面影响银屑病：①已经存在的银屑病病情加重；②银屑病患者的正常皮肤上出现银屑病皮损；③银屑病复发；④产生耐药[59]。除此之外，在其他药

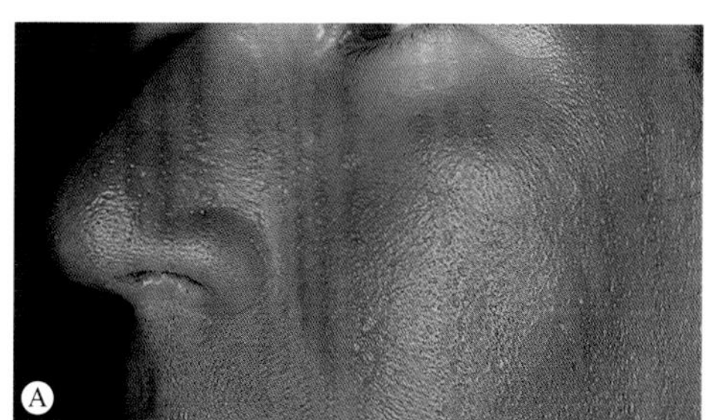

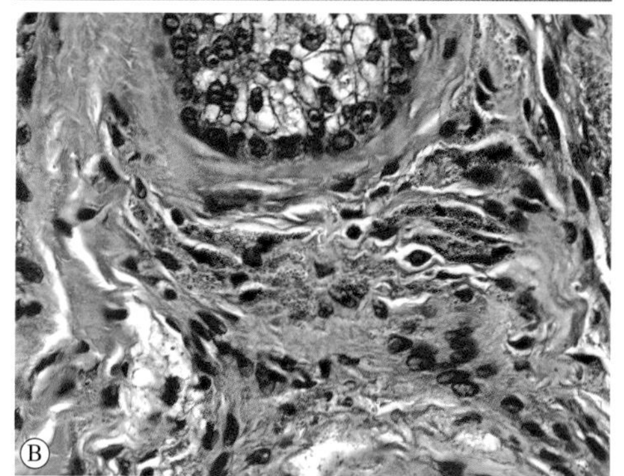

**图 21.23　胺碘酮所致的皮肤异色。** A. 面部灰紫色变色，注意下眼睑不受累；B. 活检示真皮巨噬细胞内有黄褐色颗粒（A，Courtesy，Jean L Bolognia，MD；B，Courtesy，Luis Requena，MD.）

疹（例如发疹性药疹）的皮损处，银屑病皮损可继发于同形反应，干扰素注射部位可出现斑块。药物诱发的银屑病临床表现涵盖银屑病病谱，可从局限性或泛发性斑块到红皮病和掌跖脓疱病。甲改变及头皮受累亦可见。

相当多的药物可诱发或加重银屑病，其中关联最强的药物包括锂制剂、β 受体阻滞剂、NSAIDs（口服或局部应用）、TNF-α 抑制剂和干扰素。其他药物包括抗疟药、奎尼丁、四环素、心脏药物（ACE 抑制剂、地高辛、可乐定、胺碘酮）、GM-CSF、碘化钾、特比萘芬、卡马西平、丙戊酸、吉非罗齐、氟西汀、达可珠单抗和金盐[59]。

药物诱发的银屑病通常在停用致敏药物后数周到数月内消退。然而在接受 TNF-α 抑制剂治疗的患者可出现暴发性银屑病，而且掌跖脓疱可持续更久（见第 128 章）。后者不仅见于银屑病或类风湿关节炎患者，也可见于其他疾病，如无银屑病个人史及家族史的 GVHD 或炎性肠病患者（图 21.24），这些药疹可能伴或不伴免疫抑制减弱。

组织学表现并不都具特异性。可提示为银屑病，也可符合苔藓样药疹。

### 其他不常见的药物反应

该类药物反应的举例见表 21.20。

## 疫苗及注射药物引起的皮肤不良反应

### 疫苗诱发的药物反应

随着在人群中停止接种天花疫苗，由疫苗所致的严重皮肤副反应发生率目前已很低（见第 81 章）。局部炎症反应有红斑、水肿及疼痛，还有荨麻疹、血管性水肿及过敏反应；后者主要发生于接种活麻疹疫苗。还能见到苔藓样疹、多形红斑，偶见自身免疫反应，如结节性多动脉炎和大疱性类天疱疮（表 21.21）。

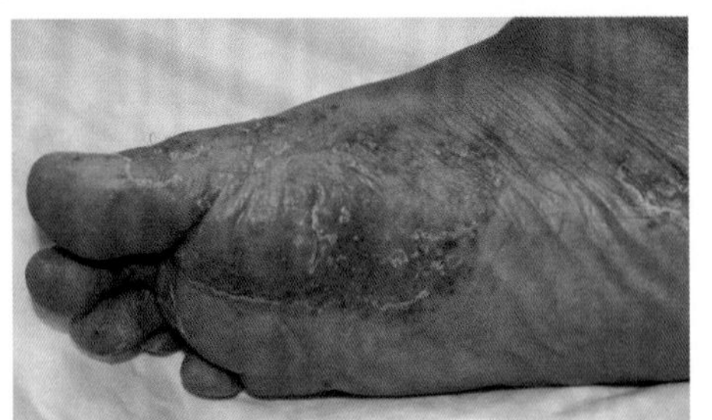

**图 21.24 TNF-α 所致的银屑病样药疹。**一位类风湿性关节炎患者接受英夫利昔单抗治疗 5 年后，出现了足底的无菌性脓疱，在银屑病样皮损出现之前并无免疫抑制剂的减量（Courtesy, Chris Bunick, MD.）

**表 21.20 不常见的皮肤黏膜药物反应。**药物引起的黑棘皮症见图 53.16

| 不良反应 | 药物 |
|---|---|
| 大疱性出血性皮病（在肢体远端的上皮内出血性大疱） | 肝素<br>依诺肝素 |
| 湿疹性药物反应 | 钙通道阻滞剂<br>静脉免疫球蛋白<br>TFN-α 阻滞剂<br>优特克单抗<br>HMG-CoA 还原酶抑制剂（他汀类）* |
| 生殖器溃疡<br>• 阴囊<br>• 阴茎 | 全反式维甲酸 **，舒尼替尼，膦甲酸 |
| 溃疡 | 卡博替尼 |

* 也可见干燥症。
** 也可见口腔溃疡

此外，常规接种的流感疫苗与血清病样反应、急性发热性嗜中性皮肤病和线状 IgA 大疱性皮病有关。接种 BCG 能产生一种良性自限性局部反应，表现为斑块、脓疱甚至溃疡（见第 75 章）。有时机体反应剧烈，在接种大量疫苗或深部注射后局部可产生脓疡。

### 药物注射的局部反应

除了上面已讨论的疫苗引起的药疹外，表 21.21 还描述了药物注射部位的皮肤反应，表 21.22 回顾了胰岛素注射的副作用。

# 治疗

只有一小部分药疹可危及生命或致残。治疗上须尽早停用可疑药物。许多患者可能有多个可疑致敏药物。由于缺乏临床或实验室技术明确药物的致敏性，通常应停用一切非必需和“高度可疑”的药物。同时需要合理的替代治疗，如停用苯妥因可以使用左乙拉西坦和丙戊酸盐来替代，而不是苯巴比妥或卡马西平。

轻型药疹局部外用皮质激素及抗组胺药有效。急性皮肤坏死者如 TEN 须在重症监护病房内治疗。支持疗法包括温暖的环境、纠正电解质紊乱、补充大量热量及预防败血症。

药疹发病的免疫学理论认为可系统性使用皮质激素、免疫抑制剂及抗细胞因子治疗。虽然有些临床医生提倡使用皮质激素，但是对于最常见类型药疹（如发疹性药疹），不论是作为预防性还是治疗性药物，使用皮质激素疗效的证据都很少。在治疗重症疾病过程

| 表 21.21 药物注射的局部反应。胰岛素和毒品注射的药物不良反应分别见表 21.22 和表 89.4。局部注射不良反应包括红斑、硬结，可见于 ustekinumab，secukinumab，ixekizumab，brodalumab 和 dupilumab | |
|---|---|
| 依那西普 * | 红斑块、白细胞碎裂性血管炎 |
| 阿达木单抗 * | 红斑或荨麻疹样斑块 |
| GM-CSF*，G-CSF* | 脓疱、荨麻疹样斑块 |
| 干扰素 * | 血管病样坏死、银屑病样斑块发生，狼疮样反应 |
| 白介素 -2 | 小叶性脂膜炎、肉芽肿 |
| 阿那白滞素 | 红斑块或荨麻疹样斑块 |
| 皮质激素 | 真皮萎缩、脂肪萎缩、毛细血管扩张、色素沉着、色素减退 |
| 维生素 K | 红斑块、常为环状（图 21.25）；硬斑病样斑块（Texier 病） |
| 肝素 | 坏死、瘀斑、红斑块、荨麻疹（见第 23 章） |
| 低分子含钙肝素 | 钙质沉积 |
| 醋酸格拉替雷 | 纤维化、脂膜炎、脂肪萎缩、血管痉挛、Nicolau 综合征 |
| 维生素 $B_{12}$ | 瘙痒、硬斑病样斑块 |
| 铁 | 棕色变、色素沉着 |
| 恩夫韦地 | 红斑块或硬斑病样斑块 |
| 硼替佐米 | 红斑块或荨麻疹样斑块、坏死 |
| 锑酸葡甲胺 | 瘙痒性红斑块，偶可见坏死 |
| 脱敏剂注射 | 皮下结节病 |
| 透明质酸酶、硅酮 | 水肿、肉芽肿性反应（见第 94 章） |
| **疫苗 **** | |
| 含铝疫苗 | 结节、异物反应 |
| 含硫柳汞疫苗 | 过敏性接触性皮炎 |

* 在第 128 章中讨论。
** 对疫苗的泛发性反应也可出现过敏反应、Sweet 综合征、急性泛发性发疹性脓疱病、大疱性类天疱疮、线性 IgA 大疱性皮病、苔藓样疹和多形红斑

**表 21.22 胰岛素注射的皮肤反应**。使用胰岛素泵也会增加瘢痕和脓肿形成的风险

**急性超敏反应**
- 局部反应（红斑、瘙痒）
- 荨麻疹、血管性血肿
- 过敏反应（少见）

**延迟性超敏反应**
- 注射部位的反应（红斑、硬化）
- 麻疹样疹（少见）
- 急性泛发性发疹性脓疱病（AGEP）（少见）
- 剥脱性皮炎（少见）

**脂肪营养不良**
- 脂肪萎缩（在使用快速吸收的胰岛素类似物时较少见，如赖脯胰岛素）
- 脂肪增生

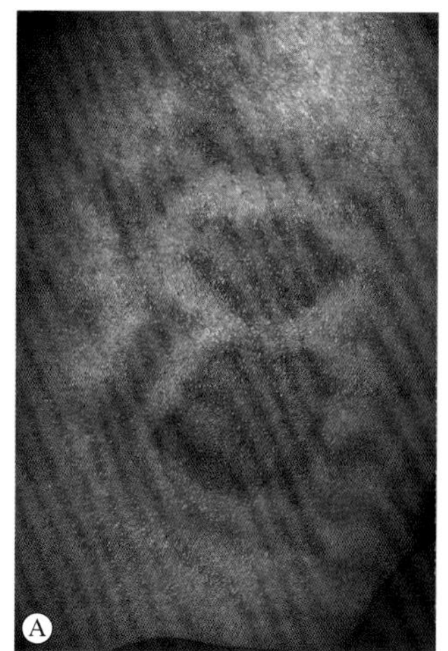


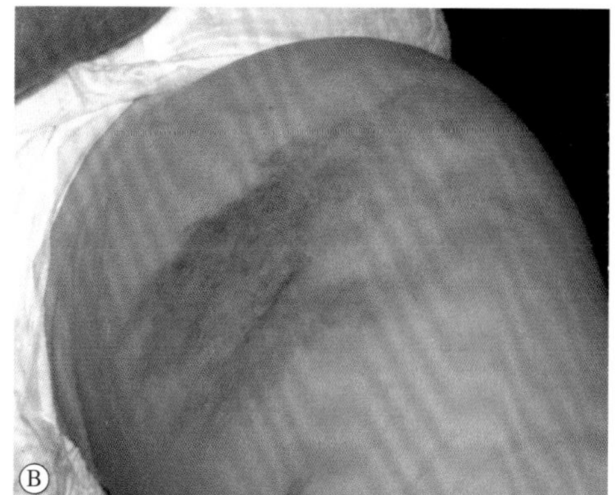


**图 21.25 维生素 K 注射所致局部反应**。A. 患者最初被诊断为多形红斑；B. 婴儿皮肤可见大的粉紫色斑块，伴有出血区域（B，Courtesy，Julie V Schaffer，MD.）

中发生轻型药疹时，有时做对症处理并且可以忽略皮疹而继续使用可疑药物。在这种情况下，系统使用皮质激素可能有助于治疗，例如患有艾滋病相关性卡氏肺孢子虫肺炎患者发生 TMP-SMX 引起的药疹时，系统皮质激素治疗有效。然而这种临床治疗方法尚未达成一致意见，对于有些重症病例，系统使用皮质激素作为一种预防措施已被证明是有害的。值得注意的是，皮质激素能减轻药物超敏反应综合征的皮肤及内脏（肺、心）损害并挽救生命；然而停用皮质激素后病情常反复。

最后，在病情恢复以后，应当告知患者从此避免使用那些与药疹有关的药物及所有含相关化学成分的化合物。

（刘兆睿译　刘 洁校　晋红中　王宝玺审）

# 参考文献


1. Arndt KA, Jick H. Rates of cutaneous reactions to drugs. J Am Med Assoc 1976;235:918–23.
2. Roujeau J-C, Stern RS. Severe adverse cutaneous reactions to drugs. N Engl J Med 1994;331:1272–85.
2a. Duong TA, Valeyrie-Allanore L, Wolkenstein P, Chosidow O. Severe cutaneous adverse reactions to drugs. Lancet 2017;doi.org/10.1016/S0140-6736(16)30378-6.
3. Pichler WJ, Naisbitt DJ, Park BK. Immune pathomechanism of drug hypersensitivity reactions. J Allergy Clin Immunol 2011;127:S74–81.
4. Bigby M. Rates of cutaneous reactions to drugs. Arch Dermatol 2001;137:765–70.
5. Caranasos GJ, May FE, Stewart RB, Cluff LE. Drug associated deaths of medical inpatients. Arch Intern Med 1976;136:872–5.
6. Coopman SA, Johnson RA, Platt R, Stern RS. Cutaneous disease and drug reactions in HIV infection. N Engl J Med 1993;328:1670–4.
7. Chung W-H, Hung S-I, Hong H-S, et al. Medical genetics: a marker for Stevens–Johnson syndrome. Nature 2004;428:486.
8. Ko T-M, Chung W-H, Wei C-Y, et al. Shared and restricted T-cell receptor use is crucial for carbamazepine-induced Stevens–Johnson syndrome. J Allergy Clin Immunol 2011;128:1266–76.
9. Wei C-Y, Chung W-H, Huang H-W, et al. Direct interaction between HLA-B and carbamazepine activates T cells in patients with Stevens–Johnson syndrome. J Allergy Clin Immunol 2012;129:1562–9.
10. Ostrov DA, Grant BJ, Pompeu YA, et al. Drug hypersensitivity caused by alteration of the MHC-presented self-peptide repertoire. Proc Natl Acad Sci USA 2012;109:9959–64.
11. Illing PT, Vivian JP, Dudek NL, et al. Immune self-reactivity triggered by drug-modified HLA-peptide repertoire. Nature 2012;486:554–8.
12. Schnyder B, Mauri-Hellweg D, Zanni MP, et al. Direct MHC dependent presentation of the drug sulfamethoxazole to human αβ T cell clones. J Clin Invest 1997;100:136–41.
13. Hung S-I, Chung W-H, Liou L-B, et al. HLA-B*5801 allele as a genetic marker for severe cutaneous adverse reactions caused by allopurinol. Proc Natl Acad Sci USA 2005;102:4134–9.
14. Génin E, Schumacher M, Roujeau J-C, et al. Genome-wide association study of Stevens–Johnson syndrome and toxic epidermal necrolysis in Europe. Orphanet J Rare Dis 2011;6:52.
15. Barbaud A. Drug patch tests in the investigation of cutaneous adverse drug reactions. Ann Dermatol Venereol 2009;136:635–44.
16. Peroni A, Colato C, Schena D, Girolomoni G. Urticarial lesions: if not urticaria, what else? The differential diagnosis of urticaria: part I. Cutaneous diseases. J Am Acad Dermatol 2010;62:541–55.
17. Renaudin JM, Beaudouin E, Ponvert C, et al. Severe drug-induced anaphylaxis: analysis of 333 cases recorded by the Allergy Vigilance Network from 2002 to 2010. Allergy 2013;68:929–37.
18. Gerson D, Sriganshan V, Alexis JB. Cutaneous drug eruptions: a 5 years experience. J Am Acad Dermatol 2008;59:995–9.
19. Newell BD, Moinfar M, Mancini AJ, Nopper AJ. Retrospective analysis of 32 pediatric patients with anticonvulsant hypersensitivity syndrome (ACHSS). Pediatr Dermatol 2009;26:536–46.
20. Shiohara T, Iijima M, Ikezawa Z, Hashimoto K. The diagnosis of a DRESS syndrome has been sufficiently established on the basis of typical clinical features and viral reactivations. Br J Dermatol 2007;156:1083–4.
21. Kardaun S, Sidoroff A, Valeyrie-Allanore L, et al. Variability in the clinical pattern of cutaneous side effects of drugs with systemic symptoms: does a DRESS syndrome really exist? Br J Dermatol 2007;156:609–10.
22. Kardaun SH, Sekula P, Valeyrie-Allanore L, et al. Drug reaction with eosinophilia and systemic symptoms (DRESS): an original multisystem adverse drug reaction. Results from the prospective RegiSCAR study. Br J Dermatol 2013;169:1071–80.
23. Tas S, Simonart T. Drug rash with eosinophilia and systemic symptoms (DRESS syndrome). Acta Clin Belg 1999;54:197–200.
24. Pirmohamed M, Graham A, Roberts P, et al. Carbamazepine hypersensitivity: assessment of clinical and in vitro chemical cross reactivity with phenytoin and oxcarbazepine. Br J Clin Pharmacol 1991;32:741–9.
25. Picard D, Janela B, Descamps V, et al. Drug reaction with eosinophilia and systemic symptoms (DRESS): a multiorgan antiviral T cell response. Sci Transl Med 2010;2:46ra62.
26. Mallal S, Nolan D, Witt C, et al. Association between presence of HLA-B*5701, HLA-DR7, and HLA-DQ3 and hypersensitivity to HIV-1 reverse-transcriptase inhibitor abacavir. Lancet 2002;359:727–32.
27. McCormack M, Alfirevic A, Bourgeois S, et al. HLA-A*3101 and carbamazepine induced hypersensitivity reactions in Europeans. N Engl J Med 2011;364:1134–43.
28. Hung SI, Chung WH, Jee SH, et al. Genetic susceptibility to carbamazepine-induced cutaneous adverse drug reactions. Pharmacogenet Genomics 2006;16:297–306.
29. Pirmohamed M, Lin K, Chadwick D, Park BK. TNFalpha promoter region gene polymorphisms in carbamazepinehypersensitive patients. Neurology 2001;56:890–6.
30. Kano Y, Hiraharas K, Sakuma K, Shiohara F. Several herpesviruses can reactivate in a severe drug-induced multiorgan reaction in the same sequential order as in graft-versus-host disease. Br J Dermatol 2006;155:301–6.
31. Hashizume H, Fujiyama T, Kanebayashi J, et al. Skin recruitment of monomyeloid precursors involves human herpesvirus-6 reactivation in drug allergy. Allergy 2013;68:681–9.
32. Ortonne N, Valeyrie-Allanore L, Bastuji-Garin S, et al. Histopathology of drug rash with eosinophilia and systemic symptoms syndrome: a morphological and phenotypical study. Br J Dermatol 2015;173:50–8.
33. Funck-Brentano E, Duong TA, Bouvresse S, et al. Therapeutic management of DRESS: A retrospective study of 38 cases. J Am Acad Dermatol 2015;72:246–52.
34. Joly P, Janela B, Tetart F, et al. Poor benefit/risk balance of intravenous immunoglobulins in DRESS. Arch Dermatol 2012;148:543–4.
35. De Keyser F, Naeyaert JM, Hindryckx P, et al. Immune-mediated pathology following hepatitis B vaccination. Two cases of polyarteritis nodosa and one case of pityriasis rosea-like drug eruption. Clin Exp Rheumatol 2000;18:81–5.
36. Halevy S. Acute generalized exanthematous pustulosis. Curr Opin Allergy Clin Immunol 2009;9:322–8.
37. Navarini AA, Valeyrie-Allanore L, Setta-Kaffetzi N, et al. Rare variations in IL36RN in severe adverse drug reactions manifesting as acute generalized exanthematous pustulosis. J Invest Dermatol 2013;133:1904–7.
38. Hotz C, Valeyrie-Allanore L, Haddad C, et al. Systemic involvement of acute generalized exanthematous pustulosis: a retrospective study on 58 patients. Br J Dermatol 2013;169:1223–32.
39. Barbaud A, Collet E, Milpied B, et al. A multicentre study to determine the value and safety of drugs patch tests for the three main classes of severe cutaneous adverse reactions. Br J Dermatol 2013;168:555–62.
40. Sidoroff A, Halevy S, Bavinck JN, et al. Acute generalized exanthematous pustulosis (AGEP)–a clinical reaction pattern. J Cutan Pathol 2001;28:113–19.
41. Sidoroff A, Dunant A, Viboud C, et al. Risk factors for acute generalized exanthematous pustulosis (AGEP). Results of a multinational case-control study (Euro SCAR). Br J Dermatol 2007;157:989–96.
42. Anzalone CL, Cohen PR. Acute febrile neutrophilic dermatosis (Sweet's syndrome). Curr Opin Hematol 2013;20:26–35.
43. Roujeau JC. Neutrophilic drug eruption. Clin Dermatol 2000;18:331–7.
44. Lipowicz S1, Sekula P, Ingen-Housz-Oro S, et al. Prognosis of generalized bullous fixed drug eruption: comparison with Stevens-Johnson syndrome and toxic epidermal necrolysis. Br J Dermatol 2013;168:726–32.
45. Stubb S, Alanko K, Reitamo S. Fixed drug eruptions: 77 cases from 1981 to 1985. Br J Dermatol 1989;120:583.
46. Chanal J, Ingen-Housz-Oro S, Ortonne N, et al. Linear IgA bullous dermatosis: comparison between the drug-induced and spontaneous forms. Br J Dermatol 2013;169:1041–8.
47. Stavropoulos PG, Soura E, Antoniou C. Drug-induced pemphigoid: a review of the literature. J Eur Acad Dermatol Venereol 2014;28:1133–40.
48. Mockenhaupt M, Viboud C, Dunant A, et al. Stevens–Johnson syndrome and toxic epidermal necrolysis: assessment of medication risks with emphasis on recently marketed drugs. The EuroSCAR-study. J Invest Dermatol 2008;128:35–44.
49. Sekula P, Dunant A, Mockenhaupt M, et al. Comprehensive survival analysis of a cohort of patients with Stevens-Johnson syndrome and toxic epidermal necrolysis. J Invest Dermatol 2013;133:1197–204.
50. Drucker AM, Rosen CF. Drug-induced photosensitivity: culprit drugs, management and prevention. Drug Saf 2011;34:821–37.
51. Reyes-Habito C, Roh EK. Cutaneous reactions to chemotherapeutic drugs and targeted therapies for cancer. J Am Acad Dermatol 2014;71:203.e1–12.
52. Piraccini BM, Iorizzo M, Rech G, Tosti A. Drug-induced hair disorders. Curr Drug Saf 2006;1:301–5.
53. Shin H, Jo SJ, Kim do H, et al. Efficacy of interventions for prevention of chemotherapy-induced alopecia: a systematic review and meta-analysis. Int J Cancer 2015;136:E442–54.
54. Sonis ST. The pathobiology of mucositis. Nat Rev Cancer 2004;4:277–84.
55. Reyes-Habito CM, Roh EK. Cutaneous reactions to chemotherapeutic drugs and targeted therapy for cancer: Part II. Targeted therapy. J Am Acad Dermatol 2014;71:217.e1–11.
56. Marquart-Elbaz C, Lipsker D, Grosshans E, Cribier B. Oral ulcers induced by nicorandil: prevalence and clinicopathological aspects. Ann Dermatol Venereol 1999;126:587–90.
57. Yang C, Mosam A, Mankahla A, et al. HIV infection predisposes skin to toxic epidermal necrolysis via depletion of skin-directed $CD4^+$ T cells. J Am Acad Dermatol 2014;70:1096–102.
58. Rubin RL. Drug-induced lupus. Expert Opin Drug Saf 2015;14:361–78.
59. Basavaraj KH, Ashok NM, Rashmi R, Praveen TK. The role of drugs in the induction and/or exacerbation of psoriasis. Int J Dermatol 2010;49:1351–61.

# 第 22 章　紫癜：发病机制和鉴别诊断

Warren W. Piette

## 紫癜

### 引言

紫癜（purpura）的鉴别诊断众多，为使鉴别诊断简单化一般根据患者紫癜皮疹形态的类型进行分类[1]。此外还要注意皮损的数量及其性质，如皮损是否均为紫癜、紫癜是否仅分布在下肢远端。

本章介绍了紫癜这一重要的皮肤科体征的评估和分类方法。发生在皮肤或黏膜肉眼可见的出血称之为紫癜。鉴别诊断主要是与原发性紫癜引起的某些综合征：原发性紫癜出血是病变的主体，而不是已有皮损的继发性出血（如淤积性皮炎、继发性蜂窝织炎、麻疹型药疹）。紫癜的皮损分为 6 种亚型：①瘀点（图 22.1A，表 22.1）[2]；②斑疹性紫癜（表 22.2）；③瘀斑（图 22.1B，表 22.3）；④可触及的紫癜（图 22.1C，表 22.4）；⑤非炎症性网状紫癜（图 22.1D，表 22.5）；⑥炎症性网状紫癜（表 22.6）。前三种主要依靠皮损直径的大小进行鉴别，而后三种的皮损直径可从几毫米到几厘米不等。我们总结了这几种亚型形态学上的不同以利于鉴别诊断（图 22.2）。

引起紫癜的两个主要原因——微血管闭塞综合征及血管炎将在第 23、24 章中分别讨论。前者需要引起足够重视，因为它可以和血管炎相似，但诊断和治疗方法完全不一样。微血管闭塞综合征最典型的表现为非炎症性网状紫癜（见表 22.5）[1]。早期病变很少出现红斑。2/3 的病变出现典型的紫癜或坏死。

发生于皮肤的网状青斑反映了生理解剖中血液流动的异常状态（见第 106 章）。由于皮肤及皮下的脉管系统是三维结构，使得网状青斑呈紫蓝色或淡蓝色网格状。网格直径大小不等，背部可达 2 cm 或更大，而在手掌足跖则为 5 mm 或更小。

网状紫癜的网状青斑样图案起因于脉管的闭塞，但是二者可以相应地依据紫癜的存在与否加以鉴别，因此把它叫做“网状紫癜”[1]。皮肤内血管细小，血凝块通常也非常细小而不易被发现，能看见的只有真皮内血管周围出血，可能与血管完全闭塞前引起的局

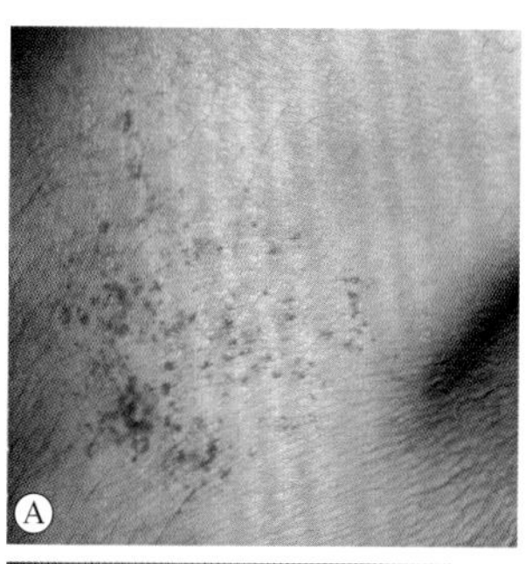

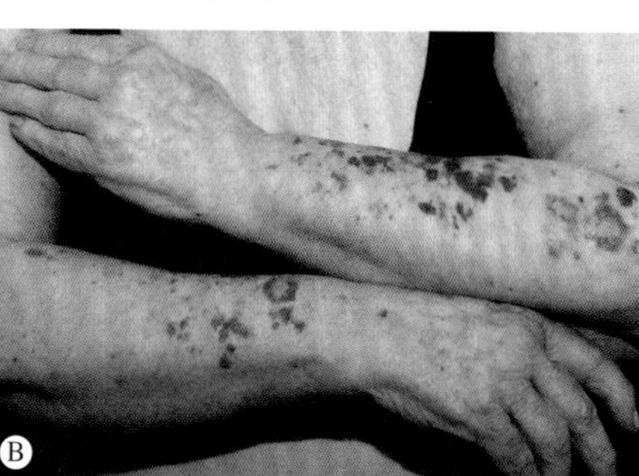

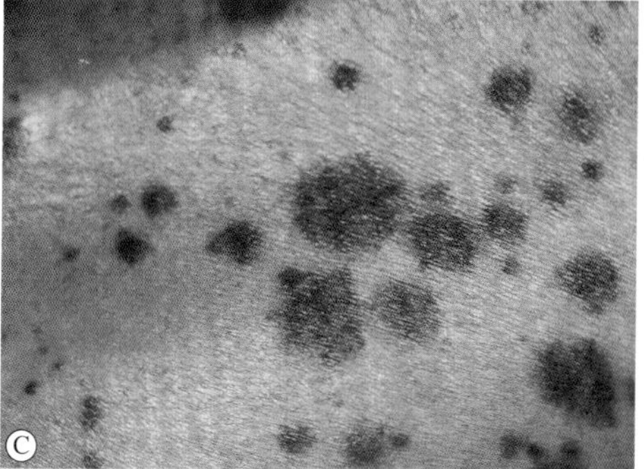

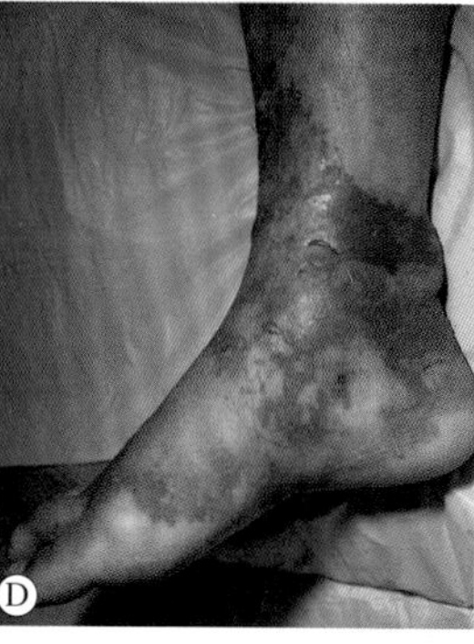

**图 22.1　瘀点紫癜的临床病例照片。** A. 圆形至椭圆形的瘀点，直径＜3 mm。B. 光化性紫癜，发生在光化性损伤伴外伤部位。C. 由小血管炎引起的可触及紫癜（炎症伴出血）。D. 一名弥散性血管内凝血（DIC）患者出现的非炎症性（轻度）网状紫癜伴血疱（B，Courtesy，Kalman Watsky，MD；D，Courtesy，Judit Stenn，MD.）

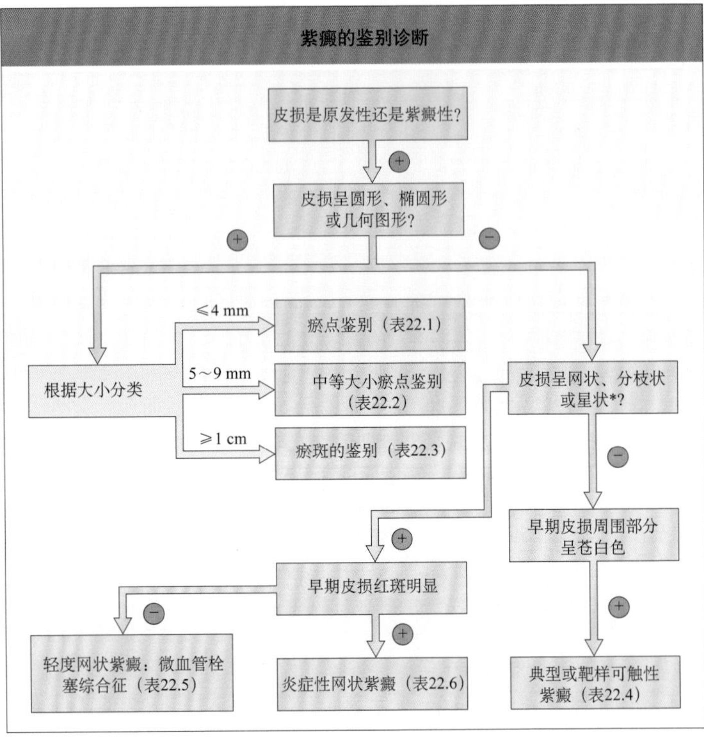


**图 22.2 紫癜的鉴别诊断。** * 尽管以中心坏死或出血并向四周放射性分布为特点的卫星状皮损非常少见，部分作者仍继续使用这一词语来描述这些皮损

部缺血有关。这种出血性病变的形状取决于血管网的解剖分布，实际上，完整的网状图案是很难见到的，网状紫癜的形状多由“拼图”样网状青斑组成。某些皮损类似树枝状分叉外观，而以中心坏死或出血并向四周放射性分布为特点的卫星状皮损非常少见。

应仔细检查网状皮损以确定其是否存在紫癜。炎症性网状紫癜（见表 22.6）也可具有网状或分枝状形态，但皮损周围常常出现红斑。然而，就像非炎症性闭塞在创伤愈合反应过程中也可出现红斑和白细胞破碎一样，血管炎有时也可出现非常轻微的早期炎症表现。在能够引起网状紫癜的炎症性疾病中，ANCA 阳性血管炎病（特别是韦氏肉芽肿病和显微镜下多血管炎）是最难与脉管闭塞所引起的网状紫癜相鉴别的。二者临床表现上有重叠，应仔细检查早期皮损是否真的存在炎症，以便进行鉴别诊断及指导评估。

这种靠形态进行鉴别诊断不同于传统的依靠病理生理学分类。由于紫癜综合征的病理生理学尚不清楚，所以临床上使用病理生理学的分类具有一定的局限性。以形态学（除外数量和分布）为基础的分类方法，其目的是为了简化程序提出临床假设（即最有可能的诊断），以便迅速、有效和准确地评估，以证实或否定可疑的诊断。

### 紫癜的病程

三种斑状（不可触知）紫癜的亚型（表 22.1 ～ 22.3）主要由单纯出血引起，活检标本的组织病理上可见红细胞外渗及轻微炎症。这些病变的进展不复杂，起初出血，随后清除红细胞及血红蛋白。临床表现与皮损颜色的改变相关。在较大面积的皮损完全消退前，可见由红蓝色或紫红色向绿色、黄色甚至棕色的转变过程。

在某些炎性出血性综合征，如皮肤小血管炎及微血管闭塞，皮疹的演变及清除则更为复杂，如图 22.3 所示。由于这两种病变不同的进展模式，活检中有可能出现血管炎晚期损害类似于血管闭塞早期改变的组织学表现。相反，血管闭塞的晚期损害由于发生了皮肤坏死，从而在组织病理上又会与白细胞碎裂性血管炎相似。这表明对紫癜性皮损的活检标本须注明病变的时间及临床情况。对于紫癜性皮疹，临床及病理分析在正确评估、诊断紫癜综合征中具有同等重要的意义。

## 凝血

形成血小板栓是基本的止血方式，它使日常轻微的微血管损伤并不显现。当血管腔较大或损伤较严重

| 表 22.1 瘀点（直径≤ 4 mm）的鉴别诊断 |
|---|
| 止血相关的血小板减少症（＜ 10 000 ～ 20 000/mm³）* |
| 主要病因 † |
| • 特发性血小板减少性紫癜<br>• 血栓性血小板减少性紫癜<br>• 其他——部分获得性血小板减少症，包括药物引起<br>  - 外周破坏（如奎宁、奎尼丁）<br>  - 药物诱导生成减少，特异性或剂量相关（如化学治疗）<br>  - 骨髓浸润、纤维化甚至衰竭<br>• 弥散性血管内凝血（早期表现） |
| 血小板功能异常 |
| 主要病因 † |
| • 先天性或继发性血小板功能缺陷<br>• 获得性血小板功能缺陷<br>  - 阿司匹林、NSAIDs<br>  - 肾功能不全<br>  - 单克隆免疫球蛋白病<br>• 继发于骨髓增生障碍的血小板增多（通常＞ 1 000 000/mm³） |
| 非血小板引起 |
| 主要病因 † |
| • 血管内静脉压突然增高（Valsalva 样呼吸，如反复呕吐、分娩、阵发性咳嗽、癫痫发作）<br>• 持续的压力增高（如淤滞、结扎）或间断性压力增高（如检测血压时的血压表袖带——Rumpel-Leeds 征）<br>• 创伤（通常呈线性）<br>• 毛囊周围（维生素 C 缺乏）<br>• 伴轻微炎症反应的<br>  - 色素性紫癜性皮肤病<br>  - Waldenström 高丙种球蛋白血症性紫癜 |
| * 血小板为内皮细胞损伤的止血提供必要的条件，当计数下降低于 10 000 ～ 20 000/mm³ 时，血小板不足导致连接功能减低，增加渗透性和出血[3]。<br>† 仅列出部分疾病。<br>NSAIDs，非甾体抗炎药 |

| 表 22-2 中等大小瘀点（直径 5 ～ 9 mm）的鉴别诊断 |
|---|
| 主要病因 * |
| • Waldenström 高丙种球蛋白血症性紫癜<br>• 感染或炎症的患者伴血小板减少<br>• 少数情况下也见于轻微的皮肤小血管炎（常取决于分布位置） |
| * 仅列出部分病因 |

时，血小板栓不足以止血，则需要伴血凝块形成的二期止血。控制血凝块的形成很重要：血凝块太小会因出血而引起死亡；太大则会形成血栓、栓塞甚至坏死；伴纤维蛋白溶解、不能控制的凝血，既可能造成血栓，又可能导致出血，就像在弥散性血管内凝血那样。因此，必须在受损部位快速形成血栓，且不超出需要的部位，须阻止逃逸出损伤部位的凝血因子在远处激活凝血。就像一个需要精细调节以准确发挥功能的系统一样，凝血机制涉及多方面，目前仍不完全清楚[3-4]。基

| 表 22.3 瘀斑（直径≥ 1 cm）的鉴别诊断 |
|---|
| 促凝血素缺陷伴轻微外伤 |
| 主要病因 * |
| • 使用抗凝药<br>• 肝功能不全伴促凝血素合成不足<br>• 维生素 K 不足<br>• 弥散性血管内凝血（部分） |
| 真皮血管结构减弱伴轻微外伤 |
| 主要病因 * |
| • 光化性紫癜（日光、衰老）<br>• 接受皮质类固醇治疗，局部或系统<br>• 维生素 C 缺乏（坏血病）<br>• 系统性淀粉样变（轻链相关、甲状腺素相关；见表 47.1 和 47.2）<br>• Ehlers-Danlos 综合征 |
| 血小板缺陷伴轻微外伤 |
| 主要病因 * |
| • 血小板功能缺陷，包括血管性血友病和部分由药物及内分泌疾病引起的异常<br>• 获得性或先天性血小板减少症 |
| 其他 |
| • 丘疹紫癜性手套袜套综合征 |
| * 仅列出部分病因 |

本的凝血系统包括恒定地低水平激活某些促凝血物质、天然抗凝和纤溶途径，这些系统在需要时能够迅速做出反应。图 22.4 概括了这些路径的调控及相互作用。

血凝块形成的早期阶段是通过组织因子Ⅶ a 复合物激活Ⅸ为Ⅸ a，激活Ⅹ为Ⅹ a 而产生少量的凝血酶（这个过程以前称为外源性凝血途径）[3-4]。任何表达组织因子和接触血浆的细胞都可以发生这个阶段，以炎性细胞和损伤的血管内皮细胞最为常见。在此阶段，只释放了小部分因子，并不足以产生血凝块。但是这些少量的因子对凝血的触发 / 扩增阶段是很重要的。一旦血小板被激活后，凝血酶就开始释放。血小板膜表面翻转暴露磷脂（特别是磷脂酰丝氨酸）是促凝血酶复合物集中并开始结合Ⅷ a、Ⅴ a 因子（分别为Ⅸ a、Ⅹ a 的辅助因子）的关键。凝血酶分子也促进Ⅴ因子从血小板颗粒中的释放，并激活Ⅴ因子及Ⅷ因子，使后者脱离血管性血友病（von Willebrand）因子。最后凝血酶激活Ⅺ因子为Ⅺ a（Ⅺ a 进一步激活Ⅸ为Ⅸ a）。如图 22.4 所示，激活的血小板表面是产生复合物的部位，这些复合物快速放大了凝血酶的产生，凝血酶进一步催化纤维蛋白原断裂为纤维蛋白，从而使纤维蛋白单体聚合形成血凝块。

传统认为Ⅻ因子和表面接触激活复合物是凝固级

**表 22.4 可触及的紫癜：炎症性紫癜伴早期明显红斑**

| 由自身免疫复合物导致的白细胞碎裂性血管炎（见图 24.1） |
|---|
| **仅累及小血管** |
| • 先天性、感染性或药物相关的 IgG 或 IgM 免疫复合物<br>• 先天性 IgA 免疫复合物（HSP），或 IgA 免疫复合物相关的药物或感染<br>• Walenström 高丙种球蛋白血症性紫癜<br>• 荨麻疹性血管炎：常可见少量紫癜<br>• 脓疱性血管炎（如肠易激综合征） |
| **累及中小血管（肉眼可见）** |
| • 混合型冷球蛋白血症<br>• 风湿性血管炎（LE、RA、Sjögren 综合征） |
| **寡免疫白细胞碎裂性血管炎（见图 24.1）** |
| **抗中性粒细胞胞浆抗体（ANCA）相关的** |
| • 韦氏肉芽肿病<br>• 显微镜下多血管炎<br>• 嗜酸性粒细胞肉芽肿性多血管炎（Churg-Strauss 综合征） |
| **其他** |
| • 持久隆起性红斑<br>• Sweet 综合征（罕见血管炎） |
| **非白细胞碎裂性血管炎** |
| **仅累及小血管** |
| • 多形红斑<br>• 急性痘疮样苔藓样糠疹<br>• 色素性紫癜性皮病<br>• Walenström 高丙种球蛋白血症性紫癜（部分病例的组织病理提示白细胞碎裂性血管炎） |
| **典型皮损——常常呈多形红斑，但可以是小血管炎，特别是与 IgA 相关的** |
| HSP，Henoch-Schönlein 紫癜；LE，红斑狼疮；RA，类风湿性关节炎 |

联学说的一部分（以前称为内源性凝血途径）。但是，缺乏Ⅻ因子、高分子量激肽原（high-molecular-weight kininogen，HMWK）或前激肽释放酶（prekallikrein，PK）的患者激活活化部分凝血激酶时间（activated partial thromboplastin time，APTT）会延长，他们不会过量失血而是容易形成血栓。这些发现，加上最近的研究，挑战了传统的表面接触理论[4]。Ⅻ因子在血凝块的形成中起了一定的作用，尤其是在病理状态下，但是接触激活系统似乎更针对其他生理功能。

通过 HMWK 和 PK 在内皮细胞膜上形成多蛋白受体复合物，构成表面接触激活复合物。这一复合物包括细胞角蛋白 1、C1q 受体球状部、尿激酶纤维蛋白溶酶原激活剂受体（见图 22.4）。HMWK、PK、有时还有Ⅻ因子结合到这一受体复合物产生强大的血管舒张性缓激肽及其他一些血管调节因子。此外，纤溶活性的产生是通过激活单链和双链尿激酶型纤溶酶原激活

**表 22.5 非炎症性网状紫癜的鉴别诊断**

| 主要由于微血管中血小板栓塞引起的闭塞 |
|---|
| **主要病因 *** |
| • 肝素诱导血小板减少症<br>• 继发于骨髓增生性病变的血小板增多<br>• 阵发性睡眠性血红蛋白尿<br>• 血栓性血小板减少性紫癜（内脏血管有血小板栓塞，血小板减少导致皮肤出血点） |
| **寒冷相关的沉淀或凝集** |
| **主要病因 *** |
| • 冷球蛋白血症，通常单克隆性（早期混合性冷球蛋白血症常常是炎症性的，而白细胞碎裂主要是由于免疫复合物沉积引起的）<br>• 冷纤维蛋白原血症（多数冷纤维蛋白原仅偶见于某些住院患者）<br>• 冷凝集素（很少导致栓塞，常常导致溶血或无症状） |
| **血管内微生物生长导致的闭塞** |
| **主要病因 *** |
| • 血管侵入性真菌（毛霉菌病，曲霉菌病，常见于免疫抑制患者）<br>• 坏疽性臁疮（常常为假单胞菌属或其他革兰氏阴性菌在皮下细动脉的外膜增殖）<br>• 播散性类圆线虫病<br>• 汉森病的卢西奥现象<br>• 落基山斑疹热，其他立克次体斑疹热 ^ |
| **凝血系统性病变** |
| **主要病因 *** |
| • 蛋白 C 和 S 相关<br>　– 同源性蛋白 C 或蛋白 S 缺乏症<br>　– 获得性蛋白 C 缺乏（部分患者伴发败血症相关的 DIC）<br>　– 华法林坏死 **（蛋白 C 功能异常）<br>　– 感染后暴发性紫癜（蛋白 S 功能异常）<br>• 抗磷脂抗体，狼疮抗凝物<br>• 左旋咪唑和可卡因合用成瘾者 |
| **血管凝血功能紊乱** |
| • 青斑样血管病 / 白色萎缩（也可能具有系统性血栓成分）<br>• 恶性萎缩性丘疹病 /Degos 病（抗磷脂抗体综合征与此病类似）<br>• Sneddon 综合征（在部分患者中与抗磷脂抗体综合征相关）<br>• 腺苷脱氨酶 2 缺乏（ADA2） |
| **栓塞形成或晶体沉积** |
| **主要病因 *** |
| • 胆固醇栓塞<br>• 草酸盐结晶沉积<br>• 非细菌性栓塞性心内膜炎，心房黏液瘤，晶体球蛋白嗜酸性粒细胞增多综合征（都十分罕见） |
| **网织红细胞、红细胞栓塞** |
| • 镰状红细胞病<br>• 严重的疟疾（通常恶性疟原虫） |

| 表 22.5　非炎症性网状紫癜的鉴别诊断（续表） |
| --- |
| **其他** |
| • 皮肤钙化防御<br>• 棕色遁蛛（斜蛛属）叮咬后反应<br>• 血管内 B 细胞淋巴瘤<br>• 羟基脲（罕见） |
| * 仅列出部分病因。<br>** 也称为香豆素坏死。<br>^ 早期皮损以血栓形成为主，但血管炎也可发生。<br>DIC，弥散性血管内凝血；RBC，红细胞；vWF，血管性血友病因子（von Willebrand factor） |

| 表 22.6　炎症性网状紫癜的鉴别诊断 |
| --- |
| **血管炎** |
| **主要集中于真皮血管** |
| • IgA 血管炎 |
| **常常累及真皮及皮下血管** |
| • 混合性冷球蛋白血症<br>• 风湿性血管炎（LE，RA）<br>• 结节性多动脉炎<br>• 显微镜下多血管炎<br>• 肉芽肿性多血管炎<br>• 嗜酸性粒细胞肉芽肿性多血管炎（Churg-Strauss 综合征） |
| **真皮血管的炎症、闭塞或收缩** |
| • 青斑样血管病<br>• 脓毒性血管炎<br>• 冻疮<br>• 坏疽性脓皮病 |
| LE，红斑狼疮；RA，类风湿性关节炎 |

物和释放组织型纤溶酶原激活物，这些激活物可将纤溶酶原转变为纤溶酶。众所周知，C1 酯酶抑制剂主要调控补体的活化，在这一通路中也起到重要的调节作用。值得注意的是，遗传性血管水肿的间歇性水肿可能是由于缺乏 C1 酯酶抑制物介导的缓激肽产量下调，而不是补体抑制物的缺乏（见第 18 章）。在心肺转流术后败血症（“泵后”系统性炎症反应综合征），表面

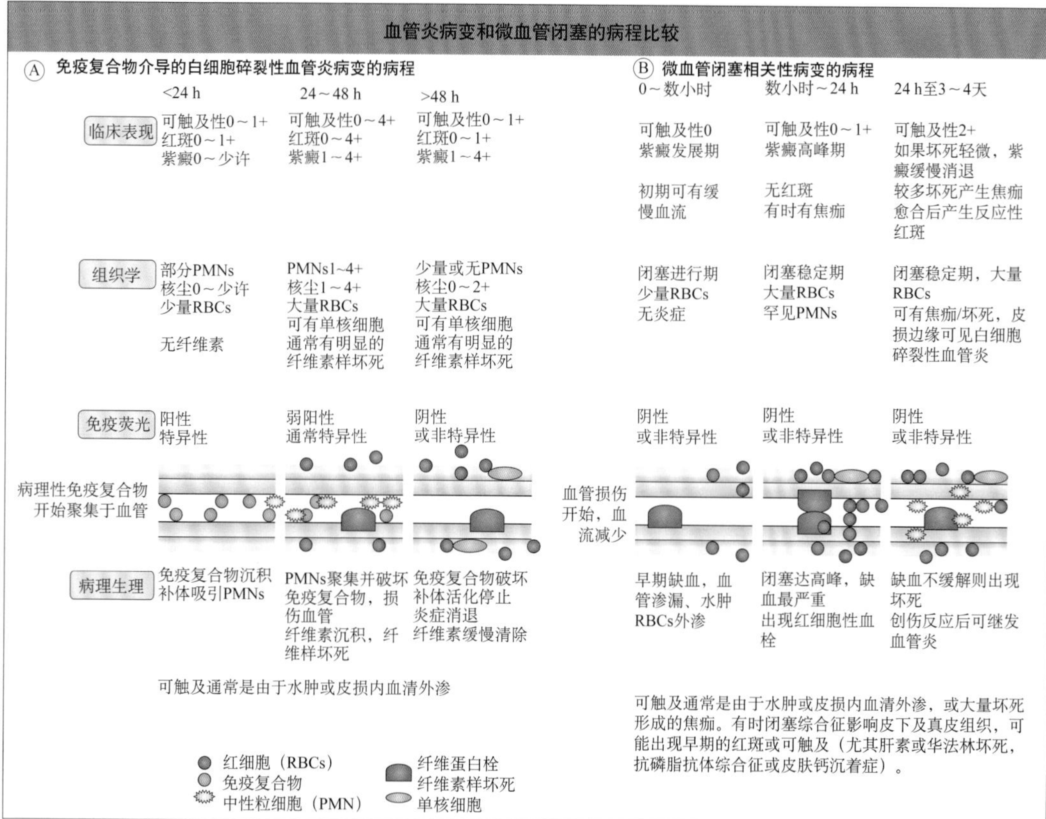


图 22.3　**血管炎病变和微血管闭塞的病程比较**。A. 由免疫复合物介导白细胞碎裂性血管炎病变的病程。B. 微血管闭塞所致病变的病程

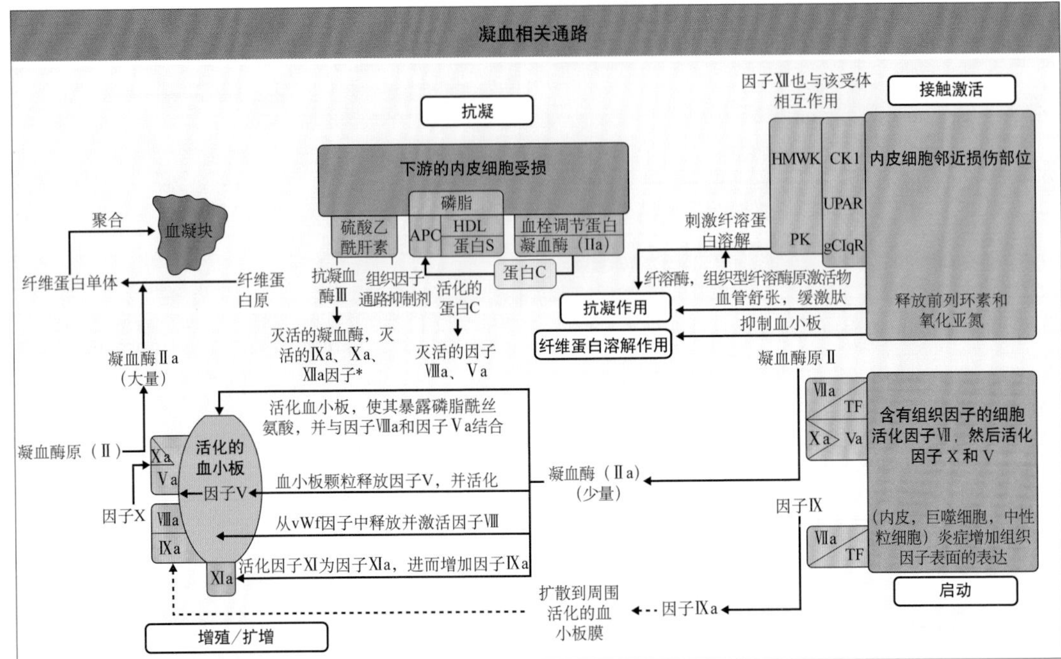


**图 22.4 凝血相关通路**。TFPI 可以灭活因子Ⅹ a，TFPI- 因子Ⅹ a 复合物可抑制Ⅶ a。* 作用通过将肝素与 AT Ⅲ结合而增强。APC，活化的蛋白 C（activated protein C）；AT Ⅲ，抗凝血酶Ⅲ（antithrombin Ⅲ）；CK1，细胞角蛋白 1（cytokeratin 1）；gC1qR，C1q 受体的球型头部（globular head of the C1q receptor）；HDL，高密度脂蛋白（high-density lipoprotein）；HWMK，高分子量激肽原（high-molecular-weight kininogen）；PK，前激肽释放酶（prekallikrein）；TF，组织因子（tissue factor）；TFPI，组织因子通路抑制剂（tissue factor pathway inhibitor）；tPA，组织型纤溶酶原激活物（tissue plasminogen activator）；UPAR，尿激酶纤溶酶原激活物受体（urokinase plasminogen activator receptor）；vWF，血管性血友病因子（von Willebrand factor）

接触激活系统可能与一部分纤溶和难治性低血压有关，在其他情况下表面接触激活系统的作用可能广泛存在。

天然抗凝剂调控血凝块延伸也非常复杂[5]。凝血的早期阶段由组织因子通道抑制剂（tissue factor pathway inhibitor，TFPI）及抗凝血酶Ⅲ（antithrombin Ⅲ，AT Ⅲ）进行下调。TFPI 和 AT Ⅲ结合于内皮细胞表面的硫酸乙酰肝素分子。它们尽可能接近出现在需要血凝块形成的区域，使它们能够捕获活化凝血因子，阻止它们离开该区域。TFPI 可以灭活因子Ⅹ a，而且 TFPI- 因子Ⅹ a 的复合物可以有效结合并抑制因子Ⅶ a（因子Ⅶ a 与组织因子结合形成复合物）。当因子Ⅹ a 缺乏时，TFPI 与因子Ⅶ a 反应的速度大大减慢。AT Ⅲ可以中和凝血酶以及Ⅸ a、Ⅹ a、Ⅻ a 因子，这个过程可被硫酸肝素或肝素结合 AT Ⅲ显著增强。但是，在起始过程中产生的Ⅸ a 因子不被 TFPI 抑制，只有当因子与 AT Ⅲ结合后才被抑制。

血栓调节蛋白 / 蛋白 C/ 蛋白 S 系统是另一重要的天然抗凝途径。尽管 AT Ⅲ和蛋白 C 途径在大血管中都非常重要，但蛋白 C 系统在微血管的日常功能中更为重要。从血凝块部位溢出的凝血酶可结合至内皮细胞表面的血栓调节蛋白。一旦与血栓调节蛋白结合后，凝血酶激活促凝血因子功能失活，转而结合并激活蛋白 C，后者为一种维生素 K 依赖性抗凝蛋白。通过结合至磷脂表面及高密度脂蛋白和蛋白 S（另一种维生素 K 依赖性抗凝蛋白），活化的蛋白 C 的抗凝功能可以得到增强。随后这一复合物可使因子Ⅴ a 和Ⅷ a 失活。凝血因子 V 的莱顿突变（Leiden mutation）可通过激活蛋白 C 而导致分裂部位单个氨基酸突变，这种变化使其更耐灭活。

凝血酶原 20210A 突变具有多态现象，位于凝血酶原基因 3′ 端非编码区的多腺苷酸化位点，虽然这不影响凝血酶原最终的结构，但增高了凝血酶原的水平，导致一些患者有趋血栓阻塞性的倾向。

## 凝血和炎症性血管病的重叠

止血是宿主对损伤的反应。已知炎症性损伤能导致血管内的纤维蛋白沉积，如血管炎时的纤维蛋白样坏死（见图 22.3）。相反，凝血因子可能在炎症反应和创伤愈合中起着重要的作用[5]。在活化石鲎中，脊椎动物凝血系统可以说是固有免疫反应系统的扩大[5]。这种节肢动物 99% 的循环细胞为表达有病原识别受体的血细胞，当受体被激活时，这些细胞会释放多种具有凝血和补体功能的蛋白，局部限制并固定入侵的病原体。丝氨酸蛋白酶参与脊椎动物凝血与原始补体前体所参与的不同，为炎症与凝血通路提供联系。

凝血酶不仅是一个促凝血因子，而且还能加速单核细胞、成纤维细胞和内皮细胞迁移至新近的损伤区域，去除受损组织并促进创伤修复。凝血酶结合血栓调节蛋白活化蛋白 C，后者除了具有潜在的抗凝血作用外，还具有重要的抗炎特性。值得注意的是，有一些研究发现应用活化蛋白 C 能够降低严重败血症患者的死亡率并改善其器官功能。此外，蛋白 C 通路的抗炎和抗血栓形成作用参与了多种疾病的发病过程，从炎性肠病到类风湿性关节炎、哮喘、动脉粥样硬化。

血小板释放多种生长因子和细胞因子，能够影响创伤愈合（如血小板来源的生长因子，转化生长因子 -β；见图 141.3）[5]。血管生成抑制因子是纤维蛋白溶酶原的降解产物，其血管形成抑制作用非常强。这些研究发现和多数其他研究结果表明凝血、炎症和创伤愈合这三种途径是紧密交联的。

### 凝血测试

完整的病史（包括家族史）和体格检查是正确选择和解释凝血和抗凝测试结果的关键。关于凝血的基础实验室评价指标包括：血小板计数、凝血酶原时间（PT）和活化部分凝血激酶时间（APTT）。PT 延长、APTT 正常提示Ⅶ因子缺乏或口服抗凝血药（相对低剂量）[6]。APTT 延长、PT 正常提示可能使用肝素，存在狼疮抗凝物——一种获得性Ⅷ因子抑制剂，血管性血友病（导致Ⅷ因子功能缺陷以及血小板黏附缺陷）或下列因子存在显著缺陷：Ⅷ、Ⅸ、Ⅺ、Ⅻ因子、HMWK 或 PK。如果 PT 和 APTT 都延长，可能是纤维蛋白原、凝血因子Ⅴ或因子Ⅹ缺陷（或抑制），或多个凝血因子联合缺陷（例如由于严重的维生素 K 缺乏症或口服高剂量的抗凝血药）。对于那些不能用服药（如阿司匹林、非甾体抗炎药）或代谢性疾病如肾衰竭来解释的血小板功能缺陷的情况，需要进行血小板功能试验（如出血时间、利托菌素诱导的血小板聚集试验）。例如在 Hermansky-Pudlak 综合征的患者中发现血小板功能异常。

如果 PT 或 APTT 延长，使用患者血浆和正常人血浆以 1∶1 混合进行重复试验能帮助区分是缺陷状态还是存在抑制剂的作用。如果是某个因子的缺乏，1∶1 稀释通常能使其正常化，但是如果存在抑制物则时间仍延长。其他的试验，如稀释印度蝰蛇毒时间可能有助于证实存在狼疮抗凝物。

帮助评价患者是否存在高凝状态的实验室检查见表 105.9。

## 抗血小板和抗凝血剂

临床上抗血小板剂广泛应用于减少血栓形成风险，这些药物见表 22.7[7-9]。许多新型药物也加入了肝素、低分子肝素及华法林钠等的行列，成为有效的抗凝血

表 22.7 抗血小板药物

| 药物 | 给药途径与剂量 | 剂量调整 | 半衰期 | 致命性出血的管理 | 评价 |
|---|---|---|---|---|---|
| **血栓素抑制及相关机制** | | | | | |
| 阿司匹林（乙酰水杨酸；不可逆的 COX-1 抑制剂，血栓素 A2 生物合成所必须） | 口服：81 mg 每天（低剂量） | 低剂量时无需调整 | 乙酰水杨酸：15 min；水杨酸盐：2 小时 | 血小板输注或许有帮助 | 抗血小板作用较局限，COX-1 是血栓素 A2 合成的中间步骤，也可通过其他环化过氧化物酶合成 |
| 三氟醋铆酸（在欧洲、亚洲、南美洲可见） | 口服：300 mg 每 8 小时或 600 mg 每 12 小时 | NA | 三氟醋铆酸：30 min；主要代谢产物：34 小时 | NA | 药效与阿司匹林类似，安全性优于阿司匹林，出血性事件风险低 |
| **P2Y12 抑制剂，二磷酸腺苷（ADP）的血小板受体** | | | | | |
| 氯吡格雷（第二代，前体药物） | 口服：300 mg 负荷剂量，此后 75 mg 每天与低剂量阿司匹林联合 | 无 | 6 小时 | 血小板输注可能有帮助 | 85% ～ 90% 由肝 / 肠道内酯酶灭活，保留 10% ～ 15% 经过第二步代谢至分子水平，不可逆地与 P2Y12 结合 |

| 表 22.7 抗血小板药物（续表） | | | | | |
|---|---|---|---|---|---|
| 药物 | 给药途径与剂量 | 剂量调整 | 半衰期 | 致命性出血的管理 | 评价 |
| 普拉格雷（噻吩并吡啶；第三代） | 口服：60 mg 负荷剂量，此后 10 mg 每天与低剂量阿司匹林联合 | 无 | 活性代谢产物：7 小时 | 血小板输注可能有帮助 | P2Y12 不可逆抑制剂；生物利用度较氯吡格雷高 |
| 替格瑞洛（非噻吩并吡啶环戊基三唑并嘧啶） | 口服：180 mg 负荷剂量，此后 90 mg 每日两次与阿司匹林（75 ～ 100 mg）联合 | 如严重的肝功能损害则避免应用 | 7 小时；活性代谢产物：9 小时 | 无已知治疗<br>不可透析 | P2Y12 可逆性拮抗剂；迅速起效 |
| 坎格瑞洛 | 静脉注射：30 μg/kg 单次快注，此后 4 μg/（kg · min）至少 2 小时或手术持续期间（以时间更长者为准） | 如 CrCl ＜ 30 ml/min 则避免 | | 在停用后 60 min 内血小板功能恢复 | P2Y12 可逆性拮抗剂；3 ～ 6 min 迅速起效 |
| **糖蛋白Ⅱb/Ⅲa 抑制剂：抑制纤维蛋白原和血管性血友病因子介导的血小板之间交联（血小板聚集的最后通路）** | | | | | |
| 依替巴肽 | 静脉注射：180 μg/kg 单次快注，此后 2 μg/（kg · min） | 如 CrCl ＜ 50 ml/min 减量至 1μg/(kg · min) | 2.5 小时 | 停药后 6 小时内出血时间是正常值的 1.4 倍 | FDA 批准用于急性冠脉综合征 |
| 替罗非班 | 静脉注射：5 min 内 25 μg/kg，此后 0.15 μg/（kg · min）直到 18 小时 | 如 CrCl ≤ 60 ml/min 减量至 0.075 μg/（kg · min） | 2 小时 | 调整输注率或暂停；必要时可血液透析清除 | FDA 批准用于急性冠脉综合征 |
| 阿昔单抗 | 静脉注射：0.25 μg/kg 单次快注，此后 0.125 μg/(kg · min）直到 12 小时 | 不经肾脏排泄 | ＜ 10 min，第二阶段约 30 min | 停止输注后 90% 患者的出血时间恢复到＜ 12 min | FDA 批准用于无反应性不稳定型心绞痛及经皮冠脉介入治疗 |
| **蛋白酶激活受体（PAR）抑制剂（凝血酶介导的血小板活化，通过 PAR-1）** | | | | | |
| 沃拉帕沙（拮抗剂） | 口服：2.08 mg 每天 | 如严重肝功能损害则避免应用 | 165 ～ 311 小时；末端排除半衰期：8 天 | 无已知治疗 | 显著抑制血小板聚集作用持续停药后 4 周 |
| **磷酸二酯酶抑制剂** | | | | | |
| 西洛他唑（喹啉酮衍生物） | 口服：100 mg 每天两次 | 如充血性心力衰竭则避免应用，如接受 CYP3A4 或 CYP2C19 抑制剂治疗时减量至 50 mg 每天两次 | 终末半衰期：10 小时 | 不可血液透析 | FDA 批准用于跛行 |
| 双嘧达莫 | 口服：75 ～ 100 mg，每天 3 ～ 4 次 | 可能增加腺苷输注的作用，可能减低胆碱酯酶抑制剂作用并加重重症肌无力 | 10 小时 | 不可血液透析 | FDA 批准用于辅助华法林预防术后血栓栓塞并发症 |
| COX，环加氧酶；min，分钟；NA，信息不能获得；CrCl，肌酐清除率（Adapted from refs 7-9.） | | | | | |

剂（表 22.8）。例如，直接口服抗凝血剂（direct oral anticoagulants，DOACs）已被 FDA 证实抑制凝血酶或Ⅹa 因子（图 22.5），它们不需要监测国际标准化比率（international normalized ratio，INR），即凝血酶原比率。尽管 DOACs 减少了 30% 大出血的概率和 50% 颅内与致死性出血的概率，如果其中之一（达比加群）发生了大出血，目前已具备一种特殊的逆转药物（idarucizumab）[10-11]。然而，在书写本章时其他特定的逆转药物（如 andexanet）正处于 FDA 的评审阶段[12]，针对凝血因子的反义寡核苷酸则处于研究阶段。最后，针对肝素诱导血小板减少症患者的安全抗凝治疗的选择还在不断变化中[13]。

| 表 22.8 抗凝药物。有倾向在皮肤外科手术之前停用口服制剂 | | | | | |
|---|---|---|---|---|---|
| 药物 | 给药途径与剂量 | 剂量调整 | 半衰期 | 致命性出血的管理 | 评价 |
| **与抗凝血酶共同作用主要抑制Ⅱa（凝血酶）和（或）Ⅹa因子 *** | | | | | |
| 普通肝素 | 静脉注射（治疗剂量）：5000 U 单次快注，80 U/kg 后续持续输注；皮下注射（预防剂量）：5000～7500 U 每天两次 | 维持 APTT 为正常值 1.5～2 倍 | 静脉注射：0.5 小时；皮下注射：1.5 小时 | 硫酸鱼精蛋白 | CrCl < 30 ml/min 的患者现如今较少应用；与低分子肝素相比更易产生抗肝素抗体；抑制凝血酶和Ⅹa（见图 22.5） |
| 低分子肝素 | 皮下注射（治疗剂量）：1 mg/kg 每天两次或 1.5 mg/kg 每天；皮下注射（预防 DVT）：40 mg 每天 | 如 CrCl < 30 ml/min 则避免应用 | 4.5 小时（除非肾功能不全）；重复剂量时 7 小时 | 应用硫酸鱼精蛋白部分可逆 | 抑制Ⅹa（见图 22.5） |
| 磺达肝素（合成戊多糖） | 皮下注射（治疗剂量）：5～10 mg 每天，基于体重；皮下注射（预防剂量）：2.5 mg 每天 | 如 CrCl < 30 ml/min 则避免应用 | 17～21 小时 | 暂无已知拮抗剂 | 抑制Ⅹa（见图 22.5） |
| **抑制Ⅱ、Ⅶ、Ⅸ、Ⅹ因子，蛋白 C、蛋白 S（维生素 K 依赖蛋白）的 γ 羟化作用 **** | | | | | |
| 华法林（外消旋混合物；50%R 和 50%S 对映异构体） | 口服：1～7.5 mg 每天，依据 INR | 维持 INR 在 2～3 | S- 华法林：24～33 小时；R- 华法林：35～58 小时 | 维生素 K，紧急逆转：PCC、FFP，或重组活化因子Ⅶa | 需要监测 INR，多重药物相互作用（见第 131 章） |
| **直接凝血酶抑制剂** | | | | | |
| 达比加群 | 口服：150 mg 每天两次 | 肾损害，Cr 清除率 < 30 ml/min：150 mg 口服每天两次；Cr 清除率 15～30 ml/min：75 mg 口服每天两次；Cr 清除率 < 15 ml/min：不推荐 | 12～17 小时 | Idarucizumab（特异性拮抗剂）；血液透析；PCC；重组活化因子Ⅶa | 不需要监测 INR；FDA 批准用于治疗（并减少发生）静脉血栓栓塞^、预防骨科手术后静脉血栓形成和非瓣膜性心房颤动引起的血栓栓塞 |
| 阿加曲班 | 静脉注射：2 μg/（kg·min）（1～3 小时稳态） | 维持 PTT 在正常值 1.5～3倍；如严重肝功能损害，则 0.5 μg/（kg·min） | 39～51 min | 无特异性拮抗剂；PTT 在停药后 2～4 小时恢复基线水平（如肝功能损害则更长） | FDA 批准用于 HITS 或患者具有 HITS 风险并接受经皮冠状动脉介入干预 |
| 比伐卢定（合成水蛭素类似物） | 静脉注射：0.75 mg/kg 单次快注，此后 1.75 mg/（kg·h） | 肾功能损害剂量调整 | 27～57 min，依据肾状态 | 无已知拮抗剂；可被血液透析 | FDA 批准用于不稳定型心绞痛患者接受经皮冠状动脉介入干预 |
| **直接Ⅹa因子抑制剂** | | | | | |
| 利伐沙班 | 口服（治疗剂量）：前 21 天，15 mg 每天两次，此后 20 mg 每天；口服（预防剂量）：20 mg 每天 | 如 CrCl < 15 ml/min 则避免应用 | 年轻人 5～9 小时；老年人 11～13 小时 | PCC；重组活化因子Ⅶa；Andexanet（特异性拮抗剂）^^ | 不需要监测 INR；FDA 批准适应证见达比加群 |
| 阿哌沙班 | 口服（治疗剂量）：10 mg 每天两次 ×7 天，此后 5 mg 每天两次；口服（预防剂量）：2.5 mg 每天两次（手术后）或 5 mg 每天两次 | 如患者正在使用强 CYP3A4 或 P-gp 抑制剂，或具备以下中至少 2 项：年龄 ≥ 80 岁，体重 ≤ 60 kg，Cr ≥ 1.5 mg/dl，则减量至 2.5 mg 每天两次 | 12 小时 | PCC；重组活化因子Ⅶa；Andexanet（特异性拮抗剂）^^ | 不需要监测 INR；FDA 批准适应证见达比加群 |

表 22.8 **抗凝药物**。有倾向在皮肤外科手术之前停用口服制剂（续表）

| 药物 | 给药途径与剂量 | 剂量调整 | 半衰期 | 致命性出血的管理 | 评价 |
|---|---|---|---|---|---|
| 依度沙班 | 口服（治疗剂量）：在应用 5 ～ 10 天胃肠外抗凝药物后 60 mg 每天；口服（预防剂量）：60 mg 每天 | 如 CrCl ≥ 95 ml/min 则避免应用；如 CrCl = 15 ～ 50 ml/min 或与 P-gp 抑制剂联合应用，则减量至 30 mg 每天 | 10 ～ 14 小时 | PCC；重组活化因子Ⅶa；Andexanet（特异性拮抗剂）^^ | 不需要监测 INR；FDA 批准用于治疗静脉血栓栓塞^、预防非瓣膜性心房颤动引起的血栓栓塞 |

* 达那肝素，由肝素、皮肤素、硫酸软骨素组成，在美国不可获得，被用于治疗 HIT。
** 苯病香豆醇和醋硝香豆素在欧洲可获得，剂量调整基于 INR。
^ 包括下肢静脉血栓形成和肺栓塞。
^^ 本章书写时还处于 FDA 审查中。
APTT，活化部分凝血活酶时间；Cr，肌酐；CrCl，肌酐清除率；DVT，深静脉血栓形成；FFP，新鲜冰冻血浆；HITS，肝素诱导血小板减少综合征；INR，国际标准化比率；IV，静脉注射；LMWH，低分子肝素；PCC，凝血酶原复合物浓缩物；P-gp，P 糖蛋白；SC，皮下注射；min，分钟；yr，年（Adapted from refs 10-12.）

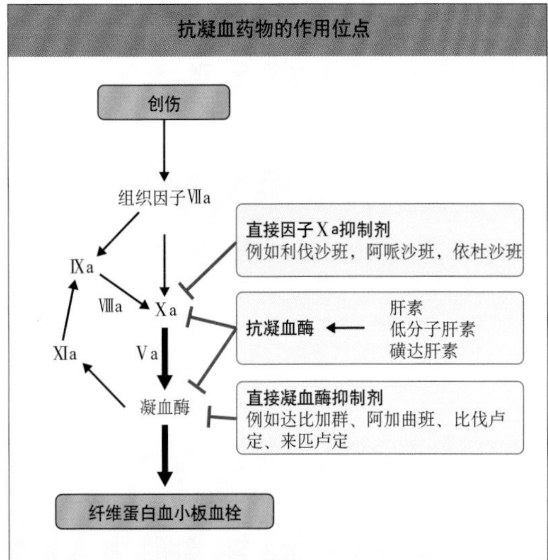


图 22.5 **抗凝血药物的作用位点**。LMWH，低分子肝素（low-molecular-weight heparin）

### 接受抗血小板 / 抗凝血剂治疗患者的皮肤外科手术

关于在皮肤外科手术前是否停用抗血小板与抗凝血剂的观点还存在争议。尽管先前主张在外科手术前停用这些药，但多种研究表明持续应用抗血小板与抗凝血剂引起出血的风险较低。有倾向认为持续应用这些药物还可减少卒中、心肌梗死或栓塞[14-15]。

## 某些紫癜综合征

此章讲述不属于通常意义上的微血管栓塞（见第 23 章）或血管炎（见第 24 章）综合征。

### 色素性紫癜性皮病

**同义名：** ■ 色素性紫癜 ■ 毛细血管炎 ■ 慢性色素沉着性紫癜 ■ 单纯性紫癜 ■ Majocchi-Schamberg 病
异型：
■ Schamberg 病：Schamberg 紫癜，Schamberg 进行性色素性皮肤病，进行性色素性紫癜
■ Majocchi 毛细血管扩张性环状紫癜：Majocchi 病
■ Gougerot 和 Blum 色素性紫癜性苔藓样皮炎
■ Doucas 和 Kapetanakis 湿疹样紫癜：湿疹样紫癜，瘙痒性紫癜
■ 金黄色苔藓：紫癜性扁平苔藓

**要点**
- 簇集性瘀点状出血。
- 含铁血黄素沉积引起的呈黄色至棕色背景。
- 病变的部位及类型取决于特定的类型。

#### 引言

色素性紫癜性皮病（pigmented purpuric dermatoses）是一类以瘀点性出血为特点的疾病，由毛细血管炎继发所致[16-19]。此类疾病无全身性表现，根据紫癜（通常为瘀点）的皮损特点做出诊断，临床易误诊，偶尔需要与血小板减少症或血管炎等进行鉴别诊断。

#### 发病机制

这些疾病是由于轻微炎症及浅表的真皮乳头层血管（主要是毛细血管）出血引起，引起炎症的原因不清。此类慢性炎症性疾病与异常凝血无关。

#### 临床特征

不同类型色素性紫癜性皮病的特征见表 22.9。

### 病理学

组织病理学特点包括红细胞外渗、内皮细胞肿胀、血管周围淋巴细胞浸润及吞噬含铁血黄素的巨噬细胞（图 22.8）。金黄色苔藓及 Gougerot-Blum 异型以苔藓样浸润及表皮棘细胞层水肿伴点状角化不全为特点。后者也见于 Doucas 和 Kapetanakis 湿疹样紫癜。少见的肉芽肿变异型也有报道[18]。

### 鉴别诊断

依照临床表现常可做出诊断，但活检标本常常需要将苔藓样病变与小血管炎性病变进行鉴别。虽然都是发生于一侧肢体，但是匍行性血管瘤偶可被误诊为色素性紫癜。文献报告有与毛细血管炎皮损类似的疾病，包括蕈样肉芽肿、变应性接触性皮炎（如由橡胶或偶氮染料如 Disperse Blue 导致）、外用药的非变态反应［如 5- 氟尿嘧啶或局麻药物的低共熔混合物（EMLA）］、药疹（如卡溴脲、甲丙氨酯、对乙酰氨基酚、英夫利昔单抗、苯扎贝特、格列吡嗪、伪麻黄碱、NSAIDs、利尿剂、肌酸补充、甲孕酮注射）、抽吸诱发的紫癜（如拔火罐或背部按摩式浴缸）、类风湿性关节炎、红斑狼疮及 Waldenström 高丙种球蛋白血症性紫癜。小腿的色素性紫癜性皮疹须与静脉高压继发的真皮出血进行鉴别。后者表现为弥散性含铁血黄素沉积基础上重叠瘀点（图 22.6B），不同于以分散性黄褐色背景斑为特征的 Schamberg 病。还需要与高尔夫球者血管炎（golfer’s vasculitis）鉴别，该病也称为远足者皮疹或踝热疹，常发生在高温环境下长时间运动后。

### 治疗

局部激素治疗偶尔有效，特别是针对有瘙痒或红斑较明显的患者。PUVA 和窄波 UVB 对色素性紫癜样疹有较好的疗效[17, 19]。也有报道使用维生素 C（500 mg 每日两次）加上芦丁（50 mg 每日两次）治疗取得成功。

## Waldenström 高丙种球蛋白血症性紫癜

**同义名：** ■ 良性高丙种球蛋白血症性紫癜

### 要点

- 常累及女性。
- 下肢反复分批出现的瘀点、瘀斑，常伴有烧灼或针刺感。
- 典型的患者具有多克隆高丙种球蛋白血症及 IgG 或 IgA 类风湿因子（RF）升高。
- 某些患者常发展成为一种自身免疫性结缔组织病，最常见的是 Sjögren 综合征。

### 引言

此种综合征最早由 Waldenström 于 1943 年报道了 3 例女性患者，伴有慢性复发性紫癜、高丙种球蛋白血症、红细胞沉降率加快及轻度贫血。Waldenström 高丙

**表 22.9　色素性紫癜性皮病的类型。**极少数情况下前两种类型是家族性的

| 类型 | 年龄 / 性别 | 形态 | 部位 |
|---|---|---|---|
| Schamberg 病 | • 最常见类型<br>• 可发生在儿童<br>• 中老年男性为高峰发病人群 | • 椭圆形或不规则黄色至棕色斑片（图 22.6A）<br>• 中央重叠着“辣椒粉”样斑点<br>• 相继出现 | • 好发于下肢<br>• 也可累及大腿、臀部、躯干及上肢 |
| Majocchi 毛细血管扩张性环状紫癜 | • 不常见<br>• 青少年及年轻人，女性多见 | • 1 ～ 3 cm 环形斑片缓慢扩张<br>• 点状毛细血管扩张，边缘可见辣椒样瘀点（图 22.7A） | 躯干、下肢 |
| Gougerot 和 Blum 色素性紫癜性苔藓样皮炎 | • 少见<br>• 中老年男性 | • 两种类型皮损的混合：（1）Schamberg 样，（2）红棕色瘙痒性苔藓样丘疹<br>• 慢性<br>• 偶有瘙痒 | 下肢多见，容易与小血管炎混淆 |
| Doucas 和 Kapetanakis 湿疹样紫癜 | • 少见<br>• 中老年男性 | • 鳞屑性瘀点或紫癜性斑点、丘疹、斑片（图 22.7B）<br>• 瘙痒 | 主要在下肢 |
| 金黄色苔藓 | • 少见 | • 孤立性皮损<br>• 颜色可呈金黄色、铁锈色、紫红色至棕色 | 通常在下肢，位于静脉上方 |
| 线状色素性紫癜 | • 少见<br>• 可发生在儿童和青少年 | • 线状排列，通常为单侧（图 22.7C）<br>• 个体皮损与金黄色苔藓或 Schamberg 病相似 | 通常为单侧肢体 |
| 肉芽肿性色素性紫癜 | • 极少见 | • 棕色斑片伴重叠出血性丘疹 * | 下肢 |

* 组织病理，真皮浅层出血性肉芽肿性炎症。

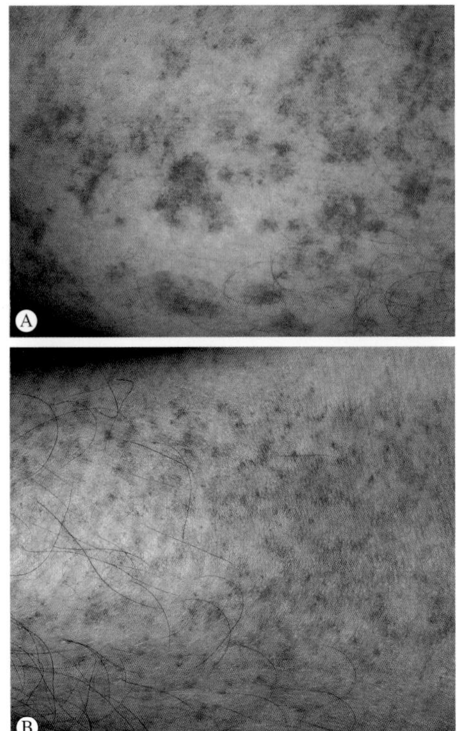

图 22.6　Schamberg 病与静脉曲张继发的瘀点的比较。A. Schamberg 病中散在的黄棕色和黄粉色斑伴重叠性瘀点。B. 静脉曲张中的弥漫性含铁血黄素沉着上的重叠性瘀点，也被称为“淤积性紫癜”（B，Courtesy，Jean L Bolognia，MD.）

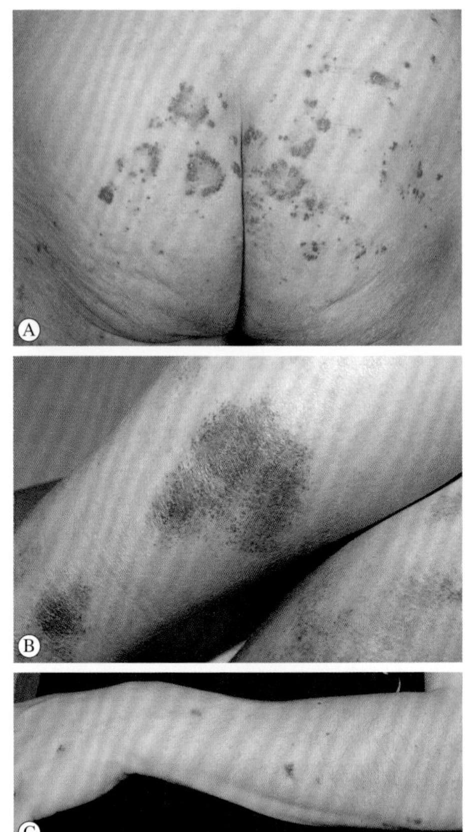

图 22.7　色素性紫癜性皮病（血管炎）的少见类型。A. Majocchi 毛细血管扩张性环状紫癜特征性的环形斑块伴边缘的胡椒粉样瘀点。B. 湿疹样紫癜通常伴随有瘙痒。C. 线状色素性紫癜性皮病，在儿童单侧上肢上呈线状排列的棕黄色斑点、斑片伴重叠性瘀点和小的红棕色紫癜性丘疹。皮疹已持续数月，并长期局限在特定的区域（B，Courtesy，Kalman Watsky，MD；C，Courtesy，Julie V Schaffer，MD.）

种球蛋白性紫癜（hypergammaglobulinemic purpura of waldenström）常伴自身免疫性结缔组织病（AI-CTD），尤其是 Sjögren 综合征。

## 发病机制

虽然伴有高丙种球蛋白血症，但强有力的证据表明这种疾病更有特征的是存在含有 IgG 或 IgA 类风湿因子（RF）的循环小免疫复合物。这种循环小免疫复合物也可见于那些符合这种综合征临床表现但无多克隆高丙种球蛋白血症的患者[20-21]。IgG 或 IgA 类风湿因子高度可溶，这就解释了为什么皮损可以快速出现或消失。某些患者单克隆类风湿因子较早出现以及有发展为自身免疫性疾病和淋巴增生性疾病的趋势支持了这是一种轻度的免疫失调性疾病的观点。

## 临床特征

紫癜出现前常有轻度的瘙痒、针刺及烧灼感，在紧身不透气的衣服包裹下、长时间站立及遇热的情况下加重。出血性斑点（如瘀点或瘀斑）多见于下肢，但皮损短暂（图 22.9）。组织学证据证实高于皮面的紫癜为血管炎表现，这使得许多学者将 Waldenström 高丙种球蛋白血症性紫癜归为累及皮肤的小血管炎的一个亚型[22]。

Waldenström 高丙种球蛋白血症紫癜可以原发也可以是继发[22]。在某些较为年轻的患者中常为原发，但经过一段时间部分患者发展成为某种自身免疫性结缔组织病，最常见的是 Sjögren 综合征，也可发展为类风湿性关节炎或红斑狼疮。单克隆丙种免疫球蛋白病较少见，罕见发展为淋巴瘤或多发性骨髓瘤。

典型的实验室检查显示多克隆的高丙种球蛋白血症和红细胞沉降率增快。常规 RF 技术只能检测到 RF IgM，而无法检测到类风湿因子 IgG 和 IgA（虽然可以

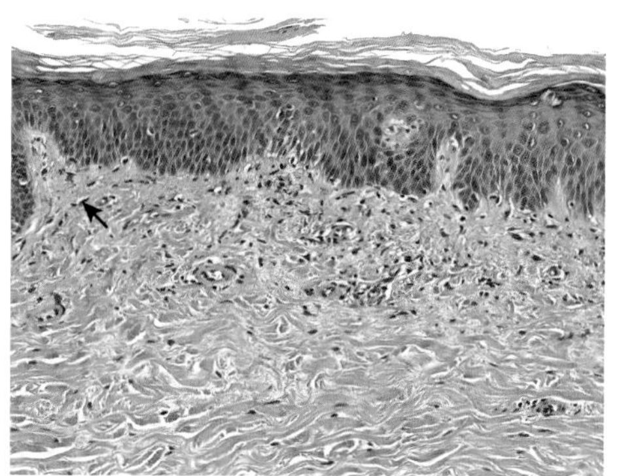

图 22.8 **色素性紫癜性皮肤病组织病理学特点**。小血管周围淋巴细胞浸润伴有红细胞外渗（箭头所示）和含铁血黄素沉积（Courtesy，Lorenzo Cerroni，MD.）

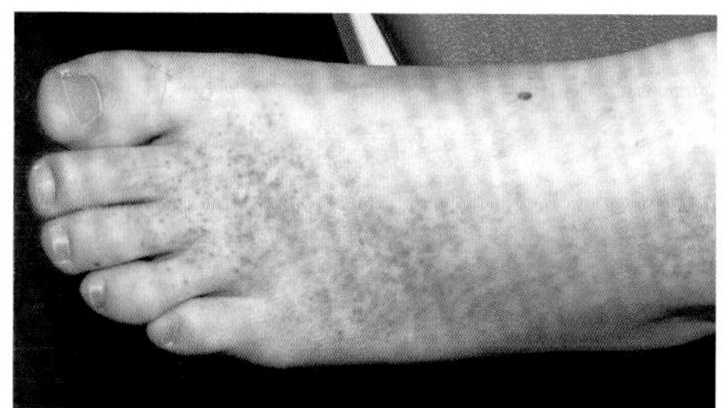

图 22.9 **Waldenström 高丙种球蛋白血症性紫癜**。青年女性患有 Sjögren 综合征，下肢有反复发作的瘀点。注意在其陈旧性皮损上的含铁血黄素沉积（Courtesy，Julie V Schaffer，MD.）

用特殊方法检测到）。常见抗 Ro、抗 La 抗体，如果阳性预示着有发展为自身免疫性结缔组织病的可能。

### 病理学

显示单纯的出血、血管周围轻度的淋巴细胞浸润或白细胞碎裂性血管炎。

### 鉴别诊断

临床表现常常具有特征性。某些患者表现为可触及性紫癜，与典型的皮肤小血管炎综合征相似，但大多数患者表现为伴有烧灼感或针刺感、反复分批出现的出血性斑点。高尔夫球者血管炎（见上文）也需要鉴别。

### 治疗

过去常常使用阿司匹林或支持疗法等治疗这种综合征，但也有报道可加重病情。避免诱发因素如饮酒或长时间站立可能对疾病有帮助。继发性疾病中，治疗主要针对潜在性疾病。秋水仙碱偶有效[23]。

## Gardner-Diamond 综合征

**同义名：** ■精神性紫癜 ■自身红细胞敏感

**要点**

- 人工性疾病，以累及伴有潜在精神性疾病的女性为特征。
- 在外伤处可见疼痛性、肿胀性瘀斑。

### 引言

1955 年，Gardner 和 Diamond 描述了 4 例女性局部碰撞后出现的异常反应，表现为在外伤处疼痛性瘀斑以及随后的红斑和水肿[24]。1989 年，Ratnoff 报道了 71 例 Gardner-Diamond 综合征（Gardner-Diamond syndrome）[25]。

### 临床特征

主要见于女性，且大多数患者伴有精神性疾病：抑郁症、焦虑症、攻击及敌对情绪、疑病症、性适应不良、受虐狂、癔病性眩晕症和边缘人格症以及强迫症。

皮损表现为可发生在身体任何部位、突发、由外伤引起的疼痛性肿胀。常在 2 周内恢复，随后可再次发作。最早的报道在给患者注射自身血液或其他药物后出现紫癜样皮损。近期研究发现部分患者的在注射部位发生皮损复发，研究者建议在“测试”区域而不是在“控制”的区域注射同一种药物，发现是患者本人造成的创伤性皮损（即人工性疾病）。

### 病理学

早期皮损的组织学特征包括水肿、轻微的血管周围单核细胞的浸润及真皮上层红细胞外渗。

### 鉴别诊断

这种临床表现提示可能存在虐待儿童行为[26]。综合征的皮损通常是人工行为所致，发病部位不特殊，皮损呈几何形或特殊外观，缺乏明确的诱发因素。但是要证明是人工所致较为困难，特别是面对患者时。仔细问诊可治疗的潜在性精神性疾病有益于病情恢复。文献报道可能存在自体红细胞致敏。这种综合征的治疗较为困难。

## 浅表血栓性静脉炎的 Mondor 综合征

**同义名：** ■Mondor 病（Mondor’s disease）

**要点**

- 浅表血栓性静脉炎，侵犯单侧胸腹壁。
- 发病因素包括胸部外伤、手术、感染及癌症。
- 初始突然出现胸部疼痛，随之出现条索状的血栓性静脉。

## 引言

Mondor 综合征以皮下静脉的浅表血栓性静脉炎为特征，常累及包括前外侧胸腹壁的静脉，如侧胸、胸腹壁静脉、腹壁上静脉。以前曾有学者报道此病，1939 年 Henry Mondor 对其进行了详细描述[27]。类似条索状的浅表血栓性静脉炎也可发生在其他部位（如上下肢、腹部、腹股沟和阴茎）。

## 发病机制

胸壁血栓性静脉炎的常见发病因素包括外伤、过度体力活动、胸部手术、乳腺炎、乳腺脓肿和乳房下垂[27]。Mondor 综合征中 10% 的患者可发生潜在的乳腺肿瘤。偶尔也可与类风湿性关节炎、妊娠、口服避孕药、静脉用药、静脉导管、非胸部恶性肿瘤或血液高凝状态（如遗传性蛋白 C 减少、抗心磷脂抗体）等相伴随出现。

## 临床特征

突然出现的胸部疼痛，伴一个或多个可见或可触及的条索（血管血栓）。其他表现包括触痛、拉伸感、红斑、瘀斑、瘙痒、关节痛，罕见发热。皮肤牵拉或胸部及同侧上肢抬高时可使病情加重。常单侧发病，且女性的发病率是男性的 3 倍。

## 病理学

组织学活检不是必须的。活检可能损伤动脉、淋巴管及静脉。典型表现是内腔完全或部分闭塞的硬化性静脉内膜炎，伴血栓形成和炎性细胞浸润。从发病到受累血管的再通需要 2 周至 6 个月以上。

## 鉴别诊断

临床表现具有特征性，需要鉴别不同的致病因素。反复发作的浅表血栓性静脉炎（游走性血栓性静脉炎）常伴随潜在的恶性肿瘤（Trousseau 综合征；大多数为胰腺或肺部肿瘤）、血液高凝状态（遗传性或获得性），或某种炎性状态（如 Behçet 病）。

## 治疗

病程常呈良性和自限性，伴随乳腺癌者除外。条索常持续数周至数月，可有触痛。局部加温、手臂休息、乳房托和非甾体类抗炎药可改善症状。复发率约 5%。

浅表血栓性静脉炎也可以发生在其他部位（如下肢），但不属于 Mondor 综合征。在针对下肢浅表血栓性静脉炎治疗的 Cochrane 系统性评价中发现，非甾体类抗炎药和低分子肝素在减少病变范围扩大及复发上达到 70%（与安慰剂相比）[28]。浅表静脉血栓栓塞累及隐静脉主干强烈提示静脉血栓栓塞症的可能，当血栓位于或邻近隐-股或隐-腘交界处时，需行静脉结扎/内膜剥脱术取除血栓，继续三个月低分子肝素治疗。

（高祎濛译　晋红中　王宝玺审校）

# 参考文献


1. Piette WW. The differential diagnosis of purpura from a morphologic perspective. Adv Dermatol 1994;9:3–24.
2. Nachman RL, Rafii S. Platelets, petechiae, and preservation of the vascular wall. N Engl J Med 2008;359:1261–70.
3. Versteeg HH, Heemskerk JWM, Levi M, Reitsma PH. New fundamentals in hemostasis. Physiol Rev 2013;93:327–58.
4. De Maat S, de Groot PG, Maas C. Contact system activation on endothelial cells. Semin Throm Hemost 2014;40:887–94.
5. Delvaeye M, Conway EM. Coagulation and innate immune responses: can we view them separately? Blood 2009;114:2367–74.
6. Seligsohn U, Kaushansky K. Classification, clinical manifestations, and evaluation of disorders of hemostasis. In: Kaushansky K, Lichtman M, Beutler E, et al., editors. Williams hematology. 8th ed. New York: McGraw-Hill; 2010. p. 1883–90.
7. Singh D, Gupta K, Vacek JL. Anticoagulation and antiplatelet therapy in acute coronary syndromes. Cleveland Clinic J Med 2014;81:103–14.
8. Depta JP, Bhatt DL. New approaches to inhibiting platelets and coagulation. Annu Rev Pharmacol Toxicol 2015;55:373–97.
9. Bots ML, Ford I, Lloyd SM, et al. Thromboxane prostaglandin receptor antagonist and carotid atherosclerosis progression in patients with cerebrovascular disease of ischemic origin. A randomized controlled trial. Stroke 2014;45:2348–53.
10. Bauer KA. Targeted anti-anticoagulants. N Engl J Med 2015;373:569–71.
11. Pollack CV Jr, Reilly PA, Eikelboom J, et al. Idarucizumab for dabigatran reversal. N Engl J Med 2015;373:511–20.
12. Crowther M, Crowther MA. Antidotes for novel oral anticoagulants. Current status and future potential. Arterioscler Thromb Vasc Biol 2015;35:1736–45.
13. Linkins LA, Dans AL, Moores LK, et al. Treatment and prevention of heparin-induced thrombocytopenia. Antithrombotic therapy and prevention of thrombosis, 9th ed: American College of Chest Physicians evidence-based clinical practice guidelines. Chest 2012;141(2 Suppl.):e495s–530s.
14. Brown D, Wilkerson EC, Love WE. A review of traditional and novel oral anticoagulant and antiplatelet therapy for dermatologists and dermatologic surgeons. J Am Acad Dermatol 2015;72:524–34.
15. Plavanich M, Mostaghimi A. Novel oral anticoagulants: what dermatologists need to know. J Am Acad Dermatol 2015;72:535–40.
16. Kim HJ, Skidmore RA, Woosley JT. Pigmented purpura over the lower extremities: purpura annularis telangiectodes of Majocchi. Arch Dermatol 1998;134(1477):1480.
17. Ling TC, Goulden V, Goodfield MJ. PUVA therapy in lichen aureus. J Am Acad Dermatol 2001;45:145–6.
18. Kaplan J, Burgin S, Sepehr A. Granulomatous pigmented purpura: report of a case and review of the literature. J Cutan Pathol 2011;38:984–9.
19. Gudi VS, White MI. Progressive pigmented purpura (Schamberg's disease) responding to TL01 ultraviolet B therapy. Clin Exp Dermatol 2004;29:683–4.
20. Capra JD, Winchester RJ, Kunkel HG. Hypergammaglobulinemic purpura: studies on the unusual anti-gamma-globulins characteristic of the sera of these patients. Medicine (Baltimore) 1971;50:125–38.
21. Preud'homme JL, Duarte F, Aucouturier P. Isolation of monoclonal rheumatoid factors in hypergammaglobulinemic purpura. Diagn Immunol 1984;2:219–23.
22. Mathis J, Zirwas M, Elkins CT, et al. Persistent and progressive purpura in a patient with an elevated rheumatoid factor and polyclonal gammopathy (hypergammaglobulinemic purpura of waldenstrom. J Am Acad Dermatol 2015;72:374–6.
23. Habib GS, Nashashibi M. Hypergammaglobulinemic purpuric in two sisters with Sjogren's syndrome responding to colchicine treatment. Clinical Rheumatol 2004;23:170–1.
24. Uthman IW, Moukarbel GV, Salman SM, et al. Autoerythrocyte sensitization (Gardner-Diamond) syndrome. Eur J Haematol 2000;65:144–7.
25. Ratnoff OD. Psychogenic purpura (autoerythrocyte sensitization): an unsolved dilemma. Am J Med 1989;87:16N–21N.
26. Hagemeier L, Schyma C, Zillhardt H, et al. Gardner-Diamond syndrome: a rare differential diagnosis of child abuse. Br J Dermatol 2011;164:672–3.
27. Mayor M, Buron I, de Mora JC, et al. Mondor's disease. Int J Dermatol 2000;39:922–5.
28. Di Nisio M, Wichers IM, Middeldorp S. Treatment for superficial thrombophlebitis of the leg. Cochrane Database Syst Rev 2013;(4):CD004982.

# 第 23 章　微血管闭塞综合征的皮肤表现

Warren W. Piette

## 引言

微血管综合征（microvascular syndromes）累及皮肤时，其鉴别诊断的范围广泛。诊断的关键在于需要区分针对血管的损伤是炎症性的还是**非炎症性闭塞性损伤**。识别具有提示意义的网状紫癜或非炎性（无菌性）坏死的皮损有助于皮肤闭塞综合征的诊断。

有些疾病可产生继发于微血管闭塞的皮损，常与皮肤血管炎综合征混淆。这些疾病常被作为系统性疾病进行讨论，而对其皮肤表现关注很少。尽管皮肤微血管闭塞综合征（microvascular occlusion syndrome）的发病机制与深静脉血栓和肺栓塞有一些重叠之处，但是二者在病因和治疗上有着很大的不同。

通过主要的病理生理学分类可对闭塞综合征进行鉴别诊断（表 23.1）。这些分类常常具有足以区分的临床特点，通过简要的病史、体检以及实验室检查就可以对可能的诊断进行有效归类（图 23.1）。这一点在危及生命的情况下尤其重要，因为此时做出及时的决策至关重要。表 23.2 列举了初始实验室检查的合理化组合。

需要强调的是：有些炎性综合征也能出现网状紫癜性皮损，而其皮损的炎症偶尔非常轻微（见第 22 章）。特别是在某些抗中性粒细胞胞质抗体（ANCA）阳性的综合征中，如肉芽肿性多血管炎（GPA）和显微镜下多血管炎（MPA），以及 ANCA 阴性的皮肤型结节性多动脉炎，可出现这种皮损。

因为治疗方法取决于发病机制（见图 22.3），因此诊断准确是制订合理治疗方案的关键。应用抗炎来治疗闭塞性疾病非但不利，甚至有害，对大多数血管炎患者进行抗凝治疗亦是如此。

**表 23.1　基于病理生理学的皮肤微血管闭塞的鉴别诊断。**TTP 被认为是血栓性微血管病的一种亚型（见表 23.4）

| |
|---|
| **血小板相关血小板病** |
| • 肝素诱发的血小板减少综合征<br>• 继发于骨髓增生性肿瘤的血小板增多症<br>• 阵发性睡眠性血红蛋白尿<br>• 血栓性血小板减少性紫癜（罕见） |
| **冷沉淀或冷凝集性疾病** |
| • 冷球蛋白血症<br>• 冷纤维蛋白血症<br>• 冷凝集素症 |
| **血管侵袭性病原体** |
| • 坏疽性臁疮（主要由革兰氏染色阴性细菌引起）<br>• 机会感染性真菌（如曲霉属和根霉属）<br>• 播散性类圆线虫病<br>• 麻风病的 Lucio 现象<br>• 立克次体属 |
| **栓塞** |
| • 胆固醇栓子<br>• 草酸栓子<br>• 心房黏液瘤<br>• 消耗性心内膜炎<br>• Libman-Sacks 心内膜炎（见于红斑狼疮患者，常与抗磷脂抗体相关）<br>• 感染性心内膜炎（急性、真菌性）（罕见）[†]<br>• 晶体球蛋白血管病<br>• 嗜酸性粒细胞增多综合征 |
| **系统性凝血障碍疾病** |
| • 新生儿暴发性紫癜<br>• 华法林 * 坏死<br>• 华法林 * 相关肢体静脉坏疽<br>• 败血症或 DIC 相关的暴发性紫癜<br>• 感染后暴发性紫癜<br>• 抗磷脂抗体或狼疮抗凝物综合征<br>• 掺杂左旋咪唑的可卡因所致的血管病 |
| **血管性凝血障碍疾病** |
| • Sneddon 综合征（特发性网状青斑伴 CVAs）<br>• 青斑样血管病（白色萎缩）<br>• 恶性萎缩性丘疹病（Degos 综合征） |
| **细胞栓塞综合征** |
| • 红细胞栓塞<br>• 血管内淋巴瘤<br>• 血管内组织细胞增生症（闭塞表现为红斑而非紫癜） |

## 血小板相关栓塞性疾病

### 肝素诱发的血小板减少综合征

**同义名：**■肝素诱发的血小板减少综合征［heparin-induced thrombocytopenia（HIT）syndrome］—血小板激活期■肝素相关血小板减少症伴血栓病综合征［heparin-associated thrombocytopenia with thrombosis（HATT）syndrome］—包括发生血栓的患者

表 23.1 基于病理生理学的皮肤微血管闭塞的鉴别诊断。TTP 被认为是血栓性微血管病的一种亚型（见表 23.4）（续表）

| 其他或机制不明的疾病 | |
|---|---|
| • 皮肤钙化防御<br>• 羟基脲引起的溃疡<br>• 斜蛛属蜘蛛（棕色隐士蜘蛛）咬伤<br>• 干扰素 -β 注射部位皮肤坏死 | • 大血肿闭塞综合征<br>• 免疫母细胞性 T 细胞淋巴瘤伴暴发性紫癜样改变（个案报道） |

† 常为炎症性；* 有时使用其商品名 Coumadin。
CVA，脑血管意外；DIC，弥散性血管内凝血

**要点**

- 应用过肝素，通常是未分级肝素。
- 网状、分枝状紫癜或非炎性坏死。
- 皮损位于肝素输液或注射的局部，或者远离注射部位。
- 通过 ELISA 检测的抗血小板因子 4– 肝素复合物抗体，具有很高的阴性预测值，而阳性预测值低。

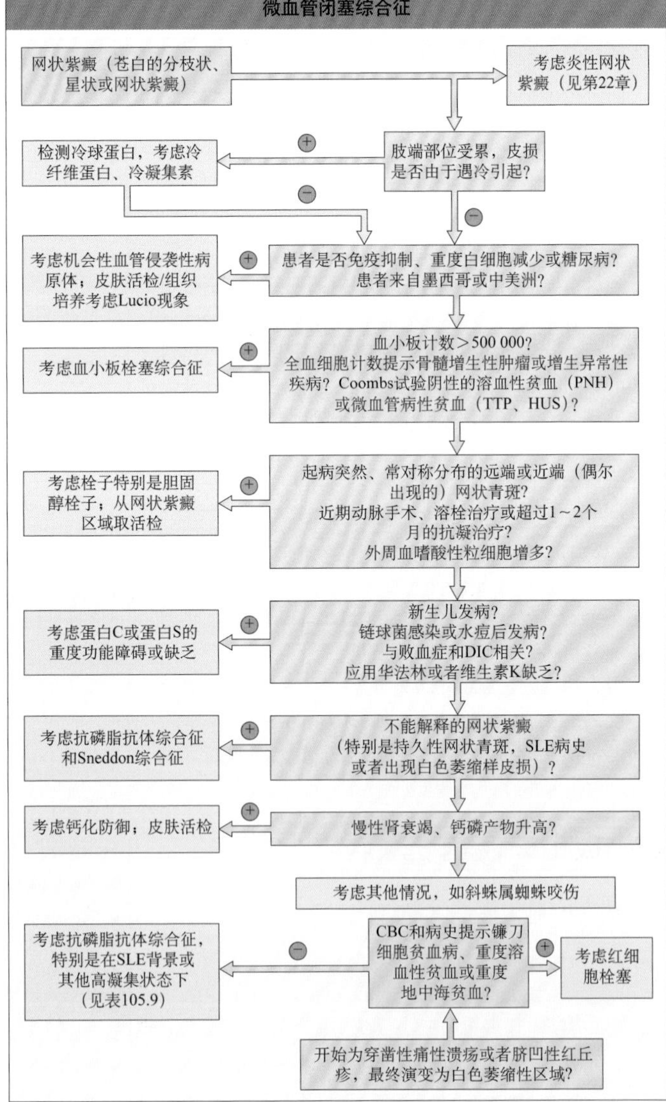


图 23.1 微血管闭塞综合征。TTP 和 HUS 属于血栓性微血管病变（见表 23.4）。DIC，弥散性血管内凝血；HUS，溶血性尿毒症综合征；PNH，阵发性睡眠性血红蛋白尿；SLE，系统性红斑狼疮；TTP，血栓性血小板减少性紫癜

**表 23.2 闭塞综合征基本筛查实验**。包括 D- 二聚体在内的纤维降解产物水平升高，见于伴 DIC 的暴发性紫癜。TTP 和 HUS 被认为属于血栓性微血管病的亚型（见表 23.4）

| 全血细胞计数和分类、血小板计数和血液涂片 |
|---|
| • 红细胞增多症或贫血、粒细胞增多症、血小板增多症和异形红细胞血症<br>– 可能是骨髓增生性肿瘤或骨髓增生异常性疾病的标志<br>• 出现红细胞碎片（裂红细胞）和微血管病的证据，需考虑：<br>– TTP- 溶血性尿毒症综合征<br>– 伴 DIC 的暴发性紫癜，偶见<br>– 抗磷脂抗体综合征，偶见<br>• 血小板减少症需考虑：<br>– 有些患者为肝素性坏死<br>– 伴 DIC 的暴发性紫癜<br>– TTP- 溶血性尿毒症综合征<br>– 有些患者为抗磷脂抗体综合征<br>• 重度粒细胞减少症<br>– 免疫缺陷；机会性感染可能性大<br>• 嗜酸性粒细胞增多<br>– 胆固醇栓子 |
| **部分凝血活酶时间（PTT）** |
| • 在 TTP- 溶血性尿毒症综合征中轻微延长<br>• 在暴发性紫癜和 DIC 中延长<br>• 若狼疮抗凝集物有活性且检测灵敏时延长 |
| **当发病部位和病史提示冷栓塞综合征时，检测冷球蛋白（偶尔检测冷纤维蛋白原和冷凝集素）** |
| **活检** |
| • 证实血管损伤是由栓塞（如血栓所致）还是其他机制所致<br>• 可能提示冷球蛋白或冷凝集素沉淀<br>• 可能诊断钙化防御<br>• 可能提示为胆固醇、草酸盐或晶体球蛋白栓塞<br>• 必要时对免疫缺陷患者进行病原体的特殊染色 |
| **肝功能和肾功能基础筛查** |
| • 肝功能可影响依赖维生素 K 的因子和华法林的代谢<br>• 在鉴别诊断中，肾疾病可提高诊断钙化防御的可能性 |
| **ANCA** |
| • 排除在少见的由肉芽肿性多血管炎或显微镜下多血管炎所致的非炎性网状紫癜的可能<br>• ANCA 结果可先于组织切片获得 |

ANCA，抗中性粒细胞胞质抗体；DIC，弥散性血管内凝血；TTP，血栓性血小板减少性紫癜

## 引言

肝素性坏死一种罕见而重要的医源性综合征，于 20 世纪 70 年代早期首先被发现。坏死可以发生在经皮下或静脉内肝素注射后，包括为维持输液通路畅通所使用的微量肝素。值得注意的是，未应用肝素的情况下，相同的致病级联反应也可被激活（见下文）[1]。

1% ～ 5% 的成人应用肝素后会发生肝素诱发的血小板减少症（heparin-induced thrombocytopenia syndrome，HITS），在这些患者中有 30% ～ 90% 的患者出现血栓。但是后面的数字主要来源于回顾性病例系列研究，这些病例是在发生了血栓后才确诊。因此，实际的发生率可能为 30% ～ 50%。

**表 23.3 肝素诱导的血小板减少症（HITS）——血小板因子 4 的作用**

| 血小板因子 4（PF4）——生理性通路 |
|---|
| • PF4 与细菌上的非肝素性多聚阴离子（如核酸、脂多糖）结合后，PF4 经历构象变化，导致 IgG 抗体快速释放<br>• 抗体与改变的 PF4 多聚阴离子复合物结合，从而增强 PF4 包被的细菌的调理和吞噬作用 |
| **血小板因子 4（PF4）——HITS 中的病理性通路** |
| • 血小板释放的 PF4 与正聚阴离子肝素结合<br>• 针对 PF4- 肝素复合物出现快速的 IgG 抗体应答（5 ～ 7 天内），并产生免疫复合物<br>• PF4- 肝素免疫复合物增强了内皮细胞的活化，并通过结合和交联 Fc $\gamma$ 受体同时激活血小板和单核细胞<br>• 随着活化的血小板聚集，产生血小板微粒，合成凝血酶，出现血小板减少<br>• 活化的单核细胞和内皮细胞增加了组织因子的表达，导致凝血酶的产生及随后出现血管栓塞 |

## 流行病学

住院患者每 5000 例中约有 1 例发生 HITS[1]。接受未分级肝素治疗的患者发生 HITS 的风险较接受小分子肝素治疗患者高出 10 倍。在大手术尤其是心脏旁路移植手术中风险较高。本病尽管女性比男性稍多见，但在妊娠状态下却很少发生。

## 发病机制

血小板因子 4（PF4）与细菌表面的多聚阴离子结合，导致其被吞噬的生理性途径与 HITS 的病理性途径在表 23.3 中进行了比较。HITS 的病理性途径涉及血小板因子 4 与多聚阴离子肝素的结合[1]。

## 临床特征

HITS 通常发生在肝素治疗的 5 ～ 10 天内[1]。那些过去 90 ～ 100 天内接受肝素治疗的患者，再次接受肝素治疗的数小时内可以发生 HITS。偶尔这些患者在接受单剂肝素给药后的 30 分钟内发生过敏样反应[1]。也有的患者可以出现迟发性肝素性坏死，在接受肝素治疗 3 周后出现病变。值得注意的是，在 100 天后再次应用肝素，肝素依赖性抗体则不一定重新出现。

HITS 也可发生在某些不常见的临床情况。如接受慢性肝素治疗的肾透析或大型手术患者，在 5 ～ 10 天内可发生 HITS。即使没有接受肝素治疗，大型手术或

细菌感染可以诱发自发性或自身免疫性 HITS。后者可能是由于 PF4 与 DNA、RNA 或黏多糖结合，触发了 PF4 病理性途径（见表 23.3）。

皮损常表现为境界清楚的非炎性紫癜或坏死，有触痛，通常呈网状。大面积坏死区域可伴或不伴分枝状边缘。皮损可发生在皮下注射的局部（图 23.2），也可出现在远离肝素输液的部位（见图 21.22）[2-3]。尽管血小板消耗为本综合征的一部分，但是伴显著血管阻塞的患者常无绝对性血小板减少症。但与肝素给药前（最好从开始使用肝素的第一天计算）最近的血小板计数最高值相比，血小板计数下降＞ 50% 时需要警惕 HITS 的发生。任何器官或肢体包括中枢神经系统均有发生血管阻塞的风险。

### 病理学

如果 HITS 伴血栓形成，则可见非炎症性血管闭塞和缺血性坏死的征象。皮肤或内脏器官均可见微血管、静脉或动脉栓塞。

### 鉴别诊断

最近有接受肝素治疗史的患者如果出现网状紫癜或无菌性坏死，无论是否伴有血小板减少症，均应首先考虑到本病。值得注意的是，在同时接受肝素治疗的患者中，血小板计数减少是常见的伴随表现，与本综合征的发生无关。与之相反，血小板计数正常却不能除外该诊断。其他可能与血小板减少相关的皮肤闭塞综合征包括抗磷脂抗体综合征、继发于败血症的暴发性紫癜和血栓性血小板减少性紫癜（但后者由于微血管栓塞导致的皮损罕见）。虽然特殊检测可证实抗血小板因子 4- 肝素复合物抗体的存在，但是在该实验结果出来之前就常常需要做出临床诊断。此外，通过 ELISA 实验检测抗血小板因子 4- 肝素复合物抗体的阴性预测值为 98% ～ 99%，而阳性预测值低[1]。

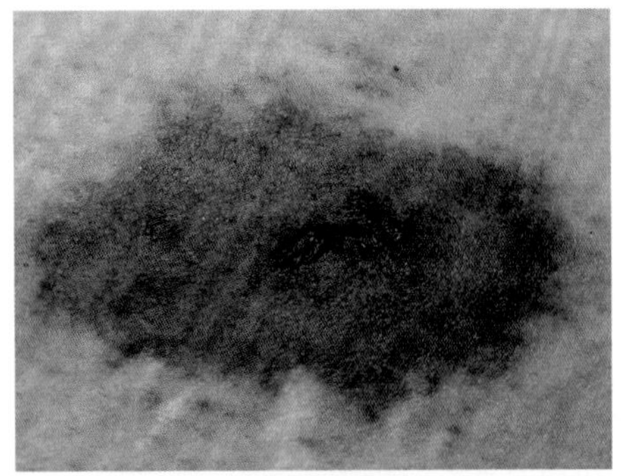

**图 23.2　皮下注射肝素部位的肝素性坏死。**注意呈分枝状或网状分布的严重出血，皮损中央可见坏死（From Robson K，Piette W. Adv Dermatol. 1999；15：153-82，used with permission.）

### 治疗

需要停用肝素以及开始抗凝治疗。阿加曲班（argatroban）是 FDA 批准用于 HITS 治疗的直接凝血酶抑制剂。而在美国以外的其他国家，达那肝素（danaparoid）是一种Ⅹa 因子抑制剂，被批准用于治疗本病（见表 22.8）[1]。尽管尚未被 FDA 批准用于本病治疗，磺达肝癸钠（fondaparinux）及比伐卢定（bivalirudin）已被证实有效。HITS 伴血栓形成的患者需要至少三个月的抗凝治疗，但仅患 HITS 患者的治疗周期尚未标准化。重要的是，维生素 K 拮抗剂（如华法林和苯丙香豆醇）在本病急性期禁忌使用，因为它会增加肢体静脉坏疽的发生风险，后者继发于蛋白 C 水平降低[4-5]。迟发型或自发型 HITS 的患者需要使用非肝素药物抗凝（如阿加曲班和比伐卢定）。血浆置换可用于顽固性 HITS 病例[6]。

## 骨髓增生性肿瘤

**同义名：**■ 原发性血小板增多症（Essential thrombocytosis；primary thrombocythemia）

### 要点

- 骨髓增生性肿瘤（myeloproliferative neoplasm）包括原发性血小板增生症、真性红细胞增多症、原发性骨髓纤维化和慢性粒细胞性白血病。
- 在前三种疾病中，可以检测到 *JAK2*、*MPL* 和 *CALR* 基因突变，这些基因分别编码酪氨酸激酶、血小板生成素受体和钙网蛋白。在真性红细胞增多症中，约 95% 的患者有活化的 *JAK2* 突变。
- 取决于血小板计数升高的程度，可发生血栓和（或）出血。

### 引言

在骨髓增生性肿瘤患者中，血小板增多是血管闭塞的危险因素。因此，原发性血小板减少的患者最容易发生微血管闭塞引起的皮肤损害，其次真性红细胞增多症的患者也会出现这种情况。一些骨髓增生性疾病患者最终可发展成骨髓增生异常综合征或急性粒细胞性白血病。

### 发病机制

骨髓增生性肿瘤属于克隆性造血系统疾病，其临床表现取决于受累干细胞的特定类型。单基因突变 *JAK2*V617F 存在于 90% ～ 95% 的真性红细胞增多症患者，以及 50% ～ 70% 的原发性血小板增多症和原发性骨髓纤维化患者。*JAK2* 突变导致 JAK-STAT 通路的激活（见图 128.10）。在其余患者中，*MPL* 和 *CALR* 的突变在原发性血小板增多症和原发性骨髓纤维化中较常见，而在真性红细胞增多症中罕见[7]。

在骨髓增生性疾病和骨髓增生异常性疾病中，可出现血小板功能异常，导致闭塞和（或）出血。当血小板计数为 $400\times10^9$ ～ $1000\times10^9$/L 时，血栓栓塞比较常见。而血小板计数为 $1000\times10^9$ ～ $2000\times10^9$/L 时，血栓和出血都可能发生。当血小板计数＞ $2000\times10^9$/L 时主要发生出血[8]。当血小板计数＞ $1000\times10^9$/L 可以导致获得性血管性血友病综合征的发生，可解释相伴随的出血。当骨髓增生性肿瘤患者的血小板计数在正常范围内时，血栓症的风险具有不确定性。

### 流行病学

真性红细胞增多症和原发性血小板增多症均在女性中较常见。这两种疾病在 50 岁之前少见，而在 60 岁之后其发病率以指数级增长。真性红细胞增多症患者的心血管死亡风险增加（每年每百人 1.5 人死亡），非致命性血栓形成的风险为每年每百人 3.8 次，其中动脉和静脉血栓的发生率相当[9]。原发性血小板增多症患者每年发生致死和非致死性事件的风险为每患者每年 2%～4%，动脉与静脉血栓事件的比率为 2～3：1。

### 临床特征

约 20% 的原发性血小板增多症患者出现皮损，包括紫癜、血肿、网状青斑、红斑肢痛症、雷诺现象、荨麻疹、皮肤小血管炎、下肢溃疡、坏疽和复发性浅表血栓性静脉炎[10]。这些皮损中重要的一类是由于微血管栓塞所致。

红斑肢痛症是一种综合征，可以是原发性（特发性）或者是一种继发性现象（见第 106 章）。本病特点是肢体远端强烈的烧灼感和发作性鲜红斑。该综合征大多数与原发性血小板增多症相关，较少与真性红细胞增多症相关。但在血小板计数足够高时，任何骨髓增生性疾病或骨髓增生异常性疾病均有可能发生本病[11-12]。因为这种类型的继发性红斑肢痛症是由于血小板介导的肢端血管扩张、炎症以及微血管阻塞引起的，患者也可出现散在分布的紫癜或坏死区域，大体上常呈网状分布，具有特征性。该型红斑肢痛症对阿司匹林治疗反应迅速，而特发性或其他类型的继发性红斑肢痛症对阿司匹林反应差，甚至无效。

骨髓增生性肿瘤患者的其他临床特征取决于疾病本身，如红细胞增多症患者出现红色发绀，接触温水后会出现严重瘙痒[13]。慢性粒细胞白血病患者中性粒细胞计数增多，常伴嗜酸性粒细胞和嗜碱性粒细胞计数升高。

### 病理学

从患者的网状紫癜或坏死皮损处活检，可以发现真皮血管或皮下小动脉的微血管阻塞。

### 鉴别诊断

提示骨髓增生性肿瘤诊断的异常发现包括贫血或血细胞比容升高、白细胞计数或分类异常、血小板计数或形态异常。血小板计数显著增高时，鉴别诊断时应考虑反应性血小板增多症，特别是后者可由于铁缺乏、感染或恶性肿瘤所致。

### 治疗

真性红细胞增多症（PV）和原发性血小板减少症（ET）的低危患者可以用小剂量阿司匹林治疗。高危患者（＞ 65 岁的 PV 患者或＞ 60 岁 ET 患者或有血栓史的患者）的一线治疗是小剂量阿司匹林联合细胞减灭治疗，后者通常使用羟基脲或干扰素 α 进行[13]。

使用小剂量阿司匹林能快速持久缓解疼痛，是血小板增多性红斑肢痛症的特征性表现。帕罗西汀（20 mg/天）、干扰素 α 、UVB 光疗或鲁索利替尼（JAK 抑制剂）可用于治疗真性红细胞增多症的顽固性瘙痒[13-14]。伊美司他（imetelstat）是一种端粒酶抑制剂，FDA 已批准用于骨髓纤维化，目前正在进行治疗原发性血小板增多症的研究[15-16]。

## 阵发性睡眠性血红蛋白尿

**要点**

- Coombs 试验阴性的血管内溶血性贫血，由 *PIG-A* 基因突变所致。
- 伴发血细胞减少与血栓形成。
- 皮损罕见，但可泛发。

### 引言

阵发性睡眠性血红蛋白尿（PNH）是一种罕见的造血干细胞疾病，与血栓形成风险增高相关[17]。

### 发病机制

本病是由于造血干细胞的 *PIG-A*（磷脂酰肌醇聚糖 A 类）体细胞突变所致。该基因为 X 连锁的基因，编码糖基磷脂酰肌醇（GPI）锚蛋白，几个重要的膜蛋白需要靠它与细胞膜黏附。这些蛋白负责保护血细胞和血小板免于补体介导的损伤（如 CD55 和 CD59）。其保护功能相对缺乏时可导致红细胞溶解和血小板激活。

静脉血栓形成的原因是多方面的，部分原因来源于血小板和其他血液成分细胞膜的微粒形成，以及由于游离血红蛋白溶血性释放相关的一氧化氮的消耗。

### 临床特征

本病为获得性克隆性血液病，表现为血管内溶血、造血不足和血栓形成倾向。本病也可发生在血液系统疾病的背景下，例如再生障碍性贫血和骨髓增生异常综合征，由于突变克隆的数量有限，其表现常为亚临床性[17]。血栓性事件是最常见的死因[17]，静脉血栓（如 Budd-Chiari 综合征）比动脉血栓更为常见。已报道 PNH 的皮损表现多样，包括出血性大疱、瘀点、下肢溃疡、非炎性网状紫癜以及暴发性紫癜样皮损[18-20]。

与慢性溶血有关的一氧化氮耗竭可导致平滑肌肌张力障碍，出现吞咽困难、腹痛和勃起功能障碍[17]。罹患慢性肾疾病的风险升高 6 倍。

### 病理学

活检标本显示微血管阻塞。外周血流式细胞检测到≥ 2 个细胞系（如白细胞和红细胞）的 GPI 锚定蛋白缺失或严重缺乏，对 PNH 具有诊断价值[17]。

### 鉴别诊断

PNH 可出现多种皮损，其鉴别诊断的范围广泛。出现溶血性贫血及全血细胞减少可以提示本病诊断。

### 治疗

过去主要是支持治疗，包括必要时进行输血、补充铁剂和叶酸以及抗凝治疗。依库珠单抗（eculizamab）可在 C5 阶段抑制补体级联反应的终末期，并可以减少血管内溶血和静脉血栓形成，现在作为常规终生治疗用药[17]。由于依库珠单抗可通过抑制 C5 而增加脑膜炎球菌血症的风险，患者在接受治疗前至少 2 周内应接种脑膜炎球菌疫苗。

## 原发性血栓性微血管病

**要点**

- 血栓性微血管病（thrombotic microangiopathy，TMA）的特征是微血管病性溶血性贫血（红细胞碎裂）以及血小板减少症。
- 以前被归类为血栓性血小板减少性紫癜（thrombotic thrombocytopenic purpura，TTP）或溶血性尿毒症综合征（hemolytic uremic syndrome，HUS），现知原发性 TMA 有多种亚型，而且继发性 TMA 的原因众多。
- 在遗传性或获得性 ADAMTS13 相关的 TMA（TTP）中可见圆形斑疹样瘀点，但志贺毒素介导的 TMA（HUS）无皮肤损害。

### 引言

目前已确定了血栓性微血管病（TMA）的多个亚型，它们可以模拟经典的 TTP 或 HUS 的表现（见表 23.4）[21]。

**表 23.4 原发性和药物诱导的血栓性微血管病（TMA）的亚型。**疾病可能维持亚临床状态，直到被其他因素如妊娠、自身免疫性结缔组织病、系统性感染、造血干细胞移植、恶性高血压或药物所诱发。这种情况指的是继发性 TMA

| TMA 亚型 | 病因学 | 病理机制 | 起病年龄 | 临床特征 | 治疗 |
|---|---|---|---|---|---|
| **遗传性** | | | | | |
| *ADAMTS13* 缺陷介导（血栓性血小板减少性紫癜） | *ADAMTS 13* 的纯合子或杂合子突变 | *ADAMTS 13* 是 vWf 裂解蛋白酶，其功能失调导致超大的 vWF 多聚体堵塞血管 | 儿童期发病，偶发于成年 | 复发性 TMA；神经或其他器官损伤（但罕见严重的肾损伤）；瘀点 | 血浆输注，血浆置换 |
| 补体介导（90% 的病例为遗传性） | 编码补体旁路途径成分的基因突变，如 H、I、B、C3 和 CD46 | 补体旁路途径不受控制地激活 | 常为儿童期发病，有时成年 | TMA；肾损伤常见 | 抗补体治疗（如依库珠单抗），血浆置换或输注 |
| 代谢介导 | *MMACHC* 基因突变导致常染色体隐性遗传（AR）的甲基丙二酸尿症和 CblC 型高胱氨酸尿症 | 代谢异常引发血小板激活，活性氧形成，内皮功能障碍，组织因子增多和凝血 | 婴儿期（一岁前） | 发育迟缓；肌张力减退；肺动脉高压；慢性肾病伴高血压和蛋白尿 | 维生素 $B_{12}$、甜菜碱和亚叶酸 |
| 凝血介导 | 分别编码血栓调节蛋白、纤溶酶原和甘油二酯激酶 ε 的 *THBD*、*PLG* 和 *DGKE* 基因出现突变 | DGKE 功能障碍导致血栓前因子上调与 VEGF 受体的下调 | 常见于婴儿期（一岁前） | 急性肾损伤 | 血浆输注 |

**表 23.4 原发性和药物诱导的血栓性微血管病（TMA）的亚型**。疾病可能维持亚临床状态，直到被其他因素如妊娠、自身免疫性结缔组织病、系统性感染、造血干细胞移植、恶性高血压或药物所诱发。这种情况指的是继发性 TMA（**续表**）

| TMA 亚型 | 病因学 | 病理机制 | 起病年龄 | 临床特征 | 治疗 |
|---|---|---|---|---|---|
| **获得性** | | | | | |
| *ADAMTS13* 缺陷介导（血栓性血小板减少性紫癜） | 自身抗体抑制 *ADAMTS 13* 活性（降至低于 10% 的正常水平 | *ADAMTS13* 活性降低导致超大 vWF 多聚体堵塞血管（见上文） | 成年人（通常 20～50 岁）多于儿童，更常见于女性和黑人 | TMA 伴血小板减少；胃肠道症状、局灶性神经病变、一过性肾损伤；瘀点 | 血浆置换（可将生存率从 10% 升高至约 80%，但需早期治疗） |
| 志贺毒素介导（溶血性尿毒症综合征） | 大肠杆菌（特别是 O157：H7 型）或痢疾杆菌的毒素分泌菌株引发肠道感染 | 毒素与内皮细胞、肾上皮细胞和肾小球系膜细胞上的 Gb3（CD77，神经酰胺三己糖）结合，导致细胞凋亡；<br>毒素也易致血栓形成 | 儿童早期发病（平均年龄是 2 岁；3% 的死亡率）多于成年（病情更严重） | 感染性小肠结肠炎；随着腹泻消退，出现血小板减少和肾疾病 | 支持治疗包括积极水化，常需要透析 |
| 药物介导，免疫型 | 最常见的药物为奎宁、噻硫平、吉西他滨以及干扰素 -β（比毒性反应更可能出现） | 奎宁，药物依赖性抗体 | 成年（更易接触药物） | 突发严重系统性症状；无尿性肾损伤 | 停用药物，支持治疗 |
| 药物介导，毒性或剂量相关性 | 多种药物，包括环孢素、他克莫司、VEGF 抑制剂 | 机制众多 | 成年（更易接触药物） | 肾衰竭缓慢发病 | 停用药物，支持治疗 |
| 补体介导（10% 的病例为获得性） | 抗体抑制补体因子 H 的活性 | 补体旁路途径因子的抑制减少（即补体激活增强）导致血管损伤 | 儿童或成人 | 急性肾损伤 | 血浆置换，免疫抑制，抗补体治疗（如依库珠单抗） |

AR，常染色体隐性遗传；VEGF，血管内皮生长因子；vWf，von-Willibrand 因子

## 发病机制

表 23.4 概括了 TMA 多种亚型的发病机制。

## 临床特征

经典 TTP 完全型综合征的特征为：发热、瘀点、血小板减少和微血管病性溶血性贫血（外周血涂片可见明显裂红细胞或红细胞碎片）、肾病和神经系统症状（常见头痛和意识模糊）。斑疹样瘀点常反映单纯性出血，但有时可能是由于血小板堵塞所致。尽管目前认为血小板闭塞主要发生在内脏器官而非皮肤，但有少数文献报道了皮损的组织学改变。目前无论是遗传性还是获得性，TTP 的经典综合征均可归类于 ADAMTS13 缺乏介导的 TMA 的疾病谱中（见表 23.4）。值得注意的是，其他亚型的原发性 TMA 很少伴发皮肤出血。

本病可能一直维持其亚临床状态，直到被其他因素如妊娠、自身免疫性结缔组织病、系统性感染、造血干细胞移植、恶性高血压或药物所诱发。这种情况是指继发性 TMA。

## 病理学

内脏终末小动脉和毛细血管出现微血管阻塞，但罕见累及皮肤微血管。（皮肤）瘀点性出血最有可能是单纯性出血所致，但文献资料有限。

## 鉴别诊断

发热、中枢神经系统症状、肾病、外周血涂片中见到微血管病表现（红细胞碎片）和血小板减少这一组表现，可见于伴有弥散性血管内凝血（DIC）的败血症，也可罕见于抗磷脂抗体综合征。在成人患者出现正常或轻度延长的凝血酶原时间伴严重的血小板减少，强烈倾向于支持原发性 TMA 诊断，而非 DIC[22]。伴有暴发性紫癜和 DIC 的败血症则以凝血酶原时间和部分凝血活酶激酶时间延长为特征。

## 治疗

原发性和药物诱导 TMA 的治疗方案见表 23.4。

# 冷沉淀或冷凝集性疾病

**要点**

- 肢端部位的网状紫癜。
- 主要由于冷球蛋白和冷纤维蛋白原所致，罕见情况下由冷凝集素所致。
- 冷诱导的冷沉淀和血管闭塞最常见与 I 型冷球蛋白相关。
- 急性病变中可见嗜酸性透明沉积物阻塞血管。

## 引言

冷球蛋白（cryoglobulins）属于免疫球蛋白，存在于血清和血浆内，遇冷后发生可逆性沉淀[23-25]。冷纤维蛋白原（cryofibrinogen）是遇冷后可沉淀的纤维蛋白原，由于在凝血时被消耗，因此仅可在血浆样本中被检测到[26]。冷凝集素（cold agglutinins）是遇冷时促进红细胞凝集的一类抗体。这三组物质均可导致皮肤在遇冷后发生阻塞综合征。冷纤维蛋白原和冷凝集素在多种疾病的患者体内被检测到，但它们却很少导致冷相关性阻塞综合征[27]。直接由于冷沉淀或冷凝集所致的临床综合征并不常见。

## 发病机制

冷球蛋白在寒冷条件下结构发生改变，变得不溶于水，从而增加了血液黏度，导致淤血和阻塞。但这些蛋白中的大多数只有在冰箱温度时才出现形态变化，而在遇冷的肢端区域的皮温条件下并不发生变化。冷球蛋白通过两种机制引起病变：血管阻塞（Ⅰ型）或免疫复合物介导的血管炎（Ⅱ型、Ⅲ型）[23-25]。当冷沉淀蛋白遇冷形成沉淀时，出现单纯性阻塞伴轻微的早期炎症和网状紫癜或坏死。以上情况主要反映单克隆性免疫球蛋白（IgG 和 IgM 型免疫球蛋白远远多于 IgA 型和轻链），例如Ⅰ型冷球蛋白血症是由于潜在的浆细胞异常或淋巴增生性疾病引起的。免疫复合物病引起的可触性炎症性紫癜与混合型冷球蛋白血症有关（Ⅱ或Ⅲ型），通常是由于丙型肝炎病毒感染所致（见表 24.6）。

冷纤维蛋白原沉淀由纤维蛋白原、纤维素、纤连蛋白组成，偶尔有白蛋白、免疫球蛋白以及其他血浆蛋白[26-27]。冷凝集素在冷环境下与红细胞结合，常激活补体导致红细胞溶解。由于 IgM 的五聚体抗体能够结合多个红细胞，因此其更容易凝集红细胞。

## 流行病学

冷纤维蛋白原血症的发生率在健康个体中为 0% ～ 7% 不等，而在住院患者中为 8% ～ 13% 不等[26]。女性与男性的发生比例为 1.5 ～ 4.5：1，大多数研究偏向于较低的数值。冷纤维蛋白原血症为原发或继发于多种疾病，包括感染、自身免疫性疾病以及癌症。10% ～ 50% 疑似寒冷病的患者存在冷冻纤维蛋白原血症，通常这种现象不单独存在。

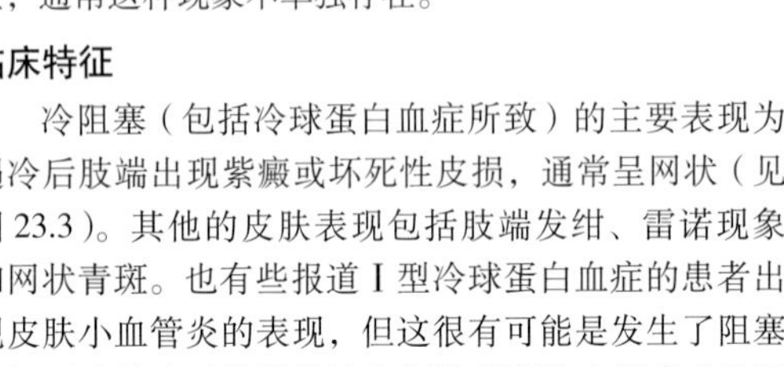

## 临床特征

冷阻塞（包括冷球蛋白血症所致）的主要表现为遇冷后肢端出现紫癜或坏死性皮损，通常呈网状（见图 23.3）。其他的皮肤表现包括肢端发绀、雷诺现象和网状青斑。也有些报道Ⅰ型冷球蛋白血症的患者出现皮肤小血管炎的表现，但这很有可能是发生了阻塞性坏死或溃疡后的继发性白细胞碎裂性血管炎（见图 22.3）。混合型（Ⅱ型和Ⅲ型）冷球蛋白如果在接近体温时不稳定也可导致堵塞。但是更常见它们通过形成免疫复合物的机制导致皮损，在相关区域形成典型可触性簇集性紫癜。

鉴于冷纤维蛋白原血症的发生率（见上文），结合临床对患者的表现进行评价至关重要[26-27]。其皮肤表现类似于由冷球蛋白导致的皮损，也包括静脉和动脉闭塞。

冷凝集素症常无症状，偶然被发现，例如支原体感染时所见。当出现症状时，遇冷后冷凝集素常引起溶血，有时病情严重[28]。罕见情况下，寒冷可使具有冷凝集素的患者出现遇冷部位的红细胞凝集、淤积和血管堵塞[29]。输注冷的血液制品后可以在输液部位发生病变[30]。尽管血管堵塞导致的皮损少见，一项研究中 90% 的原发性冷凝集素血症患者出现症状，从中等程度的肢端发绀到轻微冷暴露引起严重的雷诺现象[28]。

## 病理学

对冷阻塞综合征的新鲜皮损行组织病理学检查，可见血管内有白色嗜酸性透明栓塞（见图 23.4）。冷凝集素的沉积可混杂红细胞。陈旧病变中坏死可较明显。

## 鉴别诊断

暴露于寒冷环境后突然发生肢端病变提示该组疾

**图 23.3 两名 IgG 型多发性骨髓瘤患者出现Ⅰ型冷球蛋白血症。** A. 下肢的网状紫癜。B. 网状紫癜内可见坏死区域。C. 耳轮及对耳轮的紫癜性病变（A，B，Courtesy，Jean L Bolognia，MD；C，Courtesy，Jonathan Leventhal，MD.）

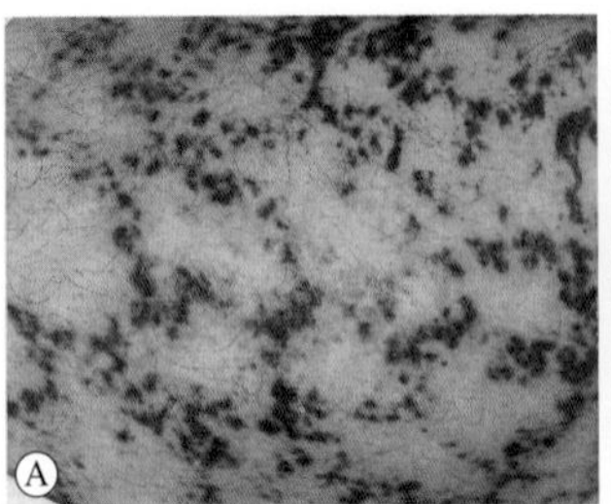


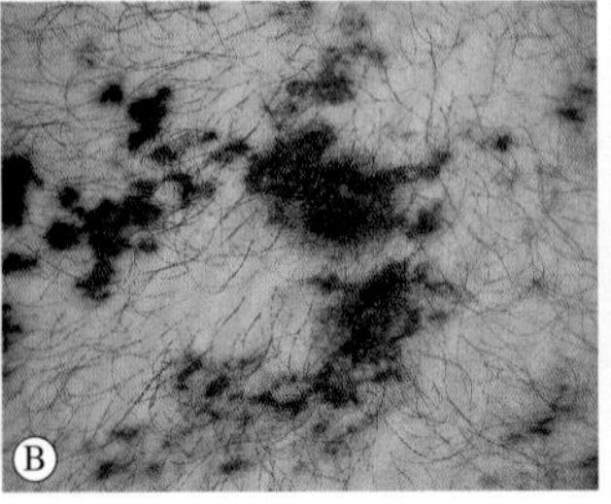


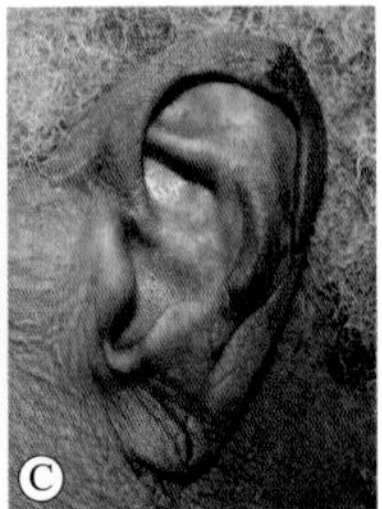

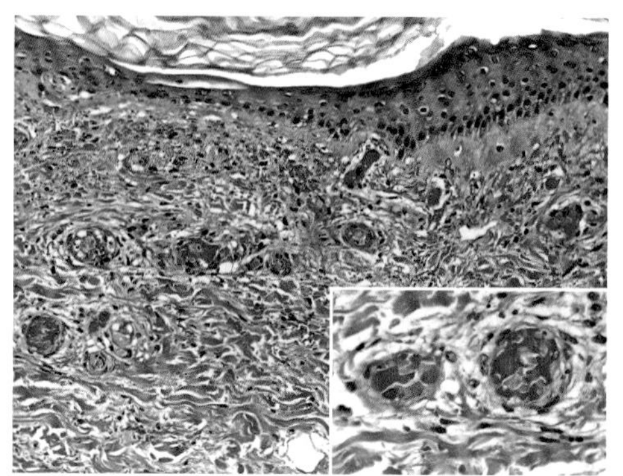

图 23.4 Ⅰ型冷球蛋白血症所致的血栓性血管病变。真皮多个血管内见嗜酸性血栓和出血，仅有轻度炎症浸润（Courtesy，Lorenzo Cerroni，MD.）

病的可能。远端闭塞综合征（如胆固醇栓子或肢端抗磷脂抗体综合征）偶尔可出现类似表现，但这些疾病常常无寒冷暴露史，不累及耳鼻部位。应考虑到冻疮的可能，但后者的皮损常缓慢起病，罕见进展至明显的紫癜或坏死。

### 治疗

对于冷球蛋白阻塞，治疗主要是减少直接寒冷暴露，控制潜在的浆细胞增生不良性疾病或淋巴增生性疾病等基础病变，以降低单克隆冷球蛋白的滴度。血浆置换只能短期改善病情。冷纤维蛋白原血症的治疗包括尽量减少冷暴露，此外，对中度原发性疾病患者可使用系统性皮质类固醇联合小剂量阿司匹林。司坦唑醇可作为维持治疗的选择[26]。免疫抑制剂、血浆置换与静脉纤溶单独或联合应用也可能有效。伴发血栓事件的患者可使用抗凝治疗。对于继发性冷纤维蛋白原血症，治疗主要针对所合并的疾病。值得注意的是，多达半数的“原发性”冷纤维蛋白原血症患者可能后期发展成为淋巴瘤[26]。冷凝集素病患者避免遇冷，但该方法对于高达 75% 的患者无效[26]。对于这些无效的患者，可试用利妥昔单抗，有效率约 50%。

## 血管内机会性病原体增殖所致的阻塞性疾病

**要点**

- 网状紫癜或非炎性坏死。
- 常常与应用免疫抑制剂或重度中性粒细胞缺乏相关。
- 控制不佳的糖尿病是毛霉菌病的危险因素。

### 引言与发病机制

这些综合征共同的特点是病原体侵犯血管（见第 74 章和第 77 章），常常发生在重度免疫抑制的患者。除了播散性类圆线虫病外，其他疾病的病原体均在血管内皮或血管壁内增殖。免疫缺陷状态常常因重度中性粒细胞减少和（或）应用多种强效免疫抑制剂所致，但也有可能因慢性疾病或营养不良引起。

### 临床特征与病理学

坏疽性臁疮（*ecthyma gangrenosum*）是由于病原体（通常为细菌）在皮下血管外膜内增殖所致的阻塞综合征。经典的病原体是铜绿假单胞菌，但其他病原体也可引起坏疽性臁疮样皮损，包括其他假单胞菌类（洋葱假单胞菌和嗜麦芽假单胞菌）、黏质沙雷菌、嗜水气单胞菌、肺炎克雷伯杆菌、创伤弧菌、莫拉菌属、摩氏摩根菌、大肠杆菌和金黄色葡萄球菌；真菌感染也可引起这种皮损，如白念珠菌、毛霉菌属、烟曲霉、镰刀菌属和新暗色柱节孢菌[31]。

坏疽性臁疮开始为红斑、无痛性斑疹，常发展为紫癜性或焦痂性皮损，可伴有大疱或脓疱形成，皮损形态多呈网状或分枝状特征。血管中层、外膜及血管周围区域可出现广泛的细菌侵犯，但常不累及血管腔和内膜。随着细菌的增殖，血管壁逐渐受压，管腔变窄，最终使皮下小动脉管腔闭塞，该动脉供养其上方圆锥形区域的皮肤。随后受累区域皮肤的许多血管内凝血块形成。立即使用抗生素治疗至关重要，但是如果白细胞持续减少，抗生素无效或病情进展时，患者预后不佳。值得注意的是，许多作者认为，当存在足够多的中性粒细胞支持局部反应时，将这些皮损和组织学表现归类为革兰氏阴性杆菌菌血症引起的脓毒性血管炎可能更为恰当。

在重度免疫缺陷患者，血管侵袭性真菌感染引起血管侵犯和血栓形成的坏死性病变[31]。引起机会性感染最常见的真菌包括曲霉属、根霉属、毛霉属、根毛霉属和横梗霉属（以前的犁头霉属），后四种真菌可以引起毛霉菌病。糖尿病患者中，表现为面中部皮肤坏死的毛霉菌病可能来源于鼻窦内感染。发生网状紫癜的机会性真菌感染也可增殖，且由管腔侵犯到血管壁和血管小分支。血栓围绕血管内菌丝成分形成，也可能在病变的内皮上产生。

播散性类圆线虫病可以发生在已经感染了人类线虫的患者。网状紫癜性皮损主要位于脐周区域，也有播散性的报道，但很罕见[32-33]，皮损外观类似拇指指纹（见图 83.22）。组织学上，紫癜性皮损表现为红细胞溢出，幼虫位于毛细血管内和胶原纤维束间。播散性发病的死亡率高。

Lucio 现象常见于墨西哥和中美洲，其他地区罕见。该现象相关的血栓性病变不同于麻风结节性红斑（免疫复合物介导的中性粒细胞性血管炎，不同程度累及脂膜层），前者无发热、白细胞增多和触痛，对沙利度胺反应差，且仅在弥漫性非结节性瘤型麻风患者中出现。急性皮损具有弧形边界，近似网状紫癜[34]。这些皮损常常发展为慢性溃疡[35]。四肢上也可出现范围较大的可变白的网状青斑，也有同时并发抗磷脂抗体综合征的报道[34]。组织学上，一些病例有真皮和皮下组织血管内皮肿胀和血栓形成，而其他病例可表现为真皮浅中层的白细胞碎裂性血管炎伴其上方表皮坏死。抗酸染色显示内皮细胞和真皮巨噬细胞内有细菌团块[34]。

在立克次体感染中（见第 76 章），皮损泛发伴出血最常见于洛基山斑疹热。最初的皮疹不出血，第 5 天后由于血管通透性增高而在皮损内常出现瘀点[37]。出血斑超过 3 ～ 4 mm 通常与病情严重相关。早期的瘀点表现为逗号形或线样，提示沿着微血管出血。由于内皮损伤，在病程后期可以发生 DIC，形成网状分布的皮肤坏死。其他伴有出血的斑疹热有巴西斑疹热、纽扣热和日本斑疹热[38]。

### 鉴别诊断

鉴别诊断包括皮肤微血管阻塞引起的其他非炎性紫癜（见表 23.1）。

### 治疗

治疗目标主要在于尽可能减轻免疫功能低下状态，根据侵犯病原体的鉴定结果选择恰当的抗微生物药物治疗。伊维菌素可用于治疗播散性粪圆线虫病。

## 栓子引起的阻塞性疾病

### 胆固醇栓子

**同义名：** ■ 华法林蓝趾综合征（Warfarin blue toe syndrome）

**要点**

- 常常突然发病。
- 网状青斑常比网状紫癜更加明显。
- 远端肢体特别是下肢是最常见的皮肤受累部位。

### 引言

胆固醇栓子（cholesterol embolus）主要发生在 50 岁以上的男性。常见的合并症包括糖尿病、高脂血症、高血压、吸烟以及外周动脉疾病[39]。尸体解剖观察发现，超过 60 岁且合并动脉粥样硬化病史的患者中有 15% ～ 20% 可检出胆固醇栓子[40]。考虑到临床上胆固醇栓子的诊断率相对较低，该数据提示胆固醇栓子常常未获确诊或者无症状。

### 发病机制

溃疡性粥样斑块的碎片是胆固醇栓子的来源，患者通常患有严重的动脉粥样硬化病（但是常未被发现）。虽然粥样斑块可自发性碎裂，但目前已知有三种临床情况可促进栓塞。第一，动脉或冠状动脉插管术时可能破坏斑块，导致插管后数小时到数天内栓塞；第二，长时间抗凝治疗可缓慢溶解血栓，后者可加固易碎的斑块，斑块的暴露区域更易于受到动脉血流剪切力的影响[41]。抗凝剂诱发的胆固醇栓塞综合征常常发生在治疗后 1 ～ 2 个月。这种“华法林蓝趾综合征”不局限于华法林抗凝治疗，同时不应与华法林坏死相混淆。胆固醇栓子的第三种诱因是心肌梗死或卒中的急性溶栓治疗。栓塞可发生在溶栓治疗后的数小时至数天内。值得注意的是，约 20% 的胆固醇栓塞患者的诱因不清[40]。

除了单纯的缺血性闭塞，本病中的肾损害和其他晶体相关性肾病可能与 NLRP3 炎症小体的激活相关（见第 4 章）[42]。

### 临床特征

临床表现包括发热、体重下降、肌痛、神志改变和突发的动脉高血压。短暂性脑缺血发作、卒中、肾衰竭、胃肠道溃疡和出血性胰腺炎也可以出现。患者出现多系统受累的发病率很高，偶尔可能死于栓塞并发症。

据报道，皮肤表现见于 35% ～ 90% 的胆固醇栓塞患者，包括网状青斑（50% ～ 75%）、发绀或蓝趾（30% ～ 75%）、溃疡（15% ～ 40%）、多灶性肢端坏疽（0% ～ 35%）、结节（约 10%）以及紫癜（约 10%）[43]（图 23.5）。由于网状紫癜相当于网状青斑模式的一种紫癜性加重，因此某些报道中将其归为网状青斑。如果斑块起源于主动脉弓，皮损可发生于上肢。值得注意的是，仅有 35% ～ 40% 的患者初期被诊断出胆固醇栓塞[43]。

15% ～ 80% 的确诊病例可见外周血嗜酸性粒细胞增多[43]。其他实验室表现包括补体水平下降、白细胞升高、脓尿和嗜酸性细胞尿症，红细胞沉降率、C 反应蛋白、血肌酐、尿素氮以及淀粉酶的水平升高，尿或粪隐血阳性[43]。

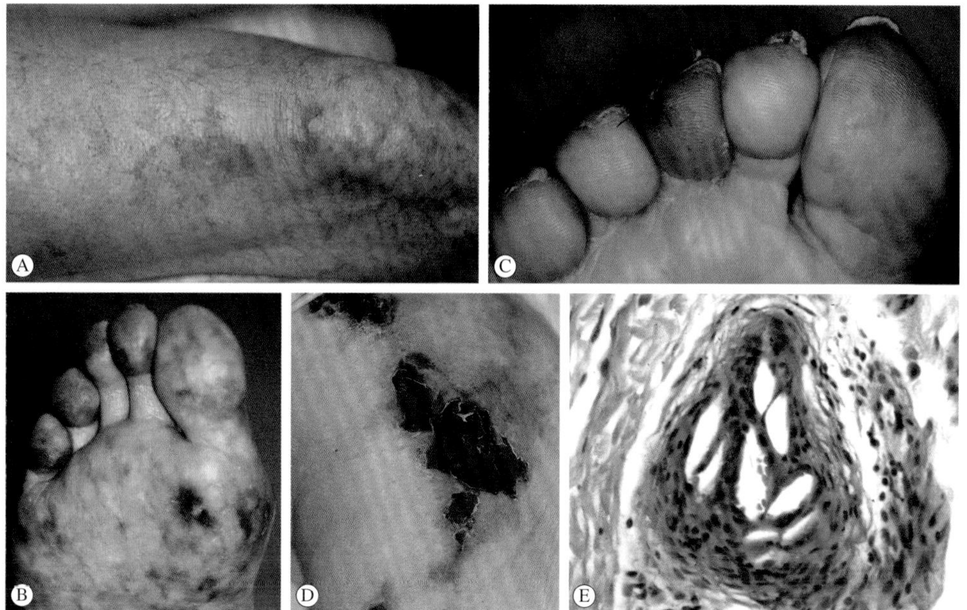

图 23.5　**胆固醇栓子**。A. 大腿远端可见网状青斑；B. 肢端可见网状青斑和网状紫癜；C. 华法林蓝趾综合征的足趾紫癜；D. 不规则形的数个溃疡伴焦痂，周围可见网状紫癜；E. 组织病理示血管内可见裂隙形成，这是由于固定过程中胆固醇结晶溶解所致（A，B，E，Courtesy，Norbert Sepp，MD；D，Courtesy，Kalman Watsky，MD.）

### 病理学

网状青斑的活检采用椭圆形切口，中央为网状青斑的苍白部分，深至皮下脂肪层，这样取材最具价值（图 106.1）。环钻活检网状紫癜的区域常可获得有诊断价值的标本，因此若出现网状紫癜应首选环钻活检。

胆固醇栓子病理表现为小血管管腔内细长的裂隙（图 23.5E），常常与血栓共存[39]。裂隙的产生是标本固定过程中胆固醇结晶溶解所致。受累小动脉常常位于真皮和皮下组织交界处。通过实验生成的胆固醇栓子的研究发现，24 ～ 48 小时内动脉壁内可见中性粒细胞、嗜酸性粒细胞和单一核细胞，随后 3 ～ 6 天内出现多核组织细胞，有时可出现内膜纤维化。同一患者体内可出现不同时期的病变，提示栓子反复发生。

### 鉴别诊断

突发的肢端网状青斑应立即考虑到胆固醇或草酸盐栓子。出现网状紫癜，特别是与末梢广泛分布网状青斑一致时，更提示该病的诊断。当出现远端病变时，要考虑肢端寒冷阻塞综合征（见上文）以及抗磷脂抗体综合征。有近端胆固醇栓子模拟钙化防御的个例报道[44]。

### 治疗

除了行外科旁路术或血管内支架植入术清除栓子的来源，主要给予支持性治疗。阿司匹林或其他抗血小板制剂、HMG-CoA 还原酶抑制剂（“他汀类药物”）、停止抗凝治疗、对严重肾损害的患者启动抗凝治疗、系统性糖皮质激素治疗、伊洛前列素（iloprost）以及高压氧等方法对个别患者有效，但目前尚无统一的治疗标准[39, 42]。

## 草酸盐栓子

### 引言

草酸盐栓塞（oxalate embolism）非常罕见，其发生常常与原发性高草酸尿相关。原发性高草酸尿是由于罕见的酶缺乏所致，导致草酸积累增加（1 型）或产生过多（2 型）。以上原因导致高草酸血症，草酸钙在组织中沉积[45]。

### 临床特征

原发性高草酸尿常常儿童期发病，伴有复发性尿路结石。肾是草酸盐沉积的主要部位，直至出现进行性肾功能不全，此时草酸盐沉积于其他器官的临床症状也变得明显。因此草酸盐栓子常常发生在肾衰竭后。儿童期发病的患者在 20 岁时发生死亡并不少见。过多摄入草酸盐前体、饮食中草酸盐吸收增加、维生素 $B_6$ 缺乏、肾排泄功能受损或肠道疾病如克罗恩病，均可导致继发性或获得性草酸盐沉着症。

系统性草酸盐沉着症的皮肤表现包括肢端发绀、雷诺现象、肢端坏疽、肢端皮肤坏死、网状青斑、红斑溃疡性结节、粟粒性钙化沉积和皮肤钙化防御样表现[45]。皮肤钙化防御样表现可能干扰本病的诊断，因为二者不仅皮损相似，而且草酸盐栓子和皮肤钙化防御均常常发生于肾衰竭的背景下。

### 病理学

皮肤标本活检显示黄褐色且有双折光性的结晶沉积，呈长方形或放射形结构，位于真皮深层或皮下组织的血管内及其周围。在常规切片中结晶呈现黄色到金褐色，在偏振光下呈双折光性[46]。在 pH 7.0 下对茜素红 S 着色，在 pH 4.2 下不着色。尽管该病临床表现与皮肤钙化防御相似，但血管内钙沉积不是皮肤草酸盐栓子的特征性表现。

### 鉴别诊断

本病容易与胆固醇栓子或肾衰竭患者的皮肤钙化防御相混淆，但需鉴别其他引起网状紫癜或网状青斑的原因。肾结石病史的患者突发网状青斑或网状紫癜提示高草酸尿是首要的可能性诊断。四肢远端严重肿胀性木质样纤维化提示肾性系统性纤维化的病例也有报道[45]。

### 治疗

在无肾衰竭的 1 型原发性高草酸盐尿症患者中，口服维生素 $B_6$ 可能有效。2 型高草酸盐尿症通过水化和碱化尿液行支持治疗[45]。在没有充分治疗纠正潜在疾病之前禁止行肾移植术，因为移植的肾也将会被持续存在的草酸盐沉积所破坏。肝移植可能逆转某些患者的代谢功能，对这些患者也必须在纠正之后才可行肾移植[46]。

## 其他栓子相关性综合征

除了急性细菌性或真菌性心内膜炎引起的栓子外（它们实质上是炎症反应），罕见情况下心房黏液瘤、消耗性心内膜炎、晶体球蛋白、嗜酸性粒细胞增多综合征的患者可出现皮肤栓子或血栓。这些疾病所致的栓子可引起网状紫癜，但皮肤表现多种多样。

心房黏液瘤非常罕见，常常发生在 30 岁至 60 岁年龄段，可能伴有全身症状，包括发热、乏力、关节痛、体重减轻、与心瓣膜病相似的血流阻塞以及栓塞现象[31]。黏液瘤栓子的皮肤表现包括肢端丘疹（伴有跛行）、匐行性或环形的紫红色紫癜性指尖皮损、裂片状出血、网状青斑、雷诺现象、足趾坏死、红紫色颧颊潮红和肢端瘀点。Carney 综合征（NAME 综合征或 LAMB 综合征）与多发性早发性心脏黏液瘤相关，也可能有其他皮肤发现，如与栓子无关的雀斑和蓝痣。心房黏液瘤的治疗包括外科切除。

消耗性心内膜炎导致纤维素和其他血液成分局灶状沉积在心脏瓣膜上，与 Libman-Sacks（抗磷脂抗体相关性）心内膜炎或急性风湿性心内膜炎相似。这些疏松的无菌性沉积物的一部分偶尔可能成为栓子。感染性心内膜炎增殖物也可能成为栓子。栓子较易发生于急性细菌性心内膜炎，而亚急性心内膜炎的皮肤表现尽管常常发生于手部，但可能由免疫复合物病导致，而非栓塞所致。

冷球蛋白血管病是一种罕见的综合征，常常由于 IgG 或轻链副蛋白自发性血管内结晶所致。冷球蛋白血症综合征可表现为迅速进展的肾衰竭、多关节病、外周神经病变、皮肤溃疡、瘀点及瘀斑。皮肤活检显示血管内结晶沉积和血栓形成[47]。

在嗜酸性粒细胞增多综合征中，常有心脏内附壁血栓形成，尸检时该综合征患者的小血管内血栓并不少见[48]。迄今为止，已描述的临床表现包括裂片状出血、“无苍白变化的网状色素异常”（网状紫癜）、肢端坏疽、雷诺现象以及坏死性或水疱性皮损。血栓形成（皮肤和皮肤外器官）伴发嗜酸性血管炎的病例已有报道[49-50]。

## 伴有皮肤表现的系统性凝血障碍疾病

血栓调节蛋白、蛋白 C 和蛋白 S 通路上的紊乱可导致暴发性微血管栓塞综合征。抗磷脂抗体是微血管栓塞的主要原因之一，包括灾难性抗磷脂抗体综合征在内。抗磷脂抗体增强凝血过程的不同通路多数已知或是猜测的，有些通路包括蛋白 C 或蛋白 S 的功能影响。

### 先天性和获得性蛋白 C 和蛋白 S 疾病相关疾病

**同义名：** ■ 暴发性新生儿紫癜（neonatal purpura fulminans）——严重的先天性蛋白 C 或蛋白 S 缺乏。■ 华法林坏死（warfarin necrosis）——获得性蛋白 C 功能障碍。■ 儿童链球菌或水痘感染恢复过程中的暴发性紫癜（purpura fulminans in children during recovery from streptococcal or varicella infections）——严重的获得性蛋白 S 功能障碍，可能为抗体介导。

**要点**

■ 在上述一种临床背景下出现网状、分枝状或星状紫癜。

## 引言

“暴发性紫癜”这个名词首先在19世纪初的稍晚时间开始被使用，用于描述一种常常发生在危重患者的广泛性紫癜综合征，患者通常为处于急性感染或感染康复期的儿童。现在这个名词至少包括三种不同的综合征（见下文），包括伴有任何类型广泛紫癜（瘀点、瘀斑、可触及性紫癜或网状紫癜）的败血症患者。若把暴发性紫癜这个名词仅限于新生儿或败血症患者，将对选择和评价治疗方案更有益处，这些患者有栓塞的临床表现，包括网状、分枝状或坏死性紫癜和（或）组织学主要发现为无菌性血栓。

## 发病机制和临床特征

尽管这类疾病的病理生理过程可能相互重叠，但是在鉴别诊断方面，皮肤微血管栓塞与深静脉血栓形成或肺栓塞之间差异较大。皮肤病变损伤中蛋白C-蛋白S-血栓调节蛋白的途径发挥非常重要作用（见图22.4）。

### 新生儿暴发性紫癜

严重的先天性抗凝血酶Ⅲ缺乏可能导致反复发作的深静脉血栓形成或肺栓塞，唯一的皮肤表现为静脉淤滞性溃疡，这是由于深静脉血栓形成引起静脉功能不全所致。与之相反，蛋白C或蛋白S纯合子性（或者复合杂合子性）缺乏或严重功能障碍，可导致患儿出生后数小时至5天内出现新生儿暴发性紫癜，若不治疗将会致死[51-52]。临床可见非炎性的网状紫癜，皮损融合后导致大面积皮肤和肢体的坏死（图23.6），最终有内脏器官受累。此外，这些婴儿出生时常伴有大脑血栓形成或者视网膜血管阻塞伴先天性失明。获得性新生儿暴发性紫癜最常见的原因是B组链球菌感染[51]。

对于先天性蛋白C缺乏的患者，静脉注射蛋白C浓缩物或冰冻血浆可作为初始治疗，然后加用华法林或低分子量肝素，随后因子替代治疗逐渐减量。抗凝治疗需终生维持。

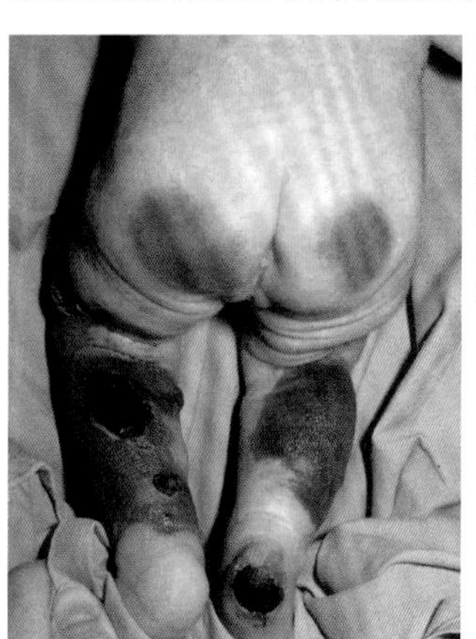

图23.6 婴儿的蛋白C缺乏巨大的紫癜性斑块，伴下肢大疱和坏死性溃疡形成。注意足跟溃疡周围的网状紫癜（Courtesy，Luis Requena，MD.）

### 华法林坏死

华法林治疗导致肝维生素K敏感因子（Ⅱ因子、Ⅶ因子、Ⅸ因子、Ⅹ因子、蛋白C和蛋白S）非正常γ-羧化；严重的维生素K缺乏可引起相似的功能障碍。在这些因子中半衰期最短的是Ⅶ因子和蛋白C。Ⅶ因子主要是将非活性状态的凝血系统转化为不断进展放大的凝血过程，因此存在过多的促凝血级联反应。与之相反，蛋白C从凝血激活开始时就参与阻止凝血过程向远处发展。在华法林坏死中，促凝血系统相对于依赖蛋白C抗凝血活性来说，需经更长的时间达到其低点平衡。

华法林坏死常常发生在开始应用华法林治疗而未使用肝素的2～5天内，如果应用负荷量的华法林更容易发生坏死[4，53-54]。这与所预期的早期蛋白C功能下降相一致。通过蛋白C浓缩物替代治疗可逆转华法林坏死，以及实验室证实在本病中蛋白C的功能非常低下，可支持本病的发病机制。华法林坏死的发病率在女性患者中升高4倍，高发年龄在60岁至70岁间。尽管多达三分之一的华法林坏死患者可能与遗传性蛋白C部分缺乏相关，但是本病更常见于无遗传性蛋白C缺陷的个体。迟发型华法林坏死可发生在开始治疗长达6个月后，本病已被认为与患者依从性差、剂量不当、肝的合成功能的改变或药物间相互作用相关[54]。

受累部位常常位于有丰富皮下脂肪的区域，如乳房、臀部或大腿。疼痛通常为首发症状，随后出现境界清楚的红斑，迅速发展为出血和坏死（图23.7）皮疹内或边缘常可见部分网状或分枝状紫癜。活检显示

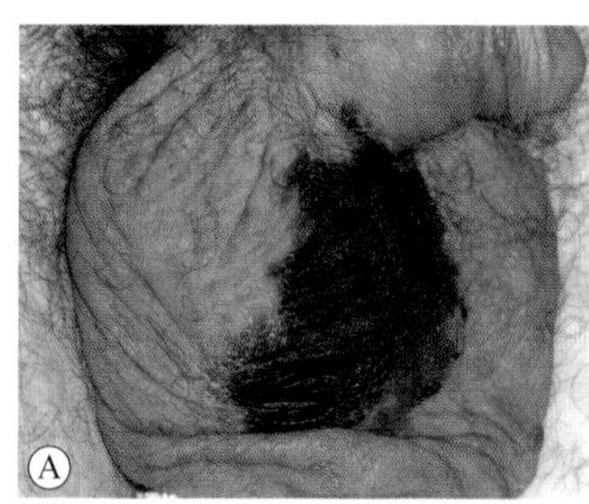

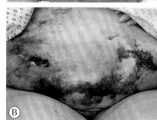

图23.7 华法林坏死。阴囊（A）和阴茎上大片紫癜和缺血区。（B）注意腹部病变的中央坏死和分枝状紫癜（A，Courtesy，Kenneth Greer，MD；B，Courtesy，Jean L Bolognia，MD.）

大部分真皮血管内无菌性（非炎性）血栓形成。治疗包括停用华法林、应用维生素 K 和肝素。如果可行，强烈建议行蛋白 C 替代治疗。

**华法林相关静脉肢体坏疽**

**同义名：** ■ 华法林诱发的下肢静脉缺血或坏疽（warfarin-induced venous limb ischemia/gangrene）

严重的肢体静脉缺血和坏疽是华法林治疗的严重并发症。本病有两种临床易感因素：恶性肿瘤（常隐匿发生）和肝素诱发性血小板减少症（HITS）（见上文）[4-5]。在恶性肿瘤患者中，有证据表明，肝素使用可出现血小板消耗和进行性消耗性凝血病，导致血小板计数增加，而停止肝素可致计数减少。尽管行抗凝治疗，也有证据表明存在持续性凝血酶生成。在这些患者中的另一特征性发现为，华法林相关国际标准化比值（INRs）超出有效治疗范围。

**伴有败血症的暴发性紫癜**

获得性暴发性紫癜最常与脑膜炎球菌感染相关，可能是由于脑膜炎球菌的Ⅳ型菌毛直接与内皮细胞结合所致。本病也可以发生于多种其他细菌感染导致的败血症综合征中，包括金黄色葡萄球菌、A 组和 B 组 β- 溶血性链球菌、肺炎链球菌、流感嗜血杆菌和埃及嗜血杆菌[20]。在新生儿中最常见的是 B 组链球菌。

败血症患者出现 DIC 时，网状紫癜可能是微血管栓塞的第一征象。后者可能是由于蛋白 C- 血栓调节蛋白途径无力阻止血凝块的发展而导致的[55]。支持该假设的证据来自一项儿童暴发性紫癜患者的研究，研究发现患儿早期应用蛋白 C 能提高生存率[56]。但是，成人败血症性休克患者使用活化蛋白 C 后生存率并未改善，反而出血风险增加[57]。迄今为止，败血症发生 DIC 出现网状紫癜的患者是否需要补充天然或活化蛋白 C 治疗尚未进行研究。另外，蛋白 C 对内皮受体的损伤而触发血管栓塞的意义可能性要蛋白 C 的实际水平测定更为重要[58]。

**感染后暴发性紫癜**

儿童和成人发生败血症时，蛋白 C 异常可能与获得性暴发性紫癜相关。儿童的这种紫癜常发生在 A 组链球菌、水痘–带状疱疹病毒或偶见人类疱疹病毒 6 型感染的恢复期间。这些患者体内存在一种抑制蛋白 S 功能的抗体[59-60]。感染后暴发性紫癜一般在初始感染后 7 ~ 10 天出现，与感染导致抗体的产生相关。目前已知蛋白 S 需要与磷脂结合才能发挥作用，儿童发生水痘–带状疱疹病毒感染后可一过性出现针对磷脂或凝血蛋白的抗体。但是这些抗体并不能预测血栓并发症[59]。因为蛋白 S 是组织因子途径抑制剂的重要辅助因子（常通过抑制组织因子与Ⅶ a 因子触发凝血起作用；见第 22 章），其活性的降低可以通过该机制增强血栓形成[61]。

感染后暴发性紫癜的治疗具有挑战性，因为目前市场上没有蛋白 S 浓缩物。此外，解除由抗体介导的蛋白 S 抑制比恢复缺乏的蛋白 S 更加困难。治疗选择包括血浆置换联合糖皮质激素、低分子肝素以及偶尔用静脉内注射免疫球蛋白[59-60, 62]。

## 抗磷脂抗体或狼疮抗凝物综合征

**要点**

- 典型皮疹为网状青斑、无菌性坏死、网状紫癜或者白色萎缩样皮损。
- 确诊抗磷脂抗体综合征诊断至少需要一项临床标准和一项实验室标准（表 23.5）。

### 引言

抗磷脂抗体（antiphospholipid，aPL）于 1906 年首先在梅毒患者体内被发现。1952 年发现红斑狼疮患者出现梅毒血清检测假阳性。狼疮抗凝剂物的活性开始认为会引起出血，但很快发现它与血栓形成相关。20 世纪 90 年代早期，研究者发现抗磷脂或抗心磷脂抗体常常需要存在其他磷脂结合蛋白（如 β2- 糖蛋白Ⅰ）才能与心磷脂结合[63-64]。

| **表 23.5 抗磷脂抗体综合征：札幌–悉尼诊断标准。**该标准允许对参加临床研究的患者进行标准化 |
|---|
| 至少需要一项临床标准及一项实验室标准 * |
| **临床标准** |
| 1. 血管栓塞<br>• 任何组织或器官中动脉、静脉或小血管血栓事件客观证实发生一次或以上<br>2. 妊娠并发症<br>• 在妊娠第 10 周或之后，形态正常胎儿的不明原因死亡出现一次或以上，或者：<br>• 由于子痫、先兆子痫或胎盘功能不全，形态正常新生儿在妊娠第 34 周或之前出现一次或一次以上的早产，或者：<br>• 妊娠 10 周内不能解释的连续自发性流产出现三次或以上 |
| **实验室标准：出现两种或两种以上情况的间隔至少 12 周 *** |
| 1. 抗心磷脂抗体，IgG 或 IgM（> 40GPL 或 MPL，或标准化 ELISA 测定超过第 99 百分位数）<br>2. 狼疮抗凝物（根据国际血栓形成和止血学会的指南进行检测）<br>3. 抗 β2- 糖蛋白抗体，IgG 或 IgM（用标准化 ELISA 测定超过第 99 百分位数） |
| * 不符合这些标准的患者仍可能患有抗磷脂抗体综合征<br>GPL，IgG 磷脂单位；MPL，IgM 磷脂单位（Adapted from refs 65 & 69.） |

## 流行病学

在对1000例抗磷脂抗体综合征（antiphospholipid antibody syndrome，APLS）患者的队列研究中发现，女性显著高发（82%女性，18%男性），研究入组时平均年龄42±14岁。53%为原发性APLS，36%为红斑狼疮相关的继发性APLS，5%与红斑狼疮样综合征相关，其余6%与其他疾病相关[65]。在该队列研究患者中0.8%发生了灾难性抗磷脂抗体综合征。与原发性病例不同，同时患有红斑狼疮和APLS的患者更易出现关节炎、网状青斑、血小板减少和白细胞减少。女性患者中关节炎、网状青斑和偏头痛的发病率较高，男性患者中心肌梗死、癫痫以及下肢和足部动脉血栓形成的发病率较高。中青年患者（小于15岁占2.8%，大于50岁占12.7%）常首先出现症状。在对红斑狼疮患者的研究中发现抗磷脂抗体与皮肤溃疡、网状青斑和指尖红斑之间存在关联[66]。

## 发病机制

抗磷脂抗体或狼疮抗凝物（antiphospholipid antibodies/lupus anticoagulants）是紫癜性皮损和微血管阻塞性疾病非常重要的病因。血小板活化导致带有负电荷的血小板膜磷脂暴露，随后发生一系列的促凝酶-辅因子-底物复合物的膜结合组装反应，凝血酶产生以及纤维素原经酶转化成纤维素块（见图22.4）[63, 67]。凝血酶在凝血块形成的下游被释放出来，可以结合在内皮细胞表面的蛋白即血栓调节蛋白上。凝血酶-血栓调节蛋白的结合可转化凝血酶活性，使其从促凝剂转化为带有高亲和力活化蛋白C的抗凝剂（见图22.4）。血小板或内皮细胞膜紊乱可导致新抗原的暴露，与带有负电荷的磷脂共同表达，这些磷脂局限于这些酶的组配位置。一些生理相关的抗磷脂或狼疮抗凝物抗体很有可能直接作用于这些改变的部位，这些抗体随后干扰正常表面促凝剂酶的组配，或者影响血栓调节蛋白-蛋白C途径的正常抗凝物功能。

有证据表明抗磷脂抗体介导的血栓形成可有多种机制，包括干扰内皮细胞产生和释放前列环素（导致内皮细胞抗凝功能的下降）；干扰蛋白C或S途径；通过与血小板膜磷脂相互作用激活血小板（刺激聚集）；干扰抗凝血酶Ⅲ的活性；干扰前激肽释放酶活化为激肽释放酶；影响内皮细胞血浆酶原活化因子的释放；以及影响β2-糖蛋白Ⅰ或锚定蛋白Ⅴ等蛋白的保护功能[63, 67]。

## 临床特征

抗磷脂抗体综合征患者的皮肤表现列于表23.6。在一项大样本研究中，皮肤表现发生率依次为：网状青斑24%，下肢溃疡5.5%，假性血管炎病变3.9%，肢端坏疽3.3%，皮肤坏死2.1%和裂片状出血0.7%[65]（图23.8）。皮损可能由于间接原因发展而来，如来自心瓣膜增生物的栓子（见“栓子”部分）。

**表23.6 抗磷脂抗体综合征（APLS）患者的皮肤表现**

- 网状青斑，伴或不伴网状紫癜
- 胆固醇栓子样近心端网状青斑伴远端网状紫癜
- 肢端网状青斑
- Sneddon综合征
- 青斑样血管病或Degos病样皮损
- 斑状萎缩样皮损伴微血栓形成
- 雷诺现象
- 血管炎样皮损
- 白塞病样皮损
- 坏疽性脓皮病样皮损
- 甲襞溃疡
- 裂片状出血
- 弥漫性皮肤坏死，灾难性抗磷脂抗体综合征的一个典型表现
- 假性卡波西肉瘤
- 浅表性游走性血栓性静脉炎

除了皮肤以外，许多其他器官均可受累，深静脉血栓形成、肺栓塞和中枢神经系统病变是最常见的皮肤外表现。灾难性抗磷脂抗体综合征少见，诱因包括手术、药物（如含硫利尿剂、卡托普利和口服避孕药）、停止抗凝治疗以及尤其是感染。这些患者常常表现为多器官衰竭；大部分出现肾受累和急性呼吸窘迫

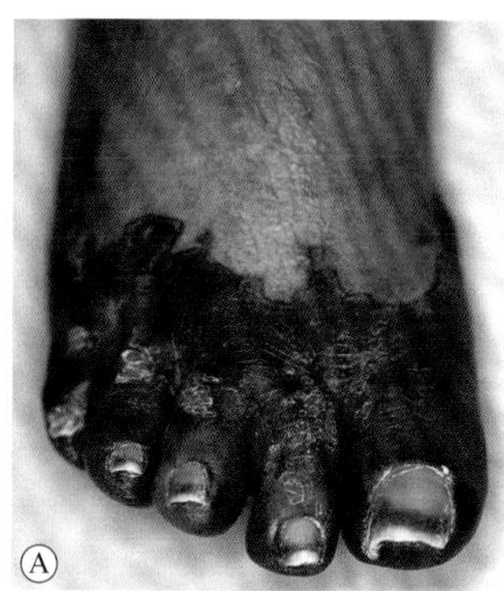


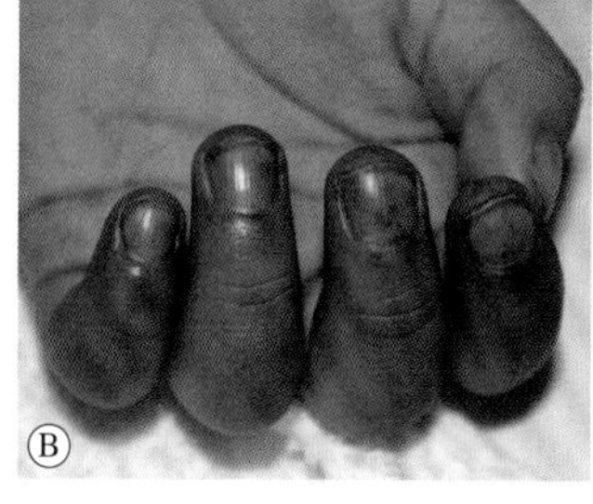


**图23.8 抗磷脂抗体综合征。**A.足部远端的紫癜和缺血。紫癜性皮损边界不规则（墨水标记）。B.手指远端的紫癜和轻度缺血（A，Courtesy，Jean L Bolognia，MD.）

综合征。

值得注意的是，一个国际小组正在考虑设立一个血清阴性APLS的新分类共识，这些患者临床特征提示APLS，但是血清检测持续阴性。部分患者的血栓形成与其抗磷脂酰丝氨酸/凝血酶原抗体明显相关，而这些患者的APLS其他可识别的实验室标记均为阴性，这种情况更加凸显了上述分类的必要性（见表23.5）[68]。

### 病理学和实验室检查

抗磷脂抗体和狼疮抗凝物的检测方法不同。一种抗体阳性的患者可能另外一种抗体也显示阳性，通常情况下这两种抗体同时存在并不意味着抗体间有交叉反应。狼疮抗凝物检测仍是最为特异的筛查试验，但该检测对血栓形成的预测性较差[69]。在检测部分凝血活酶时间、稀释罗素蝰蛇毒液时间及少见情况下凝血酶原时间时，体外实验可以检测到与促凝血剂组装有关的抗体干扰。尽管患者表现为体外凝血实验延长，但狼疮抗凝物抗体常在体内影响抗凝血活性导致血栓形成。

抗心磷脂抗体是一种抗磷脂抗体，较狼疮抗凝物抗体阳性率更高，但其对临床疾病的特异性显著偏低。临床相关的抗磷脂抗体常常不直接与磷脂结合，结合前需要辅助因子（通常为蛋白）参与。第一个确认的辅助因子是β2-糖蛋白Ⅰ，其他已知的辅助因子包括结合凝血酶原、锚定蛋白Ⅴ或者血栓调节蛋白–蛋白C系统中的成分。尽管患者体内辅助因子依赖性抗心磷脂抗体（结合到β2-糖蛋白Ⅰ、锚定蛋白Ⅴ或其他推测靶位上）以及抗心磷脂抗体常常在很高水平，但患者并未出现血栓症状。因此对于无血栓病史且无症状患者而言，抗心磷脂抗体本身和抗心磷脂抗体引起血栓风险的预测价值较低。如前所述，抗磷脂酰丝氨酸/凝血酶原抗体可检测出APLS的一个亚型，该亚型患者的标准筛查实验均为阴性（见表23.5）[67]。

早期损害的典型组织学表现为皮肤小血管内非炎性血栓形成；晚期病变显示为坏死或损伤愈合后的炎症反应。

### 鉴别诊断

除了本章所述的这些综合征外，抗磷脂抗体综合征还需与表23.6所列疾病和综合征的相关表现进行鉴别。在红斑狼疮患者中，抗磷脂抗体综合征更倾向于表现为持续性中度到广泛的网状青斑或青斑样血管病（白色萎缩；图23.9）。灾难性抗磷脂抗体综合征可模拟DIC或ADAMTS13缺乏介导的血栓微血管病变表现。

掺杂左旋咪唑的可卡因引起的血管病变看起来是药物诱导APLS的一种亚型。近年来，在北美洲非法存在的大部分可卡因均可检测到左旋咪唑，其引起的血管病变通常表现为网状或坏死性紫癜，可能累及任何部位，但常见于耳部，类似于寒冷性局限性血管病变（见第89章）[70-71]。患者通常有中性粒细胞减少、抗磷脂抗体和抗中性粒细胞胞质抗体。虽然血管闭塞和血管炎的表现已有报道，但早期病变的活检通常显示为纤维蛋白凝块。

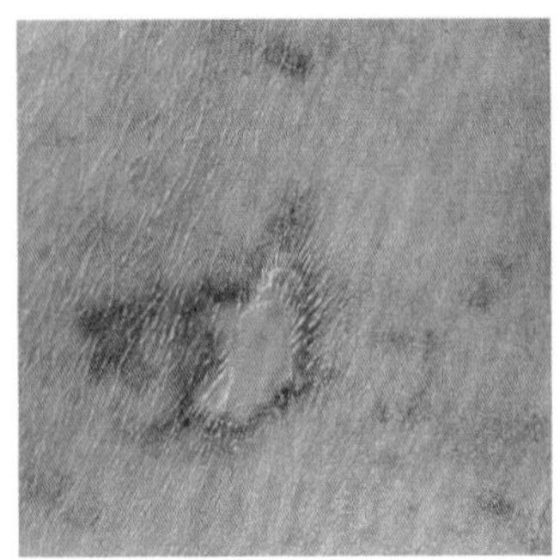

**图23.9 抗磷脂抗体综合征（APLS）伴APLS的红斑狼疮患者出现白色萎缩样瘢痕。**这些皮损类似恶性萎缩性丘疹病（Degos病）

### 治疗

APLS采用肝素治疗，其次是口服维生素K长期抗凝治疗[67, 72]。阿司匹林治疗可以增加动脉事件或卒中（急性发作后）[67, 72]。直接口服抗凝药物治疗仍处于研究中（见表22.8）。在红斑狼疮合并APLS的患者中，抗疟治疗可能预防血栓形成[72]。灾难性APLS的治疗包括抗凝治疗和常用系统性糖皮质激素。如果病情危及生命，可加用血浆置换和静脉用丙种球蛋白[73]。利妥昔单抗、环磷酰胺及依库珠单抗也有应用[73-74]。

## 伴有皮肤表现的血管凝血病

### Sneddon综合征

**同义名：**■伴有脑血管意外的特发性网状青斑（idiopathic livedo reticularis with cerebrovascular accidents）

**要点**

- 常常累及年轻女性。
- 持续性网状青斑或葡萄状青斑。
- 不稳定性高血压。
- 由于脑血管疾病所致的复发性神经症状。

### 引言

这种少见的综合征于1965年首次被描述[75]。估计每百万人每年中新发 4 例 Sneddon 综合征[76]。

### 发病机制

尽管 Sneddon 综合征（Sneddon syndrome）常被认为是抗磷脂抗体综合征的一种表现，但患者体内存在抗磷脂抗体的发生率为 0 ～ 85% 不等[77]。其他患者表现为一种截然不同的血管病变，累及较小动脉和较大的小动脉，尤其是位于皮肤与大脑内的这些动脉。本病与腺苷酸脱氨酶 2 缺乏症的临床表现也有显著重叠，后者为常染色体隐性遗传性疾病。

### 临床特征

Sneddon 综合征的特征是持续性和广泛性葡萄状青斑、不稳定性高血压和中枢神经系统疾病（常常为短暂性脑缺血发作、缺血性卒中或痴呆）。本病主要发生于女性，发病年龄 30 ～ 40 岁。其他特征包括有流产史和雷诺现象。网状青斑或葡萄状青斑可能先于神经病变多年。抗磷脂抗体阴性的一组 Sneddon 综合征患者更常发生 Libman-Sacks 心内膜炎，但无法解释其中枢神经系统受累[77]。

在一项对比研究中发现，抗磷脂抗体阴性组与阳性组相比，前者出现癫痫、超声心动检测出二尖瓣反流、临床听诊出二尖瓣关闭不全和血小板减少症（＜ 150 000/ 微升）情况较少，但是患者更常出现直径超过 1 cm 的较大的网状青斑[75]。

### 病理学

据报道，从网状青斑或葡萄状青斑的一个环形皮损中央，外观正常的皮肤（见图 106-1）取 1 ～ 2 cm 活检，单次活检的敏感性为 27%，两次为 53%，三次为 80%。已报道的特征性但非诊断意义的组织学变化包括：内皮细胞炎症、内皮下肌内膜增生、受累小动脉部分或全部阻塞[78]。

### 鉴别诊断

网状青斑和葡萄状青斑（“破碎”的青斑）是 Sneddon 综合征的特征性皮肤表现，此外也可见于其他伴发持续性网状青斑的综合征（见第 106 章）。在一组同时具有泛发性破碎的（“葡萄状”）青斑和脑血管意外的 32 名患者中发现，16 人存在自身免疫性疾病、血栓形成倾向、动脉粥样硬化或心房黏液瘤[79]。儿童期发病的网状青斑和卒中的患者（伴或不伴结节性多动脉炎）需要考虑腺苷脱氨酶 2 缺乏症（图 23.10）[80]。

筛查抗磷脂抗体是对具有 Sneddon 综合征症状和体征的患者进行初始评估的组成部分。除了对抗磷脂抗体和狼疮抗凝物活性进行传统筛查外，若同时筛查抗凝血

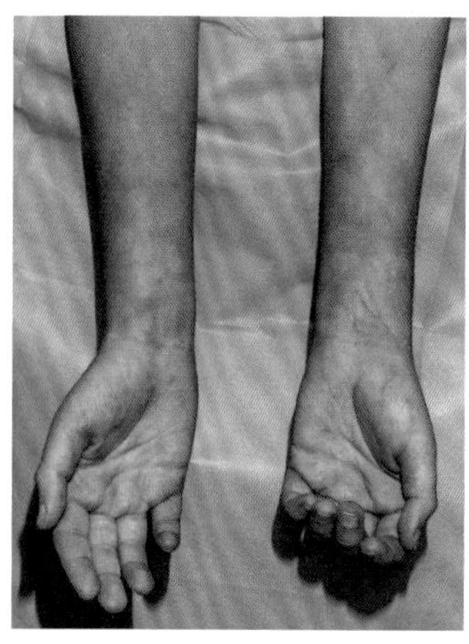

**图 23.10　腺苷脱氨酶 2 缺乏症患者手臂上的葡萄状青斑，本病为常染色体隐性遗传**（Courtesy，Edward Cowen，MD.）

酶原抗体，则多达 78% 的患者与抗磷脂抗体相关[81]。

### 治疗

Sneddon 综合征的主要治疗药物是华法林，部分患者对此药无效[82]。治疗抗磷脂抗体或狼疮抗凝物阳性的患者时应维持抗凝，使得国际标准化比值（INR）维持在 2 ～ 3 的水平。系统性糖皮质激素或免疫抑制剂不能预防脑血管病变的发生。对于抗磷脂抗体阴性的患者，抗血小板药和抗凝药疗效一致，因此更倾向于使用抗血小板治疗（例如阿司匹林和氯吡格雷）。

## 青斑样血管病

**同义名：**■ 白色萎缩（atrophie blanche）■ 网状青斑伴夏季溃疡（livedo reticularis with summer ulceration）■ 节段型透明性血管炎（segmental hyalinizing vasculitis）■ 青斑样血管炎（livedoid vasculitis）

### 要点

- 好发于下肢远端，特别是踝部。
- 主要发生于女性。
- 疼痛性、穿凿性溃疡。
- 白色、圆形或星状瘢痕，周围毛细血管扩张。
- 溃疡周围可有网状青紫色红斑。

### 引言

青斑样血管病（livedoid vasculopathy）是一种主要累及中青年女性的慢性皮肤病。本病可分为原发型（或特发性）和继发型，后者常与许多疾病相关，包括慢性静脉高压、静脉曲张以及高凝状态[83]。应当考虑将没有先期穿凿性溃疡的瓷白色瘢痕的病例排除在本

病之外（见下文）。

## 发病机制

青斑样血管病的发病机制尚不清，可能涉及局部或全身凝血调控异常，导致真皮浅层小血管内灶性纤维蛋白血栓形成。许多促血栓形成因子与这种综合征相关，包括抗磷脂抗体、蛋白C和蛋白S异常、莱登第Ⅴ凝血因子突变、凝血酶原突变、高血红蛋白血症、抗凝血酶Ⅲ缺乏症以及黏性血小板综合征（详见表105.9）[84-85]。

## 临床特征

下肢尤其是女性踝部出现疼痛性、持续性、穿凿性溃疡均提示本病（图23.11 A）。溃疡周围有明显网状青斑的患者可出现网状、星状紫癜或扩展成溃疡。皮损愈合后形成白色萎缩性瘢痕，周围有毛细血管扩张。约50%的患者存在血栓形成异常，但是目前尚缺乏匹配对照研究，无法支持这种因果关系。特发性和狼疮相关性抗磷脂抗体综合征患者可以表现出类似青斑样血管病的皮损[86]。

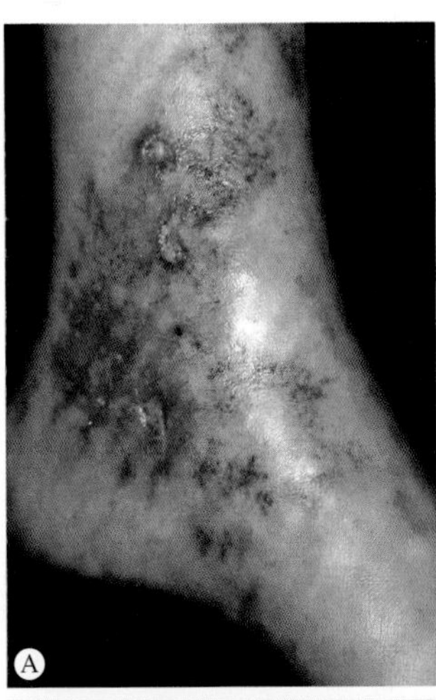


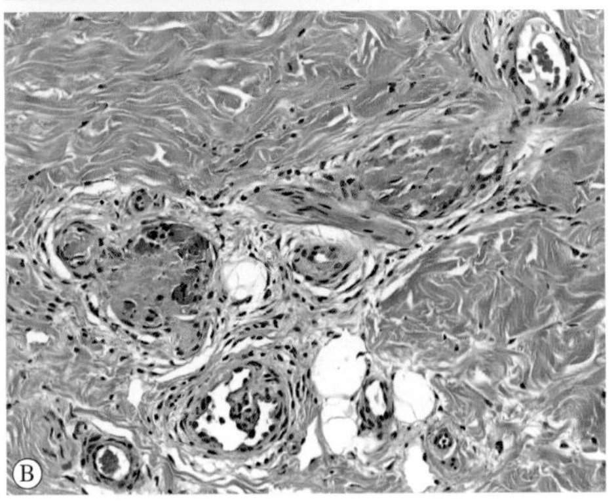


**图23.11 青斑样血管病。** A. 踝部穿凿样溃疡，伴有多发星状紫癜性斑疹。B. 真皮内的两个血管内可见血栓，还可见血管周围少量淋巴细胞浸润（B, Courtesy, Lorenzo Cerroni, MD）

## 病理学

特征性的组织学表现为皮肤浅层血管周围轻度淋巴细胞浸润和红细胞溢出，血管壁玻璃样变和管腔内纤维蛋白沉积[31]（图23.11B）。免疫荧光检查无特异性。在疾病晚期，可见免疫球蛋白（通常是IgM）和C3沉积于血管壁[87]。

## 鉴别诊断

本综合征的临床表现需要与其他可导致炎性网状紫癜的疾病相鉴别（见第22章）。白色萎缩样皮损不是青斑样血管病的特异性改变。抗磷脂抗体综合征、皮肤小血管炎、镰状细胞贫血病和羟基脲相关小腿溃疡可模拟本病表现。有静脉疾病的背景下出现瓷白色瘢痕，但是无穿凿性溃疡者，需考虑其他综合征。

## 治疗

抗血小板、抗凝和纤溶等均有成功治疗本综合征的个案报道[88]。蛋白同化药物如达那唑和司坦唑醇对某些病例有帮助，PUVA治疗偶尔有效[89]。前列腺素类[例如前列地尔（PGE-1）]、利伐沙班和静脉用丙种球蛋白可用于治疗顽固性病例[88, 90-91]。对于伴有白色萎缩样皮损的红斑狼疮患者，抗疟药物可能有效[72]。使用羟基脲的患者当出现白色萎缩样皮损时需要试验性停药。

# 恶性萎缩性丘疹病

**同义名：** ■ Degos病（Degos disease）

## 引言

恶性萎缩性丘疹病（malignant atrophic papulosis）常发病于20～40岁，女性略多见。部分患者有家族史。

## 发病机制

恶性萎缩性丘疹病是一种小血管病变[92-93]。多种疾病可以模仿其皮肤表现，特别是抗磷脂抗体综合征（见上文）、红斑狼疮和皮肌炎[94]。遗传易感性、凝血功能障碍和自身免疫都参与其发病[95]。特发性恶性萎缩性丘疹病有两种类型-系统型和良性型（皮肤局限型）。在系统型中，有限的证据支持失调的干扰素α和C5b-9膜攻击复合物在内皮损伤中发挥作用[95-96]。

## 临床特征

恶性萎缩性丘疹病是一种罕见的血管阻塞性疾病，主要累及皮肤、胃肠道和中枢神经系统[92-93]。皮损开始为躯干或四肢的群集小红丘疹（2～5 mm）。皮损经过2～4周演变，中央出现凹陷，最终形成瓷白色瘢痕，周围常有毛细血管扩张，皮损类似白色萎缩。皮损常常先于系统表现出现。胃肠道病变可导致肠穿孔，与中枢神经系统表现（例如脑血管意外）一样，都是导致死亡的主要原因。一项包括39例患者的单中心队列研究发现，良性型的可能性为70%，若病程超过7年仅皮肤受累，良性型的可能性增加至97%[93]。

### 病理学

特征性病理表现为楔形区域的真皮缺血性改变，缺血区边缘的血管周围有稀疏的淋巴细胞浸润，上方表皮萎缩伴轻度角化过度。缺血性真皮内常常水肿伴黏蛋白沉积。晚期病变可见硬化。皮损基底部显示血管损伤伴血栓形成，但组织切片需深切才能发现[96-97]。

### 鉴别诊断

考虑到潜在疾病非常重要，如红斑狼疮、皮肌炎、抗磷脂抗体综合征，这些疾病都可能导致恶性萎缩性丘疹病样的皮损（见图23.9）[92, 95]。

### 治疗

目前还没有针对特发性恶性萎缩性丘疹病疗效确切的治疗方法。据报道阿司匹林、双嘧达莫，依库珠单抗（减少C5-9膜攻击复合物的沉积）和曲前列尼尔有效[92, 98]。静脉用丙种球蛋白的疗效尚不确定。

## 细胞相关的血管堵塞性疾病

### 红细胞堵塞

红细胞能够经由多种途径堵塞血管[99]。在高流速条件下，红细胞压迫血小板贴近血管壁，促使血小板与受损的内皮细胞相接触。此外，红细胞是细胞膜磷脂酰丝氨酸的主要来源，后者可以促进凝血。细胞黏附分子间的相互作用是镰状细胞贫血红细胞黏附增加的原因，也是真性红细胞增多症和严重的疟疾（通常由恶性疟原虫引起）红细胞和内皮细胞黏附增强的原因。有镰状细胞贫血病和镰刀型贫血特质的患者可能会出现白色萎缩样皮损[100]。

### 血管内细胞堵塞

慢性淋巴细胞白血病是造成循环中异型白细胞显著升高的主要原因，但这些细胞脆弱，不会导致血管堵塞综合征。多种器官系统的灌注减少可能伴随原始细胞计数升高，这些细胞几乎都来源于髓系。尽管还未见白血病伴发皮肤轻度血管闭塞的报道，但是已经有原始粒细胞导致动脉反复堵塞的报道（如视网膜动脉和脑动脉）[101]。白血病性皮肤血管炎也有报道[102]。

血管内淋巴瘤（B细胞多于T细胞）是一种罕见的综合征，由于其临床表现不明显一般在尸检时才被确诊。而中枢神经系统受累是其最严重的临床表现。皮损常见（40%的患者出现），但无特异性，包括偶尔可见疼痛性红色斑块或结节，以及斑疹样或毛细血管扩张性皮损[103]。皮损最常见于下肢（常伴水肿），其次为躯干。偶尔可表现为网状紫癜（图23.12）。在初始检查时，非典型淋巴细胞堵塞管腔的组织病理表现可能被忽视。

皮肤淋巴管内组织细胞增多症表现为扩张的淋巴管，其中充满组织细胞，导致无紫癜的红色斑片。本病也被称为皮肤血管内组织细胞增多症，但是大多数患者只有淋巴管受累。本病常常与慢性炎症、类风湿性关节炎、关节置换或金属植入物有关[104]。

## 其他堵塞性疾病

### 皮肤钙化防御

**同义名：** ■ 钙化小动脉病（calcific arteriolopathy）■ 钙化尿毒症性小动脉病（calcific uremic arteriolopathy）

本病是一种进行性缺血性小血管病变，死亡率很高（见第50章和第106章）[105-107]。本病常常（但不总是）见于慢性肾病的晚期患者。常见网状紫癜或坏死以及剧痛和溃疡。虽然报道的病理生理异常很多，但是没有一种被证实为病因。

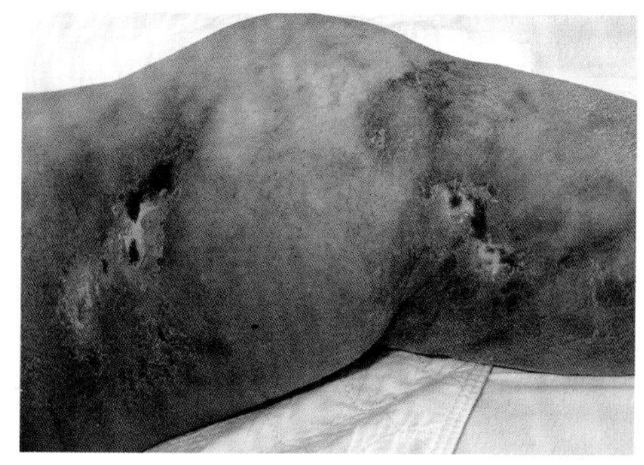

图23.12 **血管内B细胞淋巴瘤**。这名患者临床表现为网状紫癜和网状青斑坏死（Courtesy，Lucinda Buescher，MD.）

## 棕色隐士蜘蛛（斜蛛属）咬伤

斜蛛属咬伤可能引发网状紫癜、瘀斑和溃疡，并伴随全身凝血病。世界上的斜蛛属有100余种；棕色隐士蜘蛛见于北美洲，但大多数斜蛛属生活在南美洲。造成皮肤坏死的原因显然是众多的。

## 羟基脲相关的血管阻塞

用羟基脲治疗骨髓增生性疾病的患者可出现疼痛性溃疡，但机制不清，溃疡常见于脚踝周围区域[109]。一些溃疡类似青斑样血管病，溃疡面积更大且深度更浅（图130.5A）[110]。值得注意的是，羟基脲引发的溃疡可以诱发坏疽性脓皮病。组织学上血管病变可表现为炎症性（血管炎）和血栓闭塞[111]。

## 干扰素相关的皮肤坏死

干扰素-β 注射部位出现皮肤表现的报道很多，包括微血管堵塞，以及临床上有皮肤坏死或坏死性脂膜炎的证据[112-113]。尽管一些血管可能有显著的血管周围炎症，深部真皮或脂肪中常见血栓形成，且常不伴炎症。系统性血栓性微血管病（见上文）也有报道[114]。

## 血肿相关的网状紫癜

严重创伤诱发的血肿对皮下小动脉的压迫可很好地解释伴有坏死的网状紫癜表现，该表现已见于多名患者，包括血友病患者[115]。

（朱 腾译　曾跃平校　晋红中　王宝玺审）

# 参考文献


1. Greinacher A. Heparin-induced thrombocytopenia. N Engl J Med 2015;373:252–61.
2. Santamaria A, Romani J, Souto J, et al. Skin necrosis at the injection site induced by low-molecular-weight heparin: case report and review. Dermatology 1998;196:264–5.
3. Tietge UJ, Schmidt HH, Jackel E, et al. Low molecular weight heparin-induced skin necrosis occurring distant from injection sites and without thrombocytopenia. J Intern Med 1998;243:313–15.
4. Warkentin TE, Cook RJ, Sarode F, et al. Warfarin-induced venous limb ischemia/gangrene complicating cancer: a novel and clinically distinct syndrome. Blood 2015;126:486–93.
5. Khorana AA. The wacky hypercoaguable state of malignancy. Blood 2015;126:430–1.
6. Ortel TL, Erkan D, Kitchens CS. How I treat catastrophic thrombotic syndromes. Blood 2015;126:1285–93.
7. Rampal R, Levine RL. A primer on genomic and epigenomic alterations in the myeloproliferative neoplasms. Best Pract Res Clin Haematol 2014;27:83–93.
8. Federici AB, Budde U, Castaman G, et al. Current diagnostic and therapeutic approaches to patients with acquired von Willebrand syndrome: a 2013 update. Semin Thromb Hemost 2013;39:191–201.
9. Barbui T, Fianzzi G, Falanga A. Myeloproliferative neoplasms and thrombosis. Blood 2013;122:2176–84.
10. Itin PH, Winkelmann RK. Cutaneous manifestations in patients with essential thrombocythemia. J Am Acad Dermatol 1991;24:59–63.
11. Stone MS, Robson KJ, Piette WW. Erythematous plaques due to platelet plugging: a clue to underlying myeloproliferative disorder. J Am Acad Dermatol 2000;43:355–7.
12. Michiels JJ, ten Kate FJ. Erythromelalgia in thrombocythemia of various myeloproliferative disorders. Am J Hematol 1992;39:131–6.
13. Tefferi A, Barbui T. Polycythemia vera and essential thrombocythemia: 2015 update on diagnosis, risk stratification, and management. Am J Hematol 2015;90:163–73.
14. Vannuchi AM, Kiladjian JJ, Grieshammer M, et al. Ruxolitinib versus standard therapy for the treatment of polycythemia vera. N Engl J Med 2015;372:426–35.
15. Tefferi A, Lasho TL, Begna KH, et al. A pilot study of the telomerase inhibitor imetelstat for myelofibrosis. N Engl J Med 2015;373:908–19.
16. Baerlocher GM, Leibundgut EO, Ottman OG, et al. Telomerase inhibitor imetelstat in patients with essential thrombocythemia. N Engl J Med 2015;373:920–8.
17. Brodsky RA. Paroxysmal nocturnal hemoglobinuria. Blood 2014;124:2804–11.
18. Otters EFM, Zarafonitis G, Steenbergen EJ, van der Valk PGM. Rapidly evolving skin manifestations due to progressive thrombosis in a patient with paroxysmal nocturnal hemoglobinuria resolved with prompt initiation of eculizumab. Br J Dermatol 2014;171:903–20.
19. Zhao H, Shattil S. Cutaneous thrombosis in PNH. Blood 2013;122:3249.
20. Nagase K, Okawa T, Otsu M, et al. Extensive cutaneous ulcerations and necrosis associated with paroxysmal nocturnal hemoglobinuria. Arch Dermatol 2012;148:660–2.
21. George JN, Nester CN. Syndromes of thrombotic microangiopathy. N Engl J Med 2014;371:654–66.
22. Park YA, Waldrum MR, Marques MB. Platelet count and prothrombin time help distinguish thrombotic thrombocytopenic purpura-hemolytic uremic syndrome from disseminated intravascular coagulation in adults. Am J Clin Pathol 2010;133:460–5.
23. Ghetie D, Mehraban N, Sibley CH. Cold hard facts of cryoglobulinemia. Updates on clinical features and treatment advances. Rheum Dis Clin N Am 2015;41:93–108.
24. Payet J, Livartowski J, Kavian N, et al. Type I cryoglobulinemia in multiple myeloma, a rare entity: analysis of clinical and biological characteristics of seven cases and review of the literature. Leuk Lymph 2013;54:767–77.
25. Monti G, Saccardo F, Castelnovo L, et al. Prevalence of mixed cryoglobulinemia syndrome and circulating cryoglobulins in a population-based survey: the Origgio study. Autoimmunity Rev 2014;13:609–14.
26. Michaud M, Pourrat J. Cryofibrinogenemia. J Clin Rheumatol 2013;19:142–8.
27. Saadoun D, Elalamy I, Ghillani-Dalbin P, et al. Cryofibrinogenemia: new insights into clinical and pathogenic features. Am J Med 2009;122:1128–35.
28. Berenstsen S, Beiske K, Tjonnfjord GE. Primary chronic cold agglutinin disease: an update on pathogenesis, clinical features and therapy. Hematology 2007;12:361–70.
29. Jeskowiak A, Goerge T. Cutaneous necrosis associated with cold agglutinins. N Engl J Med 2013;369:e1.
30. Stone MS, Piette WW, Davey WP. Cutaneous necrosis at sites of transfusion: cold agglutinin disease. J Am Acad Dermatol 1988;19:356–7.
31. Robson K, Piette W. The presentation and differential diagnosis of cutaneous vascular occlusion syndromes. Adv Dermatol 1999;15:153–82.
32. Oh CC, Ong TH, Busmannis I, Wijaya L. An 81-year-old man with cutaneous periumbilical purpura. Chest 2012;141:818–21.
33. Weiser JA, Scully BE, Bulman WA, et al. Periumbilical parasitic thumbprint purpura: Strongyloides hyperinfection syndrome acquired from a cadaveric renal transplant. Transpl Infect Dis 2011;13:58–62.
34. Nunzie E, Ortega Cabrera LV, Macanchi Moncayo FM, et al. Lucio leprosy with Lucio's phenomenon, digital gangrene and anticardiolipin antibodies. Lepr Rev 2014;85:194–200.
35. Kamath S, Vaccaro SA, Rea TH, Ochoa MT. Recognizing and managing the immunologic reactions in leprosy. J Am Acad Dermatol 2014;71:795–803.
36. Shadi Kourosh A, Cohen JB, Scollard DM, Nations SP. Leprosy of Lucio and Latapi with extremity livedoid vascular changes. Int J Dermatol 2013;52:1245–7.
37. Woods CR. Rocky mountain spotted fever in children. Pediatr Clin N Am 2013;60:455–70.
38. Walker DH. *Ricketssia rickettsii* and other spotted fever group Rickettsiae (Rocky Mountain spotted fever and other spotted fevers). In: Mandell GL, Bennett JE, Dolin R, editors. Principles and Practice of Infectious Diseases. 7th ed. Philadelphia: Churchill Livingstone/Elsevier; 2010. p. 2499–507.
39. Alvaz O, Turegano MM, Radfar A. A purpuric patch on the flank. JAMA Dermatol 2015;151:97–8.
40. Lawson JM. Cholesterol crystal embolization: more common than we thought? Am J Gastroenterol 2001;96:3230–2.
41. Hirschmann JV, Raugi GJ. Blue (purple) toe syndrome. J Am Acad Dermatol 2009;60:1–20.
42. Mulay SR, Evan A, Anders H-J. Molecular mechanisms of crystal-related kidney inflammation and injury. Implications for cholesterol embolism, crystalline nephropathies and kidney stone disease. Nephrol Dial Transplant 2014;29:507–14.
43. Jucgla A, Moreso F, Muniesa C, et al. Cholesterol embolism. J Am Acad Dermatol 2006;55:786–93.
44. Tran BA, Egbers R, Lowe L, et al. Cholesterol embolization syndrome with an atypical proximal presentation simulating calciphylaxis. JAMA Dermatol 2014;150:903–4.
45. Blackmon JA, Jeffy BG, Malone JC, Knable AL Jr. Oxalosis involving the skin. Arch Dermatol 2011;147:1302–5.
46. Marconi V, Mofid MZ, McCall C, et al. Primary hyperoxaluria: report of a patient with livedo reticularis and digital infarcts. J Am Acad Dermatol 2002;46:S16–18.
47. Gammon B, Longmire M, DeClerck B. Intravascular crystal deposition: an early clue to the diagnosis of type 1 cryoglobulinemic vasculitis. Am J Dermatopathol 2014;36:751–3.
48. Ommen SR, Seward JB, Tajik AJ. Clinical and echocardiographic features of hypereosinophilic syndromes. Am J Cardiol 2000;86:110–13.
49. Liao Y-H, Su Y-W, Tsay W, Chiu H-C. Association of cutaneous necrotizing eosinophilic vasculitis and deep vein thrombosis in hypereosinophilic syndrome. Arch Dermatol 2005;141:1051–3.
50. Song JK, Jung SS, Kang SW. Two cases of eosinophilic vasculitis with thrombosis. Rheumatol Int 2008;28:371–4.
51. Price VE, Ledingham DL, Krumpel A, Chan AK. Diagnosis and management of neonatal purpura fulminans. Semin Fetal Neonatal Med 2011;16:318–22.

52. Chalmers E, Cooper P, Forman K, et al. Purpura fulminans: recognition, diagnosis and management. Arch Dis Child 2011;96:1066–71.
53. Comp PC, Elrod JP, Karzenski S. Warfarin-induced skin necrosis. Semin Thromb Hemost 1990;16:293–8.
54. Scarff CE, Baker C, Hill P, Foley P. Late-onset warfarin necrosis. Australasian J Dermatol 2002;43:202–6.
55. Piette W, Shasby DM, Kealey P, Olson J. Retiform purpura is a sign of severe acquired protein C deficiency and risk of progression to purpura fulminans in sepsis and disseminated intravascular coagulation. Clin Res 1993;41:253A.
56. Veldman A, Fischer D, Wong FY, et al. Human protein C concentrate in the treatment of purpura fulminans: a retrospective analysis of the safety and outcome in 94 pediatric patients. Crit Care 2010;14:R156.
57. Campsall PA, Laupland KB, Niven DJ. Severe meningococcal infection. A review of epidemiology, diagnosis, and management. Crit Care Clin 2013;29:393–409.
58. Lerolle N, Carlotti A, Melican K, et al. Assessment of the interplay between blood and skin vascular abnormalities in adult purpura fulminans. Am J Respir Crit Med 2013;188:684–92.
59. Boccara O, Lesage F, Regnault V, et al. Nonbacterial purpura fulminans and severe autoimmune acquired protein S deficiency associated with human herpesirus-6 active replication. Br J Dermatol 2009;161:181–3.
60. Januario G, Ramroop S, Shingadia DV, Novelli V. Postinfectious purpura fulminans secondary to varicella-induced protein S deficiency. Pediatr Infect Dis J 2010;29:981–3.
61. Tardy-Poncet B, Piot M, Brunet D, et al. TFPI resistance related to inherited or acquired protein S deficiency. Thromb Res 2012;130:925–8.
62. Thomson JJ, Retter A, Hunt BJ. Novel management of post varicella purpura fulminans owing to severe acquired protein S deficiency. Blood Coagul Fibrinolysis 2010;21:598–600.
63. Levine JS, Branch DW, Rauch J. The antiphospholipid syndrome. N Engl J Med 2002;346:752–63.
64. Ruiz Irastorza G, Crowther M, Branch W, Khamashta MA. Antiphospholipid syndrome. Lancet 2010;376:1498–509.
65. Cervera R, Piette JC, Font J, et al. Antiphospholipid syndrome: clinical and immunologic manifestations and patterns of disease expression in a cohort of 1000 patients. Arthritis Rheum 2002;46:1019–27.
66. Hawro T, Maurer M, Sysa-Jedrzejowska A, Wozniacka A. Prevalence of nonspecific cutaneous vascular lesions and association with antiphospholipid antibodies in patients with systemic lupus erythematosus. Br J Dermatol 2013;168:213–15.
67. Angles-Cano E, Guillin MC. Antiphospholipid antibodies and the coagulation cascade. Rheum Dis Clin North Am 2001;27:573–86.
68. Bertolaccini ML, Amengual O, Andreoli L, et al. 14th International Congress on Antiphospholipid Antibodies Task Force. Report on antiphospholipid syndrome laboratory diagnostics and trends. Autoimmun Rev 2014;13:917–30.
69. Lim W. Thrombotic risk in the antiphospholipid syndrome. Semin Thromb Hemost 2014;40: 741–6.
70. Dy I, Pokuri V, Olichney J, Wiernik P. Levamisole—adulterated in cocaine causing agranulocytosis, vasculopathy, and acquired protein S deficiency. Ann Hematol 2012;91:477–8.
71. John S, Manda S, Hamrock D. Cocaine-induced thrombotic vasculopathy. Am J Med Sci 2011;342:524–6.
72. Erkan D, Aguiar CL, Andrade D, et al. 14th International Congress on Antiphospholipid Antibodies: task force report on antiphospholipid syndrome treatment trends. Autoimmun Rev 2014;13z:685–96.
73. Ortel TL, Erkan D, Kitchens CS. How I treat catastrophic thrombotic syndromes. Blood 2015;126:1285–93.
74. Sciascia S, Naretto C, Rossi D, et al. Treatment-induced downregulation of antiphospholipid antibodies: effect of rituximab alone on clinical and laboratory features of antiphospholipid syndrome. Lupus 2011;20: 1106–8.
75. Frances C, Piette JC. The mystery of Sneddon syndrome: relationship with antiphospholipid syndrome and systemic lupus erythematosus. J Autoimmun 2000;15:139–43.
76. Lahti J, Yu T, Burnett JW, et al. Sneddon's syndrome: a case report. Cutis 2001;67:211–14.
77. Bottin L, Frances C, de Zuttere D, et al. Strokes in Sneddon syndrome without antiphospholipid antibodies. Ann Neurol 2015;77:817–29.
78. Wohlrab J, Fischer M, Wolter M, Marsch WC. Diagnostic impact and sensitivity of skin biopsies in Sneddon's syndrome. A report of 15 cases. Br J Dermatol 2001;145:285–8.
79. Schellong SM, Weissenborn K, Niedermeyer J, et al. Classification of Sneddon's syndrome. Vasa 1997;26:215–21.
80. Zhou Q, Yang D, Ombrello AK, et al. Early-onset stroke and vasculopathy associated with mutations in ADA2. N Engl J Med 2014;370:911–20.
81. Kalashnikova LA, Korczyn AD, Shavit S, et al. Antibodies to prothrombin in patients with Sneddon's syndrome. Neurology 1999;53:223–5.
82. Cervera R, Piette JC, Font J, et al. Antiphospholipid syndrome: clinical and immunologic manifestations and patterns of disease expression in a cohort of 1000 patients. Arthritis Rheum 2002;46:1019–27.
83. Maessen-Visch MB, Koedam M, Hamulyak K, Neumann HA. Atrophie blanche. Int J Dermatol 1999;38: 161–72.
84. Criado PR, Di Giacomo THB, Souza DPG, et al. Direct immunofluorescence findings and thrombophilic factors in livedoid vasculopathy: how do they correlate? Clin Exp Dermatol 2014;39:58–93.
85. Castillo-Martinez C, Moncada B, Valdes-Rodriguez R, Gonzalez FJ. Livedoid vasculopathy (LV) associated with sticky platelets syndrome type 3 (SPS type 3) and enhanced activity of plasminogen activator inhibitor (PAI-1) anomalies. Int J Dermatology 2014;53:1495–7.
86. Acland KM, Darvay A, Wakelin SH, Russell-Jones R. Livedoid vasculitis: a manifestation of the antiphospholipid syndrome? Br J Dermatol 1999;140:131–5.
87. Hsiao PF, Wu YH. Distinct pattern of direct immunofluorescence in livedoid vasculopathy. Am J Dermatopathol 2010;32:240–3.
88. Monshi B, Posch C, Vujic I, et al. Efficacy of intravenous immunoglobulins in livedoid vasculopathy: Long-term follow-up of 11 patients. J Am Acad Dermatol 2014;71:738–44.
89. Lee JH, Choi HJ, Kim SM, et al. Livedoid vasculitis responding to PUVA therapy. Int J Dermatol 2001;40:153–7.
90. Mofarrah R, Aberer W, Aberer E. Treatment of livedoid vasculopathy with alprostadil (PGE-1): case report and review of published literature. J Eur Acad Dermatol Venereol 2013;27:e252–62.
91. Winchester DS, Drage LA, Davis MDP. Response of livedoid vasculopathy to rivaroxaban. Br J Dermatol 2015;172:1132–64.
92. Burgin S, Stone JH, Shenoy-Bhangle AS, McGuone D. Case 18-2014: a 32-year-old man with a rash, myalgia, and weakness. N Engl J Med 2014;370:2327–37.
93. Theodoridis A, Konstantinidou A, Makrantonaki E, Zouboulis CC. Malignant and benign forms of atrophic papulosis (Kohlmeier-Degos disease): systemic involvement determines the prognosis. Br J Dermatol 2014;170:110–15.
94. Tsao H, Busam K, Barnhill RL, Haynes HA. Lesions resembling malignant atrophic papulosis in a patient with dermatomyositis. J Am Acad Dermatol 1997;36:317–19.
95. Zaharia D, Truchot F, Ronger-Savle S, et al. Benign form of atrophic papulosis developed at injection sites of pegylated-alpha-interferon: is there a pathophysiological link? Br J Dermatol 2014;170:970–1001.
96. Magro CM, Poe JC, Kim C, et al. Degos disease. A C5b-9/interferon-α-mediated endotheliopathy syndrome. Anatomic Pathol 2011;135:599–610.
97. Harvell JD, Williford PL, White WL. Benign cutaneous Degos' disease: a case report with emphasis on histopathology as papules chronologically evolve. Am J Dermatopathol 2001;23:116–23.
98. Shapiro L, Whelan P, Magro C. Case 18-2014: a man with a rash, myalgia, and weakness. N Engl J Med 2014;371:1361. (letter).
99. Du VX, Huskens D, Maas C, et al. New insights into the role of erythrocytes in thrombus formation. Semin Thromb Hemost 2014;40:72–80.
100. El Khoury J, Taher A, Kurban M, et al. Livedoid vasculopathy associated with sickle cell trait: significant improvement on aspirin treatment. Int Wound J 2012;9:344–7.
101. Reisch N, Roehnisch T, Sadeghi M, et al. AML M1 presenting with recurrent acute large arterial vessel thromboembolism. Leuk Res 2007;31:869–71.
102. Seckin D, Senol A, Gurbuz O, Demirkesen C. Leukemic vasculitis: an unusual manifestation of leukemia cutis. J Am Acad Dermatol 2009;61:519–21.
103. Roglin J, Boer A. Skin manifestations of intravascular lymphoma mimic inflammatory diseases of the skin. Br J Dermatol 2007;157:16–25.
104. Requena L, El-Shabrawi-Caelen L, Walsh SN, et al. Intralymphatic histiocytosis. A clinicopathologic study of 16 cases. Am J Dermatopathol 2009;31:140–51.
105. Vedvyas C, Winterfield LS, Vleugels RA. Calciphylaxis: a systematic review of existing and emerging therapies. J Am Acad Dermatol 2012;67:e253–60.
106. Nigwekar SU, Kroshinsky D, Nazarian RM, et al. Calicphylaxis: risk factors, diagnosis and treatment. Am J Kidney Dis 2015;66:133–46.
107. Zembowicz A, Navarro P, Walters S, et al. Subcutaneous thrombotic vasculopathy syndrome: an ominous condition reminiscent of caliphylaxis: calciphylaxis *sine* calcifications? Am J Dermatopathol 2011;33:796–802.
108. Kand JK, Bhate C, Schwartz RA. Spiders in dermatology. Semin Cutan Med Surg 2014;33:123–7.
109. Quattrone F, Dini V, Barbanera S, et al. Cutaneous ulcers associated with hydroxyurea therapy. J Tissue Viability 2013;22:112–21.
110. Matthews AG, Wylie G. Hydroxycarbamide-induced cutaneous ulceration with a difference. Br J Dermatol 2014;171:1555–608.
111. Weinlich G, Schuler G, Greil R, et al. Leg ulcers associated with long-term hydroxyurea therapy. J Am Acad Dermatol 1998;39:372–5.
112. Ohata U, Hara H, Yoshitake M, Terui T. Cutaneous reactions following subcutaneous β-interferon-1b injection. J Dermatol 2010;37:179–81.
113. Ball NJ, Cowan BJ, Hashimoto SA. Lobular panniculitis at the site of subcutaneous interferon beta injections for the treatment of multiple sclerosis can histologically mimic pancreatic panniculitis. A study of 12 cases. J Cutan Pathol 2009;36:331–7.
114. Hunt D, Kavanagh D, Drummond I, et al. Thrombotic microangiopathy associated with interferon beta. N Engl J Med 2014;370:1270–1.
115. Kaya G, Jacobs F, Prins C, et al. Deep dissecting hematoma: an emerging severe complication of dermatoporosis. Arch Dermatol 2008;144:1303–8.

# 第 24 章 皮肤血管炎

David A. Wetter，Jan P. Dutz，Kanade Shinkai，Lindy P. Fox

**要点**

- 血管炎的皮肤表现可反映受累血管的大小。
- 血管炎可仅累及皮肤小血管，也可累及内脏器官甚至危及生命。
- 血管炎的临床诊断需通过组织病理证实，有时需要多次活检。

## 引言

血管炎是血管壁的一种特异性炎症表现，可发生于身体任何系统。皮肤血管炎可以：①仅累及皮肤；②原发于皮肤，继发系统受累；③系统性血管炎的一种皮肤表现。

血管炎可累及动脉和（或）静脉系统的小血管、中等血管及大血管（表 24.1）。小血管包括小动脉、毛细血管和毛细血管后微静脉，这些血管位于真皮浅层及中层。中等大小血管是指位于真皮深部或皮下的小动脉和小静脉。大血管包括主动脉及各个被命名的动脉。皮肤血管炎几乎均发生于小血管和中等大小血管，因此本章只在表 24.1 中对大血管炎做一简述。

在本章中，皮肤血管炎指的是有潜在病因、累及任何尺寸的血管、临床表现包括皮疹的血管炎。皮肤小血管炎（cutaneous small vessel vasculitis，CSVV）等同于皮肤白细胞碎裂性血管炎（cutaneous leukocytoclastic vasculitis，LCV），指发生于真皮内毛细血管后静脉的中性粒细胞性血管炎症。

## 分类

目前皮肤血管炎两种主要的分类方法是美国风湿病学院 1990 年标准[1] 及 2012 年修订版国际教堂山（Chapel Hill）共识会议命名系统[2]。由于基于主要受累血管尺寸的分类体系更有助于预测临床表现及相应病理学改变，故本章主要采用这种分类方法（见表 24.1）。其他有助于对皮肤血管炎进行分类的特征还包括系统表现、直接免疫荧光结果及抗中性粒细胞胞质抗体（antineutrophil cytoplasmic antibodies，ANCAs）。尽管本章对一些特殊的血管炎综合征进行了描述，但并没有特殊的诊断标准，主要依靠临床病理特征进行诊断。

## 流行病学

通过活检确诊的皮肤 LCV 年发病率为 45 例 / 百万人群，其中包括了各种不同亚型的皮肤血管炎如荨麻疹性血管炎、冷球蛋白血症性血管炎及 ANCA 相关性血管炎[3]。皮肤血管炎发生于所有年龄（成人的中位发病年龄为 47 岁，儿童为 7 岁），女性发病率稍高[4-5]，成人发病率远高于儿童。儿童大部分发生过敏性紫癜。

## 发病机制

CSVV 由免疫复合物介导。免疫复合物在抗原过剩时形成、沉积于毛细血管后静脉，导致补体介导的中性粒细胞趋化（图 24.1A）。ANCA 相关性血管炎中，血管壁破坏由中性粒细胞直接介导，而非免疫复合物沉积（图 24.1B），因此也称“寡免疫”（pauci-immune）型血管炎。

## 临床特征

CSVV 的皮疹通常在诱因发生后的 7 ～ 10 天内出现。在系统性血管炎综合征中，系统受累的征象通常先于皮疹出现，可间隔数天或长达数年（平均 6 个月）[4]。血管炎的皮肤表现取决于主要受累血管的尺寸大小。CSVV 的典型皮损为可触性或斑片状紫癜，还可表现为荨麻疹样丘疹、水疱、脓疱、瘀点或靶样皮疹（图 24.2、图 24.3）。皮损好发于持重部位和衣物压迫部位，反映静水压和淤滞对本病病理生理的影响。一般来说，皮损没有症状，但有时也可伴有瘙痒、烧灼感或刺痛。

中等血管血管炎累及真皮网状层或皮下的血管，典型皮损为网状青斑、网状紫癜、溃疡、皮下结节和（或）肢端坏死。溃疡或坏死的发生一般提示较深部动脉的受累。若可触性紫癜（或 CSVV 的其他表现）和

表 24.1 皮肤血管炎分类方法

| 主要受累血管的管径 | 分类 | 根据病因所分亚类 | 皮损形态学特点 |
|---|---|---|---|
| 小血管 | 皮肤小血管炎（cutaneous small vessel vasculitis，CSVV） | 过敏性紫癜（和成人 IgA 血管炎）<br>婴儿急性出血性水肿<br>荨麻疹性血管炎<br>持久性隆起性红斑<br>冷球蛋白血症性血管炎（Ⅱ型及Ⅲ型）<br>继发性 CSVV（见表 24.4）：<br>- 药物因素<br>- 感染<br>- AI-CTD<br>- 恶性肿瘤，血液系统恶性肿瘤最常见 | 可触及性紫癜（最常见）<br>瘀点<br>紫癜样斑疹<br>荨麻疹样丘疹<br>水疱<br>脓疱<br>靶样丘疹或斑块 |
| 小血管及中等大小血管（“混合型”） | ANCA 相关性 | 显微镜下多血管炎<br>肉芽肿性多血管炎（韦格纳肉芽肿）<br>嗜酸性肉芽肿性多血管炎（Churg-Strauss 综合征）<br>药物诱发 | 瘀点<br>可触及性紫癜<br>网状青斑<br>网状紫癜<br>溃疡<br>皮下结节<br>肢端坏死 |
| | 继发原因 | 感染<br>炎症性疾病（如 AI-CTD） | |
| 中等大小血管 | 结节性多动脉炎（polyarteritis nodosa，PAN） | 经典型（系统型）PAN<br>皮肤型 PAN | 网状青斑<br>网状紫癜<br>溃疡<br>皮下结节<br>肢端坏死 |
| 大血管 * | 颞动脉炎 | | 早期——皮肤红斑或皮肤青紫、脱发、紫癜、额部头皮质软结节<br>晚期——额颞头皮或舌部溃疡和（或）坏疽 |
| | 高安动脉炎（Takayasu arteritis） | | 红斑性皮下结节伴（或不伴）溃疡、四肢坏疽性脓皮病样皮损（下肢较上肢多见）<br>可能存在小血管和（或）中等大小血管炎证据 |

* 皮肤表现罕见。
AI-CTD，自身免疫性结缔组织病；ANCA，抗中性粒细胞胞质抗体

中等大小血管受累的表现同时存在，则提示混合类型的血管炎（见表 24.1），如 ANCA 相关性血管炎或自身免疫性结缔组织病相关性血管炎。

关节痛、关节炎及发热、体重下降等全身症状，可以是任何尺寸血管炎的表现[5]。对于发生系统受累的患者，症状及体征（如腹痛、感觉异常、血尿等）因受累器官的不同而表现各异。在一项基于人群的研究中共纳入 84 例活检确诊的皮肤 LCV 患者，研究结果提示，其中 39 例患者（46%）有系统表现，其中肾受累最常见（17/39）；30% 患者的疾病反复发作（活动期平均 2 年）[3]。

## 病理学

恰当的活检时机及对受累血管恰当的取材有助于提高诊断率。皮疹出现后 24 ～ 48 小时内活检是最理想的。当疑诊 CSVV 时，应同时进行直接免疫荧光检查，特定免疫球蛋白（如 IgA）的存在可能提示诊断、影响疾病的预后。环钻活检一般应用于 CSVV 的诊断，更大血管血管炎的诊断可能需要切取活检或切除活检。

皮肤血管炎的病理表现依所取材皮损的类型、皮损的不同时期及受累血管大小的不同而异。经典的皮肤小血管炎的组织病理表现为白细胞碎裂性血管炎，表现为中性粒细胞浸润小血管管壁（主要是毛细血管后微静脉），中性粒细胞发生核碎裂以及受累的血管壁出现纤维素样坏死（图 24.4）。其他的表现包括白细胞碎裂（中性粒细胞碎裂、脱颗粒导致核尘形成）、红细胞溢出及内皮细胞损伤（肿胀、皱缩、脱落）。超过 48 ～ 72 小时的皮损主要为单核细胞浸润而非中性粒

免疫复合物介导的与抗中性粒细胞胞质抗体介导的皮肤血管炎发病机制

免疫复合物介导的

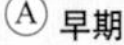
早期

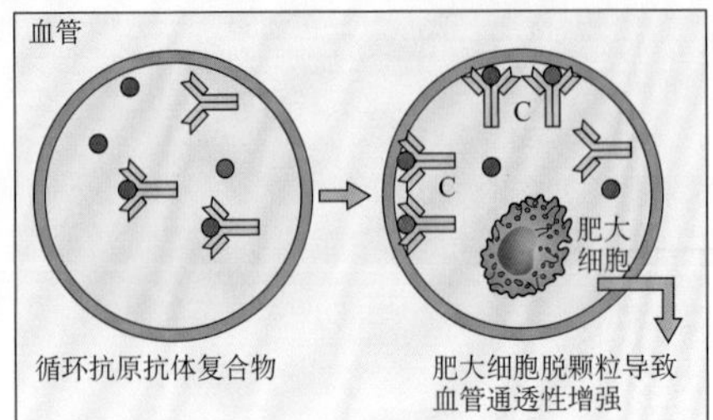


免疫复合物沉积于血管壁，引起补体（C）激活，导致炎症因子瀑布和肥大细胞募集

中期

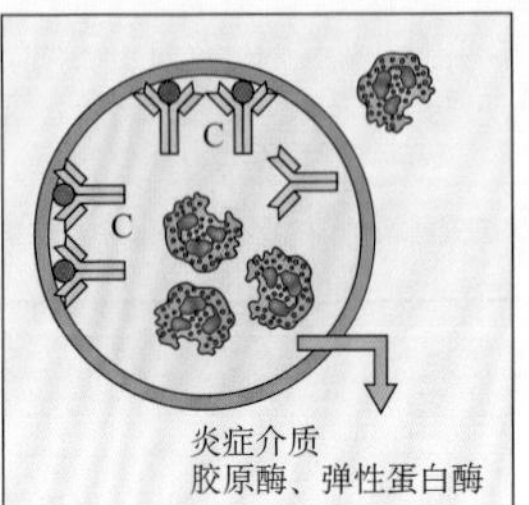


补体衍生因子（C3a、C5a）引起中性粒细胞趋化
中性粒细胞脱颗粒释放炎症因子、胶原酶和弹性蛋白酶

晚期

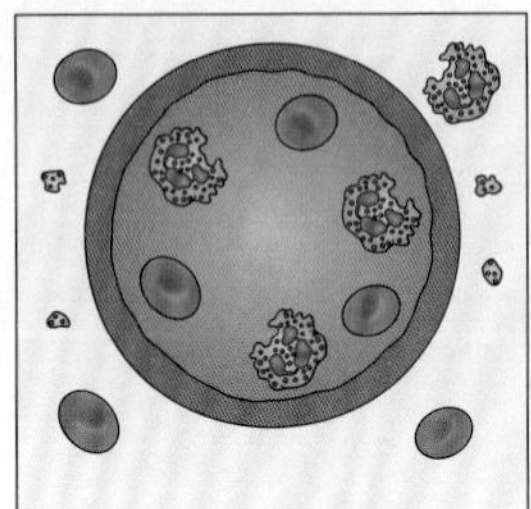

血管壁坏死、血栓形成、血管阻塞、出血

抗原 抗体
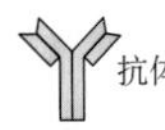
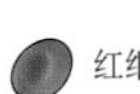
红细胞

ANCA介导

Ⓑ 早期

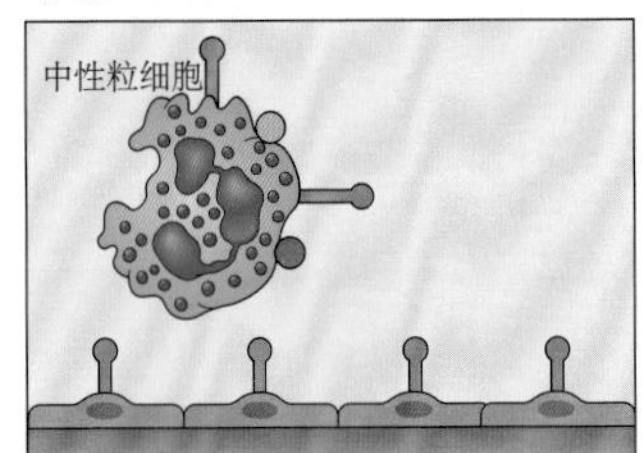


**中性粒细胞启动（neutrophil priming）导致：**
1. ANCA抗原（PR3、MPO）开始在中性粒细胞表面表达
2. 中性粒细胞和内皮细胞黏附分子的表达增加

中期

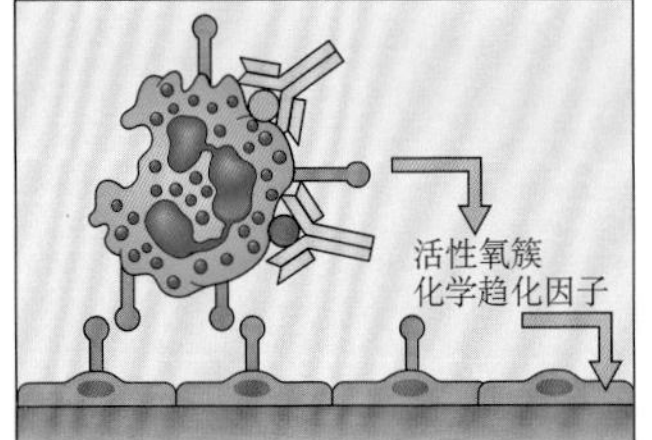


**循环ANCA：**
激活中性粒细胞，使之释放活性氧簇、炎症因子和化学趋化因子

晚期

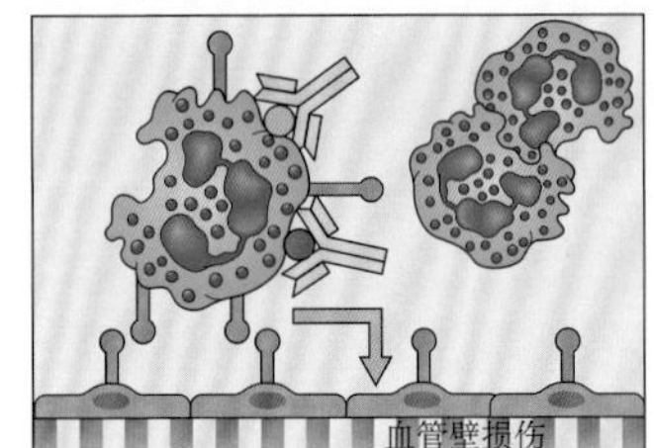


**导致：**
1. 血管壁损伤
2. 募集更多的中性粒细胞，炎症反应加剧

黏附分子 PR3 MPO 抗中性粒细胞胞质抗体

**图 24.1 免疫复合物介导的与抗中性粒细胞胞质抗体介导的皮肤血管炎发病机制**。A. 在免疫复合物介导的血管炎中，循环抗原（如感染原、药物、肿瘤等）诱导抗体生成。抗体与循环抗原结合形成免疫复合物。免疫复合物沉积于毛细血管后微静脉，激活补体途径，而后导致内皮细胞黏附分子表达上调。补体衍生因子（C3a、C5a）导致肥大细胞脱颗粒和中性粒细胞趋化。肥大细胞脱颗粒使血管扩张加剧、通透性增强，加重了免疫复合物的沉积，并促进白细胞向血管内皮迁移。炎症细胞（尤其是中性粒细胞）与血管内皮细胞之间的黏附因子增加主要依赖于选择素（E- 选择素、P- 选择素）和免疫球蛋白超家族（ICAM-1、VCAM-1、PECAM-1）表达增强，同时相应位于白细胞表面的配体和受体 / 黏附分子（如 P- 选择素糖蛋白配体 -1、LFA-1、Mac-1；见第 102 章）表达上调。中性粒细胞可释放蛋白水解酶（如胶原酶和弹性蛋白酶）及氧自由基，损伤血管壁。另外，针对内皮细胞的膜攻击复合物（C5 ～ C9）的形成可激活凝血途径与促进细胞因子和生长因子的释放，导致血栓形成、炎症反应和新生血管。B. 在 ANCA 介导的血管炎中，本应表达在中性粒细胞胞内的蛋白［如蛋白酶 3（proteinase 3，PR3）、髓过氧化物酶（myeloperoxidase，MPO）］被细胞因子［如肿瘤坏死因子（tumor necrosis factor，TNF）］初步激活后，在细胞表面表达。而后识别这些抗原的 ANCAs 逐步生成，并与中性粒细胞表面的自身抗体结合，导致中性粒细胞黏附在血管壁上，从而使细胞激活。中性粒细胞释放活性氧簇及其他毒性物质，造成血管壁的损伤（见 A）。因为 ANCA 阳性血管炎中的血管损伤是由中性粒细胞直接造成而非由免疫复合物介导的，故通常将这种血管炎称为“寡免疫”型血管炎。ANCAs 的生成可能与中性粒细胞异常凋亡造成的自身抗体形成机会增多有关

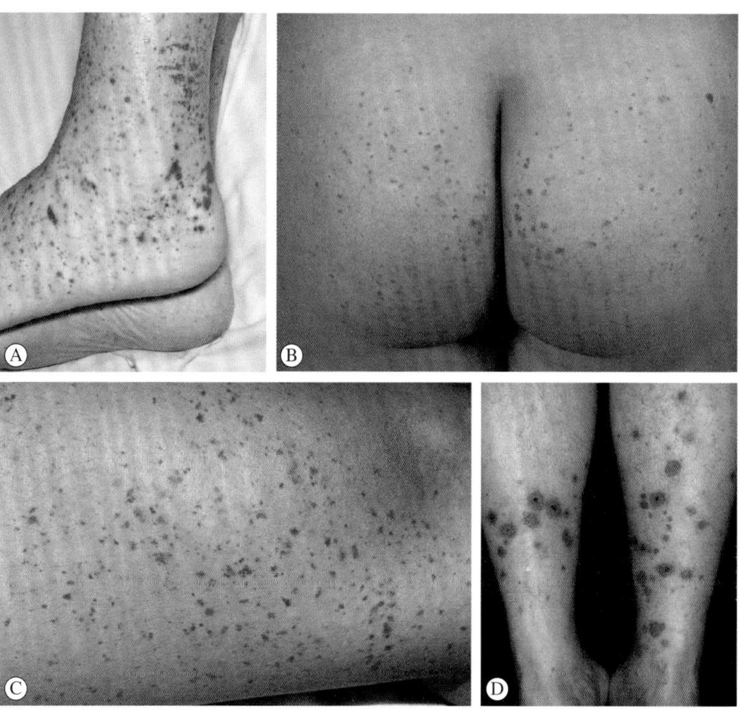

图 24.2 **皮肤小血管炎**。A. 下肢远端典型的紫癜性斑疹及丘疹表现；注意皮疹的颜色。B. 早期皮损可表现为红斑而非紫癜。C. 一段时间后，因真皮内出血，炎性皮损压之不能褪色。D. 中央坏死，表面血痂形成（C, Courtesy，Kalman Watsky，MD；D, Courtesy，Frank Samarin，MD.）

细胞浸润。CSVV 的最常见表现为可触及性紫癜，可用白细胞浸润（可触性）及红细胞从破坏的血管溢出（紫癜）解释。

其他组织病理学表现可为分析潜在病因提供线索，如药物介导的 CSVV 中出现嗜酸性粒细胞（几乎 100% 病例出现）[6]，接触混合左旋咪唑的可卡因患者出现血栓和 CSVV，感染性血管炎出现血栓和真皮炎症。真皮深层血管受累提示临床医生应谨慎寻找潜在的病因[7]。

中等大小血管的血管炎表现与网状真皮及皮下脂肪组织中的血管（如小动脉）炎的病理改变类似。在中等大小血管炎的陈旧性皮损中经常可以见到外膜新生血管形成的小毛细血管。

80% CSVV 病例的直接免疫荧光可见 C3、IgM、IgA 和（或）IgG（按出现的频率高低排序）在血管壁颗粒状沉积[4]。皮损出现的 48 小时内免疫球蛋白的沉积率最高（几乎所有病例均出现）[4]。若皮损出现 48 ～ 72 小时后取材，30% 的样本直接免疫荧光提示免疫球蛋白阴性。若皮损出现 72 小时后取材，直接免疫荧光仅可见 C3[4]。ANCA 阳性血管炎患者的皮损直接免疫荧光常阴性。当疾病控制后，最好取肢体近端的皮疹行直接免疫荧光，以防止在静脉压较高的部位取材可能出现非特异性荧光。

如前所述，CSVV 在一般情况下等同于 LCV。然而，也有其他形式的皮肤血管炎，尤其淋巴细胞性（表 24.2）及肉芽肿性（见下）血管炎[8]。使用淋巴细胞性血管炎这一名称时常需要特殊说明，特别是与非皮肤科医生讨论时。

**表 24.2 淋巴细胞性血管炎**。此项仍有争议。最常见的疾病用加粗标出

- 组织学定义为真皮内血管周围淋巴细胞浸润，伴有受累的小血管管壁破坏；实际可能表现为红细胞外溢、内皮细胞肿胀或增生、血管壁纤维素沉积和血管壁纤维素样坏死
- 常见于以下疾病：

  **冻疮**
  **急性痘疮样苔藓样糠疹**
  消退的白细胞碎裂性血管炎
  立克次体或病毒感染
  自身免疫性结缔组织病，如红斑狼疮、复发性多软骨炎
  白塞病
  高凝疾病，如 Sneddon 综合征
  淋巴细胞性血栓性动脉炎
  脂膜炎，包括狼疮性脂膜炎

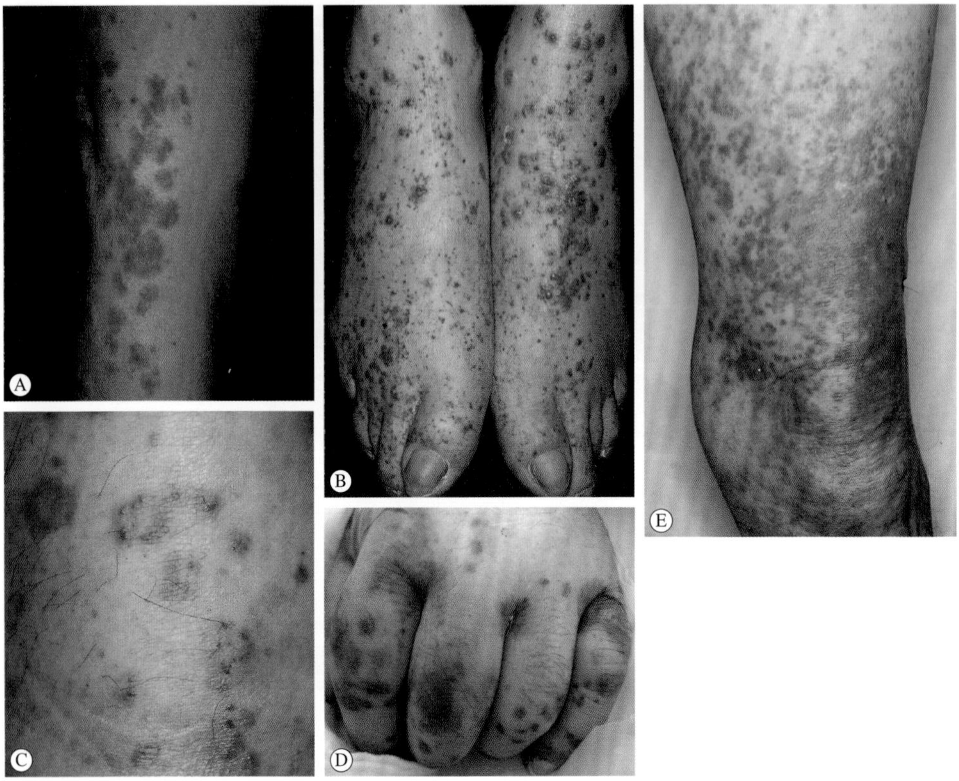

图 24.3 **皮肤小血管炎的不同临床表现**。A. 靶样皮疹，需与多形红斑鉴别。B. 可触性紫癜基础上的出血性水疱。C. 环形损害，表面有血痂。D. 局限于上肢的皮损。E. 紫癜性斑疹和丘疹混合存在，需与紫癜性麻疹样药疹鉴别（A，Courtesy，Kalman Watsky，MD.）

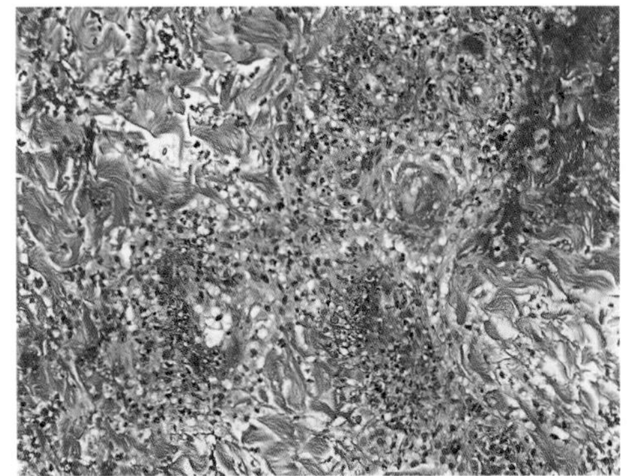

图 24.4 **皮肤小血管炎的组织病理特征**。以血管为中心的节段性炎症，伴有内皮细胞肿胀、中性粒细胞浸润及白细胞碎裂、红细胞溢出和血管壁纤维素样坏死。真皮小血管周围或管壁中可见中性粒细胞（Courtesy，David F Fiorentino，MD.）

## 鉴别诊断

与皮肤血管炎皮损表现相似的疾病见表 24.3。

## 皮肤小血管炎

**同义名：** ■ 皮肤白细胞碎裂性血管炎（cutaneous leukocytoclastic vasculitis）■ 皮肤白细胞碎裂性脉管炎（cutaneous leukocytoclastic angiitis）■ 超敏性血管炎（hypersensitivity angiitis）■ 皮肤坏死性血管炎（cutaneous necrotizing venulitis）

### 要点

- 可触性紫癜、荨麻疹样皮疹，和（或）出血性斑疹 / 水疱；有时可出现靶样皮损、脓疱和溃疡。
- 皮疹多见于双下肢（尤其是踝部）、负重部位或受压部位。
- 仅累及小血管（尤其是毛细血管后微静脉）。
- 组织病理表现为白细胞碎裂性血管炎。
- 30% 患者可有皮肤外表现，但通常较轻微。

表 24.3 皮肤血管炎的临床鉴别诊断

| 临床表现 | 鉴别诊断 |
|---|---|
| 可触性紫癜性丘疹 / 斑块 | 节肢动物叮咬<br>负重部位麻疹样药疹伴出血<br>多形红斑<br>急性痘疮样苔藓样糠疹<br>细菌 [ 如脑膜炎球菌（急性脑膜炎球菌菌血症）]、立克次体、真菌（如根霉菌）感染所致栓塞（脓毒性血管炎）<br>苔藓样毛细血管炎（色素性紫癜）<br>蜂窝织炎 |
| 紫癜性斑疹 / 斑片 | **出血**<br>- 外伤<br>- 日光性（光线性）紫癜 *<br>- 药物相关性（如阿司匹林、局部或系统用糖皮质激素）*<br>- 血小板减少症或血小板功能障碍<br>- 凝血功能障碍 *<br>- 病毒疹（如肠道病毒、微小病毒 B19）<br>- 坏血病<br>- 原发性系统性淀粉样变<br>**血栓**<br>- 高凝状态（如抗磷脂抗体，见表 105.9）<br>- 青斑样血管病<br>- 暴发性紫癜（如由脓毒症或 DIC 引起）<br>- 肝素诱发的皮肤坏死<br>- 华法林（Coumadin®）诱发的皮肤坏死<br>- 血栓性血小板减少性紫癜<br>- 溶血性尿毒症综合征<br>- 阵发性睡眠性血红蛋白尿<br>**栓塞**<br>- 胆固醇栓<br>- 心源性（感染性心内膜炎较心房黏液瘤或消耗性心内膜炎常见）<br>- 脂肪栓<br>- 空气栓<br>**寒冷相关性凝胶化（Cold-related gelling）**<br>- 冷球蛋白（原发性 I 型）<br>**炎症**<br>- 色素性紫癜（毛细血管炎）<br>- Waldenström 高丙种球蛋白血症性紫癜<br>**感染**<br>- Lucio 现象（麻风）<br>- 粪类圆线虫病 |
| 荨麻疹样皮损 | 荨麻疹（包括嗜中性荨麻疹）<br>节肢动物叮咬及丘疹性荨麻疹<br>多形性荨麻疹<br>血清病样反应<br>自身炎症性疾病（如周期性发热，见表 45.2）<br>Still 病，包括成人型<br>Schnitzler 综合征<br>病毒疹<br>川崎病<br>Sweet 综合征<br>大疱性类天疱疮的荨麻疹样皮疹 |

| 表 24.3 皮肤血管炎的临床鉴别诊断（续表） | |
|---|---|
| 临床表现 | 鉴别诊断 |
| 溃疡，伴或不伴白色萎缩 | 静脉高压或外周动脉疾病<br>坏疽性脓皮病<br>青斑样血管病<br>高凝状态（如抗磷脂抗体，见表 105.9）<br>钙化防御<br>感染（如细菌、分枝杆菌、双相或条件致病性真菌、原虫）<br>血红蛋白病<br>人工性损害<br>Degos 病<br>更多疾病见图 105.1 |
| 结节 | 脂膜炎<br>浅表性游走性静脉炎<br>皮肤肿瘤<br>感染（如细菌、分枝杆菌、双相或条件致病性真菌） |
| 网状青斑 | 见第 106 章 |
| 肢端坏疽 | 动脉闭塞性疾病，包括动脉硬化症<br>糖尿病<br>血栓闭塞性脉管炎（Buerger 病）<br>系统性硬化<br>栓塞（如胆固醇栓、脓毒性栓子）<br>冷球蛋白血症（Ⅰ型）（常见）、冷纤维蛋白原血症或冷凝集素疾病<br>血栓（如抗磷脂抗体综合征、暴发性紫癜、骨髓增生性血小板增多症）<br>钙化防御<br>嗜酸性粒细胞增多综合征<br>副肿瘤性肢端血管综合征（如肺癌或卵巢癌） |

* 创伤因素。
DIC，弥散性血管内溶血

## 引言

皮肤小血管炎（CSVV）是一种主要累及真皮毛细血管后微静脉、以 LCV 为组织学特征的炎性改变。尽管一系列混合型（小静脉及中等静脉）血管炎（见表 24.1）也可出现伴有 LCV 的 CSVV，术语“CSVV”一般用于描述无中等静脉受累的皮肤小静脉血管炎，并不考虑临床表现的轻重程度及病因。CSVV 通常是特发性的，也可继发于感染或药物（表 24.4）。CSVV 包括一组异质性的疾病，按不同的流行病学和临床特点可以分为数个亚型（表 24.1），下文将分别描述其中重要的亚型。

## 流行病学

皮肤小血管炎可发生于任何性别及年龄[9]，但更常见于成人。据估计，仅 10% 的患者为儿童。皮肤小血管炎（不包括特殊的临床亚型）的年发病率约为 21 例 / 百万人群[3]。

## 发病机制

CSVV 由免疫复合物沉积所介导（见图 24.1A）。

## 临床特征

CSVV 的皮损通常在暴露于致病因素后突然出现，由群集发生的可触及性紫癜、红色丘疹、荨麻疹样皮疹或出血性水疱组成，直径从 1 mm 到数厘米不等（见图 24.2 和 24.3）。皮损初起多为紫癜样斑疹或局部苍白的荨麻疹样丘疹。少数情况下，CSVV 可出现脓疱、溃疡和靶样皮损。皮损好发于负重部位、创伤部位（Koebner 现象）和着紧身衣物的部位。运动（尤其是在炎热天气下散步或徒步旅行）也可能诱发下肢的 CSVV。通常来说 CSVV 的皮损没有症状，但少数情况下可以合并灼热感、疼痛或瘙痒。炎症后色素沉着可持续数月。

CSVV 发作的同时可伴有全身症状，如发热、体重减轻和肌肉疼痛。5% ～ 25% 的患者可伴有全身症状，其中最常见的是关节疼痛和关节炎（15% ～ 65%），其次是泌尿生殖系统症状（3% ～ 5%）和胃肠道症状（3% ～ 7%）[10]。近期研究显示，38 名 CSVV 患者中 11 名（29%）存在系统受累[3]，与前版所引数据相比比例降低，可能与统计时不包括特殊的临床亚型有关。

表 24.4 继发性皮肤血管炎的潜在病因

| 相关病因 | 发病率 | 病原 / 疾病 | | |
|---|---|---|---|---|
| | | 常见 | 少见 | 罕见 |
| 特发性 | 50% | | | |
| 感染 | 15% ~ 20% | **细菌** | | |
| | | β- 溶血性链球菌，尤其 A 组<br>麻风分枝杆菌 | 脑膜炎双球菌（慢性脑膜炎球菌血症）<br>结核分枝杆菌<br>非典型分枝杆菌 | 肺炎支原体<br>肺炎衣原体、沙眼衣原体<br>布鲁氏菌<br>巴尔通体<br>沙门菌<br>弯曲杆菌<br>小肠结肠炎耶尔森菌<br>梅毒螺旋体 |
| | | **脓毒性血管炎** * | | |
| | | 感染性心内膜炎 | 脑膜炎奈瑟菌（急性）<br>淋病奈瑟菌<br>金黄色葡萄球菌<br>立克次体<br>革兰氏阴性杆菌<br>　大肠杆菌<br>　克雷伯菌属<br>　假单胞菌属<br>播散性真菌感染（宿主免疫抑制状态）<br>　念珠菌<br>　曲霉<br>　镰孢菌<br>　毛霉 | 土拉热弗朗西丝菌（*Francisella tularensis*） |
| | | **病毒** | | |
| | | 上呼吸道感染<br>丙型肝炎病毒＞乙型肝炎病毒≫甲型肝炎病毒，包括病毒疫苗 | HIV<br>微小病毒 B19 | 巨细胞病毒<br>水痘–带状疱疹病毒<br>流感病毒，包括流感疫苗 |
| 炎症 | 15% ~ 20% | 自身免疫性结缔组织病<br>　– 类风湿性关节炎 **<br>　– SLE<br>　– 干燥综合征 | 炎性肠病<br>白塞病<br>Waldenström 高丙种球蛋白血症性紫癜<br>血清阴性脊柱关节病 | 结节病<br>囊性纤维化 ‡<br>原发性胆汁性肝硬化<br>肠病相关性皮肤病–关节炎综合征<br>谷胶敏感性肠病 |
| 药物暴露 † | 10% ~ 15% | **抗生素，尤其是 β- 内酰胺类**<br>青霉素<br>头孢菌素，尤其头孢克洛<br>米诺环素 ‡<br>喹诺酮类<br>大环内酯类<br>**心血管类**<br>噻嗪类<br>肼屈嗪 ‡<br>奎尼丁<br>**其他**<br>别嘌醇<br>硼替佐米<br>D- 青霉胺<br>G-CSF<br>NSAIDs<br>丙硫氧嘧啶 / 其他抗甲状腺药物 ‡<br>血清（如 ATG）<br>链激酶 | **抗菌剂**<br>奎宁<br>万古霉素<br>**心血管类**<br>ACEI<br>β 受体阻滞剂<br>呋塞米<br>**其他**<br>左旋咪唑污染的可卡因 ‡<br>COX-2 抑制剂<br>干扰素<br>白三烯抑制剂 ‡, §<br>甲氨蝶呤<br>口服避孕药<br>苯妥英<br>维 A 酸类<br>西罗莫司<br>磺脲类<br>TNF-α 抑制剂<br>华法林 | **抗菌剂**<br>甲氟喹<br>**心血管类**<br>胺碘酮<br>**神经精神病类**<br>非典型抗精神病药<br>加巴喷丁<br>吩噻嗪<br>SSRIs<br>**其他**<br>胰岛素<br>来氟米特<br>二甲双胍<br>甲基苯丙胺<br>3,4- 亚甲二氧基甲基苯丙胺<br>利妥昔单抗<br>SSKI<br>宫缩抑制剂（如利托君、特布他林）<br>**无法归类的**<br>放射性造影剂<br>食品 / 药物添加剂<br>维生素 |

| 表 24.4 继发性皮肤血管炎的潜在病因（续表） | | | | |
|---|---|---|---|---|
| 相关病因 | 发病率 | 病原 / 疾病 | | |
| | | 常见 | 少见 | 罕见 |
| 肿瘤 | 2% ~ 5% | 浆细胞病<br>– 单克隆丙种球蛋白病<br>– 多发性骨髓瘤<br>骨髓增生异常<br>骨髓增生性疾病<br>淋巴增生性疾病<br>毛细胞白血病 | 实体器官肿瘤（成人 IgA 血管炎≫其他类型 CSVV） | |
| 基因异常 | 罕见 | α-1 抗胰蛋白酶缺乏 | | 免疫缺陷综合征（见表 60.1）<br>家族性地中海热及其他周期性发热综合征（见表 45.2） |

* 组织病理学表现各异，包括白细胞碎裂性血管炎、血管壁内有机物以及非炎症性血栓性紫癜。
** 类风湿性血管炎通常见于血清学阳性并伴有炎症指标升高的患者，最常见表现为皮肤血管炎，其次为血管炎性神经病。
† 外周嗜酸性粒细胞增多可见于 80% 的全身型患者以及 20% 的皮肤型患者[6]。
‡ 可能与抗中性粒细胞胞质抗体（ANCAs）相关。
§ 与嗜酸性肉芽肿性多血管炎（Churg-Strauss 综合征）相关。
（List of associated drugs adapted from Lotti T，et al. J Am Acad Dermatol. 1998；39：667-87；ten Holder SM，et al. Ann Pharmacother. 2002；36：130-47；and Ortiz-Saniuan F，et al. J Rheumatol. 2014；41：2201-7.）
HIV，人免疫缺陷病毒；SLE，系统性红斑狼疮；ACEI，血管紧张素转换酶抑制剂；ATG，抗胸腺细胞球蛋白；COX，环氧酶；CSVV，皮肤小血管炎；G-CSF，粒细胞集落刺激因子；HSP，过敏性紫癜；NSAIDs，非甾体类抗炎药；SSKI，饱和碘化钾溶液；SSRI，选择性血清素再摄取抑制剂；TNF，肿瘤坏死因子

总体上，胃肠道、泌尿生殖系统、神经系统症状体征的出现提示可能伴有系统性血管炎。另一项研究则表明，感觉异常、发热及不伴有疼痛性皮损是合并系统性疾病的危险因素[11]。

CSVV 的预后与系统受累程度相关。90% 患者在数周或数月内皮损可自行缓解，其余 10% 的患者病情转化为慢性或复发性，并持续数月至数年[12]，其疾病活动期平均持续时长为 24 ～ 28 个月[3-4]。关节痛、冷球蛋白血症及不伴发热者通常预示着疾病将迁延为慢性[11]。同时，如果患者有皮肤小血管炎的潜在病因，如自身免疫性疾病或肿瘤，其预后也将受影响。

## 鉴别诊断

明确诊断不仅要确定患者是否为皮肤小血管炎的某种亚型（见表 24.1）或系统性血管炎综合征，还需考虑是否存在继发性皮肤血管炎的可能病因（见表 24.4；图 24.5 和 24.6）。其他的鉴别诊断参见表 24.3，表中前三类在临床鉴别诊断时尤其值得注意。

## 治疗

在支持治疗和寻找潜在病因的基础上，CSVV 的治疗主要根据皮损的严重程度、慢性化程度以及是否存在系统受累决定，详见表 24.10。

CSVV 通常不需特殊治疗（去除诱发因素的治疗除外）即可自行缓解。局限于皮肤受累的轻症患者可能仅需要支持治疗（如抬高下肢、避免穿着紧身衣物、休息和穿弹力袜）或对症治疗（如抗组胺药物和 NSAIDs）。

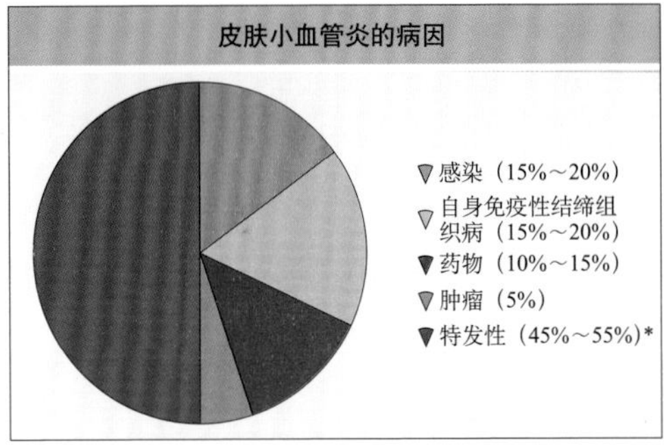


**图 24.5 皮肤小血管炎（CSVV）的病因。** * 明尼苏达州奥姆斯特德县一项大规模人群研究显示，76% 的 CSVV（不包括特殊的临床亚型）为特发性[3]

慢性（持续时间＞ 4 周）或严重的 CSVV 患者需要更积极的全身治疗。可单用或联用秋水仙碱和氨苯砜治疗。口服秋水仙碱（0.6 mg 2 ～ 3 次 / 日）可缓解皮肤及关节症状。然而，即便是低剂量的秋水仙碱，其胃肠道副反应仍相当常见。口服氨苯砜（50 ～ 200 mg/ 日）可改善轻至中度的慢性皮损。

需尽快控制症状的重度、溃疡性或不断进展的 CSVV 患者可口服大剂量糖皮质激素［如最高不超过 1 mg/（kg · d）的泼尼松龙］。由于长期口服糖皮质激素的不良反应较多，使用 4 ～ 6 周时应尝试减量、停药。若患者在减量过程中病情反复，可加用其他药物辅助治疗以减少激素用量。据报道，硫唑嘌呤［2 mg/（kg · d）］、甲氨蝶呤（＜ 25 mg/ 周）等免疫

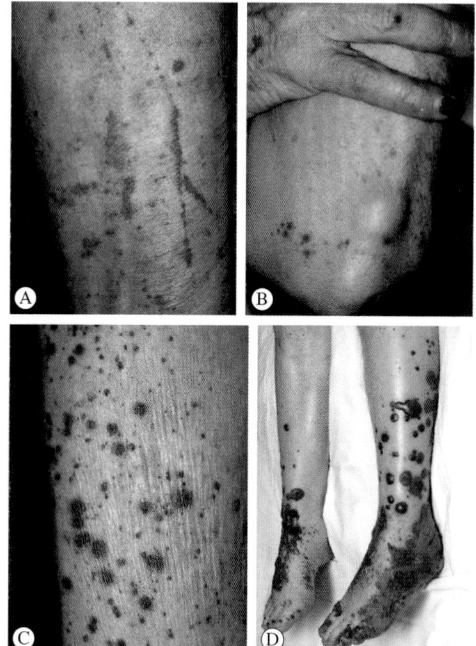

图 24.6 **系统性疾病相关的皮肤小血管炎**。合并的疾病分别为干燥综合征（A）、类风湿性关节炎（B）、复发性多软骨炎伴骨髓增生异常（C）以及轻型链球菌导致的心内膜炎（D）。注意：A 图可见 Koebner 现象，B 图可见类风湿结节（C，Courtesy，Jean L Bolognia，MD.）

抑制剂对顽固性 CSVV 有效。

## 过敏性紫癜（和成人 IgA 血管炎）

**同义名：** ■ Schönlein-Henoch 紫癜（Schönlein-Henoch purpura）■ 过敏性紫癜（anaphylactoid purpura）■ 风湿性紫癜（purpura rheumatica）■ 继发于循环 IgA 免疫复合物的皮肤小血管炎（cutaneous small vessel vasculitis secondary to IgA immune complexes）

### 要点

- 最常见于 10 岁以下儿童，起病前常患呼吸道感染，也可见于成人。
- 四肢伸侧及臀部间断出现可触性紫癜。
- IgA 为主的免疫复合物沉积于血管壁。
- 可伴有关节痛及关节炎。
- 可出现腹痛和（或）黑便。
- 肾血管炎通常较轻但易迁延。
- 在成人中可能与潜在的恶性肿瘤相关。

### 引言

过敏性紫癜（Henoch-Schönlein purpura，HSP）是一种伴有管壁 IgA 沉积的特殊类型 CSVV，通常发生于儿童，常有前驱呼吸道感染史，也可见于成人。经典的四联征包括可触性紫癜、关节炎、腹痛和血尿。尽管 HSP 与其他类型伴有管壁 IgA 沉积的血管炎之间的关系尚无定论，但管壁 IgA 的沉积对儿童和成人患者的临床和预后均有一定提示意义。

### 流行病学

HSP 是儿童中最常见的血管炎，年发病率为 30～270 例 / 百万儿童[13]。平均发病年龄为 6 岁，90% 的儿童患者在 10 岁前发病[14-15]。在成人中，HSP 的发病率为 8～18 例 / 百万人群[13]，而活检证实的 IgA 血管炎的年发病率约为 13 例 / 百万人群[3]。本病冬季高发，儿童和成人中男性发病率均略高于女性。

### 发病机制

HSP 通常发生于上呼吸道感染后 1～2 周，这种情况在儿童中更为常见。虽然数项研究表明 20%～50% 的 HSP 患者血清抗链球菌溶血素 -O 为阳性[14]，但目前并没有 A 组 β 溶血性链球菌是本病病因的证据。

IgA（特别是 IgA1）在 HSP 的发病中起着重要的作用。HSP 患者中可见皮肤毛细血管后微静脉管壁及肾小球系膜区 IgA 沉积，也可发现含有 IgA 的循环免疫复合物，但相对少见[15]。在近期总结的 400 例过敏性紫癜患者中，约 30% 存在血清 IgA 水平的升高[16]。IgA1 铰链区糖基化的缺乏可能促进大分子免疫复合物的形成并沉积于肾小球系膜，同时导致补体激活[14]。

HSP 患者中，某些遗传多态性可能与更严重的疾病相关。例如，HLA-B35 阳性的患者更可能合并肾病变，而无 ICAM-1 469 K/E 突变的患者胃肠道受累程度通常较轻[15]。

### 临床特征

HSP 的典型临床表现为紫癜（100%），可伴有关节炎、腹痛和（或）肾炎[14]。发热可见于约 20% 的成年患者和约 40% 的儿童患者[18]。HSP 的皮损初起通常为红斑或荨麻疹样丘疹，随后可发展为针尖大小至直径数毫米不等的可触性紫癜（图 24.7）。荨麻疹、水疱、大疱、靶样皮损和局灶性坏死也可出现。典型的皮损多对称性分布于臀部和下肢，也可见于躯干、上肢和面部。单个皮损通常于 10～14 天内消退，而全部皮疹一般在数星期到数月后缓解。复发率约 5%～10%[12]。

HSP 的皮肤外表现非常常见。高达 75% 的患者合

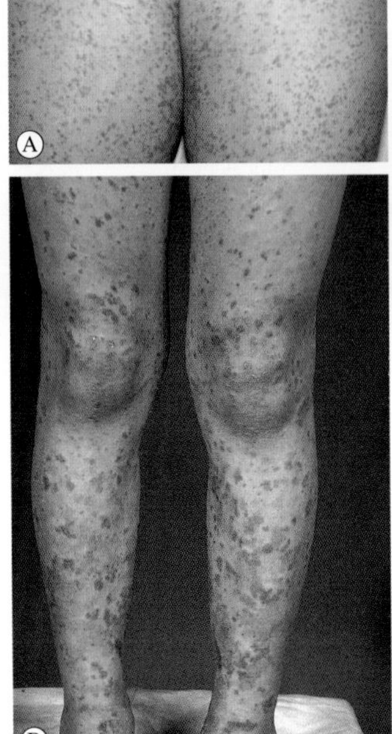

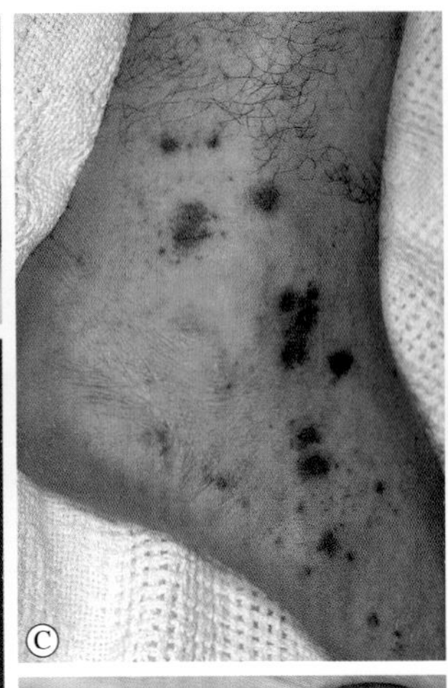

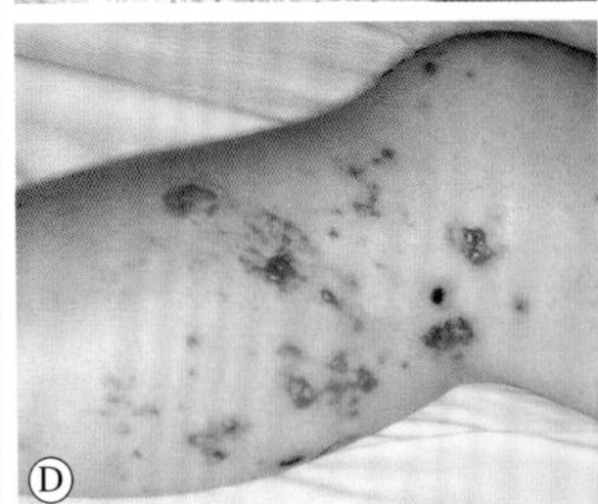

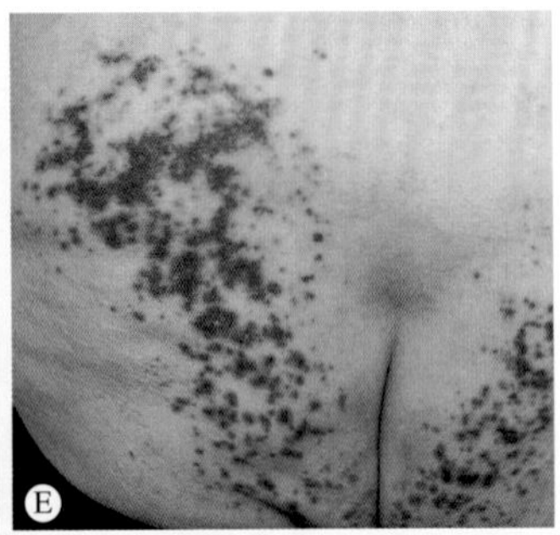

**图 24.7 过敏性紫癜**。A、B 早期炎性皮疹逐渐开始出现出血性成分。胫前区较早出现的皮损则表现为暗粉色斑块。C. 皮损继续进展，中心出现坏死。D. 相对少见的水疱样表现。E. 臀部的紫癜样斑疹、丘疹，左上方皮损聚集呈网状；炎性网状紫癜可见于部分血管炎，包括 IgA 血管炎（见表 22.6）

并关节炎，以下肢关节（膝关节和踝关节）受累最为常见。胃肠道受累见于 50% ～ 75% 的患者，可先于紫癜出现，表现为腹部绞痛（65%）、胃肠道出血（30%）和（或）呕吐。肠套叠和肠穿孔罕见。

肾受累可见于 40% ～ 50% 的患者，典型表现为显微镜下血尿（40%），通常伴有蛋白尿（25%）。皮损通常在肾炎发生之前出现，但肾炎会在 3 个月内出现显著的临床表现[14]。儿童患者中，起病年龄＞ 8 岁、腹痛、疾病复发是肾受累的危险因素[19]。据统计，8% ～ 50% 的患者存在持续的肾受累[16]，因此在所有病变缓解之前保持动态监测十分必要。然而，仅有 1% ～ 3% 的儿童患者会发展为迁延性肾损害[14]。起病时出现肾衰竭、合并肾病综合征、高血压、Ⅷ因子活性减低的患者通常预后不良[4]。

在男性儿童合并睾丸炎是系统性病变的罕见表现。肺受累也很罕见，可表现为咯血和（或）由弥漫性肺泡出血引起的肺部浸润[20]。

成人 IgA 小血管炎（有些作者称其为成人 HSP）因其异于儿童的临床表现和预后，故需要单独考虑。例如，坏死性皮损可见于 60% 的成年患者，但仅见于＜ 5% 的儿童患者[21-22]。成人 IgA 血管炎患者中约 30% 发展为慢性肾功能不全，显著高于儿童患者[22]，尤其是伴有发热和红细胞沉降率（ESR）升高的患者[21]。紫癜发生部位高于腰部的患者出现肾功能不全的风险是否更高目前尚无定论[21, 23]。引起 CSVV 的潜在肿瘤中，血液系统恶性肿瘤显著多于实体器官肿瘤[24]（见表 121.6）。与此不同，60% ～ 90% 的成人肿瘤相关性 IgA 血管炎患者中可发现实体器官肿瘤，尤其是肺部肿瘤[25-27]。与儿童相比，成人患者出现腹泻和白细胞增多的可能性更大，因此需要更积极的治疗，住院时间也更长[28]。

## 病理学

病理表现为皮肤小血管的白细胞碎裂性血管炎。一项对成人 IgA 血管炎患者（年龄＞ 40 岁）的研究表明，病理切片中未见嗜酸性粒细胞的患者肾受累的风险约为其余患者的 3 倍[29]。直接免疫荧光可见血管周围 IgA 和 C3 沉积（图 24.8）[23]。其他免疫球蛋白（IgM、IgG）也可见到，但通常不似 IgA 明显，且与肾受累无关[23]。在儿童患者中，血管周围 C3 沉积及真皮乳头水肿与肾损害相关[29a]。相关研究表明，对于皮肤和肾同时可见 IgA 沉积的成人肾小球肾炎患者，使用直接免疫荧光法对这两种组织的标本进行检测时，50% ～ 80% 可同时发现其他免疫符合物[30]。值得注

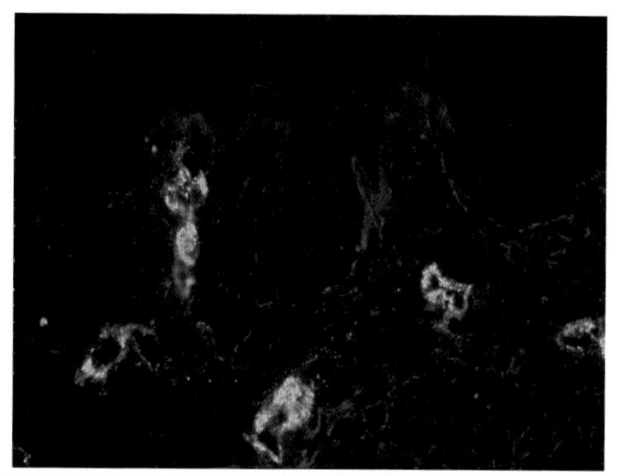

**图 24.8 过敏性紫癜的直接免疫荧光镜下表现真皮血管壁 IgA 染色强阳性**（Used with permission from Poterucha TJ，et al. J Am Acad Dermatol. 2012；67：612-6.）

意的是，有一小部分患者虽然满足过敏性紫癜的临床诊断标准，但直接免疫荧光未见 IgA 沉积[31]。部分患者间接免疫荧光可见 IgA ANCAs。

### 鉴别诊断

HSP 在临床上需要和所有累及皮肤小血管的血管炎（见表 24.1）以及表 24.3 中的一些疾病相鉴别。由于高达 80% 的成年 CSVV 患者血管有不同程度的 IgA 沉积，且 IgA 沉积亦可见于其他疾病（如药物超敏反应、IgA 型单克隆免疫球蛋白病、炎性肠病、红斑狼疮、冷球蛋白血症）[27]，故在临床表现符合的情况下，IgA 为主的免疫球蛋白沉积才支持过敏性紫癜的诊断。

### 治疗

由于 HSP 通常具有自限性，一般数周至数月后可自行缓解，故治疗以支持治疗为主。氨苯砜和秋水仙碱或可缩短皮损的持续时间并降低其复发频率（见表 24.10）[33]。系统使用糖皮质激素可以有效治疗 HSP 相关的关节痛及腹痛，同时减轻胃肠道症状、缩短皮损持续时间，但对于防止紫癜复发并无效果[34-35]。若存在肾受累证据，应建议患者至肾内科就诊。对于成人患者，若存在年龄＞30 岁、具有潜在的系统性疾病、紫癜持续时间＞1 个月、合并腹痛或血尿、直接免疫荧光未见 IgM 等因素，其疾病反复发作可能性更大[36]。

关于存在严重肾受累的患者是否使用糖皮质激素和（或）免疫抑制剂进行治疗及预防肾后遗症目前仍存在争议。一项研究表明，在 4 周的治疗期间，泼尼松可加速肾疾病症状的缓解[34]。然而，根据一项关于预防和治疗过敏性紫癜性肾病的干预措施的 Cochrane 系统评价，与安慰剂或支持治疗相比，对新发 HSP 患儿使用 2～4 周的泼尼松治疗并不能降低患儿肾持续受累（起病后 6～12 个月）的风险[37]。此项系统评价还发现，对于存在严重肾疾病的患者，环磷酰胺治疗与支持治疗相比并不能降低肾疾病持续存在的风险。近期一项入组超过 300 名 HSP 患儿的随机双盲安慰剂对照临床试验发现：早期使用 14 天的泼尼松龙治疗并不能减少起病后 12 个月内蛋白尿的发生率[38]。另外，一项 meta 分析发现相比于仅进行支持治疗者，诊断后立即使用系统性糖皮质激素可减少患者腹痛缓解的平均时间（非中位时间），并可降低出现持续性肾疾病的概率[39a]。综上，目前多认为糖皮质激素不能预防肾损害的发生，但可用于治疗重症肾炎[15]。

## 婴儿急性出血性水肿

**同义名：**■ 儿童急性出血性水肿（acute hemorrhagic edema of childhood）■ 婴儿急性出血性水肿（infantile acute hemorrhagic edema）■ Finkelstein 病（Finkelstein disease）■ Seidlmayer 综合征（Seidlmayer syndrome）■ Finkelstein-Seidlmayer 病（Finkelstein-Seidlmayer disease）■ 半透明突变型和水肿性紫癜（purpura en cocarde avec edema）■ 感染后帽章紫癜（postinfectious cockade purpura）

**要点**

- 患儿一般情况较好。
- 好发于 4～24 月龄婴儿。
- 面部及四肢的环形、圆形或靶形紫癜样斑块。
- 肢端非可凹的软性水肿。
- 皮肤外受累罕见。
- 良性病程，1～3 周内自行缓解。

### 引言

婴儿急性出血性水肿（acute hemorrhagic edema of infancy，AHEI）是一种罕见的 CSVV，多见于 4～24 月龄婴儿。皮损大多分布于头部和四肢，初起通常为程度不同的出血性丘疹，随后可发展为水肿性和靶样损害。AHEI 以往被认为是 HSP 的一种良性亚型，但目前认为 AHEI 是一种独立的疾病。

### 流行病学

AHEI 是一种罕见的疾病，仅见于＜2 岁的儿童，70% 发生于男童[40]。其发病有季节差异，冬季稍高。

### 发病机制

AHEI 的病因目前尚不明确，但 75% 的病例与感染、药物暴露或疫苗接种相关[41]。约2/3的患者存在前驱感染，最常见的为呼吸道感染（80%）、腹泻性疾病（12%）和泌尿系感染（6%）[40]。目前已报道的AHEI诱发因素在表24.5中列出。与其他CSVV一样，AHEI的发病机制可能也与抗原诱导的免疫复合物沉积有关[42]。

### 临床特征

虽然约45%的AHEI患儿可伴有发热，但一般情况大多良好。诱发因素出现与AHEI起病通常间隔1～2周[43]。AHEI的皮肤表现为突然发生的大片红斑或荨麻疹性斑块，逐渐发展为硬币状、环形、虹膜样或靶形紫癜性斑块，易累及面部、耳及四肢远端（图24.9），偶累及躯干部位。皮损可无症状或伴有疼痛，少数情况下可伴瘙痒。弓形、多环状、扇形或玫瑰花形的皮损和大疱相对少见，皮疹消退后很少留有萎缩性瘢痕[43]。面部、耳、四肢（包括手足）及躯干部的非可凹软性水肿是AHEI的特征性表现。黏膜和内脏较少受累，但口腔瘀斑、结膜充血、腹痛、关节疼痛、肾小球肾炎或肠套叠（＜1%）也可能出现[40]。良性病程，可自发缓解，多在1～3周内完全缓解，无后遗症。疾病可能出现急性加重，但只要缓解期持续2周以上，通常不会复发[40]。

### 病理学

AHEI的组织病理表现为真皮中上层毛细血管及毛细血管后微静脉的白细胞碎裂性血管炎。1/4～1/3患者的直接免疫荧光显示血管壁有IgA沉积[40, 42]。

### 鉴别诊断

部分患者可同时出现AHEI和HSP两种疾病的临床特点[42]。以下几个AHEI的特点有助于将其与HSP区分开：起病年龄＜2岁，疾病仅累及皮肤，病程较短。对于出现荨麻疹样皮损和颌面部水肿的患儿，还应考虑多形性荨麻疹[44]。除此之外，本病还应与多形红斑、荨麻疹、荨麻疹型药疹、血清病样反应、川崎病、荨麻疹性血管炎和急性发热性嗜中性皮病相鉴别。由于可能出现严重的皮肤出血，有时还需要考虑创伤、急性脑膜炎球菌性菌血症及暴发性紫癜。本病常规实验室检查无特异性，诊断主要根据相应的临床及病理表现。

### 治疗

AHEI的治疗以支持治疗为主（见表24.10）。若伴有细菌感染应予抗生素治疗。抗组胺药有助于缓解症状。使用糖皮质激素并不能改变疾病病程[41]。

**表24.5 婴儿急性出血性水肿和荨麻疹性血管炎的诱发及相关因素**

| 婴儿急性出血性水肿-诱发因素 |
|---|
| 感染<br>- 腺病毒<br>- 柯萨奇病毒<br>- 巨细胞病毒<br>- EB病毒<br>- 单纯疱疹病毒<br>- 甲型肝炎病毒<br>- 麻疹病毒<br>- 轮状病毒<br>- 水痘-带状疱疹病毒<br>- 弯曲菌属<br>- 大肠杆菌<br>- 结核分枝杆菌<br>- 链球菌属 |
| 药物<br>- 对乙酰氨基酚<br>- 青霉素类<br>- 头孢菌素类<br>- 甲氧苄啶-磺胺甲噁唑<br>- NSAIDs |
| **荨麻疹性血管炎-相关因素** |
| 自身免疫性结缔组织病（干燥综合征、SLE） |
| 血清病 |
| 冷球蛋白血症 |
| 感染<br>- 乙型肝炎病毒<br>- 丙型肝炎病毒<br>- EB病毒<br>- 莱姆病 |
| 药物<br>- 西咪替丁<br>- 可卡因<br>- 地尔硫䓬<br>- 依那西普<br>- 氟西汀<br>- 英夫利昔单抗<br>- 甲氨蝶呤<br>- NSAIDs<br>- 胺碘酮<br>- 普鲁卡因胺<br>- 丙卡巴肼 |
| 血液系统恶性肿瘤<br>- 浆细胞病（IgM、IgG、IgA）<br>- 白血病<br>- 淋巴瘤<br>- Castleman病 |
| 实体器官肿瘤——罕见<br>- 结肠癌<br>- 肾细胞癌 |

NSAIDs，非甾体类抗炎药；SLE，系统性红斑狼疮

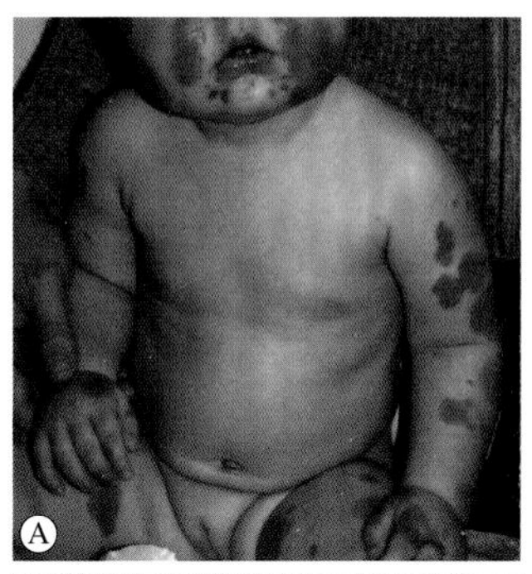

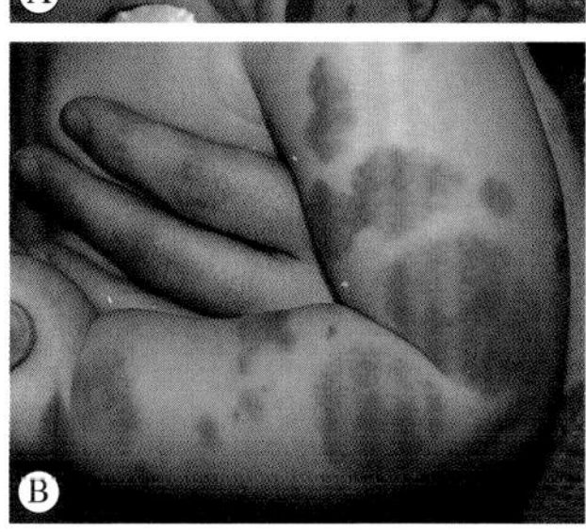

**图 24.9　婴儿急性出血性水肿**。A、B. 幼儿面部和四肢多发水肿性红斑块。部分皮损颜色开始变暗（Courtesy，Ilona J Frieden，MD.）

## 荨麻疹性血管炎

**同义名：** ■ 作为静脉炎表现之一的慢性荨麻疹（chronic urticaria as a manifestation of venulitis）■ 伴有坏死性脉管炎的荨麻疹及关节痛（urticaria and arthralgia with necrotizing angiitis）

**若存在低补体血症：** ■ 低补体血症性血管炎（hypocomplementemic vasculitis）■ 伴有皮肤血管炎和关节炎的低补体血症（hypocomplementemia with cutaneous vasculitis and arthritis）

### 要点

- 反复周期性发作的痛性荨麻疹样皮损，每次持续时间＞ 24 小时，消退后通常留有色素沉着。
- 可伴有血管性水肿。
- 可伴有系统症状和关节炎。
- 伴有低补体血症的患者更易出现系统受累。
- 可能与自身免疫性疾病（特别是系统性红斑狼疮、干燥综合征）和病毒感染等疾病相关。

### 引言

荨麻疹性血管炎（uriticarial vasculitis）是一种临床上表现为持久的荨麻疹性皮损而病理表现为 LCV 的疾病。本病和自身免疫性结缔组织病相关，可能与系统性红斑狼疮（systemic lupus erythematosus，SLE）重叠，表现与典型的皮肤小血管炎不同。尽管目前荨麻疹性血管炎和嗜中性荨麻疹的关系仍存在争议，但本章节中，对荨麻疹性血管炎定义如下：荨麻疹性皮损，组织病理表现为伴有血管壁坏死的轻度白细胞碎裂性血管炎，伴或不伴纤维蛋白沉积、血管周围炎症或红细胞溢出[45]。

### 流行病学

荨麻疹性血管炎的年发病率约 5 例 / 百万人群[3]。临床上表现为慢性荨麻疹的患者中约 5% 病理上表现为荨麻疹性血管炎（定义如上述）[45]，实际可能有所高估。本病高发年龄为 40 ～ 50 岁。60% ～ 80% 荨麻疹性血管炎患者为女性。低补体血症性荨麻疹性血管炎几乎只发生在女性患者[46]。70% ～ 80% 的患者不伴低补体血症，良性病程，平均病程约 3 年。

### 发病机制

荨麻疹性血管炎的发病机制与典型的 CSVV 类似。在荨麻疹性血管炎中，补体激活导致肥大细胞脱颗粒，释放的炎症因子（如 TNF-α）促进肥大细胞表达 ICAM（对嗜酸性粒细胞迁移十分重要）和内皮细胞表达 E- 选择素[45]。

荨麻疹性血管炎多为特发性，但也可能与自身免疫性结缔组织病（尤其干燥综合征和 SLE）、血清病、免疫球蛋白血症、感染、药物以及血液系统恶性肿瘤相关（见表 24.5）。

### 临床特征

荨麻疹性血管炎的皮损通常表现为红斑及浸润性风团（图 24.10），伴或不伴血管性水肿，好发于躯干和四肢近端。本病与慢性荨麻疹有如下不同：荨麻疹性血管炎的皮损通常持续时间超过 24 小时，伴有灼热感和疼痛感，瘙痒并不明显，消退后留有炎症后色素沉着。使用玻片压诊时可见到出血。但以上特点并不绝对。本病也可出现多形红斑样皮损、网状青斑、雷诺现象、喉头水肿等较罕见的临床表现[45]。

对于组织病理学显示出 LCV 特征的荨麻疹样皮损，是否伴有低补体血症是影响其预后的最重要的因素。补体水平处在正常范围内的患者疾病通常局限于皮肤，而伴有低补体血症的患者更易出现全身症状[45a]。低补体血症性荨麻疹性血管炎综合征（hypocomplement urticarial vasculitis syndrome，HUVS）是一种更为严重的综合征，具有特定的诊断标准[45]，具体如下（满足 2 条主要标准和 2 条或 2 条以上次要

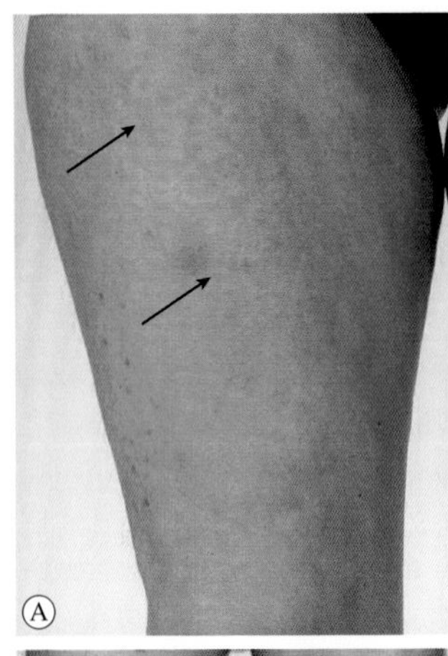

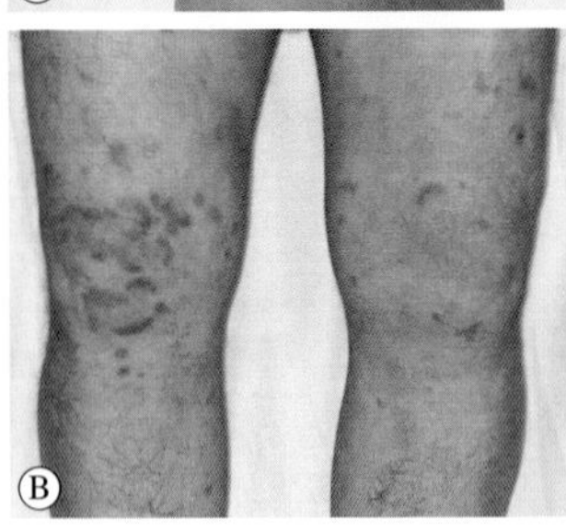

**图 24.10 荨麻疹性血管炎。**A. 大腿中上部轻微的粉红色荨麻疹样丘疹（箭头指示处），局部可见类似瘀斑样的皮肤颜色改变。B. 下肢弧形暗紫色斑块，较为少见

标准可诊断）：

主要标准：①持续至少 6 个月的荨麻疹；②低补体血症。

次要标准：①皮肤活检提示血管炎；②关节痛或关节炎；③葡萄膜炎或巩膜炎；④肾小球肾炎；⑤反复发作的腹痛；⑥ C1q 水平降低且 C1q 沉淀试验阳性。

伴有低补体血症但不满足 HUVS 诊断标准的荨麻疹性血管炎称为低补体血症性荨麻疹性血管炎（非 HUVS）。

**肌肉骨骼受累**是荨麻疹性血管炎最常见的皮肤外表现，约 1/2 的荨麻疹性血管炎患者可出现手足、肘部、膝部、踝部的关节疼痛，但是约 50% 的 HUVS 患者合并症状明显的关节炎[45]。20% 左右的 HUVS 患者有**肺部**症状（咳嗽、喉头水肿、咯血、呼吸困难、哮喘、慢性阻塞性肺病 [ chronic obstructive pulmonary disease，COPD ]）[12]。COPD 在吸烟的荨麻疹性血管炎患者中尤其严重，甚至重于单纯由吸烟引起的 COPD 患者。5% ～ 10% 的 HUVS 患者存在**肾**受累，表现为蛋白尿或镜下血尿[45]。**胃肠道**症状（腹痛、恶心、呕吐、腹泻）见于约 30% 的患者，心脏及中枢神经受累罕见报道。HUVS 临床表现和 SLE 类似，但 HUVS 有以下特征性临床表现，包括**眼部**炎症（30%；结膜炎、巩膜炎、虹膜炎、葡萄膜炎）、血管性水肿（＞ 50%）和 COPD 样症状（50%）[45]。同样，近期一项纳入 57 名低补体血症性荨麻疹性血管炎患者的研究也发现了多种器官受累的表现，包括眼部（56%）、肺部（19%）、胃肠道（18%）和肾（14%）[45a]。

荨麻疹性血管炎患者的实验室检查中，最常见的异常结果包括 ESR 升高、血清 C3 和 C4 降低以及 ANA 阳性。HUVS 以血清补体水平降低为标志（降低程度不一，即使是疾病发作期，补体水平从无法测出到接近正常都有可能），伴有抗 C1 沉淀素阳性和 C1q 水平降低。虽然高达 1/3 的 SLE 患者循环中存在抗 C1q 抗体，而高达 1/2 的 HUVS 患者 ANA 阳性，但 HUVS 患者中很少出现抗双链 DNA 抗体和抗 Smith 抗体[45]。

## 病理学

荨麻疹性血管炎组织病理上可出现伴有血管壁坏死的轻度白细胞碎裂性血管炎，可伴或不伴纤维蛋白沉积、血管周围炎症或红细胞溢出[45]。一项研究表明，间质性中性粒细胞浸润更常见于低补体血症性荨麻疹性血管炎[46]。有时可见嗜酸性粒细胞。虽然有时病理上难以找到明确结果或仅能见到间质性中性粒细胞浸润或血管周围淋巴细胞浸润伴红细胞溢出（尤其是在陈旧的皮损中更加常见），仅凭这些表现并不能满足荨麻疹性血管炎的诊断标准。

70% 的荨麻疹性血管炎皮损通过直接免疫荧光检测可显示血管周围免疫球蛋白、C3 或纤维蛋白的沉积[45]。80% 的皮损可以在基底膜带见到颗粒型免疫反应物，如果同时发现低补体血症，则提示 SLE 可能[45]。基底膜免疫反应物可能也与肾疾病相关[45]。

## 鉴别诊断

本病主要与荨麻疹（包括持续时间超过 24 小时的迟发性压力性荨麻疹）相鉴别。除此之外，荨麻疹性血管炎还需与嗜中性荨麻疹相鉴别：一些学者认为嗜中性荨麻疹与荨麻疹性血管炎同属一类疾病，但与低补体血症和自身免疫病无关，将嗜中性荨麻疹理解为荨麻疹的一种亚型更为合理，组织病理学表现为中性粒细胞浸润但不伴血管炎。其他的鉴别诊断还包括表现为荨麻疹样皮损和间质性中性粒细胞浸润（如嗜中性荨麻疹性皮肤病）的疾病[47]，如 Schnitzler 综合征、成人 Still 病和冷联蛋白相关周期综合征（见第 45 章）。另外，大疱性类天疱疮荨麻疹期、不典型多形红斑、多形荨麻疹[44]、Sweet 综合征、肿胀性红斑狼疮、SLE（见上）以及类风湿嗜中性皮炎也需要纳入考虑。若皮损表现为血管性水肿，鉴别诊断还应该包括获得性或遗传性血管性水肿（见第 18 章）。

### 治疗

迄今为止还没有评估各种治疗方案的随机对照临床试验。抗组胺药可减轻皮损相关的疼痛和肿胀，但不能改变病程。口服糖皮质激素有效，但应尽量缩短使用时间（见第 125 章）。根据一些研究，吲哚美辛、氨苯砜（单用或与已酮可可碱联用）、秋水仙碱、羟氯喹和吗替麦考酚酯均有一定疗效（见表 24.10）。利妥昔单抗[45a, 48]或静脉注射免疫球蛋白（IVIg）[49-50]也可能对低补体血症性荨麻疹性血管炎有效。

## 持久性隆起性红斑

**要点**

- 对称性分布的紫红色或棕红色丘疹和斑块。
- 好发于伸侧，持续存在。
- 纤维化的白细胞碎裂性血管炎。

### 引言

持久性隆起性红斑（erythema elevatum diutinum，EED）是一种以好发于伸侧的紫红色至棕红色丘疹、斑块、结节为特点少见的慢性皮肤病。组织学早期表现为 LCV，发展至陈旧皮损后真皮被纤维组织代替。

### 流行病学

EED 是一种罕见疾病，迄今报道约数百例。本病可发生于各个年龄段，中老年人（30 ~ 60 岁）更常见。青年发病更常见于人免疫缺陷病毒（HIV）感染者[51]。男性和女性的发病率基本相同，目前尚未发现本病发病率具有种族差异[52]。

### 发病机制

EED 的病因尚不明确，循环免疫复合物反复沉积、不能完全缓解的炎症状态可能是其潜在的发病机制[51]。免疫复合物的沉积导致补体激活、中性粒细胞浸润及破坏性酶的释放。后者导致本病晚期病理表现为真皮小血管壁及管周的纤维素沉积。

EED 被认为与很多系统性疾病有关，如感染、自身免疫性疾病、良性及恶性血液系统疾病，特别是 IgA 型单克隆免疫球蛋白病。可能与本病相关的感染包括 β - 溶血性链球菌、乙型肝炎病毒（HBV）、HIV、结核分枝杆菌以及梅毒感染[51]。在 EED 患者的正常皮肤处注射链球菌抗原可以出现临床和病理表现均很典型的皮损[52]。合并 HIV 感染的持久性隆起性红斑的发生可能与如下两种机制有关：一是 HIV 相关性抗原抗体复合物直接损害皮肤小血管，二是由于 HIV 感染造成免疫抑制状态，使其他感染的抗原刺激性更强。

可能与 EED 相关的自身免疫性疾病与炎症性疾病包括肉芽肿性多血管炎（韦格纳肉芽肿）、炎性肠病、乳糜泻、复发性多软骨炎、SLE 和类风湿性关节炎。血液系统相关疾病则包括浆细胞病（尤其是 IgA 型单克隆免疫球蛋白病）、骨髓异常增生症、骨髓增生性疾病和毛细胞白血病。

### 临床特征

本病的典型皮损为对称分布的紫色、红棕色或黄色丘疹、斑块或结节，常见于肢端和关节周围，尤其是肘部、膝部、踝部、手及手指的伸侧（图 24.11），面部、耳后、躯干、腋下、臀部及外生殖器也可受累[53]。皮损初起为红斑，逐渐进展为红棕色或紫色，并因纤维化而逐渐坚实。

一般来说，EED 的皮损没有症状，但也可能出现灼烧感或瘙痒，特别是皮疹初发时[51]。也有文献曾经报道本病表现为边缘隆起的环形斑块或脚掌部的疣状斑块。逐渐进展为坚实肿物的结节状皮损（尤其是掌跖处的）是 EED 合并 HIV 感染的特征性表现[51]。受累关节可能出现关节痛[52]，但是除眼部受累外的皮肤外表现罕见。越来越多文献报道本病与边缘性角膜炎、结节性巩膜炎、全葡萄膜炎及失明相关[55-56]。EED 病程慢性，病情周期性减轻及复发，大多数患者 5 ~ 10 年可自行缓解，但最长的可持续 40 余年[52]。

对于本病患者，根据其临床特征评估是否存在相关感染（如链球菌、嗜肝病毒、HIV、梅毒）、单克隆丙种球蛋白病（血清免疫固定电泳）或自身免疫性疾病（见上）十分必要。

### 病理学

EED 的早期病理改变表现为白细胞碎裂性血管炎，并可在真皮中上层见到中性粒细胞浸润（图 24.12A），其中可混有一些嗜酸性粒细胞。进一步发展后可见真皮乳头及毛囊周围真皮组织受累［没有无浸润带（grenz zone）］[57]。成熟皮损的特征性病理表现为肉芽组织形成、血管周围同心圆样或席纹状纤维化以及混合细胞浸润。在疾病的晚期，毛细血管壁可能出现纤维素样坏死或纤维化（图 24.12B），也可以见到类似瘢痕中毛细血管垂直分布的现象。细胞内脂质沉积（以前被称为"细胞外胆固醇沉积"）是晚期皮损的典型表现[58]。

### 鉴别诊断

根据本病所处临床阶段不同，需要考虑的鉴别诊断也有所不同。早期皮损需与嗜中性皮病（如手背脓

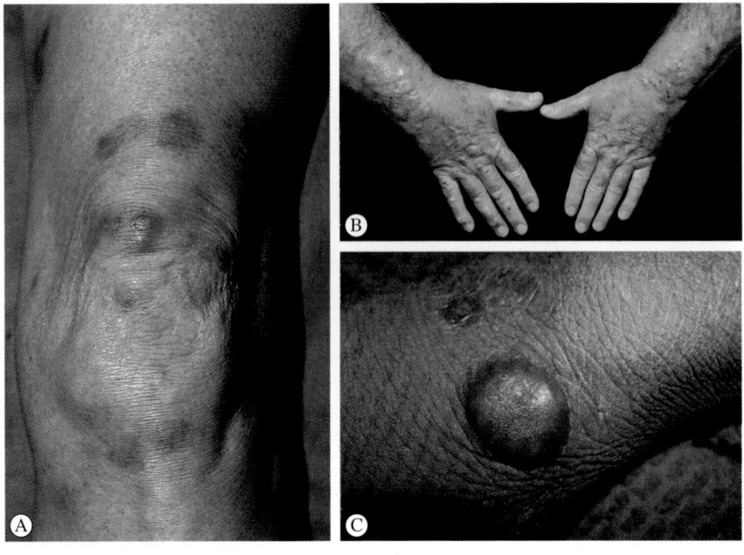

**图 24.11 持久性隆起性红斑。**A. 膝关节上方红色丘疹结节（急性期皮损），周围伴有陈旧的红棕色结节。B. 前臂伸侧及手背对称分布的暗粉色至紫褐色结节及斑块。C. 一名 HIV 感染者手部坚实的结节（晚期皮损）（A, Courtesy, Kenneth Greer, MD；C, Courtesy, Rachel Moore, MD.）

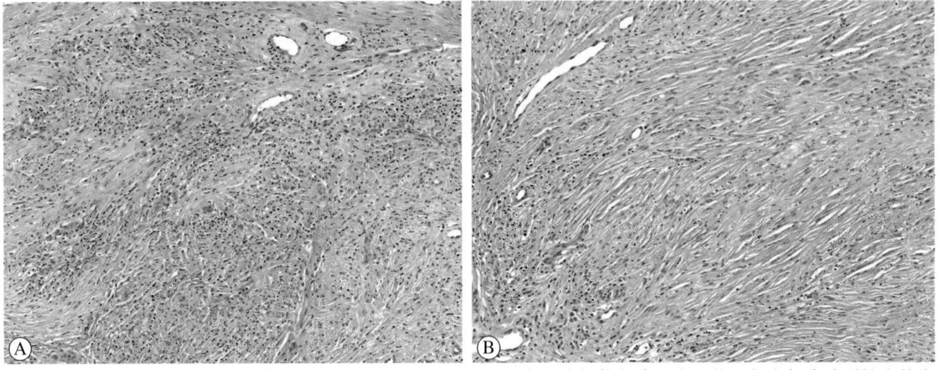

**图 24.12 持久性隆起性红斑的组织学表现。**A. 早期皮损：血管周围致密的中性粒细胞浸润，伴局部白细胞碎裂性血管炎。B. 晚期皮损：较少的炎症浸润，伴显著的纤维化（Courtesy, Lawrence E Gibson, MD.）

疱性血管炎、Sweet 综合征、类风湿性嗜中性皮炎）、栅栏样嗜中性肉芽肿性皮炎相鉴别。晚期皮损则需与结节性黄瘤、环状肉芽肿、类风湿结节、包柔螺旋体感染所致纤维性结节以及多中心网状组织细胞增生症相鉴别。有时其他肉芽肿性疾病（如结节病、麻风、坏死性黄色肉芽肿）也需考虑。对于单发的皮损，鉴别诊断还需考虑皮肤纤维瘤或隆凸性皮肤纤维肉瘤（dermatofibrosarcoma protuberans，DFSP）。当皮损的血管成分丰富时，尤其是对于合并 HIV 感染的患者，本病可能与卡波西肉瘤或杆菌性血管瘤病混淆。

从组织病理学方面考虑，本病的早期皮损与嗜中性皮病具有相似的特点，但可以通过 LCV 识别出持久性隆起性红斑。同时 EED 还需与面部肉芽肿相鉴别，区别主要在于：面部肉芽肿主要发生于颜面部，病理上主要以嗜酸性粒细胞和浆细胞浸润为主，有明显的无浸润带。晚期皮损则需要与结节性黄瘤、纤维变性疾病和肿瘤（如 DFSP；见第 98 和 116 章）相鉴别，有时还需要考虑包柔螺旋体感染所致纤维性结节、卡波西肉瘤和杆菌性血管瘤病[51]。

## 治疗

氨苯砜治疗对本病有显著的疗效[59]，但停药后容易复发。其他可选择的治疗包括非甾体抗炎药、烟酰胺、四环素、氯喹、秋水仙碱和血浆置换（见表 24.10）。轻度皮损可以使用糖皮质激素局部注射，很少使用系统性糖皮质激素治疗本病。

## 冷球蛋白血症性血管炎（混合型冷球蛋白血症引起）

**同义名：** ■ Ⅱ型或Ⅲ型冷球蛋白血症（Type Ⅱ or Ⅲ cryoglobulinemia）■ 特发性混合型冷球蛋白血症（idiopathic mixed cryoglobulinemia）■ 冷球蛋白血症性紫癜（cryoglobulinemic purpura）■ 原发性冷球蛋白血症性血管炎（essential cryoglobulinemic vasculitis）

### 要点

- 好发于下肢的可触性紫癜。
- 伴肌肉痛和关节痛。
- 血清中出现 IgM 和 IgG 型冷球蛋白，最常合并丙型肝炎病毒（HCV）感染。
- 可伴有周围神经病和肾小球肾炎。

### 引言

冷球蛋白是一种在低温下可沉淀的免疫球蛋白，分为 3 个亚型（表 24.6）。Ⅰ型冷球蛋白多由单克隆性 IgM（次常见的为 IgG，再次为 IgA）组成，可以导致非血管炎性的微血管阻塞（见第 23 章）。而Ⅱ型和Ⅲ型冷球蛋白（因含有多克隆成分也被称为混合型冷球蛋白）可以导致血管炎。循环中存在混合型冷球蛋白的患者中，约 15% 出现冷球蛋白血症性血管炎的临床表现[12]，通常累及皮肤、周围神经系统和肾。

### 流行病学

混合型冷球蛋白血症的发病率与地理位置相关，例如欧洲南部的发病率高于欧洲北部或北美[60]。在西班牙西北部，本病的年发病率为 4.8 例 / 百万人群。混合型冷球蛋白血症在不同地区的发病率有所差异可能与当地 HCV 感染率的差异相关。40% ～ 60%HCV 感染者伴有冷球蛋白血症，这其中 5% ～ 30% 患者可发展为冷球蛋白血症性血管炎[60a]。

### 发病机制

混合型冷球蛋白血症可见于某些特异性感染、自身免疫性结缔组织病和血液系统恶性肿瘤[61]（见表 24.6）。1989 年人们认识到 HCV 与混合型冷球蛋白血症之间的关系后，发现 70% ～ 90% 所谓的“原发性”冷球蛋白血症均由 HCV 感染引起。另有 5% 的患者与 HBV 感染有关，偶尔也可见到 EB 病毒、巨细胞病毒、利什曼原虫和密螺旋体感染相关的混合型冷球蛋白血症。少数混合型冷球蛋白血症可能与自身免疫性结缔组织病相关，最常见为类风湿性关节炎，其次是干燥综合征和系统性硬化。大约 5% 的冷球蛋白血症患者合并淋巴增生性疾病（如 B 细胞性非霍奇金淋巴瘤、慢性淋巴细胞白血病和巨球蛋白血症）。

混合型冷球蛋白血症发生于这些临床情况的具体机制尚不明确。合并 HBV 或 HCV 感染的患者中，其发病机制可能与肝病导致的冷球蛋白生成异常相关，至少在一些患者中如此，如终末期肝病患者发生混合型冷球蛋白血症的概率更高。相当一部分 HCV 感染者存在 t（14；18）易位，因此产生 *bcl-2* 基因的重排。而 *bcl-2* 的蛋白产物具有抗细胞凋亡的功能，故此基因发生突变后可以导致 B 淋巴细胞的增殖和冷球蛋白的产生。而在无 *bcl-2* 基因重排的 HCV 感染患者中，B 淋巴细胞的激活以及其后冷球蛋白、抗体的产生则被认为与慢性免疫刺激（如病毒）相关[60]。

冷球蛋白血症性血管炎是由循环中的冷球蛋白形成免疫复合物、并沉积至小血管管壁所致。与其他类型的血管炎类似，免疫复合物沉积被认为可以激活补体、引起血管炎症。血管壁中发现丙型肝炎病毒（与 IgM 和 IgG 抗体结合）提示病毒颗粒很可能是冷沉淀的组成部分[61]。

### 临床特征

90% 的冷球蛋白血症性血管炎患者存在皮肤受累，通常表现为下肢的可触性紫癜（图 24.13）。其他形式的皮损包括红色丘疹、瘀斑和皮肤结节，偶见荨麻疹、网

**表 24.6 冷球蛋白的分型**。有关Ⅰ型冷球蛋白的讨论详见第 23 章

| 亚型 | 分子组成 | 合并症 | 病理生理 | 临床表现 |
|---|---|---|---|---|
| Ⅰ | 单克隆 IgM ＞ IgG* | 浆细胞病、淋巴增生性疾病 | 血管阻塞 | 雷诺现象、网状紫癜、坏疽、手足发绀 |
| Ⅱ ** | 抗多克隆 IgG 的单克隆 IgM†（＞ IgG†） | HCV 感染 ≫ HBV 感染、HIV 感染、自身免疫性结缔组织病（如类风湿性关节炎）、淋巴增生性疾病（如 B 细胞性非霍奇金淋巴瘤、CLL） | 血管炎 | 可触性紫癜、关节痛、外周神经病、肾小球肾炎 |
| Ⅲ ** | 抗多克隆 IgG 的多克隆 IgM† | | | |

* IgA 罕见。
** 因为无论是单克隆还是多克隆，都与多克隆免疫球蛋白结合，故也被称为“混合型”冷球蛋白。
† 一半具有类风湿因子活性（如可直接抗 IgG 的 Fc 段）。
CLL，慢性淋巴细胞白血病；HBV，乙型肝炎病毒；HCV，丙型肝炎病毒；HIV，人免疫缺陷病毒

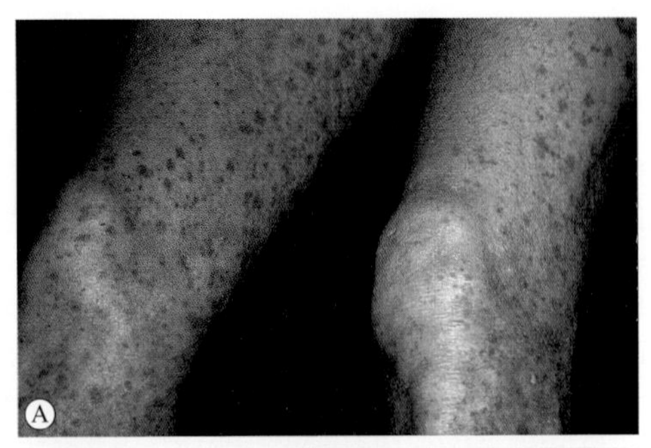
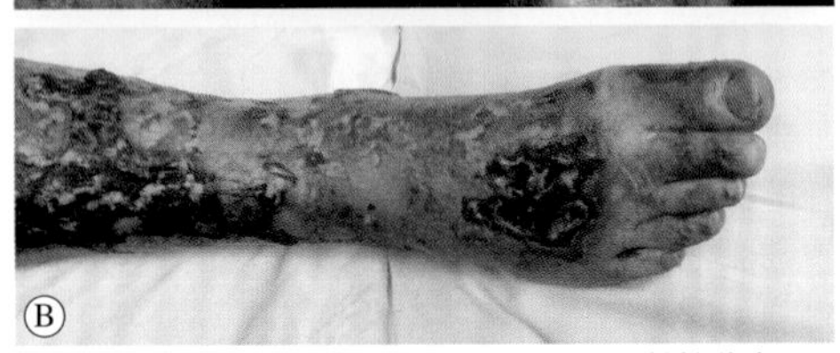

**图 24.13　冷球蛋白血症性血管炎**。A. 下肢的可触性紫癜。B. 一名合并丙型肝炎病毒感染的Ⅱ型冷球蛋白血症患者，表现为伴有中心坏死和溃疡的紫癜性丘疹、斑块，伴有少许水疱。此患者同时存在类风湿因子升高、C4 降低及 IgM 型单克隆免疫球蛋白病

状青斑、坏死、溃疡及大疱。本病通常为慢性病程[12]，但是近期出现的更为有效的抗 HCV 治疗对此可能产生一定影响（见下）。与Ⅰ型冷球蛋白血症中血管阻塞导致的皮损不同，本病的皮损并不一定由寒冷诱发。

本病常见的皮肤外表现包括关节炎或关节痛（70%）、周围神经病（通常为感觉神经受累）（40%）、胃肠道疾病或肝炎（30%）和膜增生性肾小球肾炎（25%）[12]。肝炎的发生可能提示存在潜在的病毒感染或相关自身免疫性肝病，但也可能是冷球蛋白血症的直接作用结果。少数情况下，患者也可能出现口眼干及内分泌系统（如甲状腺和性腺）疾病。

与本病最为相关的常见感染、自身免疫性结缔组织病和血液系统疾病已在发病机制部分列出。B 细胞性非霍奇金淋巴瘤是最常见与此相关的恶性肿瘤。极少见的情况下，肝细胞性肝癌、甲状腺乳头状癌等实体瘤也可能与冷球蛋白血症性血管炎相关。

实验室检查方面，检测血中冷球蛋白容易出现假阴性结果，需要在疾病发作时多次检测。值得注意的是，采集血样送检过程中应将其温度保持在 37℃左右。本病 70% 的患者类风湿因子阳性，20% 患者抗核抗体阳性。混合型冷球蛋白血症的患者中，15% 通过血清蛋白电泳和（或）免疫固定电泳可发现单克隆免疫球蛋白[12]。除此之外，还应进行 HBV、HCV 及 HIV 血清学检查；如果发现存在上述感染，应该同时检测病毒载量（见表 128.8）。患者血清补体水平通常降低，尤其是 C4 水平通常很低或无法检测出；然而补体水平与疾病严重程度并不一定平行[60]。

### 病理学

组织病理学上表现为 LCV。直接免疫荧光显示真皮乳头内 IgM 及 C3 为主沿血管呈颗粒状沉积[4]。

### 鉴别诊断

冷球蛋白血症性血管炎的鉴别诊断包括所有类型的小血管炎（见表 24.1）。检出循环混合型冷球蛋白可将本病与小血管炎区分开。另外，干燥综合征患者也可有关节痛、关节炎、口 / 眼干、类风湿因子阳性，伴或不伴混合型冷球蛋白血症；但是典型干燥综合征患者应具有 SSA（Ro）/SSB（La）阳性，其唾液腺活检可见特殊病理改变，且其出现肝炎、肾小球肾炎、低补体血症的可能性较低[60]。

### 治疗

混合型冷球蛋白血症首先要治疗潜在的疾病。所有 HCV 相关性混合型冷球蛋白血症患者均需抗病毒治疗（见表 24.10）。据报道，干扰素 - α 与利巴韦林合用可缓解皮肤（100% 患者）、肾（50% 患者）和神经系统症状（25% ～ 75% 患者）[61]。单用干扰素 - α 虽然可以缓解皮肤血管炎（50% ～ 100% 患者），但对于神经系统和肾受累效果不佳。在极少数情况下，干扰素可能诱发或加重外周神经病。虽然新型的抗病毒疗法（如索非布韦 / 维帕他韦与利巴韦林联用或索非布韦 / 雷迪帕韦单用）的作用还需进一步确证，但近期的数据显示其有效，且耐受性较好[60a]。

血浆置换联合环磷酰胺等细胞毒性药物通常被用于治疗神经系统和肾受累严重的患者[60]。糖皮质激素与细胞毒性药物可用于治疗内脏器官受累的患者。使用利妥昔单抗治疗难治性 HCV 相关性冷球蛋白血症以及顽固性 HCV 阴性的混合型冷球蛋白血症有良好的效果[62-63]。也有学者提出将序贯治疗用于冷球蛋白血症性血管炎，如利妥昔单抗治疗后序贯抗病毒药物治疗[60]。对于非感染性冷球蛋白血症性血管炎患者，出现紫癜、皮肤坏死或关节受累可能提示早期复发[64]。

## 以小血管及中等大小血管为主的血管病

### ANCA 相关性血管炎

#### 引言

抗中性粒细胞胞质抗体相关性血管炎（ANCA-associated vasculitdes，AAVs）是一组以小至中等大小血管受累、ANCAs 阳性、内脏受累相互重叠为特征的疾病，但是其中每种疾病都有不同的临床表现和实验室检查。本章节讨论的 3 种 AAVs 是显微镜下多血管炎（microscopic polyangiitis，MPA）、肉芽肿性多血管炎（granulomatosis with polyangiitis，GPA）和嗜酸性肉芽肿性多血管炎（eosinophlic granulomatosis with polyangiitis，EGPA）（见表 24.7）。

ANCAs 主要是直接抗中性粒细胞内嗜天青颗粒和单核细胞溶酶体的 IgG 型自身抗体，在 ANCA 相关性血管炎的发病中起重要的作用[65]。通过免疫荧光染色可以将 ANCAs 分为 2 种与血管炎表现相关的类型：①胞质型（c-ANCA）——直接抗蛋白酶 3（proteinase 3，PR3）；②核周型（p-ANCA）——与血管炎相关时直接抗髓过氧化物酶（myeoloperoxidase，MPO），而在一些非特异性炎症反应中针对其他抗原，如乳铁蛋白、组织蛋白酶 G、弹性蛋白酶。ANCAs 是诊断疾病以及监测疾病活动度的实用指标[66]。但这些自身抗体也可以在使用特定药物的患者或存在潜在的慢性感染、风湿性疾病或炎症性疾病以及恶性肿瘤的患者中出现（见表 40.6）[66]。

为提高 ANCA 相关性血管炎诊断的特异性，可以使用间接免疫荧光检测进行筛查，以明确核周及胞质染色情况，随后可用酶联免疫吸附测定法（ELISA）有针对性地检测抗 PR3 抗体以及抗 MPO 抗体。但是，约 5% 的检测标本只能通过 ELISA 检出 ANCAs。因此如果临床高度怀疑 ANCA 相关性血管炎，即使间接免疫荧光阴性也要进行 ELISA 检测。因为抗 PR3 抗体以及抗 MPO 抗体均不能特异性指向某种特定 AAV，怀疑皮肤血管炎且 ANCAs 阳性的患者均需同时进行临床和病理学评估（图 24.14）。半定量检测手段可用于监测病情

**表 24.7 抗中性粒细胞胞质抗体（ANCA）相关性血管炎（AAVs）**。不同疾病中特定 ANCAs 的出现率见图 24.14。类似其他血管炎，AAVs 患者通常具有全身症状（如发热、乏力、体重下降）、关节痛和关节炎。每种疾病的诊断标准用斜体标出；GPA 的诊断主要参考欧洲标准（见正文），美国放射学会（American College of Radiology，ACR）所定标准还包括口腔溃疡或脓性/血性涕。MPA 的替代标准并不要求除外肉芽肿性炎

| 名称［诊断所需标准条数］ | 皮肤、口腔表现 | 皮肤外症状 | 组织学表现¶ |
|---|---|---|---|
| 显微镜下多血管炎（MPA）[4] | • 可触性紫癜<br>• 红斑、荨麻疹或紫癜性斑块<br>• 网状青斑、溃疡；碎片形出血 | • **肾**：*肾小球肾炎*<br>• **肺**：毛细血管炎/出血，*不伴哮喘*<br>• **神经系统**：多发性单神经炎<br>• 少见上呼吸道、心脏、GI 及眼部受累 | • *小血管血管炎，伴或不伴中等大小血管受累*<br>• 无肉芽肿 |
| 肉芽肿性多血管炎（GPA；旧名韦格纳肉芽肿病）［3；抗 PR3/cANCA］ | • 可触性紫癜<br>• 牙龈易出血并有微小丘疹（“草莓样牙龈”）、口腔溃疡<br>• PNGD*<br>• 皮下结节<br>• 坏疽性脓皮病样溃疡 | • **上呼吸道**<br>– *感染征象，如鼻部溃疡、鞍鼻、急性听力损伤或慢性鼻窦炎/中耳炎/乳突炎*†<br>– *声门下狭窄*<br>• **肺**：*结节/固定浸润影/空洞*†<br>• **肾**：*肾小球肾炎*<br>• **眼部**：眼球突出、巩膜炎<br>• 少见神经系统、GI 和心脏受累 | • *肉芽肿性炎*<br>• 小血管炎，伴或不伴中等大小血管受累 |
| 嗜酸性肉芽肿性多血管炎（EGPA；旧名 Churg-Strauss 综合征‡）[4] | • 可触性紫癜<br>• PNGD*<br>• 皮下结节<br>• 荨麻疹斑块<br>• 网状青斑、网状紫癜、溃疡 | • **上呼吸道**：*副鼻窦炎*†、过敏性鼻炎§、鼻息肉§<br>• **肺**<br>– *哮喘*§<br>– 非固定浸润影†<br>• **血液系统**：*外周嗜酸性粒细胞升高（>10%）*、IgE 水平升高<br>• **神经系统**：*单神经病或多神经病*<br>• **心脏**：心肌病或心包炎<br>• 少见肾、GI 和眼部受累 | • *血管外嗜酸性粒细胞*<br>• 肉芽肿性炎<br>• 小血管血管炎，伴或不伴中等大小血管受累 |

¶ 可在皮肤、黏膜、呼吸道、肾脏或神经组织活检标本中观察到。
* 栅栏状嗜中性皮炎和肉芽肿性皮炎（Palisaded neuotrophilic and granulomatosis dermatitis，PNGD）多见于伸肌表面（如肘部）或面部（尤其是 GPA）有脐窝的陈旧丘疹结节。
† 通过计算机断层扫描（CT）获得相关证据则可作为诊断标准。
‡ 有时可被白三烯抑制剂和（或）糖皮质激素快速减药诱发。
§ 通常为首发症状。
GI，胃肠道；PR3，蛋白酶 3（Courtesy，Julie V Schaffer，MD.）

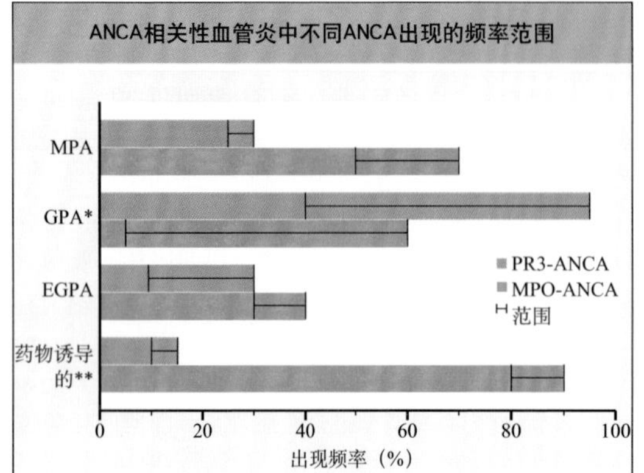


**图 24.14　ANCA 相关性血管炎中不同 ANCA 出现的频率范围。** 数据之间的差异与研究条件不同有关，包括疾病累及范围、严重程度、诊断标准、各种化验方式的截断值等。ANCA 阴性的检查结果并不能除外 AAVs，3 种 AAVs 中 ANCA 的阳性率分别为 90%（全身型 GPA）、60%（局限型 GPA）、90%（MPA）、50%（EGPA）[66a]。* 华裔肉芽肿性多血管炎患者大多过表达抗 MPO-ANCAs；约 10% 非华裔的肉芽肿性多血管炎患者表达抗 MPO-ANCAs[66]。** 包括丙基硫氧嘧啶、米诺环素、肼屈嗪和左旋咪唑可卡因混合物（见表 24.4、表 40.6）。注意：药物诱发的血管炎中也可能检测到其他 ANCA 特异性表现。ANCA，抗中性粒细胞胞质抗体；EGPA，嗜酸性肉芽肿性多血管炎；GPA，肉芽肿性多血管炎；MPA，显微镜下多血管炎；MPO，髓过氧化物酶；PR3，蛋白酶 3（Adapted from Wiik AS，Rheum Dis Clin NA. 2010；36：479-89.）

变化以及评估治疗反应。值得注意的是，疾病缓解后的第一年出现 ANCAs 阳性，通常提示疾病复发。

### 流行病学

根据一项关于经组织活检证实的 LCV 的研究，ANCA 相关性血管炎的年发病率为 4 例 / 百万人群[3]，即约 10% 的 LCV 患者为 ANCA 相关性血管炎。这说明对于 LCV 患者考虑是否患本组疾病非常重要。

### 发病机制

图 24.1B 大致展现了本组疾病的发病机制。另外，中性粒细胞外含有靶向自身抗原 PR3 和 MPO 的染色质纤维可能会刺激局部 I 型干扰素的生成，进而促进对中性粒细胞成分的免疫攻击[67]。

### 自然病程、临床特征及治疗

ANCA 相关性血管炎因其系统受累和免疫抑制治疗的不良反应而具有相对较高的发病率和死亡率[68]。诊断不及时、肾损害、复发倾向、ANCAs 以及高龄都是低存活率的危险因素。本章节接下来将详细讨论三种 ANCA 相关性血管炎的临床和组织病理学特点（表 24.7）[69] 以及治疗方式（表 24.10）[70]。

## 显微镜下多血管炎

**同义名：** ■ 显微镜下多动脉炎（microscopic polyarteritis）■ 显微镜下结节性多动脉炎（microscopic polyarteritis nodosa）

**要点**

- ■ 毛细血管、小静脉和中等大小动脉的血管炎。
- ■ 可触性紫癜、红斑、碎片形出血和溃疡。
- ■ 全身症状、新月体性肾小球肾炎和肺泡出血。
- ■ p-ANCA 阳性。
- ■ 缺乏肉芽肿性炎。

### 引言

显微镜下多血管炎（microscopic polyangiitis，MPA）是一种主要累及小到中等大小动脉的系统性血管炎，皮肤、肺和肾受累常见。虽然本病被认为是一种独立的疾病，但其临床表现多种多样，在某一患者身上通常只表现出一部分临床特征及实验室检查结果。举例来说，如果在诊断时未发现小血管炎（如肾小球肾炎）或 ANCAs 的证据，显微镜下多血管炎很可能被诊断为结节性多动脉炎（polyarteritis nodosa，PAN）。为区分这两种疾病，提出了 MPA 的诊断标准，目前正在验证过程中[71]。

### 流行病学

据估计，显微镜下多血管炎的发病率为 3 ～ 24 例 / 百万人群，男性发病率较高，平均发病年龄为 57 岁，发病高峰为 65 ～ 75 岁。老年患者更易出现严重的肾血管炎[72]。

### 发病机制

MPA 的病因尚不明确。与 PAN 不同，本病与 HBV 感染无关。然而 MPA 可能与感染性心内膜炎有关[72]。药物因素和恶性肿瘤也可能是本病的诱发因素之一[73]。ANCA 可能在本病的发生机制中发挥作用（详见上文“发病机制”部分）。

### 临床特征

大多数 MPA 最初仅表现为全身症状，如发热、体重减轻、关节痛和肌肉痛，这些症状可能持续数月或数年，然后才出现其他症状。20% ～ 70% 的患者皮肤受累，通常表现为可触性紫癜（图 24.15）。一项研究表明，除紫癜外最常见的皮肤表现为红斑（50%），其次为网状青斑（17%）、碎片形出血（6%）、荨麻疹斑

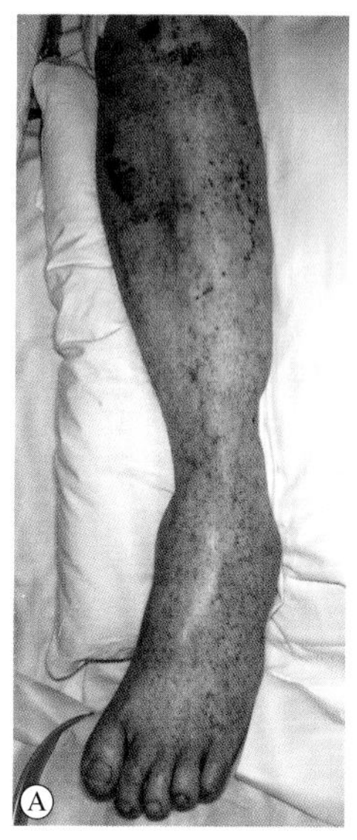

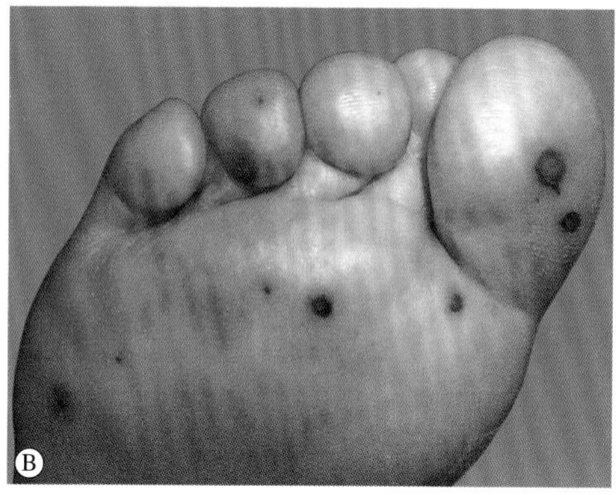

**图 24.15　显微镜下多血管炎。**A. 下肢瘀点以及紫癜性斑疹；部分皮损中心有血痂。组织病理学可见白细胞碎裂性血管炎。B. 足跖部瘀点和伴中心坏死的多发紫癜性斑疹（B，Courtesy，Cara Whitney Hannon，MD，and Robert Swerlick，MD.）

块（6%）和溃疡（6%）[74]。3/4 的患者在出现肾和（或）肺受累后出现这些皮损。在另一项研究中，肢端红斑是本病最常见的皮肤表现[73]。有皮肤表现的患者更容易出现关节痛、眼病和多发性单神经炎[75]。

几乎所有的（＞ 90%）MPA 患者均有肾受累，基本病理表现为寡免疫沉积型新月体性坏死性肾小球肾炎（与 GPA 患者基本相同）。肺血管炎（伴有呼吸困难和肺部浸润表现）见于 30% ～ 50% 患者，其中 10% 可出现肺泡出血。神经系统受累亦很常见，可见于约 1/3 患者，通常表现为周围神经病或多发性单神经炎。本病上呼吸道受累的发生率明显低于其他 ANCA 相关性血管炎（尤其是以上呼吸道受累为特征性表现的 GPA）。随着本病的进展，通常会出现肾衰竭和（或）肺部出血。

抗 MPO 抗体在本病中的检出率通常高于抗 PR3 抗体（见图 24.14）。很少一部分无肾受累的患者 ANCAs 可为阴性[68]。其他有助于诊断的系统受累方面检查在表 24.8 和图 24.16 中列出。

## 病理学

MPA 典型的组织学表现包括最小血管（毛细血管、微静脉、微动脉）的节段性坏死性血管炎、小和（或）中等大小动脉的血管炎，后者相对少见。组织病理通常无肉芽肿性炎症证据。

## 鉴别诊断

MPA 常表现为可触性紫癜和全身症状。若本病早期阶段无内脏受累证据，可能很难与 CSVV 相鉴别。需要与本病鉴别的重点疾病及鉴别要点详见表 24.9。

## 治疗

MPA 的治疗主要分为两个阶段：诱导缓解阶段和维持阶段。诱导缓解阶段的基本药物为糖皮质激素［如泼尼松 1 mg/（kg · d）]，对于器官受累（如肾、肺、神经系统）严重的患者可联用环磷酰胺（见表 24.10）[76]。环磷酰胺可静脉冲击（每月 0.5 ～ 1 g/m$^2$）或口服［2 mg/（kg · d）]，疗程 6 个

**表 24.8　疑诊 ANCA 患者的其他检查。**此表格为对图 24.16 列出的基本检查的补充

| | 胸片和（或）胸部 CT | 肌电图 / 神经传导功能检查 | 肺、神经或肾活检 | 上呼吸道或肌肉活检 | ECG、超声心动图 | 鼻窦 CT | 血清 IgE 水平 | 胃肠道及眼科相关检查 |
|---|---|---|---|---|---|---|---|---|
| 显微镜下多血管炎 | √ | √ | √ | | | | | |
| 肉芽肿性多血管炎 | √ | √ | √ * | √ * | √ | √ | | √ |
| 嗜酸性肉芽肿性多血管炎 | √ | √ | √ | | √ | √ | √ | √ |

* 根据症状体征选择。
ANCA，抗中性粒细胞胞质抗体；CT，计算机断层扫描；ECG，心电图；GI，胃肠道

**皮肤血管炎的诊断思路**

怀疑患者患有皮肤血管炎

**病史及体格检查**
- 确定有无药物暴露或潜在感染的证据；若没有，考虑是否存在相关炎症性疾病或肿瘤（表24.4）

- **评估皮肤外症状体征**
  - 全身性：发热、体重减轻、乏力
  - 骨骼肌肉：关节痛、肌肉痛
  - 肾：血尿
  - 胃肠道：腹痛、血便
  - 神经：麻木、感觉异常、无力
  - 心肺：呼吸困难、胸痛、咳嗽、咯血
  - 耳/鼻/喉：鼻窦炎

**取新鲜但成熟（24～48小时内）的皮损进行活检**，评估是否存在血管炎并确定受累血管大小
- 若怀疑为小血管炎（如可触性紫癜）：环钻活检，行常规组织学检查及直接免疫荧光（后者需出现皮损时间≤24小时）
- 若怀疑中等大小血管受累的血管炎：深部切取活检（包括皮下组织），最好选择结节或网状紫癜处，其次选择溃疡边缘*

皮肤活检的阳性结果

H&E
- 肉芽肿性血管炎：系统性血管炎或系统性病变
- 淋巴细胞性血管炎：AI-CTD、病毒感染或药物相关
- 小血管及中等大小血管受累：ANCAs相关或AI-CTD
- 伴有真皮中性粒细胞间质浸润的荨麻疹性血管炎：低补体血症性荨麻疹性血管炎（考虑SLE）
- 40岁以上未见嗜酸性粒细胞的HSP患者：肾受累

DIF
- 主要为IgA：HSP
- 明显的IgM成分：冷球蛋白血症性血管炎或类风湿性血管炎
- 血管周围和BMZ阳性：低补体血症性荨麻疹性血管炎（考虑SLE）
- 阴性：寡免疫复合物血管炎（如ANCA相关性）

**对所有患者的基础实验室检查（疾病活动加重时需重复检查），评估皮肤外受累情况：**
- CBC（包括分类计数、血小板计数）、ESR和（或）C反应蛋白
- 肝炎相关检查、BUN和肌酐、尿液检查、便隐血

**对于相关疾病或特殊类型血管炎的其他评估，根据临床情况选择（如慢性或复发性疾病、原因不明、病史及体格检查提示潜在内脏器官受累或相关系统性疾病）：**

| | |
|---|---|
| **感染** | • 抗链球菌溶血素O滴度及抗DNA酶B滴度；乙型/丙型肝炎病毒及HIV相关血清学检查；根据提示选择咽喉处标本、尿液或血液培养 |
| **炎症** | • 冷球蛋白<br>• ANCAs** |
| **AI-CTD** | • 类风湿因子、ANA、抗ENA抗体（如抗Ro抗体）<br>• 若考虑荨麻疹性血管炎，检测CH50/C3/C4（若C4水平降低还应检测C1q） |
| **恶性肿瘤** | • 血清和尿液蛋白电泳、血清免疫固定电泳、外周血涂片<br>• 相关年龄段肿瘤筛查和（或）根据症状体征选择的肿瘤相关检查 |

**系统性血管炎中对于皮肤外受累的其他评估方式：**

ANCA相关性血管炎：
- 胸片、胸部CT或鼻窦CT
- 根据临床特点（表24.8）和检查结果，考虑进行：肌电图/神经传导功能检查、超声心动图/心电图以及上或下呼吸道、神经、肾或肌肉的组织活检

经典型（系统型）结节性多动脉炎
- 肠系膜/肾/腹腔血管造影
- 考虑进行肌肉、神经、肾或睾丸组织活检

*所取标本应包括周边存在炎症反应区域（若存在）；溃疡底部可能存在血管炎，但这种血管炎可能是继发性的，不具备诊断意义。

**若经抗原特异性ELISA确认蛋白酶3（PR3）和髓过氧化物酶（MPO）阳性，应进行间接免疫荧光（IIF）检查。

**图 24.16 皮肤血管炎的诊断思路**。AI-CTD，自身免疫性结缔组织病；ANA，抗核抗体；ANCAs，抗中性粒细胞胞质抗体；BMZ，基底膜带；BUN，血尿素氮；CBC，全血细胞计数；DIF，直接免疫荧光；ELISA，酶联免疫吸附测定；ENA，可提取核抗原；ESR，红细胞沉降率；H&E，苏木精和伊红；HIV，人免疫缺陷病毒；HSP，过敏性紫癜；Ig，免疫球蛋白；SLE，系统性红斑狼疮（Adapted from Goeser MR，et al. Am J Clin Dermatol. 2014；15：299-306.）

月；两种方式疗效相同，但静脉冲击减少了用药总量，故膀胱癌和感染等不良反应发生率较低[77]。近期数据显示糖皮质激素和利妥昔单抗联合使用等效于糖皮质激素联合环磷酰胺[77-81]。甲氨蝶呤、硫唑嘌呤、吗替麦考酚酯和IVIg可用作激素替代药物，尤其在维持治疗阶段[82]。血浆置换对于ANCA阳性患者可能有效。

不论疾病严重程度如何，MPA较经典的PAN复发率更高[76]，但比GPA复发率稍低。诱导缓解后ANCAs仍阳性者提示复发风险较高。

| 表 24.9 需与 ANCA 相关性血管炎重点鉴别的疾病及其特征 | | |
|---|---|---|
| ANCA 阳性的血管炎综合征 | 需要鉴别的疾病 | 需要鉴别的疾病要点 |
| 显微镜下多血管炎 | 嗜酸性肉芽肿性多血管炎（Churg-Strauss 综合征） | • 嗜酸性粒细胞增多<br>• 哮喘、鼻窦疾病<br>• 常见心脏受累 |
| | 肉芽肿性多血管炎（韦格纳肉芽肿） | • 肉芽肿性炎<br>• 常见眼部受累和严重上呼吸道受累 |
| | 结节性多动脉炎 | • 无肾小球肾炎<br>• 少见肺受累<br>• 肾动脉血管炎而非小血管血管炎<br>• 肾血管性高血压<br>• ANCA 阴性 |
| | 肺出血-肾炎综合征 | • 与肾结合或循环中抗肾小球基底膜抗体 |
| | SLE 或类风湿性关节炎 | • 独特的血清免疫相关指标异常<br>• SLE 患者长期患病 |
| 肉芽肿性多血管炎（韦格纳肉芽肿） | 嗜酸性肉芽肿性多血管炎（Churg-Strauss 综合征） | • 嗜酸性粒细胞增多<br>• 哮喘<br>• 少见严重的肾受累 |
| | 显微镜下多血管炎 | • 无肉芽肿性炎 |
| | NK/T 细胞淋巴瘤 | • 破坏性鼻中隔损伤（见表 45.3）<br>• 特征性组织学改变 |
| | 结核病（寻常狼疮）、麻风 | • 破坏性鼻中隔损伤<br>• 特征性的组织学改变和实验室检查结果 |
| | 可卡因引起的破坏性鼻中隔损伤 | • ELISA 可见抗中性粒细胞弹性酶和蛋白酶 3 的 ANCAs 阳性<br>• 中性粒细胞减少 |
| | 肺出血-肾炎综合征、系统性红斑狼疮、类风湿性关节炎 | • 见上 |
| 嗜酸性肉芽肿性多血管炎（Churg-Strauss 综合征） | 显微镜下多血管炎 | • 无肉芽肿性炎<br>• 无哮喘史<br>• 嗜酸性粒细胞不高 |
| | 肉芽肿性多血管炎（韦格纳肉芽肿） | • 多见肾小球肾炎<br>• 少见心脏受累和周围神经受累 |
| | 继发性嗜酸性粒细胞增多症 | • 药物、寄生虫感染、过敏性疾病、恶性肿瘤引起 |
| | 嗜酸性粒细胞增多综合征 | • 伴有瘙痒的、湿疹样或荨麻疹性皮损、口腔溃疡和血管性水肿 |

ANCAs，抗中性粒细胞胞质抗体；ELISA，酶联免疫吸附测定；SLE，系统性红斑狼疮

## 肉芽肿性多血管炎

**同义名：** ■ 旧名为韦格纳肉芽肿病（Wegener granulomatosis）

### 要点

- ■ 上呼吸道及下呼吸道的坏死性肉芽肿性炎。
- ■ 寡免疫沉积型肾小球肾炎。
- ■ 可累及皮肤及口腔黏膜的系统性血管炎。

### 引言

肉芽肿性多血管炎（granulomatosis with polyangiitis, GPA）通常被描述为一种表现为上下呼吸道肉芽肿性血管炎、系统性坏死性小血管炎以及寡免疫沉积型肾小球肾炎三联征的疾病。因受累器官数目及其功能损害程度不同，患者病情轻重不一。如不治疗，全身广泛受累的患者死亡率较高。局限型 GPA 通常只表现为气道受累，不伴有全身症状或系统性血管炎。因全身型和局限型 GPA 的治疗方式不同[65, 68]，故首先应对

**表 24.10 血管炎患者的治疗阶梯**。循证医学证据等级：（1）前瞻性对照试验；（2）回顾性研究或大样本病例系列研究；（3）小样本病例研究或个案报道 Rx

| 疾病 | 一线治疗 | 证据等级 | 二线治疗 | 证据等级 | 三线治疗 | 证据等级 |
|---|---|---|---|---|---|---|
| 皮肤小血管炎 | 停用可疑药物<br>支持治疗<br>治疗潜在的感染或肿瘤<br>NSAIDs<br>抗组胺药 | <br><br><br>3<br>3 | 秋水仙碱（0.6 mg 2～3次/日）<br>氨苯砜（50～200 mg/日）<br>CS | 2[e1]<br>3[e2]<br>2[e3]<br>3[12] | AZA[2 mg/(kg·d)]<br>MYC<br>MTX<br>IVIg<br>CSA<br>CYC<br>利妥昔单抗<br>PEX | 3[e4]<br>3[e5]<br>3[e6]<br>3[12]<br>3[12]<br>3[12]<br>3[e7]<br>3[12] |
| 过敏性紫癜（包括成人IgA性血管炎） | 支持治疗 | | 氨苯砜<br>秋水仙碱<br>CS<br>AZA±CS<br>CYC±CS<br>CSA±CS<br>抗组胺药 | 2[e8]<br>3<br>1[34,38]，2[39]<br>2[e10-e12]<br>2[e10,e13,e14]<br>3[e13,e15,e16] | IVIg<br>利妥昔单抗<br>MYC<br><br>CS＋他克莫司<br>ACA<br>PEX<br>血浆XIII因子 | 3[e17]<br>3[e18]<br>3[e13,e19,e20]<br>1[e21]，2[e22]<br>3[e13]<br>2[e23]<br>2[e24]，3[e25,e26]<br>2[e27] |
| 婴儿急性出血性水肿 | 支持治疗 | 3[e28] | | | CS | 3[e28] |
| 荨麻疹性血管炎 | 抗组胺药<br>吲哚美辛<br>氨苯砜（100～200 mg/日）±己酮可可碱<br>CS | 3[e29]<br>3[e29]<br>2[45,45a,e30]<br>2[45a,e29] | 秋水仙碱（0.6 mg 2～3次/日）<br>羟氯喹（200～400 mg/日）<br>AZA<br>MTX | 2[45a,e31]<br>2[45a,e32]<br>2[45,45a,e29]<br>2[45a,e33] | MYC<br>IVIg<br>利妥昔单抗<br>CSA<br>PEX<br>卡纳单抗<br>托珠单抗<br>CYC | 2[45a,e34]<br>3[49-50]<br>2[45a,48,e35]<br>3[45]<br>3[45,e36]<br>1[e37]<br>3[e37a]<br>2[45a] |
| 持久性隆起性红斑 | NSAIDs<br>糖皮质激素皮损内注射<br>氨苯砜 | 3<br>3<br>3 | 秋水仙碱<br>氯喹<br>四环素 | 3<br>3<br>3 | 烟酰胺<br>PEX | 3<br>3 |
| 冷球蛋白血症性血管炎（合并丙型肝炎感染） | 聚乙二醇干扰素-利巴韦林±特拉普韦或波西普韦；索非布韦/利迪帕韦*<br>CS | 1[60,62,e38]，2[60a]<br>3[60,e38] | CS＋CYC | 3[60,e38] | IVIg<br>利妥昔单抗（±利巴韦林，IFN）<br>PEX | 3[e39]<br>2[63,e40,e41]<br>3[60,e38] |
| 皮肤型结节性多动脉炎 | 治疗潜在的感染<br>停用可疑药物<br>NSAIDs<br>CS（局部使用、皮损内注射或口服） | 3<br>2 | MTX（7.5～15 mg/周）<br>氨苯砜/磺胺吡啶<br>IVIg<br>HCQ | 3<br>3<br>3[e42]<br>3[109] | 己酮可可碱<br>秋水仙碱<br>AZA或MYC<br>TNF-α抑制剂<br>华法林 | 3<br>3<br>3<br>3<br>3[e43] |
| 经典型结节性多动脉炎（合并乙型肝炎病毒感染） | CS<br>CS＋PEX＋IFN/拉米夫定** | 2[76]<br>2[106,113b,e44,e45] | CS＋CYC | 2[76,e45] | IVIg | 3 |
| 显微镜下多血管炎 | CS<br>CS＋利妥昔单抗±CYC | 3[76]<br>1[78-79] | CS＋CYC<br>MTX | 3[76,e46]<br>3[e46] | AZA<br>MYC<br>IVIg<br>利妥昔单抗<br>英夫利昔单抗 | 2[82,e47]<br>3[e47]<br>3[e47,e48]<br>3[e49]<br>3[92] |

表 24.10 血管炎患者的治疗阶梯。循证医学证据等级：(1) 前瞻性对照试验；(2) 回顾性研究或大样本病例系列研究；(3) 小样本病例研究或个案报道（续表）

| 疾病 | 一线治疗 | 证据等级 | 二线治疗 | 证据等级 | 三线治疗 | 证据等级 |
|---|---|---|---|---|---|---|
| 肉芽肿性多血管炎（韦格纳肉芽肿）（局限型疾病的诱导缓解治疗） | CS + MTX | 1 [65,e46,e50-52] | TMP-SMX（±CS） | 2 [e53] | | |
| 肉芽肿性多血管炎（韦格纳肉芽肿）（全身型疾病的诱导缓解治疗） | CS+CYC（冲击）<br>CS + 利妥昔单抗 ±CYC<br>CS + 利妥昔单抗 ±CYC | 1 [65,88,e46,e51,e52]<br>1 [78-79]，2 [e54,e55]<br>1 [80]，2 [81] | CS + CYC + PEX（若患者合并严重肾病，可作为一线治疗） | 1 [e56] | MYC<br>IVIg<br>PEX<br>英夫利昔单抗<br>T 细胞消耗<br>阿仑单抗 | 3 [e57,e58]<br>3 [e59]<br>3<br>2 [92,e60]<br>3<br>3 |
| 肉芽肿性多血管炎（韦格纳肉芽肿）（维持治疗） | CS + AZA<br>CS + MTX<br>CS +利妥昔单抗 | 1 [82,93]<br>1 [82,e61,e62]<br>1 [87]，2 [88] | CS + CYC<br>TMP-SMX | 2 [88]<br>1 [e53] | MYC<br>AZA 或 MTX<br>来氟米特 | 2 [e57,e58,e63]<br>3 [82,93]<br>3 [e62] |
| 嗜酸性肉芽肿性多血管炎（Churg-Strauss 综合征） | CS | 2 [76] | CS + CYC（疾病严重时可作为一线治疗） | 3 [76] | 美泊利单抗<br>IVIg±PEX<br>利妥昔单抗<br>AZA<br>MYC<br>MTX<br>IFN-α | 1 [105a]<br>2 [e64]<br>3 [76,108,e65,e66]<br>2 [39]<br>3 [e67]<br>3 [39]<br>3 [e68,e69] |

* 只有联合抗丙型肝炎病毒治疗才可能长期控制 HCV 相关性混合型冷球蛋白血症。抗 HCV 感染治疗的其他选择包括利托那韦增强的帕利他韦+阿比沙韦以及达沙布韦或索非布韦 / 维拉帕沙韦+利巴韦林。

** 新型抗病毒药物（如替诺福韦酯、恩替卡韦和替比夫定）尚处在研究中。

ACA，氨基己酸；AZA，硫唑嘌呤；CS，糖皮质激素；CYC，环磷酰胺；CSA，环孢素；HBV，乙型肝炎病毒；HCQ，羟氯喹；HCV，丙型肝炎病毒；IFN，干扰素；IVIg，静脉注射丙种球蛋白；MTX，甲氨蝶呤；MYC，吗替麦考酚酯；NSAIDs，非甾体类抗炎药；PEX，血浆置换；TMP-SMX，甲氧苄啶-磺胺甲唑；TNF，肿瘤坏死因子。

参考文献 60、62、65、68、106、113b 总结了治疗的主要参考文献。其他参考文献在表中用 e 标注，可线上浏览

患者的器官受累程度进行评估。

## 流行病学

GPA 的发病率约为 5 ～ 12 例 / 百万人群，女性略高。本病多见于高加索人种，45 ～ 65 岁为发病高峰。GPA 是儿童最常见的系统性血管炎之一，年发病率为 0.03 ～ 3.2 例 /10 万儿童[83]。

## 发病机制

肉芽肿形成及小到中等大小血管炎是 GPA 的两大临床病理学特征。α-1 抗胰蛋白酶是一种蛋白酶抑制剂，其活性在 GPA 患者中显著降低[84]。同时，ANCAs、环境因素和基因多态性（如 *PTPN22* 620W 等位基因）都可能与本病的免疫失调有关。

PR3 和抗 PR3 抗体的具体致病机制目前尚不明确。凋亡的和（或）激活的中性粒细胞表面的 PR3 表达可刺激树突状细胞的成熟，刺激抗原提呈细胞释放炎症因子，从而促进 Th1 细胞介导的肉芽肿形成［即“中性粒细胞启动（neutrophil priming）”］。中性粒细胞表面表达 PR3 可能阻碍巨噬细胞的吞噬，为自身抗体的形成增加机会。反过来，ANCAs 与中性粒细胞表面的 PR3 结合可导致血管损伤（如寡免疫沉积型或非免疫复合物介导型的血管炎；见图 24.1B）[66, 85]。中性粒细胞启动可能是特定感染的结果，如金黄色葡萄球菌感染。值得注意的是，鼻部携带金黄色葡萄球菌可能与本病的复发有关，对此进行抗生素治疗可改善预后。

## 临床特征

不同学术组织对于 GPA 的诊断标准有所不同，但其中有一些相同之处[83]。现行的欧洲诊断标准如下（6 条中满足 3 条或以上可诊断）：上呼吸道累及；典型的胸部 X 线或 CT 表现；尿检异常（亦常见于 MPA）；组织活检证实肉芽肿性炎；气道狭窄（尤其是儿童）；相关血清学检查阳性（如抗 PR3 的 ANCAs）。皮肤黏膜受累可见于 40% 左右 GPA 患者，而且 10% 患者以此为首发表现[12]。最常见的皮损为可触性紫癜[86]，其次为口腔溃疡（图 24.17）。患者通常表现为牙龈发红、增生并且容易出血（“草莓样牙龈”）。可出现类似坏疽性脓皮病样的痛性皮下结节及溃疡。丘疹坏死性皮损常见于四肢

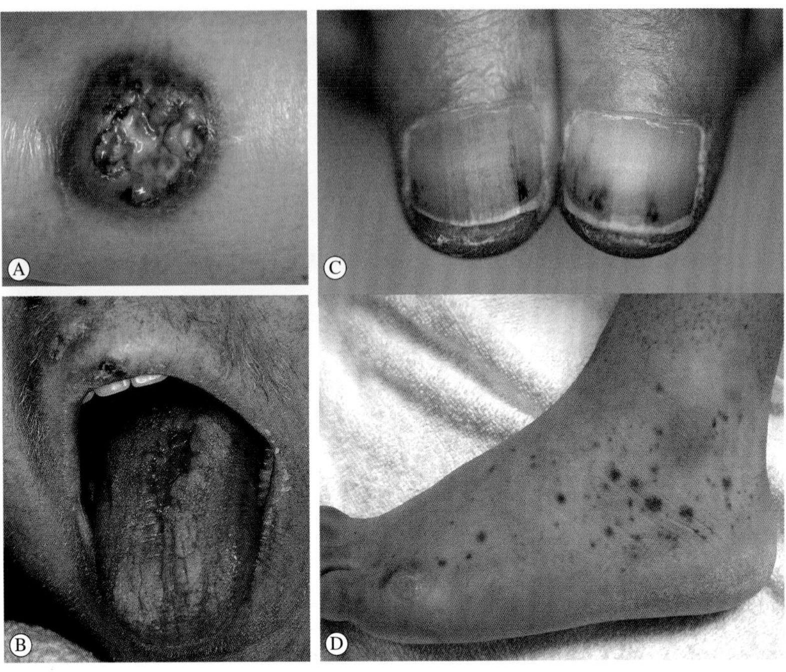

**图 24.17 肉芽肿性多血管炎（韦格纳肉芽肿病）**。A. 下肢溃疡，有时易误诊为坏疽性脓皮病。B. 舌部溃疡。C. 远端甲下梗死。D. 由小血管炎（白细胞碎裂性血管炎）引起的下肢可触性紫癜

（尤其是肘部），也可累及面部及头皮。局限型 GPA 患儿可出现类似于 IgG4 相关疾病的上眼睑水肿、浸润[87]（见表 25.2）。痤疮样和毛囊炎样丘疹也可见于本病患儿[87a]。

90% 的 GPA 患者可能出现上呼吸道或下呼吸道的损害，70% 以上患者首发症状为鼻、鼻窦、气管及耳部受累，出现反复鼻出血、黏膜溃疡、鼻中隔穿孔或鞍鼻畸形。肺部受累的典型表现为呼吸困难、咳嗽、咯血或胸膜炎，胸片表现为不规则浸润影和结节影。只有 20% 患者首发症状为肾受累，但是 75% 的患者最终会出现肾小球肾炎[88]。其他易受本病坏死性血管炎侵犯的器官或系统包括肌肉骨骼系统（70%）、眼（30% ～ 60%）、神经系统（20% ～ 50%）、胃肠道（5% ～ 10%）和心脏（5% ～ 40%）。

GPA 患者实验室发现符合炎症性改变，包括急性期反应物升高（ESR 和 C 反应蛋白）、贫血及白细胞增多。50% 的患者类风湿因子可呈阳性。ANCAs 检测结果因疾病严重程度不同而异，其阳性率详见图 24.14。存在肾受累的患者尿检可出现蛋白尿、血尿或红细胞管型，也可伴有进行性肾衰竭。血清学标志物有助于区分疾病（GPA 或 MPA）活动与否，如金属基质蛋白酶 -3（MMP-3）、金属蛋白酶组织抑制剂 -1（TIMP-1）和 CXCL13[89]。其余有助于评估患者系统受累的实验室检查在表 24.8 中列出。

## 病理学

虽然大部分皮损活检标本表现为非特异性改变（如血管周围淋巴细胞浸润），但 50% 的患者可出现 LCV 和（或）肉芽肿性炎症。丘疹坏死性皮损的病理改变表现为栅栏状嗜中性皮炎，部分区域呈中央嗜碱性坏死的肉芽肿性炎（见第 93 章）。

## 鉴别诊断

GPA 首先应与其他 AAVs 相鉴别，EGPA 与本病类似，均以坏死性、肉芽肿性血管炎为特征，临床应注意鉴别。其他需与 GPA 鉴别的疾病及其特征见表 24.9。

## 治疗

全身型 GPA 的标准治疗为系统性糖皮质激素［如泼尼松 1 mg/（kg · d）］与口服环磷酰胺联用（见表 24.10），约 75% 的患者使用上述治疗后可缓解，生存率约 90%[65, 88]。静脉使用环磷酰胺也可缓解病情，且毒性相对较小，为防止复发，随后应采取小剂量、低频率的方式继续治疗。近期数据显示，糖皮质激素联合利妥昔单抗治疗等效于糖皮质激素与环磷酰胺联用[78-81]，但利妥昔单抗对于肉芽肿相关症状（如眼眶肿物）的疗效尚不明确[90]。值得注意的是，一项研究表明，诱导治疗前 6 个月的 ANCA 滴度和 B 细胞计数对疾病的复发和持续缓解的预测价值并不高[91]。

关于TNF-α 抑制剂的作用，一项大样本随机对照临床试验表明依那西普对于缓解期的维持治疗效果不佳，同时还可能出现包括恶性肿瘤在内的治疗相关并发症[65]。与此相反，一些研究表明英夫利昔单抗与常规治疗联用可加快疾病缓解并有助于减少激素用量[92]。在使用环磷酰胺诱导缓解后，可使用硫唑嘌呤进行维持[93]。对于PR3阳性的患者，进行环磷酰胺与硫唑嘌呤的治疗转换时可能会增加复发率。

局限型GPA患者可以使用甲氧苄啶–磺胺甲噁唑（复方新诺明）治疗，既可单用、也可与糖皮质激素联用[65]。值得注意的是，因为金黄色葡萄球菌感染或鼻腔带菌状态可能导致本病复发（见上），所有的GPA患者在治疗时均应加用复方新诺明。甲氨蝶呤也可用于治疗局限型GPA，多与糖皮质激素联用，但需仔细考虑其与磺胺类药物的相互作用[65]。

其他可选治疗方案总结在表24.10中。

## 嗜酸性肉芽肿性多血管炎

**同义名：**■ Churg-Strauss综合征（Churg-Strauss syndrome）■ Churg-Strauss血管炎（Churg-Strauss vasculitis）■ 变应性脉管炎伴肉芽肿病（allergic angiitis and granulomatosis）

### 要点

- ■ 通常发生于哮喘和过敏性鼻炎后。
- ■ 外周血嗜酸性粒细胞计数最高可＞$10^9$/L。
- ■ 半数患者出现皮肤血管炎。
- ■ 组织病理学表现包括嗜酸性粒细胞浸润、血管外肉芽肿和血管炎。

### 引言

嗜酸性肉芽肿性多脉管炎（eosinophlic granulomatosis with polyangiitis，EGPA）也称Churg-Strauss综合征，以血管和血管外肉芽肿、嗜酸性粒细胞为主的肺部浸润和坏死性血管炎为特点，可累及多个脏器的小到中等大小血管，常与哮喘和嗜酸性粒细胞增高有关。

### 流行病学

EGPA年发病率为0.5～2.7例/百万人群[94]。平均诊断年龄为48岁。对于哮喘患者，本病发病率为35～65例/百万人群。

### 发病机制

本病的发生与多种诱发因素有关，如疫苗接种、脱敏治疗、白三烯抑制剂和激素减量过快。发病机制可能与T淋巴细胞、嗜酸性粒细胞和ANCAs有关：嗜酸性粒细胞的组织浸润及脱颗粒可导致组织损伤，而T细胞（尤其是Th2细胞）活化可导致肉芽肿形成。ANCA依赖性的中性粒细胞激活则可导致血管炎的发生（见上）。

### 临床特征

EGPA的临床表现可分为三个阶段：①第一阶段：过敏性鼻炎、鼻息肉所致症状，可持续数年；②第二阶段：外周血嗜酸性粒细胞增高、呼吸道感染及胃肠道症状；③第三阶段：伴有肉芽肿性炎症的系统性坏死性血管炎，可在首发症状出现数年至数十年后发生。几乎所有患者都会出现哮喘，多比较严重，而且哮喘常比全身症状早出现十年甚至十年以上[39]。皮肤受累见于40%～75%患者，通常在第三阶段出现，但也有约15%的患者以皮肤表现为首发症状[95]。可触性紫癜为本病最常见的皮损，多见于下肢，常伴有坏死。头皮和四肢也可出现皮下结节[96]。在少数情况下，荨麻疹、网状青斑、网状紫癜和丘疹样坏死性皮损也可出现（图24.18）。

除呼吸道外，EGPA患者常见神经系统和心脏受累，表现为多发性单神经炎和心肌病或心包炎。心脏受累症状通常由肉芽肿性炎引起，可见于约50%患者，是本病主要的致死原因[97]。仅35%的患者出现坏死性肾小球肾炎和伴弥漫性肺泡出血的肺血管炎，较其他AAVs少见。肌肉骨骼系统、胃肠道和眼部受累也比较少见。

EGPA的实验室检查结果与GPA类似，且伴有外周血嗜酸性粒细胞计数增高（＞$10^9$/L）和血清IgE水平升高。抗MPO抗体阳性较抗PR3阳性更常见（图24.14）。根据ANCAs阳性与否可将本病分为两组[97]。ANCA阳性患者出现心脏受累、胸腔积液、发热和网状青斑的风险更高，而ANCA阴性患者出现皮肤紫癜、肾、鼻窦和神经系统受累的风险更高。80%的ANCA阳性患者组织病理可见血管炎，但仅有40%的ANCA阴性患者出现这种表现，而对于肉芽肿炎两组患者无显著差别[97]。

### 病理学

本病典型的组织病理学表现为嗜酸性粒细胞浸润、血管外肉芽肿形成和小到中等大小血管的坏死性血管炎，动静脉均可受累。丘疹坏死性皮损的组织活检可见栅栏状皮炎，伴有嗜酸性粒细胞浸润、肉芽肿形成和嗜酸性坏死。

### 鉴别诊断

EGPA应与其他ANCA相关性血管炎相鉴别（表

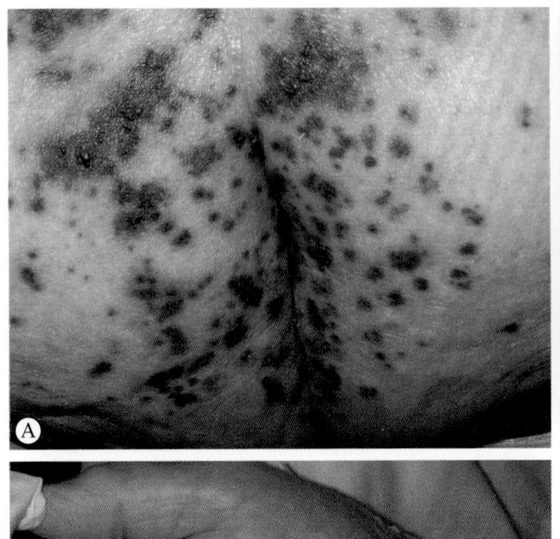

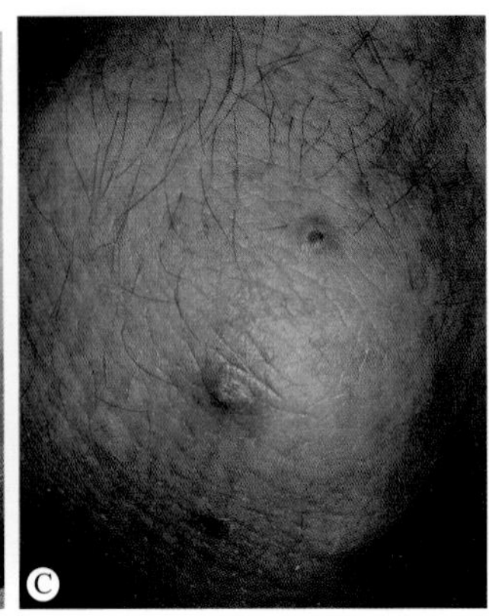

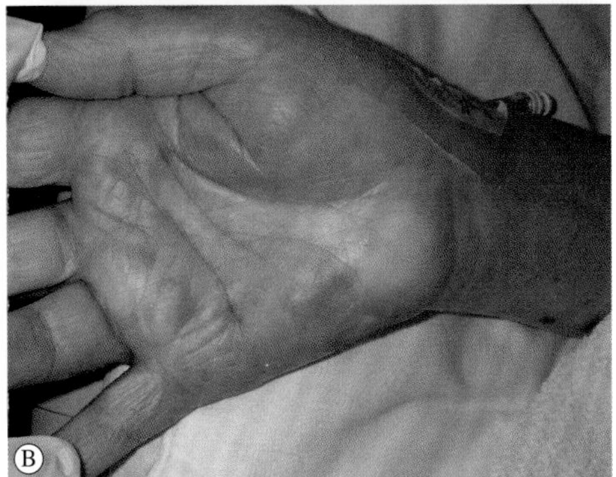

**图 24.18 嗜酸性肉芽肿性多血管炎（Churg-Strauss 综合征）。** A. 由小血管炎（白细胞碎裂性血管炎）引起的臀部可触性紫癜。B. 手掌紫癜性皮肤斑块，组织学表现为累及小肌性动脉的血管炎。C. 肘部坚实的丘疹，表面结痂（C，Courtesy，Kalman Watsky，MD.）

24.9）。也应与继发性嗜酸性粒细胞增多症和嗜酸性粒细胞增多综合征（hypereosinophilic syndrome，HES；见第 25 章）相鉴别[39]，区别点在于本病循环中嗜酸性粒细胞趋化蛋白 -3（eotaxin-3）和白细胞介素 -25（interleukin-25）水平升高[98]。

### 治疗

糖皮质激素对 80% 以上的患者疗效较好，但约 1/4 的患者在疾病缓解后又复发[99]。诊断本病时外周血嗜酸性粒细胞水平较低者复发风险相对较低[100]。合并严重内脏器官受累（中枢神经系统或心肌病、肾小球肾炎、胃肠道缺血）或糖皮质激素抵抗的患者应联用细胞毒药物治疗。静脉注射环磷酰胺被认为是本病诱导缓解的一线治疗，也可选用静脉注射丙种球蛋白、硫唑嘌呤及干扰素 -α（见表 24.10）[39]。利妥昔单抗被认为对复发病例有效[94]。抗白细胞介素 -5 抗体（美泊利单抗）可用于治疗 HES，根据近期研究[95, 101-102]，它能够在早期降低嗜酸性粒细胞计数并减少糖皮质激素用量，但在停药后经常出现复发[103-105a]。与白细胞介素拮抗剂原理类似，奥马珠单抗（一种抗 IgE 抗体，可用于治疗哮喘和慢性特发性荨麻疹）也可以用于 EGPA 的治疗[94]。

## 以中等大小血管为主的血管炎

### 结节性多动脉炎

**同义名：** ■ 结节性动脉周围炎（periarteritis nodosa）■ 结节性全动脉炎（panarteritis nodosa）

**要点**

- 以中等大小动脉受累为主的节段性血管炎。
- 系统型和皮肤型结节性多动脉炎均可出现可触性紫癜、网状青斑、网状紫癜、溃疡、皮下结节和肢端坏疽。
- 系统型结节性多动脉炎的皮肤外表现包括发热、关节痛、肌痛、感觉异常、腹痛、睾丸炎和肾血管性高血压。
- 皮肤型结节性多动脉炎为慢性、良性病程，可伴有轻微的全身症状，如发热、肌痛、关节痛和周围神经病变。

## 引言

结节性多动脉炎（polyarteritis nodosa，PAN）是一种累及多系统的节段性坏死性血管炎，主要累及中等大小的血管。皮肤型PAN通常局限于皮肤，呈现慢性、良性病程。虽然本章将两种类型的PAN放在一起谈论，但皮肤型PAN可能并非PAN的一种局限于皮肤的亚型，而是另一种单独的疾病（有时可伴肌肉或神经受累）[105b]。

## 流行病学

典型的PAN发病率为4～16例/百万人群，男女发病率之比约为4∶1。本病可发生于任何年龄，但主要累及中老年人（40～60岁）。皮肤型PAN约占总病例数的10%，是儿童PAN最常见的类型。

## 发病机制

PAN的发病可能与感染、炎症性疾病、恶性肿瘤（尤其是毛细胞白血病）和药物因素相关。约7%的经典型PAN患者合并HBV感染，且其胃肠道、神经系统和肾受累风险较高，一年生存率相对较低[106]。HCV感染也与经典型PAN相关。而皮肤型PAN可能与其他包括链球菌（尤其是儿童）、微小病毒B19和HIV在内的感染或米诺环素的使用相关[107]。炎症性疾病同时与经典型和皮肤型相关，如炎性肠病、SLE和家族性地中海热。

## 临床特征

在一项纳入了348名经典型（系统型）PAN患者的研究中，约50%的患者有皮肤表现[109]。最常见的皮损为可触性紫癜、网状青斑、炎症性网状青斑以及“鸟眼”状溃疡。可触性紫癜可为脓疱型和（或）溃疡型。痛性皮下结节和肢端坏疽在系统型PAN中相对少见。一项比较系统型PAN与MPA患者皮肤表现的研究表明，可触性紫癜为此两种疾病最常见的皮肤表现，发生率分别为19%和26%，而荨麻疹样皮损在PAN（6%）中较MPA（1%～2%）中更常见。但总的来说，仅根据皮损并不能将这两种疾病鉴别开[75]。类似GPA，PAN和MPA的皮肤受累可能与关节痛和眼病相关。合并皮肤受累或非HBV感染相关的经典型PAN患者复发率更高[109]。

经典型PAN均可见皮肤外损害，患者通常有全身症状，如体重下降、发热，并伴有多器官受累，但肺受累少见。本病常见的症状包括关节痛、感觉异常（多发性单神经炎）、肌痛（肌病引起）、腹痛和呼吸困难（充血性心力衰竭引起）。肾损害通常发生在小叶间动脉水平，常导致肾血管性高血压及肾衰竭，但并不出现肾小球肾炎。在男性患者中，特别是合并HBV感染的患者较易出现睾丸炎。脑血管意外是经典型PAN的罕见并发症，其发生可能与血栓性微血管病或血管炎性动脉闭塞相关。胃肠道受累，尤其是肠系膜缺血提示预后不良，通常1年生存率＜50%[106]。

经典型PAN的实验室检查可出现非特异性炎症改变，如白细胞增高、ESR升高及血小板增多。镜下血尿也可出现，但一般无肾小球肾炎证据。若通过常规血管造影或磁共振血管造影可发现肾、肠系膜和（或）腹腔动脉微血管瘤，则高度提示经典型PAN的可能。

皮肤型PAN是本病一种仅局限于皮肤的亚型［也可能是一种独立的疾病（见上）］，约占PAN患者总数的10%。其皮肤表现常为下肢的痛性或软性皮下结节、网状青斑、皮肤坏死和溃疡[110]（图24.19）。少数情况下，皮下结节也可出现于全身其他部位。皮损消退后留有色素沉着，有时呈网格状。患者可有轻度的全身症状，如发热、肌痛、关节痛和周围神经病变。皮肤型PAN是儿童PAN患者中最常见的类型，一般与链球菌感染相关。罕见情况下患儿可出现肢端坏死[111]。皮肤型PAN通常为慢性复发型，是否会进展为系统型尚不明确。最近的一项研究表明，41名皮肤型PAN患者中只有1名患者在病程中进展为系统型[105b]。

10%～20%的皮肤型PAN患者p-ANCA呈阳性［包括抗溶酶体膜蛋白-2（LAMP-2）抗体在内的[112]］。而系统型PAN患者则相反，ANCAs几乎均为阴性。皮肤型PAN患者体内IgG型抗磷脂抗体滴度升高，尤其是抗心磷脂抗体和抗磷脂酰丝氨酸-凝血酶原复合物（anti-phosphatidylserine-prothrombin，PS/PT）抗体。据报道，这种现象可能与“炎症斑块”的存在有关，如硬化性红斑块[113]。

## 病理学

PAN的病理表现主要为累及中等大小动脉的节段性坏死性血管炎（图24.20）。真皮浅层的血管可能出现非特异性血管周围炎症表现。皮肤型PAN常累及更深层的真皮动脉和皮下脂肪层的动脉[110]。受累处血管壁薄弱并出现坏死，最终导致动脉瘤样扩张和（或）狭窄。直接免疫荧光显示血管壁内或血管周围C3、IgM和纤维素沉积。

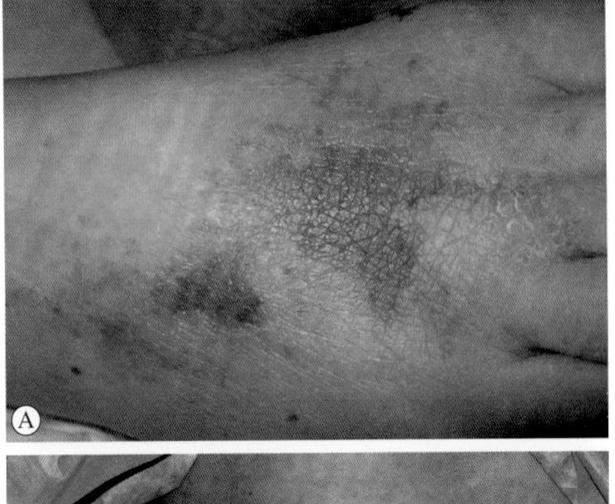


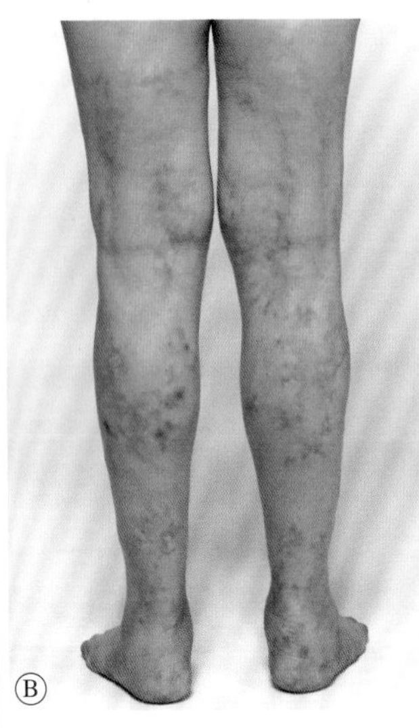


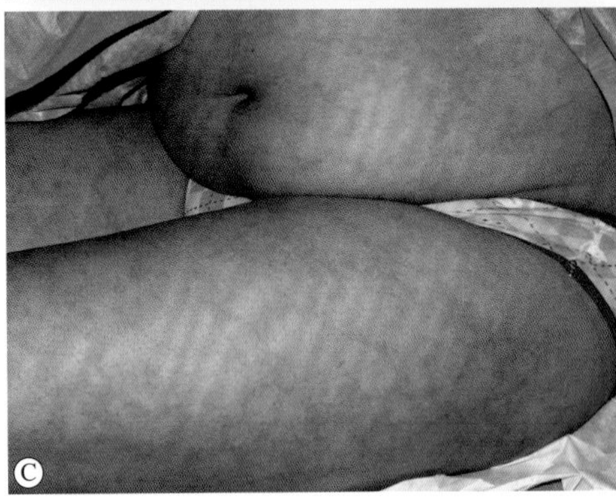


**图 24.19 结节性多动脉炎（PAN）**。A. 系统型 PAN 患者足背的网状紫癜。B. 皮肤型 PAN 患者下肢的网状青斑和皮下结节。C. 青少年皮肤型 PAN 患者下肢和腹部的网状青斑（C，Courtesy，Julie V Schaffer，MD.）

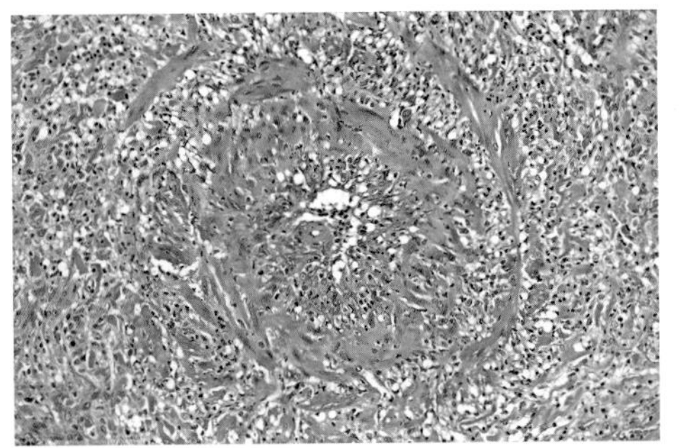

**图 24.20 皮肤型结节性多动脉炎的组织学特征**。真皮深部中等大小血管的血管炎。动脉壁内可见中性粒细胞、中性粒细胞碎裂和纤维素（Courtesy，Lorenzo Cerroni，MD.）

## 鉴别诊断

诊断经典型 PAN 需满足以下两种情况之一：受累器官（如皮肤、肌肉、神经、肾、睾丸）的组织病理检查呈本病典型表现，或血管造影发现微动脉瘤［通常为肾脏和（或）肠系膜血管］。

经典型 PAN 需要与多种疾病进行鉴别，包括冷球蛋白血症性血管炎、自身免疫性结缔组织病和 AAVs（见表 24.9）。若患者存在 ANCAs 相关的肾小球肾炎和肺部受累，则更支持 AAVs 的诊断。血管造影可见动脉瘤样扩张的其他非血管炎性疾病也需与本病进行鉴别，如肌纤维发育不良、动脉粥样硬化、SLE、胆固醇栓塞、神经纤维瘤、Ehlers-Danlos 综合征和感染性心内膜炎或左心房黏液瘤造成的栓塞。

皮肤型 PAN 可在网状青斑基础上出现皮肤溃疡，这种现象也可见于胆固醇栓塞、钙化防御、抗磷脂综合征和其他血管病（见第 105 章、第 106 章）。值得注意的是，慢性自然杀伤性细胞增多症患者可出现 PAN 的皮损，并伴有周围神经病变。淋巴细胞性血栓形成性动脉炎（黄斑血管炎）也需与本病相鉴别，其特征为网状青斑、网状色素沉着及主要发生于下肢的轻微皮下硬化，其组织学表现为主要累及小动脉的淋巴细胞性血管炎，而其是否可被视作 PAN 的一种亚型尚无定论。

若儿童出现 PAN 皮损及网状青斑，应考虑腺苷脱氨酶 2（adenosine deaminase2，ADA2）缺陷可能。此种缺陷可导致严重的早发性卒中（见表 45.6）[113a]。

## 治疗

经典型 PAN 患者应使用系统性糖皮质激素［如

泼尼松 1 mg/（kg·d）］治疗，并于 6 个月后逐渐减量。约半数患者单用激素即可缓解[76]。若患者对糖皮质激素不敏感或伴有内脏器官严重受损，应加用环磷酰胺，最长可用 12 个月（其剂量参见 MPA 相关章节）[76]。治疗 HBV 相关性 PAN 目标在于清除病毒，故多使用干扰素-α 或拉米夫定，可改善总体死亡率[106]。新型抗病毒药物如替诺福韦酯、恩替卡韦和替比夫定的效果还需进一步证实。相关可选治疗列于表 24.10。

虽然皮肤型 PAN 病程慢性，容易复发，但其为良性过程。局部外用或皮损内注射糖皮质激素对缓解局部皮损有效，但若疾病处于进展期或皮疹泛发，仍需使用系统性糖皮质激素。根据现有研究总结出的可选治疗方案在表 24.10 中列出。使用非甾体类抗炎药可达到缓解症状的作用。据报道，静脉注射前列腺素或钙通道阻滞剂可改善肢端坏死（见第 43 章）。若患者抗磷脂抗体阳性，应考虑使用抗凝药物。

## 颞动脉炎

在极少见的情况下，初发于额外侧头皮和舌的溃疡可以由大血管病变所引起（图 24.21；见表 24.1）。患者出现颞动脉走行区的紧张感、视力视野障碍和风湿性多肌痛的肌无力。对本病的诊断来说，头颅多普勒超声比组织活检更敏感。另外，近期研究显示高分辨头皮血管磁共振可作为初筛检查，结果异常者再进行颞动脉组织活检[114]。血浆白细胞介素-6 水平可作为衡量疾病活动度的标志物，而托珠单抗（抗白细胞介素-6 受体单抗）可用于治疗大血管血管炎。

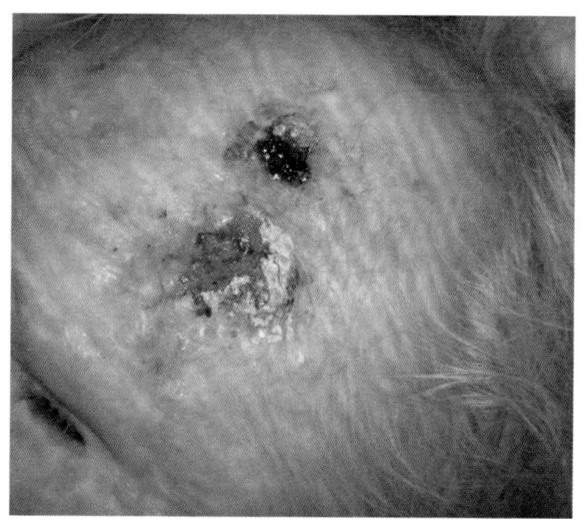

图 24.21　**颞动脉炎**。老年患者头皮的 2 处溃疡，表面结痂，伴有脱发（Courtesy，Steve Feldman，MD.）

## 血管炎的诊断思路

图 24.16 和图 24.22 所示为皮肤血管炎的诊疗思路。合理的处置应包括诊断、确定患者是否存在相关疾病、评估患者系统受累情况及治疗。

### 病史和体格检查

医生应了解患者病程和症状缓急，询问有无前驱疾病或暴露因素（如药物）。有些患者可能有明确的自身免疫性结缔组织病或恶性肿瘤病史，但这些疾病也可能以皮肤血管炎为首发症状。医生还应通过系统回顾评估患者系统受累情况（发热、体重下降或局部症状通常具有提示意义）（见图 24.16）。

皮肤视诊有助于了解主要受累血管的大小（见表 24.1、图 24.22）。同时对怀疑存在系统损害的患者还应进行完整的头颈、心肺、腹部、骨骼肌肉系统和神经系统体格检查。

### 实验室检查

皮肤活检是排除临床表现类似皮肤血管炎的疾病的必要手段，还可确定受累血管的大小。若怀疑中等大小血管受累，需采用切取或切除法取得包括皮下组织在内的标本，且取结节进行活检比取溃疡边缘或网状青斑进行活检更有诊断意义。溃疡应从边缘取材，尽量取到其周边的炎症带（若存在），因为溃疡底部虽然可见到血管炎性改变，但并无诊断价值。若使用直接免疫荧光检测，最好取早期皮损。

对皮肤血管炎患者的初始评估在图 24.16 中列出。其他检查可根据怀疑可能合并的疾病以及血管炎性综合征而选择进行（见图 24.16、表 24.8）。评估疾病严重程度的实验室检查应在疾病每一个阶段重复进行，而评估患者是否存在相关疾病的实验室检查仅需在初诊时进行并在疾病变化时重复。

### 治疗

治疗前首先应确定患者皮肤血管炎为原发疾病还是继发于某种潜在的可治疗（或中止暴露）的原因（如感染、药物暴露）。应根据患者皮肤受累范围、严重程度及系统受累情况选择治疗方案，每种疾病的具体治疗方案在表 24.10 中列出。

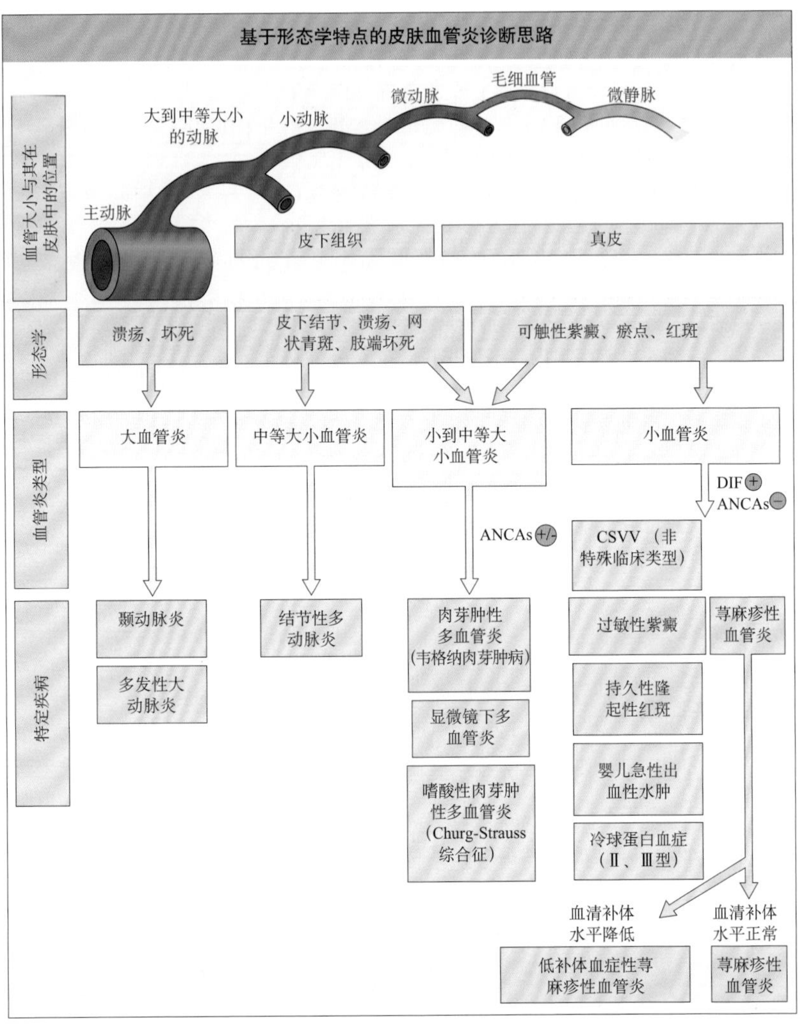


**图 24.22 基于形态学特点的皮肤血管炎诊断思路**。ANCAs，抗中性粒细胞胞质抗体；CSVV，皮肤小血管炎；DIF，直接免疫荧光

（吴 超 杨 光译 晋红中 王宝玺审校）

# 参考文献


1. Hunder GG, Arend WP, Bloch DA, et al. The American College of Rheumatology 1990 criteria for the classification of vasculitis. Introduction. Arthritis Rheum 1990;33:1065–7.
2. Jennette JC, Falk RJ, Bacon PA, et al. 2012 revised International Chapel Hill Consensus Conference Nomenclature of Vasculitides. Arthritis Rheum 2013;65:1–11.
3. Arora A, Wetter DA, Gonzalez-Santiago TM, et al. Incidence of leukocytoclastic vasculitis, 1996 to 2010: a population-based study in Olmsted County, Minnesota. Mayo Clin Proc 2014;89:1515–24.
4. Carlson JA, Ng BT, Chen KR. Cutaneous vasculitis update: diagnostic criteria, classification, epidemiology, etiology, pathogenesis, evaluation and prognosis. Am J Dermatopathol 2005;27:504–28.
5. Chen KR, Carlson JA. Clinical approach to cutaneous vasculitis. Am J Clin Dermatol 2008;9:71–92.
6. Bahrami S, Malone JC, Webb KG, Callen JP. Tissue eosinophilia as an indicator of drug-induced cutaneous small-vessel vasculitis. Arch Dermatol 2006;142:155–61.
7. Podjasek JO, Wetter DA, Wieland CN, et al. Histopathologic findings in cutaneous small-vessel vasculitis associated with solid-organ malignancy. Br J Dermatol 2014;171:1397–401.
8. Gibson LE, Winkelmann RK. Cutaneous granulomatous vasculitis: its relationship to systemic disease. J Am Acad Dermatol 1986;14:492–501.
9. Lotti T, Ghersetich I, Comacchi C, Jorizzo JL. Cutaneous small-vessel vasculitis. J Am Acad Dermatol 1998;39:667–87.
10. Carlson JA, Chen KR. Cutaneous vasculitis update: small vessel neutrophilic vasculitis syndromes. Am J Dermatopathol 2006;28:486–506.
11. Sais G, Vidaller A, Jucgla A, et al. Prognostic factors in leukocytoclastic vasculitis: a clinicopathologic study of 160 patients. Arch Dermatol 1998;134:309–15.
12. Fiorentino DF. Cutaneous vasculitis. J Am Acad Dermatol 2003;48:311–40.
13. Piram M, Mahr A. Epidemiology of immunoglobulin A vasculitis (Henoch-Schönlein): current state of knowledge. Curr Opin Rheumatol 2013;25:171–8.
14. Saulsbury F. Clinical update: Henoch-Schönlein purpura. Lancet 2007;369:976–8.
15. Eleftheriou D, Brogan PA. Vasculitis in children. Best Pract Res Clin Rheumatol 2009;23:309–23.
16. Calvo-Rio V, Loricera J, Mata C, et al. Henoch-Schönlein purpura in northern Spain: clinical spectrum of the disease in 417 patients from a single center. Medicine

(Baltimore) 2014;93:106–13.
17. He X, Yu C, Zhao P, et al. The genetics of Henoch-Schönlein purpura: a systematic review and meta-analysis. Rheumatol Int 2013;33:1387–95.
18. Blanco R, Martinez-Taboada VM, Rodriguez-Valverde V, et al. Henoch-Schönlein purpura in adulthood and childhood: two different expressions of the same syndrome. Arthritis Rheum 1997;40:859–64.
19. Jauhola O, Ronkainen J, Koskimies O, et al. Renal manifestations of Henoch-Schönlein purpura in a 6-month prospective study of 223 children. Arch Dis Child 2010;95:877–82.
20. Rajagopala S, Shobha V, Devaraj U, et al. Pulmonary hemorrhage in Henoch-Schönlein purpura: case report and systematic review of the English literature. Semin Arthritis Rheum 2013;42:391–400.
21. Tancrede-Bohin E, Ochonisky S, Vignon-Pennamen MD, et al. Schonlein-Henoch purpura in adult patients. Predictive factors for IgA glomerulonephritis in a retrospective study of 57 cases. Arch Dermatol 1997;133:438–42.
22. Pillebout E, Thervet E, Hill G, et al. Henoch-Schönlein purpura in adults: outcome and prognostic factors. J Am Soc Nephrol 2002;13:1271–8.
23. Poterucha TJ, Wetter DA, Gibson LE, et al. Correlates of systemic disease in adult Henoch-Schönlein purpura: A retrospective study of direct immunofluorescence and skin lesion distribution in 87 patients at Mayo Clinic. J Am Acad Dermatol 2012;67:612–16.
24. Podjasek JO, Wetter DA, Pittelkow MR, Wada DA. Cutaneous small-vessel vasculitis associated with solid organ malignancies: The Mayo Clinic experience, 1996 to 2009. J Am Acad Dermatol 2012;66: e55–65.
25. Zurada JM, Ward KM, Grossman ME. Henoch-Schönlein purpura associated with malignancy in adults. J Am Acad Dermatol 2006;55:s65–70.
26. Mutsui H, Shibagaki N, Kawamura T, et al. A clinical study of Henoch-Schönlein purpura associated with malignancy. J Eur Acad Dermatol Venereol 2009;23:394–401.
27. Podjasek JO, Wetter DA, Pittelkow MR, Wada DA. Henoch-Schönlein purpura associated with solid-organ malignancies: three case reports and a literature review. Acta Derm Venereol 2012;92: 388–92.
28. Uppal SS, Hussain MA, Al-Raqum HA, et al. Henoch-Schönlein's purpura in adults versus children/adolescents: a comparative study. Clin Exp Rheumatol 2006;24:S26–30.
29. Poterucha TJ, Wetter DA, Gibson LE, et al. Histopathology and correlates of systemic disease in adult Henoch-Schönlein purpura: a retrospective study of microscopic and clinical findings in 68 patients at Mayo Clinic. J Am Acad Dermatol 2013;68:420–4.
29a. Johnson EF, Lehman JS, Wetter DA, et al. Henoch-Schonlein purpura and systemic disease in children: Retrospective study of clinical findings, histopathology and direct immunofluorescence in 34 paediatric patients. Br J Dermatol 2015;172:1358–63.
30. Poterucha TJ, Wetter DA, Grande JP, et al. A retrospective comparison of skin and renal direct immunofluorescence findings in patients with glomerulonephritis in adult Henoch-Schönlein purpura. J Cutan Pathol 2014;41:582–7.
31. Linskey KR, Kroshinsky D, Mihm MC Jr, Hoang MP. Immunoglobulin A-associated small-vessel vasculitis: a 10-year experience at the Massachusetts General Hospital. J Am Acad Dermatol 2012;66: 813–22.
32. Barnadas MA, Perez E, Gich I, et al. Diagnostic, prognostic and pathogenic value of the direct immunofluorescence test in cutaneous leukocytoclastic vasculitis. Int J Dermatol 2004;43:19–26.
33. Iqbal H, Evans A. Dapsone therapy for Henoch-Schönlein purpura: a case series. Arch Dis Child 2005;90:985–6.
34. Ronkainen J, Koskimies O, Ala-Houhala M, et al. Early prednisone therapy in Henoch-Schönlein purpura: a randomized, double-blind, placebo-controlled trial. J Pediatr 2006;149:241–7.
35. Weiss PF, Klink AF, Localio R, et al. Corticosteroids may improve clinical outcomes during hospitalization for Henoch-Schönlein purpura. Pediatrics 2010;126:674–81.
36. Byun JW, Song HJ, Kim L, et al. Predictive factors of relapse in adult with Henoch- Schönlein purpura. Am J Dermatopathol 2012;34:139–44.
37. Chartapisak W, Opastirakul S, Hodson EM, et al. Interventions for preventing and treating kidney disease in Henoch-Schönlein purpura (HSP). Cochrane Database Syst Rev 2009;(3):CD005128.
38. Dudley J, Smith G, Llewelyn-Edwards A, et al. Randomised, double-blind, placebo-controlled trial to determine whether steroids reduce the incidence and severity of nephropathy in Henoch-Schönlein purpura (HSP). Arch Dis Child 2013;98:756–63.
39. Kahn JE, Bletry O, Guillevin L. Hypereosinophilic syndromes. Best Pract Res Clin Rheumatol 2008;22:863–82.
39a. Weiss PF, Feinstein JA, Luan X, et al. Effects of corticosteroid on Henoch Schönlein purpura: a systemic review. Pediatrics 2007;120:1079–87.
40. Fiore E, Rizzi M, Ragazzi M, et al. Acute hemorrhagic edema of young children (cockade purpura and edema): a case series and systematic review. J Am Acad Dermatol 2008;59:684–95.
41. Poyrazoglu HM, Per H, Gunduz Z, et al. Acute hemorrhagic edema of infancy. Pediatr Int 2003;45:697–700.
42. Di Lernia V, Lombardi M, Lo Scocco G. Infantile acute hemorrhagic edema and rotavirus infection. Pediatr Dermatol 2004;21:548–50.
43. AlSufyani MA. Acute hemorrhagic edema of infancy: unusual scarring and review of the English language literature. Int J Dermatol 2009;48:617–22.
44. Shah KN, Honig PJ, Yan AC. "Urticaria multiforme": a case series and review of acute annular urticarial hypersensitivity syndromes in children. Pediatrics 2007;119:e1177–83.
45. Davis MD, Brewer JD. Urticarial vasculitis and hypocomplementemic urticarial vasculitis syndrome. Immunol Allergy Clin North Am 2004;24:183–213, vi.
45a. Jachiet M, Flageul B, Deroux A, et al. The clinical spectrum and therapeutic management of hypocomplementemic urticarial vasculitis: Data from a French nationwide study of fifty-seven patients. Arthritis Rheumatol 2015;67:527–34.
46. Davis MD, Daoud MS, Kirby B, et al. Clinicopathologic correlation of hypocomplementemic and normocomplementemic urticarial vasculitis. J Am Acad Dermatol 1998;38:899–905.
47. Kieffer C, Cribier B, Lipsker D. Neutrophilic urticarial dermatosis: a variant of neutrophilic urticaria strongly associated with systemic disease. Report of 9 new cases and review of the literature. Medicine (Baltimore) 2009;88:23–31.
48. Mukhtyar C, Misbah S, Wilkinson J, Wordsworth P. Refractory urticarial vasculitis responsive to anti-B-cell therapy. Br J Dermatol 2009;160:470–2.
49. Shah D, Rowbottom AW, Thomas CL, et al. Hypocomplementaemic urticarial vasculitis associated with non-Hodgkin lymphoma and treatment with intravenous immunoglobulin. Br J Dermatol 2007;157:392–3.
50. Yamazaki-Nakashimada MA, Duran-McKinster C, Ramírez-Vargas N, Hernandez-Bautista V. Intravenous immunoglobulin therapy for hypocomplementemic urticarial vasculitis associated with systemic lupus erythematosus in a child. Pediatr Dermatol 2009;26:445–7.
51. Gibson LE, el Azhary RA. Erythema elevatum diutinum. Clin Dermatol 2000;18:295–9.
52. High WA, Hoang MP, Stevens K, Cockerell CJ. Late-stage nodular erythema elevatum diutinum. J Am Acad Dermatol 2003;49:764–7.
53. Di Giacomo TB, Marinho RT, Nico MM. Erythema elevatum diutinum presenting with a giant annular pattern. Int J Dermatol 2009;48:290–2.
54. Barzegar M, Davatchi CC, Akhyani M, et al. An atypical presentation of erythema elevatum diutinum involving palms and soles. Int J Dermatol 2009;48:73–5.
55. Aldave AJ, Shih JL, Jovkar S, McLeod SD. Peripheral keratitis associated with erythema elevatum diutinum. Am J Ophthalmol 2003;135:389–90.
56. Mitamura Y, Fujiwara O, Miyanishi K, et al. Nodular scleritis and panuveitis with erythema elevatum diutinum. Am J Ophthalmol 2004;137:368–70.
57. Carlson JA, LeBoit PE. Localized chronic fibrosing vasculitis of the skin: an inflammatory reaction that occurs in settings other than erythema elevatum diutinum and granuloma faciale. Am J Surg Pathol 1997;21:698–705.
58. Kanitakis J, Cozzani E, Lyonnet S, Thivolet J. Ultrastructural study of chronic lesions of erythema elevatum diutinum: "extracellular cholesterosis" is a misnomer. J Am Acad Dermatol 1993;29:363–7.
59. Grabbe J, Haas N, Moller A, Henz BM. Erythema elevatum diutinum – evidence for disease-dependent leucocyte alterations and response to dapsone. Br J Dermatol 2000;143:415–20.
60. Ferri C, Mascia MT. Cryoglobulinemic vasculitis. Curr Opin Rheumatol 2006;18:54–63.
60a. Zignego AL, Ramos-Casals M, Ferri C, et al. International therapeutic guidelines for patients with HCV-related extrahepatic disorders. A multidisciplinary expert statement. Autoimmun Rev 2017;16:523–41.
61. Cacoub P, Costedoat-Chalumeau N, Lidove O, Alric L. Cryoglobulinemia vasculitis. Curr Opin Rheumatol 2002;14:29–35.
62. Terrier B, Cacoub P. Cryoglobulinemia vasculitis: an update. Curr Opin Rheumatol 2013;25:10–18.
63. De Vita S, Quartuccio L, Isola A, et al. A randomized controlled trial of rituximab for the treatment of severe cryoglobulinemic vasculitis. Arthritis Rheum 2012;64:843–53.
64. Terrier B, Marie I, Launay D, et al. Predictors of early relapse in patients with non-infectious mixed cryoglobulinemia vasculitis: results from the French nationwide CryoVas survey. Autoimmun Rev 2014;13:630–4.
65. Bosch X, Guilabert A, Espinosa G, Mirapeix E. Treatment of antineutrophil cytoplasmic antibody-associated vasculitis: a systematic review. JAMA 2007;298:655–69.
66. Bosch X, Guilabert A, Font J. Antineutrophil cytoplasmic antibodies. Lancet 2006;358: 404–18.
66a. Falk RJ, Merkel PA. Clinical spectrum of antineutrophil cytoplasmic autoantibodies. Topic 3060. Version 22.0. UpToDate; https://www.uptodate.com/contents/clinical-spectrum-of-antineutrophil-cytoplasmic-autoantibodies; 2017. [updated 12.12.16; cited 20.05.17].
67. Kessenbrock K, Krumbholz M, Schonemarck U, et al. Netting neutrophils in autoimmune small-vessel vasculitis. Nat Med 2009;15:623–5.
68. Jayne D. Review article: progress of treatment in ANCA-associated vasculitis. Nephrology (Carlton) 2009;14:42–8.
69. Chen KR. Skin involvement in ANCA-associated vasculitis. Clin Exp Nephrol 2013;17:676–82.
70. Schonermarck U, Gross WL, de Groot K. Treatment of ANCA-associated vasculitis. Nat Rev Nephrol 2014;10:25–36.
71. Watts R, Lane S, Hanslik T, et al. Development and validation of a consensus methodology for the classification of the ANCA-associated vasculitides and polyarteritis nodosa for epidemiological studies. Ann Rheum Dis 2006;66:222–7.
72. Jayne D. Challenges in the management of microscopic polyangiitis: past, present, and future. Curr Opin Rheumatol 2008;20:3–9.
73. Kawakami T, Kawanabe T, Saito C, et al. Clinical and histopathologic features of 8 patients with microscopic polyangiitis including two with a slowly progressive clinical course. J Am Acad Dermatol 2007;57:840–8.
74. Niiyama S, Amoh Y, Tomita M, Katsuoka K. Dermatological manifestations associated with microscopic polyangiitis. Rheumatol Int 2008;28:593–5.
75. Kluger N, Pagnoux C, Guillevin L, et al. Comparison of cutaneous manifestations in systemic polyarteritis nodosa and microscopic polyangiitis. Br J Dermatol 2008;159:615–20.
76. Gayraud M, Guillevin L, le Toumelin P, et al. Long-term followup of polyarteritis nodosa, microscopic polyangiitis, and Churg-Strauss syndrome: analysis of four prospective trials including 278 patients. Arthritis Rheum 2001;44:666–75.
77. Kallenberg CG. The diagnosis and classification of microscopic polyangiitis. J Autoimmun 2014;48–49:90–3.
78. Stone J, Merkel P, Spiera R, et al. Rituximab versus cyclophosphamide for ANCA-associated vasculitis. N Engl J Med 2010;363:221–32.
79. Jones R, Tervaert JW, Hauser T, et al. Rituximab versus cyclophosphamide in ANCA-associated renal vasculitis. N Engl J Med 2010;363:211–20.
80. Specks U, Merkel PA, Seo P, et al. Efficacy of remission-induction regimens for ANCA-associated vasculitis. N Engl J Med 2013;369:417–27.
81. Charles P, Neel A, Tieulie N, et al. Rituximab for induction and maintenance treatment of ANCA-associated vasculitides: a multicentre retrospective study on 80 patients. Rheumatology (Oxford) 2014;53:532–9.

82. Pagnoux C, Mahr A, Hamidou MA, et al. Azathioprine or methotrexate maintenance for ANCA-associated vasculitis. N Engl J Med 2008;359:2790–803.
83. Cabral D, Uribe AG, Benseler S, et al. Classification, presentation, and initial treatment of Wegener's granulomatosis in childhood. Arthritis Rheum 2009;60:3413–24.
84. Mota A, Sahebghadam Lofti A, Jamshidi AR, Najavand S. Alpha 1-antitrypsin activity is markedly decreased in Wegener's granulomatosis. Rheumatol Int 2014;34:553–8.
85. Jennette JC, Falk RJ. New insight into the pathogenesis of vasculitis associated with antineutrophil cytoplasmic autoantibodies. Curr Opin Rheumatol 2008;20:55–60.
86. Daoud MS, Gibson LE, DeRemee RA, et al. Cutaneous Wegener's granulomatosis: clinical, histopathologic, and immunopathologic features of thirty patients. J Am Acad Dermatol 1994;31:605–12.
87. Gajic-Veljic M, Nikolic M, Peco-Antic A, et al. Granulomatosis with polyangiitis (Wegener's granulomatosis) in children: report of three cases with cutaneous manifestations and literature review. Pediatr Dermatol 2013;30:e37–42.
87a. Wright AC, Gibson LE, Davis DM. Cutaneous manifestations of pediatric granulomatosis with polyangiitis: a clinicopathologic and immunopathologic analysis. J Am Acad Dermatol 2015;72:859–67.
88. Hoffman GS, Kerr GS, Leavitt RY, et al. Wegener granulomatosis: an analysis of 158 patients. Ann Intern Med 1992;116:488–98.
89. Monach PA, Warner RL, Tomasson G, et al. Serum proteins reflecting inflammation, injury and repair as biomarkers of disease activity in ANCA-associated vasculitis. Ann Rheum Dis 2013;72:1342–50.
90. Holle JU, Dubrau C, Herlyn K, et al. Rituximab for refractory granulomatosis with polyangiitis (Wegener's granulomatosis): comparison of efficacy in granulomatous versus vasculitic manifestations. Ann Rheum Dis 2012;71:327–33.
91. Miloslavsky EM, Specks U, Merkel PA, et al. Clinical outcomes of remission induction therapy for severe antineutrophil cytoplasmic antibody-associated vasculitis. Arthritis Rheum 2013;65:2441–9.
92. Booth A, Harper L, Hammad T, et al. Prospective study of TNF alpha blockade with infliximab in antineutrophilic cytoplasmic antibody-associated systemic vasculitis. J Am Soc Nephrol 2004;15:717–21.
93. Jayne D, Rasmussen N, Andrassy K, et al. A randomized trial of maintenance therapy for vasculitis associated with antineutrophil cytoplasmic autoantibodies. N Engl J Med 2003;349:36–44.
94. Grau RG. Churg-Strauss syndrome: 2005–2008 update. Curr Rheumatol Rep 2008;10:453–8.
95. Bosco L, Peroni A, Schena D, et al. Cutaneous manifestations of Churg-Strauss syndrome: report of two cases and review of the literature. Clin Rheumatol 2011;30:573–80.
96. Davis MD, Daoud MS, McEvoy MT, Su WP. Cutaneous manifestations of Churg-Strauss syndrome: a clinicopathologic correlation. J Am Acad Dermatol 1997;37:199–203.
97. Pagnoux C, Guilpain P, Guillevin L. Churg-Strauss syndrome. Curr Opin Rheumatol 2007;19:25–32.
98. Mahr A, Moosig F, Neumann T, et al. Eosinophilic granulomatosis with polyangiitis (Churg-Strauss): evolutions in classification, etiopathogenesis, assessment and management. Curr Opin Rheumatol 2014;26:16–23.
99. Ribi C, Cohen P, Pagnoux C, et al. Treatment of Churg-Strauss syndrome without poor-prognosis factors. Arthritis Rheum 2008;58:586–94.
100. Comarmond C, Pagnoux C, Khellaf M, et al. Eosinophilic granulomatosis with polyangiitis (Churg-Strauss): clinical characteristics and long-term followup of the 383 patients enrolled in the French Vasculitis Study Group cohort. Arthritis Rheum 2013;65:270–81.
101. Antoniu SA. Mepolizumab for Churg-Strauss syndrome. Drugs Future 2014;39:269–74.
102. Pepper RJ, Fabre MA, Pavesio C, et al. Rituximab is effective in the treatment of refractory Churg-Strauss syndrome and is associated with diminished T-cell interleukin-5 production. Rheumatology 2008;47:1104–5.
103. Vaglio A, Moosig F, Zerina J. Churg-Strauss syndrome: update on pathophysiology and treatment. Curr Opin Rheum 2012;24:24–30.
104. Moosig F, Gross WL, Herrmann K, et al. Targeting interleukin-5 in refractory and relapsing Churg-Strauss syndrome. Ann Intern Med 2011;155:341–3.
105. Kim S, Marigowda G, Oren E, et al. Mepolizumab as a steroid-sparing treatment option in patients with Churg-Strauss syndrome. J Allergy Clin Immunol 2010;125:1336–43.
105a. Wechsler ME, Akuthota P, Jayne D, et al. Mepolizumab or placebo for eosinophilic granulomatosis with polyangiitis. N Engl J Med 2017;376:1921–32.
105b. Alibaz-Oner F, Koster MJ, Crowson CS, et al. Clinical spectrum of medium-sized vessel vasculitis. Arthritis Care Res (Hoboken) 2017;69:884–91.
106. Segelmark M, Selga D. The challenge of managing patients with polyarteritis nodosa. Curr Opin Rheumatol 2007;19:33–8.
107. Kermani TA, Ham EK, Camilleri MJ, Warrington KJ. Polyarteritis nodosa-like vasculitis in association with minocycline use: a single-center case series. Semin Arthritis Rheum 2012;42:213–21.
108. Kaushik VV, Reddy HV, Bucknall RC. Successful use of rituximab in a patient with recalcitrant Churg-Strauss syndrome. Ann Rheum Dis 2006;65:1116–17.
109. Pagnoux C, Seror R, Henegar C, et al. Clinical features and outcomes in 348 patients with polyarteritis nodosa: a systematic retrospective study of patients diagnosed between 1963 and 2005 and entered into the French Vasculitis Study Group Database. Arthritis Rheum 2010;62:616–26.
110. Daoud MS, Hutton KP, Gibson LE. Cutaneous periarteritis nodosa: a clinicopathologic study of 79 cases. Br J Dermatol 1997;136:706–13.
111. Williams VL, Guirola R, Flemming G, et al. Distal extremity necrosis as a manifestation of cutaneous polyarteritis nodosa: case report and review of the acute management of a pediatric patient. Pediatr Dermatol 2012;29:473–8.
112. Kawakami T, Ishizu A, Arimura Y, Soma Y. Serum anti-lysosomal-associated membrane protein-2 antibody levels in cutaneous polyarteritis nodosa. Acta Derm Venereol 2013;93:70–3.
113. Kawakami T, Soma Y. Correlation of livedo racemosa, cutaneous inflammatory plaques, and antiphospholipid antibodies in patients with cutaneous polyarteritis nodosa. Medicine (Baltimore) 2011;90:119–24.
113a. Gonzalez Santiago TM, Zaviolov A, Saarela J, et al. Dermatologic features of ADA2 deficiency in cutaneous polyarteritis nodosa. JAMA Dermatol 2015;151:1230–4.
113b. De Virgilio A, Greco A, Magliulo G, et al. Polyarteritis nodosa: A contemporary overview. Autoimmun Rev 2016;15:564–70.
114. Rheaume M, Rebello R, Pagnoux C, et al. High-resolution magnetic resonance imaging of scalp arteries for the diagnosis of giant cell arteritis: Results of a prospective cohort study. Arthritis Rheumatol 2017;69:161–8.

# 第 25 章　嗜酸性皮病

Kristin M. Leiferman，Margot S. Peters

**要点**

- 很多皮肤病有明显的嗜酸性粒细胞浸润，需要临床病理结合才能够做出正确的诊断。
- 嗜酸性粒细胞相关皮肤病包括节肢动物叮咬反应和药物反应（昆虫和药物）、寄生虫感染，自身免疫性大疱性皮肤病以及 Wells 综合征。
- 嗜酸性粒细胞进入组织后常常破裂而失去其结构完整性，同时向组织中释放毒性颗粒蛋白和其他介质，因此在各种炎症性疾病中，尽管嗜酸性粒细胞发挥重要的致病作用，但是在组织学上可以见到、也可以见不到完整的细胞。
- 如患有嗜酸性粒细胞增多综合征等疾病的患者出现外周血嗜酸性粒细胞持续升高，则组织内的细胞浸润乃至嗜酸性粒细胞效应分子的作用，有可能造成严重的终末器官损伤。

## 嗜酸性粒细胞的生物学

嗜酸性粒细胞自骨髓产生后进入外周血液（8 ～ 18 小时）。嗜酸性粒细胞通常只能存在于骨髓组织中，如果出现在其他组织，比如胃肠道、淋巴组织（包括脾、胸腺和淋巴结），则认为发生了过敏性炎症反应或者胃肠外寄生虫疾病。1879 年 Paul Ehrlich 根据这类细胞在胞质中富含嗜酸性伊红颗粒而命名为“嗜酸性粒细胞”。超微结构观察这些特殊的膜性颗粒，具有电子致密的核及较疏松的基质（图 25.1）。嗜酸性粒细胞可产生多种细胞因子（如毒性阳离子蛋白及其氧化产物），在炎症中发挥相应的作用[1-4]。细胞表面分子的表达在促进和（或）始动乃至引导嗜酸性粒细胞相关炎症性疾病中具有重要的意义（见图 25.1）[1-4]。

嗜酸性粒细胞趋化进入组织并被活化至少与三个信号有关：①趋化因子，②其他细胞因子，③黏附分子。C-C 趋化因子基因超家族部分成员对嗜酸性粒细胞有趋化作用，包括嗜酸细胞活化趋化因子家族（eotaxin family）和调节活化正常 T 细胞表达和分泌因子（regulated on activation，normal T cell expressed and secreted，RANTES）。嗜酸性粒细胞激活趋化因子信号主要通过 C-C 趋化因子受体（CCR）-3 传递，后者由嗜酸性粒细胞表达。eotaxin 1 ～ 3 是嗜酸性粒细胞的特异性趋化因子，RANTES 不仅对嗜酸性粒细胞有趋化作用，也同样作用于单核细胞、T 淋巴细胞、自然杀伤细胞和嗜碱性粒细胞（但不作用于中性粒细胞）。eotaxin 和 RANTES 除了趋化作用外，还可以诱导嗜酸性粒细胞产生活性氧根，提示它们同时具有趋化作用和活化作用。就嗜酸性粒细胞趋化而言，eotaxin 作用强于 RANTES，eotaxin1 和 2 诱导嗜酸性粒细胞产生活性氧的作用强于 eotaxin3 和 RANTES。eotaxin1、2、3 和 RANTE 由真皮成纤维细胞产生，角质形成细胞也能够生成 RANTES 且可以存在于其中，继而参与皮肤炎症反应[5]。

嗜酸性粒细胞通过血管壁后从外周血进入组织。这种移行过程与其他白细胞一样需要有选择素、整合素以及免疫球蛋白基因超家族成员（见第 102 章）提供的信号通路[1-2, 4]。特别是嗜酸性粒细胞持续表达整合素极晚期抗原（very late antigen，VLA）-4，与其配体血管细胞黏附分子（vascular cell-adhesion molecule，VCAM）-1 相互作用，后者由趋化因子和细胞因子诱导内皮细胞产生。嗜酸性粒细胞进入细胞外基质，随后细胞表面表达的整合素与纤维蛋白和黏多糖结合而使细胞活化（这些纤维蛋白主要是纤粘连蛋白、层粘连蛋白和胶原）；黏多糖主要是透明质酸和软骨素。整合素特别是 CD11b 和 CD18（MAC-1）的表达对于嗜酸性粒细胞的效应器功能包括脱颗粒也是至关重要的。

活化细胞因子如粒细胞-巨噬细胞集落刺激因子（GM-CSF）、白介素（IL）-3 和 IL-5 对嗜酸性粒细胞效应器功能也很重要[1-2, 4, 6]。几项研究发现嗜酸性粒细胞在组织中的聚集和活化中，除了已知的 Th1 细胞因子的作用外，也通过 Th2 细胞因子调节，后者包括 IL-4、IL-5、IL-10 和 IL-13。自然杀伤细胞通过产生 IL-5 活化嗜酸性粒细胞，肥大细胞通过诱导产生细胞因子 IL-5 和 GM-CSF 间接活化嗜酸性粒细胞。嗜酸性粒细胞本身也可以精密调控重要的炎症和调节性细胞因子，诸如 IL-1α、TGF-α 和 TGF-$\beta_1$、GM-CSF、IL-3、IL-5、IL-6、IL-8、TNF-α 和巨噬细胞炎症蛋白 1α（见图 25.1）。因此嗜酸性粒细胞可以自身活化，在细胞毒性试验中发现，对嗜酸性粒细胞活化作用最强的

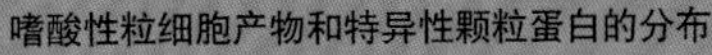


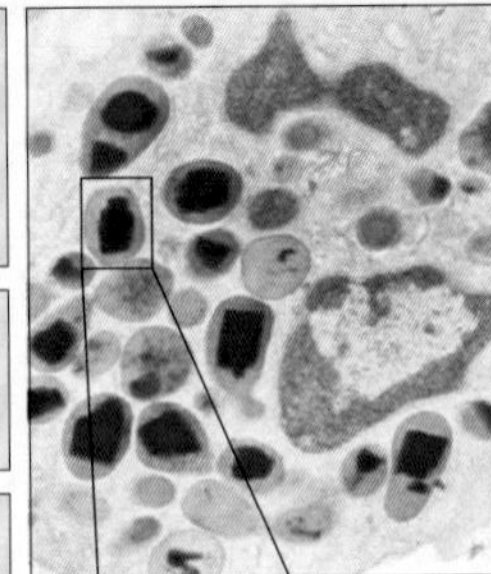


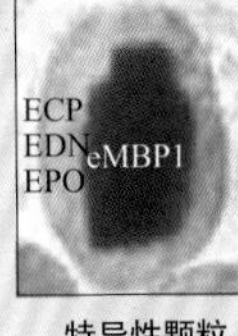


**图 25.1 嗜酸性粒细胞产物和特异性颗粒蛋白的分布**。嗜酸性粒细胞产生很多种产物在炎症中发挥作用。特异颗粒包含主要碱性蛋白 1 和 2（在电子致密核中）和其他毒性蛋白（在基质中）。

* 结合嗜酸性粒细胞活化趋化因子和 RANTES 的受体。

§ Charcot-Leyden 晶体蛋白。

§§ 形成线粒体结合 ECP 及 eMBP1。

CCL，趋化因子配体；CCR，CC 趋化因子受体；GM-CSF，粒细胞 - 巨噬细胞集落刺激因子；HETE，羟二十碳四烯酸；IFN，干扰素；IL，白介素；MIP，巨噬细胞炎症蛋白；MMP，基质金属蛋白酶；OSM，oncostadin M；PDGF，血小板源性生长因子；RANTES，正常 T 细胞表达和分泌调节活化因子；TGF，转化生长因子；TLR，Toll 样受体；TNF，肿瘤坏死因子

是 GM-CSF，然后依次为 IL3、IL-5、TNF-α 和 IL-4。

## 颗粒成分

嗜酸性粒细胞活化后经以下三种方式将颗粒内容物释放到细胞外间隙[1]：细胞溶解脱颗粒，粉碎脱颗粒和调节分泌方式。细胞溶解脱颗粒的特点是细胞器破裂，细胞核染色体溶解伴有嗜酸性细胞外形的完整形态消失，并且在组织内出现大量嗜酸性颗粒和颗粒成分沉积[1, 4]。这种现象出现在多种炎症性疾病，包括皮肤病（例如：特应性皮炎）和嗜酸性粒细胞增多综合征（HES）患者所有受累的器官。

**嗜酸性粒细胞主要碱性蛋白 1**（eosinophil major basic protein 1，eMBP1），组成颗粒晶体结构内核（见图 25.1），可以直接杀伤寄生虫并破坏哺乳动物细胞和组织，例如可造成支气管内皮细胞脱落。eMBP1 还可刺激人嗜碱性粒细胞释放组胺，而其他嗜酸性粒细胞颗粒蛋白无此功能。另外，eMBP-1 刺激中性粒细胞，诱导释放超氧化物和溶解酶。嗜酸性粒细胞阳离子蛋白（eosinophil cationic protein，ECP 或 RNase3）和嗜酸性粒细胞来源神经毒素（eosinophil-derived neurotoxin，EDN 或 RNase2），二者是 RNase 家族成员。ECP 是一种对寄生虫有效的毒素，其作用机制与 eMBP 1 不同，杀伤寄生虫的作用比 EDN 更有效；如其名称所指，EDN 是一种神经毒素，也具有抗 RNA 病毒活性。

**嗜酸性粒细胞过氧化物酶**（eosinophil peroxidase，EPO）在过氧化氢和卤化物的参与下能杀死多种微生物，其中过氧化氢由嗜酸性粒细胞和吞噬细胞产生。这两种混合产物也可刺激肥大细胞分泌。EPO 与微生物（如金黄色葡萄球菌）结合后促进吞噬细胞和杀伤作用。EPO 包被肿瘤细胞后则能活化巨噬细胞自发溶解细胞，eMBP1 对肿瘤细胞也有毒性。EPO 和 eMBP1 是强效的血小板激动剂，促使释放 5- 羟色胺（复合胺）而促进凝血。

# 组织效应与固有免疫

嗜酸性粒细胞存在于某些正常组织中（见上文），示意其在维持组织稳定性方面起一定的作用。组织的结构发生再造以及纤维化中也可伴有嗜酸细胞浸润。某些细胞因子，如 IL-5 和嗜酸细胞活化趋化因子可以介导嗜酸性粒细胞发育和存活。但是，在发现固有淋巴样细胞（ILCs）功能之前，一直不清楚嗜酸性粒细胞的调控机制，尤其是内在周期。Ⅱ型永久 ILCs 又名 ILC2s 存在于外周组织中，具有通过生成以及刺激细胞因子表达，调节嗜酸细胞的生成及在组织内聚集[7-9]。ILC2s 分泌的 IL-5 在 2 型炎症反应中诱导 IL-13 共表达，引起局部生成嗜酸性细胞毒素和嗜酸性粒细胞聚集。

通过研究皮肤 ILCs 与其他细胞的相互作用发现，真皮 ILCs 与肥大细胞具有选择性和强效作用[9-10]。2 型固有淋巴细胞是 Th2 型应答体系中的组成部分[11]，ILC2s 在嗜酸性粒细胞及其代谢动态平衡中发挥广泛的作用，如特应性皮炎[8]，脂肪组织中的葡萄糖代谢[12]，过敏性呼吸道疾病[13]，以及组织结构再造过程[14]。嗜酸性粒细胞组织浸润现象提示其与神经组织有相互作用，可以部分解释瘙痒及某些神经系统改变的发生原理（如白色划痕征）[15-16]。

嗜酸性粒细胞在微生物感染（包括金黄色葡萄球菌超抗原）、病毒和寄生虫感染中可以作为抗原提呈细胞促进 T 细胞分化，在调节肥大细胞功能方面发挥一定的作用。嗜酸性粒细胞经 TLR-7 和 TLR-9 活化后影响其部分功能，参与到受 Th2 样细胞因子群影响的整体反应[17]。嗜酸性粒细胞还可以产生含有 ECP 和 eMBP1 的线粒体 DNA 片段，发挥抗微生物活性和促凝血功能。总之，嗜酸性粒细胞参与固有免疫与获得性免疫[3]，具有多重功能，分别参与维持机体稳定和疾病发病过程[1-2]。

## 嗜酸性粒细胞相关皮病

嗜酸性粒细胞相关皮病（eosinophil-associated dermatoses）涵盖一大类以皮肤和（或）黏膜组织中出现少量至大量嗜酸性粒细胞浸润和（或）嗜酸性粒细胞脱颗粒的疾病。出现嗜酸性粒细胞浸润的常见疾病有节肢动物叮咬反应和体外寄生虫感染（见第 84 和 85 章）、药疹、肠道寄生虫病（见第 83 章），以及 Wells 综合征（图 25.2）。此外，还有一些皮肤疾病可以在病变组织中出现嗜酸性粒细胞浸润，包括大疱性类天疱疮、荨麻疹类皮炎、嗜酸性肉芽肿合并多动脉炎（Churg-Strauss 综合征）（表 25.1）。需要强调的是，在包括炎症性、感染性到肿瘤增生性一大类疾病组织中

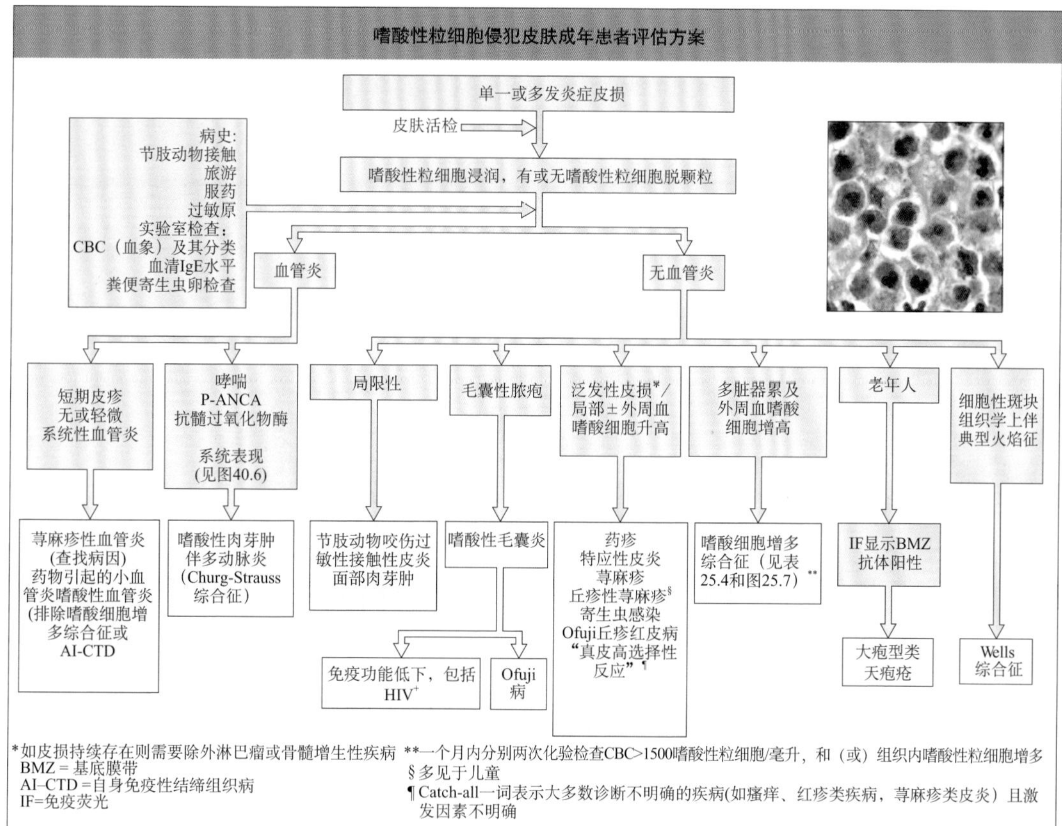


**图 25.2 嗜酸性粒细胞侵犯皮肤，成年患者评估方案**。这类疾病的特点为组织病理学上有嗜酸性粒细胞浸润和（或）嗜酸性颗粒蛋白沉积。部分患者出现外周血嗜酸性细胞增多。注意，系统糖皮质激素治疗可以显著降低外周血嗜酸细胞计数（Photomicrograph，Courtesy，Lorenzo Cerroni，MD.）

都可以见到嗜酸性粒细胞浸润。此外，IgG4 相关性疾病（IgG4-RD）的特点是轻度到重度嗜酸性粒细胞浸润伴有纤维化[18]。事实上，最早报道的 IgG4-RD 是一个伴有血清 IgG4 升高及病变组织中存在明显 IgG4 阳性浆细胞胰腺疾病的病例，此后病谱不断扩大，任何组织（包括皮肤）中出现这种现象的疾病都包括在内。皮肤表现为面部肉芽肿，类似于血管淋巴样增生伴有嗜酸性粒细胞增多（表 25.2）。

**表 25.1 嗜酸性皮病的鉴别诊断。**特别需要强调指出的是，除了表格中已经列出的这些疾病之外，一大类炎症、增生性以及感染性皮肤病都可以出现程度不等的嗜酸性细胞浸润增多

| 诊断 | 临床特征 |
|---|---|
| **常见疾病** | |
| 过敏性接触性皮炎（第 14 章） | 接触史；特征性分布；斑贴实验阳性 |
| 节肢动物叮咬 / 叮咬后反应（第 85 章） | 原发皮损在暴露部位皮肤；蚊子、跳蚤、蜘蛛、壁虱以及螨虫；在 CLL 患者发生继发反应 |
| 特应性皮炎（第 12 章） | 特应性病史；瘙痒；屈侧部位和肢端为著 |
| 药疹（第 21 章） | 用药史；特别是在发病前 2 周甚至 6 周内使用新药治疗，对于 DRESS/DIHS 组织学上约 50% 药疹皮损中存在嗜酸性细胞 |
| 新生儿毒性红斑（第 34 章） | 新生儿躯干出现红斑、丘疹和脓疱，常有明显的潮红 |
| 疥疮（第 84 章） | 明显的夜间瘙痒；累及指间、脐周和腹股沟 |
| 荨麻疹（第 18 章） | 瘙痒性，迁移性，短暂性（持续＜ 24 小时）风团 |
| **较少见疾病** | |
| 婴儿环状红斑[56]（第 19 章） | 婴儿环状或匐行性非瘙痒性斑块 |
| 自身免疫性大疱病（与嗜酸性海绵水肿疾病的鉴别诊断见第 29 ～ 32 章；表 29.4） | 类天疱疮（特别是大疱性类天疱疮，妊娠类天疱疮）＞天疱疮，线状 IgA 大疱性皮病，疱疹样皮炎，获得性大疱表皮松解症 |
| 嗜酸性皮病伴血液病（血液恶性肿瘤合并嗜酸性皮病；第 33 章） | 多见于 CLL，也见于其他血液肿瘤疾病患者 |
| 嗜酸性筋膜炎（Shulman 综合征；第 43 章） | 肢体突然发生的对称性皮肤和皮下组织硬化；外周血嗜酸性细胞增多 |
| 过敏性肉芽肿合并多动脉炎（Churg-Strauss 综合征；第 24 章） | 可触及的紫癜和触痛的丘疹结节；外周血嗜酸性细胞增多；呼吸道疾病（哮喘），神经病变（多发性单神经炎），心脏受累；IgG4 和 IgE 反应明显 |
| 嗜酸性（脓疱性）毛囊炎（第 38 章） | 免疫抑制型：HIV 感染及器官移植后发生 ^；面部和躯干上部严重瘙痒性皮疹 |
| | Ofuji 病：典型表现为一日本患者在脂溢区发生慢性复发性毛囊性脓疱，形成环形斑块 |
| | 儿童型：婴儿头皮的毛囊性脓疱 |
| 放疗后嗜酸性、多形性、瘙痒性皮疹（EPPER）[57] | 局限或泛发性瘙痒性红斑丘疹，有时有水疱 |
| 嗜酸性血管炎（组织学表现，并非特指某种皮病）[58] | 瘙痒性风团与出血性丘疹，血管性水肿；幼年颞部动脉炎（见下文） |
| 口腔黏膜嗜酸性溃疡（可能属于 $CD30^+$ 淋巴细胞增生性疾病谱；第 72 章） | 迅速增大的结节形成中心溃疡；通常发生于舌部 |
| 上皮样血管肉瘤（血管淋巴样增生伴嗜酸性细胞增多；第 114 章） | 面部、头皮和（或）耳部单发或多发性结节 |
| 面部肉芽肿 | 见正文 |
| 嗜酸性细胞增多综合征（HESs） | 见正文 |
| 色素失禁症（第 62 章） | 新生儿沿 Blaschko 线分布的水疱和大疱（Ⅰ期）；外周血嗜酸性粒细胞增多 |
| 幼年颞部动脉炎 | 嗜酸性细胞血管炎引起的颞部结节，多见于年龄较大的儿童或青年人 |
| 幼年黄色肉芽肿（第 91 章） | 黄色、褐红色丘疹或结节，发生于头颈、躯干上部和四肢近端；早期皮损中可以见到大量嗜酸性粒细胞 |
| Kimura 病（第 114 章） | 头颈部皮下肿块和淋巴结肿大；外周血嗜酸性粒细胞增多，血清 IgE 水平增高 |
| 朗格汉斯细胞组织细胞增生症（特别是嗜酸性肉芽肿；第 91 章） | 泛发的粉色和褐黄色丘疹（常伴结痂）；皱褶部位侵犯；常见结节 |
| 皮肤淋巴增生性疾病，良性或恶性（第 119～121 章） | 临床表现因疾病类型而异；在整个淋巴增生性疾病的病谱中均可见到程度不等的嗜酸性细胞浸润，其中以淋巴瘤样丘疹病和皮肤 ALCL 最为常见 |
| 肥大细胞增生症（第 118 章） | 茶粉色到褐红色斑片，丘疹和斑块，摩擦后风团（Darier 征） |

**表 25.1 嗜酸性皮病的鉴别诊断**。特别需要强调指出的是，除了表格中已经列出的这些疾病之外，一大类炎症、增生性以及感染性皮肤病都可以出现程度不等的嗜酸性细胞浸润增多（**续表**）

| 诊断 | 临床特征 |
|---|---|
| Ofuji 丘疹性红皮病 | 见正文 |
| 妊娠多形疹［PEP，妊娠瘙痒性荨麻疹性丘疹和斑块病（PUPPP）；第 27 章］ | 通常发生于初产妇妊娠末期 3 个月，荨麻疹性丘疹和斑块，特别是妊娠纹上 |
| HIV 瘙痒丘疹性发疹[59]（第 78 章） | 对称分布的瘙痒性非毛囊炎性丘疹；HIV 感染；可因节肢动物抗原激发但是常缺乏叮咬史 |
| 海水浴者皮疹（*Linuche unguiculata* 和 *Edwardsiella lineata* 幼虫；第 85 章） | 游泳衣部位瘙痒性丘疹；常发生于海水浴后 |
| 小血管炎症（白细胞碎裂性血管炎；第 24 章） | 可触及性紫癜，好发于下肢；药物引起的病变常见嗜酸性细胞 |
| 游泳皮痒症或称（血吸虫）尾蚴性皮炎（血吸虫人和鸟型幼虫；第 83 章） | 暴露皮肤瘙痒性丘疹；发生在野外水域游泳之后 |
| 荨麻疹性过敏性发疹[60] | 环状或漩涡状荨麻疹性斑块，持续＞ 24 小时 |
| Wells 综合征 | 见正文 |
| **定义不明的疾病，表现重叠** | |
| Nir-Westfried 嗜酸细胞性皮病[61] | 瘙痒性丘疹伴外周血嗜酸性细胞增多；通常对氨苯砜有效 |
| 瘙痒红色肿块病（丘疹性皮炎） | 瘙痒症状明显的粉红色至红色丘疹；可伴有湿疹样斑片和（或）皮肤划痕征 |
| Oid-old 病（Sulzberger 和 Garbe 报道的一种表现为渗出性盘状或苔藓样慢性皮肤病）[62] | 中年犹太男性患者；瘙痒性皮疹常侵犯外生殖器；皮损呈进展性表现：盘状→渗出→苔藓化；外周血嗜酸性细胞升高 |
| 嗜酸性皮炎厚皮症 | 南部非洲黑人青少年女孩发生泛发性瘙痒性丘疹皮损，肥厚性生殖器皮疹以及外周血嗜酸性细胞增多；氨苯砜治疗有效；可能是 Nir-Westfried 型嗜酸细胞增多性皮炎的一个亚型 |
| 黑人丘疹性发疹[64] | 青年黑人，男性，躯干和上肢发生剧烈瘙痒性丘疹 |
| 风团性皮炎[65] | 瘙痒剧烈；湿疹样和（或）风团样皮疹，累及躯干和四肢近端；多发生在老年人提示免疫衰老；外用糖皮质激素和口服抗组胺药物反应较差，UVB 或氨苯砜治疗有效 |

ALCL，间变大细胞淋巴瘤；CLL，慢性淋巴白血病；DIHS，药物超敏反应综合征；DRESS，药疹伴嗜酸性细胞增多与系统症状；LyP，淋巴瘤样丘疹病

**表 25.2 IgG4- 相关疾病（IgG4-RD）**

**特征性表现（但是并非所有患者都发生）**

- 临床特点：单个或多个器官 / 组织水肿或肿大
- 血液：血清 IgG4 升高；血清 IgE 升高；嗜酸性粒细胞升高或嗜酸性粒细胞增多
- 病变器官 / 组织的组织病理学改变
  - 密集淋巴细胞与浆细胞浸润
  - 纤维化（特征表现为席纹状）
  - IgG4 ＋至 IgG ＋浆细胞数＞ 40%，＞ 10 IgG4 ＋浆细胞 /hpf
  - 嗜酸性细胞浸润
  - 闭塞性静脉炎

| **累及器官 / 组织和（或）表现——呈现病谱表现** | |
|---|---|
| • 胰腺（自身免疫性胰腺炎） | • 硬化性胆管炎 |
| • 泪腺（双侧） | • 唾液腺（下颌下腺多发；双侧） |
| • 腹膜后纤维化（之前认为是病因不明性疾病） | • 鼻腔鼻窦嗜酸性血管中心性纤维化 |
| • 甲状腺（Riedel 甲状腺炎，Hashimoto 甲状腺炎的纤维化变型） | • 主动脉（主动脉炎，主动脉周围炎） |
| • 眼眶（假肿瘤，突眼） | • 肺，胸膜，心包膜，肾（小管间质性肾炎），前列腺，胃（淋巴浆细胞性胃炎），乳腺（硬化性乳腺炎，假瘤） |
| **皮肤病（或亚型），可以属于本病谱的表现** | |
| • 面部肉芽肿病 | • 血管淋巴样增生伴嗜酸细胞增多 |
| • Kimura 病 | • Rosai-Dorfman 病 |

hpf，高倍镜视野

# 面部肉芽肿

## 要点

- 绝大多数患者表现为面部孤立或少数红色至褐色坚实的斑块或结节；很少累及其他部位。
- 组织学表现为灶性血管炎，真皮内有致密中性粒细胞、淋巴细胞和浆细胞浸润，间有多数嗜酸性粒细胞；真皮上部乳头层炎症反应轻微（境界带），可见纤维化。
- 可见白细胞碎裂性血管炎及 IgG4 生成浆细胞。

## 引言

面部肉芽肿（granuloma faciale）：最早的病例系 Wigley 报道，命名为“嗜酸性肉芽肿”[19]（与朗格汉斯细胞组织细胞增生症无关），此后 Pinkus 将之命名为“面部肉芽肿伴嗜酸性粒细胞增多”[20]。有作者认为面部肉芽肿是一组 IgG4 相关性疾病（IgG4-RD；见表 25.2）[21, 21a]。

## 流行病学

面部肉芽肿好发于中年白人男性，也见于黑人和亚洲人种的男性和女性。

## 发病机制

具体发病机制尚不清楚，现认为 γ 干扰素及局部 IL-5 生成是重要的介质[22]。直接免疫荧光检查（DIF）发现血管壁内 IgG、IgA、IgM 和 C3 非特异性沉积，支持免疫复合物在发病中发挥作用。有人发现皮损中存在 IgG4-：IgG 结合性浆细胞数比值升高以及 IgG4- 阳性浆细胞数目增多等现象，但其内在意义尚不很清楚。

## 临床特征

面部肉芽肿（granuloma faciale）通常表现为面部孤立、无自觉症状、红色至褐色斑块，好发于额部、面颊和耳前等部位（图 25.3A、B）[23-24]。少数情况下也可以表现为多发性丘疹或斑块（图 25.3C）[25]；一项 66 例病例的回顾性分析发现三分之一的患者皮损超过一处[24]。面部肉芽肿皮损的其他少发部位有耳、头皮、躯干或四肢[26]；7% 的患者在面部以外发生了损害[25]。皮损常常持续存在，也可以自然消退。本病尚无合并系统性疾病的报道。

## 病理学

真皮内血管周围和间质中可见中性粒细胞、淋巴细胞、浆细胞浸润，伴大量嗜酸性粒细胞。浸润不累及真皮乳头上方，形成明显的无浸润带是其特点（图 25.4）。早期特征为白细胞碎裂性血管炎，晚期损害中仅有少数中性粒细胞，而嗜酸性粒细胞、浆细胞浸润及纤维化更加明显。正是由于病变中存在嗜酸性粒细胞、IgG4 形成浆细胞及板层纤维化现象，提示至少有一部分面部肉芽肿属于 IgG4-RD 的皮肤型（见表 25.2）[21]。

## 鉴别诊断

面部肉芽肿的临床表现通常很特别，临床鉴别诊断包括淋巴瘤，节肢动物咬伤后反应，伴有嗜酸细胞的血管淋巴样增生，肿胀性红斑狼疮及其他一些肉芽肿性疾病（如结节病、麻风、玫瑰痤疮肉芽肿）。面部肉芽肿在组织病理上可能类似于类风湿样嗜中性皮病、伴有红斑狼疮的嗜中性皮病，上皮样血管瘤（即伴嗜酸性粒细胞增多的血管淋巴样增生），以及节肢动物咬伤后反应。也可以和持久隆起性红斑（erythema elevatum diutinum，EED）在临床和病理上相似。但是 EED 通常表现为多发性红褐色丘疹、斑块或结节，对称分布于四肢伸侧和臀部，特别好发于关节伸侧。EED 还可见明显的纤维化现象以及饱含脂质的巨噬细胞，而面部肉芽肿没有。

## 治疗

本病多发生于面部，故患者要求治疗较迫切。遗憾的是，面部肉芽肿常常对治疗抵抗。一线疗法通常是曲安西龙混悬液（2.5 ～ 5 mg/ml）皮损内注射。和其他难治性疾病一样，本病也有许多治疗经验报道：

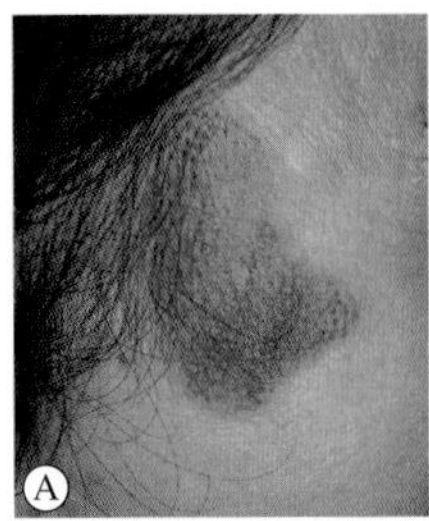


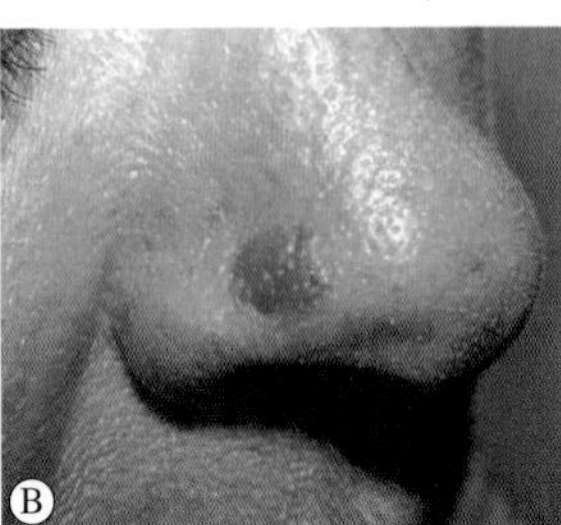


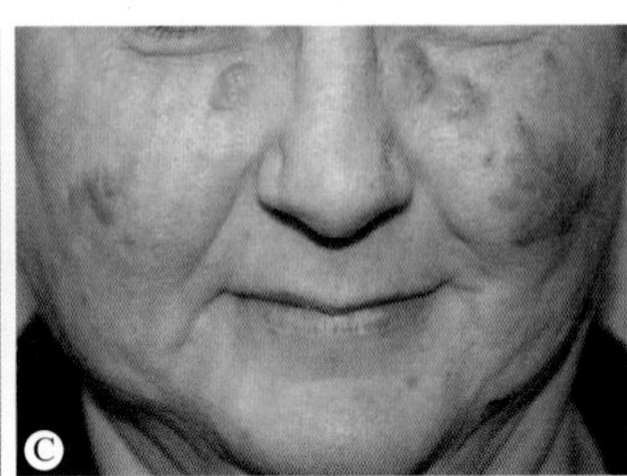


**图 25.3 面部肉芽肿。** 单发红褐色斑块位于侧脸颊部（A）和鼻部（B）。注意毛孔粗大且无鳞屑等继发损害。C. 较少见，患者表现为多发性斑块（C，Courtesy，Jeffrey P Callen，MD.）

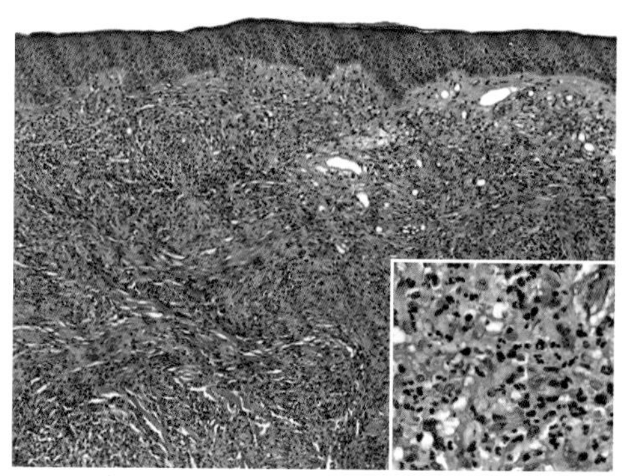

图 25.4 **面部肉芽肿**。真皮密集炎症浸润伴境界带。小图为淋巴细胞、嗜酸性粒细胞、中性粒细胞和浆细胞混合浸润（Courtesy，Lorenzo Cerroni，MD.）

如口服或外用氨苯砜，每日 150 mg，口服氯法齐明，每日 300 mg，局部 PUVA 以及外用钙调磷酸酶抑制剂（吡美莫司，他克莫司）。

有报道采用手术切除、冷冻、磨削、电外科和 $CO_2$ 激光或脉冲染料激光治疗本病，由于本病的炎症浸润太深，这些治疗都有形成瘢痕的危险。也有手术切除后皮损复发的报道。有文献报道采用针对疾病中存在较多血管成分的激光治疗方法，如 595 nm 脉冲染料激光，532 nm 钛氧磷酸钾（KTP）激光，使皮损有所改善。随着学术界逐步认识到面部肉芽肿和 IgG4-RD 有类似的特征，治疗上应考虑使用泼尼松，当然也要考虑针对这种局部皮肤病治疗方法的风险-获益比。

# 丘疹红皮病（Ofuji）

## 要点

- 多发生在老年男性。
- 泛发红褐色丘疹，自觉瘙痒，可广泛累及形成融合性红皮病，皱褶部位不受侵犯（“折叠椅”现象）是其特征。
- 慢性病程，周期性发作。
- 组织病理表现无特异性，淋巴组织细胞性炎症，伴有程度不等的嗜酸性粒细胞浸润。
- 三分之二以上患者出现外周血嗜酸性细胞增多、淋巴细胞减少，血清 IgE 水平升高。
- 合并恶性肿瘤（主要是 T 细胞淋巴瘤和胃癌），感染（包括 HIV 和丙型肝炎病毒），及药物反应。
- 通常对口服糖皮质激素或光疗有效，可以单独使用或者联合应用口服维 A 酸类药物。

## 历史

Ofuji 在 1984 年最早报道了丘疹红皮病[27]。

## 流行病学

迄今报道的丘疹红皮病大约有 100 例。约三分之二是日本老年男性，就诊时平均年龄为 72 岁。本病在欧美人中很少见，男女比约为 7 : 1。

## 发病机制

具体发病机制尚不清楚，可能是多因素性的。

## 临床特征

丘疹红皮病的皮损分布广泛，为扁平的红褐色瘙痒性丘疹，对称分布于躯干、四肢，有融合倾向。疾病呈周期性发作，形成红皮病表现，皱褶部位皮肤不受累，呈所谓“折叠椅”征。绝大多数患者外周血嗜酸性粒细胞增高，淋巴细胞减少以及血清 IgE 水平升高。通常合并外周淋巴结肿大。

表 25.3 列出了曾经报道过的合并疾病。最常见合并的恶性肿瘤是 T 细胞淋巴瘤和胃癌[28]。

## 病理学

缺乏特征。通常表皮正常，也可见轻度棘层肥厚，伴角化不全与轻微海绵形成。真皮浅中层有混合性淋巴组织细胞浸润，伴有数量不等的嗜酸性粒细胞及少量浆细胞。患者如合并 T 细胞淋巴瘤可见不典型淋巴细胞亲表皮现象，目前尚不明确将这类患者归类在本病还是蕈样肉芽肿。

## 鉴别诊断

丘疹红皮病在红皮病发作期临床表现非常突出，这类患者需要和引起红皮病的其他疾病进行鉴别，包括银屑病、皮肤 T 细胞淋巴瘤、特应性皮炎、毛发红糠疹

**表 25.3 丘疹红皮病：已经报道的并发症**

| 肿瘤 | 感染 |
|---|---|
| • 淋巴瘤：T 细胞淋巴瘤（最常见），霍奇金病，B 细胞淋巴瘤 | • 病毒：丙型肝炎病毒，HIV |
| • 白血病：慢性淋巴细胞白血病，急性髓性白血病 | • 真菌：表皮癣菌 |
| • 实体脏器恶性肿瘤：胃癌（最常见）、肺癌、大肠癌、肝细胞癌、前列腺癌、肾癌、喉癌 | • 寄生虫：类圆线虫病 |
| **药物** | **其他因素** |
| • 呋塞米，雷尼替丁，地达诺新（DDI），阿司匹林，异烟肼 | • 特应性皮炎 |

及药疹（见第 10 章）。皱褶部位皮肤不受累是本病的特点。患者皮损表现为扁平痒疹时，需要和扁平苔藓、慢性苔藓样糠疹、丘疹性湿疹以及丘疹样药疹相鉴别。

### 治疗

糖皮质激素系统给药常有效。有一篇综述报道了 PUVA 单独治疗或联合阿维 A（或阿维 A 酯）治疗效果显著，半数患者皮损完全消退，另外三分之一的患者病情改善[29]。此外，UVB 光疗、单独口服维 A 酸，环孢素以及硫唑嘌呤也有有效的报道。单独外用糖皮质激素一般无效。

## Wells 综合征

**同义名：**■嗜酸性蜂窝织炎（eosinophilic cellulitis）

### 要点

- 临床特点为复发性、痛性或瘙痒性斑块，早期水肿、后期质地坚硬。
- 组织病理真皮内弥漫的嗜酸性粒细胞和组织细胞浸润；无固定形 / 颗粒状物质，及表示嗜酸性细胞脱颗粒的“火焰征”。
- 火焰征也可见于其他有大量嗜酸性粒细胞浸润的疾病，不能以此做出诊断。
- Wells 综合征可以是一个独立的疾病，有时也可以是其他皮肤病的反应性表现，区分二者有时会很困难。有学者认为本病为激惹反应。
- 系统使用糖皮质激素后显著改善。

### 引言

Wells 综合征（Wells syndrome）病因不明，特征性临床表现为类似蜂窝织炎的斑块，早期水肿，后期坚硬。典型组织学表现为真皮弥漫的嗜酸性粒细胞浸润和特殊的“火焰征”（flame figure）。

### 历史

Wells 在 1971 年报道了第一例患者，命名为“复发性肉芽肿性皮炎伴有嗜酸性粒细胞增多”，后来将其更名为“嗜酸性蜂窝织炎”[30]。Spigel 和 Winkelmann[31]在 1979 年建议用报告者的名字命名为 Wells 综合征。

### 流行病学

至今已经报告了一百余例 Wells 综合征病例，发病年龄由新生儿到七十余岁不等。

### 发病机制

发病机制不清楚，可能是一种局部“激发因素”引起的超敏反应。包括蚊虫叮咬、药物、过敏性接触性皮炎、潜在骨髓增生性疾病、感染（如真菌、病毒和犬属弓蛔虫）。嗜酸性粒细胞活化显然在 Wells 综合征的发病中发挥主要作用。有研究提出在嗜酸性粒细胞增多患者（包括 Wells 综合征）中，IL-2 促使嗜酸性粒细胞脱颗粒[32]。这一假说基于以下发现：①从嗜酸性粒细胞增多症患者中分离到的嗜酸性粒细胞表达 IL-2 受体（CD25）α 链；② IL-2 增强血小板激活因子（PAF）的作用，后者刺激 $CD25^+$的嗜酸性粒细胞释放嗜酸性粒细胞阳离子蛋白。此外，Wells 综合征患者外周血淋巴细胞对蚊子唾液提取物反应异常升高。

### 临床特征

表现为反复发作的瘙痒和烧灼感，继而出现显著水肿的结节和斑块（图 25.5），呈环状或弧形，有时具有紫色边缘[34]。可发生水疱。损害初期为亮红色，随后变淡呈粉褐色、绿色、褐色或蓝灰色。斑块可变坚硬，常在 4 ～ 8 周消退。偶见丘疹与血疱。皮损最多见于四肢，也可以累及躯干。最常见的全身症状是周身不适，近四分之一患者出现发热。患者外周血嗜酸性粒细胞多升高。早期常被误诊为丹毒或急性蜂窝织炎。少数患者起病前有节肢动物叮咬的诱发病史。

### 病理学

真皮间质嗜酸性粒细胞浸润，混合以淋巴细胞和组织细胞（图 25.6）。浸润通常在真皮中深层更明显，有时累及皮下脂肪、筋膜和骨骼肌。真皮浅部也可受累，伴有明显的真皮乳头水肿，甚至形成表皮下水疱。也可见表皮海绵水肿和表皮内水疱。

真皮可见结构完整的嗜酸性粒细胞和嗜酸性颗粒。特征的火焰征由嗜酸性粒细胞颗粒蛋白包裹胶原

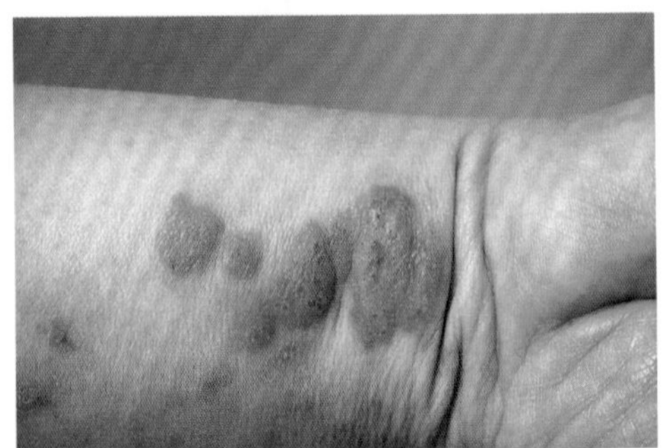

**图 25.5 Wells 综合征。**水肿型浅红色结节与斑块

纤维形成[35]（图 25.6，插入图）。间接免疫荧光检查可以将来源于嗜酸性颗粒的细胞外 eMBP1 定位于火焰征内[36]。火焰征周边可见组织细胞和少量多核巨细胞成栅栏状。火焰征是 Wells 综合征的特征，但并不是特异的[37]。其他因嗜酸细胞脱颗粒形成火焰征的疾病，包括节肢动物叮咬反应，疥疮以及口腔黏膜嗜酸性溃疡，以及个别少见的寄生虫感染病例（如盘尾丝虫病）、大疱性类天疱疮、增殖性天疱疮、嗜酸性肉芽肿伴多动脉炎（Churg-Strauss 综合征）。

## 鉴别诊断

Wells 综合征常具有独特的临床病理表现[38]。疾病早期与细菌性蜂窝织炎和丹毒相似。丹毒和细菌性蜂窝织炎的组织病理表现包括显著水肿，与 Wells 综合征类似，但这两个病通常以感染软组织内中性粒细胞浸润为主。鉴别诊断还包括其他原因引起的假性蜂窝织炎以及节肢动物叮咬后激惹反应等，见表 74.10。文献报道 Wells 综合征可以发生在慢性淋巴细胞白血病及非霍奇金淋巴瘤患者。

犬弓蛔虫及其他寄生虫感染可以出现类似于 Wells 综合征的临床和病理表现。当怀疑寄生虫感染时需要进行实验室检查，包括大便检验、血清 IgE 水平，特异性寄生虫抗体，以及特殊情况下粪便 PCR 检测。其他临床表现为荨麻疹性斑块和组织病理有真皮内弥漫嗜酸性粒细胞浸润的疾病，见表 25.1。Wells 综合征成熟皮损在临床上可以和硬斑病相似，但是病理上不同。

嗜酸性环形红斑（EAE）也需要鉴别，很多学者认为本病是 Wells 综合征的一种亚型。EAE 由于真皮内嗜酸性粒细胞浸润使得皮损外观呈环形和多环形，但很少见火焰征。

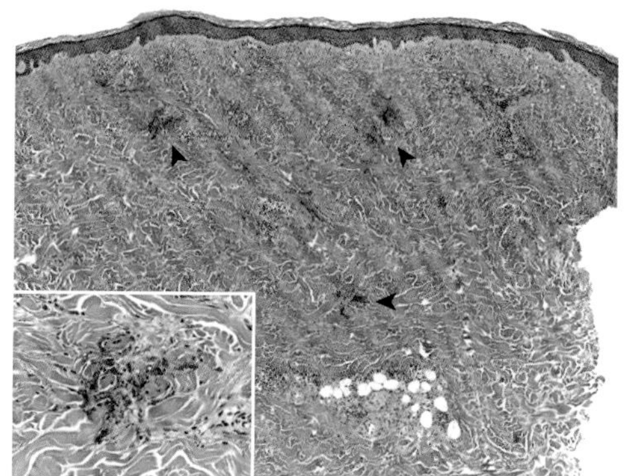

**图 25.6 Wells 综合征**。血管周围和间质嗜酸细胞炎症浸润。可见多处嗜酸细胞脱颗粒火焰征（箭头；插图）

## 治疗

开始治疗时患者每日服用泼尼松 10 ～ 80 mg，绝大多数可以在数日内病情显著缓解。1 个月后糖皮质激素开始减量，大多数患者耐受性好。复发者可以重复治疗。其他可以选择的药物包括米诺环素、秋水仙碱、抗疟药物、氨苯砜、灰黄霉素、α- 干扰素以及抗组胺药。有报道采用环孢素 1.25 ～ 2.5 mg/（kg · d）治疗 2 例患者 3 ～ 4 周取得缓解，并在随后的 10 个月内无复发。轻症患者也可以局部外用强效糖皮质激素治疗。

# 嗜酸性粒细胞增多综合征

### 要点

- 半数以上 HES 患者出现皮肤黏膜损害，主要为瘙痒性红斑、丘疹或结节，以及荨麻疹和血管性水肿；黏膜溃疡见于侵袭病程。
- 随着 *FIP1L1–PDGFRA* 融合基因（其蛋白产物是一种活化的酪氨酸激酶）的发现，嗜酸性粒细胞增多综合征（HES）的分类和治疗更精确。随后发现与本病相关其他少见的融合性基因和基因重排包括 PDGFRA、PDGFRB 以及 FGFR1，这些基因分别编码血小板生长因子受体 –α、血小板生长因子受体 –β 以及成纤维细胞生长因子受体 –1。
- 最近采纳了一个新的命名和分类标准，根据这个标准可以将这类疾病更加精确地分类为原发（肿瘤）性和继发（反应）性 HES。
- *FIP1L1–PDGFRA* 融合基因及其他基因异常（见上文）见于原发（肿瘤性）HES，包括嗜酸性粒细胞白血病。
- 继发（反应）性 HES 中的淋巴细胞性（淋巴样）亚型的特征是出现 T 细胞克隆增殖和产生 Th2 细胞因子，特别是 IL–5。
- 嗜酸性粒细胞在组织中持续存在可引起终末器官病变，如致死性心内膜心肌纤维化变以及血栓形成。

## 引言

“嗜酸性粒细胞增多综合征”（hypereosinophilic syndrome，HES）最早提出是在 20 世纪 60 年代晚期，指一类与嗜酸性粒细胞相关、具有共同临床特点的谱性疾病，50% 以上患者具有皮肤表现。20 世纪 90 年代，人们发现一部分 HES 患者具有 T 细胞克隆性增殖和 Th2 细胞因子产物（特别是 IL-5）增加。临床上发现一组 HES 患者对羟基脲、IFN 和甲磺酸伊马替尼（格列卫）治疗有效，后来的分子生物学研究探索了其机制。发现这部分患者携带 *FIP1L1-PDGFRA* 融合基因[39]，其蛋白产物为活化的酪氨酸激酶，对伊马替尼抑制效应的敏感性超过 CML 患者 BCR-ABL 激酶的 100 倍以上（见“发病机制”）。此后陆续发现了其他的异常基因[6]以及不同亚型的 HES（表 25.4）[40]，同时列出相应的治疗方案（图 25.7）[6]。

## 历史

1968 年之前，对那些具有明显血嗜酸性粒细胞增多而无寄生虫感染和过敏性疾病的患者诊断五花八门。同年 Hardy 和 Anderson 提出用“嗜酸性粒细胞增多综合征（HES）”命名。Chusid 和同事[41]在 1975 年提出了本病的诊断标准，并定义了 HES 的临床病谱。随后有人提出了 HES 的两个主要类型——淋巴细胞型和骨髓增生性。2011 年，来自不同领域的学者召开了“嗜酸细胞疾病与综合征工作会议”，并就本病的命名和分

**表 25.4 嗜酸性粒细胞增多综合征（HESs）及其他伴有嗜酸性细胞增多症（HE）疾病的诊断标准与分类。** 部分患者表现为外周血和（或）组织中嗜酸细胞增生症（HE），但是嗜酸细胞没有造成器官损伤 / 功能受损，这些患者归类在 $HE_N$（与 $HE_{SN}$ 重叠）、$HE_R$（与 $HE_{SR}$ 重叠）、未确诊 HE（$HE_{US}$）以及遗传（家族性）$HE_{FA}$，这些患者具有家族性聚集发病现象，但是不一定出现先天性免疫功能不全的症状与体征

**三个诊断标准**

1. • 外周血嗜酸性细胞增多症——定义为：> $1.5 \times 10^9$ 嗜酸性粒细胞 /L 血（> 1500/μl）*，间隔一个月及以上超过两次 **
   和（或）
   • 组织嗜酸细胞增多症定义为：
   - 骨髓切片中嗜酸性粒细胞在所有有核细胞中的计数百分比超过 20%
     和（或）
   - 病理学上存在广泛嗜酸性细胞组织内浸润
   - 在大多数组织中无论是否发现嗜酸性粒细胞浸润，均见到大量嗜酸性颗粒蛋白沉积
2. 组织嗜酸细胞增多症引起器官损伤和或 / 功能受损
3. 造成这种器官损伤的主要原因排除了其他疾病或情况

**HES 的类型（嗜酸性细胞增多症引起终末器官损伤）**

| 原发（肿瘤）性 HES［$HES_N$］ | 继发（反应）性 HES［$HES_{NR}$］ | 不明原因 HES |
|---|---|---|
| • 干细胞、骨髓细胞或嗜酸性细胞潜在性肿瘤（WHO 分类）<br>• 嗜酸性细胞为克隆性（判断或证实）***<br>• 好发于男性，心内膜炎；黏膜溃疡示意预后差<br>• 部分患者血清胰蛋白酶和维生素 $B_{12}$ 水平升高，组织纤维化，脾大，骨髓活检 $CD25^+$ 和不典型肥大细胞数量增加 † | • 潜在性炎症，肿瘤或其他疾病<br>• 嗜酸性细胞增多系细胞因子趋化所致，而非克隆性增生<br>• 淋巴细胞（淋巴样）亚型存在克隆性 T 细胞生成 Th2 细胞因子 | • 尚不能确认引起嗜酸细胞增生症属于反应性还是增生性 |

**伴有嗜酸性细胞增多症的其他综合征和疾病**

| 特异的综合征（常伴有皮肤表现） | 嗜酸性粒细胞相关单器官疾病（皮肤和筋膜疾病见表 25.1） |
|---|---|
| • 阵发性血管性水肿伴嗜酸性粒细胞升高（Gleich 综合征）<br>• 结节，嗜酸性粒细胞增多，风湿，皮炎及水肿（NERDS）综合征<br>• 嗜酸性肉芽肿伴多动脉炎（Churg-Strauss 综合征）<br>• 嗜酸性粒细胞增多肌痛综合征及中毒性油脂综合征（历史报道）<br>• Omenn 综合征<br>• 高 IgE 综合征伴 *STAT3* 及 *DOCK8* 突变<br>• IgG4- 相关疾病 | • 嗜酸细胞性胃肠病—嗜酸细胞性食道炎，胃肠炎，结肠炎，胰腺炎，及肝炎；嗜酸细胞性腹水<br>• 嗜酸细胞性肺病—嗜酸细胞性哮喘，气管炎，胸膜炎，鼻窦炎（鼻息肉）<br>• 嗜酸细胞性泌尿生殖道疾病—肾炎，膀胱炎，子宫内膜炎，子宫肌炎<br>• 其他嗜酸细胞性疾病—乳腺炎，心肌炎，滑膜炎，眼病 |

* 嗜酸性细胞增多定义为（0.5 ～ 1.5）$\times 10^9$ 嗜酸细胞 /L 血。
** 疾病一旦累及重要器官引起终末器官损伤，HES 诊断需迅速确立以免延误治疗。
*** *FIP1L1-PDGFRA* 融合基因及其他发生在 *PDGFRB* 或 *FGFR1* 分别编码血小板源生长因子受体 -β 及成纤维细胞生长因子受体 -1；包括嗜酸性细胞白血病，可以出现其他细胞遗传学异常。
† 在 WHO 肥大细胞增生症分类中，这些患者（具有 *FIP1L1-PDGFRA* 融合基因）被分类在系统性肥大细胞增生症伴非肥大细胞克隆的造血系统增生疾病（AHNMD）。
Adapted from ref 40

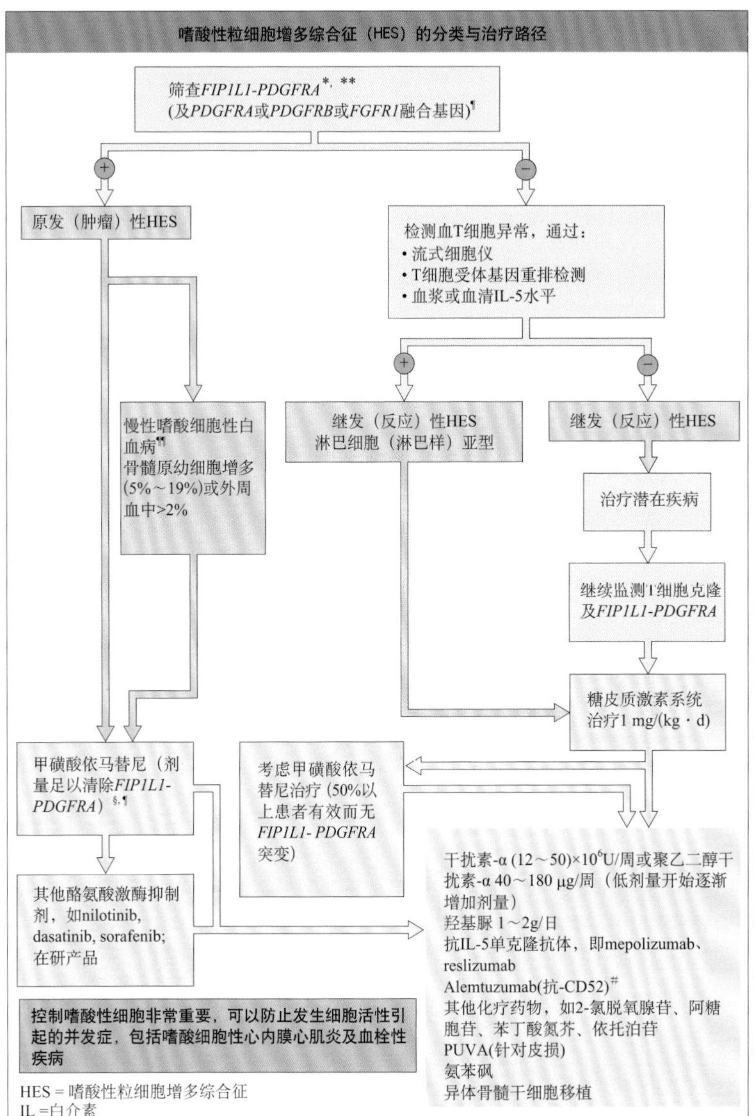


**图 25.7　嗜酸性粒细胞增多综合征（HES）的分类与治疗路径。**

* 4 号染色体发生 800 kb 碱基缺失产生一个融合基因，其组成部分分别是血小板源性生长因子受体 α 基因（*PDGFRA*），可以编码酪氨酸激酶功能区域，连接到一个类似 *Fip1* 且功能上不清楚的基因上，组成的结构是编码啤酒酵母（*Saccharomyces cerevisiae*）多聚腺苷酸化复合体的构成部分。其编码的蛋白质产物是一种活化的酪氨酸激酶，这是依马替尼等酪氨酸激酶抑制物的靶物质。筛查基因时可以采用外周血标本和逆转录 PCR 检测或者荧光原位杂交（FISH）技术。

** 排除伴有嗜酸性粒细胞增多的血液疾病时需要进行骨髓活检细胞遗传学分析。可能会观察到骨髓巨噬细胞增多和血清胰蛋白酶增加。

¶ *PDGFRB* 和 *FGFR1* 分别编码血小板源性生长因子受体 - β 及成纤维细胞生长因子受体 -1；患者如表现为 *PDGFRA* 或 *PDGFRB* 异常，则对依马替尼治疗有效，而 *FGFR1* 则不同。

¶¶ 可以有其他克隆细胞遗传学和分子遗传学异常；若出现嗜酸性粒细胞增多，即使没有原幼细胞增多也可以做出诊断。

§ 如心脏受累需系统加用糖皮质激素 .

\# CD52 在正常或恶性 B 和 T 细胞肿瘤细胞、NK 细胞、单核细胞，巨噬细胞以及嗜酸性粒细胞表面均有表达

类标准达成了共识[6, 40]，要点是界定了“嗜酸细胞增多症”的标准为＞ $1.5\times10^9$ 个嗜酸性粒细胞 /L 血液，以及“嗜酸粒细胞增多”为（0.5 ～ 1.5）$\times10^9$ 个嗜酸性粒细胞 /L 血液，同时详细定义了原发性（肿瘤性）和继发性（反应性）HES 以及继发性 HES 不同亚型的标准。此外，还定义了不明原因遗传性嗜酸细胞增多症和单纯性嗜酸细胞增多[40]。

## 流行病学

HES 在世界各地都有报道。25% 以上患者为继发（反应）性，两性发病均等；但 *FIP1L1-PDGFRA* 阳性 / 其他基因突变的原发（肿瘤）性 HES 明显男性好发（＞ 90%，仅有个别女性病例报道）。HES 可以发生在包括儿童在内的所有年龄组，但主要见于成人。不同 HES 亚型的平均发病年龄不详，部分原因是由于诊断延误。近来随着疾病标记物的发现，HES 的早期诊断已较先前更加准确。

原发（肿瘤）性 HES 包括嗜酸性粒细胞白血病，后者可能有多种细胞遗传学异常[6]。携带 *FIP1L1-PDGFRA*

融合基因者可以视为慢性嗜酸性粒细胞白血病患者，其中部分患者可以呈现侵袭性发展，转化为急性白血病[6]。继发（反应）性 HES 有发展为淋巴瘤的风险。

## 发病机制

嗜酸性粒细胞在各种类型的 HES 中均通过其产物造成终末器官损伤（见图 25.1）。临床病情的改善常伴有嗜酸性粒细胞计数降低[42]。虽然原发性和继发性 HES 的发病机制已经比较清楚（见下文），但其病因可能有所不同[40]。表现为阵发性血管性水肿和嗜酸性粒细胞增多（即 Gleich 综合征）以及同时出现皮肤结节（nodules）、嗜酸性粒细胞增多（eosinophilia）、风湿病（rheumatism）、皮炎（dermatitis）和水肿（swelling）的患者（称 NERDS 综合征）通常存在克隆性 T 细胞（见表 25.4）。因此，如图 25.7 所示，如果患者既不是原发性又不是继发性 HES，则需要持续监测其是否发生 T 细胞克隆性增殖或细胞遗传学异常。

### 继发（反应）性 HES

继发（反应）性 HES 患者体内存在引起嗜酸细胞增多症的潜在炎症性、肿瘤性或其他疾病。本型患者的嗜酸细胞不具有克隆性，而淋巴细胞表现为异常的克隆性增殖，通常具有独特的表型，可以先出现或后期出现如 $CD3^+CD4^-CD8^-$ 或 $CD3^-CD4^+$。这些 T 细胞活化后分泌产生 Th2 类细胞因子（IL-5、IL-4、IL-13）。其中 IL-5 诱导产生嗜酸性粒细胞生成素继而活化嗜酸性粒细胞，后者释放毒性颗粒内容物。IL-2 可能还通过增强血小板激活因子刺激嗜酸性粒细胞释放颗粒蛋白发挥作用（见上文）[30]。继发性 HES 患者血 IgE 水平升高常伴有嗜酸性粒细胞增多，这可能导致 IL-4 和 IL-13 生成。患者常有剧烈瘙痒，出现湿疹、红皮病和（或）荨麻疹和血管性水肿。

总体来说，继发性 HES 通常为良性过程，且 T 细胞克隆保持多年稳定，但是 $CD3^-CD4^+$T 细胞和其他克隆性 T 细胞可能发生转化发展成为淋巴瘤。因此，这类患者要视为癌前或恶性 T 细胞淋巴瘤，需密切观察[43]。

### 原发（肿瘤）性 HES

原发（肿瘤）性 HES 包括嗜酸性粒细胞白血病和携带 *FIP1L1-PDGFRA* 融合基因的患者，此融合基因是由于染色体 4q12 上 800 kb 碱基缺失所致，这一特征可以视为慢性嗜酸性粒细胞白血病的证据（见图 25.7）。采用比较敏感的反转录 RT-PCR 和荧光素原位杂交（FISH）探针技术可以检测这种缺失。缺失引起的融合基因形成了血小板来源生长因子受体 α 基因（*PDGFRA*），其编码酪氨酸激酶功能区域连接到一个类似 *Fip1* 的基因上，组成的结构是编码啤酒酵母（*Saccharomyces cerevisiae*）多聚腺苷酸化复合体的重要构成成分。其编码的蛋白质产物是一种有活性的酪氨酸激酶，能够在体内和体外转化造血细胞，其作用与由［t（9;22）］移位产生的 BCR-ABL 激酶类似，后者即引起慢性髓细胞白血病（CML）的费城染色体。这一分子生物学发现很好地解释了临床观察到一组 HES 患者采用伊马替尼（格列卫®）治疗有效。后者是一种酪氨酸激酶抑制剂，最早用于 CML 治疗（见“治疗”）[44-45]。

本病还可以表现为其他一些罕见的融合基因或基因重排，已经报道原发性 HES 可以合并 *PDGFRA*、*PDGFRB*（编码血小板来源生长因子受体 - β），以及 *FGFR1*（编码成纤维细胞生长因子受体 1）[6]。依马替尼对携带 *PDGFRA* 和 *PDGFRB* 融合基因的患者具有很好的疗效，但是对携带 *FGFR1* 融合基因的患者无效。遗憾的是，部分 HES 患者开始时用伊马替尼治疗有效，后期由于发生了 *Thr674I* 突变（发作期）或者出现 *S601P/L629P* 串联基因突变（慢性期）而出现了治疗抵抗，这种现象在 CML 同样存在，机制在于 BCR-ABL（如 T315I）形成了新的突变。

部分 HES 患者血清胰蛋白酶水平升高，骨髓活检见异形纺锤状肥大细胞增多（见表 25.4）[47]。患者合并脾肿大、心内膜心肌纤维化、心肌病以及血清维生素 $B_{12}$ 水平升高，有些还发生黏膜溃疡。但是这些患者并没有系统性肥大细胞增生症的临床表现，即组织内肥大细胞聚集和 *c-KIT* 突变。这些具有 *FIP1L1-PDGFRA* 融合基因的患者用伊马替尼治疗有效。在世界卫生组织（WHO）肥大细胞增生症分类中，这些患者归类为系统性肥大细胞增生症伴造血系统非肥大细胞系细胞克隆性疾病（associated clonal hematological non-mast cell-lineage disease，AHNMD）（见第 118 章），但也有学者认为应将至归类为 HES 的一个亚型。还有的患者在肥大细胞和中性粒细胞以及单核细胞中检测到 *FIP1L1-PDGFRA* 融合基因，这是一个有趣的发现，因为许多 HES 患者有明显的中性粒细胞增多。目前，还不清楚这种疾病发生的是细胞系独立的突变，还是前体细胞的突变。

## 临床特征

HES 的诊断标准见表 25.4。患者症状和体征取决于嗜酸性粒细胞浸润累及的器官系统，半数以上患者出现皮肤黏膜损害。皮肤表现从发生于躯干、四肢的瘙痒性红斑、丘疹、斑块或结节，到荨麻疹和血管性水肿[48-49]。原发性HES发生口咽部和生殖器部位溃疡常常代表预后不佳，如不治疗，半数以上患者在2年之内死亡[50]。近期报道显示这些患者对伊马替尼治疗非常有效。其他皮肤表现包括离心性环状红斑样损害、网状紫癜、网状青斑以及浅表性血栓静脉炎。这类血栓性疾病几乎仅见于原发性HES。

继发（反应）性HES的淋巴细胞亚型患者，除淋巴结肿大外，常出现剧烈瘙痒、皮炎、红皮病和（或）荨麻疹以及血管性水肿。继发性HES患者很少发生心内膜纤维化。而原发（肿瘤）性HES通常表现为发热、体重下降、乏力、不适和皮损，伴有血清维生素$B_{12}$水平和血清胰蛋白酶水平增高[51]。心脏累及常见，表现为血栓形成、逐渐进展的心内膜下纤维化和限制型心肌病。腱索牵拉可造成二尖瓣和三尖瓣关闭不全。肝脾肿大是其特征。肺和中枢及周围神经系统亦可受累，肾受累较少见。

血嗜酸性粒细胞持续增高的患者可以发展成嗜酸性细胞心内膜心肌病，因此这类HES需要定期做超声心动检查。患者还可以发生栓塞病，尤其容易发生在疾病的血栓期，出现紧急病情甚至引起严重并发症。发生血栓性疾病早期可以在皮肤上出现瘀点出血及甲褶梗死等征兆表现。当然，也有HES患者尽管没有明显的血嗜酸性粒细胞升高，而发生了心内病变的报道。

## 病理学

HES皮肤损害的组织病理表现呈非特异性，且随着取材皮损的不同而有所不同。荨麻疹损害的组织病理表现类似荨麻疹，如血管周围或间质内淋巴细胞、嗜酸性粒细胞及偶有中性粒细胞浸润。丘疹或斑块部位活检有时表现为海绵水肿和真皮浸润，且几乎总是包含一定数量的嗜酸性粒细胞。有时可见火焰征。用特殊嗜酸性粒细胞颗粒蛋白进行免疫组化或免疫荧光染色，在伴有嗜酸性粒细胞升高和出现黏膜溃疡以及发作性血管性水肿的HES患者病变中可以发现广泛的颗粒蛋白沉积，有时在组织中却找不到结构完整的嗜酸性粒细胞。在NERDS综合征患者的滑膜组织中也可以发现类似的现象。HES患者在网状紫癜和坏死皮损处取材可见真皮血管血栓形成。

## 鉴别诊断

HES的鉴别诊断包括其他有明显嗜酸性粒细胞浸润的皮肤病（见表25.1），和表现有嗜酸性粒细胞脱颗粒，但没有见到完整形态嗜酸性粒细胞浸润的皮肤病。嗜酸性粒细胞脱颗粒的主要方式是通过细胞溶解，嗜酸性粒细胞浸润进入组织后，迅速或在浸润过程中发生溶解。依据是组织学上无法辨别细胞的形态，但在组织中存在颗粒成分沉积（即eMBP1），另外电镜可以观察到细胞成分。

与Wells综合征不同，原发性HES患者可能合并更多的系统疾病，伴有发热、多器官受累的症状和体征。在HES皮肤损害中可见到真皮内火焰征。嗜酸性肉芽肿伴多动脉炎（EGPA，Churg-Strauss综合征）在临床上可能与HES相似，有作者认为这是一种HES相关性疾病，EGPA患者合并哮喘和显著的IgG4和IgE升高（见第24章）[53]。此外，EGPA患者有小、中等大小血管的脉管炎，而血管炎在HES患者非常少见。但患者出现血栓时可以产生类似于血管炎的皮损。

寄生虫感染与寄生也出现类似于HES的表现。曾经到访流行地区或可疑食物接触史可提示肠蠕虫病，这些患者需要进行抗圆线虫抗体血清检查，及连续三次粪便虫卵和寄生虫检查。血清总IgE高于500 IU/ml也见于蠕虫感染。不当使用糖皮质激素或免疫抑制剂治疗粪小杆线虫感染有可能造成严重后果，甚至致死。

皮疹表现为孤立荨麻疹性斑块，伴或不伴血管性水肿，鉴别诊断包括荨麻疹。这类患者若发现存在内脏累及，则支持HES的诊断。另外，HES合并阵发性血管性水肿时和遗传性或获得性血管性水肿的临床表现相类似，要根据补体化验结果帮助鉴别诊断（见图18.19）。另外，遗传性血管性水肿患者有家族史，偶尔，患者外周血嗜酸性粒细胞计数可与HES一样高。

继发（反应）性HES常见瘙痒性皮肤损害，呈湿疹样。鉴别诊断包括特应性皮炎、接触性皮炎、药疹、细菌或真菌感染的皮疹反应，及其他类型T细胞淋巴瘤。

## 治疗

随着*FIP1L1-PDGFRA*融合基因的发现，对HES有了新的临床分类和治疗方案，见图25.7。如果患者携带*FIP1L1-PDGFRA*融合基因或其他基因包括*PDGFRA*或*PDGFRB*的异常，可以使用伊马替尼治疗。伊马替尼是2-苯胺嘧啶酪氨酸激酶抑制剂，通过结合于融合酪氨酸激酶ATP结合位点的氨基酸上发挥作用，稳定灭活的非ATP结合型*FIP1L1-PDGFRA*融合蛋白，阻止融合蛋白自磷酸化和其他底物磷酸化，从而终止与嗜酸性粒细胞增殖和活化相关基因的信号级联。伊马替尼治疗有效剂量不同，依赖于不同患者的敏感性，及所给剂量抑制突变克隆的能力。经证实，伊马替尼有效剂量从 400 mg/d 到 100 mg/w 或更低。大多数具有融合基因的患者经伊马替尼治疗均可获得血液学缓解。控制病情后还需要维持治疗，以避免病情复发。由于心内膜心肌病可在开始治疗后数日内恶化加重，需监测患者血清肌钙蛋白和 N- 端脑钠素前体多肽（NT-proBNP）水平。此外，还要给患者事先及联合应用糖皮质激素，以维持心脏功能。

继发性 HES 的治疗要点是发现和治疗潜在性疾病。如果治疗潜在疾病无效，且患者并无 *PDGFRA* 或 *PDGFRB* 融合基因，则需要给予糖皮质激素治疗。一般而言，起始剂量泼尼松 1 mg/（kg · d）效果较好，可使约 70% 患者外周血嗜酸性粒细胞恢复到正常水平。随着嗜酸性粒细胞数下降，患者心脏状况得到改善。如果患者对单用激素治疗无效或出现明显的长期副作用，推荐以下几种治疗方案（见图 25.7）。有的患者并无 *FIP1L1-PDGFRA* 融合基因，经伊马替尼治疗后可以部分缓解，其机制尚不清楚。可能是一些患者存在尚未被发现的特殊形式 *PDGFRA* 或 *PDGFRB* 基因重排，尤其是那些取得完全缓解的罕见病例很可能如此[46]。因此伊马替尼的确是治疗本病的一个良药，它的安全性也很好。

干扰素（IFN）-α［（12 ～ 50）$\times 10^6$ U/ 周］治疗原发性或继发性 HES 均有一定疗效。作用机制可能是通过抑制骨髓增生及改善细胞因子环境抑制 Th2 辅助细胞功能（包括降低 IL-5 水平）发挥作用。部分患者可以采用每周一次聚乙二醇干扰素治疗（聚乙二醇干扰素 -α），患者可以很好耐受。携带 *FIP1L1-PDGFRA* 融合基因的患者给予干扰素长期治疗获得临床与分子生物学缓解，提示 IFN-α 可能通过某种未知的途径影响了疾病。有一项体外实验发现，IFN-α 对 $CD3^-$ $CD4^+$ 具有生长抑制因子样作用，给患者使用 IFN-α 有可能减少糖皮质激素用量。

Mepolizumab 和 Reslizumab 是两个抗人 IL-5 单克隆抗体，已经获准用于治疗哮喘，已有人用于治疗 HES。研究发现经 mepolizumab 治疗后，患者淋巴细胞生成的 IL-5 水平显著降低，同时 Th2 细胞因子较治疗前明显下降（如 IL-13、IL-10）[54]。在一项随机双盲安慰剂对照研究中，85 例 *FIP1L1-PDGFRA* 阴性患者在用药之前已经接受了泼尼松治疗（20 ～ 60 mg/ 日），再给予 mepolizumab（750 mg IV，每 4 周一次，连续 9 次），结果约 2/3 患者（84% *vs.* 43%）的激素剂量成功减量到安全水平（≤ 10 mg/ 日）[55]。另外也可以选择其他激酶抑制剂（如 nilotinib、dasatinib、sorafenib）作为本病的替代治疗，尤其是对那些经伊马替尼治疗失败，或者由于基因突变（如 *FIP1L1-PDGFRA* 基因中出现 T674I）形成耐药的患者[46]。

无论单独治疗还是联合治疗，对本病而言治疗的主要目标是缓解症状和将患者外周血嗜酸性粒细胞数量减少到（1 ～ 2）$\times 10^9$/L 或以下。HES 患者需要经常监控、防治内脏器官尤其是心脏侵犯。总之，HES 的 5 年存活率为 80%，本病的首要致死原因是充血性心力衰竭，其次是败血症。单独使用糖皮质激素治疗失败的患者预后更差。

（刘　洁译　王宝玺审校）

# 参考文献

1. Leiferman KM, Beck LA, Gleich GJ. Regulation of the production and activation of eosinophils. In: Goldsmith LA, Katz SI, Gilchrest BA, et al., editors. Fitzpatrick's Dermatology in General Medicine. 8th ed. New York: McGraw-Hill Medical; 2012. p. 351–62.
2. Rothenberg ME, Hogan SP. The eosinophil. Annu Rev Immunol 2006;24:147–74.
3. Blanchard C, Rothenberg ME. Biology of the eosinophil. Adv Immunol 2009;101:81–121.
4. Kita H. Eosinophils: multifaceted biological properties and roles in health and disease. Immunol Rev 2011;242:161–77.
5. Dulkys Y, Schramm G, Kimmig D, et al. Detection of mRNA for eotaxin-2 and eotaxin-3 in human dermal fibroblasts and their distinct activation profile on human eosinophils. J Invest Dermatol 2001;116:498–505.
6. Valent P, Gleich GJ, Reiter A, et al. Pathogenesis and classification of eosinophil disorders: a review of recent developments in the field. Expert Rev Hematol. 2012;5:157–76.
7. Nussbaum JC, Van Dyken SJ, von Moltke J, et al. Type 2 innate lymphoid cells control eosinophil homeostasis. Nature 2013;502:245–8.
8. Salimi M, Barlow JL, Saunders SP, et al. A role for IL-25 and IL-33-driven type-2 innate lymphoid cells in atopic dermatitis. J Exp Med 2013;210:2939–50.
9. Roediger B, Kyle R, Yip KH, et al. Cutaneous immunosurveillance and regulation of inflammation by group 2 innate lymphoid cells. Nat Immunol 2013;14:564–73.
10. Spits H. Group 2 innate lymphoid cells show up in the skin. Immunol Cell Biol 2013;91:390–2.
11. Mjosberg J, Spits H. Type 2 innate lymphoid cells-new members of the "type 2 franchise" that mediate allergic airway inflammation. Eur J Immunol 2012;42:1093–6.
12. Lloyd CM, Saglani S. Eosinophils in the spotlight: Finding the link between obesity and asthma. Nat Med 2013;19:976–7.
13. Walker JA, Barlow JL, McKenzie AN. Innate lymphoid cells–how did we miss them? Nat Rev Immunol 2013;13:75–87.
14. Molofsky AB, Nussbaum JC, Liang HE, et al. Innate lymphoid type 2 cells sustain visceral adipose tissue eosinophils and alternatively activated macrophages. J Exp Med 2013;210:535–49.
15. Lee JJ, Protheroe CA, Luo H, et al. Eosinophil-dependent skin innervation and itching following contact toxicant exposure in mice. J Allergy Clin Immunol 2015;135:477–87.
16. Foster EL, Simpson EL, Fredrikson LJ, et al. Eosinophils increase neuron branching in human and murine skin and in vitro. PLoS ONE 2011;6:e22029.
17. Mansson A, Cardell LO. Role of atopic status in Toll-like receptor (TLR)7- and TLR9-mediated activation of human eosinophils. J Leukoc Biol 2009;85:719–27.
18. Guma M, Firestein GS. IgG4-related diseases. Best Pract Res Clin Rheumatol 2012;26:425–38.
19. Wigley JE. Eosinophilic Granuloma. ? Sarcoid of Boeck. Proc R Soc Med 1945;38:125–6.
20. Pinkus H. Facial granuloma. Dermatologica 1952;105:85–99.
21. Cesinaro AM, Lonardi S, Facchetti F. Granuloma faciale: a cutaneous lesion sharing features with IgG4-associated sclerosing diseases. Am J Surg Pathol 2013;37:66–73.
21a. Kavand S, Lehman JS, Gibson LE. Granuloma faciale and erythema elevatum diutinum in relation to immunoglobulin G4-related disease: an appraisal of 32 cases. Am J Clin Pathol 2016;145:401–6.
22. Smoller BR, Bortz J. Immunophenotypic analysis suggests that granuloma faciale is a gamma-interferon-mediated process. J Cutan Pathol 1993;20:442–6.
23. Pedace FJ, Perry HO. Granuloma faciale. A clinical and histopathologic review. Arch Dermatol 1966;94:387–95.
24. Ortonne N, Wechsler J, Bagot M, et al. Granuloma faciale: a clinicopathologic study of 66 patients. J Am Acad Dermatol 2005;53:1002–9.
25. Rusin LJ, Dubin HV, Taylor WB. Disseminated granuloma faciale. Arch Dermatol 1976;112:1575–7.
26. De D, Kanwar AJ, Radotra BD, Gupta S. Extrafacial granuloma faciale: report of a case. J Eur Acad Dermatol Venereol 2007;21:1284–6.
27. Ofuji S, Furukawa F, Miyachi Y, Ohno S. Papuloerythroderma. Dermatologica 1984;169:125–30.
28. Teraki Y, Aso Y, Sato Y. High incidence of internal malignancy in papuloerythroderma of Ofuji: a case

series from Japan. Dermatology 2012;224:5–9.
29. Mutluer S, Yerebakan O, Alpsoy E, et al. Treatment of papuloerythroderma of Ofuji with Re-PUVA: a case report and review of the therapy. J Eur Acad Dermatol Venereol 2004;18:480–3.
30. Wells GC, Smith NP. Eosinophilic cellulitis. Br J Dermatol 1979;100:101–9.
31. Spigel GT, Winkelmann RK. Wells' syndrome. Recurrent granulomatous dermatitis with eosinophilia. Arch Dermatol 1979;115:611–13.
32. Simon HU, Plotz S, Simon D, et al. Interleukin-2 primes eosinophil degranulation in hypereosinophilia and Wells' syndrome. Eur J Immunol 2003;33:834–9.
33. Koga C, Sugita K, Kabashima K, et al. High responses of peripheral lymphocytes to mosquito salivary gland extracts in patients with Wells' syndrome. J Am Acad Dermatol 2010;63:160–1.
34. Fisher GB, Greer KE, Cooper PH. Eosinophilic cellulitis (Wells' syndrome). Int J Dermatol 1985;24:101–7.
35. Brehmer-Andersson E, Kaaman T, Skog E, Frithz A. The histopathogenesis of the flame figure in Wells' syndrome based on five cases. Acta Derm Venereol 1986;66:213–19.
36. Peters MS, Schroeter AL, Gleich GJ. Immunofluorescence identification of eosinophil granule major basic protein in the flame figures of Wells' syndrome. Br J Dermatol 1983;109:141–8.
37. Leiferman KM, Peters MS. Reflections on eosinophils and flame figures: where there's smoke there's not necessarily Wells syndrome. Arch Dermatol 2006;142:1215–18.
38. Aberer W, Konrad K, Wolff K. Wells' syndrome is a distinctive disease entity and not a histologic diagnosis. J Am Acad Dermatol 1988;18:105–14.
39. Gotlib J, Cools J, Malone JM III, et al. The FIP1L1–PDGFRalpha fusion tyrosine kinase in hypereosinophilic syndrome and chronic eosinophilic leukemia: implications for diagnosis, classification, and management. Blood 2004;103:2879–91.
40. Valent P, Klion AD, Horny HP, et al. Contemporary consensus proposal on criteria and classification of eosinophilic disorders and related syndromes. J Allergy Clin Immunol 2012;130:607–12.e9.
41. Chusid MJ, Dale DC, West BC, Wolff SM. The hypereosinophilic syndrome: analysis of fourteen cases with review of the literature. Medicine (Baltimore) 1975;54:1–27.
42. Gleich GJ. Mechanisms of eosinophil-associated inflammation. J Allergy Clin Immunol 2000;105:651–63.
43. Roufosse F, Weller PF. Practical approach to the patient with hypereosinophilia. J Allergy Clin Immunol 2010;126:39–44.
44. Gleich GJ, Leiferman KM, Pardanani A, et al. Treatment of hypereosinophilic syndrome with imatinib mesilate. Lancet 2002;359:1577–8.
45. Gleich GJ, Leiferman KM. The hypereosinophilic syndromes: still more heterogeneity. Curr Opin Immunol 2005;17:1–6.
46. Gotlib J. Tyrosine kinase inhibitors in the treatment of eosinophilic neoplasms and systemic mastocytosis. Hematol Oncol Clin N Am 2017;31:643–61.
47. Pardanani A, Brockman SR, Paternoster SF, et al. FIP1L1–PDGFRA fusion: prevalence and clinicopathologic correlates in 89 consecutive patients with moderate to severe eosinophilia. Blood 2004;104:3038–45.
48. Kazmierowski JA, Chusid MJ, Parrillo JE, et al. Dermatologic manifestations of the hypereosinophilic syndrome. Arch Dermatol 1978;114:531–5.
49. Leiferman KM, Gleich GJ, Peters MS. Dermatologic manifestations of the hypereosinophilic syndromes. Immunol Allergy Clin North Am 2007;27:415–41.
50. Leiferman KM, O'Duffy JD, Perry HO, et al. Recurrent incapacitating mucosal ulcerations. A prodrome of the hypereosinophilic syndrome. JAMA 1982;247:1018–20.
51. Curtis C, Ogbogu P. Hypereosinophilic syndrome. Clin Rev Allergy Immunol 2016;50:240–51.
52. Ogbogu PU, Bochner BS, Butterfield JH, et al. Hypereosinophilic syndrome: a multicenter, retrospective analysis of clinical characteristics and response to therapy. J Allergy Clin Immunol 2009;124:1319–25.
53. Vaglio A, Buzio C, Zwerina J. Eosinophilic granulomatosis with polyangiitis (Churg-Strauss): state of the art. Allergy 2013;68:261–73.
54. Plotz SG, Simon HU, Darsow U, et al. Use of an anti-interleukin-5 antibody in the hypereosinophilic syndrome with eosinophilic dermatitis. N Engl J Med 2003;349:2334–9.
55. Rothenberg ME, Klion AD, Roufosse FE, et al., for the Mepolizumab HES Study Group. Treatment of patients with the hypereosinophilic syndrome with mepolizumab. N Engl J Med 2008;358:1215–28.
56. Hebert AA, Esterly NB. Annular erythema of infancy. J Am Acad Dermatol 1986;14:339–43.
57. Rueda RA, Valencia IC, Covelli C, et al. Eosinophilic, polymorphic, and pruritic eruption associated with radiotherapy. Arch Dermatol 1999;135:804–10.
58. Chen KR, Pittelkow MR, Su D, et al. Recurrent cutaneous necrotizing eosinophilic vasculitis. A novel eosinophil-mediated syndrome. Arch Dermatol 1994;130:1159–66.
59. Resneck JS Jr, Van Beek M, Furmanski L, et al. Etiology of pruritic papular eruption with HIV infection in Uganda. JAMA 2004;292:2614–21.
60. Ackerman AB. Urticarial allergic eruption. In: Ackerman AB, editor. Histologic Diagnosis of Inflammatory Skin Diseases. 1st ed. Philadelphia: Lea & Febiger; 1978. p. 181–3.
61. Nir MA, Westfried M. Hypereosinophilic dermatitis. A distinct manifestation of the hypereosinophilic syndrome with response to dapsone. Dermatologica 1981;162:444–50.
62. Sulzberger MB, Garbe W. Nine cases of a distinctive exudative discoid and lichenoid chronic dermatosis. Arch Dermatol Syphilol. 1937;36:247–72.
63. Jacyk WK, Simson IW, Slater DN, Leiferman KM. Pachydermatous eosinophilic dermatitis. Br J Dermatol 1996;134:469–74.
64. Rosen T, Algra RJ. Papular eruption in black men. Arch Dermatol 1980;116:416–18.
65. Kossard S, Hamann I, Wilkinson B. Defining urticarial dermatitis: a subset of dermal hypersensitivity reaction pattern. Arch Dermatol 2006;142:29–34.
66. Stone JH, Zen Y, Deshpande V. IgG4-Related Disease. N Engl J Med 2012;366:539–51.

# 第 26 章　嗜中性皮病

Mark D. P. Davis，Samuel L. Moschella

嗜中性皮病（neutrophilic dermatoses）是由一组性质各异但互相关联的疾病组成[1]，它们在组织病理学上高度重叠，且发病机制和治疗方法类似。这组疾病常与潜在的内脏疾病相关，具有很高的发病率和死亡率。组织学上，特征性表现为血管周围和弥漫的中性粒细胞浸润，而没有任何明确的感染因素（表 26.1）。皮肤表现多样，可为风团样斑块、疱疹脓疱或结节、溃疡。值得注意的是在同一患者可出现数种不同类型的皮损。其皮损可局限或泛发，偶尔眼、关节、骨、肺和肾可以发生类似无菌性中性粒细胞浸润。中性粒细胞浸润可主要发生在表皮、真皮甚至皮下脂肪。根据临床表现、组织病理特点和相关疾病对本病进行分类。

需要指出的是，自身炎症性疾病患者也可出现嗜中性皮病，比如 DIRA（deficiency of IL-1 receptor antagonist；IL-1 受体拮抗剂缺乏症）表现为无菌性脓疱，PAPA［pyogenic（sterile）arthritis，pyoderma gangrenosum，and acne；化脓（无菌）性关节炎、坏疽性脓皮病、痤疮］和 PASH（pyoderma gangrenosum，acne，and suppurative hidradenitis；坏疽性脓皮病、痤疮、化脓性汗腺炎）表现为坏疽性脓皮病（见表 45.6 和 45.7）。此外，嗜中性皮病和嗜中性荨麻疹也可重叠表现（见表 45.6）。

## 中性粒细胞生物学

粒细胞（中性粒细胞、嗜酸性粒细胞和嗜碱性粒细胞）对机体抵抗外界微生物侵袭及其他炎症反应至关重要。中性粒细胞为终末分化、不能分裂的细胞，内含可杀死并降解病原微生物的颗粒。近来的研究揭

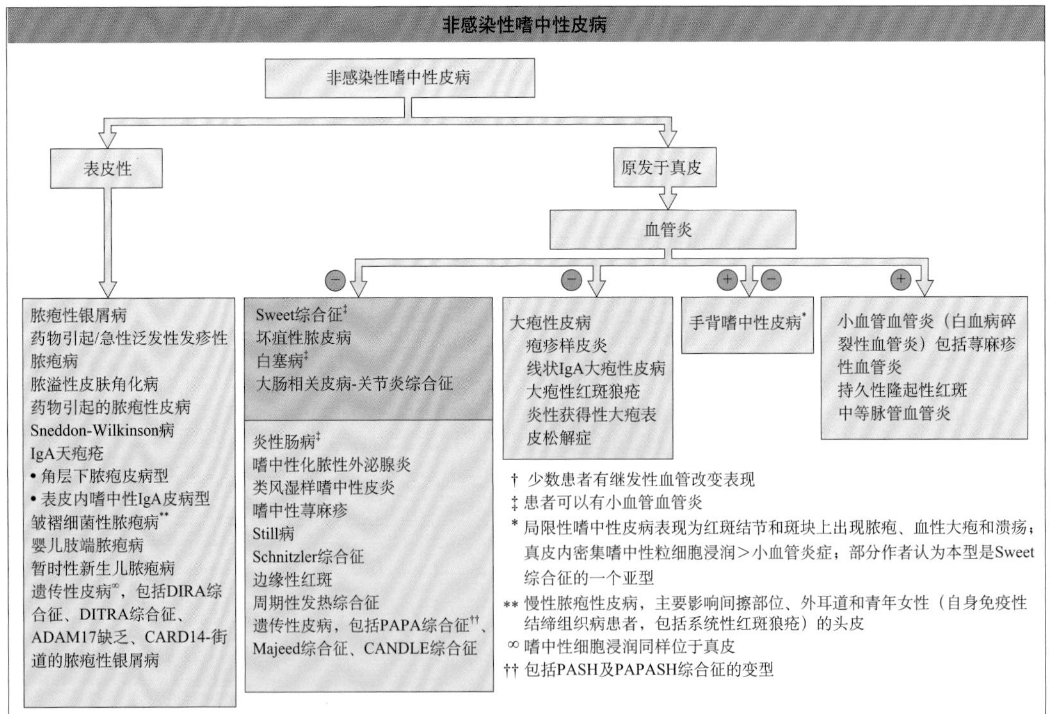


**图 26.1　非感染性嗜中性皮病**。黑框内名词将在本章中讨论。CANDLE，慢性非典型性嗜中性皮病伴脂肪萎缩和体温升高；DIRA，白介素 -1 受体拮抗剂缺乏症；DITRA，白介素 36 受体拮抗剂缺乏症；PAPA，化脓性关节炎、坏疽性脓皮病伴痤疮；PAPASH，化脓性关节炎、坏疽性脓皮病、痤疮伴化脓性汗腺炎；PASH，坏疽性脓皮病、痤疮伴化脓性汗腺炎

示了中性粒细胞的生物学，包括自骨髓释出及其产物的分子和细胞学［如趋化因子CXC受体4（CXCR-4）；见第60章］机制、在炎症组织中募集，始动及活化（表26.1），及其最终从组织中清除的机制。

包括中性粒细胞在内的粒细胞来源于骨髓中的多能干细胞。骨髓内中性粒细胞以惊人的速度增殖［每日产生>（5～10）×$10^{10}$中性粒细胞］，为血循环提供了充足数量的细胞。在感染等应激情况下，骨髓可以迅速上调产生粒细胞的能力。成熟的中性粒细胞在外周血循环中只停留6～8小时，其后游走到组织内，继续存活2～3天。中性粒细胞以随机方式从循环中清除，这不同于血小板和红细胞，它们的清除为寿命相关方式。

基因转录谱研究发现粒细胞的生产依赖于某些转录因子（如STAT3）、粒细胞蛋白（如中性粒细胞弹性蛋白酶）以及受体［N-甲酰甲硫氨酰-亮氨酰-苯丙氨酸，趋化肽（fMLP）］的选择性表达。从多能干细胞分化出粒细胞需要7～10天，在此期间，在细胞因子的影响下，中性粒细胞逐渐获得了其特征性的形态和颗粒（初级、次级和三级）。在骨髓内继续成熟的步骤已经清楚，包括原始粒细胞、早幼粒细胞、中幼粒细胞、晚幼粒细胞、带状核中性粒细胞，最后形成分叶核中性粒细胞。随着越来越具特征性的分化，细胞同时失去了增殖潜能，也就是在中幼粒细胞之后的分化阶段，细胞不再分裂。在成熟过程产生的细胞内颗粒包含多种酶，介导中性粒细胞的氧化及非氧化杀伤功能：

- 初级颗粒（嗜苯胺蓝颗粒）——早幼粒阶段获得，内含髓过氧化物酶、溶菌酶、中性粒细胞弹性蛋白酶、防卫素、蛋白酶3及杀菌/通透性增加蛋白。
- 次级颗粒——中幼粒细胞分化阶段获得，内含乳铁蛋白、中性粒细胞胶原蛋白酶、中性粒细胞明胶酶-相关脂质转运蛋白和溶菌酶。
- 三级颗粒——中性粒细胞成熟后期获得，包括中性粒细胞明胶酶及白细胞溶解素。

**表26.1 中性粒细胞——与炎症部位的关系**[2]

| |
|---|
| **血管内黏附、激活及游走** |
| • 中性粒细胞被化学趋化物质活化（细菌来源和宿主产生），选择素配体，免疫复合物，活化的补体成分能表达β2整合素（如LFA-1），然后结合在内皮细胞的ICAM-1上（见图102.10）<br>• 内皮细胞可以被凝血酶、组织胺、细胞因子（如IL-1β、TNF-α、IL-17）、LPS/内毒素，以及免疫复合物-C1q，聚集和表达黏附分子（如P-选择素，E-选择素，ICAM-1，VCAM-1）<br>• 嗜中性粒细胞表面的PSGL-1和L-选择素对中性粒细胞结合到血管壁非常重要，此后可以滚动和通过β2整合素稳定结合（见上文）<br>• 血细胞渗出代表细胞移行通过了内皮细胞间隙，呈现一种化学浓度梯度型，继而移行到感染或外伤位置 |
| **组织内移行** |
| • 白细胞依趋化物浓度梯度黏附到基质蛋白<br>• 白细胞在结合到化学趋化物质（如fMLP，C5a，PAF，LBT4）的反应是不断改变形状爬行，进程中交替改变其前部伪足的突出部分和收缩部分，逐渐趋向趋化物和吞噬受体浓度高的地方 |
| **组织内活化** |
| • 白细胞到达外伤或感染部位后通过几个信号通路活化［如MAPK/ERK，PKC，磷脂酶A2，胞质（$Ca^{2+}$）］且表达细胞表面受体（如Toll样受体，细胞因子受体，调理素）<br>• 细胞活化引起脱颗粒和释放溶酶体酶，激活氧化应激活性，花生四烯酸代谢产物的产生，释放细胞因子 |
| **细胞吞噬** |
| • 中性粒细胞识别和结合并消化颗粒的能力被调理素作用进一步加强（覆盖调理素比如抗体、补体或凝集素），调理目标是引导细胞吞噬作用<br>• 颗粒与吞噬性白细胞受体结合启动颗粒吞噬过程，然后和溶酶体酶颗粒融合形成细胞吞噬溶酶体 |
| **脱颗粒** |
| • 微生物首先被氧依赖反应杀死，而非氧非依赖反应，其机制是形成了反应性氧中间体<br>• 颗粒内容物成分释放进入吞噬溶酶体后，中性粒细胞随之脱颗粒<br>• 可以发生NETosis，代表以下过程中性粒细胞细胞外成分（***n***eutrophil ***e***xtracellular ***t***raps），这些成分包括组蛋白、抗菌颗粒以及胞质蛋白<br>• 中性粒细胞随机迅速进入凋亡过程，进而被巨噬细胞消化 |
| fMLP，N-甲酰-L-甲硫氨酰-L-亮氨酰-L-苯丙氨酸（细菌来源甲酰化肽）；ICAM，细胞间黏附分子；IL，白细胞介素；LFA，淋巴细胞功能相关抗原；LPS，脂多糖；LT，白三烯；MAPK，丝裂原活化蛋白激酶；PAF，血小板活化因子；PKC，磷酸激酶C；PSGL-1，P-选择素糖蛋白配体-1；TNF，肿瘤坏死因子；VCAM，血管细胞黏附分子 |

### 炎症

炎症的一项重要任务就是将中性粒细胞和其他白细胞转运至损伤部位，并激活这些细胞发挥抗感染以保护宿主的功能。中性粒细胞为最早到达炎症部位的细胞之一，这与其在外周血中含量丰富及对趋化因子的快速反应有关。中性粒细胞激活后移动速度高达 30 μm/min，为人体内移动最快的细胞。

中性粒细胞对微生物感染的能动反应包括移出血管和向有炎症趋化物处移动。在吞噬细胞吞噬受调理素作用的微生物时，这种能动反应达到顶点。为了到达感染部位，白细胞必须移出血管并移向损伤或感染部位。移出血管的方式为着边、滚动、活化、紧密黏附（见第 102 章）。然后才能向外伤或感染位置移动（见表 26.1），最终脱颗粒并凋亡。

中性粒细胞防御作用所需付出的代价是它在破坏微生物和坏死组织的同时也可能会损伤正常组织。在细胞活化和吞噬过程中，中性粒细胞释放的产物［如溶酶体酶、活性氧中间产物、花生四烯酸代谢产物（前列腺素和白三烯）］并非只局限于吞噬体内，也释放到细胞外，继而发生内皮损伤和组织破坏，从而参与了大量急性或慢性疾病的发生，发生在皮肤，也发生在其他脏器。

## Sweet 综合征

**同义名：** ■ 急性发热性嗜中性皮病（acute febrile neutrophilic dermatosis）

### 要点

- ■ 全身症状为发热或不适。
- ■ 临床可见红色斑块，偶有水疱。
- ■ 组织学可见密集的血管周围中性粒细胞浸润，水肿，偶有水疱形成；可见白细胞碎裂现象，无或仅有轻微血管炎。
- ■ 伴发疾病包括感染、恶性肿瘤（尤其是急性髓细胞白血病）、炎性肠病、自身免疫性疾病（如系统性红斑狼疮，SLE）、药物反应及妊娠。

### 历史

Sweet 综合征（Sweet syndrome）是嗜中性皮病的原型。1964 年 Sweet[3] 报道了 8 例中年女性患者，以急性发热和皮肤红色斑块为主要临床表现，同时伴有非特异性呼吸道或胃肠道感染。皮损的组织学特征为中性粒细胞浸润。他将这组疾病命名为“急性发热性嗜中性皮病”。1968 年 Whittle 等报告了一个类似病例，并命名为“Sweet 综合征”。

### 流行病学

Sweet 综合征少见，全球性分布，似乎日本人发病更常见，无明显种族好发倾向。平均发病年龄为 30 ～ 60 岁，婴儿、儿童及老年人亦可受累；女性好发，女：男为 4：1。一半以上患者存在合并症或激发因素：15% ～ 30% 伴有内脏恶性肿瘤（血液肿瘤≥实体器官肿瘤），约 25% 患者有前驱感染，约 10% 有使用特殊药物史（表 26.2）[4-7]。流行病学特点反映出本病与合并疾病相关，包括内脏恶性肿瘤、炎性肠病以及自身免疫性结缔组织病，如 SLE[8]，无法解释为何多见于女性。

### 发病机制

Sweet 综合征的发病机制未明。本病常伴发疾病提

**表 26.2 Sweet 综合征——相关疾病及激发因素。** 黑体字标识了最常见的合并症

| 感染 |
|---|
| • 病毒：**上呼吸道感染**，巨细胞病毒，乙肝病毒，丙肝病毒，HIV<br>• 细菌：耶尔森氏菌，链球菌<br>• 分枝杆菌：非典型分枝杆菌，BCG 疫苗，结核分枝杆菌，麻风杆菌<br>• 真菌：二态菌，包括孢子丝菌和球孢子菌病 |
| **恶性肿瘤** |
| • 血液性（10% ～ 20% 病例 *），特别是急性髓性白血病<br>• **骨髓增生不良**<br>• 实体器官，以原发性恶性上皮肿瘤更为常见 |
| **胃肠道疾病** |
| • **炎性肠病：Crohn 病，溃疡性结肠炎** |
| **药物** |
| • 抗生素（如米诺环素，复方磺胺甲噁唑），抗高血压药物（呋塞米，肼屈嗪），抗肿瘤药物［伊匹单抗，pembrolizumab（PD-1 抑制剂），FLT3 抑制剂，vemurafenib（BRAF 与 V600E 突变抑制剂）］，集落刺激因子（如 G-CSF），避孕药，免疫抑制药（如硫唑嘌呤），NSAIDs，维甲酸（如全反式维甲酸），硼替佐米（PS-341），来那度胺 |
| **自身免疫病** |
| • 自身免疫结缔组织病［如系统性红斑狼疮（SLE）‡，类风湿关节炎，皮肌炎，复发性多软骨炎，干燥综合征］，自身免疫性甲状腺病<br>• 结节病<br>• 白塞病 |

* 包括急性与慢性髓性白血病，慢性淋巴细胞白血病，非霍奇金病，霍奇金病，骨髓瘤，以及其他骨髓增生性疾病。
‡ 部分作者使用非大疱型嗜中性 LE 或与 LE 相关嗜中性皮病，而不采用与 SLE 相关的 Sweet 综合征。
G-CSF，粒细胞集落刺激因子；HIV，人类免疫缺陷病毒

示是一种超敏反应。其中一个学说认为与细胞因子分泌局部或系统失调有关，涉及白介素（IL）-1、粒细胞集落-刺激因子（G-CSF）、粒细胞-巨噬细胞集落刺激因子（GM-CSF）及 γ- 干扰素[9]。比如有人在皮损中发现 IL-1β 表达升高。还有研究发现造血 *PTPN6* 转录调控失活，该基因编码非受体型蛋白酪氨酸磷酸酶 6，还认为剪接变体的形成也参与 Sweet 综合征的发病过程[10]。另外，在部分患者中检测到与家族性地中海热发病相关的基因（*MEFV*）突变[10a]。

## 临床特征

早期皮损为疼痛的红色丘疹或斑块，不痒，皮损可增大或融合成斑块，表面不平呈乳头状（图 26.2 和 26.3）。由于有明显的水肿，皮损表面可以有假水疱或假脓疱，也有部分患者在斑块上可形成真性疱疹、大疱或脓疱。偶尔斑块中央呈黄色，形成靶样外观。有报道可表现为面部丹毒样皮损，即巨大蜂窝织炎样亚型。水疱大疱型 Sweet 综合征最常与髓细胞性白血病有关，可出现溃疡，类似于浅表型坏疽性脓皮病

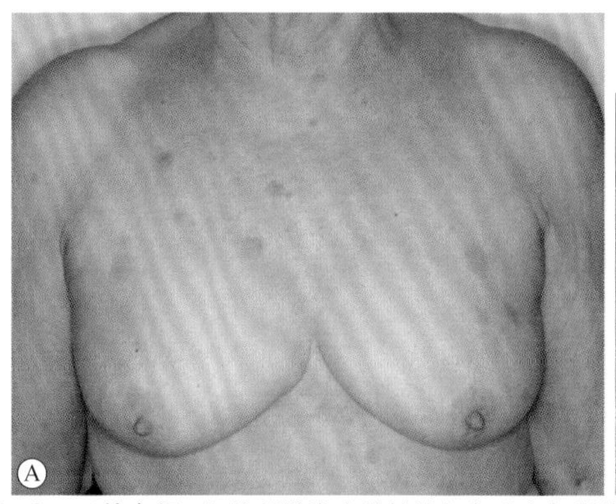

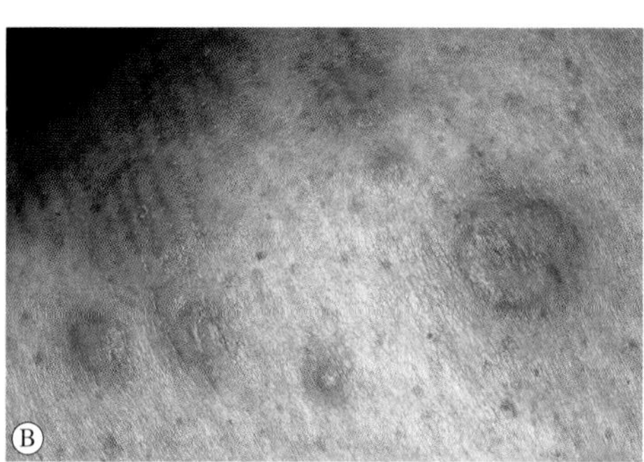

图 26.2 Sweet 综合征。A. 胸部散发水肿性淡红色丘疹与斑块。B. 上背部可见皮损的境界非常清楚（B，Courtesy，Kalman Watsky，MD.）

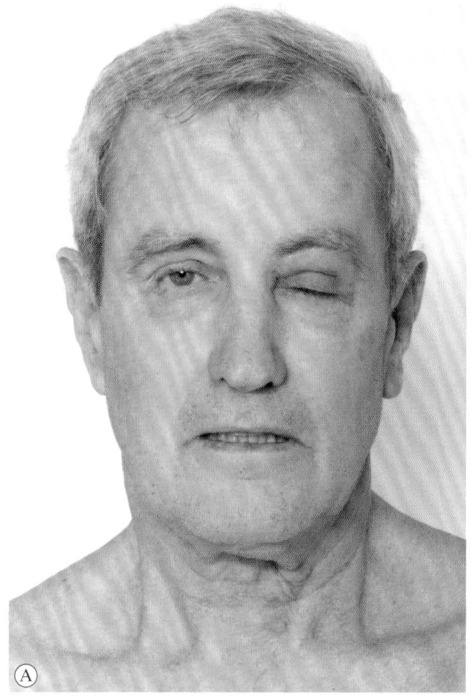

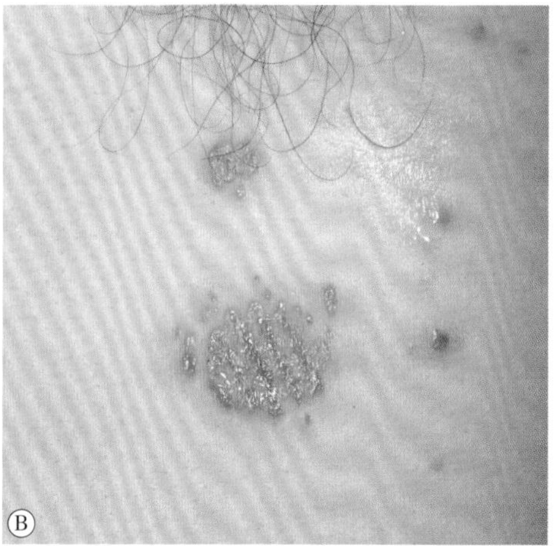

图 26.3 Sweet 综合征。A. 眼周皮损与蜂窝织炎极为相似（假性蜂窝织炎）。该患者同时有嗜中性食管溃疡及之后发生结肠癌。B. 斑块因水肿形成假乳头状外观

（PG）。这型皮疹可单发或多发，不对称分布。

Sweet 综合征皮损好发于头、颈和双上肢（包括双手背），也可发生于身体任何部位。合并恶性肿瘤的患者皮损倾向于泛发。丘疹结节皮损累及双下肢时可类似于结节性红斑，事实上，少数患者可伴有结节性红斑，更像是嗜中性脂膜炎的皮损。孤立皮损常视为是皮下型 Sweet 综合征。

与坏疽性脓皮病一样，外伤（如针刺）可致特征性皮损发生（同形反应）。除伴有血液系统疾病的患者外，口腔损害少见；开始时口腔内出现假脓疱，随后发生溃疡，表现为阿弗他溃疡。Sweet 综合征的皮损通常在 5 ～ 12 周内自行消退，30% 患者可以复发。

发病前常有上呼吸道感染或流感样症状。40% ～ 80% 患者有间断性发热。累及皮肤以外的器官常见（图 26.4，表 26.3）。

## 相关疾病

表 26.2 归类出相关疾病，临床上需了解病史，包括患者的治疗经过、体检发现，特别强调实验室检查[4]。

## 病理学

本病的组织病理学特点视取材皮损类型而定。特点是弥漫性、结节性血管周围中性粒细胞浸润，而没有血管炎改变（图 26.5），偶见白细胞碎裂性血管炎（LCV）。此时可见白细胞碎裂伴内皮细胞肿胀，但没有纤维素样坏死（符合白细胞碎裂性血管炎的诊断标准）。个别病例浸润可累及皮下组织，产生间隔性脂膜炎，或更少见的小叶性脂膜炎。也有孤立性嗜中性细胞脂膜炎的报道。

表皮通常无明显变化。中性粒细胞偶可侵犯表皮形成角层下小脓肿，也可侵犯附属器。当表皮有明显水肿时，可以形成表皮海绵形成，有时发生网状变性，在表皮内或表皮下形成水疱。

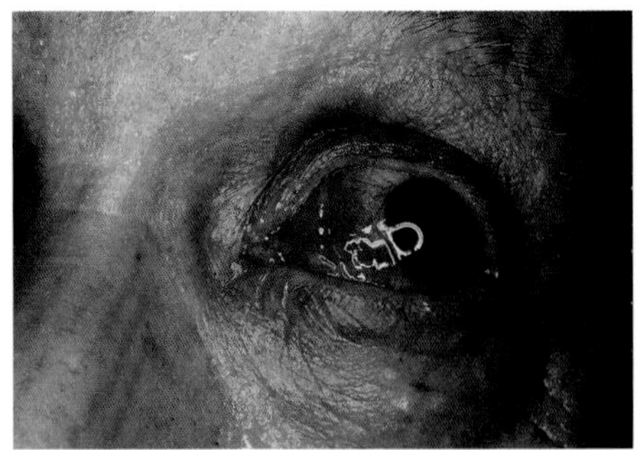

**图 26.4　Sweet 综合征——眼部损害**。可见红斑与出血现象，侵犯巩膜和结膜（Courtesy，Kalman Watsky，MD.）

**表 26.3　Sweet 综合征的系统表现[5-6]**

| 表 26.3　Sweet 综合征的系统表现[5-6] |
| --- |
| **常见（≥ 50%）** |
| 发热<br>白细胞增多 |
| **不太常见（20% ～ 50%）** |
| 关节痛<br>关节炎：不对称，非磨损，无菌，好发于膝和腕关节<br>肌痛<br>眼部受累：结合膜炎、巩膜外层炎、角膜缘结节、虹膜睫状体炎 |
| **不常见** |
| 嗜中性肺泡炎：咳嗽、呼吸困难、影像学发现包括间质浸润、结节、胸膜增厚<br>多中心无菌性骨髓炎，SAPHO 综合征的一种类型（见表 26.18）<br>肾受累（如系膜性肾小球肾炎）：血尿、蛋白尿，肾功能不全，急性肾衰竭 |
| **少见 / 罕见** |
| 急性肌炎<br>肝炎，胰腺炎，回肠炎，结肠炎<br>无菌性脑膜炎，脑炎，双侧感觉性听力丧失<br>其他：大动脉炎，口腔溃疡，咽炎，咽喉水肿 |
| SAPHO，滑膜炎、痤疮、脓疱病、骨肥大及骨炎 |

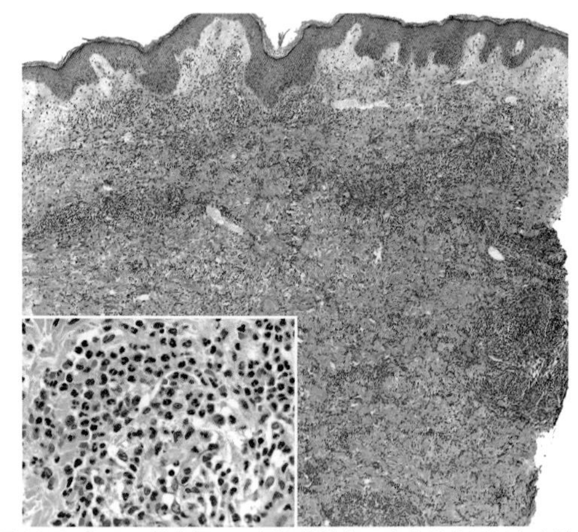

**图 26.5　Sweet 综合征——组织学特点**。真皮乳头层轻度水肿及真皮内以中性粒细胞为主致密浸润（插图）（Courtesy，Lorenzo Cerroni，MD.）

Sweet 综合征在组织学上有三个亚型——组织细胞样型、淋巴细胞型和嗜酸细胞型，且逐渐受到大家的重视。组织细胞样型的特点是真皮内偶累及皮下的组织细胞样髓样细胞浸润[11]。这些细胞有髓样过氧化酶活性（图 26.6），需与皮肤白血病相鉴别。淋巴细胞型通常合并、有时候继发骨髓增生不良[12-13]。嗜酸细胞型是最近才报道的[13a]。

## 鉴别诊断

虽然本病无特异的诊断性表现，但可伴有周围血白细胞及中性粒细胞增高、红细胞沉降率增快、C反应蛋白升高。在伴有血液系统恶性肿瘤或骨髓增生不良症的患者，其白细胞计数可增高或降低、淋巴细胞可增多或减少、血小板可增多或减少。有报道患者血清ANCA水平增高[14]，其中主要是pANCA或非典型ANCA，但作为本病血清学标记尚缺之证据。

1986年Su和Liu[10]提出了本病的诊断标准，包括2项主要诊断标准和4项次要标准，目前广泛采纳此标准，表26.4为略加修改的诊断标准。鉴别诊断依靠皮损的性质、时间及合并的相关疾病（表26.5，图26.1）。

在手背发生嗜中性白细胞性皮病的患者，若皮损出现疼痛性红斑至紫色斑块，可发展出大疱或溃疡（图26.7）[16-18]。组织学表现特点也呈多样，包括脓疱性血管炎、坏疽性脓皮病或Sweet综合征。有学者认为本病就是Sweet综合征一种亚型。

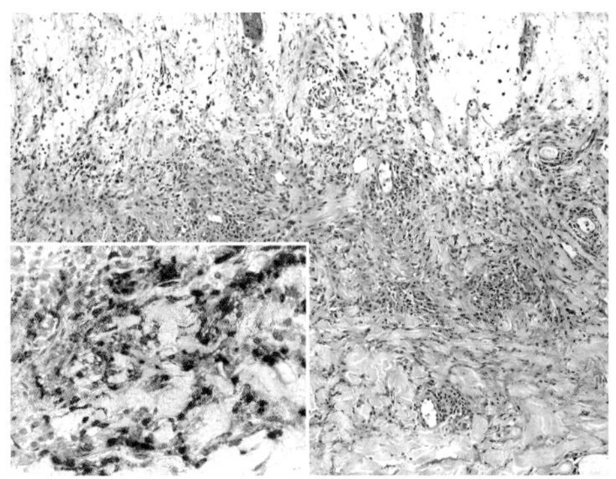

**图26.6 组织细胞样Sweet综合征——组织学特点**。真皮乳头层水肿及真皮内浸润，有组织样细胞和中性粒细胞混合而成，可见少数嗜酸性粒细胞及出血现象。组织样细胞代表未成熟骨髓样细胞，可以髓过氧化酶染色（插图）（Courtesy，Lorenzo Cerroni，MD.）

**表26.4 Sweet综合征诊断标准**。同时满足主要指标及两个次要指标既可以诊断

| 主要指标 |
|---|
| 1. 突发典型皮损<br>2. 与Sweet综合征一致的组织病理改变 |
| **次要指标** |
| 1. 发病前有感染或疫苗接种；伴发恶性肿瘤或炎症性疾病；有药物接触史或妊娠<br>2. 发热及系统症状与体征<br>3. 白细胞增多<br>4. 对皮质激素治疗敏感 |
| （Reprinted with permission from Cutis. 1986；37：167-174. © 1986，Frontline Medical Communications Inc.） |

合并血液系统恶性肿瘤特别是急性髓性白血病的患者，可表现为多种形式的嗜中性皮病，如Sweet综合征、非典型（大疱型）坏疽性脓皮病、嗜中性外泌腺炎，可单独或合并发生，具体见表26.6。

合并类风湿关节炎的患者可以出现类风湿样嗜中性皮病，这是一种很少见的环状皮损类型[18a]。如表26.5所示，Sweet综合征还可以模仿软组织感染，诸如蜂窝织炎和坏死性筋膜炎[18b，18c]。特别是免疫缺陷患者的皮损，鉴别诊断更具挑战性。

**表26.5 Sweet综合征的鉴别诊断[5-6]**。斜体字所示疾病在本章中有专门讨论

| 炎症性皮肤病 |
|---|
| • *坏疽性脓皮病（大疱）*<br>• *手背嗜中性皮病**<br>• 嗜中性外泌腺炎<br>• 类风湿嗜中性皮病（皮炎）<br>• 其他嗜中性皮病（见图26.1） |
| • 嗜中性荨麻疹（即Schnitzler综合征）<br>• 自身免疫性疾病（见表45.6和45.7）<br>• 周期性发热综合征（见表45.2） |
| • 多形性红斑 |
| • 荨麻疹血管炎<br>• 皮肤小血管炎<br>• 持久性隆起性红斑 |
| • 肉芽肿病伴多动脉炎（Wegener肉芽肿）<br>• *白塞病*<br>• *结肠、皮病、关节炎综合征* |
| • 脂膜炎，包括结节性红斑<br>• 卤化物皮疹（碘皮疹或溴皮疹）<br>• Wells综合征<br>• 节肢动物叮咬激惹反应 |
| • 自身免疫性结缔组织病-急性、亚急性、肿胀性及新生儿红斑狼疮 |
| • 肉芽肿病—光线性肉芽肿、结节病、炎症性环状肉芽肿、间质性肉芽肿性皮炎 |
| **感染性** |
| • 蜂窝织炎，脓皮病，疖病<br>• 感染性血管炎<br>• 游走性红斑，包括播散型<br>• 隐球菌病及二形性真菌感染<br>• 分枝杆菌感染（非典型性及麻风）<br>• 利什曼病 |
| **肿瘤性** |
| • 皮肤淋巴瘤（T-及B-细胞淋巴瘤，包括蕈样肉芽肿病，皮肤多中心淋巴瘤），皮肤白血病<br>• 转移癌 |
| *一些学者认为这是Sweet综合征的一种亚型 |

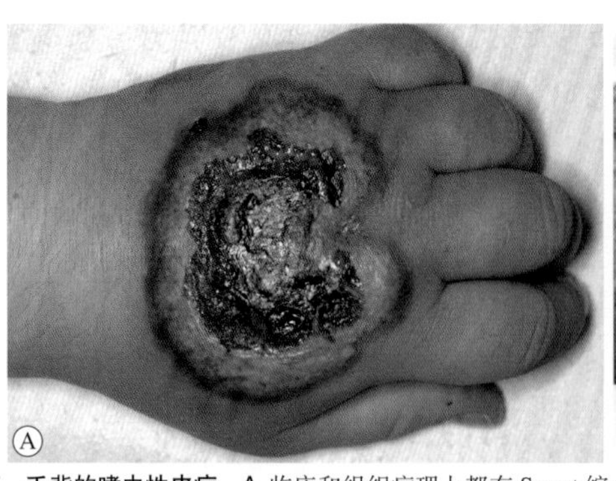
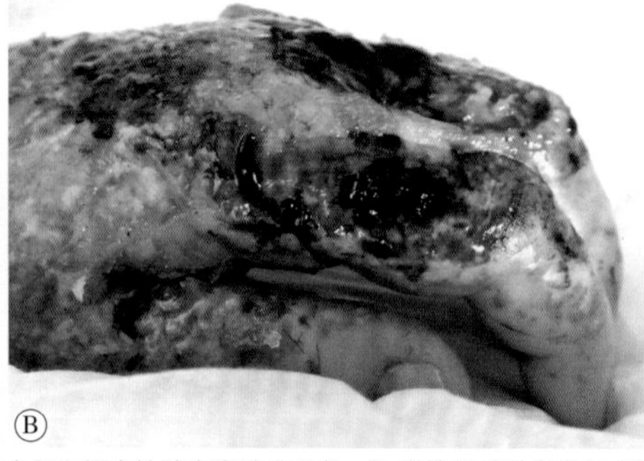

图 26.7 **手背的嗜中性皮病**。A. 临床和组织病理上都有 Sweet 综合征和坏疽性脓皮病重叠现象。B. 病情严重时常常与感染性疾病相混淆

**表 26.6 合并血液系统恶性肿瘤的嗜中性皮病[6, 19]**

| | Sweet 综合征 | 非典型（大疱性）坏疽性脓皮病 | 嗜中性外泌腺炎 |
|---|---|---|---|
| 1. 临床表现 | | | |
| a. 皮肤 | 痛性斑块和结节，常出现水疱与脓疱 | 出血性大疱与浅表溃疡 | 肿胀性红斑、斑块与丘疹，可有疼痛，偶有脓疱 |
| | 好发于面部、上肢与躯干 | 好发于面部和上肢（手背多见） | 好发于面部、四肢、躯干 |
| | 可以复发（30% ～ 50% 患者） | 可以复发 | 约 2 周自然消退，不留瘢痕。可复发 |
| b. 系统表现 | 发热，关节痛或关节炎<br>多脏器累及（表 26.3）<br>白细胞增多<br>红细胞沉降率加快 | 一般无系统表现 | 发热，白细胞减少 * |
| 2. 组织学 | 乳头水肿伴真皮中性粒细胞浸润<br>组织细胞样型—组织细胞样未成熟骨髓样细胞<br>淋巴细胞型—骨髓增生不良的表现之一 | 表皮下出血性大疱<br>脓疱，伴真皮中性粒细胞浸润 | 中性粒细胞[†]汗腺附属器及周围浸润，汗腺上皮坏死，外泌腺鳞状汗管增生 |
| 3. 合并症 | 感染，血液系统肿瘤＞实体肿瘤，IBD，自身免疫病，妊娠，G-CSF，全反式维甲酸（见表 26.2） | 血液病，特别是急性髓性白血病及骨髓增生不良，IBD，G-CSF | 白血病经或未经化疗；淋巴瘤或实体瘤化疗后；G-CSF；罕见感染 |
| 4. 首选治疗（除了治疗合并疾病） | 系统用糖皮质激素（每日 0.5 ～ 1 mg/kg，连续 4 ～ 6 周），碘化钾（900 mg/ 日），氨苯砜（100 ～ 200 mg/ 日），秋水仙碱（1.5 mg/ 日）（见表 26.11） | 系统用糖皮质激素（见表 26.11） | 无（自然消退） |

* 常发生在化疗后。
† 在化疗引起白细胞减少中，可以是淋巴细胞性的。
G-CSF，粒细胞集落刺激因子；IBD，炎性肠病

## 治疗

Sweet 综合征皮损局限于皮肤时表现为良性疾病，即使不治疗，皮损持续数月或数周可自行消退，极少留下瘢痕。约 30% 患者皮损可复发（无论治疗与否），伴有血液病的患者复发率更高（约 50%）。早期临床表现常提示败血症的可能，但抗生素治疗通常无效。当合并明确的感染时，治疗潜在的感染后病情可以获得改善。

治疗 Sweet 综合征最有效的方法是口服泼尼松［0.5 ～ 0.6 mg/（kg · d）］连续 2 ～ 6 周，可以迅速缓解皮肤症状，对皮肤以外的症状也有效。有些患者需要持续给予小剂量泼尼松持续治疗 2 ～ 3 个月，以减少复发。当皮损很少且局限时，可局部外用超强效皮质激素或皮损内注射皮质激素。

其他治疗药物包括碘化钾（900 mg/d，见表 100.6）、氨苯砜（100 ～ 200 mg/d）及秋水仙碱（1.5 mg/d）。可以与皮质激素合用。也有报道非激素类抗炎药（如

吲哚美辛、萘普生、舒林酸)、环孢素、沙利度胺、来那度胺、阿那白滞素(白介素受体阻滞药)、甲氨蝶呤、美罗华(利妥昔单抗)有助于改善Sweet综合征的症状。所有这些治疗方案都是根据个案报道或小样本病例报道。需要指出的是，TNF阻滞剂也可用于治疗顽固性Sweet综合征，但本药也有报道可以引起药物诱导的Sweet综合征。

## 坏疽性脓皮病

### 要点

- 临床主要分为4型：溃疡型、大疱型、脓疱型、浅表肉芽肿型。
- 初起皮疹常为红斑基础上的脓疱，基底紫红色，或红斑结节或水疱。
- 典型皮损为坏死性溃疡，边界清楚，基底为脓性或增生性。
- 在活动、未经治疗、周边活动性皮损活检，组织学表现为真皮或附属器无菌性脓肿(无血管病变)。
- 相关疾病包括炎性肠病、关节炎、克隆性丙种球蛋白病或其他血液系统疾病。

### 引言

坏疽性脓皮病(pyoderma gangrenosum，PG)是一个少见的慢性复发性皮肤溃疡性疾病，具有特征性的皮损形态。实验室和组织学所见差异很大，诊断需要临床病理相结合。这种嗜中性皮病经常合并系统性疾病[19-22]。

### 历史

1930年Brunsting、Goecherman和O'Leary提出了“坏疽性脓皮病”的命名，并进一步提出其病因为感染(链球菌和葡萄球菌)[20]。

### 流行病学

PG是一个全球分布的疾病。可发生于任何年龄，好发于20～50岁女性。50%患者合并有潜在的系统性疾病，以炎性肠病、关节炎或血液系统疾病(如IgA克隆病、急性髓细胞性白血病、骨髓增生不良)最为常见。约4%患者为婴儿和儿童。PG还可以是一些单基因自身炎症性疾病的皮肤表现(见表45.6及45.7)。

### 发病机制

约25%～50%坏疽性脓皮病为特发性，目前普遍认为与潜在的免疫异常有关，本病经常合并自身免疫性的系统性疾病。有报道存在细胞免疫、中性粒细胞、单核细胞功能和体液免疫功能缺陷，但这些发现并不一致，也不清楚这是否仅仅为一种附带现象[19]。引起关注的是，目前认为IL-1通路活性增强可能在PG发病中发挥某种作用，这种现象也发现在其他一些自身炎症性疾病中[22a]。皮损中发现存在IL-1、IL-1β和IL-1受体过表达，此外，报道的还有IL-8、IL-17和TNF-α。有人还发现患者血清IL-1β水平升高，给患者使用抗IL-1β抗体canakinumab后病情获得改善，为这一发病机制学说提供了旁证(见第45章)。用糖皮质激素治疗PG有效，也可能与药物使得IL-1α和IL-1β形成减少有关。

同形反应是一种微小创伤引起的反应，不仅可以引发皮损发生，还可使病情进一步加重，这种现象见于20%～30% PG患者。

### 临床特征

典型临床表现为溃疡，此外，有几种亚型即大疱型、脓疱型、浅表肉芽肿/增殖型，其临床表现、皮损部位和合并的疾病等各不相同(表26.7，图26.8和26.9)[19]。皮损自觉疼痛，经典型皮损常发生在下肢，

| 表26.7 坏疽性脓皮病(PG)的临床亚型 |
|---|
| **水疱大疱型(又名不典型性或大疱型PG)** |
| • 皮损好发于面部和上肢，尤其是手背<br>• 临床表现和Sweet综合征的浅表大疱型相互重叠(图26.8)<br>• 常发生在急性髓性白血病、骨髓增生不良症，以及骨髓增生性疾病如慢性骨髓性白血病患者 |
| **脓疱型** |
| • 多发、小的无菌性脓疱<br>• 皮损消退后常不留瘢痕，但可以发展成典型的PG<br>• 常见于炎性肠病患者<br>• 类似的皮损还可见于白塞病或肠病相关皮炎、关节炎综合征患者 |
| **浅表肉芽肿型** |
| • 局限性浅表增殖或溃疡性皮损[52]，好发于躯干，且常发生在外伤后(如手术后)；可以形成疣状边缘<br>• 组织学改变为浅表肉芽肿反应，伴有少量中性粒细胞浸润<br>• 对一般抗炎症治疗有效<br>• 有观点认为本病不是PG的一个亚型，而是一个独立的疾病，或与肉芽肿病伴多动脉炎(Wegener肉芽肿病)有关 |
| **脓皮/增殖性脓性口炎** |
| • 发生在口唇和颊黏膜的慢性、增殖性脓皮病(图26.9A)<br>• 可能和增殖性或溃疡性皮肤PG相关(图26.9B)<br>• 巨大疣状斑块中镶嵌脓疱<br>• 见于炎性肠病患者 |

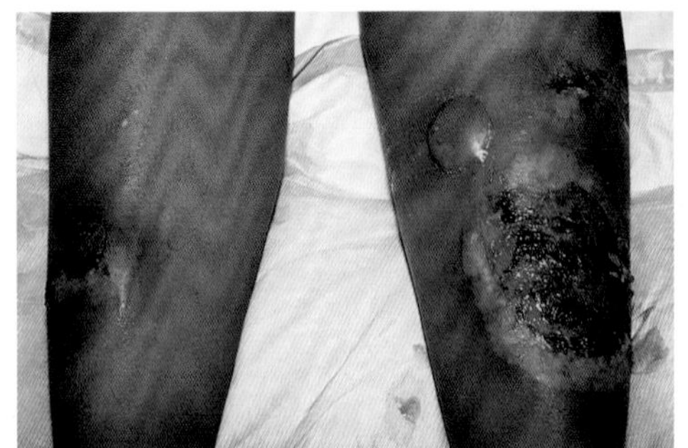

图 26.8 **大疱型坏疽性脓皮病**。患者同时有溃疡性结肠炎

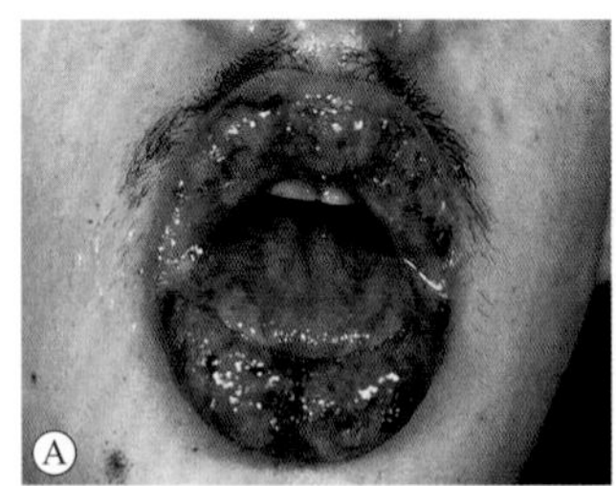

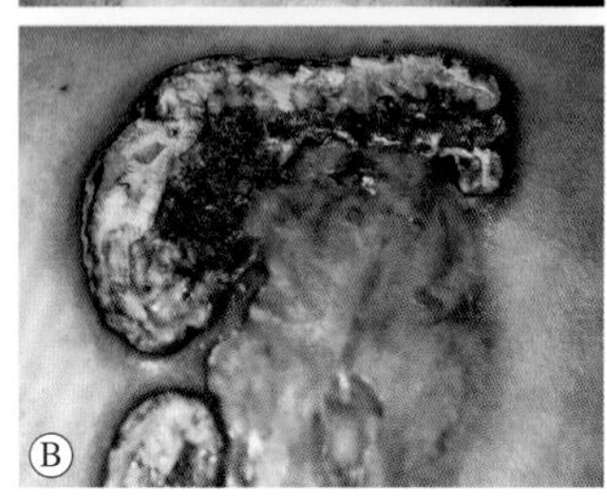

图 26.9 **坏疽性脓皮病的不同类型**。A. 增殖性口炎，患者患有溃疡性结肠炎。B. 皮肤外伤后发生增殖性改变

尤其是胫前（图 26.10A、B、D），但也可发生于身体的任何部位（图 26.10C、E），包括黏膜和腔口部位（图 26.11A）。

PG 皮损初起常为一疼痛的丘脓疱疹（图 26.12），周围红斑或紫色硬斑，也可为红斑结节，或基底为紫色的大疱；丘脓疱疹可为毛囊性。所有这些皮损均发生坏死，呈中央浅表或深在的溃疡；溃疡下可显现筋膜或肌肉。当溃疡充分发展时，形成脓性基底，边缘不规则或潜行性，形成青铜色边缘并呈向心性（见图 26.10A、B）。边缘周围可绕以红斑。周边开始出现表皮复生，随着溃疡的愈合，遗留筛孔状色素性萎缩性瘢痕（图 26.10F）。

PG 溃疡的数目从一个到十余个不等，有时可互相融合（图 26.11B）。溃疡通常发展迅速，但有时皮损的炎症比较轻微且扩展缓慢。后一种情况通常不需用过于激进的治疗干预。

在合并血液病或由药物引起患者，其临床特点为急性发生的血疱或脓疱性皮损，分布广泛，可累及手背。皮损很快发生坏死，常伴有发热和中毒症状。若患者合并炎性肠病或关节炎，特征性临床表现为慢性、缓慢扩大的溃疡，基底可见较多的肉芽组织，有时可

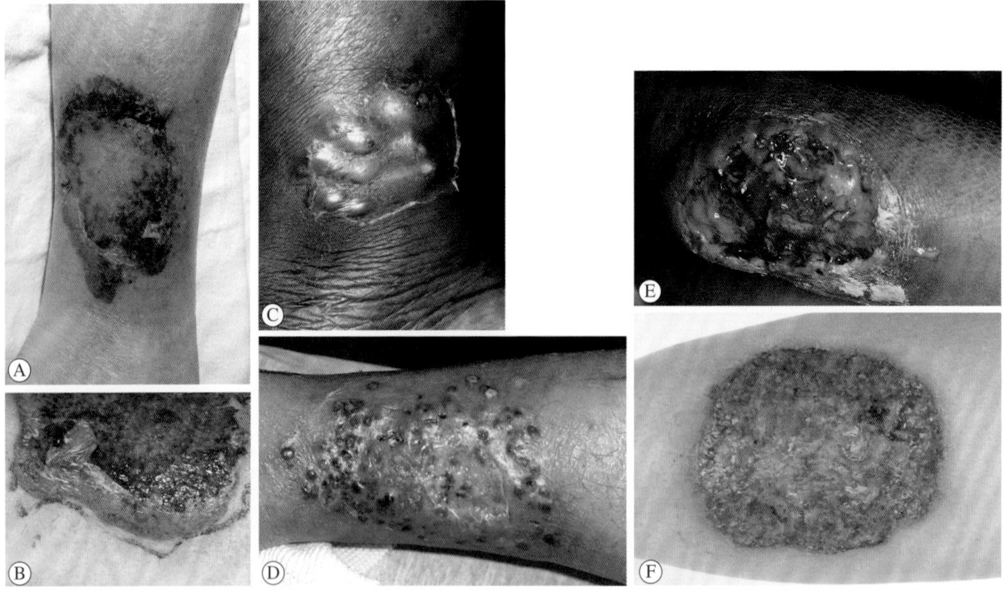

图 26.10 **坏疽性脓皮病（PG）——临床表现**。A, B. 经典型，溃疡边缘呈潜行性，且有紫红色水肿性外周。C. 群集无菌性脓疱结节。D. 中央溃疡，周边为炎症性丘疹与脓疱。E. 深在性溃疡，可见增殖和脓性基底。F. 中心随着愈合，形成网格状瘢痕外观

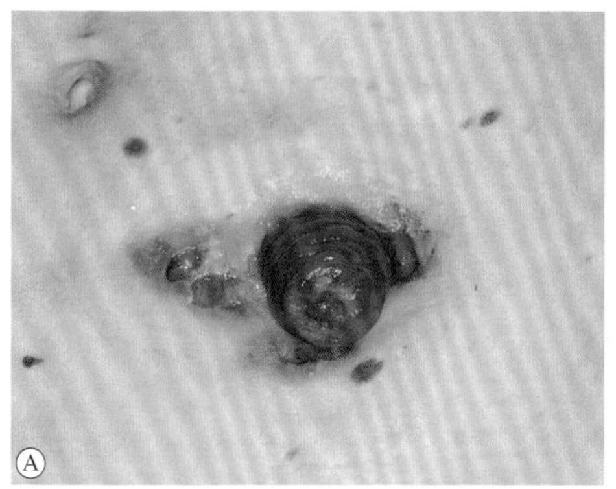

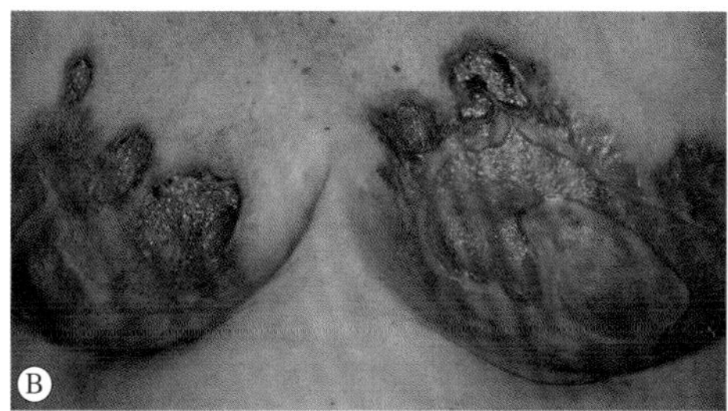

**图 26.11 腔口周围及手术切口坏疽性脓皮病（PG）。**A. 回肠造口周边多发性溃疡，该患者因顽固性慢性溃疡性结肠炎，曾行全直肠结肠切除术。B. 乳房缩小术后发生乳房多发性溃疡。该患者因最初诊断术后软组织感染，曾多次行残留物清除术和全身抗生素治疗

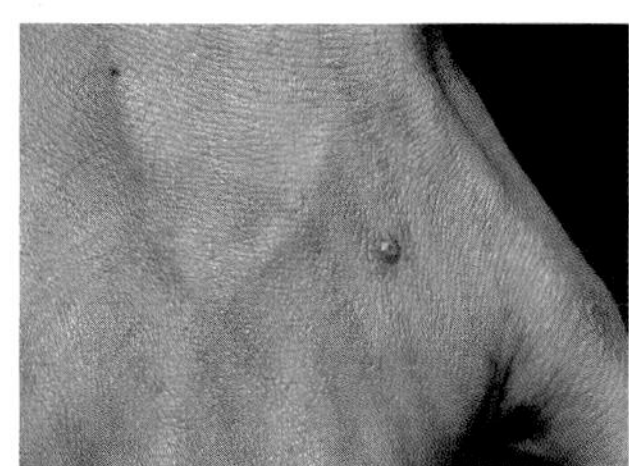

**图 26.12 坏疽性脓皮病的最早皮损，表现为一脓疱，基底有炎症反应。**该患者患 Crohn 病

自行消退。

根据临床表现（见表 26.7）、皮损部位（包括外生殖器、腔口周围[23]）及发病年龄，可将坏疽性脓皮病分成几个临床亚型[21]。儿童 PG 的临床表现与成人相似，但皮损更多累及头部、生殖器和肛周[24]。PG 和 Sweet 综合征类似，可以有皮肤以外器官的无菌性中性粒细胞浸润，包括骨、肺、肝、胰腺、脾、肾和中枢神经系统[25]。

## 相关疾病

50% ～ 70%PG 患者在发病前、发病同时或发病后出现相关的疾病或表现。最常见的为炎性肠病（溃疡性结肠炎和克罗恩病，占 20% ～ 30%）、关节炎（血清阴性关节炎、炎性肠病性脊柱关节炎、类风湿关节炎，占 20%）、血液系统疾病（急≥慢性髓细胞性白血病、毛细胞白血病、脊髓增生不良或单克隆丙种球蛋白血症，占 15% ～ 25%）。IgA 单克隆丙种球蛋白血症发病率高达 15%。最近的研究发现 PAPA 综合征［即无菌性化脓性关节炎、坏疽性脓皮病和痤疮综合征（pyogenic sterile arthritis，PG and acne syndrome）］存在 *PSTPIP1* 突变，该基因编码一个 CD2- 结合蛋白，推测其可能引起异常的炎症应答（图 26.13）。PG 样皮损还可见于 PASH 和 PAPASH 综合征（见表 45.6）以及原发性免疫缺陷患者，即白细胞黏附功能缺陷病 -1（见表 60.1）。其他已报道与 PG 伴发的嗜中性皮病有角层下脓疱病、白塞病和 Sweet 综合征。

## 病理学

坏疽性脓皮病的组织病理学改变有时无特异性，尤其当疾病经过治疗或炎症轻微的情况下，因此不能据此确诊。早期皮损可见中性粒细胞性血管反应，可为毛囊中心性。中性粒细胞浸润伴白细胞碎裂经常发生在未经治疗的活动性皮损（图 26.14）。在充分发展的溃疡中，可见明显的组织坏死伴周围单核细胞浸润。大多数典型坏疽性脓皮病患者慢性溃疡的边缘会发生炎症纤维化。有一项研究表明接近 10% 满足研究者确定诊断标准的病例（而不是其他需与坏疽性脓皮病鉴别的疾病），其组织病理学改变与坏疽性脓皮病不相符[22]。这最可能与 PG 的诊断延误，而取材于经过部分治疗的慢性皮损有关。

## 鉴别诊断

由于本病没有特异性或确诊性的实验室检查或组织病理学特征，而且一些与之相关的疾病也一时不能

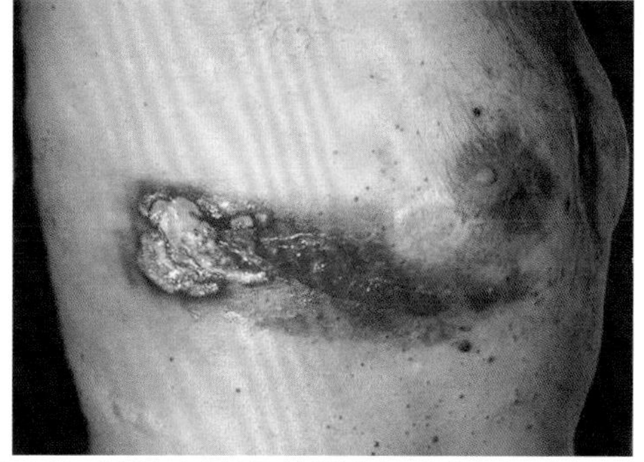

**图 26.13 PAPA 患者的坏疽性脓皮病。**该患者为一单基因遗传性自身炎症性疾病，患者表现为化脓性无菌性关节炎，坏疽性脓皮病及痤疮（Courtesy，Maria Chanco Turner，MD.）

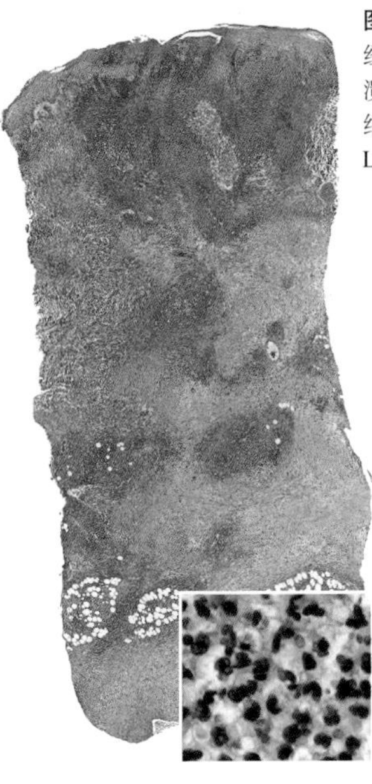
图 26.14　坏疽性脓皮病。未经治疗正在扩大的皮损，在溃疡边缘可见弥漫性中性粒细胞浸润（插图）（Courtesy，Lorenzo Cerroni，MD.）

确诊或排除，这时候就需要医生采取排除诊断的方法，除外那些可能引起皮肤溃疡的疾病，努力查找和治疗可能合并的疾病。PG 的误诊不奇怪：一项研究分析了 157 例患者，这些是在一家三级医学中心医院连续就诊的患者，下级医院转诊的诊断是 PG 引起的难治性溃疡，结果 15 例（约 10%）没有发现 PG[26]。有人曾经提出过经典型 PG 的诊断标准（表 26.8）[27]，但是至今仍然无法获得确认。这个标准只能用于指导分析患者病情，而无法用于某一个患者的诊断，因为每一项均可见于多种疾病。怀疑 PG 的线索及其评估路径见表 26.9。

鉴别诊断时需要考虑病情的发展——发病之初的炎症反应需要鉴别的疾病包括表现为红斑丘疹，脓疱，斑块和结节者，而后期的皮损则为增殖或溃疡性损害（表 26.10）。

**表 26.8　溃疡性坏疽性脓皮病的建议诊断标准。**确立诊断需要主要指标及至少两项次要指标

| 主要指标 |
|---|
| 1. 快速进展[a]的痛性[b]、坏死性皮肤溃疡[c]伴有不规则形紫色不甚清楚的边界 |
| 2. 排除引起皮肤溃疡的其他原因[d] |
| **次要指标** |
| 1. 病史上有诱发因素[e]或临床可见小孔状瘢痕 |
| 2. 合并存在与坏疽性脓皮病相关的疾病[f] |
| 3. 组织病理发现（无菌性真皮中性粒细胞浸润，± 混合性炎症，± 淋巴细胞性血管炎） |
| 4. 治疗反应（对系统用糖皮质激素反应迅速）[g] |

[a] 典型的边界扩大，每天 1 ～ 2 cm，或一个月内溃疡面积增大 50%。
[b] 疼痛通常与溃疡大小不成比例。
[c] 典型的为早期单一丘疹、脓疱或大疱。
[d] 一般不需要进行皮肤活检及其他评估（见表 26.9）以排除其他原因（见表 26.10）。
[e] 在皮肤微小损伤处形成溃疡。
[f] 炎性肠病，关节炎，IgA 肾病，或潜在恶性肿瘤。
[g] 一般对泼尼松有效（每日 1 ～ 2 mg/kg），或者用等效价的其他激素，表现为一个月内面积缩小 50%。
（Adapted from Su WP，Davis MD，Weenig RH，et al. Pyoderma gangrenosum：clinicopathologic correlation and proposed diagnostic criteria. Int J Dermatol. 2004；43：790-800.）

**表 26.9　拟诊坏疽性脓皮病患者的评估项目**[19，22]

| |
|---|
| 1. 完整病史及体格检查；了解治疗史 |
| 2. 活动期皮损无菌活检要有足够深度（达到脂肪组织），且组织量要足以进行特殊染色、培养及 PCR 检查（细菌、分枝杆菌、真菌、病毒，偶尔需要查寄生虫）。可能需要再次活检进行免疫荧光检查 |
| 3. 胃肠道检查—粪便检查隐血与寄生虫，肠镜，活检，放射学检查，肝功能化验，必要时做肝炎检查 |
| 4. 血液检查—全血与血小板计数，外周血涂片，必要时做骨髓检查 |
| 5. 血清学检查—血清蛋白电泳，免疫固定电泳，抗核抗体，抗磷脂抗体，ANCA 抗体，VDRL |
| 6. 胸部 X 线检查和尿液检查 |

ANCA，抗中性粒细胞胞质抗体

## 治疗

坏疽性脓皮病尚无特效治疗，也无标准治疗方案。选择治疗药物时要考虑皮损的大小与深度、新发皮损扩大的速度及其形状、并发的疾病、患者一般状况以及长期用药的风险和患者的耐受情况等。治疗的目的在于降低皮损的炎症进展、促进创面愈合、减少疼痛以及控制潜在疾病（特别是白血病和炎性肠病），同时尽可能减少副作用。PG 的标准治疗方法为局部应用皮质激素、局部联合系统应用皮质激素，同时给予或者不用其他辅助的系统治疗[28]；根据文献报道，环孢素也可以作为一线治疗用药[29]。

足量系统应用皮质激素是目前已知最有效的治疗方法。但遗憾的是，越顽固的皮损需要越长时间的治疗（＞ 3 个月），而且用量越高，因此会产生副作用。这类患者需要密切监护，同时补充钙（1500 mg/d）、维生素 D（800 IU/d），在多数情况下还需给予二磷酸盐（见第 125 章）。其他治疗方法如系统使用钙调磷酸酶抑制剂、TNF-α，见表 26.11[28，30]。

**表 26.10 坏疽性脓皮病的鉴别诊断**[19, 22]。一组 95 例误诊为坏疽性脓皮病的患者中，最常见的疾病是血管病变（静脉或动脉；28），血管炎（21），恶性肿瘤（16），感染（14），以及药物引起或外在性组织损伤（13）[26]

**早期炎症性非溃疡期（丘疹，脓疱，斑块或结节）**

- 毛囊性感染（毛囊炎，疖，痈，由细菌、真菌或病毒感染引起）
- 蜂窝织炎或软组织感染（细菌、分枝杆菌或真菌感染引起）
- 虫咬反应
- 皮肤 T- 和 B- 细胞淋巴瘤
- 卤素皮疹（碘皮疹或溴皮疹）
- 脂膜炎（炎症性，感染性，代谢性，肿瘤性）
- 皮肤结节性多动脉炎
- Sweet 综合征（见表 26.5 相关其他内容）
- 白塞病
- 肠病相关皮病、关节炎综合征

**后期溃疡或增殖期**

- 感染——链球菌性协同性坏疽，深脓疱病坏疽，非典型或典型分枝杆菌感染，深部真菌病的皮肤表现（放线菌病，球孢子菌，副球孢子菌，着色芽生菌），葡萄状菌病，梅毒树胶肿溃疡
- 寄生虫感染——利什曼病，阿米巴病，血吸虫病
- 血管疾病——各种原因引起的溃疡如静脉高压、血管功能障碍、非脓毒血症血栓、丙球蛋白血症或血栓病（继发于高凝血症，见第 105 章）
- 血管炎——皮肤结节性多动脉炎，镜下多动脉炎，肉芽肿性血管炎［肉芽肿性多动脉炎（Wegener 肉芽肿），Churg-Strauss 综合征，颞动脉炎］，自身免疫性结缔组织病（系统性红斑狼疮，类风湿性关节炎），白塞病
- 恶性肿瘤——鳞状细胞癌，基底细胞癌，皮肤 T- 和 B- 细胞淋巴瘤
- 其他——褐隐毒蛛咬伤，类脂质渐进性坏死溃疡，增殖性天疱疮 Hallopeau Neumann 型，亚生菌病样脓皮病 *，非愈合外科伤口，人工性溃疡，原发性免疫缺陷症患者的溃疡（如白血病黏附缺陷 -1；见表 60.1）.

* 从组织培养中生长出至少一种致病细菌

# 白塞病

## 要点

- 一种多系统、多症状性疾病。
- 国际研究组诊断标准包括：复发性口腔溃疡、复发性生殖器溃疡、眼部病变（如葡萄膜炎、视网膜脉管炎）及皮肤表现。
- 皮肤表现包括无菌性丘疹脓疱、可触及紫癜及红色结节样皮损。
- 典型的皮肤组织病理学表现为以血管为中心的中性粒细胞浸润，可见白细胞碎裂性血管炎（早期）或淋巴细胞碎裂性血管炎（晚期）。

**表 26.11 坏疽性脓皮病的阶梯治疗**[28, 30]。将来抗白介素（IL）-17 及抗 -IL-17R 抗体有可能用于临床试验。关键支持证据分类依据：（1）前瞻性对照研究；（2）回顾性研究或大样本病例系列报道；（3）小样本病例报道或个案病例报道 Rx

| 治疗 | 剂量 | 证据级别 |
|---|---|---|
| **炎性疾病** | | |
| **轻度病情和（或）辅助治疗** | | |
| 外用强效激素 | | 3 |
| 皮损内注射皮质激素 | | 2 |
| 外用他克莫司 | | 2 |
| 口服抗生素（如磺胺类，米诺环素） | | 2 |
| 秋水仙碱 | 0.6 mg 口服，一日三次 | 3 |
| 氨苯砜 | 50 ～ 150 mg 口服，一日一次 | 3 |
| 联合使用秋水仙碱 / 氨苯砜 | | 3 |
| 其他（如口服碘化钾，皮损内注射环孢素，外用噻吗洛尔，外用色苷酸钠，尼古丁贴剂或乳膏） | | 3 |
| **重度病情** | | |
| 泼尼松 | 每日 0.5 ～ 1 mg/kg | 2 |
| 甲泼尼龙 | 1 g 每日一次 3～5 天（IV 冲击）* | 3 |
| 沙利度胺[†] | 50～150 mg 口服，睡前 | 2 |
| 环孢素 | 2.5～5 mg/kg 口服，每日 | 2 |
| 他克莫司 | 0.1～0.2 mg/kg 口服，每日 | 3 |
| TNF-α 阻断剂[‡] | 英夫利昔单抗 5 mg/kg IV，分别于 0、2 和 6 周给药；阿达木单抗初始剂量 80 mg，此后每周 40 mg 或隔周皮下注射；依那西普 50～100 mg 每周皮下注射（1 或 2 个剂量） | 1（英夫利昔单抗[§]）；3（阿达木单抗）；3（伊那西普） |
| IL-12/23 拮抗剂 | 优特克诺单抗（ustekinumab）45 ～ 90 mg 皮下注射 | 3 |
| 白介素（IL）-1，IL-1R 拮抗剂 | Anakinra，canakinumab | 3 |
| 甲氨蝶呤[¶] | 2.5 ～ 25 mg 口服，皮下注射或 IM，每周一次 | 3 |
| 硫唑嘌呤[¶] | 50 ～ 100 mg 口服，每日 2 次 | 3 |
| 吗替麦考酚酯[¶] | 1～1.5 g 口服，每日 2 次 | 3 |

**表 26.11 坏疽性脓皮病的阶梯治疗[28, 30]。将来抗白介素（IL）-17 及抗 -IL-17R 抗体有可能用于临床试验。关键支持证据分类依据：（1）前瞻性对照研究；（2）回顾性研究或大样本病例系列报道；（3）小样本病例报道或个案病例报道（续表）** Rx

| 治疗 | 剂量 | 证据级别 |
|---|---|---|
| 环磷酰胺 | 方法不同，可口服（50 ～ 200 mg，每天）或 IV 冲击（500 ～ 1000 mg，每月）给药 | 3 |
| 苯丁酸氮芥 | 4 ～ 6 mg 口服，每日 | 3 |
| IVIG | 2 ～ 3 g/kg IV，每月（连续 2 ～ 5 天给药） | 3 |
| 粒细胞单采术、血浆置换术 | | 3 |
| 全结肠切除术（重度慢性溃疡性结肠炎） | | 3 |
| **非炎症性疾病** | | |
| • 生物封包疗法<br>• 加压，抬高患肢 | | |

* 随后改成每日口服泼尼松。
† 特别是白塞病患者。
‡ 特别是炎性肠病患者。
§ 50% ～ 70% 有效率。
¶ 通常与其他药物联合使用或用作维持治疗

## 引言

白塞病（Behçet's disease）是一种累及全身多系统、临床症状多样的疾病，病情可以加重或缓解[31-34]。全身所有器官都可能同时或相继受累。因此，各科都可能遇到这类患者。

## 历史

公元前 15 世纪，Hippocrates 首先描述了白塞病的症状。1936 年 Behcet 报告了一例眼病合并口腔及生殖器溃疡的病例。

## 流行病学

大多数病例来自“丝绸之路”地区，从朝鲜半岛和日本至地中海地区。土耳其发病率最高，为 80/10 万；日本的发病率为 10/10 万；英国的发病率为 0.64/10 万；美国则为 0.12/10 万[32]。在日本和韩国人中白塞病好发于女性，但在中东国家则多见于男性。发病高峰年龄在 20 ～ 35 岁。家族性发病占 2% ～ 5%，但中东地区是例外，其家族性发病高达 10% ～ 15%。

## 发病机制

流行病学证据提示遗传和环境因素参与了本病的发病。超过 80% 的亚裔患者携带 HLA-B51 等位基因，在西方国家的高加索人中携带率仅为 15%，提示生活在丝绸之路沿线的人群等位基因是一个重要的危险因素。

发病机制认为与本病有关的因素包括感染（病毒或细菌），但以后的证据并不支持。这些感染因素包括 HSV、丙型肝炎病毒、细小病毒 B19 以及链球菌[32]。这些感染因素在存在某种基因易感性的患者体内，有可能激活了缺陷的免疫调节引起发病。

白塞病的致病机制中涉及了血管损伤以及自身免疫反应。循环免疫复合物以及白细胞很可能参与了黏膜皮肤损害的发生，因为在典型的组织病理上可看到嗜中性血管反应或白细胞碎裂性血管炎。白塞病中的中性粒细胞通过产生大量过氧化物以及溶酶体酶增强趋化作用，最终引起组织损伤。另外，血液循环中 TNF-α、IL-β 以及 IL-8 水平升高也会导致中性粒细胞活化与聚集，引起白细胞与上皮细胞的细胞间作用。还有报道本病存在某种可以识别来源于心脏的热休克蛋白 60 的自身反应性 T 细胞呈克隆性增殖。最近有 GWAS 研究发现本病患者存在 IL-10 和 IL-23R 区域的单核苷酸多态性改变。

## 临床特征和鉴别诊断

### 皮肤黏膜表现

阿弗他口炎是白塞病的主要诊断指标，常常为本病的首发症状（65% ～ 70% 患者），且在病程中持续存在。阿弗他口炎可先于其他症状出现多年，也会在出现其他症状时明显加重。口腔溃疡开始为红色丘疹，其后出现黄色伪膜，然后发展成疼痛性无瘢痕性溃疡（图 26.15A、B），溃疡在数周后愈合。白塞病的口腔溃疡与复杂性口炎、炎性肠病等的口腔损害不易区分，因而需要和引起溃疡的其他疾病相鉴别，如增殖型天疱疮、Marshall 综合征等，后者也可以表现为周期性发热、咽炎、颈部腺炎[35]。

生殖器溃疡主要累及男性的阴囊、阴茎及女阴。与口腔皮损相比，肛门生殖器的溃疡更大，且边界不规则，大小变化很大（图 26.15C），疼痛更剧烈。可行病毒培养、直接免疫荧光或 PCR 检测与 HSV 引起的生殖器溃疡相鉴别。

皮肤的原发性损害为发生在肢端和面部无菌性水疱和脓疱和（或）紫癜性丘疹[36]。虽然丘疹脓疱损害常为非毛囊中心性，但仍称为痤疮样皮疹，因此引起概念上的混淆（见下文“病理学”）。脂膜炎性结节性红斑样皮损常见于女性，好发于下肢和臀部，较少见于面颈部，这种皮损需要鉴别的疾病为浅表性静脉炎（见于 30% 的白塞病患者）以及结节性红斑（也可以发生在白塞病患者）。患者也可以和坏疽性脓皮病一样出现针刺反应阳性（图 26.15D）。有报道既有白塞

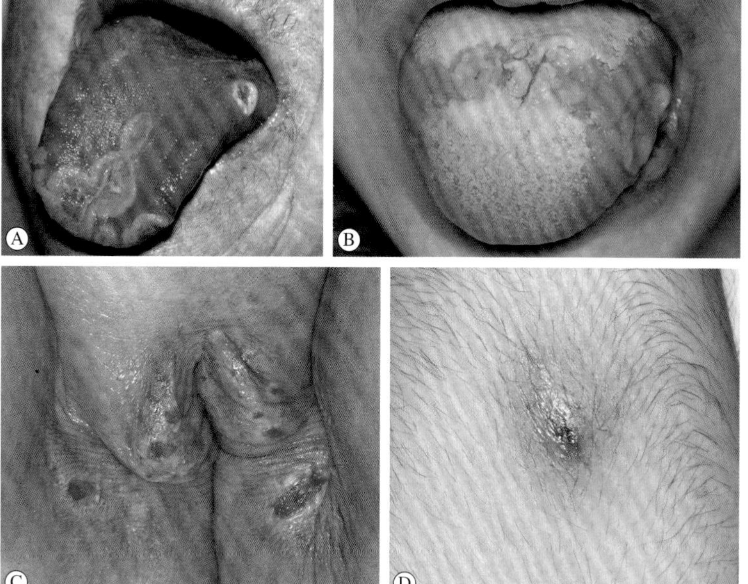


**图 26.15 白塞病——皮肤黏膜损害**。A，B. 口腔阿弗他溃疡累及舌和口唇；溃疡可较深。这类溃疡可误诊为感染性（如单纯疱疹病毒所致）或肿瘤增生性，而非炎症性。C. 外阴部位和女阴溃疡。D. 针刺反应——静脉穿刺部位发生丘疹脓疱

病也有复发性多软骨炎特点的病例，称之为 MAGIC（**m**outh **a**nd **g**enital **u**lcers with **i**nflamed **c**artilage，口腔生殖器溃疡合并软骨炎）综合征（见第 45 章）[37]。

## 系统损害

本病的系统表现归类在表 26.12，白塞病合并大肠累及和炎性肠病的鉴别要点见表 26.13。

## 病理学

皮损组织病理表现（尤其是痤疮样皮损）仍有争议，这可能与取材时皮损的存在时间有关。皮肤的血管病变可累及真皮和皮下组织中各种大小的血管，可表现为嗜中性血管反应，可见血管为中心的中性粒细胞反应，伴有白细胞碎裂和红细胞溢出现象，或表现为白细

**表 26.12 白塞病的系统表现**

| 眼（致残的首要因素）[31, 33-34] | 神经 |
|---|---|
| • 90% 患者发生眼损害；男性多发且病情较重<br>• 可以疼痛且导致失明<br>• 视网膜血管炎（与失明相关的主要因素）<br>• 后葡萄膜炎（眼部损伤最有特征性的表现）<br>• 前葡萄膜炎（图 26.16），眼前房积脓<br>• 继发性青光眼，白内障<br>• 结膜炎，巩膜炎，角膜炎，玻璃体出血，视神经炎 | • 常常在疾病后期发生<br>• 与预后不佳相关<br>• 急性脑膜脑炎，可以自然缓解<br>• 脑神经麻痹<br>• 脑干病变可引起吞咽、笑及哭障碍<br>• 锥体和锥体外系体征 |
| **关节** | **血管** |
| • 近 50% 患者发展成关节炎<br>• 大多数患者（约 80%）在起病 2 个月内发生<br>• 单独或多发关节炎和非侵蚀性<br>• 膝、腕和踝关节最常见 | • 动脉瘤或闭塞性动脉疾病<br>• 浅部或深部静脉血栓<br>**心肺**<br>• 冠状动脉炎，瓣膜病，心肌炎<br>• 复发性室性心律失常<br>• 肺动脉瘤 |
| **胃肠道** | **肾** |
| • 腹痛和（或）出血，可能与 IBD 鉴别困难（见表 2.13）<br>• 溃疡 * 发生局限在小肠（特别是回盲部），也可见于升结肠与食管；可形成穿孔 | • 肾小球肾炎 |

* 与肛门生殖器溃疡类似。
IBD，炎性肠病

**表 26.13 肠病相关嗜中性皮病**。增殖性脓皮病又称为增殖性脓性皮炎

| | | 白塞病 | 肠相关皮病-关节炎综合征 | 炎性肠病 |
|---|---|---|---|---|
| 皮损 | 口疮 | +（口腔和肛门生殖器） | +（口） | +（口） |
| | 水疱脓疱皮病 | + | + | + |
| | Sweet 综合征样皮病 | + | − | + |
| | 坏疽性脓皮病 | + | − | + |
| | 增殖性脓性口炎 | − | − | + |
| | 增殖性脓皮病 | − | − | + |
| | 血管炎 | + | ± | +（包括皮肤多动脉炎） |
| | 浅部血栓性静脉炎 | + | − | + |
| | 结节性红斑 | + | + | + |
| | 嗜中性小叶性脂膜炎 | + | + | + |
| | 同形反应 | + | − | + |
| 系统症状体征 | 发热 / 流感样症状 | + | + | +（发热） |
| | 眼累及 | + | − | +（虹膜炎） |
| | 关节炎 | + | +（及腱鞘炎） | + |
| | 神经受累 | + | − | − |
| 大肠病变 | | 食管乃至全部胃肠道可发生典型的溃疡，引起严重的绞痛；溃疡外观表现类似于慢性溃疡性结肠炎 | 结肠的回盲部 | Crohn 病的溃疡比较表浅，呈线状和阶段状，或在组织病理表现呈弥漫性，可见肉芽肿改变 |

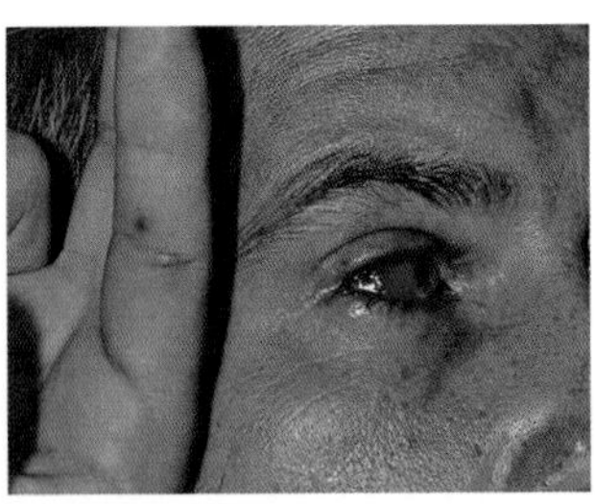

**图 26.16 白塞病——系统累及**。虹膜炎和皮肤脓疱性血管炎

胞碎裂性血管炎，伴或不伴附壁血栓形成和坏死；一些学者认为血管炎继发于剧烈的炎症反应[38]。血管炎的浸润细胞也可以组织细胞为主，从而诊断为肉芽肿性血管炎。陈旧皮损表现为血管中心性淋巴细胞浸润。对于痤疮样皮损，目前认为是无菌性中性粒细胞性血管病变，而不是化脓性或化脓性及肉芽肿性混合性毛囊炎。

血栓并不少见，若出现应立即检查有否潜在凝血性疾病可能。结节性红斑样皮损的组织学特点可表现为嗜中性小叶性脂膜炎、有混合炎症细胞浸润的间隔性和小叶性脂膜炎、脂肪坏死和淋巴细胞血管炎等；同时可以见到上述血管病变。

## 诊断

由于白塞病无确诊性的实验室检查，其特征性的表现为复杂的症候群，因此目前有多套协助诊断的临床诊断标准。已报道的诊断标准包括：1974 年日本诊断标准、1974 年 O'Duffy 诊断标准、1980 年张诊断标准、1986 年 James 诊断标准，以及 1990 年国际研究小组（ISG）诊断标准[30]。后者列于表 26.14。

**表 26.14 国际研究协作组制定的白塞病诊断标准**[39]

| 主要指标 | 特点 |
|---|---|
| 复发性口腔溃疡 | 医生或患者观察到阿弗他（不明原因）口腔溃疡，在过去的 12 个月内至少复发 3 次 |
| **加以下任两项次要指标** | |
| 复发性生殖器溃疡 | 医生或患者观察到阿弗他（不明原因）生殖器溃疡或瘢痕 |
| 眼睛损害 | 前眼或后眼色素膜炎；裂隙灯检查玻璃体内可见细胞；或者眼科检查可见视网膜血管炎 |
| 皮肤损害 | 患者或医生观察到结节性红斑样皮损；丘疹脓疱性皮损或假毛囊炎；或在青春期后，患者未服用糖皮质激素，出现了医生观察到的特征性痤疮样结节 |
| 针刺实验 | 24 ～ 48 小时后由医生做出判断 |

* 针刺实验操作方法：在患者前臂屈侧倾斜刺入 20 ～ 22 号无菌注射器针头，深度约 5 mm±，皮内注入 0.1 ml 生理盐水。局部发生丘疹或脓疱即为阳性

（Adapted from International Study Group for Behçet's Disease. Criteria for diagnosis of Behçet's disease. Lancet. 1990；335：1078-80.）

ISG 标准综合了已有的多个标准，具有最高的敏感性、特异性和相关性。但是这个诊断标准也存在争议，比如不能排除炎性肠病。

## 治疗

白塞病的治疗方案较难制定，因为其病情表现多且缺乏有效的双盲研究。治疗方案主要是对症治疗，依皮肤黏膜的性质以及内脏受累情况而定。如果发生重要脏器累及，比如眼睛受累且病情趋于反复发作，则需要给予早期而积极的治疗。中枢神经系统和大动脉、大静脉受累时对治疗比较抵抗。可供选择的药物比较多，局部外用或全身用药，可以单独或者联合治疗（表 26.15）[40-42]。有关这些治疗的证据多为临床病例报道。

**表 26.15 白塞病治疗阶梯方案**[40-42]。关键支持证据分类依据：（1）前瞻性对照研究；（2）回顾性研究或大样本病例系列报道；（3）小样本病例报道或个案病例报道

| 治疗 | 剂量 | 证据级别 |
|---|---|---|
| **皮肤黏膜损害** | | |
| 利多卡因黏着性药膏，外用硫糖铝及其他对症治疗 | | 3 |
| 外用或吸入糖皮质激素 | | 2 |
| 皮损内注射糖皮质激素 | | 3 |
| 秋水仙碱 | 0.6 mg 口服，一日三次 | 1 |
| 氨苯砜 | 50 ～ 150 mg 口服，一日一次（或磺胺吡啶） | 1 |
| 秋水仙碱和氨苯砜联合治疗 | | 3 |
| 阿普斯特（磷酸二酯酶 -4 抑制剂） | 30 mg 口服，一日二次 | 1 |
| **重度皮肤黏膜损害** | | |
| 沙利度胺 | 50 ～ 150 mg 口服，夜服 | 1 |
| 甲氨蝶呤 | 2.5 ～ 25 mg 口服或 IM，每周一次 | 3 |
| 泼尼松，间歇逐步减量 | 40 ～ 80 mg 口服，一日一次，常规起始剂量 | 2 |
| 干扰素 -α-2a | 剂量不同［（3 ～ 9）×$10^6$ U 皮内注射，每周 3 次］ | 1 |
| TNF-α 抑制剂 | 英夫利昔单抗 5 mg/kg IV，分别于 0，2 和 6 周给药；<br>阿达木单抗初始剂量 80 mg，此后每周 40 mg 或隔周皮下注射；<br>益赛普 50 ～ 100 mg 每周皮内注射（1 或 2 个剂量） | 1（益赛普） |
| **系统疾病** | | |
| 泼尼松 | 60 ～ 120 mg 口服，每日一次，常规剂量开始（可分次），逐步减量至隔日给药 | 2 |
| 甲泼尼龙醋酸酯 | 40 mg IM 每周 3 次 | 2 |
| 硫唑嘌呤 | 50 ～ 100 mg 口服，一日二次 | 1 |
| 环磷酰胺 | 口服剂量不等（每天 50 ～ 200 mg）或 IV 冲击给药（500 ～ 1000 mg 每月一次，然后 500 ～ 1000 mg 每三个月一次） | 3 |
| 苯丁酸氮芥 | 4 ～ 6 mg 口服，每日一次 | 1 |
| 吗替麦考酚酯 | 1 ～ 1.5 g 口服，每日二次 | 3 |
| 环孢素 | 剂量不等（2 ～ 10 mg/kg 口服，每日一次） | 1 |
| 他克莫司 | 0.1 ～ 0.2 mg/kg 口服，每日一次 | 2 |
| IVIg | 每月给药 2 ～ 3 g/kg IV（连续 2 ～ 5 天分次给药） | 3 |
| TNF-α 抑制剂 | 见上文治疗重度皮肤黏膜改变 | 2 |
| 白介素（IL）-1，IL-1R 拮抗剂 | Anakinra，canakinumab | 3 |

# 肠病相关性皮病-关节炎综合征

**同义名：** ■ 肠吻合综合征（bowel bypass syndrome）■ 无肠吻合的肠吻合综合征（bowel bypass syndrome without bowel bypass）■ 肠吻合关节炎-皮炎综合征（intestinal bypass arthritis-dermatitis syndrome）

## 要点

- 血清病样全身症状和体征。
- 皮肤损害包括红色、紫癜性丘疹，水疱脓疱和结节性脂膜炎。
- 与多关节炎和腱鞘滑膜炎相关。
- 组织学改变包括真皮血管周围结节性白细胞浸润与水肿，以及中性粒细胞小叶性或间隔性脂膜炎。

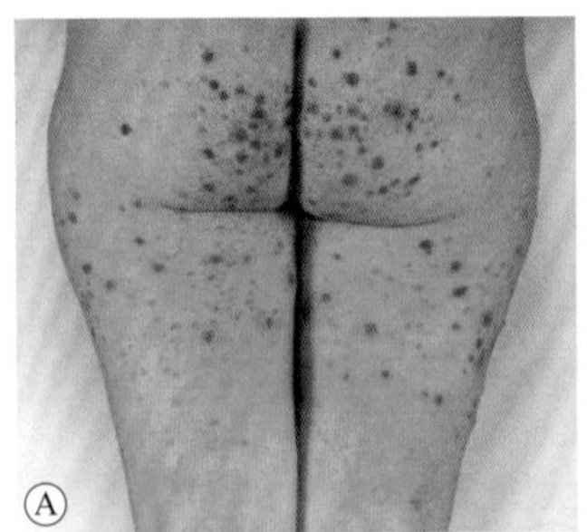

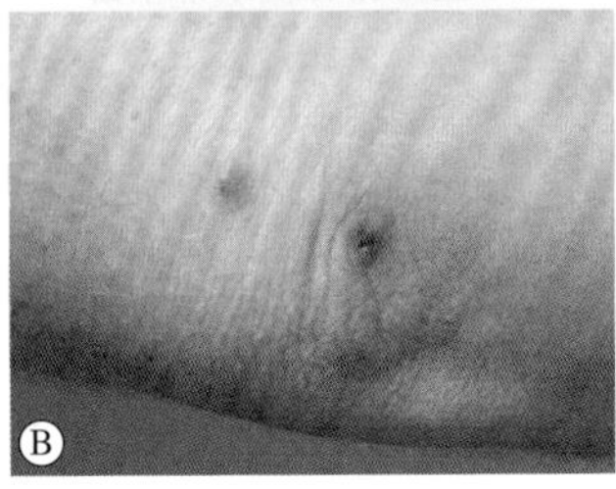

**图 26.17　大肠相关皮病关节炎综合征。**A、B. 丘疹和丘疹脓疱可表现为红斑性或紫红色以及紫癜样。皮损数目由数个到大量不等

## 引言

肠病相关性皮病-关节炎综合征（bowel-associated dermatosis-arthritis syndrome）以腹泻伴吸收不良、关节炎和皮肤损害为主要临床特点，见于肠吻合术后患者、肠道手术后出现盲袢的患者、胆胰转流术患者或胃肠疾病患者（表 26.16）[43-44]。

## 历史

20 世纪 60 至 70 年代，接受空肠回肠改道术治疗的肥胖症患者中，约 20% 出现了一系列症状，称为肠吻合综合征。20 世纪 80 年代，有学者报道肠道手术后存在盲袢或患有炎性肠病的患者也出现类似的综合征[44]。

## 发病机制

肠病相关性皮病-关节炎综合征患者的肠盲袢常有细菌过度繁殖。推测这些细菌抗原形成免疫复合物后沉积于皮肤及滑膜[45]。使用抗生素或者手术治疗后疾病症状得以消除，这一发现支持细菌在本病发病中起作用的学说。

## 临床特征

肠病相关性皮病-关节炎综合征的特征性临床表现包括流感样全身症状、皮损[46]和各种严重并发症（见下文）。可发生于肠吻合术后 1 ～ 6 年。常有全身症状，并可先于皮损出现，表现类似于血清病样反应，如发热、寒战、乏力、关节痛及肌痛。

特征性的皮损为红斑，在 48 小时内发展成为丘疹和紫癜样水疱脓疱，并持续 2 ～ 4 周；皮损间隔 4 ～ 6 周可复发。皮损可多可少（图 26.17），好发于肢体近端和躯干。

本病患者可出现复发性痛性红斑和皮下结节，并可伴有发热。此症状可由结节性非化脓性白细胞性脂膜炎（可累及躯干与四肢，愈后留凹陷性瘢痕）或结节性红斑（一般只侵犯下肢）引起，二者在临床表现和组织病理上均有不同[47]。常见的皮肤外表现为腱鞘滑膜炎和非损毁性多关节炎。系统合并症包括持续腹泻引起的电解质紊乱、肝功能异常和衰竭、草酸钙肾结石、胆结石、锌缺乏、维生素 A 缺乏、脚气病、高尿酸血症和精神异常。

**表 26.16　肠病相关性皮病-关节炎综合征**

| 外科 | 内科 |
|---|---|
| • 胃切除术<br>• 空肠回肠旁路术<br>• 结肠盲袢术后<br>• 胆胰分流术 | • 炎性肠病<br>• 憩室炎<br>• 消化性溃疡病 |

## 病理学

特征性的病理表现为血管周围结节性中性粒细胞浸润，伴核尘及真皮乳头层和网状层水肿[46]。可为淋巴细胞和组织细胞混合浸润，并可延伸至真皮中层和脂肪层。类似的中性粒细胞浸润血管的病变现象也可见于 Sweet 综合征、白塞病及早期坏疽性脓皮病。

## 鉴别诊断

丘疹性皮损要和荨麻疹性血管炎及多形红斑相鉴

别，而脓疱性血管炎样皮损要和其他原因引起的小血管炎症性疾病相鉴别，如播散性淋球菌血症（败血症性血管炎）、系统性念珠菌病、亚急性细菌性心内膜炎及白塞病等。脓疱性皮损可能误诊为节肢动物叮咬（如火蚁）或毛囊炎。

### 治疗

本病可通过肠短路修正手术或盲袢切除术等治愈。药物方面，全身应用皮质激素能明显缓解皮肤及关节症状，但不是治愈性的[44]。不建议长期全身应用皮质激素。抗生素治疗对本病有效，见表 26.17。

## 滑膜炎-痤疮-脓疱病-骨肥厚-骨髓炎综合征（SAPHO 综合征）

**要点**

- 骨关节损害，常合并无菌性脓疱病。
- 通常为逐渐发生的疼痛性、多灶性骨关节损害，尤其位于前胸和中轴骨。
- 骨关节损害迁延反复，可逐渐好转，抗炎药物可加速缓解进程。

### 引言

SAPHO 综合征由一组无菌性嗜中性皮病组成，伴无菌性骨关节病变，并有特征性的组织学和放射学特点[48-49]。认识 SAPHO 综合征对避免误导治疗和不必要的有创伤性治疗具有重要意义。

**表 26.17　肠病相关性皮病-关节炎综合征治疗方案**。治疗依据为小样本病例报告

| 轻度临床表现 |
|---|
| • 口服抗生素抑制细菌过度生长（4～8 周）：四环素（500 mg，每天 2～4 次），多西环素（100 mg，每日 1 至 2 次），米诺环素（100 mg，每日 1 至 2 次），克林霉素（每日 600 mg），甲硝唑（250～500 mg，每日 2 次）<br>• 无菌性中性粒细胞抑制剂（4～8 周）：秋水仙碱（0.6 mg，每日 3 次），氨苯砜（每日 50～100 mg），沙利度胺（每天 50～200 mg） |
| **重度临床表现** |
| • 强效抗炎和免疫调节药物（2～3 月）：泼尼松（每天 40～60 mg，然后逐渐减量），环磷酰胺（每日 200～300 mg），硫唑嘌呤（每日 50～150 mg），吗替麦考酚酯（500 mg，每日 2 次）<br>• 外科手术再造正常结肠解剖结构<br>• TNF-α 抑制剂可能有效（英夫利昔单抗、阿达木单抗、依那西普） |

### 历史

1972 年，慢性复发性多灶性骨髓炎描述为发生在儿童和成人少见的慢性炎症性肌肉骨骼疾病。虽然在 20 世纪 60 年代已有皮肤脓疱病和痤疮伴有骨髓炎和关节炎的报道，但直到 1987 年才应用 SAPHO 综合征（*s*ynovitis，*a*cne，*p*ustulosis，*h*yperostosis and *o*steitis）这一称谓，代表临床与放射医学上发现累及皮肤、骨和骨关节的一种疾病。

### 流行病学

SAPHO 综合征主要累及儿童和中青年，很少发生在 60 岁以上。发病无性别差异，痤疮患者男性较多。本病多见于日本，其次为斯堪的纳维亚、德国和法国，美国和加拿大较少见。

### 发病机制

SAPHO 的发病机制未明。有人认为本病是由于微生物引起的自身免疫反应所致。

### 临床特征

基本损害是骨关节病变，伴有皮肤改变（儿童约 30%，成年约 85%）。中性粒细胞是联系所有这些病变的纽带，表 26.28 列出了 SAPHO 综合征所有的骨关节病变。受累骨有触痛，关节肿胀疼痛。患者可有发热、白细胞增高和红细胞沉降率增快等。

骨扫描显示受累部位摄取增强[50]。MRI 对评价骨和软组织受累情况非常敏感，有助于检测病情。骨关节受累为间断性、周期性加重和缓解，但是与皮肤无菌性中性粒细胞脓疱病活动并不平行。SAPHO 也被认为是一种血清学阴性的脊柱关节病，常与炎性肠病相关。

### 病理学

在疾病早期可见骨髓质中有炎性细胞浸润，包括主要是中性粒细胞，还有破骨细胞和成骨细胞，此后出现瘢痕性纤维化，周围包裹无活性的肥大骨组织。

### 鉴别诊断

骨病变的鉴别诊断包括经典性细菌性骨髓炎、原发性骨肿瘤、转移性肿瘤和朗格汉斯组织细胞增生症。此外还要注意一种伴有类似皮肤和骨改变的遗传性综合征（表 26.18）[51]。

**表 26.18 SAPHO 综合征**。SAPHO——滑膜炎，痤疮，脓皮病，骨肥大及骨炎。常见伴发的皮肤病用黑体字标识

| 骨关节表现（无菌性） |
|---|
| • 炎症性滑膜炎<br>• 关节镜：关节结构骨骼炎症<br>• 骨肥大或骨炎，前胸骨最常见（胸骨、锁骨、肋骨），中轴骨（脊柱 *、骨盆）<br>• 亚型：慢性复发性多灶性骨髓炎（CRMO）——常累及冠状骨的干骺端以及首发于儿童 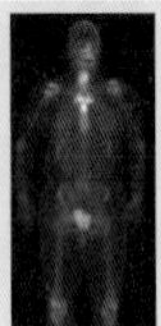 |
| **合并的皮肤病** |
| • **掌跖脓疱病**，包括 TNF 抑制剂诱发<br>• 脓疱性银屑病，包括 CARD14- 介导<br>• Sneddon-Wilkinson 病（角层下脓皮病）<br>• 银屑病<br>• 毛囊闭锁三联征，特别是**聚合性痤疮**及化脓性汗腺性<br>• **暴发性痤疮**<br>• 线状 IgA 大疱性皮病<br>• 白塞病<br>• Sweet 综合征<br>• 坏疽性脓皮病 |
| **鉴别诊断（首先需要鉴别遗传性疾病）** |
| • DIRA（白介素 1 受体拮抗剂缺陷）综合征（*IL1RN* 突变）<br>• PAPA［化脓性（无菌性）关节炎，坏疽性脓皮病及痤疮］综合征及其变型，PAPASH 综合征<br>• Majeed 综合征［先天性纯红细胞再生障碍性贫血，CRMO，Sweet 综合征或皮肤脓疱病（*LPIN2* 突变）］ |
| * 脊柱炎或椎间盘炎<br>PAPASH，化脓性关节炎，坏疽性脓皮病，痤疮，及化脓性汗腺炎；TNF，肿瘤坏死因子 |

## 治疗

由于 SAPHO 综合征的确切发病机制还不清楚，曾经有人使用过多种抗炎症治疗。虽然异维 A 酸可用于治疗本病相关的重度痤疮，但也有零星报告异维 A 酸引起 SAPHO 加重。可供选择的治疗药物和方法有 NSAIDs，关节内糖皮质激素注射治疗关节炎，二碳磷酸盐化合物治疗骨骼损害，系统糖皮质激素，以及其他免疫抑制剂（如硫唑嘌呤，甲氨蝶呤），TNF 抑制剂（依那西普、阿达木单抗、英夫利昔单抗），IL-1 抑制剂（如阿那白滞素）用于皮肤和关节病变治疗。但是曾经有使用英夫利昔单抗治疗炎性肠病诱发 SAPHO 的报道。

## 版权说明

Mayo 基金会保留第 26 章原始照片的版权。

（乔　菊译　王宝玺审校）

# 参考文献


1. Jorizzo JL, Solomon AR, Zanolli MD, Leshin B. Neutrophilic vascular reactions. J Am Acad Dermatol 1988;19:983–1005.
2. Amulic B, Cazalet C, Hayes GL, et al. Neutrophil function: from mechanism to disease. Annu Rev Immunol 2012;30:459–89.
3. Sweet RD. An acute febrile neutrophilic dermatosis. Br J Dermatol 1964;76:349–56.
4. Rochet NM, Chavan RN, Cappel MA, et al. Sweet syndrome: clinical presentation, associations, and response to treatment in 77 patients. J Am Acad Dermatol 2013;69:557–64.
5. Fett DL, Gibson LE, Su WPD. Sweet's syndrome: signs and symptoms and associated disorders. Mayo Clin Proc 1995;70:234–40.
6. Von den Driesch P. Sweet's syndrome (acute febrile neutrophilic dermatosis). J Am Acad Dermatol 1994;31:535–56.
7. Cohen PR, Holder WR, Tucker SB, et al. Sweet syndrome in patients with solid tumors. Cancer 1993;72:2723–31.
8. Hau E, Vignon Pennamen MD, Battistella M, et al. Neutrophilic skin lesions in autoimmune connective tissue diseases: nine cases and a literature review. Medicine (Baltimore) 2014;93:e346.
9. Kawakami T, Ohashi S, Kawa Y, et al. Elevated serum granulocyte colony-stimulating factor levels in patients with active phase of Sweet syndrome and patients with active Behçet disease: implication in neutrophil apoptosis dysfunction. Arch Dermatol 2004;140:570–4.
10. Nesterovitch AB, Gyorfy Z, Hoffman MD, et al. Alteration in the gene encoding protein tyrosine phosphatase nonreceptor type 6 (*PTPN6/SHP1*) may contribute to neutrophilic dermatoses. Am J Pathol 2011;178:1434–41.
10a. Jo T, Horio K, Migita K. Sweet's syndrome in patients with MDS and MEFV mutations. N Engl J Med 2015;372:686–8.
11. Chow S, Pasternak S, Green P, et al. Histiocytoid neutrophilic dermatoses and panniculitides: variations on a theme. Am J Dermatopathol 2007;29:334–41.
12. Evans AV, Sabroe RA, Liddell K, et al. Lymphocytic infiltrates as a presenting feature of Sweet's syndrome with myelodysplasia and response to cyclophosphamide. Br J Dermatol 2002;146:1087–90.
13. Vignon-Pennamen MD, Juillard C, Rybojad M, et al. Chronic recurrent lymphocytic Sweet syndrome as a predictive marker of myelodysplasia: a report of 9 cases. Arch Dermatol 2006;142:1170–6.
13a. Soon CW, Kirsch IR, Connolly AJ, et al. Eosinophil-rich acute febrile neutrophilic dermatosis in a patient With enteropathy-associated T-cell lymphoma, type 1. Am J Dermatopathol 2016;38:704–8.
14. Kemmet D, Harrison DJ, Hunter JAA. Antibodies to neutrophil cytoplasmic antigens: serologic marker for Sweet's syndrome. J Am Acad Dermatol 1991;24:967–9.
15. Su WPD, Liu HNH. Diagnostic criteria for Sweet's

syndrome. Cutis 1986;37:167–74.
16. Galaria NA, Junkins-Hopkins JM, Kligman D, James WD. Neutrophilic dermatosis of the dorsal hands: pustular vasculitis revisited. J Am Acad Dermatol 2000;43: 870–4.
17. Weenig RH, Bruce AJ, McEvoy MT, et al. Neutrophilic dermatosis of the hands: four new cases and review of the literature. Int J Dermatol 2004;43:95–102.
18. DiCaudo DJ, Connolly SM. Neutrophilic dermatosis (pustular vasculitis) of the dorsal hands: a report of 7 cases and review of the literature. Arch Dermatol 2002;138:361–5.
18a. Mir-Bonafé JM, Santos-Durán JC, Santos-Briz A, Fernández-López E. Chronic recurrent annular neutrophilic dermatosis associated with rheumatoid arthritis. Actas Dermosifiliogr 2014;105:953–5.
18b. Surovy AM, Pelivani N, Hegyi I, et al. Giant cellulitis-like Sweet syndrome, a new variant of neutrophilic dermatosis. JAMA Dermatol. 2013;149:79–83.
18c. Kroshinsky D, Alloo A, Rothschild B, et al. Necrotizing Sweet syndrome: a new variant of neutrophilic dermatosis mimicking necrotizing fasciitis. J Am Acad Dermatol 2012;67:945–54.
19. Powell FC, Su WPD, Perry HO. Pyoderma gangrenosum: classification and management. J Am Acad Dermatol 1996;34:395–409.
20. Brunsting AL, Goeckerman WH, O'Leary PA. Pyoderma gangrenosum: clinical and experimental observations in five cases occurring in adults. Arch Dermatol Syphilol 1930;22:655–80.
21. Callen JP. Pyoderma gangrenosum. Lancet 1998;351:581–5.
22. Bennett ML, Jackson JM, Jorizzo JL, et al. Pyoderma gangrenosum. A comparison of typical and atypical forms with an emphasis on time to remission. Case review of 86 patients from 2 institutions. Medicine (Baltimore) 2000;79:37–46.
22a. Navarini AA, Satoh TK, French LE. Neutrophilic dermatoses and autoinflammatory diseases with skin involvement–innate immune disorders. Semin Immunopathol 2016;38:45–56.
23. Cairns BA, Herbst CA, Sartor BR, et al. Peristomal pyoderma gangrenosum and inflammatory bowel disease. Arch Surg 1994;129:769–72.
24. Graham JA, Hansen KK, Rabinowitz LG, Esterly NB. Pyoderma gangrenosum in infants and children. Pediatr Dermatol 1994;11:10–17.
25. Vignon-Pennamen MD, Wallach D. Neutrophilic disease: a review of extracutaneous neutrophilic manifestations. Eur J Dermatol 1996;5:449–55.
26. Weenig RH, Davis MD, Dahl PR, Su WP. Skin ulcers misdiagnosed as pyoderma gangrenosum. N Engl J Med 2002;347:1412–18.
27. Su WP, Davis MD, Weenig RH, et al. Pyoderma gangrenosum: clinicopathologic correlation and proposed diagnostic criteria. Int J Dermatol 2004;43:790–800.
28. Chow RKP, Ho VC. Treatment of pyoderma gangrenosum. J Am Acad Dermatol 1996;34:1047–60.
29. Reichrath J, Bens G, Bonowitz A, et al. Treatment recommendations for pyoderma gangrenosum: An evidence-based review of the literature based on more than 350 patients. J Am Acad Dermatol 2005;53:273–83.
30. Miller J, Yentzer BA, Clark A, et al. Pyoderma gangrenosum: a review and update on new therapies. J Am Acad Dermatol 2010;62:646–54.
31. Schirmer M, Calamia KT, Direskeneli H. Ninth International Conference on Behçet's Disease, Seoul, Korea, May 27–29, 2000. J Rheumatol 2001;28:636–9.
32. Arbesfeld SJ, Kurban AK. Behçet's disease. New perspectives on an enigmatic syndrome. J Am Acad Dermatol 1988;19:767–79.
33. Sakane T, Takeno M, Suzuki N, Inaba G. Behçet's disease. N Engl J Med 1999;341:1284–91.
34. Kaklamani VG, Vaviopoulos G, Kaklamanis PG. Behçet's disease. Semin Arthritis Rheum 1988;27:197–217.
35. Webb K, Hlela C, Jordaan HF, et al. A review and proposed approach to the neutrophilic dermatoses of childhood. Pediatr Dermatol 2015;32:437–46.
36. Magro CM, Crowson AN. Cutaneous manifestations of Behçet's disease. Int J Dermatol 1995;34:159–65.
37. Firestein GS, Gruber HE, Weisman MH, et al. Mouth and genital ulcers with inflamed cartilage: MAGIC syndrome. Am J Med 1985;79:65–72.
38. Chun SI, Su WP, Lee S. Histopathologic study of cutaneous lesions in Behçet's syndrome. J Dermatol 1990;17:333–41.
39. International Study Group for Behçet's Disease. Criteria for diagnosis of Behçet's disease. Lancet 1990;335:1078–80.
40. Kaklamani VG, Kaklsamanis PG. Treatment of Behçet's disease – an update. Semin Arthritis Rheum 2001;30:299–312.
41. Alpsoy E, Akman A. Behçet's disease: an algorithmic approach to its treatment. Arch Dermatol Res 2009;301:693–702.
42. Fresko I, Yazici H. Treatment strategies for Behçet's disease. Expert Opin Pharmacother 2008;9: 3211–19.
43. Dicken CH, Seehafer JR. Bowel bypass syndrome. Arch Dermatol 1979;115:837–9.
44. Jorizzo JL, Apisarnthanarax P, Subrt P, et al. Bowel bypass syndrome without bowel bypass. Bowel-associated dermatosis-arthritis syndrome. Arch Intern Med 1983;143:457–61.
45. Ely PH. The bowel bypass syndrome: a response to bacterial peptidoglycans. J Am Acad Dermatol 1980;2:473–87.
46. Kennedy C. The spectrum of inflammatory skin disease following jejuno-ileal bypass for morbid obesity. Br J Dermatol 1981;105:425–35.
47. Williams HJ, Samuelson CO, Zone JJ. Nodular nonsuppurative panniculitis associated with jejunoileal bypass surgery. Arch Dermatol 1979;115:1091–3.
48. Kahn MF, Khan MA. The SAPHO syndrome. Baillières Clin Rheumatol 1994;8:333–62.
49. Beretta-Picolli BC, Sauvain MJ, Gal I, et al. Synovitis, acne, pustulosis, hyperostosis, osteitis (SAPHO) syndrome: a report of ten cases and review of the literature. Eur J Pediatr 2000;159:594–601.
50. Naik HB, Cowen EW. Autoinflammatory pustular neutrophilic diseases. Dermatol Clin 2013;31:405–25.
51. El-Shanti HI, Ferguson PJ. Chronic recurrent multifocal osteomyelitis: a concise review and genetic update. Clin Orthop Relat Res 2007;462:11–19.
52. Quimby SR, Gibson LE, Winkelmann RK. Superficial granulomatous pyoderma: clinicopathologic spectrum. Mayo Clin Proc 1989;64:37–43.

# 第 27 章　妊娠皮肤病

*Christina M. Ambros-Rudolph*

多年来对妊娠期特异性皮肤病的认识主要来自个案报道的表述，这是一组理解不清、相互重叠的特殊疾病。最近的一些观点对妊娠特异性皮肤病的分类进行了简化凝练（表 27.1）[1-3]。比如目前普遍认为疱疹样脓疱病是脓疱型银屑病的一种表现，可能是由于妊娠期发生的相对低钙血症所诱发（见第 8 章）。此外，如 1941 年首次报道的环状痒疹（无组织学或实验室检查发现）及妊娠期线性 IgM 病（1988 年报道）随后再未曾被报道，只是在报道中被反复提及而已。

另外再次分析原始文献也可以认清某些观点，比如 Besnier（1904 年）最早使用了"妊娠痒疹"涵盖所有妊娠相关性皮肤病，但是不包括妊娠性类天疱疮。随后 Costello（1941 年）把这些称为"Besnier 妊娠痒疹"，估计在妊娠中的发生率为 2%。Bourne（1962 年）对一组好发于妊娠后期、表现为剧烈瘙痒的丘疹或者风团样斑块的患者进行了分析，并用"妊娠毒血症疹"来描述这类疾病。这类患者的皮疹多出现于体型矮小、妊娠期间体重过度增加的妇女腹部的膨胀纹处。但是作者也没有提供组织病理和实验室检查方面的资料。

**表 27.1　妊娠期皮肤病的分类**[1]。粗体表示常用术语

| 分类 | 同义名 |
|---|---|
| 妊娠性类天疱疮 * | 妊娠疱疹 †<br>**妊娠性类天疱疮** |
| 妊娠多形疹（PEP） | 妊娠瘙痒性荨麻疹性丘疹及斑块病（PUPPP）†<br>妊娠毒血症疹<br>妊娠晚发型痒疹<br>妊娠中毒性红斑 |
| 妊娠肝内胆汁淤积（ICP） | 妊娠胆汁淤积症 †<br>产科胆汁淤积症<br>妊娠胆汁淤积性黄疸<br>妊娠瘙痒 / 妊娠痒疹 |
| 妊娠特应疹（AEP） | 妊娠痒疹 *†<br>妊娠痒疹（Besnier）<br>妊娠早发型痒疹（Nurse）<br>妊娠丘疹性皮炎（Spangler）<br>妊娠瘙痒性毛囊炎 *<br>妊娠线状 IgM 病<br>妊娠湿疹 |

* Holmes & Black 的分类法（1983）[2]。
† Shornick 的分类法（1988）[3]

Spangler 等（也是 1962 年）报告了一组妇女患有剧烈瘙痒、散在分布的糜烂性丘疹，患者在妊娠中期或后期发病，且所有患者再次妊娠均可复发。Spangler 报告的病例具有特征性的生化改变：尿中人绒毛膜促性腺激素（HCG）升高，血浆氢化可的松水平降低，氢化可的松血清半衰期缩短。肝功能检查及组织病理学资料未见报告，免疫荧光也未见报告。最值得注意的是，过去认为 Spangler 丘疹性皮炎与胎儿存活率下降有关，目前这一观点已经被完全否定。

Nurse（1968 年）的工作引用了上面的所有文献但是没有完全照搬原作者的观点，将发生妊娠期皮疹（非妊娠性类天疱疮）的患者分为"早发"和"晚发"两个类型。发现晚发丘疹 / 风团型发疹显然与 Bourne 的"妊娠毒血症疹"相重叠，随之命名为"妊娠瘙痒性风团性丘疹和斑块病"（PUPPP）、"妊娠期毒血症疹"以及最近经常被提及的"妊娠多形疹（polymorphic eruption of pregnancy，PEP）"。Nurse 的"早发"患者和 Spangler 的"丘疹性皮炎"患者毫无疑问来自同样的临床疾病谱，随将这一类疾病归为"妊娠期痒疹"（见表 27.1）。

1981 年妊娠特异性疾病的分类中又加入了妊娠瘙痒性毛囊炎（pruritic folliculitis），所报道的六例患者在临床上均有丘疹性皮炎表现。由于在组织学上均有无菌性毛囊炎的特点，因此把本病另行归类为一个病种。这组患者的临床特征与 Spangler 的报道相似，但都缺乏相应的生化检查发现。1998 年出版的 Holmes-Black 疾病分类（1983[2]）的改编版[3]将瘙痒性毛囊炎归类为妊娠期痒疹的亚型（见表 27.1）。

近期在妊娠期皮肤病的分类纳入了"妊娠特应疹（atopic eruption of pregnancy，AEP）"。在对超过 500 例表现有瘙痒症状的妊娠期妇女进行研究后发现，在临床、组织病理上均同时相符的诊断包括妊娠期痒疹、妊娠期瘙痒性毛囊炎以及妊娠期湿疹（约 50% 的患者）[4]。AEP 可以用来诊断这类疾病，一则包含这三类疾病的特征，同时还可以提示临床医生患者的妊娠期湿疹很可能是新发生的疾病，而不是过去特异性皮炎的复发。

妊娠肝内胆汁淤积症（intrahepatic cholestasis of pregnancy，ICP）因缺乏原发疹，长期以来并未被纳

入妊娠期皮肤病。回顾分析发现，对那些伴有泛发性皮肤剥脱损害或结节性痒疹的妊娠期妇女如果不考虑ICP则在诊断上的确会引起混淆不清。此外，妊娠期患者发生瘙痒时必须要排除ICP这一非常重要的疾病，因为ICP与胎儿异常密切相关（见下文）。

## 妊娠性类天疱疮

**同义名：** ■妊娠性类天疱疮（gestational pemphigoid）■妊娠疱疹（herpes gestationis）

### 要点

- 少见、瘙痒性水疱大疱性皮损，发生于妊娠晚期或产后立即发生。
- 直接免疫荧光可见C3沿基底膜带（BMZ）沉积。
- 针对跨膜半桥粒蛋白（BP180；BPAG2；XⅦ型胶原）的IgG1自身抗体。
- 早产和小胎龄儿风险增加；其发生风险与疾病严重程度相一致。
- 再次怀孕时常复发。

### 引言

妊娠性类天疱疮（pemphigoid gestationis）是一种罕见的、自限性自身免疫性大疱性疾病，是妊娠期最具典型特征、唯一可能影响新生儿皮肤的疾病。

### 历史

Milton在1872年首先提出“妊娠疱疹”的命名；Bulkley（1874年）将之描述为“定义了皮疹的临床特点，同时体现了患者的性别以及患病时的身体状态”。此后多年来对本病的认识一直没有新的进展，直到1973年免疫荧光技术发现补体沿BMZ沉积，这也是目前公认的妊娠性类天疱疮的诊断要点。

### 流行病学

妊娠性类天疱疮在妊娠妇女人群中的估计发病率在1∶1700～1∶50 000[5-6]，与不同人群中HLA-DR3、-DR4的频率相关联。妊娠性类天疱疮虽是妊娠期和产后发生的疾病，但其也可偶见于患滋养层肿瘤（葡萄胎及绒毛膜癌）者。有趣的是，尽管男性绒癌与女性绒癌有相似的生化特点，但并没有类天疱疮样疾病的报道；值得注意的是，胎盘组织（以及女性绒癌）的核基因组主要是父亲来源的。有妊娠性类天疱疮病史的患者发生Graves病的风险更高[7]。

### 发病机制

以往认为妊娠性类天疱疮是由一种抗BMZ“血清因子”[“妊娠疱疹（HG）因子”]引起的，它诱导C3在真皮-表皮连接处沉积。目前认为这一因子是一种补体结合自身抗体，属于IgG1类，针对180 kDa跨膜半桥粒蛋白（BP180；BPAG2；XⅦ型胶原）。与大疱性类天疱疮（BP）相似，最接近基底层角质形成细胞胞质膜侧的非胶原（NC）片段，即NC16A构成了BP180的主要免疫反应位点（见图31.9）。循环抗体能够与此结构域特异性结合，ELISA、免疫印迹方法在产妇、新生儿血清中可检测出这种抗体。

是什么启动自身抗体的产生至今仍是一个谜。因抗体也可与羊膜基底膜带[8]（一种由胚胎外胚层发育而来的结构，与皮肤具有相似的免疫原性）相结合，焦点落在免疫遗传学和胎盘组织与皮肤的潜在交叉反应方面。免疫遗传学研究发现这类患者的HLA抗原DR3或DR4显著增高，且将近50%的患者中两者同时出现。有妊娠性类天疱疮病史患者出现抗HLA自身抗体的概率约100%[9]。由于不同HLA抗原的唯一来源通常是胎盘（其主要是父系来源），抗HLA自身抗体的普遍存在提示怀孕期间出现免疫攻击的概率较高。患妊娠性类天疱疮妇女的绒毛膜绒毛基质中MHC Ⅱ类抗原（DR、DP、DQ）表达增加，且不局限于绒毛膜的绒毛间质。因此目前认为妊娠性类天疱疮是因MHC Ⅱ类抗原（父系单倍体型）的异常表达导致产生针对胎盘BMZ的同种异体反应，然后对皮肤产生交叉反应所致[10]。

### 临床特征

妊娠性类天疱疮可发生在妊娠期或产后立即发生，但通常发生在晚期妊娠。表现为躯干（尤其是腹部，多位于或紧邻肚脐）部位突发皮损（图27.1）。进展迅速，至泛发性类天疱疮样皮损，伴有瘙痒性风团样丘疹、斑块，随后在红斑的基础上可出现簇集（疱疹样）的水疱或紧张的大疱。皮疹可累及全身，仅黏膜不受累。其临床表现及病程可千差万别，妊娠后期可出现自发缓解。75%的患者可在分娩后病情急剧加重，可以在数小时内形成大疱，具有特征性。

大多数患者在分娩后数周至数月可以自发缓解，也有产后持续不缓解的个别报道。此病的爆发和（或）复发与月经关系密切，约25%～50%的患者因口服避孕药引起病情发作（表27.2）。患者在首次妊娠时可以不发病，但是一旦出现妊娠性类天疱疮，在随后的妊娠中发

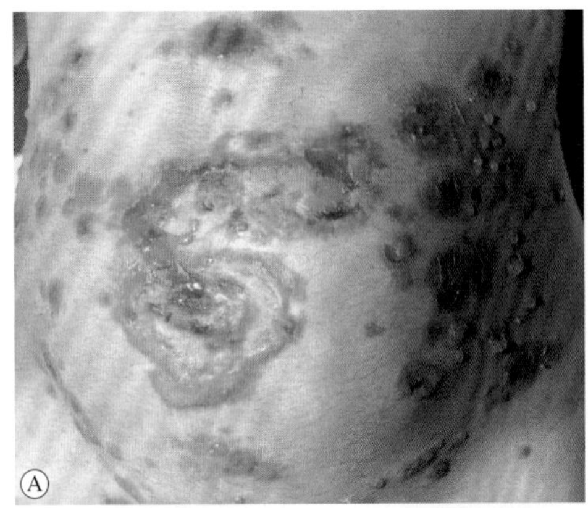

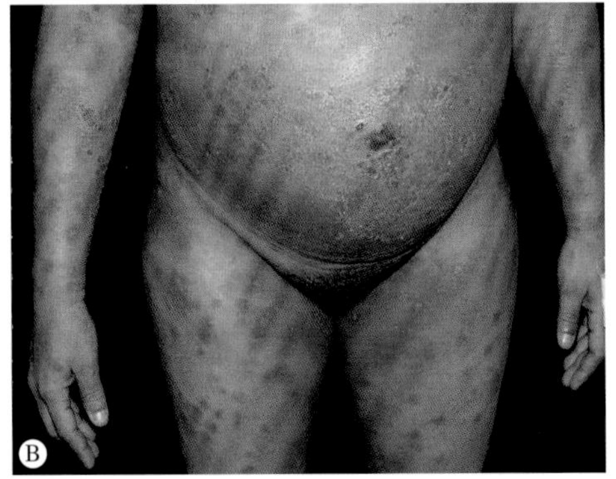

图 27.1 妊娠性类天疱疮。A. 疱壁完整紧张性大疱发生在水肿性红斑上，可见疱壁破溃后糜烂面；皮损通常位于肚脐部位。B. 融合性结痂的红斑斑块表面布满小疱疹；见肚脐累及。大腿内侧可见暗红色风团性皮损（B，Courtesy，Luis Requena，MD.）

病更早、病情更重。“跳过妊娠”的发生率约 5% ～ 8%。

约 10% 的新生儿受累，其皮肤表现通常很轻，发病原因是母亲的抗体进入胎儿体内，常在数天或数周内自行缓解（见第 34 章）。该病可能导致早产、小胎龄儿风险增加，推测原因是慢性胎盘功能不全。最近的证据发现该风险与疾病的严重程度密切相关，如发病突然、发病较早，而与系统使用糖皮质激素无关[11]。

## 病理学

经典的表皮下疱的组织学改变只见于少数患者。更为常见的表现是非特异性的混合细胞浸润，其中含有数量不等的嗜酸性粒细胞。嗜酸性粒细胞的出现是妊娠性类天疱疮的组织学特征（图 27.2）。

诊断妊娠性类天疱疮的关键是直接免疫荧光检测到皮损周围皮肤 C3 沿 BMZ 呈线状沉积（图 27.3），几乎见于 100% 的患者，线性 IgG 沉积仅见于 30% 的患者。对盐裂皮肤标本进行间接免疫荧光检测，IgG 抗体沉积在表皮部分的底部见于约 30% 的患者。然而，几乎全部患者添加补体后的间接免疫荧光都能发现循环抗 BMZ IgG1 自身抗体。采用 BP180-NC16A ELISA 方法检测抗体滴度有利于对疾病活动性的判断及监测疗效。

有报道发现抗甲状腺抗体出现的概率增加，但临床上明显的甲状腺功能异常者很罕见。常规实验室检查正常。

## 鉴别诊断

在鉴别诊断中最需考虑的是 PEP 和药疹。有时很难将 PEP 与妊娠性类天疱疮的风团样皮疹区分开来，因此排除 PEP 有一定难度。免疫荧光以及最近出现的 BP180-NC16A ELISA 是鉴别诊断的关键技术，尤其可指导患者以后的妊娠。

## 治疗

对于这种自限性疾病，治疗的目标是缓解瘙痒、抑制水疱的形成。对于轻度患者局部联合使用强效激素、润肤剂以及系统使用抗组胺剂已足够；但系统应用皮质激素仍然是基础治疗（表 27.3）。大多数患者使用泼尼松 0.5 mg/（kg・d）有效，抑制水疱形成后逐渐减量。若分娩时疾病加重通常需要临时增加激素剂量。少数难治性患者在孕期进行血浆置换也许有益。分娩后若出现类天疱疮持续存在很少见，治疗同 BP。

表 27.2 妊娠期皮肤病：胎儿风险，新生儿皮肤累及，以及复发

| 皮肤病 | 胎儿风险 | 新生儿皮肤累及 | 复发风险 |
|---|---|---|---|
| 妊娠性类天疱疮 | 早产、小胎龄儿风险增加；风险与疾病严重程度相关 | 10% 可以出现轻度和一过性妊娠性类天疱疮皮损 | 常复发（仅 5% ～ 8%“跳过妊娠”）；约 25% ～ 50% 的患者口服避孕药引起复发 |
| 妊娠多形疹 | 无 | 无 | 通常不复发 |
| 妊娠肝内胆汁淤积 | 早产风险增加（20% ～ 60%），分娩期胎儿窘迫风险增加（20% ～ 30%），死产风险增加（1% ～ 2%） | 无 | 再次妊娠时复发率为 45% ～ 70%；口服避孕药可诱发 |
| 妊娠特应疹 | 无 | 无 | 特应性体质，通常复发 |

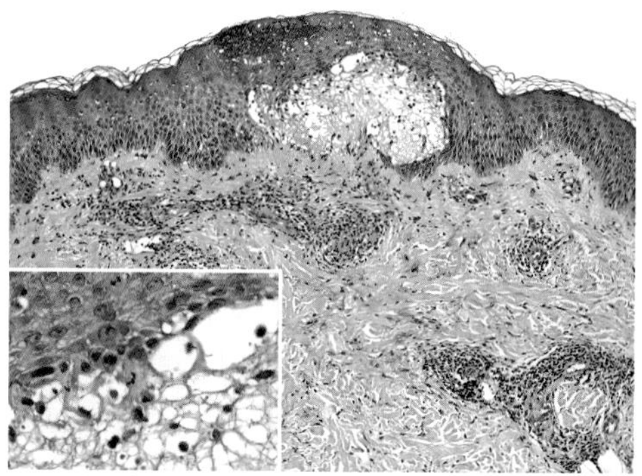

图 27.2 **妊娠性类天疱疮的早期皮损的组织学特点**。灶性表皮下水泡伴有浅表轻度真皮血管周围和间质内混合性炎症浸润。疱液腔内和表皮内可见嗜酸性细胞（插图）（Courtesy，Lorenzo Cerroni，MD.）

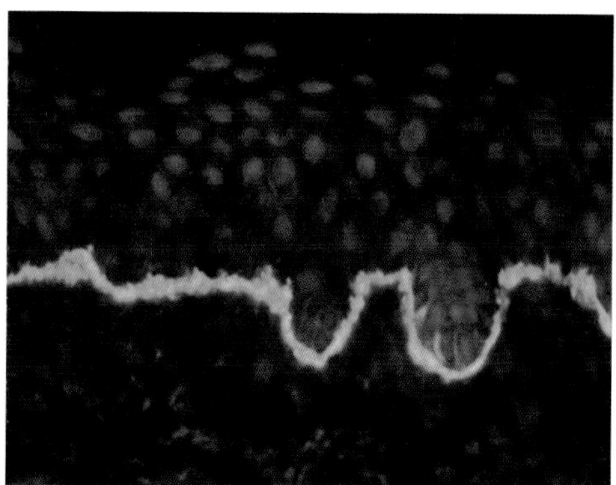

图 27.3 **妊娠性类天疱疮的直接免疫荧光（IF）**。C3 沿基地膜带线状沉积（Courtesy，Immunofluorescence Department，St John's Institute of Dermatology，St Thomas' Hospital，London，UK.）

曾尝试使用替代皮质激素的药物（氨苯砜、多西环素或米诺环素 ± 烟酰胺、维生素 $B_6$、环孢素）或替代治疗（甲氨蝶呤、环磷酰胺、金剂、IVIg）治疗本病。可能除了环孢素外，其他药物对妊娠期安全性均不确定，应避免使用。

## 妊娠多形疹

**同义名**：■ 妊娠瘙痒性荨麻疹性丘疹和斑块病（pruritic urticarial papules and plaques of pregnancy，PUPPP）■ Bourne“妊娠毒血症疹”（Bourne's “toxaemic rash of pregnancy”）■ Nurse 妊娠“晚发痒疹”（Nurse's “late-onset prurigo” of pregnancy）■ 妊娠中毒性红斑（toxic erythema of pregnancy）

**表 27.3 妊娠期使用糖皮质激素和抗组胺药的注意事项[25, 29-30]**

| 糖皮质激素 | |
|---|---|
| 局部应用 | • 最近的大样本人群研究及荟萃综述表明不增加畸形风险，包括腭裂或早产<br>• 有报道过度使用强效激素导致胎儿生长受限者，尤其是妊娠期使用量＞ 300 g，建议使用弱效或中效激素，不推荐使用强效激素<br>• 如必须使用强效激素时应控制用药时间<br>• 增加产生妊娠纹的风险 |
| 系统应用 | • 如存在必须系统使用激素的适应证时首选泼尼松龙，因为该药在胎盘内大部分失活（母体：胎儿＝ 10：1）<br>• 妊娠前期，尤其是 8 ～ 11 周时，可能会（仍有争议）轻度增加唇腭裂的风险，尤其是大剂量使用及使用＞ 10 天时；而妊娠前期较长时间使用、剂量＜ 10 ～ 15 mg/d 较为安全；<br>• 若患者长期使用且妊娠期需长期使用激素，则需监测胎儿的生长发育，并注意新生儿肾上腺功能不全的风险 |
| **抗组胺药** | |
| 系统应用 | • 妊娠前期，推荐使用经典镇静药（如氯苯那敏、苯海拉明、氯马斯汀、二甲茚定），这些经典药物多年来长期应用安全性较高<br>• 如果需使用无镇静的抗组胺药物，氯雷他定为首选，西替利嗪为次选，两种药物在妊娠期使用被认为是安全的 |

### 要点

■ 荨麻疹性丘疹和斑块，通常首次发生于妊娠晚期或产后不久的妊娠纹。
■ 病程进展中皮疹具有多形性（疱疹、红斑、靶形样疹、湿疹样疹）。
■ 多见于初产孕妇。
■ 组织学特点非特异，免疫荧光阴性，常规实验室检查正常。
■ 无母体及胎儿风险，很少复发。

### 引言

妊娠多形疹（polymorphic eruption of pregnancy，PEP），也就是之前所称的 PUPPP，是最常见的妊娠期皮肤病，其特点是典型的临床表现、实验室检查正常以及免疫荧光或 ELISA 阴性。

### 历史

1979 年 Lawley 等首次提出“PUPPP”一词[12]，但是只关注了此病的首发临床表现而忽略了后期多形性的特点。为更好的概括其全部临床表现，“妊娠多形疹”这一术语被引入后获得了普遍认同。

## 流行病学

发生率小于 1∶160[13]，主要见于初产妇，再次妊娠时不会复发。既不属于自身免疫性疾病，也与特定的 HLA 类型无关。

## 发病机制

PEP 的病因不明。有文献报道 PEP 患者怀孕期间体重过度增加，并且多次妊娠者发病率增加[14-15]。有人认为妊娠晚期腹部皮肤快速的牵拉可以导致结缔组织损伤，诱发过敏反应从而引起妊娠纹处皮疹产生[16]。随着炎症反应发展，形成对正常皮肤中的胶原组织的交叉反应，引起皮疹泛发。再次妊娠时由于免疫耐受的形成，此病不再复发。有关本病发病的其他的理论包括与多次妊娠时黄体酮水平增加以及外周嵌合现象（胎儿 DNA 的沉积），从而促进了皮肤血管增加及胶原损伤。

## 临床特征

瘙痒性红斑及水肿性丘疹、斑块通常始发于腹部妊娠纹，典型皮损不累及脐周（图 27.4）。起病最常见于妊娠期后三个月的后期（85%）或产后不久（15%）[15]。皮疹通常在数天内扩散，但一般通常不累及面部、掌跖。几乎所有的患者首发皮损均为荨麻疹样丘疹，几乎半数患者在病程进展中出现多形性皮疹具有多形性，包括广泛的红斑、靶形样疹、细小疱疹囊泡、湿疹样斑块疹（图 27.5）。不论妊娠期或产后起病，皮疹在平均为超过 4 周时间消退。

母亲及胎儿的发病率不详，除了以后发生多胎妊娠者以外本病很少复发。至今仅见一例新生儿皮肤受累的可疑病例报道；但是该病例未经免疫荧光检查除外妊娠性类天疱疮的可能性[17]。因此，目前认为 PEP 不累及新生儿。

## 病理学

皮肤活检见非特异性改变。表皮改变可见从轻度海绵水肿至棘层肥厚伴角化过度、角化不全，取决于疾病所处的阶段。真皮血管周围有非特异性淋巴细胞浸润，并有不同程度的真皮水肿，浸润细胞可见数量不等的中性粒细胞或嗜酸性粒细胞。早期的皮损与虫咬皮炎的表现类似，但后者真皮浸润更深、表皮正常（图 27.6）。组织学上与微小疱疹形成相对应的是重度表皮海绵形成和（或）真皮水肿。直接免疫荧光未见异常改变，间接免疫荧光阴性。常规实验室检查正常。

## 鉴别诊断

由于 PEP 皮损可见微小水疱，因此须排除接触性皮炎。药疹、荨麻疹及病毒疹也需要进行临床鉴别。

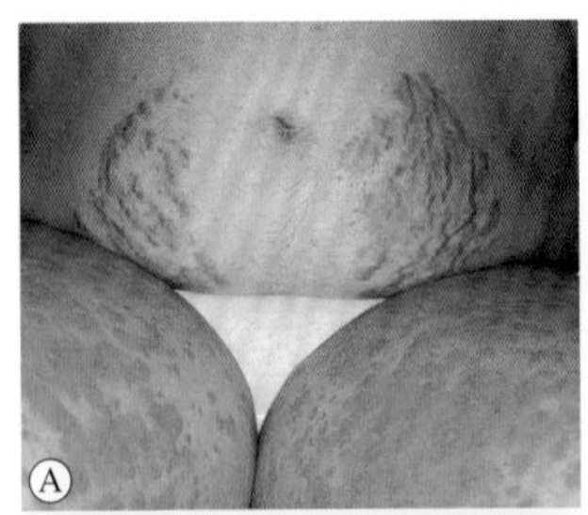

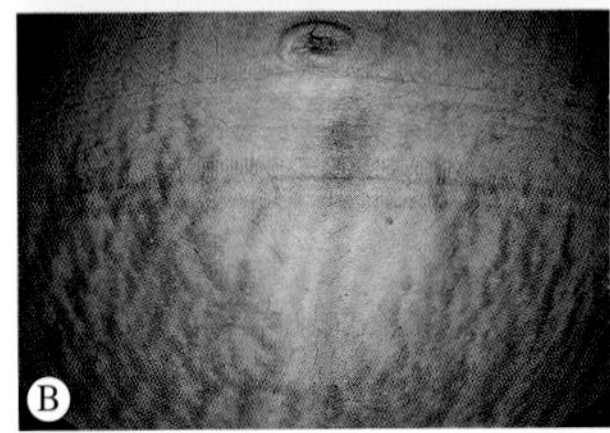

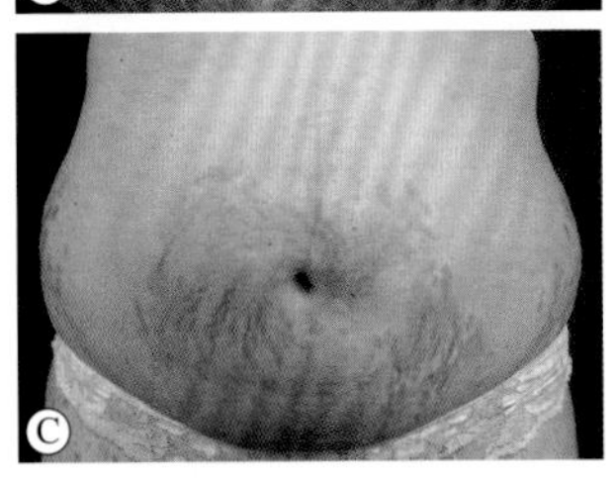

图 27.4　妊娠多形疹。A，B. 水肿性风团性皮损好发于妊娠纹及大腿上部，肚脐不受累及；注意肤色可以影响皮损的颜色。C. 皮损侵犯肚脐周围，而肚脐本身正常，这种水肿性的妊娠纹通常代表 PEP

最重要的鉴别诊断是荨麻疹样妊娠性类天疱疮，其皮损在妊娠期发病时间相对较早，且与腹部妊娠纹无关，常累及脐部，皮损周围皮肤的免疫荧光阳性。

## 治疗

大多数患者使用局部强效皮质激素和口服抗组胺药物有效。对于瘙痒剧烈的患者，短时间系统使用激素治疗是安全的（表 27.3）。由于该病有自限性且无严重后遗症，一般采取保守治疗。

# 妊娠肝内胆汁淤积症

**同义名：** ■ 妊娠胆汁淤积（cholestasis of pregnancy）■ 产科胆汁淤积（obstetric cholestasis）■ 妊娠胆汁淤积性黄疸（cholestatic jaundice of pregnancy）■ 子痫性瘙痒 / 痒疹（pruritus/prurigo gravidarum）

### 要点

- 发生在妊娠后期无原发皮疹的瘙痒。
- 继发改变与病程有关，差异较大，可为轻度抓痕，也可以是结节性痒疹。

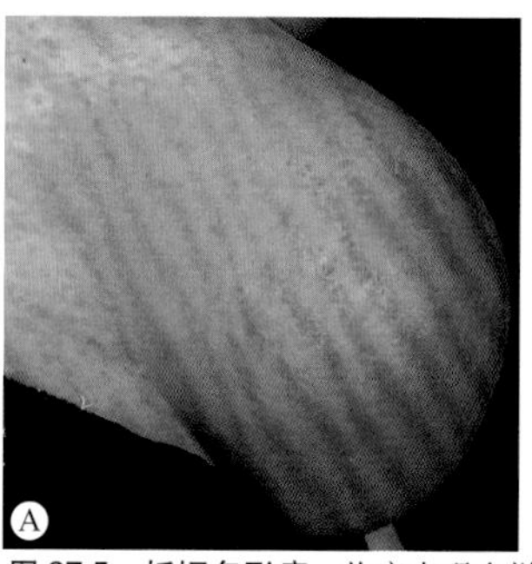

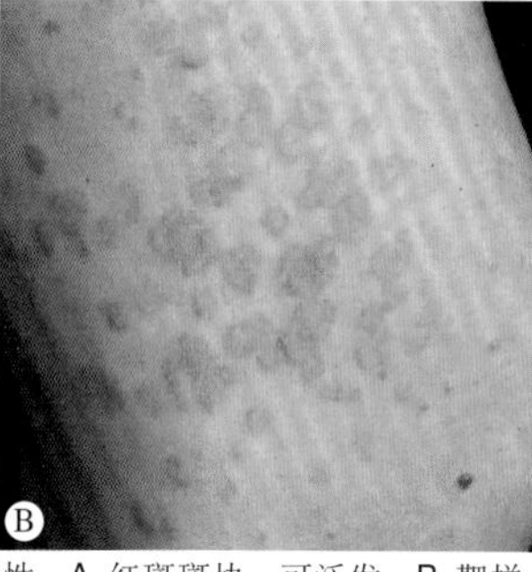

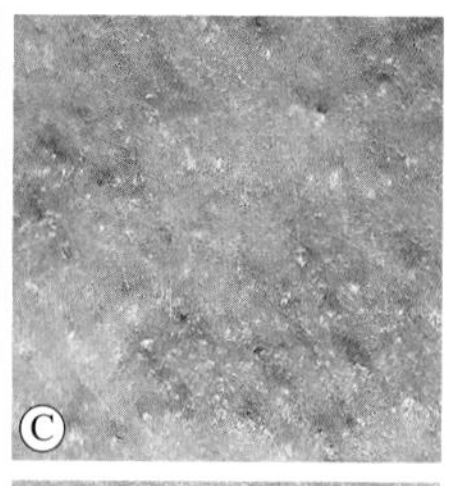

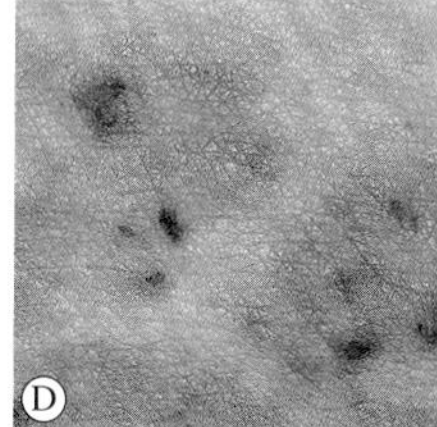

图 27.5 **妊娠多形疹**。临床表现多样性：A. 红斑斑块，可泛发；B. 靶样疹；C. 表皮海绵水肿过度或真皮水肿造成的细小水疱；D. 湿疹样斑块，主要是陈旧皮损

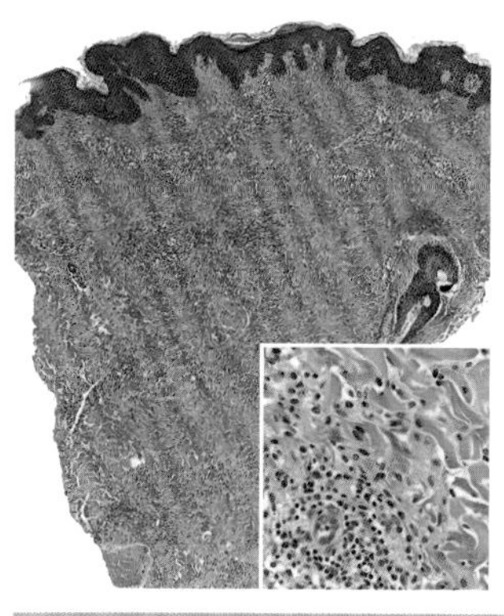

图 27.6 **妊娠多形疹的组织学特点**。这是一个早期皮损，真皮内可见浅表和深在性血管周围以及间质淋巴组织细胞浸润，亦见较多嗜酸性细胞（插图）

- 血清总胆汁酸升高有诊断价值；组织病理改变非特异，免疫荧光阴性。
- 早产、分娩期胎儿呼吸窘迫、死产风险增加。
- 45% ～ 70% 患者再妊娠时复发。

## 引言

妊娠肝内胆汁淤积（ICP）是一种与遗传相关、激素依赖性的可逆性胆汁淤积症。主要发生在妊娠后期，伴有剧烈瘙痒。尽管孕妇的预后良好（少部分可发展为脂肪泻和维生素 K 缺乏症），但胎儿风险较高。因此，ICP 是妊娠期瘙痒症中需要考虑的最重要的诊断，以便积极诊治并预防胎儿损伤。

## 历史

Kehrer 在 1907 年首次报道了 ICP。历史上关于此病的名称存有诸多混乱，如因无皮肤表现被命名为“瘙痒子痫”、皮损抓痕较多被称为“痒疹子痫”。第一个术语描述了妊娠期妇女出现轻度不明原因的瘙痒（很可能是特应性疾病），后一个名词则和“妊娠痒疹”相混淆（见下文）。由于实验室检查包括血清胆汁酸水平升高仅见于少部分患者，ICP 的诊断常被忽略。

## 流行病学

ICP 发病率存在明显的地域和种族差异。例如，此病报道最常见于南美洲，其中玻利维亚和智利的发病率最高（9% ～ 16%），尤其是阿洛柯族印第安妇女（约 30%）。与此相反，欧洲和北美的发病率约为 0.1% ～ 1.5%，发病率相对较高的是斯堪的纳维亚和波罗的海地区（1% ～ 2%）[18]。不同的标准其所报道的发病率略有差异，但是地域性发病以及 50% 的患者有家族史提示此病具有一定的遗传倾向。另外，多胎妊娠者中 ICP 发病率高提示本病可能与患者的激素水平（如雌激素）较高有关。

## 发病机制

胆汁酸分泌减少导致血清水平升高是引起发病的关键因素。这不仅可以引起孕妇的剧烈瘙痒，同时还可能对胎儿有害。这些毒性胆汁酸可透过胎盘，由于子宫异常收缩、绒膜静脉收缩以及胎儿心肌受损，可导致胎儿急性缺氧[18]。编码胆汁运输相关蛋白的基因突变（如 *ABCB4*）也是危险因素之一[19]。胆管内转运体功能轻度不足时在正常人未怀孕状态时并不会引起临床症状，但当超过它的转运能力（如妊娠期间性激素水平较高）时便会出现胆汁淤积的症状与体征。诱发因素还包括妊娠后期达到高峰的雄激素和孕酮的代谢产物导致的胆汁淤积、丙型肝炎病毒感染（见下文）。此外，如缺硒等饮食因素、肠黏膜通透性增加（肠漏症）也可能是诱发因素。

## 临床特征

患者通常在妊娠末期发病，首发症状为掌跖部位突发剧烈而泛发的瘙痒。原发皮疹基本见不到，继发皮疹由于搔抓引起，早期可表现为轻微抓痕，病程较长者可有典型的结节性痒疹（图 27.7）。四肢伸侧、臀部和腹部受累通常更严重。

尽管经常有人认为黄疸是 ICP 的常见表现，但其实际发生比例仅为 10%。黄疸通常发生在 ICP 病情较重且病程较长时。此类患者可能伴发肝外胆汁淤积与脂肪泻、维生素 K 缺乏等，进一步增加了内出血以及产后出血的风险。

瘙痒可持续至整个妊娠期，分娩后数天内自发缓解。产后病情不缓解非常少见，需要排除其他肝疾病，特别是原发性肝硬化。45% ～ 70% 患者再次妊娠时病情复发，口服避孕药也常常引起复发。两次妊娠间期检查无异常。

ICP 与胎儿异常风险密切相关，尤其是增加早产（20% ～ 60%）、分娩期胎儿窘迫（20% ～ 30%，如胎粪污染羊水、胎心异常）以及死胎（1% ～ 2%）的风险[18]。胎儿风险增加与血清胆汁酸水平升高相关，尤其＞ 40 μmol/L 时[20]。因此，与密切的产科监护类似，及时诊治 ICP 是必不可少的。

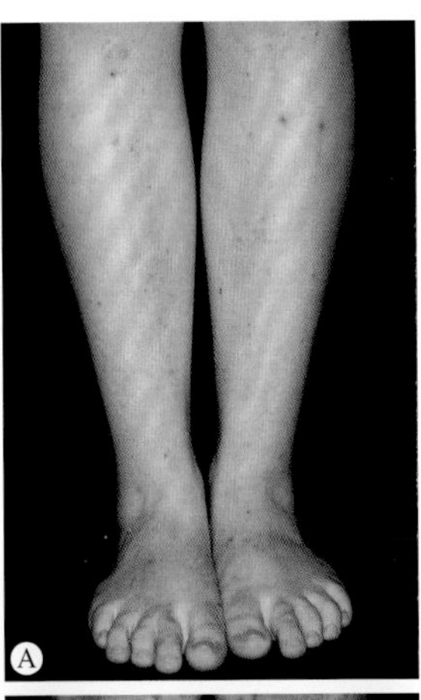

**Fig. 27.7 Intrahepatic cholestasis of pregnancy.** Marked pruritus leads to secondary skin lesions that vary based on disease duration, from subtle linear excoriations and prurigo simplex early on (**A**) to pronounced prurigo nodularis when the pruritus is longstanding (**B**). *From Ambros-Rudolph CM, Glatz M, Trauner M, Kerl H, Müllegger RR. The importance of serum bile acid level analysis and treatment with ursodeoxycholic acid in intrahepatic cholestasis of pregnancy: a case series from central Europe. Arch Dermatol. 2007;143:757–62. © (2006) American Medical Association. All rights reserved.*

由于授权限制，本图片保留英文

## 病理学

皮肤、肝的组织病理检查均为非特异性改变，皮损周围皮肤直接免疫荧光为阴性。此病的诊断主要依靠血清总胆汁酸升高（孕妇＞ 11 μmol/L，非孕妇女正常值为 0 ～ 6 μmol/L），可达正常值的 3 ～ 100 倍。妊娠期间即使没有 ICP，孕妇的碱性磷酸酶（胎盘来源的）也特异性增高，而 γ- 谷氨酰转移酶水平比非孕状态低。ICP 患者的血清转氨酶水平通常升高，但也有约 30% 的患者在正常水平[21]。对于伴有黄疸的孕妇，结合（直接）胆红素水平升高，凝血酶原时间可能延长。肝脏超声检查通常正常，在伴有黄疸的患者中可有胆结石的表现，这也可能是其 ICP 病情进展的因素。

## 鉴别诊断

因本病缺乏原发皮损，鉴别诊断主要是其他原因导致的原发性瘙痒（见第 6 章），包括胆汁淤积性瘙痒。病毒性肝炎较为常见，需要通过血清学检查进行排除。有丙型肝炎病史者是 ICP 发病的危险因素，一项研究发现 HCV-RNA 阳性的女性约 20% 患 ICP[22]。

## 治疗

胎儿的预后与疾病的严重程度有关，治疗的目标是降低血清胆汁酸水平。通过有效治疗延长妊娠时间，同时降低胎儿风险和缓解孕妇症状。至今仅有熊去氧胆酸（ursodeoxycholic acid，UDCA）一种有效药物[18, 21, 23-24]，这是一种天然产生、具有亲水性的无毒性胆汁酸，可用于治疗多种胆汁淤积性肝病。关于 ICP 的确切的病因尚不完全明确，已有研究证实 UDCA 可纠正孕妇血清胆汁酸水平、减少母体胆汁酸运输到胎盘单位，以及增强胆汁酸转运体跨滋养层运输的能力。UDCA 对母亲和胎儿均安全，唯一的副反应是引起轻度腹泻。使用 UDCA 治疗 ICP 属于适应证外用药，目前只批准用于治疗原发性胆汁性肝硬化。推荐口服剂量为 15 mg/（kg · d）或 1 g/d（不按体重服药），建议尽早服用，直至分娩。

不建议使用 S- 腺苷甲硫氨酸、地塞米松、依泊二醇、水飞蓟宾、苯巴比妥及活性炭，没有研究证实它们能降低胎儿风险。考来烯胺（cholestyramine）可减少维生素 K 的吸收、增加出血风险[24]，因此禁忌使用。对黄疸患者需监测凝血酶原时间，必要时可肌注维生素 K。建议与产科大夫跨学科合作、密切监测胎儿情况。

# 妊娠特应疹

**同义名：**■ 妊娠痒疹（prurigo of pregnancy）■ Besnier“妊娠痒疹”（Besnier's “prurigo gestationis”）■ Nurse“妊娠早发痒疹”（Nurse's “early-onset prurigo” of pregnancy）■ Spangler“妊娠丘疹性皮炎”（Spangler's “papular dermatitis of pregnancy”）■ 妊娠瘙痒性毛囊炎（pruritic folliculitis of pregnancy）■ 妊娠湿疹（eczema in pregnancy）

## 要点

- 湿疹和（或）丘疹样皮损，特应性易感体质人群，排除其他皮肤病。
- 妊娠期最常见的瘙痒性疾病。
- 比其他妊娠相关皮肤病发病更早（75% 在妊娠晚期之前发病）。
- 组织病理学无特异性，直接免疫荧光阴性，约 70% 患者血清 IgE 水平升高。
- 孕妇、胎儿均无危险，再次妊娠复发常见。

## 引言

妊娠特应疹（atopic eruption of pregnancy，AEP）的定义是特应性体质者在妊娠期原发湿疹加重和（或）首次出现湿疹样 / 丘疹样皮损。由于大部分患者属于后者，这种特应性其实常被忽略，导致产生很多不同的诊断，其实很多为同义词。

## 历史

回顾历史，本病与特应体质的相关性可以追溯到首次报道的病例，1904 年 Besnier 最早描述“妊娠痒疹”时，“痒疹”当时是皮肤科医生对特应性皮炎的称谓（Besnier 首次报道特应性皮炎、过敏性鼻炎和哮喘的联系）。1968 年，Nurse 所报道的 31 例患有“早发”型痒疹的患者多伴发湿疹样皮损。1983 年，Holmes 和 Black 首次提出“妊娠痒疹”是发生在特应性体质妇女与妊娠相关的瘙痒，而不是独立的疾病[3]。

## 流行病学

AEP 是妊娠妇女最常见的瘙痒性疾病，比其他妊娠相关皮肤病发病时间更早[1]。发病率并不清楚，可能高达 1/5 到 1/20。

## 发病机制

正常妊娠的母体为了防止胎儿排斥，机体细胞免疫功能较弱，其 Th1 细胞因子（如 IL-12、干扰素 -γ）减少，体液免疫增强，随之 Th2 细胞因子（如 IL-4、IL-10）增多。这种以 Th2 反应增强的改变使特应性体质已经存在的免疫功能不平衡进一步恶化，更易导致 AEP 的发生[1]。

## 临床特征

与其他妊娠期皮肤病不同，AEP 发病时间相对更早，通常在妊娠早期发病，75% 在妊娠晚期之前发病。大约 20% 的妇女出现原有特应性皮炎加重，其余 80% 在妊娠期首次出现特应性皮炎改变。约 2/3 的患者表现为湿疹样皮损（图 27.8），通常发生于“特应性部位”，如面部、颈部、四肢屈侧。1/3 的患者表现为躯干和四肢的丘疹，形成典型的痒疹皮损或者较小的红斑丘疹等（图 27.9）。其他还包括皮肤干燥（通常较明显）以及其他特应性疾病的表现（见第 12 章）。母亲及胎儿的预后很好，再次妊娠时常复发。

## 病理学

组织病理表现取决于皮损所处的阶段。表皮的改变有海绵水肿、棘层肥厚、糜烂；真皮有淋巴细胞、嗜酸性粒细胞浸润。若组织切片中有毛囊，毛囊周围可有无菌性毛囊炎。直接免疫荧光检查阴性。高达 70% 的患者血清 IgE 升高，通常为轻度升高。

## 鉴别诊断

主要的鉴别诊断包括某些特殊的妊娠性皮肤病，特别

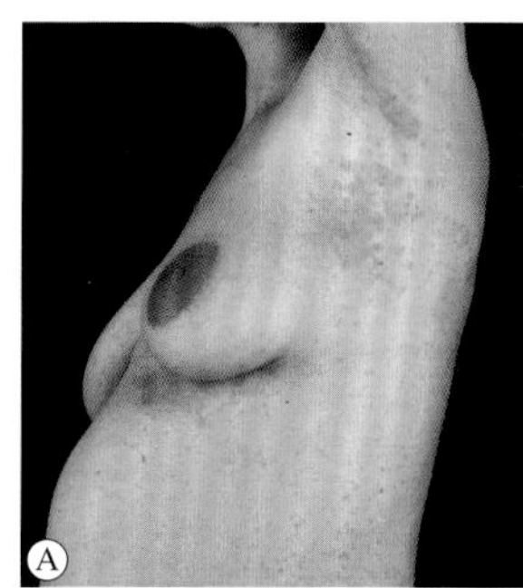


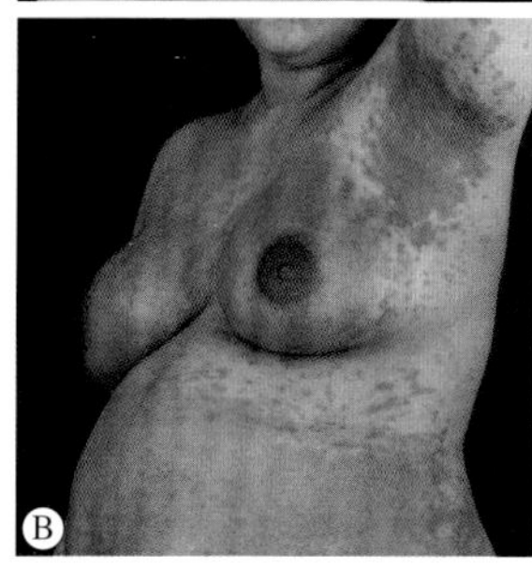


**图 27.8 妊娠特应疹——湿疹样损害。**湿疹样皮损通常累及屈侧或间擦部位（A，B），或者乳房与腹部（B）。这类改变见于约三分之二的患者

是需要排除 PEP 和 ICP。AEP 好发于妊娠早期，且与妊娠纹无关，血清胆汁酸水平正常。此外，与妊娠不相关的其他瘙痒性皮肤病（如疥疮、病毒疹、药疹）也需考虑。

## 治疗

局部使用糖皮质激素，合并或不合并抗组胺药物，皮疹均可很快消退。润肤剂、保湿剂、局部止痒药物也有一定作用，与非孕人群特应性皮炎患者相同。尿素（10%）、聚多卡醇、普莫卡因、薄荷脑等在妊娠期使用是安全的。UVB 照射对重症患者有很大帮助。继发细菌感染时需系统使用抗生素（如青霉素、头孢菌素）。

# 妊娠期妇女瘙痒的诊断

瘙痒是这四种妊娠期相关皮肤病最主要的症状，但也可能是其他皮肤病（如疥疮、荨麻疹、玫瑰糠疹）的表现。严重瘙痒并伴发皮疹的妊娠期妇女需要快速做出临床病理诊断，以便评估胎儿的风险。图 27.10 是

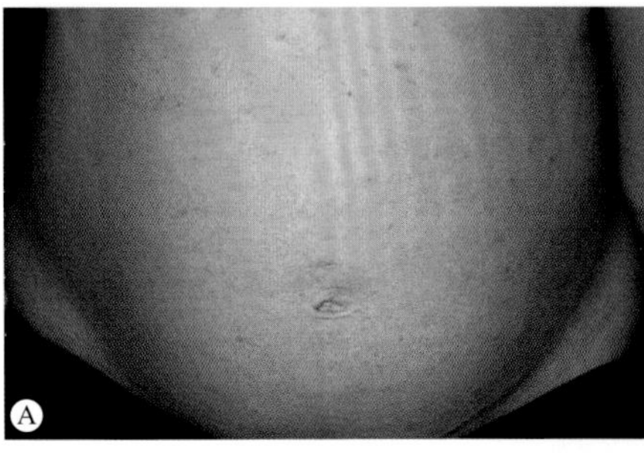


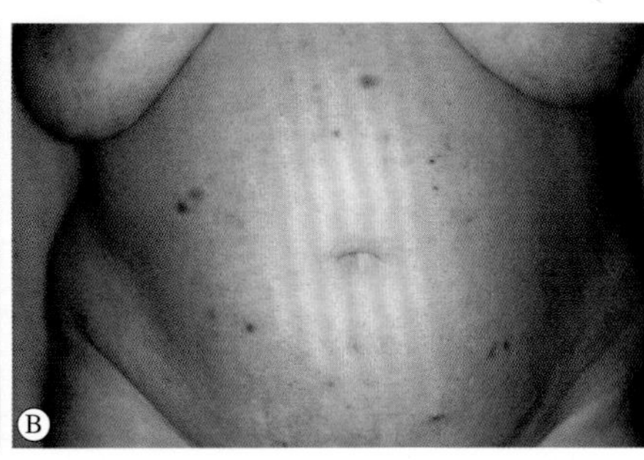


**图 27.9 妊娠特应疹——丘疹损害。**可见散发小红斑丘疹（A）或表皮剥脱的痒疹损害（B），好发于患者的腹部和四肢。这类皮损见于约三分之一的患者。注意膨胀纹不受累

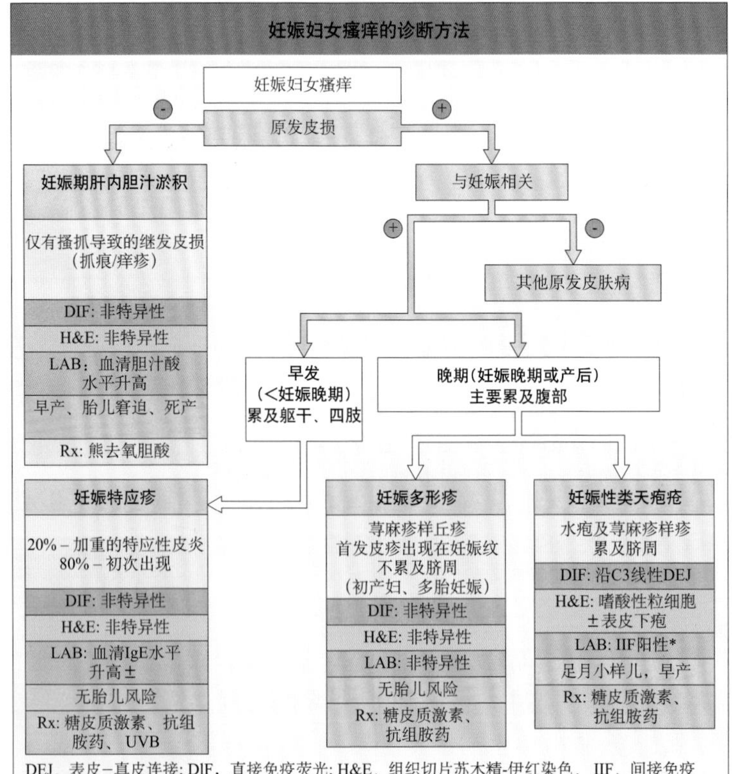


**图 27.10 妊娠妇女瘙痒的诊断方法**[1]。难治性妊娠类天疱疮患者在妊娠期间进行血浆置换可能有效。表 27.3 列出了妊娠期糖皮质激素（局部和口服）以及抗组胺药物的使用注意事项

对妊娠期各种瘙痒性皮肤病的诊断路线，已证实行之有效[1]。初产妇、多胎妊娠与PEP密切相关，而既往妊娠时有相似皮肤病史（复发）多提示ICP。较早出现的皮疹（75%出现在妊娠晚期之前）是AEP的特点，其他疾病大多出现在妊娠晚期或产后。腹部皮疹是妊娠性类天疱疮和PEP的特点，累及躯干和四肢时考虑AEP，ICP主要累及四肢。仅仅出现瘙痒而后出现特有的搔抓引起的继发性皮损仅见于ICP。

## 妊娠期间的生理改变

表27.4列出了与妊娠相关的生理学改变。有些很常见，例如色素沉着；另一些则相关性较小，例如甲改变。大多数改变在分娩后自发缓解[25]。

**表27.4 妊娠期间的生理学改变**[31]

| | |
|---|---|
| **色素性** | |
| 色素沉着（例如乳晕、黑线，图27.11A）<br>黄褐斑 | 色素沉着（高达90%的患者）和黄褐斑（高达70%的患者）可能是因为激素改变所致。肤色较黑者的黄褐斑可以在产后仍持续存在 |
| **头发** | |
| 多毛症<br>产后静止期脱发<br>产后雄激素源性脱发 | 有些多毛症是正常的，通常在产后缓解。静止期脱发可以持续至15个月。产后图案形脱发可恢复正常或持续存在 |
| **甲** | |
| 甲下角化过度<br>远端甲剥离<br>横沟<br>脆甲 | 没有特殊的甲改变 |
| **腺体** | |
| 外分泌汗腺功能增加（除了手掌部位）<br>皮脂腺功能增加<br>顶泌汗腺功能降低 | 妊娠对腺体功能的影响是有矛盾的。外分泌汗腺功能似乎增加（除了手掌部位）。然而，对顶泌汗腺功能和皮脂腺活性的影响尚未完全明了 |
| **结缔组织** | |
| 沟纹 | 高达90%的患者会出现妊娠纹，通常可缓解。激素和皮肤的物理性牵拉可能与之发生有关 |
| **血管** | |
| 蜘蛛痣<br>掌红斑（图27.11B）<br>非凹陷性水肿<br>静脉曲张<br>血管舒缩功能不稳定<br>紫癜<br>齿龈充血或增生<br>化脓性肉芽肿（图27.11C）<br>痔疮 | 血管改变缘于血管扩张、不稳定及新血管形成。临床上明显的变化最多发生于妊娠末三个月，大多数改变可以在产后可自发缓解 |

（Adapted from Kroumpouzos G，Cohen LM. Dermatoses of pregnancy. J Am Acad Dermatol. 2001；45：1-19.）

## 妊娠对皮肤病的影响

妊娠对之前所患的皮肤病可有正面影响，也可有负面影响[26]。表27.5列出了受妊娠影响的皮肤病。

## 自身免疫性孕激素性皮炎

尽管自身免疫性孕激素性皮炎（autoimmune progesterone dermatitis）不是妊娠特异性皮病，它可以在妊

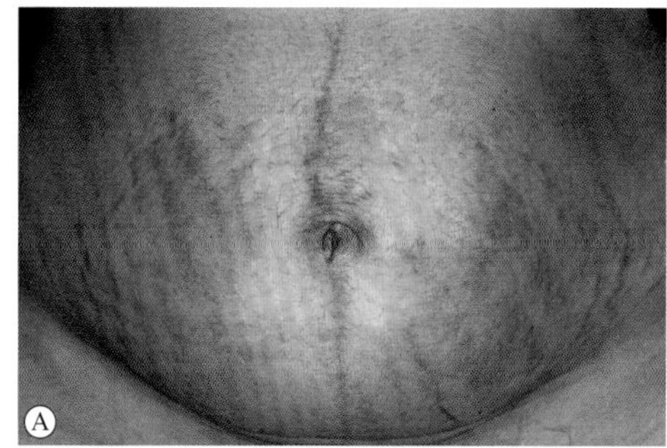


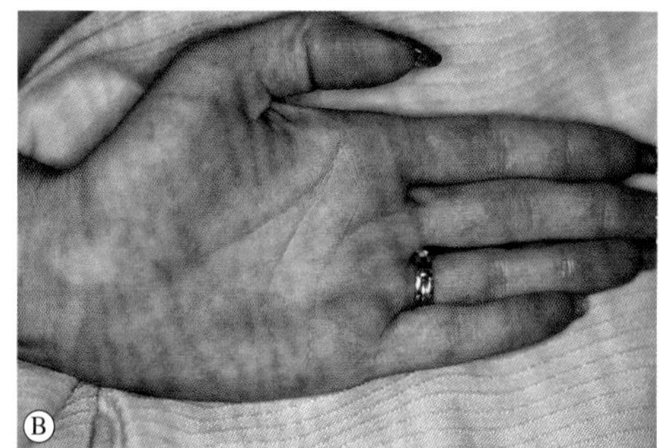


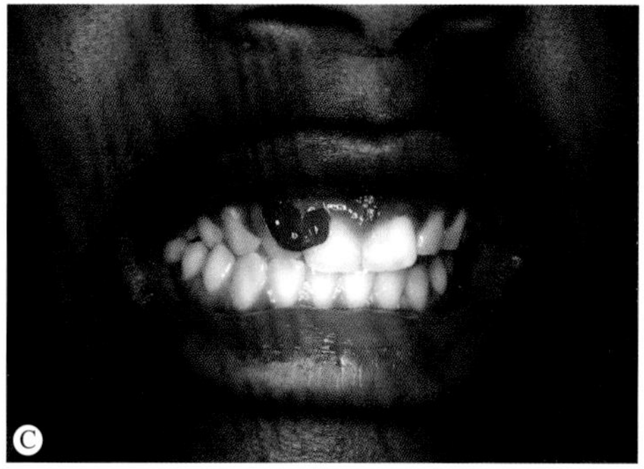


图27.11 妊娠期生理改变。A. 妊娠多形疹患者清晰的分界黑线。B. 掌红斑。C. 牙龈化脓性肉芽肿

**表 27.5 受妊娠影响的皮肤病**[26]

| | |
|---|---|
| 银屑病 | • 妊娠期好转，产后 6 ～ 12 周加重<br>• 解释：正常妊娠时 Th1 免疫反应降低 |
| 特应性皮炎<br>系统性红斑狼疮<br>寻常型天疱疮 | • 妊娠期加重，产后好转<br>• 解释：生理改变趋向于 Th2 细胞因子（如 IL-4、IL-10）分泌增多，Th2 免疫反应增强。 |
| 痤疮 | • 可好转或加重，之前存在的痤疮常在妊娠期好转<br>• 妊娠期痤疮爆发时常较严重，尤其是雄激素较高的妊娠后期 |
| 玫瑰痤疮 | • 通常妊娠期加重，推测是由于免疫系统、内分泌系统、血管的改变<br>• 可表现为爆发性玫瑰痤疮 |
| 黑痣 | • 除乳房、腹部的膨胀，此部位的痣也相应增大，良性色素痣的改变很小；皮肤镜下可见对称性周围滤泡，产后消失<br>• 痣可在妊娠期颜色加深，但当出现不良迹象时，需进一步临床检查、皮肤镜检查，必要时活检 |

娠期间或产后起病[27]。经典的表现为对应于月经周期的黄体期（黄体酮水平升高）出现反复、周期性发作的皮炎。除了湿疹样改变，皮损可以为荨麻疹、丘疱疹、多形红斑样表现。有些患者主要表现瘙痒或口腔糜烂。在皮内注射黄体酮的部位（如 50 mg/ml），绝大部分患者会出现皮肤反应，包括荨麻疹（即刻反应，30 分钟）和（或）红斑及硬结（延迟反应，24 ～ 48 小时）[27]。通常可以同时分别注射生理盐水及雌激素（如雌激素 1 mg/ml），分别作为阴性对照及雌激素皮炎的鉴别诊断[28]。对于迟发反应的患者可应用口服及肌内注射黄体酮做激惹试验。治疗主要包括通过含雌激素制剂抑制排卵。其他报道的治疗方法包括他莫西芬及达那唑，可能通过与下丘脑-垂体轴相互作用抑制排卵。值得注意的是，有的患者在妊娠期间出现缓解。

（赵惠娟译　王宝玺审校）

# 参考文献


1. Ambros-Rudolph CM, Müllegger RR, Vaughan-Jones SA, et al. The specific dermatoses of pregnancy revisited and reclassified. Results of a retrospective two-center study on 505 pregnant patients. J Am Acad Dermatol 2006;54:395–404.
2. Holmes RC, Black MM. The specific dermatoses of pregnancy. J Am Acad Dermatol 1983;8:405–12.
3. Shornick JK. Dermatoses of pregnancy. Semin Cutan Med Surg 1998;17:172–81.
4. Vaughan Jones SA, Hern S, Nelson-Piercy C, et al. A prospective study of 200 women with dermatoses of pregnancy correlating clinical findings with hormonal and immunopathological profiles. Br J Dermatol 1999;141:71–81.
5. Roger D, Vaillant L, Fignon A, et al. Specific pruritic diseases of pregnancy. A prospective study of 3192 pregnant women. Arch Dermatol 1994;130:734–9.
6. Kolodny RC. Herpes gestationis: a new assessment of incidence, diagnosis and fetal prognosis. Am J Obstet Gynecol 1969;104:39–45.
7. Shornick JK, Black MM. Secondary autoimmune diseases in herpes gestationis (pemphigoid gestationis). J Am Acad Dermatol 1992;26:563–6.
8. Ortonne JP, Hsi BL, Verrando P, et al. Herpes gestationis factor reacts with the amniotic epithelial basement membrane. Br J Dermatol 1987;117:147–54.
9. Shornick JK, Jenkins RE, Briggs DC, et al. Anti-HLA antibodies in pemphigoid gestationis (herpes gestationis). Br J Dermatol 1993;129:257–9.
10. Kelly SE, Black MM, Fleming S. Pemphigoid gestationis: a unique mechanism of initiation of an autoimmune response by MHC class II molecules? J Pathol 1989;158:81–2.
11. Chi CC, Wang SH, Holmes RC, et al. Pemphigoid gestationis: early onset and blister formation are associated with adverse pregnancy outcomes. Br J Dermatol 2009;160:1222–8.
12. Lawley TJ, Hertz KC, Wade TR, et al. Pruritic urticarial papules and plaques of pregnancy. JAMA 1979;241:1696–9.
13. Holmes RC. Polymorphic eruption of pregnancy. Semin Dermatol 1989;8:18–22.
14. Kroumpouzos G, Cohen LM. Specific dermatoses of pregnancy: an evidence-based systematic review. Am J Obstet Gynecol 2003;188:1083–92.
15. Rudolph CM, Al-Fares S, Vaughan-Jones SA, et al. Polymorphic eruption of pregnancy: clinicopathology and potential trigger factors in 181 patients. Br J Dermatol 2006;154:54–60.
16. Ahmadi D, Powell FC. Pruritic urticarial papules and plaques of pregnancy: current status. Australas J Dermatol 2005;46:53–8.
17. Uhlin SR. Pruritic urticarial papules and plaques of pregnancy. Involvement of mother and infant. Arch Dermatol 1981;117:238–9.
18. Lammert F, Marschall HU, Glantz A, et al. Intrahepatic cholestasis of pregnancy: molecular pathogenesis, diagnosis and management. J Hepatol 2000;33:1012–21.
19. Ropponen A, Sund R, Riikionen S, et al. Intrahepatic cholestasis of pregnancy as an indicator of liver and biliary diseases: a population-based study. Hepatology 2006;43:723–8.
20. Glantz A, Marschall HU, Mattsson LA. Intrahepatic cholestasis of pregnancy: relationships between bile acid levels and fetal complication rates. Hepatology 2004;40:467–74.
21. Ambros-Randolph CM, Glatz M, Trauner M, et al. The importance of serum bile acid level analysis and treatment with ursodeoxycholic acid in intrahepatic cholestasis of pregnancy. Arch Dermatol 2007;143:757–62.
22. Paternoster DM, Fabris F, Palù G, et al. Intra-hepatic cholestasis of pregnancy in hepatitis C virus infection. Acta Obstet Gynecol Scand 2002;81:99–103.
23. Bacq Y, Sentilhes L, Reyes HB, et al. Efficacy of ursodeoxycholic acid in treating intrahepatic cholestasis of pregnancy: a meta-analysis. Gastroenterology 2012;143:1492–501.
24. Gurung V, Middleton P, Milan SJ, et al. Interventions for treating cholestasis in pregnancy. Cochrane Database Syst Rev 2013;(6):CD000493.
25. Murase JE, Heller MM, Butler DC. Safety of dermatologic medications in pregnancy and lactation. Part I. Pregnancy. J Am Acad Dermatol 2014;70:401.e1–14.
26. Vaughan Jones S, Ambros-Rudolph C, Nelson-Piercy C. Skin disease in pregnancy. BMJ 2014;348:g3489.
27. Herzberg AJ, Strohmeyer CR, Cirillo-Hyland VA. Autoimmune progesterone dermatitis. J Am Acad Dermatol 1995;32:333–8.
28. Shelley WB, Shelley ED, Talanin NY, Santoso-Pham J. Estrogen dermatitis. J Am Acad Dermatol 1995;32:25–31.
29. Briggs GG, Freeman RK, Yaffe SJ. Drugs in Pregnancy and Lactation. A Reference Guide to Fetal and Neonatal Risk. 8th ed. Philadelphia: Lippincott Williams & Wilkins; 2008.
30. Chi CC, Wang SH, Mayon-White R, et al. Pregnancy outcomes after maternal exposure to topical corticosteroids. A UK population-based cohort study. JAMA Dermatol 2013;149:1274–80.
31. Kroumpouzos G, Cohen LM. Dermatoses of pregnancy. J Am Acad Dermatol 2001;45:1–19.

# 第 28 章　基底膜带生物学

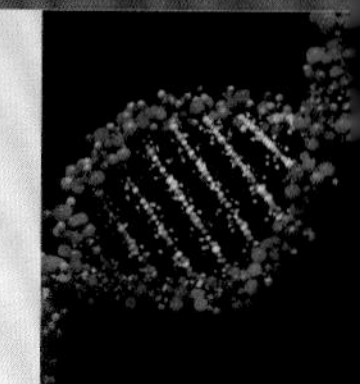

Kim B. Yancey

**同义名：**■ 大疱性类天疱疮抗原 1（bullous pemphigoid antigen 1）：BP230 ■ 大疱性类天疱疮抗原 2（bullous pemphigoid antigen2）：BP180；ⅩⅦ型胶原 ■ 层粘连蛋白 311（laminin 311）：层粘连蛋白 6 ■ 层粘连蛋白 332：层粘连蛋白 5；表皮正联配体蛋白（epiligrin）；缰蛋白（kalinin）；nicein；GB3 抗原；BM600 ■ 层粘连蛋白 511：层粘连蛋白 10 ■ Ⅶ型胶原：获得性大疱性表皮松解症抗原（the epidermolysis bullosa acquisita antigen）■ 巢蛋白（nidogen，entactin）

## 要点

- 基底膜的功能包括：①细胞附着的基质；②组织修复的模板；③细胞迁移的基质；④影响上皮细胞层的分化、形态发生和凋亡；⑤细胞与大分子的通透屏障。
- 透射电镜显示，表皮基底膜的主要超微结构亚区（从外到内）包括：①基底层角质形成细胞的细胞骨架、半桥粒斑和浆膜；②电子透明区，称为透明板；③致密板（基底膜主要部分）；④真皮乳头的致密板下带。
- 在表皮基底膜的分层模型中，基底层角质形成细胞中的角蛋白中间丝附着在基底浆膜上的小（＜0.5 μm）电子致密单位（半桥粒）上，同时，半桥粒通过细线状的锚丝与致密板连接。致密板通过锚纤维与真皮连接在一起。锚纤维起始并终止于致密板下部，在真皮乳头形成一系列环状结构，并作为真皮乳头纤维蛋白的附着点。
- 表皮基底膜结构蛋白的获得性或先天性异常常引发以大疱为表型的一类疾病。

## 引言

基底膜（basement membrane）是位于细胞与其下方基质间或不同细胞类型间的特殊结构[1]。各种组织的基底膜在超微结构、生化特性和功能上不尽相同。所有基底膜均包括一个电子致密区，称作致密板（lamina densa），它是厚度不一的颗粒状基质。致密板的主要成分有Ⅳ型胶原、层粘连蛋白和类肝素硫酸蛋白聚酶（类肝素硫酸蛋白聚糖）。致密板的其他成分依据组织类型而有所不同。基底膜行使多种功能，具有组织特异性。几乎所有基底膜都具有的共同功能，包括：①使细胞附着于其上；②组织修复的模板；③细胞迁移的基质；④影响上皮细胞层分化、形态发生和凋亡；⑤细胞与大分子的通透屏障。皮肤有两个主要的基底膜复合体，一个在表皮与真皮界面，另一个在真皮微血管系统周围。本章将主要讨论表皮基底膜。

表皮基底膜是一个高度特异的结构，包括众多组织特异成分（表 28.1）。电镜学家最先阐述了皮肤中这一超微结构的 4 个特征性的亚区（图 28.1），从上到下依次为：

- 基底层角质形成细胞的细胞骨架、半桥粒斑和浆膜
- 称为透明板的电子透明区，有纤丝连接基底层角质形成细胞的半桥粒（hemidesmosomes，HDs）与下方的致密板
- 致密板
- 致密板下带，包含锚纤维、锚斑和真皮乳头的纤维蛋白

在固定的皮肤标本中，透射电镜可以清楚地区分这些亚区。表皮基底膜是一个高度复杂的黏附单位，使皮肤保持了完整性。透射电镜下的这些亚区结构提供了有用的概念性模型（图 28.2）。用特殊的透射电镜对冷冻保存皮肤的研究提示透明板可能是组织脱水时人为造成的[2]。尽管存在争议，经典的表皮基底膜分层模型为理解表皮基底膜的结构、生物学和在疾病中的损伤提供了有用的框架。

## 表皮基底膜的来源

表皮基底膜是由外胚叶来源的角质形成细胞和中胚叶来源的真皮成纤维细胞产生的蛋白质构成的。在半桥粒成分中的蛋白质即网蛋白、大疱性类天疱疮抗原 1 亚型（BPAG1e）、大疱性类天疱疮抗原 2（BPAG2，ⅩⅦ型胶原）、整合素亚基 $\alpha_6$ 和 $\beta_4$，CD151 tetraspan，Ⅳ型和Ⅶ型胶原，层粘连蛋白 332

**表 28.1 表皮基底膜代表性黏附蛋白**

| 基底层角质形成细胞细胞骨架 |
|---|
| • 角蛋白 5<br>• 角蛋白 14 |
| **半桥粒-锚丝复合体** |
| • 网蛋白<br>• 大疱性类天疱疮抗原 1<br>• 大疱性类天疱疮抗原 2<br>• 整合素亚基 $\alpha_6$<br>• 整合素亚基 $\beta_4$<br>• tetraspan CD151<br>• 层粘连蛋白 332 |
| **致密板** |
| • 类肝素硫酸蛋白聚糖（如 perlecan）<br>• 层粘连蛋白 332（层粘连蛋白 5）<br>• 层粘连蛋白 311（层粘连蛋白 6）<br>• 层粘连蛋白 511（层粘连蛋白 10）<br>• 巢蛋白<br>• Ⅳ型胶原 |
| **致密板下带** |
| • Ⅶ型胶原<br>• Ⅳ型胶原<br>• 弹性蛋白（elastin）<br>• fibulins（真皮乳头层微纤丝蛋白中细胞外基质糖蛋白家族的一员）<br>• fibrillins（最大的微纤丝蛋白，它们构成微纤丝蛋白结构整体的一部分）<br>• 潜在的转化生长因子（TGF）-β 结合蛋白<br>• 联结素（linkin）（微线样纤维的主要组成部分，在真皮乳头层中组成一个纤细的网丝状网络）<br>• Ⅲ型胶原<br>• Ⅰ型胶原 |

（α3β3γ2）和层粘连蛋白 311（α3β1γ1），以及类肝素硫酸蛋白聚酶由**基底层角质形成细胞**产生，并整合入表皮基底膜。巢蛋白（nidogen）、Ⅳ型与Ⅶ型胶原和其他蛋白由**真皮成纤维细胞**产生，并压缩整合入表皮基底膜。基底层角质形成细胞浆膜提供主要的组装部位，协助成纤维细胞来源的蛋白质整合入表皮基底膜中。现有证据提示组装的信息大多是由基底层角质形成细胞浆膜的整合素提供的。构成表皮基底膜各种亚区的主要蛋白质将在下文叙述（图 28.3）。

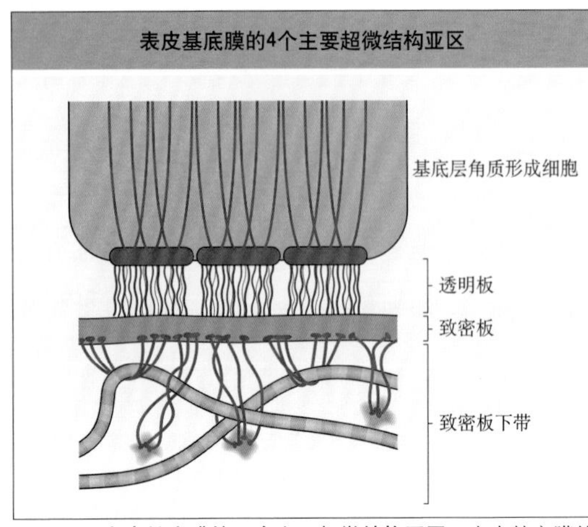


**图 28.1 表皮基底膜的 4 个主要超微结构亚区**。表皮基底膜的 4 个主要超微结构亚区包括：细胞骨架、半桥粒斑和基底层角质形成细胞的浆膜层；电子透明的透明板；致密板；真皮乳头层的致密板下带

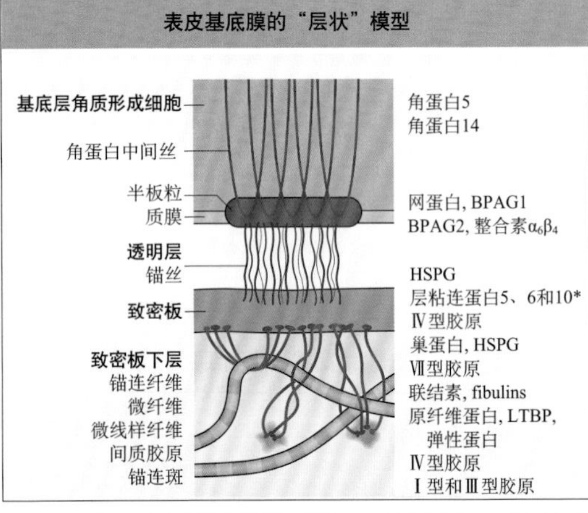


**图 28.2 表皮基底膜的“层状”模型**。在层状模型中，角蛋白中间丝附着于角质形成细胞基底浆膜电子致密的半桥粒上。半桥粒通过锚丝的细线样结构连接于其下的致密板（基底膜的主要成分）。致密板和其上的表皮通过锚纤维栓系于乳头层真皮。锚纤维为沿致密板下的圈状结构，为真皮乳头层纤维蛋白附着点。HSPG，类肝素硫酸蛋白聚糖；LTBP，潜在的 TGF-β 结合蛋白

# 基底层角质形成细胞：半桥粒-锚丝和其他整合素复合体

## 网蛋白

网蛋白（plectin）是一个与 HD 胞浆斑块相关的 500 kDa 蛋白质[3]。正如 BPAG1、桥粒斑蛋白、周斑蛋白及 envoplakin（见第 29 章）等，是斑蛋白家族的成员。网蛋白将中间丝附着在 HD 和基底层角质形成细胞浆膜上，并交联其他 HD 胞浆斑相关的蛋白质[4]。

网蛋白的羧基端与角蛋白波形蛋白中间丝相连，而氨基端与整合素亚基 $\beta_4$、BPAG2 和肌动蛋白的胞质内尾部结合。因此，网蛋白编码基因的突变将导致伴肢带肌营养不良的单纯型大疱性表皮松解症（见第

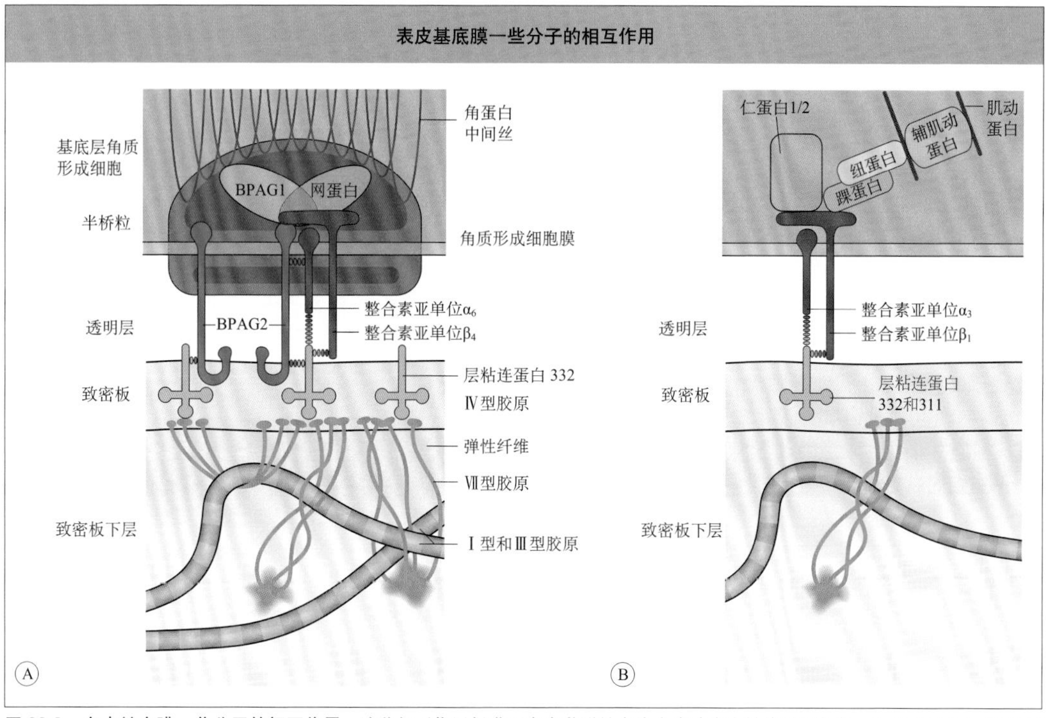


图 28.3 **表皮基底膜一些分子的相互作用**。这些相互作用促进了表皮黏附并在许多皮肤病中扮演重要角色。A. 重要的分子相互作用包括：①斑蛋白家族成员、BPAG1 和网蛋白，与角蛋白中间丝；②前者与 BPAG2 和整合素 $\alpha_6\beta_4$（特别是整合素亚基 $\beta_4$ 的大型胞质域）；③ BPAG2 胞质域与整合素亚基 $\beta_4$；④ BPAG2 细胞外域与整合素亚基 $\alpha_6$ 和层粘连蛋白 332；⑤半桥粒中整合素 $\alpha_6\beta_4$ 与致密板中的层粘连蛋白 332；⑥层粘连蛋白 332 与Ⅶ型胶原；⑦Ⅶ型胶原与致密板下带的Ⅳ型胶原、纤维连接蛋白和Ⅰ型胶原。B. 在黏着斑复合物中，层粘连蛋白 332 和 331 结合整联蛋白，其与细胞内蛋白质如仁蛋白、踝蛋白、纽蛋白以及肌动蛋白微丝网络相连

32 章）。靶向灭活编码网蛋白的基因导致小鼠皮肤、肌肉和心脏的细胞结构受损[5]。

## 大疱性类天疱疮抗原 1

大疱性类天疱疮（bullous pemphigoid，BP）患者的循环自身抗体可识别基底层角质形成细胞 HD 中的两个自身抗原。第一个自身抗原 BPAG1e 是一个 230 kDa 的斑蛋白，斑蛋白家族蛋白质在加强中间丝细胞骨架与浆膜黏附单位（这里指 HD）的黏附中起重要作用[6-7]。BPAG1e 中央有一个螺旋式盘绕的 α- 螺旋杆状域，内有呈规律周期排列的酸性和碱性氨基酸残基。研究表明这些残基的周期是 180 度异相（180 degrees out of phase），提示这些蛋白质通过离子相互作用而自我聚集。BPAG1e 的球状羧基端有周期性排列的酸性和碱性氨基酸，促进了与角蛋白中间丝的连接。BPAG1e 的氨基端与 BPAG2、整合素亚基 $\beta_4$ 和 ERBIN（一种与跨膜酪氨酸激酶受体 Erb-B2 相互作用的蛋白质，因此提示 HD 生物学与 Erb-B2 信号传导可能的联系）的胞质内域相连[4]。

BPAG1e 参与基底层细胞骨架的构建，BPAG1 敲除的小鼠出现基底层角质形成细胞上皮脆性的症状[8]。这些小鼠还表现出未曾预料到的神经系统受累如肌张力异常和共济失调，这是由于 BPAG1 的神经元异构体 BPAG1n（或 dystonin）同时失活的结果。BPAG1 神经元异构体的氨基端与表皮 BPAG1 不同，BPAG1n 包含肌动蛋白或微管结合域，它们是维持神经元的细胞结构所必需的。仅影响到上皮亚型的纯合无义的 *BPAG1* 突变导致了一种单纯型 EB 的发生[9]。

## 大疱性类天疱疮抗原 2

BPAG2 是Ⅱ型的跨膜胶原（ⅩⅦ型胶原），与基底层角质形成细胞的 HD- 锚丝复合体相连[10]。BPAG2 的胞质氨基端由大约 500 个氨基酸残基构成，在其中部有几个可能的磷酸化位点。BPAG2 的胞外域包含 15 个间断的 Gly-X-Y 重复氨基酸序列，这是胶原家族蛋白质的特点。这 15 个区用 coll 后加一个数字表

述（coll 1 ～ 15：图 31.9）。BPAG2 最大的胶原域（即 coll 15）可能是跨越透明板的部分。采用旋转定影技术，显示纯化 BPAG2 的胞质内区为一个球状头部，细胞外区则为含柔性尾部的中心杆状区[11]。后 2 个区分别对应 coll 15 和 coll 1 ～ 14。免疫电镜研究提示 BPAG2 的杆状域插入致密板，其羧基端穿过致密板反转进入透明板（图 28.3）[12-13]。

BPAG2 表现为两种形式[14]：一种是 180 kDa 的全长蛋白质，另一种是蛋白水解后从基底层角质形成细胞质膜脱落下来的 120 kDa 细胞外域。BPAG2 的蛋白水解加工由解整合素和金属蛋白酶（ADAM）家族的"脱落酶"介导，特别是肿瘤坏死因子 -α 转换酶（TACE）。外切酪蛋白激酶 2 对 BPAG2 的磷酸化通过 TACE 抑制其蛋白水解，这是一种可以调节相邻基底角质形成细胞黏附和运动的机制[15]。

BPAG2 的可溶性细胞外域作为同源三聚体出现在表皮基底膜。BPAG2 的细胞外胶原域组成一个交联的三螺旋。螺旋结构由 BPAG2 氨基端部分的氨基酸序列独立组成；并利用蛋白质的第 16 个非胶原部分（NC16A）作为核心位点组成了 5’ 至 3’ 的构象[16]。如前所述，BPAG2 的胞质域与 BPAG1e、整合素亚基 $\beta_4$ 和网蛋白结合[4]。BPAG2 的第一个细胞外节段（即它的第 16 个非胶原区；NC16）包含 73 个氨基酸残基用以与整合素亚基 $\alpha_6$ 结合[17]。免疫金电镜研究提示 BPAG2 的羧基端与层粘连蛋白 332 在透明板和致密板连接处附近、这 2 个蛋白质交界处相互作用（图 28.3）[12]。

BPAG2 是 BP、妊娠类天疱疮（pemphigoid gestationis，PG）、瘢痕性类天疱疮（mucous membrane pemphigoid，MMP）和线状 IgA 大疱性皮病（linear IgA bullous dermatosis，LABD）患者自身抗体攻击的靶点[18]。BP、PG 和 LABD 患者的自身抗体通常识别 BPAG2 的 NC16A 域（见图 31.9），MMP 患者的自身抗体更可能识别 BPAG2 最远端的羧基端。交界型大疱性表皮松解症（EB）一种较不严重亚型的患者，常有 BPAG2（*COL17A1*）编码基因的无义突变（表 28.2）。该病患者的特点是表皮基底膜 BPAG2 完全缺失，伴皮肤脆性增加、表皮下疱形成、斑秃、甲营养不良和牙釉质发育不全[19]。最近的研究表明导致 BPAG2 胞内域缺失的 *COL17A1* 突变，使与 BPAG1、网蛋白和整合素亚基 β4 连接缺失，最终出现表皮内和交界性大疱形成[20]。

## 整合素

整合素是促进细胞与细胞间和细胞与基质间相互作用的异二聚体跨膜受体[21]。配体与整合素受体的结合调节细胞黏附、信号传导、基因表达、生长和其他重要的生物学过程。所有的整合素都是 αβ 异二聚体。已发现了多种 α 和 β 亚基，其中有些具有剪切的胞质域（如 $\alpha_1$，$\alpha_3$，$\alpha_4$，$\alpha_6$ 和 $\alpha_{11b}$）。尽管有些 α 亚基能够与不止一个 β 亚基相连，但实际形成的异二聚体数量则是有限制的。

表 28.2　自身免疫性和遗传性大疱病的常见靶位

| 蛋白质靶位 | 结构靶位 | 自身免疫性疾病 | 遗传性疾病 |
|---|---|---|---|
| BPAG1e | HD | BP | 隐性单纯型 EB |
| XⅦ型胶原 | HD- 锚丝复合体 | BP，PG，MMP，线状 IgA 大疱性皮病 | 交界型 EB（通常轻微） |
| 整合素亚基 $\beta_4$ | HD- 锚丝复合体 | 眼部 MMP | 伴有幽门闭锁交界型 EB |
| 层粘连蛋白 332 | 透明板 - 致密板交界处 | 抗表皮整联配体蛋白 MMP | 交界型 EB（通常更严重） |
| Ⅶ型胶原 | 锚纤维 | 获得型 EB | |
| | | 大疱性 SLE | 营养不良型 EB |

BP，大疱性类天疱疮；EB，大疱性表皮松解症；HD，半桥粒；MMP，瘢痕性类天疱疮；PG，妊娠类天疱疮；SLE，系统性红斑狼疮

αβ 两种整合素亚基都是有单独的疏水跨膜域和胞质域（有 50 个或更少的氨基酸残基）的糖蛋白。整合素亚基 $\beta_4$ 例外，它有超过 1000 个氨基酸残基的胞质域。整合素的胞内结构域通常与肌动蛋白细胞骨架和其他胞内蛋白质相互作用。整合素 $\alpha_6\beta_4$ 的胞内域及其关联代表了该模型的一个例外，即它们集中在上皮细胞的半桥粒内[21]。

整合素亚基的细胞外域相连形成二聚体；亚基的二聚体化不依赖于它们在胞质或跨膜区的连接。异二聚体的 2 个亚基都是配体结合所必需。事实上，α 和 β 亚基构成了一个口袋结构作为特异性配体结合位点。改变 α 或 β 亚基能导致配体结合特异性的改变。单个整合素通常可以和多个配体结合。同样的，单个配体也常能被不止一个整合素识别。整合素常常结合特定一组黏附分子的特异性肽序列，如纤维粘连蛋白、玻璃粘连蛋白的 Arg-Gly-Asp（RGD）序列。整合素与配体结合要依赖于二价阳离子，阳离子本身（如 $Ca^{2+}$、$Mg^{2+}$、$Mn^{2+}$）能够影响整合素亲合力和对配体的特异性。

整合素介导的细胞-细胞和细胞-基质黏附引发了整合素的聚集以及信号传导和衔接蛋白在其胞内域的组装。这就制造了一种"由外向内"的信号复合物，可以传递生物信息至胞内成分，并且将整合素黏附至

肌动蛋白细胞骨架。除此之外，“由内而外”的信号传导过程则通过改变整合素胞外域的构象来微调对细胞外配体的亲和力。作为主要“由内向外”整合素激活剂的蛋白质包括 talins 和 kindlins[22]。在基底层角质形成细胞中，kindlin-1 和 -2（也叫做同源 fermitin1 和 2）以及其他蛋白如黏着斑蛋白可以形成整合素–栓系大分子复合物，叫做**黏着斑**，肌动蛋白细胞骨架可通过这一结构与细胞外基质联系。

编码 kindlin-1 的 *FERMT1* 基因突变可以导致 Kindler 综合征，一种常染色体隐性遗传疾病，以创伤引起的水疱，光敏感，皮肤异色症，多种黏膜受累和黏膜鳞状细胞癌风险增加为特征（见第 32 章）[23]。人类角质形成细胞中 kindlin-1 的消耗导致参与肌动蛋白细胞骨架重塑的 Rho GTP 酶信号传导缺陷以及 $\beta_1$ 整合素亚基活性降低所致的黏附受损。最近发现，小鼠角质形成细胞中 kindin-1 的缺失还导致整合素介导的转化生长因子 -β（TGF-β）活化减少和 Wnt 信号传导增加，从而刺激皮肤丅细胞损伤，并可能导致皮肤癌风险增加以及由干细胞衰竭所导致的皮肤萎缩[24]。

### 半桥粒相关整合素 $\alpha_6\beta_4$

整合素亚基 $\beta_4$ 的胞质尾部包含 HD 组装所必需的序列。整合素亚基 $\beta_4$ 的近膜区直接与网蛋白相连，而它的远端羧基端区与 BPAG2 结合（图 28.3）[21]。整合素亚基 $\alpha_6$ 存在两个形式，A 和 B；前者在角质形成细胞中多见。整合素亚基 $\alpha_6$ 的近端细胞外域与 BPAG2 的 NC16A 区结合[17]。使用稳定表达 $\alpha_{6A}\beta_4$ 和 $\alpha_{6B}\beta_4$ 的 K562 细胞，研究者发现层粘连蛋白 111 和 332 可作为该 HD- 整联蛋白的优选配体[25]。

伴有幽门闭锁的交界型 EB 是由于编码 $\alpha_6$ 或 $\beta_4$ 整合素亚基基因的突变。患者有广泛累及皮肤、口腔和呼吸道上皮的表皮下疱。选择性删除小鼠整合素亚基 $\alpha_6$ 或 $\beta_4$ 编码基因可以在同样的组织造成广泛的表皮下疱。$\beta_4$ 缺失小鼠基底层角质形成细胞的胞核与胞质会发生变性，这一现象表明该整合素亚基在细胞生存中发挥作用[26]。靶向删除了整合素亚基 $\beta_4$ 胞质域的转基因小鼠发生复层和单层上皮的增生缺陷[27]。相反，整合素亚基 $\alpha_6$ 的靶向删除并不造成小鼠上皮出现明显的发育缺陷。

### 浆膜相关的整合素

基底层角质形成细胞的非半桥粒整合素包括整合 $\alpha_2\beta_1$ 和 $\alpha_3\beta_1$[21]。前者大量定位在基底层角质形成细胞的侧面和顶面；后者除在上述位置外，还在细胞质膜的基底面。整合素结合于肌动蛋白细胞骨架，并在细胞与细胞黏附中起作用。培养的角质形成细胞利用整合素 $\alpha_3\beta_1$，通过与层粘连蛋白 332 的相互作用，介导了与细胞外基质的初始黏附。

尽管整合素 $\alpha_3\beta_1$ 不在 HD 组装中起作用，但提供了关键的信号用以调节细胞骨架组装、整合素 $\alpha_6\beta_1$ 的功能，与基底膜完整性的建立和（或）保持[28]。研究靶向删除整合素亚基 $\alpha_3$ 的小鼠，发现肾与皮肤的基底膜变得紊乱[29]。虽然 HDs 间致密板消失或变得稀疏，但在 HDs 下的部分是正常的。在缺乏整合素亚基 $\alpha_3$ 的小鼠将出现轻微水疱，进一步表明这个多肽在维持表皮基底膜和细胞外基质构建中的重要作用。最近，研究发现编码 $\alpha_3$ 整合素基因的纯合突变可以导致一种人类疾病的发生，表现为基底膜的破坏而导致的先天性肾病综合征、间质性肺病和轻度 EB[30]。

### tetraspan CD151

CD151 是一个细胞表面蛋白，属于 tetraspan 超家族。tetraspan 蛋白质因其跨膜结构域与其他膜蛋白形成“网状”网络，在调节多种细胞过程中发挥作用。迄今为止，CD151 是唯一已知与 HD 相关的 tetraspan。在人类皮肤中，CD151 与整合素 $\alpha_6\beta_4$ 和 $\alpha_3\beta_1$ 共同分布于基底层角质形成细胞质膜的底外侧；免疫电镜显示 CD151 聚集于 HDs。

在整合素亚基 $\beta_4$ 缺失的角质形成细胞，CD151 与 $\alpha_3\beta_1$ 在基底层细胞表面呈簇状。将 $\beta_4$ 整合素亚基导入基底细胞，产生 $\alpha_6\beta_4$ 整合素，从而掺合入 $\alpha_3\beta_1$-CD151 簇，并诱导 HDs 的形成。之后不久，在这些簇中 $\alpha_3\beta_1$ 整合素的数量减少，而 CD151 增多，并与 HDs 中的 $\alpha_6\beta_4$ 整合素相连。CD151 被认为是前 HD 的组分，其募集受整合素 $\alpha_6\beta_4$ 调节。CD151 为不同 HD 组成成分的空间构成提供框架。

## 致密板

### 层粘连蛋白

层粘连蛋白（laminins）属于异三聚体糖蛋白家族，至少由 15 个成员构成[32]。层粘连蛋白包括 3 个亚基（α、β 和 γ），通过链间的二硫键和其他连接（图 28.4）。每一个层粘连蛋白亚基由不同的基因编码。目前，5 个 α 亚基、3 个 β 亚基和 3 个 γ 亚基的特点已明确[32]。*LAMA3* 基因（编码层粘连蛋白亚基 $\alpha_3$ 的基因）编码 2 个转录子，即 α3A 和 α3B，分别对应短和长的形式。

不同 α、β 和 γ 亚基配对后产生不同的层粘连

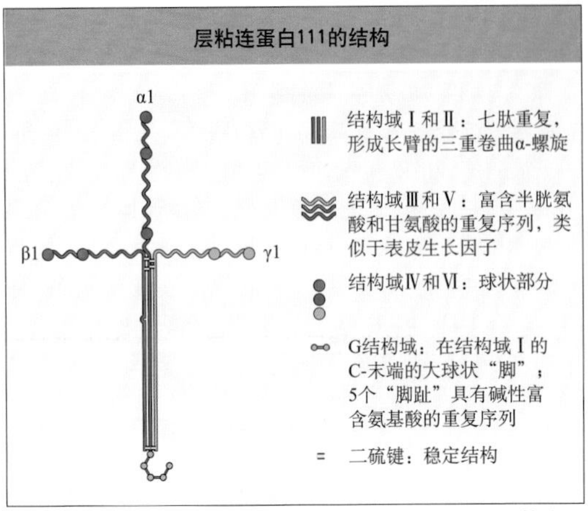

**图 28.4 层粘连蛋白 111 的结构**。层粘连蛋白 111（层粘连蛋白 1）作为其他层粘连蛋白同种型的原型，与其他层粘连蛋白具有相似的结构和组织。层粘连蛋白由三个亚基（α、β、γ）组成，每个亚基由不同的基因编码，由六个主要结构域（结构域Ⅰ至Ⅵ）组成

蛋白同型异构体。目前的层粘连蛋白命名法（2005 年引入，以取代之前命名同种型的惯例），按其发现的顺序，每个同种型的名称反映其 α、β 和 γ 亚基的数量（如层粘连蛋白 332 中的 α3、β3 和 γ2，曾经被称为层粘连蛋白 5）。层粘连蛋白同种型以组织特异性方式分布，每种都显示出多种生物学功能。基底膜内的层粘连蛋白作为覆盖细胞表面受体（如整合素）的配体，为上皮微环境提供关键信号。

表皮基底膜中的主要层粘连蛋白是层粘连蛋白 332（α3β3γ2）、311（α3β1γ1）和 511（α5β1γ1）。层粘连蛋白的总体结构如图 28.4 所示，采用层粘连蛋白 111（α1β1γ1），即真皮微血管基底膜的主要成分，作为模型。上述层粘连蛋白同种型的显著特征总结于表 28.3 中[32-38]。

层粘连蛋白 332 在表皮基底膜中起重要作用，例子是编码其亚基的基因（*LAMA3*、*LAMB3*、*LAMC2*）的遗传性破坏，导致了以表皮下水疱形成为特征的交界型 EB 的亚型，并且患者通常以最严重的形式在早期死亡。某一型 MMP 患者具有针对层粘连蛋白 332 的抗基底膜 IgG 型自身抗体[39-40]。将兔抗层粘连蛋白 332 的 IgG 被动转移到新生小鼠，或将患者的 IgG 转移至免疫缺陷小鼠的人皮肤移植物上，能够诱导皮肤（和新生小鼠黏膜）出现非炎性的表皮下疱，其临床、组织学和免疫病理学特征与抗表皮整联配体蛋白 MMP 患者的表现相似[41-42]。

## Ⅳ型胶原

Ⅳ型胶原（type Ⅳ collagen）是一个独特的大分子，特异地位于基底膜中[1, 43]。Ⅳ型胶原的结构与前胶原（即该分子中包括其氨基和羧基端球状域的细胞内部分）最为相似。同所有胶原相同，Ⅳ型胶原由三个 α 链亚基组成：它们是在遗传上不同、但结构相关的分子。目前，已明确了 6 个Ⅳ型胶原 α 链亚基；多肽 $\alpha_1$（Ⅳ）～ $\alpha_6$（Ⅳ）；对应基因：*COL4A1* ～ *COL4A6*）。Ⅳ型胶原蛋白的亚基主要分布在三个主要网络中：① $\alpha_1$ 和 $\alpha_2$ 分布在皮肤，平滑肌和肾小球基底膜；② $\alpha_3$、$\alpha_4$ 和 $\alpha_5$ 分布在肾小球基底膜；③ $\alpha_5$ 和 $\alpha_6$ 分布在皮肤和平滑肌基底膜。

与所有胶原蛋白一样，Ⅳ型胶原的 α 链亚基缔合形成三螺旋结构。该三螺旋的稳定性取决于特征性的重复甘氨酸 -X-Y 氨基酸序列，伴随富含脯氨酸的残基，以及后者对羟脯氨酸的翻译后羟基化（见第 95 章）。这一三螺旋具有延伸的、略刚性的构象，对"普通"蛋白酶（如胰蛋白酶）具有抗性并且对特化蛋白酶（如胶原酶）敏感。与经典的纤维状胶原蛋白不同，Ⅳ型胶原蛋白在其整个长度上不是螺旋状的。α 亚基内的甘氨酸 -X-Y 重复的短暂不连续产生的非螺旋结构域，赋予了该大分子增加的灵活性及其受"普通蛋白酶"损害的易感性。

Ⅳ型胶原末端保留的球状结构域使其类似于原胶原。该蛋白质的球状氨基末端称为其 7S 结构域，其羧基末端的较小球状结构域称为其非胶原蛋白 1 结构域。Ⅳ型胶原的大分子结构被描述为类似"曲棍球棒"，其中棒的刀片对应于氨基末端 7S 结构域，手柄对应于分子的大部分连续三螺旋部分，并且手柄对应于其羧基末端的短球状 NC1 结构域[1]。当将Ⅳ型胶原基质的晶格结构与曲棍球棒的排列联系起来时，该模型特别有用：①四个 7S 刀片的重叠以形成Ⅳ型胶原"蜘蛛"，其中手柄大致定向彼此成直角；②随后聚合"蜘蛛"在其邻接羧基末端的位置（手柄把手 / 蜘蛛"腿"的末端）（图 28.5）。这种端对端的反平行相互作用导致二维Ⅳ型胶原蛋白晶格形成，充当致密板内的关键基质。

Ⅳ型胶原蛋白的缺陷形成了基底膜的几种疾病的基础。例如，大多数患有 Alport 综合征（以血尿、进行性肾衰竭、感觉神经性听力损失和偶尔眼部异常为特征）的患者在编码 $\alpha_5$（Ⅳ）的 *COL4A5* 基因中具有突变。除了这种 X 连锁形式的 Alport 综合征外，这种疾病的常染色体隐性形式是由 *COL4A3* 或 *COL4A4* 突变引起的，而常染色体显性遗传变异是由 *COL4A3* 突

变引起的。

Goodpasture 综合征（Goodpasture syndrome）是一种可能致死的自身免疫性疾病，特点为肺出血和肾小球肾炎，是另一种Ⅳ型胶原疾病，它是由抗 $\alpha_3$（Ⅳ）和 $\alpha_5$（Ⅳ）的 NC1 结构域的抗基底膜抗体引起的[44]。通过感染或其他事件暴露具有 $\alpha_3$（Ⅳ）和（或）$\alpha_5$（Ⅳ）的潜在致病表位可能形成了该疾病发展的基本要素。有趣的是，针对 $\alpha_5$（Ⅳ）$\pm$ $\alpha_6$（Ⅳ）的抗体可引起以表皮下水疱和肾小球肾炎为特征的罕见疾病[45]。

Ⅳ型胶原 α 链亚基的片段具有重要的生物活性。片段之一是血管能抑素，是一种人基底膜衍生的血管生成和肿瘤生长抑制剂，对应于 $\alpha_2$（Ⅳ）的片段[46]。另一个例子是 tumstatin，即 $\alpha_3$（Ⅳ）NC1 结构域的片段，具有抗血管生成的活性[47]。

### 巢蛋白

巢蛋白（nidogen）分子量 150 kDa，是一个位于基底膜致密板的糖蛋白。巢蛋白与包含 γ1- 亚基的层粘连蛋白同型异构体（如层粘连蛋白 111，层粘连蛋白 311，或层粘连蛋白 511；表 28.3）高亲合力结合。具体地说，巢蛋白羧基端的 G3 域与 γ1- 亚基的域Ⅲ中富含半胱氨酸的表皮生长因子样的重复序列结合[34]。然后，巢蛋白氨基端 G2 域与Ⅳ型胶原高亲合力结合。除结合Ⅳ型胶原外，巢蛋白和层粘连蛋白的复合体还能够结合类肝素硫酸蛋白聚糖（HSPGs）和 fibulins 1 和 2 的核心蛋白质。巢蛋白能够稳定致密板的各种大分子。尽管传统上将巢蛋白用于连接Ⅳ型胶原蛋白和层粘连蛋白网络，但最近的研究发现的 HSPGs 可能在这方面具有更重要的作用[48]（图 28.5）。

目前已经发现与经典巢蛋白具有～45% 同一性的第二种形式的巢蛋白[49]。巢蛋白 2 将纤维蛋白与 HSPGs 以及Ⅰ型和Ⅳ型胶原蛋白联系起来。有趣的是，缺乏巢蛋白 1 的基因工程小鼠没有明显的异常，它们的基底膜是正常的，而且也能生育的。

### 类肝素硫酸蛋白聚糖

类肝素硫酸蛋白聚糖（heparan sulfate proteoglycans，HSPGs）是一组彼此相异的大分子，广泛存在于基底膜[105]。它们包括一个中央核心蛋白，似刷柄，而侧面排满了发射状葡糖氨基聚糖类组成的瓶刷形状物质似刷毛（见第 95 章）[1]。不同的基底膜包含不同类型和构形的 HSPGs。HPSGs 能够与致密板的各种组分（如Ⅳ型胶原）相互作用，并能自我多聚化成为基底膜基质的一部分。最具特征性的基底膜 HSPG 是基底膜聚糖，认为将含有层粘连蛋白和胶原蛋白Ⅳ的网络“点焊”在一起（图 28.5）[48]。HSPGs 的高硫酸盐成分使其携带负电并具有亲水性。这些生化特性使得基底膜整体带负电，从而限制了这些基质的穿透。免疫电镜观察到 HSPG 存在于表皮基底膜致密板中、紧邻上方和紧邻下方[1]。

## 锚丝和致密板下带

### Ⅶ型胶原

Ⅶ型胶原（type Ⅶ collagen）局限在复层鳞状

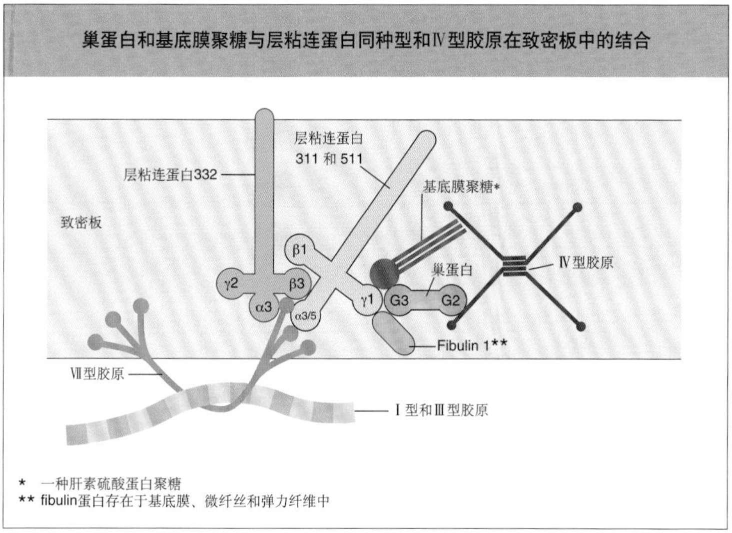

巢蛋白和基底膜聚糖与层粘连蛋白同种型和Ⅳ型胶原在致密板中的结合

* 一种肝素硫酸蛋白聚糖

** fibulin蛋白存在于基底膜、微纤丝和弹力纤维中

**图 28.5 巢蛋白和基底膜聚糖与层粘连蛋白同种型和Ⅳ型胶原在致密板中的结合。**巢蛋白结合层粘连蛋白 311 和Ⅳ型胶原的 γ 亚基，而巢蛋白-层粘连蛋白复合物结合纤维蛋白和 HSPG 核心蛋白。基底膜聚糖，一种 HSPG，被认为在“点焊”层粘连蛋白和Ⅳ型胶原蛋白网络中具有重要作用。缺乏巢蛋白结合所需的 γ 结构域的层粘连蛋白 332 通过与层粘连蛋白 311 的短臂的分支点的共价结合稳定地结合到基底膜上。通过重叠产生Ⅳ型胶原四聚体“蜘蛛”四个氨基末端“曲棍球棒刀片”域。这种四聚体通过它们的羧基末端聚合，在薄层密度内产生大分子晶格。请注意，此图并未按比例绘制

**表 28.3　部分层粘连蛋白的特点**[32-38]

| 层粘连蛋白亚型（αβγ）* | 曾用数字名称† | 其他名称 | 分子量，KDa | 处理，结构和组装 | 分布 | 相互作用和功能 |
|---|---|---|---|---|---|---|
| 111 | 1 | EHS 层粘连蛋白，“经典”层粘连蛋白 | 约 800（α：约 400；β：约 220；γ：约 210） | • 不对称交叉：3 个短臂，1 个长臂（见图 28.4）<br>• 在体外自组装成网络 | • 基底膜真皮微血管<br>• 在表皮基底膜很少甚至没有 | • 多种生物学功能，主要通过与整合素受体的相互作用介导 |
| 332 | 5 | 整联蛋白配体，缰蛋白，nicein，GB3 抗原，基底膜 600 | 约 400<br>α：前体 /165 后处理；<br>β：140；<br>γ：前体 155/105 后处理） | • 分泌后处理 α3- 和 γ2- 亚基的细胞相关前体<br>• α3 亚基被截短，缺少关键的 N- 末端结构域，并且具有小的 G 结构域<br>• β3- 亚基是 β1 亚基的同源物，但在分泌后不进行处理，并且具有截短的短臂<br>• γ2- 亚基的氨基酸序列与 γ1 亚基的序列具有约 50 % 的同一性，但前者的结构域被截短（Ⅰ、Ⅱ、Ⅲ、Ⅳ、Ⅴ）或缺失（Ⅵ）<br>• 无法自组装成网络 | • 存在于表皮基底膜透明层和致密层的交界处<br>• 由正在生长或迁移的角质形成细胞产生或分泌<br>• 也存在于气管、胃肠道和羊膜的基底膜中 | • 将角质形成细胞附着在表皮基底膜<br>• γ2 亚基缺乏结合巢蛋白的结构域；相反，层粘连蛋白 332 的 N 末端与层粘连蛋白 311 和 321 的短臂的分支点共价结合，形成含有巢蛋白（在 γ1- 亚基上）和聚合（在 β1-，β2-，和 γ1 亚基）的结合位点的复合物（见图 28.5）<br>• α3 亚基的 G 结构域（位于上方）结合整合素 α6β4（在半桥粒中；见图 28.3）和 α3β1（在质膜中）<br>• 单体层粘连蛋白 332 的 β3- 或 γ2- 亚基可以结合锚定原纤维的Ⅶ型胶原的 N 末端 NC1 结构域（见图 29.3）<br>• 从而将半桥粒-锚定的细丝复合物与下面的锚定原纤维连接起来 |
| 311 | 6 | | 约 600（α：200 前体 / 165 后处理；β：约 220；γ：约 210） | 参见以上 α3 亚基的处理和结构 | 同层粘连蛋白 332 | • 与二硫键结合的复合物中的层粘连蛋白 332 结合（见上文）<br>• 通过与 γ1- 亚基结合的巢蛋白，连接到Ⅳ型胶原和致密层中的其他分子（见图 28.5） |
| 511 | 10 | | 约 640 ～ 880（α：450 前体 /210 ～ 380 后处理；β：约 220；γ：约 210） | α5 亚基被认为是被处理的 | 许多组织的基底膜 | • 与整合素 α3β1 和 α-dystroglycan 相互作用<br>• 在滤泡间表皮和真皮微血管内皮细胞的基底膜中表达<br>• 对毛发形态发生至关重要 |

* 每个同种型的名称反映了其 α-，β- 和 γ- 亚基的数量。
† 数字反映了异构体发现的顺序。
aa，氨基酸；BM，基底膜；C-terminal，碳-末端；EHS，Engelbreth-Holm-Swarm（最初分离出层粘连蛋白 111 的小鼠肿瘤）；G-domain，结构域Ⅰ的 C- 末端的球状链段；HD，半桥粒；NC1，非胶原 1；N-terminal，氨基-末端

上皮的基底膜，位于乳头层真皮上部的致密板下（sublamina densa）[1]。它是锚纤维的主要组成成分，包括 3 个相同的 α 链，每个分子量约为 290 kDa[50]。它的氨基端含有一个巨大的球状非胶原域，称作 NC1，羧基端则是一个较小的非胶原域 NC2（见第 95 章）。

锚纤维的组装始于单个Ⅶ型胶原分子的 NC2“尾部”，反向平行排列，并通过二硫键相结合[1]。当尾尾结合的二聚体形成后，NC2 域被蛋白水解酶剪切，留下一个长的线状大分子，以两端为大型球状 NC1 域和中心的杆状结构为其特征。新形成的Ⅶ型胶原二聚体与其他二聚体并排聚集，形成“麦束”状结构，即锚纤维（见图 28.2）。锚纤维中聚集的球状 NC1 域能够结合复层鳞状上皮基底膜的基质成分 .

超级结构研究显示Ⅶ型胶原 NC1 域分子一端与致密板连接，或穿过致密板折回或连接至致密板下带的电子致密区即锚斑（anchoring plaques）（图 28.2）。最近的研究表明锚斑是基底膜重塑过程中致密板“坠入”致密板下带的部分[51]。在分子水平上，Ⅶ型胶原的

NC1 结构域内的特定亚结构域显示出对真皮中的Ⅰ型纤维状胶原以及致密板和锚定斑中的Ⅳ型胶原的亲和力[52-53]。如表 28.3[38] 中所示，Ⅶ型胶原还与层粘连蛋白 332 相互作用。由锚原纤维形成的环状带和系链形成的网络将致密板与板下区域中的一系列纤维状成分连接起来。

*COL7A1* 是Ⅶ型胶原的编码基因，含有 118 个外显子和很小的内含子，是一个极为紧致的基因。*COL7A1* 突变导致了营养不良 EB 的显性和隐性形式（见第 32 章）。具有广泛性严重隐性营养不良性 EB 的患者通常具有突变导致密码子过早终止、无义的 mRNA 衰变和不可检测的Ⅶ型胶原 mRNA 或蛋白质。因此，这些患者在其表皮基底膜中没有锚定原纤维，并且表现出极端的皮肤脆性、瘢痕形成和皮肤鳞状细胞癌的风险增加。因为隐性营养不良 EB 的携带者仅具有一个突变等位基因，所以可以从其正常等位基因衍生足够量的Ⅶ型胶原以维持基底膜完整性和正常皮肤表型。相反，具有显性营养不良性 EB 的患者通常在一个 *COL7A1* 等位基因中具有错义突变，对源自患者的其他正常 *COL7A1* 等位基因的蛋白质产生显性负效应。大多数显性阴性的 *COL7A1* 突变，导致在Ⅶ型胶原的胶原蛋白质的关键点处的甘氨酸取代。这些异常蛋白质（与正常的 α 链亚基一起）掺入Ⅶ型胶原三聚体中并破坏其功能。因此，具有显性营养不良性 EB 的患者产生表现异常和（或）数量减少的锚定原纤维，并且临床表型通常较隐性营养不良 EB 患者轻。

获得性大疱性表皮松解症是一个获得性的自身免疫性表皮下大疱病，大疱位于致密板下带，通常由于机械外伤所致[55]。研究发现 EBA 患者抗基底膜自身抗体攻击的自身抗原是真皮提取物中 290 kDa 的蛋白质，最初命名为 EBA 抗原，之后的研究发现这个自身抗原就是Ⅶ型胶原，大多数 EBA 患者的 IgG 与该蛋白质的 NC1 域结合[56-57]。将抗Ⅶ型胶原 IgG 被动转移到小鼠体内可引起具有临床、组织学和免疫病理学特征的病变，如在 EBA 患者中所见。值得注意的是，系统性红斑狼疮（SLE）的发作更多表现为炎症，是由针对Ⅶ型胶原中相同的四种免疫显性表位的 IgG 自身抗体引起的，这些表位被来自 EBA 患者的自身抗体所识别[57]。

### 微纤丝

透射电镜下弹性纤维包括 2 个不同的组分——①无定形、非带状的组分和②独特的、直径 10 ～ 12 nm 的微纤丝（microfibrils），它主要由纤维蛋白组成，并与其他蛋白质相联系，如微纤维相关糖蛋白、纤维蛋白和潜在 TGF-β 结合蛋白等（见第 95 章）。在真皮乳头层，微纤丝组分垂直伸入致密板，构成经典的耐酸纤维（oxytalan）。在其内侧，耐酸纤维与微丝组分合并，并与皮肤表面平行。这些微纤丝组分包含一些无定形成分，称为 elaunin 纤维。oxytalan 和 elaunin 纤维组成的网络与真皮网状层的弹性纤维邻近。真皮网状层中有大量与无定形成分相连的微纤丝组分。真皮中无定形成分梯度体现了皮肤中弹性纤维自上而下的成熟过程。

### 微线样纤维

联结素是一个分子量为 80 kDa 的蛋白质，是致密板下带微线样纤维网络的主要成分，使弹性微纤丝束、锚纤维和间质胶原纤维相互连接。

### 基底膜重塑

表皮基底膜是表皮细胞和其下真皮间的物理屏障，但这一基质如同其他基底膜一样是经常重塑的动态结构。例如，正常生理情况下，表皮的朗格汉斯细胞时常进出、穿越基底膜。在炎症或肿瘤中，淋巴细胞也通过基底膜进入表皮。然而，其他非免疫细胞或非恶性细胞很少穿越这一结构屏障。实际上，肿瘤中基底膜的缺失与恶性肿瘤及转移倾向相关。免疫或恶性细胞表达的金属蛋白酶能够渗透基底膜，此类蛋白酶在形态发生和其他生理过程如怀孕和哺乳期间修饰乳腺上皮时，在表皮和其他基底膜重塑中发挥重要作用。此外，金属蛋白酶在老化及光老化皮肤表皮基底膜的改变（如变薄）中起关键作用。

## 大疱性疾病中的表皮基底膜

获得性免疫性大疱性疾病患者血清中有针对表皮（如天疱疮）或表皮基底膜（如各种类天疱疮）的自身抗体。来自患者的自身抗体可用于识别这些自身抗原，并证明具有特定免疫疾病的个体具有针对一种或多种特定蛋白的自身抗体，这些蛋白在皮肤中具有重要的结构作用。此外，编码这些蛋白质的基因通常在患有各种形式的 EB 患者中具有突变。因此，皮肤中关键黏附蛋白的获得性或遗传性改变可导致以水疱形成为特征的疾病表型（表 28.2）。下文简单描述了各种自身免疫性或遗传性大疱性疾病患者表皮基底膜生物学的相关信息。更多的细节，请参看第 30、31 和 32 章。

### 自身免疫性表皮下大疱病

表 28.4 列出了各种免疫大疱性疾病患者自身抗体。这类疾病在以前常常彼此不分，仅仅是根据临床

**表 28.4 表皮下免疫性大疱性疾病**

| 疾病 | 抗原 | 大小（kDa） | 定位 |
| --- | --- | --- | --- |
| 大疱性类天疱疮 | BPAG1 | 230 | 半桥粒的胞质内斑 |
| | BPAG2 | 180 | 半桥粒-锚丝复合体 |
| 妊娠类天疱疮 | BPAG2 | 180 | 半桥粒-锚丝复合体 |
| 线状 IgA 大疱性皮病 | BPAG2 | 120 → 97 | 半桥粒-锚丝复合体 |
| 瘢痕性类天疱疮 | BPAG2 | 180 | 半桥粒-锚丝复合体 |
| 抗表皮整联配体蛋白瘢痕性类天疱疮 | 层粘连蛋白 332 | 400 ～ 440 | 透明板-致密板交界处 |
| 获得性 EB | Ⅶ型胶原 | 290 | 锚纤维 |
| 系统性红斑狼疮的大疱性皮损 | Ⅶ型胶原 | 290 | 锚纤维 |

EB，大疱性表皮松解症

表现和组织学特征作简单的分类。目前，自身免疫性表皮下大疱病依自身抗体攻击的自身抗原来定义（图 28.6）。除了不断提高的诊断能力外，通过对患者自身抗体的检测，使我们对这些疾病的多形性有了更深入的了解。例如，EBA 曾认为是一种主要依靠排除其他少见、获得性、表现为皮肤脆性增加的大疱性疾病而作诊断的疾病。目前则认为 EBA 是一种在临床上可以类似于经典的 BP、MMP 或营养不良型 EB 的疾病。

随着我们对表皮基底膜、基质蛋白质组成了解的深入，随着对各种免疫大疱性疾病中基底膜这一超微结构是如何遭到攻击认识的深入，已开发出许多应用于临床的免疫病理学技术。一个例子是使用 1 M NaCl 盐裂皮肤于免疫荧光（immunofluorescence, IF）检查[60-62]（图 28.7；表 28.5）。以盐裂皮肤为底物作间接 IF 检查，发现“炎症性”EBA 患者血清中的 IgG 抗基底膜自身抗体与盐裂皮肤的真皮侧结合，而“经典”BP 患者血清中的自身抗体与盐裂皮肤的表皮侧结合，从而能将这

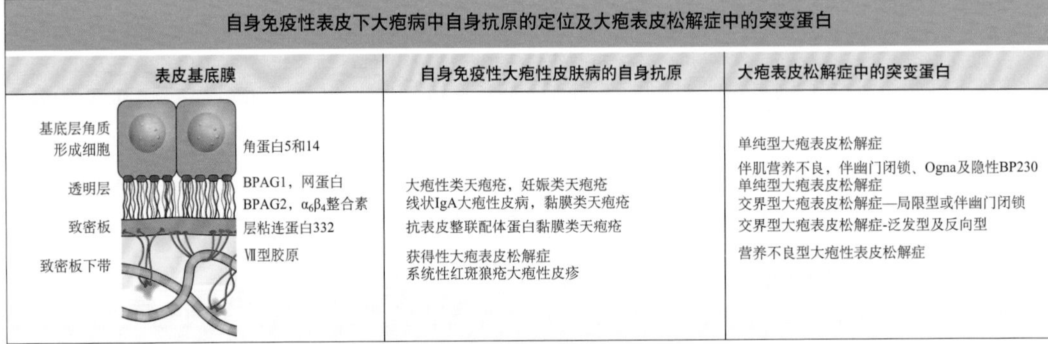

自身免疫性表皮下大疱病中自身抗原的定位及大疱表皮松解症中的突变蛋白
表皮基底膜
自身免疫性大疱性皮肤病的自身抗原
大疱表皮松解症中的突变蛋白
基底层角质形成细胞
透明层
致密板
致密板下带
角蛋白5和14
BPAG1，网蛋白
BPAG2，$\alpha_6\beta_4$整合素
层粘连蛋白332
Ⅶ型胶原
大疱性类天疱疮，妊娠类天疱疮
线状IgA大疱性皮病，黏膜类天疱疮
抗表皮整联配体蛋白黏膜类天疱疮
获得性大疱表皮松解症
系统性红斑狼疮大疱性皮疹
单纯型大疱表皮松解症
伴肌营养不良，伴幽门闭锁、Ogna及隐性BP230单纯型大疱表皮松解症
交界型大疱表皮松解症—局限型或伴幽门闭锁
交界型大疱表皮松解症-泛发型及反向型
营养不良型大疱性表皮松解症


**图 28.6 一些自身免疫性大疱病的自身抗原**。一些表皮下免疫性大疱病主要自身抗原的大致定位。BP，大疱性类天疱疮

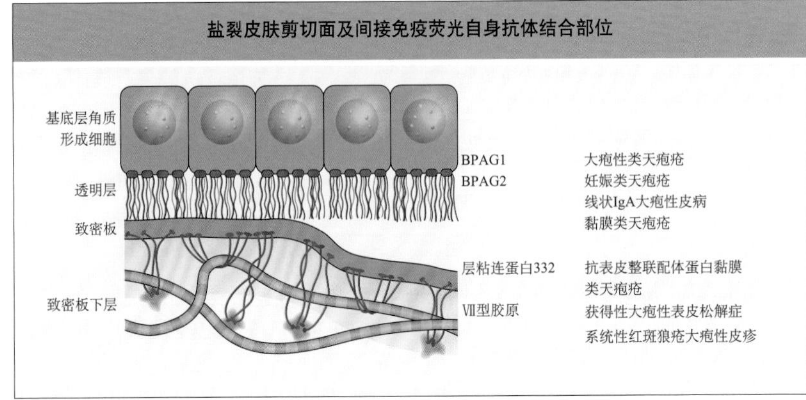


**图 28.7 盐裂皮肤的剪切面**。1M NaCl 盐裂皮肤剪切面的图解

| 表 28.5　1 M NaCl 盐裂皮肤免疫荧光电镜下免疫反应物的定位 | | |
|---|---|---|
| **间接免疫荧光电镜** | | |
| **疾病** | **定位** | |
| 大疱性类天疱疮 | IgG 特征性于表皮侧，偶尔双侧，伴表皮侧高滴度 | |
| 妊娠类天疱疮 | IgG 特征性于表皮侧，偶尔双侧，伴表皮侧高滴度 | |
| 线状 IgA 大疱性皮病 | IgG 特征性于表皮侧，少数 IgA 型 EBA 患者结合于真皮侧 | |
| 瘢痕性类天疱疮 | IgG 特征性于表皮侧，偶尔双侧，伴表皮侧高滴度 | |
| 抗表皮整联配体蛋白 MMP | IgG 于底物真皮侧 | |
| 获得性 EB | IgG 于底物真皮侧 | |
| 抗 p200 类天疱疮（抗层粘连蛋白 γ1 类天疱疮）* | IgG 于底物真皮侧 | |
| 抗 p105 类天疱疮 | IgG 于底物真皮侧 | |
| **直接免疫荧光电镜**[†] | | |
| **疾病** | **IgG 定位** | **C3 定位** |
| 大疱性类天疱疮 | 表皮侧 | 表皮侧、真皮侧或双侧 |
| 妊娠类天疱疮 | 表皮侧 | 表皮侧、真皮侧或双侧 |
| 抗表皮整联配体蛋白 CP | 真皮侧 | 真皮侧 |
| 获得性 EB | 真皮侧 | 真皮侧 |

[†] 这些研究使用 1 M NaCl 盐裂后的患者皮肤

两个病区别开，这一发现引起了广泛的关注[60]。又如，当发现某型 MMP 患者的 IgG 抗基底膜自身抗体与盐裂皮肤的真皮侧结合，但此抗体与Ⅶ型胶原无反应，由此启发研究者寻找表皮基底膜尚未曾发现的自身抗原[39]。现在已知具有这种形式的 MMP（抗表皮整联配体蛋白瘢痕性类天疱疮）的患者特异性的自身抗原是层粘连蛋白 332[39-40]。

有些患者，无法检测出循环中抗基底膜自身抗体，此时可取患者皮肤采用直接盐裂皮肤技术来进行研究[61-62]（见表 28.5）。在许多情况下，这一方法已经替代了直接免疫电镜。该方法首先将患者皮肤在实验室以 1 M NaCl 分离，然后进行直接 IF 检查，以确定免疫反应的部位。EBA 和抗表皮整联配体蛋白 MMP 患者的 IgG 沉积在盐裂皮肤的真皮侧。相比之下，BP 患者 IgG 沉积在裂隙的表皮侧（或双侧）。当基于 IgG 的原位沉积物定位时，患者盐裂皮肤的直接免疫荧光研究是最准确的。

## 遗传性表皮下大疱病

对表皮基底膜结构和组成不断深入的理解推动了各种类型 EB 患者的研究[63]（表 28.6，图 28.6）。皮肤免疫病理学的进展又进一步加速了 EB 患者的研究。例如，与依赖于透射电镜观察 EB 患者皮肤水疱形成位置的方法相比，研究者可使用 IF 显微镜，以标记的抗表皮基底膜成分抗体进行定位。更具体地讲，在单

| 表 28.6　大疱性表皮松解症（EB）分型 | | | |
|---|---|---|---|
| **疾病** | **基因** | **蛋白质** | **定位** |
| 单纯型 EB | *KRT5* | 角蛋白 5 | 基底层角质形成细胞中间丝细胞骨架 |
| | *KRT14* | 角蛋白 14 | 基底层角质形成细胞中间丝细胞骨架 |
| 伴肌营养不良的单纯型 EB | *PLEC1* | 网蛋白 | 半桥粒胞质内斑 |
| Ogna 单纯型 EB | | | |
| 伴幽门闭锁的单纯型 EB | | | |
| 隐性单纯型 EB | *DST* | BPAG1 | 半桥粒胞质内斑 |
| 交界型 EB | *COL17A1* | BPAG2（ⅩⅦ型胶原） | 半桥粒-锚丝复合体 |
| | *ITGB4* | β4 整合素 | 半桥粒-锚丝复合体 |
| | *LAMA3* | 层粘连蛋白 332，$\alpha_3$ 亚基 | 透明板-致密板交界处 |
| | *LAMB3* | 层粘连蛋白 332，$\beta_3$ 亚基 | 透明板-致密板交界处 |
| | *LAMC2* | 层粘连蛋白 332，$\gamma_2$ 亚基 | 透明板-致密板交界处 |
| 伴幽门闭锁的交界型 EB | *ITGA6* | $\alpha_6$ 整合素 | 半桥粒-锚丝复合体 |
| | *ITGB4* | $\beta_4$ 整合素 | 半桥粒-锚丝复合体 |
| 显性营养不良型 EB | *COL7A1* | Ⅶ型胶原 | 锚纤维 |
| 隐性营养不良型 EB | | | |

纯型EB患者，由于裂隙发生在基底层角质形成细胞胞质中，因此，BPAG1e和Ⅳ型胶原在起疱皮肤的真皮侧；在交界型EB患者，BPAG1e出现在病损皮肤的表皮侧，而Ⅳ型胶原在真皮侧；在营养不良型EB患者的皮损，由于裂隙发生在致密板下带，因此BPAG1e和Ⅳ型胶原在皮损的表皮侧。

除了通过定位皮损大疱形成的位置，以对各型EB进行分类外，EB患者皮肤免疫反应性和超微结构的研究，也使我们对疾病的病理生理学有了更为深刻的理解。例如，各种层粘连蛋白332亚基的单克隆抗体几乎都不能与交界型EB患者的皮肤发生结合。相似地XⅦ型胶原的单克隆抗体也几乎都不能与交界型EB患者的皮肤发生结合。这些发现除具有诊断价值外，还提示这些遗传性大疱病是由于表皮基底膜结构蛋白编码基因突变的结果（而不是失控的蛋白酶造成了表皮基底膜的降解）。此后，对EB患者的皮肤标本，广泛使用针对各种表皮基底膜组成成分的抗体进行筛查，以期发现可能造成致病性突变的“候选基因”。这种IF显微镜“筛查”常用作分子遗传的研究（图32.17）。因此，交界型EB患者若在其表皮基底膜中缺乏整合素亚基$\beta_4$的表达，会首先筛查*ITGB4*的突变，然后再去分析造成其他类型交界型EB的基因，如*COL17A1*、*LAMA3*、*LAMB3*、*LAMC2*、*ITGA6*。

## 小结

各种组织基底膜的超微结构、生化组成和生物学功能是不同的。表皮基底膜包含众多高度特异的结构，其中大部分是组织特异的。角质形成细胞和表皮基底膜间细胞和基质的相互作用，提供了直接调节组织形态发生、动态平衡、分化、伤口愈合和特殊功能获得等关键的定位和环境线索。

（元慧杰译　潘　萌校　郑　捷审）

## 参考文献


1. Woodley DT, Chen M. The basement membrane zone. In: Freinkel RK, Woodley DT, editors. The Biology of the Skin. New York: Parthenon Publishing; 2001. p. 137–52.
2. Goldberg M, Escaig-Haye F. Is the lamina lucida of the basement membrane a fixation artifact? Eur J Cell Biol 1986;42:365–8.
3. Wiche G, Becker B, Luber K, et al. Cloning and sequencing of rat plectin indicates a 466-kD polypeptide chain with a three-domain structure based on a central alpha-helical coiled coil. J Cell Biol 1991;114:83–99.
4. Borradori L, Sonnenberg A. Structure and function of hemidesmosomes: more than simple adhesion complexes. J Invest Dermatol 1999;112:411–18.
5. Andra K, Lassmann H, Bittner R, et al. Targeted inactivation of plectin reveals essential function in maintaining the integrity of skin, muscle, and heart cytoarchitecture. Genes Dev 1997;11:3143–56.
6. Stanley JR, Hawley-Nelson P, Yuspa SH, et al. Characterization of bullous pemphigoid antigen: a unique basement membrane protein of stratified squamous epithelia. Cell 1981;24:897–903.
7. Stanley JR. Cell adhesion molecules as targets of autoantibodies in pemphigus and pemphigoid, bullous diseases due to defective epidermal cell adhesion. Adv Immunol 1993;53:291–325.
8. Guo L, Degenstein L, Dowling J, et al. Gene targeting of BPAG1: abnormalities in mechanical strength and cell migration in stratified epithelia and neurologic degeneration. Cell 1995;81:233–43.
9. Takeichi T, Nanda A, Liu L, et al. Founder mutation in dystonin-e underlying autosomal recessive epidermolysis bullosa simplex in Kuwait. Br J Dermatol 2015;172:527–31.
10. Diaz LA, Ratrie H III, Saunders WS, et al. Isolation of a human epidermal cDNA corresponding to the 180-kD autoantigen recognized by bullous pemphigoid and herpes gestationis sera. Immunolocalization of this protein to the hemidesmosome. J Clin Invest 1990;86:1088–94.
11. Hirako Y, Usukura J, Nishizawa Y, Owaribe K. Demonstration of the molecular shape of BP180, a 180-kDa bullous pemphigoid antigen and its potential for trimer formation. J Biol Chem 1996;271:13739–45.
12. Masunaga T, Shimizu H, Yee C, et al. The extracellular domain of BPAG2 localizes to anchoring filaments and its carboxyl terminus extends to the lamina densa of normal human epidermal basement membrane. J Invest Dermatol 1997;109:200–6.
13. Nonaka S, Ishiko A, Masunaga T, et al. The extracellular domain of BPAG2 has a loop structure in the carboxyl terminal flexible tail *in vivo*. J Invest Dermatol 2000;115:889–92.
14. Schacke H, Schumann H, Hammami-Hauasli N, et al. Two forms of collagen XVII in keratinocytes. A full-length transmembrane protein and a soluble ectodomain. J Biol Chem 1998;273:25937–43.
15. Zimina EP, Fritsch A, Schermer B, et al. Extracellular phosphorylation of collagen XVII by ecto-casein kinase 2 inhibits ectodomain shedding. J Biol Chem 2007;282:22737–46.
16. Areida SK, Reinhardt DP, Muller PK, et al. Properties of the collagen type XVII ectodomain. Evidence for n- to c-terminal triple helix folding. J Biol Chem 2001;276:1594–601.
17. Hopkinson SB, Baker SE, Jones JC. Molecular genetic studies of a human epidermal autoantigen (the 180-kD bullous pemphigoid antigen/BP180): identification of functionally important sequences within the BP180 molecule and evidence for an interaction between BP180 and alpha 6 integrin. J Cell Biol 1995;130:117–25.
18. Schmidt E, Zillikens D. Pemphigoid diseases. Lancet 2013;381:320–32.
19. Yancey KB, Hintner H. Non-Herlitz junctional epidermolysis bullosa. Dermatol Clin 2010;28:67–77.
20. Fontao L, Tasanen K, Huber M, et al. Molecular consequences of deletion of the cytoplasmic domain of bullous pemphigoid 180 in a patient with predominant features of epidermolysis bullosa simplex. J Invest Dermatol 2004;122:65–72.
21. Margadant C, Charafeddine RA, Sonnenberg A. Unique and redundant functions of integrins in the epidermis. FASEB J 2010;24:4133–52.
22. Karakose E, Schiller HB, Fassler R. The kindlins at a glance. J Cell Sci 2010;123:2353–6.
23. Lai-Cheong JE, Parsons M, McGrath JA. The role of kindlins in cell biology and relevance to human disease. Int J Biochem Cell Biol 2009;42:595–603.
24. Rognoni E, Widmaier M, Jakobson M, et al. Kindlin-1 controls Wnt and TGF-β availability to regulate cutaneous stem cell proliferation. Nat Med 2014;20:350–9.
25. Niessen CM, Hogervorst F, Jaspars LH, et al. The $\alpha_6\beta_4$ integrin is a receptor for both laminin and kalinin. Exp Cell Res 1994;211:360–7.
26. Dowling J, Yu QC, Fuchs E. $\beta_4$ integrin is required for hemidesmosome formation, cell adhesion and cell survival. J Cell Biol 1996;134:559–72.
27. Murgia C, Blaikie P, Kim N, et al. Cell cycle and adhesion defects in mice carrying a targeted deletion of the integrin $\beta_4$ cytoplasmic domain. EMBO J 1998;17:3940–51.
28. Dogic D, Rousselle P, Aumailley M. Cell adhesion to laminin 1 or 5 induces isoform-specific clustering of integrins and other focal adhesion components. J Cell Sci 1998;111:793–802.
29. DiPersio CM, Hodivala-Dilke KM, Jaenisch R, et al. $\alpha_3\beta_1$ integrin is required for normal development of the epidermal basement membrane. J Cell Biol 1997;137:729–42.
30. Has C, Spartà G, Kiritsi D, et al. Integrin α3 mutations with kidney, lung, and skin disease. N Engl J Med 2012;366:1508–14.
31. Sterk LM, Geuijen CA, Oomen LC, et al. The tetraspan molecule CD151, a novel constituent of hemidesmosomes, associates with the integrin alpha6beta4 and may regulate the spatial organization of hemidesmosomes. J Cell Biol 2000;149:969–82.
32. Aumailley M, Rousselle P. Laminins of the dermoepidermal junction. Matrix Biol 1999;18:19–28.
33. Carter WG, Ryan MC, Gahr PJ. Epiligrin, a new cell adhesion ligand for integrin alpha 3 beta 1 in epithelial basement membranes. Cell 1991;65:599–610.
34. Mayer U, Nischt R, Poschl E, et al. A single EGF-like motif of laminin is responsible for high affinity nidogen binding. EMBO J 1993;12:1879–85.
35. Rousselle P, Lunstrum GP, Keene DR, Burgeson RE. Kalinin: an epithelium-specific basement membrane adhesion molecule that is a component of anchoring filaments. J Cell Biol 1991;114:567–76.
36. Marinkovich MP, Lunstrum GP, Burgeson RE. The anchoring filament protein kalinin is synthesized and secreted as a high molecular weight precursor. J Biol Chem 1992;267:17900–6.
37. Rousselle P, Aumailley M. Kalinin is more efficient than laminin in promoting adhesion of primary keratinocytes and some other epithelial cells and has a different requirement for integrin receptors. J Cell Biol 1994;125:205–14.
38. Rousselle P, Keene DR, Ruggiero F, et al. Laminin 5 binds the NC-1 domain of type VII collagen. J Cell Biol 1997;138:719–28.
39. Domloge-Hultsch N, Gammon WR, Briggaman RA, et al. Epiligrin, the major human keratinocyte integrin ligand, is a target in both an acquired autoimmune and an inherited subepidermal blistering skin disease. J Clin

Invest 1992;90:1628–33.
40. Kirtschig G, Marinkovich MP, Burgeson RE, Yancey KB. Anti-basement membrane autoantibodies in patients with anti-epiligrin cicatricial pemphigoid bind the alpha subunit of laminin 5. J Invest Dermatol 1995;105:543–8.
41. Lazarova Z, Yee C, Darling T, et al. Passive transfer of anti-laminin 5 antibodies induces subepidermal blisters in neonatal mice. J Clin Invest 1996;98:1509–18.
42. Lazarova Z, Hsu R, Yee C, Yancey KB. Human anti-laminin 5 autoantibodies induce subepidermal blisters in an experimental human skin graft model. J Invest Dermatol 2000;114:178–84.
43. Hudson BG, Reeders ST, Tryggvason K. Type IV collagen: structure, gene organization, and role in human diseases. Molecular basis of Goodpasture and Alport syndromes and diffuse leiomyomatosis. J Biol Chem 1993;268:26033–6.
44. Pedchenko V, Bondar O, Fogo AB, et al. Molecular architecture of the Goodpasture autoantigen in anti-GBM nephritis. N Engl J Med 2010;363:343–54.
45. Ghohestani RF, Rotunda SL, Hudson B, et al. Crescentic glomerulonephritis and subepidermal blisters with autoantibodies to alpha5 and alpha6 chains of type IV collagen. Lab Invest 2003;83:605–11.
46. Kamphaus GD, Colorado PC, Panka DJ, et al. Canstatin, a novel matrix-derived inhibitor of angiogenesis and tumor growth. J Biol Chem 2000;275:1209–15.
47. Maeshima Y, Sudhakar A, Lively JC, et al. Tumstatin, an endothelial cell-specific inhibitor of protein synthesis. Science 2002;295:140–3.
48. Behrens DT, Villone D, Koch M, et al. The epidermal basement membrane is a composite of separate laminin- or collagen IV-containing networks connected by aggregated perlecan, but not by nidogens. J Biol Chem 2012;287:18700–9.
49. Kohfeldt E, Sasaki T, Gohring W, Timpl R. Nidogen-2: a new basement membrane protein with diverse binding properties. J Mol Biol 1998;282:99–109.
50. Sakai LY, Keene DR, Morris NP, Burgeson RE. Type VII collagen is a major structural component of anchoring fibrils. J Cell Biol 1986;103:1577–86.
51. Shimizu H, Ishiko A, Masunaga T, et al. Most anchoring fibrils in human skin originate and terminate in the lamina densa. Lab Invest 1997;76:753–63.
52. Chen M, Marinkovich MP, Veis A, et al. Interactions of the amino-terminal noncollagenous (NC1) domain of type VII collagen with extracellular matrix components. A potential role in epidermal-dermal adherence in human skin. J Biol Chem 1997;272:14516–22.
53. Chen M, Marinkovich MP, Jones JC, et al. NC1 domain of type VII collagen binds to the beta3 chain of laminin 5 via a unique subdomain within the fibronectin-like repeats. J Invest Dermatol 1999;112:177–83.
54. Christiano AM, Uitto J. Molecular diagnosis of inherited skin diseases: the paradigm of dystrophic epidermolysis bullosa. Adv Dermatol 1996;11:199–213.
55. Woodley DT, Briggaman RA, O'Keefe EJ, et al. Identification of the skin basement-membrane autoantigen in epidermolysis bullosa acquisita. N Engl J Med 1984;310:1007–13.
56. Woodley DT, Burgeson RE, Lunstrum G, et al. Epidermolysis bullosa acquisita antigen is the globular carboxyl terminus of type VII procollagen. J Clin Invest 1988;81:683–7.
57. Lapiere JC, Woodley DT, Parente MG, et al. Epitope mapping of type VII collagen. Identification of discrete peptide sequences recognized by sera from patients with acquired epidermolysis bullosa. J Clin Invest 1993;92:1831–9.
58. Sitaru C, Mihai S, Otto C, et al. Induction of dermal-epidermal separation in mice by passive transfer of antibodies specific to type VII collagen. J Clin Invest 2005;115:870–8.
59. Woodley DT, Chang C, Saadat P, et al. Evidence that anti-type VII collagen antibodies are pathogenic and responsible for the clinical, histological, and immunological features of epidermolysis bullosa acquisita. J Invest Dermatol 2005;124:958–64.
60. Gammon WR, Briggaman RA, Inman AO III, et al. Differentiating anti-lamina lucida and anti-sublamina densa anti-BMZ antibodies by indirect immunofluorescence on 1.0 M sodium chlorideseparated skin. J Invest Dermatol 1984;82:139–44.
61. Gammon WR, Kowalewski C, Chorzelski TP, et al. Direct immunofluorescence studies of sodium chloride separated skin in the differential diagnosis of bullous pemphigoid and epidermolysis bullosa acquisita. J Am Acad Dermatol 1990;22:664–70.
62. Domloge-Hultsch N, Bisalbutra P, Gammon WR, Yancey KB. Direct immunofluorescence microscopy of 1 mol/L sodium chloride-treated patient skin. J Am Acad Dermatol 1991;24:946–51.
63. Fine JD, Eady RAJ, Bauer EA, et al. The classification of inherited epidermolysis bullosa (EB): Report of the Third International Consensus Meeting on Diagnosis and Classification of EB. J Am Acad Dermatol 2008;58:931–50.

# 第 29 章 天疱疮

*Masayuki Amagai*

**同义名：** ■ 巴西落叶型天疱疮（fogo selvagem）：地方性落叶型天疱疮（endemic pemphigus foliaceus）■ 巴西天疱疮（Brazilian pemphigus）■ 红斑型天疱疮（pemphigus erythematosus）：Senear-Usher 综合征（Senear-Usher syndrome）■ IgA 天疱疮（IgA pemphigus）：细胞间 IgA 皮病（intercellular IgA dermatosis）；表皮内嗜中性 IgA 皮病（intraepidermal neutrophilic IgA dermatosis）；细胞间 IgA 水疱脓疱性皮病（intercellular IgA vesiculopustular dermatosis）■ 副肿瘤性天疱疮（paraneoplastic pemphigus）：副肿瘤自身免疫性多器官综合征（paraneoplastic autoimmune multi-organ syndrome）

## 要点

- 天疱疮是一组累及皮肤及黏膜的自身免疫性大疱性疾病，有以下特点：
  - 组织病理学上，角质形成细胞间黏附的丧失，造成表皮内水疱形成。
  - 免疫病理学上，可以发现结合在皮损及血循环中的 IgG 抗体，这些抗体直接作用于角质形成细胞表面。
- 天疱疮分为三个主要的类型：寻常型天疱疮，落叶型天疱疮和副肿瘤性天疱疮。
- IgG 抗体抑制了在角质形成细胞间黏附中起重要作用的桥粒芯蛋白的功能，从而导致水疱的形成。
- 寻常型天疱疮患者和落叶型天疱疮患者中分别存在抗桥粒芯蛋白 3 和抗桥粒芯蛋白 1 的 IgG 抗体。副肿瘤性天疱疮患者中除了存在抗桥粒芯蛋白的 IgG 抗体外，还存在抗斑蛋白分子的 IgG 抗体，T 细胞介导的自身免疫反应导致了界面皮炎的产生。
- IgA 天疱疮的特征是针对角质形成细胞表面的自身抗体是 IgA，而不是 IgG，可分为两种主要亚型：表皮内中性粒细胞（IEN）型和角膜下脓疱性皮肤病（SPD）型。
- 考虑到临床反应的快速性，系统性皮质类固醇是寻常型天疱疮的主要治疗方法，但由于它们在有效剂量下的潜在副作用，通常与非类固醇药物结合使用。
- 其他疗法包括免疫抑制药物，如吗替麦考酚酯，高剂量 IVIG（非免疫抑制剂）和利妥昔单抗；在未来，后者可能成为一线治疗。

## 引言

天疱疮（pemphigus）一词来源于希腊语 pemphix，意为水疱，描述一组慢性大疱性皮肤病，抗体直接作用于角质形成细胞的表面，通过棘层松解[1]这一过程，造成角质形成细胞间黏附丧失。天疱疮分为三个主要类型：寻常型天疱疮、落叶型天疱疮和副肿瘤性天疱疮（表 29.1）。

寻常型天疱疮和落叶型天疱疮是最先描述的天疱疮经典类型。所有寻常型天疱疮患者均存在黏膜糜烂，半数以上患者还有皮肤大疱及糜烂。寻常型天疱疮的疱发生于表皮深层，在基底细胞层上。落叶型天疱疮患者仅有皮肤受累而无黏膜损害，裂隙发生在表皮浅层，大多在颗粒层。增殖型天疱疮（pemphigus vegetans）是寻常型天疱疮的一种变型，红斑型天疱疮（pemphigus erythematosus）和巴西落叶型天疱疮（fogo selvagem）分别代表落叶型天疱疮的局限型和地方型。

副肿瘤性天疱疮是一种不同于经典天疱疮的疾病[2]，副肿瘤性天疱疮患者存在已知或潜在的肿瘤，通常为淋巴组织肿瘤。疼痛、严重的口腔及结膜糜烂是此病的主要特点。

### 历史

天疱疮的现代历史始于 1964 年，Beutner 和 Jordon

**表 29.1 天疱疮的分类**

- 寻常型天疱疮
  - 增殖型天疱疮
- 落叶型天疱疮
  - 红斑型天疱疮：局限型
  - 巴西落叶型天疱疮：地方型
- 疱疹样天疱疮
- 药物诱发性天疱疮
- 副肿瘤性天疱疮
- IgA 天疱疮

发现了寻常型天疱疮患者的血清中存在有直接作用于角质形成细胞表面的循环抗体[3]（图 29.1）。之后在患者皮肤角质形成细胞表面也发现了 IgG 的沉积。这些发现为我们认识天疱疮是一种皮肤黏膜组织特异的自身免疫性疾病奠定了基础。在 20 世纪 70 年代末和 80 年代早期，天疱疮自身抗体显示出致病性，如它们可以在皮肤器官培养系统或在被动转移患者的 IgG 到新生小鼠的模型中诱导水疱形成[4]。在 20 世纪 80 年代中后期，天疱疮靶抗原的特点通过免疫化学方法例如免疫沉淀和免疫印迹被阐明[5]。在 20 世纪 90 年代早期，天疱疮抗原 cDNA 的分离表明天疱疮是一种抗钙黏蛋白的自身免疫疾病[6]。

## 流行病学

寻常型天疱疮和落叶型天疱疮在男性和女性中的患病率大致相等。疾病发作的平均年龄为 50 至 60 岁，尽管范围很广，并且已报道老年和儿童也可患病。天疱疮在世界各地都有报道。尽管有关天疱疮发病率的数据有限，但一般来说，每百万每年新病例数为 0.76 至 5 个。然而，犹太血统的发病率要高得多（每百万每年新病例为 16 ～ 32 个）。有时，这种血统的发病率并不明显，就像目前居住在美国西南部拉美裔人的后裔一样。

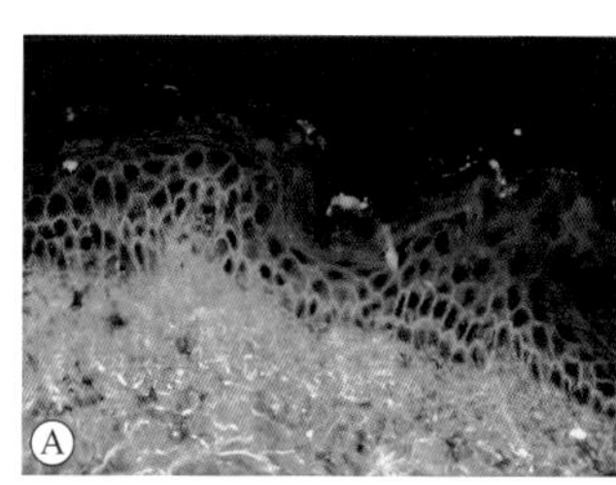


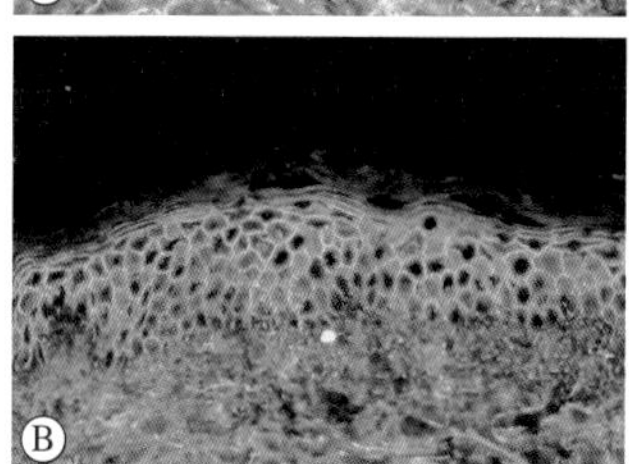


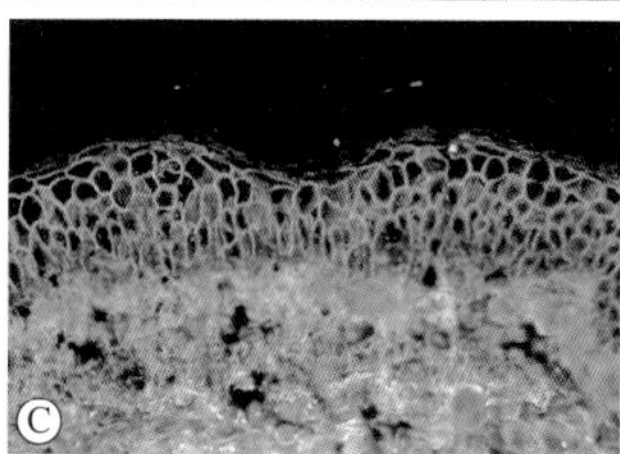


**图 29.1　以正常人表皮为底物，天疱疮患者血清的间接免疫荧光。**天疱疮的标志是发现患者血清中存在直接抗角质形成细胞表面的 IgG 抗体。A. 仅存在抗 Dsg3 抗体的寻常型天疱疮患者血清，使表皮下部的细胞表面染色。B. 同时存在抗 Dsg3 抗体和抗 Dsg1 抗体的寻常型天疱疮患者血清，使表皮全层的细胞表面染色。C. 仅存在抗 Dsg1 抗体的落叶型天疱疮患者血清，使表皮全层的细胞表面染色，但在表皮浅层染色更强

除芬兰、突尼斯和巴西，在大部分国家，寻常型天疱疮的发病率比落叶型高。如在日本（天疱疮发病率为每年每百万中 3.5 个），寻常型与落叶型天疱疮的比例是 2：1。在法国［发病率为 1.7 个 /（百万 · 年）］，大部分患者为寻常型天疱疮（约 75%），与保加利亚相似。相比之下，在芬兰［发病率：低于 0.76 个 /（百万 · 年）］和突尼斯［发病率：6.7 个 /（百万 · 年）］，落叶型天疱疮的发病率是寻常型的两倍。更有趣的是，突尼斯天疱疮患者女性与男性的比例是 4：1，而且 25 岁至 34 岁的年轻女性中发病率更高［15.5 个 /（百万 · 年）］。除外巴西，突尼斯和乞力马扎罗山区域，可能也有落叶型天疱疮的地方聚集。

### 巴西落叶型天疱疮

巴西落叶型天疱疮患者的临床表现、组织病理学、免疫病理学与散发性落叶型天疱疮患者相似。但是，巴西落叶型天疱疮在巴西的某特定区域发生地方性流行，认为是由环境因素导致的。散发性落叶型天疱疮主要为中年和老年患者，而巴西落叶型天疱疮主要累及年轻人和儿童，不分性别和种族，凡生活在当地乡村地区的生态学环境中均可发病，发病率正随着地区的发展而逐渐下降。大部分患者居住在河流附近，而且在黑蝇（蚋属）的 10 ～ 15 km 飞行范围内，这可能是促使本病发生的传播媒介。在患者住所也有许多嗜血的昆虫，如臭虫和猎蝽。

尽管并不传染，而且没有证据表明它是经血液制品或体液传播，但是此病常发生在有遗传关联的家庭成员中。在巴西乡村，落叶型天疱疮与寻常型天疱疮的比例惊人地高，达 17：1。部分乡村地区的患病率高达 3.4%[7]。而且，在这些地区，多于 50% 的正常个体存在抗桥粒芯蛋白 1（antidesmoglein 1，anti-Dsg1）的 IgG 抗体。研究显示在疾病发生前，非病理性 IgG1 和 IgG4 抗体已与桥粒芯蛋白 C 端胞外区 EA 域发生了直接、持续的反应。在一些有遗传背景的个体，以 IgG4 为主的抗体与桥粒芯蛋白 N 端胞外区 EC1 及 EC2 域的直接作用诱发了疾病的发生（图 29.2）[8]。毋庸置疑的是，巴西落叶型天疱疮为理解触发皮肤自身免疫反应的病理生理学和免疫学机制提供了一个极好的模型。

## 发病机制

### 天疱疮的致病性抗体

天疱疮的标志是患者血清中存在抗角质形成细胞表面的 IgG 抗体（图 29.1）[3]。该抗体在引发角质形

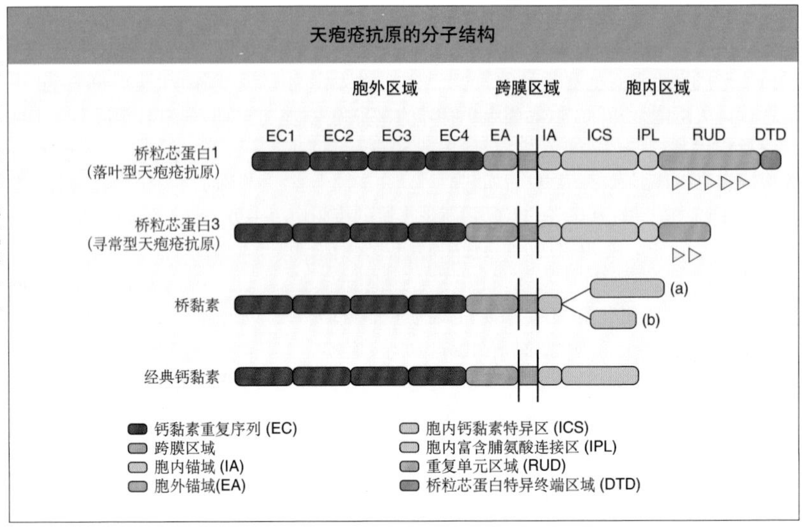


**图 29.2 天疱疮抗原的分子结构**。胞外（EC）区域存在 4 个钙黏素重复序列，它们拥有结合钙的序基。细胞内钙黏素特异区（ICS）在钙黏素中很保守，它们负责与 β- 连环蛋白和桥斑珠蛋白相互作用。桥粒芯蛋白拥有自己独特的序列（重复单元区域或 RUD 序列）为 29±1 氨基酸残基的重复序列（箭头所示）。每种桥黏素的异构体都有两个蛋白，来源于同一基因可变剪接的转录物（a 和 b）

成细胞间黏附的丧失，在水疱形成中起到主要的作用。患寻常型天疱疮母亲产下的新生儿可能会出现一过性的疾病表现，这是因为母体的 IgG 通过胎盘传输到新生儿体内造成的。当母体的抗体分解代谢后，疾病随之消退。来自患者的 IgG 片段可以在没有补体和炎症细胞的情况下引起皮肤器官培养系统出现水疱[4]。将患者的 IgG 被动转移至新生小鼠，可以造成小鼠的水疱形成，并有典型的病理学表现[4]。甚至，地方落叶型天疱疮患者的 IgG 单价 Fab′ 片段，足以使新生小鼠发生水疱，这表明补体系统的激活和表面交联作用可能与角质形成细胞的松解无关[9]。

## 桥粒芯蛋白作为天疱疮抗原

免疫电子显微镜将寻常型天疱疮和落叶型天疱疮的抗原都定位于桥粒。桥粒是复层鳞状上皮细胞间最主要的黏附连接结构[10]。用培养角质形成细胞或表皮的提取物行免疫沉淀或免疫印迹，分析天疱疮抗原的免疫化学特征，证实了寻常型天疱疮和落叶型天疱疮的抗原分别为 130 kDa 和 160 kDa 的跨膜糖蛋白（表 29.2）[6, 11]。用抗桥粒芯蛋白 1（desmogleins1，Dsg1）的单克隆和多克隆抗体进行比较免疫化学研究[19]，证实落叶型天疱疮患者血清所识别的 160 kDa 蛋白与桥粒芯蛋白 1 是相同的。桥斑珠蛋白（plakoglobin）是 85 kDa 大小的斑蛋白，与 130 kDa 和 160 kDa 的天疱疮抗原是免疫沉淀的共同产物，说明桥斑珠蛋白与寻常型天疱疮和落叶型天疱疮的抗原共同形成分子复合物[12]。

对编码桥粒芯蛋白 1 和寻常型天疱疮抗原的 cDNA 进行分子克隆，证明这两个分子都属于钙黏素（cadherins）超基因家族的成员[6, 13]。因此，天疱疮是一种抗钙黏素的自身免疫性疾病。寻常型天疱疮抗原命名为桥粒芯蛋白 3（desmoglein 3，Dsg3）。天疱疮基本的病理生理过程是抗体抑制了桥粒芯蛋白的黏附功能，使角质形成细胞间的黏附丧失，最后导致水疱的形成。

表 29.2 天疱疮的靶抗原

| 疾病 | 抗体 | 抗原 | 分子量（kDa） |
|---|---|---|---|
| **寻常型天疱疮** | | | |
| 黏膜主导型 | IgG | 桥粒芯蛋白 3 | 130 |
| 黏膜皮肤型 | IgG | 桥粒芯蛋白 3 | 130 |
| | | 桥粒芯蛋白 1 | 160 |
| **落叶型天疱疮** | IgG | 桥粒芯蛋白 1 | 160 |
| **副肿瘤性天疱疮** | IgG | 桥粒芯蛋白 3 | 130 |
| | | 桥粒芯蛋白 1 | 160 |
| | | 网蛋白 * | 500 |
| | | 细胞支架结合蛋白 * | 500 |
| | | 桥斑蛋白Ⅰ * | 250 |
| | | 桥斑蛋白Ⅱ * | 210 |
| | | BPAG1* | 230 |
| | | 包斑蛋白 * | 210 |
| | | 周斑蛋白 * | 190 |
| | | A2ML1 | 170 |
| **药物诱发的天疱疮** | IgG | 桥粒芯蛋白 3 | 130 |
| | | 桥粒芯蛋白 1 | 160 |
| **IgA 天疱疮** † | | | |
| SPD 型 | IgA | 桥黏素 1 | 110/100 |
| IEN 型 | IgA | ? | ? |

* 斑蛋白家族成员。
† 一组存在抗 Dsg1 或 Dsg3 的 IgA 型自身抗体的患者

钙黏素属于钙依赖性细胞黏附分子家族，对于形成和维持复合组织的完整性有很重要的作用[14]。基于序列的相似性，钙黏素有两个主要亚组，**经典**钙黏素（如E-钙黏素，P-钙黏素，N-钙黏素）和**桥粒**钙黏素（桥粒芯蛋白和桥黏素）。所有钙黏素超家族的成员都具有保守重复的氨基酸序列（钙黏素重复序列），胞外区域有结合钙的基序（图29.2）。当采用基因转染技术将经典钙黏素导入不具黏附能力的小鼠成纤维L细胞中，通过亲同种型的相互作用，该细胞获得了很强黏附活性。钙黏素需要高度保守的胞质内区域与斑蛋白、α-连环蛋白、β-连环蛋白和桥斑珠蛋白相联系，从而介导和调节与细胞骨架网络的结合（图29.3）。这些分子相互作用的结果是钙黏素产生了强大的细胞黏附，并使细胞的形态发生变化。来自一个细胞的钙黏素远端胞外区域（EC1）与来自另一个相对细胞的钙黏素在相同的位置结合，这样形成的二聚体是钙黏素的功能单位[15]。

基于形态学和生化特点，上皮细胞的黏附连接通常分为两个主要类型：黏附连接和桥粒（图29.3）[16]。**黏附连接**锚住肌动蛋白微丝束，由经典钙黏素作为其跨膜成分，α-连环蛋白、β-连环蛋白和桥斑珠蛋白作为其胞质成分。相反，**桥粒**锚住中间丝，如角蛋白，由桥粒钙黏素作为其跨膜成分，桥斑珠蛋白、plakophilin和桥斑蛋白作为其胞质成分。总的来说，黏附连接介导快速但微弱的细胞黏附，而桥粒介导缓慢但强大的细胞黏附。

同经典钙黏素一样，桥粒芯蛋白在胞外区域有4个钙黏素重复序列（图29.2）。桥粒芯蛋白有四种异构体（Dsg1～4）。Dsg1和Dsg3基本仅表达于复层鳞状上皮，是天疱疮水疱形成的部位。Dsg2表达于所有含有桥粒的组织，包括单层上皮和心肌。Dsg4主要在毛囊起重要的粘连作用，因为*DSG4*基因的突变可引起毛发生长异常（如常染色体隐性的毛发稀少症）[17]。

桥黏素（desmocollins）是桥粒内另一组跨膜糖蛋白，有3种异构体（Dsc1～3）。每种异构体都有两个蛋白，来源于同一基因可变剪接的mRNA。在桥粒，桥粒芯蛋白和桥黏素常成对存在，但是具体分子的相互作用方式以及天疱疮中桥黏素为什么不能补偿桥粒芯蛋白丧失的功能仍需进一步阐明。

桥斑珠蛋白、亲斑蛋白（plakophilin）和β-连环蛋白是犰狳家族细胞核和连接蛋白的成员，它们不仅是简单的锚定分子，而且是细胞粘连和增殖的动态调节器。桥斑蛋白是一种哑铃形结构的分子，由3个区域组成：中央为α螺旋棒状区，两侧为羧基和氨基的球状区，它们分别与中间丝和犰狳家族成员相互作用（图29.3）。桥斑蛋白（desmoplakin）有两个来源于同一基因可变剪接的mRNA产物：桥斑蛋白Ⅰ（250 kDa）和Ⅱ（210 kDa）（表29.2）。桥斑蛋白作为斑蛋白家族的一员，对细胞骨架与桥粒上微丝附着位点之间的锚

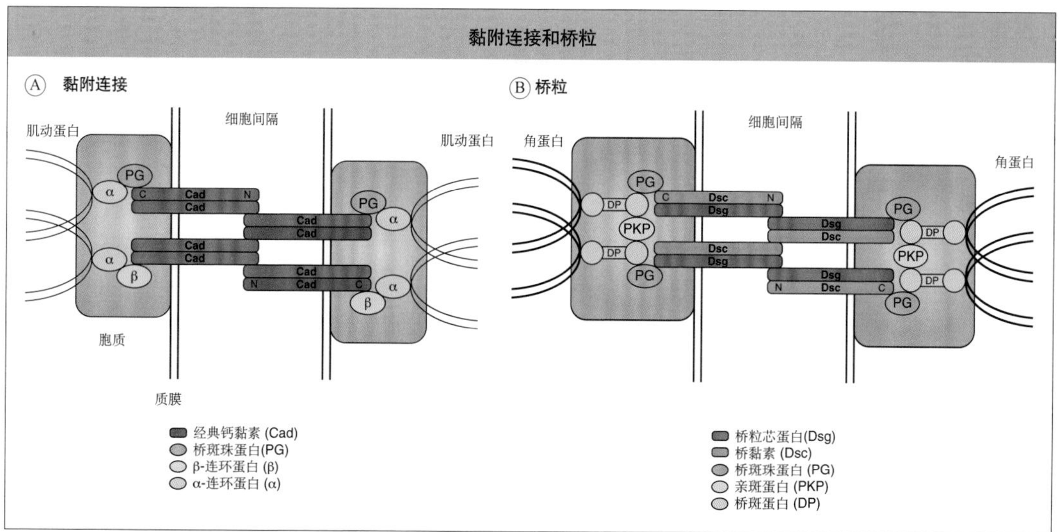


**图29.3　黏附连接和桥粒**。A. 黏附连接复合体：包括经典钙黏素作为其跨膜成分，α-连环蛋白、β-连环蛋白和桥斑珠蛋白作为其胞质成分。经典钙黏素通过它的胞质尾直接与β-连环蛋白或桥斑珠蛋白相耦联，后两者依次与α-连环蛋白相连接，α-连环蛋白则与肌动蛋白相连。B. 桥粒复合体：包括桥粒芯蛋白和桥黏素作为其跨膜成分，桥斑珠蛋白、亲斑蛋白和桥斑蛋白作为其胞质成分。桥粒芯蛋白和桥黏素与桥斑珠蛋白相联系，桥斑珠蛋白接续与桥斑蛋白相连，而桥斑蛋白与角蛋白相连，将其连接到细胞膜上

定起着重要作用。

强有力的证据证明 Dsg1 和 Dsg3 的 IgG 抗体是致病的，在诱发天疱疮水疱的形成上起了重要作用。基本上所有天疱疮患者都具有抗 Dsg1 和（或）抗 Dsg3 的 IgG 抗体，具体针对哪个抗体取决于天疱疮的亚型[18-19]。如果将寻常型天疱疮、落叶型天疱疮或副肿瘤性天疱疮患者血清中抗桥粒芯蛋白的 IgG 抗体（通过利用重组桥粒芯蛋白的免疫吸附法）移除后，血清就不再能诱发水疱形成[20-21]。而且，天疱疮患者的抗桥粒芯蛋白抗体，经过重组桥粒芯蛋白亲和纯化后，注射到新生小鼠可引起水疱形成[21-22]。由于一部分抗 Dsg1 的 IgG 抗体可以与 Dsg4 发生交叉反应，因此有些天疱疮患者的血清可以与 Dsg4 发生交叉反应，但是，具有 Dsg4/Dsg1 交叉反应性的 IgG 并不能致病[23]。天疱疮患者血清中也可检测出抗胆碱能受体或膜联蛋白样（annexin-like）分子的 IgG 抗体，但是它们与天疱疮致病的相关性仍需进一步研究。

## 水疱位置的解释——桥粒芯蛋白补偿理论

寻常型天疱疮和落叶型天疱疮的水疱发生部位可以由桥粒芯蛋白补偿学说解释：当 Dsg1 和 Dsg3 共同表达在相同的细胞上时，它们可以相互补充（图 29.4）[24-25]。由于落叶型天疱疮患者仅有抗 -Dsg1 的 IgG 型自身抗体，而黏膜损害为主的寻常型天疱疮患者仅有抗 Dsg3 的 IgG 型自身抗体。具有皮肤和黏膜损害的寻常型天疱疮患者同时具有抗 Dsg1 与抗 Dsg3 的自身抗体[26]。Dsg1 和 Dsg3 在皮肤和黏膜表皮内的表达模式不同。在皮肤，Dsg1 表达于表皮全层，但在浅层密度更大（见图 29.1C），而 Dsg3 表达于表皮的下部，主要在基底层和基底上层（见图 29.1A）。相反，Dsg1 和 Dsg3 在黏膜鳞状上皮层的全层表达，但 Dsg1 较 Dsg3 的表达水平要低得多（图 29.4B）[27]。

当患者血清中仅有抗 Dsg1 的 IgG 抗体（影响 Dsg1 的功能）时，水疱仅出现在表皮的浅层，因为表皮上部仅有 Dsg1 表达而没有 Dsg3 表达。在未受累的

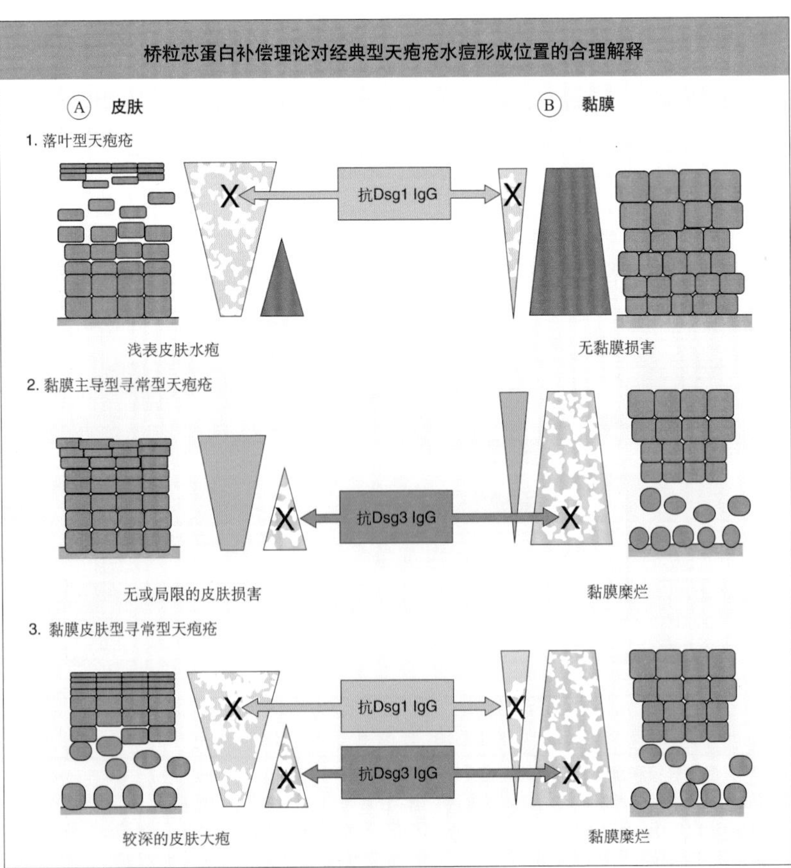


**图 29.4 桥粒芯蛋白补偿理论对经典型天疱疮水疱形成位置的合理解释。**彩色的三角形代表桥粒芯蛋白 1（Dsg1）和桥粒芯蛋白 3（Dsg3）在皮肤中的分布（A），和在黏膜中的分布（B）。落叶型天疱疮患者血清中仅有抗 Dsg1 的 IgG 抗体，导致皮肤形成浅表的水疱。因为在表皮的深部，Dsg3 补偿了 Dsg1 的功能受损（A1）。由于黏膜细胞间的黏附主要由 Dsg3 介导，所以这些抗体不能引起黏膜的水疱（B1）。当患者血清中仅有抗 Dsg3 IgG 抗体时，由于 Dsg1 补偿了 Dsg3 介导的黏附功能丧失，皮肤不形成或仅形成局限的水疱（A2）；但是，由于在分离部位低表达的 Dsg1，不能补偿 Dsg3 介导的黏附功能丧失（B2），这些血清导致黏膜的分离。当血清中同时有抗 Dsg1 和抗 Dsg3 IgG 抗体时，两种桥粒芯蛋白的功能均受到了损害，皮肤和黏膜部位均形成水疱（A3、B3）。新生儿的皮肤和上述黏膜部位的情况相似

表皮深部，Dsg3 的存在补偿了 Dsg1 的功能丧失。由于 Dsg1 和 Dsg3 在黏膜的共表达，虽然抗 Dsg1 的 IgG 抗体与黏膜相结合，但是不会形成水疱。因此，血清中仅有抗 Dsg1 的 IgG 抗体时，引起皮肤的浅表水疱，但黏膜不受累，就像在落叶型天疱疮患者中所见到的。

当患者血清中仅有抗 Dsg3 的 IgG 抗体时，因为共表达的 Dsg1 补偿了 Dsg3 的功能受损，使得抗 Dsg3 抗体本身并不足以引起皮肤水疱的形成，所以皮肤不受累，或仅有局限的受累。但在黏膜部位，由于 Dsg1 的低表达，Dsg1 不能补偿 Dsg3 的功能受损，因此，血清中仅有抗 Dsg3 IgG 抗体时，引起口腔糜烂，而并不伴有明显的皮肤受累，就像在黏膜主导型寻常型天疱疮患者中所见到的。

当患者血清中同时有抗 Dsg1 和抗 Dsg3 IgG 抗体时，Dsg1 和 Dsg3 的功能同时受到影响，引起皮肤和黏膜的广泛水疱和糜烂，就像在黏膜皮肤型寻常型天疱疮患者中所见到的。但是裂隙为何发生在基底细胞层上，而不是表皮全层的分离仍不清楚。有推测认为在基底和基底上层可能桥粒数量少，因而细胞间黏附而比表皮的其他部位弱，而且，从真皮渗透来的自身抗体可能更容易到达表皮下部。

天疱疮孕妇的自身抗体可以穿过胎盘，结合到胎儿的表皮。如果母亲患有寻常型天疱疮，其新生儿可以出现水疱。但若母亲患有落叶型天疱疮，其新生儿罕见水疱。桥粒芯蛋白补偿理论也可以解释这个令人困惑的现象[28]。新生儿表皮的 Dsg3 分布与成年人不同，在表皮全层的角质形成细胞表面均有分布，和黏膜部位 Dsg3 的分布相似（不要忘记，新生儿皮肤是浸泡在羊水中的）。因此，仅有抗 Dsg1 的 IgG 抗体的落叶型天疱疮患者血清，不能在新生儿皮肤引起水疱。

作为补偿理论的延伸，由金黄色葡萄球菌产生的剥脱毒素，能特异地分裂 Dsg1，可引起大疱性脓疱疮和葡萄球菌性烫伤样皮肤综合征[29]。由毒素引起的 Dsg1 失活，导致表皮浅层的水疱形成，这与落叶型天疱疮的临床和病理相似。

在天疱疮中，目前认为细胞-细胞黏附的破坏是通过抗体直接抑制以及抗体结合诱导的后续信号转导的综合作用介导的[30]。一个假设是由空间位阻介导的直接抑制作用，即自身抗体与桥粒芯糖蛋白的结合在空间上干扰桥粒芯蛋白在细胞之间的黏附相互作用。这一发病机制得到以下观察结果的支持：①寻常型和落叶型天疱疮的主要抗原表位位于桥粒芯蛋白具有重要功能的 N 端[22, 31-32]；②病理性抗 Dsg3 的小鼠或人的单克隆抗体，而不是非病理性单克隆抗体，识别 Dsg3 的 N 端黏附面[32-33]。Dsg3 基因缺失小鼠（*Dsg3* 基因遗传性缺失）的表型与寻常型天疱疮患者很相似，这也支持了直接作用假设[34]。另一种假设是抗体结合后产生的信号传导，介导了培养的角质形成细胞间黏附的紊乱。将寻常型天疱疮患者血清的 IgG 加入培养角质形成细胞的培养基中，会造成一过性细胞内钙、1,4,5- 三磷酸肌醇、蛋白激酶 C 的活化或 Dsg3 的磷酸化增多[35]。而且，Dsg3 从细胞表面的内陷与角蛋白的回缩有关。

## 副肿瘤性天疱疮中抗桥粒芯蛋白和斑蛋白的自身免疫

副肿瘤性天疱疮患者能产生抗多种抗原的特异性自身抗体，包括 Dsg3 和（或）Dsg1[21]，多种斑蛋白家族成员（网蛋白，细胞支架结合蛋白，桥斑蛋白Ⅰ和Ⅱ，BPAG1，包斑蛋白和周斑蛋白），以及蛋白酶抑制剂 α2- 巨球样 -1 蛋白[37, 37a]（表 29.2）。抗桥粒芯糖蛋白抗体在诱导角质形成细胞的细胞黏附丧失和引起水疱形成中起作用，而抗斑蛋白自身抗体的病理生理学相关性尚不清楚，因为斑蛋白分子在细胞内，而且 IgG 不能穿透细胞膜。除了体液自身免疫，细胞介导的细胞毒性参与副肿瘤性天疱疮的发病机制，与经典形式的天疱疮相比，其中可见更严重和难治的口腔糜烂和口腔炎以及更多的多形性皮疹。最近在小鼠中证明 Dsg3 特异性 T 细胞不仅辅助 B 细胞产生抗 Dsg3 IgG（导致棘层松解），而且还直接渗入表皮并诱导界面皮炎[38]。阐明自身免疫性 T 细胞的确切作用可为副肿瘤性天疱疮的病理生理学提供有价值的理解。

## 天疱疮中致病性自身抗体产生的免疫机制

与 20 世纪 80 年代后期在天疱疮水疱形成的病理生理机制方面取得的重大进展相反，天疱疮患者产生致病性自身抗体的机制尚不清楚。天疱疮自身抗体由 IgG 同种型组成，IgG 可在抗体类别转换后产生，并且它们对抗原具有高亲和力，这可能是抗体亲和力成熟的结果。此外，天疱疮血清可识别桥粒芯糖蛋白上的几个不同表位[31]，并且自身抗体的存在与特定 HLA Ⅱ类等位基因相关，包括高加索人中的 DRB1 * 0402，DRB1 * 1401 和 DQB1 * 0302[39] 以及日本人中的 DRB * 14 和 DQB1 * 0503[40]。所有这些特征表明天疱疮中的自身抗体产生是 T 细胞依赖性的。最近有报道称天疱疮患者以及健康个体的外周血中存在对 Dsg3 具

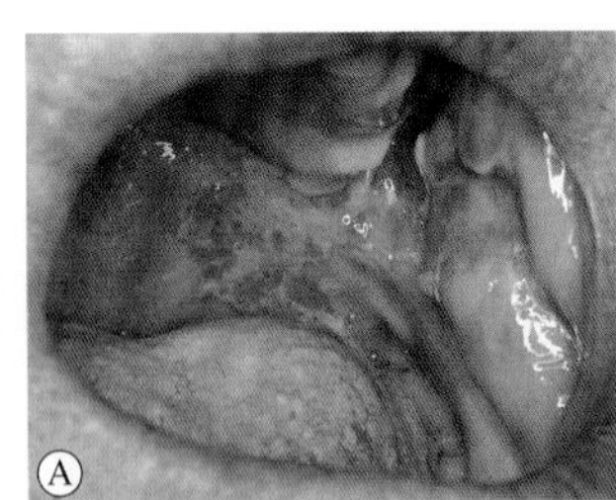

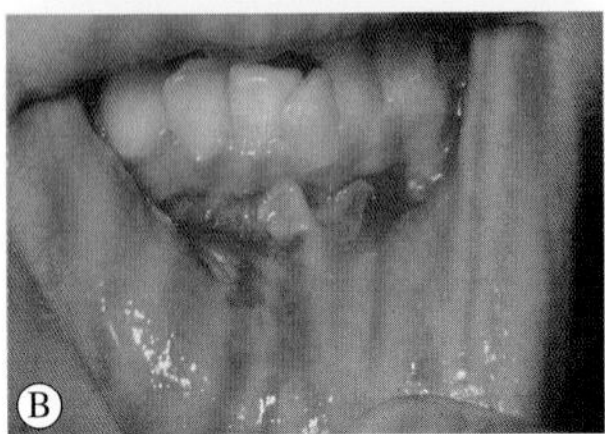

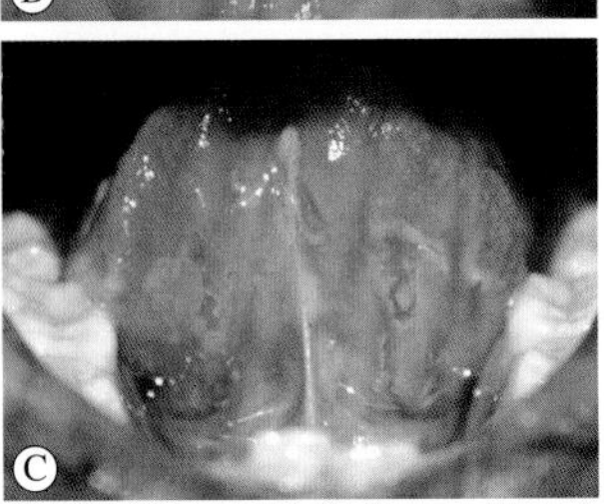

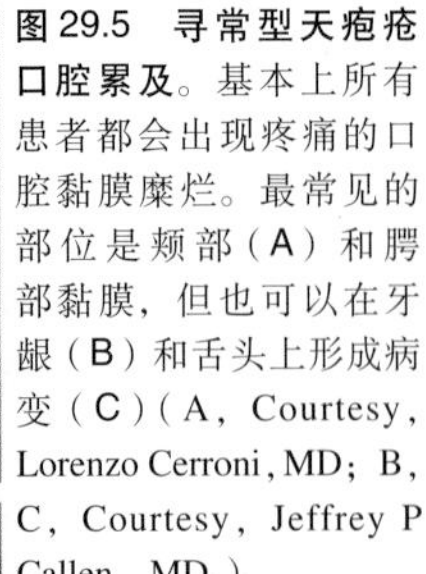

**图 29.5 寻常型天疱疮口腔累及。** 基本上所有患者都会出现疼痛的口腔黏膜糜烂。最常见的部位是颊部（A）和腭部黏膜，但也可以在牙龈（B）和舌头上形成病变（C）（A, Courtesy, Lorenzo Cerroni, MD；B, C, Courtesy, Jeffrey P Callen, MD.）

有反应性的 T 细胞[41-43]。来自 Dsg3 的某些肽段被预测可适合 DRB1*0402 的口袋结构，可刺激天疱疮患者的 T 细胞。

另一项可用于 T 细胞和 B 细胞研究的进步是寻常型天疱疮的活动性疾病小鼠模型的构建。该模型不仅有助于解析抗体产生中涉及的细胞和分子机制，也有助于开发新的治疗策略。

## 临床特征

### 寻常型天疱疮

寻常型天疱疮患者基本上都有口腔黏膜的糜烂，自觉疼痛。半数以上患者皮肤上出现松弛的大疱和广泛的糜烂。因此寻常型天疱疮可分为两个亚群：①黏膜糜烂，但皮肤受累较少的黏膜为主型和②除黏膜受累以外也有皮肤水疱和糜烂的黏膜皮肤型（见图 29.4）。

黏膜损害常表现为疼痛性的糜烂（图 29.5）。完整的水疱罕见，很可能因为它们比较容易破裂。糜烂可见于口腔内任何部位，最常见于颊黏膜和腭黏膜。糜烂面散在或广泛，大小不一，形状不规则，边界不清。若糜烂面广，患者常因疼痛而影响进食和液体摄入。

| 表 29.3 寻常型天疱疮的不常见临床表现 |
|---|
| 面部或头皮的孤立结痂 |
| 甲沟炎或甲分离 |
| 足部溃疡 |
| 出汗障碍性湿疹或汗疱疹 |
| 巨舌症 |

再则，与有皮肤损害的患者比，仅有口腔受累的患者可能被误诊。

口腔黏膜损害可向外扩至唇红，形成厚的皲裂性血痂。若累及咽喉可产生声音嘶哑和吞咽困难。食管也可被累及，有报道出现整个食管内层黏膜呈管状脱落。眼结膜、鼻黏膜、阴道、阴茎、肛门和阴唇都可能出现皮损。当有阴道损害时，阴道的细胞学检查可能会误认为是恶性的病变。

寻常型天疱疮的基本皮损为松弛、薄壁、易破的大疱（图 29.6）。可出现在皮肤的任何部位，既可发生在正常皮肤上，也可在红斑基础上。疱内液体开始清亮，可变为血性、混浊，甚至浆液脓性。水疱易破裂，形成疼痛性糜烂面，伴浆液和血性渗出。糜烂面常较大，可泛发。很快部分糜烂面上形成结痂，但愈合的倾向很小，甚至没有。糜烂面愈合后常遗留色素沉着斑，无瘢痕形成。瘙痒并不常见。表 29.3 列出了更多寻常型天疱疮不常见的临床表现。

活动性天疱疮患者，因表皮内细胞间缺乏黏着能力，表皮上层在轻微压力或摩擦下可以发生侧向移动（尼氏征）。皮肤黏着能力丧失还可以表现为“大疱扩展现象”——在完整的疱上给予轻微压力，疱内液体即可从受压部位扩展到周围的皮肤下（Asboe Hansen 征也被称为“间接尼氏”征或“尼氏Ⅱ”征）。寻常型天疱疮若未给予适当的治疗，由于皮肤大面积受累，失去了表皮的屏障功能，体液流失和继发细菌感染，将导致患者死亡。

### 增殖型天疱疮

增殖型天疱疮（pemphigus vegetans）是寻常型天疱疮罕见的增殖型，是对寻常型天疱疮免疫损伤的一种皮肤反应形式。

增殖型天疱疮的特点是松弛性大疱，糜烂，随之形成真菌样增殖或乳头瘤样增生，特别在间擦部位、头皮或面部（图 29.7），但迅速进展为增殖性斑块。舌面可出现脑回样改变。包括两种亚型：严重的 Neumann 型和轻微的 Hallopeau 型。寻常型天疱疮的皮损偶尔也可以见到增殖性反应，这些患者有治疗抵抗，

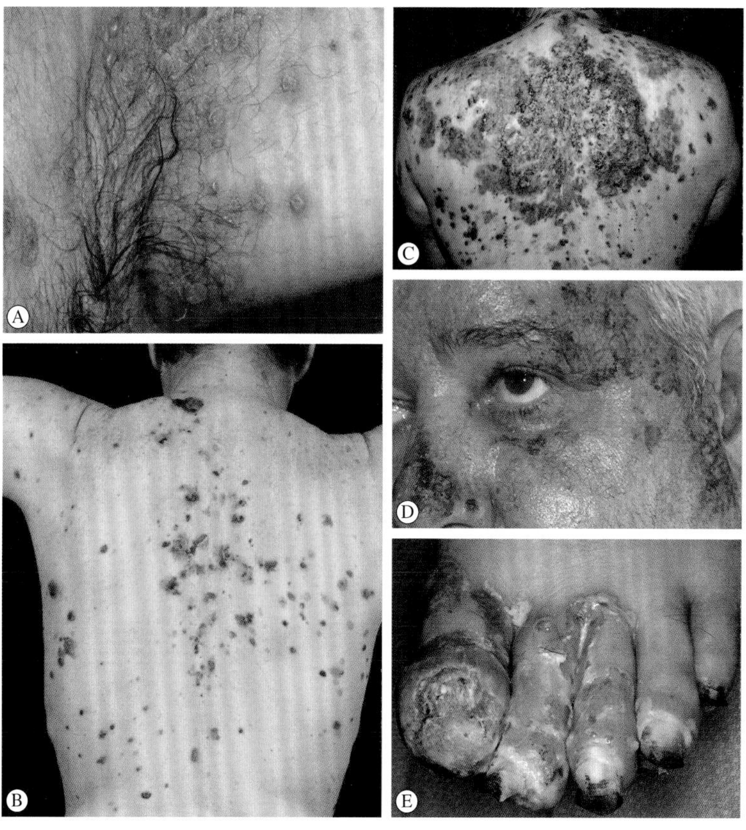

**图 29.6 寻常型天疱疮——皮肤累及。** A. 松弛型水疱及大疱破裂后的糜烂面。B、C. 背部多发的糜烂面以及出血性结痂，可以泛发。继发性的细菌感染是潜在的并发症。D. 增殖性反应可偶尔见于慢性难治性的皮损；由于长期系统用糖皮质激素，患者具有类库欣外貌。E. 不常见的汗疱疹样变异（A,D, Courtesy，Luis Requena，MD；B，C, Courtesy，Lorenzo Cerroni，MD；E, Courtesy，Louis A Fragola，Jr，MD.）

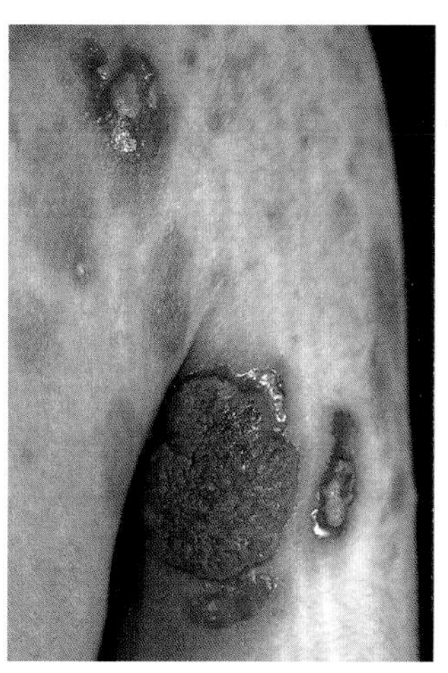

**图 29.7 增殖型天疱疮。** 可见糜烂基础上大片肥厚增殖性乳头瘤样斑块

某一部位皮损长时间持续存在（见图 29.6D）。

## 落叶型天疱疮

落叶型天疱疮（pemphigus foliaceus）患者发生鳞屑性、结痂性皮肤糜烂，常在红斑基础上出现。即使在皮损泛发的病例，也没有明显的黏膜受累。

本病常隐匿发病，最初仅为一些散在的结痂性皮损，不久消退，可误诊为脓疱疮。通常皮损边界清晰、分布在脂溢区域，好发在面部、头皮和躯干上部（图 29.8A、B）。由于水疱非常表浅，且容易破溃，通常只见到结痂和鳞屑（图 29.8C、D）。皮损可能很多年局限在局部，也可能迅速进展，皮损泛发者可出现红皮病性剥脱性皮炎（见第 10 章）。尼氏征阳性。与寻常型天疱疮存在广泛黏膜损害不同，本病黏膜极少受累。总体上说，落叶型天疱疮患者病情不是非常凶险。患者皮损可有烧灼或疼痛感。

## 红斑型天疱疮（Senear-Usher 综合征）

红斑型天疱疮（pemphigus erythematosus）是落叶型天疱疮的一种局限型。在面颊部（图 29.9）及其他“脂溢性”部位出现落叶型天疱疮典型的鳞屑性、结痂性皮损。最初，“红斑型天疱疮”一词用来描述同时具有红斑狼疮和天疱疮免疫学特点的患者，皮损部位角

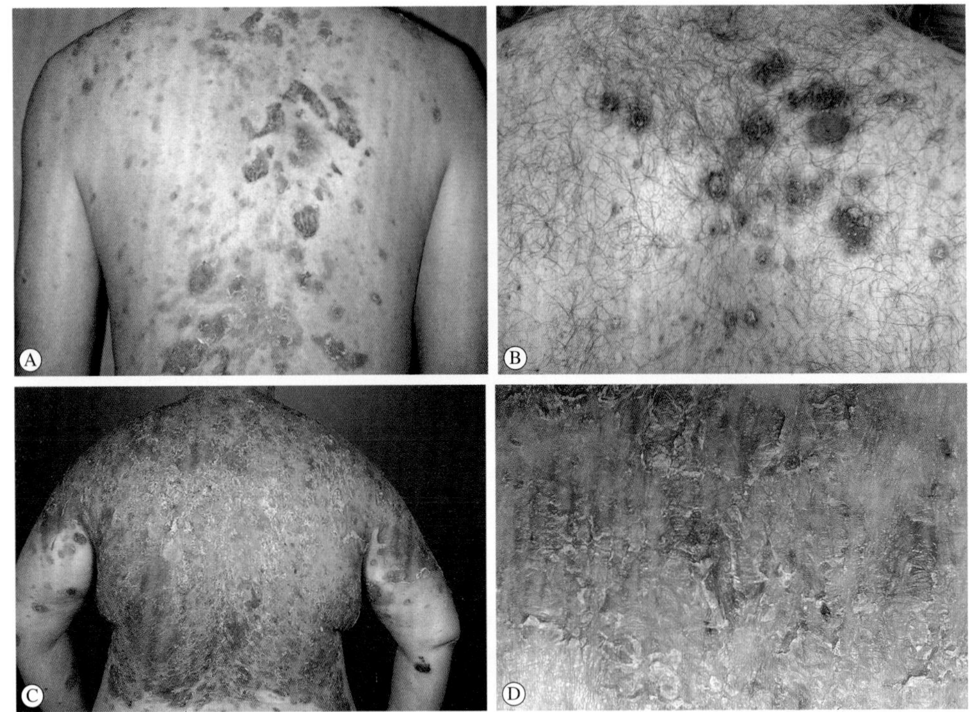

图 29.8 **落叶型天疱疮**。A，B. 背部红斑基础上广泛的鳞屑、结痂性糜烂。结痂厚薄不一，背部常受累及。C. 随着疾病进展，皮损融合，由于水疱非常易破，通常只观察到有鳞屑、痂屑的糜烂。D. 这些鳞屑形似玉米薄片

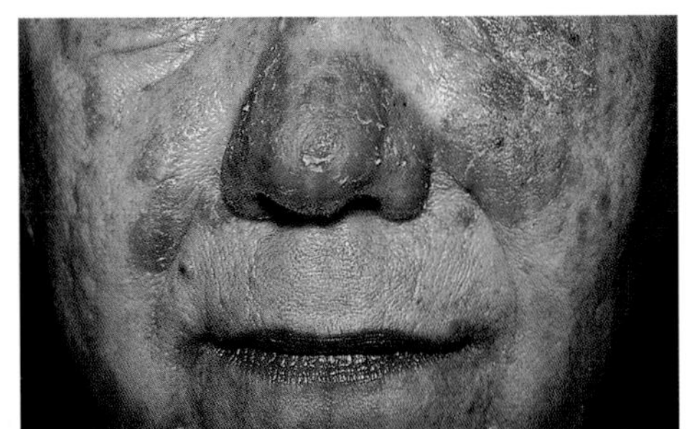

图 29.9 **红斑型天疱疮**。鼻部和颊部可见红斑基础上鳞屑结痂性糜烂（Courtesy，Ronald P Rapini，MD.）

质形成细胞表面和基底膜带有 IgG 和 C3 的沉积，并同时有循环抗核抗体[45]。但实际上，同时患有两种疾病的病例很少。

## 疱疹样天疱疮

大多数疱疹样天疱疮（herpetiform pemphigus）是落叶型天疱疮的临床变异，其余的可能是寻常型天疱疮的临床变异。本病特征为：①荨麻疹性红斑和疱疹样排列的水疱；②病理上表现为嗜酸性海绵水肿和角层下脓疱，棘层松解轻度或没有；③直接作用于角质形成细胞表面的 IgG 抗体[46]。大多数病例的靶抗原为 Dsg1，其余的为 Dsg3[47]。一些疱疹样天疱疮患者在疾病过程中出现落叶型或寻常型天疱疮的特点，一些患者则将演变成落叶型或寻常型天疱疮。推测疱疹样天疱疮患者的 IgG 抗体，其诱发水疱形成的能力可能比经典类型天疱疮要弱，但病程可能更迁延[48]。

## 药物诱发的天疱疮

有散发的病例报告药物诱发天疱疮，特别是青霉胺和卡托普利[49]。接受青霉胺治疗的患者，发生落叶型天疱疮较寻常型天疱疮更常见，比例大约是 4：1。虽然大多数药物诱发的天疱疮（drug-induced pemphigus），患者有与经典天疱疮相同的自身抗体，但有证据证明某些药物可以不通过抗体而诱发棘层松解。青霉胺和卡托普利都含有巯基，推测巯基与 Dsg1 和 Dsg3 发生作用，这种作用可能改变桥粒芯蛋白的抗原性，导致抗体产生；或者直接影响桥粒芯糖蛋白的黏附功能。大多数患者，但不是全部，在停药后病情可缓解。

## 副肿瘤性天疱疮

副肿瘤性天疱疮（paraneoplastic pemphigus）与潜在

的肿瘤有关，包括恶性和良性肿瘤。最常见的相关肿瘤是非霍奇金淋巴瘤、慢性淋巴细胞性白血病、Castleman病、恶性和良性胸腺瘤、肉瘤和 Waldenström 巨球蛋白血症[2]。非霍奇金淋巴瘤和慢性淋巴细胞性白血病合计占 2/3。Castleman 病是一种罕见的淋巴增生性疾病，是成人第三常见，儿童和青年第一常见的相关肿瘤；Castleman 病在副肿瘤性天疱疮的发生率与其一般的发病率惊人地不成比例。值得注意的是，相关肿瘤中缺乏像乳腺癌或结肠腺癌和鳞状细胞癌等常见的肿瘤。

副肿瘤性天疱疮最恒定不变的临床特点是难治性的口腔炎。严重的口腔炎常是最先出现的症状，它在治疗后持续存在，而且抵抗治疗。口腔炎包括糜烂和溃疡，累及所有的口咽部表面，特征性地发展到唇红（图 29.10）。大部分患者有严重的假膜性结膜炎，可以发展为结膜穹隆的瘢痕和闭塞。也可见到食管、鼻咽、阴唇、阴茎和肛周黏膜的损害。

皮损表现呈多形性，可以表现为红斑、类似寻常型天疱疮的糜烂和松弛性水疱、类似大疱性类天疱疮的紧张性水疱、多形性红斑样损害和苔藓样损害。副肿瘤性天疱疮常在掌跖出现水疱和多形红斑样损害，以此可与寻常型天疱疮区分，后者发生在掌跖的皮损则少见。在疾病的慢性期，苔藓样皮损可比大疱更显著。一些副肿瘤性天疱疮患者出现闭塞性支气管炎，可以导致呼吸衰竭而死亡[50]。虽然其病理生理机制仍不清，鳞状上皮化生时异位表达的表皮抗原可能让肺部成为了靶器官[51]。需要注意的是，在闭塞性支气管炎早期，胸部 X 线或 CT 扫描可以是正常的，但肺功能检查可以呈现小气道的阻塞，支气管扩张剂并不能逆转这种阻塞。

### IgA 天疱疮

IgA 天疱疮（IgA pemphigus）是一种新的、自身免疫性表皮内疱病，表现为水疱脓疱性皮疹、皮肤中性粒细胞浸润以及结合和循环的抗角质形成细胞表面 IgA 抗体，而无 IgG 抗体。IgA 天疱疮常发生在中年或年老的人群。分为两种不同的亚型：**角层下脓疱性皮病**（SPD）型和**表皮内嗜中性皮病**（IEN）型。这两种亚型的 IgA 天疱疮都表现为松弛性水疱或脓疱，出现在红斑或正常皮肤上（图 29.11A）。两种亚型，脓疱均有融合成环形或漩涡状的趋势，皮损中央有结痂（图 29.11B）。脓疱形成向日葵样构型是 IEN 型的特征性表现。皮损好发于腋下和腹股沟，躯干和四肢近端也可受累。黏膜受累罕见，瘙痒常是一个显著的特点。SPD 型 IgA 天疱疮无论在临床还是病理上都与经典的角层下脓疱病（Sneddon-Wilkinson 病；见第 8 章）很难区别，因此，免疫学检查对于区分这两种疾病非常重要。

以直接免疫荧光（direct immunofluorescence，DIF）检查，所有病例都可见 IgA 沉积在表皮角质形成细胞表面；通过间接免疫荧光（indirect immunofluorescence，IIF）检查，许多患者还可检测到循环 IgA 抗体。在 SPD 型，IgA 抗体结合在表皮上层细胞的表面，而在 IEN 型，IgA 抗体结合在表皮全层。IgA 抗体的亚型都为 IgA1。SPD 型中的 IgA 抗体识别桥粒胶蛋白 1[52]，而 IEN 型的免疫靶位仍未确定。一小部分 IgA 天疱疮患者，IgA 抗体直接作用于 Dsg1 或 Dsg3，因此，IgA 天疱疮的免疫靶位具有异质性。IgA 抗体在脓疱形成中的确切病理作用，仍需进一步阐明。

## 病理学

对于常规组织学检查，最好是对新鲜皮损进行

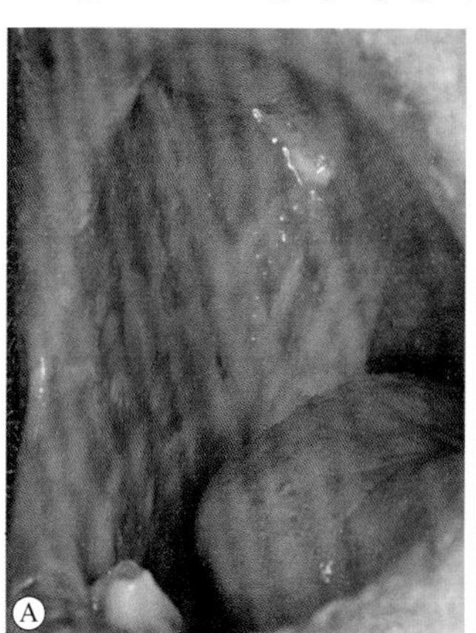

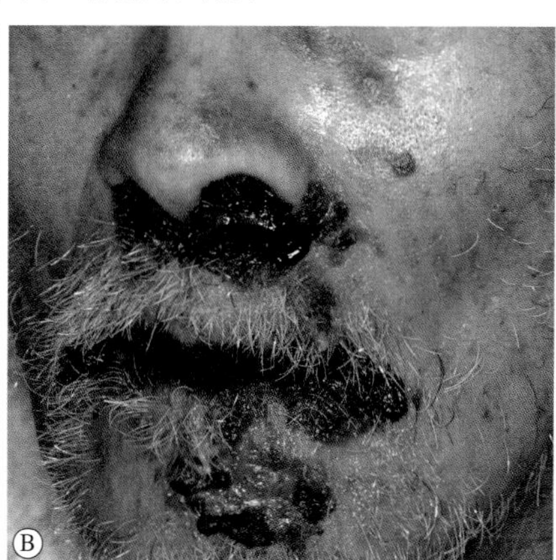

**图 29.10　副肿瘤性天疱疮**。A. 特征性临床表现是严重的难治性口腔炎伴多处糜烂面；有可能类似于糜烂性口腔扁平苔藓。B. 糜烂及出血性结痂可发展到唇红并累及鼻黏膜（A，Courtesy，Luis Requena，MD.）

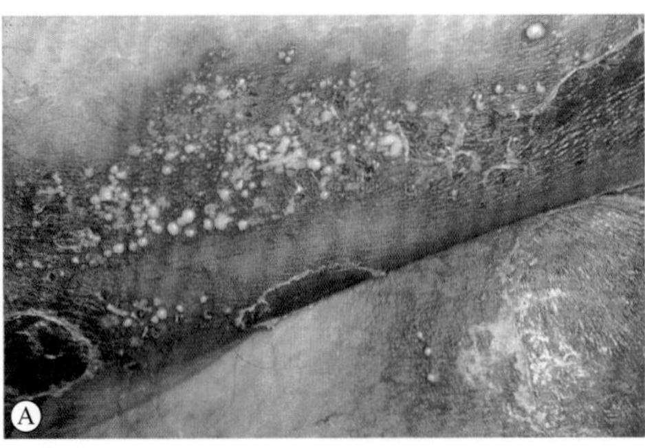
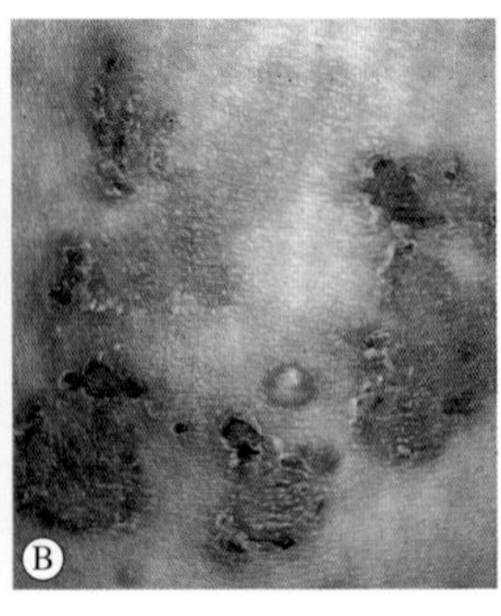

**图 29.11 IgA 天疱疮——角层下脓疱性皮病（SPD）型**。A. 红斑基础上大量表浅的脓疱；这些脓疱较易破裂。脱屑形成图案状外形，总体上可能很像脓疱型银屑病。B. 脓疱往往融合形成环状或者图案状的形式，中央有结痂。注意脓液在水疱脓疱的下方沉积（A，Courtesy，Luis Requena，MD.）

活检。如果水疱或红斑较小，可以切除整个皮损。另外，活检标本应该包括一个新鲜水疱或大疱的边缘及周围的炎症（图 29.12）。推荐选择皮损周围的皮肤，而不是皮损，做 DIF 检查；因为皮损处继发的靶抗原降解和免疫反应可能导致阴性的染色结果。在只有黏膜损害的患者，活检标本需要包含一个黏膜剥脱区域活动性的边缘，因为完整的大疱不常见。细胞学检查（Tzanck 涂片）对于快速证明疱液内存在棘层细胞有用。然而，这个细胞学检查仅是初步诊断，并不能代替组织学检查。这是因为，棘层角质形成细胞偶尔见于多种非棘层松解水疱大疱或脓疱病继发的棘层松解。

**自身免疫性大疱性疾病活检标本的首选部位**

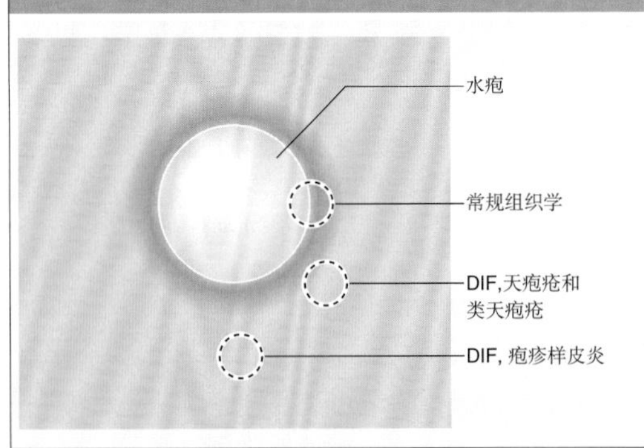


**图 29.12 自身免疫性大疱性疾病活检标本的首选部位**。如果皮损较小，就切除整个水疱做常规病理。如果皮损不小，推荐切除一个新鲜水疱或者大疱的边缘加上周围的炎环。直接免疫荧光，对于多种天疱疮和类天疱疮，推荐皮损周围的皮肤。然而对于疱疹样天疱疮，推荐皮损旁边的正常皮肤

## 寻常型天疱疮

此型天疱疮的特征性病理所见为，由于角质形成细胞间黏附的丧失（棘层松解），造成表皮内水疱形成，不伴角质形成细胞坏死（图 29.13A）。棘层松解发生在基底细胞层上（基底层上棘层松解），表皮分离可发生在更高的棘层。在疱内常可见少量聚集的（棘层松解的）角质形成细胞和簇集的上皮细胞。虽然基底细胞丧失了与相邻细胞桥粒的侧向连接，但它们依然通过半桥粒与基底膜保持着连接，因此呈现出一种“墓碑样排列”的外观（图 29.13B）。棘层松解可以累及毛囊。

真皮乳头通常保持正常的轮廓并且常常突入水疱腔内。水疱腔可有少量炎症细胞，主要为嗜酸性粒细胞，真皮血管周围可有中等量单核细胞浸润，伴明显嗜酸性粒细胞。在罕见的病例，最早期的病理改变为嗜酸性海绵水肿（表 29.4），嗜酸性粒细胞侵入海绵水肿的表皮，伴极少或不伴棘层松解。

增殖型天疱疮可见基底层上棘层松解，明显的乳头瘤样增生和棘层肥厚。特征性表现为密集的炎症细胞浸润，包括大量嗜酸性粒细胞，常可见表皮内嗜酸性粒细胞微脓肿。

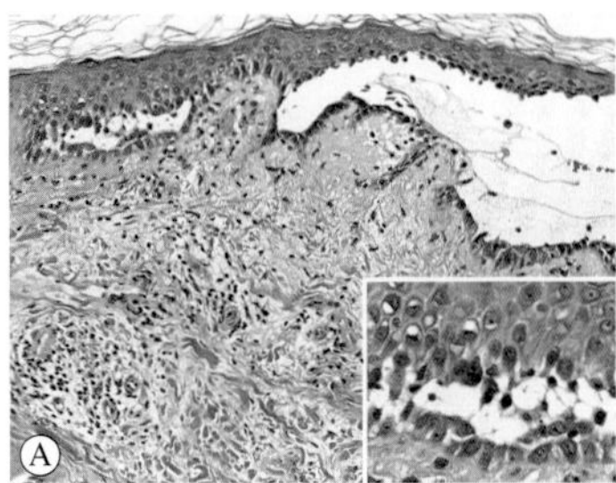
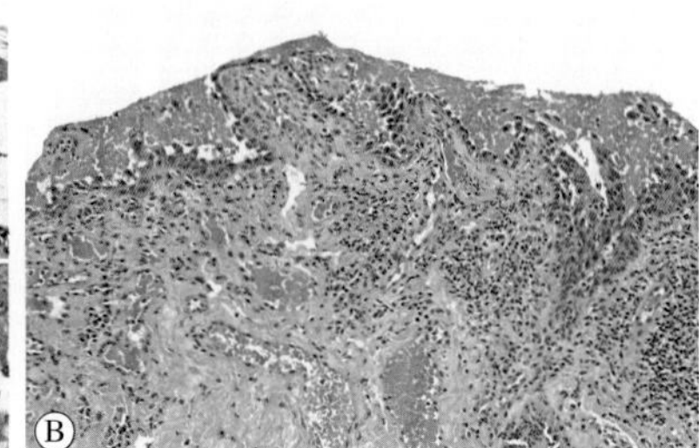

**图 29.13 寻常型天疱疮的病理学特征**。A. 皮损部位水疱表现为基底层上棘层松解，疱内有少量棘层松解细胞（插入图）。B. 口腔中的水疱极少保持完整，口腔活检标本中常见疱顶出现。然而，诊断可以根据表皮内裂隙的位置、棘层松解细胞的出现和基底细胞“墓碑”样外观做出（Courtesy，Lorenzo Cerroni，MD.）

| 表 29.4　嗜酸性海绵水肿形成的原因 | |
|---|---|
| 寻常型天疱疮及其变异型 | 昆虫叮咬反应 |
| 落叶型天疱疮 | 药疹 |
| 大疱性类天疱疮及其变异型 | 自体敏感性皮炎 |
| 妊娠类天疱疮（妊娠疱疹） | Wells 综合征（嗜酸细胞性蜂窝织炎） |
| 黏膜（瘢痕）类天疱疮 | 妊娠多形疹 |
| 线状 IgA 大疱性皮病 | 新生儿中毒性红斑 |
| | 色素失禁症（第一期） |
| | 特应性皮炎 |
| | 接触性皮炎 |
| | 嗜酸性毛囊炎 |
| | 蕈样肉芽肿 |
| | 色素性痒疹 |
| | Still 病 |

## 落叶型天疱疮

落叶型天疱疮、红斑型天疱疮、巴西落叶型天疱疮的病理学改变各不相同。落叶型天疱疮的早期水疱，棘层松解发生在表皮浅层，位于颗粒层内或附近（图 29.14）。由于水疱浅表和易破，通常很难取到完整的水疱来作病理学检查。因此，有时很难见到棘层松解，但常可见少量棘层松解细胞附着于疱顶或疱底。表皮下部常保持完好，但可发生继发性裂隙，导致表皮中层分离，但极少致局部基底细胞层上分离。这些浅表的水疱与葡萄球菌性烫伤样皮肤综合征或脓疱疮的水疱在病理上不易区分，因为这些疾病的靶位都是 Dsg1[29]。有时疱内有大量急性炎症细胞，特别是中性粒细胞。在落叶型天疱疮非常早期的皮损内还可以见到嗜酸性粒细胞性海绵水肿（见表 29.4）。真皮有中等量的炎症细胞，其中嗜酸性粒细胞常见。

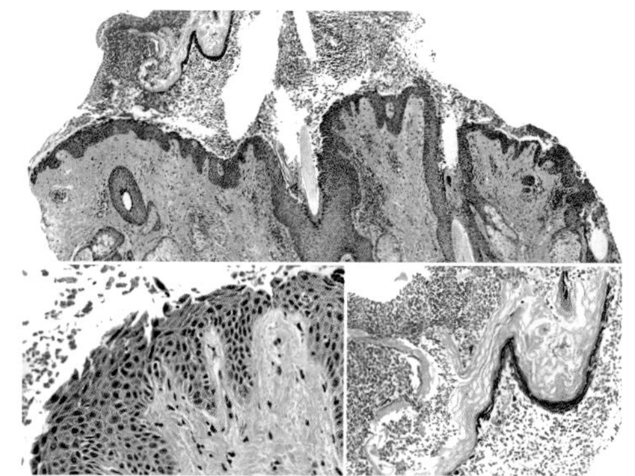

图 29.14　**落叶型天疱疮的病理学特征**。由于水疱易破，疱顶可分离（右下图）。表皮上部棘层的裂隙和棘层松解细胞很明显（左下图）（Courtesy，Lorenzo Cerroni，MD.）

## 副肿瘤性天疱疮

副肿瘤性天疱疮皮肤损害的病理表现非常多样，反映了其临床的多形性。皮损病理表现为寻常型天疱疮样、多形红斑样和扁平苔藓样的独特结合，有时存在于同一标本中（图 29.15）。完整的皮肤大疱表现为基底层上棘层松解和个别坏死的角质形成细胞，伴表皮内淋巴细胞浸润。此外，可以见到界面皮炎的表现，包括基底细胞液化变性，或真皮浅层致密带状淋巴细胞浸润。嗜酸性粒细胞罕见。严重溃疡性口腔炎的活检标本常仅有非特异性炎症表现，但皮损周围的口腔上皮可见基底层上棘层松解。

## IgA 天疱疮

IgA 天疱疮的病理特点是表皮内脓疱或水疱形成（图 29.16）。脓疱内主要为中性粒细胞。棘层松解不常见。IgA 天疱疮依据表皮内脓疱发生的水平分为两个亚型：在 SPD 型，脓疱位于角质层下方的表皮上部；而在 IEN 型，发生累及表皮下部或全层的基底层上的脓疱。

# 鉴别诊断

证实 IgG（或 IgA 天疱疮中的 IgA）自身抗体直接结合于角质形成细胞表面，是诊断天疱疮的金标准。通过对这些自身抗体的检测，来区分天疱疮和其他水疱大疱性或脓疱性疾病。证明天疱疮自身抗体的方法包括 DIF、IIF、免疫沉淀、免疫印迹和酶联免疫吸附测定（enzyme linked immunosorbent assay，ELISA）。

DIF 检测的目的是证实患者皮肤或黏膜结合的 IgG

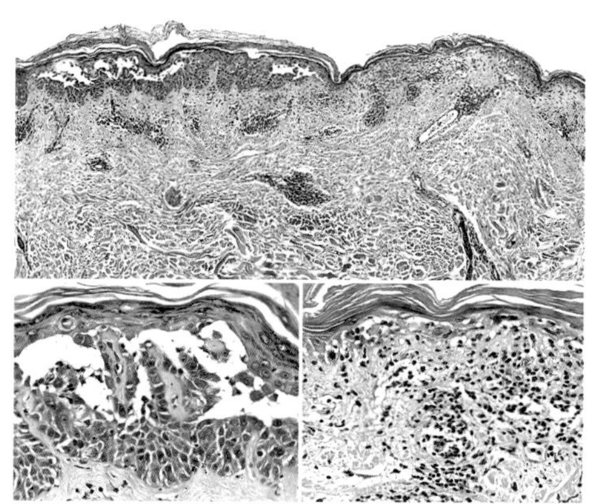

图 29.15　**副肿瘤性天疱疮的病理学特征**。在同一个活检标本中，有一些区域表现为基底层上棘层松解（左下图）。同时存在在界面皮炎表现，基底层细胞空泡改变、角质形成细胞坏死以及表皮内淋巴细胞浸润（右下图）（Courtesy，Lorenzo Cerroni，MD.）

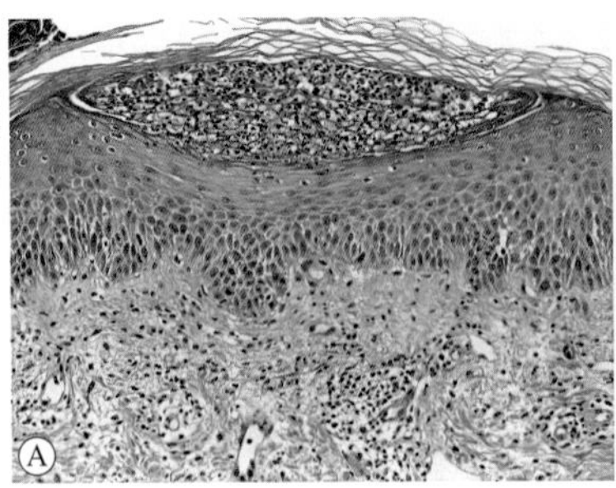
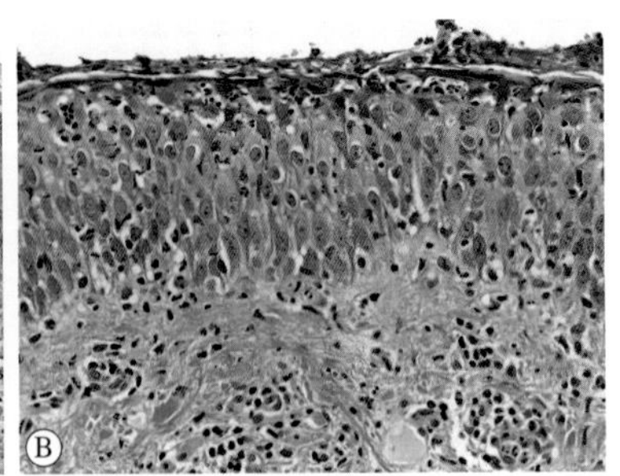

图 29.16 IgA 天疱疮的病理学特征。表皮内脓疱的中性粒细胞在 SPD 型位于角层下（A），在 IEN 型位于整个表皮（Courtesy，Lorenzo Cerroni，MD.）

沉积于角质形成细胞表面（图 29.17A）。活检标本应取自皮损周围的正常皮肤或黏膜（见图 29.12）。DIF 是诊断所有类型天疱疮最可靠和敏感的方法。但是，非特异性细胞表面染色偶尔会出现在其他皮肤病中，如海绵水肿性皮炎、烧伤、中毒性表皮坏死松解症、系统性红斑狼疮和扁平苔藓，或抗体直接抗 A 和 B 型血液的患者。如果 DIF 结果为阴性，天疱疮的诊断应当受到严肃的质疑。接近 100% 的活动期寻常型天疱疮和落叶型天疱疮患者存在 IgG 的沉积。未发现 IgM 的沉积，但有时可见到 IgA 的沉积。补体 C3 沉积不是必需的，可能因为 IgG 的主要亚型为 IgG4，而 IgG4 并不与补体结合。IgA 天疱疮中，可以检测到角质形成细胞表面有 IgA 的沉积（而非 IgG 的沉积）。

IIF 检测患者的血清，目的是证实循环中 IgG 自身抗体直接作用于上皮细胞表面（图 29.17B）。为了提高敏感度，根据特定的自身抗体推荐相应的底物（表 29.5）[53]。除了少数只有早期局限皮损的患者或者消退期的患者，IIF 可以检测到大部分天疱疮患者具有循环抗表皮细胞表面的 IgG。尽管寻常型和落叶型天疱疮有不同抗原，但是 DIF 或 IIF 得到的染色模式是相似的，这使得两种疾病在血清学上很难区分（比较图 29.1B 和 C）。免疫沉淀、免疫印迹和 ELISA 可以用于证实这些自身抗体作用的靶抗原。

免疫沉淀和免疫印迹是通过电泳，分离出特定分

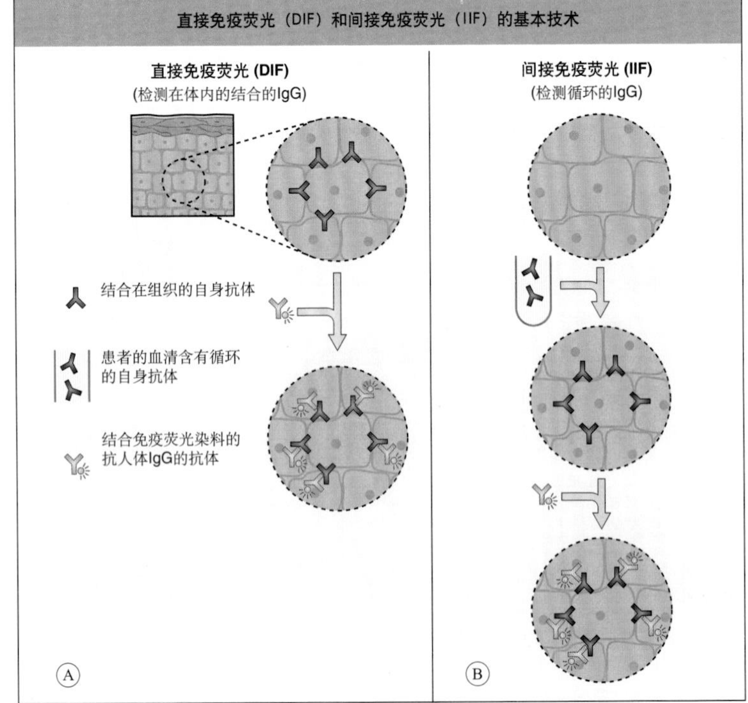


图 29.17 直接免疫荧光（DIF）和间接免疫荧光（IIF）的基本技术。A. DIF 检测组织活检标本中在体的结合 IgG。B. IIF 检测患者血清中循环的自身抗体，后者可以结合表皮抗原

| 表 29.5 天疱疮和类天疱疮间接免疫荧光（IIF）推荐底物 | |
|---|---|
| 类型 | 推荐底物（自身抗体） |
| 寻常型天疱疮 | 猴食管（抗 Dsg3） |
| 落叶型天疱疮 | 人皮肤或豚鼠食管（抗 Dsg1） |
| 副肿瘤性天疱疮 | 猴和豚鼠食管（抗 DSg1 和 Dsg3）<br>大鼠膀胱（抗斑蛋白） |
| 大疱性类天疱疮<br>线状 IgA 大疱性皮病 | 人盐裂皮肤 |
| 黏膜（瘢痕）类天疱疮 | 人盐裂皮肤；正常口腔或生殖器黏膜或结膜 |

子量的蛋白条带来检测靶抗原的（见第 30 章）。免疫印迹需要将蛋白底物变性，但免疫沉淀不需要。所以，当检测与三维结构依赖性抗原表位（构象表位）作用的抗体时，免疫沉淀比免疫印迹更好，而免疫印迹所检测的抗体，其作用的抗原表位是经过变性仍能保留下来的表位（线性表位）。然而，免疫印迹更容易操作，因为免疫沉淀需要放射性同位素标记蛋白底物。

ELISA 越来越多地用于天疱疮诊断，来检测抗原特异性的自身抗体（表 29.6）[18-19]。将患者血清放入经相应重组蛋白，如 Dsg1、Dsg3 包被的板子上进行 ELISA 检测，这样就可以直接检测出抗 Dsg1 或抗 Dsg3 的特异性抗体。通过此方法可以使检测者在血清学上鉴别寻常型和落叶型天疱疮。如果血清抗 Dsg1 结果阳性而抗 Dsg3 为阴性，则提示落叶型天疱疮的诊断。如果抗 Dsg1 为阴性而抗 Dsg3 为阳性，则提示黏膜主导型寻常型天疱疮的诊断。如果抗 Dsg1 和抗 Dsg3 都为阳性，则提示黏膜皮肤型寻常型天疱疮的诊断（见图 29.4）。而且，ELISA 评分与疾病活动程度平行波动，有利于监测病情的活动、制订皮质激素减量的计划、在临床症状出现前预测疾病的反复或复发。最近，研究者开发了化学发光免疫分析法（chemiluminesenct enzyme immunoassay，CLEIA）能够更加敏感和快速地检测天疱疮患者 IgG 自身抗体。

**表 29.6 ELISA 检测自身免疫性大疱性疾病 IgG 自身抗体——明确的自身靶抗原。**对于 BP180，主要是 NC16A 结构域；对于 BP230，是 N 端和 C 端

| 自身靶抗原 | 自身免疫性大疱性疾病 | | | | | |
|---|---|---|---|---|---|---|
| | PV | PF | PNP | BP | MMP | EBA |
| Dsg1 | √ | √ | √ | | | |
| Dsg3 | √ | | √ | | | |
| BP180 | | | | √ | √ | |
| BP230 | | | √ | √ | √ | |
| 层粘连蛋白 332 | | | | | √ | |
| Ⅶ型胶原 | | | | | √ | √ |
| 包斑蛋白 | | | √ | | | |
| 周斑蛋白 | | | √ | | | |

BP，类天疱疮；EBA，获得性大疱表皮松解症；MMP，黏膜类天疱疮；PF，落叶型天疱疮；PNP，副肿瘤性天疱疮；PV，寻常型天疱疮

## 寻常型天疱疮的鉴别诊断

仅有口腔损害患者诊断的建立比有皮肤大疱和糜烂的患者要难。寻常型天疱疮黏膜损害的鉴别诊断包括急性疱疹性口腔炎、阿弗他口腔炎、多形红斑或 Stevens-Johnson 综合征、扁平苔藓、系统性红斑狼疮和黏膜（瘢痕）类天疱疮。寻常型天疱疮皮肤损害的鉴别诊断包括其他类型的天疱疮、大疱性类天疱疮、线状 IgA 大疱性皮病、多形红斑、Hailey-Hailey 病和暂时性棘层松解性皮病（Grover 病）。增殖性天疱疮鉴别诊断的总结列于表 29.7。

如果能通过上述的方法来证明抗角质形成细胞表面 IgG 抗体和抗 Dsg3 的 IgG 抗体的存在，就可以排除这些疾病（药物诱发的寻常型天疱疮和副肿瘤性天疱疮除外）。大疱性类天疱疮新出的水疱裂隙位于表皮下，是有张力的。Hailey-Hailey 病为表皮全层的棘层松解（"倒塌砖墙"），伴表皮增生和脓疱疮样的鳞屑，毛囊内并无棘层松解，而天疱疮的毛囊受累。暂时性棘层松解性皮病仅出现小灶的表皮内棘层松解。

| 表 29.7 增殖性天疱疮的鉴别诊断 | |
|---|---|
| **主要疾病** | |
| Hailey-Hailey 病 | Darier 病累及间擦部位时可见到增殖性皮损，见第 59 章 |
| 增殖性类天疱疮 | 尤其是在身体主要的褶皱处；见图 30.6 C |
| 芽生菌病样脓皮病 | 细菌感染，金黄色葡萄球菌最常见，导致的炎症反应可引起增殖性斑块；系统或局部的免疫抑制是危险因素 |
| 增殖性脓性皮炎-脓性口炎 | 坏疽性脓皮病的形式；见第 26 章 |
| **其他疾病** | |
| 卤代物皮疹 | |
| 感染 | |
| 细菌：性病肉芽肿，扁平湿疣 | |
| 真菌：双向型着色性真菌病 | |
| 病毒：尖锐湿疣，增殖性单纯疱疹，慢性疣状带状疱疹 * | |
| 寄生虫：阿米巴性肉芽肿 | |
| 乳房外 Paget 疾病 | |

* 发生于免疫抑制的宿主

### 落叶型天疱疮的鉴别诊断

需要鉴别的疾病包括其他类型的天疱疮、大疱性脓疱疮、角层下脓疱性皮病、亚急性皮肤红斑狼疮和脂溢性皮炎。如同前文在寻常型天疱疮中论述的一样，证明存在 IgG 自身抗体结合于表皮细胞表面对于鉴别此病和其他类型的天疱疮是非常重要的。应详细询问用药史，以排除药物诱发落叶型天疱疮的可能。由于落叶型天疱疮的皮损可能出现继发感染，所以找到细菌并不能诊断为大疱性脓疱疮。同样，临床复发或者疾病顽固可能代表叠加了其他疾病，例如体癣，尤其是接受系统性糖皮质激素治疗的患者。

### 副肿瘤性天疱疮的鉴别诊断

需要鉴别的疾病包括寻常型天疱疮、黏膜类天疱疮、多形红斑或 Stevens-Johnson 综合征、扁平苔藓、GVHD、持续性 HSV 感染和其他病毒感染；由化疗引起的口腔炎有一定自限期（7 ～ 14 天）（表 29.8）。2/3 的副肿瘤性天疱疮患者，在已知潜在的肿瘤的背景下发病，常是淋巴增生性的疾病，可能经过多年治疗后才发生皮肤黏膜的损害。大约 1/3 患者，其黏膜皮肤损害出现时，还没有发现潜在的肿瘤。这种情况下，需要做检查以发现隐蔽的肿瘤，需要考虑最常见的相关肿瘤类型（见前文），胸部、腹部和盆腔 CT 扫描、全血细胞计数、外周血流式细胞学检查、LDH、血清蛋白和免疫固定电泳。严重、难治、发展到唇红的口腔炎，是区分本病和大多数寻常型天疱疮或黏膜类天疱疮关键的临床特点。诊断副肿瘤性天疱疮的金标准是证明结合的 IgG 自身抗体，即通过免疫沉淀或免疫印迹检测抗斑蛋白抗体，通过 ELISA 检测抗桥粒芯糖蛋白抗体（见表 29.6）。

### IgA 天疱疮的鉴别诊断

需要鉴别的疾病包括角层下脓疱性皮病、落叶型天疱疮、大疱性脓疱疮、大疱性脓疱病、疱疹样皮炎、线状 IgA 大疱性皮病和脓疱型银屑病。SPD 型 IgA 天

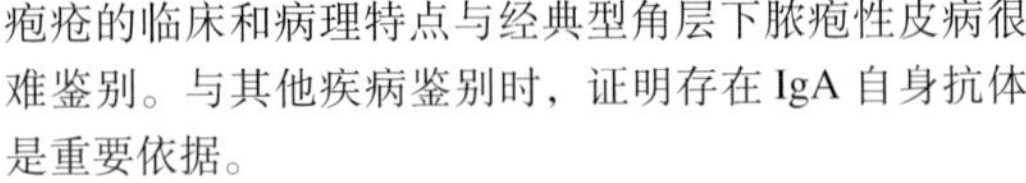

疱疮的临床和病理特点与经典型角层下脓疱性皮病很难鉴别。与其他疾病鉴别时，证明存在 IgA 自身抗体是重要依据。

| 表 29.8 唇红出血性结痂疾病 |
|---|
| 单纯疱疹 |
| 带状疱疹 |
| 重症多形红斑 |
| Steven-Johnson 综合征 /TEN 疾病谱 |
| 寻常型天疱疮 |
| 副肿瘤性天疱疮 |
| 接触性唇炎 |
| Photograph，courtesy，Jeffrey P Callen，MD. |

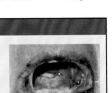

## 治疗

### 寻常型天疱疮

在系统性皮质激素出现前，寻常型天疱疮通常是一种致死性疾病；由于患者皮肤大面积受累，丧失了表皮的屏障功能，导致体液流失或继发细菌感染，大多数患者在发病后 2 ～ 5 年内死亡。落叶型天疱疮，除偶发的急性泛发的病例外，预后较好。由于天疱疮的发病是由致病性自身抗体引起，所以治疗目的不仅是抑制局部炎症，而且还应减少自身抗体的产生。系统性皮质激素和免疫抑制剂的出现大大改善了天疱疮的预后；但死亡率仍然显著，继发于治疗的合并症有时可导致患者死亡。系统应用皮质激素是治疗天疱疮的主要手段，免疫抑制剂无激素的不良反应，它的使用可减少皮质激素的副作用（表 29.9）。治疗的目标是用尽可能低的皮质激素剂量来控制病情。近期，非免疫抑制的大剂量 IVIg，以及利妥昔单抗已经成为治疗的选择。天疱疮疾病面积指数（pemphigus disease area index，PDAI）评分以及自身免疫性大疱性皮肤病评分（autoimmune bullous skin disorder intensity score，ABSIS）的应用有助于更加标准化地评估疾病的严重程度及对治疗的反应[54]。

**系统皮质激素**为标准的治疗方法（见第 125 章），通常的形式是口服泼尼松。泼尼松 1.0 mg/（kg · d）（通常 60 mg/d）是典型的起始量。疗效通过临床表现来评价，包括每天新发水疱的数量和新发皮疹愈合的速度，随后泼尼松逐渐减量。达到临床缓解后，通过 IIF 或 ELISA 检测循环自身抗体滴度的改变有助于指导泼尼松的用量[19]。如果用药 3 ～ 7 天后无临床疗效，可以采用下述其他方法。甲泼尼龙 1 g/d 静脉冲击治疗（过程 2 ～ 3 小时，连续监测心脏情况），连续应用 3 ～ 5 天，对病情严重的病例，是一种可供选择的治疗方法。

总体来说，免疫抑制剂如**硫唑嘌呤**、**吗替麦考酚酯**和**环磷酰胺**，当与皮质激素联合应用时，可能会使疾病更早地得到控制，并使临床缓解的比例增高[55-60]。例如，在一个针对轻度至中度病情患者的前瞻性随机试验中，同时接受皮质激素和吗替麦考酚酯的患者，比接受皮质激素和安慰剂的患者，能获得更快和更持久的治疗效果[61]。硫唑嘌呤剂量为 2 ～ 4 mg/（kg · d）

**表 29.9 寻常型天疱疮的阶梯治疗**。循证医学的支持：（1）前瞻性对照研究；（2）回顾性研究或大样本系列病例；（3）小样本系列病例或个例报告 Rx

| 标准治疗 | |
|---|---|
| 口服泼尼松 | 起始剂量为 1 mg/（kg·d）（通常 60 mg/d）（1） |
| **升级治疗** | |
| 免疫抑制剂联合口服泼尼松： | |
| 硫唑嘌呤 | 2～4 mg/(kg·d)（通常 100～300 mg/d）（1） |
| 吗替麦考酚酯 | 2～3 g/d（2） |
| 环磷酰胺 | 1～3 mg/（kg·d）（通常 50～200 mg/d）（2） |
| 环孢素 | 3～5 mg/（kg·d）（2） |
| 甲泼尼龙冲击 | 1 g/d，点滴时间 2～3 小时，连续应用 3～5 天（2） |
| 甲氨蝶呤 | 7.5～20 mg/w（3） |
| 环磷酰胺冲击 | 500～1000 mg/m$^2$ 每 4 周（3） |
| 血浆置换 | 疾病早期，每周 1～2 次（2） |
| 大剂量 IVIg | 400 mg/（kg·d）连续应用 5 天（1）；可能需要每月重复进行 |
| 利妥昔单抗 | 375 mg/m$^2$ 每周一次，共 4 周（2）或 1 g 起始剂量，2 周后重复一次；两种方法都可能需要每 3～6 个月重复一次（1） |
| 体外光置换 | 每个月 2 天（3） |
| **局部治疗** | |
| 局部外用皮质激素（1），特别是 I 类皮质激素用于持续存在的局部损害 | |
| 局部外用抗生素（2） | |
| 局部外用免疫调节剂（如环孢素、他克莫司）（3） | |
| **皮损内疗法** | |
| 糖皮质激素（3） | |
| 利妥昔单抗（5 mg/cm$^2$）（3） | |

（通常 100～300 mg/d），主要副作用是恶心和剂量依赖的骨髓抑制（见第 130 章）。吗替麦考酚酯的剂量为 2～3 g/d，它的作用和硫唑嘌呤类似，骨髓抑制更少见，但胃肠道毒性更多见[58]。环磷酰胺口服剂量为 1～3 mg/（kg·d）（通常 50～200 mg/d）或者静脉用 500～1000 mg/m$^2$，每 4 周 1 次，主要副作用是出血性膀胱炎、不孕不育和白细胞减少，长期使用增加患膀胱癌的风险。为了尽可能降低膀胱癌的风险，建议避免较低剂量日常口服环磷酰胺。苯丁酸氮芥，类似于环磷酰胺，是一种烷化剂，没有膀胱毒性，其他副作用包括骨髓抑制、长期使用增加患白血病的风险。

当联合治疗使疾病获得完全缓解后，继续维持免疫抑制剂的剂量，同时缓慢递减泼尼松的用量；当剂量减至 5～10 mg/d 时，可以尝试小心递减免疫抑制剂的剂量。年轻患者应该注意，这些药物可能增加发生恶性肿瘤风险。一些患者，尤其是疾病局限的老年患者或有应用皮质激素禁忌证的患者，可以单独应用免疫抑制剂。

**环孢素**［3～5 mg/（kg·d）］已经应用于部分寻常型天疱疮患者。金制剂现在极少应用。历史上，金制剂主要适应证曾是治疗类风湿关节炎，目前已被新的药物，特别是生物工程免疫调节剂所替代。**血浆置换**有助于迅速减少循环抗体的滴度，可考虑用于皮质激素联合免疫抑制剂治疗无反应的严重天疱疮患者[59]。为了避免血浆置换后抗体产生的反跳，可应用皮质激素和环磷酰胺来进行免疫抑制。

**大剂量 IVIg** 是治疗顽固性患者的另一选择[64]。IVIg 是一种由混合血浆制备的血液制品，当大剂量应用时具有免疫调节作用。目前认为 IVIg 通过多种模式起作用，包括调节 Fc 受体及细胞因子网络的表达和功能；提供抗独特型抗体；调节 DC、T 细胞、B 细胞激活、分化和效应功能[62]。一个多中心、随机、安慰剂对照、双盲的试验证实大剂量 IVIg 对于激素治疗抵抗的患者是一种有效和安全的治疗方法[63]。

**利妥昔单抗**是一种有效的耗竭 B 细胞的嵌合抗 CD20 单抗，最初用于治疗恶性肿瘤，目前越来越多地用于各种自身免疫性疾病，包括天疱疮。CD20 是一种跨膜糖蛋白，特异地表达于 B 细胞（从骨髓中的前 B 阶段到血液和次级淋巴器官的活化和记忆 B 阶段），但其表达在浆细胞分化后丢失[64]。利妥昔单抗似乎不仅导致 CD20$^+$ B 细胞的耗竭和 IgG（包括抗桥粒芯糖蛋白自身抗体）下降，也可导致桥粒芯糖蛋白特异性 T 细胞减少[65]。在非随机的前瞻性研究中，用作辅助治疗时，利妥昔单抗可以使大多数难治性寻常型天疱疮完全缓解[66-68]。最近，一项前瞻性、开放性、随机试验表明，利妥昔单抗联合激素治疗，与皮质类固醇单独治疗相比，使更多患者取得了脱离治疗的完全缓解[68a]。利妥昔单抗的副作用，包括进行性多灶性白质脑病，在第 130 章进行讨论。因为利妥昔单抗是嵌合生物学制剂，患者可能会产生抗药物抗体，与输液反应和不佳的治疗效果有关。和原发性皮肤 B 细胞淋巴瘤一样，也有使用利妥昔单抗的局部注射治疗寻常型天疱疮的报道[69]。据报道，人源化抗 CD20 抗体 veltuzumab，可静脉注射或皮下注射，在一个案例的治疗中是有效的[70]。

未来，需要开发通过靶向 T 细胞或 B 细胞，进行桥粒芯糖蛋白特异性免疫抑制。例如，最近提出了利用改进的 CAR 疗法靶向针对 Dsg3 特异性 B 细胞[70]。考虑到天疱疮的靶抗原和病理生理学机制已被很好地阐述，这样的方法是一种理想的治疗策略。

## 落叶型天疱疮

急性和泛发性落叶型天疱疮的治疗，总体上与寻常型天疱疮相似。有些患者皮损可能常年局限，并不需要系统应用皮质激素，局部外用强效皮质激素可能足以控制病情。病理上中性粒细胞浸润明显时也可以应用氨苯砜。

## 副肿瘤性天疱疮

伴随良性肿瘤的患者，如胸腺瘤或局限性 Castleman 病，应该将肿瘤切除。大多数患者将取得明显好转或痊愈。但在良性肿瘤切除后，可能需要 6 ～ 18 个月病损才能完全消退。对于伴随恶性肿瘤的患者，尚无达成标准、有效的治疗方法的共识。肿瘤特异性化疗或靶向治疗可能使肿瘤完全消退，并使皮肤损害缓慢消退。皮损对治疗的反应远比口腔损害要迅速，后者往往很顽固，对大多数治疗抵抗。总的来说，由于对治疗抵抗，副肿瘤性天疱疮的预后差。

## IgA 天疱疮

大多数 IgA 天疱疮患者都可用氨苯砜治疗。常在用药 24 ～ 48 小时内出现临床效果。如果不能耐受氨苯砜，可选用磺胺吡啶或阿维 A 酯。偶尔，当这些药物均无效时，则可考虑应用低到中等剂量的泼尼松，以及光化学疗法（PUVA）或秋水仙碱。

（周生儒　元慧杰译　潘 萌校　郑 捷审）

# 参考文献

1. Payne AS, Stanley JR. Pemphigus. In: Goldsmith LA, Katz SI, Gilchrest BA, et al., editors. Fitzpatrick's Dermatology in General Medicine. New York: McGraw-Hill; 2012. p. 586–99.
2. Anhalt GJ, Kim S, Stanley JR, et al. Paraneoplastic pemphigus. An autoimmune mucocutaneous disease associated with neoplasia. N Engl J Med 1990;323:1729–35.
3. Beutner EH, Jordon RE. Demonstration of skin antibodies in sera of pemphigus vulgaris patients by indirect immunofluorescent staining. Proc Soc Exp Biol Med 1964;117:505–10.
4. Anhalt GJ, Labib RS, Voorhees JJ, et al. Induction of pemphigus in neonatal mice by passive transfer of IgG from patients with the disease. N Engl J Med 1982;306:1189–96.
5. Stanley JR, Yaar M, Hawley NP, et al. Pemphigus antibodies identify a cell surface glycoprotein synthesized by human and mouse keratinocytes. J Clin Invest 1982;70:281–8.
6. Amagai M, Klaus-Kovtun V, Stanley JR. Autoantibodies against a novel epithelial cadherin in pemphigus vulgaris, a disease of cell adhesion. Cell 1991;67:869–77.
7. Warren SJ, Lin MS, Giudice GJ, et al. The prevalence of antibodies against desmoglein 1 in endemic pemphigus foliaceus in Brazil. N Engl J Med 2000;343:23–30.
8. Li N, Aoki V, Hans-Filho G, et al. The role of intramolecular epitope spreading in the pathogenesis of endemic pemphigus foliaceus (fogo selvagem). J Exp Med 2003;197:1501–10.
9. Rock B, Labib RS, Diaz LA. Monovalent Fab' immunoglobulin fragments from endemic pemphigus foliaceus autoantibodies reproduce the human disease in neonatal Balb/c mice. J Clin Invest 1990;85:296–9.
10. Karpati S, Amagai M, Prussick R, et al. Pemphigus vulgaris antigen, a desmoglein type of cadherin, is located within keratinocyte desmosomes. J Cell Biol 1993;122:409–15.
11. Hashimoto T, Ogawa MM, Konohana A, et al. Detection of pemphigus vulgaris and pemphigus foliaceus antigens by immunoblot analysis using different antigen sources. J Invest Dermatol 1990;94:327–31.
12. Korman NJ, Eyre RW, Klaus-Kovtun V, et al. Demonstration of an adhering-junction molecule (plakoglobin) in the autoantigens of pemphigus foliaceus and pemphigus vulgaris. N Engl J Med 1989;321:631–5.
13. Koch PJ, Walsh MJ, Schmelz M, et al. Identification of desmoglein, a constitutive desmosomal glycoprotein, as a member of the cadherin family of cell adhesion molecules. Eur J Cell Biol 1990;53:1–12.
14. Takeichi M. Cadherin cell adhesion receptors as a morphogenetic regulator. Science 1991;251:1451–5.
15. Shapiro L, Fannon AM, Kwong PD, et al. Structural basis of cell-cell adhesion by cadherins. Nature 1995;374:327–37.
16. Simpson CL, Patel DM, Green KJ. Deconstructing the skin: cytoarchitectural determinants of epidermal morphogenesis. Nat Rev Mol Cell Biol 2011;12:565–80.
17. Kljuic A, Bazzi H, Sundberg JP, et al. Desmoglein 4 in hair follicle differentiation and epidermal adhesion: evidence from inherited hypotrichosis and acquired pemphigus vulgaris. Cell 2003;113:249–60.
18. Ishii K, Amagai M, Hall RP, et al. Characterization of autoantibodies in pemphigus using antigen-specific enzyme-linked immunosorbent assays with baculovirus-expressed recombinant desmogleins. J Immunol 1997;159:2010–17.
19. Amagai M, Komai A, Hashimoto T, et al. Usefulness of enzyme-linked immunosorbent assay (ELISA) using recombinant desmogleins 1 and 3 for serodiagnosis of pemphigus. Br J Dermatol 1999;140:351–7.
20. Amagai M, Hashimoto T, Shimizu N, et al. Absorption of pathogenic autoantibodies by the extracellular domain of pemphigus vulgaris antigen (Dsg3) produced by baculovirus. J Clin Invest 1994;94:59–67.
21. Amagai M, Nishikawa T, Nousari HC, et al. Antibodies against desmoglein 3 (pemphigus vulgaris antigen) are present in sera from patients with paraneoplastic pemphigus and cause acantholysis in vivo in neonatal mice. J Clin Invest 1998;102:775–82.
22. Amagai M, Karpati S, Prussick R, et al. Autoantibodies against the amino-terminal cadherin-like binding domain of pemphigus vulgaris antigen are pathogenic. J Clin Invest 1992;90:919–26.
23. Nagasaka T, Nishifuji K, Ota T, et al. Defining the pathogenic involvement of desmoglein 4 in pemphigus and staphylococcal scalded skin syndrome. J Clin Invest 2004;114:1484–92.
24. Mahoney MG, Wang Z, Rothenberger KL, et al. Explanation for the clinical and microscopic localization of lesions in pemphigus foliaceus and vulgaris. J Clin Invest 1999;103:461–8.
25. Stanley JR, Amagai M. Pemphigus, bullous impetigo, and the staphylococcal scalded-skin syndrome. N Engl J Med 2006;355:1800–10.
26. Amagai M, Tsunoda K, Zillikens D, et al. The clinical phenotype of pemphigus is defined by the anti-desmoglein autoantibody profile. J Am Acad Dermatol 1999;40:167–70.
27. Shirakata Y, Amagai M, Hanakawa Y, et al. Lack of mucosal involvement in pemphigus foliaceus may be due to low expression of desmoglein 1. J Invest Dermatol 1998;110:76–8.
28. Wu H, Wang ZH, Yan A, et al. Protection against pemphigus foliaceus by desmoglein 3 in neonates. N Engl J Med 2000;343:31–5.
29. Amagai M, Matsuyoshi N, Wang ZH, et al. Toxin in bullous impetigo and staphylococcal scalded skin syndrome targets desmoglein 1. Nat Med 2000;6:1275–7.
30. Saito M, Stahley SN, Caughman CY, et al. Signaling dependent and independent mechanisms in pemphigus vulgaris blister formation. PLoS ONE 2012;7:e50696.
31. Sekiguchi M, Futei Y, Fujii Y, et al. Dominant autoimmune epitopes recognized by pemphigus antibodies map to the N-terminal adhesive region of desmogleins. J Immunol 2001;167:5439–48.
32. Payne AS, Ishii K, Kacir S, et al. Genetic and functional characterization of human pemphigus vulgaris monoclonal autoantibodies isolated by phage display. J Clin Invest 2005;115:888–99.
33. Tsunoda K, Ota T, Aoki M, et al. Induction of pemphigus phenotype by a mouse monoclonal antibody against the amino-terminal adhesive interface of desmoglein 3. J Immunol 2003;170:2170–8.
34. Koch PJ, Mahoney MG, Ishikawa H, et al. Targeted disruption of the pemphigus vulgaris antigen (desmoglein 3) gene in mice causes loss of keratinocyte cell adhesion with a phenotype similar to pemphigus vulgaris. J Cell Biol 1997;137:1091–102.
35. Aoyama Y, Owada MK, Kitajima Y. A pathogenic autoantibody, pemphigus vulgaris-IgG, induces phosphorylation of desmoglein 3, and its dissociation from plakoglobin in cultured keratinocytes. Eur J Immunol 1999;29:2233–40.
36. Delva E, Jennings JM, Calkins CC, et al. Pemphigus vulgaris IgG-induced desmoglein-3 endocytosis and desmosomal disassembly are mediated by a clathrin- and dynamin-independent mechanism. J Biol Chem 2008;283:18303–13.
37. Schepens I, Jaunin F, Begre N, et al. The protease inhibitor alpha-2-macroglobulin-like-1 is the p170 antigen recognized by paraneoplastic pemphigus autoantibodies in humans. PLoS ONE 2010;18(5):e12250.
37a. Tsuchisaka A, Numata S, Teye K, et al. Epiplakin is a paraneoplastic pemphigus autoantigen and related to bronchiolitis obliterans in Japanese patients. J Invest Dermatol 2016;136:399–408.
38. Takahashi H, Kouno M, Nagao K, et al. Desmoglein 3-specific CD4+ T cells induce pemphigus vulgaris and interface dermatitis in mice. J Clin Invest 2011;121:3677–88.
39. Ahmed AR, Yunis EJ, Khatri K, et al. Major histocompatibility complex haplotype studies in Ashkenazi Jewish patients with pemphigus vulgaris. Proc Natl Acad Sci USA 1990;87:7658–62.
40. Niizeki H, Inoko H, Mizuki N, et al. HLA-DQA1, -DQB1 and -DRB1 genotyping in Japanese pemphigus vulgaris

patients by the PCR-RFLP method. Tissue Antigens 1994;44:248–51.
41. Wucherpfennig KW, Yu B, Bhol K, et al. Structural basis for major histocompatibility complex (MHC)-linked susceptibility to autoimmunity: charged residues of a single MHC binding pocket confer selective presentation of self-peptides in pemphigus vulgaris. Proc Natl Acad Sci USA 1995;92:11935–9.
42. Lin MS, Swartz SJ, Lopez A, et al. Development and characterization of desmoglein-3 specific T cells from patients with pemphigus vulgaris. J Clin Invest 1997;99:31–40.
43. Veldman CM, Gebhard KL, Uter W, et al. T cell recognition of desmoglein 3 peptides in patients with pemphigus vulgaris and healthy individuals. J Immunol 2004;172:3883–92.
44. Amagai M, Tsunoda K, Suzuki H, et al. Use of autoantigen-knockout mice in developing an active autoimmune disease model of pemphigus. J Clin Invest 2000;105:625–31.
45. Senear FE, Usher B. An unusual type of pemphigus combining features of lupus erythematosus. Arch Dermatol Syphilol 1926;13:761–81.
46. Jablonska S, Chorzelski TP, Beutner EH, et al. Herpetiform pemphigus, a variable pattern of pemphigus. Int J Dermatol 1975;14:353–9.
47. Ishii K, Amagai M, Komai A, et al. Desmoglein 1 and desmoglein 3 are the target autoantigens in herpetiform pemphigus. Arch Dermatol 1999;135:943–7.
48. Lebeau S, Muller R, Masouye I, et al. Pemphigus herpetiformis: analysis of the autoantibody profile during the disease course with changes in the clinical profile. Clin Exp Dermatol 2010;35:366–72.
49. Brenner S, Bialy-Golan A, Ruocco V. Drug-induced pemphigus. Clin Dermatol 1998;16:393–7.
50. Nousari HC, Deterding R, Wojtczack H, et al. The mechanism of respiratory failure in paraneoplastic pemphigus. N Engl J Med 1999;340:1406–10.
51. Hata T, Nishimoto S, Nagao K, et al. Ectopic expression of epidermal antigens renders the lung a target organ in paraneoplastic pemphigus. J Immunol 2013;191:83–90.
52. Hashimoto T, Kiyokawa C, Mori O, et al. Human desmocollin 1 (Dsc 1) is an autoantigen for the subcorneal pustular dermatosis type of IgA pemphigus. J Invest Dermatol 1997;109:127–31.
53. Sabolinski ML, Beutner EH, Krasny S, et al. Substrate specificity of anti-epithelial antibodies of pemphigus vulgaris and pemphigus foliaceus sera in immunofluorescence tests on monkey and guinea pig esophagus sections. J Invest Dermatol 1987;88:545–9.
54. Rosenbach M, Murrell DF, Bystryn JC, et al. Reliability and convergent validity of two outcome instruments for pemphigus. J Invest Dermatol 2009;129: 2404–10.
55. Aberer W, Wolff SE, Stingl G, Wolff K. Azathioprine in the treatment of pemphigus vulgaris. A long-term follow-up. J Am Acad Dermatol 1987;16:527–33.
56. Fellner MJ, Katz JM, McCabe JB. Successful use of cyclophosphamide and prednisone for initial treatment of pemphigus vulgaris. Arch Dermatol 1978;114:889–94.
57. Fine JD. Management of acquired bullous skin diseases. N Engl J Med 1995;333:1475–84.
58. Beissert S, Werfel T, Frieling U, et al. A comparison of oral methylprednisolone plus azathioprine or mycophenolate mofetil for the treatment of pemphigus. Arch Dermatol 2006;142:1447–54.
59. Bystryn JC, Steinman NM. The adjuvant therapy of pemphigus. An update. Arch Dermatol 1996;132:203–12.
60. Strowd LC, Taylor SL, Jorizzo JL, Namazi MR. Therapeutic ladder for pemphigus vulgaris: emphasis on achieving complete remission. J Am Acad Dermatol 2011;64:490–4.
61. Beissert S, Mimouni D, Kanwar AJ, et al. Treating pemphigus vulgaris with prednisone and mycophenolate mofetil: a multicenter, randomized, placebo-controlled trial. J Invest Dermatol 2010;130:2041–8.
62. Kazatchkine MD, Kaveri SV. Immunomodulation of autoimmune and inflammatory diseases with intravenous immune globulin. N Engl J Med 2001;345:747–55.
63. Amagai M, Ikeda S, Shimizu H, et al. A randomized double-blind trial of intravenous immunoglobulin for pemphigus. J Am Acad Dermatol 2009;60:595–603.
64. Edwards JC, Cambridge G. B-cell targeting in rheumatoid arthritis and other autoimmune diseases. Nat Rev Immunol 2006;6:394–403.
65. Eming R, Nagel A, Wolff-Franke S, et al. Rituximab exerts a dual effect in pemphigus vulgaris. J Invest Dermatol 2008;128:2850–8.
66. Ahmed AR, Spigelman Z, Cavacini LA, et al. Treatment of pemphigus vulgaris with rituximab and intravenous immune globulin. N Engl J Med 2006;355:1772–9.
67. Joly P, Mouquet H, Roujeau JC, et al. A single cycle of rituximab for the treatment of severe pemphigus. N Engl J Med 2007;357:545–52.
68. Colliou N, Picard D, Caillot F, et al. Long-term remissions of severe pemphigus after rituximab therapy are associated with prolonged failure of desmoglein B cell response. Sci Transl Med 2013;5:175ra30.
68a. Joly P, Maho-Vaillant M, Prost-Squarcioni C, et al. First-line rituximab combined with short-term prednisone versus prednisone alone for the treatment of pemphigus (Ritux 3): a prospective, multicentre, parallel-group, open-label randomised trial. Lancet 2017;389:2031–40.
69. Vinay K, Kanwar AJ, Mittal A, et al. Intralesional rituximab in the treatment of refractory oral pemphigus vulgraris. JAMA Dermatol 2015;151:878–82.
70. Ellebrecht CT, Choi EJ, Allman DM, et al. Subcutaneous veltuzumab, a humanized anti-CD20 antibody, in the treatment of refractory pemphigus vulgaris. JAMA Dermatol 2014;150:1331–5.
70a. Ellebrecht CT, Bhoj VJ, Nace A, et al. Reengineering chimeric antigen receptor T cells for targeted therapy of autoimmune disease. Science 2016;353:179–84.

# 第 30 章　类天疱疮群

Philippe Bernard、Luca Borradori

## 大疱性类天疱疮

**同义名：** ■类天疱疮（pemphigoid）

### 要点

- 大疱性类天疱疮（bullous pemphigoid，BP）是最常见的自身免疫性表皮下大疱病，通常 60 岁之后发病。
- 病程慢性，可自发加重和消退，患者呈明显的病态。
- BP 与组织结合的和循环中的自身抗体有关。这些自身抗体针对 BP 抗原 180（BP180、BP AG2 或 XⅦ型胶原）和 BP 抗原 230（BP230 或 BP AG1e），这两种抗原是连接黏附复合物即半桥粒的成分，能促进真皮与表皮间的黏附。
- BP 的临床表现谱很广，典型表现为剧烈瘙痒性皮疹伴广泛的大疱形成。疾病早期，或该病不典型的亚型，仅表现为（局限或泛发的）湿疹样或荨麻疹样皮损，或剧烈瘙痒引起的表皮剥脱。偶尔，患者仅表现为瘙痒。
- 诊断依赖免疫病理学检查，特别是直接和间接免疫荧光显微镜所见，以及利用 ELISA 法检测抗 BP180 和 BP230 自身抗体。

### 引言

大疱性类天疱疮是最常见的自身免疫性表皮下大疱病。好发于老年人，以泛发的瘙痒性大疱性皮疹为特点，黏膜受累比较少见，可伴显著的病态。然而，BP 的表现极为多样，尤其在疾病的早期或不典型病例，患者可能完全没有典型的大疱。对这些病例，诊断 BP 的前提首先需要高度怀疑。患者自身抗体的靶抗原是皮肤和黏膜中连接黏附复合物——半桥粒的两种成分（见图 28.3A）。

### 历史

从 18 世纪开始，“天疱疮”这个词常常用于描述任何类型的大疱性皮疹。直到 1953 年，Lever 基于其特殊的临床和病理学特点，认为 BP 是一个不同于其他多种“真实”天疱疮的疾病[1]。

十年后，Jordon、Bertner[2] 和同事们证明了 BP 患者有针对皮肤基底膜带（basement membrane zone，BMZ）的自身抗体，该抗体与组织结合，并存在于循环中。这一发现提示表皮下的黏附异常是由于患者产生针对了使真皮与表皮黏附的皮肤结构成分的自身抗体[2]。帮助我们理解 BP 的其他里程碑包括靶蛋白的免疫化学特征、这些蛋白的基因克隆和疾病动物模型的建立[3-5]。

### 流行病学

BP 是一个典型的老年病，常在 60 岁后发病。每年发病率估计在每百万人群至少 6 ～ 13 个新发病例；然而，最近的研究表明，发病率超过这个数据三倍的，很可能是由于老年人更为长寿及对非大疱性变异型的识别[6]。90 岁以上患病的相对风险是 60 岁或更年轻人的 300 倍，男性明显高于女性。本病也发生在儿童，但较罕见。某些特定 HLA Ⅱ等位基因在 BP 患者中比普通人更普遍[7]。在白种人，BP 患者与等位基因 DQB1*0301 有显著的相关性。在日本人，最近发现 BP 患者等位基因 DRB1*04、DRB1*1101、DQB1*0302 有较高的频率。

### 发病机制

BP 是一种免疫介导的疾病，发生的体液免疫和细胞免疫直接针对两个已明确特征自身抗原：BP 抗原 180（BP180，也称为 BP AG2 或ⅩⅦ型胶原）和 BP 抗原 230［BP230 或 BPAG1 表皮亚型（epithelial isoform of BPAG1，BPAG1e）］（表 30.1）[3-4]。BP180 是一种的跨膜蛋白，具有大的胶原胞外结构域，BP230 是属于斑蛋白家族的一种胞质蛋白（见第 28 章）。这两种抗原都是半桥粒的成分。半桥粒是在复层上皮或其他复合上皮，能促进表皮与间质黏附的复合物。利用金标记的免疫电子显微镜研究已经证明，体内沉积的 IgG 抗体定位于半桥粒斑块和位于半桥粒下方的基底细胞质膜外，其分布分别与 B230、BP180 的位置相对应。

体外研究和动物模型的体内研究提供了大量的证据，证明 BP 自身抗体的致病作用。而且，妊娠类天疱疮，一种和 BP 密切相关的疾病，母体内的 BP180 自

| 表 30.1 自身免疫介导的表皮下大疱病的主要自身抗原。没有完全列出。在这些疾病的病程中，可能检测到针对其他抗原的自身抗体，这些抗体的重要性还有待确立。在某些病例，可能发生了"分子内表位扩展"现象 | | | |
|---|---|---|---|
| 疾病 | 靶抗原 | 分子量（kDa） | 形态学结构 |
| 大疱性类天疱疮（BP） | BP180/BPAG2/胶原XVII<br>BP230/BPAG1e | 180<br>230 | 半桥粒斑/锚丝<br>半桥粒斑 |
| 妊娠类天疱疮 | BP180/BPAG2/胶原XVII<br>BP230/BPAG1e | 180<br>230 | 半桥粒斑/锚丝<br>半桥粒斑 |
| 黏膜（瘢痕）类天疱疮 | BP180/BPAG2/胶原XVII<br>BP230/BPAG1e†<br>层粘连蛋白 332（层粘连蛋白 5；$\alpha_3\beta_3\gamma_2$；表皮整连配体蛋白）<br>层粘连蛋白 311（层粘连蛋白 6，$\alpha_3\beta_1\gamma_1$）‡<br>整合素 $\beta_4$ 亚单位 § | 180<br>230<br>165，140，105<br>165，220，200<br>200 | 半桥粒斑/锚丝<br>半桥粒斑<br>锚丝<br>锚丝/胞外基质<br>半桥粒斑/锚丝 |
| 线状 IgA 大疱性皮病（LABD） | LAD 抗原¶<br>BP180/BPAG2/胶原XVII<br>BP230/BPAG1e†<br>VII型胶原† | 97/120<br>180<br>230<br>290/145 | 锚丝<br>半桥粒斑/锚丝<br>半桥粒斑<br>锚丝 |
| 获得性大疱表皮松解症 | VII型胶原 | 290/145 | 锚丝 |
| 抗层粘连蛋白 $\gamma$1 类天疱疮（以往称为抗 p200 类天疱疮） | 抗层粘连蛋白 $\gamma$1 链 | 200 | 胞外基质 |
| 大疱性系统性红斑狼疮 | VII型胶原† | 290/145 | 锚丝 |

† 在一组患者中可检测到。
‡ 与层粘连蛋白 311 的结合依赖与层粘连蛋白 332（层粘连蛋白 5）的 $\alpha$ 链交叉反应自身抗体的存在。
§ 在一组眼部瘢痕性类天疱疮的患者中，与 $\alpha_6\beta_4$ 整合素 $\beta_4$ 亚单位的胞质域发生反应。
¶ 是 LABD 最有特征性的血清标志。120 kDa LAD 抗原位于 BP180/BPAG2 裂开、脱落的胞外域。97 kDa 蛋白为 120 kDa 进一步蛋白水解降解所致

身抗体通过胎盘转移到新生儿体内，可导致新生儿出现一过性的大疱性皮疹（见第 34 章）。

## 体液应答和细胞应答

几乎所有 BP 患者都有能与 BP180 结合的循环 IgG 自身抗体。更特异地说，非胶原性 NC16A 域，位于 BP180 胞外区并接近跨膜区，构成免疫优势区域（图 31.9）[3, 8-10]。然而，抗原位点也可在 BP180 胞外和胞内的其他区域，将近 70% 患者的血清可以识别这些抗原位点[8-11]。BP 患者也对 BP230 有明显的自身反应性[4]。与 BP230 反应的自身抗体，主要与 BP230 的 C 末端结合[9-11]。存在遍及 BP180 和 BP230 的多个抗原位点很可能是因为"表位扩展"现象（见下文）[10]。这种现象也可以解释患者血清中很少含有针对 BMZ 其他成分的自身抗体。

BP 患者会产生针对 BP180 和 BP230 的自身反应性 T 细胞反应，这可能对刺激 B 细胞产生致病性的自身抗体至关重要[11]。特定的 HLA Ⅱ型等位基因（例如 DQB1*0301）限制了抗 BP180 自身反应性 T 细胞的反应，这个现象在 BP 患者中普遍存在。这些 T 淋巴细胞，主要的相关表位似乎位于 NC16 结构域，具有 CD4$^+$的表型，产生 Th1 细胞因子（如干扰素 $\gamma$）和 Th2 细胞因子 [（如白介素（interleukin，IL）-4，IL-5 和 IL-13；见第 4 章 ][11]。Th2 和近期发现的 Th17 细胞因子可能与 BP 的病理生理学有显著关系[11-12]。它们在皮损组织和患者血清中占主导地位。此外，IgG4 抗体亚型是抗 BP180 自身抗体的一个主要亚型，其分泌受到 Th2 细胞因子调控。

在自身抗体与它们的靶抗原结合后，发生了一系列级联反应导致表皮下水疱形成，其中 Fc 受体通过 BP180-BP180 抗体复合物介导的机制非常关键[5, 13-14]。这些反应还包括补体的活化、炎症细胞的募集，同时伴有相应蛋白酶的释放，包括基质金属蛋白酶（matrix metalloproteinase 9，MMP 9）、中性粒细胞弹性蛋白酶和肥大细胞蛋白酶[5, 12-15]。这些蛋白酶水解多种细胞外基质蛋白以及 BP180。浸润的固有免疫细胞（巨噬细胞、中性粒细胞、肥大细胞和嗜酸性细胞）通过释放多种促炎细胞因子破坏组织，例如 IL-4、IL-5、IL-8、IL-17 和嗜酸性细胞趋化因子（eotaixn），进一步加重了炎症反应[12-15]。抗 BP180 的自身抗体还可以通过直接刺激角质形成细胞表达炎症因子放大炎症（图 30.1）[16]。最后，IgG 自身抗体减少了半桥粒中 BP180 的数量，并通过补体依赖的途径减弱真皮–表皮连接[17]。

多种动物模型提供了强有力的证据，证明抗 BP180

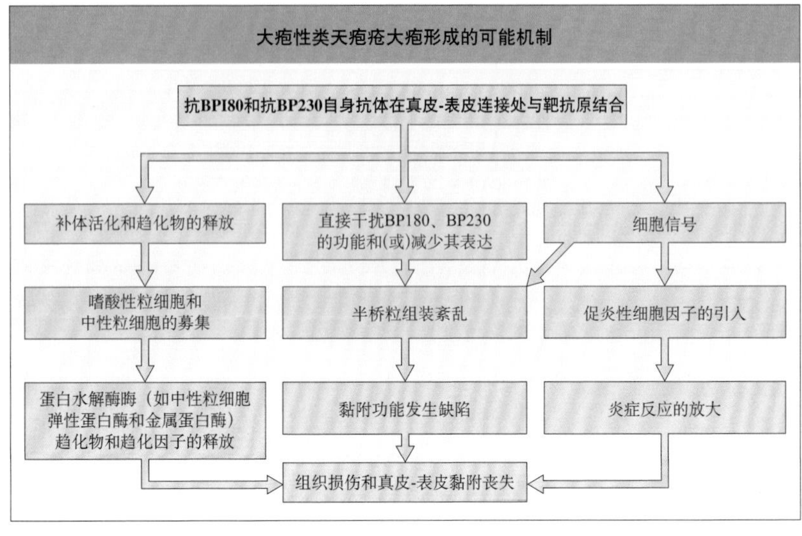
大疱性类天疱疮大疱形成的可能机制
抗BPI80和抗BP230自身抗体在真皮-表皮连接处与靶抗原结合
补体活化和趋化物的释放
直接干扰BP180、BP230的功能和(或)减少其表达
细胞信号
嗜酸性粒细胞和中性粒细胞的募集
半桥粒组装紊乱
促炎性细胞因子的引入
蛋白水解酶晦（如中性粒细胞弹性蛋白酶和金属蛋白酶）趋化物和趋化因子的释放
黏附功能发生缺陷
炎症反应的放大
组织损伤和真皮-表皮黏附丧失

**图 30.1 大疱性类天疱疮大疱形成的可能机制**。经典地，IgG 自身抗体参与发病，但是最近 IgE 自身抗体也被提及

自身抗体是致病的。将人抗 NC16A 结构域的自身抗体，被动转移到新生鼠（其中 BP180 通过基因工程全部或部分人源化），能诱导产生具有 BP 所有主要特点的大疱病[5, 13-15, 18]。在一个不同的鼠模型中，抗 BP230 抗体能够诱发炎症反应和表皮下水疱[19]。总之，目前认同的病理机制是，抗 BP180 胞外区的抗体对于疾病起始是关键的，而抗 BP230 抗体的产生是继发事件，能够促进组织损伤[18-20]。

## 临床特征

### 非大疱期

BP 的皮损表现极具多形性（图 30.2 ～ 30.6）[1, 20]。

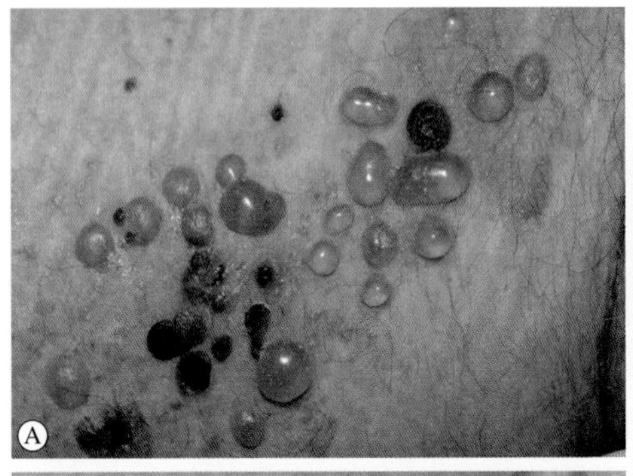

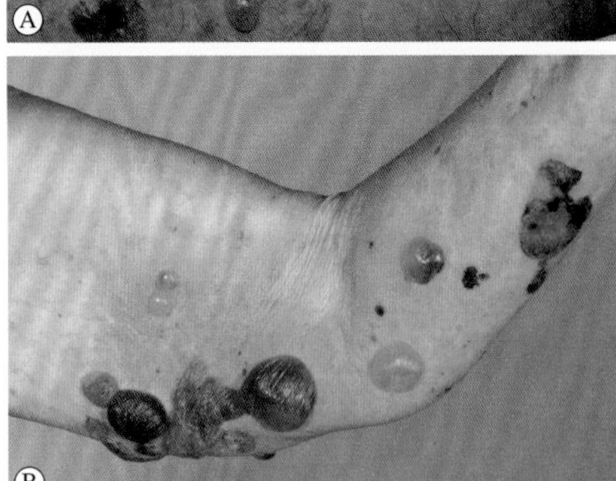

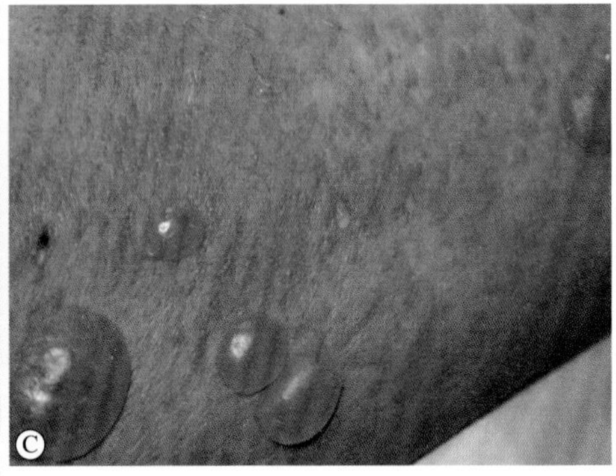

**图 30.2 大疱性类天疱疮的经典表现**。A ～ C. 紧张性水疱大疱，大小不一，直径从数毫米到数厘米，可发生于正常外观皮肤、红斑区域或荨麻疹。疱液可以是浆液性的或是出血性的。皮损常累及四肢的屈侧。随着大疱陈旧，大疱变得松弛和破裂，留有糜烂、浆液或出血性结痂。活检水疱或进行大疱的常规病理学检查需要选择新鲜的紧张性疱（A，Courtesy，Kalman Watsky，MD.）

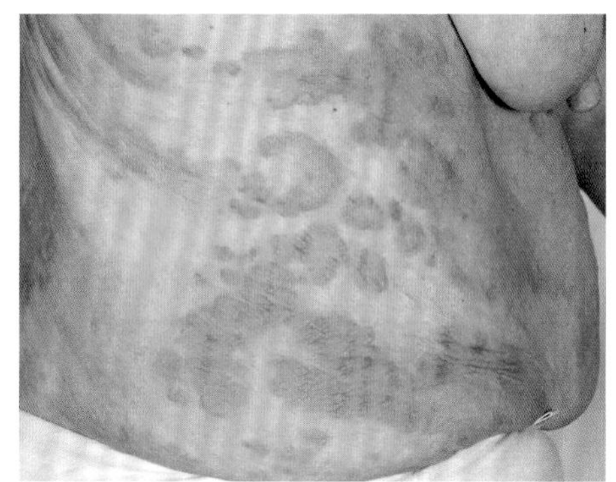
图 30.3 **大疱性类天疱疮的荨麻疹表现**。多形、坚实的环状、弧形和多环形荨麻疹斑块。注意没有大疱皮损

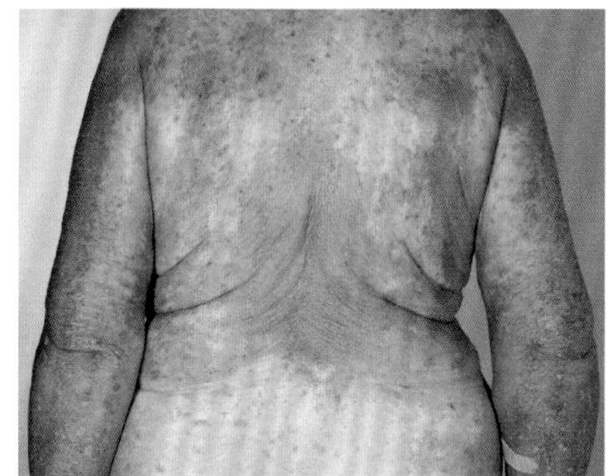
图 30.4 **大疱性类天疱疮的红斑表现**。躯干和上肢可见大片粉红色湿疹样斑块

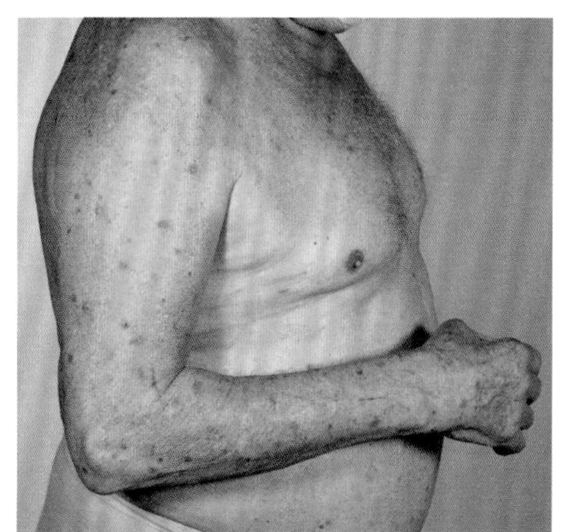
图 30.5 **大疱性类天疱疮——瘙痒引起的非特异性皮损**。存在多处抓痕和非特异性单纯痒疹皮损。大疱性类天疱疮是无明确皮肤病时瘙痒的鉴别诊断之一

在前驱期，即疾病的非大疱期，症状和体征常无特异性，可单独表现为轻微或严重顽固的瘙痒，或伴表皮剥脱、湿疹样、丘疹和（或）荨麻疹样的皮损，可持续数周或数月（见图 30.3 ～ 30.5）。重要的是，这些非特异的皮肤表现可持续作为疾病的仅有的特征。最近的研究提示，在疾病确诊时，至少有 20% 的患者既没有明显的水疱，也没有明显大疱破裂引起的糜烂[6，20]。

### 大疱期

BP 大疱期的特征表现为：在正常或红斑皮肤上的水疱和大疱，伴有荨麻疹样和浸润性的丘疹和斑块，皮损偶可呈环形或图形。大疱紧张，直径可达 1 ～ 4 cm，疱液澄清，可持续数日，后成为糜烂和结痂（图 30.2）。有时，疱液可呈血色。皮损常对称分布，好发于肢体屈侧和躯干下部，包括腹部。在间擦部位可见增殖性的斑块（增生型类天疱疮；见图 30.6C）。皮损的范围和疾病活动程度可以用大疱性类天疱疮疾病面积指数评估（BP disease area index，BPDAI）[21]或者每日新发水疱数量。

炎症后遗留的改变，包括色素沉着或色素减退，偶见粟丘疹。10% ～ 30% 患者口腔黏膜受累。眼、鼻、咽、食管和肛门生殖器区域的黏膜更少受累。在约 50% 患者，可见到外周血嗜酸性粒细胞增多。

### 临床变异型

已描述几种 BP 的临床变异型并在表 30.2 列出[20]。妊娠类天疱疮（pemphigoid gestationis 或 gestational pemphigoid）也是 BP 的一种变异型，通常在孕期发生（见第 27 章）。

虽然，发生于婴儿和儿童 BP（婴儿期和儿童期 BP）的单个皮损和成人成人相似，但是皮损的分布可以不同（图 30.7）。在婴儿，大疱常常首先出现在肢端，然后泛发至其他部位包括面部。此外，在儿童皮损可累及生殖器部位，例如儿童外阴类天疱疮（vulvar childhood pemphigoid），以及黏膜部位[20]。

## 伴发的疾病

大多数情况下，BP 患者伴发内脏恶性肿瘤可能与患者的高龄有关。在病例对照研究中，BP 患者恶性肿瘤高风险的趋势处于临界值[20]，但最近的英国国家记录连锁研究发现 BP 患者并发或随后发生恶性肿瘤的风险并没有增加[22]。然而，BP 患者应进行推荐用于普通人群的、与年龄相关的癌症筛查。

偶尔，有文献描述 BP 与炎性肠病或其他自身免疫性疾病如桥本甲状腺炎、类风湿性关节炎、皮肌炎和红斑狼疮伴发。据认为，这些关联不是偶然的，而是反映

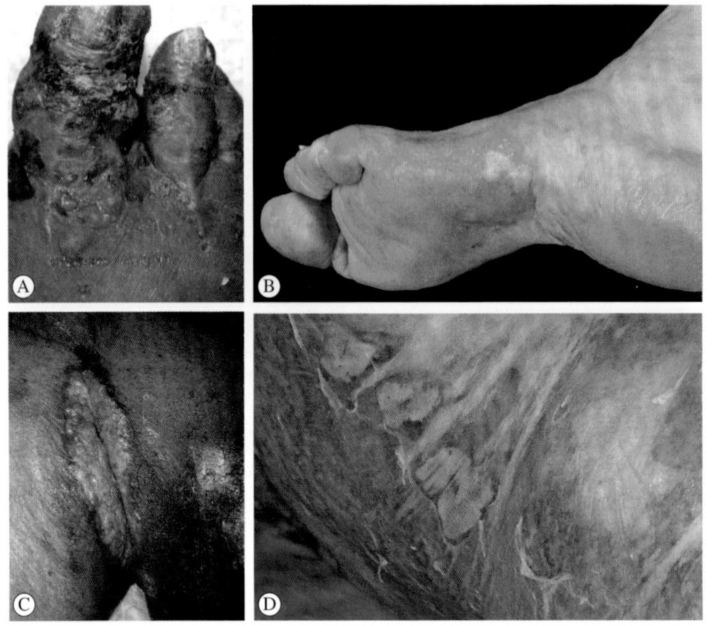


**图 30.6 大疱性类天疱疮的不常见的临床变异型**。A，B. 汗疱疹样型类天疱疮，簇状水疱和大疱出现在肢端皮肤上，并可以类似于出汗不良的湿疹或汗疱疹。C. 在增生型类天疱疮，增殖的斑块可发生在主要身体褶皱，包括腹股沟褶皱。D. 中毒性表皮坏死松解症样皮损，具有大片糜烂

**表 30.2 大疱性类天疱疮的少见临床变异型**

汗疱疹样型类天疱疮-掌跖泡水疱和大疱（图 30.6 A、B）
增生型类天疱疮-间擦部位增殖的斑块（图 30.6 C）
结节性类天疱疮-结节性痒疹样皮损（见图 6.6）
小疱性类天疱疮样-具有成群小水疱的疱疹样皮炎样表现
大片糜烂 TEN 样皮损（图 30.6D）
丘疹性类天疱疮
湿疹样天疱疮（图 30.4）
红皮病性类天疱疮
扁平苔藓天疱疮（见第 11 章）
局限性皮损

| | |
|---|---|
| - 胫前的 | - 截肢远端 * |
| - 外阴 | - 瘫痪肢体 |
| - 口周的 | - 放射治疗部位 † |
| - 脐带 | - Brunsting-Perry 型 ‡ |

* 也称为“残端”类天疱疮。
† 放疗也可引起类天疱疮的广泛表现。
‡ 也是黏膜（瘢痕性）天疱疮的变异型

了发展为自身免疫性疾病、由遗传决定的易感性[20]。然而，一项病例对照研究未发现 BP 患者自身免疫性疾病的风险增加[23]。

创伤、烧伤、放疗或 UV 照射（包括 PUVA）可以是一些 BP 患者的发病诱因。BP 也可与某些皮肤病伴发，如银屑病、扁平苔藓。大疱可局限在银屑病的斑块上（图 30.8）。推测真皮-表皮交界处的慢性炎症导致了抗原暴露于自身反应性 T 细胞，引起继发性的免疫反应（表位扩展现象）。

最后，BP 与神经系统疾病显著相关，如帕金森病、痴呆、精神障碍（单相和双相性精神障碍）和卒中。在基于人群的研究中也观察到与多发性硬化症的强相关性[20, 24]。应该指出的是，在中枢和外周神经系统有 BP230 神经元变体的表达[20]。

### 药物引起的大疱性类天疱疮

有些患者，BP 可由于系统用药引起[20, 25]。涉及的药物很多，包括利尿药（如呋塞米、螺内酯），NSAIDs（如布洛芬、外用双氯芬酸），抗生素（如阿莫西林、环丙沙星），ACE 抑制剂，TNF 抑制剂，碘化钾，疫苗以及最近的二肽肽酶 -4 抑制剂（如维格列汀）[36] 和检查点抑制剂（如派姆单抗）。已观察到一些药物（例如呋塞米）在再次服用后，BP 皮损的再现，但对于其他药物，这种联系只有很少的证据。病例对照研究评估疾病发作前长期使用的药物，发现 BP 患者比对照组更频繁地使用两类药物即利尿剂和精神安定药。对于利尿剂，发病的风险与醛固酮拮抗剂和袢性利尿剂相关[20, 25]。因此，对所有 BP 患者必须详细询问用药史，以排除药物诱发的可能，因为及时停药可能会使疾病很快好转。

在有遗传易感性的患者，药物可能通过改变免疫反应或改变表皮基底膜的抗原性而诱发疾病。

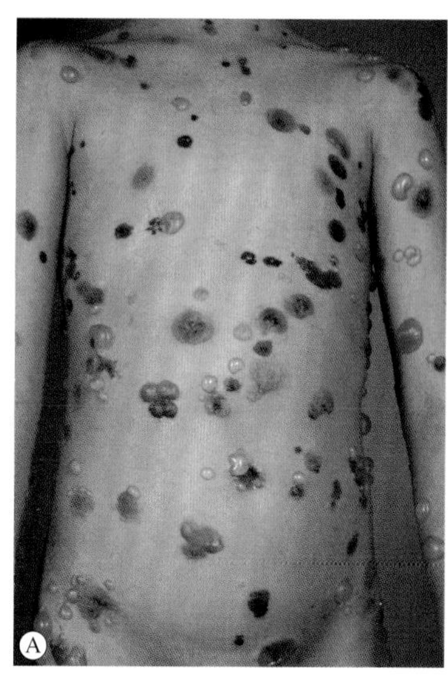


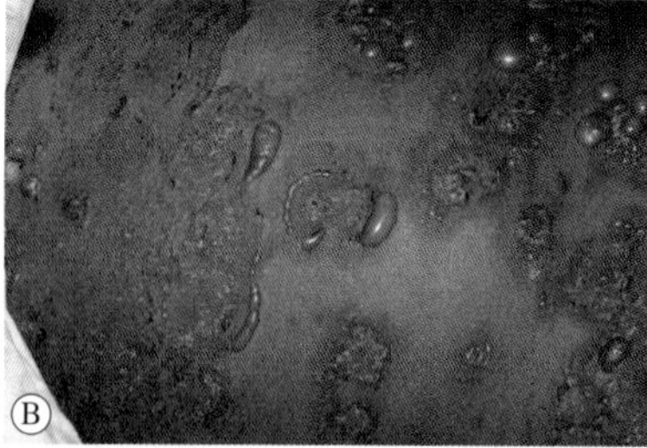


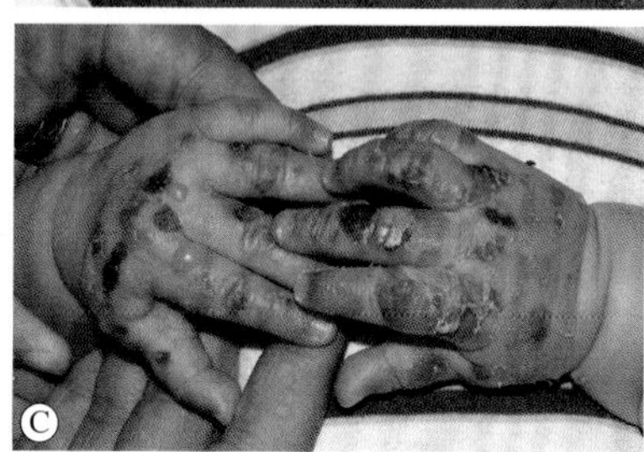


**图 30.7　儿童大疱性类天疱疮**。A. 泛发的紧张性大疱和圆形结痂糜烂。B. 在扩张皮损边缘呈环状或图案状排列的紧张性水疱和大疱，这个表现临床可能诊断为线性 IgA 大疱性皮病。C. 在婴儿中累及肢端的皮损占主导（B，C，Courtesy，Julie V Schaffer，MD.）

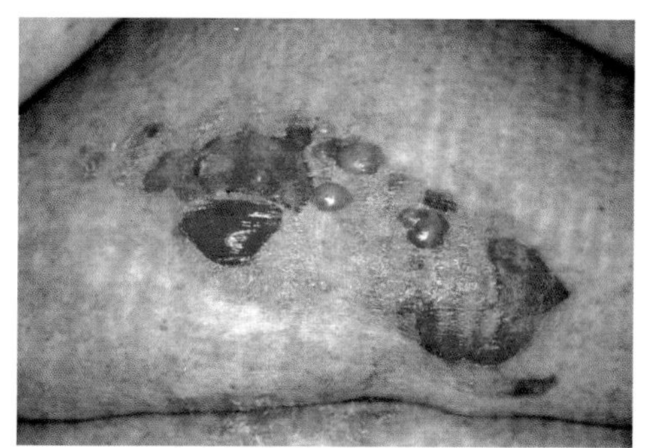

**图 30.8　局限在银屑病斑块上的大疱性类天疱疮**。该患者没有接受光疗，没有明确的诱因（Courtesy，Jean L Bolognia，MD.）

## 诊断

BP 的诊断依靠典型的临床表现、相应的组织学特征，最重要的是直接免疫荧光（direct immunofluorescence，DIF）显微镜的阳性所见（见图 29.17）[20]。进一步支持 BP 的诊断需要通过间接免疫荧光（indirect immunofluorescence，IIF）显微镜或 ELISA 的方法检测到特异的循环 IgG 型自身抗体（抗 -BP180，抗 BP-230）。在绝大多数患者中，这些测试能够对患者进行正确诊断。然而，在少数患者（约 10%），IIF 显微镜和 ELISA 均为阴性。另外的免疫病理学研究，例如 n 锯齿状和 u 型锯齿型分析（参见下文），可用于证明自身抗体对 BP180 和 / 或 B230 的应答，从而排除其他自身免疫性大疱性疾病（见表 30.1）[21]。

### 光学显微镜

在 BP 的非大疱期或不典型患者，光镜仅能看到表皮下裂隙和（或）嗜酸性粒细胞性海绵水肿（图 30.9），很少能提供特异的信息。在早期大疱的活检标本中，典型所见为表皮下疱、真皮嗜酸性粒细胞和单核细胞的炎症浸润。浸润最常出现在真皮最上方，大疱的疱腔内有纤维蛋白网和数量不等的炎症细胞浸润（图 30.10）。电镜显示形成的表皮下疱在透明板水平。

### 直接免疫荧光显微镜

在几乎所有的患者中，皮损周围、未受累皮肤的 DIF 显微镜检查，可见特征性沿表皮基底膜（BMZ）

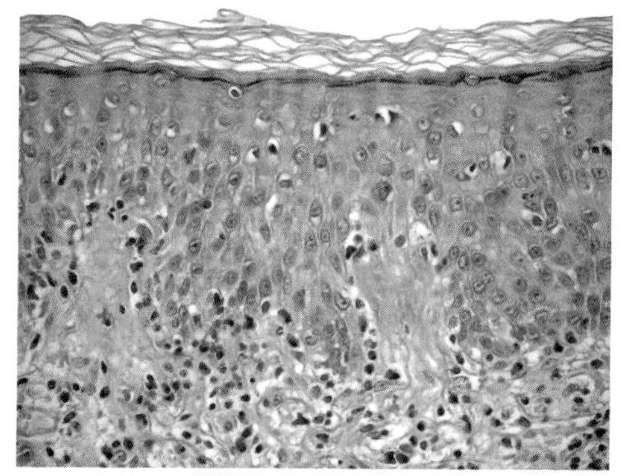

**图 30.9　大疱性类天疱疮的荨麻疹期的组织学特征**。嗜酸性粒细胞存在于真皮和表皮内（嗜酸性海绵水肿）。一些嗜酸性粒细胞已在真皮-表皮连接处分布，这是荨麻疹期 BP 的一个典型发现（Courtesy，Lorenzo Cerroni，MD.）

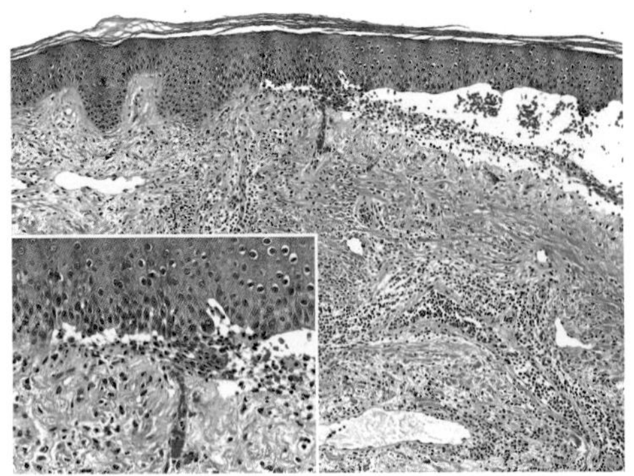

**图 30.10 大疱性类天疱疮的组织学特征。**表皮下疱，包含纤维蛋白、嗜酸性粒细胞和单核细胞（见插入图片）(Courtesy, Lorenzo Cerroni, MD.)

连续、细线状 IgG 和（或）C3（以及比较少见的其他 Ig 类别）的沉积（见第 27 章），IgG4 和 IgG1 是主要的 IgG 亚型。另外两项研究有助于鉴别 BP 与其他自身免疫性大疱病：①仔细分析 BMZ 的线状荧光模式，是 n 锯齿型（BP 和线状 IgA 大疱性皮病），还是 u 锯齿型（获得性大疱表皮松解症）[27]；②盐裂皮肤检查，用 1 M NaCl 处理过的病损周围皮肤后检测（见图 28.7）。BP 患者的免疫沉积物在盐裂皮肤的表皮侧（顶部）或同时在表皮侧和真皮侧。尽管不能作为常规，但计算机辅助荧光重叠抗原图（fluorescence overlay antigen mapping，FOAM）技术可以更精确地确定免疫反应物沉积的位置[28]。

## 间接免疫荧光显微镜

对表皮下水疱性疾病间接免疫荧光（indirect immunofluorescence，IIF）研究，底物要选择盐裂的正常人皮肤，而不是完整的正常人皮肤或猴食管（见表 29.5）。在 60% ～ 80% 患者的循环中可检测到抗基底膜带抗体 IgG，以及少见的 IgA 和 IgE 类抗体[8-10, 20, 29-30]。这些自身抗体常结合于盐裂正常人皮肤的表皮侧，少见的可在表皮和真皮两侧（图 30.11）[27]。已开发了 BIOCHIP 的间接免疫荧光技术，底物是重组四聚体 BP180-NC16A 和表达 BP230 的转染细胞[31]。

## ELISA

越来越多的自身免疫性疱病相关的自身抗体可以用 ELISA 的方法来检测（见表 29.6）。靶抗原包括 BP180 的 NC16A 结构域、BP230 的 C 端（+ / − N 端）[8-11, 20, 30]。在 BP 患者中，这些检测具有相当的特异性（≥ 90%）；偶尔可以在正常人和具有瘙痒皮疹老年患者中观察到低滴度、假阳性的结果[20]。在未选择的 BP 患者中

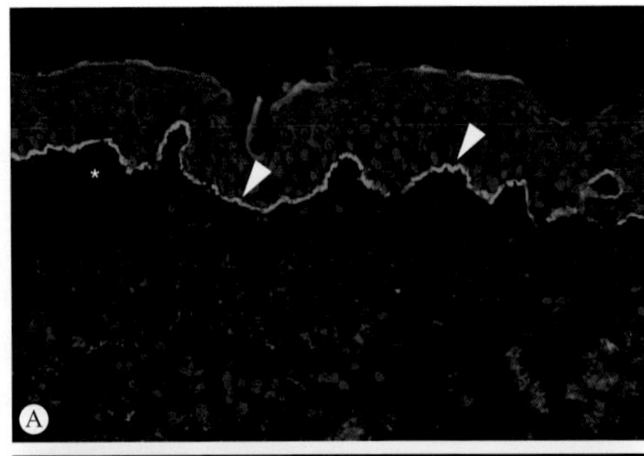

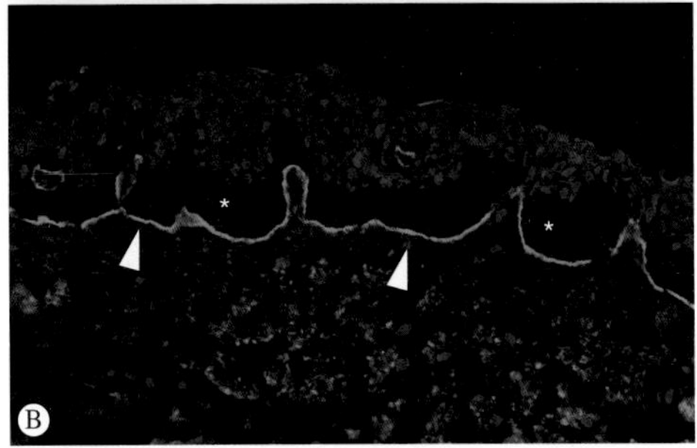

**图 30.11 利用盐裂的正常人皮肤为底物作间接免疫荧光（indirect immunofluorescence，IIF）显微镜检查。**A. BP 患者循环中的 IgG 自身抗体能与盐裂裂隙（箭头）的表皮侧（疱顶）结合。人工分离由星号所示。B. EBA、抗层粘连蛋白 γ1 类天疱疮（以往称为抗 p200 类天疱疮）以及部分黏膜类天疱疮（例如存在针对层粘连蛋白 332）患者循环中的 IgG 自身抗体能与水疱的真皮侧（疱底）结合（箭头）(Courtesy, H Pas, MD.)

进行这个试验，BP180-NC16A 的 ELISA 总体敏感性可以比得上 IIF（以盐裂皮肤为底物）[12, 20, 30]。联合 BP230 和 BP180-NC16A 的 ELISA 测试能够将敏感性提高约 10%，因此 BP230 ELISA 的检测仅在 BP180 ELISA 阴性时推荐[11, 12, 20, 30]。与免疫印迹相比，ELISA 所测的抗原是在天然条件下，与构象抗原的结合活性没有丢失。

## 其他免疫病理研究

在角质形成细胞提取物的免疫印迹和免疫沉淀研究中，60% ～ 100% 患者血清中有能分别与 BP180 和 BP230 结合的 IgG 自身抗体（图 30.12A、B）[3-4, 9-10]。患者血清也常有特异的 IgA 和 IgE 自身抗体。在原核系统或真核系统表达的 BP180 和 BP230 重组蛋白，正逐渐应用于自身抗体的检测（图 30.12C）[8-10, 20]。

# 鉴别诊断

由于 BP 患者非水疱期的临床表现缺乏特异性，可以与许多皮肤病相似，包括药物反应、接触性皮炎、

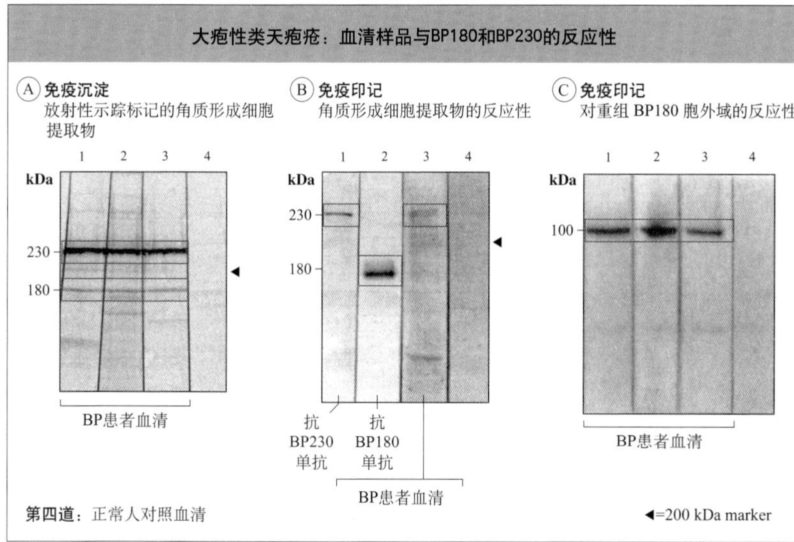


**图 30.12 大疱性类天疱疮（BP）血清样品与 BP180 和 BP230 的反应性。** A. 利用放射性示踪标记正常人角质形成细胞提取物的免疫沉淀研究：1～3道，BP患者的血清样品免疫沉淀 230 kDa（BP230） 和 180 kDa（BP180）的蛋白；4道，正常人血清的反应性。B. 角质形成细胞提取物的免疫印迹研究：1道，针对BP230单克隆抗体的反应性；2道，针对BP180单克隆抗体的反应性；3道，BP血清样本与约230 kDa蛋白的反应性；4道，正常人血清的反应性。C. 由COS-7细胞转染表达BP180胞外域的反应性：1～3道，BP患者血清样品；4道，正常人血清

痒疹（单纯和结节性）、荨麻疹性皮炎节肢动物虫咬反应和疥疮[20]。通常，根据病史、临床表现、病理特点以及 IF 显微镜检查的阴性结果可以鉴别。大疱有时也可见于大疱性节肢动物虫咬皮炎、过敏性接触性皮炎、Stevens-Johnson 综合征、大疱性药疹（见第 33 章）、汗疱疹、假性卟啉症或迟发性皮肤卟啉症。在儿童，还需与大疱性脓疱病、遗传性大疱性表皮松解症及大疱性肥大细胞增生症作鉴别。

根据特征性的免疫病理所见和临床表现，BP 可与天疱疮、副肿瘤性天疱疮及疱疹样皮炎相鉴别。一项研究发现，表皮下水疱疾病患者，在表皮基底膜有 IgG 或 C3 的线状沉积，具备以下 4 个临床指标的，强烈提示 BP 的诊断：①没有皮肤萎缩；②没有黏膜受累；③没有头颈部受累；④年龄大于 70 岁[32]。然而，将 BP 与以下自身免疫性表皮下疱病鉴别有时具有挑战性（见表 30.1）。

- **获得性大疱性表皮松解症（epidermolysis bullosa acquisita，EBA）**：临床表现多样（见下文）。虽然 EBA 经典的“非炎症型”有其临床特点，但“炎症型”与 BP 的临床表现极为相似。与 BP 患者相同，黏膜也可受累。
- **线状 IgA 大疱性皮病（linear IgA bullous dermatosis，LABD）**：不是一个单一的病，它代表了一组表皮下大疱病（见第 31 章）。LABD 皮疹在成人呈多形性，在儿童，除有生殖器和口周的皮损外，还常有环形和多环形的皮损。后者皮损也常出现在儿童 BP 患者。
- **黏膜（瘢痕性）类天疱疮［mucous membrane (cicatricial) pemphigoid，CP］**：是一种多相性的疾病，共同点是黏膜受累为主，病程慢性，有形成瘢痕的倾向（见下文）。皮肤损害仅见于 25%～30% 的 CP 患者，常累及头部及躯干上部。若患者同时有口腔和皮肤的损害，CP 与 BP 的区分较难。受累黏膜部位明显的瘢痕和有限的皮肤损害支持 CP 的诊断，有时鉴别要依靠免疫荧光的结果（见表 30.1）。
- **初始类天疱疮（pemphigoid incipiens）**：发生于老年人，全身瘙痒，伴或不伴皮损，在循环中存在抗表皮基底膜带的自身抗体，且是针对 BP180 和（或）BP230 的，但常规免疫荧光检查为阴性。这是一个很困扰的问题。这些老年人中，有一部分最初的直接免疫荧光检查为阴性，最终发展为 BP，可以认为患有初始类天疱疮[20]。
- **抗层粘连蛋白 γ1 类天疱疮（anti-laminin γ1 pemphigoid），过去称作抗 p200 类天疱疮**：少数患者临床表现与 BP 相似，如水疱、紧张性的大疱，以及湿疹及荨麻疹样表现的丘疹、斑块。少数情况下，可观察到疱疹样皮炎样的群集的丘疱疹，还可有黏膜损害。浸润的炎性细胞以中性粒细胞为主，而不是嗜酸性粒细胞。患者血清中含有的自身抗体能够特异性结合到盐裂皮肤的真皮侧。基底膜带中 200 kDa 的抗原就是抗层粘连蛋白 γ1（见表 30.1）[33]

## 预后

BP 病程慢性，可自发地加重。大约有 30%BP 患者在治疗的第 1 年中会复发，广泛的皮损和与 BP 相关的痴呆都是复发的危险因素。并且，在治疗结束后，高达 50% 患者会出现病情的反复，通常发生在前 3 个月[34]。

老年患者的死亡率相当高。根据病例系列的报道，发病第一年的死亡率约为 10% ～ 40%[6, 20, 35]。年龄和 Karnofsky 评分＜ 40（范围 0 ～ 100）者显著影响预后。患者同时患的其他疾病和治疗的方式［糖皮质激素和（或）免疫抑制剂的系统应用］也可能影响病情和死亡率。本病患者常因相关症状而严重的影响生活质量。

## 监测

血清学实验结果（如 BP180 ELISA）能否作为指导治疗的一种手段，目前尚有待验证。即便如此，在几项基于 ELISA 的试验中发现，血清 BP180 自身抗体的水平与疾病严重程度明显相关[8-9, 20, 35]。此外，分别在第 0、60、150 天通过 ELISA 测定 BP180 可有助于预测疾病复发——第 60 天所测的 BP180 数值若较开始时下降程度较小（＜ 20%），这预示着第 1 年治疗中存在复发的可能性。并且，在治疗终止时，较高的 BP180-NC16A ELISA 值（＞ 27 U/ml）和 DIF 的阳性结果预示着 BP 复发的风险。

## 治疗

BP 的治疗方案是基于疾病的严重程度和合并症来决定的（表 30.3 和 30.4）[20, 36-46]。如果皮损范围较广泛，即每天新发 10 个水疱或皮损占体表面积的比例较

**表 30.3　大疱性类天疱疮患者治疗的对照试验调查**

| 作者（年） | 设计 | 干预 | 患者数目 | 反应 | 备注 |
|---|---|---|---|---|---|
| Roujeau et al.[36]（1984） | 随机化多中心 | 组 1：泼尼松龙［0.3 mg/（kg · d）］<br>组 2：泼尼松龙＋ 8 次血浆置换 | 41 | 组 2 控制疾病所需的全部和每日皮质激素用量较组 1 低 | 低泼尼松龙剂量 |
| Morel & Guillaume et al.[37]（1984） | 随机化多中心 | 组 1：泼尼松［0.75 mg/（kg · d）］<br>组 2：泼尼松［1.25 mg/（kg · d）］ | 42 | 在第 51 天，组 1 缓解率（33%）与组 2（55%）无显著差异 | 组 2 治疗反应更好些 |
| Guillot et al.[38]（1986） | 非随机回顾性 | 组 1：单用泼尼松龙<br>组 2：泼尼松龙加长期的血浆置换 | 21 | 在第 6 个月，组 2 的复发率和总激素用量低 | 组 2 有严重不良反应的风险 |
| Dreno et al.[39]（1993） | 随机法多中心 | 组 1：甲泼尼龙［1 ～ 1.5 mg/（kg · d）］<br>组 2：泼尼松龙［1 ～ 1.5 mg/（kg · d）］ | 57 | 在第 10 天，除组 1 瘙痒症状减轻外二组无差异 | 仅分析了早期反应 |
| Guillaume et al.[40]（1993） | 随机化多中心 | 组 1：单用泼尼松龙［1 mg/（kg · d）］<br>组 2：泼尼松龙加硫唑嘌呤（100 ～ 150 mg/d）<br>组 3：泼尼松龙加 4 次血浆置换 | 98 | 在第 6 个月，缓解率组 1（42%）、组 2（39%）和组 3（29%），无明显差异 | 组 2 有更多并发症。没有根据 TPMT 水平调整硫唑嘌呤的用量 |
| Fivenson et al.[41]（1994） | 随机化单中心 | 组 1：烟酰胺（1.5 g/d）合并四环素（2 g/d）<br>组 2：泼尼松（40 ～ 80 mg/d） | 18 | 在第 1 个月，疗效无差别，但组 1 不良反应少 | 研究患者的数目少<br>失访率高 |
| Joly et al.[42]（2002） | 随机法多中心 | 组 1：局部外用丙酸倍氯他索<br>组 2：泼尼松 0.5 ～ 1 mg/（kg · d） | 341 | 在第 3 周，组 1 的控制率更好 | 在第 1 年，局部治疗显著降低了死亡率和并发症 |
| Beissert et al.[43]（2007） | 随机法多中心前瞻性 | 组 1：甲泼尼龙（0.5 mg/kg）＋硫唑嘌呤（2 mg/kg）<br>组 2：甲泼尼龙（0.5 mg/kg）＋吗替麦考酚酯 2 g/d | 38<br>35 | 两组疗效无差别 | 组 1 肝损伤的发生率更高，程度更重；能更快地控制病情，并且糖皮质激素的累积量更小。没有根据 TPMT 水平调整硫唑嘌呤用量 |
| Joly et al.[44]（2009） | 随机法多中心前瞻性 | 组 1：按照标准方案外用丙酸氯倍他索 12 个月（起始量为 40 g/d）<br>组 2：按照轻症方案外用丙酸氯倍他索 6 个月（起始量为 10 ～ 30 g/d） | 153<br>159 | 达到疾病控制的时间相同。第 1 年，用轻症方案治疗的中症 BP 患者复发率更高 | 中症 BP 患者采用轻症方案可降低副作用和死亡率，且氯倍他索的累积量更低 |

TPMT，硫代嘌呤甲基转移酶

**表 30.4 大疱性类天疱疮的治疗阶梯。** 循证医学支持的要点：（1）前瞻性对照试验；（2）回顾性研究和大样本系列；（3）小样本系列和个案报道

**轻度和（或）局限的疾病**

**一线治疗**
局部外用强效激素（1*）

**二线治疗**
口服糖皮质激素（1）
米诺环素、多西环素或四环素单独使用，或联合烟酰胺（1）
红霉素，青霉素（3）
氨苯砜，磺胺类（3）
局部外用免疫调节剂（如他克莫司）（3）

**泛发 / 持续的皮肤病**

**一线治疗，作为主要治疗**
局部外用强效皮质激素（1*）
口服糖皮质激素†（1‡）

**二线治疗，或作为辅助治疗**
硫唑嘌呤（2）
吗替麦考酚酯（2）
甲氨蝶呤§（2）
氮芥（3）
环磷酰胺（3）
IVIg（3）
血浆置换（2）
利妥昔单抗（3）
奥马珠单抗（3）
免疫吸附（3）

注意：在任何患者中都应当考虑局部外用超强效皮质激素，可以结合系统的治疗。

* 已验证的。
† 在控制泛发疾病时，泼尼松的剂量应至少为 0.5～0.75 mg/(kg · d)，但会引起严重副作用，包括死亡。对于轻症患者，0.5 mg/（kg · d）为适宜剂量。
‡ 对泼尼松已验证的。
§ 在老年患者中，低剂量方案（2.5 ～ 10 mg/ 周）有疗效

大，推荐的口服泼尼松治疗量为 0.5 ～ 1 mg/（kg · d）。这个剂量通常可以在 1 ～ 2 周内控制病情，然后在 6 ～ 9 个月或更长时间内逐渐减量。一些医师的经验是在至少 2 周内无新发皮损或瘙痒症状后就开始减量。然而，系统应用糖皮质激素常伴发显著的不良反应，特别是在老年人中（见第 125 章）[35, 42]。

一个大样本的对照研究发现局部应用强效皮质激素（如 0.05% 丙酸氯倍他索乳膏）不仅对局限性或轻型 BP 有效，并且似乎在泛发性 BP 患者中与口服皮质激素具有相同的效力，最重要的是其系统不良反应更少[42]。目前有两种推荐的外用激素治疗方案：标准方案和轻症方案，起始量分别为丙酸氯倍他索 40 g/d 和丙酸氯倍他索 10 ～ 30 g/d（见表 30.3）[44]。基于以上研究结果，超强效外用激素是推荐的一线用药，但是需考虑成本及依从性等问题。为了迅速控制病情，必要时可采用甲泼尼龙冲击疗法。

免疫抑制剂的应用还有争议。一些临床医生在单独使用皮质激素不能控制病情，或患者有使用皮质激素的禁忌证（例如糖尿病、骨质疏松症、精神病）时，倾向于将它们作为二线治疗药物。最常用的药物是硫唑嘌呤、吗替麦考酚酯（1.5 ～ 3 g/d）、甲氨蝶呤（7.5 ～ 15 mg/ 周）、苯丁酸氮芥（2 ～ 4 mg/d）和环磷酰胺（见表 30.4）。硫唑嘌呤的剂量（每日 0.5 ～ 2.5 mg/kg）应根据硫嘌呤甲基转移酶的水平进行调整，以提高疗效，减少骨髓抑制。在老年人中，甲氨蝶呤的剂量需要监测肾功能。应根据药物的不良反应（见第 130 章）、患者的整体状况和医生的经验选择合适的免疫抑制剂。

对于局部受累或皮疹不多的非大疱性轻症患者，强效局部外用糖皮质激素可作为一线治疗药物。联合应用烟酰胺（50 ～ 2000 mg/d）、四环素、多西环素或米诺环素，在一些患者中取得了成功，当存在明显的糖皮质激素禁忌证时，可以作为一种治疗选择。在一个多中心务实的试验中，有一些证据表明，与口服泼尼松相比，多西环素治疗也可在一定程度上控制水疱，且其具备更高的安全性[46a]。若无 6- 磷酸葡萄糖脱氢酶（glucose-6-phosphatedehydrogenase）的缺乏，也可以应用氨苯砜，特别在黏膜受累时。局部外用免疫调节剂，如他克莫司的效果还需验证。对难治的病例，IVIg、抗 CD20 的免疫治疗（利妥昔单抗）或奥马珠单抗[46]也可试用。后者应用的原理是基于 BP 患者中存在 IgE 型抗 -BP180 自身抗体，其可能导致组织损伤。

虽然最佳疗程尚未确定，但患者通常需要治疗 6 ～ 12 个月，这取决于疾病的严重程度和治疗反应，类固醇抵抗或类固醇依赖性疾病除外。总疗程中包括维持期，在疾病活动期终止后，仍需口服小剂量泼尼松（< 10 mg/d）或局部外用丙酸氯倍他索（10 g/ 周）1 至 6 个月[34]。总之，对所有 BP 患者，重要的是减少皮肤损害和系统治疗的并发症，包括预防骨质疏松，保护胃肠道黏膜（见第 125 章）。

## 黏膜（瘢痕性）类天疱疮

**同义名：** ■ 瘢痕性类天疱疮（cicatricial pemphigoid）■ 抗层粘连蛋白 332 黏膜类天疱疮（anti-laminin 332 mucous membrane pemphigoid）- 抗 epiligrin 瘢痕性类天疱疮（anti-epiligrin cicatricial pemphigoid），

抗层粘连蛋白 332 类天疱疮（-anti-laminin 332 pemphigoid）■ 良性黏膜类天疱疮（benign mucous membrane pemphigoid）■ 眼部天疱疮（ocular pemphigus）

## 要点

- 瘢痕性类天疱疮是一种慢性自身免疫性表皮下疱病，以外部黏膜表面受累为主，容易形成瘢痕为特点。
- 患者有与组织结合的抗体，少数患者有循环自身抗体，这些自身抗体针对复层和一些复合上皮基底膜特定的结构成分，如大疱性类天疱疮抗原 180（BP180、BPAG2 或 XⅦ型胶原）、层粘连蛋白 332（层粘连蛋白 5）或整合素 $\beta_4$ 亚基。
- 不应将本病看作一个临床病种，而是一组异源性疾病所共有的"疾病表型"，特点是损害累及黏膜表面，少数也累及皮肤。
- 当瘢痕和纤维化累及结膜时，本病是损毁性的，并最终导致失明。
- 诊断依赖免疫病理学检查，特别是免疫荧光和免疫电镜研究。

## 引言

黏膜类天疱疮（mucous membrane pemphigoid，MMP）是一种罕见的自身免疫性表皮下疱病，特点是以黏膜受累为主，慢性病程，受累黏膜有形成瘢痕的倾向。本病不应看做是一个临床单一的疾病，而应当看做是不同类型易累及黏膜表面疱病所共有的一个疾病表型[47]。大多数患者在皮肤和黏膜沿表皮基底膜带有免疫球蛋白和（或）补体成分的线状沉积。以间接免疫荧光检查，约 20% ～ 30% 患者血清中可检测到循环抗基底膜的自身抗体，通常滴度较低。黏膜类天疱疮是一种慢性进展性疾病，可导致严重的局部并发症。例如，当萎缩性瘢痕和纤维化累及结膜，本病将最终导致失明。

## 历史

1794 年，Wichmann 首先描述了一种伴发眼受累的慢性疱病。1949 年，Civatte 根据本病特殊的组织病理学所见，将本病从天疱疮中区分出来。Lever 后来建议命名为"良性黏膜类天疱疮"，考虑到本病可能的破坏性并发症，这个命名并不恰当。在 20 世纪后半叶，"瘢痕性类天疱疮"这一术语被广泛使用。然而，2012 年，在国际共识会议的基础上，提出"黏膜性类天疱疮"这一术语。免疫荧光显微镜证明了免疫反应物沉积在表皮基底膜带，提出了黏膜类天疱疮自身免疫源性的可能性。

## 流行病学

黏膜类天疱疮是一种罕见的疾病。在西欧年发生率大约是百万分之 1 ～ 5[48]。本病常发生在老年人，确诊时的平均年龄为 60 ～ 80 岁。但是，儿童也有几例报道。女性发病高于男性，女：男为 1.5 ～ 2：1。尚没有报告有地域或种族上的倾向性，研究显示本病与特异的免疫遗传单体型，主要是 HLA-DOw7（HLA-DQB1*0301 亚型）相关[49]。总体上看，本病并不与肿瘤伴发。但在一个针对层粘连蛋白 332（层粘连蛋白 5）自身抗体的特殊亚型，即抗表皮整联配体蛋白黏膜类天疱疮，有报道发生癌症的风险增加[50]。

## 发病机制

黏膜类天疱疮的黏膜皮肤损害是由于自身抗体与黏膜和皮肤复层上皮的基底膜带结合所致。这些自身抗体识别半桥粒黏附复合物特殊的结构成分。特殊的是，它们主要与位于胞外区、在锚丝带（anchoring filament zone）内的抗原位点结合，而不是与在半桥粒斑块内的抗原结合[51]。然而，与黏膜类天疱疮相关各种自身抗体的致病性（见表 30.1）还不明确，其他机制也可能参与其中。例如，在小部分黏膜类天疱疮患者中，可测出针对 NC16A 域的特异性 T 细胞，并有快速效应物功能。在眼黏膜类天疱疮患者，结膜成纤维细胞高表达能结合胶原的热休克蛋白 47（HSP47）和 TGF-β1 的形成[52]。根据患者自身抗体的反应性，可将黏膜类天疱疮分为四个不同的亚群。

**第一亚群：**自身抗体针对层粘连蛋白 332（层粘连蛋白 5），即抗层粘连蛋白 332 黏膜类天疱疮（也称为抗表皮整连配体蛋白黏膜类天疱疮）[53]。约有 18% ～ 30% 的黏膜类天疱疮患者属于这一型[54]。临床上，抗层粘连蛋白 332 黏膜类天疱疮与其他类型的黏膜类天疱疮不能区分。患者血清中 IgG 自身抗体结合在盐裂皮肤的真皮侧，与层粘连蛋白 332 G 域的 $\alpha_3$ 链反应，少数与 $\beta_3$ 和（或）$\gamma_2$ 链反应（$\alpha_3\beta_3\gamma_2$）（见图 28.5）。偶尔，由于自身抗体的交叉反应，可与层粘连蛋白 311（曾称层粘连蛋白 6；$\alpha_3\beta_1\gamma_1$ 链的异三聚体）的 $\alpha_3$ 链结合。体内外的研究提供了令人信服的证据，证明抗层粘连蛋白 332 的自身抗体是有致病性的[55]。

**第二亚群：**患者仅在眼部发病，或病变主要在眼部。在这一型眼黏膜类天疱疮患者，已证明存在能结合跨膜半桥粒成分 $\alpha_6\beta_4$ 整合素 $\beta_4$ 亚单位的自身抗体（见图 28.3A）[56]。

**第三亚群**：皮损累及黏膜和皮肤，在组织中和循环中存在与 BP 相同的靶抗原，特别是与 BP180 反应的 IgG 抗体（见上文）。因此，应当归类为具有抗 BP 抗原的黏膜类天疱疮。值得注意的是，BP180 的抗原区可能主要位于其远端的 C 末端，超微结构上已延伸到了致密板区域[51]（见图 28.3A）。

**第四亚群**：更具异形性，患者没有皮肤损害，黏膜损害多变。尚不清楚这些患者的自身抗体针对表皮基底膜蛋白的反应是否会导致损伤的发生。

## 临床特征

### 黏膜

“黏膜类天疱疮表型”患者两个最常受累的部位是口腔黏膜和眼结合膜。除了这两个部位外，本病可始于并累及任何黏膜部位，包括外生殖器黏膜、肛门、上呼吸道黏膜、消化道黏膜和（或）食管[54, 57-58]。大约 90% 患者有口腔黏膜受累（通常无皮肤损害）。口腔可能是活动病变的唯一部位。损害通常累及齿龈、颊黏膜和上颚；牙槽嵴、舌和唇则不常受累。

口腔常表现为糜烂性（脱屑性）的牙龈炎（图 30.13），伴出血、糜烂和感觉异常；很少能见到完整的水疱。慢性炎症可导致牙周系带的损害和牙的缺失。在其他部位，水疱很快破裂，成为慢性糜烂面，特别是在上颚（图 30.14），有时自觉疼痛。舌部的皮损常位于侧面和腹侧面。粘连常发生在悬雍垂和扁桃体窝的区域以及舌和口腔底之间。皮损愈合后，可以成为白色网状的纹理，类似扁平苔藓。

结膜受累的发生率可高达 40%[54]，可以导致失明[59]。结膜常是黏膜类天疱疮的唯一受累部位。多数病例开始为单侧，以后累及双眼。最初为非特异的慢性结膜炎，自觉烧灼感、酸痛感、异物感，有黏液分泌，病程中病情加重和缓解，最终进展为上皮下结膜纤维化

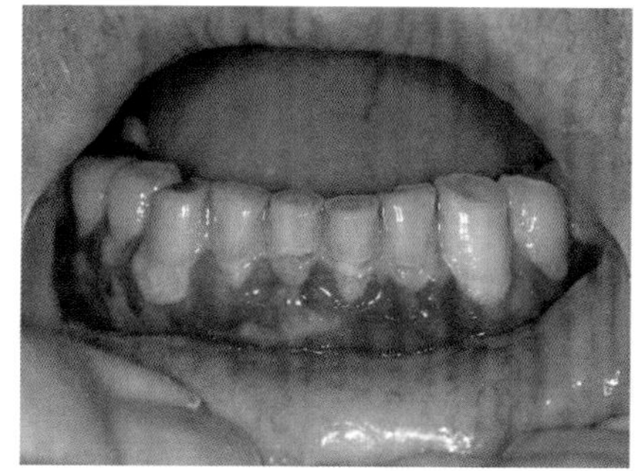

**图 30.13 黏膜（瘢痕性）类天疱疮**。脱屑性牙龈炎伴红斑和龈缘糜烂。注意黏膜皱褶处边缘毛糙

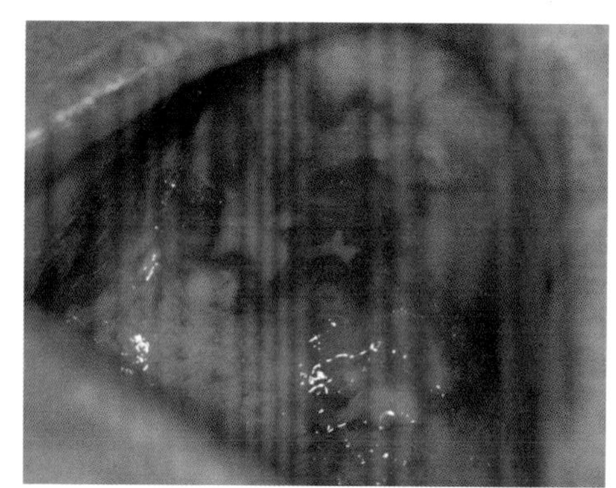

**图 30.14 黏膜（瘢痕性）类天疱疮**。硬腭的慢性糜烂，边界不规则

（图 30.15）

罕见睑结合膜水疱或大疱。慢性炎症可导致进行性的瘢痕形成，包括下穹隆变浅和睑球粘连（如在眼球和睑结膜间形成的纤维束；图 30.16）。结膜的纤维化导致倒睫和睑内翻[56]。如果疾病没有得到控制，倒睫、睑内翻和干燥症（由于泪道的瘢痕形成）可导致浅表角膜的创伤、角膜的新生血管化，继而发生角膜溃疡，并致失明。

鼻咽受累发生在 1/3 的黏膜类天疱疮患者中，通常慢性和无症状[58]。它可导致溃疡结痂、鼻出血、相邻黏膜表面的纤维黏附和气道阻塞。咽部黏膜的受累表现为咽后壁和侧壁的溃疡及吞咽困难。喉黏膜的受累可能造成严重后果，可出现声音嘶哑、失语，甚至发生危及生命、需作气管插管的气道阻塞。

食管黏膜的糜烂可导致吞咽困难，但病变也可以完全无症状。一些患者慢性的炎症导致食管狭窄，伴有明显吞咽困难。

生殖器和肛门黏膜的受累较为罕见，早期皮损为水疱和慢性糜烂。女性患者进展的病变可引起萎缩性瘢痕和阴道口狭窄。男性患者的包皮和龟头间形成粘连。肛门受累也能造成瘢痕形成，严重的病例可形成狭窄。

### 皮肤损害

25% ～ 40% 黏膜类天疱疮患者有皮肤损害。最常累及头皮、面部、颈部和躯干上部。皮损常表现为红斑，这些部位易反复发生水疱和糜烂，继而形成萎缩性的瘢痕。皮损数目通常有限。然而，也有类似 BP 的泛发皮损及愈后不留瘢痕的病例报道。

在 Brunsting-Perry 变异型中，皮肤病变局限于头颈部区域，黏膜受累通常不存在或极少（图 30.17）。在头皮上，可导致瘢痕性脱发。

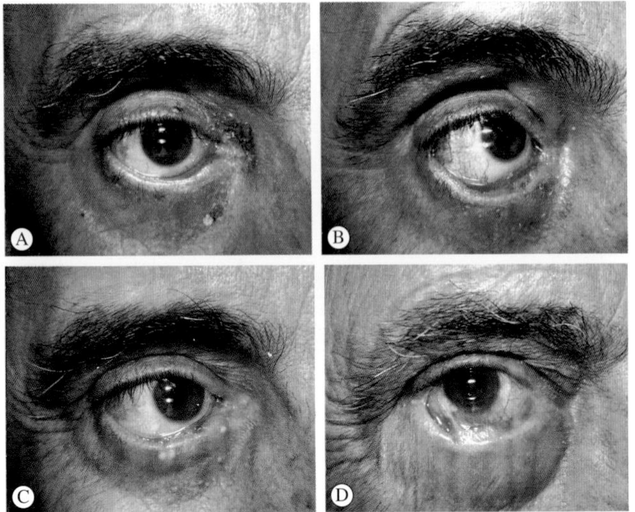

图 30.15 **黏膜（瘢痕性）类天疱疮进展**。A. 下眼睑边缘红斑糜烂，伴内眦和下眼睑的鳞状结痂。B. 三个月后，睑外翻、下睑增厚，伴糜烂。C. 六个月后，糜烂面变小，但瘢痕和粟丘疹形成。D. 七年后，瘢痕进一步显著。由于睑球粘连，下穹窿变浅（Courtesy，Louis A Fragola，Jr，MD.）

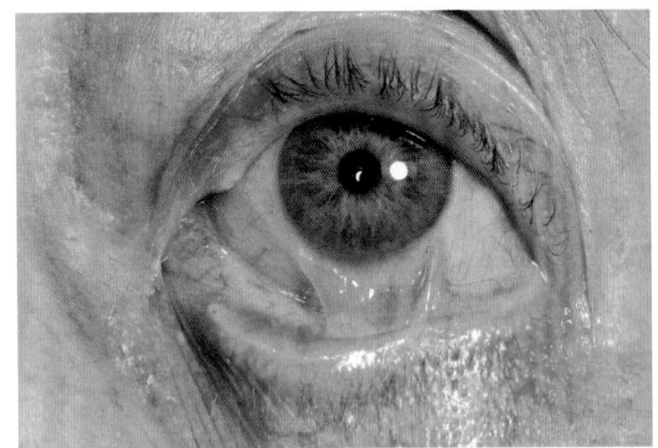

图 30.16 **黏膜（瘢痕性）类天疱疮**。典型的眼部受累表现为纤维性的条索，部分或不完全睑球粘连

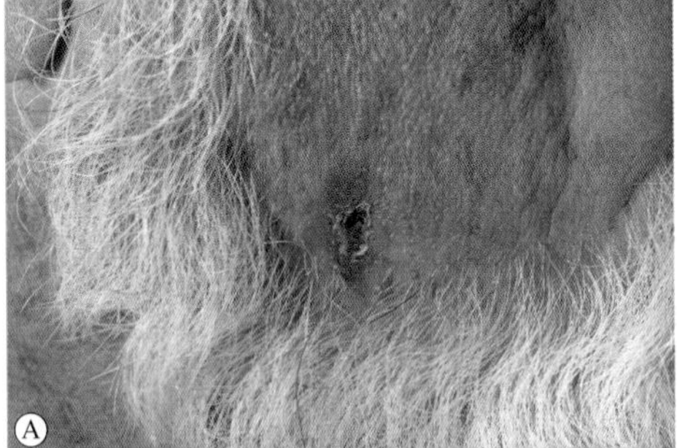

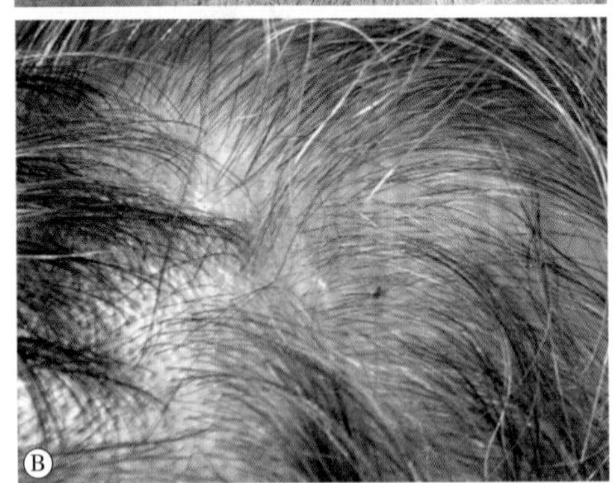

图 30.17 **黏膜（瘢痕性）类天疱疮——Brunsting Perry 变型**。A. 下颏部椭圆形炎症区域内的糜烂结痂和瘢痕。B. 头皮受累伴发瘢痕和萎缩，导致脱发（B，Courtesy，Karynne O Duncan，MD.）

## 诊断和鉴别诊断

### 光镜和电镜

多数黏膜类天疱疮患者的组织病理学特点和 BP 类似。新鲜水疱或大疱检查可见表皮下疱（没有棘层松解），数量不等混合类型细胞浸润，以中性粒细胞为主。陈旧的皮损中嗜酸性粒细胞数目增加，但少于 BP。陈旧的皮损多在真皮上部有纤维化。口腔损害，炎症细胞浸润中常有浆细胞，这在黏膜部位并无特异性。受累结膜上皮则常有包括单核细胞和肥大细胞的炎症细胞浸润，在黏膜下可见肉芽组织。

对新发水疱的电镜检查发现真皮-表皮的裂隙发生在透明板内，这与 BP 所见相同。在进展期有瘢痕的结膜损害中，致密板呈不连续性、中心增厚或重叠。

### 免疫荧光显微镜

通过直接免疫荧光显微镜观察，80% ～ 95% 的黏膜类天疱疮患者体内结合有针对黏膜和（或）皮肤基底膜带的自身抗体。大多数患者病损周围的活检标本显示沿表皮基底膜带连续、细线状的 IgG 和（或）C3 沉积。值得注意的是，黏膜直接免疫荧光检查阳性率

（50% ～ 90%）比皮肤标本（20% ～ 50%）要高。沉积的 IgG 主要属于 IgG4 和 IgG1 亚类。IgA 和 IgM 的线状沉积较少见。盐裂皮肤的直接免疫荧光显微镜检查在黏膜类天疱疮中诊断价值较低。经常是同时有表皮侧和真皮侧荧光沉积的混合模式，偶可见到仅有表皮侧或仅有真皮侧的荧光。如果未检测到循环自身抗体，基底膜带沉积的线性荧光模式或［N 锯齿状（类天疱疮）与 U 锯齿状模式（获得性大疱表皮松解症）］或 FOAM 技术的结果（见上文）可能是有帮助的。

### 免疫电子显微镜

尽管电镜研究不能作为常规，并且耗时长，但是，在不能用传统 IF 方法证明组织中有免疫反应物的沉积时，如最近在一部分眼黏膜类天疱疮患者中所描述的，电镜对确立这些患者黏膜类天疱疮的诊断是极为有用的。黏膜类天疱疮的直接免疫电镜研究发现免疫沉积物分布在透明板下半部及致密板或是在半桥粒上或周围，其中大多数沉积在浆膜下基底层角质形成细胞的外侧[48, 51]。

### 间接免疫荧光检查

通过标准的间接免疫荧光检查，约 20% ～ 30% 黏膜类天疱疮患者的血清中可以检测到抗基底膜带抗体。抗体主要是 IgG，但 IgA、IgE 及更少见的 IgM 自身抗体也可检测到。抗体滴度通常很低。最近的研究发现抗体滴度较高，且同时存在循环 IgG 和 IgA 抗基底膜带抗体黏膜类天疱疮患者的病情更严重[60]。以正常口腔黏膜或生殖道黏膜及结膜为底物，或用盐裂皮肤为底物，可增加间接免疫荧光检查的敏感性。采用盐裂皮肤作底物，大多数 MMP 患者的循环抗体结合在表皮侧，抗层粘连蛋白 332 黏膜类天疱疮患者的 IgG 循环抗体结合在真皮侧（见图 30.11B）。使用盐裂的口腔黏膜作底物并不能提高敏感性。以基因敲除的皮肤作底物（如某基底膜蛋白缺乏的底物）作间接免疫荧光检查，能将抗层粘连蛋白 332 黏膜类天疱疮与 EBA 区分开[61]。

### 免疫化学研究（包括酶联免疫吸附剂测定）

免疫化学技术，包括酶联免疫吸附剂测定、免疫印迹和免疫沉淀，已证明在具有黏膜类天疱疮表型患者中自身靶抗原是异源性的[53-54, 56, 61-65]。循环中的自身抗体与表皮基底膜带各种蛋白如层粘连蛋白 332、BP180 发生结合（见表 30.1）。这些靶抗原成为了黏膜类天疱疮不同临床亚型的血清标记（见上文）。

黏膜类天疱疮患者通常存在抗 BP180 胞外域的 IgA 自身抗体[62]。在某些病例中，这些自身抗体优先与蛋白水解分割或脱落的 BP180 胞外域，即线状 IgA 大疱病抗原（见第 31 章）上的抗原反应位点结合。已经报道的其他靶抗原，包括 168 kDa 抗原（在颊黏膜有高表达）和某些仅有眼部黏膜类天疱疮患者的 120 kDa 抗原。然而，对这些发现还需要进一步的研究和确定。

以在细菌或真核表达系统中表达的重组蛋白或亲和纯化的天然蛋白（如 BP180、层粘连蛋白 332）为底物，采用 ELISA 检测黏膜类天疱疮患者循环中自身抗体是很有用的。在一项研究中，在 20% 活动期黏膜类天疱疮患者中可检测到抗层粘连蛋白 332 自身抗体，并且该抗体在病情严重的患者体内检测出的概率更高。虽然如此，该抗体在合并内脏恶性肿瘤的黏膜类天疱疮患者并没有更高的检出率[54]。

### 鉴别诊断

对皮损主要累及黏膜，表现为水疱或糜烂，和受累组织 IF 检查显示有沿表皮基底膜带线状、连续的免疫反应物沉积的患者，都需要考虑黏膜类天疱疮的诊断。黏膜类天疱疮与其他表皮下自身免疫性大疱病（包括 BP、EBA 和线状 IgA 大疱性皮病）的鉴别非常困难，通常需要复杂的免疫病理研究（见上文）。相反，与寻常型天疱疮和非自身免疫性大疱性皮肤病的鉴别则较为容易，根据组织病理和常规 IF 检查一般可资鉴别。

当口腔损害是唯一表现时，临床上，黏膜类天疱疮难以与寻常型天疱疮或糜烂性 LP 区分。黏膜类天疱疮晚期，结膜的瘢痕性损害可与以下疾病相似：严重的慢性感染性结膜炎、由于眼科制剂（包括毛果芸香碱、碘苷、胍乙啶、β 受体阻滞剂）导致的眼部假性类天疱疮、Stevens-Johnson 综合征和中毒性表皮坏死松解症的晚期。罕见的、有泛发皮损的黏膜类天疱疮则与 BP 难以鉴别。总之，以黏膜损害为主，伴有瘢痕的患者应优先考虑黏膜类天疱疮的诊断。

## 预后

黏膜类天疱疮是一种特别慢性、具有潜在毁损性、但很少致死的疾病。最重要的并发症是眼部受累导致视觉受损。黏膜类天疱疮也可以导致体重下降、呼吸系统、性器官和泌尿系统的并发症。即使疾病局限，黏膜类天疱疮对生活质量也有很大的负面影响。由于严重的喉部、气管或食管病变，出现危及生命的并发症是很罕见的。

## 治疗

黏膜类天疱疮患者的治疗很困难，并且通常令人沮丧。黏膜类天疱疮的治疗计划主要依靠临床实践[65]。

局部治疗是很重要的，在某些病例，可足以控制病情。局部外用强效皮质激素对轻中度活动性疾病可取得满意的疗效。局部外用皮质激素（如漱口药或局部外用凝胶或封闭性基质），合并四环素漱口液和良好的口腔卫生，对口腔的皮损有效。皮质激素的喷雾剂和吸入剂对治疗鼻腔、咽部或食管病变有效。对皮肤和黏膜的难治性损害，可通过皮损内局部注射皮质激素得到改善。食管狭窄需作扩张术，以防止吞咽困难和体重下降。在严重气管受累的患者，需行气管插管术以防止窒息。

系统治疗包括氨苯砜（50 ～ 150 mg/d）是控制口腔和皮肤损害的一线治疗，也可用于轻度的眼部黏膜类天疱疮患者。氨苯砜对有线性 IgA 沉积的患者尤其有效。环磷酰胺（每日 1 ～ 2 mg/kg）是对迅速进展或严重眼部疾病的治疗选择[59]，可单独或与口服皮质激素联合使用，或用冲击疗法。这些治疗对缓解严重的结膜炎症，预防复发和防止瘢痕形成是有效的。有报告使用硫唑嘌呤［2 mg/（kg · d）］和吗替麦考酚酯 2 g/d 有助于部分控制黏膜类天疱疮的眼部病变和皮肤损害。

通常，仅仅系统服用皮质激素治疗黏膜类天疱疮是不够的，它们治疗黏膜损害比皮肤损害效果要差。对有显著食管或喉支气管受累的患者，应当积极治疗，联合给予泼尼松和环磷酰胺或吗替麦考酚酯，以防止可能危及生命并发症的发生。对治疗黏膜类天疱疮可能有效的其他疗法，有磺胺吡啶、米诺环素及四环素与烟酰胺的联合用药、局部外用他克莫司、局部或系统用环孢素、沙利度胺和结膜下注射丝裂霉素。最新的研究提示 IVIg[66] 或甲氨蝶呤或 TNF-α 抑制剂如依那西普或利妥昔单抗有助于控制进展性的眼部病变[65, 67-68]。

对累及眼、喉、食管或生殖器的严重瘢痕形成，必要时需手术治疗。当然，手术应当在药物完全控制了病情（静止期）后进行。对眼部病变，外科的干预措施包括角膜移植、同种异体的睑板移植、羊膜移植和睑缝合术。

## 获得性大疱表皮松解症

**同义名：** ■ 获得性大疱表皮松解症（acquired epidermolysis bullosa）■ 真皮松解性类天疱疮（dermolytic pemphigoid）

### 要点

- 获得性大疱表皮松解症是一种罕见的获得性表皮下大疱病，与针对真皮－表皮连接的锚丝主要成分——Ⅶ胶原的自身免疫有关。
- 患者或表现为机械性大疱病，与营养不良性大疱性表皮松解症相似，或临床表现与 BP、Brunsting-Perry 类天疱疮、偶与黏膜类天疱疮难以区分。
- 诊断依赖免疫病理学检查，特别是免疫荧光、免疫化学法和免疫电子显微镜检查。
- 本病常为慢性病程，对系统服用皮质激素治疗抵抗程度高于 BP。

### 引言

获得性大疱表皮松解症（EBA）是一种罕见的获得性表皮下大疱病，与针对真皮－表皮连接的锚丝主要成分Ⅶ型胶原的自身免疫有关。患者或表现为机械性大疱病，与营养不良性大疱表皮松解症的特点极其相似；或临床表现与 BP、Brunsting-Perry 类天疱疮、黏膜类天疱疮的临床特点难以区分。

### 历史

Elliot 在 1895 年描述了第一例获得性大疱病，其临床特点与遗传性营养不良性大疱性表皮松解症相似。20 世纪 70 年代初，在皮肤免疫病理学时代之前，Roenigk 及其同事提出了 EBA 临床标准。几年后，免疫荧光显微镜的研究发现 EBA 患者有与 BP 患者相似抗 BMZ 的抗体。在 20 世纪 80 年代初，免疫电子显微镜的研究证明 EBA 患者的 IgG 沉积在致密板下区，从而将 EBA 与 BP 区分开。到了 20 世纪 90 年代，通过复杂的免疫病理学技术，显示 EBA 的自身抗体与锚丝的主要成分Ⅶ型胶原结合。

### 流行病学

在儿童和成人中都有 EBA 的发病报道，可发生在任何年龄，是西欧最罕见的表皮下水疱病之一，估计年发病率约为 0.25/ 百万人群[48]。在亚洲（如韩国）人群和非洲裔美国人群中更常见。

### 发病机制

有许多临床、病理、免疫学研究支持针对Ⅶ型胶原的自身抗体在发病过程中所发挥的作用[69]。患者有与组织结合和循环的针对Ⅶ型胶原的自身抗体，此抗体是锚丝的主要成分（见图 28.3A）。此外，在 EBA

患者中，抗Ⅶ型胶原抗体的滴度与疾病活动平行，母亲患有 EBA 的新生儿可出现水疱。

Ⅶ型胶原为定位于致密板和致密板下带锚丝的主要成分。Ⅶ型胶原由三个相同的 α 链构成，每个 α 链由一个中心为 145 kDa 胶原性三螺旋段、两侧分别为大的 145 kDa 非胶原性的 N 末端域（NC1）和短的 30 kDa C 末端域（NC2）。EBA 自身抗体靶向免疫显性的表位在Ⅶ型胶原的 NC1 域内。然而，偶尔可观察到对中心胶原域或 NC2 域的反应性。目前还不清楚与分子特定抗原区的结合活性是否与不同的临床类型相关（见下文）。

在体外，EBA 的自身抗体，与补体系统和中性白细胞弹性蛋白酶和明胶酶 B 一起能够介导白细胞浸润和真皮-表皮分离。此外，小鼠被动转移或主动免疫研究显示针对Ⅶ型胶原的抗体能引起真皮-表皮分离等，而发挥致病作用[70]。

EBA 的自身抗体可能通过干扰Ⅶ型胶原分子联合组装成锚丝，和（或）通过严重影响Ⅶ型胶原和其他基质蛋白如层粘连蛋白 332、纤维连接蛋白或Ⅳ型胶原间的相互作用，而发挥致病作用。

与其他自身免疫性大疱病一样，某些 HLA Ⅱ等位基因在 EBA 中更为普遍。在一项韩国人的研究中，发现 DRB1*13 等位基因出现的频度高，而在高加索人和非裔美国人中，已报告 EBA 与 DRB1*1501 和 DR5 有相关性。特定 HLA 等位基因的表达对 EBA 的易感性有重要的影响。各型营养不良型大疱性表皮松解症患者均缺乏Ⅶ型胶原的表达，从患者皮肤脆弱易破和真皮-表皮分离明确表明了Ⅶ型胶原在维持表皮 BMZ 完整性中的重要性。

## 临床特征

EBA 常发生在成人，虽然儿童病例也有报道。临床表现多样，可类似其他大疱性疾病。EBA 的经典表现为一种非炎症性机械性大疱病，特点为肢端大疱，愈合留有萎缩性瘢痕、粟丘疹，色素沉着或色素减退[69]。发生在非炎性皮肤或瘢痕上的大疱和后继的糜烂面可以是严重的，有时是出血性的。皮损常局限于易受创伤的部位，特别是肘、膝伸侧和手背（图 30.18）、足部和足趾。肢端皮损可以是残毁性的，导致手指的“连指”畸形、并指症、甲萎缩和完全的甲缺失。约 20% 患者头皮受累。有皮损泛发、非愈合性糜烂、伴瘢痕性脱发的个例报道。

此外，还存在其他的临床变型，发病率可能高于机械性大疱型[71]。一种为“炎性”大疱性类天疱疮样表现，它是 EBA 中最常见的一种类型[72]。表现为广泛的红斑基础上水疱和大疱，可累及全身各部位的皮肤甚至口腔，愈合后没有粟丘疹和萎缩性瘢痕（图 30.19）。

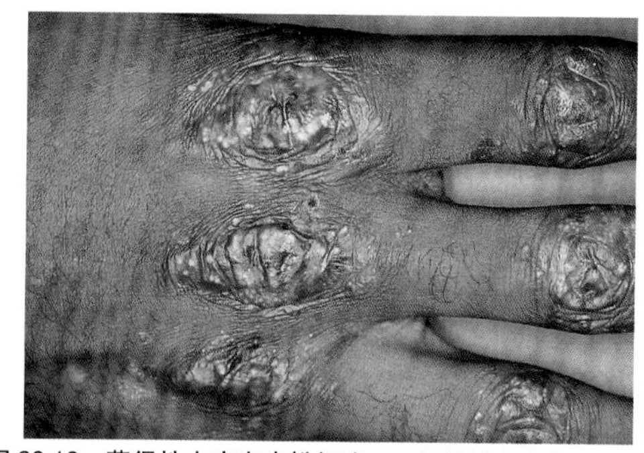

**图 30.18 获得性大疱表皮松解症——机械性大疱表现。**粟丘疹和瘢痕好发于关节易受外伤处，伴皮肤脆性增加。与营养不良型大疱表皮松解症的表现相似

其他型别的 EBA 较为罕见，包括黏膜类天疱疮样表现，伴瘢痕性脱发的 Brunsting-Perry 类天疱疮及线状 IgA 大疱性皮病表现[71]。需要指出的是：病程中，临床特点可以从一种变型转变成另一种，或炎性和非炎性特点共存的混合病变。

黏膜受累不仅可发生在黏膜类天疱疮样型的患者中，在高达 50% 的机械性大疱病及 BP 样表现的患者中也可发生[71]。在口腔、咽部和食管可见到糜烂和完整的水疱（图 30.20），可导致吞咽困难和喉头狭窄。口腔受累和失明在黏膜类天疱疮样表现的患者中有过报道。最后，儿童期 EBA 的特点与儿童 BP 和线状 IgA 大疱性皮病的特点有很多重叠之处。

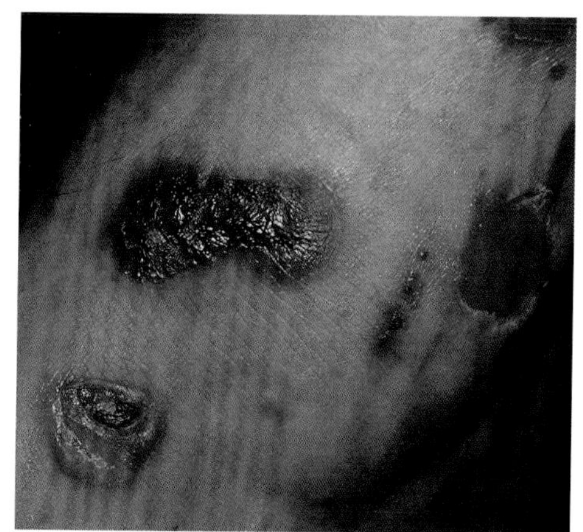

**图 30.19 获得性大疱表皮松解症——炎性大疱性类天疱疮样表现。**大疱和糜烂性损害，发生在多发性骨髓瘤的患者

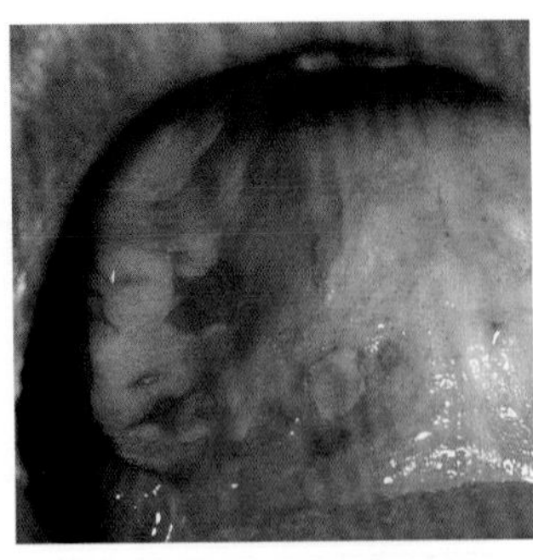

**图 30.20 获得性大疱表皮松解症——口腔黏膜受累**。上颚多片糜烂，与黏膜（瘢痕性）类天疱疮相似（Courtesy，C Prost，MD.）

在个别病例报道中，EBA 可与一些系统性疾病伴发，包括炎性肠病、骨髓瘤、系统性红斑狼疮、类风湿关节炎、甲状腺炎和糖尿病。其中，炎性肠病特别是克罗恩病，是最频繁相关的疾病。

## 诊断和鉴别诊断

### 光学显微镜和电子显微镜

光镜下，大疱的活检标本示不伴棘层松解的表皮下裂隙。在 BP 样或黏膜类天疱疮样 EBA 的变型中，真皮内有数量不等炎症细胞的浸润，包括中性粒细胞、嗜酸性粒细胞或淋巴细胞。在机械性大疱、非炎性皮损中，炎症细胞浸润很少甚至缺如。

新鲜水疱的电子显微镜研究显示：表皮-真皮的裂隙发生在致密板下带。此外，可见锚丝数目减少。然而，有些病例是透明板内的分离，反映了在 BMZ 最小抵抗部位表皮下水疱的形成。因此，裂隙的平面不总是区别 EBA 和其他表皮下疱病一个可信的标准。

### 直接免疫荧光显微镜

病损周围皮肤的直接 IF 显微镜检查显示：IgG 沉积以连续、略微宽的线状模式沿表皮基底膜带分布。线状沉积的 C3、IgA 或 IgM 少见。在病损周围皮肤的盐裂切片中，免疫沉积物常沉积在裂隙的真皮侧。对表皮 BMZ 的线状荧光模式（u- 锯齿状模式）的进一步分析对区分 EBA 与其他自身免疫性大疱病是有帮助的[27]。最后，通过共聚焦激光扫描显微镜，FOAM 技术（见上文），可以较电镜更简单价廉的方式，定位 EBA 的免疫沉积物在致密板下。

### 间接免疫荧光显微镜

采用间接 IF，大约半数 EBA 患者循环中可检测到抗 BMZ 的抗体。这些抗体主要由 IgG 类构成，但循环中 IgA 的自身抗体也有报道。以盐裂皮肤为底物作间接 IF，循环抗体结合在裂隙的真皮侧[73]。此外，尽管很少用，但检测患者血清与缺乏特定基底膜分子（如 BP180、Ⅶ型胶原、层粘连蛋白 332）或重组 NC1 结构域的Ⅶ型胶原转染的 HEK 细胞的一系列皮肤底物样本反应，对确定循环自身抗体的靶向抗原是很有帮助的。

### 免疫电子显微镜

若患者循环中没有自身抗体，因而间接免疫荧光检查、免疫印迹或 ELISA 呈阴性结果时，免疫电镜 EBA 便成了诊断的“金标准”（见下文）。通过免疫金技术，可以得到更精确的定位，EBA 自身抗体特异地与锚丝和其始发和终止位置的致密板结合（见图 28.3A）。

### 其他免疫化学研究，包括 ELISA

以皮肤提取物为底物行免疫印迹研究，EBA 患者循环自身抗体能结合 290 kDa 的Ⅶ型胶原，少数情况下结合 145 kDa 的Ⅶ型胶原 NC1 N 末端部分[74]。现在可以使用两种 ELISAs，利用Ⅶ型胶原的重组 NC1 结构域或重组 NCI 和 NC2 结构域的组合[76-78]；这些测定具有高特异性（> 96%），但其敏感性与应用盐裂皮肤的间接 IF 显微镜相差不大[78]。如前所述，通过 ELISA 测定，胶原蛋白Ⅶ特异性抗体水平与疾病严重程度相关。

### 鉴别诊断

EBA 应与遗传性营养不良性大疱性表皮松解症、BP、黏膜类天疱疮、迟发性皮肤卟啉病、假卟啉病或卟啉病的罕见变型（如变异性卟啉病）作鉴别。临床上，EBA 的机械大疱型与轻微的显性营养不良性大疱表皮松解症最为相近，但 EBA 无家族发病史、起病晚和直接免疫荧光阳性可以鉴别。双手背受累可类似迟发性皮肤卟啉病，但后者可以通过卟啉的检测很容易排除。临床上，EBA 的炎症类型与 BP、抗层粘连蛋白 γ1 类天疱疮或黏膜类天疱疮（包括 Brunsting-Perry 类天疱疮）难以区分。这些情况可以通过区分 n 型或 u 型锯齿状模式的 DIF、FOAM 技术、以盐裂皮肤为底物的间接免疫荧光、以表皮和真皮提取物的免疫印迹和直接免疫电镜研究进行鉴别。

大疱性系统性红斑狼疮常表现为暂时的、泛发的炎症性表皮下大疱（见第 41 章），在少数情况下，发生伴有粟丘疹和瘢痕的机械性大疱性皮损[69]。这些病例中，许多患者能检出与Ⅶ型胶原结合的循环自身抗体。尽管大疱性系统性红斑狼疮和 EBA 有许多免疫病理学的共同点，但临床和组织学上有明显的不同点。此外，成人 EBA 对治疗的反应性差，而大疱性系统性红斑狼疮患者常在服用氨苯砜、硫唑嘌呤后有明显的改善[78]。

## 治疗

EBA 治疗困难，通常不能令人满意。因为本病罕见，多数关于治疗的资料是基于散发报道[65, 69, 71]。系统用皮质激素和免疫抑制剂，如硫唑嘌呤、甲氨蝶呤、环磷酰胺、利妥昔单抗有助于控制 EBA 的 BP 样变型。秋水仙碱、氨苯砜、金或环孢素也有报道有些疗效。在严重 EBA 患者对传统的免疫抑制治疗抵抗时，IVIg 可能是有效的。在治疗儿童 EBA 中，一些作者推荐联合服用氨苯砜和泼尼松龙。

（周生儒　邹雅茹译　潘　萌校　郑　捷审）

# 参考文献


1. Lever WF. Pemphigus. Medicine (Baltimore) 1953;32:1–123.
2. Jordon RE, Beutner EH, Witebsky E, et al. Basement zone antibodies in bullous pemphigoid. JAMA 1967;200:751–6.
3. Giudice GJ, Emery DJ, Diaz LA. Cloning and primary structural analysis of the bullous pemphigoid autoantigen BP180. J Invest Dermatol 1992;99: 243–50.
4. Stanley JR, Tanaka T, Mueller S, et al. Isolation of complementary DNA for bullous pemphigoid antigen by use of patients' autoantibodies. J Clin Invest 1988;82:1864–70.
5. Liu Z, Li N, Diaz LA, et al. Synergy between a plasminogen cascade and MMP-9 in autoimmune disease. J Clin Invest 2005;115:879–87.
6. Joly P, Baricault S, Sparsa A, et al. Incidence and mortality of bullous pemphigoid in France. J Invest Dermatol 2012;132:1998–2004.
7. Delgado JC, Turbay D, Yunis EJ, et al. A common major histocompatibility complex class II allele HLA-DQB1*0301 is present in clinical variants of pemphigoid. Proc Natl Acad Sci USA 1996;93:8569–71.
8. Zillikens D, Rose PA, Balding SD, et al. Tight clustering of extracellular BP180 epitopes recognized by bullous pemphigoid autoantibodies. J Invest Dermatol 1997;109:573–9.
9. Di Zenzo G, Thoma-Uszynski S, Fontao L, et al. Multicenter prospective study of the humoral autoimmune response in bullous pemphigoid. Clin Immunol 2008;128:415–26.
10. Di Zenzo G, Thoma-Uszynski S, Calabresi V, et al. Demonstration of epitope-spreading phenomena in bullous pemphigoid: results of a prospective multicenter study. J Invest Dermatol 2011;131:2271–80.
11. Thoma-Uszynski S, Uter W, Schwietzke S, et al. Autoreactive T and B cells from bullous pemphigoid (BP) patients recognize epitopes clustered in distinct regions of BP180 and BP230. J Immunol 2006;176:2015–23.
12. Le Jan S, Plée J, Vallerand D, et al. Innate immune cell-produced IL-17 sustains inflammation in bullous pemphigoid. J Invest Dermatol 2014;134:2908–17.
13. Lin L, Betsuyaku T, Heimbach L, et al. Neutrophil elastase cleaves the murine hemidesmosomal protein BP180/type XVII collagen and generates degradation products that modulate experimental bullous pemphigoid. Matrix Biol 2012;31:38–44.
14. Schulze FS, Beckmann T, Nimmerjahn F, et al. Fcγ receptors III and IV mediate tissue destruction in a novel adult mouse model of bullous pemphigoid. Am J Pathol 2014;184:2185–96.
15. Zone JJ, Taylor T, Hull C, et al. IgE basement membrane zone antibodies induce eosinophil infiltration and histological blisters in engrafted human skin on SCID mice. J Invest Dermatol 2007;127:1167–74.
16. Schmidt E, Reimer S, Kruse N, et al. Autoantibodies to BP180 associated with bullous pemphigoid release interleukin-6 and interleukin-8 from cultured human keratinocytes. J Invest Dermatol 2000;115:842–8.
17. Iwata H, Kamio N, Aoyama Y, et al. IgG from patients with bullous pemphigoid depletes cultured keratinocytes of the 180-kDa bullous pemphigoid antigen (type XVII collagen) and weakens cell attachment. J Invest Dermatol 2009;129:919–26.
18. Nishie W, Sawamura D, Goto M, et al. Humanization of autoantigen. Nat Med 2007;13:378–83.
19. Kiss M, Husz S, Janossy T, et al. Experimental bullous pemphigoid generated in mice with an antigenic epitope of the human hemidesmosomal protein BP230. J Autoimmun 2005;24:1–10.
20. Di Zenzo G, Della Torre R, Zambruno G, Borradori L. Bullous pemphigoid: from the clinic to the bench. Clin Dermatol 2012;30:3–16.
21. Murrell DF, Daniel BS, Joly P, et al. Definitions and outcome measures for bullous pemphigoid: recommendations by an international panel of experts. J Am Acad Dermatol 2012;66:479–85.
22. Ong E, Goldacre R, Hoang U, et al. Associations between bullous pemphigoid and primary malignant cancers: an English national record linkage study, 1999–2011. Arch Dermatol Res 2014;306:75–80.
23. Taylor G, Venning V, Wojnarowska F, et al. Bullous pemphigoid and autoimmunity. J Am Acad Dermatol 1993;29:181–4.
24. Langan SM, Groves RW, West J. The relationship between neurological disease and bullous pemphigoid: a population-based case-control study. J Invest Dermatol 2011;131:631–6.
25. Lloyd-Lavery A, Chi CC, Wojnarowska F, Taghipour K. The associations between bullous pemphigoid and drug use: a UK case-control study. JAMA Dermatol 2013;149:58–62.
26. Stavropoulos PG, Soura E, Antoniou C. Drug-induced pemphigoid: a review of the literature. J Eur Acad Dermatol Venereol 2014;28:1133–40.
27. Terra JB, Meijer JM, Jonkman MF, Diercks GFH. The n- vs. u-serration is a learnable criterion to differentiate pemphigoid from epidermolysis bullosa acquisita in direct immunofluorescence serration pattern analysis. Br J Dermatol 2013;169:100–5.
28. De Jong MC, Bruins S, Heeres K, et al. Bullous pemphigoid and epidermolysis bullosa acquisita. Differentiation by fluorescence overlay antigen mapping. Arch Dermatol 1996;132:151–7.
29. Kelly SE, Wojnarowska F. The use of chemically split tissue in the detection of circulating anti-basement membrane zone antibodies in bullous pemphigoid and cicatricial pemphigoid. Br J Dermatol 1988;118: 31–40.
30. Charneux J, Lorin J, Vitry F, et al. Usefulness of BP230 and BP180-NC16a enzyme-linked immunosorbent assays in the initial diagnosis of bullous pemphigoid: a retrospective study of 138 patients. Arch Dermatol 2011;147:286–91.
31. van Beek N, Rentzsch K, Probst C, et al. Serological diagnosis of autoimmune bullous skin diseases: prospective comparison of the BIOCHIP mosaic-based indirect immunofluorescence technique with the conventional multi-step single test strategy. Orphanet J Rare Dis 2012;7:49.
32. Joly P, Courville P, Lok C, et al. Clinical criteria for the diagnosis of bullous pemphigoid: a reevaluation according to immunoblot analysis of patient sera. Dermatology 2004;208:16–20.
33. Danichi T, Kurono S, Ohyama B, et al. Anti-laminin gamma-1 pemphigoid. Proc Natl Acad Sci USA 2009;106:2800–5.
34. Fichel F, Barbe C, Joly P, et al. Clinical and immunologic factors associated with bullous pemphigoid relapse during the first year of treatment: a multicenter, prospective study. JAMA Dermatol 2014;150: 25–33.
35. Joly P, Benichou J, Lok C, et al. Prediction of survival for patients with bullous pemphigoid: a prospective study. Arch Dermatol 2005;141:691–8.
36. Roujeau JC, Guillaume JC, Morel P, et al. Plasma exchange in bullous pemphigoid. Lancet 1984;2:486–8.
37. Morel P, Guillaume JC. Treatment of bullous pemphigoid with prednisolone only: 0.75 mg/kg/day versus 1.25 mg/kg/day. A multicenter randomized study. Ann Dermatol Venereol 1984;111:925–8.
38. Guillot B, Donadio D, Guilhou JJ, et al. Long term plasma exchange therapy in bullous pemphigoid. Acta Derm Venereol 1986;66:73–5.
39. Dreno B, Sassolas B, Lacour P, et al. Methylprednisolone versus prednisolone methylsulfobenzoate in pemphigoid: a comparative multicenter study. Ann Dermatol Venereol 1993;120:518–21.
40. Guillaume JC, Vaillant L, Bernard P, et al. Controlled trial of azathioprine and plasma exchange in addition to prednisolone in the treatment of bullous pemphigoid. Arch Dermatol 1993;129:49–53.
41. Fivenson DP, Breneman DL, Rosen GB, et al. Nicotinamide and tetracycline therapy of bullous pemphigoid. Arch Dermatol 1994;130:753–8.
42. Joly P, Roujeau JC, Benichou J, et al. A comparison of oral and topical corticosteroids in patients with bullous pemphigoid. N Engl J Med 2002;346:321–7.
43. Beissert S, Werfel T, Frieling U, et al. A comparison of oral methylprednisolone plus azathioprine or mycophenolate mofetil for the treatment of bullous pemphigoid. Arch Dermatol 2007;143:1536–42.
44. Joly P, Roujeau JC, Benichou J, et al. A comparison of two regimens of topical corticosteroids in the treatment of patients with bullous pemphigoid: a multicenter randomized study. J Invest Dermatol 2009;129:1681–7.
45. Hall RP 3rd, Streilein RD, Hannah DL, et al. Association of serum B-cell activating factor level and proportion of memory and transitional B cells with clinical response after rituximab treatment of bullous pemphigoid patients. J Invest Dermatol 2013;133:2786–8.
46. Yu KK, Crew AB, Messingham KA, et al. Omalizumab therapy for bullous pemphigoid. J Am Acad Dermatol 2014;71:468–74.

46a. Williams HC, Wojnarowska F, Kirtschig G, et al. Doxycycline versus prednisolone as an initial treatment strategy for bullous pemphigoid: a pragmatic, non-inferiority, randomised controlled trial. Lancet 2017;389(10079):1630–8.

47. Chan LS, Ahmed AR, Anhalt GJ, et al. The first international consensus on mucous membrane pemphigoid: definition, diagnostic criteria, pathogenic factors, medical treatment, and prognostic indicators. Arch Dermatol 2002;138:370–9.
48. Bernard P, Vaillant L, Labeille B, et al. Incidence and distribution of subepidermal autoimmune bullous skin diseases in three French regions. Bullous Diseases French Study Group. Arch Dermatol 1995;131:48–52.
49. Yunis JJ, Mobini N, Yunis EJ, et al. Common major histocompatibility complex class II markers in clinical variants of cicatricial pemphigoid. Proc Natl Acad Sci USA 1994;91:7747–51.
50. Egan CA, Lazarova Z, Darling TN, et al. Anti-epiligrin cicatricial pemphigoid and relative risk for cancer. Lancet 2001;357:1850–1.
51. Bedane C, McMillan J, Balding S, et al. Bullous pemphigoid and cicatricial pemphigoid autoantibodies react with ultrastructurally separable epitopes on the BP180 ectodomain: evidence that BP180 spans the lamina lucida. J Invest Dermatol 1997;108:901–7.
52. Razzaque MS, Foster CS, Ahmed AR. Role of collagen-binding heat shock protein 47 and transforming growth factor-beta1 in conjunctival scarring in ocular cicatricial pemphigoid. Invest Ophthalmol Vis Sci 2003;44:1616–21.
53. Egan CA, Lazarova Z, Darling TN, et al. Anti-epiligrin cicatricial pemphigoid: clinical findings, immunopathogenesis, and significant associations. Medicine (Baltimore) 2003;82:177–86.
54. Bernard P, Antonicelli F, Bedane C, et al. Prevalence and clinical significance of anti-laminin 332 autoantibodies detected by a novel enzyme-linked immunosorbent assay in mucous membrane pemphigoid. JAMA Dermatol 2013;149:533–40.
55. Lazarova Z, Hsu R, Yee C, Yancey KB. Human anti-laminin 5 autoantibodies induce subepidermal blisters in an experimental human skin graft model. J Invest Dermatol 2000;114:178–84.

56. Rashid KA, Foster CS, Ahmed AR. Identification of epitopes within integrin $\beta_4$ of auto-antibodies in ocular cicatricial and mucous membrane pemphigoid: preliminary report. Invest Opthtalmol Vis Sci 2013;54:7707–16.
57. Fleming TE, Korman NJ. Cicatricial pemphigoid. J Am Acad Dermatol 2000;43:571–91.
58. Alexandre M, Brette M-D, Pascal F, et al. A prospective study of upper aerodigestive tract manifestations of mucous membrane pemphigoid. Medicine (Baltimore) 2006;85:239–52.
59. Foster CS. Cicatricial pemphigoid. Trans Am Ophthalmol Soc 1986;84:527–63.
60. Setterfield J, Shirlaw PJ, Kerr-Muir M, et al. Mucous membrane pemphigoid: a dual circulating antibody response with IgG and IgA signifies a more severe and persistent disease. Br J Dermatol 1998;138:602–10.
61. Vodegel RM, de Jong MC, Pas HH, et al. Anti-epiligrin cicatricial pemphigoid and epidermolysis bullosa acquisita: differentiation by use of indirect immunofluorescence microscopy. J Am Acad Dermatol 2003;48:542–7.
62. Murakami H, Nishioka S, Setterfield J, et al. Analysis of antigens targeted by circulating IgG and IgA autoantibodies in 50 patients with cicatricial pemphigoid. J Dermatol Sci 1998;17:39–44.
63. Yeh SW, Usman AQ, Ahmed AR. Profile of autoantibody to basement membrane zone proteins in patients with mucous membrane pemphigoid: long-term follow-up and influence of therapy. Clin Immunol 2004;112:268–72.
64. Lazarova Z, Salato VK, Lanschuetzer CM, et al. IgG anti-laminin-332 autoantibodies are present in a subset of patients with mucous membrane, but not bullous, pemphigoid. J Am Acad Dermatol 2008;58:951–8.
65. Kirtschig G, Murrell DF, Wojnarowska F, et al. Interventions for mucous membrane pemphigoid and epidermolysis bullosa acquisita. Cochrane Database Syst Rev 2003;(1):CD004056.
66. Letko E, Miserocchi E, Daoud YJ, et al. A nonrandomized comparison of the clinical outcome of ocular involvement in patients with mucous membrane (cicatricial) pemphigoid between conventional immunosuppressive and intravenous immunoglobulin therapies. Clin Immunol 2004;111:303–10.
67. Canizares MJ, Smith DI, Conners MS, et al. Successful treatment of mucous membrane pemphigoid with etanercept in 3 patients. Arch Dermatol 2006;142:1457–61.
68. Le Roux-Villet C, Prost-Squarcioni C, Alexandre M, et al. Rituximab for patients with refractory mucous membrane pemphigoid. Arch Dermatol 2011;147:843–9.
69. Chen M, Kim GH, Lori Prakash BS, Woodley DT. Epidermolysis bullosa acquisita: autoimmunity to anchoring fibril collagen. Autoimmunity 2012;45:91–101.
70. Sitaru C. Experimental models of epidermolysis bullosa acquisita. Exp Dermatol 2007;16:520–31.
71. Kim JH, Kim YH, Kim SC. Epidermolysis bullosa acquisita a retrospective clinical analysis of 30 cases. Acta Derm Venereol 2011;91:307–12.
72. Briggaman RA, Gammon WR, Woodley DT. Epidermolysis bullosa acquisita of the immunopathological type (dermolytic pemphigoid). J Invest Dermatol 1985;85(Suppl. 1):79s–84s.
73. Gammon WR, Briggaman RA, Inman AO III, et al. Differentiating anti-lamina lucida and anti-sublamina densa anti-basement zone antibodies by indirect immunofluorescence on 1.0M sodium chloride-separated skin. J Invest Dermatol 1984;82:139–44.
74. Woodley D, Briggaman RA, O'Keefe E, et al. Identification of the skin basement-membrane autoantigen in epidermolysis bullosa acquisita. N Engl J Med 1984;310:1007–13.
75. Lapiere JC, Woodley DT, Parente M, et al. Epitope mapping of type VII collagen. J Clin Invest 1993;92:1831–9.
76. Chen M, Chan LS, Cai X, et al. Development of an ELISA for rapid detection of anti-type VII collagen autoantibodies in epidermolysis bullosa acquisita. J Invest Dermatol 1997;108:68–72.
77. Komorowski L, Müller R, Vorobyev A, et al. Sensitive and specific assays for routine serological diagnosis of epidermolysis bullosa acquisita. J Am Acad Dermatol 2013;68:89–95.
78. Terra JB, Jonkman MF, Diercks GF, Pas HH. Low sensitivity of type VII collagen enzyme-linked immunosorbent assay in epidermolysis bullosa acquisita: serration pattern analysis on skin biopsy is required for diagnosis. Br J Dermatol 2013;169:164–7.

# 第 31 章 疱疹样皮炎和线状 IgA 大疱性皮病

Christopher M. Hull，John J. Zone

**要点**

- 以直接免疫荧光检查，疱疹样皮炎与线状 IgA 大疱性皮病（linear IgA bullous dermatosis，LABD）的区别为前者是基底膜带 IgA 颗粒状沉积，后者为基底膜带 IgA 线状沉积。
- 疱疹样皮炎是肠病的皮肤表现，几乎所有病例皆伴发谷蛋白敏感性肠病。
- 疱疹样皮炎和肠病是遗传性疾病，与 HLA-DQ2 基因型有高度相关性。IgA 抗肌内膜抗体直接抗组织的转谷氨酰胺酶；已假设皮肤内表皮的转谷氨酰胺酶为自身抗原。
- 通过限制谷蛋白摄入，疱疹样皮炎的肠病及皮损可得到控制；疱疹样皮炎和线状 IgA 大疱性皮病以氨苯砜治疗有效。
- 在成人，线状 IgA 大疱性皮病常由药物引起。

## 疱疹样皮炎

**同义名：** ■ Duhring 病（Duhring's disease）

### 引言

疱疹样皮炎（dermatitis herpetiformis，DH）是谷蛋白敏感的一种皮肤表现，90% 以上 DH 患者有谷蛋白敏感性肠病，后者的表现可以从空肠上皮内淋巴细胞浸润到小肠全部绒毛萎缩。然而，仅 20% DH 患者有肠病（celiac disease，CD）的症状。患者的皮肤病和肠病均在限制谷蛋白饮食后得到控制，而在重新摄入时又复发。

以下四种表现应考虑 DH 的诊断：

- 肢体伸侧瘙痒性的丘疱疹或表皮剥脱的丘疹。
- 真皮乳头中性粒细胞浸润，真皮-表皮交界处水疱形成。
- 皮损周围外观正常皮肤的真皮乳头层颗粒状 IgA 沉积。
- 氨苯砜治疗对皮损有显著的效果，但对肠病无效。

DH 常持续终身，病程反复，10% 患者可自行缓解，但多数缓解与限制谷蛋白饮食相关[1]。

### 历史

1884 年美国宾州大学的 Dr. Louis Duhring 首次描述了 DH，这是第一个美国皮肤科医生首先描述的皮肤病，之后的重大发现见表 31.1。

### 流行病学

DH 最常见于北欧出生的人，在非洲裔美国人和亚洲人中少见。根据 1978 年芬兰的调查，每 10 万人有 10.4 人患病，年发病率为 1.3/10 万，平均发病年龄为 40 岁，但从 2 岁到 90 岁皆可发病。青少年和青春期前儿童少见。男女发病之比为 2 : 1（1.1 ～ 1.9）[2]。从

表 31.1 疱疹样皮炎：历史性的里程碑

| | |
|---|---|
| 1884 | 费城宾州大学 Louis Adolphus Duhring 详细描述了疱疹样皮炎 |
| 1888 | 巴黎 Jean Louis Brocq 重新命名本病为 "dermatite polymorphe prurigineuse" |
| 1890 | T Caspar Gilchrist 描述了 DH 的组织学改变，收载入 1897 年版 Duhring 皮肤医学教科书 |
| 1940 | 报道磺胺吡啶治疗 DH 有效，对磺胺吡啶治疗的临床反应成为一种诊断性测试 |
| 1950 | 荷兰儿科医生 Dicke 发现，第二次世界大战面包缺乏时 CD 患者病情好转，而当谷类食物正常供应时该病恶化 |
| 1953 | 证实二氨基二苯砜（即氨苯砜，是磺胺吡啶的母体化合物）对 DH 有效 |
| 1969 | JB van der Meer 证实 IgA 沉积于 DH 未受累皮肤的乳头层 |
| 1967 | DH 与 CD 相关 |
| 1972 | Stephen Katz 指出 DH 与 HLA-B8 抗原的联系，这强化了 CD 与 DH 的相关性 |
| 1986 | IgA 抗肌内膜抗体对 DH 和 CD 有高度特异性 |
| 1997 | DH 和 CD 有共同免疫遗传背景，且与 HLA DQ A1*0501 和 B1*02 等位基因密切相关，它们编码 HLA-DQ2 异二聚体 |
| 2003 | 证明了表皮的转谷氨酰胺酶为 DH 的自身抗原 |
| 2012 | Zone 等发现将 DH 患者血清或山羊抗人表皮转谷氨酰胺酶抗体转移到移植有人类皮肤的小鼠身上，可产生 DH 样免疫病理表现 |

1979 年到 1996 年，芬兰对 DH 家族发病作了前瞻性的研究。共确诊了 1018 名 DH 患者，其中 10.5% 患者的一级亲属中有一名或多名 DH 患者[3]。

1987 年，美国犹他州作了 DH 的流行病学调查，每 10 万人有 11.2 人患病。从 1978 年到 1987 年，年发病率为 0.98/10 万。平均发病年龄男性为 40.1 岁，女性为 36.2 岁，男女比例为 1.44∶1[4]。

## 发病机制

对 DH 发病机制的认识是根据临床和实验室的观察。关于 DH 发病机制的认识可归纳如下：

- 与遗传强烈相关的 HLA 基因型 DQ2A1*0501，B1*02（它们编码 HLA-DQ2 异二聚体），还有其他尚未辨认的非 HLA 基因。
- 几乎所有患者的小肠黏膜活检均示不同程度的谷蛋白敏感性肠病，伴有黏膜免疫系统的刺激。
- 皮肤真皮乳头层颗粒状 IgA 沉积（这是基本诊断要点，也是最终炎症发生的部位）。
- 真皮乳头层中性粒细胞浸润。
- 氨苯砜治疗后症状明显改善，摄取无机碘化物后症状恶化。

### 遗传素质

编码与 T 细胞受体相互作用分子的特异性 HLA 基因，通过对遗传易感个体中麦醇溶蛋白（gliadin）抗原的处理，提供了抗原的特异性。CD 患者有相同的 HLA 相关性。90% CD 和 DH 患者携有编码 HLA( DQ2 A1*0501，B1*02）异二聚体的基因，其余 DH 患者携有编码 DQ8（A1*03, B1*03）异二聚体的基因[5]。前面提到的与 HLA-B8、HLA-DR3 和 DR5/DR7 的相关性，反映了Ⅰ类和Ⅱ类分子与 DQ2 的连锁不平衡（linkage dysequilibrium）。然而，目前证实仅有不足 50% 具有遗传素质的 CD 和 DH 患者，是由于特异性 HLA 基因所引起。因此，目前正采用基因组研究来寻找非 HLA 的致病基因，已报道了 CD 的一个易感位点（染色体 4q27），这个位点中有编码 IL-2 和 IL-21 的基因[6]。曾有病例报告：单卵双生的双胞胎，一人患 DH，另一人患 CD，提示环境因素及遗传因素在 CD 和（或）DH 的发病中起作用[7]。

### 谷蛋白敏感性肠病

小肠活检中，超过 90% 的 DH 患者有不同程度谷蛋白敏感性肠病。谷蛋白可导致肠异常。谷蛋白存在于小麦、黑麦、大麦和这些谷类的杂种如 kamut、spelt 和 triticale 中，燕麦中无谷蛋白。麦醇溶蛋白（gliadin）为谷蛋白中可溶解于酒精的部分，认为是抗原成分。肠的病变谱可以从空肠上皮小的萎缩、淋巴细胞浸润到小肠全部绒毛萎缩。肠黏膜的病变常是斑状的，有时需多次取材才能确诊。20%DH 患者有吸收不良症状。

DH 和 CD 的发病机制见图 31.1。摄入含谷蛋白谷类后，麦醇溶蛋白为其消化后的一种产物（图 31.1A）。肠黏膜固有层吸收麦醇溶蛋白，蛋白中的谷氨酰胺残基被组织的转谷氨酰胺酶（transglutaminase，TG2）脱去酰胺基，然后，TG2 中的赖氨酸残基和麦醇溶蛋白中的谷氨酰胺共价连接。TG2 介导的脱酰胺基是其中重要的一步，因为其能优化抗原提呈作用。

脱去酰胺基的麦醇溶蛋白肽键与树突状抗原提呈细胞 HLA-DQ2 分子结合（图 31.1B），然后，在 HLA-DQ2 特异的前提下，麦醇溶蛋白抗原提呈给致敏辅助 T 细胞。这些辅助 T 细胞可刺激 B 细胞，并分化成浆细胞，产生的 IgA 抗体与多种抗原结合，包括麦醇溶蛋白、交联到 TG2 的麦醇溶蛋白、TG2 和表皮的转谷氨酰胺酶（TG3）。此外，刺激的天然杀伤淋巴细胞可导致肠黏膜的隐窝增生和绒毛萎缩。值得注意的是，IgA 型的抗 TG2 自身抗体已成为 CD 血清学标记物。

在长期接触麦醇溶蛋白的过程中，表位扩展被认为是患者产生 IgA 型抗 TG3 自身抗体的原因。患者体内已存在 IgA 型抗 TG2 抗体，它们能产生 IgA 型抗 TG3 抗体，然后引发 DH（见图 31.1）。表位扩展理论为 DH 发病晚于 CD 提供了一种合理的解释，并且解释了为什么 CD 患者的肠病表现比 DH 更重。IgA 抗体的产生被认为需要更多的时间和持续的抗原暴露，并且其更容易在病情较轻、胃肠道受累少的患者体内出现。观察发现，大多数 DH 患者体内存在 IgA 型抗 TG2 自身抗体，并且，在 CD 患者中，IgA 型抗 TG3 自身抗体在成人体内出现的概率要高于儿童。

这一过程亦活化了循环的中性粒细胞（图 31.1C）。抗表皮转谷氨酰胺酶 IgA 抗体沉积于真皮乳头，导致了活化的中性粒细胞从循环中到真皮乳头浸润（图 31.1D）。中性粒细胞脱颗粒释放的蛋白酶破坏透明板，从而产生表皮下水疱。

限制谷蛋白的饮食可缓解皮肤及肠道疾患，而重新恢复正常饮食则可导致疾病的复发，那么这一现象清楚地表明谷蛋白饮食是皮损发病机制的核心所在。除此之外，HLA Ⅱ类抗原扮演了谷蛋白能够接近炎症细胞和启动自身免疫过程的闸门[8-9]。

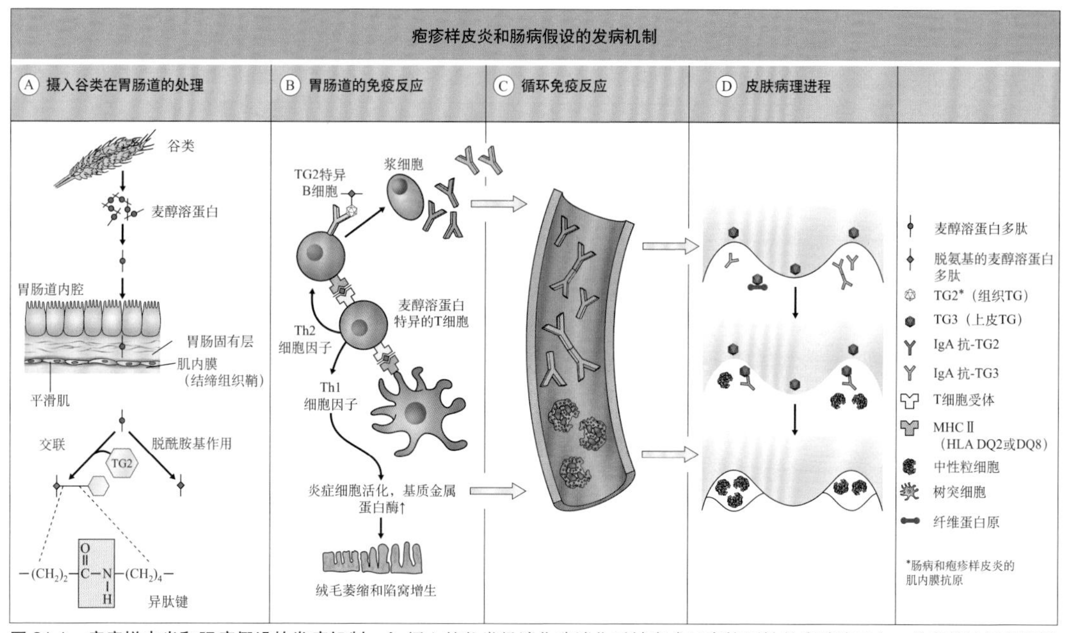


**图 31.1　疱疹样皮炎和肠病假设的发病机制**。A. 摄入的谷类经消化酶消化后转变成具有抗原性的麦醇溶蛋白，并完整地通过肠黏膜上皮。黏膜固有层内，经组织的转谷氨酰胺酶（TG2）：①麦醇溶蛋白脱谷氨酰胺残基成为谷氨酸；② TG2 中的赖氨酸残基和麦醇溶蛋白中的谷氨酰胺通过异构肽键共价连接。B. 在黏膜固有层，CD4$^{+}$ T 细胞识别具有 HLA-DQ2 分子或 DQ8 分子的抗原提呈细胞上的去酰胺基麦醇溶蛋白，产生了 Th1 细胞因子和金属蛋白酶，导致黏膜上皮细胞损害和组织改变。此外，TG2 特异的 B 细胞吸收 TG2- 麦醇溶蛋白复合物，并使麦醇溶蛋白与麦醇溶蛋白特异 Th 细胞结合，刺激 B 细胞产生抗 TG2 的 IgA。C. 循环中抗 TG2 的 IgA 与表皮中转谷氨酰胺酶（TG3）交叉反应，形成免疫复合物。D. IgA-TG3 免疫复合物沉积于真皮乳头，导致中性粒细胞趋化（形成中性粒细胞脓疡），透明板蛋白水解裂解，表皮下疱形成

## 循环抗体

2002 年，首次提出 DH 和 CD 之间血清学的不同，确定表皮的转谷氨酰胺酶为 DH 的自身抗原[10]。还有研究发现循环抗转谷氨酰胺酶抗体不仅在 DH 患者体内升高，而且可用于检测对无谷胶蛋白饮食的反应[11-12]。表皮转谷氨酰胺酶还发现与 IgA 共同存在于 DH 患者真皮乳头，并且在局部具有酶活性（见图 31.5B）[10, 13-14]。身体的多个组织均表达表皮转谷氨酰胺酶（TG3），包含表皮在内。当 IgA 型抗体到达真皮时，可与转谷氨酰胺酶结合，后弥散入真皮。换言之，IgA/TG3 免疫复合物在局部真皮乳头层形成（见图 31.1D）

当羊抗人 TG3 IgG 抗体被被动转运至移植有人类皮肤的 SCID 鼠时，免疫复合物可在真皮乳头层检测到。DH 患者血清可引起相似的颗粒性 IgA 和 TG3 表皮沉积[15]。在 DH 皮肤中，IgA 与 TG3 结合的沉积物是有活性的，因此，TG3 可能在 IgA 的共价结合中起着重要作用。酶活性强的 TG3 也可结合至可溶性纤维原，随后其降解可能发挥着重要的致病作用[14]。

## 颗粒状 IgA 沉积

颗粒状 IgA 在真皮乳头沉积为 DH 的主要特征（见图 31.5 A）。沉积物由针对 TG3 抗原的 IGA1 抗体组成。以猴食管为底物的间接免疫荧光检查发现有针对肌内膜抗原（组织转谷氨酰胺酶）的 IgA 抗体，这些抗体与谷蛋白肠病敏感程度相关。IgA 型抗 TG2 与皮肤内 IgA 的沉积无关。

## 碘化物与氨苯砜

患者系统摄入碘化物或正常表现的皮肤抹碘化物均可明显加重病情，同时，组织病理出现与 DH 相同的损害[16]。即使在正常受试者，外用碘化物可导致中性粒细胞脓疱。虽然未被证明，但这一现象提示碘化物可以导致中性粒细胞的浸润。

在体外，氨苯砜可影响中性粒细胞的趋化作用及中性粒细胞对 IgA 的黏附[17]。虽然氨苯砜治疗 DH 的完整机制尚未明确，但很可能是阻断中性粒细胞介导的炎症过程。

## 相关疾病与恶性肿瘤

DH 与甲状腺疾病存在明显关联，特别是桥本甲状腺炎。一项研究表明，50 名 DH 患者中，有 26 名存在某种甲状腺疾患[18]。虽然 DH 与甲状腺疾病间在发病机制上的关系尚未明确，但它们都是自身免疫疾病[18]。DH 患者中，肠病相关 T 细胞淋巴瘤的发生率增加，因此应加强监测。此外，坚持无谷蛋白饮食可抑制淋巴瘤在 DH 患者中发生，这更加支持 DH 患者应终身无谷蛋白饮食的建议。其他与 DH 和 CD 相关的自身免疫疾病见表 31.2。

| 表 31.2　与疱疹样皮炎相关的自身免疫病 | |
|---|---|
| **常见** | |
| • 自身免疫性甲状腺病（桥本甲状腺炎）<br>• 胰岛素依赖型糖尿病 | |
| **少见** | |
| • 恶性贫血 | |
| **罕见** | |
| • 艾迪生病（Addison disease）<br>• 自身免疫性慢性活动性肝炎<br>• 斑秃<br>• 重症肌无力<br>• 结节病 | • 硬皮病<br>• Sjögren 综合征<br>• 系统性红斑狼疮<br>• 白癜风 |

## 临床特征

DH 皮损对称分布，好发于肘部、前臂伸侧、背部、臀部和膝部（图 31.2 和 31.3），偶可单独侵及头皮。原发损害呈多形性，可有风团样斑块、丘疹和水疱。特征改变为红斑基础上成群或疱疹样的丘疹水疱。自觉剧烈瘙痒，伴有烧灼感和刺痛感，导致抓痕和结痂。即使只有血痂，根据皮损分布也应考虑到 DH。偶有面部受累，仅有黄斑病变和肢端出血性斑疹。

## 病理学

组织学检查，最好取材小且完整的水疱，若无水疱，则取红斑性皮损。红斑可显示真皮乳头水肿和中性粒细胞浸润，伴浅层血管周围淋巴细胞浸润。真皮

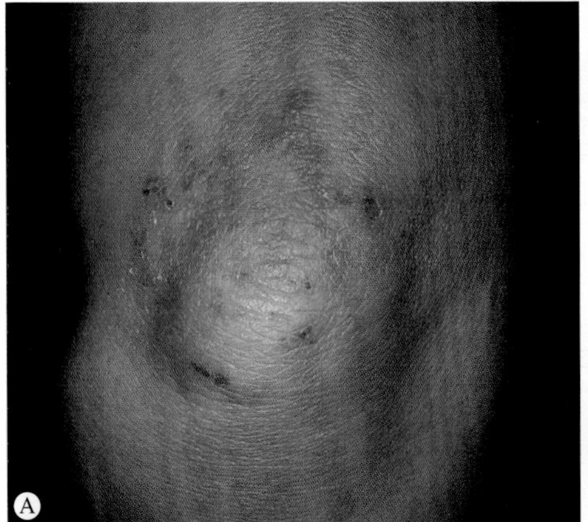

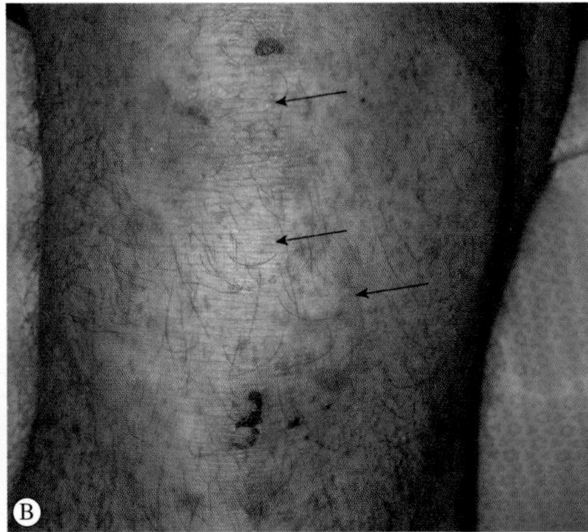

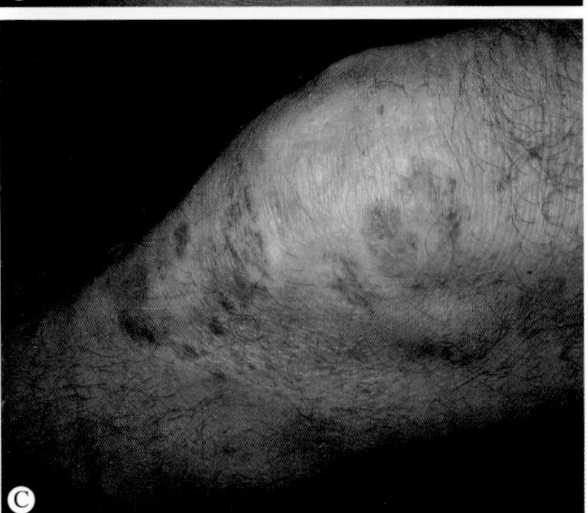

图 31.2　**疱疹样皮炎**。A. 肘部红斑上丘疱疹和糜烂，伴有血痂。B. 膝部多个风团样红斑，及少量糜烂和完整的小水疱（箭头和圆圈）。C. 膝部群集的水疱和丘疹，伴有血痂（C，Courtesy，Thomas Horn，MD.）

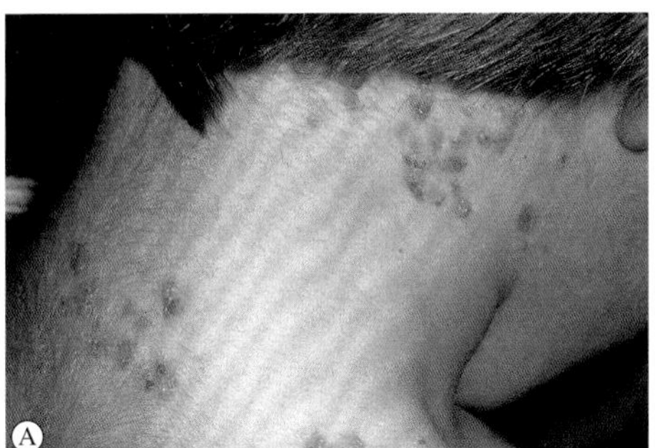

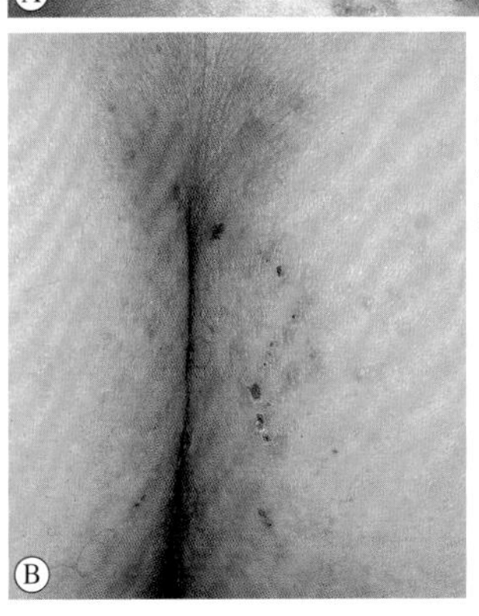

图 31.3 疱疹样皮炎。A. 颈部和头皮群集的丘疱疹。B. 臀部瘙痒性红斑，部分伴有血痂（B，Courtesy，Louis A Fragola，Jr，MD.）

乳头中性粒细胞浸润，若取材自完整的水疱，则可见含大量中性粒细胞的表皮下水疱（图 31.4）。

DH 患者的 IgA 不是均匀分布在皮肤中，IgA 较多沉积于活动皮损周围。直接免疫荧光（DIF）检查最佳的取材部位为毗邻皮损、外观正常的皮肤。由于浸润的炎症细胞可破坏 IgA，若从皮损处取材可导致假阴性结果[19] DIF 结果是 DH 诊断不可或缺的。85% DH 患者真皮乳头层局灶性颗粒状 IgA 沉积（图 31.5）。5% ～ 10% 患者为连续的颗粒状 IgA 沉积，纤维型 IgA

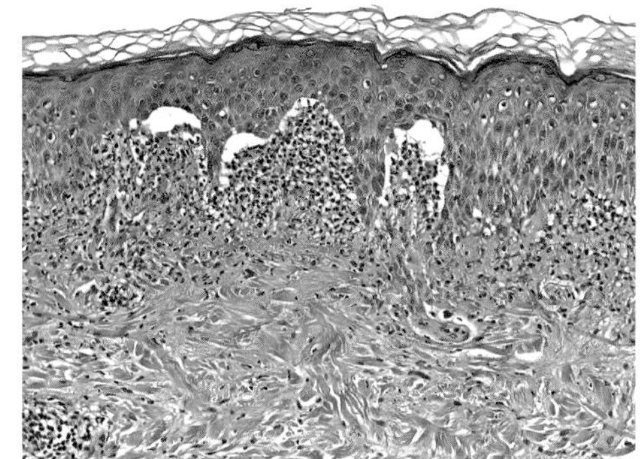

图 31.4 疱疹样皮炎的组织病理学特征。表皮下裂隙，其下可见真皮乳头内的中性粒细胞浸润，亦可见嗜酸性粒细胞散在（Courtesy，Lorenzo Cerroni，MD.）

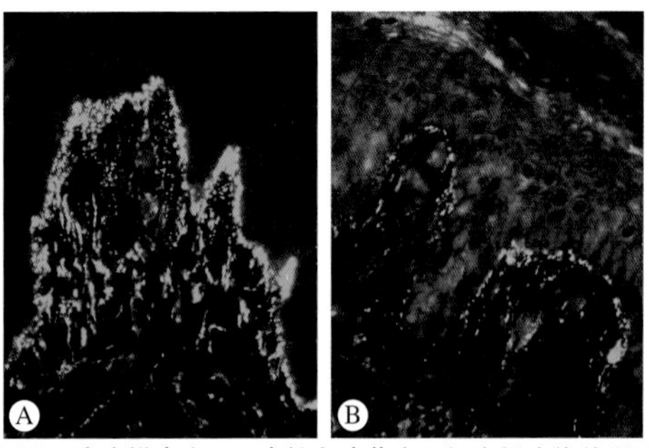

图 31.5 疱疹样皮炎——直接免疫荧光。A. 皮损边缘外观正常的皮肤可见 IgA 沿真皮-表皮连接处呈颗粒状沉积。B. 颗粒状的表皮转谷氨酰胺酶（TG3）与 IgA 共同沉积于真皮乳头（A，Courtesy，Kristin Leiferman，MD.）

沉积罕见。

DH 为伴随终生的疾病，且需接受系统治疗，对所有确诊病例均需要有免疫病理学的证据，没有组织学和免疫病理的证据容易误诊。

## 实验室评估

抗肌内膜抗体对 CD 和 DH 非常特异，它是谷白敏感性肠病严重程度的指标。确诊 CD 和 DH 的患者，抗肌内膜抗体水平可反映谷蛋白饮食限制的情况。80% 以上 DH 患者及 95% 以上 CD 患者有抗肌内膜抗体。肌内膜覆盖在食管、胃和小肠平滑肌层上的结缔组织（见图 31.1A）。已有研究证实，伴绒毛萎缩的 DH 患者存在高度敏感和特异的抗网状蛋白和抗肌内膜蛋白 IgA 抗体。

已证实肌内膜抗原为组织转谷氨酰胺酶，抗体直接对抗转谷氨酰胺酶可能为 DH 及 CD 重要的发病机制（见“发病机制”部分）。转谷氨酰胺酶正常的生理功能是通过结合细胞外基质蛋白质来修复受损组织，保护周围组织避免进一步破坏。在消化道，转谷氨酰胺酶促进谷氨酰胺中的酰胺与谷蛋白中赖氨酸残基的 ε-氨基酸连接（见图 31.1A）。麦醇溶蛋白中的谷氨酰胺与转谷氨酰胺酶的连接非常脆弱，连接后又被机体自身的免疫系统视为外来抗原。当产生了抗转谷氨酰胺酶的抗体后，其修复受损黏膜的正常功能就遭到破坏。

疑诊 DH 的患者的接诊流程见图 31.6。

## 鉴别诊断

DH 应与其他疾病，包括麻疹样血管炎、疥疮和虫咬皮炎，以及多形红斑、大疱性红斑狼疮、LABD 和大疱性类天疱疮作鉴别，表 31.3 陈述的临床和组织学特点有助于将 DH 与 LABD 和 BP 鉴别。多形红斑的

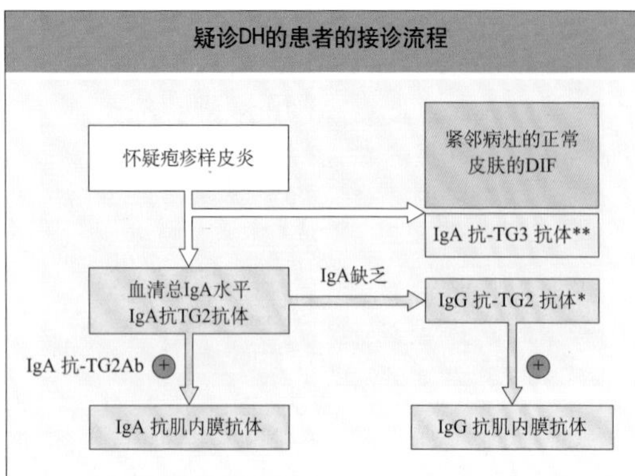


**图 31.6　疑诊 DH 的患者的接诊流程**。IgA 抗 TG2 和抗肌内膜抗体可随时间监测以评估无谷蛋白饮食的依从性。由于假阳性率高，作者不推荐抗麦醇溶蛋白的检测。因为抗肌内膜抗体检测是基于间接免疫荧光法进行分析的，所以它比 IgA 抗 TG2 抗体检测更昂贵，并且不像 IgA 抗 TG2 抗体检测那样容易获得；因此，建议首选后者。Ab，抗体，DIF，直接免疫荧光法，TG，谷氨酰胺转胺酶

表 31.3　DH、LABD 和 BP 的鉴别诊断

| | DH | LABD | BP |
|---|---|---|---|
| 皮肤损害 | 群集的丘疹和小水疱，常有剥蚀 | 小水疱和（或）大疱 | 紧张大疱 |
| 分布 | 对称分布于伸侧 | 与 DH、BP 相似 | 躯干、四肢，偶见于黏膜 |
| 组织学 | 表皮下大疱，伴中性粒细胞浸润 | 表皮下大疱，伴中性粒细胞浸润 | 表皮下大疱，伴嗜酸性粒细胞浸润 |
| 直接免疫荧光 | 真皮乳头 IgA 颗粒状沉积 | 基底膜带 IgA 线状沉积，皮损周围可能有 IgG | 基底膜带线状 IgG 和 C3 |
| 直接免疫荧光取材位点 | 皮损周围正常皮肤 | 皮损周围 | 皮损周围 |
| 间接免疫荧光 | 阴性 | 基底膜带线状 IgA（70%） | 基底膜带线状 IgG（70%） |
| 肠病变 | ＞90% | 罕见 | 无 |
| HLA-DQ2 | ＞90% | 30% | 正常（20%） |
| 氨苯砜治疗反应 | 极佳 | 好，可能需激素治疗 | 轻度到中度 |

特点是分布于肢端的靶形损害，组织学上表现为空泡变性及表皮坏死，无 IgA 沉积在基底膜带（basement membrane zone，BMZ；见第 20 章）。

大疱性红斑狼疮表现为红斑基础上瘙痒性水肿丘疹和水疱，组织学与 LABD 及 DH 相似。但是患者在临床及实验室检查方面具有系统性红斑狼疮的表现。直接免疫荧光显示多种免疫球蛋白（包括 IgA）在基底膜带呈颗粒状和带状沉积，而 LABD 仅为 IgA 的线状沉积。

Wegener 肉芽肿和 Churg-Strauss 综合征患者的肘、膝部可见附有结痂的丘疹，但组织学特点是微血管炎。

## 治疗

DH 的治疗包括氨苯砜和不含谷蛋白的饮食，两者可联合应用。瘙痒症状在服用氨苯砜 48 ～ 72 小时后缓解。若停止治疗，皮损可在 24 ～ 48 小时内复发。但氨苯砜对肠内病损并无效果。

筛查葡萄糖 -6- 磷酸脱氢酶后，即可应用**氨苯砜**。成人氨苯砜最初剂量为 25 ～ 50 mg，儿童为 0.5 mg/kg，若初起使用大剂量对于易感个体可出现严重溶血和心功能失代偿（cardiac decompensation）。若正常饮食，成人平均维持剂量为 100 mg/d。氨苯砜的半衰期为 12 ～ 24 小时，所以无需分次服用。每一周根据病情来调整每日用量，以达到对皮损的最好控制。在适度的剂量下，一周可出现一至两处新皮损。大剂量治疗会增加药物毒性而无益处。

以合理的剂量治疗时，头面部偶可突然出现新皮损，而且面部皮损对氨苯砜的治疗效果差。许多作者发现尚无好方法来预防这样的情况，增加氨苯砜剂量亦无益处。刺破水疱并外用激素可促进愈合。

虽然氨苯砜有许多副作用（表 31.4），但 90% 以上患者在多年使用后仍有良好耐受性（见第 130 章）。由于氨苯砜产生的氧化剂导致红细胞衰老，因此几乎所有患者都会发生溶血现象。葡萄糖 -6- 磷酸脱氢酶缺乏的患者使用氨苯砜治疗可导致严重贫血。虽然大多数患者产生了药物诱导的贫血，但这是代偿性的**溶血性贫血**。药物诱导溶血性贫血可通过网织细胞计数证实，表现为红细胞生成增加。值得注意的是，氨苯砜可通过乳汁分泌导致婴儿溶血性贫血。若严重的溶血性贫血持续存在，应考虑是否存在铁、维生素 $B_{12}$、叶酸缺乏或遗传性球型红细胞症。

每日以 100 mg 氨苯砜治疗的患者血中多数存在**高铁血红蛋白**，总量通常不超过 5%，但有些患者可维持在 10% ～ 15%。高铁血红蛋白血症患者若无心肺症状，不需调整氨苯砜剂量。须告知患者，脉搏血氧仪可检测到动脉氧饱和度下降，即使高铁血红蛋白浓度较低。

以氨苯砜治疗的患者可发生致死性**粒细胞缺乏症**，在持续治疗 2 ～ 12 周后出现。白细胞凝集素形成引起超敏反应似乎是发病的潜在机制。再次使用氨苯砜可使白

| 表 31.4 氨苯砜的副作用 | | |
|---|---|---|
| 红细胞毒性 | • 溶血性贫血<br>• 高铁血红蛋白血症^ | |
| 白细胞毒性 | • 白细胞减少<br>• 粒细胞缺乏征 | |
| 氨苯砜超敏反应综合征 | • 发热，乏力，厌食症，肝炎，淋巴结病 | |
| 皮肤表现 | • 麻疹样皮疹<br>• 荨麻疹<br>• 固定药疹<br>• 结节性红斑<br>• 剥脱性皮炎 | • Stevens-Johnson 综合征 / 中毒性表皮坏死<br>• 光毒性<br>• 药物诱发红斑狼疮 |
| 胃肠道表现 * | • 厌食症，恶心<br>• 肝炎<br>• 胆汁淤积性黄疸<br>• 严重低白蛋白血症 | |
| 神经系统表现 * | • 头痛、眩晕<br>• 周围神经病变<br>• 视物模糊、耳鸣<br>• 失眠<br>• 精神症状 | |
| 其他 | • 发热<br>• 肾病综合征 | |

^ 应警告患者脉搏血氧测定可发现动脉饱和度降低，即使高铁血红蛋白血症水平相对较低。
* 发生率依次递减

细胞减少症在数小时内出现。简单的处理方法是立即停药，若患者出现发热、咽痛或其他感染症状须及时报告。

**氨苯砜超敏综合征**非常罕见，但是非常严重。用药 2 ～ 7 周后出现如发热、皮疹和内脏器官损害。皮肤表现可为麻疹样损害或剥脱性皮炎，同时出现全身症状，包括发热、皮肤瘙痒、淋巴结病、肝炎、红细胞沉降率增快、白细胞增多，很少出现嗜酸性粒细胞增多[20]。须告知患者可能出现的症状，若发生应立即停药，并去就诊。

**外周神经病变**可以在治疗 4 个月之内出现，但神经症状在初始治疗前几周即可出现。最初有单纯运动神经病变的报道，之后相继有单纯运动、单纯感觉和两者并存的报道。每日剂量高达 200 ～ 500 mg 或累积剂量达 25 ～ 500 g 时，发生该病变的可能性增大。

若患者不能耐受氨苯砜，可选用**磺胺吡啶**。磺胺吡啶初始剂量为 500 mg，每日 3 次，并可逐渐加大剂量，至 2 g，每日 3 次，但有些患者以任何剂量磺胺吡啶治疗均无效果。在服用磺胺吡啶期间，应摄入足够的液体，并使尿液碱化，以降低肾结石的发生。

氨苯砜治疗期间需定期检查血常规及肝功能。第一个月应每周检查血细胞计数，之后的五个月每月复查一次，以后每半年复查一次。肝功能检查前六个月每月一次，之后每年一次。非洲裔美国人、亚洲人、南地中海人的后裔应监测葡萄糖 -6- 磷酸脱氢酶。磺胺吡啶不会导致溶血性贫血，但可能导致粒细胞缺乏症。因此磺胺吡啶长期治疗患者亦应定期监测血常规及肝功能。

患者亦可采取**无谷蛋白饮食**（包含玉米、粳米和燕麦）治疗，因为几个月的无谷蛋白饮食治疗可与氨苯砜协同作用。多数伴有 IgA 颗粒沉积的患者无谷蛋白饮食后有较好疗效，可减少或停止氨苯砜。长期的无谷蛋白饮食，皮肤中的 IgA 渐减少并最终可消失，但若再度摄取谷蛋白饮食，IgA 和皮损可再次出现[23]。除此之外，疾病严重程度的轻微波动也与摄入谷蛋白相关。而一些患者无法做到或不能接受无谷蛋白的饮食。

### 患者支持

谷蛋白不耐受组织和肠病性疾病基金会（www.celiac.org）提供关于可食用的食物及需避免的食品添加物的信息。该团体关于肠病的《简明无谷蛋白饮食指导手册》可能对患者有帮助。他们的网站为 www.gluten.org。

## 线状 IgA 大疱性皮病

**同义名：**成人：■ 线状 IgA 皮病（linear IgA dermatosis，LAD）■ 成人的线状 IgA 病（linear IgA disease of adults）■ 线状 IgA 病（linear IgA disease）■ 线状 IgA 疱疹样皮炎（linear IgA dermatitis herpetiformis）■ 线状疱疹样皮炎（linear dermatitis herpetiformis）■ 成人线状 IgA 病（adult linear IgA disease）■ IgA 大疱性类天疱疮（IgA bullous pemphigoid）■ 线状 IgA 类天疱疮（pemphigoid linear IgA）

儿童：■ 儿童慢性大疱病（chronic bullous disease of childhood）■ 儿童良性慢性大疱性皮病（benign chronic bullous dermatosis of childhood）■ 儿童线状 IgA 疱疹样皮炎（childhood linear IgA dermatitis herpetiformis）■ 儿童线状 IgA 病（linear IgA disease of childhood）

### 引言

线状 IgA 大疱性皮病（linear IgA bullous dermatosis，LABD）是由免疫介导的表皮下疱病，可发生在成人及儿童。此病的确立是基于其独特的免疫病理改变：沿基底膜带 IgA 的线状沉积。成人患者，临床表现可与疱疹样皮炎或大疱性类天疱疮相似（见表 31.3），但在儿童患者，皮肤表现是独特的。

儿童型常称为儿童慢性大疱病（chronic bullous disease of childhood，CBDC）。这是一种表皮下的水疱大疱病，临床表现为环状红斑和水疱（通常描述为“王冠上的珍珠”）。在学龄前儿童，皮损多发生于屈侧，特别是躯干下部、大腿及腹股沟（图 31.7）。儿童型与成人型皆为 IgA 沿基底膜带线状沉积（图 31.8），且存在抗相同基底膜带抗原的循环抗体[21]。

根据免疫电镜下 IgA 的沉积部位，LABD 至少可分为两型：透明板型和致密板下型。成人型 LABD 多为药物引起。

## 历史

1969 年，发现有水疱大疱皮损、且组织病理表现为疱疹样皮炎的一些患者，IgA 沿表皮基底膜带线状沉积，而不是颗粒状沉积[22]。1975 年，Chorzelski 和 Jablonska[23]根据免疫病理首先提出 LABD 是一种独立的疾病，并被广泛接受[24-25]。

1970 年，Jordon 等[26]提出“儿童良性慢性大疱性皮病”。之后的研究者使用特异性抗 IgA 血清证实

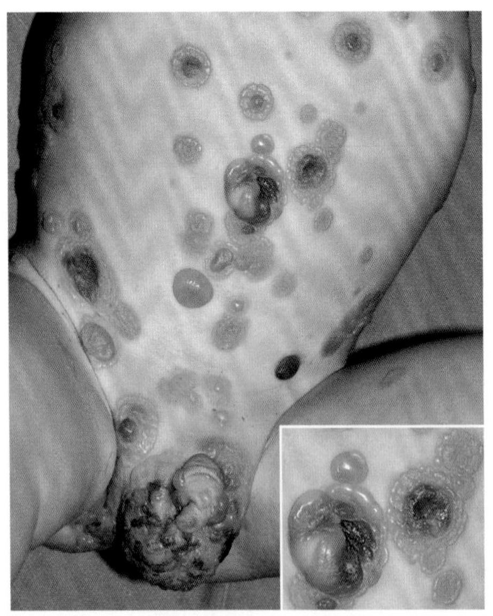

图 31.7 **线状 IgA 大疱性皮肤病**。患儿皮损的典型特征为包括生殖器部位的环状排列的水疱和大疱，也有出现在正常外观的皮肤紧张的水疱、大疱，疱液澄清或呈血疱，呈环状排列，中央结痂（Courtesy，Antonio Torello，MD.）

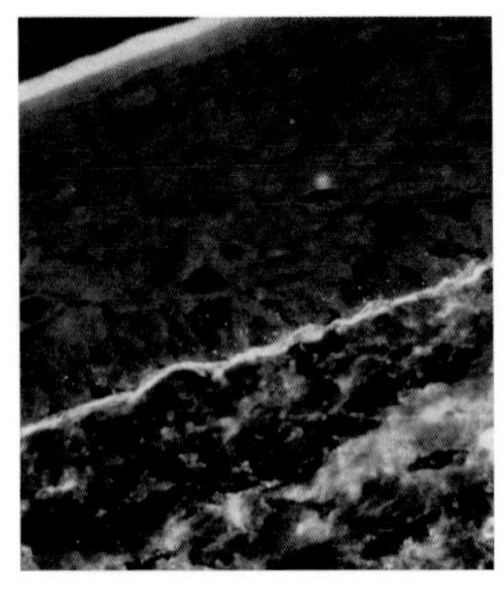

**图 31.8 线状 IgA 大疱性皮肤病的直接免疫荧光**。皮损边缘皮肤可见 IgA 呈线状沉积

了 CBDC 患者 IgA 沿基底膜带线状沉积[27]。CBDC 与 LABD 有相同的分子基础，因为 CBDC 患者血清中的 IgA 抗体与 LABD 结合在了同一种 97 kDa 的 BP180 抗原的蛋白水解酶上。

## 流行病学

LABD 准确的发病率并不清楚。英国南部每年发病率为 1/250 000[23]。美国的发病率未有报道，但犹他州每十万成人中有 0.6 人患病。成人 LABD 平均发病年龄在 60 岁以上[24]。女性略多，但尚未在各种族中均观察到[24, 28]。儿童型 LABD 的平均发病年龄为 4.5 岁[28-30]。

## 发病机制

大疱性类天疱疮与透明板型 LABD 都在透明板有免疫球蛋白的沉积，而且都与基底膜带水疱形成相关。但特异抗原是不同的。大疱性类天疱疮中，病理性 IgG 抗体与 BP 抗原 2（BPAG2；BP180）NC16 区段中的 MCW-1 结合，而在 LABD，刺激产生 IgA 抗体的表位则更指向同一分子的羧基端（图 31.9）。成人及儿童 LABD 患者，通过免疫印迹实验，发现 IgA 抗

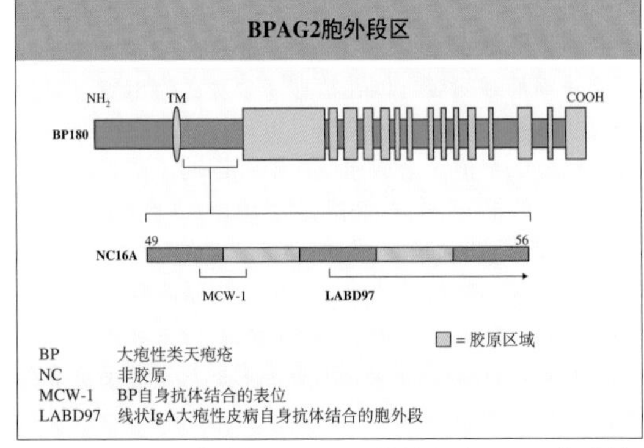


**图 31.9 BPAG2 胞外段区**。COOH 羧基末端；$NH_2$，氨基端；TM，跨膜区域

体与表皮提取物中的97 kDa抗原反应[31]。97 kDa抗原位于BPAG2的胞外区（切割外域），称为LABD97（见图31.9）。为什么BP抗体主要与BPAG2跨膜区附近的区段反应，而LABD抗体则与靠近切割表位或胶原内部的区段反应，目前尚未清楚[32]。

有报告致密板下型LABD患者的IgA抗体与锚纤维的Ⅶ型胶原结合[33-34]。我们检测了10份血清样本，并不能证实（作者的观察）。目前致密板下带结合抗体的抗原特异性尚未清楚。

有文献报告LABD可与多种疾病相关，如胃肠道疾病、自身免疫性疾病、恶性肿瘤和感染（见下文）。这些相关性的意义还有待明确，但可能在激发最初的IgA黏膜免疫系统中起作用。

据文献报道，LABD患者中谷蛋白敏感肠病的发生率为0～24%[23, 25, 35]。Leonard等[35]报道的6例LABD患者，其中2例有谷蛋白敏感性肠病，2例经过限制谷蛋白原饮食后皮损好转，但无患者完全康复。相反，Lawley等[25]研究的6例患者中，无谷蛋白原敏感性肠病的组织学证据。与DH相比，LABD的小肠组织学异常的发生率要低很多。有报道指出溃疡性结肠炎、克罗恩病和低胃酸与LABD相关[24, 36]。与溃疡性结肠炎相关的LABD，在结肠手术后可缓解[37]。

与LABD相关自身免疫病的资料尚不足以用于流行病学的统计学分析。但有报道系统性红斑狼疮、皮肌炎、甲状腺功能亢进、自身免疫性溶血性贫血、风湿性关节炎与LABD伴发。此外，尚有一篇文献指出LABD与肾小球肾炎相关[23, 38-39]。

LABD与恶性肿瘤的相关性亦有报道。这些肿瘤有：B细胞淋巴瘤、慢性淋巴细胞白血病、膀胱癌、甲状腺癌和食管癌；浆细胞瘤、肾细胞癌、葡萄胎、眼部黑素瘤的个例报道[24, 40-44]。除此之外，LABD与多种感染相关，如水痘-带状疱疹病毒、抗生素治疗的破伤风和上呼吸道感染，有假设认为病原体可激发免疫反应[44-46]。

有多篇药物诱导LABD的报道；相关药物见表31.5，万古霉素是常见的药物之一（图31.10）[47-48]。易感个体用药后可刺激免疫系统产生IgA抗体。一般在停用药物2～6周后缓解，但部分病例可持续数月[48]。

**表31.5 可引起线状IgA大疱性皮病的药物**

| 常见 | |
|---|---|
| • 万古霉素* | |
| **不常见** | |
| • 青霉素 | |
| • 头孢菌素 | |
| • 卡托普利>其他ACE抑制剂 | |
| • 非甾体抗炎药物：双氯芬酸，奈普生，奥沙普泰，吡罗昔康 | |
| **少见** | |
| • 苯妥英 | |
| • 磺胺类抗菌素：磺胺甲噁唑，磺胺异噁唑 | |
| **罕见** | |
| • 别嘌呤醇 | • 英夫利昔单抗 |
| • 胺碘酮 | • 流感疫苗 |
| • 血管紧张素受体阻滞剂：坎地沙坦，依普罗沙坦 | • 干扰素-α和干扰素-γ |
| | • 白细胞介素-2 |
| • 阿托伐他汀 | • 碳酸锂 |
| • 卡马西平 | • PUVA |
| • 环孢素 | • 利福平 |
| • 呋塞米 | • 生长抑素 |
| • 吉西他滨 | • 维拉帕米 |
| • 格列本脲 | • 氨己烯酸 |
| • 粒系集落刺激因子 | |

* 不常见的变异包括中毒性表皮坏死松解症和麻疹样。
ACE，血管紧张素转化酶

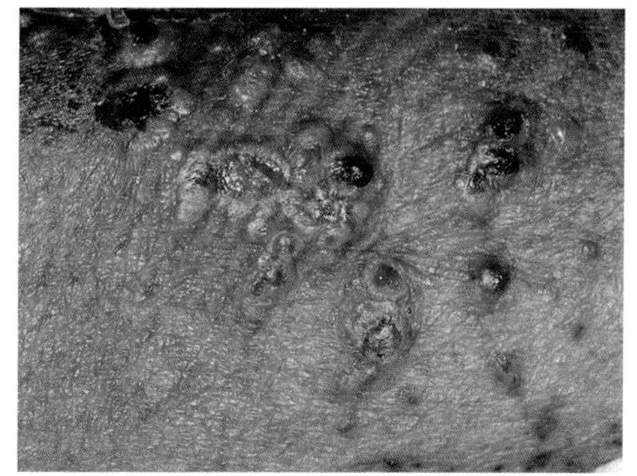

**图31.10 药物引起的线状IgA大疱性皮病。**万古霉素引起的水疱脓疱

## 临床特征

LABD临床表现多样，可为疱疹样皮炎样，也可为表皮下张力性大疱，因此与大疱性类天疱疮很难区分（图31.11）。一般，为红斑基础和（或）正常皮肤上呈疱疹样排列的水疱（图31.12）。有些患者表现为向外扩展的环状斑块（图31.13），而有些患者皮损则散在或不对称[24]。有报告同形反应，包括皮疹出现在先前贴胶布的部位。

LABD亦可呈瘢痕性类天疱疮样表现，皮损可位于口腔、鼻、咽部及食管。曾有一例累及气管支气管黏膜的严重病例报道[49]。LABD的眼部损害与瘢痕性类天疱疮很难区别[50]。

药物特别是万古霉素诱发的LABD，可能出现中毒性表皮坏死松解症（TEN）样或麻疹样的表现。

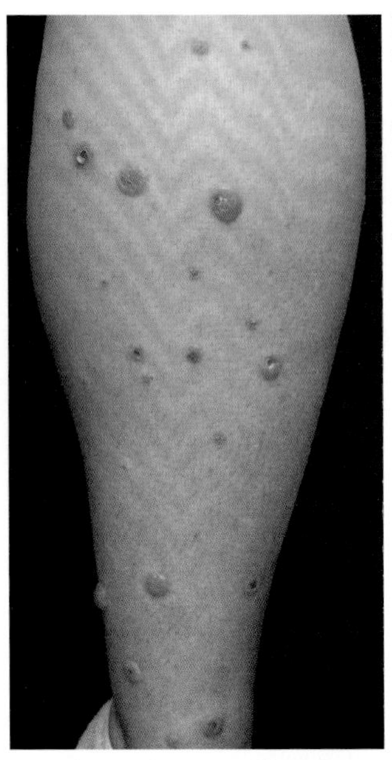

**图 31.11 线状 IgA 大疱性皮病**。在正常出现的皮肤内出现的水疱和大疱以及散在的环状病变。前者也可以在大疱性类天疱疮中看到（Courtesy，Jeffrey P Callen，MD.）

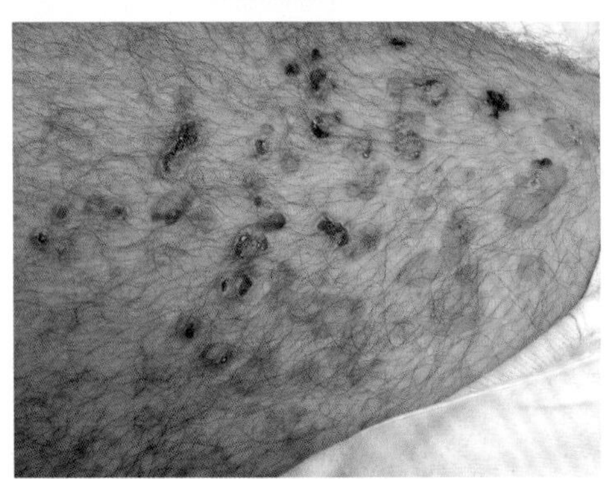

**图 31.12 线状 IgA 大疱性皮病**。在炎症基础上产生的环状和疱疹样水疱。并且存在环形粉红色斑块（Courtesy，Jeffrey P Callen，MD.）

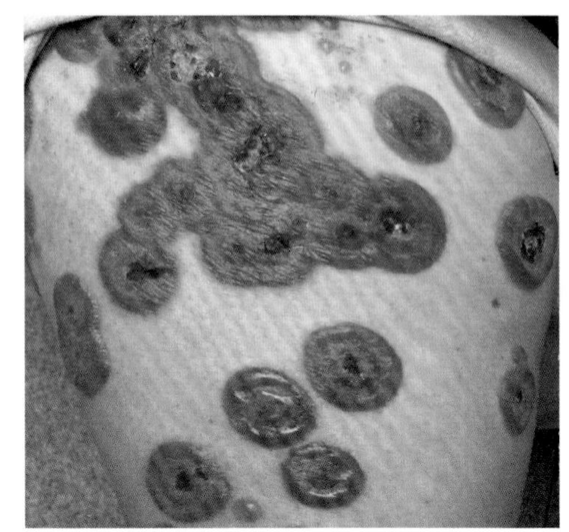

**图 31.13 线状 IgA 大疱性皮病**。大腿上有明显的环形水疱，伴有中央糜烂和结痂。在聚结区域可以看到一个清晰轮廓

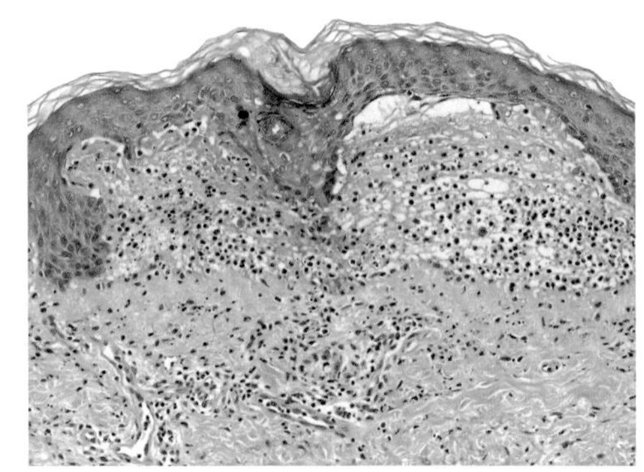

**图 31.14 线状 IgA 大疱性皮病的组织病理学特征**。充满中性粒细胞的表皮下水疱。中性粒细胞和少量嗜酸性粒细胞也见于下方真皮内（Courtesy，Lorenzo Cerroni，MD.）

## 病理学

LABD 是一种以中性粒细胞浸润为主的表皮下疱病。早期的风团样丘疹或斑块中，中性粒细胞沿基底膜带排列，伴有基底细胞空泡改变，有时可见真皮乳头中性粒细胞微脓疡。若中性粒细胞大量聚集于乳头层，其表现则与 DH 相似[24]。充分发展的皮损中，可见表皮下大疱，其下真皮中有中性粒细胞浸润，可伴或不伴嗜酸性粒细胞（图 31.14）。随着时间推移，尤其在成人中，嗜酸性粒细胞可越来越多，因此与大疱性类天疱疮的病理学特征难以区分。在大多数病例，靠光学显微镜是不可能将 LABD 与 DH 区分开的。中性粒细胞易沿基底膜带线状分布或位于真皮乳头顶端则更支持 LABD[51]。然而，后者不能被视为特异性的发现。

LABD 根据免疫电镜改变分为：大部分患者 IgA 沉积于透明板[25, 52]；小部分患者 IgA 沉积于致密板下带，与锚定纤维相关[25]。少数病例 IgA 同时沉积在这两个部位[53]。有一病例报告最初 IgA 沉积于透明板，之后两者并存[53]。

## 鉴别诊断

在临床上 LABD 有时诊断困难，尤其是成人，与 DH 和 BP 难以区分。LABD 可借 DIF 与 DH 和 BP 区分（见表 31.3）。皮损周围皮肤 IgA 沿基底膜带线状沉积是 LABD 的特征，而 DH 为 IgA 颗粒状沉积于真皮乳头或连续分布于基底膜带[23-25]，BP 则为 IgG 沿表皮基底膜带线状沉积。对沿基底膜带同时有 IgA 和

IgG 病例的分类是存在疑问的。一些学者将基底膜带仅有 IgA 沉积归为 LABD，而其他的为 BP；另一分类将同时有 IgA 和 IgG 沿基底膜带分布的患者，根据 DIF 中占优势的免疫球蛋白来分类。最重要的是沿 BMZ 有 IgA 沉积的患者，单独或与 IgG 组合，可能对氨苯砜的治疗反应好。根据沉积免疫球蛋白的类别区别致密板下型 LABD 和获得性大疱表皮松解症也是存在疑问的。

60% ～ 70% LABD 患者血清中存在抗基底膜带 IgA 循环抗体。而 DH 患者未见有结合到皮肤的循环抗体，BP 患者 60% ～ 70% 存在 IgG 循环抗体（见表 31.3）[23]。电镜的直接免疫荧光检查可见，透明板型 LABD 患者抗基底膜带 IgA 循环抗体在盐裂皮肤的表皮侧，致密板下型的 IgA 循环抗体在盐裂皮肤的真皮侧。一些患者 IgA 和 IgG 同时存在于盐裂皮肤的表皮侧[54]。抗体滴度与疾病活动程度的相关性尚未明确。

药物特别是万古霉素诱发的 LABD，可表现为麻疹样或 TEN 样损害，组织病理检查加上 DIF 可区分。

## 治疗

大多数 LABD 患者口服氨苯砜或磺胺吡啶有效。这些药物已在 DH 节中详细介绍。大多数 LABD 患者在服药 48 ～ 72 小时后起效。个别患者需加服泼尼松，一般不超过每日 40 mg，直至皮损完全控制[24-25, 52-53]。我们的病例。多数患者仅以氨苯砜即可控制，而同时有 IgA 和 IgG 沉积的患者则可能需要加用系统性皮质激素治疗。氨苯砜控制 LABD 剂量平均为每日 100 mg。若需要，最大量可增至每日 300 mg。若剂量大于每日 200 mg，则需密切监测。儿童通常每天服用 1 ～ 2 mg/kg 的剂量。

有报道以抗生素，包括双氯西林、红霉素、四环素（治疗大于 9 岁的患者）及复方新诺明成功治疗成人及儿童 LABD。这些病例并无特异的微生物感染，仅为经验性治疗。可采用这些相对安全的治疗方法进行临床试验，但尚无预测治疗反应的方法。对于那些激素和氨苯砜联合治疗疗效差或重症患者，可应用吗替麦考酚酯、硫唑嘌呤及免疫球蛋白。

多数患者的病程持续数年后逐渐自然缓解。最初报道的缓解率为 10% ～ 15%[24, 42]，但以后有报道的缓解率为 30% ～ 60%。有发生自然缓解的可能性，所以可反复尝试逐渐减少全身性用药。儿童型 LABD 自然缓解时间为 2 ～ 4 年。

（邹雅茹译　潘　萌校　郑　捷审）

# 参考文献


1. Collin P, Salmi T, Hervonen K, et al. Dermatitis herpetiformis: a cutaneous manifestation of coeliac disease. Ann Med 2017;49:23–31.
2. Salmi TT, Hervonen K, Kautianinen H, et al. Prevalence and incidence of dermatitis herpetiformis: a 40-year prospective study from Finland. Br J Dermatol 2011,165:354–9.
3. Reunala T. Incidence of familial dermatitis herpetiformis. Br J Dermatol 1996;134:394–8.
4. Smith JB, Tulloch JE, Meyer LJ, Zone JJ. The incidence and prevalence of dermatitis herpetiformis in Utah. Arch Dermatol 1992;128:1608–10.
5. Spurkland A, Ingvarsson G, Falk ES, et al. Dermatitis herpetiformis and celiac disease are both primarily associated with the HLA-DQ (alpha 1 *0501, beta 1 *02) or the HLA-DQ (alpha 1 *03, beta 1 *0302) heterodimers. Tissue Antigens 1997;49:29–34.
6. van Heel DA, Franke L, Hunt KA, et al. A genome-wide association study for celiac disease identifies risk variants in the region harboring IL2 and IL21. Nat Genet 2007;39:827–9.
7. Reunala T. Dermatitis herpetiformis: coeliac disease of the skin. Ann Med 1998;30:416–18.
8. Farrell RJ, Kelly CP. Celiac sprue. N Engl J Med 2002;346:180–8.
9. Godkin A, Jewell D. The pathogenesis of celiac disease. Gastroenterology 1998;115:206–10.
10. Sardy M, Karpati S, Merkl B, et al. Epidermal transglutaminase (TGase 3) is the autoantigen of dermatitis herpetiformis. J Exp Med 2002;195:747–57.
11. Hull CM, Liddle M, Hansen N, et al. Elevation of IgA anti-epidermal transglutaminase antibodies in dermatitis herpetiformis. Br J Dermatol 2008;159: 120–4.
12. Rose C, Brocker EB, Zillikens D. Clinical, histological and immunopathological findings in 32 patients with dermatitis herpetiformis Durhring. J Dtsch Dermatol Ges 2009;7:1–6.
13. Donaldson MR, Zone JJ, Schmidt LA, et al. Epidermal transglutaminase deposits in perilesional and uninvolved skin in patients with dermatitis herpetiformis. J Invest Dermatol 2007;127:1268–71.
14. Taylor TB, Schmidt LA, Meyer LJ, Zone JJ. Transglutaminase 3 present in the IgA aggregates in dermatitis herpetiformis skin is enzymatically active and binds soluble fibrinogen. J Invest Dermatol 2015;135:623–5.
15. Zone JJ, Schmidt LA, Taylor TB, et al. Dermatitis herpetiformis sera or goat anti-transglutaminase-3 transferred to human skin-grafted mice mimics dermatitis herpetiformis immunopathology. J Immunol 2011;186:4474–80.
16. Blenkinsopp WK, Haffenden GP, Fry L, et al. Histology of linear IgA disease, dermatitis herpetiformis, and bullous pemphigoid. Am J Dermatopathol 1983;5: 547–54.
17. Thuong-Nguyen V, Kadunce DP, Hendrix JD, et al. Inhibition of neutrophil adherence to antibody by dapsone: a possible therapeutic mechanism of dapsone in the treatment of IgA dermatoses. J Invest Dermatol 1993;100:349–55.
18. Cunningham MJ, Zone JJ. Thyroid abnormalities in dermatitis herpetiformis. Ann Intern Med 1985;102:194–6.
19. Zone JJ, Meyer LJ, Petersen MJ. Deposition of granular IgA relative to clinical lesions in dermatitis herpetiformis. Arch Dermatol 1996;132: 912–18.
20. Agrawal S, Agarwalla A. Dapsone hypersensitivity syndrome: a clinico-epidemiological review. J Dermatol 2005;32:883–9.
21. Zone JJ, Taylor TB, Kadunce DP, et al. IgA antibodies in chronic bullous disease of childhood react with 97 kDa basement membrane zone protein. J Invest Dermatol 1996;106:1277–80.
22. van der Meer JB. Granular deposits of immunoglobulins in the skin of patients with dermatitis herpetiformis: an immunofluorescent study. Br J Dermatol 1969;81:493–503.
23. Chorzelski TP, Jablonska S. Diagnostic significance of immunofluorescent pattern in dermatitis herpetiformis. Int J Dermatol 1975;14:429–36.
24. Mobacken H, Kastrup W, Ljundhall K, et al. Linear IgA dermatosis: a study of ten adult patients. Acta Derm Venereol 1983;63:123–8.
25. Lawley TJ, Strober W, Yaoita H, Katz SI. Small intestinal biopsies and HLA types in dermatitis herpetiformis patients with granular and linear IgA skin deposits. J Invest Dermatol 1980;74:9–12.
26. Jordon RE, Bean SF, Triftshauser CT, Winkelmann RK. Childhood bullous dermatitis herpetiformis. Arch Dermatol 1970;101:629–34.
27. Chorzelski TP, Jablonska S. IgA linear dermatosis of childhood (chronic bullous disease of childhood). Br J Dermatol 1979;101:535–42.
28. Esterly NB, Furey NL, Kirschner BS, et al. Chronic bullous dermatosis of childhood. Arch Dermatol 1977;113:42–6.
29. Provost TT, Maize JC, Ahmed AR, et al. Unusual subepidermal bullous diseases with immunologic features of bullous pemphigoid. Arch Dermatol 1979;115:156–60.
30. Wojnarowska F, Marsden RA, Bhogal B, et al. Childhood cicatricial pemphigoid with linear IgA deposits. Clin Exp Dermatol 1984;9:407–15.
31. Zone JJ, Taylor TB, Kadunce DP, Meyer LJ. Identification of the cutaneous basement membrane zone antigen and isolation of antibody in linear immunoglobulin A bullous dermatosis. J Clin Invest 1990;85:812–20.
32. Zone JJ, Taylor TB, Meyer LJ, Peterson MJ. The 97 kDa linear IgA bullous disease antigen is identical to a portion of the extracellular domain of the 180 kDa bullous pemphigoid antigen, BPAg2. J Invest Dermatol 1998;110:207–10.
33. Gammon WR, Fine JD, Forbes M, et al. Immunofluorescence on split skin for the detection and differentiation of basement membrane zone autoantibodies. J Am Acad Dermatol 1992;27:79–87.
34. Hashimoto T, Ishiko A, Shimizu H, et al. A case of linear IgA bullous dermatosis with IgA and anti-type VII collagen autoantibodies. Br J Dermatol 1996;134:336–9.
35. Leonard JN, Griffith CEM, Powles AV, et al. Experience with a gluten free diet in the treatment of linear IgA disease. Acta Derm Venereol 1987;67:145–8.
36. Barberis C, Doutre MS, Bioulac-Sage P, et al. Dermatose bulleuse á IgA lineare associée á une maladie de Crohn. Gastroenterol Clin Biol 1988;12:76–7.

37. Egan CA, Meadows KP, Zone J. Ulcerative colitis and immunobullous disease cured by colectomy. Arch Dermatol 1999;135:214–15.
38. Barrow-Wade L, Jordan RE, Arnett FC Jr. Linear IgA bullous dermatosis associated with dermatomyositis (letter). Arch Dermatol 1992;128:413–14.
39. Davies MG, Marks R, Nuki G. Dermatitis herpetiformis: a skin manifestation of a generalized disturbance in immunity. Q J Med 1978;186:221–48.
40. Lacour JP, Vitetta A, Ortonne J-P. Linear IgA dermatosis and thyroid carcinoma. J Am Acad Dermatol 1992;26:257–9.
41. McEnvoy MT, Connolly SM. Linear IgA dermatosis: association with malignancy. J Am Acad Dermatol 1990;22:59–63.
42. Sekula SA, Tschen JA, Bean SF, Wolf JE Jr. Linear IgA bullous disease in a patient with transitional cell carcinoma of the bladder. Cutis 1986;38:354–6, 362.
43. Leonard JN, Tucker WFG, Fry JS, et al. Increased incidence of malignancy in dermatitis herpetiformis. Br Med J 1983;285:16–18.
44. Godfrey K, Wojnarowska F, Leonard J. Linear IgA disease of adults: association with lymphoproliferative malignancy and possible role of other triggering factors. Br J Dermatol 1990;123:447–52.
45. Thune P, Eeg-Larsen T, Nilsen R. Acute linear IgA dermatosis in a child following varicella. Arch Dermatol 1984;120:1237–8.
46. Blickenstaff RD, Perry HO, Peters MS. Linear IgA deposition associated with cutaneous varicella-zoster infection: a case report. J Cutan Pathol 1988;15: 49–52.
47. Carpenter S, Berg D, Sidhu-Malik N, et al. Vancomycin-associated linear IgA dermatosis. J Am Acad Dermatol 1992;26:45–8.
48. Kuechle MK, Stegemeir E, Maynard B, et al. Drug-induced linear IgA bullous dermatosis: report of six cases and review of the literature. J Am Acad Dermatol 1994;30:187–92.
49. Verhelst F, Demedts M, Verschakelen J, et al. Adult linear IgA bullous dermatosis with bronchial involvement. Br J Dermatol 1987;116:587–90.
50. Kelly SE, Frith PA, Millard PR, et al. A clinicopathological study of mucosal involvement in linear IgA disease. Br J Dermatol 1988;119:161–70.
51. Smith SB, Harrist TJ, Murphy GF, et al. Linear IgA bullous dermatosis versus dermatitis herpetiformis: quantitative measurements of dermoepidermal alterations. Arch Dermatol 1984;120:324–8.
52. Yaoita H, Hertz KC, Katz SI. Dermatitis herpetiformis: immunoelectronmicroscopic and ultrastructural studies of a patient with linear deposition of IgA. J Invest Dermatol 1976;67:691–5.
53. Dabrowski J, Chorzelski TP, Jablonska S, et al. Immunoelectron microscopic studies in IgA linear dermatosis. Arch Dermatol Res 1979;265: 289–98.
54. Zone JJ, Smith EP, Powell D, et al. Antigenic specificity of antibodies from patients with linear basement membrane deposition of IgA. Dermatology 1994;189:64–6.

# 第32章　大疱性表皮松解症

Jo-David Fine、Jemima E. Mellerio

**同义名：** ■ 大疱性表皮松解症（epidermolysis bullosa，EB）的所有类型（all forms of EB）：遗传性EB（EB hereditaria）■ 单纯型EB（EB simplex）：表皮松解性EB（epidermolytic EB）■ 交界型EB（junctional EB）：萎缩性EB（EB atrophicans），致死性EB（EB letalis）■ 营养不良型EB（dystrophic EB：EB dystrophica）

## 要点

- 大疱性表皮松解症包括许多不同的临床亚型，都具有三个主要特点：遗传性，皮肤脆性增加及大疱形成。
- 根据超微结构大疱形成的位置不同，遗传性EB分为四型：单纯型，交界型，营养不良型和Kindler综合征。
- EB的确诊可依据免疫荧光抗原定位、透射电镜或遗传学分析技术。
- 在严重的遗传性EB亚型，凡是有上皮覆盖的组织或器官都有可能受累。
- 缺乏特异性的治疗方法，临床处理主要是防止大疱形成、创面护理和治疗皮肤外的并发症。

## 引言

遗传性大疱性表皮松解症（epidermolysis bullosa，EB）是典型的机械性大疱病，以皮肤轻微外伤或皮肤受到牵引后出现大疱为特点[1]。包括单纯型、交界型、营养不良型和Kindler综合征，至少有40种不同的临床表型[2]（表32.1）。有至少19种结构蛋白的基因突变：角蛋白5和14；层粘连蛋白332（以前称为层粘连蛋白5）；Ⅶ型胶原和ⅩⅦ型胶原；网蛋白；$\alpha_6\beta_4$整合素；$\alpha_3$整合素亚单位；大疱性类天疱疮抗原1；kindlin-1（fermitin家族同系物-1，fermitin family），exophilin5（EXPH5）；转谷氨酰胺酶5（transglutaminase 5）；kelch-样蛋白24（kelch-like protein 24）；桥粒复合物，桥粒斑菲素蛋白-1（plakophilin-1），斑珠蛋白（plakoglobin）和桥粒斑蛋白（desmoplakin）导致了遗传性EB。尽管这类疾病很少见，但有关它们病理生理方面的研究，提高了我们对角蛋白、其他角质形成细胞相关结构蛋白、胶原和皮肤胞外基质（extracellular matrix，ECM）的细胞和分子生物学层面的认知，研究还提高了对表皮细胞连接、移行和分化，基底膜带在正常健康人及疾病时作用的认识。EB体外及动物模型的建立，使我们能采用基因治疗的原则开展试验，并不断完善，及创立治疗EB治疗的新方法。

## 历史

大疱性表皮松解症是von Hebra于1870年首先描述，当时命名为"erblichen pemphigus"[3]。目前的名称"大疱性表皮松解症"是Koebner于1886年命名。1898年，Hallopeau首先在临床上区分了单纯型和营养不良型EB。1935年，Herlitz首先认识了交界型，并命名为"致死型EB"。1962年，Pearson首次应用透射电镜明确了三种类型EB的特点[4]。随后几年，又描述了多种EB的临床表型。单克隆抗体的研究，首先提出EB为特异蛋白的缺陷，并可以此来区分EB的不同型及亚型[5-8]。1986年，美国国立卫生组织成立了国家EB登记中心，进一步阐明了各型EB的临床、实验室及流行病学特点[9-10]。1991年，Bonifas等[11]通过连锁分析首先揭示了单纯型EB的分子基础。继而，世界各地研究室的工作陆续明确了EB各个亚型的分子基础。

## 流行病学

EB流行病学资料来源于美国国立EB登记中心[12]。数据显示，美国EB的患病率为11.1/百万人口。每百万个成活的新生儿中有19.6个EB患者。根据以上资料，近期报道了携带者的频率[13]。单纯型、交界型、显性遗传的营养不良型和隐性遗传的营养不良型EB的患病率和发病率分别为6.0和7.9，0.5和2.7，1.5和2.1，1.4和3.0。

表 32.1 大疱性表皮松解症：单纯型 EB，交界型 EB，营养不良型 EB 和 Kindler 综合征。背景较浅的代表罕见的突变

| 亚型 | 遗传方式 | 缺失的蛋白 |
| --- | --- | --- |
| **表皮内基底细胞上部裂隙** | | |
| 肢端剥屑皮肤综合征 | 常染色体隐性遗传 | 转谷氨酰胺酶 5 |
| 浅表性 EBS | 未知 | 未知 |
| 致死性棘层松解性大疱性表皮松解症 | 常染色体隐性遗传 | 桥粒斑蛋白，斑珠蛋白 |
| 皮肤脆性综合征 | | |
| 桥粒斑蛋白缺失（皮脆性卷曲毛发综合征） | 常染色体隐性遗传 | 桥粒斑蛋白 |
| 斑珠蛋白缺失 | 常染色体隐性遗传 | 斑珠蛋白 |
| 桥粒斑菲素蛋白缺失 | 常染色体隐性遗传 | 桥粒斑菲素蛋白 -1 |
| **表皮内基底细胞裂隙** | | |
| 局限性 EBS，以前称为 Weber-Cockayne | 常染色体显性遗传 | 角蛋白 5 和 14 |
| 重度泛发性 EBS，以前称为 Dowling-Meara | | |
| 中度泛发性 EBS | | |
| 斑驳色素沉着型 EBS | 常染色体显性遗传 | 角蛋白 5 |
| 迁移性环形 EBS | | |
| EBS，AR-KRT14 | 常染色体隐性遗传 | 角蛋白 14 |
| EBS 由于 KLHL24 突变 | 常染色体显性遗传 | Kelch 样蛋白 24 |
| 伴肌营养不良的 EBS | 常染色体隐性遗传 | 网蛋白 |
| EBS 伴有幽门狭窄 | 常染色体隐性遗传 | 网蛋白；$\alpha_6\beta_4$ 整合素 |
| EBS，Ogna | 常染色体显性遗传 | 网蛋白 |
| EBS，BP230 缺失 | 常染色体隐性遗传 | BP230 |
| EBS，exophilin 5 缺失 | 常染色体隐性遗传 | exophilin 5 |
| **透明板内裂隙** | | |
| 重度泛发性 JEB（非 Herlitz 型） | 常染色体隐性遗传 | 层粘连蛋白 332 |
| 中度泛发性 JEB | 常染色体隐性遗传 * | 层粘连蛋白 332，XVII型胶原 |
| JEB 伴有幽门狭窄 | 常染色体隐性遗传 | $\alpha_6\beta_4$ 整合素 |
| JEB，发病时间晚 | 常染色体隐性遗传 | XVII型胶原 |
| JEB 伴有呼吸系统和肾受累 | 常染色体隐性遗传 | $\alpha_3$ 整合素 |
| 局限型 JEB | 常染色体隐性遗传 | XVII型胶原；$\alpha_6\beta_4$ 整合素 |
| JEB，反向型 | 常染色体隐性遗传 | 层粘连蛋白 332 |
| JEB，喉-甲床-皮肤综合征（laryngo-onycho-cutaneous syndrome） | 常染色体隐性遗传 | 层粘连蛋白 α3 链（异构体） |
| **致密层下裂隙** | | |
| 全身型 DDEB | 常染色体显性遗传 | XVII型胶原 |
| 其他 DDEB 变异型：肢端型，胫前型，痒疹型，甲型 | | |
| DDEB，新生儿 | | |
| 重度泛发性 RDEB（以前称为 Hallopeau-Simens） | 常染色体隐性遗传 | |
| 中度泛发性 RDEB | | |
| RDEB，反向型 | | |
| 其他 RDEB 变异型：肢端型，胫前型，痒疹型，甲型 | | |
| RDEB，新生儿 | | |
| **混合型裂隙** | | |
| Kindler 综合征 | 常染色体隐性遗传 | kindlin-1 |

* 有一病例报道为常染色体显性遗传。
EBS，单纯型大疱性表皮松解症；DDEB，显性营养不良型 EB；RDEB，隐性营养不良型 EB

## 发病机制

各型EB是由于编码位于表皮（单纯型EB）、表皮-真皮连接（交界型EB）或真皮乳头上层（营养不良型EB）结构蛋白的基因突变所致。而且这些蛋白的位置决定了超微结构上水疱形成的部位，以此将EB分为特异的类型和亚型（表32.1和图32.1）。

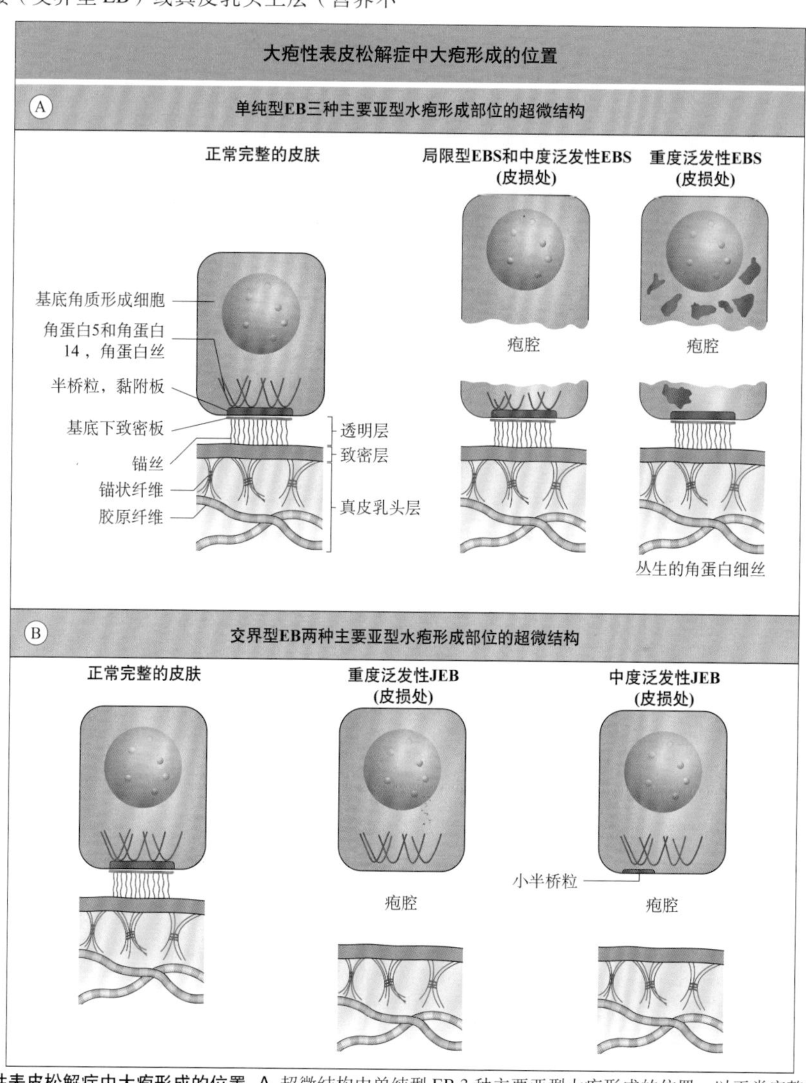


图32.1 **大疱性表皮松解症中大疱形成的位置**。A. 超微结构中单纯型EB 3种主要亚型大疱形成的位置，以正常完整的皮肤为对照。三种主要亚型是局限型EBS（EBS-localized，EBS-loc）、中度泛发性EBS（EBS-generaized intermediate，EBS-gen/intermed）和重度泛发性EBS（EBS-generalized severe，EBS-gen/sev），大疱位于基底角质形成细胞胞质内的最下部。重度泛发性EBS的角蛋白丝易融合成高电子密度的团块状，尤其在病灶处。在罕见的常染色隐性遗传EBS，可发现有角蛋白丝缺失或减少，而在伴肌萎缩的EBS，可发现整合到半桥粒的角蛋白丝缺乏。表皮内基底细胞上部裂隙的EBS有棘层松解（如皮肤脆性综合征）、基底细胞上部的桥粒缺失和周围角蛋白丝回缩，而浅表型EBS的裂隙部位更高，发生在颗粒层和角层。B. 超微结构中交界型EB（JEB）两种主要亚型大疱形成的位置。所有类型JEB大疱都发生在表皮-真皮连接的透明板。致密板保持与真皮的紧密连接，构成了疱底。重度泛发性JEB（JEB-gen/sev）中出现基底细胞下致密板和锚丝缺如，并且在JEB的其他亚型中常减少。重度泛发性JEB（JEB-generalized severe，JEB-gen/sev）半桥粒缺如或非常稀疏，或结构发育不完全。而中度泛发性JEB（JEB-generaized intermediate，JEB-gen/intermed）的半桥粒数量和结构正常或减少

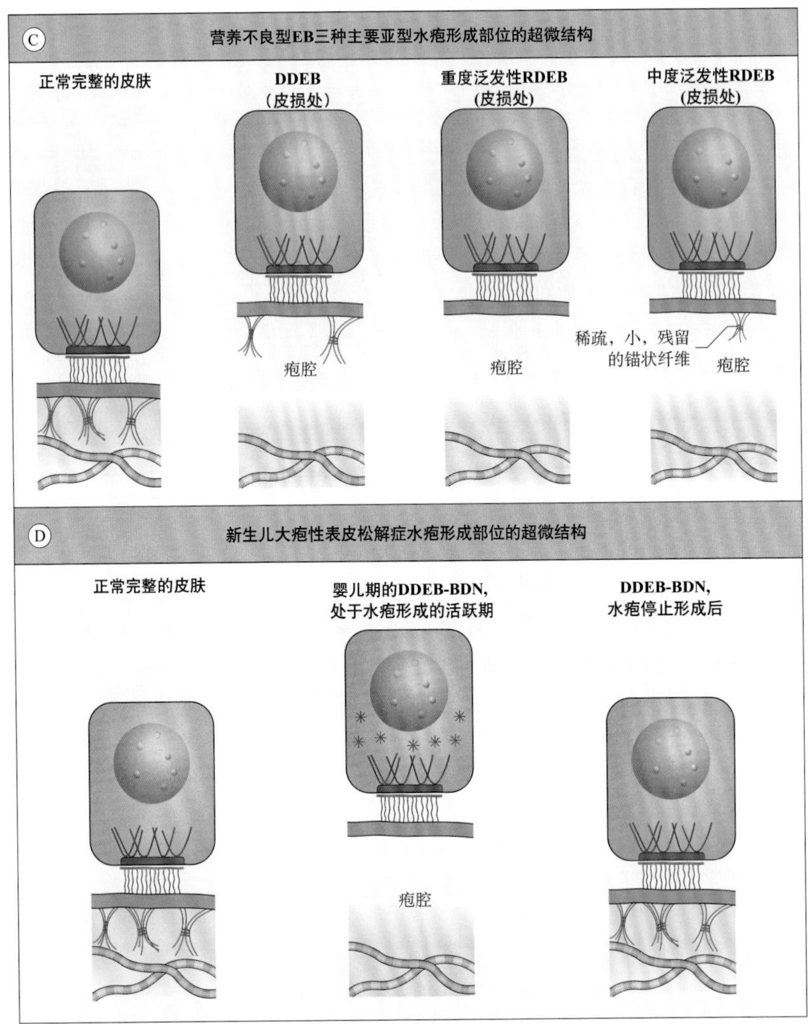


**图 32.1 大疱性表皮松解症中大疱形成的位置**。C. 超微结构中营养不良型 EB（DEB）三种主要亚型大疱形成的位置。所有类型 DEB 大疱均位于致密板下。显性 DEB（dominat DEB，DDEB）的锚状纤维大小和结构均正常，可能在数量上有某种程度的减少。与致密板下层裂隙结构一致，这些锚状纤维保持在由完整表皮和下方的基底膜（包括致密板）组成的疱顶。相对而言，隐性遗传的重度泛发性 RDEB（recessive RDEB-generalized severe，RDEB-gen/sev）患处皮肤完全缺乏锚状纤维。在中度泛发性 RDEB（RDEB-generaized intermediate，RDEB-gen/intermed）锚状纤维则在数量上明显减少，并且结构发育不完全。D. DDEB 的一种亚型——新生儿大疱性表皮松解症（DDEB-BDN）的超微结构。随着年龄的增长，从角质形成细胞胞质到基底膜带锚状纤维的Ⅶ型胶原逐渐完善（续）

## 单纯型 EB

单纯型 EB（EB simplex，EBS）最常见，为常染色体显性遗传。根据超微结构上表皮内裂隙的位置不同，EBS 有 2 个主要的亚型，分别为基底细胞层上和基底细胞层（见表 32.1）。总体上，绝大多数的 EBS 病例发生于基底层，单纯型 EB 为角蛋白 5（*KRT5*）或角蛋白 14（*KRT14*）基因的显性负性突变所致（见第 54 章）。这些角蛋白主要位于表皮基底细胞层[14-15]。临床上，EBS 的严重程度和其他表型特点和基因型密切相关。举例来说，临床比较严重的泛发性重度 EBS（以前称为 Dowling-Meara 型）是由于 *KRT5* 或 *KRT14* 基因高度保守的螺旋头区发生突变所导致的。而斑驳色素沉着型是由于KRT5的V1区域错义突变所导致。kelch样蛋白24（KLHL24）泛素连接酶中的显性稳定突变通过增加泛素化和KRT14的降解导致EBS[15a]。常染色体隐性泛发性单纯型EB伴肌营养不良，是编码网蛋白的基因发生了突变。网蛋白既存在于骨骼肌，也存在于基底层角质形成细胞的半桥粒中，因此出现肌营养不良就不足为奇了。其他具有网蛋白或$\alpha_6\beta_4$整合素缺陷的EBS患者存在幽门闭锁，而由大疱性类天疱疮抗原1或桥粒斑菲素蛋白（plakophilin）基因突变引起的罕见的基底EBS常染色体隐性变型也有报道。此外，基底层上型EBS由编码转谷氨酰胺酶5和桥粒斑菲素蛋白-1，斑珠蛋白（plakoglobin）和桥粒斑蛋白的基因突变引起（见表32.1和图56.8）。

### 交界型EB

所有类型的交界型（junctional EB，JEB）几乎都是常染色体隐性遗传（见表32.1）。泛发性重度JEB（JEB-gen/sev，以前称JEB-Herlitz型）是由于编码层粘连蛋白332的3个蛋白亚单位中的一个发生了纯合子或复合异源突变所致。层粘连蛋白332是真皮-表皮连接透明板中的关键成分（见第28章）[16]。在喉-甲床-皮肤综合征（laryngo-onycho-cutaneous syndrome）中，突变仅影响层粘连蛋白$\alpha_3$亚基的同种型。泛发性中间型JEB（以前称为JEB非Herlitz型、或泛发性萎缩性良性型EB）病情较轻，是由于编码层粘连蛋白332或XⅦ型胶原的基因突变所致。伴幽门闭锁的JEB，本病较伴幽门闭锁的EBS常见，是由于编码$\alpha_6\beta_4$整合素亚单位2个基因中的一个突变所致。近来，新发现了一个伴呼吸系统和肾受累的JEB，是由整合素的$\alpha_3$链突变引起的。

### 营养不良型EB

营养不良型EB（dystrophic EB，DEB）为常染色体显性遗传或常染色体隐性遗传，是由于编码Ⅶ型胶原的基因突变所致。常染色体显性DEB（dominant dystrophic EB，DDEB）是显性负效突变（dominat-negative mutation）所致。通常，错义突变导致位于胶原三螺旋区段的甘氨酸为另一个氨基酸所取代，虽然这造成蛋白的结构异常，但真皮-表皮连接的免疫组化染色通常是无法与正常皮肤区别的。

隐性DEB（recessive dystrophic EB，RDEB）通常是由于编码Ⅶ型胶原的基因复合异源突变所致[17-19]。重度泛发性RDEB（以前称为Hallopeau-Simens）的突变特点是出现了提前终止密码，这导致Ⅶ型胶原蛋白缩短。患者皮肤活检组织中锚状纤维缺如或几乎检测不到，用抗Ⅶ型胶原主要表位的抗体作免疫组化，呈阴性或微弱阳性。在泛发性RDEB的轻型，Ⅶ型胶原双等位基因的突变较轻。

最近，基质金属蛋白酶1启动子中的单核苷酸多态性已被鉴定为RDEB的调节剂[20]。可能其他修饰基因可以解释在这种和其他形式EB中观察到的一些家族间和家族内的表型变异。还有证据表明EB中蛋白质表达缺失导致的继发效应。例如，RDEB成纤维细胞中胶原蛋白Ⅶ的缺失导致真皮基质蛋白、金属蛋白酶和转化生长因子β（TGF-β）的改变，认为这进一步影响了角质形成细胞黏附和表皮-真皮完整性[21]。

一些RDEB患者还保留着Ⅶ型胶原的氨基末端非胶原区NC1（non-collagenous domain），这个特异片段可能会增加鳞状细胞癌（SCCs）的发病几率[22]。在启动了Ras基因的肿瘤动物模型中，不含Ⅶ型胶原的角质形成细胞未能在小鼠上形成肿瘤；而让不能形成肿瘤的角质形成细胞表达NC1非胶原区后，细胞具有了形成肿瘤的能力。研究表明NC1中的纤维连接蛋白样片段是促成肿瘤细胞侵袭的关键。然而，SCCs也可发生在没有表达NC1的RDEB患者[23]。

新生儿大疱性皮肤松解症（bullous dermolysis of the newborn）是一种极少见的DEB。常为显性遗传，大疱出现在生后1～2岁内[24-26]。临床表现在时间上与Ⅶ型胶原主要表达在患者儿皮肤的基底细胞内，而不在表皮-真皮连接处是一致的（见图32.1D）。这说明Ⅶ型胶原从角质形成细胞胞质传递到胞外基质的过程发生了暂时性紊乱。

## 临床特征

### 皮肤改变

机械性脆性皮肤、糜烂结痂和大疱（罕见有例外）是各型遗传性EB患者共有的特点（图32.2和图32.3）。各亚型的EB都可形成瘢痕，且几乎都是萎缩性瘢痕（图32.4），包括局限型EBS。然而，在临床上皮肤受累广泛的亚型和破坏了基底膜带，特别是致密板超微结构的，瘢痕形成最常见（图32.5）。几乎所有RDEB患者都有瘢痕，但仅有15%局限型EBS患者出现瘢痕[27]。其他皮肤改变包括甲萎缩或甲缺如（图32.4）、粟丘疹和头皮的瘢痕性秃发，在主要型或亚型的EB中也有近似的发生频率。

一些皮肤改变具有诊断价值（图32.6）[2]。如斑驳

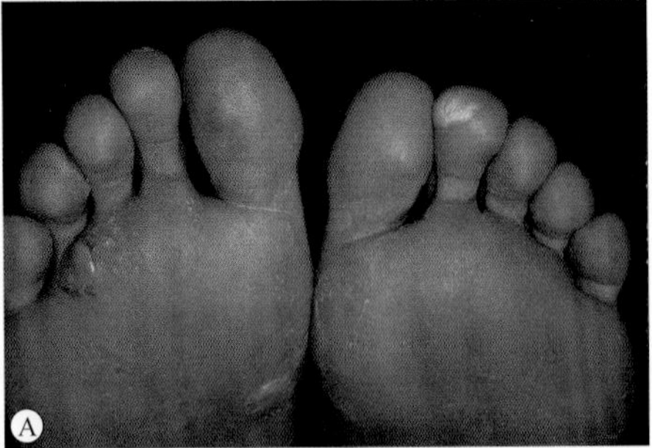
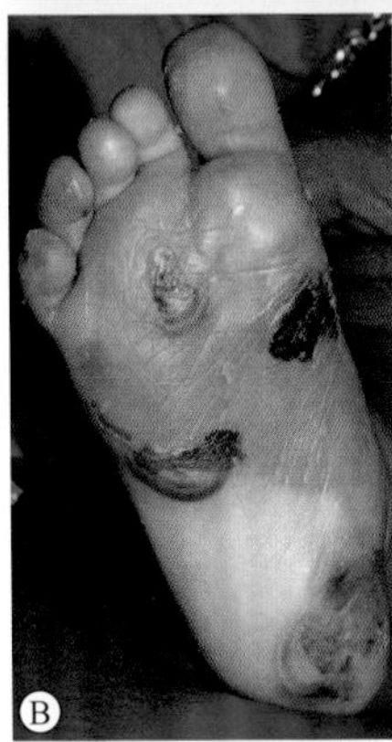

**图 32.2 单纯型大疱性表皮松解症，局限型**。（A，B）大疱发生在足趾和足跖表面易受到侧向和扭转牵拉力的部位。大疱主要发生在肢端（B，Courtesy，Julie V Schaffer，MD.）

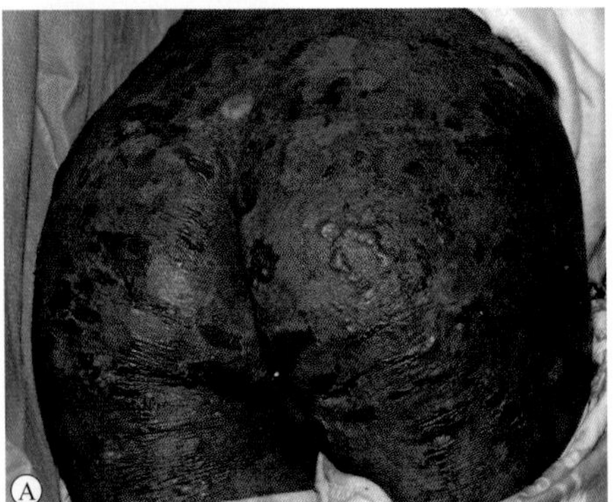
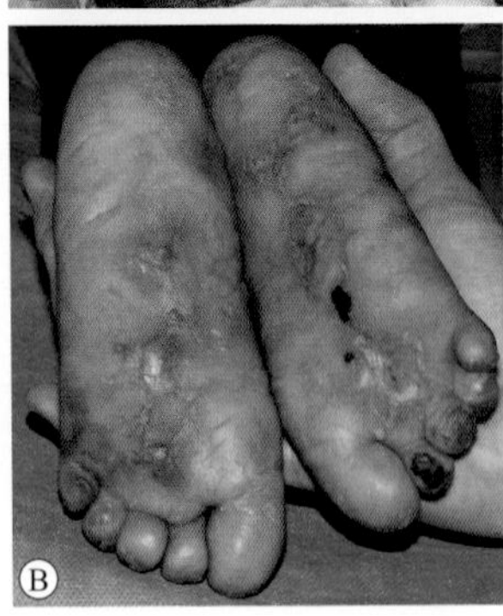

**图 32.3 单纯型大疱性表皮松解症，中度泛发性**。2 岁女性患儿，臀部泛发的大疱（A）和与足跖局灶性角化相关的水疱（B）（Courtesy，Julie V Schaffer，MD.）

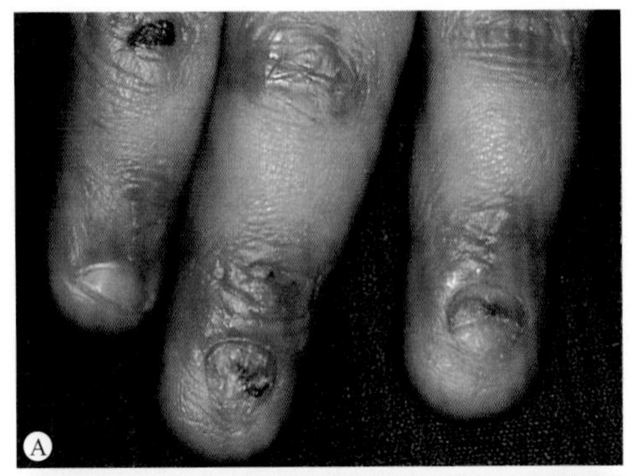
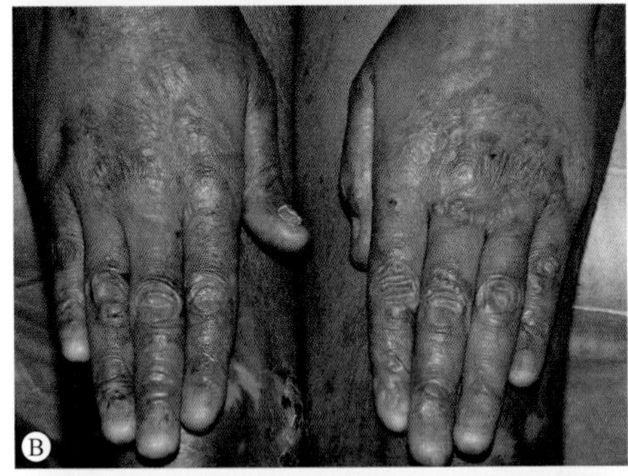
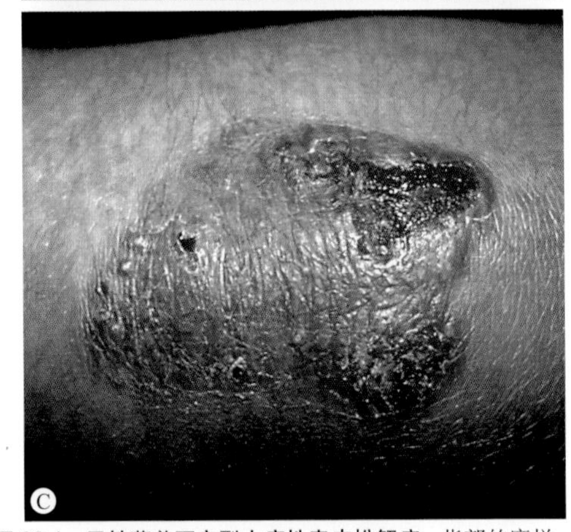

**图 32.4 显性营养不良型大疱性表皮松解症**。指部的糜烂、瘢痕和粟丘疹（A，B），指甲甲板部分缺如（A）到指甲完全缺如（B）。肘关节局部区域大疱、结痂、瘢痕和粟丘疹（C）（B，Courtesy，Julie V Schaffer，MD.）

色素沉着型 EBS（EBS with mottled pigmentation），一种罕见的 EBS 亚型，患者有斑驳状网状色素沉着斑。浅表型 EBS（EBS superficialis，EBSS）和肢端剥屑皮肤综合征（acral peeling skin syndrome），患者有非常浅表的皮肤剥屑，很难见到完整的水疱（图 32.7）[28]。

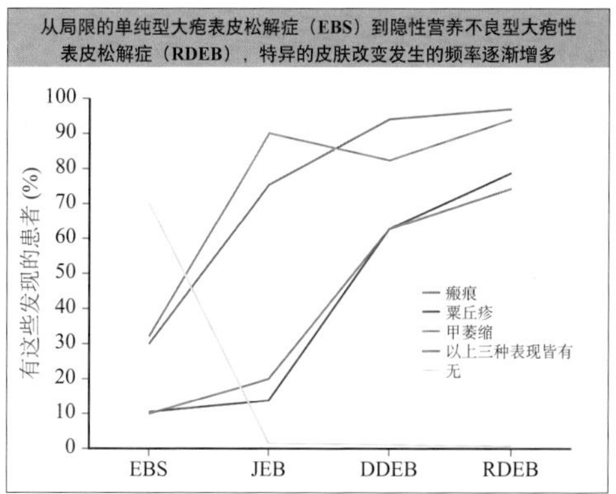


**图 32.5　从局限的单纯型大疱表皮松解症（EBS）到隐性营养不良型大疱性表皮松解症（RDEB），特异的皮肤改变发生的频率逐渐增多**。JEB，交界型大疱性表皮松解症；DDEB，显性营养不良型大疱性表皮松解症

以环形或多环形（图 32.8）分布的群集水疱（疱疹样）为 EBS-gen/sev 的临床特点，伴以逐渐发展的弥漫性掌跖角化（图 32.9）。移码突变可导致角蛋白 5 延长，这种突变方式所引起的 EBS，临床上表现为游走性环形红斑边缘的水疱。JEB-gen/sev 临床上可在孔口周围皮肤、腋下、上背部和颈项部出现对称、增生的肉芽组织（图 32.10）。痒疹型 DEB 的特征是在下肢以线性排列聚结的极度瘙痒性丘疹（图 32.11）。

皮损的分布对于 EB 分型也是很重要的[27, 29]，虽然在婴儿期可能没有成人期明显。反转亚型 JEB 或 RDEB 患者早期的活动性皮损可出现在皱褶部位（腋下和腹股沟）。相比之下，局限型 JEB 患者主要累及肢端部位，而胫前型 DEB 患者几乎完全局限在胫前部位。另一种罕见的 RDEB 亚型——向心型 RDEB，临床特点是最初具有肢端大疱，多年后可向躯干缓慢发展。

## 皮肤外的表现

EB 患者皮肤的分子缺陷同样会出现在其他存在上皮的组织[30-34]，包括眼、口腔、消化道、泌尿生殖道和呼吸道。EB 的主要皮肤外表现总结在表 32.2 中[30-32]。尽管有例外，这些部位的受累主要发生在隐性遗传营

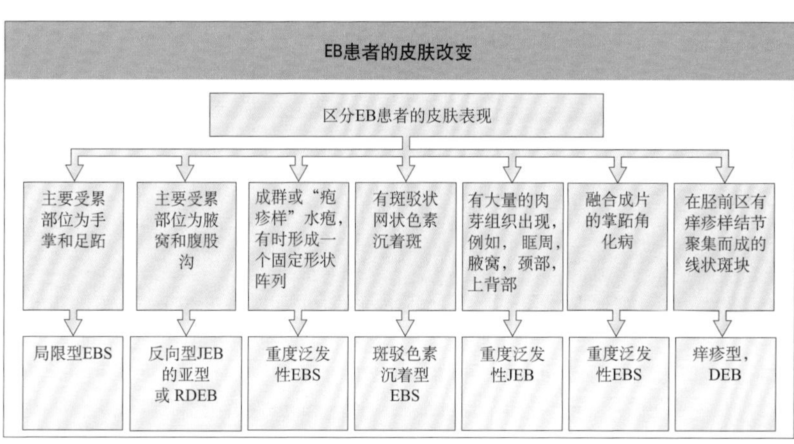


**图 32.6　EB 患者的皮肤改变**。DEB，营养不良型大疱性表皮松解症；EBS，单纯型 EB；JEB，交界型 EB

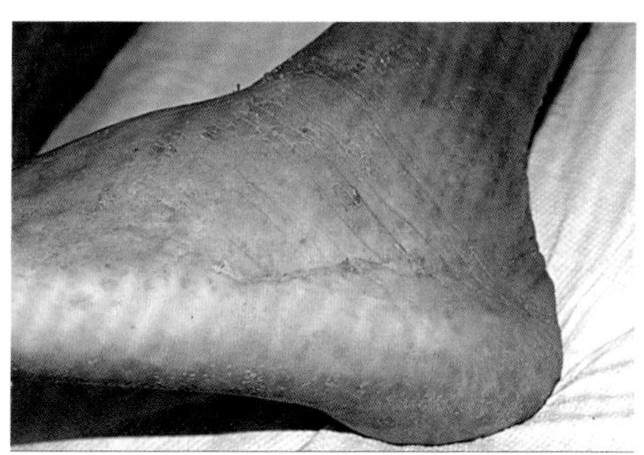

**图 32.7　肢端剥屑皮肤综合征**。脚踝和足背可见表层皮肤的剥离（Courtesy，E Sprecher，MD，PhD.）

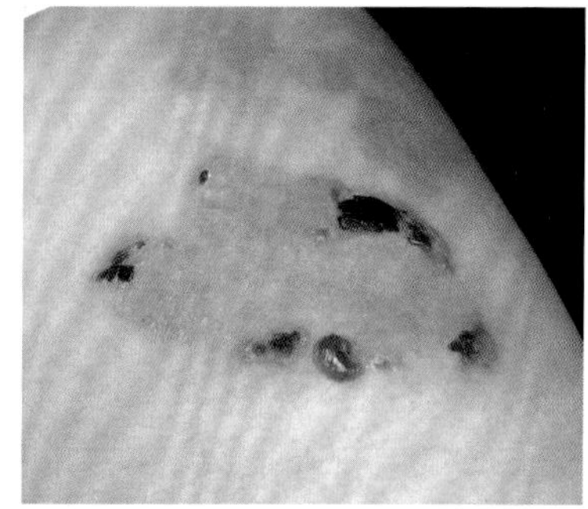

**图 32.8　重度泛发性 EBS**。该患儿大腿见弓形排列的簇集性小水疱（Courtesy，Julie V Schaffer，MD.）

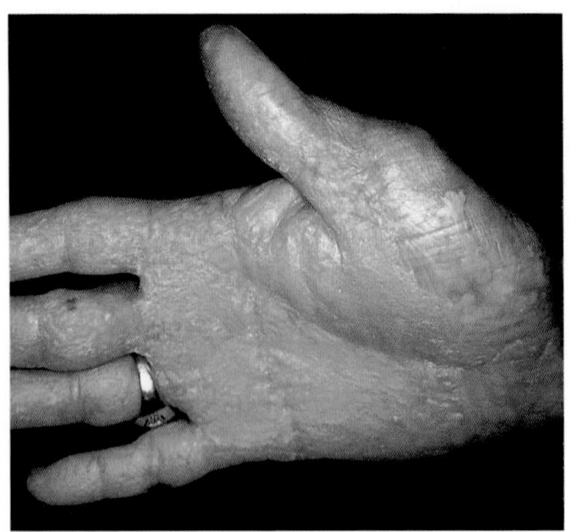

**图 32.9 重度泛发性 EBS**。成人患者弥漫的手掌角化

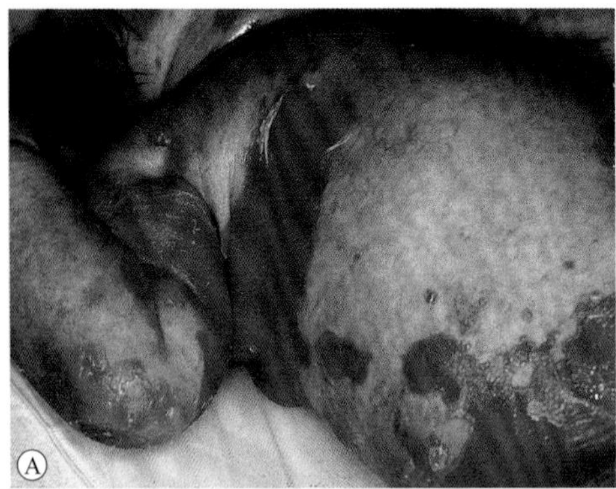

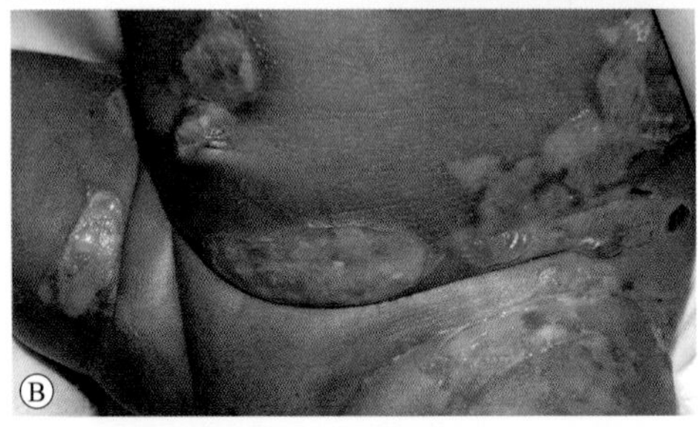

**图 32.10 重度泛发性 JEB**。A. 肘部大疱和大片皮肤缺失；注意腋和腹股沟鲜红的颜色。B. 患儿腹部可见水疱和大面积糜烂（B，Courtesy，Julie V Schaffer，MD.）

养不良型和交界型的 EB，表现为水疱、糜烂、溃疡和（或）瘢痕形成。罕见的 JEB 和 EBS 亚型出生时伴有幽门闭锁以及皮肤脆弱和水疱[34]。在其他形式的 EB 中，皮肤外表现可能在出生后的头几个月就会变得明显。外眼反复出现水疱，可导致新生血管形成和失明[33]。慢性食管受累导致瘢痕，狭窄形成，个

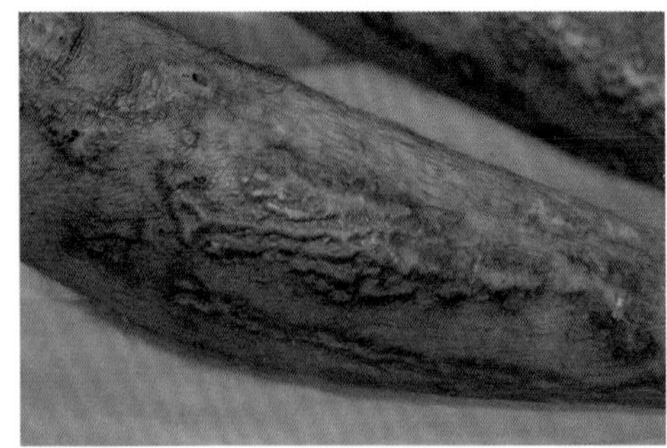

**图 32.11 营养不良型 EB，痒疹型**。由于反复慢性搔抓，胫骨上的痒疹样结节聚集成线状斑块

别甚至出现完全阻塞[34]。小肠受累引起慢性营养吸收不良，大肠受累也可导致严重的便秘、肛裂和肛门狭窄。泌尿生殖道反复受累，可引起尿道或输尿管狭窄，后者的持续受累可引起尿道反流和肾积水。重度泛发性 JEB，存在气管-喉部水疱和相关的软组织水肿，最常见于婴儿和幼童，可导致潜在致命的急性气道阻塞[35]。伴有呼吸和肾受累的 JEB 是与严重间质性肺病相关的罕见亚型。

所有 JEB 患者都有牙釉质发育不良[36-37]，乳牙和恒牙表面有点状缺损。如果不治疗，患者牙齿在儿童期就可出现过多的龋齿导致牙齿脱落、缺失[38]。重度泛发性 RDEB 也会出现严重的龋齿和由此导致的牙齿脱落，这可能是由于口腔内食物清除受损及口腔内损伤和瘢痕形成、舌系带短缩和小口畸形所致的口腔卫生差。

手足的假性并指主要发生在 RDEB 患者，特别是泛发性重度 RDEB，DDEB 和 JEB 患者偶尔也可能发生[39]（图 32.12）。最初表现为近端的指（趾）蹼融合，如果未予治疗，继续发展，指（趾）就会被瘢痕组织包绕形成永久性的并指（趾）。并指后由于缺乏活动，导致骨吸收和肌肉萎缩，手的功能永久性地丧失。

重度泛发性 RDEB 和重度泛发性 JEB 患者，常有骨质疏松，通过双离 X 线吸收检查（dual-emission x-ray absorptiometry）可确诊。在严重病例，X 线片可能显示出椎骨压迫特征。网蛋白缺乏所导致 EBS，可伴发中重度的肌营养不良。尽管在一些患者，婴儿期就出现肌肉症状，但在受影响程度较轻的患者中，在儿童晚期甚至成年早期才逐渐发生肌肉无力。

慢性肾功能不全偶发生于严重型 EB，尤其是重度泛发性 RDEB，该型患者到 35 岁时，由于肾功能不全导致死亡的危险达到 10%[40]。肾病可由于泌尿系统阻

| 表 32.2 大疱性表皮松解症（EB）主要的皮肤外的表现 | | |
|---|---|---|
| 并发症 | EB 亚型中的发生率 | |
| | ≥ 50% 的患者 | < 50% 的患者 |
| **眼** | | |
| 角膜水疱，溃疡和瘢痕 | RDEB-gen/sev | JEB-gen/sev > RDEB-gen/intermed，RDEB-inv，JEB-gen/intermed |
| 外翻形成 | | JEB-gen/sev；Kindler |
| **口腔及上呼吸道（排除水疱）** | | |
| 小口畸形 | RDEB-gen/sev | JEB-gen/sev，RDEB-inv |
| 牙釉质发育不全 | JEB（所有亚型） | |
| 过度龋齿和过早失去牙齿 | RDEB-gen/sev，JEB-gen/sev | |
| 气管-喉部狭窄 | JEB-gen/sev | JEB-gen/intermed |
| **胃肠道** | | |
| 食管狭窄 | RDEB-gen/sev，RDEB-inv | RDEB-gen/intermed，Kindler > JEB-gen/sev |
| 幽门梗阻 | JEB-PA，EBS-PA | |
| 营养不良 | RDEB-gen/sev，JEB-gen/sev | JEB-gen/intermed |
| 严重的便秘 | RDEB-gen/sev | JEB-gen/sev，EBS-gen/sev |
| GERD | RDEB | JEB，EBS-gen/sev |
| 结肠炎 | | Kindler，RDEB-gen/sev |
| **泌尿生殖系统** | | |
| 尿道狭窄 | | RDEB-gen/sev，JEB-gen/sev，Kindler |
| 慢性肾功能不全 * | | RDEB-gen/sev |
| 输尿管和肾积水 | | JEB-PA，JEB-gen/sev |
| 肾病综合征 | JEB-rsep/renal | JEB-gen/sev |
| **心脏** | | |
| 扩张型心肌病 | | RDEB-gen/sev > JEB，RDEB-gen/intermed |
| **骨骼肌肉系统** | | |
| 假性并指 | RDEB-gen/sev | RDEB-gen/intermed，Kindler |
| 骨质疏松症或骨质减少 | RDEB-gen/sev | RDEB-gen/sev，JEB-gen/sev |
| 肌营养不良 | EBS-MD | |
| **骨髓** | | |
| 严重的多因素贫血 | RDEB-gen/sev，JEB-gen/sev | |

* 包含肾淀粉样变和肾小球肾炎。
EBS，单纯型大疱性表皮松解症；GERD，gastroesophageal reflux disease，胃食管反流；gen/intermed，generalized intermediate，中度泛发性；gen/sev，generalized severe，重度泛发性；inv，inversa，反向型；JEB，交界型 EB；MD，muscular dystrophy，肌萎缩；PA，pyloric atresia；幽门狭窄；RDEB，隐性营养不良型 EB；resp/renal，repiratory and renal involvement，累及呼吸系统和肾

塞、肾小球肾炎、继发性系统性淀粉样变和 IgA 肾病。有报道一例重度泛发性 JEB 的婴儿，其肾病综合征与肾基底膜带层粘连蛋白异构体的表达异常相关，本例先天发病是由于 $\alpha_3$ 整合素突变，伴有呼吸和肾受累。在一小部分的严重类型 EB 中，主要是重度泛发性 RDEB，可以出现致命的扩张型心肌病[41]。尽管没有得到证实，但硒和肉碱缺乏可能是协同病因。

可能是因为创伤护理的进步和广谱抗生素的应用，使得几十年前常见的并发症——致死性细菌性败血症目前已很少发生于遗传型 EB[42]，一般也只发生在重度泛发性 EB 的婴儿[43]。相反，生长停滞常见于重度泛发性 JEB 的婴儿，可导致死亡。

## 皮肤恶性肿瘤

皮肤多发鳞癌（SCC）是 RDEB 主要的并发症[44]。肿瘤一般发生在长期不愈合的创面或角化过度的皮损上（图 32.13）。通过组织病理检查容易确诊，但肿瘤的边界很难界定，不容易完全切除，易局部复发。除此之外，还很常发生局部和远端转移，对放疗和化疗的治疗反应不佳。多发 SCC 是中青年 EB 患者死亡的首要因素，大多数患者在首次诊断 SCC 后 5 年内死亡[42]。绝大多数 SCC 发生在 RDEB，特别是泛发性重度 RDEB

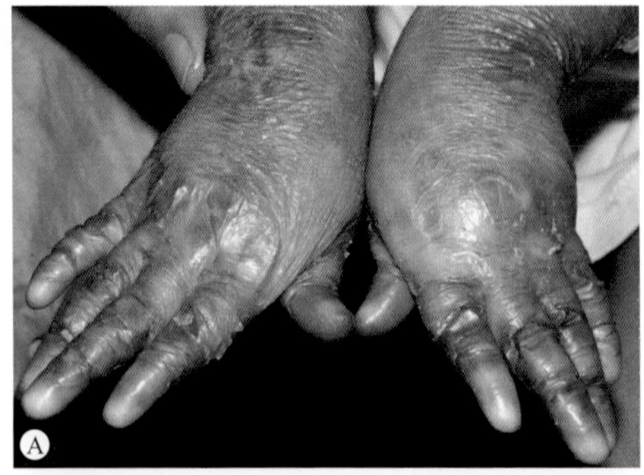

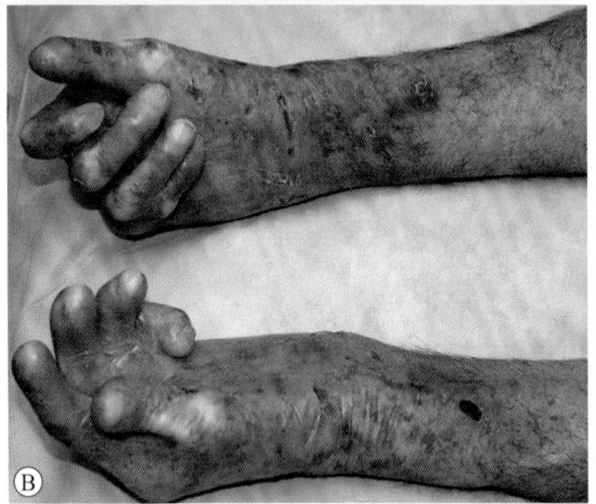

**图 32.12 重度泛发性 RDEB**。A. 5 岁女患儿，近端趾间网形成以及萎缩性瘢痕和指甲缺如。B. 患儿双手部分的“手套样”畸形（A，Courtesy，Julie V Schaffer，MD.）

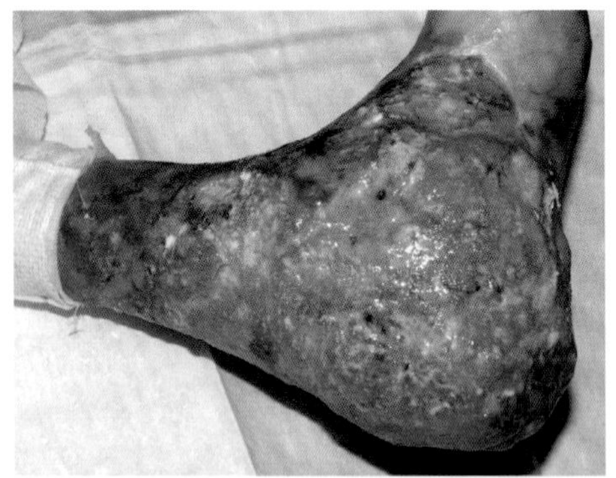

**图 32.13 鳞癌（SCC）**。21 岁重度泛发性 RDEB 的男性患者，可见大片鳞癌于脚踝处（Courtesy，Julie V Schaffer，MD.）

的患者，虽然 SCC 也可发生在成年 JEB 患者。重度泛发型 RDEB 患者 20 岁之前发生至少一处 SCC 的累积危险度是 7.5%，随着年龄增长，35 岁、45 岁和 55 岁以后累积危险度分别为 68%、80% 和 90%。而其他 RDEB 亚型的患者，至 45 岁时发生 SCC 的概率低于 25%[44]。

少数 RDEB 儿童患者还可发生恶性黑色素瘤，12 岁之前的累积危险度约为 2.5%[44]。尽管发病率不高，在儿童期仍应认真监测。EB 患儿，特别是中度泛发性 JEB，可能会出现大的外形不规则的黑素细胞痣（“EB nevi”），临床类似于黑色素瘤，但组织学及生物学上是良性的（图 32.14）。诊断 EB 相关色素痣的依据是初发时即为体积较大的皮损，而不是相对缓慢、水平方向扩展的过程。

## 诊断方法

根据 EB 患者水疱形成的超微结构水平，皮肤中的抗原特性，遗传方式，潜在的遗传缺陷（如确定）和临床表型进行分类[2, 27]。尽管皮肤表现在确定 EB 表型中起重要作用，但 EB 不同亚型的皮肤表现具有相当大的重叠。此外，个体患者皮损的严重程度、分布和类型可能会随着时间的推移而发生变化，例如从全身性到局部性水疱（或相反）的演变或迟发出现的症状，如增生的肉芽组织、瘢痕形成和甲营养不良[2]。

一般，光镜下很难区分 EB 是表皮内疱还是表皮下疱，更加难以区分位于透明板内（如 JEB）还是致密板下（如 DEB），如果不配合特别的染色技术，普通组织病理是不能作为诊断手段的[45]。然而，有些基底层上方的 EBS 可由于桥粒斑蛋白、桥粒斑菲素蛋白或斑珠蛋白缺乏引起的，都具有棘层松解的组织学发现（表 32.3，图 32.15）。免疫荧光抗原定位（immunofluorescence antigen mapping，IFM）、透射电镜检查（transmission electron microscopy，TEM）和遗传基因学检测是常规用于诊断 EB 的手段。IFM 和 TEM 这两种方法的检测结果仅 3% 不相符，说明任何一种非分子诊断方法都可以作为诊断遗传性 EB 的金标准。TEM 是根据超微结构中水疱发生的部位来区分三型主要 EB。TEM 还可用于特异结构的定性或定

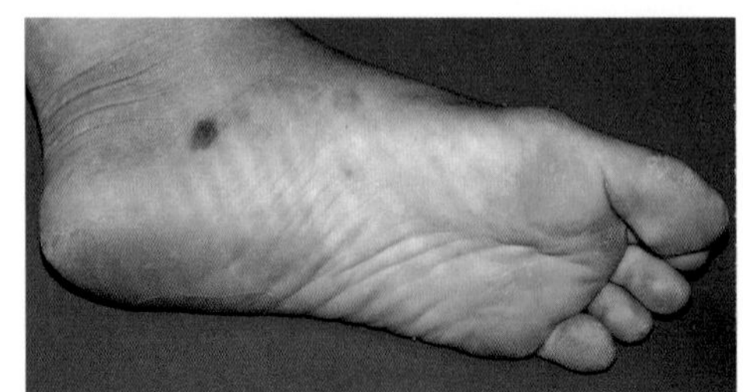

**图 32.14 JEB 青春期女患者在一水疱处见大的获得性的黑素细胞痣**（Courtesy，Julie V Schaffer，MD.）

| 表 32.3 基底层上方的单纯型大疱表皮松解症（EBS）和其他遗传相关的大疱性皮肤病 | | |
|---|---|---|
| 疾病名称 | 缺失的蛋白（遗传性） | 临床病理特点 |
| **基底层上方的 EBS** | | |
| EBS 皮肤脆性综合征（DSP：皮脆性卷曲毛发综合征；PKP1：皮肤脆弱-外胚层发育不良综合征） | 桥粒斑蛋白 /*DSP*，斑珠蛋白 /*JUP* 或桥粒斑菲素蛋白 -1/*PKP1*（AR） | 糜烂＞水疱好发于四肢（图 32.15）；口周和间隙裂隙；局灶性 PPK 伴裂隙；稀疏和（或）羊毛发；指甲营养不良；皮肤活检标本的棘层松解；DSP：伸侧面的毛囊角化过度、各种心肌病和嘶哑 |
| 致死性棘层松解性大疱性表皮松解症 | 桥粒斑蛋白 /*DSP* 或斑珠蛋白 /*JUP*（AR） | 出生时泛发性糜烂；普秃；皮肤活检标本见棘层松解；DSP：胎生牙，指甲缺少，各种心肌病变；JUP：甲剥离和感染 |
| 肢端皮肤剥屑综合征 | 转谷氨酰胺酶 5（AR） | 手足的皮肤浅表剥屑和糜烂（见图 32.7） |
| 浅表型 EBS | 未知 | 表面糜烂；炎症后色素沉着；角层下裂隙 |
| **其他遗传相关的大疱性皮肤病** | | |
| 浅表性表皮松解性鱼鳞病（Siemens 大疱性鱼鳞病） | 角蛋白 2（AD） | Mauserung 现象（脱屑）；皮肤活检标本见浅表表皮内大疱 |
| 表皮松解性鱼鳞病 | 角蛋白 1 和 10（AD） | 出生头几年出现大疱；继而出现波纹状角化亢进；皮肤活检标本见表皮松解性角化过度；**角蛋白 1**：PPK |
| 先天性红细胞生成性卟啉病（Günther 病） | 尿卟啉原Ⅲ合成酶基因突变 | 重度光敏导致大疱形成和深的溃疡；面 / 肢损毁；尿卟啉Ⅰ和粪卟啉Ⅰ升高；红色尿和牙；溶血性贫血 |
| Mendes da Costa 综合征 | 未知（X 连锁） | 自然发生的大疱（非创伤引起）；无毛发；手足发绀；色素异常；头小畸形；智力迟钝 |
| AEC（睑缘粘连-外胚叶发育不良-裂口）综合征 | p63（AD） | 睑缘粘连；外胚叶发育不良；唇腭裂；婴儿期红皮病和广泛的糜烂；头皮慢性糜烂性皮炎；斑点状秃发 |

AD，autosomal dominant，常染色体显性遗传；AR，autosomal recessive，常染色体隐性遗传；PPK，palmoplantar keratoderma，掌跖角化病

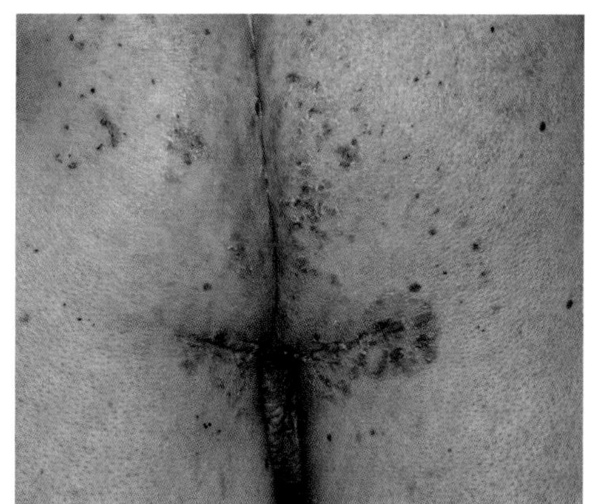

**图 32.15 由于桥粒斑菲素蛋白（plakophilin）1 缺乏而引起的皮肤脆弱——外胚叶发育不良综合征**。在臀部可见散在的糜烂和结痂（Courtesy，Antonio Torrelo，MD.）

量检测评估，如基底张力丝、半桥粒、基底细胞下致密板（subbasal dense plates）、锚丝和锚状纤维[2]（图 32.16）。然而，目前只能在少数几个参考实验室中进行检测。诊断流程图见图 32.17。

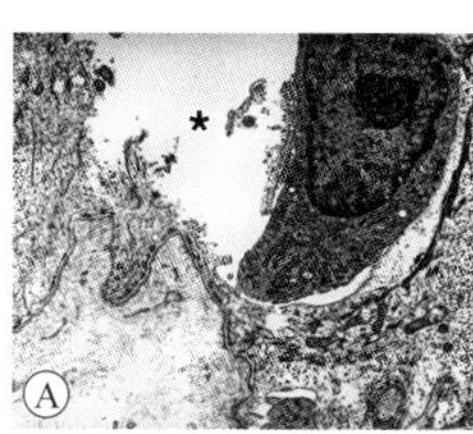

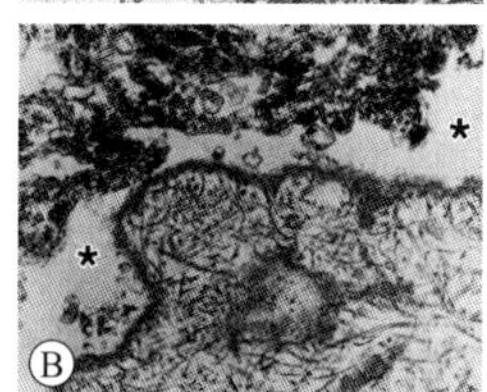

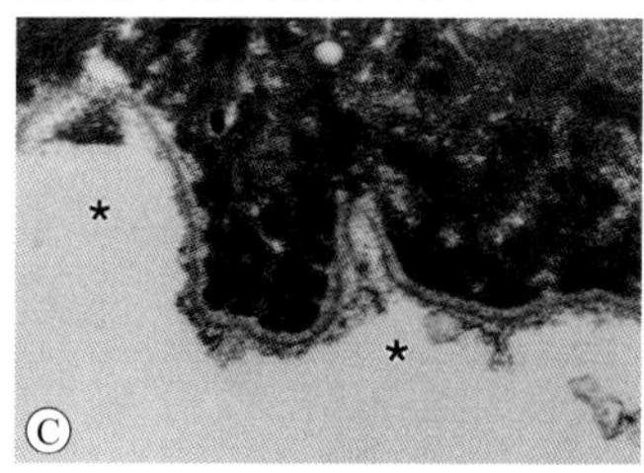

**图 32.16 EBS、JEB 和 RDEB 的超微结构**。A. 局限型 EBS 摩擦后水疱在电镜下可见皮肤裂隙（*）发生于基底细胞内的最下层。B. 重度泛发性 JEB 的自发大疱在电镜下可见皮肤裂隙（*）发生于透明板。半桥粒、基底细胞下致密板和锚丝均缺如。相对而言，真皮内的锚状纤维数量正常。C. 重度泛发性 RDEB 的自发大疱在电镜下可见皮肤裂隙（*）发生于致密板下。沿着疱顶排列的锚状纤维缺如

遗传分析由于其可应用性的增加和成本的降低，越来越多地用于EB患者，包括所有已知EB基因的二代测序可能作为主要诊断测试[46-47]。分子诊断允许更准确的遗传咨询，是基于DNA的产前/植入前检测所必需。然而，鉴于许多EB亚型缺乏强的表型–基因型相关性，特定突变的发现对预测长期预后的能力仍然是有限的[2]。

## 鉴别诊断

除少数例外，EB患者都是早年发病，比较容易诊断，但仅根据临床表现很难准确地判断亚型。需要与早年发病和（或）有明确家族史的慢性机械损伤性大疱作鉴别的疾病很少[2]。罕见的基底层上EBS亚型，其附件和组织学表现与典型的EB临床病理特征不同；其他一些有暂时性大疱表现的遗传性皮肤病可能会误诊为EB，见表32.3。EB可能与肠病性肢端皮炎、色素失禁症第一阶段、先天性厚甲症或早期类脂蛋白沉积症等相混淆。新生儿或婴儿的大疱和糜烂需要与感染性皮肤病（单纯疱疹、葡萄球菌性烫伤样皮肤综合征、大疱性脓疱疮）、吮吸性大疱、大疱性肥大细胞增生症、自身免疫性大疱病、先天性糜烂和水疱性皮肤

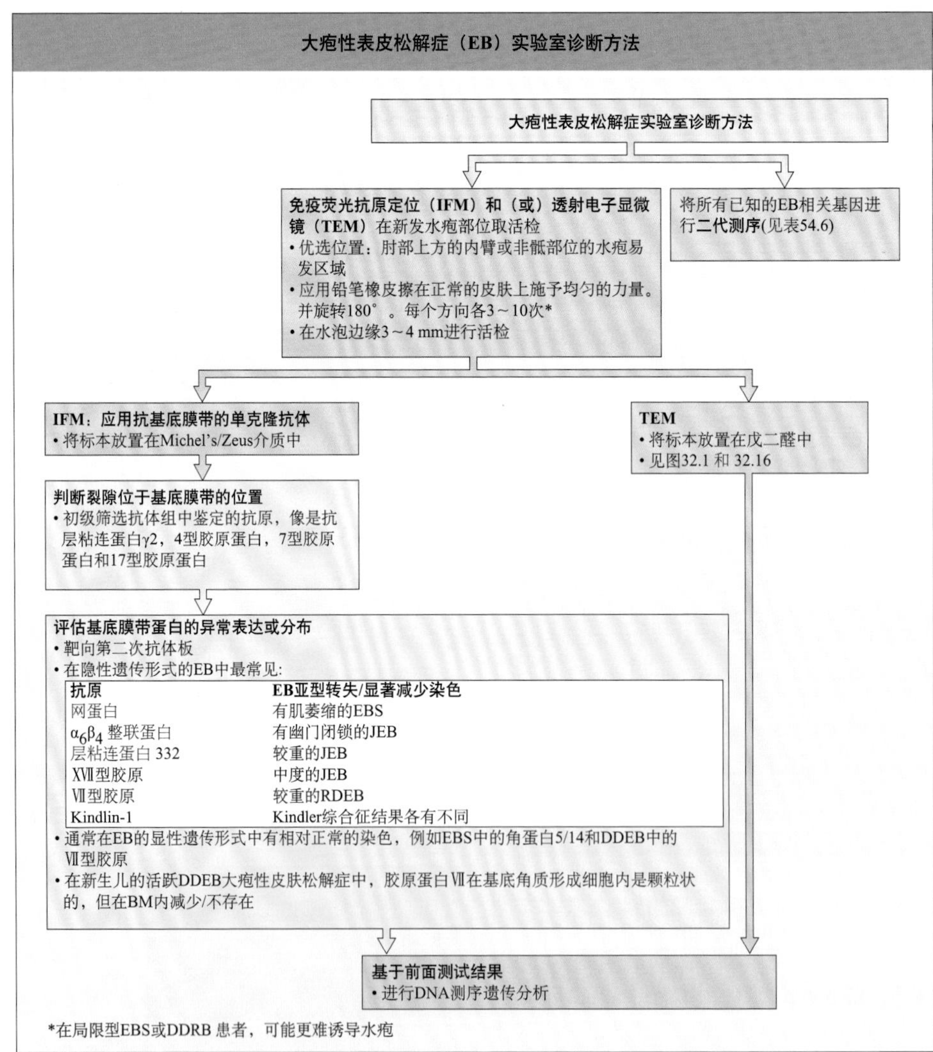


**图 32.17 大疱性表皮松解症（EB）实验室诊断方法**。BM，基底层；EBS，单纯型大疱性表皮松解症；JEB，交界型EB；DDEB，显性营养不良型EB；RDEB，隐性营养不良型EB

病作鉴别（见第 34 章）。

Bart 综合征为同时患有 EB 的任一型和先天性局限性皮肤缺失（congenital localized absence of skin，CLAS，也称为先天性皮肤发育不良；见第 64 章）。Bart 综合征与其他原因导致 CLAS 的区别是：皮肤的水疱和机械脆性，及 EB 相关 CLAS 好发在下肢，而 CLAS 好发在头皮。肢端水疱、糜烂和溃疡，伴进展为指趾吸收的患者，诊断考虑可能包括先天性红细胞生成性卟啉病（见表 32.3 和第 49 章）和 SAVI（婴儿期发病的 STING 相关性血管病变，图 32.18；见第 45 章）。

## 治疗

目前对于各型遗传性 EB 尚无特异的治疗方法。将来，基因疗法也许能治疗某些类型的 EB[48]。目前有一些成功的转基因文献报道。如将编码层粘连蛋白 332 一个链的基因转入患者的角质形成细胞[49]，将这些细胞接种到免疫缺陷小鼠后，上皮无大疱形成。最近的一项原理验证试验，将体外制备的一小块具有正常层粘连蛋白 332 基因的皮肤移植到中度泛发性 JEB 受体上，数年后，移植的皮肤边缘出现了大疱[50]。最近，使用类似的离体方法将含有正常Ⅶ型胶原基因的自体表皮片移植到患有重度泛发性 RDEB 的患者身上[50a]。诱导多能干细胞的突变位点特异性基因组编辑具有转录激活因子样效应核酸酶（TALEN）和聚集的规则间隔短回文重复序列（CRISPR）/Cas9 系统也可用于 EB 基因治疗[50b]（见第 3 章）。

已有研究表明，将人类Ⅶ型胶原蛋白或正常同种异体成纤维细胞注射到植入Ⅶ型胶原缺陷型 RDEB 皮肤的小鼠体内，可导致该蛋白质沿真皮-表皮连接处的沉积增加，并停止起疱[51-52]。目前进行的一些临床试验正在探索将同种异体成纤维细胞皮内注射到 RDEB 患者非愈合伤口中的治疗益处。尽管注射处疼痛，但许多慢性伤口反应良好[53]。临床试验也在进行以研究骨髓干细胞移植作为 RDEB 全身治疗的价值[54]。在一项初步研究中[55]，对 RDEB 患儿全部或部分骨髓清除后，骨髓移植导致皮肤中出现相当的供体细胞，真皮-表皮连接处的Ⅶ型胶原蛋白沉积增加及水疱形成减少。其他研究人员正在研究替代来源，如间充质基质细胞和诱导型多能干细胞，用于疾病细胞层面上的纠正[56]。

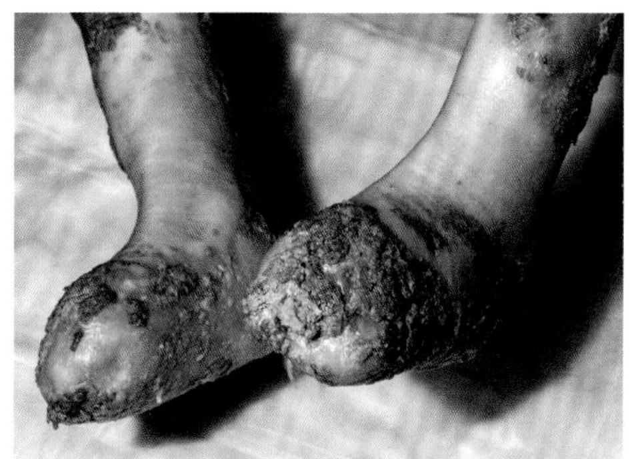

图 32.18 婴儿期发病的 STING 相关性血管病变（SAVI，STING-associated vasculopathy with onset in infancy）。血管病变遗传病导致指趾吸收的临床表现类似于隐性大疱性表皮松解症

EB 患者皮肤的回复突变型镶嵌现象（revertant mosaicism）表现了“自然基因治疗”（natural gene therapy），在一个细胞克隆内修复野生型的功能，为可能的基因治疗策略提供了模式，也可解释为何有些亚型的 EB 患者随着年龄增长症状逐渐缓解。有丝分裂基因转换、真正的回复突变和第二位点突变阻止形成提前终止密码或恢复基因阅读框架，用以纠正中度泛发型 JEB 患者ⅩⅦ型胶原基因突变，使得局部区域水疱停止出现[57]。第二位点无义突变通过静默优势-阴性角蛋白 14 的等位基因，从而使重度泛发性 EBS 水疱停止出现。此外，已经从康复的皮肤区域获取的自体移植物，对中度泛发性 JEB 患者成功地进行局部治疗[58]。

然而，迄今为止对 EB 的日常管理主要是围绕着如何避免机械创伤、创面护理（通过使用保护性填充绷带，在骨骼突出部位衬垫和穿松软的衣物）和预防感染。用 0.005% 左右次氯酸钠［半杯家用漂白剂（6% ～ 8.25% 次氯酸钠）］在标准浴缸或 0.25% 醋酸［1 份白醋（5% 醋酸）至 20 份水］中沐浴或浸泡可能有助于减少细菌定植。应谨慎使用抗生素，避免长期外用莫匹罗星或口服抗生素治疗。EBS 患者通过局部应用氯化铝水合物可以减少足底多汗，但对水疱的影响不太确定。注射肉毒杆菌毒素 A 可以减少 EBS 患者的足底水疱和伴随的疼痛[59]。

目前，有一系列人工敷料可用于治疗慢性皮肤创伤（见表 32.4 和第 145 章）。一般原则是只有非黏附性的敷料可以用于 EB 患者的皮肤。广泛使用软硅敷料，其中一些包含吸收泡沫背衬。含银敷料可能有助于严重定植或感染伤口，但应避免长期使用，以尽量减少全身银吸收。较便宜的凡士林浸渍纱布适用于 EB 患者的非感染创面。组织培养衍生的人工皮肤生物等效物也可用于治疗慢性顽固性溃疡[60]。

系统用苯妥英（phenytoin）可抑制胶原酶，曾用于治疗 JEB 和 RDEB 患者[61]，但在随机对照试验中

| 表 32.4 常见用于大疱性表皮松解症（EB）患者的敷料 | | |
|---|---|---|
| 敷料种类 | 用途 | 商品 |
| 软硅敷料（“低黏性”） | • 适合作为许多类型 EB 的主要或次要敷料<br>• 可能有泡沫背衬用于机械保护或将伤口渗出伤口 | Mepitel，Mepilex，Meplix Transfer，Mepilex Border |
| 非黏附性脂质-胶体敷料 | • 适合初次接触 | Urgotul |
| 水凝胶敷料 | • 为干燥的伤口提供水分，以促进愈合<br>• 可以缓解疼痛或瘙痒 | Flexigel，Curagel，ActiForm Cool |
| 泡沫型敷料 | • 用于吸收适量的伤口渗出液 | Mepilex，Allevyn |
| 吸收性敷料 | • 用于吸收大量的伤口渗出液 | Eclypse，Sorbin Sana |
| 含银敷料 | • 临床感染或高度定植的伤口<br>• 避免因吸收银的风险而长时间使用 | Urgotul SSD，Mepilex AG |
| 其他抗微生物敷料 | • 临床感染或高度定植的伤口 | PolyMem，Cutimed sorbact，Activon Tulle，Suprasorb X ＋ PHMB |

未发现有效[62]。另外，系统使用四环素或红霉素治疗单纯型 EB 取得一定疗效[63]。沙利度胺或环孢素可以改善痒疹型 DEB 患者的症状[64-65]。

仅有少许文献报道系统服用维 A 酸治疗各型 EB。有报告口服低剂量维 A 酸治疗 RDEB，有比较好的耐受性[66]。低剂量系统应用维 A 酸的长期治疗是否有助于重度泛发性 RDEB 患者预防多发鳞癌的发生仍有待确定。根据动物模型的最新发现，正在进行一项临床试验，以确定使用一个调节纤维化的全身性药物是否可能对 RDEB 患者有治疗作用。

EB 长期并发症的医学和外科治疗策略可见表 32.5[32, 67-68, 68a]。多功能训练门诊可以为 EB 患者及其家庭提供一系列的护理和支持。这些家庭还可以从几个教育网站获得有用的信息，特别是 www.debra.org 和 www.debra-international.org 网站。

# Kindler 综合征

**同义名：** ■ Kindler-Weary 综合征（Kindler-Weary syndrome）■ Kindler-Weary 大疱性肢端角化性皮肤异色症（bullous acrokeratotic poikiloderma of Kindler and Weary）■ 遗传性肢端角化性皮肤异色病（heraditary acrokeratotic poikiloderma）

## 引言

Kindler 综合征（Kindler syndrome）现在将其归入 EB 的一型。本病罕见，为常染色体隐性遗传性皮肤病，除创伤引起水疱外，特点包括光敏感、进行性皮肤异色、皮肤萎缩和黏膜炎症[2, 69-71]。

| 表 32.5 大疱性表皮松解症（EB）长期并发症的管理 | | |
|---|---|---|
| 并发症 | 预防及监测 | 管理 |
| 口腔及胃肠道 | | |
| 严重龋齿 | • 口腔清洁<br>• 抗菌和含氟漱口水<br>• 定期口腔科检查 | • 牙修复 |
| 小口畸形 | | • 物理治疗<br>• 张口器械 |
| 口腔溃疡 | | • 外用抗菌药，NSAID，屏障保护（硫糖铝悬浮液） |
| 食管狭窄 | • 用对比研究评估吞咽困难 | • 膳食调整（软食 / 菜泥 / 卡路里补充）<br>• 荧光透视引导球囊扩张术；经常需要重复的程序<br>• 在严重和顽固的病例中，手术选择包括结肠间置术 |
| 胃食管反流 | | • 质子泵抑制剂，$H_2$ 受体阻断剂，促胃肠动力剂［如，甲氧氯普胺、多潘立酮（美国无此药）］ |

表 32.5 大疱性表皮松解症（EB）长期并发症的管理（续表）

| 并发症 | 预防及监测 | 管理 |
|---|---|---|
| 便秘 | • 确保适当的液体摄入及膳食纤维 | • 泻药（如，含有聚乙烯的甘油），矿物油<br>• 避免使用栓剂和灌肠剂 |
| **营养** | | |
| 生长迟缓 / 摄入不足以满足营养需求 | • 监测身高，体重和体重指数<br>• 每年定期评估血清中微量元素，如锌、硒、铁、维生素 D 和肉碱<br>• 口服补充剂，以优化卡路里、蛋白质、维生素和矿物质的摄入量 | • 胃造口术补充营养 |
| **血液学** | | |
| 由于铁缺乏或慢性炎症导致的贫血 | • 监测 CBC 及铁储存量 | • 补充铁剂（静脉或口服）<br>• 促红细胞素<br>• 输血治疗［当血红蛋白≤ 7 ～ 8 g/dl 和（或）有症状的］ |
| **泌尿生殖系统** | | |
| 尿道流出阻塞（如尿道或输尿管狭窄） | • 每年定期行泌尿系统超声检查和尿动力学检查（尤其是 JEB 患者） | • 根据需要进行扩张手术以治疗梗阻<br>• 避免不必要的介入 |
| 肾疾病（如肾盂积水，感染后的肾小球肾炎，肾淀粉样变，IgA 肾病） | • 对于 RDEB 患者，每 6 个月查血尿素氮和血电解质，尿液分析和血压监测<br>• 充分治疗金黄色葡萄球菌感染 | • 当发生肾衰竭时，行血液透析或腹膜透析治疗 |
| **肌肉骨骼系统** | | |
| 骨质减少和骨质疏松症 | • 在 RDEB 和 JEB 患者中，在 5 岁之后，每年定期查 DEXA 扫描和脊柱 X 线<br>• 补充钙和维生素 D | • 静滴双磷酸盐治疗 |
| 手 / 脚伪并指 | • 在 RDEB 患者的手 / 前臂上加缓冲夹板和个别包裹手指 | • 手术治疗解除挛缩 |
| **肿瘤** | | |
| 皮肤鳞状细胞癌 | • 定期全身检查；对于 RDEB 患者，在 10 岁之后应每 3 ～ 6 个月全身检查，在 16 岁之后每 3 个月全身检查<br>• 将不愈合的溃疡取活检或随访（见图 32.13）<br>• 定期照相 | • 切除皮肤肿物并植皮（有时会截肢）；根据 MRI 评估局部范围<br>• 根据 CT、PET-CT、前哨淋巴结进行分期 |
| **眼睛** | | |
| 慢性并发症包括角膜瘢痕，睑球粘连，外翻 | • 有眼损害者应定期作眼科检查<br>• 滴眼液润滑 | • 手术治疗，如分离睑球粘连术和羊膜移植术 |
| **心脏** | | |
| 扩张型心肌病 | • RDEB 患者在儿童后期开始每年定期行超声心动描记 | • 内科治疗<br>• 若缺乏需补充硒和肉碱 |
| **心理与精神方面** | | |
| 家庭分裂（例如离婚） | • 考虑家庭问题咨询，互助组 | • 心理 / 家庭问题咨询 |
| 抑郁与自杀想法 / 企图 | • 考虑心理咨询，互助组 | • 精神评估，抗抑郁治疗 |

CBC，全血计数；CT，计算机断层成像；JEB，交界型大疱性表皮松解症；MRI，磁共振成像；NSAID，非甾体抗炎药；PET-CT 正电子发射断层成像术；RDEB，隐性营养不良型大疱性表皮松解症

## 历史

1954 年 Theresa Kindler 报道了 1 例婴儿期肢端水疱和光敏感的病例，随年龄增长，出现进行性皮肤异色和萎缩。20 年后，Weary 报道了报告了一个家庭的十名成员都有类似的表现，此外，有早年广泛的特应性皮炎，儿童期持续不定肘和膝关节伸侧的角化性丘疹，随后出现口腔和其他黏膜累及的表现[69-73]。

## 发病机制

Kindler 综合征特征在于超微结构的基底膜带厚度加倍，裂隙可发生在基底角质形成细胞内、透明层和（或）在致密层下方[2, 74]。它是由编码 kindlin-1 的铁调蛋白家族同源基因 1（*FERMT1*）的突变引起的，该基因是局部黏附的一个组成部分，将基底角质形成细胞中的肌动蛋白丝连接到下面的 ECM[73-76]（见第 28 章）。通过整合素介导的信号传导，kindlin-1 影响角质形成细胞的形状、极性、黏附、增殖和运动[74]。还有证据表明，kindlin-1 在调节皮肤上皮干细胞稳态中起作用，而 kindlin-1 的丧失导致皮肤癌风险增加以及由于干细胞衰竭和角质形成细胞过早衰老引起的皮肤萎缩[77]。

## 临床特征

出生时偶尔会出现糜烂，最常见于前臂和胫骨，婴儿期的水疱在手足最突出。与其他形式 EB 相反，Kindler 综合征儿童时期的皮肤脆性显著减弱。光敏感（表现为对晒伤的易感性增加）随时间也会有所好转。儿童时期光暴露部位开始出现网状色素沉着和毛细血管扩张，青春期后皮损会扩展至非光暴露部位。Kindler 综合征成人患者的特征是皮肤异色症（图 32.19A），终生存在。通常出现组织纸样萎缩，特别是在手和足的伸侧（图 32.19B、C），此外，轻度的指蹼融合（图 32.19C）和掌跖角化过度。在有些患者会出现湿疹样皮炎，通常始于婴儿期，在儿童早期缓解。

Kindler 综合征患者常有糜烂性牙龈炎和牙列不齐。黏膜受累可能导致口内和角膜瘢痕、睑外翻、结肠炎以及食管、尿道、阴道和肛门的狭窄。患者唇部和口腔黏膜以及肢端皮肤发生 SCC 的风险增加[73]。

## 病理学

在老年患者，皮肤活检标本显示皮肤异色症的典型变化，包括表皮萎缩，基底细胞空泡变性，表皮黑色素含量变化，真皮噬黑素细胞和毛细血管扩张。用抗 kindlin-1 抗体对皮肤活检标本进行免疫染色，常显示该蛋白明显减少或缺失[74]。超微结构请见上文。

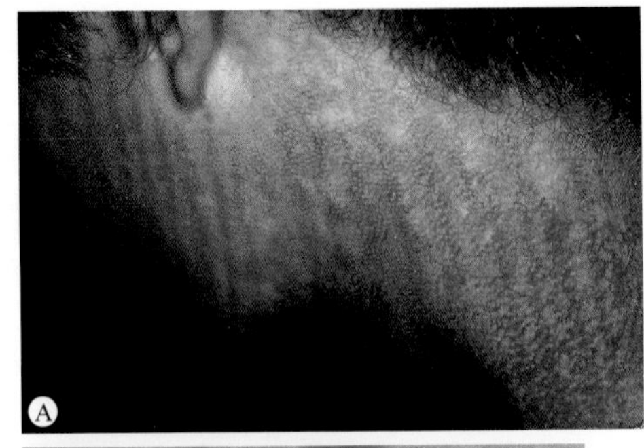


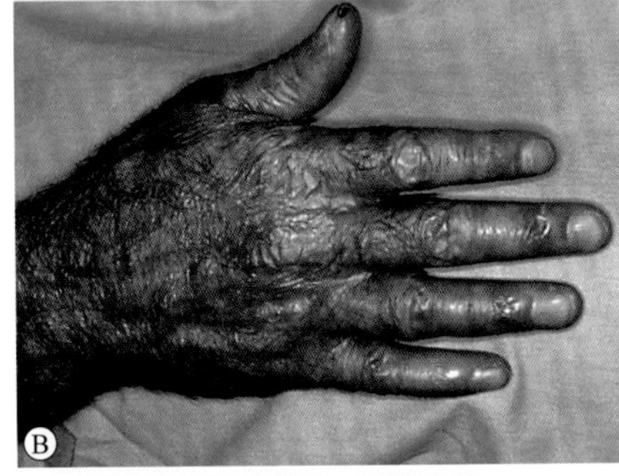


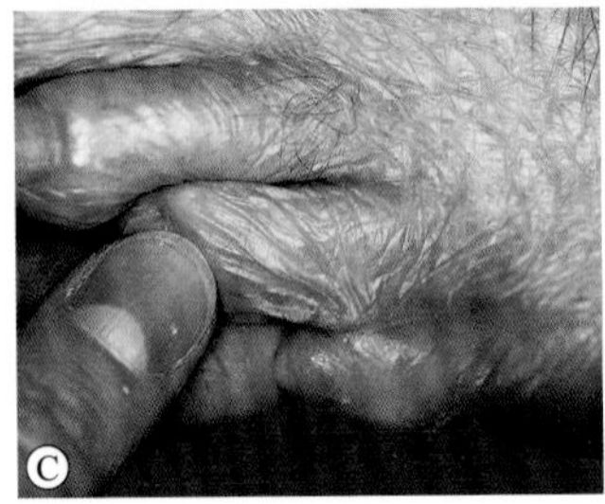


**图 32.19　Kindler 综合征**。A. 面部和颈部的皮肤异色症与“跳跃”区域。B. 手背部红斑和萎缩。C. 第四和第五脚趾之间的萎缩和融合而造成的皱褶。该患者还有睑外翻和尿道狭窄（C, Courtesy，Jean L Bolognia MD.）

## 鉴别诊断

尽管一种以进行性皮肤萎缩为特征的 JEB 与 Kindler 综合征较为类似，但通过明显位于肢端的水疱、萎缩和光敏性等特点，我们可以将 Kindler 综合征与其他形式的 EB 区分开来。随着皮肤异色症在儿童早期变得明显，鉴别诊断可包括 Rothmund-Thomson 综合征和表 63.9 中列出的其他疾病。

## 治疗

其他形式的 EB 相似，本现更强调防晒和口腔卫生。

（史晏绮译　潘 萌校　郑 捷　朱学骏审）

# 参考文献


1. Gedde-Dahl T Jr. Epidermolysis Bullosa. A Clinical, Genetic and Epidemiologic Study. Baltimore: Johns Hopkins University Press; 1971. p. 1–180.
2. Fine JD. Epidemiology of inherited epidermolysis bullosa based on incidence and prevalence estimates from the National Epidermolysis Bullosa Registry. JAMA Dermatol 2016;152:1231–8.
3. Fine JD, Bauer EA, Gedde-Dahl T. Inherited epidermolysis bullosa: definition and historical overview. In: Fine JD, Bauer EA, McGuire J, Moshell A, editors. Epidermolysis Bullosa: Clinical, Epidemiologic, and Laboratory Advances, and the Findings of the National Epidermolysis Bullosa Registry. Baltimore: Johns Hopkins University Press; 1999. p. 1–19.
4. Pearson RW. Studies on the pathogenesis of epidermolysis bullosa. J Invest Dermatol 1962;39:551–75.
5. Goldsmith LA, Briggaman RA. Monoclonal antibodies to anchoring fibrils for the diagnosis of epidermolysis bullosa. J Invest Dermatol 1983;81:464–6.
6. Fine JD, Breathnach SM, Hintner H, Katz SI. KF-1 monoclonal antibody defines a specific basement membrane antigenic defect in dystrophic forms of epidermolysis bullosa. J Invest Dermatol 1984;82:3 5–8.
7. Heagerty AHM, Kennedy AR, Leigh IM, et al. Identification of an epidermal basement membrane defect in recessive forms of dystrophic epidermolysis bullosa by LH 7:2 monoclonal antibody: use in diagnosis. Br J Dermatol 1986;115:125–31.
8. Heagerty AHM, Kennedy AR, Eady RAJ, et al. GB3 monoclonal antibody for diagnosis of junctional epidermolysis bullosa. Lancet 1986;1:860.
9. Fine JD, Johnson LB, Suchindran CM. The National Epidermolysis Bullosa Registry. J Invest Dermatol 1994;102:54S–6S.
10. Fine JD, Bauer EA, McGuire J, Moshell A. Epidermolysis Bullosa: Clinical, Epidemiologic, and Laboratory Advances, and the Findings of the National Epidermolysis Bullosa Registry. Baltimore: Johns Hopkins University Press; 1999. p. 520.
11. Bonifas JM, Rothman AL, Epstein E. Linkage of epidermolysis bullosa simplex to probes in the region of keratin gene clusters on chromosomes 12q and 17q. J Invest Dermatol 1991;39:503A.
12. Fine JD, Johnson LB, Suchindran C, et al. The epidemiology of inherited EB: findings within American, Canadian, and European study populations. In: Fine JD, Bauer EA, McGuire J, Moshell A, editors. Epidermolysis Bullosa: Clinical, Epidemiologic, and Laboratory Advances, and the Findings of the National Epidermolysis Bullosa Registry. Baltimore: Johns Hopkins University Press; 1999. p. 101–13.
13. Pfendner E, Uitto J, Fine JD. Epidermolysis bullosa carrier frequencies in the US population. J Invest Dermatol 2001;116:483–4.
14. Fuchs E, Coulombe P, Cheng J, et al. Genetic bases of epidermolysis bullosa simplex and epidermolytic hyperkeratosis. J Invest Dermatol 1994;103(Suppl.):25S–30S.
15. Fuchs EV. The molecular biology of epidermolysis bullosa simplex. In: Fine JD, Bauer EA, McGuire J, Moshell A, editors. Epidermolysis Bullosa: Clinical, Epidemiologic, and Laboratory Advances, and the Findings of the National Epidermolysis Bullosa Registry. Baltimore: Johns Hopkins University Press; 1999. p. 280–99.

15a. Lin Z, Li S, Feng C, et al. Stabilizing mutations of KLHL24 ubiquitin ligase cause loss of keratin 14 and human skin fragility. Nat Genet 2016;48:1508–16.

16. Pulkkinen L, Uitto J, Christiano AM. The molecular basis of the junctional forms of epidermolysis bullosa. In: Fine JD, Bauer EA, McGuire J, Moshell A, editors. Epidermolysis Bullosa: Clinical, Epidemiologic, and Laboratory Advances, and the Findings of the National Epidermolysis Bullosa Registry. Baltimore: Johns Hopkins University Press; 1999. p. 300–25.
17. Christiano AM, Uitto J. Molecular diagnosis of inherited skin diseases: the paradigm of dystrophic epidermolysis bullosa. Adv Dermatol 1996;11:199–214.
18. Uitto J, Pulkkinen L, Christiano AM. The molecular basis of the dystrophic forms of epidermolysis bullosa. In: Fine JD, Bauer EA, McGuire J, Moshell A, editors. Epidermolysis Bullosa: Clinical, Epidemiologic, and Laboratory Advances, and the Findings of the National Epidermolysis Bullosa Registry. Baltimore: Johns Hopkins University Press; 1999. p. 326–50.
19. Uitto J, Christiano AM. Molecular basis for the dystrophic forms of epidermolysis bullosa: mutations in the type VII collagen gene. Arch Dermatol Res 1994;287:16–22.
20. Titeux M, Pendaries V, Tonasso L, et al. A frequent functional SNP in the MMP1 promoter is associated with higher disease severity in recessive dystrophic epidermolysis bullosa. Hum Mutat 2008;29:267–76.
21. Küttner V, Mack C, Rigbolt KT, et al. Global remodeling of cellular microenvironment due to loss of collagen VII. Mol Syst Biol 2013;9:657.
22. Ortiz-Urda S, Garcia J, Green CL, et al. Type VII collagen is required for Ras-driven epidermal tumorigenesis. Science 2005;307:1773–6.
23. Pourreyron C, Cox G, Mao X, et al. Patients with recessive dystrophic epidermolysis bullosa develop squamous-cell carcinoma regardless of type VII collagen expression. J Invest Dermatol 2007;127:2438–44.
24. Fine JD, Horiguchi Y, Stein DH, et al. Intraepidermal type VII collagen. Evidence for abnormal intracytoplasmic processing of a major basement protein in rare patients with dominant and possibly localized recessive forms of dystrophic epidermolysis bullosa. J Am Acad Dermatol 1990;22:188–95.
25. Christiano AM, Fine JD, Uitto J. Genetic basis of dominantly inherited transient bullous dermolysis of the newborn: a splice site mutation in the type VII collagen gene. J Invest Dermatol 1997;109:811–14.
26. Fine JD, Johnson LB, Cronce D, et al. Intracytoplasmic retention of type VII collagen and dominant dystrophic epidermolysis bullosa: reversal of defect following cessation of or marked improvement in disease activity. J Invest Dermatol 1993;101:232–6.
27. Fine JD. The classification of inherited epidermolysis bullosa: current approach, pitfalls, unanswered questions, and future directions. In: Fine JD, Bauer EA, McGuire J, Moshell A, editors. Epidermolysis Bullosa: Clinical, Epidemiologic, and Laboratory Advances, and the Findings of the National Epidermolysis Bullosa Registry. Baltimore: Johns Hopkins University Press; 1999. p. 20–47.
28. Fine JD, Johnson L, Wright T. Epidermolysis bullosa simplex superficialis: a new variant of epidermolysis bullosa characterized by subcorneal skin cleavage mimicking peeling skin syndrome. Arch Dermatol 1989;125:633–8.
29. Fine JD, Johnson LB, Suchindran C, et al. Cutaneous and skin-associated musculoskeletal manifestations of inherited EB: the National Epidermolysis Bullosa Registry experience. In: Fine JD, Bauer EA, McGuire J, Moshell A, editors. Epidermolysis Bullosa: Clinical, Epidemiologic, and Laboratory Advances, and the Findings of the National Epidermolysis Bullosa Registry. Baltimore: Johns Hopkins University Press; 1999. p. 114–46.
30. Fine JD, Johnson LB, Suchindran C, et al. Extracutaneous features of inherited EB: the National Epidermolysis Bullosa Registry experience. In: Fine JD, Bauer EA, McGuire J, Moshell A, editors. Epidermolysis Bullosa: Clinical, Epidemiologic, and Laboratory Advances, and the Findings of the National Epidermolysis Bullosa Registry. Baltimore: Johns Hopkins University Press; 1999. p. 147–74.
31. Fine JD, Johnson LB, Moshell A, Suchindran C. The risk of selected major extracutaneous outcomes in inherited epidermolysis bullosa: lifetable analyses of the National Epidermolysis Bullosa Registry study population. In: Fine JD, Bauer EA, McGuire J, Moshell A, editors. Epidermolysis Bullosa: Clinical, Epidemiologic, and Laboratory Advances, and the Findings of the National Epidermolysis Bullosa Registry. Baltimore: Johns Hopkins University Press; 1999. p. 193–205.
32. Fine JD, Mellerio J. Extracutaneous manifestations and complications of inherited epidermolysis bullosa. Parts I & II. J Am Acad Dermatol 2009;61:367–402.
33. Fine JD, Johnson LB, Weiner M, et al. Eye involvement in inherited epidermolysis bullosa (EB): experience of the National EB registry. Am J Ophthalmol 2004;138:254–62.
34. Fine JD, Johnson LB, Weiner M, Suchindran C. Gastrointestinal complications of inherited epidermolysis bullosa (EB): experience of the National EB registry. J Pediatr Gastroenterol Nutr 2008;46:147–58.
35. Fine JD, Johnson LB, Weiner M, et al. Tracheolaryngeal complications of inherited epidermolysis bullosa: cumulative experience of the National EB Registry. Laryngoscope 2007;117:1652–60.
36. Wright JT, Fine JD, Johnson LB. Hereditary epidermolysis bullosa: oral manifestations and dental management. Pediatr Dent 1993;15:242–8.
37. Wright JT. Oral manifestations of epidermolysis bullosa. In: Fine JD, Bauer EA, McGuire J, Moshell A, editors. Epidermolysis Bullosa: Clinical, Epidemiologic, and Laboratory Advances, and the Findings of the National Epidermolysis Bullosa Registry. Baltimore: Johns Hopkins University Press; 1999. p. 236–57.
38. Wright JT, Fine JD, Johnson L. Dental caries risk in hereditary epidermolysis bullosa. Pediatr Dent 1994;16:427–32.
39. Fine JD, Johnson LB, Weiner M, et al. Pseudosyndactyly and musculoskeletal deformities in inherited epidermolysis bullosa (EB): experience of the National Epidermolysis Bullosa Registry, 1986–2002. J Hand Surg [Br] 2005;30:14–22.
40. Fine JD, Johnson LB, Weiner M, et al. Inherited epidermolysis bullosa (EB) and the risk of death from renal disease: experience of the National Epidermolysis Bullosa Registry. Am J Kidney Dis 2004;44:651–60.
41. Fine JD, Hall M, Weiner M, et al. The risk of cardiomyopathy in inherited epidermolysis bullosa. Br J Dermatol 2008;159:677–82.
42. Fine JD, Johnson LB, Suchindran C, et al. Premature death and inherited epidermolysis bullosa: contingency table and lifetable analyses of the National Epidermolysis Bullosa Registry study population. In: Fine JD, Bauer EA, McGuire J, Moshell A, editors. Epidermolysis Bullosa: Clinical, Epidemiologic, and Laboratory Advances, and the Findings of the National Epidermolysis Bullosa Registry. Baltimore: Johns Hopkins University Press; 1999. p. 206–24.
43. Fine JD, Johnson LB, Weiner M, et al. Cause-specific risks of childhood death in inherited epidermolysis bullosa. J Pediatr 2008;152:276–80.
44. Fine JD, Johnson LB, Suchindran C, et al. Cancer and inherited epidermolysis bullosa: lifetable analyses of the National Epidermolysis Bullosa Registry study population. In: Fine JD, Bauer EA, McGuire J, Moshell A, editors. Epidermolysis Bullosa: Clinical, Epidemiologic, and Laboratory Advances, and the Findings of the National Epidermolysis Bullosa Registry. Baltimore: Johns Hopkins University Press; 1999. p. 175–92.
45. Fine JD, Smith LT. Non-molecular diagnostic testing of inherited epidermolysis bullosa: current techniques, major findings, and relative sensitivity and specificity. In: Fine JD, Bauer EA, McGuire J, Moshell A, editors. Epidermolysis Bullosa: Clinical, Epidemiologic, and Laboratory Advances, and the Findings of the National Epidermolysis Bullosa Registry. Baltimore: Johns Hopkins University Press; 1999. p. 48–78.
46. Takeichi T, Liu L, Fong K, et al. Whole-exome sequencing improves mutation detection in a diagnostic epidermolysis bullosa laboratory. Br J Dermatol 2015;172:94–100.
47. Tenedini E, Artuso L, Bernardis I, et al. Amplicon-based NGS: an effective approach for the molecular diagnosis of epidermolysis bullosa. Br J Dermatol 2015;173: 731–8.
48. Fenjves ES. Gene therapy: principles and potential application in inherited epidermolysis bullosa. In: Fine JD, Bauer EA, McGuire J, Moshell A, editors. Epidermolysis Bullosa: Clinical, Epidemiologic, and Laboratory Advances, and the Findings of the National Epidermolysis Bullosa Registry. Baltimore: Johns Hopkins University Press; 1999. p. 407–19.
49. Ortiz-Urda S, Thyagarajan B, Keene DR, et al. PhiC31 integrase-mediated nonviral genetic correction of junctional epidermolysis bullosa. Hum Gene Ther 2003;14:923–8.
50. Mavilio F, Pellegrini G, Ferrari S, et al. Correction of junctional epidermolysis bullosa by transplantation of genetically modified epidermal stem cells. Nat Med 2006;12:1397–402.

50a. Siprashvili Z, Nguyen NT, Gorrell ES, et al. Safety and wound outcomes following genetically corrected autologous epidermal grafts in patients with recessive dystrophic epidermolysis bullosa. JAMA 2016;316:1808–17.

50b. Shinkuma S, Guo Z, Christiano AM. Site-specific genome editing for correction of induced pluripotent stem cells derived from dominant dystrophic epidermolysis bullosa. Proc Natl Acad Sci USA 2016;113:5676–81.

51. Woodley DT, Remington J, Huang Y, et al. Intravenously injected human fibroblasts home to skin wounds, deliver type VII collagen, and promote wound healing. Mol Ther 2007;15:628–35.
52. Remington J, Wang X, Hou Y, et al. Injection of recombinant human type VII collagen corrects the disease phenotype in a murine model of dystrophic epidermolysis bullosa. Mol Ther 2009;17:26–33.
53. Petrof G, Martinez-Queipo M, Mellerio JE, et al. Fibroblast cell therapy enhances initial healing in recessive dystrophic epidermolysis bullosa wounds: results of a randomized, vehicle-controlled trial. Br J Dermatol 2013;169:1025–33.
54. Tolar J, Ishida-Yamamoto A, Riddle M, et al. Amelioration of epidermolysis bullosa by transfer of wild-type bone marrow cells. Blood 2009;29:1167–74.
55. Wagner JE, Ishida-Yamamoto A, McGrath JA, et al. Bone marrow transplantation for recessive dystrophic epidermolysis bullosa. N Engl J Med 2010;363:629–39.
56. Petrof G, Lwin SM, Martinez-Queipo M, et al. Potential of systemic allogeneic mesenchymal stromal cell therapy for children with recessive dystrophic epidermolysis bullosa. J Invest Dermatol 2015;135:2319–21.
57. Jonkman MF. Pasmooij AM. Revertant mosaicism: patchwork in the skin. N Engl J Med 2009;360:1680–2.
58. Gostyński A, Pasmooij AM, Jonkman MF. Successful therapeutic transplantation of revertant skin in epidermolysis bullosa. J Am Acad Dermatol 2014;70:98–101.
59. Swartling C, Karlqvist M, Hymnelius K, et al. Botulinum toxin in the treatment of sweat-worsened foot problems in patients with epidermolysis bullosa simplex and pachyonychia congenita. Br J Dermatol 2010;163:1072–6.
60. Fine JD. Skin bioequivalents and their role in the treatment of inherited epidermolysis bullosa [Editorial]. Arch Dermatol 2000;136:1259–60.
61. Fine JD, Johnson L. Efficacy of systemic phenytoin in the treatment of junctional epidermolysis bullosa. Arch Dermatol 1988;124:1402–6.
62. Caldwell-Brown D, Stern RS, Lin AN, Carter DM. Lack of efficacy of phenytoin in recessive dystrophic epidermolysis bullosa. N Engl J Med 1992;327:163–7.
63. Fine JD, Eady RAJ. Tetracycline and epidermolysis bullosa simplex – a new indication for one of the oldest and most widely used drugs in dermatology? Arch Dermatol 1999;135:981–2.
64. Ozanic BS, Fassihi H, Mellerio J, et al. Thalidomide in the management of epidermolysis bullosa pruriginosa. Br J Dermatol 2005;152:1332–4.
65. Yamasaki H, Tada J, Yoshioka T, Arata J. Epidermolysis bullosa pruriginosa (McGrath) successfully controlled by oral cyclosporin. Br J Dermatol 1994;130:717–25.
66. Fine JD, Weiner M, Stein A, et al. Systemic isotretinoin and recessive dystrophic epidermolysis bullosa (RDEB): results of a Phase 1 clinical trial. J Invest Dermatol 2001;117:543.
67. Fine JD, Bauer EA, McGuire J. The treatment of inherited epidermolysis bullosa: nonmolecular approaches. In: Fine JD, Bauer EA, McGuire J, Moshell A, editors. Epidermolysis Bullosa: Clinical, Epidemiologic, and Laboratory Advances, and the Findings of the National Epidermolysis Bullosa Registry. Baltimore: Johns Hopkins University Press; 1999. p. 374–406.
68. Fine JD, McGuire J. Altered nutrition and inherited epidermolysis bullosa. In: Fine JD, Bauer EA, McGuire J, Moshell A, editors. Epidermolysis Bullosa: Clinical, Epidemiologic, and Laboratory Advances, and the Findings of the National Epidermolysis Bullosa Registry. Baltimore: Johns Hopkins University Press; 1999. p. 225–35.
68a. Mellerio JE, Robertson SJ, Bernardis C, et al. Management of cutaneous squamous cell carcinoma in patients with epidermolysis bullosa: best clinical practice guidelines. Br J Dermatol 2016;174:56–67.
69. Forman AB, Prendiville JS, Esterly NB, et al. Kindler syndrome: report of two cases and review of the literature. Pediatr Dermatol 1989;6:91–101.
70. Patrizi A, Pauluzzi P, Neri I, et al. Kindler syndrome: report of a case with ultrastructural study and review of the literature. Pediatr Dermatol 1996;13:397–402.
71. Penagos H, Jaen M, Sancho MT, et al. Kindler syndrome in native Americans from Panama: report of 26 cases. Arch Dermatol 2004;140:939–44.
72. Wiebe CB, Penagos H, Luong N, et al. Clinical and microbiologic study of periodontitis associated with Kindler syndrome. J Periodontol 2003;74:25–31.
73. Has C, Castiglia D, del Rio M, et al. Kindler syndrome: extension of FERMT1 mutational spectrum and natural history. Hum Mutat 2011;32:1204–12.
74. Lai-Cheong JE, Tanaka A, Hawche G, et al. Kindler syndrome: a focal adhesion genodermatosis. Br J Dermatol 2009;160:233–42.
75. Jobard F, Bouadjar B, Caux F, et al. Identification of mutations in a new gene encoding a FERM family protein with a pleckstrin homology domain in Kindler syndrome. Hum Mol Genet 2003;12:925–35.
76. Siegel DH, Ashton GHS, Penagos HG, et al. Loss of kindlin-1, a human homolog of the *Caenorhabditis elegans* actin-extracellular-matrix linker protein UNC-112, causes Kindler syndrome. Am J Hum Genet 2003;73:174–87.
77. Rognoni E, Widmaier M, Jakobson M, et al. Kindlin-1 controls Wnt and TGF-β availability to regulate cutaneous stem cell proliferation. Nat Med 2014;20:350–9.
78. Has C, Kiritsi D, Mellerio JE, et al. The missense mutation p.R1303Q in type XVII collagen underlies junctional epidermolysis bullosa resembling Kindler syndrome. J Invest Dermatol 2014;134:845–9.

# 第33章　其他水疱大疱性疾病

José M. Mascaró Jr

水疱大疱性皮肤病涵盖了多种疾病，包括自身免疫性大疱病和遗传性大疱病等（见28～32章）。此外，此章节主要讨论以水疱大疱为主要临床表现的其余的非感染性大疱性疾病。

## 糖尿病性大疱病

**同义名：** ■ 糖尿病大疱（diabetic bullae，bullous eruption of diabetes mellitus）

**要点**

- 糖尿病的一种少见并发症。
- 在肢端部位（足部、小腿、手部）正常皮肤出现的张力性疱，常常合并外周的神经病变。
- 病理上，可以是表皮内疱和（或）表皮下疱。
- 常常在2～6周内自行愈合。

### 历史

糖尿病性大疱病（bullosis diabeticorum）在1930年由Kramer首次描述。1967年，Cantwell和Martz[1]首次使用“糖尿病性大疱病”一词。

### 流行病学

糖尿病性大疱病的确切患病率并不清楚。据一项糖尿病患者的回顾性研究报道，其年发病率为0.16%[2]。发病年龄在17～84岁之间，平均年龄55岁，男女比例为2∶1。在长期患糖尿病及有神经病变的患者中更常见。

### 发病机制

尽管糖尿病性大疱病与创伤和糖尿病的微血管病变有关，但对其发生的原因所知甚少。糖尿病患者在受到轻微外伤后便可发生水疱，有学者发现这些患者吸疱的阈值降低[3-4]。目前尚无感染的病因学证据。

### 临床特征

糖尿病性大疱病特征性表现为四肢远端突然自发出现水疱、大疱。常见的部位依次为足部、小腿、手部、前臂。躯干少见。通常没有自觉症状，或仅有轻微的烧灼感。皮损常在睡醒后发现，无明确的外伤史。水疱发生在正常的皮肤，疱壁紧张，直径0.5 cm至数厘米（图33.1）。疱液清亮、无菌，疱液较摩擦性水疱的黏稠。

多数患者有长期的糖尿病史，但部分患者，大疱可以是糖尿病的前兆。它和胰岛素依赖型及非胰岛素依赖型（2型）糖尿病都相关。许多患者合并多神经病变、视网膜病变和肾病变。

### 病理学

组织病理学改变差异较大。早期的报道多为表皮内水疱，而最近的报道则常描述表皮下水疱。一般认为水疱位于表皮下，而表皮内水疱往往提示陈旧性皮损的表皮再生。直接免疫荧光检查常为阴性，也有报道真皮血管壁IgM和C3的沉积。电镜下可见表皮下疱，为透明板的分离或致密板下的分离[5]。

### 鉴别诊断

在迟发性皮肤卟啉病（PCT）和与透析及用药相关的假卟啉病中，疱的直径常＜1 cm，而且手部较足部及踝部更常见。糖尿病的并发症，如慢性肾功能不全和动脉粥样硬化性心血管疾病，患者可能需要接受透析和（或）使用利尿药。肢体远端也是固定性药疹的常见部位，但大疱发生在炎症基础上。与局限性大疱性类天疱疮和获得性大疱性表皮松解症

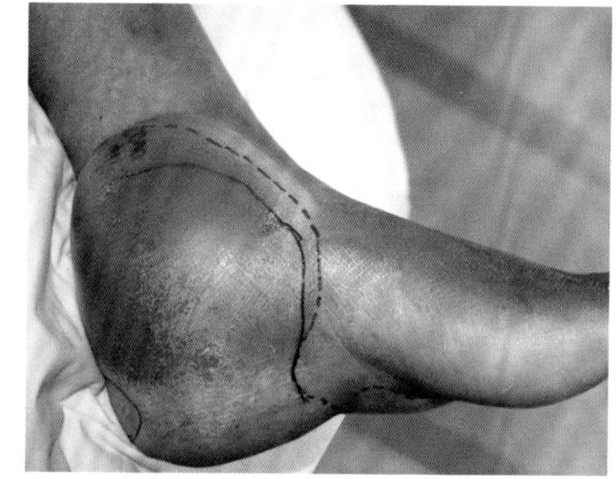

**图33.1　糖尿病性大疱病。**内踝部张力性大水疱。注意周围皮肤无红斑及水肿

(epidermolysis bullosa acquisita，EBA)，可通过组织病理学和直接免疫荧光检查予以鉴别，此外，多数EBA患者在摩擦部位皮损加重。如果疱周绕以红斑，皮温高，有触痛，则需考虑大疱性蜂窝组织炎的可能。

### 治疗

多数患者的皮损可以在2～6周内自行愈合。治疗主要是抽吸疱液或在疱顶开口引流疱液，以及外用抗生素以减轻不适和预防继发感染。偶尔也会发生继发性软组织感染，需系统使用抗生素或手术干预[2]。

## 昏迷性大疱

**同义名：**■昏迷性大疱（coma bullae）■药物引起的昏迷性大疱（drug-induced coma blisters）■巴比妥大疱（barbiturate blisters）■神经性大疱（neurologic blisters）

### 要点

- 与失去意识，神经性疾病或长期制动有关。
- 在正常皮肤上出现紧张性水疱。
- 病理见表皮内或表皮下水泡，伴特征性的汗腺坏死。
- 1到2周内自行好转。

### 引言

昏迷的患者在意识丧失后48～72小时内可以发生水疱，主要出现在受压部位。一般认为与巴比妥盐类过量有关，也可见于因其他药物（如阿片类）、感染（如病毒性脑炎）、代谢紊乱（如低血糖症）及神经功能障碍（如脑血管意外）等引起的昏迷。

### 历史

昏迷性大疱（coma blisters）由拿破仑的外科医生Larrey于1806年首次描述，他在一氧化碳中毒的士兵身上发现有大疱。

### 流行病学

1952年Holten报道，在501位巴比妥盐类中毒的患者中，有4%出现了昏迷性大疱[6]。另一项研究报告6.5%的巴比妥盐类过量患者可发生大疱[7]。尽管多数病例都与巴比妥盐类过量有关，也可见于因其他药物如苯二氮䓬类、三环类抗抑郁药、阿片类、安眠药、抗精神病药等过量以及酒精中毒引起昏迷的患者[8]。类似的皮损还可见于非药物诱发的昏迷患者，如一氧化碳中毒、头部创伤、脑血管意外、病毒性脑炎、低血糖症、糖尿病酮症或肝性脑病引起的昏迷[9-10]。在需要全身麻醉的手术后，可以观察到大疱的发生[11]，此外，大疱性皮损还可见于非昏迷的患者，特别是患有严重神经系统疾病或长期卧床（如事故后或术后）的患者[12]。

### 发病机制

确切的发病机制尚不清楚。药物直接的毒性作用是可能的病因，尤其是发病与药物中毒有关，而且常可见外泌腺的坏死（许多药物经由汗腺排泄）。但是这无法解释非药物诱发的病例。因此，有人认为压力、摩擦和低血糖等也是可能的病因。大多数皮损都发生在受压部位，因此多数人更倾向于压力/缺血的假说。

### 临床特征

皮损出现在昏迷时身体承受最大压力的部位。皮疹最早出现在昏迷后的24小时，表现为充血性红色斑疹或斑块，逐渐发展为紫红色的斑块。昏迷后48～72小时内出现大疱或糜烂（图33.2）。如果患者存活，糜烂面常在1～2周后自行愈合。一些患者愈后遗留瘢痕。昏迷性大疱患者还可以出现压迫性神经病变和非创伤性横纹肌溶解等并发症[8-10, 12-13]。正如前面所提到的，同样类型的大疱还可以发生在长期卧床或者有神经疾病的患者（图33.3）。

### 病理学

主要为表皮下疱。因表皮海绵水肿或陈旧皮损的表皮再生，也可以见到表皮内疱。伴有不同程度的表皮坏死。外泌腺坏死是特征性的表现（图33.4），还可见到毛囊上皮的局限性坏死。真皮稀疏炎症细胞浸润。直接免疫荧光通常阴性，但可以出现真皮血管壁IgG、IgM、C3的颗粒状沉积[8-9]。

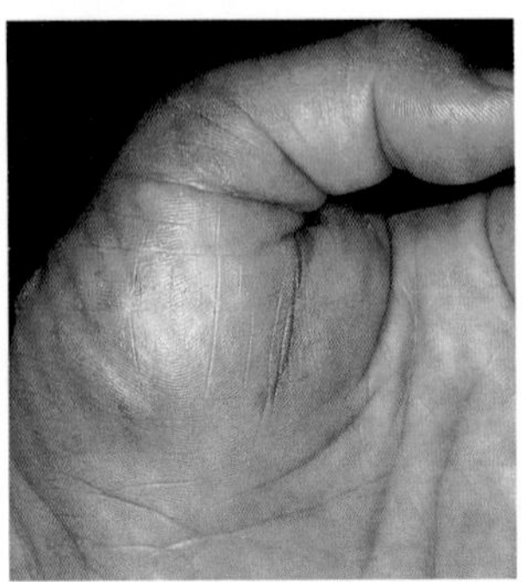

**图33.2 昏迷性水疱。**先前昏迷患者受压部位出现的水疱

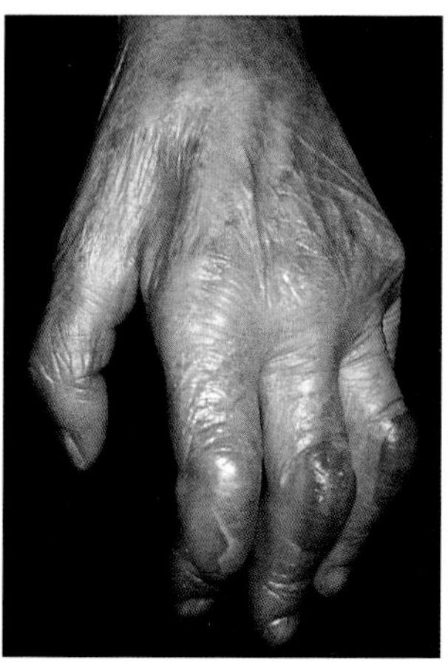

**图 33.3 神经性大疱。**脑血管意外患者偏瘫侧手指背侧的张力性水疱

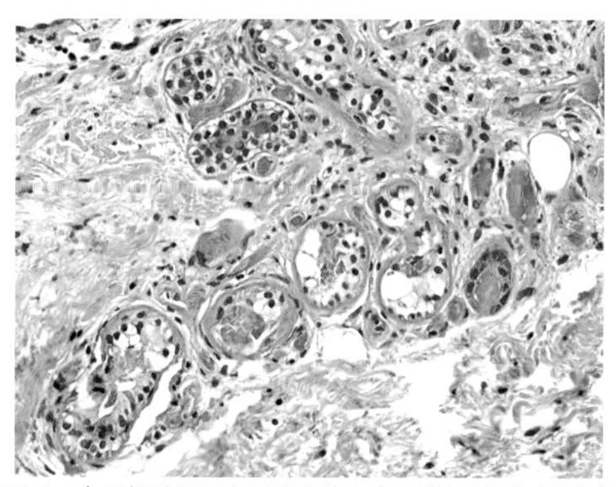

**图 33.4 由于长时间固定而导致的大疱（“昏迷性大疱”）的组织学特征。**髋部骨折后，患者躺在地板上两天不动。见到特征性汗腺坏死有助于诊断

## 鉴别诊断

大多数病例根据临床表现便可诊断（图 33.5）。皮肤活检有助于与摩擦性大疱鉴别。摩擦性大疱为表皮内颗粒层下的疱，而昏迷性大疱的特征为表皮下疱，可见外泌腺、毛囊的坏死。根据皮损分布和临床表现，可以除外多发性的固定性药疹。

## 治疗

昏迷性大疱在 1 ～ 2 周内可自愈。在非昏迷患者，经常变换姿势，可以减轻或者防止大疱的发生。

# 摩擦性大疱

### 要点

- 摩擦性大疱最常发生在足底和足跟。
- 摩擦性大疱是由于反复的摩擦，如穿不合脚的鞋走路或跑步；如果反复做同一动作，则也可以发生在手掌和手指。
- 组织学上，水疱紧靠在颗粒层的下方。

## 流行病学

摩擦性大疱（friction blisters）在普通人群中很常见，几乎每个人都有穿新鞋时发生摩擦性大疱的经历。在年轻人中尤为常见，尤其是军人和运动员。在一家战斗支援医院进行的一项军事研究中，足部摩擦性水疱的发生率为 33%，而这些水疱在那些不得不穿军靴

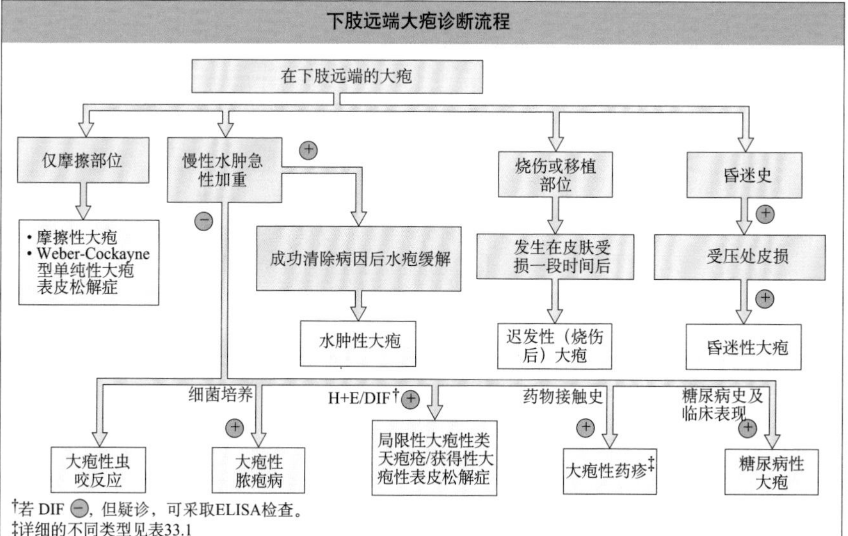


**图 33.5 下肢远端大疱诊断流程**

的军人中更为常见[14]

### 发病机制

当物体表面与皮肤表皮发生摩擦时，在表皮可以产生摩擦剪切力。在一段时间内反复的摩擦动作可以导致水疱的形成。摩擦湿润的皮肤比摩擦非常干或非常湿的皮肤产生的摩擦力更大[15]。鞋不合适、热和出汗是主要的发病诱因。

### 临床特征

摩擦性大疱最常发生在角质层较厚的部位（足跖、足跟、手掌、手指），在摩擦剧烈而反复的区域尤为常见（如足部）。最初为摩擦部位的红斑，然后发展为大疱。患者常伴有烧灼感或疼痛，疱液清亮或血性。

### 病理学

摩擦性大疱是由于角质形成细胞坏死形成的表皮内疱。裂隙出现的平面可以有所变化，但常出现在紧邻颗粒层的棘细胞层。疱顶由角质层、颗粒层和一些细胞碎片形成。疱底上部为苍白淡染的变性角质形成细胞。表皮下层正常[13]。真皮浅层血管周围有少量的炎症细胞浸润。

### 鉴别诊断

多数的摩擦性大疱临床上很容易诊断。当对于摩擦刺激的反应过大时，需考虑局限性的单纯型大疱表皮松解症（Weber-Cockayne）的可能，取新鲜的或是诱发的水疱作组织学检查，为表皮下或在基底层内的分离。免疫荧光抗原标测可以明确诊断。获得性大疱表皮松解症可以和摩擦性大疱很相似，但通过组织病理学检查和直接免疫荧光检查可以鉴别（见图 33.5）。

### 治疗

摩擦性大疱不需治疗便可自愈。在疱顶开口排出疱液可以减轻压力和不适，防止疱液的聚集，而且可以保持大部分疱顶的完好。水胶体敷料或其他敷料也可以使用。

## 大疱性小血管炎

有时候，大疱性小血管炎（bullous small vessel vasculitis）患者可以出现水疱、大疱，尤其是在四肢的远端（图 33.6）。皮损常为出血性，可以发展为溃疡。组织病理学上，可见白细胞碎屑性血管炎（除了伴有表皮坏死的表皮下水疱外），这使其与其他大疱病区别开来。这样的表现可能是更为严重疾病的标志（见第 24 章）[17]。

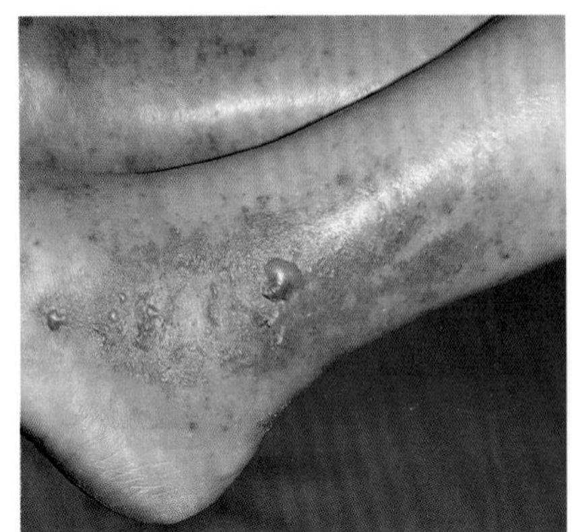

**图 33.6　皮肤小血管炎的大疱变异型**（Courtesy，Jeffrey P Callen，MD.）

## 大疱性药疹

**要点**

- 一些药疹可以大疱形式出现。
- 皮疹可局限或泛发。
- 不同类型的药疹，临床、病理和免疫荧光表现不同。

很多药疹都可以出现水疱和大疱，这些药疹在表 33.1 及其他章节有详细的讨论。

## 大疱性虫咬反应

**同义名（在血液系统恶性肿瘤的情况下昆虫咬伤反应加重）：** ■ 血液系统疾病相关嗜酸性粒细胞皮病（eosinophilic dermatosis associated with hematological disorders）■ 血液恶性肿瘤相关嗜酸性粒细胞皮病（eosinophilic dermatosis of hematologic malignancy）

**要点**

- 大疱性虫咬反应（bullous insect bite reactions）常见，特别是儿童，但患者往往不能回忆起曾被虫咬。
- 血液系统恶性肿瘤患者可出现严重的虫咬及虫咬反应。

表 33.1 **大疱性药疹**。偶尔，湿疹样药疹（如华法林、钙通道阻滞剂）和系统性接触性皮炎可出现丘疱疹。伴嗜酸性粒细胞增多和系统症状的药物反应（DRESS）/ 药物超敏反应综合征（DIHS）的患者也可以出现水疱。文中讨论了昏迷水疱和大疱性小血管炎

| 疾病 | 特征表现 | 常见药物 |
|---|---|---|
| 固定性药疹（见第 21 章） | • 界限清楚的红色至紫黑色斑片<br>• 中心可出现大疱或糜烂<br>• 缓解后常留下炎症后色素沉着<br>• 再次使用药物在相同部位复发 | 磺胺类、NSAIDs、四环素、巴比妥类、阿司匹林、对乙酰氨基酚（扑热息痛）、甲硝唑、酚酞 |
| Stevem-Johnson 综合征（SJS）中毒性表皮坏死松解症（TEN）（见第 20 章） | • 有发热及皮肤疼痛等前驱症状<br>• 暗红色斑伴有表皮分离（SJS ＜ 10%，TEN ＞ 30%）<br>• 黏膜受累 | NSAIDs，抗生素（磺胺类和 β- 内酰胺类），抗惊厥药，别嘌呤醇 |
| 药物引起的自身免疫性大疱性皮病（见第 29 ～ 31 章） | • 原发性线状 IgA 大疱性皮病（图 33.7），大疱性类天疱疮，天疱疮<br>• 诊断依靠组织学病理、免疫荧光检查和用药史 | • 线状 IgA 大疱病：万古霉素＞ β- 内酰胺类，卡托普利，NSAIDs<br>• 大疱性类天疱疮：利尿剂（特别是呋塞米），抗生素<br>• 天疱疮：卡托普利，β- 内酰胺类，青霉胺，金 |
| 药物引起的假性卟啉病（见第 49 章） | • 皮疹类似于迟发型皮肤卟啉病<br>• 卟啉检查正常 | NSAIDs(特别是萘普生)、萘啶酸、噻嗪类、呋塞米、四环素 |
| 急性泛发性发疹性脓疱病（见第 21 章） | • 急性发作，通常在药物接触 2 天内<br>• 红斑基础上脓疱，偶有水疱<br>• 发热，不适，白细胞增多 | β- 内酰胺类、大环内酯类、普那霉素、特比萘芬、钙通道阻滞剂（地尔硫䓬）、羟氯喹、卡马西平、对乙酰氨基酚、甲硝唑 |
| 光毒性药疹（见第 87 章） | • 局限在光曝露部位<br>• 类似于严重的晒伤 | 四环素（特别是多西环素），喹诺酮类，补骨脂素，NSAIDs，利尿剂 |
| 溴疹和碘疹（见第 21 章） | • 痤疮样病变，丘疹脓疱，结节，甚至出现类似增殖性天疱疮的增殖性皮损<br>• 可出现清亮或血性的大疱（碘疹更常见） | 溴化物，含碘药物（如胺碘酮），X 线造影剂 |
| 掌跖红肿疼痛（化疗毒性红斑指端变异型，见第 21 章） | • 化疗后于掌跖和指趾出现的疼痛性红斑<br>• 皮肤水肿时，颜色变为深红或紫色，可发生大疱和糜烂 | 阿糖胞苷、阿霉素、卡培他滨、5- 氟尿嘧啶（尤其是长时间注射）、多激酶抑制剂（如索拉菲尼、舒尼替尼，白消安，紫杉烷类化合物，氯法拉滨，普拉曲沙） |

NSAIDs，非甾体抗炎药

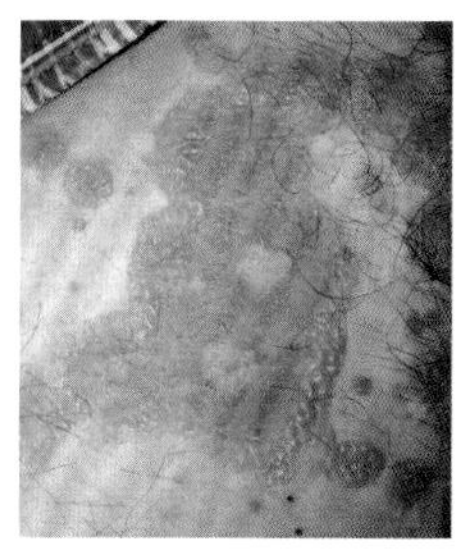

图 33.7 **氧氟沙星引起的线性 IgA 大疱性皮病**。这是大疱性药疹的一种形式。尽管最初的临床诊断是 Stevens-Johnson 综合征或中毒性表皮坏死松解症，但水疱的红斑边缘环状分布模式及组织学和 DIF 结果均支持线性 IgA 大疱性皮病的诊断

## 引言

大部分虫咬反应表现为瘙痒性红色丘疹（见第 85 章），水疱大疱反应并不常见。

## 流行病学

本病在性别、种族或年龄方面没有区别。某些人可能由于他们的体温、气味、使用香水或者二氧化碳排泄而更易于被叮咬。儿童被叮咬后的反应比成人严重，这是因为成人长期反复暴露而有所脱敏。慢性淋巴细胞性白血病（CLL）患者可发生严重的虫咬反应。在过去的二十年中，人们越来越认识到慢性淋巴细胞性白血病（CLL）患者［例如套细胞淋巴瘤，自然杀伤（NK）/T 细胞淋巴瘤］可发生严重的虫咬反应和虫咬样反应[18]。后一术语用于描述在临床和组织学上类似于昆虫叮咬的病变，但是与昆虫叮咬的明显联系无法明确时[19]。这些放大的反应可能发生在恶性血液肿瘤的诊断之前；在最近一项关于 CLL 患者的大型回顾性研究中，20% 的患者在疾病诊断之前曾发生过大疱性虫咬反应[20]。值得注意的是，未发现大疱性虫咬反应与疾病活动性之间有明显相关性。

## 发病机制

大部分皮损是由于患者对昆虫叮咬所注入抗原的免疫反应造成的，包含体液免疫（IgE 介导）和细胞免疫（迟发型超敏反应）。最初的叮咬并不产生明显的皮

损，但是数周后可发生致敏作用。以后的叮咬便可造成更为剧烈的反应，甚至形成大疱。随着时间的推移，反复的叮咬可以导致脱敏。在床虱引起大疱性虫咬反应中，皮肤血管炎可能发挥重要作用[21]。

在NK/T细胞淋巴瘤患者中，对蚊虫叮咬的严重过敏已经得到了很好的证明，并且EB病毒诱导的NK细胞克隆增殖可能发挥了作用[22]。对于ALK阳性间变性大细胞淋巴瘤患者，有人提出昆虫叮咬相关抗原导致T淋巴细胞流入的可能性，其中一些T淋巴细胞有t（2；5）变异。细胞因子的释放导致这些细胞的活化，NPM-ALK（核磷酸酶-间变性淋巴瘤激酶）融合蛋白的表达，随即细胞增殖失控[23]。另一方面，恶性B细胞可能刺激Th2细胞产生白细胞介素-5，可以解释组织嗜酸性粒细胞增多。

## 临床特征

虫咬反应通常表现为突然出现的瘙痒性红斑丘疹或结节，常群集、且常呈线状排列（图33.8）。水疱及大疱并不少见。蚤咬最常造成大疱，尤其在下肢。一些昆虫（如火蚁）叮咬可以产生脓疱性皮损。在血液系统恶性肿瘤患者中，可出现过度的反应，包括持续性丘疹结节、小疱、大疱，甚至坏死的皮损（图33.9）。

## 病理学

典型表现为浅、深层血管周围和附属器周围淋巴细胞和大量嗜酸性粒细胞的浸润。浸润呈楔形是其特点。在大疱反应中，最初为表皮内嗜酸性海绵水肿及水疱形成，这些水疱逐渐融合形成表皮下的大疱。有些时候可出现表皮坏死。可观察到火焰征（为排出的嗜酸性颗粒聚集在胶原纤维上的表现，多见于嗜酸细胞蜂窝织炎），特别是发生在血液系统恶性肿瘤患者的过度虫咬反应。

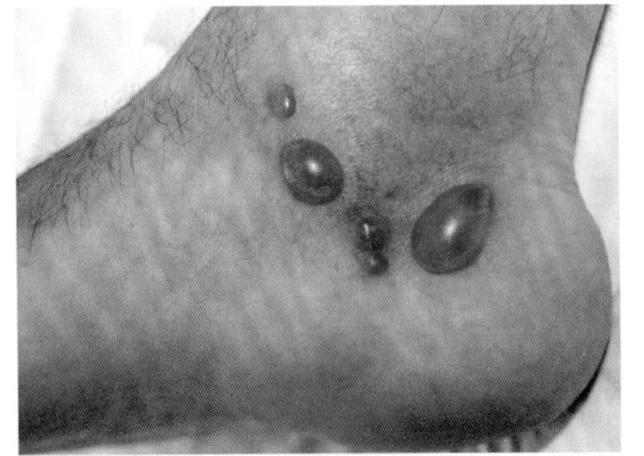

**图33.8 大疱性虫咬反应**。无菌水疱，疱液是浆液性的，踝部是常见部位（Courtesy，Luis Requena，MD.）

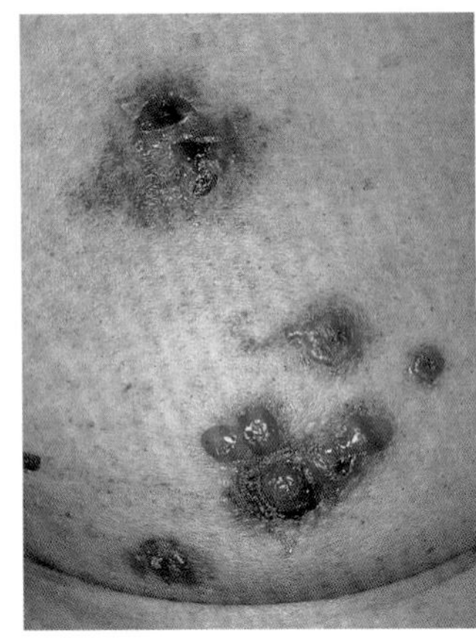

**图33.9 慢性淋巴细胞性白血病患者对虫咬的过度反应**。炎症性皮损基础上有多个水疱和出血性结痂

## 鉴别诊断

严重的瘙痒和皮损分布常提示大疱性虫咬反应。这些反应可以与大疱性类天疱疮、线状IgA大疱性皮病、大疱性多形红斑、大疱性脓疱疮、变应性接触性皮炎，甚至病毒感染等的表现相似。

值得注意的是，上述的过度反应也称为“血液系统疾病相关嗜酸性粒细胞皮病”或“血液恶性肿瘤相关嗜酸性粒细胞皮病”[24]；术语“骨髓增生性疾病的嗜酸性皮病”不太合适，因为CLL既不是骨髓增生性疾病，也不是淋巴瘤。

## 治疗

大部分大疱性虫咬反应可通过抽吸疱液、外用皮质激素和系统应用抗组胺药物来减轻瘙痒。对于过度的反应，可能需要短期的系统使用糖皮质激素。虽然系统使用糖皮质激素可使过度反应改善，但当剂量减少时易复发。氨苯砜认为是这些患者的治疗选择[25]。防护服和驱虫剂是一项重要的干预措施（见第85章）。

# 迟发性烧伤后/移植后大疱

### 要点

- 烧伤和皮肤移植后出现的迟发性大疱尚未被很好地报道。
- 原始损伤愈合数周到数月后出现张力性的大疱。
- 大疱可持续数周或者数月。

## 引言

迟发性大疱可出现在二度热烧伤及中厚皮片的供

体和受体部位愈合后的数周至数月[26-27]。

## 历史

Barker 和 Cotterill 在 1980 年首次报告了这种现象。

## 流行病学

烧伤和皮肤移植后出现的迟发性大疱（delayed postburn）在文献中很少被关注，仅有很少的文献提及该病。尽管很少见，但几乎每一个热烧伤超过 30% 体表面积的患者都会出现该病[27]。大部分迟发的大疱都在热烧伤患者自然愈合的皮肤、供体部位及受体部位的皮肤上发生[26]。中毒性表皮坏死症患者皮肤移植后及激光磨削后的皮肤也可出现迟发的大疱[28]。

## 发病机制

确切的发病机制尚不明确。在胎儿期或者伤口愈合过程中，正常真皮-表皮连接的抗原成分依次出现。因此，有人假设该病是由于新合成的“未成熟”真皮-表皮大疱连接的脆性增加所致[26-27]。

## 临床特征

受损皮肤（烧伤，供体部位，受体部位）完全愈合后数天到数周可出现紧张的水疱或大疱。有研究发现，烧伤后出现大疱的时间为 19 ～ 55 天，平均为 37 天[27]。未受损的皮肤不会出现水疱。水疱可以自愈，但在数周至数月的时间内有复发的倾向。

## 病理学

组织学上，可见表皮下水疱伴轻度的炎性细胞浸润。电镜显示水疱出现在真皮（真皮-表皮连接下）或患者表皮内基底细胞层。直接免疫荧光检查阴性。免疫荧光标测（mapping）可显示真皮-表皮连接处抗原表达的减少或改变，包括Ⅳ型胶原和Ⅶ型胶原、层粘连蛋白以及大疱性类天疱疮抗原[26]。

## 鉴别诊断

皮肤受损部位愈合后产生大疱的原因也可以是疱疹病毒感染、局部缺血（皮片移植的受体部位）或自身免疫性大疱病。Tzanck 涂片阴性，结合直接免疫荧光检查、病毒培养和（或）活检组织病理学改变可排除疱疹病毒感染；缺血的诊断需要根据临床；自身免疫性疱病通过组织病理学及直接免疫荧光检查可以排除（见图 33.5）。

## 治疗

通过护理、外用抗生素，创伤用敷料及局部按压，大疱可自然愈合。

# 水肿性大疱

**同义名：** ■ 水肿性大疱（edema bullae）■ 淤滞性大疱（stasis blisters）■ 液压性大疱（hydrostatic bullae）

**要点**

- 慢性水肿急性加重的患者可出现水肿性大疱，尤其在下肢。全身水肿时也可出现。
- 水疱紧张，通常为非炎症性，周围皮肤水肿。
- 水肿控制后大疱可消退。

## 流行病学

水肿性大疱（edema blisters）在文献中很少被关注。这种大疱并不少见，在长期住院老年患者和全身水肿的患者中经常可见到。最近一个报道中，13 个患者的平均年龄为 74 岁[29]。

## 发病机制

大疱通常出现在下肢，伴有慢性水肿的急性加重。当毛细血管滤过率大于淋巴液的回流时，便会产生水肿。水肿可由于低白蛋白血症、充血性心力衰竭、肾病、肝硬化、静脉栓塞（血栓）或药物（特别是钙通道阻滞剂）等引起。在淋巴水肿急性加重时，可产生皮肤的水疱和大疱。

## 临床特征

多数患者的大疱出现在下肢远端，特别是足背和踝部。慢性水肿急性加重时出现大疱，可缓慢增大至直径数厘米，疱壁紧张，无症状，周围皮肤水肿。未感染的大疱疱液常清亮，可以为浆液性或血性。全身水肿的患者大疱分布更为广泛（图 33.10）。

## 病理学

表皮明显的海绵水肿，伴有真皮血管扩张以及轻微的炎症细胞浸润。真皮水肿明显，胶原束间间距明显增宽。一些病例可见表皮下水疱。直接免疫荧光检查阴性。

## 鉴别诊断

大疱出现在急性水肿时通常不难诊断。但是，必

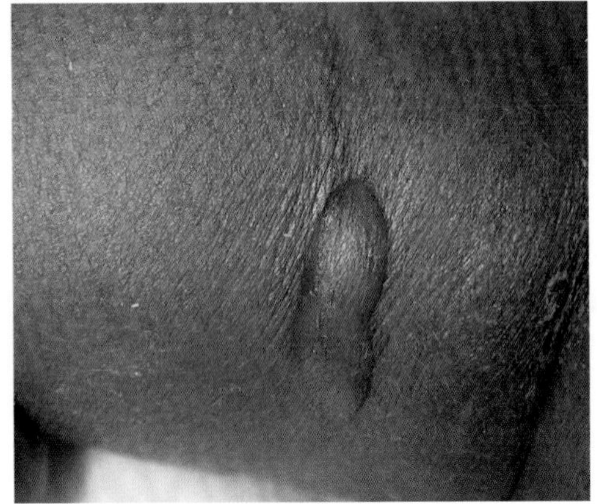

**图 33.10 婴儿大腿部位的水肿性大疱**。紧张性大疱，周围皮肤水肿。还可见大疱破裂后的脱屑

须考虑到大疱性类天疱疮、糖尿病性大疱病或者药疹的可能性。通过病史和体格检查通常可以得到正确的诊断。必要时，可通过直接和间接免疫荧光检查来排除大疱性类天疱疮。

### 治疗

当水肿的病因成功治疗后，水疱即可迅速缓解。利尿剂、停用钙通道阻滞剂、抬高下肢以及加压绷带均有用。

## 其他种类的水疱大疱性皮肤病

见表 33.2。

**表 33.2 其他种类的水疱大疱性皮肤病**

| 疾病 | 特征表现 |
|---|---|
| 人工性大疱性皮炎（自残）[30-31] | • 可通过热、电和化学燃烧及应用发泡剂、冷却剂或“盐和冰”来产生（见第 88 章）<br>• 组织学特征因病因而异，但最常见的模式是表皮下水疱伴表皮坏死＋/－真皮损伤 |
| PUVA 诱发的大疱性皮炎 | • 突然出现的无菌、紧张水疱，通常发生在远端<br>• 由于表皮-真皮内聚力减弱，加上摩擦或外伤引起的<br>• 鉴别诊断：光毒性（更广泛）和 PUVA 诱导的大疱性类天疱疮 |
| 骨折水疱 | • 水肿性皮肤内形成的紧张性大疱且覆盖骨折<br>• 最常见部位：胫骨远端、踝部、足部、肘部、腕部<br>• 认为是因剪切力的损伤加上创伤后水肿 |
| 吸吮水疱 | • 见于新生儿口腔易触及区域，例如前臂<br>• 在宫内形成 |

（吴冠儒译　潘　萌校　郑　捷审）

## 参考文献

1. Cantwell AR Jr, Martz W. Idiopathic bullosis in diabetics. Bullous diabeticorum. Arch Dermatol 1967;96:42–4.
2. Larsen K, Jensen T, Karlsmark T, Holstein PE. Incidence of bullosis diabeticorum – a controversial cause of chronic foot ulceration. Int Wound J 2008;5:591–6.
3. Toonstra J. Bullosis diabeticorum. Report of a case with a review of the literature. J Am Acad Dermatol 1985;13:799–805.
4. Bernstein JE, Levine LE, Medenica MM, et al. Reduced threshold to suction-induced blister formation in insulin-dependent diabetics. J Am Acad Dermatol 1983;8:790–1.
5. Lipsky BA, Baker PD, Ahroni JH. Diabetic bullae: 12 cases of a purportedly rare cutaneous disorder. Int J Dermatol 2000;39:196–200.
6. Holten C. Cutaneous phenomena in acute barbiturate poisoning. Acta Derm Venereol (Stockh) 1952;32(Suppl. 29):162–8.
7. Beveridge GW, Lawson AAH. Occurrence of bullous lesions in acute barbiturate intoxication. Br Med J 1965;5438:835–7.
8. Taniguchi Y, Wada Y, Takahashi M, et al. Multiple bullae and paresis after drug-induced coma. Acta Derm Venereol 1991;71:536–8.
9. Branco MM, Capitani EM, Cintra ML, et al. Coma blisters after poisoning caused by central nervous system depressants: case report including histopathological findings. An Bras Dermatol 2012;87:615–17.
10. Mehregan DR, Daoud M, Rogers RS III. Coma blisters in a patient with diabetic ketoacidosis. J Am Acad Dermatol 1992;27:269–70.
11. Chacon AH, Farooq U, Choudhary S, et al. Coma blisters in two postoperative patients. Am J Dermatopathol 2013;35:381–4.
12. Arndt KA, Mihm MC Jr, Parrish JA. Bullae: a cutaneous sign of a variety of neurologic diseases. J Invest Dermatol 1973;60:312–20.
13. Miyamoto T, Ikehara A, Kobayashi T, et al. Cutaneous eruptions in coma patients with nontraumatic rhabdomyolysis. Dermatology 2001;203:233–7.
14. Brennan FH Jr, Jackson CR, Olsen C, Wilson C. Blisters on the battlefield: the prevalence of and factors associated with foot friction blisters during Operation Iraqi Freedom I. Mil Med 2012;177:157–62.
15. Knapik JJ, Reynolds KL, Duplantis KL, et al. Friction blisters. Pathophysiology, prevention, and treatment. Sports Med 1995;20:136–47.
16. Sulzberger MB, Cortese TA Jr, Fishman L, et al. Studies on blisters produced by friction. I. Results of linear rubbing and twisting technics. J Invest Dermatol 1966;47:456–65.
17. Galve J, Gual A, Guilabert A, Mascaró JM. A 32-year-old man with grouped papules and vesicles—Quiz case. Arch Dermatol 2012;148:849–54.
18. Davis MD, Perniciaro C, Dahl PR, et al. Exaggerated arthropod-bite lesions in patients with chronic lymphocytic leukemia: a clinical, histopathologic, and immunopathologic study of eight patients. J Am Acad Dermatol 1998;39:27–35.
19. Barzilai A, Shapiro D, Goldberg I, et al. Insect bite-like reaction in patients with hematologic malignant neoplasms. Arch Dermatol 1999;135:1503–7.
20. Bairey O, Goldschmidt N, Ruchlemer R, et al. Insect-bite-like reaction in patients with chronic lymphocytic leukemia: a study from the Israeli Chronic Lymphocytic Leukemia Study Group. Eur J Haematol 2012;89:491–6.
21. deShazo RD, Feldlaufer MF, Mihm MC Jr, Goddard J. Bullous reactions to bedbug bites reflect cutaneous vasculitis. Am J Med 2012;125:688–94.
22. Tsuge I, Morishima T, Morita M, et al. Characterization of Epstein-Barr virus (EBV)-infected natural killer (NK) cell proliferation in patients with severe mosquito allergy; establishment of an IL-2-dependent NK-like cell line. Clin Exp Immunol 1999;115:385–92.
23. Lamant L, Pileri S, Sabattini E, et al. Cutaneous presentation of ALK-positive anaplastic large cell lymphoma following insect bites: evidence for an association in five cases. Haematologica 2010;95:449–55.
24. Farber MJ, La Forgia S, Sahu J, Lee JB. Eosinophilic dermatosis of hematologic malignancy. J Cutan Pathol 2012;39:690–5.
25. Ulmer A, Metzler G, Schanz S, Fierlbeck G. Dapsone in the management of "insect bite-like reaction" in a patient with chronic lymphocytic leukaemia. Br J Dermatol 2007;156:172–4.
26. Chetty BV, Boissy RE, Warden GD, et al. Basement membrane and fibroblast aberration in blisters at the donor, graft, and spontaneously healed sites in patients with burns. Arch Dermatol 1992;128:181–6.
27. Compton CC. The delayed postburn blister. A commonplace but overlooked phenomenon. Arch Dermatol 1992;128:249–52.
28. Alora MB, Dover JS. Spontaneous bullae over laser resurfaced skin. J Am Acad Dermatol 2000;42:288–90.
29. Bhushan M, Chalmers RJG, Cox NH. Acute oedema blisters: a report of 13 cases. Br J Dermatol 2001;144:580–2.
30. Jacobi A, Bender A, Hertl M, König A. Bullous cryothermic dermatitis artefacta induced by deodorant spray abuse. J Eur Acad Dermatol Venereol 2011;25:978–82.
31. Sokumbi O, Comfere NI, McEvoy MT, Peters MS. Bullous dermatitis artefacta. Am J Dermatopathol 2013;35:110–12.

# 第 34 章　新生儿和婴儿的水疱脓疱性和糜烂性疾病

Renee M. Howard、Ilona J. Frieden

在新生儿期和婴儿期，多种情况都可能导致水疱、脓疱、大疱、糜烂和溃疡。其中有些疾病可以威胁生命，有些疾病则是良性、自限的，所以及时准确的诊断非常重要。因此，建立一个系统的方法以评估和治疗发生在新生儿的这些皮损十分必要。诊断的大体流程如图 34.1 所示。本章重点阐述可能导致出生后第一年新生儿和婴儿皮肤出现水疱、脓疱、大疱、糜烂和溃疡的病因，在表 34.1 和表 34.2 中详尽罗列。大多数感染性病因在第 74 ～ 82 章中也有所涉及。

## 常见病因

### 新生儿中毒性红斑

**同义名：** ■ 毒性红斑（erythema toxicum）■ 新生儿中毒性红斑（toxic erythema of the newborn）

**要点**

- 以嗜酸性细胞浸润为特征的水疱脓疱。
- 几乎发生在近一半的足月新生儿，并在几天内自行消退。
- 通常好发于躯干及面部、四肢近端、臀部。
- 通常不累及掌跖。
- 小风团、炎性丘疹、脓疱和（或）水泡，周围环绕斑点状红斑。

新生儿中毒性红斑（erythema toxicum neonatorum，ETN）是一种常见的良性疾病。最初由 Netlinger 于 1472 年报告，称为“新生儿的中毒性红斑”，1912 年 Leiner 重新命名为“新生儿中毒性红斑”[1]。ETN 发生在大约一半的足月新生儿中，早产儿或体重小于 2500 的早产儿很少发生[2-3]。

无性别差异，最常见于高加索婴儿，尽管这可能

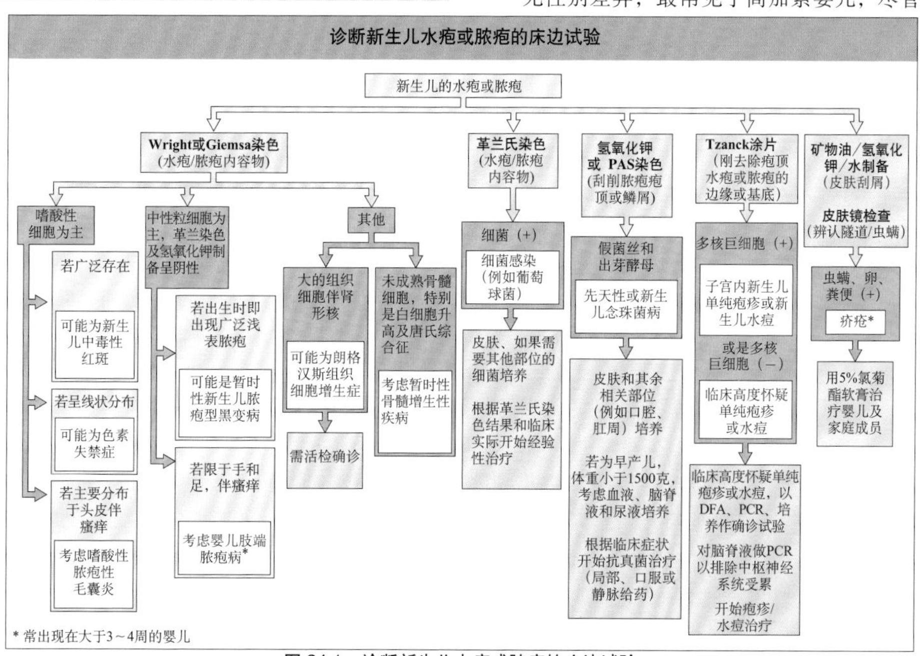


图 34.1　诊断新生儿水疱或脓疱的床边试验

表 34.1 **水疱脓疱病的鉴别诊断**。其他病因包括刺激性接触性皮炎（见表 34.2），皮肤癣菌感染，Sweet 综合征和宫内柯萨奇病毒感染或 Chikungunya 病毒感染。类脂蛋白沉积症的水疱一般在 1 岁后发生（见第 48 章）

| 疾病 | 发病年龄 | 皮疹形态 | 皮疹分布 | 诊断性试验（皮肤） | 备注 |
|---|---|---|---|---|---|
| **感染性疾病（黑体为常见情况）** | | | | | |
| **葡萄球菌感染：脓皮病和大疱性脓疱疮**（见第 74 章）（图 34.3A） | 数日至数周，或更长时间 | 脓疱、大疱，偶有水疱；表面糜烂，鳞屑，结痂，疖 | 尿布区，脐周 | 革兰氏染色：群集革兰氏染色阳性球菌；细菌培养 | 可能发生传染流行 |
| **A 组链球菌感染**（见第 74 章） | 数日至数周，或更长时间 | 孤立的脓疱，蜜黄色痂；潮湿，恶臭，火红色的擦烂性红斑 | 任何部位；可能会累及湿润的脐部残端或皮肤皱褶 | 革兰氏染色：链状革兰氏染色阳性球菌；快速抗原检测；细菌培养 | 偶见蜂窝织炎、脑膜炎、肺炎 |
| B 组链球菌感染 | 出生时至生后数日 | 水疱、大疱、糜烂、脓疱、蜜黄色痂 | 任何部位 | 革兰氏染色：链状革兰氏染色阳性球菌；细菌培养 | 肺炎、菌血症、脑膜炎 |
| 单核细胞增生性李斯特菌（*Listeria monocytogenes*）感染 | 出生后数小时 | 出血性脓疱和瘀点 | 泛发，多见于躯干四肢 | 革兰氏染色：革兰氏染色阳性杆菌；细菌培养 | 败血症；呼吸窘迫；母亲发热病史和早产病史 |
| 嗜血流感杆菌（*Haemophilis influenzae*）感染（见第 74 章） | 出生至生后数日 | 水疱、结痂的丘疹 | 任何部位 | 革兰氏染色：革兰氏染色阴性杆菌；细菌培养 | 菌血症，脑膜炎 |
| 铜绿假单胞菌（*Pseudomonas asruginosa*）感染（见第 74 章） | 数日至数周 | 红斑，脓疱，出血性大疱、坏死性溃疡 | 任何区域，特别是肛周生殖器部位 | 革兰氏染色：革兰氏染色阴性杆菌；细菌培养。 | 早产、出生体重低、免疫缺陷 |
| 先天性念珠菌病（图 34.3B） | 出生至生后数日 | 红斑、小丘疹、脓疱、小鳞屑，极早期为“灼伤样”（见表 34.2） | 任何部位，常见于手足，甲可累及 | KOH：出芽酵母，真菌培养。可能存在胎盘脐带损伤 | 早产、母亲宫颈 / 子宫异物是危险因素；本病为宫内上行感染所致 |
| **新生儿念珠菌病** | 生后 1～2 周 | 伴有卫星性丘疹和脓疱的鳞屑性粉红色斑片 | 尿布区和其他间擦部位，面部 | KOH：出芽酵母，真菌培养 | 通常体健，在分娩期间或分娩后获得；口腔鹅口疮 |
| 曲霉（*aspergillus*）感染（见第 77 章） | 数日至数周 | 脓疱（常群集）迅速发展至坏死性溃疡 | 任何部位 | 皮肤活检：分隔菌丝；组织真菌培养 | 极度早产 |
| 新生儿 HSV 感染（见第 80 章）（图 34.14） | 出生至生后两周，常见于生后 5 天 | 水疱、脓疱、结痂、糜烂 | 任何部位，尤其是头皮、躯干；可累及黏膜 | Tzanck 涂片、PCR、DFA 或免疫过氧化物酶玻片试验、病毒培养 | 败血症的体征；兴奋、嗜睡；必须排除疱疹 |
| 宫内 HSV 感染 | 出生 | 水疱、脓疱、广泛糜烂、瘢痕和皮肤缺如 | 任何部位 | Tzanck 涂片、PCR、DFA 或免疫过氧化物酶玻片试验、病毒培养 | 出生体重低、小头畸形、脉络膜视网膜炎 |
| 新生儿水痘（见第 80 章） | 出生至生后 2 周 | 红斑基础上的水疱 | 广泛分布 | Tzanck 涂片、PCR、DFA、病毒培养 | 母体产前 7 天至产后 2 天感染水痘 |
| 带状疱疹（见第 80 章） | 通常为出生后 2 周或更大 | 红斑基础上的水疱 | 皮节 | Tzanck 涂片、PCR、DFA、病毒培养 | 孕期间或产后水痘，或是新生儿水痘 |
| **疥疮**（见第 84 章） | 通常为生后 3～4 周或更大 | 丘疹、结节、结痂区域、水疱、脓疱、隧道 | 任何区域，尤其是腋窝、腹股沟、手掌 / 脚底及手腕 | 液体石蜡制片；皮肤镜 | 家庭成员可能有瘙痒症状及类似皮疹 |
| **一过性皮疹** | | | | | |
| 新生儿毒性红斑（图 34.2） | 生后 24～48 小时，但可至 2 周 | 红斑，丘疹，脓疱＞水疱，风团 | 任何部位，除了手掌 / 足底 | 临床；Wright 染色：嗜酸性粒细胞 | 足月儿体重＞2500 g |

**表 34.1　水疱脓疱病的鉴别诊断**。其他病因包括刺激性接触性皮炎（见表 34.2），皮肤癣菌感染，Sweet 综合征和宫内柯萨奇病毒感染或 Chikungunya 病毒感染。类脂蛋白沉积症的水疱一般在 1 岁后发生（见第 48 章）**（续表）**

| 疾病 | 发病年龄 | 皮疹形态 | 皮疹分布 | 诊断性试验（皮肤） | 备注 |
|---|---|---|---|---|---|
| 暂时性新生儿脓疱黑变病（图 34.4） | 出生 | 无红斑的脓疱，环状鳞屑；色素沉着斑 | 任何部位，额、颈部常见，下背部，掌跖 | 临床表现；Wright 染色：嗜中性粒细胞，偶见嗜酸性细胞，细胞碎片 | 足月儿；常见于非洲裔婴儿 |
| 白痱（见第 39 章）（图 34.5A） | 出生时或婴儿早期 | 无红斑的易破水泡 | 常见于前额、躯干上部及上肢 | 临床表现 | 可有发热史 |
| 红痱（见第 39 章）（图 34.5B） | 通常出生一周后 | 红斑基础上丘疹，可有浅表的脓疱 | 常见于前额、颈部、躯干上部及封包部位 | 临床表现；Wright 染色：有炎性细胞，但嗜酸性细胞通常非主要 | 可有发热史 |
| 新生儿头部脓疱病（新生儿“痤疮”）（图 34.6） | 产后 5 天至产后 3 周 | 红斑基础上的丘疹和脓疱 | 常见于颊、前额、下颏和眼睑；较少累及颈、上胸部和头皮 | 临床表现；Giemsa 染色：酵母相，中性粒细胞 | 无其他不适 |
| **少见和罕见的非感染性疾病** | | | | | |
| 婴儿肢端脓疱病（图 34.10） | 常见于生后 3～6 个月，偶见出生时至生后数周 | 水疱和脓疱 | 手足；偶见于头皮和躯干 | 临床表现；评估疥疮感染；皮肤活检：表皮内水疱/脓疱，中性粒细胞，偶见嗜酸性粒细胞 | 剧烈瘙痒；皮损成批复发；来源于既往疥疮 |
| 婴儿嗜酸性脓疱性毛囊炎（图 34.11） | 生后至 14 个月，平均 6 个月 | 丘疹和脓疱 | 头皮＞面部＞躯干，四肢 | 皮肤活检：致密的嗜酸细胞浸润，通常以毛囊为中心，但可例外 | 瘙痒；皮损成批复发；外周血嗜酸性细胞增多；新生儿嗜酸细胞性脓疱病常见于男童面部 |
| 先天或新生儿朗格汉斯组织细胞增多症（见第 91 章）（图 34.12） | 出生至生后数周 | 水疱，结痂，丘疹，结节，瘀点 | 任何部位，特别是皱褶部位，掌跖，头皮 | 皮肤活检：S100＋/CD1a＋的肾形核组织细胞，在表皮局灶性浸润 | 偶有黏膜及皮肤外受累；单纯皮肤型可自愈，系统型可能复发 |
| 先天性色素缺失（见第 62 章）（图 34.13） | 出生至生后数周 | 水疱，沿 Blaschko 线分布的角化丘疹 | 水疱最常见于四肢 | 皮肤活检：嗜酸性粒细胞海绵水肿伴角化不良；基因检测（*IKBKG/NEMO*） | 眼，CNS，牙齿常受累，但出生时常不明显；X 连锁显性遗传，患者常为女性 |
| 常染色体显性遗传性高 IgE 综合征（见第 60 章） | 出生至生后数周 | 单发和群集的水疱或脓疱 | 主要见于面部、头皮和躯干上部 | 皮肤活检：伴有嗜酸性细胞浸润的表皮内水疱，嗜酸性细胞性毛囊炎；基因分析（*STAT3*） | 嗜酸性细胞增多，IgE 水平不断升高；新生儿期后出现脓肿，肺炎和肺气肿 |
| 唐氏综合征暂时性骨髓增生异常 | 生后数日至数周 | 水疱和脓疱 | 面部＞躯干，四肢；黏性敷料的部位，轻微的创伤 | 表皮内水疱、脓疱，海绵水肿，未分化完全骨髓细胞浸润 | 21 三体综合征或 21 三体嵌合；有未成熟髓系细胞的严重白细胞增多；髓系白血病的风险增加 |
| 头皮糜烂性脓疱病 | 生后数周至数月 | 脓疱，结痂性红斑，糜烂，脱发，瘢痕 | “光晕环”型皮损，头皮顶部 | 临床表现；皮肤活检：脱发，瘢痕，真皮混合型细胞浸润 | 产程延长；先天性坏死性胎头水肿 |
| 新生儿白塞病（见第 26 章） | 生后 1 周 | 脓疱性，紫癜性和坏死性皮肤病变；口腔和生殖器溃疡 | 皮损好发于口腔和生殖器黏膜及手足皮肤 | 临床表现 | 母亲有白塞病病史；腹泻，血管炎 |

| 表 34.1 水疱脓疱病的鉴别诊断。其他病因包括刺激性接触性皮炎（见表 34.2），皮肤癣菌感染，Sweet 综合征和宫内柯萨奇病毒感染或 Chikungunya 病毒感染。类脂蛋白沉积症的水疱一般在 1 岁后发生（见第 48 章）（续表） | | | | | |
|---|---|---|---|---|---|
| 疾病 | 发病年龄 | 皮疹形态 | 皮疹分布 | 诊断性试验（皮肤） | 备注 |
| 脓疱型银屑病，包括IL-36受体功能缺陷及CARD14相关脓疱型银屑病（见第8章和第45章） | 生后数周至数月或时间更久 | 红斑基础上的脓疱和脓湖 | 任何部位泛发红斑、脓疱，尤其是掌跖部 | 皮肤活检：海绵状脓疱和表皮内的微脓疡、角化不全，真皮血管扩张；基因检测（*IL36RN*，*CARD14*） | 偶有发热，治疗较困难 |
| 白细胞介素-1受体拮抗剂缺陷（DIRA；见第45章） | 出生至数周 | 红斑基础上脓疱 | 红皮病，口腔受累 | 皮肤活检：中性粒细胞微脓肿伴棘层松解，角化不全，真皮血管扩张；基因检测（*IL1RN*） | 无菌性软骨母细胞瘤或增生性骨损害，新生儿窘迫；对IL-1拮抗剂的剧烈反应 |
| 与免疫缺陷相关的穿孔性嗜中性粒细胞及肉芽肿性皮炎 | 出生至数周 | 丘疹演变为水疱，脓疱，结痂及溃疡 | 多变：面部，四肢，会阴 | 皮肤活检：肉芽肿，中性粒细胞浸润，通过毛囊经表皮排除的退化胶原蛋白和碎片 | 原发性免疫缺陷，包括APLAID（自身炎症和磷脂酶cγ2相关抗体缺乏和免疫失调） |

DFA，直接荧光抗体；HSV，单纯疱疹病毒；KOH，氢氧化钾检查；CNS，中枢神经系统；PCR，聚合酶链反应；AD，常染色体显性；AR，常染色体隐性（Adapted from Frieden IJ，Howard R. In：Eichenfi eld LF，Frieden IJ，Mathes EF，Zaenglein AL（eds）. Neonatal and Infant Dermatology. London：Elsevier，2015：112-115.）

| 表 34.2 大疱、糜烂和溃疡的鉴别诊断 | | | | | |
|---|---|---|---|---|---|
| 疾病 | 发病年龄 | 皮疹形态 | 皮疹分布 | 诊断性试验（皮肤） | 备注 |
| **感染性疾病** | | | | | |
| 葡萄球菌性烫伤样皮肤综合征（见第74章）（图34.17） | 常见于生后数天至数周；极少先天性 | 泛发红斑、易破大疱、糜烂、表皮大片剥脱 | 泛发，尤以口周和间擦部位为重 | 活检：表皮颗粒层裂隙<br>培养：仅在原发感染部位阳性（因为其他部位均为毒素介导反应） | 易激惹；体温不稳定；容易继发败血症、水电解质异常 |
| B 组链球菌感染 | （见表 34.1） | | | | |
| 铜绿假单胞菌感染 | （见表 34.1） | | | | |
| 先天性梅毒（见第82章） | 出生至生后数天 | 大疱或糜烂；红斑和脱屑（掌跖） | 任何部位，尤其是口周、手足 | 对皮肤的浆液性渗出作暗视野检查，DFA，血清学试验（螺旋体和非螺旋体） | 婴儿鼻塞、肝脾大、伴有假性偏瘫的骨膜炎 |
| 念珠菌>其他真菌（见正文）在极低体重新生儿造成“侵袭性真菌性皮炎”（图34.7） | 生后至2周 | “灼伤样”红斑伴脱屑、糜烂，浸渍 | 任何部位 | KOH：芽殖酵母，真菌培养；胎盘/脐带皮损可见 | 危险因素：出生体重<1000 g，阴道分娩，系统糖皮质激素治疗，长期高血糖，系统性感染高危者 |
| 曲霉感染 | （见表 34.1） | | | | |
| 接合菌病，毛孢子菌病（见第77章） | 生后数天至数周 | 泛发剥脱和皮肤破损或进展为坏死性溃疡的蜂窝织炎 | 任何部位 | 皮肤活检和组织真菌培养 | 极度早产 |
| 新生儿 HSV 感染 | （见表 34.1） | | | | |
| 先天性水痘综合征（见第80章） | 出生 | 糜烂，溃疡，瘢痕，先天性皮肤缺损 | 任何部位，尤其是四肢。可能为皮节模式 | Tzanck培养，PCR，DFA，病毒培养可见阳性 | 母亲在孕初三个月或孕中三个月的早期阶段患水痘，肢体萎缩，CNS/眼异常 |
| **外源性病因** | | | | | |
| 吸吮水疱（图34.8） | 出生时 | 松弛大疱或线状糜烂，通常孤立存在 | 前臂桡侧，手腕，手，手指，偶见于足 | 临床表现 | 胎儿宫内吸吮皮损部位所致 |

表 34.2 大疱、糜烂和溃疡的鉴别诊断（续表）

| 疾病 | 发病年龄 | 皮疹形态 | 皮疹分布 | 诊断性试验（皮肤） | 备注 |
|---|---|---|---|---|---|
| 刺激性接触性皮炎 | 出生数天至数周或更长时间 | 表面光滑的红斑，水疱，穿凿样糜烂 | 尿布区域，凸面为著 | 临床表现 | 重型接触性皮炎指的是 Jacquet 侵蚀性尿布皮炎 |
| 围产期创伤 / 医源性伤害 | 出生或新生儿期 | 糜烂，溃疡，瘢痕，萎缩性皮损 | 与创伤原因有关 | 临床表现 | 围产期监测病史、产程延长和（或）胎头吸引或产钳史、羊膜腔穿刺史等 |
| 围产期臀部坏疽 | 生后数天 | 突发红斑和发绀，后呈坏疽溃疡 | 臀部 | 临床表现 | 某些病例有脐动脉导管植入术 |
| **胎记及其相关情况相关** | | | | | |
| 新生儿先天性黑色素痣糜烂（见第 112 章） | 出生至数天 | 糜烂、溃疡 | 分布于新生儿黑素细胞痣之上，常见于背部 | 临床表现；如果持续存在或有其他异常的特点，行皮肤活检，以排除黑色素瘤 | 某些患者有神经皮肤黑变病 |
| 婴幼儿血管瘤（见第 103 章） | 出生至数天或月 | 表现为红色边界的溃疡 | 任何部位，尿布区域及唇部常见 | 临床表现 | 临床不易察觉，直到血管增生后才发现 |
| 先天性皮肤发育不全（见第 64 章）（表 34.9） | 出生 | "大疱型"皮损：圆形/椭圆形，与基底膜截然分开；另一种形式是溃疡；偶见瘢痕 | 好发于头皮（顶部常见）或面部，其他部位的发生与病因相关 | 临床表现；影像学评估骨骼，CNS | 可能并发：CNS 缺陷，矢状窦血栓形成，13 三体，肢体异常 |
| 线性汗孔角化症，汗孔角化性汗管痣（PEODDN）（见第 62、109 和 111 章） | 出生至数周或数年 | 偶见出生发病，常见红斑及角化边界 | 常见于四肢，但任何部位皆可发生 | 皮肤活检：角样板（在新生儿期可能不明显） | 可能有鳞癌，*GJB2* 基因嵌合突变（PEODDN） |
| **少见和罕见非感染性疾病** | | | | | |
| 肥大细胞增生症（见第 118 章）（图 34.18） | 出生至生后数周、数月 | **局限型**：其上反复出现风团或大疱的斑块或结节；可有色素沉着<br>**泛发型**：浸润皮肤上出现水疱，受累皮肤橘皮样外观 | 任何部位 | Darier 征阳性；皮肤活检：真皮肥大细胞增多 | 多变：潮红，烦躁，腹泻，腹痛 |
| 大疱性表皮松解症（见第 32 章） | 出生至生后数日或更长时间 | 外伤导致的大疱和皮肤脆性增加；不同类型可能有以下不同表现：黏膜糜烂、胫前皮肤发育不全，粟丘疹，甲萎缩 | 根据不同的类型，可能泛发或局限；常见于四肢，尤其是手足 | 在新鲜水疱或人工诱发水疱处取皮肤活检；依靠电镜、免疫荧光和基因分析来诊断具体类型 | 喂养困难；偶尔累及角膜、呼吸道或胃肠道（幽门闭锁）；贫血 |
| Kindler 综合征（见第 32 章） | 出生至生后数日或更长时间 | 外伤导致的大疱和糜烂；进行性的皮肤异色病 | 大疱常见于肢端；泛发性皮肤异色病 | 皮肤活检：抗 kindin-1 抗体染色，基因检测（FERM1） | 光敏感；牙龈炎，结肠炎，黏膜狭窄（例如食管，尿道）；后天性并趾（脚趾，近端手指）；AR 遗传 |
| 先天性大疱性鱼鳞病样红皮病（见第 57 章；图 34.16） | 出生时 | 初为红皮、水疱和糜烂 | 泛发 | 皮肤活检：表皮松解性角化过度<br>基因检测：*KRT1*，*KRT10* | 有败血症和水电解质失衡的风险；AD 遗传 |
| 母亲的自身免疫性大疱病 | 出生时 | 取决于母亲的疾病类型：紧张性或松弛性大疱或糜烂 | 多变；常泛发 | 皮肤活检的直接免疫荧光，常可确诊 | 母亲大疱病史，但孕期大疱偶可消失 |

表 34.2 大疱、糜烂和溃疡的鉴别诊断（续表）

| 疾病 | 发病年龄 | 皮疹形态 | 皮疹分布 | 诊断性试验（皮肤） | 备注 |
|---|---|---|---|---|---|
| 大疱性类天疱疮（见第 30 章） | ≥ 2 个月 | 紧张性大疱 | 常见于手足，可泛发 | 皮肤活检：表皮下大疱；直接免疫荧光：DEJ 处线状 IgG 沉积 | |
| 线状 IgA 大疱病（见第 31 章） | 罕见于出生时，常见于婴儿晚期或儿童期 | 花瓣形或腊肠形的张力性大疱 | 泛发，但常集中在腰部；黏膜常无损害 | 皮肤活检：表皮下大疱；直接免疫荧光：DEJ 处的线状 IgA 沉积 | |
| 新生儿（先天性）狼疮（见第 41 章） | 出生（约 20%）到出生后数周至数月内 | 先天性的糜烂 / 溃疡，结痂，很少有大疱以及典型的环状红斑斑块；可见萎缩及瘢痕，网状青斑 | 好发面部，尤其是口周，但也可以泛发 | 皮肤活检：表皮萎缩，空泡界面皮炎，黏蛋白 | 母亲及胎儿 SSA/Ro 抗体及 SSB/La 和（或）U1RNP；心脏传导阻滞，心肌病，肝胆疾病，血细胞减少 |
| 中毒性表皮坏死松解症（TEN；见第 20 章）或类 TEN 移植物抗宿主病（见第 52、60 章） | 通常≥ 6 周，除非是宫内 GVHD 所致 | 红斑、糜烂、大疱和皮肤触痛 | 数小时至数日内快速弥漫至全身；常累及黏膜 | 皮肤活检：表皮下疱，伴广泛的表皮坏死（通常全层） | 常伴发革兰氏阴性细菌败血症或由于先天性免疫缺陷婴儿的宫内 GVHD 所致 |
| 宫内表皮坏死 | 出生时 | 广泛糜烂和溃疡，无水疱或脓疱 | 泛发，不累及黏膜 | 皮肤活检：表皮坏死，毛囊皮脂腺单位钙化 | 早产，脑梗死，心脏扩大，肾小管坏死，迅速死亡 |
| 先天性糜烂性和水疱性皮肤病（图 34.15） | 出生时 | 糜烂、水疱、结痂和“烫伤样皮肤” | 泛发，不累及面部、掌跖 | 临床诊断常为回顾性；皮肤活检：非特异的；必须排除其他原因导致的糜烂和水疱（如 HSV） | 早产，愈后留下柔软的网状瘢痕；CNS/ 发育异常 |
| 坏疽性脓皮病（见第 26 章） | 先天性或新生儿期罕见 | 潜行溃疡，境界清楚 | 任何部位，婴儿期常见于腹股沟和臀部 | 临床表现；排除其他病因；皮肤活检：中性粒细胞浸润，无血管炎或感染 | 与炎性肠病、慢性复发性多灶性骨髓炎有关；考虑免疫缺陷及自身炎症综合征 |
| 肠病性肢端皮炎 *（见第 51 章） | 数周至数月 | 境界清楚、糜烂、结痂的斑块；偶见水疱、大疱和糜烂 | 腔口周围，如口、鼻、眼、外生殖器，也见于颈部皱褶和手足 | 血清锌以及碱性磷酸酶降低 | 易激惹，腹泻，发育迟缓；典型者发病于断奶时；获得性锌缺乏症：母乳锌水平降低或早产；常染色体隐性遗传（*SLC39A4*） |
| 甲基丙二酸血症，其余的有机酸血症/氨基酸代谢疾病 *（见图 51.13） | 数日至数周 | 红斑，伴或不伴糜烂 | 常见于腔口周围，也可泛发 | 尿液有机酸分析，血清异亮氨酸水平测定（限制饮食的情况下） | 嗜睡、肌张力降低、中性粒细胞减少症、血小板减少症和代谢性酸中毒；在某些病例中，某些皮肤表现可为饮食限制性氨基酸治疗所致 |
| 限制性皮病 | 出生时 | 坚硬紧张的皮肤，伴有线状糜烂和裂伤 | 泛发；皮肤撕裂伤常见于屈侧皱襞 | 临床表现；与 Neu-Laxova 综合征鉴别（宫内生长迟缓、小头畸形、脑发育异常和鱼鳞病）；基因检测（*LMNA*、*ZMPSTE24*） | 关节挛缩、小颌畸形、面部表情僵硬和限制性肺病；早期死亡 |
| 局灶性真皮发育不全（见第 62 章） | 出生时 | 偶发水疱，皮肤发育不良或未发育；线状和漩涡状；脂肪疝和毛细血管扩张 | 任何部位 | 临床表现；皮肤活检可见真皮发育不良，以脂肪与表现毗连；基因检测（PORCN） | 不同程度的骨骼、眼睛和 CNS 异常 |
| 皮纹缺如合并先天性粟丘疹（Basan 综合征；见第 64 章） | 出生时 | 多发大疱；皮纹缺如、多发粟丘疹 | 手指、足趾 | 临床表现；基因检测（*SMARCAD1*） | AD 遗传 |

| 表 34.2 大疱、糜烂和溃疡的鉴别诊断（续表） | | | | | |
|---|---|---|---|---|---|
| 疾病 | 发病年龄 | 皮疹形态 | 皮疹分布 | 诊断性试验（皮肤） | 备注 |
| 卟啉病（见第49章） | 生后数日至数月 | 光敏性红斑、水疱，糜烂；瘢痕 | 曝光部位或因高胆红素血症行光疗导致的更泛发的水疱 | 一过性皮疹：血卟啉升高；遗传型：尿、便卟啉升高和（或）血卟啉升高伴或不伴粉红色/荧光尿 | 一过性皮疹通常与溶血性疾病相关；婴儿期出现起泡的罕见遗传形式，例如，先天性红细胞生成性卟啉病 |
| 新生儿暴发性紫癜 | 生后数日 | 在初发为紫癜或蜂窝织炎样区域出现坏死性大疱或溃疡 | 臀部、四肢、躯干和头皮 | PT/PTT 延长、纤维蛋白原降低、FDPs 升高、蛋白 C 或蛋白 S 降低 | 可能与遗传性凝血因子（如蛋白 C 或蛋白 S）缺乏和败血症有关 |
| 睑缘粘连-外胚层发育不良-裂隙（AEC）综合征（见第 63 章） | 出生时 | 红斑、皮肤剥脱和浅表糜烂 | 泛发，头皮最好发 | 临床表现；基因分析（*TP63*） | 伴发症状包括睑缘粘连、外胚层发育不良/唇腭裂 |

* 肠病性肢端样皮炎爆发性（周边的或泛发的）经常与水肿或者低蛋白血症有关，可发生于婴儿（最典型的是 3～5 月龄），伴有囊性纤维化，同时伴有有机酸血症/氨基酸缺陷病（见第 51 章）。

CNS，中枢神经系统；DFA，直接免疫荧光抗体；AD，常染色体显性；AR，常染色体隐性；DEJ，真皮-表皮连接；DIF，直接免疫荧光；GVHD，移植物抗宿主病；SMARCAD1，SWI/SNF 相关性，基质相关肌动蛋白依赖性染色质调节因子，亚型，DEAD/H 框 1；FDP，纤维素降解产物；PT，凝血时间；PTT，部分凝血活酶时间（Adapted from Frieden IJ，Howard R. In：Eichenfield LF，Frieden IJ，Mathes EF，Zaenglein AL（eds）. Neonatal and Infant Dermatology. London：Elsevier，2015：112-115.）

与深肤色婴儿较难分辨红斑有关[3]。

很少在出生时就发病，ETN 通常在出生后 24～48 小时内发生，随后几天皮疹时轻时重。皮疹也可能在出生 1～2 周后出现，此时需要考虑其余诊断的可能性。ETN 可表现为 5 种不同皮损的组合：红斑、风团、小脓疱、水疱和丘疹。丘疹直径常为 1～2 mm，绕以红晕，似跳蚤叮咬所致（见图 34.2）。机械刺激可能诱发新的皮损。

ETN 最常发生于躯干，也可发展至面部、臀部和四肢近端，掌跖部位一般不受累[2-3]。单个皮损很少持续 1 天以上，无症状，无需治疗。

通常根据临床表现即可诊断 ETN。必要时对脓液作 Wright 染色，发现多数嗜酸性细胞可以确诊。偶见外周血嗜酸性细胞增多。组织学上见毛囊内、角层下及表皮内脓疱，为嗜酸性细胞浸润，偶可见中性粒细胞[4]。真皮浅层可见嗜酸性粒细胞浸润。ETN 发病机制不清。有学者认为发病可能与出生后对毛囊内微生物菌落的炎症反应有关[5]。

ETN 应与新生儿其他脓疱性疾病作鉴别，有些疾病会有严重后遗症（见表 34.1）。新生儿暂时性脓疱性黑变病（transient neonatal pustular melanosis，TNPM）主要为中性粒细胞浸润，出生即可发生，好发于肤色较深的婴儿，皮疹消退后留下色素沉着斑，持续数周至数月。不过，有作者认为 ETN 和 TNPM 存在重叠（见下文）。婴儿肢端脓疱病（infantile acropustulosis）皮疹常累及肢体末端，而非躯干，常在新生儿期后出现。新生儿嗜酸性毛囊炎好发于头皮，特征性的皮疹常成结痂，并在数月或者数年内反复发作。单纯疱疹病毒（HSV）感染的典型皮损是水疱，进一步成出血性痂。金黄色葡萄球菌感染的临床特征是浅表的脓疱或大疱，疱迅速破裂，红色糜烂面的周边为残留的疱壁（见图 34.3A）。先天性念珠菌感染表现为多发细小

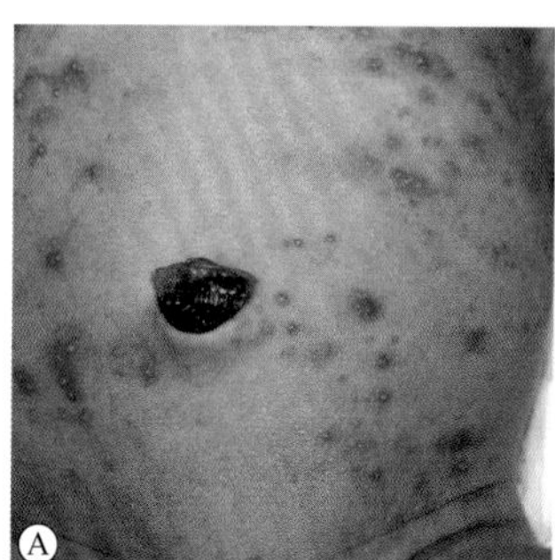


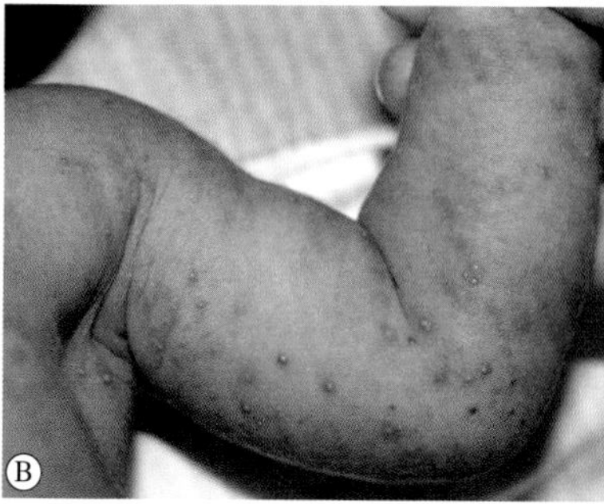


**图 34.2 新生儿中毒性红斑**。散在的丘疱疹和脓疱，腹部（A）和上肢（B）有红斑

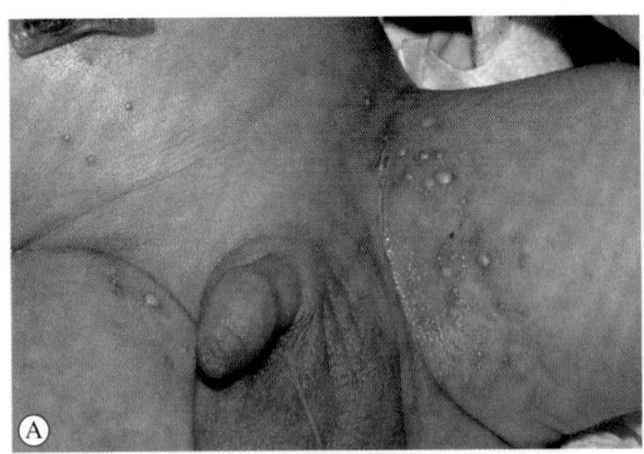

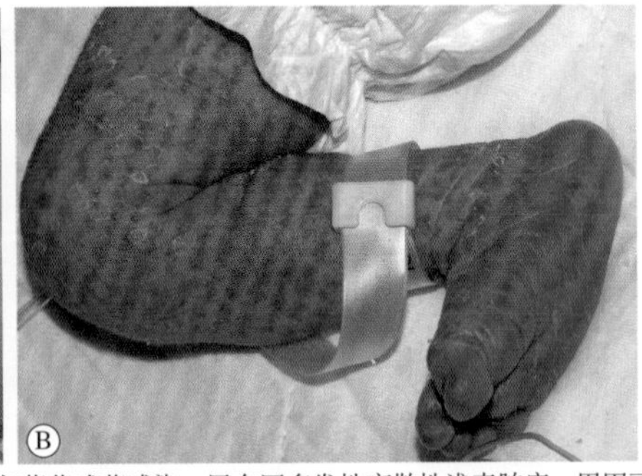

**图 34.3　金黄色葡萄球菌与先天性念珠菌病对比**。A. 4 岁患儿金黄色葡萄球菌感染，尿布区多发性离散性浅表脓疱，周围可见红斑。B. 先天性念珠菌病患儿，可见多发粉色丘疹、小的浅表脓疱和脱屑。注意足跖受累（A，B，Courtesy，Julie V Schaffer，MD.）

脓疱及脱屑，皮肤刮片氢氧化钾（KOH）涂片镜检显示有芽孢和假菌丝（见图 34.3B）。葡萄球菌感染和念珠菌感染的皮疹持续时间长，不像 ETN 那样可迅速自愈。红痱（痱子）好发于前额及躯干上部，而且皮疹更持久，缺乏明显的红斑或嗜酸性细胞浸润[6]。

## 新生儿暂时性脓疱性黑变病

**同义名：** ■新生儿暂时性脓疱病（transient neonatal pustulosis）■新生儿黑子（lentigines neonatorum）

### 要点

- 深肤色新生儿的发生率约为 5%。
- 浅表脓疱不伴有红斑，破裂后留下领圈样鳞屑和色素沉着斑，可持续数月。
- 角层下无菌性中性粒细胞性脓疱。
- 好发于前额、下颌、颈部、后背以及胫部，但也可泛发。

1961 年最初描述本病，当时命名为“新生儿黑子”[7]，直到 15 年后的 1976 年人们才认识到新生儿暂时性脓疱性黑变病（transient neonatal pustular melanosis，TNPM）的全貌[8]。本病最常见于深肤色的新生儿，在高加索人中少见。出生时即出现皮疹。TNPM 临床有三种不同的形态，可以共存或相继发生。出生时皮疹为直径 2 ～ 10 mm 的浅表水疱脓疱（见图 34.4A），可见于下颏、前额、颈后、下背部和胫部，少见于面部其他区域、躯干和掌跖。本期皮疹不易察觉，因为角层内或角层下脓疱易碎，可能被忽略，或第一次洗澡时被擦除了。第二期皮疹表现为破裂和消退脓疱部位轻度的色素沉着斑，绕以领圈样鳞屑（见图 34.4B）。最后一期皮疹表现为可残留数月的褐色色素沉着斑。TNPM 皮损实际上是炎症后的色素沉着，所以“黑子”这种称谓是错误的。有时，出生的患儿仅仅存在褐色斑疹，提示前两期皮疹可能在胎儿期（母体子宫内）已发生了。更少见的是出生数周的婴儿出现广泛的色素沉着斑，而没有脓疱史。

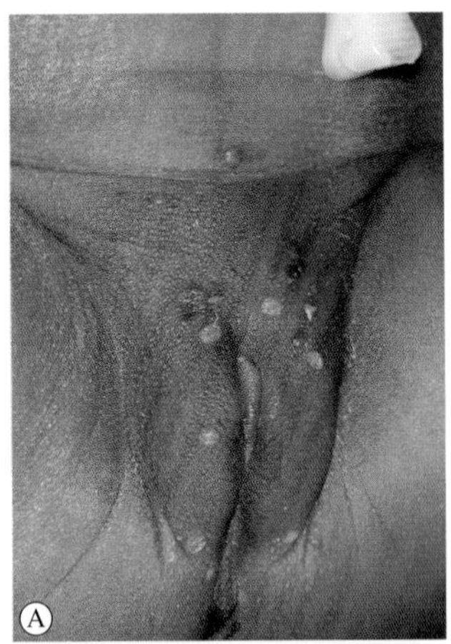

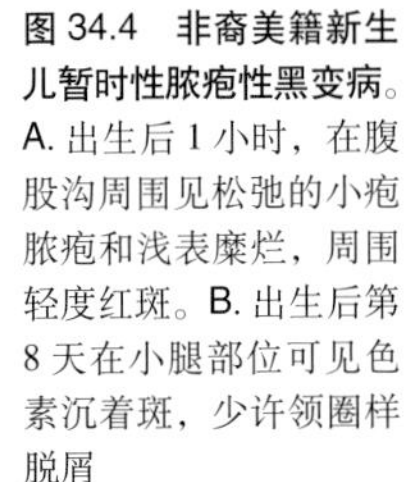

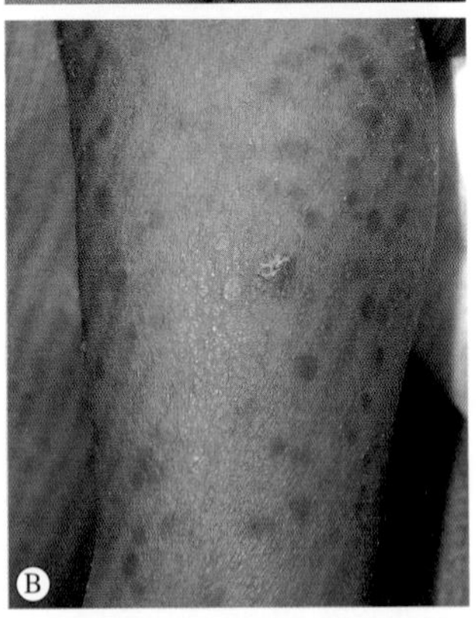

**图 34.4　非裔美籍新生儿暂时性脓疱性黑变病**。A. 出生后 1 小时，在腹股沟周围见松弛的小疱脓疱和浅表糜烂，周围轻度红斑。B. 出生后第 8 天在小腿部位可见色素沉着斑，少许领圈样脱屑

罕有需要作组织病理以确诊 TNPM 的。若取早期

皮损做病理检查，可见角层内或角层下脓疱，主要是中性粒细胞、偶有嗜酸性细胞[4]。色素性斑疹可见基底层角质形成细胞内黑素增加[6-7]。本病的发病机制不清。本病的鉴别诊断与上文的 ETN 类似。无需治疗。应告知患儿父母：本病良性，有自限性。

## 无菌性暂时性新生儿脓疱病

有些学者假设 TNPM 是 ETN 的临床变异。依据是两者有重叠的临床表现和组织学特征，以及同一患者可同时存在这两种疾病。“无菌性暂时性新生儿脓疱病”（sterile transient neonatal pustulosis）这一命名的提出意在包括 ETN-TNPM 谱系[9]，然而大多数学者认为 TNPM 和 ETN 是两种独立的疾病。

## 痱

**同义名：** ■ 热疹（heat rash）■ 晶形痱（miliaria crystallina）——“露滴”（‘dew drops’）■ 红痱（miliaria rubra）——痱子（prickly heat）

**要点**

- 痱有三型：晶形痱、红痱和深在痱（罕见）。
- 由于外泌腺汗管阻塞所致，常与过热，过度包裹及发热有关。
- 好发于前额、颈、躯干上部和不透气的部位。
- 降温后皮疹可自愈。
- 预防措施包括避免过热和过度包裹。

痱（miliaria）是常见病，新生儿发病率可高达 15%，在温暖的气候条件下更常见。新生儿期可分为两种类型（见第 39 章）。婴儿出生时由于外泌腺导管穿越角质层的部分阻塞，可出现**晶形痱**。汗液在角质层下聚集形成松弛透明的小水疱，经常比喻为“露滴”（图 34.5A）。**红痱**常见于出生 1 周后，也是由于外泌汗腺导管阻塞所致，不过阻塞部位较晶形痱深，在表皮棘层下。潴留的汗液渗入真皮，导致炎症反应，皮损表现为红斑基础上的丘疹和脓疱（图 34.5B）。**深在痱**的炎症更重，与更深部位外泌汗腺导管的阻塞有关，婴儿期非常罕见。

晶形痱和红痱的发生均可能与暖箱过热、包裹过紧、发热、封包的敷料或者天气过于炎热、缺少空调等制冷设备有关。皮损最常见于前额、颈部、躯干上部和封包部位。

晶形痱的典型组织学改变是围绕汗管顶端的角层下或角层内水疱，很少有炎症浸润。红痱表现为表皮内海绵水肿和水疱，真皮可见慢性炎症浸润[6]。痱的确切病因尚不清楚，有学者提出与表皮葡萄球菌产生的细胞外多糖阻塞汗管有关[10]，但是这个假设无法解释所有的病例，尤其是先天性的。

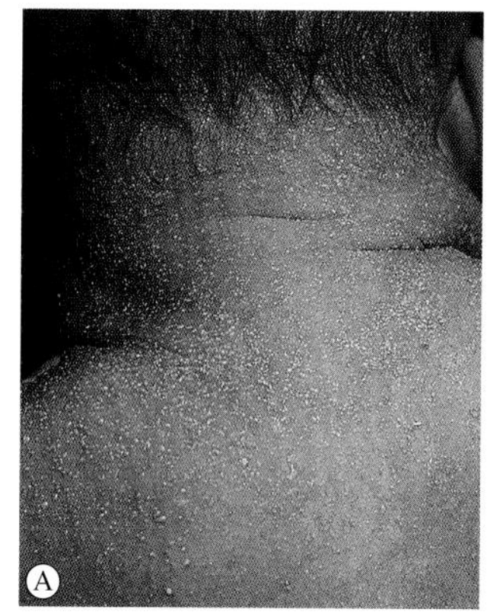


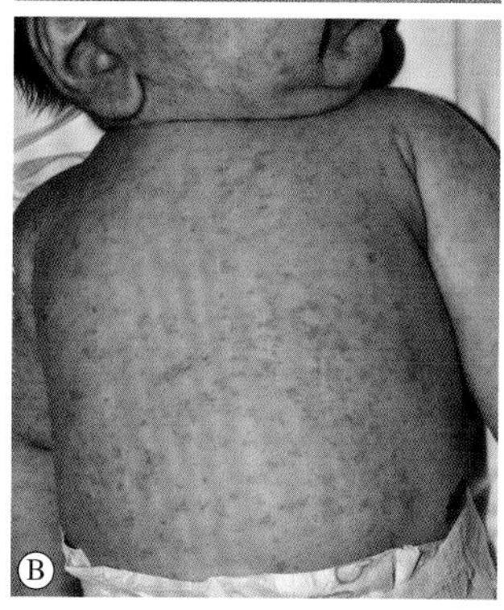


图 34.5 痱。A. 晶形痱：典型表现为新生儿颈部及背部浅表小水疱。B. 红痱：泛发多数小丘疹和脓疱（A，From Eichenfield LF，Frieden IJ，Esterly NB，et al.（eds）. Textbook of Neonatal Dermatology. © 2001 Saunders；B，Courtesy，Antonio Torrelo，MD.）

痱可自愈。预防措施是尽量避免过热和过度包裹。

## 新生儿头部脓疱病

**同义名：** ■ 新生儿痤疮（neonatal acne）

**要点**

- 常初发于生后 2～3 周。
- 炎症性、非粉刺性脓疱，常见于面颊，少见于前额、下颏、头皮和胸部。
- 马拉色菌可能与本病的发病有关。
- 数周至数月内可自愈。

新生儿头部脓疱病（neonatal cephalic pustulosis）的组织学请参阅“新生儿痤疮”。本病没有粉刺，不具有婴儿寻常痤疮的慢性病程（表 34.3，参见第 36 章）。

| 表 34.3 新生儿头部脓疱病和新生儿痤疮的区别 | | |
|---|---|---|
| | **新生儿头部脓疱病** | **新生儿痤疮** |
| 流行病学 | 通常：20% ～ 50% 的足月儿，男女比例为 1：1 | 不常见<br>男性＞女性 |
| 致病因素 | 马拉色菌引起的炎症反应 | 雄激素 |
| 典型发病年龄 | 约 5 天到 3 周 | 约 6 周到 1 年 |
| 典型发病周期 | 几周到 3 个月 | 6 到 18 个月 |
| 皮损表现 | 红斑基础上的丘疹，脓疱 | 开口及闭口粉刺，丘疹，脓疱，偶见结节 |
| 分布范围 | 面颊，前额，眼皮，下巴＞颈部，头皮，躯干上部 | 主要在面颊部位 |
| 瘢痕 | 无 | 偶发 |
| 治疗 | 通常无需特殊治疗，局部使用咪唑类或氢化可的松 | 外用维甲酸，过氧苯甲酰，抗生素；偶可使用口服抗生素或维甲酸类药物 |
| 相关性疾病 | 偶见脂溢性皮炎 | 极少见内分泌失调，但当疾病较严重或出现其余症状或综合征（包括，男性化，非正常生长）的时候，仍需要考虑严重的青春期痤疮的可能性将增大 |

本病皮损常在生后 2 ～ 3 周出现，并且在 3 个月左右自动缓解。散在的丘疹脓疱发生在红斑的基础上，最常见于面颊部，也可见于前额、颏部、眼睑、颈部、上胸部和头皮（图 34.6）。

有些研究假设机体对马拉色菌（糠秕孢子菌），包括糠秕马拉色菌、合轴马拉色菌和球形马拉色菌的炎症反应可能参与新生儿头部脓疱病的发病[11-12]。然而也有研究发现马拉色菌与本病的发病及严重度等无明显相关性[13]。虽然在患者的皮损处培养出了这些微生物，但是众所周知，这些微生物本来就是人体的常驻酵母菌，因此它们在本病中确切的病原学作用仍不清楚。

以脓疱内容物作 Giemsa 染色，可见酵母菌、中性粒细胞和其他炎症细胞；马拉色菌培养需要专门的培养基[11]。皮损可外用咪唑类药物或氢化可的松，但通常并不必要[6]。

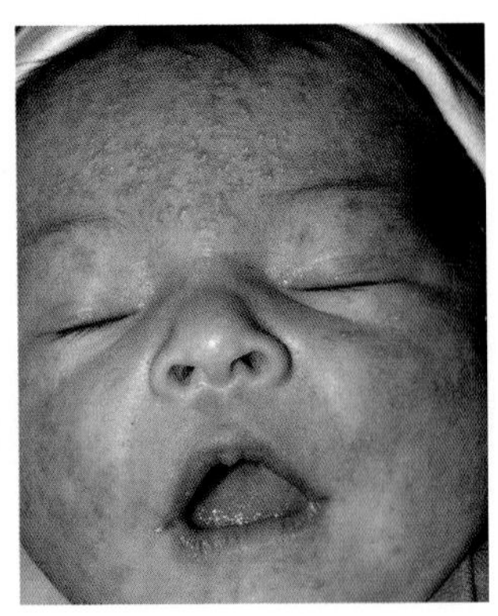

**图 34.6 新生儿头部脓疱病**。3 周婴儿面颊和前额的丘疹、脓疱（Courtesy，Julie V Schaffer，MD.）

## 皮肤念珠菌病

### 要点

- 新生儿念珠菌病是分娩或产后常见的黏膜感染，而先天性念珠菌病是一种相对少见的在子宫内获得的感染。
- 新生儿念珠菌病发生在出生一周后，特征性皮损为粉红色斑疹，其上有卫星状丘疹和脓疱，好发于尿布区、面部和其他间擦部位。常有口部鹅口疮。
- 当先天念珠菌病发生在足月新生儿时，特征表现是泛发的水疱脓疱疹，掌跖经常受累。
- 在极低体重早产儿，皮肤念珠菌病表现为“烧伤样”红斑，伴脱屑及糜烂。
- 除非为系统感染，一线治疗为外用抗酵母菌的药物（如咪唑类）。

新生儿念珠菌病常见，感染多发生在分娩时或产后。而先天性念珠菌病则少见，感染发生在宫内。另外，极低体重早产儿（体重＜ 1000 g）在产前或在生后两周内患了皮肤念珠菌病，很容易发展为侵袭性真菌性皮炎，造成高风险的系统性累及。

新生儿念珠菌病见于出生后 1 周，主要累及尿布区和口腔黏膜[6]。部分患儿的其他间擦部位和面部也可出现皮疹。特征性的皮疹为粉红色斑片，其上有卫星状丘疹和脓疱，斑片边缘也可见脓疱和鳞屑。

相反，相对不常见的先天性念珠菌病，皮疹更为广泛，常在出生时就有，也可晚至生后 6 天出现，危险因素包括子宫内或宫颈内异物（如固定的宫内节育器或宫颈环扎术）、早产或母亲阴道念珠菌病史[14]。皮损累及面部、躯干和四肢，掌趾部位经常受累，而尿布区和口腔黏膜则不受累。皮损多样，包括红斑丘疹、水疱脓疱、弥漫性红斑和细碎脱屑[14-15]。典型皮疹初期为红斑丘疹，继之为脓疱和脱屑（见图 34.3B）。甲改变包括黄甲及横嵴，偶尔甲改变为唯一表现。

侵入性真菌性皮炎，在极低体重儿可见大片“烧伤样”红斑，伴脱屑及糜烂（图 34.7）。间擦部位也可出现浸渍。其余的危险因素包括阴道分娩、系统性使用类固醇激素以及长期高血糖。尽管白色念珠菌是最常见的致病菌，但是其他念珠菌病的感染，以及少见的孢子菌或曲霉菌属也会有相似的临床表现。

在新生儿，鉴别诊断包括其他感染（如葡萄球菌、链球菌、李斯特菌和 HSV）、痱、ETN 和 TNPM（见表 34.1）。皮损处的皮屑及脓疱处取材，并进行 KOH 涂片发现芽生酵母和假菌丝可帮助诊断。真菌培养可以确诊。在新生儿念珠菌病，脐带处可见特征性的黄白色丘疹。

对新生儿念珠菌病，外用抗酵母菌药物（如咪唑类乳膏）常可以治愈。极低体重（＜ 1500 g）早产儿，即便皮损限局，也需密切观察，必要时需作血、尿和脑脊液培养；如果有系统感染的体征，需胃肠道外给予抗真菌药物[16]。

先天性念珠菌病的治疗取决于婴儿出生时的孕周和体重。早产儿（出生孕周＜ 27 周，体重＜ 1500 g）有系统感染的高风险，因此一旦血、尿和脑脊液培养阳性，需考虑胃肠道外给予抗真菌药物[14]。早孕周较大的婴儿，没有系统感染的证据，则与新生儿念珠菌病一样，外用药物治疗即可。对于有呼吸窘迫，白细胞计数升高，核左移，或者有系统感染症状的皮肤念珠菌病患儿，不论出生月龄，都应系统使用抗真菌治疗[14]。

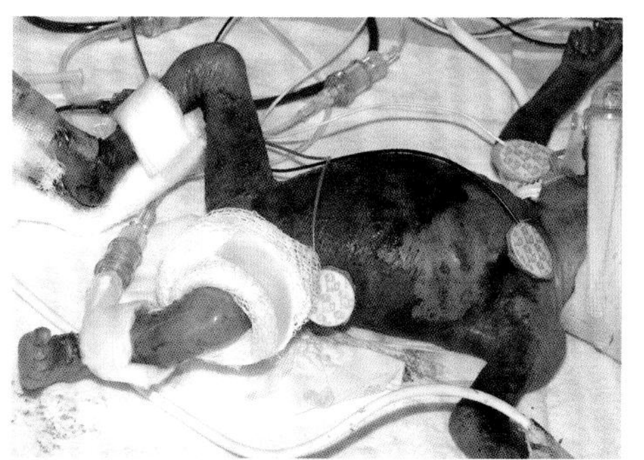

**图 34.7　患有先天性念珠菌病的 24 周早产儿，可见“烧伤样”糜烂及表皮剥脱**。这种表现与高风险的系统感染有关（Courtesy，Julie V Schaffer，MD.）

## 吸吮水疱

### 要点

- 为胎儿在子宫内用力吸吮皮损处所致。
- 常见于前臂桡侧、手腕、手或手指。
- 可表现为完整的大疱、糜烂、胼胝或在非炎症基础上的浅表溃疡。
- 通常单发，无相关异常。
- 数日至数周消退，支持治疗即可。

吮吸水疱（sucking blisters）在新生儿的发生率为 1/250，由于疱很小，可不易引起注意。水疱孤立，常见于前臂桡侧、手腕、手或手指，由胎儿在子宫内吸吮所致（图 34.8）。水疱发生在非炎症性部位，且松弛，容易破裂，留下线形或圆形糜烂。疱的直径通常为 5 ～ 15 mm，可单侧，也可双侧。

吸吮水疱的诊断通常是非常明确的，依据皮疹的典型部位、孤立、无不适的特点和婴儿良好的全身状

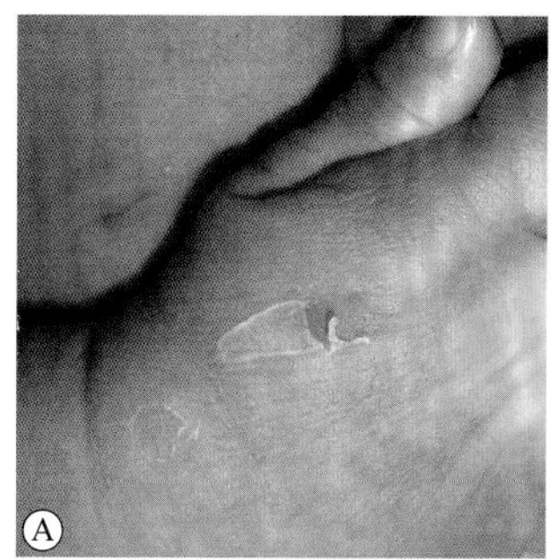

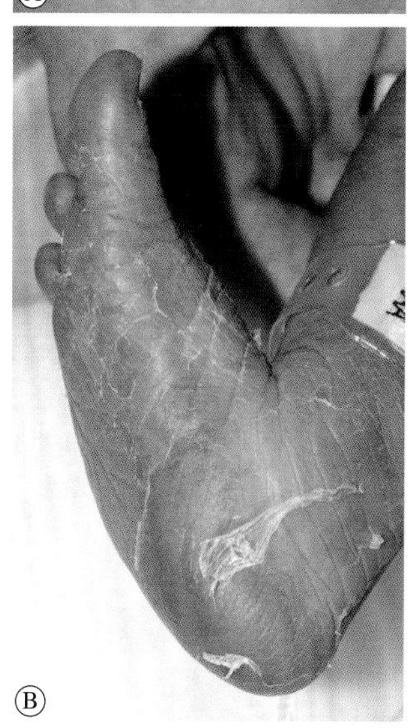

**图 34.8　新生儿皮肤表现**。A. 手背部吮吸水疱；B. 过期产婴儿，常见肢端脱皮（A，Courtesy，Ana Martín，MD；B，Courtesy，Julie V Schaffer，MD.）

况。吸吮水疱经数日至数周可消退，无需治疗。

### 外因性糜烂

**要点**

- 多种外因可导致糜烂，如尿布区擦伤、监测器，医源性的操作或者黏合剂的使用等。
- 典型的位置以及已知的外源性物质或者操作暴露有助于诊断。

新生儿的皮肤相对于较大婴儿及成年人更容易发生溃疡和糜烂，早产儿的皮肤脆性更差。对于足月产的新生儿，尿布区浅表糜烂经常发生于出生 2 周内，之后就很少出现。这些糜烂主要是由于尿布、尿液和粪便摩擦及刺激所致，反映了新生儿皮肤暂时性的脆弱。

新生儿皮肤损伤的医源性原因有很多，头皮损伤的常见原因是分娩过程中在胎儿头皮放置电极监测器所致。糜烂通常浅表，但偶可出撕裂伤或溃疡。本病易与先天性皮肤发育不良（图 34.9）相鉴别，但对糜烂严重的患儿，鉴别则比较困难。脉冲血氧监测针可以导致热烧伤，出现水疱，因此在 24 小时以内需要更换放置部位。由于新生儿皮肤脆弱，去除胶黏材料（如敷料和电极上的胶带）也可能导致皮肤糜烂。在新生儿病房，新生儿的足跟部位常用于采集血样，这种刺伤可能导致肢端糜烂；糜烂靠近中线或两侧（而不是正中线）及病史是诊断的线索[6]。足跟刺伤偶尔可发展为皮肤钙化（见图 50.3）。

## 少见病因和罕见病因

### 婴儿肢端脓疱病

**同义名：** ■ 婴儿肢端脓疱病（infantile acropustulosis）

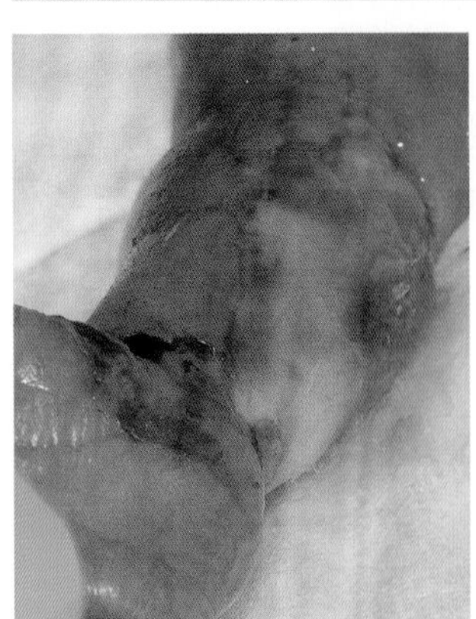

**图 34.9　前臂先天性皮肤发育不良（ACC）**。此部位的先天性皮肤发育不良可能与潜在的神经功能损害有关，称为先天性 Volkmann 缺血性痉挛或骨异常。角状边界有助于与宫内 HSV 或者 VZV 感染进行鉴别（Courtesy，Julie V Schaffer，MD.）

**要点**

- 经典的临床类型通常初发于生后 3～6 个月。
- 可发生在疥疮后。
- 瘙痒性肢端水疱脓疱性发疹。
- 每 3～4 周成批复发，随着患儿年龄增加，复发频率下降，大约 3 岁可完全自愈。
- 对症治疗，可外用强效皮质激素和口服抗组胺药。

婴儿肢端脓疱病（acropustulosis of infancy，AI）是一种少见的皮肤病，发病无性别和种族差异，不过肤色较深的男婴更好发。常在生后 3～6 个月发病，不过新生儿期也可发生。其发病与有特应性的个人史有关[6]。更常见的是，在新生儿和儿童感染疥疮后也出现类似的临床表现。尤其在国际收养孤儿中常见，称为“疥疮后肢端脓疱病”，在年轻患者中，则称为“AI”[16]。

AI 的特点是在肢端部位爆发性的水疱及脓疱，尤其是手掌、足底，手背、足背、指（趾）侧缘，少见于腕部和踝部（图 34.10），偶见于头皮、躯干或四肢近端。皮疹成批出现，持续 7～14 天，3～5 周后复发。在经典型 AI 以及疥疮后变异型，随时间发作频率和严重程度会逐渐降低，通常 3 岁可自行痊愈。

脓疱内容物涂片可见多数中性粒细胞，偶有嗜酸性细胞，无细菌及真菌。病理检查虽然一般并不必要，但能协助 AI 的确诊。组织学特征包括角质下脓疱，嗜中性粒细胞为主，有时可见了嗜酸性细胞和单核细胞[4]。

AI 主要应与活动期疥疮作鉴别诊断（见第 84 章）。线性隧道是活动性疥疮的主要特征，皮损可见于生殖器，且更广泛，家庭成员中有瘙痒性皮疹，也支

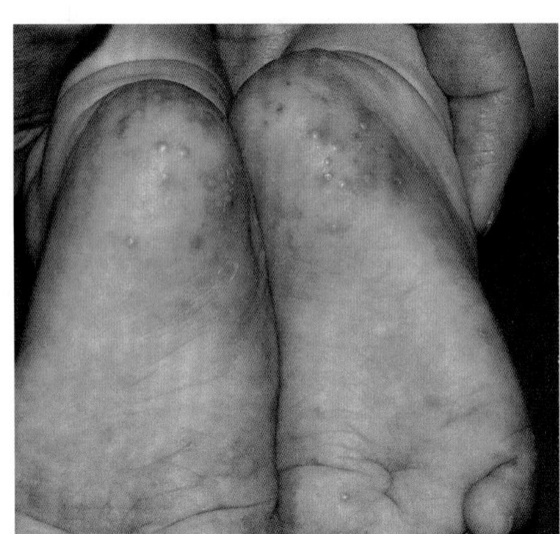

**图 34.10　婴儿肢端脓疱病**。踝部红斑基础上多发的水疱脓疱（Courtesy，Julie V Schaffer，MD.）

持疥疮的可能性。所有肢端有脓疱或水泡的婴儿或幼儿，都应作皮肤刮片，置于矿物油中镜检，有否疥螨、虫卵或硬粪块。皮肤镜也可用于疥螨的活体观察。在不能确诊的病例，经验性的抗疥疮治疗是必要的。其他与临床症状可能有重叠的包括出汗不良性湿疹以及掌跖脓疱病，两者在婴儿期很少见。先天性念珠菌病通常不局限于肢端皮肤。而新生儿暂时性脓疱性黑变病不痒，肢端不是好发部位，且不会复发。

间断外用强效或超强效皮质激素和口服抗组胺药物常可有效控制症状[17]。

## 婴儿嗜酸性脓疱性毛囊炎

**同义名：** ■ 新生儿嗜酸性脓疱性毛囊炎（neonatal eosinophilic pustular folliculitis）■ 婴儿嗜酸性脓疱性毛囊炎（infantile eosinophilic pustular folliculitis）■ 婴儿嗜酸性脓疱性毛囊炎（eosinophilic pustular folliculitis of infancy）■ 新生儿嗜酸性脓疱性毛囊炎（neonatal eosinophilic pustulosis）■ 婴儿嗜酸性脓疱性毛囊炎（eosinophilic pustular of infancy）

### 要点

- 反复发生、成批出现、瘙痒的毛囊性水疱脓疱。
- 好发于头皮和面部；偶见于躯干和四肢。
- 对症治疗，一般 3 岁左右可自愈。

婴儿嗜酸性脓疱性毛囊炎（eosinophilic pustular folliculitis，EPF）罕见，平均发病年龄为 6 个月。偶见于出生时，一般都在 15 月龄前发病[18]，男女比例为 4∶1。

婴儿嗜酸性脓疱性毛囊炎（EPF）的特征性表现是在红斑基础上反复出现无菌性丘疹、脓疱和水疱，主要位于头皮，也可发生在面部，尤其是额部，少见于躯干和四肢。瘙痒性脓疱常发展为血痂（图 34.11），成批复发，偶尔留下瘢痕。反复发作持续数月或者数年。通常在 3 岁左右自行缓解。因为本病偶尔累及肢端，并且反复发作，有自限性，所以有假说认为本病可能与婴儿肢端脓疱病相关。两者合并发作也有报道。另外有学者认为婴儿期的 EFP 代表一种临床病理反应模式，具有不同的潜在原因，而不是一种独特的炎症性皮肤病[6]。

表皮内脓疱内容物涂片显示主要为嗜酸性细胞，无细菌或酵母菌。组织学检查示毛囊周、外根鞘内和（或）真皮间质内密集嗜酸性细胞浸润。由于并非所有的组织病理学检查都显示毛囊受累[18]，一些学者认为“婴儿嗜酸性脓疱病”这一命名更合适。外周血嗜酸性细胞常增多。鉴别诊断包括 ETN、TNPM、婴儿肢端脓疱病、细菌性毛囊炎、头癣、疥疮，节肢动物咬伤后反应以及色素失禁症等。由于 EPF 的组织学表现与高 IgE 综合征[19]（见下文）的水疱和丘疹脓疱的病理表现类似，故在较严重的病例，也应该考虑高 IgE 综合征。

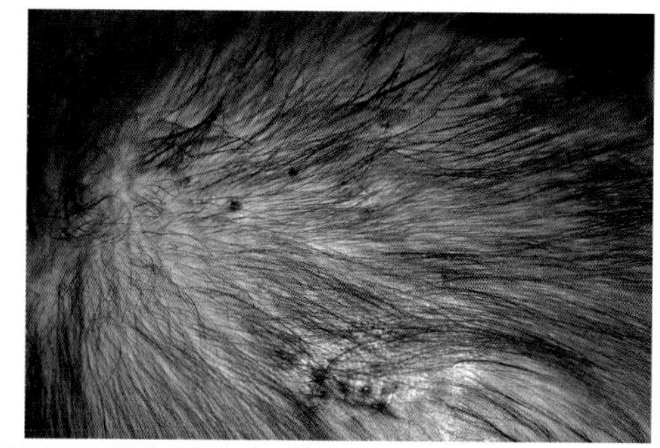

**图 34.11 婴儿嗜酸性脓疱性毛囊炎。** 1 岁男婴头皮的丘疹和脓疱，表面结痂

与婴儿肢端脓疱病相似，可采取对症治疗，可选择中效糖皮质激素、局部使用他克莫司和口服抗组胺药物[6, 18]。口服氨苯砜和其他抗菌药物偶在严重、顽固的 EFP 患者中使用。

## 先天性和新生儿朗格汉斯细胞组织细胞增生症

**同义名：** ■ 经典的先天性自限性变异型：Hashimoto-Pritzker 病（Hashimoto-Pritzker disease）■ 先天性自愈性网状组织细胞增生症（congenital self-healing reticulohistiocytosis）

### 要点

- 结痂的丘疹、水疱脓疱、糜烂或结节；偶有瘀点或紫癜。
- 局限于皮肤，皮肤外受累少见。
- 皮肤 S100 + /CD1a ＋朗格汉斯细胞浸润。
- 单纯皮肤型常在数周或数月内自愈，无需治疗。
- 皮肤和皮肤外均可复发；需对患者长期随访。

朗格汉斯细胞组织细胞增生症（Langerhans cell histiocytosis，LCH）罕见，可在出生时或新生儿期出现明显的结痂的丘疹、脓疱和丘疱疹，结节、糜烂溃疡（图 34.12；见第 91 章）。也可见血管瘤样丘疹、瘀点、萎缩、粟丘疹和黏膜糜烂。皮损通常泛发，但也可单发。皮损在生后数日至数周内继续进展，可累及任何部位皮肤，包括掌跖[6]。本病的鉴别诊断包括新

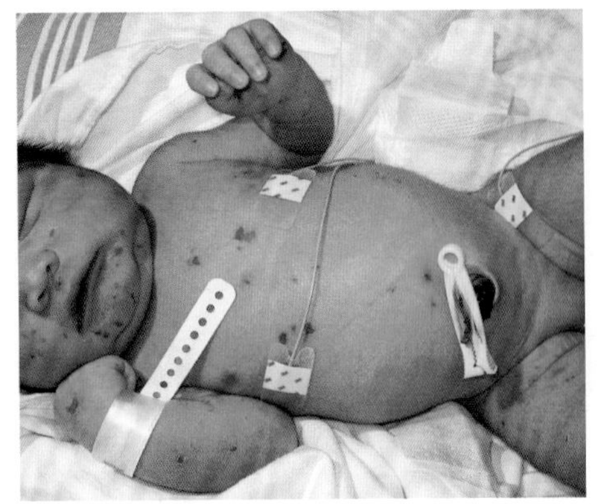

**图 34.12 先天性朗格汉斯细胞组织细胞增生症**。新生儿面部和躯干多发糜烂、结痂

生儿水痘或 HSV 感染、先天性念珠菌病、先天性梅毒、宫内 GVHD 和早发型婴儿肢端脓疱病。

组织学上示真皮浅层朗格汉斯细胞增生，该细胞大、卵圆形、有"咖啡豆样"核，偶见于表皮内（亲表皮性）。免疫组化染色，这些细胞 S100、CD1a 和 Langerin 阳性。电镜下，细胞内可见特征性的 Birbeck 颗粒[20]。

确诊为先天性或新生儿皮肤 LCH 的婴儿需作系统评估，包括全面体检、生化全项含肝功能检测、全血细胞计数并分类、尿渗透压、腹部超声、胸片和骨骼检查[21]。转诊至肿瘤科的，可能需作骨髓穿刺及活检。仅仅通过皮肤表现区分单纯皮肤型和多系统型是不可能的。事实上，组织学和免疫组织化学上先天性自愈性网状组织细胞增生症和播散性朗格汉斯细胞组织细胞增生症是无法区分的，提示二者可能是一个临床病谱的不同阶段[22]。

损害局限于皮肤的患儿，皮疹可在数周至数月内自行消退。但可能在数月或数年后，在皮肤或皮肤以外部位复发（例如垂体累及的尿崩症），因此需要对患者作长期随访。多系统的先天性 LCH 预后较差，一般需要全身治疗[6]。在大多数 LCH 患者中，皮损内 LCH 细胞中含有体细胞激活突变的 *BRAF*（V600E）或编码有丝分裂原活化蛋白激酶（MAPK）通路的其他基因（如 *MAP2K1*）（见第 113 章）。在循环前体细胞中存在同样的突变可能与预后差有关。BRAF 或 MEK 抑制剂可能具有潜在的治疗作用[23-24]。

## 色素失禁症

**同义名：** ■ Bloch-Sulzberger 综合征（Bloch-Sulzberger syndrome）

### 要点

- X 连锁显性多系统遗传病，除非为镶嵌，否则男婴致死。
- 皮疹按其特点分为四期：水疱期、疣状期、色素沉着及色素减退期 / 萎缩期。
- 皮肤外最常累及的部位是牙齿、眼、神经系统。

色素失禁症（incontinentia pigmenti，IP）是一种少见的 X 连锁显性多系统疾病，90% 患者生后 2 周内发病。男婴通常致死。IP 是 *IKBKG* 基因（在 B 细胞内 κ 多肽基因增强抑制剂）突变所致，也称为 *NEMO* 基因（编码 NF-κB 必需调节子），该基因编码的蛋白可对抗肿瘤坏死因子家族诱导的凋亡（见第 62 章）。

皮损沿 Blaschko 线分布，可分为四期。水疱期表现沿 Blaschko 线走行线状的黄色或透明水疱，常持续 1 ～ 2 周，在 1 年内、偶持续到儿童期，可有间歇性的复发，复发与发热性疾病有关。皮损好发于四肢和头皮，也可见于躯干（见图 34.13A、B）；面部通常不受累。疣状期表现为角化过度的线状斑块。第三期表现为线状和漩涡状的灰棕色色素沉着。最常见于躯干，部分患者可仅有此期皮损。前三期皮疹在婴儿或儿童期消退。第四期表现为轻度萎缩、色素减退的细纹，好发于小腿屈侧，可长期存在。各个临床期可重叠存在，可初发于子宫内，有的病例不一定四期都有。本病还可伴发斑状瘢痕性脱发（通常在头顶部位）、片状羊毛状毛、甲营养不良和萎缩细纹上的无汗症。最常见的皮肤以外临床表现，包括：①牙齿异常，如缺齿、圆锥齿或钉状齿；②中枢神经系统异常，如癫痫、精神运动发育迟缓、智力缺陷和痉挛性偏瘫；③眼病，以视网膜血管异常为特点，有潜在失明的可能。在水疱期，患者常伴外周血白细胞及嗜酸性细胞增加。

皮肤活检常有助于确认诊断。IP 水疱期皮损的组织学表现为嗜酸性海绵水肿、散在或成群角质形成细胞坏死（图 34.13C）。真皮内嗜酸性细胞为主的炎症细胞浸润[4]。

IP 的皮疹通常无需治疗。所有患儿需要进行眼科检查，并作长期随访，定期检查神经发育和牙齿的情况。已可作遗传学试验。

## 常染色体显性高 IgE 综合征

**同义名：** ■ Job 综合征（Job syndrome）

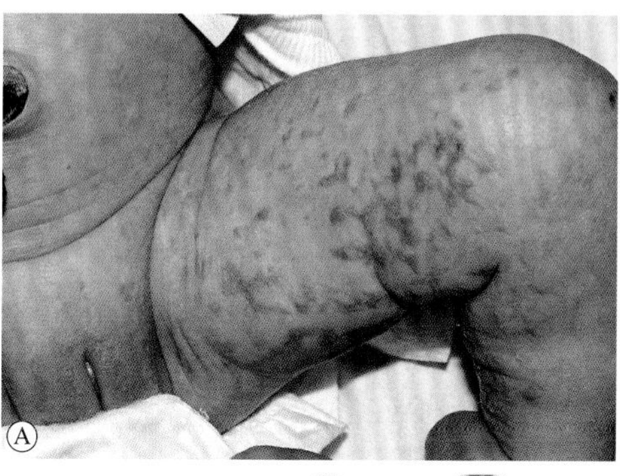

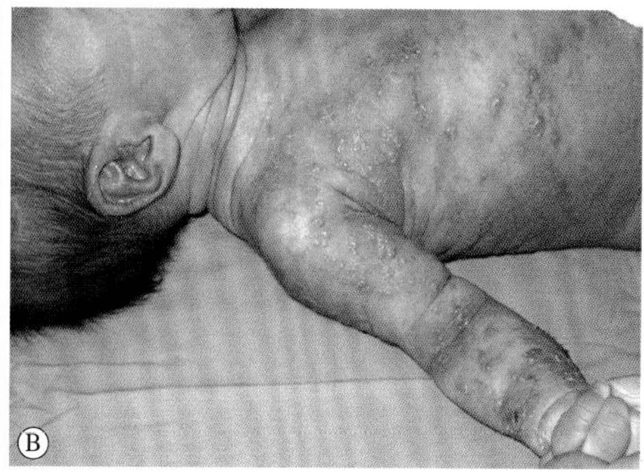

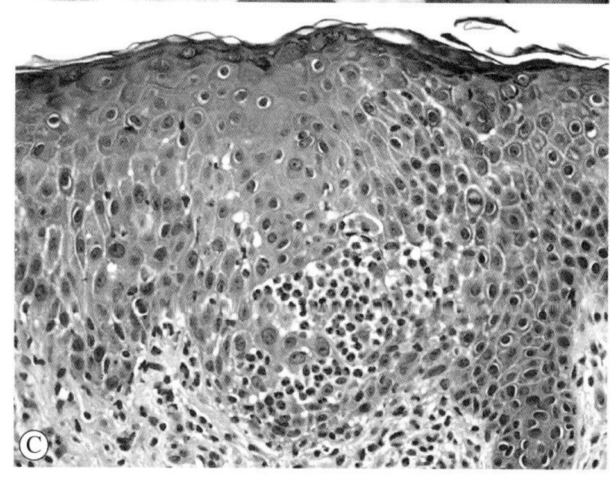

**图 34.13 色素失禁症 1 期**。A. 下肢红色条纹上的水疱及黄棕色线状伴鳞屑的皮损；B. 女性新生儿发生于躯干及手臂、耳廓等部位的线状及旋涡状水疱和红斑；C. 病理可见真皮内嗜酸性海绵水肿及角化不良的角质形成细胞（A，Courtesy，Julie V Schaffer，MD；B，Courtesy，Luis Requena，MD；C，Courtesy，Laura B Pincus，MD.）

**要点**

- 由 *STAT3* 突变引起的常染色体显性遗传的原发性免疫缺陷综合征。
- 皮疹以新生儿丘疹脓疱和水疱伴结痂为特点，好发于面部、头皮、颈部、腋下和尿布区。
- 生后最初数周至数月，血清 IgE 不一定是升高的。其他特点如“冷”脓疡、湿疹样皮炎和反复感染常缺如。

常染色体显性高 IgE 综合征（AD-HIES）是一种免疫缺陷疾病，主要为信号转导子和转录激活子 3 基因（*STAT3*；见第 60 章）突变所致[25]。约 70% ～ 80% 患者表现为出生时或出生 1 个月内的水疱或丘疹脓疱，平均发病年龄为 7 天[26]。皮疹常集中在头部和肩部，也可发生在腋下及尿布区。经典的高 IgE 综合征表现为循环 IgE 升高（＞ 2000 IU/ml）和嗜酸性细胞增多，但在新生儿期，IgE 可并不升高，而且 IgE 水平的波动可以与皮疹的严重程度无关。水疱和丘疹脓疱的组织学特征为表皮内水疱，内含嗜酸性细胞，真皮血管周围嗜酸性细胞浸润，及与嗜酸性脓疱性毛囊炎类似的嗜酸性毛囊炎[19]。

过了新生儿期，高 IgE 综合征表现为“冷”脓疡、瘙痒性慢性湿疹样皮炎、复发性肺炎伴肺大疱形成、骨质减少和乳牙滞留。常染色体隐性变异型高 IgE 综合征也有描述，包括细胞分裂因子 8（DOCK8）缺乏（见第 60 章）[27-28]。后者具有 HIES 的一些特点，包括慢性湿疹样皮炎，反复发作的鼻窦炎和葡萄球菌的皮肤感染，血清 IgE 水平增高，血外周嗜酸性细胞升高。然而，DOCK8 缺乏与严重的病毒性皮肤感染有关，而且通常不会出现新生儿水疱脓疱性发疹[28]。

## 非常罕见的疾病

### 新生儿白塞病

新生儿白塞病（neonatal Behçet’s disease）出现在妊娠期母亲患活动性白塞病产下的婴儿（见第 26 章）。认为是母体致病性的免疫球蛋白经胎盘进入胎儿所致。新生儿白塞病的皮损见于生后第 1 周，并在 2 ～ 3 月时消退。主要表现为口腔和生殖器黏膜的溃疡、手足部位的水疱脓疱、紫癜和坏死的皮肤损害，外伤部位好发，反应是一过性的。大多数婴儿没有其他症状，虽然有结肠炎和其他全身受累的个案报告[6]。本病主要应与新生儿 HSV 感染作鉴别（图 34.14，表 34.1）。

## 唐氏综合征短暂性骨髓增生性疾病的水疱脓疱疹

有些报道关于 21 三体或 21 三体嵌合体新生儿患者出现性水疱脓疱性发疹。皮疹发生在出生后数日到数周内，出现短暂性骨髓增生性疾病，即先天性白血病样反应，见于约 10% 唐氏综合征的新生儿。水疱、脓疱最常见于面部，亦可累及躯干和四肢[29]。皮损倾向于发生在轻度创伤或粘着敷料的部位[29]。组织学表现为表皮内海绵水肿性水疱脓疱，血管周围浸润，包括不成熟的髓系细胞，后者也见于水疱脓疱的 Tzanck 涂片，也可见于外周血[29-30]。

尽管随着白血病样反应的消退，皮损往往在数周到数月内自行消退，但在最初几年中，受影响的患者罹患髓性白血病的风险增加，因此应由小儿肿瘤学家随访[31]。

## 先天性糜烂性和水疱性皮病

自 1995 年 cohen 与其同事第一次报道先天性糜烂性和水疱性皮病后，目前已至少报告了 30 例[32-33]。患病的新生儿几乎均为早产儿，出生时即有广泛的糜烂、水疱、结痂和“烫伤样”红斑，累及可达体表面积的 75%（图 34.15A）。可同时有火棉胶样膜、局限性皮肤半透明区、网状青斑样血管改变和溃疡。一般不累及面部及掌跖。皮疹在 1 ～ 2 个月愈合，遗留特征性大面积网状瘢痕（图 34.15B）[32, 34]。以后，会发生瘢痕性脱发、舌部瘢痕、甲发育不良或缺如，以及少汗所致的对热不耐受。偶会出现轻度的持续性发

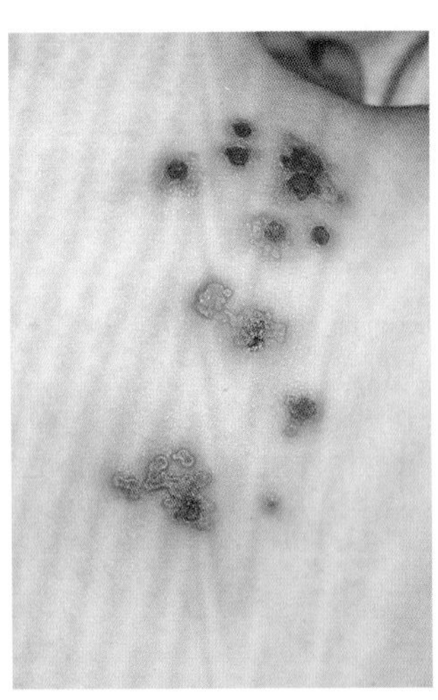

**图 34.14 新生儿单纯疱疹病毒感染**。注意红斑基础上成簇的水疱（Courtesy，Julie V Schaffer，MD.）

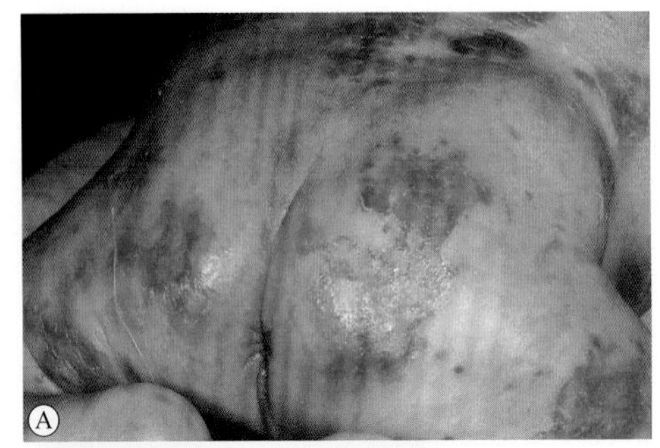

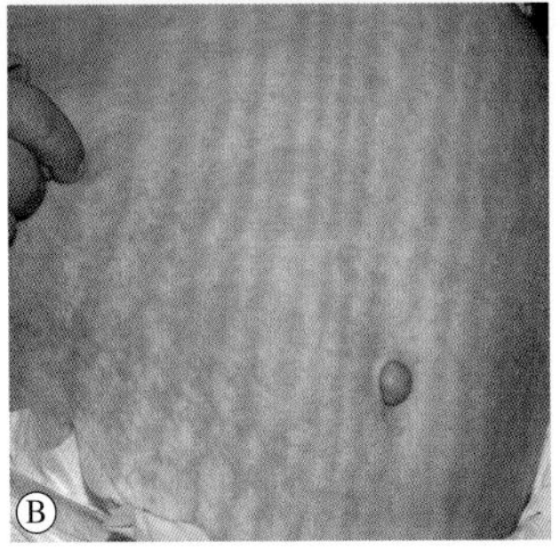

**图 34.15 先天性糜烂性和水疱性皮病**。A. 大面积鲜红色不规则的糜烂面，发生在两周大的婴儿的臀部、大腿和背部。背部留有愈合后的锯齿样轮廓；B. 一个 9 个月大婴儿身上残留柔软和网状的瘢痕（A，Courtesy，Anthony J Mancini，MD；B，Courtesy，Julie V Schaffer，MD.）

疱[32, 34]。也有报告患儿有智力缺陷、脑萎缩、偏身轻瘫和视网膜瘢痕[32]。

本病病因不清，但疑为某种未知的子宫内感染。通常是在排除其他病因（最显著的是 HSV 感染）后进行回顾性诊断的。急性期皮损的活检显示表皮坏死，表皮下水疱、或糜烂的表皮，真皮内嗜中性粒细胞或混合类型炎细胞浸润，未见血管炎或血栓。慢性期活检显示瘢痕形成，外泌腺结构消失。

对于患儿，鉴别诊断包括子宫内感染（尤其是 HSV 和水痘），大疱性表皮松解，表皮松解性鱼鳞病（图 34.16），急性宫内 GVHD 和宫内表皮坏死。先天性糜烂性和水疱性皮病的患儿应进行随访，因有证据

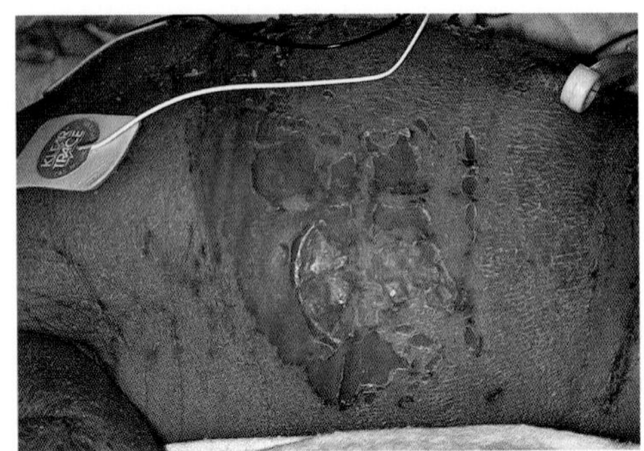

**图 34.16 表皮松解性鱼鳞病**。新生儿出现的弥漫脱屑和伴有痂屑的大片糜烂。组织学可见表皮松解性角化过度

显示会导致汗腺萎缩和神经缺陷。支持治疗包括认真的伤口护理，目前尚无特异的治疗。

## 坏疽性脓皮病

婴儿和新生儿坏疽性脓皮病（pyoderma gangrenosum）罕见，多数患儿的皮损发生在会阴部。溃疡的特征与儿童和成人类似，有紫色潜行性边缘[35-36]。皮损活检显示中性粒细胞浸润，无感染的证据。诊断是排除性的，需除外如感染、免疫缺陷、血栓形成或血管炎等导致溃疡的其他病因。皮损内或系统应用皮质激素常是一线选择。另外系统性制剂如氨苯砜、环孢素和TNF 抑制剂也在应用[36-37]。

## 限制性皮病

限制性皮病（restrictive dermopathy）罕见。特征为僵硬紧致皮肤上的糜烂和线状裂纹，好发于屈侧皱褶部位，导致以多关节屈侧挛缩为特征的致死性运动不能或运动能力降低，伴有面部表情固定的畸形脸和伴有胎动减少的羊水过多；羊水过多导致早产，常常在孕 31 周左右发生。其他改变还有皮肤半透明，其下血管清晰可见、小颌畸形、睫毛稀疏或缺如、乳牙，囟门扩大、锁骨发育不良和限制性皮病所致的肺扩张不良。患儿多于生后 1 周死于限制性肺病。目前认为限制性皮病是一种致死性的新生儿核纤层蛋白病，可由编码核纤层蛋白 A/C 的 *LMNA* 基因显性突变或编码核纤层蛋白 A 处理必需的内切酶 *ZMPSTE24* 基因的隐性无义突变导致（见 63 章）[38-39]。

## 新生儿坏疽性口炎

新生儿期可见两种类型的坏疽性口炎（noma）。一种是感染所致，通常为铜绿假单胞菌败血症，几乎仅见于低收入国家[40]。患儿表现为突然发生于鼻、唇、口、肛门、阴囊和眼睑的坏疽性溃疡。严重者溃疡可破坏其下的骨骼，导致广泛畸形。易感因素包括早产、低体重、营养不良和先前的疾病。部分学者认为这种类型的坏疽性口炎可能是新生儿坏疽性臁疮的一种类型[41]。

另一种坏疽性口炎见于美洲土人婴儿，表现为会阴和口腔溃疡，伴严重的免疫缺陷[42]。新生儿和婴儿出现口腔和外阴溃疡应该进行感染和免疫缺陷的评估。值得注意的是新生儿鼻部溃疡是磷脂酶 Cγ2（PLCG2）相关的抗体缺陷和免疫失调（PLAID）的一个特征。

## 围产期臀部坏疽

围产期臀部坏疽（perinatal gangrene of the buttock）的特征是臀部突发红斑和发绀，继而快速进展为坏疽和溃疡。虽然部分患儿与脐动脉导管融合有关，但其他患儿是自发性的。另外，髂内动脉阻塞或痉挛是一个可能的病因[43]。一例单侧先天性臀部坏疽的患儿报道出现膝部凹陷[44]。当新生儿出现出血性大疱和坏疽导致的软组织梗死时，需要考虑因先天性凝血病（如蛋白 C 或 S 缺乏症）所致暴发性紫癜的可能。

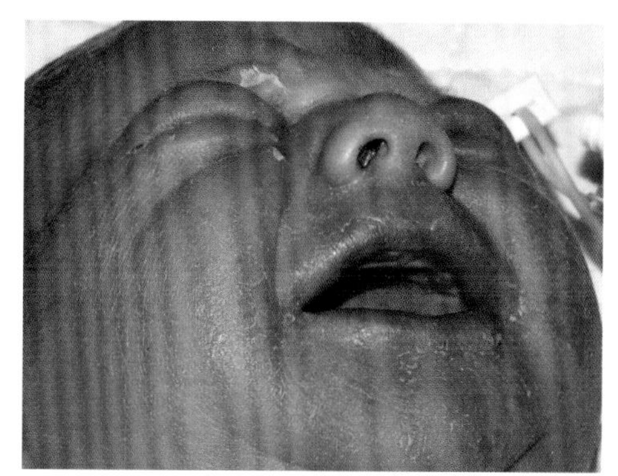

**图 34.17 葡萄球菌烫伤样皮肤综合征**。新生儿口周、眼周红斑和鳞屑-结痂（见表 34.2）（Courtesy，Julie V Schaffer，MD.）

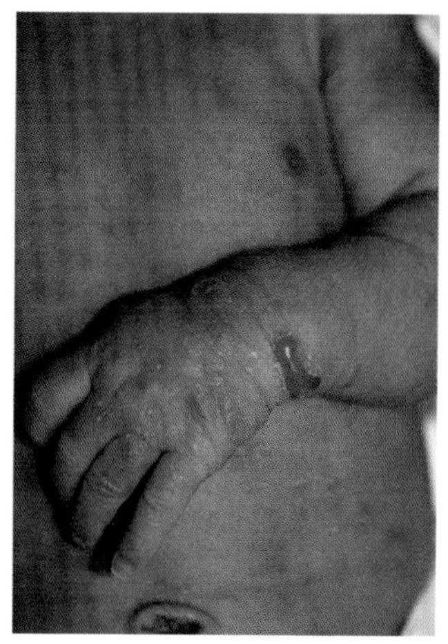

**图 34.18 大疱性肥大细胞增生症**。一月龄的患儿，腕部紧张性大疱，手背松弛型大疱，躯干部粉色斑块（见表 34.2）

（沈 佳译 潘 萌校 郑 捷 朱学骏审）

# 参考文献


1. Berg FJ, Solomon LM. Erythema neonatorum toxicum. Arch Dis Child 1987;62:327–8.
2. Tarang G, Anupam V. Incidence of vesicobullous and erosive disorders of neonates. J Dermatol Case Rep 2011;5:58–63.
3. Monteagudo B, Labandeira J, Cabanillas M, et al. Prospective study of erythema toxicum neonatorum: epidemiology and predisposing factors. Pediatr Dermatol 2012;29:166–8.
4. Calonje JE, Brenn T, Lazar A, McKee P, editors. McKee's Pathology of the Skin. 4th ed. Edinburgh: Saunders; 2011.
5. Marchini G, Hultenby K, Nelson A, et al. Increased expression of HMGB-1 in the skin lesions of erythema toxicum. Pediatr Dermatol 2007;24:474–82.
6. Howard RM, Frieden IJ. Vesicles, pustules, bullae, erosions and ulcerations. In: Eichenfield LF, Frieden IJ, Zaenglein AL, Mathes EF-D, editors. Neonatal Dermatology and Infant Dermatology. 3rd ed. London: Saunders; 2015. p. 111–39.
7. Perrin E, Sutherland J, Balthazar S. Inquiry into the nature of the lentigines neonatorum: Demonstration of a statistical relationshiop with squamous metaplasia of the amnion. Am J Dis Child 1961;102:648–9.
8. Ramamurthy RS, Reveri M, Esterly NB, et al. Transient neonatal pustular melanosis. J Pediatr 1976;88:831–5.
9. Ferrandiz C, Coroleu W, Ribera M, et al. Sterile transient neonatal pustulosis is a precocious form of erythema toxicum neonatorum. Dermatology 1992;185:18–22.
10. Mowad CM, McGinley KJ, Foglia A, Leyden JJ. The role of extracellular polysaccharide substance produced by staphylococcus epidermidis in miliaria. J Am Acad Dermatol 1995;33:729–33.
11. Rapelanoro R, Mortureux P, Couprie B, et al. Neonatal malassezia furfur pustulosis. Arch Dermatol 1996;132:190–3.
12. Niamba P, Weill FX, Sarlangue J, et al. Is common neonatal cephalic pustulosis (neonatal acne) triggered by malassezia sympodialis? Arch Dermatol 1998;134:995–8.
13. Ayhan M, Sancak B, Karaduman A, et al. Colonization of neonate skin by malassezia species: relationship with neonatal cephalic pustulosis. J Am Acad Dermatol 2007;57:1012–18.
14. Darmstadt GL, Dinulos JG, Miller Z. Congenital cutaneous candidiasis: clinical presentation, pathogenesis, and management guidelines. Pediatrics 2000;105:438–44.
15. Wang SM, Hsu CH, Chang JH. Congenital candidiasis. Pediatr Neonatol 2008;49:94–6.
16. Good LM, Good TJ, High WA. Infantile acropustulosis in internationally adopted children. J Am Acad Dermatol 2011;65:763–71.
17. Mancini AJ, Frieden IJ, Paller AS. 1998 Infantile acropustulosis revisited: history of scabies and response to topical corticosteroids. Pediatr Dermatol 1998;15:337–41.
18. Hernandez-Martin A, Nuno-Gonzalez A, Colmenero I, Torrelo A. Eosinophilic pustular folliculitis of infancy: A series of 15 cases and review of the literature. J Am Acad Dermatol 2013;68:150–5.
19. Chamlin SL, McCalmont TH, Cunningham BB, et al. Cutaneous manifestations of hyper-IgE syndrome in infants and children. J Pediatr 2002;141:572–5.
20. Newman B, Hu W, Nigro K, Gilliam AC. Aggressive histiocytic disorders that can involve the skin. J Am Acad Dermatol 2007;56:302–16.
21. Haupt R, Minkov M, Astigarraga I, et al. Langerhans cell histiocytosis (LCH): guidelines for diagnosis, clinical work-up, and treatment for patients till the age of 18 years. Pediatr Blood Cancer 2013;60:165–84.
22. Kapur P, Erickson C, Rakheja D, et al. Congenital self-healing reticulohistiocytosis (Hashimoto-Pritzker disease): ten-year experience at Dallas Children's Medical Center. J Am Acad Dermatol 2007;56:290–4.
23. Arico M. Langerhans cell histiocytosis in children: from the bench to bedside for an updated therapy. Br J Haematol 2016;173:663–70.
24. Simko SJ, Garmezy B, Abhyankar H, et al. Differentiating skin-limited and multisystem Langerhans cell histiocytosis. J Pediatr 2014;165:990–6.
25. Holland SM, DeLeo FR, Elloumi HZ, et al. STAT3 mutations in the hyper-IgE syndrome. N Engl J Med 2007;357:1608–19.
26. Eberting CL, Davis J, Puck JM, et al. Dermatitis and the newborn rash of hyper-IgE syndrome. Arch Dermatol 2004;140:1119–25.
27. Renner ED, Puck JM, Holland SM, et al. Autosomal recessive hyperimmunoglobulin E syndrome: a distinct disease entity. J Pediatr 2004;144:93–9.
28. Chu EY, Freeman AF, Jing H, et al. Cutaneous manifestations of DOCK8 deficiency syndrome. Arch Dermatol 2012;148:79–84.
29. Burch JM, Weston WL, Rogers M, Morelli JG. Cutaneous pustular leukemoid reactions in trisomy 21. Pediatr Dermatol 2003;20:232–7.
30. Uhara H, Shiohara M, Baba A, et al. Transient myeloproliferative disorder with vesiculopustular eruption: early smear is useful for quick diagnosis. J Am Acad Dermatol 2009;60:869–71.
31. Nijhawan A, Baselga E, Gonzalez-Ensenat MA, et al. Vesiculopustular eruptions in Down syndrome neonates with myeloproliferative disorders. Arch Dermatol 2001;137:760–3.
32. Tlougan BE, Paller AS, Schaffer JV, et al. Congenital erosive and vesicular dermatosis with reticulated supple scarring: unifying clinical features. J Am Acad Dermatol 2013;69:909–15.
33. Sadick NS, Shea CR, Schlessel JS. Congenital erosive and vesicular dermatosis with reticulated, supple scarring: A neutrophilic dermatosis. J Am Acad Dermatol 1995;32:873–7.
34. Goncalves RV, Pessoa OM, Lowy G. Evaluation of a congenital erosive and vesicular dermatosis healing with reticulated supple scarring. Pediatr Dermatol 2007;24:384–6.
35. Graham JA, Hansen KK, Rabinowitz LG, Esterly NB. Pyoderma gangrenosum in infants and children. Pediatr Dermatol 1994;11:10–17.
36. Torrelo A, Colmenero I, Serrano C. Pyoderma gangrenosum in an infant. Pediatr Dermatol 2006;23:338–41.
37. Campos-Munoz L, Conde-Taboada A, Aleo E, et al. Refractory pyoderma gangrenosum treated with infliximab in an infant. Clin Exp Dermatol 2014;39:336–9.
38. Navarro CL, Cadinanos J, De Sandre-Giovannoli A, et al. Loss of ZMPSTE24 (FACE-1) causes autosomal recessive restrictive dermopathy and accumulation of lamin A precursors. Hum Molec Genet 2005;14:1503–13.
39. Ahmad Z, Phadke SR, Arch E, et al. Homozygous null mutations in ZMPSTE24 in restrictive dermopathy: evidence of genetic heterogeneity. Clin Genet 2012;81:158–64.
40. Ghosal SP, Sen Gupta PC, Mukherjee AK, et al. Noma neonatorum: its aetiopathogenesis. Lancet 1978;2:289–91.
41. Freeman AF, Mancini AJ, Yogev R. Is noma neonatorum a presentation of ecthyma gangrenosum in the newborn? Pediatr Infect Dis J 2002;21:83–5.
42. Rotbart HA, Levin MJ, Jones JF, et al. Noma in children with severe combined immunodeficiency. J Pediatr 1986;109:596–600.
43. Bonifazi E, Meneghini C. Perinatal gangrene of the buttock: an iatrogenic or spontaneous condition? J Am Acad Dermatol 1980;3:596–8.
44. Torrelo A, Soriano MI, Hernandez-Martin A, Colmenero I. Congenital ulcer of the buttock. Pediatr Dermatol 2014;31:726–8.

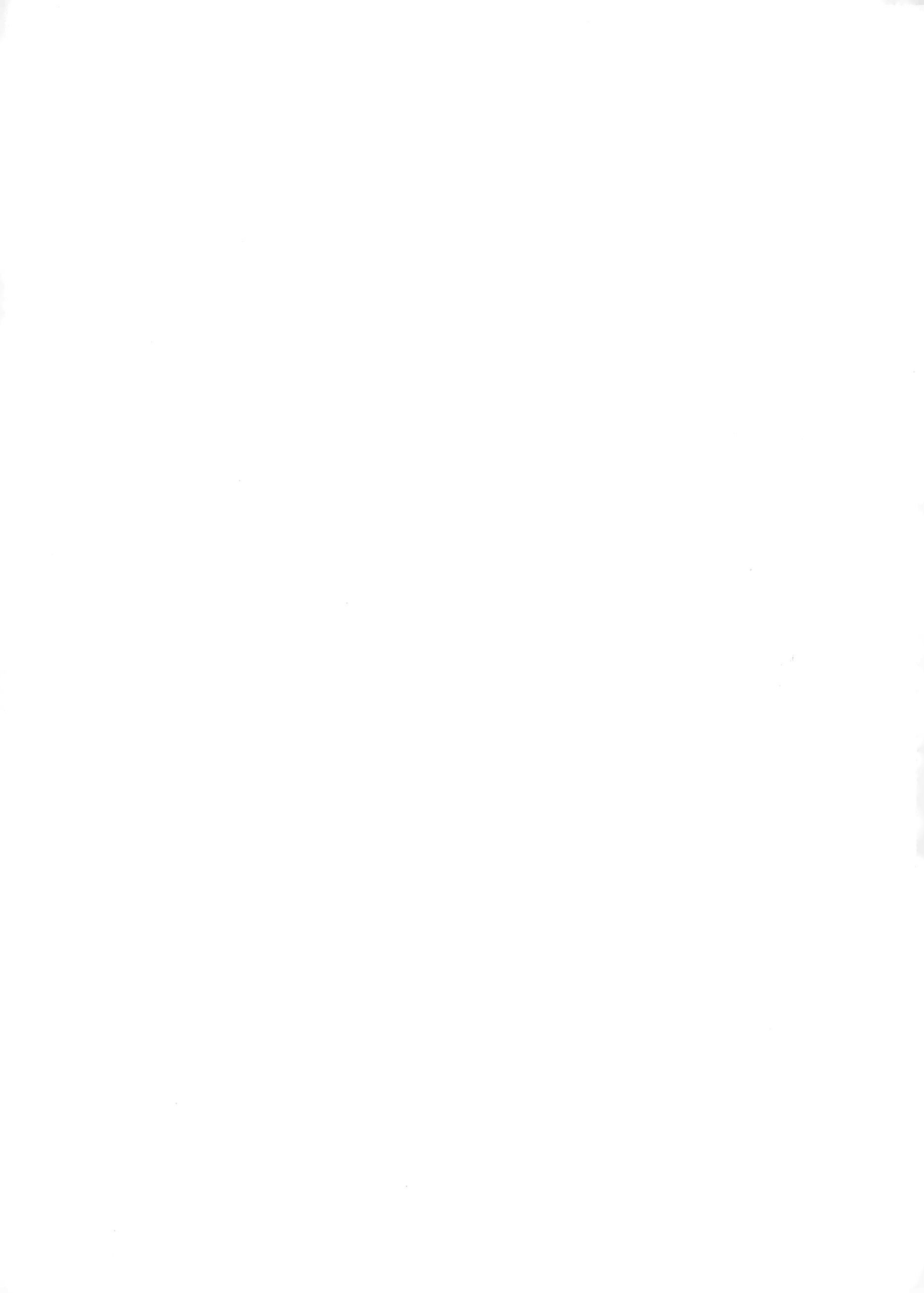